Child Abuse and Neglect
Diagnosis, Treatment, and Evidence
Carole Jenny

キャロル・ジェニー=編

一般社団法人 日本子ども虐待医学会:
溝口史剛・白石裕子・小穴慎二=監訳

Ψ
金剛出版

子どもの
虐待と
ネグレクト
診断・治療とそのエビデンス

ELSEVIER

CHILD ABUSE AND NEGLECT:
DIAGNOSIS, TREATMENT, AND EVIDENCE

Copyright © 2011 by Saunders, an imprint of Elsevier, Inc.

ISBN:978-1-4160-6393-3

This translation of *Child Abuse and Neglect : Diagnosis, Treatment, and Evidence* Edited by *Carole Jenny*, was undertaken by Kongoshuppan, Inc. and is published by arrangement with Elsevier Inc. through Elsevier Japan KK.

本書，Carole Jenny編：*Child Abuse and Neglect : Diagnosis, Treatment, and Evidence*は，エルゼビア・ジャパン株式会社の仲介により Elsevier Inc. との契約によって出版されている．

子どもの虐待とネグレクト──診断・治療とそのエビデンス，edited by **Carole Jenny**
Copyright © 2017 by Kongoshuppan, Inc.
ISBN:978-4-7724-1598-9

No part of this publication may be reproduced or transmitted in any form or by any means, electronic or mechanical, including photocopying, recording, or any information storage and retrieval system, without permission in writing from the Publisher. Details on how to seek permission, further information about the Publisher's permissions policies and our arrangements with organizations such as the Copyright Clearance Center and the Copyright Licensing Agency, can be found at our website: www.elsevier.com/permissions.

This book and the individual contributions contained in it are protected under copyright by the Publisher (other than as may be noted herein).

注　意

　本翻訳は，監訳者（一般社団法人 日本子ども虐待医学会：溝口史剛・白石裕子・小穴慎二），金剛出版がその責任において請け負ったものである。医療従事者と研究者は，ここで述べられている情報，方法，化合物，実験の評価や使用においては，常に自身の経験や知識を基盤とする必要がある。医学は急速に進歩しているため，特に，診断と薬物投与量については独自に検証を行うものとする。法律のおよぶ限り，エルゼビア，著者，編集者，監訳者，翻訳者は，製造物責任，または過失の有無に関係なく人または財産に対する被害および／または損害に関する責任，もしくは本資料に含まれる方法，製品，説明，意見の使用または実施における一切の責任を負わない。

Library of Congress Cataloging-in-Publication Data

Child abuse and neglect : diagnosis, treatment, and evidence / [Edited by] Carole Jenny.—1st ed.
　　　p. ; cm.
　　Includes bibliographical references.
　　ISBN 978-1-4160-6393-3
　　1. Abused children.　I. Jenny, Carole.
　　[DNLM:　1. Child Abuse–diagnosis.　2. Child Abuse–therapy.　3. Forensic Medicine.
WA 325 C5355 2010]
RJ507.A29C55 2010
618.92'858223-dc22

親愛なる夫，
トーマス・A・レースラー

日本語版刊行に向けて

キャロル・ジェニー（Carole Jenny）MD, MBA

　子どもの虐待とネグレクトは，世界中のあらゆる地域で認められる問題です。これらの行為の影響を受けていない国は，世界中に一つもありません。家族や養育者たちは，実際に子どもを傷つけようとしているわけではないことは，少なくありません。彼／彼女らは，どうしようもなく打ちのめされた状況下にあり，社会資源が十分に行きわたっていないこともしばしばです。自分たちでこの苦しい状況を打破する力が尽きてしまうと，怒り心頭となり暴言を吐いてしまうでしょうし，社会資源や支援がない状態であれば，子どもたちのニーズに答えることはできないでしょう。一方，性虐待にはこれらとは異なる問題が存在しています。性虐待の加害者は，計画的で，先を読んだうえで行動を起こしています。性虐待の子どもたちに与える負の影響も極めて甚大なものとなります。

　ただし幸いなことに，この問題には対応する方法が存在しています。虐待やネグレクトに関する知識が増えることで，これらの問題につき認識することが可能となり，さらにはこれらの問題に適切に対応することが可能となるのです。科学的根拠に基づいた心理療法を行い，適切な医療ケアを行うことで，家族は救われ，子どもは守られ，マルトリートメントの長期的影響を軽減させることも可能となります。子どもへのマルトリートメントに対応を行うことで，子どもの健全な育ちは促進され，幸福度は高まり，生産的な市民へと成長させることを推進していくことになるのは，あらゆる国々で変りはありません。

　日本は現在，虐待とネグレクトの通告数が毎年増加する状況下にあると聞き及んでいます。おそらくは，実際に虐待やネグレクトが増えているという側面よりも，これらの状況を認識することが出来るようになっているという側面の影響が大きいのでしょう。このような，社会がこれらの問題に関心を持ちつつある状況というのは，とても力強いものであり，しかもとても適切なことです。私はこれまでに，日本でこの分野で活躍する医師をはじめとする多くの職種の優れた方々に数多くお会いしてきました。その方たちはリーダーシップをもって，仲間の方々に子どもの虐待とネグレクトの啓発を進め，マルトリートメントを受けている子どもたちを診断し，治療を行うためのリソースを提供しています。子どもの虐待とネグレクトの予防も，大きな目標の一つであり，その方たちはその予防においても熱心に取り組んでいます。その方たちは，日本における子ども虐待とネグレクトの気づきに，大きな改革をもたらしてきたことを私は知っています。

　日本子ども虐待医学会（JaMSCAN: Japanese Medical Society on Child Abuse and Neglect），日本子ども虐待防止学会（JaSPCAN: Japanese Society for Prevention of Child Abuse and Neglect），国立成育医療研究センター（NCCHD: National Center for Child Health and Development），子どもの虐待防止センター（CCAP: Center for Child Abuse Prevention），チャイルドファーストジャパン（CFJ: Child First Japan）をはじめとする多くの組織が，子どものマルトリートメントに関する研究・指導・教育・提言を行ってきました。これらの諸問題に積極的にかかわる専門家のネットワークが育ちつつあることに大きな希望を感じています。

　日本の友人や仲間たちが，我々の「子ども虐待とネグレクト：診断・治療とそのエビデンス」を日本語に翻訳してくださり，とても光栄です。この本の編集者と執筆者たちは，この一冊の中に，この問題のすべての側面を含めるように，努力しました。私たちの知識はどんどんと広がりつつあり，この本はそれを包括的に概観することが可能です。本書が日本で広く受け入れられ，子どもの安全に関わる専門家の方々のお力になることを願っています。私たちのこの本が，あなた方の言葉であなた方の国に届いたことを，とても名誉に思っております。

2017年11月

はじめに

　本書は，子どもの虐待・ネグレクトという極めて難しい問題につき，記載したものである。本書にある写真や症例は，ほぼすべて現実に生じた，本来体験する必要のなかった苛烈な経験をした子ども，中には死亡した子どもの悲劇を表象したものである。このような子どもたちの体験を記録し，報告することは医療者やその他の分野の人々の教育に必要不可欠なものではあるが，子どもたちが被った苦痛がどれほどのものであるか，我々は絶えず思いをはせなければならない。

　2009年に，米国小児医学委員会によって，初の虐待小児科学の専門医の認定が行われた。彼らは長年にわたりこの虐待医学を小児医学のサブスペシャリティーの一分野として発展させ，マルトリートメントを受けた子どもたちの診断・治療に献身し，予防する手立てを尽くしてきた。C・ヘンリー・ケンプ医師が金字塔である「被殴打児症候群（The Battered Child Syndrome）」とタイトルづけた歴史的論文を発表してから47年もの間に，この分野の知識は爆発的に増加することとなった。これまでにも虐待医学に関する素晴らしい教科書はいくつか出版されてきたが，我々の手による本書も，この最も新しい小児科学のサブスペシャリティーの一分野である虐待の対応における，根拠に基づく知識の提供に有用となると信じている。

　1960年代までは，子どもの虐待・ネグレクトは医学的な問題とはみなされてこなかった。そのような時代から，莫大な量の臨床研究により洗練された知識が積み上げられていき，医学と虐待とを結びつけていくこととなった。米国医学図書館（NLM：the National Library of Medicine）は，1963年に初めて見出し語検索に「Child Abuse」という用語を加えた。その年にはこの見出し語が用いられた論文はわずか12編であったが，最近では，毎年およそ600編もの論文が，この「Child Abuse」を見出し語として発表されている。

　全米こども病院および関連機関協会（NACHRI：the National Association of Children's Hospitals and Related Institutions）は，小児医療分野における子ども虐待の重要性を認め，2006年に小児病院向けの院内虐待対応チーム（CPT：Child Protection Team）のガイドラインを公表し，すべての小児病院は子ども虐待の診断と治療のための明確な枠組みを持たなければならないとの勧告を行っている。

　子ども時代のマルトリートメント被害体験は，生涯にわたり途方もない負の影響を及ぼし続けることが，次第に判明してきている。例えば，カリフォルニア大学サンディエゴ校で実施された小児期逆境体験（ACE：the Adverse Childhood Experiences）の研究では，小児期の身体的虐待・性虐待・心理的虐待・ネグレクトといった逆境的体験は，成人期になって心疾患・肺疾患・肥

満・肝疾患・うつ病などのありとあらゆる疾患の発症率を高める可能性が示唆された。このような小児期逆境体験は障害や早期死亡とも有意な相関が確認されている。

このような点からも，子ども虐待は社会的問題のみならず，それと同程度に医学的問題でもあるのである。医療者が虐待・ネグレクトを受けている子どもを診断し，治療を行い，予防活動に対しても積極的に関与することは，もはや不可避な状況ということが出来る。このような状況において，本書は医学と子ども虐待との懸け橋となるべく，幅広い分野に及ぶこの問題につき，概観することが出来るように作成されたものである。

本書は，8つのセクションで構成されている。セクション1では，子ども虐待・ネグレクトの疫学につき，話題にしている。セクション2では，子どもや家族との面接法に関して，詳細な記載を行っている。セクション3では，性虐待について述べ，のちに続くセクション4では性感染症に関して記載している。身体的虐待は，セクション5・6の計10章より構成されており，特に虐待による頭部外傷（AHT：Abuseive Head Trauma）についての内容を充実させている。セクション7では，子ども虐待の心理学的側面について取り上げ，その診断・治療・転機につき網羅的な記載を行っている。最後のセクション8では，他のいかなるセクションに当て込むことはしにくいものの，虐待・ネグレクトに対応する上で極めて重要な，小児死亡事例検証・発育不全・予防・医療的虐待（いわゆる代理によるミュンヒハウゼン症候群）などの「特別な論題」につき，16章に分けて記載を行っている。

本書はいわゆる医学書として書かれたものであるが，多くの部分はこの分野で我々と働いている検察官・ソーシャルワーカー・精神医療者・警察官・児童相談所や他の行政機関の専門職にとっても，有用となるはずである。この本を出版した我々の狙いは，子どものマルトリートメントに関する「ワンストップ・ショッピング」の情報源を作成することにある。ただこの本では，子どもを保護するための法的側面については，情報は不足している。幸いなことに，この点をカバーする優れた教科書や定期刊行物は複数存在している。

可能なかぎり各章には現時点における，医学的エビデンスの確からしさについて記載するとともに，今後研究によって明らかにしていかなければならない点につき，今後の展望という形で提示をするように努めた。

この分野では論争になっているトピックスが数多く存在してはいるが，本書では医療者であれば入手が可能な，様々な研究や臨床観察に基づく広範な文献を示している。本書は，一冊で最善の文献にたどり着けることも目指し，製作したことを最後に申し添えておく。

キャロル・ジェニー
Carole Jenny
MD, MBA

謝辞

本書は，素晴らしい編集者と分担執筆者のタッグチームによる，努力の賜物です。本書の出版に貢献したDeborah Lowen，Mary Clyde Pierce，Nancy Kellogg，Lisa Amaya-Jackson，Judith Cohen，Lori Frasier，Antoinette Laskey，Christine Barronの8名の編集者を特に称えたい。この8人の仲間は，8つに分かれた本書のセクションをそれぞれ1つずつ担当し，分担執筆者らと協力して，セクションに含まれる各々の章のトピックを調べつくし，慎重にまとめ上げてくれました。このような作業を積み上げることで，本書は包括的で網羅的な素晴らしい本になりました。本書は女性が活躍する社会の象徴的な本だという正直な印象を述べたいと思います。本書の出版に当たって，あえて女性のみで編集者を構成しようと意図していたわけではありませんが，結果としてすべて女性で構成されました。このパワフルで知的な8名の編集者たちと，ともに働けたことを誇りに感じています。

辛抱強く原稿を待ち，我々を励まし続けてくれたElsevier社のCollen McGonigalにも感謝の意を表したいと思います。彼女と働くことはとても心地よく，彼女がいなければ本書は世に出ることはありませんでした。また各章の執筆者が締め切り通りに作業をするように働きかけてくれた，私の秘書であるLaurie Sawyerにもあらためて感謝申し上げます。

70章にも及ぶ本書の，それぞれの分担執筆者の方々にも，その労力に素直に「ありがとう」と述べたいと思います。執筆者は34の州とコロンビア特別区，さらにカナダとオーストラリアという実にさまざまな地域を代表する専門家です。

本書の企画段階で私は，この虐待小児科学の分野ならびに関連分野でアクティブに子ども達のために働く専門家を厳選したつもりです。実際執筆を依頼した先生方すべてが，協力的で熱心であり，生産的な仕事をしてくれました。ワシントン州コロラドのロードアイランド島で働く私の下で，これまでに研修をしてくれた信頼のおけるフェローの先生方も，本書の出版に当たり大変な尽力をしてくれました。彼らをとても誇りに思っています。

最後になりますが，この場を借りて家族にもありがとうを言わせてください。平日の夜も週末も職場にこもりきりになっていた私を温かく見守ってくれた，私の家族である娘のLaura Roesler と Amelia Burke，孫娘のNyssa Ann Burke，夫であるTom Roeslerの支えと励ましがなければ，本書は完成することはなかったことでしょう。

キャロル・ジェニー
Carole Jenny
MD, MBA

編者一覧

キャロル・ジェニー（Carole Jenny）MD, MBA　編者
ブラウン大学ウォレン・アルパート医学校　小児科教授
ハスブロ小児病院　チャイルドセイフ（*ChildSafe*）子ども保護プログラム部長
プロビデンス，ロードアイランド州

■編集委員：

デボラ・E・ローウェン（Deborah E. Lowen）MD
ヴァンダービルト大学医学部小児科学　子ども虐待
　小児科プログラム准教
ナッシュビル，テネシー州

**メアリー・クライド・ピアース（Mary Clyde Pierce）
MD**
ノースウェスタン大学ファインバーグ医学校　小児
　科学准教
シカゴ子ども記念病院小児科　救急医学部
シカゴ，イリノイ州

**ナンシー・D・ケログ（Nancy D. Kellogg）MD,
FAAP**
テキサス大学サンアントニオ健康科学センター　小
　児科教授　子ども虐待部長
サンアントニオ，テキサス州

ロリ・D・フレイザー（Lori D. Frasier）MD, FAAP
ユタ大学医学部　小児科学（臨床）教授
プライマリー小児医療センター安全で健全な家庭セ
　ンター　診療部長
ソルトレイクシティ，ユタ州

**リサ・アマヤ－ジャクソン（Lisa Amaya-Jackson）
MD, MPH**
デューク大学医学部精神科学　小児・思春期精神科
　准教
国立小児トラウマ・ストレスセンター　副センター
　長
ダラム，ノースカロライナ州

ジュディス・A・コーエン（Judith A. Cohen）MD
ドレクセル医科大学　精神科学教授
アレゲーニー総合病院　小児・思春期・精神医療ト
　ラウマ性ストレスセンター診療部長
ピッツバーグ子ども病院　子どもの権利擁護セン
　ター小児科学　非常勤助教授
ピッツバーグ，ペンシルベニア州

**アントワネット・L・ラスキー（Antoinette L.
Laskey）MD, MPH, FAAP**
インディアナ大学　小児科助教
ライリー小児病院
インディアナポリス，インディアナ州

**クリスティーン・E・バロン（Christine E. Barron）
MD**
ブラウン大学ウォレン・アルパート医学校　小児科
　学（臨床）助教　小児保護プログラム臨床部長
ハスブロ小児病院子ども保護部　子ども虐待小児科
　学研修プログラム委員長
プロビデンス，ロードアイランド州

◉略語
　MD：Doctor of Medicine（医学博士）
　MBA：Master of Business Association（経営学修士）
　FAAP：Fellow of the American Academy of Pediatrics
　　（米国小児科学会特別会員）
　MPH：Master of Public Health（公衆衛生学修士）

分担執筆者一覧

ミッシェル・アマヤ（Michelle Amaya）MD, MPH
サウスカロライナ医科大学　小児科学准教
チャールストン，サウスカロライナ州

**リサ・アマヤ－ジャクソン（Lisa Amaya-Jackson）
MD, MPH**
デューク大学医学部精神科学　小児・思春期精神科
　准教
国立小児トラウマ・ストレスセンター　副センター
　長
ダラム，ノースカロライナ州

**ジェイムス・アンダースト（James Anderst）MD,
MSCI**
ミズーリ大学カンザスシティ校　小児科学助教
マーシー小児病院・クリニック子ども虐待・ネグレ
　クト部長
カンザスシティ，ミズーリ州

カヴィータ・M・バブ（Kavita M. Babu）MD
ブラウン大学ウォレン・アルパート医学校救急医
　学　医学毒物部門准教
ロードアイランド病院
プロビデンス，ロードアイランド州

**クリスティーン・E・バロン（Christine E. Barron）
MD**
ブラウン大学ウォレン・アルパート医学校　小児科
　学（臨床）助教　小児保護プログラム臨床部長
ハスブロ小児病院子ども保護部　子ども虐待小児科
　学研修プログラム委員長
プロビデンス，ロードアイランド州

ジャン・ベイズ（Jan Bays）MD
レガシー・エマニュエル小児病院　子ども虐待対応・
　評価サービス（CARES）ノースウェスト　子ども
　虐待検査官
ポートランド，オレゴン州

**バークリー・L・ベネット（Berkeley L. Bennett）
MD, MS**
シンシナティ子ども病院医療センター救急医学
　部　臨床小児科助教
シンシナティ，オハイオ州

**スーザン・ベネット（Susan Bennett）MB, ChB,
FRCP**
オタワ大学小児科学・精神科学教授
東オンタリオ子ども病院　小児・青少年保護プログ
　ラム委員長
オタワ，カナダ

ラケル・P・バーガー（Rachel P　Berger）MD, MPH
ピッツバーグ大学　小児科学助教
ピッツバーグ大学医療センターピッツバーグ小児病
　院子どもの権利擁護センター
ピッツバーグ，ペンシルベニア州

ジーナ・ベルトッシ（Gina Bertocci）PhD, PE
ルイビル大学生体力学冠講座　機械工学科学教授
ルイビル，ケンタッキー州

モーリーン・M・ブラック（Maureen M. Black）
　PhD, ジョン・A・ショール（John A. Scholl）
　MD, メアリー・ルイーズ・ショール（Mary Louise
　Scholl）MD
メリーランド大学医学部　小児科教授
バルチモア，メリーランド州

ロバート・W・ブロック（Robert W. Block）MD,
　FAAP, ダニエル・C・プルンケット（Daniel C,
　Plunket）
オクラホマータルサ大学　小児科学長
タルサ，オクラホマ州

スティーブン・C・ブース（Stephen C. Boos）MD,
　FAAP
タフツ大学医学部　小児科学助教
ベイステイト医療センター・スプリングフィールド
　医療センター　家族権利擁護センター及び児童保
　護チーム医療所長
スプリングフィールド，マサチューセッツ州

ダニエル・D・ブロートン（Daniel D. Broughton,）
　MD
メイヨークリニック小児・思春期学　小児・思春期
　医学教授
ロチェスター，ミネソタ州

ロジャー・W・バイヤード（Roger W. Byard）MD
アデレイド大学病理学部門　病理学名誉教授
上級法医病理学者
アデレイド，オーストラリア

クリスティーン・A・キャンベル（Kristine A.
　Campbell）MD, MSc
ユタ大学　小児科学助教
プライマリー子ども医療センター　安全で健全な家
　族センター
ソルトレイクシティ，ユタ州

デイヴィッド・L・チャドウィック（David L.
　Chadwick）MD
ラディ子ども病院サンディエゴ　チャドウィック子
　ども家族センター名誉所長
サンディエゴ，カリフォルニア州

キンバール・C・チェーピン（Kimberle C. Chapin）
　MD
ブラウン大学ウォレン・アルパート医学校　病理学
　医療検査学准教
長寿学術医療センター　微生物学学部長
プロビデンス，ロードアイランド州

ブリッタニー・コーツ（Brittany Coats）PhD
ユタ大学　機械工学科学助教　小児科学
ソルトレイクシティ，ユタ州

ジュディス・A・コーエン（Judith A. Cohen）MD
ドレクセル医科大学　精神科学教授
アレゲーニー総合病院　小児・思春期・精神医療ト
　ラウマ性ストレスセンター診療部長
ピッツバーグ子ども病院　子どもの権利擁護セン
　ター小児科学　非常勤助教授
ピッツバーグ，ペンシルベニア州

デイヴィッド・L・コーウィン（David L. Corwin）
　MD
ユタ大学医学部　小児科学教授　子ども・家庭健康
　部部長
プライマリー子ども医療センター　プライマリー安
　全で健全な家族センター医療所長
ソルトレイクシティ，ユタ州

テレサ・M・コヴィングトン（Theresa M.
　Covington）MPH
ミシガン公衆衛生研究所　全米子ども死因検証セン
　ター事務局長
ワシントンDC

ジョセフ・C・クロージャー（Joseph C. Crozier）
　MD, PhD
デューク大学病院　子ども思春期精神科学フェロー
ダラム，ノースカロライナ州

メリサ・L・キュリー（Melissa L. Currie）MD
ルイビル医科大学　小児科学助教　司法医学部部長
ルイビル，ケンタッキー州

マイケル・D・ドベリス（Michael D. De Bellis）MD,
　MPH
デューク大学医療センター　精神科学・行動科学
　教授

分担執筆者一覧　ix

ダラム，ノースカロライナ州

アラン・R・デヨング（Allan R. Dejong）MD
トーマスジェファーソン大学ジェファーソン医学校　小児科学臨床教授
フィラデルフィア，ペンシルベニア州
ヌムールアルフレッドIデュポン小児病院小児科学　子どもとリスク評価（CARE）プログラム委員長
ウィルミントン，デラウェア州
子どもの権利擁護センター
ウィルミントン，ドーバー，ジョージタウン，デラウェア州

キャセリーン・P・ダイ（Katherine P. Deye）MD
全米子ども医療センターフレッディー・マック財団　子ども・思春期保護センター　子ども虐待小児科専門医
ワシントンDC

マーク・S・ディアス（Mark S. Dias）MD, FAAP
ペンステート医科大学脳神経外科学　小児脳神経外科学教授
ペンステート・ミルトン・S・ハーシー医療センター　臨床脳神経外科学副所長　小児脳神経外科学所長
ハーシー，ペンシルベニア州

ホワード・デュボビッツ（Howard Dubowitz）MD, MS
メリーランド大学医学部小児科学　教授　子ども保護プログラム委員長
バルチモア，メリーランド州

トーマス・L・ドワイヤー（Thomas L. Dwyer）MA
コネチカット州子ども・家庭課　里親ケアと養子サービス事務局長
ハートフォード，コネチカット州
ロードアイランド州子ども・青少年・家庭課　子ども福祉サービス所長（引退）
プロビデンス，ロードアイランド州

ピーター・T・エヴァンジェリスタ（Peter T. Evangelista）MD
ブラウン大学　ウォレン・アルパート医学校　診断放射線助教

ロードアイランド・ハスブロ小児病院診断放射線部神経筋画像部長
プロビデンス，ロードアイランド州

リンダ・ユーイング－コッブス（Linda Ewing-Cobbs）PhD
ダン・L・ダンカン小児病院　精神発達クリニック所長
テキサス大学ヒューストン健康科学センター子ども学習研究所　小児科学・精神科学・行動科学教授
ヒューストン，テキサス州

ラッセル・A・ファウスト（Russell A. Faust）PhD, MD, FAAP
オハイオ州立大学　口腔生物学助教
コロンバス，オハイオ州
プロビデンス・パーク病院アセンシオン・ヘルス・ミシガン　脳神経科学－頭蓋顔面研究所耳鼻咽喉科医
ノバイ，オハイオ州

ケネス・フェルドマン（Kenneth Feldman）MD
ワシントン大学医学部小児科学　小児総合診療部臨床教授
シアトル子ども病院子ども保護プログラム医療所長
シアトル，ワシントン州

マーティン・A・フィンケル（Martin A. Finkel）DO
ニュージャージー大学医学部整骨医学部　小児科学教授
子ども虐待臨研究教育－サービス（CARES）研究所医療所長
スタットフォード，ニュージャージー州

エマリー・G・フラハティ（Emalee G. Flaherty）MD
ノースウェスタン大学ファインバーグ医学校　小児科学准教
メモリアル小児病院小児科保護サービスチーム
シカゴ　イリノイ州

クリスティーン・フォーティン（Kristine Fortin）MD, MPH
ブラウン大学ウォレン・アルパート医学校　小児科学教職フェロー

ハスブロ小児病院子ども虐待小児科学フェロー
プロビデンス，ロードアイランド州

ロリ・D・フレイザー（Lori D. Frasier）MD, FAAP
ユタ大学医学部　小児科学（臨床）教授
プライマリー小児医療センター安全で健全な家庭セ
　ンター医療評価チーム
ソルトレイクシティ，ユタ州

ネイサン・W・ガルブレイス（Nathan W. Galbreath）PhD, MFS
科学捜査専門士　認定臨床心理士
ジョージワシントン大学法科学　科学捜査認定指
　導者
ワシントンDC

レベッカ・ジラルデ（Rebecca Girardet）MD
テキサス大学医学部ヒューストン校　小児科学准
　教　CAREセンター医療所長
司法評価センターネットワーク医療局長
ヒューストン，テキサス州

エイミー・P・ゴールドバーグ Amy P. Goldberg, MD
ブラウン大学ウォレン・アルパート医学校　小児科
　学准教
プロビデンス，ロードアイランド州

アーン・H・グラフ（Arne H. Graff）MD
ノースダコタ大学医学部　小児科学准教
グランドポークス，ノースダコタ
アルトゥルーヘルスシステム小児科スタッフコンサ
　ルタント
グランドポークス，ノースダコタ
子ども・思春期マルトリートメントサービス小児科
　医療部長
ファルゴ，ノースダコタ州

クリストファー・S・グリーリー（Christopher S. Greeley）MD
テキサス大学ヒューストン医療センター付属メモリ
　アル・ハーマン小児病院　小児科学准教
ヒューストン，テキサス州

エリザベス・ギュンター（Elisabeth Guenther）MD, MPH
ユタ大学医学部小児科学　小児救急部准教

プライマリー小児医療センター　小児救急医学指導
　医
ソルトレイクシティ，ユタ州

ナンシー・S・ハーパー（Nancy S. Harper）MD
テキサスA&M大学カレッジステーション校　小児
　科学助教
ドリスコル小児病院CAREチーム医療所長
コーパスクリスティ，テキサス州

タラ・L・ハリス（Tara L. Harris）MD
インディアナ大学医学部　臨床小児科学助教
ライリー小児病院
インディアナポリス，インディアナ州

レア・M・バンチセス（Rhea M. Haugseth）DMD
米国小児歯科専門認定医
アイオワシティー，アイオワ州

サンドラ・M・ハー（Sandra M. Herr）MD
ルイビル大学　小児科学・小児救急医学准教
ノートン小児病院小児救急医学　小児科部長
ルイビル，ケンタッキー州

スティーブン・R・フーパー（Stephen R. Hooper）PhD
ノースカロライナ大学医学部精神科　小児科学教授
ノースカロライナ大学医学部発達・学習セン
　ター　副センター長
チャペルヒル，ノースカロライナ州

マーク・J・ハドソン（Mark J. Hudson）MD
セントポール・ミネソタ小児病院・クリニック　ミッ
　ドウェスト子ども資源センター　子ども虐待小児
　科医
ミネソタ大学小児科学　非常勤講師
ミネアポリス，ミネソタ州

タミー・ピアッツァ・ハーレー（Tammy Piazza Hurley）BA
米国小児科学会　子ども虐待・ネグレクト，コミュ
　ニティー，専門小児科学
エルクグローブヴィレッジ，イリノイ州

ケント・M・ハイメル（Kent P　Hymel）MD
ダートマス大学医学部　小児科学教授

ハノーバー，ニューハンプシャー州
ダートマス－ヒッチコック医療センター付属小児病
　院　子ども権利擁護・保護プログラム　医療部長
レバノン，ニューハンプシャー州

レーナ・アイザック（Reena Isaac）MD
ベイラー医科大学小児科学　小児科助教
テキサス小児病院救急医療部　子ども保護課　指
　導医
ヒューストン，テキサス州

**アリソン・M・ジャクソン（Allison M. Jackson）
MD, MPH**
ジョージワシントン大学医学部健康科学・小児科学
　准教
全米子ども医療センター　フレッディ・マック財団
　小児・思春期保護センター事業部長
ワシントンDC

**ブライアン・M・ジャクソン（Brian M. Jackson）
MD**
コロラド大学医学部小児科学　サルチルドレンズ病
　院小児科研修医
オーロラ，コロラド州

キャロル・ジェニー（Carole Jenny）MD, MBA
ブラウン大学ウォレン・アルパート医学校　小児科
　教授
ハスブロ小児病院　チャイルドセイフ（*ChildSafe*）
　子ども保護プログラム部長
プロビデンス，ロードアイランド州

キム・ドレイク（Kim Kaczor）MS
メモリアル小児病院救急医療部　小児科学　臨床研
　究コーディネイター
シカゴ，イリノイ州

リッチ・カプラン（Rich Kaplan）MD
ミネソタ大学　小児科学准教
ミネアポリス，ミネソタ州
ミネソタ大学子どもの安全・健康センター　セン
　ター長
ミネソタ小児病院・クリニック　子ども虐待小児科
　グループ　医師
ミネアポリス，ミネソタ州

**ヘザー・T・キーナン（Heather T. Keenan）MDCM,
PhD**
ユタ大学小児科学　救命救急部准教
ソルトレイクシティ，ユタ州

ブルックス・R・キーシン（Brooks R. Keeshin）MD
ユタ大学医学部成人・小児精神科学　小児科研修医
ソルトレイクシティ，ユタ州

**ナンシー・D・ケロッグ（Nancy D. Kellogg）MD,
FAAP**
テキサス大学サンアントニオ健康科学センター　小
　児科教授　子ども虐待部長
サンアントニオ，テキサス州

**ジョン・P・ケニー（John P. Kenney）DDS, MS,
D-ABFO**
ルーテル総合病院・小児病院外科学　歯科口腔外科
　指導医
パークリッジ，イリノイ州
イリノイ州デュペイジ群検視官事務所　副検視官
ウィートン，イリノイ州

ケヴィン・P・ケント（Kevin P. Kent）MD
マサチューセッツ大学救急医学　医療毒物学研修医
ウスター，マサチューセッツ州

**バーバラ・P・ノックス（Barbara P. Knox）MD,
FAAP**
ワシントン大学医学部・公衆衛生学　小児科学助教
全米家族小児病院子ども保護プログラム　医療部長
マディソン，ウィスコンシン州

**デイヴィッド・J・コルコ（David J. Kolko）PhD,
ABPP**
ピッツバーグ大学医学部　精神医学・心理学・小児
　科学教授
ウェスタン精神研究所・クリニック　特別サービス
　部門　部長
ピッツバーグ，ペンシルベニア州

レイチェル・P・コルコ（Rachel P. Kolko）BA
ワシントン大学心理学　臨床心理学卒業プログラム
セントルイス，ミズーリ州

ヴェスナ・マーティシ・クリス（Vesna Martich Kriss）MD
コセー小児病院放射線学　教育部長
ルイビル大学医学部　放射線科学・小児科学教授
ルイビル，ケンタッキー州

ヘンリー・F・クラウス（Henry F. Krous）MD
カリフォルニア大学サンディエゴ医学校（ラホヤ）病理学・小児科学臨床教授
レィディー小児病院病理学　研究部長
サンディエゴ S1DS/SUDC　研究プロジェクト委員長
サンディエゴ，カリフォルニア州

アントワネット・L・ラスキー（Antoinette L. Laskey）MD, MPH, FAAP
インディアナ大学　小児科助教
ライリー小児病院
インディアナポリス，インディアナ州

アレックス・V・レヴィン（Alex V. Levin）MD, MHSc, FAAP, FAAO, FRCSC
トーマスジェファーソン大学ジェファーソン医学校　耳鼻咽喉科学教授
ウィルズアイ病院小児耳鼻咽喉科眼遺伝学　主任
フィラデルフィア，ペンシルベニア州

キャロライン・J・レヴィット（Carolyn J. Levitt）MD
ミネソタ大学　小児科学教授
ミネアポリス，ミネソタ州
ミッドウエスト小児資源センター　所長
ミネソタ小児病院・クリニック
セントポール・ミネアポリス，ミネソタ州

アリシア・F・リーバーマン（Alicia F. Lieberman）PhD
カリフォルニア大学サンフランシスコ校　乳児メンタルヘルス　アーヴィングBハリス寄付金教授
サンフランシスコ総合病院　子どもトラウマ研究プロジェクト長
サンフランシスコ，カリフォルニア州

デボラ・E・ローウェン（Deborah E. Lowen）MD
ヴァンダービルト大学医学部小児科学　子ども虐待小児科プログラム准教

ナッシュビル，テネシー州

キャシー・L・マコロフ（Kathi L. Makoroff）MD
シンシナティ大学医学部　小児科助教
シンシナティ小児病院医療センターマイアーソン子ども安全・健康センター　子ども虐待小児科学研修部長
シンシナティ，オハイオ州

スーザン・マルグリーズ（Susan Margulies）PhD
ペンシルベニア大学　生物工学教授
フィラデルフィア，ペンシルベニア州

シェリー・D・マーティン（Shelly D. Martin）MD
米国軍保健衛生大学　小児科助教
ウォルター・リード陸軍医療センター　子ども虐待医
ワシントンDC

ケネス・マッキャン（Kenneth McCann）MD, FAAP
ブランク小児病院　地区子ども保護センター臨床部長
デモイン，アイオワ州

キャスリーン・M・マクカーテン（Kathleen M. McCarten）MD, FACR
ブラウン大学ウォレン・アルパート医学校　画像診断学・小児科学准教
ハスブロ小児病院ロードアイランド病院　常勤放射線科医
母子病院　常勤放射線科医
プロビデンス，ロードアイランド州

ミーガン・L・マッグロウ（Megan L. McGraw）MD
オハイオ州立大学医学部小児科学　臨床小児科助教
ネーションワイド小児病院子どもと家族権利擁護センター　臨床小児科助教
コロンバス，オハイオ州

サラ・E・オーバーレンダー（Sarah E. Oberlander）PhD
メリーランド大学医学部　小児科学博士研究員
バルチモア，メリーランド州

ヴィンセント・J・パルーシ（Vincent J. Palusci）MD, MS

ニューヨーク大学小児科学　小児科教授

ニューヨーク大学ランゴーン医療センター　子ども保護委員会委員長

ベルビュー病院センター　フランセスLロエブ子ども保護発達センター　研究部長

ニューヨーク，ニューヨーク州

カリン・M・パトノ（Karyn M. Patno）MD

バーモント医科大学　小児科臨床助教

フレッチャーアレンヘルスケア小児科　子ども虐待小児科相談医

バーリントン，バーモント州

ノースイースタンバーモント地区病院　常勤小児科医

セントジョンズベリー，バーモント州

メアリー・クライド・ピアース（Mary Clyde Pierce）MD

ノースウェスタン大学ファインバーグ医学校　小児科学准教

シカゴ子ども記念病院小児科　救急医学部

シカゴ，イリノイ州

メアリー・R・プラサド（Mary R. Prasad）PhD

テキサス大学ヒューストン健康医療センター　小児科学助教

ヒューストン，テキサス州

キンバリー・A・ランデル（Kimberly A. Randell）MD, MSc

マーシー小児病院　救急部　小児科指導医

ミズーリ大学カンサスシティー医学校　小児科学助教

カンサスシティー，ミズーリ州

ローエンス・R・リッチ（Lawrence R. Ricci）MD, FAAP

バーモント大学医学部　小児科臨床准教

バーバラブッシュ小児病院　小児科指導医

シュプールウィンク子ども虐待プログラム　副委員長

ポートランド，メイン州

トーマス・A・レースラー（Thomas A. Roesler）MD

ブラウン大学ウォレン・アルパート医学校　子ども家庭精神科准教

ハスブロ小児病院ハスブロ子どもデイケアプログラム副委員長

プロビデンス，ロードアイランド州

ルーシー・B・ロークーアダムス（Lucy B. Rorke-Adams）MD

ペンシルベニア大学医学部　病理学，神経科学，小児科学臨床教授

フィラデルフィア小児病院臨床検査・解剖病理部　上級神経病理学者

検視官事務所　法神経病理学コンサルタント

フィラデルフィア，ペンシルベニア州

デスモンド・K・ラニアン（Desmond K. Runyan）MD, DrPH

ノースカロライナ大学　社会医学教授

ノースカロライナ小児病院　小児科指導医

チャペルヒル，ノースカロライナ州

マーク・V・サップ（Mark V. Sapp）MD

ハーバード医科大学　小児科指導者

ボストン小児病院複合ケアサービス

ボストン，マサチューセッツ州

パトリシア・G・シュニッツァー（Patricia G. Schnitzer）PhD

ミズーリ大学シンクレア看護学校　助教

コロンビア，ミズーリ州

フィリップ・V・スクリバーノ（Philip V. Scribano）DO, MSCE

子ども・家庭権利擁護センター　主任

オハイオ州立大学医学部　小児科学准教

ネーションワイド小児病院　子ども家族権利擁護センター医療部長

コロンバス，オハイオ州

リズワン・Z・シャー（Rizwan Z. Shah）MD

アイオワ大学カーバー医学校小児科学　臨床准教

アイオワシティ，アイオワ州

ブランク小児病院地区子ども保護センター　医療部長

デモイン，アイオワ州

メーガン・シャナハン（Meghan Shanahan）MPH
ノースカロライナ大学ギリングス・グローバル公衆
　衛生学部　母子健康博士候補
チャペルヒル，ノースカロライナ州

アンドリュー・P・シロトナク（Andrew P. Sirotnak）
　MD, FAAP
コロラド大学医学部　小児科教授
ザ・チルドレンズ病院ケンプ子ども保護チーム委
　員長
オーロラ，コロラド州

キャサリン・R・スナイダー（Katherine R. Snyder）
　MD, MPH
ブラウン大学ウォレン・アルパート医学校小児科
　学　子ども虐待小児科学研修医
ハスブロ小児病院　教育助手
プロビデンス，ロードアイランド州

スザンヌ・L・スターリング（Suzanne L. Starling）
　MD
イースタンバージニア医学校　小児科教授
キングズドーター──小児病院子ども虐待プログラム
　医療委員長
ノーフォーク，バージニア州

デボラ・ステュアート（Deborah Stewart）MD,
　FAAP
カリフォルニア大学デイヴィス小児病院CAARE診
　断治療センター小児科室長　医療部長
サクラメント，カリフォルニア州

タニヤ・F・ストックハマー（Tanya F.
　Stockhammer）PhD
ストロングマインド小児・思春期心理専門士
ルイビル，ケンタッキー州

リタ・スワン（Rita Swan）PhD
NPO 法　人 Children's Healthcare Is a Legal Duty
　（CHILD）会長
スーシティ，アイオワ州

アリス・D・スウェンソン（Alice D. Swenson）MD
ウィスコンシン医科大学小児科学助教
ウィスコンシン小児病院子ども権利擁護・保護プロ
　グラム　常勤小児科医
ミルウォーキー，ウィスコンシン州

ジョナサン・D・サッカレー（Jonathan D.
　Thackeray）MD
ネーションワイド小児病院　子ども家族権利擁護セ
　ンター　臨床小児科助教
コロンバス，オハイオ州

グレン・A・タン（Glenn A. Tung）MD, FACR
ブラウン大学ウォレン・アルパート医学校　画像診
　断学教授
ロードアイランド病院　画像診断部長
プロビデンス，ロードアイランド州

パトリシア・ヴァン・ホルン（Patricia Van Horn）
　JD, PhD
カリフォルニア大学サンフランシスコ校　精神医学
　臨床准教
サンフランシスコ大学法学校　助教授
サンフランシスコ，カリフォルニア州

エリザベス・E・ヴァン・ボーヒーズ（Elizabeth E.
　Van Voorhees）PhD
デューク大学医療センター　精神科行動科学　助教
退役軍人医療センター　精神疾患研究・教育・臨床
　センター　助教
ダーラム，ノースカロライナ州

ニコル・G・ウォラス（Nichole G. Wallace）MD
オクラホマ大学医学部　小児科学臨床助教
タルサ，オクラホマ州

アダム・J・ゾロター（Adam J. Zolotor）MD, MPH
ノースカロライナ大学チャペルヒル校　家庭医学
　助教
チャペルヒル，ノースカロライナ州

◉略語

MD：Doctor of Medicine（医学博士）

MPH：Master of Public Health（公衆衛生学修士）

MSCI, MS, MSc：Master of Science（理学修士）

MS：Master of Science（理学修士）

MB：Bachelor of Medicine（医学士）

ChB：Bachelor of Surgery（外科士）

FRCP：Fellow of the Royal College of Physicians（王立内科学会フェロー）

PhD：Doctor of Philosophy（学術博士）

PE：Professional Engineer（プロフェッショナル・エンジニア）

FAAP：Fellow of the American Academy of Pediatrics（米国小児科学会特別会員）

MA：Master of Arts（文学修士）

DO：Doctor of Osteopathy（整骨医学博士）

MFS：Master of Forensic Sciences（司法科学修士）

BA：Bachelor of Arts degree（文学士）

MDCM；Medicinae Doctor et Chirurgiae Magister（Doctor of Medicine and Master of Surgery：医学博士外科士）

DDS：Doctor of Dental Surgery（歯科口腔外科士）

D-ABFO：Doctor certified by American Society of Forensic Odontology（米国法歯学会認定医）

ABBP：American Board of Professional Psychology（米国臨床心理学会認定心理士）

FAAO：Fellow of the American Academy of Osteopathy（米国整骨療法学会特別会員）

FRCSC：Fellow of the Royal College of Surgeons of Canada（カナダ王立外科学会特別会員）

FACR：Fellow of the American College of Radiology（米国放射線医学会特別会員）

DrPH；Doctor of Public Health（公衆衛生学博士）

MSCE：Master of Science in Environmental Engineering（環境工学修士）

キャロル・ジェニー先生
「子どもの虐待とネグレクト──診断・治療とそのエビデンス」

監訳者　一般社団法人 日本子ども虐待医学会：溝口史剛，白石裕子，小穴慎二

推薦の辞

　子ども虐待・ネグレクトに対峙すべき関係者に求められることは職種に限らず，子ども達の将来を見据えての健全で安心な養育環境の提供対応が第一義と考えられます。このためには，高所大所から俯瞰する目である「鳥の目」，物事の実態を詳細に把握する目である「虫の目」，時代の潮流を読み取る目である「魚（さかな）の目」，そして，子どもの保健福祉の理念基づき判断する目である「心の目」の4つの視点が求められると言えます。沢山の文献を揃え紹介され，そのデータに基づき解説されている本書は，まさに，子ども虐待・ネグレクトの病態と診断治療において，この4つの視点を教えてくれる教科書といえます。奇しくもキャロル・ジェニー先生が日本語版の出版に際して，子ども虐待・ネグレクトの病態と診断治療のエビデンスにおける全ての側面を含めるように努力し，その部分を包括的に概観することが可能であると書かれていますが，まさにその通りであり，子ども虐待に関わる多くの職種の人達がこの本を基本

的知識として，そして共通言語として日常的に活用することで，連携協働が進むことを願います。いずれにせよ，前述の4つの視点を駆使して子ども虐待・ネグレクトに対峙するように導いてくれる座右の書となるべき本であり，広く普及していくことが願われます。

　最後に，溝口史剛先生，白石裕子先生，小穴慎二先生の御三方を中心に，日本子ども虐待医学会編集委員会の多くの先生がたが，翻訳に膨大なエネルギーを費やして，完成させて頂き，出版に導いてくださったことに心から感謝の意を表し，我が国の子ども達のために，この本を活用し，基本対応の礎石とさせて頂き，我が国独自の対峙方法を確立されていくことを願うばかりです。

2017年12月吉日
一般社団法人 日本子ども虐待医学会理事長
市川光太郎

まえがき

溝口史剛

　米国において子ども虐待医学（Child Abuse Pediatrics）は，米国小児医学委員会（ABP：the American Board of Pediatrics）が認可した正式な小児科のサブスペシャリティー（副専攻分野）となっている。このサブスペシャリティーは2006年に設置認可を受け2009年に初の虐待専門医（CAP：Child Abuse Pediatritian）が誕生している。2016年時点で米国では7つの州を除く44の州で，計329名（引退などで資格返上した24名を除く）の虐待専門医が存在し，子どもとその家族のために専門性を発揮している（このまえがきを記載している2017年11月にも新たな認定が行われる予定である）。

　本書はこのような虐待医学のサブスペシャリティーの設立に合わせるように2010年に発刊され，ABPの提供しているContents outline（専門医を目指す医療者向けの履修事項一覧）の内容を網羅した，CAPになるための標準的な教科書として位置付けられたものである（なお，このcontents outlineは厚労科研で翻訳し製本も行っている。入手を希望する方は，ぜひご連絡いただきたい）。本書はテーマごとに8つのセクション，70の章に細かく章立てられ，医療現場での実践対応を行う上で使い勝手に優れた実践書であるとともに，専門的な知識を得る上でも学習をしやすい構造になっている。また子どものマルトリートメントに関する周辺事項を含めた，あらゆる側面について網羅的に記載された「こ

れ一冊持っていれば，とりあえずは何とかなる」と位置付けられる決定版ともいえる教科書である。原書の出版から7年が過ぎ，現時点ではほぼ解決したとみなされているimpact論争〈AHTの病態は揺さぶりのみで形成しうるのか，それとも揺さぶり後のimpact（頭部をどこかにぶつける）を必須とするのか，という論争。現時点では揺さぶりのみでAHTの病態は形成しうるという意見がほぼコンセンサスとなっている〉の影響が色濃く残っているなど，年月の経過を感じさせる部分はあるものの，本書が包括的な虐待医学の教科書として「現時点で入手しうる最新の教科書」であるという位置づけに変わりはなく，記載された内容は2017年時点でもエビデンスとして臨床的・社会的・司法的に全く問題なく活用することができるものである。

　いうまでもなく子どもの虐待は医学的問題にとどまらず，社会的・司法的な問題でもある。そもそもが多機関での連携した対応が求められる性質のものであり，他の疾病医療と異なり，明確な診断基準を用いて医療のみで診断を完結できる性質のものではない。一方で，我々の協働者である児童相談所・保健センター・警察／検察・教育などの関係者は医学的な背景知識があるわけではない。そのような方々にとって医療者がかみ砕いた説明を行うことは極めて重要である。一方で自身の専門ではない領域の話につき，一度の説明ですべてを理解し記憶するこ

とは，なかなか難しい。本書は医療者以外のこの問題に立ち向かう専門職にとって，それを補完する有用なツールともなるであろう。

　残念ながら虐待・ネグレクトに関する研究というものは，定義の統一がそもそも困難であることや，RCTやコホート研究などの一般的に高いエビデンスと評される研究をデザイン上組むことが困難であることから，単純にEBMのGRADE基準に当て込むと，エビデンスレベルが低い研究で構成されていると誤認されてしまいやすい。司法対応の場面でも「虐待の医学診断は根拠に乏しく多くの冤罪を生んでいる」とする激しい批判の動き（バックラッシュ）は，これまでに幾度となく諸外国で繰り返されてきたが，いよいよ本邦でもそのようなバックラッシュの波が本格化しつつある。虐待を受けた子どもを守るために，我々はこのような波に臆することなく団結していく必要がある。

　一方で，子どもの虐待を再び繰り返さないための協働者には子どもの養育者自身も含まれる，ということを決して忘れてはならない。医療者の役割は，人々の心と体の健康を支えることにある。親が心の健康状態を取り戻していき，自身の行為を直視し内省を行い，健全に子どもを養育することができるように支援することが医療者の務めであり，この原則は，司法プロセスを進め親の有責性を問うことが子どもの権利擁護上，不可避といえる胸が痛くなるような重篤・死亡事例であっても，同様である。

　我々はどのようなときにも客観的であらねばならず，我々が感情に支配されたとき医療者としての務めはおよそ果たせなくなる。そのことは結局のところ，子どもの虐待を撲滅していくうえでマイナスに作用してしまうのである。さまざまな感情が去来する，小児医療の中でもとりわけ客観性が求められるこの分野において，多くのエビデンスが凝縮して詰まっている本書は，我々の行うべき道を示す新たな羅針盤になるはずである。

　本書が出版されることで，英語圏で広く活用されている「虐待医療のバイブル」としての成書は，おおむね日本語で読むことができる状況となったといえる。Up to dateの知識は依然として英語で入手する他ないが，もはや我々が日本語で読むことができる虐待医学のほとんどの知識は英語圏と遜色ない。本書が生まれて間もない学術団体である「一般社団法人 日本子ども虐待医学会」の公的な出版物として出版されたことの意義は大きい。英語圏に比べていささか後れを取ってしまったと言わざるを得ない，この最も新しい小児科のサブスペシャリティ分野においても，今後は本邦から積極的に医学的エビデンスを発信していくことが期待される。

目次

日本語版刊行に向けて◉キャロル・ジェニー　ii

はじめに◉キャロル・ジェニー　iv

謝辞◉キャロル・ジェニー　vi

編者一覧　vii

分担執筆者一覧　viii

推薦の辞◉市川光太郎　xviii

まえがき◉溝口史剛　xix

I

子ども虐待の疫学
Antoinette L. Laskey, MD, MPH

1
子ども虐待・ネグレクトの疫学的問題：研究・調査・通告に関連して
Antoinette L. Laskey, MD, MPH, FAAP

はじめに　3

専門用語　3

子ども虐待における疫学的研究　8

子ども虐待・ネグレクトの研究を実施する上での
　種々の問題点　9

　データ収集上の問題点　9

　倫理的問題　12

子どもの虐待・ネグレクトを診断することの
　困難性　12

現時点での医学的証拠の確からしさ　14

今後の研究の展望　14

文献　15

2
身体的虐待の疫学
Adam J. Zolotor, MD, MPH, Meghan Shanahan, MPH

はじめに　16

身体的虐待の広がり　16

身体的虐待のリスク要因　19

　子どもの特徴　19

　養育者の特徴　19

　家庭の特徴　19

　地域の特徴　20

傷害の種類別・身体部位別の身体的虐待の
　疫学　20

脳損傷・頭蓋骨損傷を除く頭部損傷，および頸部損傷　20

内臓損傷　21

骨損傷　22

皮膚損傷　23

今後の研究の展望　24

文献　25

3
性虐待の疫学
Vincent J. Palusci, MD, MS

歴史的背景　27

専門用語　27

性虐待事例の発見（気づき）　28

性虐待の発生率　28

性虐待の有病率　31

なぜ性虐待は減少しているのか　34

性虐待の再発　35

性虐待のリスク要因および防御因子　36

現時点での医学的証拠の確からしさと今後の研究の展望　36

文献　37

4
親密パートナー間暴力（IPV）の疫学
Jonathan D. Thackeray, MD,
Kimberly A. Randell, MD, MSc

はじめに　39

定義　39

IPV問題の広がり　40

リスク要因　41

社会的に考慮すべき要因　41

IPVの被害者が支援を求める上での障壁　42

IPVの被害者が，支援を求めようという動機付けとなる要因　43

IPVに対応する際の医療者にとっての障壁　43

子どもへのIPVの影響　44

現時点での医学的証拠の確からしさ　45

今後の研究の展望　45

文献　46

5
子どものネグレクトの疫学
Howard Dubowitz, MD, MS

はじめに　48

定義上の問題　48

どの程度の養育であれば適切といえるのか？　48

エビデンスに基づく定義の探求　48

実際の危害vs潜在的な危害　49

多様性のあるネグレクトの定義の精緻化　49

子どものネグレクトの発生率　51

ネグレクトの寄与因子　52

個人レベル　53

親の特徴　53

子どもの特徴　53

家庭レベル　54

地域／近隣レベル　55

社会的レベル　55

専門職レベル　56

ネグレクトの防御要因　56

結語　57

文献　57

6
虐待による頭部外傷（AHT）の疫学
Heather T. Keenan, MDCM, PhD

はじめに　60

一般集団を対象としたAHTの発生率研究　62

リスクがある集団　64

社会的リスク因子　64

家族の特性　64

加害成人の特性　65

被害児の特性　65

AHT発症の潜在的な誘因としての「泣き（乳幼児の啼泣）」　65

まとめ　66

文献　66

II

面接法
Nancy D. Kellogg, MD

7
虐待の疑われる小児・思春期の子どもから話を聞く
Nancy D. Kellogg, MD

はじめに 71
司法面接（被害事実確認面接） 72
医学的病歴聴取の重要性 73
法的な検討事項 75
子どもの被害開示パターンに影響を及ぼしうる要因 75
病歴聴取の際の臨床的アプローチ 79
　子どもの言語習得と発達 79
　子どもから話を聞く際の重要な原則 81
　　面接の方法 82
面接の構成要素 84
　虐待被害に関する情報 84
　　婦人科的既往歴 87
　　家族歴，および子どもの虐待開示への家族の反応 87
　安全性に関する問題 88
　その他の情報 88
文献 90

8
虐待被害が疑われる子どもの養育者から話を聞く
Katherine R. Snyder, MD, MPH, Melissa L. Currie, MD, Tanya F. Stockhammer, PhD

はじめに 91
虐待の懸念が生じる前の小児科的病歴聴取 91
　病歴聴取や診察の際に，マルトリートメントを疑うべき「レッドフラッグ徴候」を認識する 92
　親子関係性や行動観察からマルトリートメントの可能性を考慮する 94

話を聞く際に，養育者と子どもを分離する（親と子と別々に話を聞く） 94
先入観（バイアス）に留意する 94
虐待が懸念された場合に行う，養育者へのより詳細な聞き取り 95
　優先度の高い順に聞く 95
　ラポール（話をしやすい関係性）の構築 95
　複数の養育者から別々に話を聞く 97
　質問すべき詳細情報 97
　　身体的虐待に関する具体的な質問 97
　　性虐待疑い事例の養育者から話を聞く際の具体的な質問 98
　　ネグレクト疑い事例の養育者からの聞き取り 98
虐待の可能性を疑っている事実をいつどのように養育者に告知するか 100
背景にある特殊な状況や問題 102
　養育者も暴力問題の被害者である場合 102
　薬物乱用や精神疾患のある養育者への聞き取り 102
　文化的要因 102
　医療的虐待（MCA，いわゆる代理によるミュンヒハウゼン症候群） 103
記録に残すことの重要性 103
現時点での医学的証拠の確からしさ 103
今後の研究の展望 103
文献 103

III

子どもの性虐待
Nancy D. Kellogg, MD

9
性虐待が疑われる子どもの身体診察
Reena Isaac, MD

はじめに 107
医学的評価 107
身体診察の方法 108
　診察のタイミング 108
　子どもの診察の準備段階として行うべき事柄 109

医学的診察　109

　診察体位　111

　診察機器　113

　具体的な解剖学的部位　113

診察後の子どもと養育者への診察結果報告　114

医療診療録への記載　114

医学的所見の解釈　114

文献　115

10
子どもの外性器肛門部診察における正常所見と正常変異所見

Nichole G. Wallace, MD, Michelle Amaya, MD, MPH

はじめに　117

内・外性器の発生学　117

女性の外性器の正常変異所見　118

　処女膜構造　118

　　新生児の処女膜所見　121

　　発達にともなう処女膜の変化　122

　膣内隆起　124

　処女膜外側隆線　124

　前庭帯　124

　処女膜皮膚垂と処女膜堤　125

　処女膜のノッチ（V字切込）と裂隙　125

　処女膜横径　126

　背側処女膜縁の幅長　127

　処女膜や前庭部の血管分布像と発赤　127

　前庭正中線　128

　リンパ濾胞　128

　傍尿道嚢胞　128

　無孔処女膜　128

会陰部の正常変異　129

　乳児肛門錐状突出　129

　先天性会陰部正中癒合不全　129

　正中縫線　130

肛門周辺の正常変異　130

　肛門縫合離開　130

　肛門皮膚皺突出と肛門櫛状線　130

　肛門皮膚垂　131

　肛門拡張　131

　静脈うっ滞　132

男性外性器の正常変異　132

真珠状陰茎小丘疹　132

尿道下裂　132

陰嚢水腫　133

精索静脈瘤　133

今後の研究の展望　133

文献　134

11
性虐待を経験した小児・思春期の子どもの身体所見

Deborah Stewart, MD, FAAP

はじめに　136

診察手技の標準化の重要性　136

性虐待・性暴力被害後の急性期の外性器損傷所見　137

外性器肛門部の急性期損傷の治癒過程　140

前思春期の女児に対する非急性期の外性器肛門部診察　142

思春期の女児に対する，非急性期の外性器肛門部診察　147

性暴力被害による重度の外性器損傷の評価　148

男児の性虐待被害における外性器肛門部損傷　148

肛門部損傷　150

今後の研究の展望　151

文献　152

12
性虐待と誤診しうる，外性器肛門部に所見を呈する医学的病態

Mark J. Hudson, MD, Alice D. Swenson, MD,
Rich Kaplan, MD, and Carolyn J. Levitt, MD

はじめに　154

刺激源との接触による皮膚炎　154

陰唇癒合　156

クローン病　158

外性器肛門部感染症　158

膣内異物　159

血管病変　160

新生物　160

目次　xxiii

肛門部に所見を呈する病態　160

尿道脱　161

尿管瘤　163

硬化性萎縮性苔癬　163

外陰部潰瘍　164

　　偶発的事故による外性器肛門部損傷　166

　　身体的虐待による外性器肛門部損傷　169

現時点の医学的証拠の確からしさと今後の研究の
　　展望　170

文献　170

13
法医学的証拠採取キット
（レイプキット）
James Anderst, MB, MSCI

はじめに　173

法医学的証拠の収集　1/3

　　同意　173

　　証拠の収集およびその取り扱い　174

　　　　保存証拠物の適正管理と受け渡し（Chain of
　　　　　Custody）　175

　　　　証拠収集のタイミング　175

レイプキット　175

　　着衣　176

　　スワブ検体　176

　　咬傷（bite mark）　178

　　毛髪　178

　　爪　179

　　トルイジン染料　179

　　代替光源　179

　　唾液　180

法医学的証拠を回収しうる頻度　180

　　子どもに法医学的証拠が見つかる頻度　180

現時点での医学的証拠の確からしさと，今後の研
　　究の展望　181

文献　182

14
性虐待・性暴力被害事例の
法医学的証拠分析に使用する
各種検査
Allan R. De Jong, MD

はじめに　183

体液の分析　183

　　精子や精液　183

　　血液　185

　　唾液　186

物的証拠　187

臨床的検討事項　189

法的問題　189

現時点における医学的証拠の確からしさ　191

今後の研究の展望　191

文献　191

15
薬物を悪用した性的暴行（DFSA）
Nancy S. Harper, MD

薬物を悪用した性的暴行の発生率やその
　　特徴　193

DFSA に頻用される物質　196

　　エチルアルコール　196

　　ベンゾジアゼピンおよびフルニトラゼパム　197

　　大麻　199

　　コカイン　199

　　アンフェタミン／メタンフェタミン　199

　　GHB（ガンマヒドロキシ酪酸），GBL（ガンマ酪酸ラ
　　　クトン），1, 4 BD（1, 4 ブタネディオール）　200

推奨事項　201

文献　204

16
思春期の子どもの
性暴力被害と法定強姦
Martin A. Finkel, DO, Mark V. Sapp, MD

はじめに　207
思春期の子どもの認知や態度　207
リスク下にある思春期の子ども　208
性虐待・性暴力被害の臨床上の意味　209
親密パートナー間暴力（IPV，いわゆるDV）　210
法定強姦　211
性虐待・性暴力被害の医学的・心理学的後遺症　211
性虐待・性暴力被害と妊娠　212
レイプトラウマ症候群　212
性暴力被害を受けた思春期の子どもの診察　212
　子どもとのラポール形成と秘密の保持　213
　思春期の子どもに診察への協力を促す　213
　「セックス」に対する思春期の子どもの捉え方　214
思春期の子どもの性虐待・性暴力被害に対するシ
　ステム対応の在り方　214
子どもの「処女性に関する診断」を養育者から求
　められた場合　215
　結語　216
　文献　216

17
女性性器切除／切断（FGM/C）
Susan Bennett, MB, ChB, FRCP

用語の概説　219
FGM/Cの実施率とその地理的分布　219
FGMの種類　220
文化的問題　222
　文化的アイデンティティの保護　222
　結婚　222
　宗教　222
　健康　222
　衛生的・審美的理由　222
　社会の安定への寄与　222
健康上の弊害　223
FGMを受けた女児・女性への対応　224
　児童保護上の対応　225

医学的管理　226
国際社会の反応　226
文献　228

18
インターネットを利用した
子どもの性的搾取
Daniel D. Broughton, MD

インターネットと子ども　230
事例提示　232
児童ポルノ　233
サイバーセックス　236
推奨事項　236
文献　238

19
児童ポルノ画像の評価
Shelly D. Martin, MD

はじめに　239
正常発達の子どもの身体的・性的成熟　240
写真や動画の検証　241
　身体的特徴と推定年齢の幅　241
　第二次性徴　242
　その他の二次性徴の評価事項　244
　年少児の体格と体形に基づく評価　244
　画像に映った被害者の年齢と成熟度評価を行う上
　　での課題　245
文献　246

20
小児性犯罪者
Nathan W. Galbreath, PhD, MFS

はじめに　248
定義　250
　小児性犯罪者（Child Molester）　250
　小児性愛（pedophilia），性的倒錯（paraphilia），
　　若者性愛（hebephilia）　251
インターネットにおける小児性愛者　252
小児性愛者の病因論　253

加害者の行動・認知に関する証拠収集（動機の解明）　254
　　小児性犯罪者の認知　255
　　小児性犯罪者の行動特性　257
　　小児性犯罪者の被害児への接近方法　258
成人男性以外の小児性犯罪者　262
　　未成年の小児性犯罪者　262
　　女性の小児性犯罪者　263
　　小児への性犯罪を助長している各種組織　266
小児性犯罪者に併発して認められる各種の問題　267
小児性犯罪者への治療　268
今後の研究の展望　269
謝辞　271
文献　271

蠕虫，寄生虫，原虫，シラミ，ダニ感染症　282
結語　283
文献　283

22
小児期の細菌性の性感染症
Rebecca Girardet, MD

疫学　285
臨床像　286
　　診断　286
　　遺伝子タイピングの司法への応用　287
　　治療　287
　　フォローアップの際に考慮すべき事柄　288
現時点での医学的証拠の確からしさ　289
今後の研究の展望　290
文献　290

IV
子どもの性感染症
——疫学・診断・治療
Lori D. Frasier, MD, FAAP

21
前思春期の子どもにおける性的接触によらない外性器肛門部感染症
Andrew P. Sirotnak, MD, FAAP

はじめに　277
正常の膣内細菌叢と非特異的外陰膣炎　277
　　外陰膣炎の各種の原因　278
感染性の外陰膣炎　278
細菌感染症
A群β溶連菌（*S. pyogenes*）　278
赤痢菌（*Shigella*）　279
その他の頻度の低い細菌感染症　279
　　嫌気性菌感染症と混合嫌気性菌感染症　280
　　その他の細菌感染症　280
真菌感染症　280
ウイルス感染症　281

23
小児のウイルス・寄生虫による性感染症
Arne H. Graff, MD, Laurie D. Frasier, MD, FAA

はじめに　292
ヒトパピローマ（乳頭腫）ウイルス（HPV）　292
ウイルス性肝炎　294
　　A型肝炎　294
　　B型肝炎　294
　　C型肝炎　295
　　他のタイプのウイルス性肝炎　295
　　肝炎ウイルスと性虐待・性暴力被害　296
単純ヘルペスウイルス（HSV-1，HSV-2）　296
伝染性軟属腫　297
膣トリコモナス　298
疥癬　299
シラミ症　299
まとめ　300
現時点での医学的証拠の確からしさ　300
今後の研究の展望　300
文献　300

24
性虐待・性暴力被害を受けた小児・思春期の子どものHIV感染とAIDS
Amy P. Goldberg, MD

はじめに　303
性虐待や性暴力の被害児とAIDS・HIVとの関連性　303
リスク評価　305
暴露後予防内服（PEP：postexposure prophylaxis）　307
治療ガイドライン　310
現時点での医学的証拠の確からしさ　311
今後の研究の展望　311
文献　312

25
小児・思春期の子どもの性感染症の診断検査
Kimberle C. Chapin, MD

はじめに　315
検体の採取　321
　クラミジア・トラコマチスと淋菌　321
　単純ヘルペスウイルス　326
　ヒトパピローマ（乳頭腫）ウイルス　327
　腟トリコモナス，ならびにその他の腟炎・腟症の原因病原体　328
　シラミ　331
血清学的検査　331
STIの報告や通告　332
現時点での医学的証拠の確からしさ　332
文献　334

子どもの身体的虐待
Mary Clyde Pierce, MD

26
身体的虐待疑い事例の医療診療録の記載法
Allison M. Jackson, MD, MPH　Brian M. Jackson, MD

はじめに　339
医療診療録　340
　病歴聴取時の状況　340
　現病歴　341
　既往歴ならびに臓器別系統レビュー（ROS）　343
　発達歴　343
　社会歴　344
　家族歴　345
病歴を記録する際の標準的書式の使用　345
診療報告書　346
今後の研究の展望　346
文献　347

27
子ども虐待事例の写真記録法
Lawrence R. Ricci, MD, FAAP

はじめに　348
撮影機器　349
写真の構図　352
画像の保存　353
写真撮影時のよくある失敗　353
可視光線以外の光源による写真撮影　355
法的問題　355
結語　357
文献　357

28
虐待による熱傷
Barbara L. Knox MD, FAAP, Suzanne P. Starling MD

虐待による熱傷の疫学　359

虐待による熱傷の加害者の特徴　360

熱傷の分類　360

熱傷のタイプとマルトリートメントとの関連に関する現時点の医学的エビデンス　361

　通常熱傷（熱源熱傷：thermal burn）　361

　虐待による熱傷と誤診されうる病態　365

　接触熱傷（Contact Burn）　365

　化学熱傷　368

　火炎熱傷　369

　電気熱傷（電撃傷）　369

　電子レンジ熱傷　371

　摩擦熱傷および圧迫性皮膚損傷　371

　民間療法による熱傷　371

熱傷とネグレクト　372

熱傷の小児が医療機関を受診した際の対応について　373

診療録の記載　375

診療録に基づいた熱傷の受傷日時推定　376

追加で施行すべき医学的検査　376

現場検証　376

熱傷を負った子どもと家族の心理学的問題　379

熱傷の予防　379

現時点での医学的証拠の確からしさ　380

今後の研究の展望　380

文献　381

29
挫傷およびその他の皮膚病変
Tara L. Harris, MD, and Emalee G. Flaherty, MD

はじめに　385

　皮膚の解剖　385

　皮膚の生体力学的特性　386

挫傷　388

　定義　388

　挫傷の形成，ならびに挫傷の受傷時期推定に関しての通説について　388

その他の皮膚損傷の定義　391

虐待の可能性がある皮膚損傷の評価　391

　病歴聴取　391

　身体診察　392

　皮膚損傷の記録　393

　所見の解釈　393

その他に考慮すべき事項　400

皮膚軟部組織損傷の合併症　401

今後の研究の展望　401

文献　402

30
子ども虐待と誤診しうる皮膚病変
Kathi L. Makoroff, MD, Megan L. McGraw, MD

はじめに　405

挫傷と混同しうる皮膚所見　405

　先天性の皮膚所見　405

　皮膚疾患　406

　　色素疾患　406

　　過敏性症候群　406

　血管炎性疾患　407

　結合組織病　408

　血液疾患　408

　悪性疾患　409

　文化的慣習（民間療法）　410

　その他の挫傷と誤診されうる状態　410

熱傷と誤診されうる病態　411

　皮膚病変　411

　感染症　412

　文化的処置（民間療法）　412

　偶発的（事故による）熱傷　413

　化学性熱傷　413

結語　414

文献　414

31
骨の発達と健康
Berkeley L. Bennett, MD, MS, Mary Clyde Pierce, MD

はじめに　416

骨の解剖および骨の発達　416

骨の強度に影響を及ぼす要因　417

骨の強度の非侵襲的測定方法　418

骨の生理学および骨疾患の病態生理　419
　カルシウムの恒常性維持機構および副甲状腺（上
　　皮小体）ホルモン　419
　　カルシウム平衡に影響を及ぼす栄養因子　419
　　副甲状腺（上皮小体）ホルモン（PTH）　419
　　副甲状腺機能低下症　419
　　偽性副甲状腺機能低下症　420
　　低マグネシウム血症　420
　　リン酸塩の恒常性　420
　ビタミンD　421
　銅欠乏症　425
　ビタミンC欠乏症（壊血病）　425
　ビタミンA中毒　426
　Caffey病　426
　低ホスファターゼ血症　426
　骨粗鬆症　427
　　二次性骨粗鬆症　427
　神経筋疾患　428
　慢性疾患　428
生殖障害および内分泌疾患　429
　小児に医原性の骨粗鬆症を引き起こす薬剤　429
　骨の健康に影響を及ぼす感染症　429
　未熟性　430
　骨形成不全症　432
鑑別診断　434
　虐待による骨損傷と骨形成不全症の鑑別　434
　一過性骨脆弱症（TBBD）　435
要約　436
文献　438

32
虐待による骨折
Kim Kaczor, MS, Mary Clyde Pierce, MD

はじめに　441
骨折の評価と，受傷機転の説明の妥当性の
　評価　442
養育者・子どもが自発的に語った病歴と問診で得
　られた病歴　442
骨損傷　450
　骨折の概説　450
　　治癒過程段階の異なる複数の骨折　450
　　骨膜下骨新生（SPNBF）　450
　　多発骨折　451

　虐待に特異性の高い骨折　452
　頻度は高いものの虐待としての特異性は高くない
　　骨折　460
要約　470
文献　470

33
被虐待児にみられる
骨損傷の画像所見
Vesna Mailich Kriss, MD

はじめに　474
全身骨撮影　474
核医学検査（骨シンチグラフィー）　475
単純X線写真における「レッドフラッグ徴候（虐待
　を強く示唆する徴候）」　476
　レッドフラッグ徴候その1：始歩前の子どもの長管
　　骨骨折　477
　レッドフラッグ徴候その2：特徴的な骨折線　478
　レッドフラッグ徴候その3：受傷時期の異なる複数
　　骨の損傷　480
　レッドフラッグ徴候その4：骨幹端の角骨折（corner
　　fracture）（典型的骨幹端損傷（CML））　482
　レッドフラッグ徴候その5：肋骨骨折（特に肋骨後
　　部骨折）　484
　レッドフラッグ徴候その6：頭蓋骨骨折　485
現時点の医学的証拠の確からしさ　488
今後の研究の方向性　488
文献　488

34
小児期の外傷性骨損傷を
評価する際の
断層画像の有用性
Peter T. Evangclista, MD,
and Kathleen M. McCarten, MD, FACR

はじめに　490
超音波検査　491
コンピュータ断層撮影法（CT）　492
磁気共鳴画像法（MRI）　495
まとめ　499
文献　500

35
長管骨骨折の生体力学
Gina Bertocci, PhD, PE

はじめに　503

長管骨の解剖学　503

骨折を理解するために重要な骨の生体力学的側面　504

　力（Force）　504

　モーメント（Moment）　504

　応力（Stress）　506

　張力（Strain）　506

生体力学的物質特性　506

　弾性（Elasticity）　507

　降伏強度（Yield Strength）　507

　極限強度（Ultimate Strength）　508

　異方性（Anisotropy）　508

骨折のきたしやすさに影響を与える要因　508

　内的要因　508

　　骨の材料特性　508

　　小児の骨組織における, 内的要因の重要性　510

　外的要因　510

　荷重の種類と特性　510

　　荷重が加わった際の速度に対する骨の反応性　511

　内的要因と外的要因の組み合わせ　512

骨折の定性的評価モデル　513

　損傷の原因　513

　受傷メカニズム　513

　骨折の種類　513

　骨折事例の評価の例示　514

　　事例1：スキー事故による骨折　514

　　事例2：ソファからの落下　514

骨折評価の際のポイント　514

文献　515

36
虐待による腹部外傷および胸部外傷
Sandra M. Herr, MD

はじめに　516

疫学　516

病態生理　517

　受傷機転　517

　損傷のスペクトラム　517

　実質臓器損傷　517

　管腔臓器損傷　518

　その他の腹部外傷　519

　胸部外傷　520

　併発損傷　520

診断的評価　520

　病歴聴取　520

　身体診察　521

　臨床検査所見　522

　画像評価　522

予後　523

現時点での医学的証拠の確からしさ　524

今後の研究の展望　524

文献　524

37
虐待による耳鼻咽頭部外傷
Philip V. Scribano, DO, MSCE,　Russell A. Faust, PhD, MD, FAAP

はじめに　526

顔面外傷　526

耳の外傷　528

鼻の外傷　529

口の外傷　529

頸部／咽頭の外傷　530

現時点での医学的証拠の確からしさ　531

今後の研究の展望　531

文献　532

38
乳児突然死症候群（SIDS）か窒息か？

Henry F. Krous, MD, Roger W. Byard, MD

はじめに　533

乳児突然死症候群（SIDS）　533
　定義ならびに疫学　533
　リスク要因　534
　剖検所見　535
　トリプルリスク仮説　535
　SIDSとの鑑別を要する各種病態　536
窒息　536
　歴史的背景　537
　病態生理学　537
　窒息の分類　537
　（1）外気中の酸素不足　537
　　（a）酸素の置換　537
　　（b）酸素の消費　537
　（2）外気から血液への酸素移動の減少　537
　　（a）外側からの気道閉塞（口鼻腔閉塞）　537
　　（b）気道内部の閉塞　538
　　（c）外因性の胸郭機能障害　538
　　（d）内因性の胸郭機能障害　538
　（3）循環血液中の酸素運搬障害　538
　　（a）酸素結合能低下　538
　　（b）局所的な血管圧迫　539
　（4）細胞レベルでの酸素吸収障害　539
　　（a）化学的窒息　539
　（5）酸素化を阻害するいくつかのメカニズムの組み合わせ　539
　窒息の病理学的所見　540
　　点状出血　540
　　口鼻出血　541
　　肺胞内の鉄貪食細胞（シデロファージ）　542
　　肺胞内出血　542
　　その他の所見　542
窒息とSIDSとの鑑別　543
結語　544
文献　545

VI
虐待による頭部外傷
（AHT：Abusive Head Trauma）

Deborah E. Lowen, MD

39
虐待による頭部外傷（AHT）

Kent P. Hymel, MD, Katherine P. Deye, MD

はじめに　551

AHTの発生率と疫学　551

AHTの歴史的背景　551

専門用語（学術用語）　552

子ども虐待に取り組む専門的医療者の職責　553

AHTの臨床的スペクトラム　553
　AHTの見逃し　554

虐待が疑われる事例の通告　554

関連する法的問題　555

鑑別疾患　555

損傷のメカニズム　555

受傷のタイミング　556

診断的評価　557
　病歴聴取　558
　身体的診察　561
　神経画像検査　562
　臨床検査，医療コンサルテーション，二次的診断評価　563

診断の客観性　563

結果の伝達　564

現時点の医学的証拠の確からしさ　564

今後の研究の展望　564

結語　565

文献　565

目次　**xxxi**

40
乳幼児における
頭部外傷の生体力学
Susan Margulies, PhD, Brittany Coats, PhD

はじめに　568

外傷性脳損傷のメカニズム　568

負荷に対しての小児の脳・頭蓋の物質的反応　569

小児期外傷性脳損傷の動物モデル　570

AHT 発生のメカニズム　572

小児期頭部外傷のコンピュータ・モデル　573

AHT における生体力学研究の役割　573

文献　573

41
乳幼児揺さぶられ症候群
Mark S. Dias, MD, FAAP

はじめに　576

生体力学　578

　初歩的知識の概説　578

　生体力学研究のヒト乳児の揺さぶりへの適用性　579

　乳児は単なる「成人のミニチュア」ではない　580

虐待による頭部外傷に対する, 発達途上にある脳
　の生化学的反応　581

事故による頭部損傷——損傷のパターンやスペクト
　ラム　584

揺さぶりの臨床的証拠——加害者の自白　586

揺さぶりに起因する外傷性頭部損傷の機序をより
　よく理解するために　587

文献　588

42
虐待による頭部外傷の画像所見
Glenn A. Tung, MD, FACR

はじめに　591

頭部神経画像検査　591

　コンピュータ断層画像法（CT）　591

　磁気共鳴画像法（MRI）　592

　全身MRI画像　595

外傷性頭部損傷：各論　596

　外傷性脳損傷　596

AHT における脳実質外損傷　600

頭部外傷の受傷日時推定　604

鑑別診断　608

　乳幼児期の良性脳実質外液体貯留（BEAF）　608

　事故による頭部外傷　610

　分娩に伴う頭部外傷　611

　中枢神経系の感染症と炎症性疾患　611

　凝固異常症　612

　代謝疾患　612

今後の研究の展望　612

文献　613

43
子ども虐待事例における
頸部損傷と脊髄損傷
Stephen C. Boos, MD, FAAP, Kenneth Feldman, MD

はじめに　617

口腔を介した損傷（経口腔的損傷）　617

　下咽頭損傷　617

　異物の挿入　619

　腐食性物質や刺激物質の「誤飲」　619

頸部への直接的外力による損傷（絞頸／扼頸／
　縊頸）　620

絞頸・扼頸以外の原因による頸部の鈍的外力
　損傷　622

間接的外力による頸部損傷　623

　頸部の解剖学　623

　脊椎／脊髄の生体力学的特性　624

虐待事例における頸部損傷と頸椎／頸髄
　損傷　624

　頸椎と周辺靱帯の損傷　624

　頸部血管の損傷　625

　頸髄の髄外出血　625

　頸髄損傷　625

　その他の頸部構造の損傷　626

　　虐待による頸椎損傷をきたした小児に認められる
　　　徴候・症状・随伴損傷　626

　　虐待を受けた子どもの頸部損傷の見逃しを防ぐ
　　　には　626

頸部損傷の虐待か事故かの鑑別　628

　頸部損傷と揺さぶりの関連性　628

現時点の医学的証拠の確からしさ　629

今後の研究の展望　630

文献　630

44
子ども虐待における眼損傷
Alex V. Levin, MD, MHSc, FAAP, FAAO, FRCSC

はじめに　633

直達的な鈍的外力による眼損傷　633

AHTに関連する介達外力性の眼損傷と視覚
　障害　635

網膜出血　636

　発症率　636

　網膜出血の種類とパターン　636

　網膜出血の成傷機序　640

　鑑別診断　643

診療録の作成と眼科医の役割　644

死亡児における眼底検査と，眼球の剖検所見　647

現時点での医学的証拠の確からしさ　648

今後の研究の展望　648

文献　649

45
AHTの神経病理学
Lucy B. Rorke-Adams, MD

はじめに　652

神経病理学的所見　652

　体表所見の観察　653

　身体内側の軟部組織損傷　653

　骨折　653

　頭蓋内出血　654

　　硬膜外血腫（EDH）　654

　　硬膜下血腫（SDH）　655

　　くも膜下出血（SAH）　658

　　脳実質内出血および脳室内出血　659

　脳挫傷および脳裂傷　659

　　浅表性の脳挫傷／脳裂傷　659

　　深在性の脳挫傷／脳裂傷　660

　脳幹損傷および脊髄損傷　665

　外傷性脳損傷および脳浮腫・脳腫脹　667

　低酸素性脳脊髄損傷および脳梗塞　667

　　低酸素性病変　668

　　虚血性病変　668

　慢性病変　669

　　視神経損傷および網膜損傷　669

AHTに関する現時点の医学的証拠の確から
　しさ　670

文献　672

46
小児の頭部外傷のバイオマーカー
Rachel P. Berger, MD, MPH

はじめに　675

小児の身体的損傷に対してのバイオマーカーの活
　用　677

　脳損傷の場合とその他の臓器損傷の場合の比
　　較　677

　脳損傷のバイオマーカーの各種候補：過去30年間
　　の研究成果のまとめ　679

　血清の脳損傷バイオマーカーの持つ潜在的な有用
　　性　681

　　頭部外傷の診断　681

　　頭部外傷事例において脳損傷を併発している事
　　　例の鑑別　683

　　頭部外傷の重症度評価と予後予測　684

　　治療介入の発展　686

　　治療の有効性の評価　687

バイオマーカーとAHTの関連に関する特殊な
　問題　688

現時点における医学的証拠の確からしさ　690

今後の研究の展望　690

文献　691

47
頭部外傷と誤診しうる病態
Christopher S. Greeley, MD

はじめに　695

血液凝固障害と止血障害　695

　ビタミンK欠乏症　696

　第XIII因子欠損症　697

　血友病A（第VIII因子欠損症）　697

　Von Willebrand病　697

外傷に関連した血液凝固異常症　698

血小板疾患　698

虐待が疑われる事例で血液凝固障害を鑑別する
ために，どのような検査が必要か？　699

PIVKA-II　700

血小板機能検査　700

第XIII因子欠損症の検査　701

AHTと誤診しうる外傷性イベント　701

事故　701

分娩関連の頭部外傷　703

AHTと誤診されやすいその他の病態　703

頭蓋内液体貯留　703

壊血病　705

グルタル酸尿症I型　705

Menkes病　706

結語　707

文献　707

48
AHTの予後
Linda Ewing-Cobbs, PhD, Mary R. Prasad, PhD

はじめに　711

神経行動学的・神経心理学的予後　711

事故による頭部外傷群・コントロール群と比較した
AHT群の予後　712

AHTの記述的研究　716

予後を規定する受傷メカニズムと予後と関連す
る神経画像所見および生化学的バイオマー
カー　717

家庭環境要因　719

具体的症例の提示　719

現時点での医学的証拠の確からしさ　721

今後の研究の展望　721

文献　721

VII
子ども虐待の心理学的側面
Lisa Amaya-Jackson, MD, MPH,
and Judith A. Cohen, MD

49
子どもへの性虐待の
心理的影響と治療
Brooks R. Keeshin, MD, David L. Corwin, MD

はじめに　725

性虐待の認識の歴史　725

子どもの性虐待の特徴やその影響を明確化するた
めの取り組み　726

性虐待順応症候群（CSAAS）　726

トラウマに起因する精神力動（ダイナミクス）　729

リスク要因　730

性的行動　730

性虐待被害の短期的影響　732

幼児期（2歳～6歳）　733

学童期（7歳～12歳）　733

思春期（13歳～18歳）　733

子どもの性虐待と精神医学的診断　735

小児期の性虐待の及ぼす長期的影響　735

心的外傷後ストレス障害（PTSD）　735

うつ病　736

DVやその他の暴力への再被害化　736

摂食障害　736

一般的な精神的健康度　736

薬物乱用／薬物依存　736

育児上の問題　737

身体医学的問題　737

性虐待の影響における性差　738

性虐待被害の開示　738

児童相談所への通告　739

医学的診察と院内虐待対応チーム（CPT）との
連携　740

子どもの被害事実開示と司法面接　740

治療　741

プレイセラピー（遊戯療法）　741

虐待に特化した心理療法　742

徴候に焦点化した治療法（Symptom-Focused Therapy） 742

支持療法 743

認知行動療法 743

　心理教育 744

　リラクゼーション・テクニック 744

　感情の表出 744

　認知の対処 744

　トラウマ・ナラティブ 745

　認知の処理 745

　養育スキル 745

　親子合同セッション 745

グループ・セラピー（集団療法） 745

非加害親の子どもの治療への参加と非加害親自身の治療 746

家族療法 747

薬物療法 748

現時点での医学的証拠の確からしさ 748

今後の研究の展望と適切な治療法の開発 749

文献 749

50
身体的虐待の心理的影響とその治療

David J. Kolko, PhD, ABPP, and Rachel P. Kolko, BA

はじめに 753

子どもの身体的虐待の性質やその広がり 753

　定義 753

　疫学 754

身体的虐待の特徴と転帰 755

　被虐待児の認知・学習と原因帰属 755

　行動上の問題およびメンタルヘルス上の問題 756

　社会的能力と対人関係スキル 756

　心的外傷後ストレス障害（PTSD） 756

　その他の健康問題 757

　まとめ 757

身体的虐待のスクリーニングと評価 757

　体罰や身体的虐待の可能性を探索するための問診法 757

　形式化されたスクリーニング用の質問紙 759

外傷性イベント／日常的な虐待被害について，ならびにそのような被害を受ける高リスク群をスクリーニングするための質問紙 759

臨床的な徴候や問題を評価するための質問紙 760

関係性の機能不全を評価するための質問紙 761

家庭環境上の問題を評価するための質問紙 761

児童相談所やその他の機関の介入歴や治療歴を評価するための質問紙 761

まとめ 762

治療サービスへの紹介，アクセス，およびその利用法 762

介入と治療 764

　子どもに焦点化した介入治療 764

　親に焦点を当てた介入治療プログラム 765

　親子関係性や家族に焦点を当てた介入治療プログラム 766

　まとめ 769

予防 770

医療者は何ができるであろうか？ 771

現時点における医学的証拠の確からしさ 772

今後の研究の展望 773

総まとめ 774

文献 775

51
ネグレクトの心理的影響とその治療

Maureen Black, PhD, and Sarah E. Oberlander, PhD

はじめに 780

ネグレクトの予測因子 780

　貧困 781

　食料不足 781

　母親の栄養不足 781

　母親の抑うつ 782

　ストレスフルなライフイベント 782

　家族間暴力 782

　子どもの気質 782

　子どもの発達上・行動上の問題 782

ネグレクトの及ぼす子どもへの重大な心理精神的影響 783

　乳児期および幼児期 783

　学童期 784

思春期　785
ネグレクトが子どもの心理精神的機能に影響を及
　ぼすメカニズム　785
　生物学的なストレス反応　785
　発達システム理論　786
　　ネグレクトの直接的影響　787
　　ネグレクトにおける緩和的影響　787
　　ネグレクトの介在的影響モデル　787
　　ネグレクトの相互影響モデル　788
　　地域社会の及ぼすネグレクトへの影響　788
ネグレクトに関するプログラムや政策　788
　プレイセラピー（遊戯療法）　788
　家族介入プログラム　789
　家庭訪問プログラム　791
　「ファミリー・コネクション（ネグレクトに特化した予
　　防プログラム）」　791
長期的なフォローアップ　794
臨床実践における推奨事項・将来の研究の実践へ
　の提案・今後の研究の展望　794
文献　797

52
DV目撃の子どもへの
心理的影響ならびにその治療
Patricia Van Hom, JD, PhD, Alicia F. Lieberman, PhD

はじめに　800
用語の定義と分類法　801
暴力的な家庭で養育されている子どもの頻
　度　802
生態学的理論とDV暴露　803
　子ども側に内在する要因　804
　養育者の持つ「力（パワー）」　804
　家族外の要因：社会および文化　805
　ストレス要因の併存　805
DV暴露の心的外傷発生のメカニズム：愛着とトラ
　ウマの「二重のレンズ」　806
　愛着のレンズ　807
　トラウマのレンズ　808
　二重のレンズ　808
子どものDVへの反応　808
　乳幼児期の子どもにおけるDV暴露の影響　810
　学童期の子どもにおけるDV暴露の影響　812

思春期の子どもにおけるDV暴露の影響　816
暴力に暴露されている子どもへの介入治療　817
　親子心理療法　817
　SUPPORTプロジェクト　818
　キッズクラブならびに未就学児向けキッズクラブ　818
　学習クラブ　818
　若者向け関係性構築支援プロジェクト（Youth
　　Relationships Project）　819
　その他の介入法　819
医療者への推奨事項　819
現時点の医学的証拠の確からしさおよび今後の研
　究の展望　821
文献　822

53
虐待とネグレクトの脳発達に及ぼす
影響
Joseph C. Crozier, MD, PhD, lizabeth E. Van Voorhees, PhD,
Stephen R. Hooper, PhD, Michael D. De Bellis, MD, MPH

はじめに　827
発達トラウマ学　827
生物学的なストレス反応機構　828
マルトリートメントの被害児における生物学的なス
　トレス反応機構　829
　マルトリートメントの被害児における視床下部－下
　　垂体－副腎系（HPA-axis）　829
　マルトリートメントの被害児における青斑核－ノルア
　　ドレナリン神経伝達系と自律神経系　830
　マルトリートメントの被害児における免疫システ
　　ム　830
健全な脳発達概論　831
マルトリートメントの被害児の脳発達　831
　被虐待児における脳および脳梁　831
　被虐待児の脳辺縁系　834
　マルトリートメントの被害児の内側前頭前皮質　835
マルトリートメントの被害児の認知機能　836
マルトリートメントの被害児の予後に寄与する遺伝
　的要因：遺伝－環境相互作用について　837
現時点における医学的証拠の強さ　838
マルトリートメントの被害児の神経生理学的な予
　後改善への期待　838
今後の研究の展望　839
文献　839

特別な論題
Christine E. Barron, MD,
and Carole Jenny, MD, MBA

54
養育者の薬物乱用と子ども虐待
Rizwan Z. Shah, MD, Kenneth McCann, MD, FAAP

歴史的背景　845

問題の広がり　845
　子育て世代における薬物乱用　845
　違法薬物使用と妊娠　846
　入手可能なデータの限界点　846

乱用されることが多い違法薬物　846
　マリファナ　846
　コカインとメタンフェタミン　847
　ヘロイン　849

乱用されることが多い合法的薬物　849
　アルコール　849
　処方薬　850

親の薬物乱用が子どもに及ぼす影響　851
　薬物依存と妊娠　851
　薬物乱用者のいる家族の家庭環境　853
　薬物乱用と社会的ストレス要因　853
　薬物乱用と親のメンタルヘルス　854
　薬物依存症と子育て　854
　親の薬物乱用と子どもの行動　855

薬物乱用と親の収監　856

薬物治療と家族の分断　856

小児医療の現場における，養育者への薬物乱用スクリーニング　856
　胎児期　857
　乳幼児期　857
　学童期　857
　思春期　857

親の薬物乱用問題の解決策　857
　薬物依存症の妊婦への治療　858
　家庭薬物治療裁判所（FTDC）　858
　薬物依存への効果的な治療　858
　薬物依存症の治療に対する無効なアプローチ　859

親が薬物依存者の子どもへの効果的な介入　859

文献　860

55
子どものネグレクトの定義と分類
Christine E. Barron, MD,　Carole Jenny, MD, MBA

はじめに　862

ネグレクトのタイプ　865

ネグレクトの程度（重症度）　866

ネグレクトの結果　867

ネグレクトの予防　868

文献　869

56
歯科ネグレクト
Rhea M. Haugseth, DMD

はじめに　872

虐待の認知　872

ネグレクトを発生させる原因やリスク要因　873

歯科ネグレクトの具体的徴候　873

障がい児における歯科的問題　874

医療専門職として介入すべき事項　875

今後の展望　875

文献　876

57
発育不全（FTT：Failure to Thrive）
Deborah E. Lowen,

はじめに　877

定義　878

病因　880

生物心理社会モデル　881
　生物学的領域　881
　心理学的領域　883
　社会的領域　887

医学的評価　888
　成長曲線　888
　病歴聴取　889
　　家族歴　892

臓器別系統レビュー（ROS）　892

身体的診察　893

追加の評価および他職種との連携　893

臨床検査および放射線医学検査による評価　895

入院　896

治療　897

生物学的要因への治療　897

心理社会的問題への治療的対応　899

予後　902

現時点での医学的証拠の確からしさ　903

今後の研究の展望　903

結語　903

文献　904

58
乳幼児・小児における薬物同定
Kevin P. Kent, MD, and Kavita M. Babu, MD

はじめに　907

薬物検査の各種方法　908

免疫学的測定法と薬物迅速診断スクリーニング
検査　908

クロマトグラフィー分析　908

生物学的検体試料　909

個々の薬物（各論）　910

アンフェタミン　910

マリファナ　911

コカイン　912

エタノール　913

オピオイド　914

医療的虐待（MCA）　916

薬物を悪用した性的暴行（DFSA）　916

薬物検査のピットフォール　916

現在の科学的証拠の確からしさと将来の研究の
展望　917

文献　917

59
転落損傷
David L. Chadwick, MD, Gina Bertocci, PhD,
and Elisabeth Guenther, MD, MPH

はじめに　919

転落損傷のタイプ　920

転倒・転落と語られた頭部外傷　920

転倒・転落と語られた腹部外傷　922

転倒・転落と語られた胸部外傷　922

転倒・転落と語られたその他の非致死的損傷　922

虐待を認識することならびに虐待の通告　923

転倒・転落と語られた事例の虐待の可能性の探索
（医学的評価）　923

放射線画像検査　923

コンサルテーション　923

鑑別診断　924

語られた転倒・転落のヒストリーに対しての生体力学
的評価　924

生体力学的評価を行うための現場検証　924

養育者から語られた病歴と生じている損傷との生体
力学的適合性　927

転倒・転落と語られた事例に対する生体力学的再現
実験　928

低所転落により重度後遺症や死亡が発生する可
能性　930

低所転落に起因するとされる死亡事例や重篤後遺
障害事例における証言の信用性　931

文献　931

●補足

虐待と転落損傷を鑑別するための医学的検査　933

初期評価とバイタルの安定化　933

病歴の聴取　934

身体診察　935

全身状態の評価　935

中枢神経系（CNS：Central Nervous
System）　935

頭部・眼・耳・鼻・喉の損傷　935

頭部　936

眼　936

耳　936

鼻　936

咽頭部　936

頸部　936

心臓　936

胸部　936

腹部　938
　胃損傷　938
　十二指腸損傷および膵損傷　938
　肝損傷　938
　脾損傷　938
　腎損傷　938
外性器肛門部損傷　938
筋骨格系の評価　938
皮膚損傷　939
検査所見　939
参考文献　941

60
法歯科学
John P. Kenney, DDS, MS, D-ABFO

はじめに　943

子ども虐待における口腔顔面損傷　944

咬傷（bite mark）とパターン損傷　945

認識　945

　キスマークと吸引痕　946

　咬傷（bite mark）　946

報告　947

記録　947

　写真撮影　948

　唾液の採取（swabbing）　948

　損傷部位の印象採得　949

　侵襲的分析法　950

コンサルテーション　950

法歯科学のその他の側面　950

歯科的年齢推定　950

咬傷事例における歯科的な証拠の確からしさ　950

研究　951

病院の子ども虐待対応チーム（CPT）への法歯科
　学者の参加　951

文献　951

61
医療的虐待（MCA：Medical Child Abuse, いわゆる代理によるミュンヒハウゼン症候群を含む）
Thomas A. Roesler, MD

はじめに　953

医療的虐待（MCA）と他の子ども虐待との類似点
　と相違点　953

医療的虐待（MCA）という専門用語の整理　955

医療的虐待（MCA）の治療　956

　虐待を認識する　956

　虐待行為を止める　958

　虐待行為が繰り返されない事を担保する　958

　子どもの身体的・精神的な被害を治療する　959

　子どもの安全が担保されるのであれば家族の再統
　　合を行う　959

院内虐待対応チーム（CPT）　959

法的問題　960

医療的虐待（MCA）の予防　960

文献　961

62
チャイルド・デス・レビュー
Patricia G. Schnitzer, PhD, Theresa M. Covington, MPH

米国におけるチャイルド・デス・レビュー（CDR）の
　目的と対象　963

マルトリートメントによる死亡であることを確認す
　る上でのCDRの役割　964

予防可能死を減らすための施策提言を行うことを
　目的とした事例検証の在り方　966

チャイルド・デス・レビュー（CDR）を行うことの利
　点　970

チャイルド・デス・レビュー（CDR）を行う上での
　課題　970

　「マルトリートメント」の統一定義の確立　971

　提言を具体的な施策に移す　971

　検証対象を広げ，予防可能な内因死の検証を
　　行う　972

　検証対象を広げ，死亡に準ずる重度外傷事例の検
　　証を行う　972

検証の標準化，財政支援，および国家的なデータ
　ベースの構築　972

結語　972

文献　972

63
宗教と子どものネグレクト
Rita Swan, PhD

はじめに　974

公共政策　977

法律の適用範囲　977

思春期児に関する問題　978

文献　983

64
子ども虐待の予防
Karyn M. Patno, MD

はじめに　985

被虐待児に関して考察すべき事項　986

　年齢（月齢）　986

　発達段階　988

虐待の発生場所　989

虐待の加害者に関して考察すべき事項　989

　性虐待者　990

　その他の虐待者のタイプ　991

　反応性の虐待加害未成年（18歳未満の加害
　者）　992

科学的エビデンスが示されている虐待予防プログ
ラムならびにその転帰　992

結語　992

文献　992

●補足　993

性虐待の予防プログラム　993

　性虐待の動機を低減させるプログラム　993

　　＊「性虐待のない環境のためのティーン向けプロ
　　グラム（セーフＴプログラム）」（Safe T：The
　　Sexual Abuse Free Environment for Teens
　　Program）　993

　内的抑制因子や外的抑制因子を強化するプログラ
　ム　993

　　＊「子どもの性的行動の理解と，それに対する適
　　切な対応を行うためのプログラム」（URSBC：
　　Understanding and Responding to the
　　Sexual Behavior of Children）　993

　　＊健全な性的発達の促進プログラム（NHSD：

Nurturing Healthy Sexual Develop-
ment）　994

　　＊暗闇に光を（From Darkness to Light）　994

子どものレジリエンスを強化するプログラム　994

　　＊「性虐待のない環境のためのティーン向けプロ
　　グラム（セーフＴプログラム）」　994

　　＊子どもの養育力強化プログラム（Care for
　　Kids）　994

　　＊安全の環（The Ring of Safety）　995

身体的虐待を予防するプログラム　995

　AHT（虐待による頭部外傷）を予防するプログラ
　ム

　　＊「ペンシルバニアAHT（虐待による頭部外傷）予
　　防プログラム」（Pennsylvania Abusive Head
　　Trauma（AHT）Prevention Program）　995

　　＊パープル・クライング期の泣きを理解するため
　　のプログラム（The Period of Purple Crying
　　Program）　995

　　＊米国虐待防止協会の，乳幼児揺さぶられ症候
　　群予防プログラム（Shaken Baby Syndrome
　　Prevention Programs　995

一般的な虐待予防プログラム

　　＊より良い親になるためのプログラム（Nurturing
　　Parents Programs）　996

　　＊親支援グループ（Parents Support
　　Groups）　996

　　＊親サークル（Circle of Parents）　996

　　＊ニュージャージー子ども虐待予防協会
　　（New Jersey Child Assault Prevention
　　（NJCAP））　996

　　＊ファーストステップ（First Steps）　996

　　＊パパママ同士の励ましあい（Parents Encour-
　　aging Parents）　997

　　＊看護師と家族とのパートナーシップ（Nurse-
　　Family Partnership）　997

　　＊子育てパートナーシップ（Parenting Partner-
　　ship）　997

　　＊アリゾナ州健康家族プログラム（Healthy Fami-
　　lies Arizona）　997

　　＊こんにちはお父さんプログラム（Hui Makuakane
　　（ハワイ語））　998

　　＊気難しい赤ちゃん対応プログラム（Fussy Baby
　　Program）　998

　　＊親育てプログラム（Nurturing Parents
　　Program）　998

　　＊サクラメント緊急保育所（Sacramento Crisis
　　Nursery）　998

　　＊今どきのひとり親家庭を支えるためのプログラム
　　（Today's Single Parent）　998

　　＊家族と保育施設を支えるプログラム（Fami-
　　lies and Centers Empowered Together）

（FACET）） 999
＊家族の絆プログラム（Family Connec-
tions） 999
＊安全の輪プログラム（Circle of Security） 999
インターネット上の危険から子どもを守るプログラム
＊プラグイン・プログラム（Plugged In） 999
＊クールな技術利用プログラム（Techni-
cool） 999
参考文献 1000

65
里親養育中の里子のケア
Kristine Fortin, MD, MPH

はじめに 1001
里子にみられる健康問題の頻度やその性質 1001
医療への受診を阻む障壁 1003
里親養育に関する政策やガイドライン 1004
里親養育のタイプとヘルスケアの提供につ
いて 1006
里親養育を修了した若年成人（フォスターユー
ス） 1007
今後の研究の展望 1007
文献 1008

66
子どものマルトリートメントに対応する
専門家団体，非営利団体
Robert W. Block, MD, FAAP, Tammy Piazza Hurley, BA

はじめに 1010
各種団体
米国小児科学会 1010
米国小児医学委員会 1013
レイ・ヘルファー協会 1013
米国児童虐待専門家協会（APSAC） 1014
国際子ども虐待防止学会（ISPCAN） 1014
米国医師会（AMA）の全米暴力虐待問題諮問委員
会（NACVA） 1014
暴力虐待学会（AVA） 1015
家族間暴力防止基金 1016
子どもの権利擁護活動と研究活動 1016
結語 1016
文献 1017

67
子どものマルトリートメントに関する
国際的課題
Desmond K. Runyan, MD, DrPH,
Adam J. Zolotor, MD, MPH

はじめに 1018
文化による虐待・ネグレクトの定義の違い 1018
マルトリートメントの各種類型 1019
致死的虐待（Fatal Abuse） 1020
非致死的虐待（Non-fatal Abuse） 1020
身体的虐待 1021
性虐待 1022
ネグレクト 1024
心理的虐待 1024
環境的要因 1024
子ども側の要因 1025
養育者や家族の要因 1025
地域社会の要因 1026
社会的要因 1026
医療者への虐待に関する教育 1027
今後の研究の展望 1028
文献 1029

68
効果的な児童福祉システムに
欠かすことが出来ない要件
Thomas L. Dwyer, MA

米国における児童保護施策の歴史 1033
近代の児童福祉対策 1034
効果的な児童福祉対策の組織化 1036
リーダーシップ 1036
職員の離職 1037
燃え尽き 1037
二次的トラウマ 1038
ケースロード（担当する子どもの件数） 1038
報酬 1038
児童福祉分野の将来有望な実践 1039
児童保護サービスにおける区分対応システム（ディ
ファレンシャル・レスポンス） 1039
ファミリー・グループ・カンファレンス 1040
ケア・システム 1041
最後に 1041
文献 1042

69
子どものマルトリートメントに関連するコスト
Kristine A. Campbell, MD, MSc

はじめに　1043

経済的分析の概説　1044
　疾病費用分析（Cost-of-Illness Analysis）　1044
　費用−効果分析（CEA）と費用−効用分析
　　（CUA）　1047

子どものマルトリートメントにおける経済分析　1049
　マルトリートメントのコスト（疾病費用分析：
　　COI）　1049
　子どものマルトリートメントの予防プログラムや介入
　　プログラムの費用−効果分析（CEA）　1051

現時点での文献研究の証拠としての確から
　しさ　1052

今後の研究の展望　1053

文献　1053

70
支援者に対するケアについて
Jan Bays, MD

はじめに　1055

子ども保護の仕事に携わる際の職業上の危険につ
　いて　1055
　燃え尽き　1055
　心的外傷後ストレス障害（PTSD）　1056
　二次的受傷　1057
　共感疲労　1058

予防と治療　1059

文献　1061

あとがき◉白石裕子　1063
　　　　◉小穴慎二　1065

索引　1067

I

子ども虐待の疫学

Antoinette L. Laskey, MD, MPH

EPIDEMIOLOGY OF CHILD MALTREATMENT

1

子ども虐待・ネグレクトの疫学的問題：研究・調査・通告に関連して

Antoinette L. Laskey, MD, MPH, FAAP

はじめに

　医学というのは，単に病気が個人にどのような影況を及ぼすかに関しての知識があればいいわけではない。臨床医が患者の健康被害に関しての理解を深めるためには，疾病の疫学についても知識を有していなければならない。1例の臨床経験を積んだだけでは，必ずしもその経験が臨床上有用となるわけではなく，適切な疫学的知識は不可欠である。本章では，疫学の基本的事項につき記載し，家庭内の暴力問題という分野において研究者がしばしば直面する問題についても取り上げている。本書の第I部では続く第2章以降で，この問題について項目別により深く記載をしている。

　Merriam-Websterの提唱した定義によるならば，疫学とは「ある集団における疾患の発生・分布・制御につき取り扱う医学分野」であり「疾患あるいは病原菌の存在の有無を制御する要因を統合したもの」ということができる。臨床医は疫学の知識を得ることで，疾病に対する理解を深め，疾病に関しての多様な疑問について回答することが可能となる（表1-1参照）。疾病に関する疫学情報というものは，極めて広範な情報を含むものであり，ある状況下において疾病に罹患するリスクを有する人物を同定する上で有用となる。疫学的データの収集方法や解釈に

誤りがある場合，臨床医を間違った方向に誘導してしまう恐れがある。ある疾病に罹患するリスク要因とある疾病の予後を規定するリスク要因とは，異なるものであるということを認識しておくことは極めて重要である。例えば，高血圧は心臓病発生のリスク因子となるが，心臓発作の際には血圧低下が予後不良のリスク因子となるのである。

　家庭内の暴力問題の被害者に対応する臨床医にとって，どのような家族が最もリスクが高いのかや，どのような要因があれば介入や予防が最も効果的となるのかについて知ることは極めて有用となる。ある子どもに虐待により生じた可能性のある損傷が認められた際に，中立的なり第三者の目撃情報を得ることは大抵は困難で，実際には不可能なことも多く，そのため我々は通告などの対応を行うために，例えば医学文献からの知識や，臨床的経験則に基づいたリスク判断などの，その他の要因を頼りとしている。

専門用語

　医学文献というのは年々複雑化し，医師であればすべてを読み解くことが出来るわけではないことは，研究からも明らかとなっている[1]。難解な医学文献がますます増加している現状において，疫学に関する基礎的知識を理解してお

表1-1	虐待とネグレクトの疫学的知識に基づき，臨床医が検討すべき事項

問題点	検討すべき事項
異常性	子どもに虐待・ネグレクトの疑いはないか？
診断	虐待・ネグレクトの診断に用いた検査は適切か？
頻度	どのくらいの頻度で虐待・ネグレクトが生じているか？
リスク	虐待・ネグレクトのリスク要因は何か？
予後	虐待・ネグレクトの転帰はどのようなものであるか？
治療	虐待・ネグレクトに対して診断や治療を行うことで，医学的症状の進行はどのように変わりうるか？
予防	虐待・ネグレクトの発生を防ぐための介入を行っているか？　早期発見や介入により，実際に発生は予防しえているか？
原因	虐待・ネグレクトの原因は何か？　受傷に至る経緯はどのようなものであるか？
コスト	虐待・ネグレクトを受けた子どもを治療するコストはどのくらいか？　身体的虐待の重症例を見過ごした場合，どの程度のコストが掛かるか？

Fletcher RH. Fletcher SW, Wagner EH：Clinical Epidemiology：the essentials, ed 3, Williams & Wilkins, Baltimore, 1996.[15] より引用

くことは不可欠といえる。疫学分野において用いられる専門用語を自分のものにしておくことは，医学文献を理解する上で決定的に重要といえる。

「発生率（incidence）」と「有病率（prevalence）」という疫学用語は，一般用語にもなっており，誰しもが知っている用語であるが，それぞれの意味は正確に理解されているとはとても言い難い。「発生率」とは，特定期間内のある集団において，疾病を有さない状態から有する状態となった人物の比率である。例えば，虐待による頭部外傷（AHT：abusive head trauma）の発生率とは，ある集団において一年間に新規

に発生したAHT事例の割合を指す。一方で「有病率」というのは，ある時点もしくはある特定の期間内に，該当する病態を呈している人物の割合と定義される。例えば女児における性虐待の有病率は25％もしくはそれ以上とされているが，この25％の被害児のほとんどが最近1年以内に被害を受けたわけではないのである

データをどのような方法で収集したかは，発生率や有病率の判断に大きな影響を及ぼす。医師が自らの臨床経験のみを頼りに，疾病の有病率を主観的に評価しようとする場合には，自身の経験した症例のみに依拠することとなる。つまり，経験した事例が多かった場合には有病率を高く，経験した事例が少なかった場合には有病率を低く見積もることとなる。たとえばある医師が，「我々の地域ではDVはめったに経験しないので，自分の患者に対してはDVのスクリーニングをする必要がない」と捉えていたとするならば，その医師のDV被害者の発生率や有病率の捉え方が，「DVのスクリーニングは不要である」との臨床判断に影響しているということが出来よう。このような「自分の地域ではDVのリスクは小さい。それ故にスクリーニングの必要はない」という判断は，「その医師の属する地域ではDVのスクリーニングを行わないので，DVの存在を認識できない」という悪循環に繋がることになってしまう。このような事態を避けるため，臨床医は自らの経験のみに頼ることの危険性を，強く認識しておく必要がある。同様に，ある疾病の有病率や発生率について把握するために根拠とした研究の方法（method）の記述について，注意深く読み解かなければならない。

疾病の診断を行う根拠の正確性や信頼性は，全ての臨床医にとっての関心事である。子どもに生じた徴候や症状が虐待やネグレクトによるものと誤診された場合，不必要な医学的検査や児童相談所の調査が行われるなど，子どもや家族にとっての不利益に繋がりうる。一方，子どもが実際に虐待やネグレクトを受けているのに，

	罹患している	罹患していない
検査結果陽性	真の陽性	偽陽性
検査結果陰性	偽陰性	真の陽性

図1-1 医学上の意思決定における，4つの診断結果

子どもに生じた症状が事故や内因性疾患によるものと誤診された場合，虐待の可能性は過小評価されることになり，その子ども（や同胞）に対しての調査や保護などの行われるべき一連の対応がなされないこととなり，子どもは危険な環境に置かれたままとなってしまうこととなる。

　子どもが虐待やネグレクトを受けているか否かの判断を行う際には，(1) 実際に虐待やネグレクトを受けている子どもが，正しく虐待・ネグレクトと判断される（真の陽性），(2) 実際に虐待やネグレクトを受けていない子どもが，正しく虐待・ネグレクトではないと判断される（真の陰性），(3) 実際に虐待やネグレクトを受けていない子どもが，虐待・ネグレクトであると判断される（偽陽性），(4) 実際に虐待やネグレクトを受けている子どもが，虐待・ネグレクトではないと判断される（偽陰性）の4つのパターンがありうる（図1-1）。診断の正確性を判断するためには，診断を行うための標準的方法（ゴールド・スタンダード）を知っている必要がある。つまり，ある患者がある時点にある特定の疾病に罹患しているか否かを，最も正確に判断するために，どのようなことを行うべきかを知っておかねばならない。患者が死亡している場合，剖検は医学的診断のためのゴールド・スタンダードである。しかし死亡事例であってもすべての患者に剖検が行えるわけではなく，生存している患者に剖検を行うことは不可能である。そのため，臨床医はその他の方法により診断を確定していかなければならない。そしてそのような次善の策として得た情報を，仮に剖検を含む包括的な評価がなされていたら得られたであろう情報と同様に尊重したうえで，判断を下す必要がある。

　診断の正確さの尺度となるのが，感度と特異度である。検査における感度とは，「真の陽性者（疾病に罹患している者）を，拾い上げることが出来る割合」のことである。感度を最大限に高めようとする場合には，必然的に偽陽性者が混じりこむこととなってしまう。そのため感度の高い検査は，結果が陰性であった場合に，大きな意味を持つこととなる。臨床医（そして家族）は，感度の高い検査を行い陰性の結果を得ることで，疾病に罹患している可能性を否定し，その疾病は存在していないであろうとのと確信を得ることができる。一方で，実際には疾病に罹患していないのに，その検査で陽性の結果を示す者も出てきてしまうであろう。そのような患者にはさらなる精査が行われることとなるであろうし，懸念されている病態が虐待の場合には詳細な調査が行われることとなるであろう。また，ある検査の特異度とは「真の陰性者（疾病に罹患していないもの）を正しく除外できる割合」のことであり，検査の結果が陽性であれば，その患者はある疾病に確実に罹患している（つまり他の病態により陽性結果を示すことは想定されない）と診断することができる。特異度の高い検査は，結果が陽性だった場合に，その疾病の診断根拠とすることができるため，とりわけ有用となる。

　検査の感度と特異度のバランスを取ることは，実際には極めて難しい。感度の低い検査は真の陽性者を見逃し，虐待・ネグレクト事例であれば，結果として子どもを危険な虐待環境に留め置くこととなりうる。一方，特異度の低い検査は偽陽性を生み出し，家族にとって煩わしい児童相談所の調査を受けることとなり，子どもにとっては不要な検査を強いられることになってしまう。ただし，見逃しが深刻な予後に繋がりうるような疾病や状況の判断を行うために検査を実施する場合には，特異度が下がったとしても，感度の最も高い検査を選択することが肝要である。

当然のことながら，ある患者に対して行う特定の検査の感度と特異度を算出するためには，その患者が本当にその疾患に罹っているか否かの情報は不可欠である。実際の臨床の場面では，臨床医はその患者がその疾病に罹患しているか否かの情報が得られる前に，検査の実施を計画することになるため，その患者がその検査でどのような結果が得られることになるであろうかの予測値（predictive value）を知っておく必要がある。そのような検査の予測値というのは，陽性適中率（PPV：positive predictive value）と陰性適中率（NPV：negative predictive value）という，2種類の確率で表されるものである。陽性適中率（PPV）とは，患者がある検査でその疾病に罹患していると判断された場合に，その診断が正確である確率を示すものであり，陰性適中率（NPV）とは，患者がある検査でその疾病に罹患していないと判断された場合に，その診断除外が正確である確率を示すものである。

　ある検査における予測値（適中率や検査前確率とも呼ばれる）とは，検査の感度とも特異度とも異なる指標である。感度や特異度というのは，その検査の特徴を表すものであり，一方で予測値とは，検査の1つの特徴であるだけでなく，その検査を行うこととなった患者集団における有病率が反映されたものでもある。たとえば米国における小児のHIV感染症のような，集団における有病率がとても低い状況を考えてみていただきたい。このような状況において感度の高い検査が行われた場合，結果が陽性であったとしても，偽陽性である可能性も高いということになる。またHIVの高感度検査を，性暴力被害を受けた子どもに実施した場合，そもそもの有病率が低いために，この検査の陽性予測値（検査後確率）も，やはり低いということになる。このような場合，結果が陽性であったとしても偽陽性である可能性も十分にあるため，追加の検査が必要になるであろう。

　その他の例として，虐待の可能性が疑われた乳児における，肋骨骨折同定のための全身骨撮影の陰性適中率（NPV）を考えてみていただきたい。乳児に頭部外傷と多発挫傷と四肢骨損傷が確認され，全身骨撮影が行われた場合，肋骨骨折などの他の骨折が発見される陽性予測値は高率である。被虐待児において肋骨骨折は，しばしば認められる所見であり，たとえX線検査が肋骨骨折に対する感度の高い検査法であったとしても，全身骨撮影で骨折が確認されなかった場合，偽陰性である可能性は極めて高いということになる。つまりは，肋骨骨折を正しく弁別するための検査法として，全身骨撮影は陰性適中率（NPV）が低い検査ということになる。そのため，その他の検査結果や病歴から身体的虐待の可能性が十分に疑われるのであれば，このような骨折がないことをさらなる検査によって確認する必要があるといえるのである。

　臨床医がある疾病の診断を行うために検査の予測値（predictive value）を正確に判断するためには，疾患の有病率を把握しておく必要がある。先に述べたように，臨床医の個人的に経験した患者集団からの判断では，有病率を正確に把握するのは難しいことも多い。虐待の有病率を正確に判断するためには，まず一般集団における有病率を算出し，その後に「頑固な泣き」といった要因や，「若年の母親」といった統計学的要因や，「臨床状況の詳細」といったリスク要因を考慮に入れることが求められる。臨床医は，公表されている疫学的研究を参照にすることで，特定の疾病の予測値（検査前確率）を評価する臨床能力を向上させることが可能となり，またそれにより得られた検査結果の予測値（検査後確率）をより適切に評価することが可能となるのである。

　いずれにしろ，医学文献は慎重に読み解く必要がある。医学文献には，たいていは特定の疾病に関するリスク要因が記載されている。疾病を起こしやすくするリスク要因を定量的に評価する際には，また別の統計学的尺度を用いるこ

とが出来る。例えば寄与リスク（AR：attributable risk）という、特定のリスク要因を有する患者における疾病の発生率から、そのようなリスク要因を有さない患者集団における疾病の発生率を差し引いた尺度がある。ARは、リスク要因が単なる交絡因子ではなく因果関係を示すような状況の場合にのみ、考慮すべき尺度である。例えば「喫煙」は肺がんの発症原因となりうるリスク要因である。男性というのは喫煙の割合を増やす交絡因子であるが、男性であること自体が肺がんの原因であるわけではない。

相対リスク（RR：relative risk）という尺度は、リスク比とも呼称され、あるリスク要因が存在する際にある疾病に罹患する確率と、このリスク要因が存在しない場合にその疾病に罹患する確率を比較するための尺度である。例えば「ある家庭で、非血縁関係の男性が乳児の養育をしている場合に、乳児が致死的な虐待を受ける相対リスクはどの程度か」という疑問に答えるためには、そのような状況で養育されている児の致死的虐待の発生率と、そのような状況ではない乳児における致死的虐待の発生率の両方が明確化されている必要がある。この相対リスクという尺度は、コホート研究（例えば特定の集団を追跡した縦断研究など）において最も頻用されている統計尺度である。

オッズ比（OR：odds ratio）という尺度は、相対リスク（RR）とは異なる尺度ではあるが、対象とする疾病の発生率が低く転機が不明な場合には、RRの代用としてしばしば使用される。ORは後方視的研究やケースコントロール研究において、関係性の強さを説明する尺度として用いられるものであり、ある事象に暴露された疾病罹患群と非疾病罹患群の比率を表すものである。ORが1より大きい場合、前者のオッズ比は高い（すなわちその事象への暴露は疾病に罹患しやすい）と判断され、ORが1未満であれば前者のオッズ比は低い（すなわちその事象への暴露は疾病罹患との因果関係は低い）と判断さ

れる。例えば研究対象とする集団内において、既にある疾病に罹患していることが明らかな事例が存在している場合に、疾病罹患群とコントロール群との間のあるリスク要因の存在の比率がどの程度異なっているのかを調査するためにケースコントロール研究や後方視的研究を行う場合、このORを用いることが極めて有用となる。一方で、ある疾病がいまだ顕在化してはいない集団に対し、どのようなリスク要因が存在している場合に疾病に罹患することとなるのかを前方視的に検討する研究の場合には、RRを用いることが適切である。

たとえ個人における疾病発生との関連性が高いとは言えないリスク要因であったとしても、地域の多くの住民に影響を及ぼしうる場合には、そのリスク要因は公衆衛生施策的に重要な意味を持ちうる。つまりある集団において幅広い範囲で影響を及ぼしうるリスク要因というものは、発生率の低いまれな疾病に罹患しうる相対リスクの高いリスク要因に比べて重要視されうるのである。このような公衆衛生学的な影響につき言及する際に用いられるのが、人口寄与危険度（PAR：population attributable risk）という尺度である。例えば都心の住民の鉛吸収に対する公衆衛生政策というものは、このPARという尺度に基づいて実施されている政策ということができる。児童虐待の研究分野においては、社会資源を投入してリスク要因を減らしていくという取り組みが、このPARという尺度に基づく活動ということが出来る。地域における社会資源を増やすことにより、ある特定の家庭に対してのリスク要因に対しアプローチするよりも、地域全体では虐待の発生リスクを低減させうるのである。地域における個々の子どもたち一人一人の相対リスクが低い状況にあるために、社会資源が減らされていく可能性の高い地域では、多くの子どもたちが将来的に虐待を受けるリスクが高まる。この矛盾は、「予防のパラドクス（prevention paradox）」と呼称されている[2]。

子ども虐待における疫学的研究

　子ども虐待・ネグレクトのリスク要因，有病率，発生率に関して論じた医学論文は極めて多いが，虐待・ネグレクトの疫学を理解するための情報源として幅広く参照されている研究となると，いくつかに限られる。そのうち最もよく引用されているのが，全米子ども虐待・ネグレクトデータシステム（NCANDS：National Child Abuse and Neglect Data System）の年次報告書[3]と全米虐待・ネグレクト発生率調査（NIS：National Incidence Study）報告書[4]の2つである。両者の報告書はともにあらゆる類型の虐待・ネグレクトの発生率につき言及しているものではあるが，それぞれの基盤になるデータ収集法は大きく異なっている。NCANDSに収められたデータは，全米各地に数多く存在している児童相談所（正確には児童保護局［CPS］）の，数百万に及ぶデータを取りまとめたもので，数多くの問題点を浮き彫りにする報告書ではあるが，考慮しなければならない限界も存在する。NCANDSが対象としている子どもは，地域の児童相談所に繋がることとなった子どものみであり，児童相談所に把握されていない被虐待・ネグレクト児がどの程度いるのかは不明である。NCANDSに登録された，虐待・ネグレクト疑いにより通告された児のデータを解析することで，その詳細やリスク要因についての様々な知見を得ることが出来るとはいえ，NCANDSに登録された事例のデータには本質的にバイアスがかかっており，このバイアスが我々が虐待・ネグレクトの疫学につき理解する際に影響を及ぼしうる可能性は否定できない。

　NISは積極的なサーベイランス手法で実施される調査であり，概ね10年おきに実施されている。NCANDSだけでなくNIS調査が行われる目的は，ある地域における，発生しているものの児童相談所に認識されない虐待・ネグレクトの被害児の数をより正確に把握することにある。トレーニングを受けた通告義務者などを，地域における虐待・ネグレクトの「見張り番（sentinel）」として協力をしてもらうことで，より網羅的に対象となる事例の捕捉を可能としている。NIS調査は，確率標本抽出法を用いる調査であり，実際にすべての地域を網羅的に調査する方法ほどにはコストをかけずに，国全体に対し虐待がどのような影響を及ぼしているのかを解明しようとする試みである。

　虐待の有病率の評価に使われるもう1つの方法としては，対象集団の直接サンプリングという手法があり，具体的な研究としてはCarolina-SAFE研究[5]，ギャラップ社による網羅的全米調査（National Gallup Poll）[6]，若年被害児質問調査（JVQ：Juvenile Victimization Questionnaire）[7]などが挙げられる。この種の研究の方法（method）は，たいていは一般家庭を対象に連絡を取り，具体的な虐待行為についての質問を行うというものである。両親に対して質問を行う場合もあれば，子どもに対して質問を行う場合もある。このような方法を用いる場合，子どもに対し行った暴力行為や不適切な接し方について，親がなかなか報告したがらないのではないか，との懸念は当然生じるであろうが，興味深いことに，ここで紹介した3つの研究報告でも繰り返し述べられている通り，研究の施行の際には，実際にはこのような問題は生じてはいない。

　本項で紹介したこれらの研究は，研究者・臨床医・政策立案者にとって，極めて重要な情報源となっているが，完璧な研究方法などはなく，それぞれの研究ごとに何らかの限界点（limitation）を有しており，虐待・ネグレクトに関する研究を計画する際には，研究者や疫学者は様々な難しい課題に直面化することになるであろう。

子ども虐待・ネグレクトの研究を実施する上での種々の問題点

データ収集上の問題点

　疫学研究を行う際のデータ収集法には様々な方法があり，能動的な方法（対面インタビュー調査など）もあれば受動的な方法（無記名の自記式アンケート調査など）もあり，一次情報（対応した病院の診療録など）から入手することもあれば，公的記録（死亡診断書など）から入手することもある。たとえばNCANDS研究[3]では，公的記録を用いて受動的な方法でデータを収集している。NCANDSが対象としているのは，児童相談書に通告がなされた事例のみであるため，児童虐待の有病率は明らかに過小評価されることになる。NCANDSのデータ収集上のその他の方法論上の問題点としては，各州からのデータ報告が統一の定義を用いて行われているわけではない点が挙げられる。子ども虐待・ネグレクト事例の認定を行う際には，調査や捜査を行う機関の主観というものが入り込んでしまうことは避けようがない。また虐待との認定を行う基準（例えば，法的な立証責任の範囲など）は後に変更されうる性質のものであり，その時点での法律の範囲内で行われるものであり，またある種のトレンドに流されやすい側面も有している。

　NCANDSのような受動的調査の場合に，州により虐待の定義が異なっている事や，認定を行う上で主観的要素が入り込んでしまうことが，虐待の有病率を導き出す上で影響を及ぼしてしまいうるように，その他の形式の調査においても，研究者がどのように虐待を定義づけたのかは，その研究における有病率や発生率を導き出すうえで，直接的な影響を及ぼすものである。児童虐待の研究分野においては，単純な循環論法を用いた場合には，特に問題が生じやすい。例えば，研究者が虐待による頭部外傷（AHT）の定義を「①子どもが外傷性脳損傷を負い，②院

内虐待対応チームに照会され，③チームの判断によりAHTの被害児と判断された事例」と定義したとする。このような場合に，例えば，虐待対応チームが頭蓋内出血を認めたというだけでAHT事例と結論付けてしまっているような循環論法を用いていることもあるため，研究結果の解釈を行う際にはその点について十分留意をしておかなければならない。これらの研究には全く価値がないというわけではないが，この分野の調査研究を行う際には，より厳密な（つまり循環的ではない）定義を用いて研究を実施する必要がある。現在では，AHTに関する研究のほとんどで，このような問題が生じることがないように，AHTと判断する際には複雑なプロトコールを用いて行うように，定義づけている[8,9]。

　データの情報源からの影響で，研究にバイアスが生じる可能性もある。例えば無作為に電話をかけて行う調査研究では，被験者が質問に可能な限り誠実かつ正確に答えているか否かによって結果が左右される。Carolina SAFE研究では，ノースカロライナ州とサウスカロライナ州に居住する，無作為抽出された18歳未満の子どものいる1,435世帯に電話をかけ，家庭内に成人による体罰や虐待の可能性のある行為が存在するか否かにつき質問を行っている[5]。このような研究手法は，児童相談所や地域の通告義務者が把握しきれていないような事例を捉えうる方法ではあるが，思い出しバイアス（recall bias）や望ましさバイアス（desirability bias）の両方のバイアスが生じる危険性がある方法ということが出来る。

　例えばこの様な調査を行う際に，研究者はしばしば電話を受ける人物が回答を行いやすいように，例えば「過去半年間に，自分の子どもの尻以外のところを何回くらい叩いきましたか？」というように，期間を区切って質問を行うことが多い。このような質問では，思い出しバイアスが生じやすい。稀であるイベントは正確に思い出しやすく，例えばしつけとしての体罰をめっ

たに行わない親が，過去半年以内に1度だけ体罰を行い，それにより子どもが骨折を負ったとしたら，この出来事は親の記憶に強烈に残っているであろう。一方で，しつけとしての体罰を日常的に行っており，してはいけないとする行為を子どもが行うたびにベルトで打ちすえている親の場合，過去に何回このような懲罰を行ったかを正確に思い出すのは難しいであろう。ただこのような場合には，選択肢としての数値を高めに設定して質問を行うことで（「そのようなことが10回以上ありましたか？」など），実際に行われていた体罰の頻度を把握することは十分に可能である。

望ましさバイアスは，質問を受ける人物が，質問にどのように答えるべきであるかを認識していたり，質問者がどのような回答を望んでいるのかを認識している際に生じるバイアスである。しつけと称して乳児を揺さぶることは，やってはならない行為であると多くの人は認識している。そのため「悪い親」と思われないように，親自身がこの行為を行っていたとしてもあえて報告しない可能性は十分にある。望ましさバイアスにより親が行為を報告しないことを選択する割合がどの程度であるのかを知ることは不可能であるが，実際にCarolina SAFE研究の被験者となった親の中には，自身が子どもを揺さぶった事があるとの回答を行った親も一定程度存在していた。望ましさバイアスは，このような場合以外にも，臨床現場であらゆる家庭内の暴力問題のスクリーニングを行おうとする場合にも大きな影響を及ぼすものである。例えば母親にDV被害の有無を尋ねた場合に，実際に母親が暴力被害を受けていたとしても，被害者と思われたくなかったり，虐待している人物への恐怖心や，子どもが児童相談所に通告されるのではないかといった恐れなどから，その事実を隠そうとすることはしばしばである。

バイアスは，対象者を抽出する際に生じることもある。選択バイアス（selection bias）は，対象者が母集団を代表しているとは言い難い状況で，対象者を抽出しようとした際に生じるバイアスである。例えば，ある研究者が生後6カ月齢未満で救急外来に連れてこられた児における網膜出血の有病率を知ろうとする場合に，研究プロトコル上で「両親が揃って子どもを連れてきた事例」を対象群に定めているとするならば，この研究から除外される子どもの割合は著しく高くなるであろう。一人の親に連れてこられた子どもと，両親に連れてこられた子どもとの間に，研究上意味のある違いはあるのであろうか？　このような研究デザインは，バイアスを生じさせることにはならないであろうか？　その他にも，施設内倫理委員会（IRB：Institutional Review Board）が研究者に，「研究対象者に対して『あなたの子どもに網膜出血が認められた場合，虐待による頭部損傷の可能性が示唆されるため，児童相談所に通告を行う義務が発生します』のような書面を用いて同意を取るように」といった勧告をしたような場合も，バイアスを生じさせやすい一例として挙げることが出来る。このような勧告は，家族が研究に同意する可能性に影響を及ぼすのではないか？　自分の子どもに虐待による外傷が生じている可能性があると認識している親であれば，研究に参加することで網膜出血が確認されてしまう可能性や，その後に通告されてしまう可能性を危惧し，参加を拒む可能性がある。一方，子どもを虐待していない親であったとしても，もし網膜出血が発見されてしまったら（偽陽性），通告されて不当な調査を受けるかもしれないと考え，参加を躊躇するかもしれない。どちらの場合であれ，救急外来で対応を要した乳児における網膜出血の有病率を，研究者が正確に判断することを強く妨げる要因となってしまう。

生態学的錯誤（Ecological fallacy）とは，ある集団の特徴がその集団を構成する構成員の特徴によって左右される場合に生じるバイアスであり，調査結果とある集団との間に因果関係があ

るとの錯誤を生じさせてしまうこととなる。たとえば，ある特定の人口調査の標準的地域においてネグレクトの割合が高かった場合に，この地域で生活している家庭の子どもはネグレクト被害を受けやすいと誤認してしまいうるが，このような錯誤が生態学的錯誤である。おそらくこのような調査結果を呈した場合，この地域に住んでいること自体がネグレクトの発生率を上昇させているわけではなく，この地域に住む構成員に，ネグレクトの発生を上昇させる何らかの特性があると推察される。固定観念（stereotype）は，臨床医や研究者が虐待・ネグレクトを正確に診断・分類する能力に，負の影響を及ぼす生態学的錯誤の一例である。社会経済的地位の低さは，あらゆる類型の虐待・ネグレクトに関連するリスク要因として知られているが，すべての貧困世帯の子どもが虐待・ネグレクトを受けるわけではない。一方で社会経済的地位が低い世帯が多い地域では，虐待の有病率は高くなる可能性があり，この関係性について正確に理解をしていなければ，当該地域の住民に対して下す結論が不正確なものになりかねない。

研究者が生態学的錯誤がもたらすピットフォールについて適切に認識することで，この問題に対し賢明なやり方で対処することは可能である。例えば層別抽出法という方法を用いることで，対象とした集団の生態学的なサブセットを維持することができ，変数を調整することも可能となる。例えば初期の子ども虐待に関する研究では，マイノリティーの集団においてある特定の類型の虐待が多いということを示唆する結果が示されているが，これを一般化してしまうことで，マイノリティーの集団を構成する構成員に共通している，人種や民族という特徴以外の要因について考慮することが出来なくなってしまいうる。マイノリティーであることと社会経済的地位とが相関していることも稀ではない。研究を行う際に，様々な人種ごとの社会経済的地位の調整を行ったならば，社会的地位というものは人種よりもはるかに強い虐待のリスク要因であると判明するであろう。

1970年代の後半から，子ども虐待・ネグレクトの専門家たちは，この問題はあらゆる宗教・人種・地域社会・経済水準の集団間で生じうる普遍的問題であると考え，そのように啓発を行ってきた。このような流れの中，研究者であるLeroy Peltonはいわゆる「無階層神話（虐待はあらゆる階層で同じように生じうる）」の問題をより詳細に掘り下げ，社会経済的状態の低い集団では虐待・ネグレクトの発生率が高くなることを実証した[10]。ただし認知バイアスが生じている場合，虐待を認識し通告する件数は，社会経済的階層間で差異が生じ，それゆえに貧困層で虐待の発生率が高く見積もられている可能性もある。しかしこのような認知バイアスの存在のみでは，虐待の発生と社会経済的状況との間に明白な線量効果が確認されることの説明にはならない。引用されたデータから明らかなように，社会経済的状況が低くなるにつれ，虐待の発生率は高くなるのである。Pelton博士は子ども虐待という問題が社会で十分に認識され，通告が広くなされるようになっても，これに伴って社会経済的状態の高い家庭における通告件数が増えているわけではないと説明し，「もし仮に，今以上に中流や上流の家庭が調査を受けることになるならば，これらの階層の家庭からも，子どもの虐待・ネグレクト事例が数多く発見されるようになるであろう，と主張する根拠は何もないのが実情である」，とのコメントを行っている[10]。貧困層において虐待の有病率が高いということを認識しておくことは重要であるが，貧困に陥ることで親が子どもを虐待したりネグレクトするようになるというわけではない。ただ無階級神話という考え方は，家庭に及ぼす貧困というストレスを最小化することに繋がり，貧困世帯で育つことが子どもにとって危険な環境下にさらされるというリスクを最小化することにつながる。そのような最小化を図っ

第1章　子ども虐待・ネグレクトの疫学的問題：研究・調査・通告に関連して　**11**

ていくことで，虐待・ネグレクトに結び付きうる，貧困に苦しむ子どもの実数を減らすために行うべき施策に，焦点を絞ることが可能となるのである。

倫理的問題

子どもの虐待・ネグレクトを対象とした研究を行う際には，倫理的問題について深い配慮が必要となる。研究者が直面している重要な問題の1つとして，通告が法的に義務付けられているという点が挙げられる。米国の50州全てにおいて，疑い例を含めた虐待・ネグレクト事例の通告義務があることは広く知られており，研究の際には我々が研究対象とする「虐待を行っている可能性のある養育者」は，虐待の疑いがあると判断されかねない情報に関しては，通告されることを恐れて話をしようとはしないであろう。すなわち通告義務が広く知られていることは，測定バイアスが生じる原因となっており，特に社会的望ましさバイアス（SDB：social desirability bias）[訳注a]の発生に直結しうるのである。

施設内倫理委員会（IRB）が管理する研究が増えるにつれ，子どもに虐待を行っている可能性のある研究対象者に，「虐待やネグレクトが疑われることが判明した場合，通告される可能性がある」と事前に説明を行うべきか否か，という子ども虐待の研究に特有の問題が浮き彫りになってきた。この問題についてのコンセンサスはなく，標準的なアプローチ法も存在しないため，研究者に事前に説明し書面による同意を得ることを義務付けているIRBもあれば，通告義務はあらゆる調査で求められる周知のこととして，この問題につき事前に説明を行う必要はないと判断しているIRBもある。虐待・ネグレクトが疑われた場合の通告は，対象の子どもにとってリスクとなるわけではなく，さらなる被害か

[訳注a] 社会的に望ましいとされる方向で回答を行ってしまうというバイアス。

ら守られるという大きなベネフィットがあることは明白である。代理人（小児例の場合，たいていは親）を対象として行うインフォームド・コンセントは，対象者である子どもの利益を最優先することが原則であるという点を忘れてはならない。子どもを虐待している親の場合には，通告されてしまうリスクを恐れて，インフォームドコンセントの際に同意を拒む，といった利益相反が発生しうる。学術団体や生命倫理団体は，まだこの問題の解決策を見出せてはいないが，子ども（および家族）の権利と，虐待・ネグレクトに関する質の高い研究を実施する必要性との釣り合いが保てるような方法論を確立すべく，世界中で活発な議論がなされている。

子どもの虐待・ネグレクトを診断することの困難性

研究者の立場でも臨床医の立場でも，虐待・ネグレクトの事例を正確に把握することは極めて困難である。研究者が自らの研究に不利な影響を及ぼすバイアスを認識しておかなければならないのと同様に，臨床医もまた，虐待・ネグレクトの正確な診断を行う上で負の影響を及ぼすバイアスを認識しておく必要がある。これらのバイアスは，認知バイアスや認知の錯誤と呼ばれ，例えばNCANDSのデータにおいて虐待と認定された事例の公式な数は，その多くが医療者の虐待診断に基づくものである。医療者が過小評価であれ過大評価であれ，それなりの事例数を誤診している場合には，報告された数は正確ではないということになり，虐待の発生率を正しく解釈することは不可能となる。子どもが虐待されているとの判断を行う際には，いくつかの認知バイアスが発生しうる。例えば選択バイアスは，抽出したサンプルが母集団の状況を正確に反映しているか否かに関して，影響を及ぼしうる。選択バイアスは，医師がある病態であるとの臨床診断を下す際にも影響しうる。例

---

12 第Ⅰ部 子ども虐待の疫学

えば，臨床医が「家庭に問題がないため，虐待のリスクは低い」と感じた場合，子どもが呈している外傷は，「家庭に問題がある」と判断された子どもの場合と同じようには評価されないことになる。臨床医が「問題のある家庭」の子どもからだけ虐待を発見しようとするなら，虐待の事例は自分が注目していた，問題を抱えた家庭からのみ見つかることになってしまう。その一方で，「問題のない家庭」の子どもにおいては，虐待を考慮しないために虐待を見つけることはなくなってしまう。そしてこれからも「問題のある家庭」vs「問題のない家庭」という主観的感覚に基づいた臨床実践をし続けることを当然だと感じるであろう。

　確証バイアスも，臨床医の虐待の評価に影響を与える要因となる。虐待の診断を行う際には，鑑別のために問診を行ったり，検査をオーダーしたりしながら，診断を確定していく。自分の理論を裏づけるような陽性の結果は考慮に入れる一方で，自身の虐待の捉え方に適合しない情報は無視しがちとなる。同様に，子どもに虐待が疑われる外傷が認められたとしても，「問題のない家庭」というフィルターを通して評価する場合には，測定バイアスが生じる恐れがあり，虐待以外に損傷の原因を求めようとしてしまう。その結果，「一見問題のない家庭でも，子ども虐待は発生しうる」と確信させるような情報は，無視されることとなる。

　アンカリング（anchoring：思考の係留）という，最初に示された数値や条件を基軸として物事を考えてしまいがちであるという概念は，認知バイアスの存在を考察する際に極めて重要となる。アンカリングでは，一部の情報が重視され，この情報に基づき理論が構築されることになる。その結果，正確な臨床評価は不可能となり，虐待の過大評価や過小評価が引き起こされることとなる。例えば，跛行を認め下肢をつきたがらない生後18カ月齢の幼児を，ある母親が救急外来に連れてきた場面を想定していただ

きたい。この母親によれば，「この子には3日前からこのような症状が認められていたが，徐々にひどくなってきており，どこに行くにも抱っこしてもらいたがるようになった」とのことであった。この母親は無職の若年の女性で，家では本児の他に5歳未満の子どもを2人養育しているとのことであり，疲れていて，だらしなく見える。この母親が診察を待つ間に携帯電話の相手に乱暴な言葉で怒鳴っているのを，看護師が偶然耳にしそのことを医師に警告してきた。そのことで医師は診察しながら，この母親が自分に対して無礼でぶしつけだと感じるようになる。ここまでに得られた社会的情報から，医師はこの母親が虐待により子どもに外傷を負わせた可能性が高いと確信している。こうした経緯や，母親の外見と行動に関するこの医師の主観的評価がアンカリングされることにより，この医師は母親に普段のしつけの状況や，母親以外に本児の養育を行う人はいるかや，これまでに児童相談所に通告されたことはあるか，などの問診を行うようになり，やり取りが進むにつれ，母親は苛立ちを募らせ，「自分の子どもは最近になって具合が悪くなり，微熱が続いている」との説明を行おうとする。医師はこの情報を「虐待診断に適合しない情報」と捉えて，その情報を軽視する。そして母親が反感を募らせている状況を，自分で子どもを傷つけたための反応と解釈し，再び自分の認知アンカーを強化・重視するようになる。そして自分のアンカーに基づいて到達した結論を主軸に，臨床診断を行うことになるであろう。一方で，この子どもが，身なりの良い落ち着いた母親に連れて来られた場合であればどうだったであろうか？　彼女は若いが結婚し，仕事を持っている。他に幼い子どもが2人おり，夫が留守番をしている。この子どもを診断することになった医師は，この母親が子どもの症状と臨床経過を歯切れよく説明するのに感心させられる。医師は本児の症状が，中毒性の滑膜炎によるものと捉え，診断を確定

するための検査計画を立て始める。これらの認知アンカーは相互作用を促し，診断に影響を及ぼす。前者の例の子どもは実際には中毒性の滑膜炎だったのに，虐待による外傷所見と誤診され，後者の例では子どもは実際には虐待を受けていたのに，中毒性の滑膜炎と誤診されたとすれば，どうであろうか。医師は認知のアンカリングが生じていないか否かにつき常に留意し，診断を行うために重要な情報を見逃さないようにしなければならない。

潜在的バイアスや固定観念も，陥りやすい認知的錯誤の例である。このようなバイアスの例として，患者の人種によって受ける医療の種類や質が明らかに変わってしまう，という問題が挙げられる。全米虐待・ネグレクト発生率調査（NIS）の第1回から第3回までの結果からは，人種により虐待率に差があるということは示されてはいない[11]。それにもかかわらず，少数民族の子ども，特にアフリカ系アメリカ人の子どもは，虐待による外傷が疑われるという医学的評価が下されがちであり，事故による外傷であっても虐待による外傷であっても，児童相談所に通告される確率が高い[12]。最近報告されたLaneらの研究では，同じ外傷でも少数民族の子どもは白人の子どもよりも，児童相談所に通告される確率が極めて高いことが，明確に示されている[13]。またAHT事例が見逃される頻度は，白人の子どもの方がより高いとの研究報告も存在している[14]。少数民族の子どもがなぜ虐待との過剰診断がされがちであるかは，いまだ明らかにはされていないが，Laneらの研究では検出バイアスが強いことが，その理由として考察されている[13]。人種が虐待のリスクであるという明白なエビデンスは存在しておらず，臨床医は人種により判断を変えるのではなく，リスク要因の存在に基づいて客観的に子ども虐待の有無を判断すべきなのである。

現時点での医学的証拠の確からしさ

虐待・ネグレクトに関する疫学的研究の文献報告が指数関数的に増えるにしたがって，虐待・ネグレクトが及ぼす公衆衛生学的な影響への我々の理解はますます深まっている。

虐待・ネグレクトを防止する方法を明らかにするために，虐待を的確に定義し，正確に診断することが必要であるという認識も，十分に深まっている。研究者と臨床医の双方が，認知的なピットフォールに陥らないように強く意識付けを行うことが出来るようになれば，実際にピットフォールに陥ることは減り，実践力は強化されることになるであろう。細部に気を取られて全体像を見失ったり，欠点が認められるとして過去の研究に背を向けるべきではない。過去の研究は，より信頼できるであろう仮説を打ち立てる上での礎となるものであり，そのような仮説をより厳密に検証する上での礎となるものである。臨床医の診断プロセスがそうであるように，疫学研究も過去の知見を基盤とした双方向的な性質のものなのである。

今後の研究の展望

我々が虐待・ネグレクトをより正確に診断する能力を向上させていくためには，今後も引き続いて，国内外の幅広い集団を対象としたサンプリングを行い，どのような子どもが虐待・ネグレクトのリスク下にあるのかや，どのようにしたらそのようなリスクを低減できるのかについて，より深く理解していく必要がある。また一般臨床医にこの問題をより深く知ってもらうために，どのような啓発を行っていくべきかの検討を，今後も行っていかなくてはならない。我々の誰しもが，無意識のうちに認知バイアスに陥るリスクを有している。虐待・ネグレクト分野に関する一般的な医学知識を求めようともせ

ずに，臨床的対応を行おうとするならば，様々な問題が生じることに繋がっていくであろう。

文献

1. Hellems MA, Gurka MJ, Hayden GF: Statistical literacy for readers of pediatrics: a moving target. *Pediatrics* 2007;119:1083, 2007.
2. Rose G: Sick individuals and sick populations. *Int J Epidemiol* 1985;14:32-38.
3. Administration for Children and Families, U.S. Department of Health and Human Services: *The NCANDS survey instrument* (website): http://www.acf.hhs.gov/cb/research-data-technology/statistics-research/child-maltreatment. Accessed December 26, 2008.
4. Child Welfare Information Gateway, Children's Bureau, Administration for Children and Families, U.S. Department of Health and Human Services: *The national incidence study* (website): http://www.childwelfare.gov/topics/systemwide/statistics/nis.cfm. Accessed December 26, 2008.
5. Theodore AD, Chang JJ, Runyan DK, et al: Epidemiologic features of the physical and sexual maltreatment of children in the Carolinas. *Pediatrics* 2005;115:e331-e337.
6. Gallup G, Gallup GH Jr: *The Gallup poll. Public opinion 1995*. SR Books, Lanham, Md, 1995, pp 183-185.
7. Finkelhor D, Hamby SL, Ormrod R, et al: The juvenile victimization questionnaire: reliability, validity, and national norms. *Child Abuse Negl* 2005;29:383-412.
8. Hymel KP, Makoroff KL, Laskey AL, et al: Mechanisms, clinical presentations, injuries, and outcomes from inflicted versus noninflicted head trauma during infancy: results of a prospective, multi-centered, comparative study. *Pediatrics* 2007;119:922-929.
9. Keenan HT, Runyan DK, Marshall SW, et al: A population-based study of inflicted traumatic brain injury in young children. *JAMA* 2003;290:621-626.
10. Pelton LH: Child abuse and neglect: the myth of classlessness. *Am J Orthopsychiatry* 1978;608-617.
11. Sedlak AJ, Broadhurst DD: *Executive summary of the third national incidence study of child abuse and neglect*, National Clearinghouse on Child Abuse and Neglect Information, Administration for Children and Families (website): http://www.fact.on.ca/Info/vac/nis3.pdf#search=%27Executive+summary+of+the+third+national+incidence+study+of+child+abuse+and+neglect.%27. Accessed December 26, 2008.
12. Lau AS, McCabe KM, Yeh M, et al: Race/ethnicity and rates of self-reported maltreatment among high-risk youth in public sectors of care. *Child Maltreat* 2003;8:183-194.
13. Lane WG, Rubin DM, Monteith R, et al: Racial differences in the evaluation of pediatric fractures for physical abuse. *JAMA* 2002;288:1603-1609.
14. Jenny C, Hymel KP, Ritzen A, et al: Analysis of missed cases of abusive head trauma. *JAMA* 1999;281:621-626.
15. Fletcher RH, Fletcher SW, Wagner EH: *Clinical epidemiology: the essentials*, ed 3, Williams & Wilkins, Baltimore, 1996.

2

身体的虐待の疫学

Adam J. Zolotor, MD, MPH, Meghan Shanahan, MPH

はじめに

　身体的虐待の発生率や有病率を評価することは困難ではあるが，極めて有意義な問題である。最も困難な点としては，暴力行為が行われたことを知っているのはたいていの場合，被害者と加害者の2人だけであるという点が挙げられる。身体的虐待の発生率というのは，どのような方法を用いて評価したかにより，その結果が変わってくるものである。発生率のデータ収集の方法には，聞き取り調査式のサーベイランスや書類調査式のサーベイランス，一般集団対象調査など，様々な方法が存在する。これらの方法を用いて作成された主要な調査の取り組みとして，米国では全米子ども虐待・ネグレクトデータシステム（NCANDS：National Child Abuse and Neglect Data System）調査と全米虐待・ネグレクト発生率調査（NIS：National Incidence Study）の2つの存在が挙げられる。本章ではこれら2つのデータシステムにつき解説するとともに，身体的虐待の発生率と有病率についても概説を行う。それに加えて，身体的虐待に至るリスク要因やその他の類型の虐待における疫学的問題に関しても言及している。

身体的虐待の広がり

　サーベイランスとは，継続的にデータを収集し，分析し，広く知らせるための取り組みのことを指す用語である[1]。サーベイランス・データが存在することで，身体的虐待の実態や，被害者となってしまう恐れのある集団，虐待のリスク要因の把握が可能となる。積極的なサーベイランス調査では，児童相談所（正確には，児童保護局［CPS：Child Protective Services］）の児童票，医療診療録，警察記録といった数多くの情報源の入手を行い，事例を特定する。そして特定した事例を対象に，親などの養育者や関係機関，そして行うことが望ましい場合には子ども自身に対し，インタビューという形で追跡調査を行う。書類調査式のサーベイランス調査では，虐待に関連する資料（死亡診断書や医療診療録などの身体的虐待の情報が含まれるもの。ただし，これらの資料は通例，データの収集を目的としたものではない）を収集して分析を行うが，インタビューなどのさらに詳しい追跡調査は行われない[1]。

　一般集団を対象とした身体的虐待に関するサーベイランス調査では，確率標本（無作為抽出された対象）を対象として，親の虐待行為の発生率を明確にする[2]。このような調査は匿名の電話調査という形で行われる場合が多い。虐待の定義には医学的にも法的にも福祉的にもほ

ぼ例外なく「身体的に危害を加えること」が含まれているが，電話調査の形でそれぞれの定義を満たすとの詳細な判断を行うことは不可能であり，ある種の親の行動をとらえ，身体的虐待事例と判断することとなる。このような行動としては，子どもを叩く・熱傷を負わせる・蹴る・揺さぶる・何らかの道具を使って尻以外の部位をぶつ，などが挙げられる。最近行われた，ノースカロライナ州とサウスカロライナ州の一般集団を対象としたサーベイランス調査では，身体的虐待の発生率は子ども人口1,000人当たり43であったと報告されている[3]。全米規模で行われたより広範な調査では，身体的虐待の発生率は子ども人口1,000人あたり49であったと報告されている[4]。

全米子ども虐待・ネグレクトデータシステム（NCANDS：National Child Abuse and Neglect Data System）は，書類調査式のサーベイランス調査の代表的な例である。NCANDSは児童虐待防止法（CAPTA：Child Abuse Prevention Act）に基づき米国虐待ネグレクトナショナルセンター（NCCAN：National Center on Child Abuse and Neglect）が構築したものであり[5]，各州の児童相談所から集めた虐待事例の個別データと，州ごとの年次総計データが含まれている[6]。NCANDSに含まれるデータとしては，虐待が疑われた事例の通告件数，通告対象とされた子どものデータ，調査に基づき下された判断，虐待と認定された事例の被害者と加害者のデータ，などが挙げられる[6]。2006年のNCANDS報告書によれば，虐待を受けた子どもは推定で全米に905,000名おり，虐待・ネグレクトを経験した18歳未満の子どもは，子ども人口1,000人あたり12.1であった。身体的虐待に限れば142,041名（子ども人口1,000人あたり1.9）であり，ネグレクトに次いで2番目に多い児童虐待の類型であった[6]。NCANDSのデータによれば，1990年から2006年までの間で，ネグレクトの発生率にはほぼ変化がないが，身体

的虐待の発生率は48%低下し，性虐待の発生率も同程度に低下している[7]。この改善が，他の調査方法によっても立証ができれば，この変化は児童虐待防止策の成功を示す重要な指標であるといえる。

全米虐待・ネグレクト発生率調査（NIS：National Incidence Study）は，ほぼ10年おきに実施される聞き取り調査式のサーベイランス調査で，その実施は連邦議会により義務付けられている[8]。NISの目的は，「児童相談所に繋がることが出来なかった虐待事例を発見し，国内の児童虐待の真の発生率をより高い精度で明確にする」ことにある。NISは，「児童相談所が把握しているのは，実際に生じた虐待事例の一部にすぎない」との仮定の下で，児童相談所のデータに加えて，地域の通告義務者（子ども虐待を早期に発見する義務を負う職種の人々で，公立学校，病院，福祉機関，警察といった機関の職員が該当する）から無作為に抽出された見張り番（sentinel）と呼称される人々からデータの収集を行い，米国内の児童虐待の実数の推計を行っている[8, 9]。第3回NIS調査（NIS-3）によれば，年間に150万人の子どもが虐待・ネグレクトの被害を受けていたと報告されている[9]。身体的虐待を受けた子どもは年間約381,700人いると推定され，子ども人口1,000人あたり5.7の割合あった[9]。これらの発生率は，具体的な「危害基準（harm standard）」に基づき，実際に子どもが虐待・ネグレクトを受け危害が生じたものを対象として算出されたものである。「危害が生じうるリスク（危険状況基準：endangerment standard）」に基づいて発生率を算出した場合，虐待・ネグレクトの発生率は著しく高くなる。

NISとNCANDSとの発生率の結果が明らかに異なっているという点からも分かるように，身体的虐待の有病率を解釈する上では，研究の方法（method）につき考慮しなければならないことは明白である。NCANDSで示されている報告件数は，常にNISよりも少ない[6, 9]。NCANDS

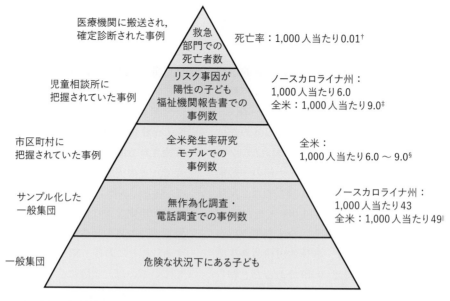

† ノースカロライナ州の監察医務院検視事務局から報告された30名の子ども虐待死事例，および18歳未満を対象とした子ども虐待の一般人口調査の中間報告を参照に算出した推定値
‡ 2006年のノースカロライナ州に身体的虐待として社会福祉局へ報告された認定事例数から推測した，全米における推定値 [6]
§ 1993年に通告義務者によって報告された身体的虐待件数から算出した，「危害基準」を低く設定した場合の推定値と，高く設定した場合の推定値 [9]
‖ 2002年度に施行した，両親からの自己申告（「2歳未満の子どもを揺さぶった」，「子どもを叩いた」，「子どもに熱傷を負わせた」，「子どもを蹴った」，「子どもの尻以外の場所を何らかの道具でぶった」など）に基づく調査 [3] ならびに1995年に全米を対象として行われた養育者調査から推定した値 [4]

図2-1　子ども虐待のサーベイランスの階層図

は児童相談所に通告された事例のみを対象としており，被虐待児と認定された子どもの割合は，明らかにNISよりも低くなっている。そして，匿名化した情報から算出した一般集団を対象としたサーベイランス調査に基づいた身体的虐待の発生率は，常にNCANDSやNISに比して高く報告されている [6, 9]。つまり，児童相談所や地域の通告義務者（sentinel）が認識して，NCANDSやNISのデータに含められることとなった身体的虐待事例というのは，実際に身体的虐待を受けた子どもの一部に過ぎないのである。図2-1は，サーベイランスの方法別の身体的虐待の広がりを階層的に図示したものである。頂点にあるのは死亡診断書に基づいたサーベイランス調査で判明する身体的虐待事例であり最底部にあるのは一般集団を対象としたサーベイランス調査で得られた，身体的虐待のリスク要因をもつ事例の比率である。

身体的虐待のリスク要因については，これまでに数多くの要因が明確にされてきた。虐待を類型別に明確に分けた形でリスク要因について論じている研究論文は実際にはそれほど多くはないものの，本章の以降のセクションでは，身体的虐待の具体的なリスク要因に関して詳しく論じている文献を紹介し，子ども・養育者・家庭・地域の各レベルにおけるリスク要因につき論じている。

身体的虐待のリスク要因

子どもの特徴

子どもの年齢：身体的虐待は乳幼児よりも，年長児において頻度が高い[6, 8]。第3回NIS調査（NIS-3）でも，12〜14歳の児が身体的虐待を受ける比率は，0〜2歳の児が受ける比率と比較して有意に高いことが判明している[9]。この理由としては，乳幼児に生じた身体的虐待は，年長の児に比べて虐待であることを見分けることが困難である点が挙げられる[9]。また0〜2歳の子どもは，年長の子どもほどには地域住民の目に触れることがないために，虐待を受けていたとしても通告義務者に気付かれにくい点も理由として挙げることが出来る。NCANDSの報告書でも，身体的虐待の発生率は年長の子どもの方が高いと報告されているが，具体的な結果はやはり一般集団を対象としたサーベイランス調査の結果とは異なっており，NISと同様にバイアスが影響している可能性がある[10]。

子どもの性別：性別は，身体的虐待のリスク要因とされてはいるが，研究結果に一貫性があるわけではない[6, 8, 9]。男児は女児よりも身体的虐待を受けやすいと報告している研究もあれば[11]，最近発表された研究のように，女児の方が身体的虐待を受けるリスクがやや高いと報告している研究もある[10]。

人種：被害児の人種を，身体的虐待のリスク要因であると報告している研究もある[6, 10, 11]。NCANDSのデータによれば，身体的虐待の比率は人種間で異なっており，人種的にみると身体的虐待として報告されている比率はアジア人が14.6%，アフリカ系アメリカ人が12.9%，白人が9.8%であったと報告されている[6]。ただしNIS-3などの他の研究では，身体的虐待の発生率に明らかな人種間の差異は認められなかったと報告されている[9]。児童相談所に虐待として認識される比率が人種によって異なってしまっているという問題が，NCANDSの調査結果にバイアスを加えることになったと推察される。

養育者の特徴

母親の年齢：母親が26歳未満の場合，子どもが身体的虐待を受ける比率が高くなる，との報告がある[12]。また，644世帯を対象としたある縦断的研究では母親が若年の場合，子どもが身体的虐待の被害を受ける比率が2.37倍と報告されている[13]。

母親の精神疾患：養育者がうつ病[14, 15]や薬物乱用患者である場合[11, 15]，身体的虐待のリスクが高くなる。また母親が反社会的病質であることも，身体的虐待発生のリスク要因となることが明らかにされている[13]。

配偶者の有無：子どもの養育者に配偶者がいるか否かも，身体的虐待と関連していることが報告されており[9, 13, 16]，実際，ひとり親世帯の子どもは，両親がともにいる世帯の子どもと比べて身体的虐待を受ける比率が高いことが判明している[9, 13, 16]。また第3回NIS調査（NIS-3）では，父子家庭の子どもは母子家庭の子どもよりも身体的虐待のリスクがやや高いことが判明している[9]。

家庭の特徴

貧困：貧困は身体的虐待の明白な予測因子であることが判明している[9, 13, 14, 16]。NISでは，全ての所得区分で，所得が増えるにつれ身体的虐待の発生率は低下すると報告されている[9]。

世帯人数：世帯の構成人数は身体的虐待発生のリスク要因の1つとされている。ある研究によれば，虐待を受けていない子どもの世帯員数は平均3.6名である一方で，虐待を受けている子どもの世帯員数は平均4.1名であったと報告されている[11, 15]。さらに別の研究では，4〜5名の子どもがいる世帯の子どもは，それよりも小規模あるいは大規模の世帯の子どもに比べて，身体的虐待のリスクが高いと報告されている[11]。

ドメスティック・バイオレンス（DV）：DVと

子ども虐待との関係を調査した研究では，ほぼ一貫して，DV家庭の子どもは身体的虐待を受けるリスクが高いことが証明されている[17-21]。ただし一般集団を対象としたある調査では，DVと身体的虐待との間に相関性はほぼなかった一方で，他の類型の虐待との間には強い相関性が確認された，と報告されている[22]。さらに別の研究では，結婚生活の質の低さが，子どもの身体的虐待の発生と関係していると報告されており[13]，両親の不仲も，身体的虐待の発生と関係している可能性があるといえる。

体罰：しつけとして子どもを叩く親は，より子どもに対し身体的虐待を行いやすいということが明らかにされている[23]。ほぼ全ての身体的虐待行為は，行き過ぎたしつけの結果としてか，子どもの特定の問題行動に対する反応として生じていた，と報告している二つの研究報告がある[24, 25]。横断的データを用いたある研究では，ベルトやしつけ用のむちといった道具を使って子どもの尻を叩く回数が多い家庭ほど，身体的虐待の発生リスクが高くなると報告されている[10]。

地域の特徴

貧民区に住む子どもは，そうでない地区の子どもよりも身体的虐待の被害を受ける比率が高い[16, 18]。ある研究によれば，近隣住民の結び付きが弱いほど，あらゆる類型の虐待の発生率が高くなると報告されている[26]。社会資本と虐待の類型との関係性につき検討した研究が最近なされたが，社会資本の減少とネグレクト・心理的虐待との間に相関関係は認められたが，身体的虐待との間には相関関係は認められなかったと報告されている[27]。世帯主が女性である割合の多い地域や酒類販売店の多い地域では，明らかに身体的虐待の比率が高いとの研究報告もある[18]。

傷害の種類別・身体部位別の身体的虐待の疫学

身体的虐待の被害を負った部位別・臓器別の疫学や，生じた損傷のタイプ別の疫学を知ることは，身体的虐待をより深く理解することにつながる。臨床医は疫学を学ぶことで，ある損傷が認められた場合に，それが虐待によるものであるのか，その他のメカニズムによるものであるのかを判断できるようになり，また虐待のリスク要因を医学的にも統計学的にも把握することができるようになる。虐待により子どもに生じた所見と損傷のタイプとの関係性を明確化することを目的として，医学検査に関しての専門用語につき検討した研究報告もある。本章の以下のセクションでは，虐待によって生じた損傷に焦点を当てた疫学研究につき，概説する。

脳損傷・頭蓋骨損傷を除く頭部損傷，および頸部損傷

顔面：顔面損傷は身体的虐待を受けた子どもによく認められる所見である。外来受診してきた連続する390名の被虐待児の診察所見につきまとめたある研究では，被虐待児の59％に口腔顔面外傷が認められ，そのほとんど（95％）が顔面の挫傷や擦過傷であった，と報告されている[28]。入院患者を対象とした同様の研究では，41％の事例が顔面に外傷を負っており，特に多かったのが頬部外傷（顔面外傷のうち30％）であったと報告されている[29]。その他の部位の外傷発生率は，眼が25％，額が22％，鼻が13％，耳が10％であり，顔面外傷のタイプとしては裂傷，熱傷，そしていわゆるみみず腫れが多かったとも報告されている[28-30]。なお，これら2つの大規模コホート研究で顔面損傷のあった事例は，ほとんどが5歳未満であり，加害者は男性（通常は子どもの父親か母親の男友達）であることが多かった[28, 29]。

口腔：それほど頻度が高いわけではないが，口腔は身体的虐待の部位として重要である。先に引用した研究，およびその他の後方視的コホート研究において，身体的虐待症例の1〜11％に口腔外傷が認められていたと報告されている[28-31]。虐待による口腔内損傷事例としては，歯牙の破折・脱臼，口唇裂傷，口唇小帯裂傷，口腔粘膜損傷，口蓋損傷，下顎／上顎骨折といった症例が報告されている[29, 31]。

口唇小帯の損傷は，虐待を強く示唆する所見として，広く認識されるようになってきた。口腔内損傷に関して記載されていた論文を系統的に検証したレビュー研究では，19編の論文がそのレビュー研究のクライテリアを満たし[32]，総計で30名の口唇小帯損傷例が含まれており，その多く（30名中22名）が5歳未満の事例で，ほとんど（30名中27名）が致死的虐待事例であったと報告されている。ただこの研究では，うち2名が挿管処置による小帯裂傷であると判断されたと記載されており，口唇小帯損傷の臨床的意義の判断が複雑であることを示唆している。なおこれら30名のうち，顔面への殴打などの明白な虐待行為が受傷機転であるとの確認をしえた事例は，わずか2名あった。口唇小帯損傷の受傷機転としては，無理やり何かを食べさせたり，唇を引っ張ったりする，といった虐待行為が原因になりうるが，このレビュー研究では，そのような受傷機転が明記された事例は1名もいなかったと報告されている。このレビュー研究の最も大きな限界点（limitation）として，横断的データではなく，コントロールとなる症例対照データを欠いており，口唇小帯損傷と虐待との関連性（特異度や予測値）を明確にすることができていない点が挙げられる[32]。

頸部：顔面外傷に関する研究報告の中には，頸部の皮膚損傷（主に挫傷や擦過傷）に関して記載されているものも存在する。あるコホート研究では，身体的虐待の被害児の12％に頸部の挫傷が認められ，7％に頸部の擦過傷が認められ

たと報告されている[33]。また虐待により入院した子どもの6％に，頸部の皮膚損傷が認められたとの研究報告もある[29]。また，ある外傷センターで対応した連続する103名の頸椎損傷の小児例を検討した研究では，3名が虐待による損傷であったと報告されている[34]。この研究では，虐待による頸部損傷は全例が「放射線学的異常のない脊髄損傷（SCIWORA：spinal cord injury without radiographic abnormality）」に分類されるものであったとも報告されており，被虐待児の頸椎損傷の診断が極めて困難であるということは，このことからも理解されよう。なお，これら3名は全例が乳児で，うち2名には頭部外傷が認められ，1名は重度の胸部・腹部損傷や骨損傷を併発していた。

なお，虐待による頭部外傷（AHT：Abusive head trauma）の疫学については第6章で論じている。

内臓損傷

一連の子ども虐待の事例報告では，子ども虐待により引き起こされる内臓損傷は，肝臓裂傷，脾裂傷，腎挫傷，管腔臓器損傷など，極めて幅広いものであることが示されている[35-37]。内臓損傷によって大規模小児病院に入院した子どもを網羅的に検討したいくつかの後方視的コホート研究では，うち11〜19％が虐待によるものであったと報告されている[35, 37, 38]。虐待による腹部損傷事例では，その他の原因による腹部損傷事例に比して，外傷重症度スコア（ISS：injury severity score）がより高い傾向がある。また虐待事例では，管腔臓器損傷や腹部外の損傷（挫傷や肋骨骨折など）を併発する比率も高かった，と報告されている[37]。外傷を負い救急診療部に運ばれた子どもに腹部損傷が認められる比率は1％未満と低いが，救急診療部で確認された全ての腹部損傷のうち4％が虐待によるものであった，との報告もある[39]。

骨損傷

　身体的虐待を受けた子どもに骨折が確認される割合は11〜31％と，検討された状況により大きなばらつきがある[40-42]。ある研究では，全身骨撮影を行ったことで，身体的虐待により小児病院に入院した子どもの26％に，臨床的に疑われていなかった骨折が確認されたと報告されている[43]。臨床的に疑われていなかった部位に骨折が確認される事例では，他の部位の骨折の存在が明らかであった事例や，頭部損傷が疑われる事例の場合が多い。一方で，熱傷で入院となった事例においては，全身骨撮影で新たに骨折が確認されることは稀である。また年齢別では1歳未満の乳児において，臨床的に疑われていなかった部位の骨折が，全身骨撮影で確認されることが多かった（このような事例の80％は乳児例であった）。

　肋骨骨折：肋骨骨折は虐待により生じる損傷として，しばしば認められるものである。虐待による肋骨骨折のほとんどは2歳未満の子どもに認められている[42]。乳幼児のみを対象としたあるコホート研究では，肋骨骨折を負った39名のうち，32名（82％）が虐待により生じたものであったと報告されている。残りの7名（18％）は虐待以外の原因により肋骨骨折をきたしたと判断されたが，うち3名が事故損傷（交通外傷1名，階段転落1名，圧挫損傷［重いものの下敷きになった損傷］1名）で，1名が分娩時損傷，3名が脆弱性骨疾患を基礎疾患に持つ事例の骨折であった[44]。この他にも，小児患者78名の計336カ所の肋骨骨折につき検討した研究報告があるが，うち62名が3歳未満であり，また院内の虐待対応チームによる検討で，82％の子どもが虐待であると診断されたと報告されている[45]。虐待との診断がなされなかった14名のうち11名ではその原因が明確化されており，5名が術後性の肋骨骨折，3名が骨形成不全症，2名が若年性骨粗鬆症，1名が車両衝突事故であった，と報告されている。この研究報告では，「3歳未満

の子どもに肋骨骨折が認められた場合，虐待の陽性的中率は95％であり，臨床情報と病歴情報を用いて他の原因による肋骨骨折が除外されたならば，陽性的中率は100％に至る」と結論付けられている。

　致死的虐待事例の多くは，画像撮影が行われる前に心肺蘇生（CPR）を受けていると推察される。そのため，CPRによる胸部圧迫が，肋骨骨折を引き起こした可能性の有無がしばしば議論になる。最近，CPRを原因とする肋骨骨折に関する系統的レビュー文献研究の報告がなされたが，対象となった427編の研究報告のうち，クライテリアを満たす研究報告はわずか6編のみであり，その6編の研究報告の総計923名のCPRを受けた小児患者において，肋骨骨折が認められたのは3名のみで，全例が肋骨前部骨折であったと報告されている[46]。ただ，最近報告されたまた別の研究では，CPRを受けた死亡乳幼児の剖検時に，壁側胸膜から肋骨を剥がし詳細に検討を行ったところ，11％の症例で微細な肋骨骨折が確認された，と報告されている[47]。骨折部位は前部や後部ではなく側部であり，そのほとんどが胸膜が除去されるまで視診で確認することができないような骨折であった，とのことである。

　四肢骨骨折：全年齢を通じ，虐待により大腿骨骨折をきたすことは稀であると考えられているが，乳幼児（特に歩行開始前の乳幼児）においては，虐待に起因する大腿骨骨折が発生する比率が高いことを示す，いくつかの研究報告も存在している。4歳未満で大腿骨骨折をきたした139名の事例を対象としたある研究では[48]，大腿骨骨折の原因が虐待であると判断された事例は9％であったと報告されている。平均受傷時年齢は虐待群で1.1歳，偶発損傷群では2.3歳であった。歩行前の子どもに四肢骨骨折が認められた場合，虐待が原因である可能性が高い。虐待による骨折と事故による骨折につき検討したある症例対照研究では，虐待による四肢骨損

傷の93%が1歳未満の乳児例であったと報告されている[49]。なおこの研究では，骨折のタイプや単純X線上の所見から，四肢骨の骨幹部骨折の原因が虐待であるのか事故であるのか判断しうる特徴は確認されなかった，と報告されている。ある中核医療機関が行った外傷登録研究では，生後18カ月齢未満の子どもに認められた下肢骨折は，67%が虐待による骨折であったが，生後18カ月以上の子どもでは虐待が原因であった事例は1%に過ぎなかった，と報告されている[50]。この研究では，虐待による下肢骨折で入院を要した事例では，68%の子どもに大腿骨骨折が認められ，56%の子どもに脛骨骨折が認められた，とも報告されている。全米外傷管理データベースを基にしたまた別の研究では，2歳未満児の大腿骨骨折の15%が虐待による骨折として登録されていたが，年長児では虐待による大腿骨骨折事例の報告はなかった，と記載されている[51]。これらの研究から明らかなように，乳幼児，特に歩行前の乳幼児に長骨の骨折が認められた場合，その原因として虐待が潜在する可能性を必ず考慮しなければならない。

肋骨や下肢骨以外の部位の骨折も，虐待により生じる可能性は当然あるが，そのような部位の骨折に関しては，実際にはあまり研究がなされていない。米国の小児外傷入院データベースから虐待の可能性がある症例を抽出した全米規模の調査研究では，1,053名の子どもに計1,794カ所の虐待による骨折が確認されている[52]。骨折部位は50%が体幹部骨折（うち頭蓋骨骨折59%，肋骨骨折37%，椎骨骨折3%，骨盤骨折1%）で，14%が上肢骨骨折（上腕骨骨折45%，橈骨／尺骨骨折34%，肩甲骨／鎖骨骨折17%，手根骨／中手骨4%），18%が下肢骨折（大腿骨骨折59%，脛骨／腓骨／足関節骨折37%，足根骨／中足骨骨折2%）であったと報告されている[52]。

皮膚損傷

挫傷：身体的虐待で最もよく認められる身体所見は皮膚損傷であり，中でも挫傷がとりわけ多い。ただし挫傷は，子どもにとり極めてありふれた損傷でもある。外傷以外の主訴で受診した子どもを対象とした，ある大規模前方視的研究では，76.6%の子どもに急性期の皮膚損傷（主として挫傷）が認められ，17%の子どもでは5カ所以上に損傷が確認されたと報告されている[53]。偶発的機序（事故）による挫傷と虐待による挫傷とを鑑別する上で，疫学研究は非常に有用な手段となっている。被虐待児と健常児を対象とした大規模なケースシリーズ研究や症例対照研究など，これまでに実施された数多くの研究から，偶発的機序による可能性が高い挫傷と虐待による可能性が高い挫傷の，臨床上の特徴というものが明らかとなっている[33]。

発達的に移動運動ができない月齢の，虐待を受けていない健常児において挫傷が確認されることは極めて稀である（1%未満）[54]。乳幼児の偶発的機序による挫傷が生じる最頻部位としては，足首から上の骨突出部（脛部や膝部）や前額部が挙げられる[53-55]。一方で，虐待を受けている子どもでは挫傷を認める比率が高く，報告によりばらつきはあるが，28%～98%の子どもで挫傷が確認されると報告されている[33]。虐待による挫傷は多発して存在し，受傷から時間を経た皮膚損傷（皮膚瘢痕・治癒機転にある擦過傷など）を伴うことが多く，防御挫傷（殴られた際に防御をすることで生じる上腕尺骨側の多発挫傷）として確認されることもある。虐待による挫傷の場合には，ループコード痕のように，何らかの成傷器の形を模したパターン痕として確認される場合もある[33]。歩行ができる前の乳幼児に，通常起こり得ない形態の挫傷が，稀な部位に，多数（10～15カ所以上）認められた場合，出血性疾患の検索を行うとともに，虐待の可能性について詳細に検討を行わなければならない[33, 53, 54]。

第2章　身体的虐待の疫学　　**23**

熱傷：熱傷の疫学研究では，虐待による熱傷と偶発的機序（事故）による熱傷とを比較したものが多い。これらの研究では虐待とネグレクトとを明確に区別せずに検討されているものが多いが，入院を要した小児熱傷患者のうち，おおむね4〜16％が虐待・ネグレクトの被害児であったと報告されている[56-60]。近年では，熱傷はデータベースへの登録が広く実施されるようになり，全米における重度熱傷を負ったほぼ全ての小児患者の把握が可能となっていて，このデータベースを用いた疫学研究結果も報告されている[61]。この研究では，熱傷病棟に入院した12歳以下の子どものうち，虐待が疑われる子どもは6％であると報告されている。ただし，このようなデータベースの登録データを用いて検討を行った場合，細部を把握することは困難であり，虐待であったかどうかの判断は不明瞭なものとなってしまう点や，単一の医療機関での取り組みほど，統一的な評価はできない点が，限界点（limitation）として挙げられる。

虐待による熱傷で最も多いのは，熱源が熱湯の液体熱傷である。虐待による熱傷の78％，偶発的機序（事故）による熱傷の59％が，このような液体熱傷であったとの報告もある[61]。虐待による熱傷は，受傷範囲が広範に及ぶ傾向があり，年少の子どもに多く，死亡リスクが高く，入院期間も長くなる傾向にあると報告されている[60, 61]。また，虐待による熱傷は深達度が深く，植皮が必要になることが多いとも報告されている[56, 61]。熱傷を負う部位で最も多いのは，手部と足部である[58]。虐待による熱傷をきたすリスク要因として最も重要であるのは，養育者の社会的ストレスであるとの報告もある。虐待による熱傷の被害児は，不安定な家庭の子どもであることや[58, 59]，ひとり親世帯[56, 57, 59]や貧困世帯[57, 59]の子どもであることが多く，また受傷前に児童相談所が既に関わりを持っていた，という場合もしばしばである[56]。

今後の研究の展望

子どもの身体的虐待の疫学を理解するには，面接を組み込んだ積極的サーベイランスと書類調査式の受動的サーベイランスの両方の手法を組み合わせ，一般集団を対象として広範に調査を行う必要がある。書類調査式サーベイランス調査を行う事で，継続的かつ大量に，系統的にデータ収集を行うことが出来るが，そのような方法で把握することができるのは，あくまで関係機関が関わることが出来た事例のみである。救急診療部に受診した患者を対象とした書類調査式サーベイランスや，入院患者の退院データを対象としたサーベイランスでも，特定しうるのは医療機関と関わることとなった症例のみであり，かつ外傷の原因が正確に診断され，記録されていた症例に限られる。ただしそのようなサーベイランスシステムは，重症の身体的虐待の把握や，その疫学的傾向の把握をするうえで，極めて有用である。外傷事例登録データベース数や熱傷事例登録データベース数を増やし，互いに連関させることでも，様々な知見を得ることが出来るようになるであろう。虐待が生じるリスク要因と虐待の疫学に関しての理解を深めるために有用性が高いと思われる方法として，事例に固有の識別子をタグ付けして，データ管理をする方法が挙げられる。このような方法は一部の州ではすでに導入がなされてはいるものの，個人情報保護への懸念と，各省庁間における連携の不備といった問題が，このような生産的な取り組みを推し進めていく上での障壁となりうる。

面接を組み込んだ，聞き取り調査式のサーベイランスはコストがかさむため，あまり実践的な方法であるとは言えない。ただしこのようなサーベイランスを行うことにより，様々な理由で児童相談所などの関係機関と繋がることとなった子どもを対象として，より包括的な症例把握を行うことが可能となる。このような聞き取り

式の積極的なサーベイランス調査は,「様々な
分野の専門家が見張り番（sentinel）となり虐待
を受けた可能性のある子どもを登録する」とい
う形式のNIS調査[9]や，さらに対象を頭部外
傷に絞りこんだ形で行われる「頭部外傷疫学研
究」[62]で実践されている。このような詳細で
積極的な調査が，多施設共同研究や全米規模の
調査という形で行われた場合，身体的虐待の疫
学をより深く理解することに繋がることであろ
う。加えて，新たに骨損傷や熱傷をきたした事
例を対象とした前方視的研究を組んでいくなど
も，身体的虐待の疫学の理解に有用となるであ
ろう。

文献

1. World Health Organization: *Injury prevention and control: a guide to developing a multisectoral plan of action, surveillance and research* (website): http://www.emro.who.int/dsaf/dsa730.pdf. Accessed December 27, 2008.
2. Butchart A, Harvey AP, Mian M, et al: *Preventing child maltreatment: a guide to taking action and generating evidence*, World Health Organization (website): http://whqlibdoc.who.int/publications/2006/9241594365_eng.pdf. Accessed December 27, 2008.
3. Theodore AD, Chang JJ, Runyan DK, et al: Epidemiologic features of the physical and sexual maltreatment of children in the Carolinas. *Pediatrics* 2005;15:e331-e337.
4. Straus MA, Hamby SL, Finkelhor D, et al: Identification of child maltreatment with the Parent-Child Conflict Tactics Scales: development and psychometric data for a national sample of American parents. *Child Abuse Negl* 1998;22:249-270.
5. National Data Archive on Child Abuse and Neglect: *National child abuse and neglect data system (NCANDS) detailed case data component, 1998-1999* (website): https://www.ndacan.cornell.edu/datasets/pdfs_user_guides/NCANDSDCDCMultiYearGuide.pdf. Accessed December 27, 2008.
6. U.S. Department of Health and Human Services, Administration for Children and Families: *Child maltreatment 2006* (website): http://www.acf.hhs.gov/programs/cb/pubs/cm06/cm06.pdf. Accessed December 27, 2008.
7. Finkelhor D, Jones L: *Updated trends in child maltreatment, 2006*, Berkman Center for Internet & Society (website):http://cyber.law.harvard.edu/sites/cyber.law.harvard.edu/files/Trends%20in%20Child%20Maltreatment.pdf. Accessed December 27, 2008.
8. Sedlak AJ: *A history of the national incidence study of child abuse and neglect*. Westat, Rockville, Md, 2001.
9. Sedlak AJ, Broadhurst DD: *Third national incidence study of child abuse and neglect*. National Clearinghouse on Child Abuse and Neglect Information, Washington, DC, 1996.
10. Zolotor AJ, Theodore AD, Chang JJ, et al: Speak softly—and forget the stick. Corporal punishment and child physical abuse. *Am J Prev Med* 2008;35:364-369.
11. Wolfner GD, Gelles RJ: A profile of violence toward children: a national study. *Child Abuse Negl* 1993;17:197-212.
12. Jones ED, McCurdy K: The links between types of maltreatment and demographic characteristics of children. *Child Abuse Negl* 1992;16:201-215.
13. Brown J, Cohen P, Johnson JG, et al: A longitudinal analysis of risk factors for child maltreatment: findings of a 17-year prospective study of officially recorded and self-reported child abuse and neglect. *Child Abuse Negl* 1998;22:1065-1078.
14. Cadzow SP, Armstrong KL, Fraser JA: Stressed parents with infants: reassessing physical abuse risk factors. *Child Abuse Negl* 1999;23:845-853.
15. Chaffin M, Kelleher K, Hollenberg J: Onset of physical abuse and neglect: psychiatric, substance abuse, and social risk factors from prospective community data. *Child Abuse Negl* 1996;20:191-203.
16. Coulton CJ, Korbin JE, Su M: Neighborhoods and child maltreatment: a multi-level study. *Child Abuse Negl* 1999;23:1019-1040.
17. Coohey C, Braun N: Toward an integrated framework for understanding child physical abuse. *Child Abuse Negl* 1997;21:1081-1094.
18. Freistler B, Midanik LT, Gruenewald PJ: Alcohol outlets and child physical abuse and neglect: applying routine activities theory to the study of child maltreatment. *J Stud Alcohol* 2004;65:586-592.
19. McGuigan WM, Pratt CC: The predictive impact of domestic violence on three types of child maltreatment. *Child Abuse Negl* 2001;25:869-883.
20. Rumm PD, Cummings P, Krauss MR, et al: Identified spouse abuse as a risk factor for child abuse. *Child Abuse Negl* 2000;24:1375-1381.
21. Tajima EA: The relative importance of wife abuse as a risk factor for violence against children. *Child Abuse Negl* 2000;24:1383-1398.
22. Zolotor AJ, Theodore AD, Coyne-Beasley T, et al: Intimate partner violence and child maltreatment: overlapping risk. *Brief Treat Crisis Interv* 2007;7:305-321.
23. Gershoff ET: Corporal punishment by parents and associated child behaviors and experiences: a meta-analytic and theoretical review. *Psychol Bull* 2002;128:539-579.
24. Gil DG: *Violence against children*. Harvard University Press, Cambridge, Mass, 1973.
25. Kadushin A, Martin JA: *Child abuse: an interactional event*. Columbia University Press, New York, 1981.
26. Vinson T, Baldry E: *The spatial clustering of child maltreatment: are micro-social environments involved?* Australian Institute of Criminology, Canberra, Australia (website): http://www.aic.gov.au/media_library/publications/tandi_pdf/tandi119.pdf. Accessed February 15, 2010.
27. Zolotor AJ, Runyan DK: Social capital, family violence, and neglect. *Pediatrics* 2006;117:e1124-e1131.

28. Cairns AM, Mok JY, Welbury RR: Injuries to the head, face, mouth and neck in physically abused children in a community setting. *Int J Paediatr Dent* 2005;15:310-318.

29. Naidoo S: A profile of the oro-facial injuries in child physical abuse at a children's hospital. *Child Abuse Negl* 2000;24:521-534.

30. Jessee SA: Physical manifestations of child abuse to the head, face and mouth: a hospital survey. *ASDC J Dent Child* 1995;62:245-249.

31. da Fonseca MA, Feigal RJ, ten Bensel RW: Dental aspects of 1248 cases of child maltreatment on file at a major county hospital. *Pediatr Dent* 1992;14:152-157.

32. Maguire S, Hunter B, Hunter L, et al: Diagnosing abuse: a systematic review of torn frenum and other intra-oral injuries. *Arch Dis Child* 2007;92:1113-1117.

33. Maguire S, Mann MK, Sibert J, et al: Are there patterns of bruising in childhood which are diagnostic or suggestive of abuse? A systematic review. *Arch Dis Child* 2005;90:182-186.

34. Brown RL, Brunn MA, Garcia VF: Cervical spine injuries in children: a review of 103 patients treated consecutively at a level 1 pediatric trauma center. *J Pediatr Surg* 2001;36:1107-1014.

35. Canty TG Sr, Canty TG Jr, Brown C: Injuries of the gastrointestinal tract from blunt trauma in children: a 12-year experience at a designated pediatric trauma center. *J Trauma* 1999;46:234-240.

36. Ng CS, Hall CM, Shaw DG: The range of visceral manifestations of non-accidental injury. *Arch Dis Child* 1997;77:167-174.

37. Wood J, Rubin DM, Nance ML, et al: Distinguishing inflicted versus accidental abdominal injuries in young children. *J Trauma* 2005;59:1203-1208.

38. Ledbetter DJ, Hatch EI Jr, Feldman KW, et al: Diagnostic and surgical implications of child abuse. *Arch Surg* 1988;123:1101-1105.

39. Yamamoto LG, Wiebe RA, Matthews WJ Jr: A one-year prospective ED cohort of pediatric trauma. *Pediatr Emerg Care* 1991;7:267-274.

40. Galleno H, Oppenheim WL: The battered child syndrome revisited. *Clin Orthop Relat Res* 1982;162:11-19.

41. Herndon WA: Child abuse in a military population. *J Pediatr Orthop* 1983;3:73-76.

42. Merten DF, Radkowski MA, Leonidas JC: The abused child: a radiological reappraisal. *Radiology* 1983; 146:377-381.

43. Belfer RA, Klein BL, Orr L: Use of the skeletal survey in the evaluation of child maltreatment. *Am J Emerg Med* 2001;19:122-124.

44. Bulloch B, Schubert CJ, Brophy PD, et al: Cause and clinical characteristics of rib fractures in infants. *Pediatrics* 2000;105:E48.

45. Barsness KA, Cha ES, Bensard DD, et al: The positive predictive value of rib fractures as an indicator of nonaccidental trauma in children. *J Trauma* 2003;54:1107-1110.

46. Maguire S, Mann M, John N, et al: Does cardiopulmonary resuscitation cause rib fractures in children? A systematic review. *Child Abuse Negl* 2006;30:739-751.

47. Dolinak D: Rib fractures in infants due to cardiopulmonary resuscitations efforts. *Am J Forensic Med Pathol* 2007;28:107-110.

48. Schwend RM, Werth C, Johnston A: Femur shaft fractures in toddlers and young children: rarely from child abuse. *J Pediatr Orthop* 2000;20:475-481.

49. Rex C, Kay PR: Features of femoral fractures in nonaccidental injury. *J Pediatr Orthop* 2000;20:411-413.

50. Coffey C, Haley K, Hayes J, et al: The risk of child abuse in infants and toddlers with lower extremity injuries. *J Pediatr Surg* 2005;40:120-123.

51. Loder RT, O'Donnell PW, Feinberg JR: Epidemiology and mechanisms of femur fractures in children. *J Pediatr Orthop* 2006;26:561-566.

52. Loder RT, Feinberg JR: Orthopaedic injuries in children with nonaccidental trauma: demographics and incidence from the 2000 kids' inpatient database. *J Pediatr Orthop* 2007;27(4):421-426.

53. Labbé J, Caouette G: Recent skin injuries in normal children. *Pediatrics* 2001;108:271-276.

54. Sugar NF, Taylor JA, Feldman KW: Bruises in infants and toddlers: those who don't cruise rarely bruise. Puget Sound Pediatric Research Network. *Arch Pediatr Adolesc Med* 1999;153:399-403.

55. Carpenter RF: The prevalence and distribution of bruising in babies. *Arch Dis Child* 1999;80:363-366.

56. Andronicus M, Oates RK, Peat J, et al: Non-accidental burns in children. *Burns* 1998;24:552-558.

57. Bennett B, Gamelli R: Profile of an abused burned child. *J Burn Care Rehabil* 1998;19:88-94.

58. Hight DW, Bakalar HR, Lloyd JR: Inflicted burns in children. Recognition and treatment. *JAMA* 1979;242:517-520.

59. Hummel RP 3rd, Greenhalgh DG, Barthel PP, et al: Outcome and socioeconomic aspects of suspected child abuse scald burns. *J Burn Care Rehabil* 1993;14:121-126.

60. Purdue GF, Hunt JL, Prescott PR: Child abuse by burning—an index of suspicion. *J Trauma* 1988;28: 221-224.

61. Thombs BD: Patient and injury characteristics, mortality risk, and length of stay related to child abuse by burning: evidence from a national sample of 15,802 pediatric admissions. *Ann Surg* 2008;247:519-523.

62. Keenan HT, Runyan DK, Marshall SW, et al: A population-based study of inflicted traumatic brain injury in young children. *JAMA* 2003;290:621-626.

3

性虐待の疫学

Vincent J. Palusci, MD, MS

歴史的背景

　子どもへの性虐待は，他の類型の虐待と同様に，人類の歴史が始まった頃から存在していたと考えられる。しかし性虐待は，身体的虐待，ネグレクト，心理的虐待とは異なり，子どもとの性的接触を図ることのタブーや人間の一般的な性的傾向に関する社会的タブーに包みこまれ，覆い隠されてきた。そのため実際に性虐待がどのくらい生じているかを判断するのは難しく，医師も他の専門家も，性虐待を稀な問題と考えることに繋がってしまっていた。1970年代の米国では，女性運動の活発化に伴って社会が変化していく中で，性虐待を受けた子どもの悲惨な実態というものが明らかにされるようになり，性虐待の通告件数が急増した。その数は初期には年間数千件にすぎなかったが，1979年には44,700件にまで至った[1]。現在では，米国とカナダにおけるマルトリートメント事例の10〜15％を，常に性虐待が占めている[2, 3]。この傾向は他の国でも同様であり，かつては性虐待の通告件数が少なかった（時には「ゼロ」であった）国々でも，最近では性虐待が社会的に認識され，専門家の対応レベルも向上しているため，発見・通告される事例が増えている。ただ，以前よりは発見・通告されるようになってはいるものの，いまだ大部分の性虐待は公にされることは少なく，調査されず見過ごされていると推察されている。ただし，米国では性虐待と認定される事例の実数は確実に減ってきている。

専門用語

　子どもへの性虐待の発生率と有病率に関して，様々な情報源に基づく推定値が数多く報告されている。ただ残念なことに，性的接触の種類（直接的接触か間接的接触か，挿入性の接触か非挿入性の接触か，体を傷付けたり，恐怖を感じるような接触か），および「子ども」の要件の定義が一様でないため，その評価を行うことはなかなか困難である[4]。警察や検察はしばしば「強姦（rape）」という用語を用いて，性虐待被害児の報告を行っているが，この言葉は一般的に「挿入性の，性交を伴う強制的な接触」と定義されてきたが，現在では各々の州の刑法でさらに詳しく定義付けがなされている。一方「性暴力（sexual assault）」という用語は，挿入を伴わない性的接触行為を含む，より幅広い行為を総称するものであり，これも各々の州の刑法でさらに詳しく定義づけられている。他にも，加害者と被害者の関係性を示唆するような用語もいくつかあり，例えば「近親姦（incest）」という用語は家族成員間の性的接触を意味し，一等親間に限定される場合もあれば，5等親関係（またいとこの子）まで幅広く含まれることもある。「性的搾取（sexual exploitation）」という用語は，

27

子どもを卑猥な写真やビデオ画像のモデルにする，大人が性的充足感を得るために子どもに性的行為を見せる，自分の陰部を子どもの前で不適切に露出するといった，一般的には直接的な性的接触を伴わない行為を表す用語である。子どもの性虐待とは，広義には「大人に扶養されている未熟な小児・思春期の子どもを，彼／彼女らが十分に理解できず同意もしていない行為，あるいは家庭の役割についての社会的タブーに反するような行為に関与させること」と定義づけられている[5]。この定義は，実際の状況に合うよう，「性虐待とは，加害者の性的充足感を得るために子どもが巻き込まれた，性器接触や挿入を伴うような性的な侵害行為であり，子どもを性的搾取対象としたり，子どもを児童ポルノに巻き込むことも含む」というように言い変えることもできる[6]。

性虐待事例の発見（気づき）

「性虐待は通常秘匿される犯罪行為であるため，実際にそれが年間どのくらい生じているかを示す統計値はない。公的な統計に含められるのは，児童保護機関（児童相談所）や法執行機関（警察）に被害が開示された事例のみである」とDavid Finkelhorは述べている[7]。ただし，性虐待を発見する機会はいくつか存在しており，最も多いのは目撃者が通報をしたり，子ども自身が被害開示を行ったことで明らかにされる場合である。こうした事例は法執行機関（警察）や児童保護機関（米国では児童保護局［CPS］，日本では児童相談所）に伝えられ，調査が行われることとなる。そしてその子どもが確かに性虐待の被害を受け，この犯罪が確かに発生していたと結論づけることができるような十分な証拠が揃ったと判断されるまで，「被疑事例」として扱われることとなる。潜在している多くの性虐待被害事例を発見できるように，すべての子どもを対象としてスクリーニングを実施すべき

である，との提案もこれまでになされている[8]。スクリーニングの方法としては，養育者から情報を得る方法，子どもの特徴から可能性のある事例を抽出する方法，子どもに面接や医学診察を行う方法，その他の様々な要因を組み合わせる方法，などが考案されている。ただ性虐待の被害児である可能性が高いと判断しうる特徴というものはいくつか明らかにされてきたものの，「この特徴があれば間違いなく性虐待の被害児であると判断される」という絶対的な特徴というものはない[9, 10]。子どもが性虐待被害児であるとの判断を下すためには，通常は捜査機関により証拠化された資料が必要だが，何をもって性虐待の証拠と判断しうるかについては，非常に多様性があり，そのため公式統計に掲載される証拠資料には統一性はなく，大きなばらつきが生じている。

性虐待の発生率

性虐待の「発生率」とは，年間あたりの性虐待の発生件数を表すものである。一方，性虐待の「有病率」とは，ある特定の時点における，これまでに少なくとも1回の性虐待被害を受けた子どもの割合を表すものである。これら2つの比率は，性虐待の発生状況を別々の観点から測定したものであるが，それぞれ別々の手法で分析され，導きだされるものであるため，両者の結論が異なってみえる場合もある。場合によっては，年間発生率の統計値に基づいて，一般集団における虐待の有病率を推定することもある。

米国では，警察への通報に基づくデータ，児童相談所への通告に基づくデータ，発生率調査に基づく独自データの主として3つの情報源を用いて，性虐待の発生率データを収集している。刑事司法当局は，昔から国内の様々な犯罪に関する情報を集めており，これには殺人や強姦といった暴力犯罪や窃盗犯罪も含まれている。米国司法局（The U.S. Bureau of Justice）の報告によれば，2005年度の暴力犯罪は，1996年度

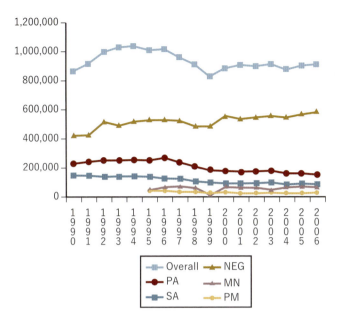

図3-1 NCANDSに基づく米国のマルトリートメントの被害児数
PA＝身体的虐，SA＝性虐待，NEG＝ネグレクト，MN＝医療ネグレクト，PM＝心理的虐待
U.S. Department of Health and Human Services : Child M altreatment 1990-2006 : Reports from the states to the national child-abuse and neglect data system. U.S. Government Printing Office, Washington, DC, 1992-2008. より引用

から26.3％減少していたが，2004年度からは1.3％増加していた[11]。全米犯罪被害調査（the National Crime Victimization Survey）では，12歳以上を被害者とする強姦および性暴力被害事例が1996年度には197,000件，他の形態の性虐待事例が110,000件生じていたと推測されたが，実際に警察に通報されたのは，その3分の1に過ぎなかったと報告されている。1991～96年度の米国12州を対象とした，米国連邦捜査局（FBI）の統一犯罪白書によれば，性暴力の被害者60,991名の3分の2が18歳未満であった，と報告されている[11]。非挿入性の性的接触被害，肛門性交被害，道具を使った挿入性の性被害の被害者は，75％以上が未成年であり（強姦被害における未成年の割合は46％であった），加害者は男性が圧倒的に多く（96％），18歳を過ぎた成人が76.8％を占めていた，とも報告されている。この報告では家族成員が加害者となった事例は34％に過ぎず，このことはデータベースに含まれていた事例は，真の性虐待事例（家庭内で発生した性虐待事例）のごく一部のみしか含まれていないことを示唆しているということ

が出来よう。

　全米子ども虐待・ネグレクトデータシステム（NCANDS：National Child Abuse and Neglect Data System）には，米国の州当局に報告された，子ども虐待に関する事例データが登録されている[2]。NCANDSのデータ収集は1980年代後半に開始され，当初は少数の州のみを対象としているにすぎなかったが，現在では45を超える州と準州が，通告事例の転帰・虐待類型・子ども側の要因・家族要因・通告事例に提供されたサービスに関する情報，につき毎年データ提供を行っている。図3-1に，米国におけるマルトリートメントの被害児総数（疑い事例を含む），ならびに主な虐待類型（身体的虐待，性虐待，ネグレクト，医療ネグレクト，心理的虐待）別の被害児数を提示している。NCANDSのデータでは，マルトリートメントの被害児と認定された実数は一旦上昇した後に低下し，2000年以降は，年間ほぼ900,000人程度で推移している。虐待類型別では，ネグレクトが増加し，身体的虐待が低下している。性虐待の被害児数は，1980年代には上昇したが，1990年代から21世紀初頭

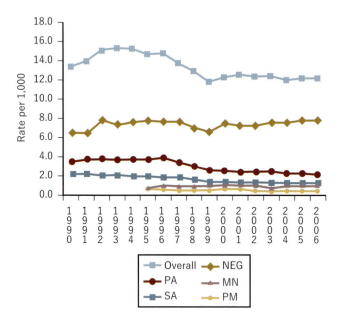

図3-2 NCANDSに基づく，米国の子ども人口1000人当たりの，マルトリートメントの被害児割合。
PA＝身体的虐待，SA＝性虐待，NEG＝ネグレクト，MN＝医療ネグレクト，PM＝心理的虐待
U.S. Department of Health and Human Services : Child Maltreatment 1990-2006 : Reports from the states to the national child abuse and neglect data system. U.S. Government Printing Office, Washington, DC, 1992-2008. より引用

にかけては，おおむね低下している。性虐待の発生件数は，1991年度には144,760件であったが2006年度には79,640件に低下しており，発生率も1990年は子ども人口1,000人あたり2.2であったが，2006年には子ども人口1,000人あたり1.1に低下している（図3-2）。

全国レベルでの発生率調査は，また別のマルトリートメントの発生率の情報源である。カナダ発生率調査（CIS：Canadian Incidence Study）の報告によれば，1998年度に確認されたマルトリートメント被害のうち，11％が性虐待によるもので，子ども人口1,000人あたり0.93の発生率に該当する[3]。米国では，子ども虐待の被害者の実数を明確化するために，全米虐待・ネグレクト発生率調査（NIS：National Incidence Study）という調査を行っている。これは，現場で子どもと日々接している，通告義務を負う立場にある各種専門職種の人物（通告義務者）を各郡で数多く抽出し，そこから得られたデータから発生率を独自に算出する調査であり，約10年間隔で定期的に実施がなされている[12]。1993年に行われた第3回のNIS調査（NIS-3）では，

842の機関の5,600名を超える専門家が抽出されている。これら全ての機関で把握された事例が，危害基準と危険状況基準という2つの基準に基づき，評価がなされている。危害基準とは，比較的厳密な基準であり，この基準を満たしたと判断されるためには，「加害者の作為または不作為の結果，虐待やネグレクトと分類されるべき実証可能な危害が生じた」ということが立証されている必要がある。これに対し危険状況基準とは，マルトリートメント被害の存在が児童相談所によって確認されたか，児童相談所以外の専門家や子どもの親やその他の成人から，子どもが危険な状況であるという判断がなされた場合であれば，基準を満たすことになる。つまり，その子どもがまだ虐待を受けていなくても，危険状況基準を満たす場合には，数に含めてよいと定義されている。NIS-3調査によって，前回の1986年の第2回調査（NIS-2）に比して，児童虐待の総数が約66％増加していることが判明している。性虐待の発生件数は前回の倍近くに増えており，1993年の調査では，「危害基準」を満たした事例が217,700件，「危険状況基準」を

見たした事例が338,000件と推定された。これらの推定値は，NCANDSの発生数と合致していないが，その原因としては，（1）NCANDSは，調査により性虐待の疑いがあるとされた事例のみを対象としており，疑いがないと判断された事例は含まれていない，（2）NISには，地域の学校と病院の専門家によって虐待の疑いがあると把握されたものの，児童相談所に通告されなかった事例が含まれている，（3）NISでは，児童相談所では性虐待の疑いのある事例と判定する上での基準を満たさない「危害状況基準」に基づく疑い事例が含まれている，（4）事例によっては，性虐待は生涯明かされることはない，という4つの理由が挙げられている。NISとNCANDSのデータにつき比較分析し，「NISの推定値のほうが性虐待事例の実数に近いと考えられる」との報告を行っている研究も存在する[13]。第4回のNIS調査（NIS-4）は2006年に実施され，その結果は2009年に発表される見込みである[訳注a]。

性虐待の有病率

　性虐待の有病率につき研究した報告は，数多く存在する。児童相談所の公式報告よりも，前方視的にデザインされた研究に基づく結果のほうが，より正確に有病率を算出していると思われる。しかし性虐待の有病率の研究の多くが，リスクの高い特定集団を対象とした後方視的調査であることから，潜在的なバイアスによって，有病率が実際よりも過大評価されている可能性もある[14, 15]。初期の小規模な集団を対象とした研究においては，有病率は男児の3%，女児の12%という低いレベルであったが，性虐待が社会的に認識され受け入れられるようになり，また調査技術が向上した以降の研究においては，常に有病率は，25%以上と報告されるようになっている。これまでの有病率の研究は，性

虐待の定義にも調査方法にも大きなばらつきがあった[7]。また有病率研究では，前方視的な発生率研究では報告されることのなかった事例が含まれることとなるため，その結果には明確な差異が生じることとなる。たとえば，性虐待事例の多くは児童相談所や警察などの調査・捜査機関に通告・通報されることがないため，現在の性虐待の発生率に反映されている性虐待の数は，実際に発生している事例の3分の1に過ぎないと推定されている。有病率の研究は，このような公式な報告に載ることのない，より多くの事例を「捉える」機会を提供することにもなっている。

　これまでに発表された，有病率に関する主要な研究の概要を表3-1にまとめている。ノースカロライナ州とサウスカロライナ州の住民調査による性虐待の有病率は1%と報告されている一方で，ワシントン州の若年妊娠した女性を対象とした研究では有病率は66%強と報告されている[16-29]。これらの有病率研究の行われた時期は，古いものでは1988年，最近のものでは2002年と極めて幅広い。また自己申告された性虐待の比率は，地域，サンプリング手法（対象を絞っているか，全住民対象か），被害者の性別，年齢，性的接触の種類（性虐待，強姦，望まなかった性的接触），焦点が当てられた問題（医療的問題か心理的問題か），刑事裁判の状況（投獄されているか否か）の違いにより，ばらつきが極めて大きい。妊婦や性感染症に罹患した男性は，性虐待の生涯有病率が高かったとの報告もある。また大学生，投獄男性，注射による薬物乱用者も，高い有病率を示していた。しかしこれらの研究結果は，このような人々が虐待されやすい，ということを示しているわけではない。性虐待の既往を，自己申告に基づいて後方視的に把握する際に，特定の医学的・心理的・社会的問題のある集団を対象とした場合，有病率が高く報告される可能性は高まるのである。

　対照的に，全国規模のサンプリング調査の

[訳注a] The NIS-4 Report to Congress は2010年に発表された。詳細は www.nis4.org を参照。

表3-1	特定集団を対象とした，主要な性虐待の有病率研究の結果とリスク因子の一覧			
研究	実施年度	母集団	有病率	リスク因子
Russell ら [16]	1978	サンフランシスコ 成人女性930名	38% （18歳未満）	
Boyer ら [17]	1988-1990	ワシントン州 妊娠した若年女子535名	66.2%	
Holmes [18]	1992	HIV陽性の成人男性95名	20%	
Ompad ら [19]	1997-1999	米国の5都市 18〜30歳の注射による 薬物使用者2,143名	14.3% （18歳未満）	若年での注射による薬物 使用者
Littleton ら [20]	1999-2000	テキサス州 家族計画診療所の女性 （18〜40歳）1,428名	19%	（強姦）欧州女性
Aspelmeier ら [21]	2000-2001	女子大学生324名	37.7%	防御因子：仲間や家族と の強固な愛着関係
Van Gerko ら [22]	2000-2002	摂食障害のある成人女性 299名	28.8%	
Harlow ら [23]	2000-2003	外陰腟疾患の女性患者 125名	18.4% （対照群11.2%）	性虐待被害者で，発症率 高い
Trent ら [24]	2000	ボルチモア 19〜20歳の女性1,698名	16%	女性＞男性
Whetten ら [25]	2001-2003	米国ディープサウス HIV陽性の成人611名	生涯有病率1/3： 13歳未満25%	女性，男性の同性愛者や 両性愛者，アルコール依 存症，親がうつ病，家族 間暴力の存在
Johnson ら [26]	2001	テキサス州 郡刑務所の投獄男性100名	59% （前思春期）	女性加害者からの被害が 90%
Edwards ら [27]	2002	カリフォルニア州 成人8,667名	21.6%	
Theodore ら [28]	2002	ノースカロライナ＆ サウスカロライナ州 住民1,435名	1,000人中 10.5人 （1.05%）	女性（10倍），若年者
Senn ら [29]	2005	米国ニューヨーク州 ロチェスター 性感染者の成人871名	51%	少数民族， 中卒以下の学歴

| 表3-2 | 全米を対象とした，主要な性虐待の有病率研究の結果一覧 |

研究	実施年度	母集団	有病率	リスク因子
Finkelhorら[30]	1985	米国 成人2,626名	女性27%， 男性16%	不幸な家庭，片親， 西部，不適切な性教育
Briereら[31]		全米サンプル： 成人1,442名	23.3%	女性
Rindら[32]	メタ分析	男子大学生13,704名， 女子大学生21,999名	女子17% （3〜37%）， 男子27% （8〜71%）	家庭環境要因
Adamsら[33]	1990-1992	全米サンプル： 15〜54歳の4,264名	7.4%	女性＞男性
Vogeltanzら[34]	1991	全米サンプル： 女性1,099名	21〜32%	親の飲酒，父親の拒否，片親
Husseyら[35]	2001-2002	全米サンプル： 15,197名	4.5%	女性（1.2倍），有色人種（1.4-2.0倍），親の学歴（中卒以下）（1.5倍），収入$15,000未満（1.83倍），南部（1.36倍）
Finkelhorら[36]	2002-2003	全米サンプル： 2〜17歳の 若年者2,030名	8.2% （何らかの 性的被害）	女性，10代の若者，貧困，他の性暴力被害（強姦）

データを用いたメタアナリシスでは，一般集団における性虐待の推定値をより正確に評価することが可能となる（表3-2）[3, 30-36]。たとえば，1985年に実施された，全米規模の家族間暴力問題調査では，成人女性の27%，成人男性の16%が，子ども時代に不適切な性的接触や性虐待の被害を受けていたと報告されている。ただしこの研究では，性虐待の主要な要素である加害者と被害児の関係性については，明確にされていない[30]。その後に実施された同様の研究においては，調査が行われた地域や調査手法により，その結果は低いもので4.5%，高いものでは37%と，かなりばらつきがある[3]。1974年から95年までに実施された，59の研究を対象としたメタアナリシスでは[32]，定義にそれぞれ違いがあるものの，全体としては，一般大学生の16%が家族からの性虐待被害を受けたと自己申告しており，遠縁のものも含めると35%が親族からの性虐待被害を受けたと自己申告していた。この割合は，比較に用いた全国調査と比べて，33%も高かったわけであるが，定義にどのような性的行為まで含めるかによって，このような結果の差異が生じたものと思われる。海外の研究を検証することによって，他の文化圏における性虐待の社会的受容度や，性虐待の報告の状況を知ることができる（表3-3）[37-46]。英国とその関連諸国の専門家によって行われた初期の研究報告では，性虐待の有病率は子ども人口1,000人あたり3と低率であったが，その後の調査結果では，米国とほぼ同程度の比率であることが判明している。先に述べたカナダの発生率調査（CIS）でも，同様の割合が示されている。アジア諸国からの報告は限定的であるが，発生件数は少ないながらも増加傾向にある。ただCIS以外の研究は全国規模でのサンプル調査ではないため，特に特定の集団を対象としている研究の場合に，その結果は一般人口における真の有病率の推測値を示していると解釈すべきではない。

第3章 性虐待の疫学 **33**

表3-3	海外の主要な性虐待有病率研究			
研究	実施年度	母集団	有病率	リスク因子
Mrazekら [37]	1977-1978	英国ロンドン 専門家1,599名	1,000人あたり3	女性＞男性, 不安定な家庭
May-Chahalら [38]	1998-1999	英国 成人（18〜24歳）2,869名	19%（接触10%, 非接触6%）	女性，中流家庭
Dunneら [39]	2000	オーストラリア, 成人（18〜59歳）	32%	女性（2倍），年配女性
Luoら [40]	1999-2000	中国 成人1,994名	4.2%	男性＞女性, 20〜29歳で最多
Seniorら [41]	1991-1992	英国イングランド南西部 成人女性10,641名	18.2% （若年）	保護因子：白人, 社会の支援レベルの高さ
Chenら [42]	2002-2003	中国 4つの学校の学生2,300名	13.6%	女性（1.6倍）
Trocméら（CIS）[3]	2003	カナダ 14,200名	全国推計： 17,321件（1,000 人あたり2.67）	
Jirapramukpitakら [43]	2005	タイ国バンコク市 16〜25歳の202名	5.8% （挿入被害）	
Fanslowら [44]	2005	ニュージーランドの2地域 18〜64歳の女性2,855名	23.5%／28.2%	マオリ人＞ヨーロッパ 人，農村部＞都市部
Gladstoneら [45]	2004	オーストラリア うつ病の成人女性125名	27.2%	身体的虐待やその他のマ ルトリートメント被害者
McCrannら [46]	2006	タンザニア 大学生487名	27.7%	貧困，迷信

なぜ性虐待は減少しているのか

　州ごとのばらつきは大きいものの，米国全体では性虐待の認定件数は明らかに減少傾向にある（図3-1，図3-2参照）。これについては様々な説明がなされている[47-49]。米国の43州を対象とした，児童保護局の管理部局が実施した調査において，Jonesら[47]は「1992年から1999年にかけてのNCANDSデータを分析し，性虐待の年間発生率は39%低下している」と結論付けている。その潜在的原因としては，性虐待と認定するための証拠要件が厳格化したこと，法改正により親権が強化されたこと，性虐待疑い例として調査の適応となる事例が制限の強化により減少したこと，等が挙げられている。もちろんそれだけではなく，性虐待の予防プログラ

ムが機能し始めた可能性や，性虐待として訴追される事例が増えたことや，一般市民に対しての啓発運動が活発化したことなども，性虐待の認定件数が減少した要因と考えられている[50]。FinkelhorとJonesは[49]，「児童相談所が認定した性虐待事例は，1990年から2004年までに全米で49%減少しており，他の家庭内暴力事例や子どもへの犯罪率も低下しているのも明らかである」との説明を行っている。Finkelhorは[48]，4つの情報源（NCANDSデータ，州の児童相談所のデータ，米国の国勢調査で実施された全国犯罪被害調査のデータ，ミネソタ州において実施された学生を対象とした調査データ）を精査した結果，「児童相談所のデータに基づく性虐待の発生率の低下は，児童相談所の虐待対応・調査段

階における恣意的な影響により生じたとの証拠はほとんど認められなかった」，と結論付けている。過剰通告が社会的に問題になったことへの「バックラッシュ」として，性虐待の通告自体が抑制されてしまった可能性については，それを示唆する研究結果もあれば，全く逆の研究結果もあり，一定の見解はない。Finkelhorは「性虐待の発生率の低下のかなりの部分は，真の性虐待件数の低下が反映されていると思われる」と結論づけている。この，性虐待の発生率が低下しているという現象に関して，当初は懐疑的な言説が目立っていたが，公式な報告における性虐待の発生率の低下と平行するように，小児期の性虐待被害を自己申告する若年成人の実数の減少も確認されている。身体的虐待の認定件数もまた低下しているが，ネグレクトやその他の類型のマルトリートメントに関しては実数の減少は認められていない。犯罪全体の低下が性虐待の低下に寄与したとも推察されていて，1990年代以降の社会情勢の改善，経済的な繁栄，性虐待の予防プログラムの発展といった一連の流れも，性虐待の発生の低下に寄与したと推察される。より実際的には，社会的介入が強化されたこと，そして加害者への厳罰化の流れが進み，収監率が大幅に上昇したことなどが，極めて重要な役割を果たしたものと思われる。社会規範と慣習の変化，精神薬理学の発展，そして家族療法の発展も，性虐待の発生の低下を促進したと思われる。ただ残念なことに，性虐待発生の低下に寄与した可能性のあるこれらの要因の，各々の発生低下への相対的寄与率はまだ完全には解明されていない。また景気の停滞やその他の状況の変化により，性虐待の発生が再度増加に転じてしまうことも，否定はできない。

性虐待の再発

　性虐待への対処プログラムの実効性を評価するため，ならびに更なる危害が子どもに加えられることを防止するため，そして対処可能なリスク要因の明確化のために，マルトリートメントの再発に関する研究というのが，継続的に行われている。受けたマルトリートメントの類型によって，ならびにどの時点で再発とするか（事例が再度通告されたことをもって再発とするか，再発が調査で実証されたことをもって再発とするか）によって，マルトリートメントの再発率というのは，最小の研究報告で1%，最大の研究報告で66%と，大きな幅がある。再発予防プログラムが再発に果たす要因，ならびに子ども・家庭・福祉サービスのそれぞれが再発に果たす要因について明確化するために，これまでにも様々な研究報告がなされてきた[51-54]。一般的には，子どもが再度マルトリートメントの被害を受ける確率を増加させる要因としては，年少児，より深刻な虐待を受けていた子ども，障碍児，複数の類型の重複虐待被害児，養育者の小児期の虐待の既往，家族の複雑な感情的問題の存在，家族内のアルコール乱用者の存在，家族間の他の暴力問題の存在，等が挙げられる。性虐待の再発に関するデータは限られてはいるが，2002〜2003年に性虐待を受けた子ども1,467名を対象とした縦断的研究では，39%の子どもが2年以内に再度被害を受けていたと報告されている。その再発オッズ比は6.9であり，窃盗犯罪や強姦やその他の類型の虐待の再発率に比べ，高率である[54]。本章の筆者が行った2000年から2004年のNCANDSのデータ分析の結果によれば，最初に性虐待被害が確認されてから2年以内に，虐待の再通告がなされた事例は10%で，再通告時の被害の虐待類型は，3分の1以上が性虐待であった。性虐待の再発のリスク要因は，「家庭の居住環境」，「家族間の他の暴力問題の存在」であった。また，再発率の低下と関連性が認められたのは，「カウンセリング」，「精神科受診」，そして「加害者が少年であった場合の少年裁判所への訴追」，という要因のみであった。

性虐待のリスク要因および防御因子

　疫学研究を行うことにより，発生率と有病率だけではなく，リスク要因や防御因子を明らかにすることが可能であり，それにより性虐待の発生数を減らすことに繋がっていく可能性がある（表3-1〜3参照）。女性であること，特定の人種や出自，ある特定の年齢の子どもは，性虐待を受けるリスクが高いということが出来る[2, 3, 29, 55]。しかし，こうした特性は容易に修正できるものではない（たとえば，性虐待を下げるために女児の数自体を減らす，という施策を行うことはありえない）。リスク要因の中には，貧困[35, 55]や片親世帯など[30, 34]，対処が非常に困難な要因もあるが，貧困の片親世帯であっても性虐待が生じていない家庭は数多く存在している。結果として，積極的に介入を行うべきリスク要因としては，アルコール問題[34]，DV[25]，中卒以下の学歴[29]，精神疾患[25]等が挙げられ，これらの要因を減らしたり生じないように予防することができれば，性虐待の発生率は下がり，それにより性虐待の生涯有病率も下がるであろうと推察されている。性虐待や身体的虐待を受けた子どもたちの半分までもが，自らのレジリエンス（逆境を跳ね返す力）を発揮し，このような逆境体験による負の影響に抗うことが出来ていたとの報告もあるが[56]，愛着や安心感といった感情を確固たるものとし，適切な社会的支援を行う，といった防御的要因を増やすことで，負の影響をさらに減少させていくことが期待される[21, 41, 57]。性虐待に対する社会の関心の高まりというものが，どのような社会的意義を持っているのかについて検討した研究はほとんどないが，いくつかの研究の結果からは，社会的関心が高まることにより，性虐待の予防につながるような地域環境が明確化されてくることが示唆されている[58]。興味深いことにある研究では，性虐待予防教育の欠如というものが，性虐待発生のリスク要因の一つであったと報告されており，このことからは，今ある予防プログラムというものを，積極的に活用することが有用であるということが示唆される[30, 59]。ただ残念ながら，特定のリスク要因（人口寄与危険度割合［PAR_f］）を減らすことで，あるいは実行可能な特定の介入を行うことで，性虐待をどの程度低下させることができるかを立証した疫学研究は，ほとんど存在していない。

現時点での医学的証拠の確からしさと今後の研究の展望

　方法論についてのいくつかの改善すべき点が指摘されているものの[60]，現在のNCANDS報告書は，米国のほぼ全ての州と準州の報告事例が含まれている。またNIS調査では，NCANDSでは報告されていない数多くの性虐待事例が存在することが明確化され，そのリスクとなる要因を独自の手法で明らかにしている。ただ，これまでに行われた研究で，リスク要因と防御因子がどの程度，性虐待の発生や再発に寄与しているかを明らかにしたものはない。また判明しているリスク要因／防御因子の中には，研究対象の異なる別々の研究で整合性のない結果が示されているものも存在する。カナダのような大規模研究を実施した国は他にはなく，ほとんどの国々では，性虐待の全体像というものがようやく理解され始めるようになってきた段階にある。今後，発生率と有病率の研究において，サンプルの規模やその特性を高めることで，性虐待を受けた集団の真の割合というものを，より正確に理解することができるようになることが期待される。

文献

1. Finkelhor D: Sexual abuse as a social problem. *In*: Finkelhor D (ed): *Child Sexual Abuse: New Theory and Research*. Free Press, New York, 1984, pp 1-22.

2. U.S. Department of Health and Human Services: *Child maltreatment 1990-2006: reports from the states to the national child abuse and neglect data system*. U.S. Government Printing Office, Washington, DC, 1992-2008.

3. Trocmé NM, Fallon B, MacLaurin B, et al: *Canadian incidence study of reported child abuse and neglect-2003: major findings*. Minister of Public Works and Government Services Canada, Ottawa, 2005.

4. Waterman J, Lusk R: Scope of the problem. *In*: MacFarlane K, Waterman J, Conerly S, et al *(eds): Sexual Abuse of Young Children: Evaluation and Treatment*. Guilford Press, New York, 1986, pp 3-12.

5. Rosenberg DA, Gary N: Sexual abuse of children. *In*: Briere J, Berliner L, Bulkley JA, et al *(eds): The APSAC Handbook on Child Maltreatment*. Sage, Thousand Oaks, Calif, 1996, pp 66-81.

6. English DJ: The extent and consequences of child maltreatment. *Future Child* 1998;8:39-53.

7. Finkelhor D: Current information on the scope and nature of child sexual abuse. *Future Child* 1994;4:31-53.

8. Palusci VJ, Palusci JV: Screening tools for child sexual abuse. *J Pediatr (Rio J)* 2006;82:409-410.

9. Palusci VJ, Cox EO, Cyrus TA, et al: Medical assessment and legal outcome in child sexual abuse. *Arch Pediatr Adolesc Med* 1999;153:388-392.

10. Palusci VJ, Cox EO, Shatz EM, et al: Urgent medical assessment after child sexual abuse. *Child Abuse Negl* 2006;30:367-380.

11. Snyder HN: *Sexual assault of young children as reported to law enforcement: victim, incident and offender characteristics*. U.S. Department of Justice, Bureau of Justice Statistics, Washington, DC, 2000.

12. Sedlak AJ, Broadhurst DD: *The third national incidence study of child abuse and neglect (NIS-3)*. U.S. Department of Health and Human Services, Washington, DC, 1996.

13. Runyan DK, Cox CE, Dubowitz H, et al: Describing maltreatment: do child protective service reports and research definitions agree? *Child Abuse Negl* 2005;29:461-477.

14. Shaffer A, Huston L, Egeland B: Identification of child maltreatment using prospective and self-report methodologies: a comparison of maltreatment incidence and relation to later psychopathology. *Child Abuse Negl* 2008;32:682-692.

15. Everson MD, Smith JB, Hussey JM, et al: Concordance between adolescent reports of childhood abuse and child protective service determinations in an at-risk sample of young adolescents. *Child Maltreat* 2008;13:14-26.

16. Russell DEH: The incidence and prevalence of intrafamilial sexual abuse of female children. *Child Abuse Negl* 1983;7:133-146.

17. Boyer D, Fine D: Sexual abuse as a factor in adolescent pregnancy and maltreatment. *Fam Plan Perspect* 1992;24:4-19.

18. Holmes WC: Association with a history of child sexual abuse and subsequent adolescent psychoactive substance abuse disorder in a sample of HIV seropositive men. *J Adolesc Health* 1997;20:414-419.

19. Ompad DC, Ikeda RM, Shah N, et al: Childhood sexual abuse and age at initiation of injection drug use. *Am J Public Health* 2005;95:703-709.

20. Littleton H, Breitkopf CR, Berenson A: Sexual and physical abuse history and adult sexual risk behaviors: relationships among women and potential mediators. *Child Abuse Negl* 2007;31:757-768.

21. Aspelmeier JE, Elliott, AN, Smith CH: Childhood sexual abuse, attachment, and trauma symptoms in college females: the moderating role of attachment. *Child Abuse Negl* 2007;31:549-566.

22. Van Gerko K, Hughes ML, Hamill M, et al: Reported childhood sexual abuse and eating-disorder cognitions and behaviors. *Child Abuse Negl* 2005;29:375-382.

23. Harlow BL, Stewart EG: Adult-onset vulvodynia in relation to childhood violence victimization. *Am J Epidemiol* 2005;161:871-880.

24. Trent M, Clum G, Roche KM: Sexual victimization and reproductive health outcomes in urban youth. *Ambul Pediatr* 2007;74:313-316.

25. Whetten K, Leserman J, Lowe K, et al: Prevalence of sexual abuse and physical trauma in an HIV-positive sample from the deep South. *Am J Public Health* 2006;96:1028-1030.

26. Johnson RJ, Ross MW, Taylor WC, et al: Prevalence of childhood sexual abuse among incarcerated males in county jail. *Child Abuse Negl* 2006;30:75-86.

27. Edwards VJ, Holden GW, Felitti VJ, et al: Relationship between multiple forms of childhood maltreatment and adult mental health in community respondents: results from the adverse childhood experiences study. *Am J Psychiatry* 2003;160:1453-1460.

28. Theodore AD, Chang JJ, Runyan DK, et al: Epidemiologic features of the physical and sexual maltreatment of children in the Carolinas. *Pediatrics* 2005;115:e331-e337.

29. Senn TE, Carey MP, Vanable PA, et al: Childhood sexual abuse and sexual risk behavior among men and women attending a sexually transmitted disease clinic. *J Consult Clin Psychol* 2006;74:720-731.

30. Finkelhor D, Hoteling G, Lewis IA, et al: Sexual abuse in a national survey of adult men and women: prevalence, characteristics and risk factors. *Child Abuse Negl* 1990;14:19-28.

31. Briere J, Elliott DM: Prevalence and psychological sequelae of self-reported childhood physical and sexual abuse in a general population sample of men and women. *Child Abuse Negl* 2003;27:1205-1222.

32. Rind B, Tromovitch P, Bauserman R: A meta-analytic evaluation of assumed properties of child sexual abuse using college samples. *Psychol Bull* 1998;124:22-53.

33. Adams RE, Burkowski WM: Relationships with mothers and peers moderate the association between childhood sexual abuse and anxiety disorders. *Child Abuse Negl* 2007;31:645-656.

34. Vogeltanz ND, Wilsnack SC, Harris TR, et al: Prevalence and risk factors for childhood sexual abuse in women: national survey findings. *Child Abuse Negl* 1999;23:579-592.

35. Hussey JM, Chang JJ, Kotch JB: Child maltreatment in the United States: prevalence, risk factors and adolescent health consequences. *Pediatrics* 2006;118:933-942.

36. Finkelhor D, Ormrod R, Turner H, et al: The victimization of children and youth: a comprehensive, national survey. *Child Maltreat* 2005;10:5-25.

37. Mrazek PJ, Lynch MA, Bentovin A: Sexual abuse of children in the United Kingdom. *Child Abuse Negl* 1983;7:147-153.

38. May-Chahal C, Cawson P: Measuring child maltreatment in the United Kingdom: a study of the prevalence of child abuse and neglect. *Child Abuse Negl* 2005;29:969-984.

39. Dunne MP, Purdie DM, Cook MD, et al: Is child sexual abuse declining? Evidence from a population-based survey of men and women in Australia. *Child Abuse Negl* 2003;27:141-152.

40. Luo Y, Parish WL, Laumann EO: A population-based study of childhood sexual contact in China: prevalence and long-term consequences. *Child Abuse Negl* 2008;32:721-731.

41. Senior R, Barnes J, Emberson JR, et al: Early experiences and the relationship to maternal eating disorder symptoms, both lifetime and during pregnancy. *Br J Psychiatry* 2005;187:268-273.

42. Chen J, Dunne MP, Han P: Child sexual abuse in China: a study of adolescents in four provinces. *Child Abuse Negl* 2004;28:1171-1186.

43. Jirapramukpitak T, Prince M, Harpham T: The experience of abuse and mental health in the young Thai population. *Soc Psychiatry Psychiatr Epidemiol* 2005;40:955-963.

44. Fanslow JL, Robinson EM, Crengle S, et al: Prevalence of child sexual abuse reported by a cross-sectional sample of New Zealand women. *Child Abuse Negl* 2007;31:935-945.

45. Gladstone GL, Parker GB, Mitchell PB, et al: Implications of childhood trauma for depressed women: an analysis of pathways from childhood sexual abuse to deliberate self-harm and revictimization. *Am J Psychiatry* 2004;161:1417-1425.

46. McCrann D, Lalor K, Katabaro JK: Childhood sexual abuse among university students in Tanzania. *Child Abuse Negl* 2006;30:1343-1351.

47. Jones LM, Finkelhor D, Kopiec K: Why is sexual abuse declining? A survey of state child protection administrators. *Child Abuse Negl* 2001;25:1139-1158.

48. Finkelhor D, Jones LM: Explanations for the decline in child sexual abuse cases. *Juvenile Justice Bulletin*, Office of Juvenile Justice and Delinquency Prevention, U.S. Dept. of Justice, Washington, DC, January, 2004 (website): https://www.ncjrs.gov/pdffiles1/ojjdp/199298.pdf. Accessed February 15, 2010.

49. Finkelhor D, Jones L: Why have child maltreatment and child victimization declined? *J Soc Issues* 2006;62:685-716.

50. Jones LM, Finkelhor D: Putting together evidence on declining trends in sexual abuse: a complex puzzle. *Child Abuse Negl* 2003;27:133-135.

51. Fluke JD, Hollinshead DM: *Child maltreatment recurrence*. U.S. Department of Health and Human Services, Washington, DC, 2003.

52. Palusci VJ, Smith EG, Paneth N: Predicting and responding to physical abuse in young children using NCANDS. *Child Youth Serv Rev* 2005;27:667-682.

53. Fluke JD, Shusterman GR, Hollinshead DM, et al: Longitudinal analysis of repeated child abuse reporting and victimization: multistate analysis of associated factors. *Child Maltreat* 2008;12:76-88.

54. Finkelhor D, Ormrod RK, Turner HA: Re-victimization patterns in a national longitudinal sample of children and youth. *Child Abuse Negl* 2007;31:479-502.

55. Finkelhor D: Victims. *In*: Finkelhor D (ed): *Child Sexual Abuse: New Theory and Research*. Free Press, New York, 1984, pp 23-32.

56. DuMont KA, Widom, CS, Czaja SJ: Predictors of resilience in abuse and neglected children grown-up: the role of individual and neighborhood characteristics. *Child Abuse Negl* 2007;31:255-274.

57. Jonzon E, Lindblad F: Risk factors and protective factors in relation to subjective health among adult female victims of child sexual abuse. *Child Abuse Negl* 2006;30:127-143.

58. Tadoum RK, Smolij K, Lyn MA, et al: Predicting childhood sexual or physical abuse: a logistic regression geo-mapping approach to prevention. *AMIA Annu Symp Proc* 2005:1130.

59. Finkelhor D: Prevention of sexual abuse through educational programs directed toward children. *Pediatrics* 2007;120:640-645.

60. Finkelhor D, Wells M: Improving national data systems about juvenile victimization. *Child Abuse Negl* 2003;27:77-102.

親密パートナー間暴力（IPV）の疫学

Jonathan D. Thackeray, MD, Kimberly A. Randell, MD, MSc

はじめに

　親密パートナー間暴力（IPV：intimate partner violence，日本におけるDVとほぼ同義）とは，最も基本的なレベルで定義すると，「パートナーの一方が他方に対して力（パワー）を用いて，支配（コントロール）を行うこと」である。IPVというのは，広く社会に存在しており，その影響というものがない文化的集団・民族・人種というものは存在しない。IPVに対峙する専門職にとって重要なのは，この問題の規模を正確に認識し，このような暴力的関係を成り立たせる複雑な社会的力動につき理解をすることである。またそれに加え，IPVが被害者の身体的健康や心理的健康や行動の健全性に対して及ぼすこととなる，深刻かつ長期的な影響というものにつき，認識しておくことが極めて重要である。

定義

　IPVの研究において，研究者は様々な理由から，一貫性のある専門用語を使用することができない状況にある。IPV（親密パートナー間暴力）という用語は，他の用語でも置き換えられうる形で使用されることが多いが，子どもや高齢者への虐待といった暴力行為をも包含する「家族間暴力（family violence）」や「家庭内暴力（domestic violence）」のような包括的な用語と

は，一線を画している。「女性への暴力（violence against woman）」という用語は，IPVだけでなく未知の加害者からの性暴力や，女性に対するその他の形態の暴力も含んだ用語であるため，IPVとは区別されるべきものである。さらに，何を暴力行為と見なすか，誰が親密なパートナーに含まれるのかについての定義が一貫していないことも，研究によって明らかにされている。たとえばIPVに関する初期の研究の多くは，主として女性の身体への物理的な暴力行為にのみ注目しており，他の形態の暴力（経済的暴力や心理的暴力など）は考慮されていなかった[1]。

　本章ではIPVを，世界保健機関（WHO）が採用した「親しい間柄の相手に，身体的・心理的・性的危害を生じさせる行為」という定義[2]を採用することにする。このWHOによるIPVの定義は，米国疾病予防管理センター（CDC）の定義である「繰り返し殴る，傷を負わせる身体的暴力，心理的な暴力，性暴力，社会的に孤立させる，搾取，脅し，などの一連の強制的行為」という定義と，概ね一致している[3]。これら2つの定義は，IPVに身体的暴力，性暴力，心理的暴力，ネグレクトといった多様な類型を含めている点が共通している。図4-1に示した，家族間虐待介入プロジェクト（DAIP：the Domestic Abuse Intervention Project）の作成した「力と支配の車輪」という概念図は，IPVの概念を最も適切に説明したものといえる。この図は，女性

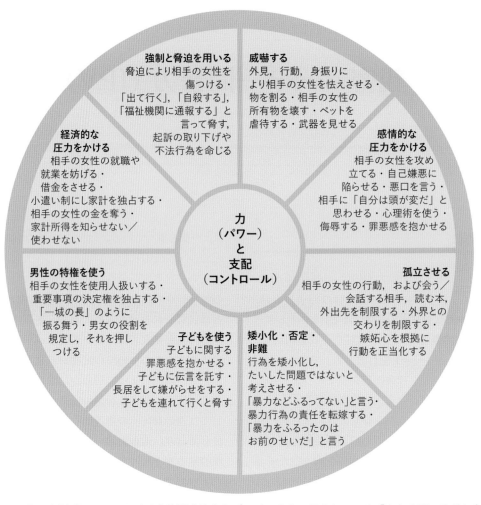

図4-1 ミネソタ州ダルースにおける家族間虐待介入プロジェクトで示されている「力と支配の車輪」(www.theduluthmodel.org.)

に対しての男性からの虐待行動として記載がなされているが，CDCの定義では，「親しいパートナー」には「性別や性的指向性を問わず，また，現在の配偶者であるか離婚・離別した相手（内縁の相手を含む）であるかを問わず，婚姻関係も問わず，同居か別居かも問わない」と記載されている[3]。

IPV問題の広がり

これまで発表されてきたIPVの発生率や有病率に関する研究の結果は，極めてばらつきが大きく，IPVの真の発生率や有病率を判断することは容易ではない。このためIPVの問題の規模について，これまでに公表されている統計値は，この問題を過小評価していると考えている研究者もいれば，過大評価していると考えている研究者もおり，混乱が生じている。いずれにしろ，IPVは健康を脅かす，世界規模の危機の1つであることに間違いはない。世界各地で実施された

一般集団を対象とした調査研究報告計48編をレビューした研究によると，女性の10～69％が，生涯のある時点で親密なパートナーから身体的暴力を受けたことがある，と報告されている[2]。また言葉による脅し・行動のコントロール・人前で辱める，といったより一般的ともいえる形態のIPVも対象に含めた場合，世界のあらゆる地域の女性の3人に1人が，これまでにIPVを経験している，と報告されている[4]。米国では，毎年150万人の女性が親密なパートナーから，身体的な暴力や性的な暴力を受けていると推察されている[5]。IPVの被害女性の多くが，少なくとも2回以上の被害を受けているとも報告されており，累計で年間500万件近くのIPVという形態の暴力被害事例が生じていることになる。デート中のIPV被害（いわゆるデートDV）は，若いころから始まるということを認識しておくことは，極めて重要である。女子高校生の約5人に1人が，デート中に相手から身体的な暴力や性的暴力を受けた事がある，との研究報告も存在する[6]。

リスク要因

　IPVの加害者や被害者となるリスク要因については，個人的要因・加害者と被害者の関係性の要因・地域や社会側の要因という社会生態学的観点から捉えると，整理し理解することが最も容易になるであろう。IPVの加害者になってしまう個人的な要因の最大のリスクは，小児期に家庭内の暴力問題を経験したか否かであると推察されている。これは，小児期に直接虐待を受けただけではなく，両親間の暴力に晒されるといった経験も含まれる。その他のリスクとなりうる個人的要因としては，心の健康の問題（特にうつ病）と薬物乱用の問題が挙げられる。また，社会経済的地位の低い女性は，IPVの被害者となりやすいことが指摘されている。そのほかにも，経済的ストレスや仕事上のストレス

と関連する人間関係性のストレスや，妊娠や出産関連のストレスなどによって，親密なパートナー同士での対立・不安定な関係・不和が生じている状況などがリスク要因として挙げられる。地域社会の要因としては，地域がIPVを公衆衛生の問題として適切に対処していく体制が整っておらず，「暴力反対の立場を取ろうとしていない」ことが，IPVを生じさせる素地となっていることもある。同様に，女性が自立するということに価値を認めず，論争を暴力で解決しようとする社会というものも，IPVの温床となる環境を生じさせていると言えよう。

社会的に考慮すべき要因

　被害女性のIPVへの認識は，自身が被害者であるという認識すらない段階から，IPVを加害者側の問題と捉え，関係性を終わらせてさらなる被害を回避しようと考える段階まで，いくつかの段階を踏むものであると考えられている[7]。このようにIPVの被害者の認識というものは様々な段階があるため，IPVの被害下にある女性への支援というのは，ダイナミックに変動する過程をたどるものである。このことが支援を行う医療者にとって，大きなフラストレーションともなりうる。たとえ被害女性が，加害者の行為を問題として捉えるようになっていたとしても，多くの個人的障壁・支援システム上の障壁・社会的障壁が存在し，これらが複雑に影響を及ぼしあい，被害女性が支援を求めようと決心することを難しくしている。被害女性を効果的に支援するために，我々はまず「IPVという問題に対し，被害者と医療者が向き合うことを妨げる要因」や「被害女性が被害を訴え出て，支援を求めることに繋がる動機」などの，IPVの社会的力動の原則論を理解することから始める必要がある。

IPV の被害者が支援を求める上での障壁

IPV の被害女性が，加害者との暴力的な関係性を終わらせようと決心するためには，まず「自分とパートナーとの関係性には問題がある」ということを認識する必要がある。小児期に家族間の暴力問題に晒された既往があったり，過去に親密なパートナーとの暴力的な関係性を経験したりした既往のある女性は，暴力的な行為が対人関係性の中で当たり前のものと捉えてしまっている可能性がある。また，治療を受けざるを得ないような重度の損傷を負うまで，パートナーとの関係性に問題があるとは捉えずに，矮小化してしまっていることもしばしばである[8]。

パートナーとの暴力的な関係性について女性が問題視し始めたとしても，関係性を続けようとすることは良くある。パートナーとの関係を断つという決心を行う過程で，被害女性には相反する様々な感情が交錯し大きな混乱が生じることとなる。関係を終わらせる必要性を認識しつつも，加害者への愛情を断ち切れないでいる女性も少なくない。「良かった頃」のことが忘れられず，この関係性が「変わってくれますように」と願い，加害者を擁護することもしばしばである[8-11]。また中には，加害者によって植えつけられた自尊心の低さ・罪悪感・羞恥心・自責感に支配され，助けを求めるのをためらう女性もいる[11-14]。加害者からの報復に対する恐怖心も，行動を起こす際の大きな障壁となる[8]。

現実的な問題というのも，女性がIPVという関係性を断つことを困難にしている。

女性は職を持っていないことも多く，その場合自由になるお金もないため，加害行為を行っているパートナーに経済的に依存せざるを得ない状況にあり[8, 9, 11]，加害者から離れることで，住む家も現在の暮らしも失ってしまう恐れがある。社会から孤立させるという方法も，IPVの際にしばしば行われる加害手法である。友人や家族との心のつながりを断たれ，距離的にも引き離された女性は，しばしば誰に助けを求めた

らよいか，分らない状況に陥っている[9, 15]。

子どもを持つ女性の場合，家庭を壊したくない，子どもには父親という存在が必要である，子どもの人生を邪魔したくない，児童相談所に介入され子どもの養育権を失うような事態を避けたい，などの理由から支援を受けたがらないことも少なくない[8-10, 12, 13]。こういった個人的な理由が障壁となっているだけではなく，社会的・文化的要因が障壁となることもある。IPVの問題を忌憚なく話せるような，開放的で支援的な地域ではないことが，支援に繋がることの障壁となることが指摘されている[8]。シェルター施設に入ることを，レッテルを張られたように感じてしまう女性も多い[12]。信仰心の強い地域・家庭で育った女性や，信心深い友人を持つ女性の場合，被害を開示しても非難されたり，信じてもらえなかったりすることも多い[10, 12]。文化によっては，IPVが「普通のこと」として許容されてしまっている場合もある。移民女性に特有の障壁というものも存在する。IPVの被害者が陥りがちな孤立状況に加えて，移民女性の場合には言葉と文化の壁も克服しなければならないのである。被害を開示することが，移民としての立場に影響を及ぼしかねないという懸念も，開示の障壁となっている[9]。

最後に，女性へ支援を提供するためのシステムそのものが，障壁となっている場合もあることにつき言及しておく。刑事司法制度について言及するならば，女性は「結局のところ法律は何も助けてくれない」と確信していて，助けを求めることをあきらめていることも多い。例えば「警察に通報しても，なかなか来てくれない」，「手続きが煩雑でお役所仕事である」，「助けを求めたとしても，どうなるかわからない」，「被害者への支援は極めてお粗末である」，「"なあなあ"にされてしまう」といった認識から，「支援を求めても無駄」と考え，利用できる刑事司法制度上の支援を受けようとしないのである[13, 15]。医療に対しても，「医療者がIPVの複雑

さを理解していない」，「医療者が，紹介できる専門的サービスについてわかっていない」，「打ち明けても無駄」，「被害を打ち明ければ警察や児童相談所に通報や通告をされてしまうのではないか」，「診察を受ける場合，どのくらいの費用がかかるのか分からない」，「医療者がIPVへの対処法をよく知らない」，「医療者は，なかなかIPVの状況を聞いてくれない」といった懸念が，被害女性から指摘されている[11, 13-15]。上記の議論から明らかなように，IPVの支配－被支配の関係性を終わらせる上で，障壁となる要因は数多い。それらの障壁を詳細に検討することで，今後より支援を受けやすくするために行うべき様々な策が見えてくるであろう。

IPVの被害者が，支援を求めようという動機付けとなる要因

　IPVの被害者が支援を求める上での障壁を理解し，それを取り去るだけでは，被害女性に虐待関係を終わらせようと決心させる上で，およそ不十分である。多くの公衆衛生上の問題と同様に，IPVの被害者が支援に乗るためには，まずその被害者自身が，自らそうしようと決心する必要がある。このような動機付けに働く要因というものは，まだ十分に研究されているわけではないが，このような要因を知っておくことは，支援を求める上での障壁を知っておくのと同じぐらい重要である。実際，この2つは相互に連関しており，支援を求める動機付けを強化することは，ある種の障壁を減らすことに繋がることが多い。

　知識を増やすことが，IPVの関係を終わらせることを決心する要因になるということは，多くの被害女性が指摘している。IPVの力動や定義，利用可能な支援策の種類やその内容，自己認知に関する知識など，様々な領域の知識がそのために有用となる[8]。また，心も体も限界に達したために，支援を求めようと決心する場合もある[8]。子どもを持つ女性の場合，IPVが子どもに様々な影響を及ぼしていると認識することが，支援を求める強力な誘因となり得る。例えば「子どもの身体的安全性が脅かされている」，「IPVを目撃し続けることにより子どもの情緒面の健康に短期的にも長期的にも影響が及ぶことを知った」，「このままでは児童相談所が介入し養育権を失う可能性があると認識した」，などは強い動機付けとなる[8]。もう1つ重要な誘因として，外部からの介入を挙げることが出来る。介入の形は様々であるが，法律の専門家，友人や家族，医療者，近所の人などが介入することが多い。シェルターにいる女性の大部分が，自ら支援に関する情報を探したわけではなく，外部の人物からの情報や提案に基づき行動したと述べていた，との研究報告もある[16]。

　このような，支援を求めようという動機付けとなる要因を理解することで，被害者が被害を開示すること，それを解消するための行動を具体的にとること，の両面を促すための直接的支援を行う事を可能していくことになるのである。

IPVに対応する際の医療者にとっての障壁

　IPVについて被害開示を行う際に被害女性に障壁が存在するように，医療者にとってもこの問題に対処するのを妨げる障壁があることは，よく知られている。自分の患者の背景にIPVの問題が存在する可能性を示す証拠が数多く存在しているにも関わらず，そのことに気付かない医療者は少なくない[17]。IPVの存在を医療者が疑った場合でさえも，この問題を「医療とは無関係のもの」と判断し，患者に直接質問しようとしないこともしばしばである[18]。数多くの研究からは，大部分の女性は，IPVに関してのスクリーニングとなる質問を受けることに関して，快く受け入れているということが証明されている[11, 20-22]ものの，依然として，「IPVのことを直接聞くのは，患者を憤慨させる」と，多くの医療者が考えている[19]。「女性がIPVの被害を受けているのであれば，積極的にそのこと

を開示するはずだ」と考えている医療者もいれば，単に聞くということを忘れてしまっている医療者もいる[23]。医療者に共通して認めがちなその他の障壁としては，「IPVを評価するための時間がない」[24-26]，「IPVを評価し，対応を行うためのトレーニングを受けていない」[26-28]，といったものが挙げられる。IPVを打ち明けた女性への支援を適切に提供できるか不安を感じている医療者が多い，との研究報告も存在している[19, 26, 29]。

子どもへのIPVの影響

　子どもというのは，自身が虐待の被害者となりうるし，IPVという暴力の目撃者にもなりうるリスクを持った特殊な存在である。IPVの発生率は子どものいる家庭ほど高く，米国では毎年約330万から1,550万人もの子どもが，IPVの影響下にあると推定されている[30, 31]。ここ数年，子どもの心身の健康や行動面に及ぼしうるIPVの負の影響について焦点を当てた研究が，数多くなされている。米国小児科学会では，IPVが引き起こしうる子どもの健康面への負の影響というものを認識し，女性への暴力を「小児科学的問題」として捉え，乳幼児訪問事業（well-child visit）の際に，すべての母親に対しIPVのスクリーニングを行い，陽性者に対して積極的な介入を行う方法論を確立する必要がある，との提言を行っている[32]。

　IPVと子ども虐待の併発に関する研究の結果は，どのような研究方法を用いたかにより，非常に幅のあるものではあるが，IPVが子どもの身体的・性的・心理的な虐待やネグレクトと関連していることは明らかである。大規模なレビュー文献研究では，IPVと子ども虐待が併発する比率の中央値は40％と報告されているが[33]，地域住民を対象とした個別の発生率研究では，その報告の幅は5.6〜55％と極めて幅広い[34-36]。ハイリスク家庭を対象としたある縦断的研究では，

子どもが生後6カ月になるまでにIPVが存在していた家庭では，子どもが身体的虐待や心理的虐待やネグレクトを受けるリスクは，子どもが5歳になるまで高い状況下にある，と報告されている[37]。IPVの目撃と虐待被害という2つの経験が重なると，負の相乗効果をもたらすということを示唆する研究報告は複数存在する[38, 39]。

　IPVの家庭では，子どもに直接暴力が向かったわけではなくとも，子どもが身体的危害を受ける恐れがある。ある後方視的レビュー研究では，全ての年齢層の子どもで，IPVとして両親間で暴力行為が行われている最中に，何らかの理由によって負傷していたと報告されており[40]，うち4割が，医学的治療が必要な傷を負っていたと報告されている。その大部分が幼児であったが，損傷部位は頭部や顔面が多かったとも報告されている。IPVが行われている最中に何らかの理由により負傷した子どもは，治療を受けさせてもらえないか，受診したとしても自分自身に暴力が向かうことを恐れて，なぜ負傷したかを明かさないことが多い。そのため実際の被害児数は，認識しているよりも多い可能性がある。

　IPVへの暴露は，あらゆる年齢層の子どもに影響を及ぼしうる。IPVに晒されている子どもでは，様々な内在化障害（抑うつ症，不安神経症，社会的引きこもりなど）や外在化障害（攻撃性，多動性，権威への反発など）を呈したり，認知能力が低下したりすることが示されており，自殺が生じる恐れもある[41-47]。外在化障害とは，いずれの問題も仲間関係や，親子間の愛着，学業に負の影響を及ぼす恐れがある。

　さらに，小児期のIPVへの暴露の事実は，子ども時代に他のリスクにもさらされていた可能性を考慮する材料ともなる。小児期逆境体験（ACE：Adverse Childhood Experiences）研究によれば，小児期にIPVに暴露された経験をしていた回答者の95％が，両親の別居や離婚，家庭内での薬物乱用，精神疾患，犯罪行為といった，他の有害事象を1回以上経験していたと報告さ

れている[36]。こうした子どもは，地域社会の中で，その他の様々な暴力に晒されるリスクも高い。小児期に逆境となる事象に晒される回数が多ければ多いほど，負の影響がより生じやすくなることは，種々の研究からも明らかとなっている[38, 47-49]。

IPVへの暴露による負の影響というものは，小児期だけでなく成人以降も深刻な健康被害をもたらしかねないということを認識しておくことは，極めて重要である。子ども時代のIPVへの暴露は，その他の逆境体験の併発の有無にかかわらず，成人期以降に喫煙やアルコールなどの嗜癖問題，重症肥満，糖尿病，虚血性心疾患，抑うつ症といった様々な医学的事象の発生率を高めることは，複数の研究で立証されている[38, 48, 49]。

子どもがIPVへ暴露されることにより影響を受ける程度というのは，母子間の愛着，育児法，母親のうつ病，社会経済的状況，居住状況，子どもの気質，暴露時の年齢，といった様々な要因により左右される[41-43, 50]。いずれにせよIPVに晒された子どもは，小児期にも成人以降になっても，様々な困難に晒される恐れがあることは，明らかである。IPVに晒されている可能性のある子どもを早期に認識することで，潜在的に危険な状況にある子どもに焦点を置いた介入・支援を行う事が可能になる。それによって，将来的な負の影響というものを低減し，予後を改善しうるのである。

現時点での医学的証拠の確からしさ

IPVには，絶対的な診断基準というものがないため，有病率を評価することは常に難しい問題である。まれな例外を除いて，IPVの発見は，医療者と患者との複雑なダイナミクスを経た結果，もたらされるものである。医療者が最終的にIPVの存在を認識し，行動に移すのは，「現在IPVの影響下にある」という患者の被害開示で

あり，IPVの有病率と発病率を評価することの困難性はここにある。また，それぞれの研究ごとに調査対象の母集団は多様であることや，「親密パートナー」「支配的行為」などの構成要因に関する研究者間の定義が一致していないことも，問題をさらに複雑にしている。このような理由から，研究から導きだされた結果の確からしさについては，慎重な考察が求められる。米国疾病管理センター（CDC）は，最近ようやくIPVに関する専門用語の使用とデータ収集を促進するための，勧告をうちだした[4]。今後の研究では，収集したデータの価値を高めるために，一貫性のある調査方法をいかに研究に取り入れていくかという点に，研究者は果敢に取り組む必要がある。

今後の研究の展望

IPVの研究においては，いまだにほとんど研究されていない領域が数多く存在する。医療者がいつ，どのようにIPVの評価を行うべきかについての研究は数多く存在しているが，そのような介入を行う事が，実際に被害者やその子どもの予後の改善につながることを実証した研究は，今のところ皆無に等しい。「女性にIPVの被害を受けているか否かを尋ねることで，かえって大変なことになったりしないであろうか」という疑問や，「IPVを開示した女性やその子どもに対して，何をしてあげることができるのか」という疑問に対する明確な答えは，まだ見つかっていないのが実情である。

IPVに関しては数多くの研究が行われているものの，その対象とされてきたのは典型的事例である「男性から暴力を受けた女性」であり，女性から暴力を受けた男性や，男女に関わらず同性愛者・両性愛者・性転換者におけるIPVの力動につき探求している研究は，まだほとんど存在しておらず，今後はこうした特定の集団を対象とした研究が必要となるであろう。最後に

IPVは成人間だけではなく，思春期の子ども同士の間にも広く認められるようになってきているということを指摘しておきたい。デート中の暴力（デートDV）の問題は早期から生じるものであり，小児・思春期の子どもの治療を担当する医師が，子ども自身や養育者と協力して，的確に対処・支援していくためには何をなすべきであるのかを明らかにするため，この分野のさらなる研究が求められている。

文献

1. Straus MA, Gelles RJ, Steinmetz SK: *Behind closed doors: violence in the American family.* Sage, Newbury Park, Calif, 1980.
2. Krug EG, Dahlberg LL, Mercy JA, et al *(eds): World report on violence and health.* World Health Organization, Geneva, 2002.
3. Saltzman LE, Fanslow JL, McMahon PM, et al: Intimate partner violence surveillance: uniform definitions and recommended data elements, Version 1.0, National Center for Injury Prevention and Control, Centers for Disease Control and Prevention (website): https://www.cdc.gov/violenceprevention/pdf/intimatepartnerviolence.pdf. Accessed January 28, 2009.
4. Heise L, Ellsberg M, Gottemoeller M: Ending violence against women. *Popul Rep L* 1999; 11 (website): Available at http://vawnet.org/material/population-reports-ending-violence-against-women. Accessed February 15, 2010.
5. Tjaden P, Thoennes N: *Full report of the prevalence, incidence, and consequences of intimate partner violence: findings from the national violence against women survey.* National Institute of Justice, Washington, DC, 2000.
6. Silverman JG, Raj A, Mucci L, et al: Dating violence against adolescent girls and associated substance use, unhealthy weight control, sexual risk behavior, pregnancy, and suicidality. *JAMA* 2001;286:572-579.
7. Burke JG, Denison JA, Gielen AC, et al: Ending intimate partner violence: an application of the transtheoretical model. *Am J Health Behav* 2004;28:122-133.
8. Petersen R, Moracco KE, Goldstein KM: Moving beyond disclosure: women's perspectives on barriers and motivators to seeking assistance for intimate partner violence. *Women Health* 2004;40:63-76.
9. Fugate M, Landis L, Riordan K, et al: Barriers to domestic violence help seeking: implications for intervention. *Violence Against Women* 2005;11:290-310.
10. Lutenbacher M, Cohen A, Mitzel J: Do we really help? Perspectives of abused women. *Public Health Nurs* 2003;20:56-64.
11. Rodriguez MA, Quiroga SS, Bauer HM: Breaking the silence. Battered women's perspectives on medical care. *Arch Fam Med* 1996;5:153-158.

12. Feder GS, Hutson M, Ramsay, et al: Women exposed to intimate partner violence: expectations and experiences when they encounter healthcare professionals: a meta-analysis of qualitative studies. *Arch Intern Med* 2006;166:22-37.
13. Petersen R, Moracco KE, Goldstein KM, et al: Women's perspectives on intimate partner violence services: the hope in Pandora's box. *J Am Med Womens Assoc* 2003;58:185-190.
14. Wester W, Wong SLF, Lagro-Janssen ALM: What do abused women expect from their family physicians? A qualitative study among women in shelter homes. *Women Health* 2007;45:105-119.
15. Logan JK, Stevenson E, Evans L, et al: Rural and urban women's perspectives of barriers to health, mental health and criminal justice services: Implications for victim services. *Violence Vict* 2004;19:37-62.
16. Randell KA, Bledsoe L, Shroff P, et al: Motivators for intimate partner violence help seeking: implications for intervention in the pediatric emergency department. Unpublished data.
17. Sugg NK, Thompson RS, Thompson DC, et al: Domestic violence and primary care: attitudes, practices, and beliefs. *Arch Fam Med* 1999;8:301-306.
18. Tilden VP: Response of the health care delivery system to battered women. *Issues Ment Health Nurs* 1989;10:309-320.
19. Lapidus G, Beaulieu Cooke M, Gelven E, et al: A statewide survey of domestic violence screening behaviors among pediatricians and family physicians. *Arch Pediatr Adolesc Med* 2002;156:332-336.
20. Bacchus L, Mezey G, Bewley S: Women's perceptions and experiences of routine enquiry for domestic violence in a maternity service. *Br J Obstet Gynaecol* 2002;109:9-16.
21. Burge SK, Schneider FD, Ivy L, et al: Patients' advice to physicians about intervening in family conflict. *Ann Fam Med* 2005;3:248-254.
22. Friedman LS, Samet JH, Roberts MS, et al: Inquiry about victimization experiences. A survey of patient preferences and physician practices. *Arch Intern Med* 1992;152:1186-1190.
23. Elliott L, Nerney M, Jones T, et al: Barriers to screening for domestic violence. *J Gen Intern Med* 2002;17:112-116.
24. Davies J, Harris M, Roberts G, et al: Community health workers' response to violence against women. *Austr N Z J Ment Health Nurs* 1996;5:20-31.
25. McGrath ME, Bettacchi A, Duffy SJ, et al: Violence against women: provider barriers to intervention in emergency departments. *Acad Emerg Med* 1997;4:297-300.
26. Sugg NK, Inui T: Primary care physicians' response to domestic violence: opening Pandora's box. *JAMA* 1992;267:65-68.
27. Parsons LH, Zaccaro D, Wells B, et al: Methods of and attitudes toward screening obstetrics and gynecology patients for domestic violence. *Am J Obstet Gynecol* 1995;173:381-386.
28. Wright RJ, Wright RO, Isaac NE: Response to battered mothers in the pediatric emergency department: a call for an interdisciplinary approach to family violence. *Pediatrics* 1997;99:186-192.
29. Molliconi SA, Runyan C: Detecting domestic violence: a pilot study of family practitioners. *N C Med*

J 1996;57:136-138.

30. Edleson JL: Children's witnessing of adult domestic violence. *J Interpers Violence* 1999;14:839-870.

31. McDonald R, Jouriles EN, Ramisetty-Mikler S, et al: Estimating the number of American children living in partner-violent families. *J Fam Psychol* 2006;20:137-142.

32. Committee on Child Abuse and Neglect: The role of the pediatrician in recognizing and intervening on behalf of abused children. *Pediatrics* 1998;101:1091-1092.

33. Appel AE, Holden GW: Co-occurrence of spouse and physical child abuse: a review and appraisal. *J Fam Psychol* 1998;12:578-599.

34. Zolotor AJ, Theodore AD, Coyne-Beasley T, et al: Intimate partner violence and child maltreatment: overlapping risk. *Brief Treat Crisis Interv* 2007;7:305-321.

35. Slep AM, O'Leary SG: Parent and partner violence in families with young children: rates, patterns and connections. *J Consult Clin Psychol* 2005;73:435-444.

36. Dong M, Anda RF, Felitti VJ, et al: The interrelatedness of multiple forms of childhood abuse, neglect and household dysfunction. *Child Abuse Negl* 2004;28:771-784.

37. McGuigan WM, Pratt CC: The effect of domestic violence on three types of child maltreatment. *Child Abuse Negl* 2001;25:869-883.

38. Felitti VJ, Anda RF, Nordenberg D, et al: Relationship of childhood abuse and household dysfunction to many of the leading causes of death in adults: the adverse childhood experiences study. *Am J Prev Med* 1998;14:245-258.

39. Antle BF, Barbee AP, Sullin D, et al: The relationship between domestic violence and child neglect. *Brief Treat Crisis Interv* 2007;7:364-382.

40. Christian CW, Scribano P, Seidl T, et al: Pediatric injury resulting from family violence. *Pediatrics* 1997;99:e8.

41. Hazen AL, Connelly CD, Kelleher KJ, et al: Female caregivers' experience with intimate partner violence and behavior problems in children investigated as victims of maltreatment. *Pediatrics* 2006;117:99-109.

42. Levendosky AA, Leahy KL, Bogat GA, et al: Domestic violence, maternal parenting, maternal mental health and infant externalizing behavior. *J Fam Psychol* 2006;20:544-552.

43. Fantuzzo JW, DePaola LM, Lambert L, et al: Effects of interparental violence on the psychological adjustment and competencies of young children. *J Consult Clin Psychol* 1991;59:258-265.

44. Huth-Bocks AC, Levendosky AA, Semel MA: The direct and indirect effects of domestic violence on young children's intellectual functioning. *J Fam Violence* 2001;16:269-290.

45. McDonald R, Jouriles EN, Rosenfield D, et al: Violence toward a family member, angry adult conflict, and child adjustment difficulties: relations in families with 1-to-3-year-old children. *J Fam Psychol* 2007;21:176-184.

46. Thompson, R, Briggs E, English DJ, et al: Suicidal ideation among 8-year-olds who are maltreated and at risk: findings from the LONGSCAN studies. *Child Maltreat* 2005;10:26-36.

47. Baliff-Spanvill B, Clayton CJ, Hendrix SB: Witness and nonwitness children's violent and peaceful behavior in different types of simulated conflict with peers. *Am J Orthopsychiatry* 2007;77:206-215.

48. Anda RF, Croft JB, Felitti VJ, et al: Adverse childhood experiences and smoking during adolescence and adulthood. *JAMA* 1999;282:1652-1658.

49. Dube SR, Anda RF, Felitti VJ, et al: Childhood abuse, household dysfunction and risk of attempted suicide throughout the life span: findings from the adverse childhood experiences study. *JAMA* 2001;286:3089-3096.

50. Levendosky AA, Huth-Bocks AC, Shapiro DL, et al: Impact of domestic violence on maternal-child relationship and preschool-age children's functioning. *J Fam Psychol* 2003;17:275-287.

5

子どものネグレクトの疫学

Howard Dubowitz, MD, MS

はじめに

ネグレクトは，子どものマルトリートメントにおいて最も頻繁にみられる類型であり，児童相談所（米国の場合，正確には児童保護局［CPS］）へ通告される事例の約3分の2を占めている[1]。本章では，子どものネグレクトの疫学に関するいくつかの主要な側面につき論じている。具体的には，定義の問題，発生率，そしてネグレクトの寄与因子として何が知られているかについて，記載している。宗教的理由による治療拒否としての医療ネグレクトや，歯科的ネグレクトについては，別に章立てし，説明を行っている。

定義上の問題

どの程度の養育であれば適切といえるのか？

子どもが受ける養育は，最適な養育から極めて不適切な養育まで多様性があり，その境目を明確に区切ることは困難である。大まかに「ネグレクトである」，「ネグレクトではない」と分けるのは，あまりに単純過ぎる。子どものニーズが完全に満たされている，あるいは全く満たされていない，という状況はむしろ稀であり，通常は人為的に境界線を定めて判断をしている。例えば，家庭の衛生管理が不適切であるような場合，有害な結果をもたらす境目を見極めることは極めて困難である。極端な状況は比較的少

なく，グレーゾーンがきわめて多いのが実情である。さらには「1日に摂取すべき栄養所要量」といった，比較的目安が具体的に示されている問題でさえも，その境目を単純に決めることはできず，この要件がどの程度満たされているかを評価することも難しい。

ヘルスケアのニーズを適切に満たしている状態というのは，①軽症の状態（傷口の洗浄等）に対し，適切な努力を行った，②中等症から重症までの状態（呼吸困難等）に対し医療機関へ受診し，適切な治療を受けさせた，③予後を改善し，合併症の発生を防ぐために適切に医療機関の受診を継続した，④奨励されている予防治療（予防接種等）を受けさせている，⑤十分な医療水準を満たしている医療者に受診させている，などの状況が挙げられる。最後に挙げた項目からもお分かりのとおり，ニーズを満たせない状況というのは，必ずしも親の過失によるものとは限らない。養育の質が継続的に保たれているかの評価を行う上では，例えばチャイルドシートの使用状況であれば，「最適」（常に使用している），「中程度」（たいていは使用している），「不適切」（ほぼ使用していない），という形で階層的に分類することが有効となるであろう。

エビデンスに基づく定義の探求

ネグレクトの定義は，理想的にはそれぞれ特定の状況（囫 適切な情緒的サポートを受けるこ

とができていないなど）に応じて，実際に生じたあるいは生じうる有害事象という観点から，経験的データに基づいて定義付けがなされるべきである。あらゆる状況に関して，エビデンスに基づいた定義付けがなされることが究極の目標であるが，すべての状況に対しこれを達成することは困難である。

子どもの健康・安全・発達は，相互に関連しあう複数の要因の影響を受けるものであり，そのために単一のリスク要因（例 不十分な情緒的サポート など）の影響について明確化することは極めて困難である。また子どもの背景事情というのも，ある特定の状況下においては影響を及ぼしうるものである。例えば，健全な9歳児であれば，自宅で数時間1人にしておいてもまず問題は生じないであろうが，放火癖のある子どもであれば甚大な結果を招きかねない。飢餓状態・ホームレス状態・遺棄など，子どもの安全・健康・発達を阻害することが明らかな状況もある。

実際には，特定の状況や経験のパターンが子どもの健康を危険にさらしているか否かを見極めるために十分な情報を入手しようと思っても，求めているほどには得られないことが多い。情報が曖昧な状況下で，拙速にネグレクトとの判断を下すべきではないが，ネグレクトの可能性のある状況を改善するための努力を惜しんではならない。このような情報不足の事例に対しどこまで積極的な対応を行うべきかについては，これまでの研究成果というものが，参考となるであろう。

実際の危害 vs 潜在的な危害

米国のほとんどの州では，ネグレクトを危害が実際に生じた状況のみに限定せず，生じる可能性のある状況についても，州法で定義に含めている。しかし全米の約3分の1の州で，実際の対応は危害が生じた状況に限定されているのが実情である[2]。ネグレクトの影響は何年も経ってから出現する可能性もあるため，潜在的な危害についても十分な配慮が必要である。また，まだ危害がまだ明らかになっていない段階であっても，ネグレクトとの判断を行うことで，実際に危害が発生することの防止につながりうるのである。ただ，今後どのような危害が生じうるのか，また危害が生じうる可能性はどの程度かを予測するのが困難なことも多い。いくつかの状況によっては，疫学的データが有用な場合もある。例えば，自転車で転んだ場合に頭部外傷が生じるリスクは，ヘルメットをしていなかった場合，していた場合に比べて高くなると推察される[3]。対照的に，8歳児を自宅に数時間1人で留守番させた場合に，危害が生じる確率を予測するのは困難である。このような状況は，実際に危害が生じた場合に，後から明らかになることがほとんどである。リスクを見極めることができたとしても，このリスクをどの程度深刻に捉えるかについては，意見が分かれてしまうのが実情であろう。また，危害が起こりうる可能性のみならず，起こりうる危害がどのような性質であるのかということも，考慮する必要がある。生活の範囲内で生じうるごく軽微な損傷（転んだ際の挫傷など）が生じたことを，ことさらに危険視する必要はない。子どもが生涯一度も損傷を負わないということはあり得ない。実際，子どもが軽微な損傷をきたしうる多少の冒険をすることは，発達において重要な経験（例 転びながら，歩き方を習得する など）である。ただし，たとえ可能性が低くとも，溺死などの重度の危害が生じる可能性を放置することは，決して容認してはならない。

多様性のあるネグレクトの定義の精緻化

子どもが経験するであろうネグレクトの種類は多様であり，またネグレクトに関係する状況というのは非常に幅広い。身体的ネグレクト・情緒的ネグレクト・監督ネグレクト・教育ネグレクトなど，ネグレクトを類型化することも重

要であるが[4]，程度（重症度）・継続性（慢性度）・頻度・故意性・発生の背景といった他の側面を理解することも極めて重要である。

　ネグレクトの程度（重症度）というのは，危害の生じる可能性と重大性という観点から判断される。単純に言えば，ネグレクトによって深刻な危害が生じるか，生じうる可能性がある場合に，重症のネグレクトと判断される。そして，このような危害が生じうる可能性が高い場合には，そのネグレクトはさらに重度であると判断することになる。研究者によって，様々なネグレクトの重症度を評価する手法が研究されてきているが[5-9]，実際の臨床に有用となる研究は限られているのが実情である。

　慢性のネグレクトとは，長期に渡り子どものニーズが満たされていない養育パターンを指し，その評価を行うことは困難ではあるが極めて重要である。ネグレクトが慢性化することは，子どもの予後と有意に相関しているとの研究報告もある[10]。ネグレクトの状況によっては，継続しているわけでなければ，それほど重大な危害に発展するわけではないものもある（例 不衛生な状態 など）。養育者の方から社会的に望ましくないとされる情報を開示することは稀であり，ネグレクトの状態が継続しているか否かを評価することは極めて困難である。子どもの年齢が長じていれば，子どもから有益な情報が得られる場合もある。ネグレクトが慢性的なものであるのかをおおまかに把握するためには，児童相談所の介入している期間や，初めて通告された時期と最後に通告された時期を把握することが有用である。ただし，児童相談所の児童票から得られる情報というのは，「いつどのようにこの問題に気づかれたのか」という情報が主であり，児童相談所に通告される前の養育がどうであったのか，通告と通告の間の養育がどうであったのかについては，不確かな証拠に基づいて推論するしかないのが実情である。

　ネグレクトの頻度を評価することも困難であ

る。養育者や年長児が説明した内容から判断するしかなく，児童相談所に通告のあった回数は，おおよその目安にしかならない。

　故意性というものも，ネグレクトを評価する上で重要な視点である。ネグレクトの可能性のある児を評価する場合，養育者が意識していないでそのような状況に陥っているのか，明確に意識しているのかを考慮する必要があるが，このような判断を行いうるのはほとんどの事例で困難である。Merriam-Webster辞典によれば，故意性とは，「意図をもって行ったこと，もしくは計画的に行ったこと」と定義されている。ほとんどのネグレクト事例は，養育者が意図的に子どものニーズを無視しているわけではなく，ニーズを満たすうえでの能力的な問題があるために，ネグレクト状態に陥っている。親が意図的に子どもに食事を与えない，といった最も悪質といえる事例でさえ，親の精神病理が関係している可能性があり，このような事例を「意図的」と分類することは，単純に過ぎるといえる。実際の臨床の現場では，家族の養育が不全状態にあることを「意図的に行っている」と評価することが，医師が陰性な感情を養育者に抱くことを助長するのであれば，家族の持つストレングス（うまくいっている点）を見出し支援を行う上で，逆効果になりうるともいえる。結局のところ，実際の臨床の現場で正確に故意性を判断することは極めて困難なのが実情である。

　ネグレクトを定義付けるうえで，文化的背景も関連している。例えば多くの文化において，子どもが幼くてもより年下のきょうだいの世話を手伝っている。それは双方に必要なことであり，子どもの責任感を育む上で重要なことであると，そのような文化圏では考えている。しかし，このようなことは不当で，養育者にとってかえって煩わしいだけで，またあまりにも危険だとみなす文化圏もある。このような考え方の違いは簡単に解決できるものではなく，特に移民との間のジレンマを生じさせる原因ともなり

うる。米国においてリスクと考えられる要因と，移民の出身国においてリスクと考えられる要因とは，大きく異なる可能性がある。文化的背景を考慮する重要性，そしてそれが子育てに及ぼす影響や，その文化圏特有の経験が子どもにもたらす結果について，我々は十分に認識しておかねばならない。一方で，ある文化圏では標準的な育児法であることが，潜在的な危害がある可能性を排除することにはならないということを認識しておくことも，極めて重要である[11]。文化的に許容されている育児法であるからといって，その全てを無批判に受け入れることのないよう，注意を払う必要がある。育児法によっては明らかに有害であり容認すべきではない場合もあることを忘れてはならない。また同時に，家族の背景にある文化を理解しようとし，敬意をもって各家族に関わることが優れた実践であることも忘れてはならない。

　貧困は子どものネグレクトに強く関連している。例えばNIS-3（第3回全米虐待・ネグレクト発生率調査）では，年収15,000ドル未満の世帯におけるネグレクトの発生率は，年収30,000ドル以上の世帯の44倍であったと報告されている[4]。貧困そのものが子どもの健康，発育，安全を脅かすことを実証するデータも数多く存在する[12]。先進国では特にそうであるが，貧困は社会的ネグレクトの一形態ということが出来る。しかし現在の児童福祉制度では，親や養育者の作為行為のみが問題とされがちで，育児における親や養育者の手落ち（すなわち過失）のみが問題とされている。実際，米国の11州およびワシントンD.C.の法規では，ネグレクトの定義の中で貧困から派生する状況は明確に排除されている。

子どものネグレクトの発生率

　2006年度に児童相談所に通告された事例のうち，マルトリートメントと認定された905,000件中64%がネグレクトであり，2.2%が医療ネグレクト（16%が身体的虐待，8.8%が性虐待，6.6%が心理的虐待）であった[1]。すなわち子ども人口1,000人中8人がネグレクトを経験したことになり，この割合は1990年代の初めからほぼ一定している[13, 14]。また通告された全事例の12%が医療者からの通告であった。

　ただし，発見しえなかった虐待・ネグレクト例も存在し，また発見されても通告がなされない場合もあるため[4]，その真の発生率を評価することは困難である。1993年，米国の42の郡を対象に実施されたNIS-3（第3回全米虐待・ネグレクト発生率調査）は，児童相談所への通告された事例以外も把握するために，また別の調査法を用いて発生率を調査したものである[4]。NIS調査では，小児科医を含む地域の通告義務者（子どもと接する立場の専門職）を「見張り番（sentinel）」と定めてトレーニングを行い，児童相談所へ通告しなかった事例であっても，この研究における定義を満たした事例を経験した際に，その事例の登録が行われた。この研究では，危害が実際に生じている場合だけではなく，危害が生じる可能性のある場合も定義に含めていた。また専門職以外の人物はsentinelには含めない形で実施がなされた。なお米国では，児童相談所への通告のほぼ半数が，通告事務者からの通告である。

　この研究におけるネグレクトの発生率は，子ども人口1,000人中14.6であった。一方，身体的虐待は子ども人口1,000人中4.9，性虐待は子ども人口1,000人中2.1であった。身体的ネグレクトは（1）治療拒否，（2）治療の遅れ，（3）遺棄，（4）子どもを家から追い出す，（5）その他の保護監護上の問題（何日にもわたって，子どもを他人に預けることを繰り返す，等），（6）監

第5章　子どものネグレクトの疫学　**51**

督ネグレクト，（7）その他（栄養不全，不適切な衣服，衛生ネグレクトなど）の7つに分類して調査された。なお「治療の遅れ」は「非医療者でも思慮分別さえあれば，医療者による診察が必要だと認識していただろう深刻な健康上の問題を，適時かつ適切に治療を受けさせなかった事例」と定義された。

心理的ネグレクトは，（1）愛着・愛情の欠如，（2）慢性的で過度のIPV（DV），（3）薬物やアルコール乱用の許容（この問題を養育者に伝えたが，対応しようとしない），（4）その他の不適応行為（非行を繰り返す，等）の許容，（5）心理的ケアの拒否，（6）心理的ケアの遅れ，（7）その他の心理的ネグレクト（子どもへの不適切な期待の押し付け，等）の7つに分類して調査された。

教育ネグレクトは，（1）長期にわたる不登校の許容（この問題を養育者に伝えたが，介入しようとしない），（2）子どもを学校に通わせず，代替となる教育も1カ月以上に及び受けさせていない，（3）教育上の特別なニーズの無視，の3つに分類して調査された。なお「教育上の特別なニーズの無視」という基準は，「妥当な理由なく，子どもに奨励された治療的な教育サービスを受けさせない，あるいはそれを怠る状況。もしくは妥当な理由なく，子どもが受けた学習上の障害の判断やその他の特別な教育的ニーズの判断を受け入れようとしない状況」と定義された。

マルトリートメントの発生率調査のような調査ではなくとも，様々な情報源が子どもへの社会的ネグレクト（サービスへのニーズと，実際の施策やプログラムの提供状況との間にギャップがあり，子どものニーズが満たせない状況が発生している事）が生じていることを示している。たとえば，子どもの心理精神医学上のニーズがありながら治療プログラムが提供されていない状況は珍しくない[15]。精神医学的診断を受けている9歳〜17歳の子どもを対象としたある研究では，1年以上適切な精神科医の診察を受けていた割合はわずか38〜44％のみだった，と報告されている[16]。また歯科治療を必要とする状況の放置もよく認められる。たとえば未就学児を対象としたある研究では，4歳児の49％に虫歯があるものの，治療が完了していたのは10％未満だったと報告されている[17]。別の研究では，幼稚園児の歯科的状況を調査したところ，直ちに歯科治療を要する園児は8.6％存在していた，とのことである[18]。ヘルスケアネグレクトの状況というのは稀ではなく，医療受診のアクセスの改善や医療保険の整備は，今日の米国における整備すべき根本の問題である。いずれにせよ，2006年の段階で米国ではおよそ870万人（11.7％）の子どもが，この形態のネグレクト（社会的ネグレクト）下にあると判断されている[19]。

なお2006年の致死的虐待事例の74％が，ネグレクトによるものであった（医療ネグレクト1.9％を含む）[19]。そのほとんどは，監督ネグレクト下の溺死や火災による死亡であった。

ネグレクトの寄与因子

Belsky[20]によって，虐待・ネグレクトの原因を理解するための理論的枠組みが提供されている。ネグレクトは単独の要因のみで発生につながるわけではなく，発達生態理論では，個人（親・子ども）・家庭・地域・社会レベルにおける複数の相互作用因子が，マルトリートメントの発生に寄与していると仮定されている。たとえば，母親のうつはネグレクトの発生と強い相関を示すことが多いが，うつ病そのものがネグレクトを発生させるわけではない。しかし，貧困や社会的支援の不足といった他のリスク要因が併存することで，ネグレクトの発生する可能性は高まる。

個人レベル

親の特徴

　母親のメンタルヘルスや，知的能力，薬物乱用の問題は，ネグレクトとの相関が強い。被ネグレクト児の母親に見出される主たる要因は，感情障害，特にうつ病である[21-23]。被ネグレクト児の母親は，対照群の母親に比べて，倦怠状態やうつ状態にあることが多く，落ち着きを失いやすく，孤独を感じやすく，そして人生に満足していないことが多い[23]。また被虐待児の母親や対照群の母親に比べて，敵対心を持ち，衝動的で，ストレスを受けやすく，非社交的な傾向にある[24]。精神発達遅滞や教育の欠如などによる母親の知的能力の障害も，ネグレクトと相関している[23, 25-27]。

　妊娠期の母親の薬物使用も，広く蔓延している問題である。2002年と2003年の全米調査[28]では，妊婦（15～44歳）の4.3％が，調査前月中に違法薬物を使用していた，と報告されている。なお，同じ年齢層の非妊婦では，この比率は10.4％であった。ほぼどの違法薬物も，胎児と子どもにとってのリスク要因であり，長期的な医学的問題を発生させることを示唆する研究報告は多数存在している[29-32]。

　親が薬物乱用者である場合に最も懸念されるのは，その育児能力の脆弱性である。親の薬物乱用は，ネグレクトの発生と相関しており[33-35]，このような親の場合，慢性的なマルトリートメントに発展する可能性も高くなっている[36]。Chaffinらの研究[37]では，対象としたマルトリートメントの加害親の約半数が，薬物乱用の既往を持ち，このような親の場合，子どものネグレクトの発生率はそうでない親に比べて，約3倍にのぼったと報告されている。親がアルコールや薬物の乱用者の場合に，子どもに発生しうる潜在的な危害についても，数多くの研究報告から明らかとなっている[38-41]。

　父親とネグレクトの関係性についての研究報告は，比較的少ないのが実情である。ある研究では，父親の不在はネグレクトにおける単一のリスク因子ではなかったが，父親（や父親像となる人物）が，育児に関与する時間が短く，母親から「育児にほとんど貢献していない」と思われた状態で，家事にも積極的ではない人物は，ネグレクトの加害者である確率が高かった，と報告されている[42]。父親との関係性が子どもにどのような恩恵を及ぼすかを示した研究は数多くある。たとえばある研究では父親の存在は，子どもの認知発達・知覚能力・社会的受容度の向上と相関していたと報告されている。父親から多大なサポートを受けたと述べた子どもは，言語能力や社会的能力が高く，抑うつ症状のある子どもはほとんど存在していなかった[43]。子どもと父親との間に肯定的関係がみられない場合，これもネグレクトの一形態，もしくは寄与因子だとみなすことができるであろう。

子どもの特徴

　子どもの発達とマルトリートメントに関する様々な科学的論証から，ネグレクトや虐待をうけやすい子どもの特徴を考慮することは極めて重要であるということが出来る。たとえば気難しい性格の子どもの親は，のんびりした子どもの親よりも，育児にストレスを感じていることが多いことが明らかとなっている。つまり親のストレスを生じさせるような子どもの特徴は，マルトリートの発生の寄与因子となるのである[37]。

　低出生体重や未熟児出生は，虐待やネグレクトの重要なリスク要因となることは，様々な研究報告から明らかにされている[44, 45]。ただこのような子どもたちは小児科医によって綿密なフォローアップを受けるために，マルトリートメントの通告を受ける機会が増しただけの可能性もある。また，医療ネグレクトに関しても，より医療的なニーズの多い子どもほど頻繁に生じると推察されている[46]。このような子どもの場合，育児上のニーズは大幅に増すこととな

第5章　子どものネグレクトの疫学　**53**

り，当然それが満たされず危険に晒される可能性は高まってしまうのである。

他にも多くの研究で，虐待・ネグレクトの発生は，慢性の医学的状態を有する子どもで高いことが示されている。DiamondとJaudes [47] は，脳性麻痺がネグレクトのリスク要因であることを明示している。長期に入院を要する状態の障碍児では，作為的な虐待の被害増加は認められなかったものの，不作為であるネグレクトの被害を受ける比率が増加していた，との研究報告もある [48]。これとは逆にBenedictら [49] は，中等度～重度の発達遅滞児500名（うち82％が脳性麻痺児）を対象とした研究で，虐待率の上昇は認められなかったとの報告を行っている。より最近の研究によれば，心理精神的な問題を抱える子どもはマルトリートメントの被害を受けるリスクが高かったが，発達障碍児ではそのようなリスクの増加は確認されなかった，と報告されている [50]。

家庭レベル

被ネグレクト児の家庭では，親子間の関係性に問題があることが判明している。母子間の相互関係性の力動に関して検討した研究からは，ネグレクトの生じている家庭では，母子相互の関わり合いが少なく [51]，母親と乳児との間の愛着形成が阻害されていることが判明している [52, 53]。被ネグレクト児の親と，身体的虐待の被害児の親とマルトリートメントを受けていない子どもの親との比較研究では，被ネグレクト児の親が最も子どもとの関わりが否定的なものであった，と報告されている [54]。BoushaとTwentyman [55] は，被ネグレクト児の親は，身体的虐待の被害児の親やマルトリートメントを受けていない子どもの親と比較して，子どもとの双方向性の関わりが最も少なかった，と報告している。

被ネグレクト児の母親は，マルトリートメントを受けていない子どもの母親と比較して，自身の幼い子どもに対して非現実的な期待を抱い

ている可能性も示唆されているが [56]，子どもの発達のマイルストーン（何カ月齢で乳児は，支持がなくとも座位を保てるようになるのか，など）の知識欠如がネグレクトと相関しているか否かは，明らかにはなっていない [57]。ただし，親の問題解決能力の不足・育児能力の乏しさ・子どもの発達上のニーズに関する知識の不足などは，ネグレクトと関係しているとの研究報告もある [58, 59]。

Kadushinは被ネグレクト児を対象とした研究 [25] の中で，母親が衝動的で計画能力や決断能力に乏しく，かつ家庭放棄や投獄により父親が不在か夫婦関係が破たんしている状態の，無秩序な家庭が多いことを指摘している。ネグレクトは社会的孤立との関連性が強いことも判明している [60]。配偶者や親族や友人の支援を受けずに一人で育児を担うことは，ネグレクトの強力なリスク要因となる。ある研究では，被ネグレクト児の母親は，孤立していて，近隣住民が自分に冷たいという感覚を抱いているということが示されており，逆に近隣住民は母親を「変わっている」「自分たちとの接触を避けている」とみなしていた，と報告されている [61]。そして被ネグレクト児の母親は，マルトリートメントを受けていない子どもの母親に比して，育児支援を受けることが出来ておらず，社会的な交流を楽しめていない可能性が示唆されている [59]。また別の研究では，自身の子どもを虐待・ネグレクトしている親は，そうでない親に比較して，地域社会とうまくやれておらず，地域の社会的活動の参加率も低く，公式・非公式のサービスの利用度が低いと報告されている [62]。

GiovannoniとBillingsley [63] は，被ネグレクト児の母親は，親族と疎遠で支援を得られないことが多いことを，研究で示している。Seagull [64] は，社会的孤立はネグレクトのリスク要因であるのか，それとも家族機能不全の一徴候であるのかについて，検証を行っている。いずれにしろ，社会的孤立はマルトリートメント，特にネグレ

クトとの強い相関があることは明らかである。

ストレスもマルトリートメントの発生に強く関連している。ある研究では，被ネグレクト児の家庭では，身体的虐待被害児の家庭やマルトリートメントのない家庭に比して，失業・疾病・立ち退き・逮捕などの最大レベルでのストレスにさらされている傾向にあると報告されている[65]。Lapp[66]らの研究でも，ネグレクトを理由に児童相談所に通告された親はストレス，とりわけ家族の問題や経済的問題や健康問題に関するストレスを有している頻度が高かった，と報告されている。

Crittenden[67]は，情報処理の歪みとネグレクトとの因果関係についての研究を行い，認知プロセスの歪曲状況によってネグレクトは，(1) 無秩序型ネグレクト，(2) 情緒的ネグレクト，(3) うつ状態に関連するネグレクト，の3種類に分けられるとの見解を述べている。一つ目の無秩序型ネグレクトの特徴は，子どもに対して衝動的・感情的な反応を示す家庭で生じるものである。家庭は混乱した状況下にあり，無秩序で組織だっていないように見える。子どもはこの様な状況に巻き込まれ，ニーズは満たされないこととなる。二つ目の情緒的ネグレクトは，子どもの情緒的ニーズにほとんど注意を払わない家庭で生じる。親は衣食住などの日々の生活に必要なことには対処しているかもしれないが，子どもがどのように感じるかに関しては無頓着である。三つ目のうつに関連するネグレクトは，ネグレクトの典型例であり，親はうつ状態にあり，認知的情報や感情的情報に対しうまく処理をすることができないでいるため，子どもは自分の心身について，自分自身で何とかやっていかなければならない状態下に置かれることになる。

地域／近隣レベル

地域社会の状況やその資源，すなわち社会資本 (social capital) は，親子の関係性に影響を及ぼし，マルトリートメントの発生と強く相関し

ている[68]。家族向けのアクティビティー，ゆとりある良質な育児環境，良好な交通システムなどの社会資本が充実した地域に住む家族は，子どもを養育し保護する能力が促進される。公的なネットワーク以外の支援・安全のネットワーク，娯楽施設もまた，家族の健全な機能を支える要因である。GarbarinoとCrouter[68]は，近隣住民が互いの行動に注意を払いあい，困難を抱えている状況を認識しおせっかいをしあう，という関係性の重要性につき論じている。このようなフィードバックが存在することは，家族の社会的孤立を防ぎ，家族がサービスを受けることを促進する。

近隣環境とマルトリートメントの発生に関しての検討を行ったある研究では，最も支援を必要とする家族は，社会福祉レベルが最も低い地域に集まっている傾向があった，と報告されており[69]，リスクの高い近隣環境を形成する要因となり得るのは，個人の経歴だけではなく，政治的・経済的な力も大きく寄与している，と考察されている。リスクの高い環境におかれている家庭は，近隣住民と分かち合うことができず，近隣住民との情報交換をそれほど信頼していないことも判明している。このように，近隣の圧倒的多数が貧困家庭である場合，家庭の問題は近隣環境によって緩和されるどころか，さらに複雑になる可能性がある。GarbarinoとCrouter[68]の行った研究では，近隣地区の生活の質を親が否定的に捉えている場合，マルトリートメントの発生が増加すると報告されている。以上まとめると，地域社会というのは，家庭を支援する貴重な源となることもあれば，家庭のもう一つのストレス要因ともなり得るのである。

社会的レベル

社会的レベルにおける数多くの要因も，家庭が子どもを適切に養育する能力を危機にさらすことになる。様々な社会システム上の不備が存在し，そのこと自体が子どもへのネグレクトと呼

第5章 子どものネグレクトの疫学　**55**

ぶべき状況にある。「過去10年間に，学識経験者からなる数多くの委員会やワーキンググループが，米国の教育制度の不備につき警鐘を鳴らし，即時の改革を求めてきた[70]。全米規模の調査で，高校を卒業できる生徒は7割しかいないことが判明しており[71]，学習障害児の親を対象としたある全米調査によれば，学習障害児で特別教育を受けているのもやはり7割程度で，そして心理精神的治療が必要な子どものうち，実際にケアを受けている子どもは2割に満たないことが判明している[72]。

貧困とは，「所得が連邦政府の貧困基準（2008年度では4人家族の世帯で21,200ドル）に満たない状態」と定義付けられている。貧困はネグレクトとの相関性が最も強いと推察されている[4, 24, 73]。このような状況に陥るのは，貧困層の中でも最貧困の状況にあることが多い[64]。貧困が子どもの健康と発育に及ぼす有害な影響は広範に及ぶ[70]。貧困は家庭の機能に影響するだけでなく，子どもの健康・発育・安全を直接脅かす[12, 75-77]。貧困世帯の子どもの多くは，健康保険の点でも学業成績の点でも，裕福な世帯の子どもたちに及ばない状況にある[70]。貧困世帯の子どもの多くは，環境的危機（環境中の鉛，暴力 など），飢餓，乏しい娯楽機会，健康・医療上の不備に晒されている。米国貧困児童対策センター（National Center for Children in Poverty）によれば，米国の6歳未満の20％が貧困世帯の子どもであり，この割合は他の主要先進国の2～3倍の高さである。子どもの健康と福祉を損なうとされているリスク要因のうち，貧困は極めて重要度の高い問題である。ただし，ほとんどの低所得世帯の子どもは，ネグレクトを受けているわけではない点に注意が必要である。逆に，ネグレクトは決して貧困世帯だけの問題ではないことも強調しておく。

ケアや保護を要する子どもの支援を行う児童福祉制度そのものが，社会的ネグレクトの一例ということが出来る[76]。Connell らは総説論文の中で，「もし虐待・ネグレクトに対応する専門家を苛立たせ，その資金を提供している国民を怒らせ，それに頼っている子どもを見捨てるような制度を政府が敢えて計画したとしても，現在の児童福祉制度よりはましだったはずである」，との批評を行っている[36]。児童相談所は，常に予算不足で，職員は適切なトレーニングを受けておらず困惑しており，効率的なサービス提供ができない状況にあり，子どもを保護するという本来の使命を十分に果たせないでいるのが実情である。

専門職レベル

先に述べたように，専門職もネグレクトの寄与因子となりうる。子どもの症状や治療計画を理解していない両親との間で，コミュニケーショントラブルを引き起こしてしまっている事例は実に多い[70]。小児科医が奨励されている手順や治療に従わずに，子どもの健康を危険にさらしている状況もしばしば見受けられる[76]。小児科医が子どもの医療的・心理的ニーズを見落とした場合，それはネグレクトというべき性質のものなのである。

ネグレクトの防御要因

リスク要因の影響は，防御要因によって緩和させることができる。防御要因には内的な特性（親の育児への自信，など）と外的な特性（社会の支援，など）とがある。家族の社会的関係性や，地域との繋がり（家族に対しての社会的支援システムなど）に対しても，「社会資本（social capital）」という概念が当てはまる[78]。このような社会資本は子どもの発育との相関関係があると考えられている。社会的ネットワークが強固な場合には，長期にわたって防御要因として機能することとなる[78-80]。社会的支援のレベルが高くなると，身体的ネグレクトの発生が減り，体罰以外の方法でのしつけが増えることが判明

している[80, 81]。

その他の防御因子となりうるものとして，親の育児への自信を引き出すこと，が挙げられる。親が育児能力を自覚することにより，育児問題の解消とネグレクトの防止に有効に作用しうることが指摘されている[77]。例えば，父親が自分の育児能力に自信を持っている家庭では，自信のない父親の家庭に比べて，ネグレクトが生じる可能性が低いことが判明している。育児能力に自信を持つことで，子どものニーズに敏感になり，子どもに適切な刺激を与えることが出来るようになり，体罰を用いないしつけが出来るようになる，などのポジティブな育児が促進されるのである[42]。

結語

子どもへのネグレクトを明確に定義付けすることで，小児医療提供体制上の方向性は明確化する。ネグレクトの問題が蔓延していることは紛れもない事実である。この原因は複雑で，時には複数の要因が相互作用を及ぼしあっていることも明らかである。リスク要因だけではなく，防御要因の存在を見極めることが重要であり，より適切な支援的アプローチを行っていく上で不可欠である。ネグレクトに対処するには，その原因と背景を慎重に考慮した上で，子どもと家庭の具体的なニーズに適切に応じられるようにする必要がある。今後の研究において優先すべきは，子どものネグレクトを防止し対処するための戦略を構築し，評価することにある。

文献

1. Gaudiosi JA: *Child maltreatment 2006*, U.S. Department of Health and Human Services, Administration for Children and Families (website): http://www.acf.hhs.gov/programs/cb/pubs/cm06/cm06.pdf. Accessed December 27, 2008.
2. Zuravin SJ: Issues pertinent to defining child neglect. *In*: Morton TD, Salovitz B (eds): *The CPS Response to Child Neglect: An Administrator's Guide to Theory, Policy, Program Design and Case Practice.* National Resource Center on Child Maltreatment, Duluth, Ga, 2001, pp 37-59. http://www.nrccps.org/PDF/CPSResponsetoChildNeglect.pdf. Accessed on January 30, 2009.
3. Wesson D, Spence L, Hu X, et al: Trends in bicycling-related head injuries in children after implementation of a community-based bike helmet campaign. *J Pediatr Surg* 2000;35:688-689.
4. Sedlak AJ, Mettenburg J, Basena M, et al: *Fourth national incidence study of child abuse ande neglect* (website): https://www.childwelfare.gov/topics/systemwide/statistics/nis/#n3. Accessed August 28, 2017.
5. Magura S, Moses B: *Outcome measures for child welfare services: theory and applications.* Child Welfare League of America, Washington, DC, 1986.
6. Barnett D, Manly JT, Cicchetti D: Defining child maltreatment: the interface between policy and research. *In*: Cicchetti D, Toth SL (eds): *Child Abuse, Child Development, and Social Policy.* Ablex Publishing, New York, 1993, pp 7-73.
7. Litrownik AJ, Lau A, English D, et al: Measuring the severity of child maltreatment. *Child Abuse Negl* 2005;29:461-477.
8. Dubowitz H, Pitts SC, Litrownik AJ, et al: Defining child neglect based on child protective services datra. *Child Abuse Negl* 2005;29(5):461-477.
9. McGee RA, Wolf D, Yuen SA, et al: The measurement of maltreatment: a comparison of approaches. *Child Abuse Negl* 1995;19(2):233-249.
10. English DJ, Graham JC, Litrownik AJ, et al: Defining maltreatment chronicity: are there differences in child outcomes? *Child Abuse Negl* 2005;29:575-595.
11. Korbin JE, Spilsbury JC: Cultural competence and child neglect. *In*: Dubowitz H (ed): *Neglected Children: Research, Practice, and Policy.* Sage, Thousand Oaks, Calif, 1999, pp 69-88.
12. Parker S, Greer S, Zuckerman B: Double jeopardy: the impact of poverty on early child development. *Pediatr Clin North Am* 1998;35:1227-1240.
13. Gaudiosi JA: *Child maltreatment—2004*, US Department of Health and Human Services, Administration on Children, Youth and Families (website): http://projusticia.es/anterior/estudios/EE.UU/estudio%20sobre%20maltrato%20infantil,%20U.S.%20Department%20of%20Health%20and%20Human%20Services.pdf. Accessed January 30, 2009.
14. Jones LM, Finkelhor D, Holter S: Child maltreatment trends in the 1990s: why does neglect differ from sexual and physical abuse? *Child Maltreat* 2006;11:107-120.
15. U.S. Department of Health and Human Services: *Mental health: a report of the Surgeon General-executive summary* (website): http://www.surgeongeneral.gov/library/mentalhealth/pdfs/ExSummary-Final.pdf. Accessed January 30, 2009.
16. Leaf P, Alegria M, Cohen P, et al: Mental health service use in the community and schools: results from the four-community MACA study. *J Am Acad Child Adolesc Psychiatry* 1996;35:889-897.
17. Tang J, Altman D, Robertson D, et al: Dental caries: prevalence and treatment levels in Arizona preschool children. *Public Health Rep* 1997;112:319-331.

18. Chung LH, Shain SG, Stephen SM, et al: Oral health status of San Francisco public school kindergarteners 2000-2005. *J Public Health Dent* 2006;66:235-241. www.covertheuninsured.org. Accessed February 26, 2010.
19. Child Welfare Information Gateway: Child abuse and neglect fatalities: statistics and interventions (website): http://www.childwelfare.gov/pubs/factsheets/fatality.cfm#children. Accessed September 19, 2008.
20. Belsky J: Child maltreatment: an ecological integration. *Am Psychol* 1980;35:320-335.
21. Polansky N, Chalmers MA, Buttenwieser EW, et al: *Damaged parents: an anatomy of child neglect.* University of Chicago Press, Chicago, 1981.
22. Wolock I, Horowitz H: Child maltreatment and maternal deprivation among AFDC recipient families. *Soc Serv Rev* 1979;53:175-194.
23. Zuravin S: Child abuse, child neglect and maternal depression: is there a connection? *In: Child Neglect Monograph: Proceedings from a Symposium.* National Center on Child Abuse and Neglect, Washington, DC, 1988.
24. Friedrich WN, Tyler JA, Clark JA: Personality and psychophysiological variables: in abusive, neglectful, and low-income control mothers. *J Nerv Ment Dis* 1985;173:449-460.
25. Kadushin A: Neglect in families. *In*: Nunnally EW, Chilman CS, Cox FM (eds): *Mental Illness, Delinquency, Addictions, and Neglect.* Sage, Newbury Park, Calif, 1988.
26. Martin MJ, Walters J: Familial correlates of selected types of child abuse and neglect. *J Marriage Fam* 1982;44:267-276.
27. Ory N, Earp J: Child maltreatment and the use of social services. *Public Health Rep* 1981;96:238-245.
28. National Survey on Drug Use and Health: *The NSDUH report. Substance use during pregnancy: 2002 and 2003*, update, Substance Abuse and Mental Health Services Administration (website): http://www.oas.samhsa.gov/2k5/pregnancy/pregnancy.pdf. Accessed January 30, 2009.
29. Accornero VH, Morrow CE, Bandstra ES, et al: Behavioral outcome of preschoolers exposed prenatally to cocaine: role of maternal behavioral health. *J Pediatr Psychol* 2002;27:259-269.
30. Hurt H, Brodsky NL, Roth H, et al: School performance of children with gestational cocaine exposure. *Neurotoxicol Teratol* 2005;27:203-211.
31. Trezza V, Cuomo V, Vandershhuren LJ: Cannabis and the developing brain: insights from behavior. *Eur J Pharmacol* 2008;585(2-3):441-452.
32. Accornero VH, Amado AJ, Morrow CE, et al: Impact of prenatal cocaine exposure on attention and response inhibition as assessed by continuous performance tests. *J Dev Behav Pediatr* 2007;28:195-205.
33. Ondersma SJ: Predictors of neglect within low socioeconomic status families: the importance of substance abuse. *Am J Orthopsychiatry* 2002;72:383-391.
34. Wekerle C, Wall AM, Leung E, et al: Cumulative stress and substantiated maltreatment: the importance of caregiver vulnerability and adult partner violence. *Child Abuse Negl* 2007;31:427-443.
35. Harrington D, Dubowitz H, Black M, et al: Maternal substance use and neglectful parenting: relationships with children's development. *J Clin Child Psychol* 1995;24:258-263.
36. Connell CM, Bergeron N, Katz KH, et al: Re-referral to child protective services: The influence of child, family, and case characteristics on risk status. *Child Abuse Negl* 2007;31:573-588.
37. Chaffin M, Kelleher K, Hollenberg J: Onset of physical abuse and neglect. *Child Abuse Negl* 1996;20:191-200.
38. Besinger BA, Garland AF, Litrownik AJ, et al: Caregiver substance abuse among maltreated children placed in out-of-home care. *Child Welfare* 1999;78:221-239.
39. Chasnoff IL, Lowder LA: Prenatal alcohol and drug use and risk for child maltreatment: A timely approach to intervention. *In:* Dubowitz H (ed.): *Neglected Children: Research, Practice and Policy.* Sage Publications, Thousand Oaks, CA, 1999.
40. Marcenko MO, Kemp SP, Larson NC: Childhood experiences of abuse, later substance use, and parenting outcomes among low-income mothers. *Am J Orthopsychiatry* 2000;70:316-336.
41. Tronick EZ, Frank DA, Cabral H, et al: Late dose response effects of prenatal cocaine exposure on newborn neurobehavioral performance. *Pediatrics* 1996;98:76-83.
42. Dubowitz H, Black MM, Kerr M, et al: Fathers and child neglect. *Arch Pediatr Adolesc Med* 2000;154:135-141.
43. Dubowitz H, Black MM, Cox CE, et al: Father involvement and children's functioning at age 6 Years: a multisite study. *Child Maltreat* 2001;6:300-309.
44. Benedict M, White RB: Selected perinatal factors and child abuse. *Am J Public Health* 1985;75:780-781.
45. Herrenkohl EC, Herrenkohl RC: Some antecedents and developmental consequences of child maltreatment. *In*: Rizley R, Cicchetti D (eds): *Developmental Perspectives on Child Maltreatment.* Jossey-Bass, San Francisco, 1981.
46. Jaudes PK, Diamond LJ: Neglect of chronically ill children. *Am J Dis Child* 1986;140:655-658.
47. Diamond LJ, Jaudes PK: Child abuse and the cerebral palsied patient. *Dev Med Child Neurol* 1983;25:169-174.
48. Glaser D, Bentovim A: Abuse and risk to handicapped and chronically ill children. *Child Abuse Negl* 1979;3:565-575.
49. Benedict MI, White RB, Wulff LM, et al: Reported maltreatment in children with multiple disabilities. *Child Abuse Negl* 1990;14:207-217.
50. Jaudes PK, Mackey-Bilaver L: Do chronic conditions increase young children's risk of being maltreated? *Child Abuse Negl* 2008;32:671-681.
51. Dietrich KN, Starr RH, Weisfeld GE: Infant maltreatment: caretaker-infant interaction and developmental consequences at different levels of parenting failure. *Pediatrics* 1983;72:532-540.
52. Crittenden PM: Maltreated infants: vulnerability and resilience. *J Child Psychol Psychiatry* 1985;26:85-96.
53. Egeland B, Brunquell D: An at-risk approach to the study of child abuse and neglect. *J Am Acad Child Adolesc Psychiatry* 1979;18:219-235.

54. Burgess R, Conger R: Family interaction in abusive, neglectful, and normal families. *Child Dev* 1978; 49:1163-1173.

55. Bousha DM, Twentyman CT: Mother-child interactional style in abuse, neglect, and control groups: naturalistic observations in the home. *J Abnorm Psychol* 1984;93:106-114.

56. Azar S, Robinson DR, Hekimian E, et al: Unrealistic expectations and problem solving ability in maltreating and comparison mothers. *J Consult Clin Psychol* 1984;52:687-691.

57. Twentyman C, Plotkin R: Unrealistic expectations of parents who maltreat their children: an educational deficit that pertains to child development. *J Clin Psychol* 1982;38:497-503.

58. Herrenkohl R, Herrenkohl E, Egolf B: Circumstances surrounding the occurrence of child maltreatment. *J Consult Clin Psychol* 1983;51:424-431.

59. Jones JM, McNeely RL: Mothers who neglect and those who do not: a comparative study. *Soc Casework* 1980;61:559-567.

60. Polansky NA, Ammons PW, Gaudin JM Jr: Loneliness and isolation in child neglect. *Soc Casework* 1985;66:38-47.

61. Polansky NA, Gaudin JM Jr, Ammons PW, et al: The psychological ecology of the neglectful mother. *Child Abuse Negl* 1985;9:265-275.

62. Gracia E, Musitu G: Social isolation from communities and child maltreatment: a cross-cultural comparison. *Child Abuse Negl* 2003;27:153-168.

63. Giovannoni JM, Billingsley A: Child neglect among the poor: a study of parental adequacy in families of three ethnic groups. *Child Welfare* 1970;84:196-214.

64. Seagull E: Social support and child maltreatment: a review of the evidence. *Child Abuse Negl* 1987;11:41-52.

65. Gaines R, Sangrund A, Green AH, et al: Etiological factors in child maltreatment: a multivariate study of abusing, neglecting, and normal mothers. *J Abnorm Psychol* 1978;87:531-540.

66. Lapp J: A profile of officially reported child neglect. *In*: Trainer CNI (ed): *The Dilemma of Child Neglect: Identification and Treatment*. The American Humane Association, Denver, 1983.

67. Crittenden PM: Child neglect: causes and contributors. *In*: Dubowitz H (ed): *Neglected Children: Research, Practice and Policy*. Sage, Thousand Oaks, Calif, 1999, pp 47-68.

68. Garbarino J, Crouter A: Defining the community context of parent-child relations. *Child Dev* 1978;

49:604-616.

69. Garbarino J, Sherman D: High-risk neighborhoods and high-risk families: the human ecology of child maltreatment. *Child Dev* 1980;51:188-198.

70. National Commission on Children: *Beyond rhetoric: a new American agenda for children and families*. National Commission on Children, Washington, DC, 1991. (website) http://files.eric.ed.gov/fulltext/ED336201.pdf. Accessed August 28, 2017.

71. Kaufman P, Klein S, Frase M. Dropout Rates in the United States, 1997. Statistical Analysis Report. US Government Printing Office, Superintendent of Documents. https://nces.ed.gov/pubs99/1999082.pdf.

72. Zill N, Schoenborn CA. Developmental, Learning, and Emotional Problems: Health of Our Nation's Children, United States, 1988, Advance Data from Vital and Health Statistics, no. 190. https://www.cdc.gov/nchs/data/ad/ad190.pdf

73. Garbarino J, Sherman D. High-risk neighborhoods and high-risk families: the human ecology of child maltreatment. Child Dev. 1980 ;51:188-98.

74. Lee BJ, Goerge M. Poverty, early childbearing, and child maltreatment: a multinomial analysis. Child Youth Serv Rev. 1999: 21:755-768

75. Child Welfare Information Gateway: *How the Child Welfare System Works* (website): https://www.childwelfare.gov/pubPDFs/cpswork.pdf. Accessed January 30, 2009.

76. National Advisory Board on Child Abuse and Neglect: Creating Caring Communities: Blueprint for Effective Federal Policy on Child Abuse and Neglect. U.S. Department of Health and Human Services, Washington, DC, 1991. (website): https://www.ncjrs.gov/pdffiles1/Digitization/152383NCJRS.pdf. Accessed August 28, 2017.

77. Lyons SJ, Henly JR, Schuerman JR: Informal support in maltreating families: its effect on parenting practices. *Child Youth Serv Rev* 2005;27:21-38.

78. Cohen S, Hoberman HM: Positive events and social supports as buffers of life change stress. *J Appl Soc Psychol* 1983;13:99-125.

79. McCurdy K: The influence of support and stress on maternal attitudes. *Child Abuse Negl* 2005;29:251-268.

80. Coleman PK, Karraker KH: Self-efficacy and parenting quality: findings and future applications. *Dev Rev* 1998;18:47-85.

81. Cohen S, Wills TA: Stress, social support, and the buffering hypothesis. *Psychol Bull* 1985;98:310-357.

6

虐待による頭部外傷（AHT）の疫学

Heather T. Keenan, MDCM, PhD

はじめに

虐待による頭部外傷（AHT：Abusive Head Trauma）の疫学は，明確化することが困難な分野であり続けてきた。身体的虐待の一つのパターンであるこのAHTという虐待の被害児の数を正確に把握する際には，①研究をする上で定義が標準化されていないこと，②用語の統一が図れていないこと，③専門者間で受傷機序に関してのコンセンサスが形成されていないこと，④診断を下すことが困難であること，などが障壁となっている[1]。これらの課題のうち，疾患の定義と用語の標準化に関しては，ここ10年程でコンセンサス委員会が設置され，検討され始めている[2]。本章では，「虐待による頭部外傷（AHT）」という用語を用いているが，この用語の背景には「AHTは頭蓋内に損傷をきたす様々な疾病群の一つであるが，その原因には様々な受傷機転が包含されている」という認識が込められている（図6-1）。

AHTは，1946年にJohn Caffey医師によって初めて言及された[3]。Caffey医師は，whiplash–shaken infant症候群（乳幼児鞭打ち揺さぶられ症候群）と題して，6名の乳児例を報告したが，この6名全員に硬膜下血腫と特徴的な骨折が認められていた。1962年にC. Henry Kempeが発表した「被虐待児症候群（battered child syndrome）」とタイトルづけられた論文[4]は，

社会に大きな影響を与え，AHTを含んだ虐待に注目が集まることとなった。その後，英国の小児神経外科医Norman Guthkelchにより「これらの乳児に認められた損傷の受傷機転の一つとして，揺さぶり（shaking）という行為が挙げられる」との提起がなされた[5]。1972年にはCaffey医師によって，「乳幼児揺さぶられ症候群（Shaken baby syndrome：SBS）」という疾患名で，「激しい揺さぶりを発生機序とする，体表面に損傷所見を伴わずとも頭蓋内・眼球内出血をきたす症候群」という，より明確化した形

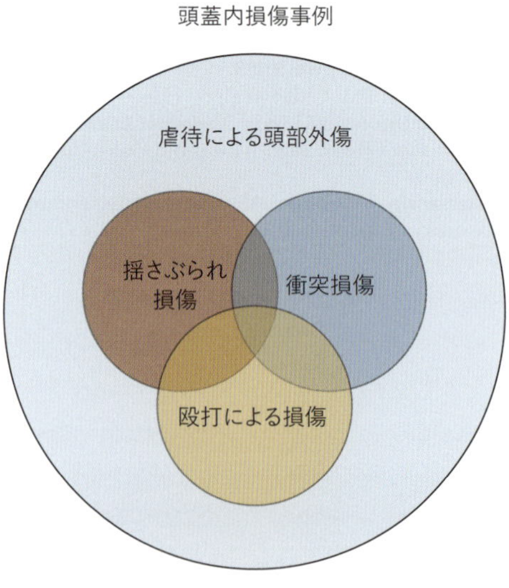

図6-1 AHTは頭蓋内損傷をきたす疾患の一部であり，その発症機序には複数のメカニズムが存在する。

表6-1	AHTの発生率研究におけるバイアスの発生源

確認バイアス

臨床症状が明らかでない患者が存在する
入院前に死亡する患者が存在する
ICU入室児などの重症例のみを対象とする
発症する年齢群が限定される

誤判別

病院で，AHTではないと誤診される
死亡診断書／死体検案書にAHTではない病名が記載される
虐待による頭部外傷と，虐待以外の原因による頭部外傷の鑑別自体が困難

での説明がなされた[6]。Caffey医師は，発達障害，脳性麻痺，てんかんと診断された小児の中に，診断されていない揺さぶりによる脳損傷事例が，紛れ込んでいるのではないか，という疑問を投げかけた。この疑問の答えに関しては35年を経た現在でも結論が出ておらず，先進国であれ発展途上国であれ，いまだに議論が継続している状況にある。

AHTの診断を正確に行う事は難しく，誤診が生じる事態は不可避であり，AHTを定量化し評価を行うことも困難である[7]。AHTの発生数に関しての研究報告はいくつか存在しているが，それらの対象は，①小児病院やその他の専門病院で治療を受けた小児患者，②集中治療室に収容された小児患者，③検視官により虐待死と確認された死亡事例，④より大規模の小児入院事例データベース，などそれぞれ異なる集団を対象としてなされたものである[8-11]。いずれの集団を対象とした研究であれ，潜在的にバイアスがかかっている可能性は存在する（表6-1）。収集する一連のデータに下位分類を行いうる情報が含まれていなかった場合，確認バイアス（ascertainment bias）というバイアスが生じうる。例えば，臨床的に明らかな症状を呈さなかった子どもは，医療者に被虐待児として認識され難いことは明

白である。Zolotarらは，ノースカロライナ州の出生証明書から2歳未満の児を無作為に抽出し，母親に対して匿名の電話調査を行い，その結果を報告している[12]。研究の中間集計では，2歳未満児を持つ両親の約1％が，自分の子どもを揺さぶった経験があると回答していた。子どもを揺さぶったことのある比率は，母親（0.7％）と母親の男性パートナー（0.6％）との間でほぼ変わりがなかったとのことである。この研究結果からは，実際の2歳未満児の集団内では，揺さぶり行為やそれに続発して生じるAHTは，医療機関で診断された症例数から推測される頻度よりも，かなり頻繁に生じていると推定されるということができよう。Zolotarが報告した1％という揺さぶり行為の発生頻度は，同州における過去の前方視的観察研究から算出された，重症のAHTの発生率の54倍の高さである[9, 12]。

また種々の研究によると，AHTと診断された小児において，陳旧性の頭部外傷が30〜45％の頻度で認められると報告されていることからも，医療機関でAHTとの診断を受けていない事例が稀ならず存在することは疑いの余地がない[13-15]。誤診は発生率を算出する上でのバイアスとなりうるが，このような誤診は臨床現場でも，剖検の場面でも，常に起こりうるものである。神経学的徴候は認められなかったが，その他の部位の損傷（肋骨骨折，治癒機転の骨折，顔面損傷）が認められたことから，AHTのスクリーニング検査として頭部画像診断が行われた51名の事例を対象としたある後方視的研究では，うち19名（37％）に頭部外傷が確認された（95％ CI：24％〜51％）と報告されている[16]。ただこの研究報告では，同様の所見があるがスクリーニングが行われなかった事例がどの程度存在していたのかに関しての情報は記載されていない。また，最終的にAHTとの診断が下された事例を後方視的に検討したあるケースシリーズ研究では，31％の事例で頭部外傷に随伴する臨床症状に対し，臨床医は当初AHTとは異なる

第6章　虐待による頭部外傷（AHT）の疫学　**61**

別の診断を下していた，と報告されている[14]。

虐待により死亡した事例が，死亡診断書／死体検案書上，殺人として分類されていないことはしばしばである[17]。3つの州で死亡した致死的虐待事例を対象として実施された，児童福祉機関の情報と死亡診断書／死体検案書の情報との合致性を検証した研究では，3つの州全てで虐待死と分類されていない事例が存在していたと報告されている。この研究報告では，児童福祉機関の情報と死亡診断書／死体検案書の情報とをしっかりと突合させることで，虐待により死亡した事例の90%を正確に見極めることが可能であったと記載されている[18]。このように，AHTの研究では，確認バイアスと誤判別（誤診）バイアスの影響によって，その発生率が低く評価される可能性が常に内包しているのである。

一般集団を対象とした AHTの発生率研究

一般集団を対象としたAHTの発生率に関する研究は，これまでに何度か行われてきた[8, 10, 11, 19]。発生（incidence）は「あらかじめ定義づけた特定の集団内における，特定の期間内に新たに診断された事例数」と定義され，通常は単位期間あたりに生じた事例数で表される。AHTの発生に関する研究は，それぞれ異なった集団を対象として実施されており，用いられた定義も研究ごとに微妙に異なっている。ただ発生率の推定値が，いずれの研究も似通っていることは注目に値するものであり，これは，いずれの研究も最重症事例のみを対象にしていることを反映しているためであろうと思われる。なお，一般集団におけるAHTの有病率（ある期間において，AHTに罹患している子どもの割合）は，現時点では不明である。AHTの前方視的発生率調査は，BarlowとMinnsによって初めて行われたが，その研究では18カ月の研究期間中に計19名のAHT事例の発生が確認されている[11]。

彼らはスコットランドの全ての病院の小児病棟・PICU・脳神経外科病棟，ならびに死亡記録からデータを集め，AHT発生率を計算し，乳児人口10万人あたり年間24.6（95% CI：14.9，38.5）の発生率であったと報告している。研究期間中に確認されたAHT事例の発症時年齢の中央値は2.2カ月齢であり，1歳を過ぎた乳児は含まれていなかった。ただこの研究は母集団が比較的小規模であった点が，限界点（limitation）として挙げられる[11]。

米国における最初のAHTの前方視的発生率調査は，ノースカロライナ州において2年の研究期間で実施されたものである[9]。この研究は，同州の9カ所のPICU全てから，2歳未満児の頭部外傷事例のデータを収集する形で実施された。さらには，この母集団における全ての2歳未満の死亡事例のカルテの検証も並行して行われ，ノースカロライナ州の住民の受け入れ先となる，州外の3病院に対しても調査が実施された。頭部外傷の原因が虐待であるか否かの判断は，各病院で診察を担当した医師が行ったが，あわせて研究者らによる再判定も実施された。診断困難事例に対しての判断を行うため，複数の医師によるチーム判定体制も設けられた。この研究では，対象となる一般人口集団が比較的大規模であったため，スコットランドの研究よりも正確な推定値が得られることとなった。この研究におけるAHTの発生率は1歳未満では人口10万人あたり年間29.7（95% CI：22.9, 36.7）であり，1歳以上2歳未満の早期幼児では人口10万人あたり年間3.8（95% CI：1.3, 6.4）であった。

このノースカロライナ研究におけるAHTによる死亡率は22.5%であった。受傷時年齢の中央値は5.9カ月齢であった。この研究の受傷時年齢の中央値はBarlowとMinnsによる研究結果よりも高かったが，おそらくこの相違は，ノースカロライナ州の研究がより大規模の人口集団を対象としており，1歳を超えた症例の発見が可能であったためと推測される。ノースカロライ

ナ研究における研究の限界点（limitation）としては，重症例のみを対象とした点が挙げられる。集中治療室に収容されなかった小児患者を除外した場合，AHT発生率は過小評価されることとなる。

Ellingsonらは，全米におけるAHTの発生率の動向をモニタリングする上で有用となりうる指標を検討する目的で，1997年・2000年・2003年度のそれぞれの小児入院患者データベース（Kids' Inpatient Database：KIDデータベース）の検証を行い（国際疾病分類の第9回臨床修正診断コード（ICD-9-CM）によりコーディングされたコードから，1歳未満のAHT事例を抽出し検討を行っている），その結果につき報告を行っている[8]。このKIDデータベースというものは，米国の医療研究・品質調査機構（AHRQ：Agency for Healthcare Research and Quality）による「医療費・医療活用計画（HCUP：Healthcare Cost and Utilization Project）」の過程でデータベース化されたものの一部である。このデータベースには，参加した全ての州の病院における小児の入院事例（通常の出産関連入院は除外されている）の退院データのおよそ80％が登録されており，そのデータは全米における各種疾病の発生状況の正確な評価を行うために，病名コードに重みづけができるようになっている。

Ellingsonらは，2000年度のKIDデータベースに基づくと，全米におけるAHTの発生率は1歳未満人口10万人あたり年間27.5（95％ CI：22.6, 32.3）と算出されたと報告されている[8]。この発生率は，2000年と2001年に実施されたノースカリフォルニア州の研究結果[19]や，スコットランドの研究結果[11]と，驚くほど似通っている（図6-2）。KIDデータベースを用いた研究の限界点（limitation）としては，入院前に死亡した症例が除外されていること，ならびに病名コードにのみ基づいて事例の抽出を行っており，各事例の詳細な検証を行う事ができないこと，が挙げられる。しかしながらKIDデータ

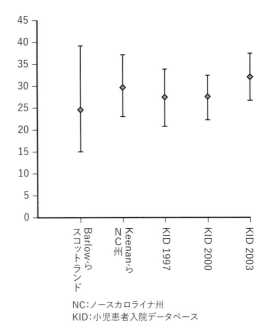

NC：ノースカロライナ州
KID：小児患者入院データベース

図6-2 乳児におけるAHTの発生率（95％ CIを用いた，子ども人口10万人あたりの年間の発生割合）

ベースを用いた研究は，既存のサーベイランスシステムを使用するものであり，新たに前方視的検証を行う研究に比べ，コストを大幅に抑えられるという利点がある。米国疾病管理防止センター（CDC：Centers for Disease Control and Prevention）の委員会は2008年度より，小児患者の退院データから一定水準でAHT事例を確認するための，ICD-9-CM[20]とICD-10コードの使用法のガイドラインを作成中である[21]。

上述したAHTの発生率研究に加え，一般集団を対象とした乳幼児における硬膜下出血の発生率調査研究として，2つの有名な研究がある。1つは英国のサウスウェールズとイングランド南東部における，3年間にわたる乳幼児の硬膜下血腫の後方視的研究であり，この研究では33名の2歳未満の硬膜下血種が確認され，その発症率は同年齢の子ども人口10万人あたり年間21（95％ CI：7.5, 34.3）であり，うち27名が虐待の可能性が指摘された事例であったと報告され

ている[22]。もう1つは，ニュージーランドで実施された研究であり，この研究では医療者がAHT事例を発見した際に事例登録を行う前方視的登録と，死亡証明書（死亡診断書／死体検案書）に基づいた後方視的登録の両者が併用された。その結果，2000～2002年度のAHTの発生率は小児人口10万人あたり年間14.7～19.6と算出された，と報告されている[23]。なおこの研究ではAHTの発生率は，一般の人々よりもマオリ族（先住民）において著しく高かった，とも報告されている。

リスクがある集団

社会的リスク因子

　一般的に小児期の損傷は，社会的に不利な立場にある世帯ほど頻繁に発生する[24]。AHTの発生も，この一般論によく当てはまっている。スコットランドのロジアン地方における，AHT被害児の発生した世帯の経済的状況に関する研究では，これらの世帯のほとんどは，スコットランドの多重貧困指標（Scottish Index of Multiple Deprivation）に基づいて社会的貧困の度合いを5つに分類した場合の，下位の2つの階級に分類されていたと報告されている[10]。米国のKIDデータには，世帯収入に関するデータは含まれていないが，間接的にそれを推し量る指標となる保険加入状況が含まれており，AHTと診断された小児症例のほぼ70％は公営保険（public insurance）を使用していたと報告されている[8]。

　社会的ストレスや，家庭内ストレスが存在している場合，おそらく子どもが虐待を経験する確率は上昇する。また養育者が軍隊に配属されるという社会的ストレスは，家庭内の子どもが虐待を受けるリスクを増加させるとも報告されている[25, 26]。リスク要因に関する力動的モデル解析からは，生後1年未満の虐待・ネグレクトの発生率というのは，ライフイベントをスコア化して評価した親のストレス度と，社会的支援レベルの双方と密接に関連していることが判明している。例えばKotchらの行った研究では，児童虐待の高リスク群と考えられる家庭では，ストレスと社会的支援との間には有意な関係性が認められたと報告されている[27]。つまりこの研究からは，家庭内ストレスというものが児童虐待の通告数の増加に寄与しているが，その影響というものは社会的支援を手厚くすることで修正可能であるということが示唆され，逆に，社会的支援が少なくなるほど，ストレス下にある家庭で児童虐待が増加することも示唆されているのである。AHTに関しても，この研究で判明した理論が当てはまる。AHTの確率を高める社会的ストレス要因の一例として自然災害が挙げられるが，ノースカロライナ州において行われたAHTの生態学的研究によれば，ハリケーン後の洪水による深刻な被害を経験した地域と，経験しなかった地域とを比較したところ，ハリケーン発生から半年間で，前者におけるAHTの発生率は，後者の約5倍に上昇したと報告されている[19]。なお軍人世帯の子どもはAHTのリスクが高いとされているが，これは頻繁に引っ越しがあるために，社会的支援を受けにくいという状況も一因となっていると考えられている[28]。

家族の特性

　あらゆるタイプの家庭の子どもに，AHTの被害児となるリスクは存在する。ただし，子どもがAHTの被害者となるリスクを高めうる，ある種の家族特性というものは確実に存在している。実際ノースカロライナ研究において，AHTの被害児の家族特性というものは，対照群としての一般家庭の家族特性とは異なる特徴を有していた，と報告されている[9]。この研究では，母親の学歴や婚姻状況などの複数の共変量要因を調整した結果，母親が若年であること，多胎妊娠の家庭であること，少数民族の家庭であること，がAHTと関連するリスク要因として挙げられている。虐待以外の原因で頭部外傷を負っ

た群と，AHT群との家族特性の比較では，やはり母親が若年であることがAHTのリスク要因であると確認されたが，人種との関連性は見出されなかったとのことである。その理由については，詳細に評価することはできなかったとのことであるが，人種や民族性というものは，社会経済的状況に何らかの影響を及ぼしているものとの考察が行われている。

加害成人の特性

自己申告に基づく調査研究では，子どもに対し揺さぶり行為を行った成人の比率は，男女間でほぼ同程度であったと報告されている[12, 29]。しかしながら，入院に至った重症事例の場合，加害者の割合は女性よりも男性が高かったとも報告されている[9, 30, 31]。加害者の60%以上が父親，母親の男友達，被害児と血縁関係のない養父などの男性であり，母親が加害者となった事例の割合は全事例のうち15%であった。ベビーシッターが加害者となった事例は約11%であった。自己申告に基づく研究では子どもに揺さぶり行為を行った加害者の性別に有意差はなかった一方で，実際にAHTにより入院に至った事例の加害者に男性が多かった原因としては，一つには，子どもを揺さぶる際の男女の力の差が挙げられる。

被害児の特性

子ども側の要因のうち，AHT発症との関連性が最も強く確認された要因は，男児であることと低年齢であること，の2つであった。ノースカロライナ研究では，AHTの被害児になる確率は，男児が女児の2倍（調整オッズ比2.0，95% CI：1.1, 3.9）に上ると推定されている[9]。KIDのデータを用いた検討でも，受傷した子どもの64%を男児が占めており，この結果を裏付けるものであった[8]。子どもの年齢が低いこともリスク要因であり，種々の報告事例における受傷時年齢の中央値は生後2.2～5.9カ月齢と報告さ

れている[8, 9, 11, 30]。AHTに関係している可能性のあるその他の子ども側の因子としては，未熟児，多胎妊娠，発育遅延が挙げられている[9, 32]。しかしこれらの特性を持った子どものAHT事例の数は比較的少ないため，大規模な人口集団における発生率研究によって，これらの要因を有することがAHT発症のリスク因子であると明確化しているわけではない。

AHT発症の潜在的な誘因としての「泣き（乳幼児の啼泣）」

啼泣は，AHTを引き起こす誘因であることが示唆されている。この仮説は，2つの論拠に基づくものであり，一つは，子どもに外傷を負わせたことを自白した加害者が，誘因として「子どもが泣いた」と述べる場合が多いという事実であり[33]，もう一つは，子どもの啼泣は，AHTの発生率がピークに達する直前の，生後5～6週頃から激しくなるという事実である[34, 35]。カリフォルニア州の病院の退院記録をデータベースとして，ICD-9-CMの病名コードで995.55（乳幼児揺さぶられ症候群）とコーディングされた生後18カ月未満児を抽出し，後方視的に検証を行ったある研究によると，これらの被害児の入院時年齢は，生後10～13週齢にピークがあったと報告されている。このように，子どもの啼泣が激しくなるピーク時期というものは，AHTの受傷が認められるピーク時期に先行している[34]。エストニアにおいて行われた研究においても，AHTの受傷時期と，誘因と思われる啼泣のピークの時期との間には相関関係があるとの報告がなされている。その研究では，乳児の啼泣がピークに達する時期は，AHTの受傷をきたした子どもの発生のピーク時期と同時期か，その直前であると報告されている[32]。現在のところ，啼泣とAHTとの因果関係について，確実な形で証明されているとまでは言い切れないが，既にストレス下にある家庭や，社会的支援がほ

とんど行われていない家庭においては，乳児の啼泣というものが虐待を誘発しうると考えることには妥当性がある。

まとめ

AHTに特化した疫学的特徴を明確化するための研究手法というものは，近年目覚ましい発展を遂げている。AHTの定義の明確化，一般集団を対象とした前方視的研究の発展，大規模データを用いた研究の発展などは，そのことを如実に表わしている。重症のAHT事例の発生率は，複数の異なる集団でほぼ同様の結果を示しており，重症AHTの発生率に関しては，エビデンスレベルが高い状況にあるということができる。AHTの発生率を明確化し，AHT被害児の特性や，家族の特性，背景にある社会的特性などの理解を深めていくことで，AHTの一次予防（発生予防）施策の恩恵を最大限に受けられる対象群というものを明確化していくことに繋がるはずである。AHTに関しての正確で費用対効果の高い，持続可能なサーベイランス手法を確立することは，次なるステップに移行するための大きな課題である[36]。継続的なサーベイランスによって，AHT発生率の長期的な傾向を追跡していくことが可能になると思われ，そのようなサーベイランスシステムを基盤として，今後のAHT発生予防プログラムの効果を正確に評価することが可能となっていくであろう。

文献

1. Runyan DK: The challenges of assessing the incidence of inflicted traumatic brain injury: a world perspective. *Am J Prev Med* 2008;34:S112-S115.
2. Reece R, Nicholson C (eds): *Inflicted childhood neurotrauma*. American Academy of Pediatrics, Elk Grove Village, Ill, 2003.
3. Caffey J: Multiple fractures of long bones in infants suffering from chronic subdural hematoma. *AJR Am J Roentgenol* 1946;56:163-173.
4. Kempe CH, Silverman FN, Steele BF, et al: The battered-child syndrome. *JAMA* 1962;181:17-24.
5. Guthkelch AN: Infantile subdural haematoma and its relationship to whiplash injuries. *Br Med J* 1971;2:430-431.
6. Caffey J: On the theory and practice of shaking infants. Its potential residual effects of permanent brain damage and mental retardation. *Am J Dis Child* 1972;124:161-169.
7. Reece RM: What are we trying to measure? The problems of case ascertainment. *Am J Prev Med* 2008;34:S116-S119.
8. Ellingson KD, Leventhal JM, Weiss HB: Using hospital discharge data to track inflicted traumatic brain injury. *Am J Prev Med* 2008;34:S157-S162.
9. Keenan HT, Runyan DK, Marshall SW, et al: A population-based study of inflicted traumatic brain injury in young children. *JAMA* 2003;290:621-626.
10. Minns RA, Jones PA, Mok JY: Incidence and demography of non-accidental head injury in southeast Scotland from a national database. *Am J Prev Med* 2008;34:S126-S133.
11. Barlow KM, Minns RA: Annual incidence of shaken impact syndrome in young children. *Lancet* 2000; 356:1571-1572.
12. Zolotar A, Runyan D, Foster E, et al: *Reported shaking of children under two in North Carolina*. Pediatric Academic Society Meeting, Honolulu, 2008.
13. Ewing-Cobbs L, Kramer L, Prasad M, et al: Neuroimaging, physical, and developmental findings after inflicted and noninflicted traumatic brain injury in young children. *Pediatrics* 1998;102:300-307.
14. Jenny C, Hymel KP, Ritzen A, et al: Analysis of missed cases of abusive head trauma. *JAMA* 1999;281:621-626.
15. Keenan HT, Runyan DK, Marshall SW, et al: A population-based comparison of clinical and outcome characteristics of young children with serious inflicted and noninflicted traumatic brain injury. *Pediatrics* 2004;114:633-639.
16. Rubin DM, Christian CW, Bilaniuk LT, et al: Occult head injury in high-risk abused children. *Pediatrics* 2003;111:1382-1386.
17. Herman-Giddens ME, Brown G, Verbiest S, et al: Underascertainment of child abuse mortality in the United States. *JAMA* 1999;282:463-467.
18. Schnitzer PG, Covington TM, Wirtz SJ, et al: Public health surveillance of fatal child maltreatment: analysis of 3 state programs. *Am J Public Health* 2008; 98:296-303.
19. Keenan HT, Marshall SW, Nocera MA, et al: Increased incidence of inflicted traumatic brain injury in children after a natural disaster. *Am J Prev Med* 2004;26:189-193.
20. National Center for Health Statistics: *International Classification of Diseases, ninth revision, clinical modification* (website): https://www.cdc.gov/nchs/icd/icd9cm.htm. Accessed January 31, 2009.
21. Centers for Disease Control and Prevention: Workshop on abusive head trauma coding. Atlanta, March, 2008.
22. Jayawant S, Rawlinson A, Gibbon F, et al: Subdural haemorrhages in infants: population based study. *BMJ* 1998;317:1558-1561.
23. Kelly P, Farrant B: Shaken baby syndrome in New Zealand, 2000-2002. *J Paediatr Child Health* 2008;44: 99-107.
24. Hippisley-Cox J, Groom L, Kendrick D, et al: Cross

sectional survey of socioeconomic variations in severity and mechanism of childhood injuries in Trent 1992-1997. *BMJ* 2002;324:1132.

25. Gibbs DA, Martin SL, Kupper LL, et al: Child maltreatment in enlisted soldiers' families during combat-related deployments. *JAMA* 2007;298:528-535.

26. Rentz ED, Marshall SW, Loomis D, et al: Effect of deployment on the occurrence of child maltreatment in military and nonmilitary families. *Am J Epidemiol* 2007;165:1199-1206.

27. Kotch JB, Browne DC, Ringwalt CL, et al: Risk of child abuse or neglect in a cohort of low-income children. *Child Abuse Negl* 1995;19:1115-1130.

28. Gessner RR, Runyan DK: The shaken infant: a military connection? *Arch Pediatr Adolesc Med* 1995;149: 467-469.

29. Theodore AD, Chang JJ, Runyan DK, et al: Epidemiologic features of the physical and sexual maltreatment of children in the Carolinas. *Pediatrics* 2005;115:e331-e337.

30. King WJ, MacKay M, Sirnick A: Shaken baby syndrome in Canada: clinical characteristics and out-comes of hospital cases. *CMAJ* 2003;168:155-159.

31. Starling SP, Holden JR, Jenny C: Abusive head trauma: the relationship of perpetrators to their victims. *Pediatrics* 1995;95:259-262.

32. Talvik I, Alexander RC, Talvik T: Shaken baby syndrome and a baby's cry. *Acta Paediatr* 2008;97:782-785.

33. Lee C, Barr RG, Catherine N, et al: Age-related incidence of publicly reported shaken baby syndrome cases: is crying a trigger for shaking? *J Dev Behav Pediatr* 2007;28:288-293.

34. Barr RG, Trent RB, Cross J: Age-related incidence curve of hospitalized shaken baby syndrome cases: convergent evidence for crying as a trigger to shaking. *Child Abuse Negl* 2006;30:7-16.

35. Brazelton TB: Crying in infancy. *Pediatrics* 1962;29: 579-588.

36. Runyan DK, Berger RP, Barr RG: Defining an ideal system to establish the incidence of inflicted traumatic brain injury: summary of the consensus conference. *Am J Prev Med* 2008;34:S163-S168.

II

面接法

Nancy D. Kellogg, MD

INTERVIEWING

7

虐待の疑われる
小児・思春期の子どもから話を聞く

Nancy D. Kellogg, MD

はじめに

　虐待の被害が疑われる小児・思春期の子どもから話を聞く際には，言語能力を含む子どもの発達段階や，子どもの被害開示に影響を与える要因や，子どもの被害開示の段階（積極的開示の段階かためらいがちの段階か否認の段階か，など）を評価し，それに応じた質問をする技術が求められる。さらに，多くの人が繰り返し子どもから面接しようとしてしまう可能性があるため，面接が不必要に重複することのないよう，多機関が連携し協働することが求められる。地域によって，子どもへの面接手法や面接のプロトコルは個々に異なっている。医療者が病歴聴取を行うことを許容し，推奨している地域もある一方で，医療者が面接を行うことを制限している地域もある。医療者が子どもに面接を行うことを制限する理論的根拠は，複数回にわたって面接を繰り返すことは子どものトラウマになりうること，繰り返し面接を行うことで面接内容に矛盾が生じうることで，法的な証拠能力が減損してしまいうるという点が挙げられる。しかし，虐待された子どもはたいていの場合，自身の被害開示を行う当初は，部分的開示にとどまり被害を小出しにする傾向があり，1回の面接を原則とする司法面接では，特に医学的な検査結果なども不十分な状態で行われることも多いため，不十分な聞き取りにとどまり，間違った判断に繋がってしまいうることが指摘されている [1]。

　2人以上の人物から面接を受けた子どもは時に，異なった，矛盾しているように思われる情報提供を行うことがある。ただしこのような面接内容の相違というものは，必ずしも子どもの話の信憑性を減ずるものではない。異なる面接者に対して，一見矛盾しているような開示を子どもが行ってしまうのには複数の要因がある。表7-1にそのような要因を，面接者側の要因，子どもの特性による要因，虐待に関連した要因，家族側の要因に分け，要約して掲示している。

　子どもから話を聞く場面としては，調査のため・診断のため・治療のため，といったそれぞれ異なる状況がある。調査面接の際の面接者の役割は，子どもの安全プランを確立するため，および犯罪捜査を始めるために虐待の可能性を評価するため，情報を集めることにある。一方で，医師が子どもから話を聞く目的は診断をつけ，治療プランを確立することにある。この治療プランを確立するための面接としては，メンタルヘルスの専門家による診断的評価やカウンセリングや危機介入のための評価も含まれる。治療目的で行われる面接は，適切な心理精神的治療の計画策定のための，虐待の影響や後遺症の評価に焦点が当てられる。それぞれの面接の

表7-1	子どもが開示した内容を変遷させてしまう要因

面接者の要因

性別
臨床経験
質問のタイプ
　発達年齢に適した質問
　誘導的質問
　示唆的質問
虐待の力動や家族の要因への理解
子どもの言語能への理解

子どもの要因

性別
年齢
トラウマ性健忘を含めた，記憶の状態
罪の意識自責感の程度
加害者を守ろうとする気持ち
「加害者は『虐待なんてする親ではない』」と思われ
　ている状況
面接の際の居心地の良さ
大人や権威のある人物との関係の取り方
虐待への「適応」の状態（重度の体罰を当然のこと
　と受け止めているなど）

虐待と関連する要因

加害者からの脅し
加害者との現在の同居や接触の有無
家庭内のIPV（DV）の存在
家族機能不全
他の被害者の存在や，その懸念

家族の要因

親が子どもの被害開示を信じているかどうか
被害開示後の家庭の混乱
　家族成員の絶望感
　開示した子どもや，加害者への意趣返し
　互いへの不信感
開示した結果，子どもが家庭外に保護された状況

目的は違っていたとしても，子どもから聴取した情報にはたいていの場合，重要な情報の重複がある。

司法面接（被害事実確認面接）

　近年，刑事であれ民事であれ，司法の現場では司法面接の手法を重視するようになっており，特に性虐待の調査においては，その傾向が強い。州によっては，児童相談所（正確には児童保護局［CPS］）が子どもへの調査面接を行う際に，オーディオテープ（録音）やビデオテープ（録画）を使用することを法律で義務付けている。一般的に，子どもたちの語った話だけではなく，顔の表情やボディランゲージや振る舞いが記録できるため，オーディオテープよりもビデオテープの方が好んで使用されている。理想的には子どもへの面接は，中立的で子どもに友好的な環境で，多機関が近くのモニタリングルームから面接の様子を観察できる，子どもの権利擁護センター（CAC：children's advocacy center）で司法面接の形で行うことが望まれる。バックスタッフとして多機関の職員が面接をモニターするこのような面接方法は，不必要な複数回の面接を避けつつ，必要とする情報をすべての機関が収集する機会も保証されることとなる。

　司法面接において子どもとの面接を行う専門家（司法面接士）は，特別な訓練を受けている必要がある。司法面接士は，児童相談所の福祉司のこともあれば，警察の少年係のこともあれば，子どもの権利擁護センターの専門職員のこともある。誰が面接を行うにしても，面接の際にはその事例に関わっている他の調査・捜査機関の専門家や，場合によっては検察官が，バックスタッフとして面接のモニタリングを行う（ワンウエイミラーの反対側に座って観察することが多い）。12歳未満の子どもを面接する際には，録画や録音を行うのが通例であるが，12歳以上の子どもの場合の録音・録画を行うか否かは，各

司法管轄区のプロトコルにより様々である。年齢の長じた子どもであれば，一般的な調書対応で行うことが出来ることもあれば，司法面接内容を文字起こししたものに署名を行う形で対応することもあれば，年少児と同様に録画対応とすることもある。

録画された司法面接は，大陪審の手続きにおいて証拠として使用されることも多く，証拠として採用してもらえない場合でも，警察や検察が加害行為を行った疑いのある人物に尋問をする際に有用となる。状況によっては，録画テープが民事裁判や刑事裁判の際に証拠採用されることもあるが，実際には録画された面接記録があるからといって，子どもが公判中に証言を求められることを阻むことはできない。

面接者が「最良の実践」を行い得るために，各種の司法面接プロトコルが開発されてきた。これらのプロトコルの1つであるNICHDプロトコルは，米国立小児保健発育研究所（National Institute of Child Health and Human Development）によって開発されたもので，10年以上にわたり，身体的虐待や性虐待の被害児と思われる子どもたちに対し，広く用いられてきている。このプロトコルは，司法面接の際の面接を段階毎にガイドラインで示したものである。最初の段階では，グランドルール（基本的な約束事）や面接で求められる事柄について子どもとやり取りを行い，次のラポールを確立する段階では，子どもと日常の生活について質問を交わし，面接者が質問をして子どもが答えるという練習を行う。そして事実を確認する段階では，虐待について自由回答形式の質問（オープンエンドの質問）をし，子どもが回答した内容につき詳細を確認し，被害を明確化する質問を行う，という形でプロトコルは構成されている[2]。NICHDプロトコルの効果につき検討を行った研究では，自由回答形式の質問を行うことで，クローズドな質問（話題を絞った質問）や，構造化されていない面接を行った場合に比して，子どもから

より詳細な開示が得られた，と報告されている。ただし得られた詳細な情報の量に関しては，その他の司法面接プロトコルと特に明らかな差異はなかったと報告されている[3]。

医学的診察と司法面接のどちらが優先して先に行われるのかは，子どもから既に開示がなされていたかや，子どもが初めて被害事実を開示した場所や，既に各種の医学的症状を呈していたかなど，各事例の状況ごとに様々である。医療者が子どもと面接した際に，時に司法面接では開示されないであろう追加の情報が提供されることもあり，子どもの開示した内容の妥当性について重要な裏付けとなることもある。司法管轄区域によって，子どもと面接を行う専門職の種類や手順は様々であり，司法面接を先行して行う地域もあれば，医学的診察を先に行う地域もあり，また医学的診察の一部として面接が行われる地域もある。地域で取り決められているプロトコルや手順はどうあれ，子どもを守り，司法プロセスを促進させるために重要な情報を明確にする，という目的は共通している。

医学的病歴聴取の重要性

あらゆる疾病における医学的評価の際と同様に，虐待の被害児を診察する際にも，医学的徴候や行動的徴候を引き起こした現病歴につき聴取することや，内科的・外科的な既往歴につき聴取することは，診断や治療を行う上で欠かすことが出来ないものである。このような医学的情報は，一般的には親や子ども本人から聴取を行う必要がある。ただし被虐待児であることが疑われる子どもの診察を行う際には，親が及ぼす子どもの語りへの影響を最小にするため，一般的な小児科診療と異なり，子どもと親を分離して問診する必要がある。小児・思春期の子どもの中には，非難されることや悩ませてしまうことや信じてもらえないことを恐れて，親のいる前では被害体験の詳細を語ることに躊躇する

第7章　虐待の疑われる小児・思春期の子どもから話を聞く　**73**

子どもも多い。

虐待を診断するにあたっての子どもからの医学的病歴聴取の役割は，虐待の類型によって異なることが多い。たとえば性虐待の診断は，主として子どもの語った被害開示に基づいてなされ，身体的診察では何らの追加所見も得られないことが多い。主に患者の語る病歴に基づいて医学的診断を行う疾病としては，例えば偏頭痛，けいれん，うつ病などが挙げられる。これらの疾病では，患者から得られる詳細な診断特異的な語りに基づいて，診断を下していくこととなる。一方，身体的虐待の診断は，子どもが呈している損傷と語られた病歴（受傷時期，受傷機転，損傷所見，子どもの運動発達能力）との整合性により下される。通常の疾病の医学診断とは異なり，特に親が虐待の加害者の場合には，子どもの語る病歴と親の語る病歴とはしばしば食い違いが生じる。また，子どもが虐待の加害者を庇おうとしているときや，虐待を打ち明けた結果どうなってしまうのかを恐れているときには，損傷の受傷機転を曖昧に語ることが多い[4]。

医療現場で発見されるネグレクトは，まだ言葉の話せない乳幼児に多く，不適切な養育による子どもの健康や安全が脅かされた状態として認識される。ネグレクト事例においては，親は子どもの医学的状態について否認したり，矮小化したり，知らなかったと主張することが多い。言葉を発することが出来ないほど幼い乳幼児のネグレクトの診断は，親が子どもの医学的状態を理解しているか否か，および子どもの呈した医学的状態がどの程度，親の不作為により引き起こされたものであるかを評価することによって下される。医学的病歴聴取の際には，親の能力や，親が子どもの基本的なニーズを満たすために適切な養育責任を引き受ける意欲があるか否かに焦点があてられることが多い。

虐待が疑われる事例の医学的評価により収集された証拠や情報の中で，語られた病歴という

ものは最も重要な証拠になることが多い。性虐待や性暴力の被害を受けた小児事例のほとんどは，精液／精子・外性器肛門部位などの身体損傷・性感染症などの医学的証拠は認められない。すべての臨床医が子どもへの包括的な面接を行うトレーニングを受けているわけではなく，またそれに費やす時間が十分に割けるわけでもない。十分な医学的評価を行うためには，両親やその他の家族成員から話を聞くことが禁忌なわけではない。

臨床医が子どもの面接を行うことの利点として，以下のような理由が挙げられる：

- 面接を行うことで，子どもとのラポールが確立されやすくなり，その後の診察の際に子どもがリラックスでき，協力を得られやすくなる。
- 子どもはたいていの場合，医師を「自分を助けてくれる人」とみなしている。このような認識を持っていることで，役割がわからず，恐怖を感じてしまい，児童相談所や警察では語ることが出来なかった子どもが，医師の前でだけ被害を開示するということもある。
- 子どもが被害を受けたとの開示を行ったにもかかわらず，何も医学的異常がなかったという事実を確認した場合，法廷や一般社会は「何も起こっていなかった」という誤った解釈をすることがある。そのために，法廷に提出する医学診断書に，臨床医の意見書を添付することにより，法廷で医学的所見の意味付けについて的確に判断がなされる一助とすることが出来る。

臨床医が子どもに詳細な聞き取りを行うことのデメリットとしては，時間がかかること，ならびにそもそもそのような面接を行うことを不都合と考える医療者も少なくない，という点が

挙げられる。聞き取りは，時間がかかる子ども
では，1時間程度は要する。ほとんどの診療所や
救急医療の現場では，診察の依頼は突然で，十
分な時間を使った子どもとの面接の場を設定す
ることは，およそ不可能である。さらには，子
ども虐待という問題は一部の医療者にとって怒
りの感情を惹起するものとなり，それだけにと
どまらず医療者が否定的感情に支配されて，虐
待を否定することすらある。「子ども虐待の診断
を行い事例と関わりを持つことで，法廷で証言
する可能性が生じ，加害者側の弁護人から敵視
されていろいろ言われてしまうかもしれない」
と感じることも，一部の医療者にとってはさら
なる不都合と感じてしまう原因となる。

　虐待の被害児であることが疑われる子どもか
ら話を聞くことによって，どれだけ多くの，そ
してどのようなタイプの情報を収集できるかは，
対応した医師個人がどれほどこの問題を優先的
に捉えていて，どれほど時間を割いてくれて，ど
れだけ子どもを支援するためのその他のリソー
スを利用できるかにかかっている。

法的な検討事項

　医療者が子どもから話を聞いて得た医学病歴
について，場合によっては法廷で証言しなければ
ならないこともありうる。そのような状況を
以下に記す。

1.　医療者が性被害者の目撃証人（outcry
　　witness）の立場の場合：もしも医療者が，
　　子どもが虐待被害を初めて打ち明けた18
　　歳以上の人物であった場合，その医療者は
　　「性被害者の目撃証人（outcry witness）」
　　であり，子どもが話した内容につき証言を求
　　められる可能性がある。
2.　伝聞証拠排斥の法理の除外規定に該当する
　　場合：診断と治療 [訳注a]
　　　医療者が，医学的診断や治療を行うため

に子どもに質問をし，子どもがその際に重
要な回答を行った場合，子どもが話した内
容につき証言を求められる可能性がある。
また診療録が証拠として採用され，裁判官
や陪審員によって精査を受けることもあり
うる。
3.　伝聞証拠排斥の法理の除外規定に該当する
　　場合：興奮下の発言（excited utterance）
　　　もし子どもが，興奮しながら突然話をし
　　たならば（例えば，外性器診察中や性感染症
　　検査の際に，自身の被害を開示するなど），
　　子どもの話した内容につき，医療者が証言
　　を求められる可能性がある。

子どもの被害開示パターンに
影響を及ぼしうる要因

　子どもが自身の虐待の被害体験を開示しない
ことは，よくあることである。虐待が疑われ調
査を受けた26,000名以上の子どもを対象とした
ある研究によれば，子どもたちの被害開示率は
性虐待で71％，身体的虐待で61％であったと
報告されている [2]。しかしながら，成人の性虐
待サバイバーを対象にして実施されたある回顧
的研究では，「子ども時代に性虐待の被害体験
を開示した」と回答した割合は，わずか30～
40％だったと報告されている [5]。成人の性虐待
サバイバーを対象としたまた別の研究では，し
ばしば彼／彼女らは自身の虐待被害を忘却して
いた時期があり，その後に自然に思いだす，と
報告されている [6]。子どもが自身の被害を開示
しない理由としては，否認の状態にとどまった

[訳注a] 基本的に法廷では，発言した本人が出廷する必要
があり，「伝聞」は証拠として採用してはならないという
大原則がある。ただし，医師が診断と治療のために行っ
た問診の際に子どもから発言された内容に関しては，虚
偽の説明を行う蓋然性はまずないという前提のもと，米
国では，伝聞証拠であっても医療者が子どもから聞いた
内容につき証言すれば，子どもが出廷せずとも子どもの
発言が証拠採用できると規定している。

ため，開示をしようと思ったが話すことをためらってしまったため，自身が虐待されたと認識することが出来なかったため，などが挙げられる[7]。ある研究では，1人の性加害者から被害を受けた10名の子ども（被害時の平均年齢5.6歳）の被害開示内容と，その加害者が加害の様子を撮影していたビデオテープの内容とを比較し，その結果を報告している[7]。この研究では合計102回の性加害行為の記録が残されており，そのビデオ記録と，被害から平均で3-23カ月経ていた被害開示の時点（平均年齢6.9歳）での開示内容とが比較された。子どもが開示した性虐待の事実は，ビデオによって裏付けられたものの，3名の子どもでは自身の被害を開示することはなかった，とのことである。否認状態にあった子どもから開示を得るために，この研究では対立的面接法・誘導尋問・示唆的質問など，あらゆる手段が用いられていたが，子どもたちは自身の被害体験を否定したり矮小化したりして，事実を語ることはなかったようである。考察では，3名の子どものうち2名は，自身の被害体験を積極的に忘れようとしていた可能性が高いと記載されており，別の1名は「幼児性健忘」との判断が記載されていた[7]。臨床の現場でしばしば経験する通り，子どもたちが虐待を「思い出せない」と言ったとき，本当に記憶がないのか，トラウマティックな出来事を思い出したくないために否認を貫いているのかを判断することは，極めて困難である。

　子どもたちが被害を開示したとしても，かなりの時間を経てから，というのはしばしばである。例えばある研究では，性虐待の被害を開示した子どものうち75％までもが，被害から少なくとも1年以上経ってからの開示であった，と報告されている[1]。全米規模で実施されたまた別の調査研究によると，子どもの頃に性虐待を受けた288名の成人女性のうち，28％は子ども時代に一切被害開示を行っておらず，47％は被害を受けてから5年以上経てから被害開示に至っ

ていた，と報告されている[8]。さらに別の調査では，子どもが性虐待の被害を開示するまでにかかる時間は平均2.3年であった，と報告されている[9]。また別の研究では，開示するまでの中央値は6カ月と報告されていて，開示までにかかる期間は事例により極めて幅広い，ということができる[9]。開示しない理由や，開示が遅れる理由は，被害を開示することによってどうなってしまうのかわからないという恐れや，自分が非難されることへの恐れなど，様々である。開示を妨げる要因には，他にも子どもの性別や年齢，子どもと虐待加害者との関係性，虐待加害者からの脅し，そして被害を打ち明けやすくするような支援体制があることを子どもが感じられているか否か，など様々な要因が挙げられる。

　子どもの虐待の開示における性別や年齢の影響については，数多くの研究がなされている。男児は女児に比べ，概して虐待，特に性虐待の被害を開示したがらない傾向にある。ただし，性別による違いについては複数の研究の結果に一貫性はなく，虐待の類型によっても異なっているのが実情である[2, 10, 11]。男児は「被害者」「同性愛者」というスティグマを貼られることを恐れ，非常に強い恥の感覚をもち，混乱した状況下にあるとされている[11-13]。さらには，年上の女性から性虐待被害を受けた男児は，誤ってその被害体験を望ましいことと感じ，被害体験を矮小化し否認することもある[14]。虐待加害者はしばしば，「性的接触の経験は楽しく，このような行為をするのは君にだけである」と子どもに示唆し，男児のもつ性別特有の脆弱性を利用し，子どもを餌食にする。

　被害児の年齢と，被害の開示との関係性につき調査した研究は数多い。被害児が幼い場合には，概して開示することはない[8, 13, 15]。このような傾向は身体的虐待にも性虐待にも共通したものである[2]。ただしある研究では，年長児は被害を打ち明けた後にどうなってしまうのかを知っていたり恐れていたりするために，幼小児

に比して開示が遅れる傾向にある，との報告を行っている[12]。幼小児の開示率が低いのは，司法面接のプロトコルが幼い子どもが虐待について述べたり，思い出したりするようにはできていないことが一因になっている可能性もある。そのため性虐待が疑いにとどまってしまう事例は，年長児に比べて，年少児に不釣り合いに多い状況にある。

　年少児では，虐待されたのは自分に責任がある・自分が悪かったのだという認知をしやすく，また加害者から秘密にするように脅しを受けていたり，騙されていたりすることも多いために，被害の開示に至らないことも少なくない[16]。年少児では，加害者が秘密を維持するためにたてる戦略の影響をより強く受けやすいことも，指摘されている[15]。

　子どもの家族関係や友人関係などの，発達に影響する各種要因も，子どもたちの被害開示に大きな影響を及ぼす。たとえば，就学前や学童期の子どもは両親を強く慕う傾向があり，家族の幸せや安定を保つことを優先する。一方，思春期に入ると，両親との親密な結びつきよりも友人に認められ親しく付き合うことをより重要と考えるようになる。そのため親から虐待された経験は，この時期に開示に至る可能性が高まる。思春期の子どもが両親と争いごとになった時に，しばしばこれまでの虐待被害を周囲に開示するのは，このような発達段階の移行によって説明が可能である。また同じ理由から，より年少の児の場合には性虐待被害を大人に打ち明けることが多い一方で，年長の思春期児（14-17歳）は被害を友人に打ち明けることが多い[15]。

　年長児や思春期児ほど，虐待被害を打ち明けたとしたらどうなってしまうのかを意識しており，自身や加害者やその他の家族成員に及ぼす影響につき恐れを抱いている[12, 15]。この恐れは，虐待加害者からの脅しが背景にあることも多い。この恐れとしては，「家族が崩壊する」，「里親に育てられることになる」，「罰を与えられる」，「虐待加害者が私のせいで刑務所に連れていかれる」などが挙げられる。同居家族から虐待被害を受けた子どもの場合には，このような脅しによる影響を受けやすい。Hershkovitzらの研究では，親や養育者からの虐待被害，特に性虐待被害を受けた子どもでは，虐待被害を開示することが遅れやすく，また開示しないことを選択する場合も多い，と報告されている[2]。一方で，性虐待を受けた子ども全体では，身体的虐待を受けた子どもよりも，虐待経験を打ち明ける確率が高いとも報告されており，「性虐待被害の場合には加害者が家庭外の人物であることが多いために，このような差異が生じたのではないか」との推察がなされていた[訳注b]。

　「お前がこのこと（被害の事実）を話したら，全てがぶち壊しになるからな」と脅された子どもは，家庭を壊さないでいられるかどうかは自分次第，と考えるようになる。虐待加害者が家族成員ではない場合と比較して，虐待加害者が家族成員である場合，子どもが虐待被害を開示しなかったり，開示を先延ばしにする確率は高くなる[2, 12]。社会経済的要因や文化的要因も，子どもの被害開示に影響する可能性がある。例えば一部のメキシコ系アメリカ人の文化では，女児の15歳の誕生日に，成人女性に近づいたことを祝う慣わし（quinceanera［キンセアネーラ］）が盛大に行われるが，この行事は女児が性経験のない処女である場合にのみ行われる。婚姻まで処女性や貞操を保つことの価値を重んじる文化圏の女児は，虐待の被害経験を打ち明ければ家族を落胆させることになる，と考えて開示するのを躊躇する場合がある[14]。人種差別・移民差別・貧困等の影響を受けている地域に見

[訳注b] 本邦の「性的虐待」は，加害者が親権者の場合に限定されているが，諸外国ではあらゆる成人による性加害行為を含め，sexual abuseとして対応を行っている。そのために本書では，sexual abuseを日本の限定的な用語と区別する意味で，性的虐待ではなく性虐待と訳出している。

第7章　虐待の疑われる小児・思春期の子どもから話を聞く　**77**

られるような，孤立や地域社会の安全性の欠如も，子どもが虐待被害を開示することの阻害要因となる[14, 17]。性虐待被害児のうち，両親と暮らしたことのない子どもの場合，虐待被害の開示をする確率が低く，一方で麻薬乱用者の家族と暮らしている子どもは，虐待の事実をすみやかに開示する確率が高い，との研究報告も存在する[15]。直感には反した研究結果とも思われるが，この研究では「崩壊状態にある家庭の被虐待児ほど，仲間との結び付きが強くなり，それが友達への開示を促しているのではないか」との考察が行われている。

子どもはまた，自分を虐待した人物をかばおうとしがちで，そのことが自分から被害の開示を行う割合や方法に影響していると考えられている。加害者の自白から性虐待が確証された事例を検証したある研究では，対象とした被害児47名のうち14％が加害者を「愛していた」と述べ，ある程度まで虐待経験を楽しんでいた，と報告されている[18]。これらの子どもの3分の1が，自らの意思で虐待加害者の元へ戻ったり，性的行為を主導したりしていた。当然予想されることだが，虐待被害を開示するまでの期間は，虐待加害者に魅力を感じていたり，虐待者をかばおうとしたりしている子どもの方が，そうではない子どもと比較して長くなる（前者が平均40カ月であるのに対し，後者は8カ月と報告されている）。子どもが加害者に魅力を感じていなかったとしても，この人物との虐待以外の部分の関係性を重要視し，開示することでそれを失うのを躊躇していることもある。

虐待加害者が子どもと同居していて，他の家族成員に明らかな暴力を振るっている場合，その犠牲となっている子どもや大人に対し，加害者が「虐待されていることを誰かに言えば，危害を与える」と脅し，うまく口封じをする場合がある[19]。また，親密パートナー間暴力（IPV，いわゆるDV）や薬物乱用の問題が存在する家庭の子どもや，親子間の絆が強くない家庭の子

どもの場合，虐待を親に打ち明けても助けてもらえないであろう感じ，開示を思いとどまることが多い。IPVの問題を抱える家庭には体罰という形の虐待も多いが，子どもが被害を受けている事を周囲が気づくのは，子どもが被害を打ち明けたためのことは少なく，子どもに目に見える傷害が生じたためのことが多い。性虐待の場合と異なり，身体的虐待の被害児は，虐待に順応しそれを「虐待」ではなく「しつけ」と解釈しがちである。一般的に，子どもが性虐待の被害経験を打ち明けるのは，親から支援してもらえると考えている場合である。ある研究結果によれば，支援的な親を持つ子どもの63％が，初回面接時に性虐待を打ち明けたが，懐疑的な親を持つ子どもの場合，この開示率は17％と低かったと報告されている[20]。子どもの頃に性虐待を経験した成人41名を対象としたまた別の研究では，「母親に被害を打ち明けた」と答えた被検者の大部分が，母親に反感を買われたと感じた，もしくは母親が関心を示さなかったと回答した，と報告されている[4]。この研究の各事例が，実際に母親から信じてもらい支援を受けられたのか否かは，報告のみからははっきりとは分からないが，最終的に子どもが打ち明けることが出来るか否かに影響を及ぼすのは，子どもが母親から支援を受けられると考えることが出来るかどうかであることを強く示唆する結果といえよう。

虐待の疑いが生じた場合に生じる「親権」の問題は，極めて困難な話題ということが出来る。ただし親権を巡って争いが生じている家庭と，そのような争いが存在しない家庭との間には，性虐待の通行件数に有意差はない，との研究報告も存在している[21]。

稀ではあるが，小児・思春期の子どもが，虐待の虚偽の申し立てを行う場合も存在する。性虐待事例576名を対象にしたある研究では，子どもの被害開示の1.4％が虚偽であった，と報告されている[22]。551名の性虐待事例を検証した

また別の研究では，虚偽の開示を行った事例は計14名（2.5％）おり，うち8名が子ども自身が行った虚偽の開示で，3名が子どもが親と共謀して行った虚偽の開示で，残りの3名は子どもが混乱し誤解したせいで虐待の開示となった事例であった，と報告されている[23]。臨床医は，虐待の被害を明確に訴えた子どもに対して，バイアスのかからない正当な評価を実施する必要がある。子どもの親権が問題になっている事例の場合は特にそうであり，状況が誇張されたりでっち上げられたりしている可能性についても考慮する必要がある。そのような際には，虐待の加害者の疑いのある人物と子どもとを分離をすることで，子どもが真実を話すことを促すことが出来る。

　子どもが虐待を開示する可能性とタイミングには，様々な要因が影響することを考慮すれば，子どもが虐待を部分的に（「徐々に」「ためらいがちに」と表現される場合もある）開示する場合もあれば，完全に（「積極的に」）開示する場合もあることや，開示したあとに起こった反応次第では，子どもが開示した内容の一部，あるいは全てを撤回することがあることは，特段に驚くべきことではない。性虐待を受け，被害の開示を行った子どもの4〜22％が，その後に自分の発言の撤回を行っている[1, 24-26]。一方ある研究では，被害開示の撤回を行った事例の92％で，その後時間を経て，再度虐待されたことを認める「再度肯定」というプロセスをたどっていた，と報告されている[26]。医師は調査の早い段階（司法面接を行う前）で子どもに面接する場合もあれば，後の段階（子どもの開示に対し，家族や児童相談所／警察が対応し，司法面接などが行われた後）で子どもに面接する場合もある。子どもが，周囲の反応を「支援的」と受け止めている場合，医師が面接を行う際に完全な開示が得られる可能性が高い。一方，被虐待児の中には，開示した際の親の反応によって警戒心が強くなり，詳細な情報を開示しようとしな

くなっている子どももいる。臨床医は，子どもの開示に影響を与える要因につき，認識をしておく必要がある。子どもが開示した被害を撤回したか，被害を部分的にしか開示していないと思われる場合，医師はなぜ子どもがそのような状況となっているのかを考察し，その考えられる要因を診療録に記載するとともに，当初の発言から疑われる虐待の状況に応じた，適切な診察を実施する必要がある。たとえば，ある8歳児が義父からの膣への陰茎の挿入被害を母親に訴えたが，母親からは信じてもらいサポートを得ることが出来ず，後にその被害開示を撤回したとする。このような児を診察する際には，性感染症の検査を行う必要がある。

病歴聴取の際の臨床的アプローチ

　医師が聴取した子どもからの病歴というものは法的に極めて重要である。一方で，子どもは虐待のことを話すことに著しい不安を抱きやすくもある。そのため医師が子どもから病歴を聴取する際には，法的に耐えうる方法（示唆や誘導のない形で），子どもの発達に沿った適切な質問を行う必要がある。またこのようなデリケートな情報を子どもから最大限に引き出すためには，中立的でありつつも支援的な環境を整備する必要がある。面接を開始し，子どもの発達状況や，開示を妨げる障壁の存在が明らかになることで，医師は子どもへの対応方法を微調整する必要が生じることもある。このような微調整を行うスキルは，子どもの発達に関する知識や，適切な面接技法の知識を必要とする。

子どもの言語習得と発達（表7-2）

　様々な年齢・発達段階にある小児・思春期の子どもに対し，医師はそれぞれどのように話を聞けばよいかを熟知している必要がある。一般的に未就学児は，医学的な問診の際に，聞かれた質問について十分に理解することや，適切に

第7章　虐待の疑われる小児・思春期の子どもから話を聞く　　**79**

表 7-2	子どもの言語発達

未就学児（3〜5歳）

おそらく答えられる質問：
　名前，年齢，同居する家族成員について
　誰が痛くしたり触ったりしたか？[訳注c]
　体のどこを痛くされたり触られたか？
　痛くされたり触られたのは，どこでだったか？[訳注d]
　エピソードは1回だったか，1回よりもっとだったのか？
　身体部位を記載する「アナトミカルダイアグラム」を使用するとよい
通例，答えることが難しい質問：
　身体部位の名称や色
　何回そういうことをされたか[訳注e]
　被害の順序立てた説明，いつ起きたかという時間に関する質問
この年齢集団に特有の難しさ：
　言語能力の個人差が大きく，急速に言葉を覚えていく段階である
　集中力が続かないため，面接は20分以内で終わらせる必要がある[訳注f]
　今ここで起きていることに関心が向き，昨日のことでも「遠い過去」である
　身振りで答えることが多く，時に言葉での説明よりも具体的な情報を与えてくれる
　「知らない」「何を聞かれたか分からなかった」ということが出来にくい質問の形式（はい／いいえの質問，
　　「誰」に関する質問）を理解できたときには，当てずっぽうで答えやすい：そのためにはい／いいえの質問
　　は避ける必要がある
　発語内容が，理解し難いことが多い

学童期の子ども（6-11歳）

未就学児が回答可能な質問に加えて，以下の質問に答えることが出来る
　名前だけではなく，氏名
　身体部位の名称や色
　虐待による被害のより詳細な状況（あざが出来た，血が出た，痛みの性状など）
　特異的な詳細情報や五感に関する情報（加害者と交わした会話，匂い・味など）
　虐待被害の頻度（毎日か，週何回か，月何回か）
　虐待が始まった（もしくは終わった）時の年齢
　虐待による身体・行動上の徴候
通例，答えることや理解することが難しい質問
　被害を受けた正確な日時。日常的な虐待の場合は，被害の正確な順序
　虐待による身体・行動上の徴候が出現した正確な時期
　抽象的な概念に関する質問（「真実」って何？，など），時間・速度・大きさ・距離に関する質問
この年齢集団に特有の難しさ：
　被害を開示した際に家族がどう反応したのか，どのぐらい家族に信用してもらえたのかが極めて重要となり，
　　それが面接の際の意欲に強く関連する。
　子どもたちに「家族がどのような反応をしたとしても，あなたは悪くない」と説明しても理解できないかも
　　しれない。

80　第Ⅱ部　面接法

表7-2	子どもの言語発達（つづき）

思春期の子ども（12-17歳）

未就学児・学齢期の子どもが回答可能な質問に加えて，以下のすべてに答えることが出来る
　被害の詳細や，司法プロセスに有用となる詳細
　時間・速度・大きさ・距離に関する質問についても十分に理解できる
抽象的な質問については，依然回答することが難しい
この年齢集団に特有の難しさ：
　ほとんど関係のない余計な話をし続けることが多い
虐待による有害事象（STI等）に無頓着である一方で，被害をセンセーショナルに捉えがちである（「二度と妊娠できないかもしれない」など）。
　当惑している場合が多く，そのため積極的に話をしたがらない。
　「セックス」「レイプ」などの用語についてもあいまいにとらえていることも多く，正確な意味を理解しているのかを，しっかりと確認する必要がある[訳注g]。
同世代の仲間に認められることを重視し，身体的にだけではなくあらゆる点で，自分が「普通」であることを重視する
　親の反応を気にし，これまでの性的活動について話をしたがらない

[訳注c] 誰にされたか，などの受動態の質問は，より小さい子どもでは理解困難
[訳注d] 「どこ」という質問への回答は，4歳未満では困難
[訳注e] 物を数えるように被害体験を数えることは，4歳未満では困難
[訳注f] 年齢×5分が目安。
[訳注g] 「セックスさせられたって言ったけど，あなたたちくらいの子どもはいろんな意味でその言葉を使うの。あなたにとってのセックスって言葉の意味を教えて？」など

回答することが困難である。またこの時期の子どもは，「誰かが水着で隠れる部分（プライベートパーツ）を触ったことある？」とか，「今まで誰かが顔を叩いたことある？」といった「はい／いいえ」形式の直接的な質問には首尾よく答えられるが，その回答が真実であることを立証することは難しい。6歳未満の幼小児では，記憶自体は正確に保持しているものの，オープンエンドな質問に対し，自発的に多くの情報を提供することは難しい[27]。また6歳以上の年長の児と比較して，6歳未満児では誘導的な質問や示唆的な質問に対し，より脆弱（誘導／示唆に引っかかりやすい）である[28]。そのため例えば挫傷を認めた児に対して行う質問としては，「誰がこの傷をつけたの？」という質問形式ではなく，「そのあざについて教えて？」といった，示唆的でない質問形式で話を聞くことが，特に重要である。幼小児の集中力が持続する時間は短いため，問診のための時間は，一般的には20分

以内とする必要がある[訳注f]。一般的に，子どもは4～5歳になれば，質問を適切に理解し，回答することができるようになる。

　学齢期の子どもは注意持続時間が長く，質問に答えることを嫌がらなくなり，示唆／誘導を受けにくくなってくる。気分や睡眠状況，困っている事，学校でうまくやれているか，などの質問を行うことで，包括的に医学病歴を聴取することが可能である。思春期になると，具体的な病歴につき詳細に説明できるようになるが，それでもやはり用語の明確化や確認はいまだ必要である[訳注g]。

子どもから話を聞く際の重要な原則

　小児科医はその専門分野の性質上，子どもからの信頼を得ることに長けており，一般的に子どもから「このお医者さんは自分の安全と健康を心配してくれている」と思われている。虐待が疑われる子どもの面接では，小児科医はまず，

自分の仕事は「子どもの健康と安全を守ること」であることを子どもたちに伝え、「あなたやあなたの家族が、あなたの安全や健康を守ることが出来るようお手伝いするようにベストを尽くしたいと思っている」と伝える必要がある。

面接の導入時にこのような話をすることで、子どもが経験した「不快で混乱するような、恐ろしい体験」について、子どもと話をすることの理由付けを行うことが出来る。医師は、すべての子どもに対して、常に敬意を払い、誠実に対応し、心配していることを伝え、信頼が得られるような態度で接することが、大原則である。

不快で恐ろしい経験について話し合う際には、子どもにその都度このような話をして大丈夫か（辛くて嫌ではないか）を確認する必要がある。被害児は誰かに尋ねられた時に限り、虐待の開示を行うことも少なくない。虐待加害者を恐れて打ち明けられない子どももいれば、信じてもらえないかもしれない・大変なことになるかもしれないといった気持ちを抱いたり、他の家族成員への影響を恐れて、打ち明けられない子どもも少なくない[29]。子どもが抱くこうした恐怖心を理解しておくことは、我々が受容的態度を示す上で重要であり、子どもの支援を行う上でも欠かすことが出来ないものである。「何か心配なことはある？」「こんなことを話したら、どんな風に思われちゃうだろう、その後にどんなことになるんだろうって心配している子どもと、私はこれまでに何人も接してきたの」「ここではどんなことを話しても大丈夫だからね」、「そのことについて私に話してくれてありがとう」といったやりとりは、打ち明けることを躊躇している被虐待児に開示を促すことになるであろう。

虐待のスクリーニング目的で質問を行う際には、子どもに回答するように急き立てたり、根掘り葉掘り聞いたりしない、ということを理解しておくことは、医療者にとって極めて重要である。スクリーニングのための質問を行う目的は、通告を行う必要性を明らかにし、通告を行うために必要十分な情報を得ることにある。もし子どもに虐待を疑わせる身体所見が確認された場合、「このケガどうしたの？」とか「ここにあざがあるけど、このあざのこと教えて？」のようにシンプルな質問で確認を行う。損傷のパターン・推察される受傷時期・損傷の重症度と、子どもの説明が合致しない場合、医療者は正直に「私が分からなくなっちゃったから質問するね。1回転んで2カ所のあざが出来たってことなの？　子どもの中には、ケガした理由が別にあるけど、それについて話すことが怖いなって思っている子もいるの。私はあなたの力になるために今ここにいるの。このあざについて私に何かほかに話をしておいた方がいいなっていうことがあれば、お話してね」、というような追加質問をするとよい[訳注h]。子どもが虐待の被害を打ち明けなかったとしても、身体診察所見から虐待が疑われる場合、州法に基づいて児童相談所や地元警察に通告／通報を行わなければならない。

子どもが提供してくれた情報を共有するのは、必要な関係者（児童相談所、警察、スーパーバイザーの立場の医師）に限定し、子どものニーズを最大限に尊重し、慎重な取り扱いを心掛ける必要がある。子どもの前では、「大人同士の話」をすることは可能な限り避けるべきである。医学的な病歴は、診察する前のまだ完全に着衣した状態で聴取することが最適であるが、診察中に新たに身体的虐待を疑う損傷所見が確認された場合、その都度追加質問をすることが必要となる。

面接の方法

医師が子どもへの面接の際に最初に行うことは、子どもが既に虐待の被害を開示しているか否かによって異なる。身体所見や行動上の所見、

[訳注h] 子どもが「信じてもらえなかった」と感じないような場面と関わりが必須であり、面接者がトレーニングを受けていない場合には、慎重に対応してほしい。

心理的症状から虐待が疑われるものの，子どもが被害開示をしていない場合，医師は子どもに誘導も暗示もしないように，慎重に質問する必要がある。子どもが既に被害を開示している場合でも，質問の際には慎重に言葉を選ばなければならないが，面接の際に既に提供された情報に基づいて質問することは可能である。

　虐待の被害が疑われる子どもの医学的面接を行う場合，それにかける時間は，これまでに得られている子どもに関する情報の量，子どもが協力的か否か，および子どもの言語能力の程度によって様々であり，子どもが虐待について「話したくない」場合，5分程度で終わりにしなければいけない場合もあれば，子どもが積極的に話す意思があれば，年齢の長じた子どもでは，2時間を要する場合もある。一般的に，医療者が子どもと面接を行う際には，親を同席させないほうが良いが，一方で「中立的」な立会人としてソーシャルワーカーや看護師などの同席が望ましい。面接は長くなる場合も多く，また子どもが述べた言葉はそのまま記録することが望ましいため，医師は面接後に思い出しながら医療診療録をつけるのではなく，診察中に記録をつける必要がある。年長の子どもで被害を口に出すよりも紙に書くことを希望する場合には，回答を記載してもらってもよい。面接の際に録音を行い，それを医療診療録に転記している医師も多い。なお，アナトミカルドール（性教育や司法面接で用いられる，解剖学的に正確な人形）の使用は，トレーニングを受けた人物のみに限定しなければならない。

　子どもは診察の際に何をされるかにつき憂慮していることが多い。面接時に診察の詳細な手順について十分に情報提供を行うことで，子どもの不安を和らげ，情報収集が行いやすくなる。子どもが「何が起こったのか」について，オープンに自分の言葉で説明することが望ましく，子どもが話をしている際には，話した内容を明確化する必要性がある場合を除き，可能な限り

邪魔をしないようにする。子どもが「……彼に触られた」，「……彼に叩かれた」のような発言を行った場合に，医師は（1）「今，彼ってお話ししてくれたけれど，彼って誰の事？」，（2）「彼はあなたの体のどの部分を触った（叩いた）の？」，（3）彼があなたを叩いた時，手を使ったの？　何か道具を使ったの？　それともそれ以外の方法？」などと追加の質問を行い，子どもの話したことを明確化する必要がある。「誰かがあなたの腕を痛くしたんだよね？」「お母さんが腕を痛くしたのかな？」といった，質問の中に回答を示唆するような誘導的質問を行ってはならない。そのような誘導的質問がなされた場合，子どもたちは，質問の内容に影響を受けた回答を行ってしまいうる。一般的に，質問をする際には，「何が」「誰が」「どこで」「いつ」「どうやって」という質問を行うのが望ましく，「○○した？」という質問や「なぜ」という質問を行うことは避ける必要がある[訳注i]。

　面接の最中に「正の強化（話をしたことを褒めること）を行うことには慎重である必要があり，特に子どもが被害を開示した直後にこのような対応を行ってはならない。医師が面接の最中に，自然な身振りやアイコンタクトを保つことは，「あなたの話を聞いていますよ」という意思表示になる。虐待の行われた時期や頻度を明確化することは，診断の上でも治療を行う上でも極めて貴重な情報となる。挿入被害を受けたのか否かを明確化することは極めて重要ではあるが，子どもがたとえ「何かが中に入った」との開示を行い，加害者の指や陰茎が子どもの膣内に挿入された可能性が浮かび上がったとしても，小児・思春期の子どもが実際に膣内に完全挿入の被害を受けたのか，部分挿入（膣前庭部に指や陰茎部を押し付けられた）にとどまったのかを，正確に判別することは困難である。子

―――――――――
[訳注i]「いつ」という質問も子ども［特に7歳以下の子ども］では回答が難しく，質問を行わないほうが望ましい。

どもが自発的に語った，被害経験の確証となる詳細な語り（加害者が射精に至った事例であれば，その際の視覚・臭覚・味質などの五感の情報や，肛門性交被害を受けた事例であれば，被害の最中やその後に排便欲求が生じたとの情報や，ポルノグラフィーの被害時であれば，裸の写真やビデオを撮られたといった情報や，身体的虐待を伴っていた事例であれば，叩くのに使われた道具の情報や，虐待されている最中に言われた脅しや会話など）は，書面や映像で的確に記録する必要がある。

　虐待被害の開示をしている最中に子どもが急に押し黙ってしまった場合には，「話すことが大変な体験を，よく頑張って話をしてくれたね」，などの一般的な言葉がけを行うべきであり，「お父さんが，おまたに触ったときはびっくりしたよね。でもそれは，あなたには責任がないのよ」などと具体的な行為に触れた言葉がけをすることは避ける必要がある。また，その後は子どもが最後に言った言葉を繰り返すなどで，子どもが話をする勇気が再び貯まるのを待つとよい。子どもの発言内容や感情を捉え，それをそのまま子どもに返す，このリフレクティブ・リスニングという手法は，子どもが話した内容や子どもの気持ちを明確化し，混乱を鎮め，冷静さを取り戻すことにつながり，単純に子どもが回答を行うまでの時間を十分に与えることにもなる[30]。たとえば，子どもが「自分に起こったことについて，自分がどう感じているのかわかない」と言った場合，医師は「あなたの叔父さんがしたことをどう考えたらいいか，混乱しているのね」と応じる。面接の際に子どもが話しにくいことがあれば，話をする代わりにメモ書きして伝えることを許容したり，耳元でささやくことを許容することも，子どもの開示を促す方法である。経験豊富な面接者であれば，人形・指人形・おもちゃの電話といった小道具を用いることもあるが，幼小児にとってこのような方法は気を散らすものとなってしまい，また示唆的であると

取られかねないので注意を要する。

　子どもが自分を虐待した加害者や，自分を信じてくれなかった母親に対しての愛情を口にすることも稀ではない。子どものこのような感情を認めることは大切であり，また子どもを混乱させている状況を明確化してあげることも重要である。（「あなたがお母さんのことを好きなのはよくわかるわ」「あなたがおばさんのお家で暮らしている間に[訳注j]，あなたのお母さんはあなたや妹が安全でいられるにはどうすればいいかを，児童相談所の助けを借りて，お勉強しているのよ」）。また医師は，子どもが自責感情を抱きやすいことを認識し，そのような感覚を子どもが抱いているのか否かを明確化する必要がある（「私がこれまでに話をしてきた子どもたちの中にも，『こんなことが起きたのは自分のせいだ』って言っている子どももいたわ。でも起きたこと責任は大人にあって，あなたにはないものなのよ」）。

面接の構成要素

　表7-3に，虐待が疑われる子どもに問診を行う際の構成要素につきまとめ，掲示している。

虐待被害に関する情報

　医療者が診断を行うために必要な情報の種類（虐待加害者の身元，行われた虐待の性質，虐待があった時期）は，身体的虐待でも性虐待でもほぼ同様であるが，その集めるべき詳細に関しては，性虐待が疑われる場合とその他の類型の虐待が疑われる場合とでは，異なっている。性的接触の種類（挿入被害の有無など）や直近の性的接触がなされた時期の情報は，診察所見を解釈する上で有用となる。医療者はそれらの情報に基づき，早急に法医学的証拠を集めるべ

───────────

[訳注j] 本邦では一時保護所で保護されることが一般的であるが，米国では親族里親宅に一時保護さることが一般的である。

表7-3	虐待が疑われる子どもから聴取すべき医学病歴

被害エピソードの詳細

頻度および最後に被害を受けた際の状況
身体的／性的な接触や損傷
コンドームの使用の有無
加害者の身元／STIやHIVの危険因子（見知らぬ人，反社会的組織構成員，薬物乱用者等）
身体的損傷：暴行による損傷や，防御創

身体的／情緒的／精神的症状

痛み・圧痛
咬傷や咬痕
外性器症状（痛み・出血，排尿障害，おりもの，腹痛）
最近の薬物／アルコールの使用：記憶障害（健忘），精神状態の変化
トラウマ症状，抑うつ，自殺の徴候
性的行動・攻撃的行為
睡眠障害，学校での不適応，食欲・体重の変化

婦人科的既往（思春期の場合）

過去の婦人科診察の有無（症状・感染症・妊娠など）
性的既往歴（過去の性的接触の有無，ありの場合その時期とタイプ・避妊具の使用の有無・相手の性別，など）
最近の月経歴（月経周期の規則性，通常の場合の出血量や性状）

家族背景

支援の程度／子どもの被害開示をどの程度信用しているか
家族成員の過去の虐待歴
家族間暴力の有無
親子の関係性
家族構成の変化／子どもが虐待を開示した後の状況
子どもに対しての心配：処女性への懸念，AIDS・STD・妊娠への懸念，これまでの非行・家出歴の有無とそれに対しての家族の反応

安全面の問題

子どもが虐待を開示した後で，家に帰ることを恐れているか？
自傷行為，自殺企図はあるか？
子どもは自宅を安全な場所と感じているか？

きか否かを判断することが可能となる。膣・肛門・口腔への挿入被害を受けた小児・思春期の子どもが，被害後48～72時間内に診察を受けることが出来た場合，通常は法医学的証拠採取を含めた包括的評価が必要となる。医学的な病歴聴取は，子どもの体表面や衣服・虐待の行われた現場のシーツなどから，加害者の遺留物や毛髪（頭髪・陰毛）といった，法医学的な試料採取を行う必要性があるのか否かの判断を行う上で，重要な情報をもたらすものとなる。

性的接触の性質に関する情報が得られれば，どのような診察手順や検査を行うことが最も適切かの判断を行うことが可能となる。加害者の性器が，子どもの粘膜と直接接触したことがわかれば，性感染症（STI）の検査を行うことは必須である。性器同士の粘膜接触が繰り返されていたことが判明した場合，AIDSを含むSTIのリスクは高くなる。加害者がコンドームを使用していたならば，妊娠やSTI罹患のリスクは低くなるが，可能性が除外できるわけではない。潤滑剤（ローション）の使用は，肛門や外性器の損傷が生じる可能性を低くする。加害者がAIDSのハイリスクの人物（HIV検査陽性者・まったく見知らぬ人物・反社会的勢力構成員・経静脈での麻薬使用者・多数のセックスパートナーのいる人物）であるか否かの情報が，子どもや警察や養育者からもたらされることもある。病歴聴取の際に，加害者がこれらの特徴のいずれかを有している人物であることが確認された場合は，医師は子どもや家族とHIV検査の必要性について話し合い，検査を受けるべきかや，場合によっては予防的治療を受けるかどうかを，十分な説明を受けた上で判断できるように支援する必要がある（第24章参照）。

性暴力被害を受けた急性期に，小児・思春期の子どもの診察をする場合，外性器肛門部以外の損傷所見の有無についても，注意深く問診と診察を行う必要がある。加害者に殴られたり，つかまれたり，押さえつけられたり，猿ぐつわ

をかませられたりしたことによる損傷所見や，抵抗したために生じた損傷所見が確認されることも稀ではない。このような性暴力の際の身体損傷所見は，顔面や頸部に確認されることが最も多く，加害者が被害児を黙らせるために行われた加害行為により生じた損傷であることが多い。平手打ち痕や握痕や，手拳痕，道具によるパターン痕が，顔面・頸部・頭部，四肢に認められることもある。患者が，特定の部位を「咬まれた」「舐められた」と開示した場合，その部位からは重要な法医学的情報が得られる可能性があり，プロトコルに従って撮影を行い，スワブで唾液採取を試みる必要がある。

　急性期に診察することとなった性虐待や身体的虐待の被害児が，様々な身体部位に圧痛を訴えることもある。また，慢性的に性虐待被害を受けていた子どもであれば，身体的には異常は確認されなくとも，外性器に関しての懸念（自分のあそこはどうにかなってしまっているのではないか，など）を口にしたり，外性器の症状を訴えることも少なくない。外性器や肛門部の診察を行う際には，痛み・出血・分泌物がないかどうか，丁寧に問診する必要がある。適切な場合には，診察が終わったら子どもに異常がないことを伝え，子どもを安心させることが極めて重要である。外性器の出血・疼痛，排尿障害，尿路感染，膣分泌物，腹痛等が確認された場合，外傷性の病態を考慮する必要がある。最近の薬物やアルコールの使用歴や，心理精神状態の変化が確認された場合，薬物検査や血中アルコール濃度検査を行うことが推奨される。州によっては，加害者に刑罰を科す際に，被害者の中毒の程度が考慮される（同意する能力の有無の判断に血中濃度が参照とされる）。被害児の中には，薬物中毒に対して緊急治療や長期的治療が必要なものもいる。性虐待や身体的虐待の被害を受けた小児・思春期の子どもに違法薬物が使用されたことが明らかであれば，売春やポルノの被写体にされるなどの性的搾取があったか否

かについても，慎重かつ速やかな聞き取り調査が必要となる。

　身体的虐待が疑われる子どもの聞き取り調査で最初に問診することは，性虐待が疑われる子どもの場合とほぼ同様である（「今日診察に来た理由について，知っていることやわかっていることがあれば，お話してください」）。身体的虐待事例の場合に重要なことは，いつ・どこで・どのように損傷が生じたのかを確認することである。どのような痛みが生じたのか，いま不都合が生じている身体部位はないかについて子どもに問診を行うことは，単純X線写真などの精査の必要性の有無や，フォローアップの診察を今後する必要があるかについて評価する上で有用となる。虐待が発生した背景や，日常的に長期に渡って虐待が存在していたのかを理解することや，損傷を生じる暴力の引き金になった原因を理解することは，子どもが今現在も安全が担保されていない状況下にあるのか否かを評価する上で重要である。例えば，当たり前に起こるような些細な出来事（子どもがおもちゃを壊した，など）で，損傷が生じるような暴力を受けたり，人前にもかかわらず損傷が生じるような暴力を受けていた場合には，第三者の目がない家庭の中ではより深刻な危害にさらされる可能性が極めて高いと判断される。身体的虐待の被害児は，しばしば怪我の範囲や程度について，話をしたがらない。医師が診療中に，病歴聴取の際には判明していなかった急性期の損傷や治癒過程にある損傷を新たに確認することは，稀ではない。損傷の存在が明らかになった場合に医師は，「背中のこの部分に細長い傷痕があったんだけど，この傷のことについて教えて？　いつ頃ケガをしたのか教えて？」のように子どもに質問をする必要がある。性虐待が疑われる子どもへの面接と同様，医師は被害児の発言内容の明確化を試みる必要がある。たとえば，子どもはよく「ぶたれた」というような説明を行うが，より詳細を質問していくと，「ベルトやその

他の道具でぶたれた」など，さらに詳しい説明を行うことが多い。

被害児は，激しい情緒的なトラウマを受けていたり，うつ状態にあったり，自殺念慮を抱いている可能性もある。診察時に，被害児に明らかな抑うつ症状が確認しえなかったとしても，医師は子どもに自殺念慮の有無について直接的な質問を行うことが望ましい（「とてもつらい気持ちになって，自殺しようとか自分の体のどこかを傷つけようとか考えたことがある？」）。子どもが「ある」と回答した場合，医師は最後にそう思ったり，それを試みたのはいつかを確認するとともに，即座にメンタルヘルスの専門家に紹介すべきかを検討しなくてはならない。安易に抗不安薬や抗うつ薬を処方することは避け，可能なかぎり小児精神科医に紹介する必要がある。

虐待の被害児に認められる，その他の反応性の行動としては，攻撃的行動，睡眠障害，学校での不適応，体重変化，非行，などが挙げられる（第49章，第50章参照）。

婦人科的既往歴

思春期の子どもの，性虐待の被害にあう前の婦人科的既往歴の有無の情報は，医師やサポートスタッフが診察の準備をするうえで極めて有用となる。過去の性感染症，妊娠，婦人科的症状の有無については，診察時に十分に考慮に入れる必要がある。初潮年齢，最後にあった月経の周期，ナプキンやタンポンの使用例，ここ数カ月の月経の規則性などの情報は，妊娠検査の必要性を判断する上で欠かすことが出来ない。以前に婦人科の診察を受けたり，タンポンを使用したことのある子どもであれば，外性器の診察に際し，それほど抵抗を感じないかもしれない。身体的虐待を受けた思春期の子どもが，性的にも虐待を受けていたり，既に性交を経験していることは珍しくなく，身体的虐待の被害児であっても，婦人科的評価を合わせた包括的評価を行うことは極めて重要である。

性交歴を確認する際には，相手の性別，人数，性的接触の種類（口腔性交や肛門性交の有無を含む），コンドームなどの避妊具の使用頻度，を含めて問診を行い，それに基づいて性感染症や妊娠の検査を，いつ，どのタイミングで行うのが最適であるのかを判断する。たとえば尖圭コンジローマの潜伏期は2週間～2年（平均2カ月）であるため，最後に性虐待による性的接触のあった2カ月後に検査を行うことが推奨される。また最終月経に関する情報に基づいて，妊娠のリスクの評価や妊娠検査を行う最適な時期を判断することができるであろう。

家族歴，および子どもの虐待開示への家族の反応

時に子どもが，「非虐待親に虐待を訴えたが，被害を受けたことを信じてもらえなかった」，「非虐待親に虐待を訴えたが，曖昧な対応をされただけだった」と打ち明けることがある。子どもの開示内容や，医学的所見から，虐待を受けたことが明らかである場合には，医師は児童相談所へ，非加害側の親が子どもを守れる人間である可能性が低いことを伝える必要がある。子どもや家族に，過去に虐待事例としての児童相談所の係属歴があるか否かについても，留意する必要がある。親密パートナー間暴力（IPV，いわゆるDV）の問題が存在していたか否かは，極めて重要な情報であり，性虐待の発覚をきっかけに離婚（非婚であれば別離）に至った場合に，加害者がさらなる暴力に訴えるリスクがあり，時に殺人に発展することがありうる点に留意が必要である。ある研究によれば，性虐待被害を受けた小児・思春期の子どもの家庭内には，半数以上の割合でIPVが発生していた，と報告されている[29]。IPVの加害者が子どもに性虐待を行っていたことが発覚した場合，IPVの被害者の成人が，初めてこの加害者との離別を試みるかもしれない。この場合，家庭内の成人も子どもも，著しいリスクに直面することになる。

子どもが協力的であるか否かは，子どもが虐

待被害を打ち明けた際の，非加害親がどのように反応するかに大きな影響を受ける。子どもは大人が苦悩するのを敏感に察知し，時には虐待について話すのを思い留まってしまうこともある。このような状況の存在の有無についても，明確化し対処を行う必要がある。また医師は，医学的状態について子どもが懸念（損傷の有無・性感染症の有無・妊娠の可能性・処女性についての懸念・外観や機能的な変化の有無，など）を抱いていないかを確認し，その解消に努める必要がある。このような懸念に丁寧に回答し，「あなたの体には心配するようなことはない」と保証してあげることは，子どもがこの性虐待という問題から回復していく上で，極めて有益となる。

安全性に関する問題

加害者が同世代の人物であった思春期の被害児も，家族の反応に対し強い懸念を抱くことになる。「デートレイプ」の被害児は，「その原因を招いた」として親に体罰を受けるのではなないかと恐れていることもある。医師は，ティーンズの子どもを診察した際には，「家に帰っても安全だと思う？」，「家出したことや，家出を考えたことがある？」と質問を行い，子どもの安全を確認しなくてはならない。

その他の情報

情報によっては，医師が聞かない限り，子どもから自発的に語られることは少ないであろうものもある。そのようなことを明確化するために，問診することが推奨される質問を以下に列記する[30]：

- 「前にも，誰かが同じようなことをあなたにしたことがある？」
- 「彼（加害者）が他の誰かにも同じことをしたか知ってる？」（子どもが，他の子どもが被害を受けているのを目撃している

ことも稀ではない）
- （性虐待の場合）「彼に何かさせられたことはある？」
- 「彼は，あなたが服を着ていない状態の写真やビデオを撮ったりした？　他の人が服を着ていない状態の写真やビデオを見させられたりした？」
- 「このことを誰かに話すことについて，彼は何か言った？」
- 「誰かに話した場合，どのような結果になると彼は言っていた？」

多くの子どもや家族にとって，児童相談所や警察の調査／捜査を受けることや，医師からの診察を受けることは，たとえそれぞれが最善の意図を持ったものであっても，押し付けがましく，不都合で，時間のかかる経験になりうる。本章の筆者が診察したある5歳の女児は，警察が家に来たとき「私を逮捕しにきたのかと思った」と語っている。同様に，診察の際には，子どもは「医者は注射をする」と考えていることもあり，また「医者は，自分を家に帰さない力を持っている」と考えることさえある。医師は，診察を行って得た情報がどのように扱われるのかを，子どもにしっかりと伝える必要がある（「診察した内容は，警察や児童相談所に伝えることになるの，時には検察官って人にも伝えることになるのよ」）。またこの後にどのようなことがありうるのかについても，しっかりと伝える（「もし今日やった「ばい菌の検査（性感染症の各種検査）」でばい菌がいたら，またお電話で病院に来てねって連絡が行くかもしれないけれど，もしばい菌さんがいなかったら今後，何か新しいことが起こったり分ったりしない限り，もう診察を受ける必要はありません」）。親に情報を伝えることで，子どもに危害が及ぶと判断した場合には，「医療保険の相互運用性と説明責任に関する法律（HIPAA：Health Insurance Portability and Accountability Act[訳注k]）」の口

頭・書面による情報開示規則の例外事例に該当することに，留意する必要がある。このような状況の場合には，より正確な医学評価のためにも，児童相談所や警察にその旨を連絡し，さらなる情報の入手を試みる必要がある。

同世代との性的活動に関しての医学的問題（避妊や性感染症など）について，思春期の子どもと話し合った場合には，「職務上知りえたヘルスケアに関しての情報をみだりに他者に伝えてはならない」という守秘義務を順守する必要があり，親にこのような情報を伝える際には子どもの「知られたくない権利」を最大限尊重しなくてはならない。児童虐待の通告に関する法規は，州によってそれぞれ異なるため，医師は自分の居住する地域の州法で性虐待がどのように定義づけられているのかを熟知し，思春期の子どもが性虐待被害を受けた際に，子どもの「知られたくない権利」と通告義務の狭間でどのように対応を行わなくてはならないかにつき，あらかじめ対策をしておく必要がある。

面接や診察の終結の段階では，医師は以下の点につき改めて確認をする必要がある。

- 子どもに何らかのリスクが生じうる場合を除き，確認された所見を説明し，その解釈を伝える。たとえば性虐待被害を受けた子どもに，診察上は異常が確認されなかったこと，あるいは所見は確認されたが傷は治りかかっていることを理解してもらう。所見の画像やイラストを図示することは，処女膜が「まだある」ことを，子どもと家族に理解させるのに有用である。特に10代の子どもは，言葉には出さないが，自分の体が「人と違ってしまっている」のではないかという懸念を抱いていることが多い。
- 口に出していない場合であれ，親や子ど

もが抱いていると思われる疑問につき，丁寧に説明する。ただし，親が虐待の加害者の可能性があったり，加害者をかばっている可能性がある場合，親に情報を伝えてはならない。
- 面接者（診察者）の氏名や連絡先に関する情報を，家族に提供する。
- 医師の面接や診察の後でも，子どもがさらなる開示を行うことは稀ではなく，その際には追加で診察が必要になりうる点を，理解しておく。

虐待被害を受けた子どもが，医療者を信頼し続けることが出来るかは，医療者の誠実性にかかっている。このような子どもを何とか助けてあげたい思うあまり，医師が保証することができない見通しを説明したり，約束したりしてしまうことも少なくない。しかし，このような言葉が守られなかった場合，子どもは医療者に裏切られたという思いを抱き，信頼は台無しになってしまう。

以下のような約束をしてはならない：

- 「もう二度と被害を受けることはないからね」
- 「お母さん（もしくはその他の養育者）は，あなたを信じて（守って）くれると思うよ」
- 「あなたに悪いことをした人は，逮捕されて刑務所に行くからね」

一方で以下のことを確実に履行する必要がある

- 診察の際には，常に子どもに次には何をするのかを伝え，他の人と共有する情報についても，子どもにしっかりと伝える。
- 子どもが何らかの疑義を呈した場合，必ずそれに答える。

───────
［脚注k］日本の個人情報保護法に該当する法律。

●子どもが必要性を感じた時には，いつで
も手助けができる旨伝える。

文献

1. Elliott DM, Briere J: Forensic sexual abuse evaluations of older children: disclosures and symptomatology. *Behav Sci Law* 1994;12:261-277.
2. Hershkowitz I, Horowitz D, Lamb ME: Trends in children's disclosure of abuse in Israel: a national study. *Child Abuse Negl* 2005;29:1203-1214.
3. Orbach Y, Hershkowitz I, Lamb ME, et al: Assessing the value of structured protocols for forensic interviews of alleged child abuse victims. *Child Abuse Negl* 2000;24:733-752.
4. Somer E, Szwarcberg S: Variables in delayed disclosure of childhood sexual abuse. *Am J Orthopsychiatry* 2001;71:332-341.
5. London K, Bruck M, Ceci S et al. Disclosure of child sexual abuse: What does the research tell us about the ways that children tell?. *Psychol Public Policy Law* 2005;11:194.
6. Wilsnack SC, Wonderlich SA, Krisjanson AF, et al: Self-reports of forgetting and remembering childhood sexual abuse in a nationally representative sample of U.S. women. *Child Abuse Negl* 2002;26:139-147.
7. Sjoberg RL, Lindblad F: Limited disclosure of sexual abuse in children whose experiences were documented by videotape. *Am J Psychiatry* 2002;159:312-314.
8. Smith DW, Letourneau EJ, Saunders BE, et al: Delay in disclosure of childhood rape: results from a national survey. *Child Abuse Negl* 2000;24:273-287.
9. Kellogg ND, Huston RL: Unwanted sexual experiences in adolescents: patterns of disclosure. *Clin Pediatr* 1995;34:306-312.
10. Ghetti S, Goodman GS: Resisting distortion? *Psychologist* 2001;14:592-595.
11. Gries LT, . Goh DS, Cavanaugh J. Factors associated with disclosure during child sexual abuse assessment. *J Child Sex Abus* 1997;5:1-19.
12. Goodman-Brown TB, Edelstein RS, Goodman GS, et al: Why children tell: a model of children's disclosure of sexual abuse. *Child Abuse Negl* 2003;27:525-540.
13. Keary K, Fitzpatrick C: Children's disclosure of sexual abuse during formal investigation. *Child Abuse Negl* 1994;18:543-548.
14. Alaggia R: Cultural and religious influences in maternal response to intrafamilial child sexual abuse: charting new territory for research and treatment. *J Child Sex Abus* 2001;10:41-61.
15. Kogan SM: Disclosing unwanted sexual experiences: results from a national sample of adolescent women. *Child Abuse Negl* 2004;28:147-165.
16. Hazzard A, Celano M, Gould J, et al: Predicting symptomatology and self-blame among child sex abuse victims. *Child Abuse Negl* 1995;19:707-714.
17. Fontes LA: Disclosures of sexual abuse by Puerto Rican children: oppression and cultural barriers. *J Child Sex Abus* 1993;2:21-36.
18. Sjoberg RL, Lindblad F: Delayed disclosure and disrupted communication during forensic investigation of child sexual abuse: a study of 47 corroborated cases. *Acta Paediatr* 2002;91:1391-1396.
19. Jaffe P, Geffner R: Child custody disputes and domestic violence: critical issues in mental health, social service, and legal professionals. *In*: Holden G, Geffner R, Jouriles E (eds): *Children Exposed to Marital Violence: Theory, Research, and Applied Issues.* American Psychological Association, Washington, DC, 1998, pp 371-408.
20. Lawson L, Chaffin M: False negatives in sexual abuse disclosure interviews: incidence and influence of caretaker's belief in abuse cases of accidental abuse discovery by diagnosis of STD. *J Interpers Violence* 1992;7: 532-542.
21. Rieser M: Recantation in child sexual abuse cases. *Child Welfare* 1991;70: 611-621.
22. Jones D, McGraw E, Melbourne E: Reliable and fictitious accounts of sexual abuse to children. *J Interpers Violence* 1987;2:27-46.
23. Oates RK, Jones D, Denson D, et al: Erroneous concerns about child sexual abuse. *Child Abuse Negl* 2000;24:149-157.
24. Bradley AR, Wood JM: How do children tell? The disclosure process in child sexual abuse. *Child Abuse Negl* 1996;20:881-891.
25. Faller KC, Henry J: Child sexual abuse: a case study in community collaboration. *Child Abuse Negl* 2000;24:1215-1225.
26. Sorenson T, Snow B: How children tell: the process of disclosure in child sexual abuse. *Child Welfare* 1991;70:3-15.
27. Oates K: Can we believe what children tell us? *J Paediatr Child Health* 2007;43:843-847.
28. Shrimpton S, Oates RK, Hayes S: Children's memory of events: effects of stress, age, time delay and place of interview. *Appl Cogn Psychol* 1998;12:133-143.
29. Kellogg ND, Menard SW: Violence among family members of children and adolescents evaluated for sexual abuse. *Child Abuse Negl* 2003;27:1367-1376.
30. Spaulding W: *Interviewing child victims of sexual exploitation.* National Center for Missing and Exploited Children, Washington, DC, 1987. http://files.eric.ed.gov/fulltext/ED307534.pdf. Accessed February 6, 2009.

8

虐待被害が疑われる
子どもの養育者から話を聞く

Katherine R. Snyder, MD, MPH, Melissa L. Currie, MD, Tanya F. Stockhammer, PhD

はじめに

マルトリートメントが疑われる子どもに対応する際に，最も困難な事柄の1つは，養育者とのコミュニケーションである。このような際に医療者は，しばしば「自分がいま病歴聴取を行っている親は，加害者であろうか？」「どうやったら親を刺激せずに病歴が取れるだろうか？」「虐待かどうか確信が持てない。どうしよう？」「親を怒らせたり防御的にさせないように，どのように質問を行うべきであろうか？」などと自問自答している。医療者が養育者と話をする際の，「自分はどのような役割を果たすべきか」「どんな質問を医療者は行うべきか？」，また「どんな質問は警察や児童相談所に任せたほうがよいのか？」という自問自答も，しばしば解決することが難しい問題として立ちはだかっている。虐待が疑われる事例に対応する際の，子どもへの面接法に関する文献は多いが，養育者との面接法に関する文献はほとんどないのが実情である。本章では，上記の疑問への回答を行うとともに，マルトリートメントが疑われる事例の養育者とコミュニケーションを図る際の，実践的なヒントや示唆を提供する。図8-1に，マルトリートメントが疑われる子どもの養育者から話を聞く際のアプローチ法を図示している。

子どものマルトリートメントの評価や診断に関する研究は，ここ40年間で飛躍的に増加した。しかしながら，養育者と面接をする医療者のための最善の方法についての研究やガイダンスは，現時点ではほとんど存在していない。本章では，可能な限り既存の文献を紹介しつつ，経験に基づく実践的な情報を提供している。

虐待の懸念が生じる前の
小児科的病歴聴取

養育者から話を聞く第1段階は，医療者がマルトリートメントの可能性を認識する以前になされるものである。この段階では医療者は，検診や一般診療の場合と同様の病歴聴取を行うわけであるが，その際にマルトリートメントの可能性を認識できるように，スクリーニングのための適切な質問を行うことが極めて重要である。この段階で，主訴が「虐待をしてしまいました」というものであることは，極めて稀である[1]。より一般的に提示される主訴は，「ぐずる」，「嘔吐した」，「ソファから落ちた」，「いったん消えていた夜尿がまた始まった」，「健診の結果，ここにくることになった」などといったものである。このような日常臨床の機会が，マルトリートメントの警報サインを認識する上での，唯一の機会ということもしばしばである。マルトリートメントを認識する第一歩であり，かつ最も重

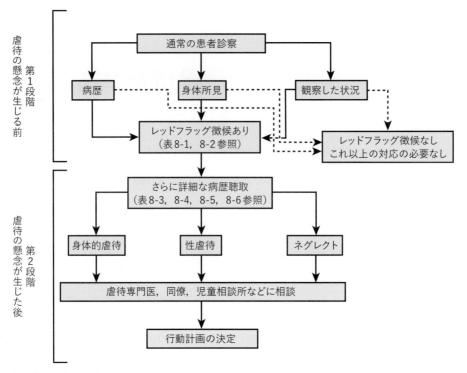

図8-1 病歴聴取の際の対応チャート

要なことは，子どもを診察する際には全例，全ての受診機会でマルトリートメントを鑑別診断に入れておく，ということである．一般的な格言にあるように「見えるのは見ようとする時だけであり，そして見ようとするのは知識がある時だけ」なのである．

病歴聴取や診察の際に，マルトリートメントを疑うべき「レッドフラッグ徴候」を認識する

言葉を話すことが出来ない小児患者に明らかな損傷が確認された場合，その損傷を直接の主訴として受診となったのか否かに関わらず，病歴上マルトリートメントが疑われるのか否かの判断を行うために，養育者に問診を行って十分な情報を得る必要がある．その際には，後に説明が変遷する可能性や，後にその説明に疑義が生じる可能性を考慮し，しっかりと診療録に記録を残す必要がある[2]．マルトリートメントの疑いについて明確化していく質問をする際にも，通常の問診時と何ら変わりのない調子で行うことが極めて有用となる．質問をするときの口調は，受診した理由や，医療者と養育者とのこれまでの関係性などの状況により適宜調節すればよい．通常の「このけがはどうされたのですか？」という質問が，皮膚の所見を系統的に評価する上で最も直接的で適切な質問の場合もあるであろう．特に養育者が防御的になっている場合にはなおさらそうであるが，あまり形式ばらない口調で質問を行うことが，ラポール[訳注a]を構築する上で有益であろう．このような質問を適切に繰り返すことで，医療者は生じている損傷についての基本的な情報を集めることができ，子どもがどのようにして，どこで，いつ受傷したのかや，誰と一緒にいるときに受傷した

[脚注a] ここでは話をしやすい関係の意．

表8-1	一般診察の際に，マルトリートメントの可能性を示唆する「レッドフラッグ徴候」[2-8]

現病歴

子どもの発達上の能力と損傷所見が合致しない
損傷の種類・重症度・数と親の説明が合致しない
病歴が曖昧で，時が経つと変化する，養育者によって説明が異なる
受傷機転を子どもが語ることが出来ない
「子どもが不器用なせいだ」と語られる
受診の遅れ
過去のケガ，救急外来の受診が多い
年齢不相応な，侵入的で威圧的な性的行動
著しい人格の変化，睡眠習慣や食生活の変化

社会的ヒストリー

児童相談所の係属歴
家族の犯罪歴
薬物乱用歴やアルコール乱用歴
一方の親あるいは両親に，過去に子どもと分離された既往がある
血縁以外の男性が同居している
最近の引越し（特に引越しの理由があいまいな場合）
養育者が小児期に虐待を受けていた
DVを受けている，もしくは受けていた
社会的支援ネットワークの欠如

徴候

乳幼児の挫傷
乳幼児の下痢を伴わない嘔吐
乳幼児の説明のつかないぐずり
うつ症状
行動上の問題

身体診察所見

乳幼児
挫傷
泉門の膨隆
頭囲の急激な増加
発育不全
発達の遅れ

既往歴

未熟児出生などでの，新生児集中治療室（NICU）への長期滞在
慢性疾患の存在
発達の遅れ
特別なニーズのある子ども（障碍児など）
養育者が子どもについて「あざができやすい」と説明する
乳幼児期の，原因不明の挫傷の既往

全年齢の子ども
耳介，頸部，腹部，外性器，殿部といった，事故では起こりがたい部分の挫傷
パターン痕（手形，強制浸湯熱傷，接触熱傷，咬傷，ループコード痕）
新旧混在する損傷痕
体重減少
不適切な衛生状態

のかを，迅速に知ることができるのである。

　たいていの場合には，養育者の語る情報は，生じている損傷と明らかに合致している。特に養育者が，第三者の成人も目撃している状況下で生じた損傷である旨を報告した場合には，とりわけマルトリートメントの可能性は否定的と判断することが出来る。しかし時には，レッドフラッグ徴候ととらえるべき回答が養育者からかえってくることもあるであろう（表8-1参照）。養育者の語った病歴が，子どもの発育上の能力と合致しない（8カ月の乳児が熱いお湯の栓をひねった，等）と思われる場合もあるであろうし，生じている損傷の重症度や分布や数と親の説明が合致しない（両側性の頭蓋骨陥没骨折が生じ

ている事例で，「ソファから絨毯敷きの床へ落ちた」との説明であった，など）と思われる場合や損傷を生じさせた病歴が提供されない場合（「原因はわからないんですけど，子どもが朝起きたら腕を動かさなくなっていたんです」，など）もあるであろう[2]。時には，子どもに視診上明らかな損傷が確認されないが，主訴（「子どもがどうしても泣き止まない」）や，病歴（ALTE［乳幼児突発性危急事態］）や，行動様式（年齢不相応な性化行動）や，身体所見（足を引きずっている）などから，マルトリートの可能性を考慮する必要がある場合もあるであろう[1, 2, 9, 10]。それだけでは虐待と診断しえない場合も多いであろうが，このような徴候が認められた場合，虐

第8章　虐待被害が疑われる子どもの養育者から話を聞く　**93**

待の可能性を考慮し，さらなる質問と評価を行う必要がある。

親子関係性や行動観察から
マルトリートメントの可能性を考慮する

　医療者は，聴取した病歴や身体診察所見に加えて，養育者と子どもとの関係性（や関係性の欠如）にも注意を払わなければならない。表8-2には，虐待やネグレクトを疑うきっかけとなる行動観察上の問題をまとめ，掲示している。このようなわずかなサインを観察し，記録しておくことは，この事例が正式に調査されることとなった場合に，極めて貴重な情報源となる。

話を聞く際に，養育者と子どもを分離する
（親と子と別々に話を聞く）

　子どもが話の出来る年齢の場合，子どもが聞くのにふさわしくない内容だったり，養育者が子どもの前でその話題について話したくなさそうに見える場合，子どものいないところで養育者から話を聞く必要がある。養育者から話を聞く際に，養育者が実際に子どもを威圧したり，威圧的態度を示すことで，子どもは話が出来なくなる可能性は高く，そのような観点からも親子分離面接の形で話を聞く必要がある[8, 14, 15]。子どもを養育者から分離することが難しいような場合，養育者から話を聞いている際に子どもの注意をそらす為，別の大人を同席させることを考慮する。もし子どもが学童期であれば，一般的な病歴聴取と身体診察を行った後に，「お母さん，サリーちゃんはもう大きいので，少しだけ彼女と二人だけでお話をさせてください。このぐらいの子どもは親の前では話をしにくいこともあるものです。二人きりになれば聞きにくかったことを私に質問することが出来るようになりますし，そのようにして医者と二人でお話しすることは，いずれ程なく彼女が一人で診察に来るようになった時のいい練習の機会になりますから」などと説明して，親と子を分離する

| 表8-2 | リスク下にある子どもを同定するのに役立つ，行動観察上の徴候と，非言語的徴候[11-13] |

養育者が子どもの状態（重症度）を認識していないようにみえる

養育者が子どもを安心させようとしていない

子どもが養育者に安心させてもらおうと求めない

養育者の子どもへの口調が厳しい

養育者が子どもに非現実的な発達的期待を持っている

子どもが養育者を恐れているようにみえる

養育者が子どもが損傷を負ったこと，あるいは病気になったことを，子どものせいにしている

養育者は，子どもに治療が必要なことを，わずらわしく感じているようであるようにみえる

診察室の中で，養育者の態度がきょうだいによって異なる

診察室の中で，大人の養育者同士が緊張関係にあるようにみえる

とよい。話をすることが可能な年齢な子どもの場合，健康診断の場合は常に，そして病気による診察の場合には出来る範囲で，子どもとだけで話をする機会を設けるべきである。「お家は安心だって感じている？」という質問は，マルトリートメントの問題の潜在だけでなく，DVなどの家族間暴力の存在や危険な隣人の存在，手に負えないきょうだいの存在やその他の混乱した状況下にある家庭の状況を把握する上で，極めて重要なスクリーニングの質問である[16-18]。

先入観（バイアス）に留意する

　子ども虐待に関するリスク要因を扱った文献は数多く存在しているが，リスク要因がないからといって，虐待が発生するリスクがないわけではない[11]。同様に，リスク要因があるからといって必ず虐待が起こるわけではない[11, 19]。子どものマルトリートメントは，家族の社会経済的レベル・教育レベル・人種によって識別できるわけではない。ある研究によれば，医療者によって最も見逃されやすいAHT（虐待による頭部外傷）事例は，白人の中流階級の，両親がそ

ろった家庭である，と報告されている[1]（なおこのようなプロファイルは，米国のほとんどの医療者にも該当する）。個人の私見や先入観を持つことは，極めて自然なことである。しかしこのような自身の先入観につき全く頓着していない医師は虐待を見逃しやすく，親子に最適な治療（対応）を提供できない可能性がある[1, 11, 19-21]。医療者は自らが先入観にとらわれていないかを常に意識し，家族の居住地域，話す言語，学歴等に関わらず，どの子どもも家族も，偏りなく客観的に評価するよう努めなければならない。

虐待が懸念された場合に行う，養育者へのより詳細な聞き取り

一般的な病歴聴取の結果，虐待の懸念を抱いた場合には，医療者は第2段階の聞き取りに進む（図8-1）。この段階では，虐待の可能性を判断できるような質問も行う。子どものマルトリートメントの評価の際に行うべき事柄は，鑑別診断を進めるために問診と身体診察を行うというものであり，一般診療における臨床的アセスメントと何ら変わりがあるものではない。以下のセクションでは，子どもへのマルトリートメントの疑いが強まった場合に，養育者から慎重に情報を集める際のプロセスにつき概説する。

優先度の高い順に聞く

子どもがマルトリートメントを受けている可能性が強まったとき，医療者は，どうやって対処すればよいのかと，時として途方にくれることがある[21-24]。この段階で次に何をすべきであるのかを意思決定する際に，たとえば，加害者と思われる人物がここにいるか？　いる場合には詳しい検査を行う間にどうやって子どもの安全を担保するか？　今ここで更なる質問をするべきであるか？　それともさらなる評価目的で子どもを別のところに送るべきか？　など考慮すべき点はいくつか挙げられる。このような

際にはいったん席を離れ，他の医師やスーパーバイザー，あるいは地域の児童相談所と端的に相談を行うことが有用となるであろう。病院によっては，法的な問題における医療者の特別な役割について，ガイドラインを用意しているところもある[22, 25]。ただし，細心の注意が求められる，この虐待が疑われる際の養育者とのやり取りに関しては，多くの医療者がいまだ困難性を感じているのが実情である。

表8-3に，虐待を受けている可能性がある子どもを診察する際に，対処すべき主要項目をまとめ，掲示している。医療者は，このような問題に系統的かつ慎重に取り組むことで，虐待が疑われる事例の評価において，自らの役割を適切に果たすことができるという自信を持つことができるであろう。

ラポール（話をしやすい関係性）の構築

事例によっては医学的な所見のみから虐待であることが明白なこともあるが，通常は断定的に判断することは困難であり，養育者から得る情報というものが適切なアセスメントに欠かすことが出来ない。さらに，診察室に子どもを連れて来た人物が，虐待の加害者であるのか，目撃者であるのか，また虐待に気付いていたのかいなかったのか，などははっきり分からない場合が多いであろう。養育者から話を聞いただけで，これらの疑問が解決できるとは限らないが，養育者と有効なラポールを築くことは，虐待が疑われる損傷や状況を明らかにするための詳細な情報を集めるために不可欠である。医療者はマルトリートメントの発生を最初に認識しうる，加害者を除く最初の人物という立場になることが多い[24, 26]。したがって医療者は，養育者が「マルトリートメントに対して聞かれたときにこのように答えよう」と準備をしてしまったり，マルトリートメントに対して聞かれることに防御的になったりする前の，ナチュラルな回答を得ることが出来る唯一の人物になりうる。このナ

表8-3	虐待・ネグレクトの被害患者の診察時に確認すべき主要項目のチェックリスト[2, 14]

✓ 患者の医学的状態は安定しているか。そうでない場合，直ちに行うべきことは何か？

✓ 患者と病院職員は現在，安全か？（安全でない場合は警備部や警察に連絡する）

✓ 患者に虐待の可能性がある場合，その可能性を明確化（もしくは棄却）するために，どのような検査が追加で必要か？
 • 虐待に類する疾患の鑑別のために行うべき検査は何か？
 • 潜在性の損傷や，関連する医学的病態（性虐待の場合の性感染症）を評価するためには，どのような検査が必要か？

✓ 児童虐待に関する医療コンサルトが受けられる地域の場合，コンサルトはなされたのか？

✓ ここで，包括的な評価を行うことが出来るか？他院に転院させるべきか？
 • もし転院させるべきであれば，最も安全な患者の搬送手段は何か？

✓ 治療が必要な外傷はあるか？

✓ 収集や記録を行うべき医学的証拠所見や写真はあるか？

✓ 損傷を包括的に評価するために必要な質問を，養育者に対して行ったか？（受傷した時期は？ 考えられる受傷機序は？ 他の可能性は？）

✓ 年長の児の場合，心理精神的状態を評価し，適切な紹介を行ったか？

✓ 児童相談所や警察などの必要な調査・捜査機関に連絡したか？
 • 連絡していない場合，連絡はいつ，誰がするのか？
 • 連絡していた場合，彼らは医学的な所見や，その意味するところにつき理解しているか？

✓ 退院させた場合に，患者の安全に何らかの懸念はあるか？
 • 懸念がある場合，そのことを児童相談所に伝え，適切な保護計画が立てられたか？

✓ 同じ家庭内に，他にも評価や保護が必要なきょうだいや同居児童はいるか？
 • いる場合，そのことを児童相談所に伝えたか？

✓ 医療者は，患者と養育者に出来る限り親切かつ支持的に関わることが出来ているか？

✓ 診察の全過程を，可能な限り記録したか？

チュラルな回答を記録に残しておくことは，養育者がその後に説明を変遷させた場合などには極めて重要な意味をもつことになる。

　ラポールを構築する上で最も困難なのは，養育者に対する猜疑心や子どもがそのような状況に陥っている事への怒りの感情を，医療者がいかに克服するかという点にある。そのためには，子どもを連れて来た養育者が加害者だとは限らず，真の病歴について全く知らない場合もあるということを，覚えておくことが有用となる。また，虐待の加害者の疑いのある養育者に医療者が親切に接したとしても，何らのデメリットも生じない[訳注b]。事実，虐待の加害者の疑いのある養育者とラポールを構築することで，出来事に関する重要な詳細情報が得られる可能性は高まる[26]。一方で，加害者ではないのに医療者から虐待をしたと判断されている，または犯罪者扱いされていると思われていると養育者が感じた場合，修復不可能なデメリットが生じることになる。

　どの程度のラポールが構築でき，どの程度それが維持できるかには，多くの要因が関係する。医療者と家族が関わった期間，関わりを持つこととなった際の状況，現在生じている子どもの症状の重症度や緊急性といった全ての要因が，ラポールに影響を及ぼす。子どもへのマルトリートメントが疑われる事例への対応は，医療者と家族の関係性や両者の置かれている状況はどうあれ，かなりの時間がかかる上にその後どうなるかの予測が立ち難いものである。医療者が患者を適切に評価し治療するためには，必要な時間を確保できるよう，後の患者の診察予定を組み直す，同僚に手伝いを求める，病院の職員にその後の外来診療が大幅に遅れることを連絡する，といった調整を速やかに行う必要がある。もし医療者が，子ども虐待に関する医学的コンサルテーションサービスを利用できる立

[訳注b] 逆に対立関係になることは，子どもに大きなリスクが生じうる。

場にあるならば，時宜を得た包括的な病歴聴取や検査計画を施行していく上で，重要なリソースとなるであろう[2, 27]。

複数の養育者から別々に話を聞く

養育者が複数いる場合には，互いから別々に話を聞くことは，医療現場でラポールを維持しようとする場合には，不可能であることが多い。このような分離面接は，警察の捜査や児童相談所の調査として，時には子ども虐待専門医に任せる形で実施する方が望ましい場合が多い。しかし，たとえば養育者の1人が子どもの画像検査に付き添っていて，医療者が他の養育者と話す時間を十分に取れる場合など，養育者と別々に話をすることが現実的に十分行える状況であれば，早い段階で話を聞いてそれぞれの養育者から「ナチュラルな病歴」を得ることが望ましい。このような分離面接は，DVのスクリーニング法として認められている，唯一の方法でもある。「家庭で安全だと感じられているか」「身体的暴力の問題に悩んでいないか」などの，DVのスクリーニングを行うための質問は，加害者の可能性のある養育者や養育者のパートナーの前で行うことは厳禁である[28]。

質問すべき詳細情報

医療者が養育者に聞き取りを行う際に，質問すべき重要なポイントというものがいくつかある。表8-4に，病歴を聴取する際に，ほとんどの虐待・ネグレクト事例で質問すべき項目をまとめ，掲示している。このような情報を収集することは，発生した虐待の時系列を確認し，その間に子どもと関わりをもった人物をリストアップする上で有用となる。病歴聴取を行っている人物が加害者である場合には，このような情報を集めておけば，当初その人物が語った時系列や詳細情報が後から変更された場合であっても，明確な証拠記録として活用することができる[2, 24, 26]。次のセクションでは，生じた損傷

表8-4	養育者に質問すべき一般的情報：主たる質問を列記した[2, 3, 28, 29]

損傷の発生や，症状の出現の時系列は？
　誰かが何かをしたのか，いつ，どこで，どのようなことがあったのか？
既往歴，家族歴，社会歴を包括的に聞き取る
患児や同胞が過去に怪我をした既往があるか，もしくは事故に遭ったことがあるか？
患児や同胞の過去の入院歴は？
患児の発達歴と現在の発達レベルを判断する
養育者の身体疾患や精神疾患の既往を尋ねる
養育者の薬物やアルコールの乱用歴を尋ねる
養育者の犯罪歴や，小児期の児童相談所の係属歴を尋ねる
家庭内に保管されている薬の種類や量につき尋ねる
養育者に妊娠歴を尋ねる（流産，計画妊娠，予定外の妊娠，不妊治療歴を含む），また里親養育への関与に関しての情報も得る
小児期に予期せぬ死亡をきたした家族成員はいるか？
家族・世帯構成は？
ペットを飼っているか，いる場合は子どもへの監督状況に問題はないか？
同居していない同胞はいるか？　その同胞は何歳か，なぜ別居しているのか？
患者と養育者は家庭内を安全だと感じているか？　安全に不安を抱いている場合，その原因は何か？[*]
この家庭内に過去にDVの問題は存在していたか？[*]
最近引っ越したか？　引っ越した場合，なぜ引っ越したのか？
他に子どもの養育を行っている人物がいるか（ベビーシッター，親戚，友人等）？　いる場合，いつ，どこで世話しているか？
養育者はどのようなやり方で，子どもをしつけているか？

[*] 印の質問は，加害者かもしれない養育者や養育者のパートナーの前で行ってはならない。

やマルトリートメントの類型別に，行うべき質問に関して具体的に言及している。

身体的虐待に関する具体的な質問

Kelloggらによって，子どもの身体的虐待が疑われる事例に対応する際に，養育者から話を聞くためのガイドラインが提供されている[2]。医療現場では，入院患者であれ外来患者であれ，養育者へのこのような面接は，通常は懸念され

第8章　虐待被害が疑われる子どもの養育者から話を聞く　**97**

る病歴や身体所見や画像所見が確認された後に実施されるものである。子どもに損傷が生じたて程なく養育者から詳細な情報を収集することで，もしくは子どもに損傷が生じていながら養育者から何らの情報も収集できないことが確認されることで，医療者は養育者の行った説明（もしくは説明が出来ないこと）の妥当性につき，適切な評価を行いやすくなる。医療者が直接養育者の説明を聞くことで，医療者は養育者の説明の中の矛盾点をより明確に判断することが出来るであろう。表8-5に，身体的虐待が疑われる事例に対して，詳細を明確化するために養育者に対して行うべき重要な質問をまとめ，提示した。

性虐待疑い事例の養育者から話を聞く際の具体的な質問

　一次診療の場面や救急外来の現場で，性虐待を打ち明けて受診となったわけではない事例で，性虐待を疑わせる徴候や身体診察所見から，性虐待の疑いが持ち上がることもある（表8-1参照）。このような場合の養育者への問診は，まず主訴を聞くことから始めるのが有効な場合が多い（表8-6）。子どもが既に性虐待の被害を開示している場合には，非加害側の養育者から話を聞く際には，養育者が虐待が起きたことを信じているかや，子どもを守ることができるかに焦点を当てて聞くとともに，被害によって子どもにどんな身体的・情緒的徴候や行動上の問題が見られたのかについても詳しく聞くことが必要である。虐待による一連の後遺症状に適切に対処するためには，これらの質問は専門機関である子どもの権利擁護センター（CAC：child advocacy center）において，多機関連携チームのもとでなされることが最善の場合が多い。子どもが話が出来る年齢の場合には，医学的な病歴聴取だけではなく，正式に司法面接が必要になる可能性が高い（第7章参照）。

ネグレクト疑い事例の養育者からの聞き取り

　監督不全の状況下で，本来予防可能であった事故により重度の損傷を負ったような事例を除き [37]，子どものネグレクトの評価は，時間をかけて複数の養育者から何度も話を聞かなければならない場合が多いため，ネグレクトの評価を行う際には，家族とラポールを築くことが欠かせない。監督不全による事故のケースなどでは，当初は明らかにネグレクトだと考えられていたが，実際には，児童保護制度上の何らかの改善すべき障壁があったために生じた結果の場合もある。ネグレクトが疑われる事例の養育者から話を聞く際には，交通手段がなかったり電話が利用できなかった，養育者が病気を正しく理解できていなかった，病気への対処の仕方に関しての文化的差異があった，貧困によって医療機関の受診などが出来なかった，といった状況を悪化させた何らかの障壁を，可能な限り明らかにすることに焦点を当てる必要がある。障壁を明らかにすることが出来れば，養育者がそれらの障壁を克服できるようにするために，医療者はどのような支援を行うことが出来るのかにつき話し合い，それを記録に残す必要がある。たとえば，交通手段がないために養育者が長期に渡って子どもの診察予約をキャンセルしている場合に，多機関での話し合いで交通手段が確保されたならば，医師は，「話し合いにより今後の診察の際の交通手段は担保された」という事実を，記録しておく。効果的な介入を行うことで，子どもが適時に適切な治療を受けられるようになるというだけでなく，そのような対応を行った以降も養育者が診察の予約を守ることができない場合には，医療者と地域の支援機関が支援会議を開き，有効な支援が開始された旨の記載が残っていることで，医療ネグレクトとしてさらなる評価を行う根拠となる。さらにそのような記録は，児童相談所が事例に関わることになった際に，極めて重要な証拠となりうるの

表8-5	身体的虐待が疑われる事例で，養育者から聞き取りをすべき詳細情報 [2, 30-35]

一般的な質問

患児の意識がはっきりしていて，笑ったりでき，正常であったことを最後に確認したのはいつか？

患児はいつ頃から，症状がでていたのか（行動の変化や，活動性の変化や，食欲の変化を含む），詳細なタイムラインを得る

症状が最初に生じたのはいつか，それがどのように進行したのか詳細に尋ねる

症状が出現する直前に患児と一緒にいた人物は誰かを詳細に尋ねる

今回の損傷以外に外傷をきたしたことがあるか？（事故による損傷を含めてよい）

適切であれば，患児に直接何が起きたのかを尋ねる

損傷に関して何らかの病歴が語られたのならば，その詳細な受傷機転についてさらに尋ねる

落下に関する質問

患児が落ちるところを誰かが見たか？　見た場合は，子どもはどのように落ちたか？

落ちる前と後に，患児はどのような体勢であったか？

ぶつかった床面の性状は？

患児はどのくらいの高さから落ちたのか？

患児はすぐに泣いたか？　意識状態はどうであったか？　嘔吐したか？　けいれんを起こしたか？

階段転落と語られた場合，その階段は何段あったか？　この階段の寸法は？　階段には手すりがあったか？　階段と手すりの材質は？（木製か，コンクリート製か，絨毯敷きであったか，など）

誰かが患児と一緒に落ちたか，その場合，患児の上に落ちたか？

落ちた際に，子どもは何かにぶつかったか？

患児は何かの上に落ちたのか？

頭部外傷に関する質問

分娩時外傷，遷延分娩，吸引分娩，鉗子分娩などの既往はあるか？

出産時の子どものアプガースコアは？

神経疾患，てんかん，発達遅滞の家族歴はあるか？

頭囲を含めて，成長曲線を作成する

下痢を伴わない嘔吐，説明の付かない不機嫌，意識変容などがなかったか？

熱傷に関する質問

患児はどんな服を着ていたのか（服を着ていた場合）

給湯器が熱傷の原因であったと語られた場合，どのような蛇口・取っ手であったか？

この蛇口からは，熱湯が出ることが認識されていたか？

長管骨骨折に関する質問

負傷時に「ポキッ」，「バキッ」という音を聞いたか？

患児の四肢を動かした際に，変な感覚（クリック感や，ミシッという感じや軋むような感じ）がしなかったか？

患児が最後に普通に手足を動かしていたのはいつか？

患児はオムツの交換時やシートベルト装着時などに，啼泣したか？

分娩時外傷や難産の既往があるか？

骨脆弱性疾患の家族歴はあるか？　骨折を繰り返したり，早期に難聴になったり，歯の形成不全を認めた家族はいないか？

挫傷や出血を伴う損傷ケガに関する質問

これまで原因不明のアザや出血をきたした既往があるか？

出産後に臍孔部からの異常出血があったり，割礼時に異常出血をきたしたりしなかったか？

アザや出血を起こしやすいという家族歴はあるか？

母体の分娩後出血，月経過多，輸血の既往歴はあるか？

第8章　虐待被害が疑われる子どもの養育者から話を聞く　**99**

表8-6	性虐待が疑われる事例において，養育者と話をする際に聞き取るべき詳細情報 [36]

子どもからの虐待被害の開示があったか？

子どもからの開示があった場合，子どもが誰に打ち明けたかを聞く。子どもが何といったのか，子どもが使ったそのままの言葉を聞く。

子どもの開示は自発的であったのか，それとも養育者が言ったり，何かを聞いたことをきっかけに，打ち明けたのか？　後者であれば，養育者は具体的に子どもに何を聞いたのか？

子どもが被害を打ち明けた人物は，どのように反応したのか？

子どもや養育者が耳慣れない言葉や俗語を使った場合，この言葉がその家庭ではどの身体部位や性的行動を表すのに使われているかを明確にする。

子どもの現在の様子はどうか？

加害容疑者と最後に接触したのはいつか？（養育者が知っている場合）

加害容疑者に関する詳細情報を尋ねる（氏名，年齢，病歴，性感染症のリスク，住所，子どもが打ち明けたことを容疑者は知っているか，家族や子どもに容疑者が暴力を振るう危険はあるか，容疑者が接近する可能性のある他の子どもはいるか，等）。

子どもの行動に変化があったか？　もしあればどのように変わったのかを説明してもらう

性的なコンテンツや状況に，子どもが晒されているかどうかを確認する

養育者が身体的徴候や所見から，性虐待の可能性を懸念している場合，それはどのような懸念であるのか？

養育者や子どもが恐れを抱いているような，安全を感じることが出来ない人物がいるか？

である。

　ほとんどの場合に医療者が対応を行うこととなる医療ネグレクトだけではなく，このような対応が重要であるのは，身体的ネグレクト・発育不全・監督上のネグレクト・誤飲・受療行動の遅れなどの他の形態のネグレクトでも同様である。ネグレクト事例に対する基本的な対応の姿勢は，ラポールを構築し，情報を集め，障壁を明らかにし，この障壁を克服するためのリソースを活用する，というものである [5, 38]。このような評価と治療のあらゆる過程を記録に残すことは，極めて重要である [5, 38]。ネグレクトの評価の際には，子どもの生命を直ちに脅かしかねない状況が潜在していないかどうかに，十分に注意しなくてはならない。もしそのような状況があるのであれば，直ちに児童相談所に通告を行い，子どもの安全を担保する必要がある。

虐待の可能性を疑っている事実をいつどのように養育者に告知するか

　子どもにマルトリートメントが原因と思われる損傷が確認されたこと，そしてそのことを既に児童相談所（や警察）に通告（や通報）したことを養育者に知らせることは，しばしば臨床現場で最も困難な仕事の一部分である。医療者は，「児童相談所（や警察）が関与することになる」という事実をいつ養育者に伝えたらいいのか，しばしば悩ましく感じている。また虐待によると判断される潜在性の損傷が確認された場合，どこまで養育者に詳しく話をするべきかについて，迷うこともある。医師はこのような情報を伝えなかった場合，信頼が崩れ，患者が離れるかもしれないという思いと，社会的正義との間の真の倫理的ジレンマに直面することになるかもしれない [22, 24]。どの様に対応するのが適切かという判断を行う場合には，子どもの安全と福祉を最優先にして考慮することが有用である。理想的には，養育者に対してできる限り正直であることが望まれるが，子どもの安全のためにはそうしないほうがよい状況もありうる。たとえば外来診療で虐待やネグレクトを疑った場合に，その根拠があいまいであったり児童相談所が速やかな対応が出来ないために，子どもを帰宅させる判断をした場合には，児童相談所に通告を行ったという事実は養育者に知らせるべきではない。そうすることで，児童相談所の児童福祉司がこの事例を評価する間，養育者と子どもの普段と変わらない状況というものを観察できるし，児童相談所が養育者に連絡を入れるまでの間に，養育者が子どもを威圧したり，

証拠を隠滅する可能性を最小限にすることができる。もちろん，明らかに子どもに危機が迫っていると懸念される場合には，子どもを養育者のいる自宅に帰宅させるという判断をしてはならない。このような場合には，児童相談所や警察が関与するまでの間の子どもの安全を担保するために，地域の二次医療機関の救急診療部に救急車で搬送するなどの対応を行わなければならない。養育者に説明する際にどこまでの情報を伝えるべきであるのかについては，児童相談所職員や警察官と直接会って議論をすることが有益となることが多い[2]。一般的に児童相談所や警察は，養育者に生じた損傷に矛盾しないような説明を考えさせるような準備期間を与えるべきではない，と考えることが多い。医療者が，養育者に子ども虐待が疑われるということを，いつ，どの程度詳しく伝えるべきかの判断を行う際には，このような意見も含め，あらゆることを全て考慮する必要がある。医療保険の相互運用性と説明責任に関する法律（HIPAA：Health Insurance Portability and Accountability Act[訳注c]）の規約において，「子どもに危害が及ぶリスクが認識された場合，医療者は親権者に情報を開示しなくてよい」と規定されていることを認識しておくことは極めて重要である。もしも子どもに虐待の疑いがあるものの，加害者が誰か分からないような場合には，児童相談所の調査が開始されるまでは，医療者は虐待が医学的にどこまで疑われるのかなどの詳細な情報に関して，養育者に伝えないほうがよいであろう。医療者は，養育者がより詳しい情報を求めてきた場合には，詳しくは児童相談所に聞いてくださいとその時点では伝えるとよい。そして，その後に児童相談所と，養育者にどこまでの情報を提供することが望ましいか，打ち合わせを行えばよい。本章の著者らの経験からは，医療者は養育者に対しあくまで支援的立場に徹する

［訳注c］日本の個人情報保護法に該当する法律

ことが望ましく，そうすることで，養育者に対し今後の見通しに関しても説明を行うことが出来るようになると考えている。ただしこのようなやり方は，子どもの安全が担保されている事，そして医療者側も児童相談所・警察側もそのような役割分担を行うことが望ましいと考えている場合に限られるであろう。

包括的な病歴聴取を行い，診察も行い，必要なあらゆる医学的検査を終えた後に，以下のような説明を養育者にすることになる。「お母さん，ジョニー君のケガのこと，そしてジョニー君自身のことに関し，いろいろと教えていただいてありがとうございます。すでに説明させていただいたように，ジョニー君の大腿骨には骨折が確認されました。ジョニー君ぐらいの小さい子にこのような骨折が認められたということを，我々は重大なことと認識しています。このような場合には，誰かが骨折をさせた可能性はないかということを，私たちは検討していかなければなりません。（ここで間髪入れずに，以下のように続ける）。そのような検討を行うために，私たちは児童相談所に通告を行う義務が課せられており，既に児童相談所に通告させていただきました。通告をうけて児童相談所の担当者が，あなたから話を聞くことになろうかと思います。（ここでも間を取らずに次のように言う）。我々の仕事は一貫してお母さんやジョニー君の支援者として関わることにあります。ですから今後の見通しについて少し説明をさせてください。児童相談所の担当者が訪問してきて，私がさせていただいたような質問をお母さんにたくさんすることになります。そのうえで，ジョニー君を保護する必要があるかの判断は，その担当者の職員とその上司が行うことになります。私の仕事は，診察により判明したことを彼らとあなたに伝え，彼らやあなたが感じた疑問にすべて答えることです。この様な話を聞いて複雑な思いを抱えることになったかもしれません。ただし，私たちは可能な限りあなたの家族を支援し

たいと思っています。現時点で，何かご質問はありますでしょうか？」

このように説明を行うことで，医療者は自らの役割を明らかにしつつ，伝えにくい情報を養育者に提供することができるであろう。さらには養育者の質問にいつでも答え，支援を提供する準備があることを，養育者に確実に伝えることもでき，養育者に「犯罪者扱いされた」という感情を抱かせないようにすることができる。また医療者がその後にどのようなこととなるのかについて養育者に話をすることは，養育者がこの「悪い知らせ」を聞いて感情的に反応してしまうことを防ぐ，緩衝剤の役割を果たすものとなる。

養育者が損傷の具体的な機序についての質問を行ってきた時には，通常はこの時点ではできるだけ詳しく説明しないほうがよい[26]。子どもに大腿骨の横骨折，転位骨折が認められ，それに見合うケガの説明が全くないような事例において，養育者は「なぜそのようなケガが生じたのでしょう？」などと聞いてくるかもしれない。そのような場合に医師は「実際，このような骨折は様々な理由で生じます」と回答すればよい。虐待の可能性が高い場合には，「現時点では，まだわかりません」と答えるのがよい[訳注d]。

背景にある特殊な状況や問題

養育者も暴力問題の被害者である場合

目の前にいる養育者が加害者であるかどうかだけではなく，その場にいない養育者というのも聞き取りの過程に影響を及ぼしうるため，その点についても考慮しなくてはならない。養育者は性虐待を含む暴力被害を，現在または過去

[訳注d]「わからないのに犯罪者扱いか！」という反応を引き出さないようにするためには，「微細な骨折の場合，その存在が確認できるのは，骨を治す反応が出始める2週間後ぐらいです」などの，受傷機転に触れない程度の医学的説明を行うことも考慮される。

に受けている可能性もある。このような要因も，養育者が提供する情報の質や，質問に対する養育者の態度に，悪影響を及ぼしうる[39]。たとえば，もし養育者が性虐待のサバイバー（被害経験者）であったならば，この養育者は自分の子どもに何らかの徴候が認められた場合に，性虐待による症状ではないかと過剰に解釈する可能性もある。子どもだけではなく養育者も暴力の被害にさらされている場合，この養育者は加害者を恐れて，あるいは加害者を裏切りたくないと感じ，加害者をかばおうとするかもしれない。

薬物乱用や精神疾患のある養育者への聞き取り

養育者が薬物乱用者である場合も，聞き取りの際に混乱をもたらす要因となりうる[39]。養育者が明らかに薬物の影響下にある場合，この人物が提供する情報の正確さは疑わしくなる[40]。さらにこのような場合には，子どもの損傷は監督ネグレクト下で生じた事故の可能性もあり，また養育者は損傷の生じた状況についてほとんど語ることが出来ない可能性もある。養育者が精神疾患を持つ場合にも，同様の状況が生じうる[39]。

文化的要因

養育者から話を聞く際には，言語や文化について考慮をする必要がある。聞き取りを行う際には，出来る限り正確な情報が得られるように，養育者がある程度流暢に話すことのできる言語で行う必要がある。通訳者を介して聞き取りを行う場合，この通訳者の氏名と資格を記録する必要がある。しつけやセクシュアリティに関する養育者の考え方というのは，養育者が置かれた状況をどう捉えるかや，面接中にラポールを構築できるかに直接影響を及ぼしうる[39]。これらの要因に関する情報は慎重に，かつ偏見のない態度で得るようにしなくてはならない。

医療的虐待（MCA，いわゆる代理による ミュンヒハウゼン症候群）

医療的虐待（MCA：Medical Child Abuse）が疑われる場合，通常は多機関が連携して対応を行うことが推奨される。子ども虐待専門小児科医を含め，利用できるすべてのリソースを使って，養育者との面接を行う前に，どのような対応を行うべきであるのかの戦略につきMDT（多機関連携チーム）で詳細に打ち合わせる必要がある（第61章参照）。

記録に残すことの重要性

子ども虐待・ネグレクトが疑われる事例の評価には，明瞭で包括的な記録を残すことが不可欠である。養育者（や子ども）が特に注目すべき発言をした場合，適宜，引用符（「　」）を使うなどして，この発言を省略したりせずそのままの言葉で，逐語的に記録しておくことが有用である[2]。また適切であると思われる場合には，面接をしている最中の養育者の態度を記録しておくのもよい。たとえば，子どもが損傷を負って救急外来に搬送された際に，養育者の足元がふらつき，ろれつの回らない口調で，アルコール臭がするような場合，このような事実を記録しておくことも重要である。記録する場合は，「父親が泥酔しているようだ」，「救急治療室での父親の行動が不適切だった」のような記録者の主観的な解釈の入った記載ではなく，「父親は歌を歌いながら診察室に入り，検査室の椅子につまずき，病院の職員にぶつかった。呼気からはアルコール臭がしていた」といった客観的な記載を行うことがより有益である。

現時点での医学的証拠の確からしさ

子どものマルトリートメント事例における養育者への聞き取りは，医師が時間をかけて習得する臨床的なスキルである。それはまた，まだほとんど研究されていないマルトリートメント・アセスメントの一分野でもある。地域・文化・調査プロトコールなどの違いが，この困難なテーマへのふさわしい取り組みに影響を与えていると推察される。

今後の研究の展望

近いうちに子ども虐待小児科学の専門医が最良の実践プロトコールを開発することになるであろうが，養育者から話を聞くためのテンプレート（ひな型）があることは，最適な情報を得るのに役立つこととなるであろう。養育者から話を聞く際の，一貫性のある最適な結果を得るための方法論を確立するためには，様々な面接技法・養育者へのアプローチ法に関しての，客観的かつ厳密な比較対象研究が必要であろう。多機関連携体制での共同研究が行われていくことで，この困難なテーマにおける理想的な取り組みは明確化されていくことになるであろう。

文献

1. Jenny C, Hymel K, Ritzen A, et al: Analysis of missed cases of abusive head trauma. *JAMA* 1999;281:621-626.
2. Kellogg ND, Committee on Child Abuse and Neglect: Evaluation of suspected child physical abuse. *Pediatrics* 2007;119:1232-1241.
3. Stiffman M, Schnitzer PG, Adam P: Household composition and risk of fatal child maltreatment. *Pediatrics* 2002;109:615-621.
4. Sugar NF, Taylor JA, Feldman KW, et al: Bruises in infants and toddlers—those who don't cruise rarely bruise. *Arch Pediatr Adolesc Med* 1999;153:399-403.
5. Block RW, Krebs NF, Committee on Child Abuse and Neglect, et al: Failure to thrive as a manifestation of child neglect. *Pediatrics* 2005;116:1234-1237.
6. Arbogast KB, Margulies SS, Christian CW: Initial neurologic presentation in young children sustaining inflicted and unintentional fatal head injuries. *Pediatrics* 2005;116:180-184.
7. Hymel KP, Makoroff KL, Laskey AL, et al: Mechanisms, clinical presentations, injuries, and outcomes from inflicted versus noninflicted head trauma during infancy: results of a prospective, multicentered, comparative study. *Pediatrics* 2007;119:922-929.
8. American Academy of Pediatrics Committee on Child Abuse and Neglect: Shaken baby syndrome: rotational cranial injuries-technical report. *Pediatrics*

2001;108:206-210.

9. Pitetti RD, Maffei F, Chang K, et al: Prevalence of retinal hemorrhages and child abuse in children presenting with an apparent life-threatening event. *Pediatrics* 2002;110:557-562.

10. Samuels MP, Poets CF, Noyes JP, et al: Diagnosis and management after life threatening events in infants and young children who received cardiopulmonary resuscitation. *Br Med J* 1993;306:489-492.

11. Wolfe DA: Child-abusive parents: an empirical review and analysis. *Psychol Bull* 1985;97:462-482.

12. Twentyman CT, Plotkin RC: Unrealistic expectations of parents who maltreat their children: an educational deficit that pertains to child development. *J Clin Psychol* 1982;38:497-503.

13. Kairys SW, Johnson CF, Committee on Child Abuse and Neglect: The psychological maltreatment of children-technical report. *Pediatrics* 2002;109:e68.

14. American Academy of Child and Adolescent Psychiatry: Practice parameters for the assessment and treatment of children and adolescents with posttraumatic stress disorder. *J Am Acad Child Adolesc Psychiatry* 1998;37(suppl 10):4S-26S.

15. American Medical Association: American Medical Association diagnostic and treatment guidelines on child physical abuse and neglect. *Arch Fam Med* 1992;1:187-197.

16. Wright RJ, Wright RO, Isaac NE: Response to battered mothers in the pediatric emergency department: a call for an interdisciplinary approach to family violence. *Pediatrics* 1997;99:186-192.

17. Chang JJ, Theodore AD, Martin SL, et al: Psychological abuse between parents: associations with child maltreatment from a population-based sample. *Child Abuse Negl* 2008;32:819-829.

18. Knapp JF, Dowd MD: Family violence: implications for the pediatrician. *Pediatr Rev* 1998;19:316-321.

19. Milner JS, Murphy WD: Assessment of child physical and sexual abuse offenders. *Fam Relat* 1995;44:478-488.

20. Ibanez ES, Borrego J Jr, Pemberton JR, et al: Cultural factors in decision-making about child physical abuse: identifying reporter characteristics influencing reporting tendencies. *Child Abuse Negl* 2006;30:1365-1379.

21. Flaherty EG, Sege R: Barriers to physician identification and reporting of child abuse. *Pediatr Ann* 2005;34:349-356.

22. Jones R, Flaherty EG, Binns HJ, et al: Clinicians' description of factors influencing their reporting of suspected child abuse: report of the child abuse reporting experience study research group. *Pediatrics* 2008;122:259-266.

23. Flaherty EG, Jones R, Sege R: Telling their stories: primary care practitioners' experience evaluating and reporting injuries caused by child abuse. *Child Abuse Negl* 2004;28:939-945.

24. Jones PM, Appelbaum PS, Siegel DM: Law enforcement interviews of hospital patients: a conundrum for clinicians. *JAMA* 2006;295:822-825.

25. Leavitt WT, Armitage DT: The forensic role of the child psychiatrist in child abuse and neglect cases. *Child Adolesc Psychiatr Clin N Am* 2002;11:767-779.

26. Napier MR, Adams SH: Criminal confessions: overcoming the challenges. *FBI Law Enforc Bull* 2002;71:9-15. http://www.au.af.mil/au/awc/awcgate/fbi/confessions.pdf.

27. Bross DC, Ballo N, Korfmacher J: Client evaluation of a consultation team on crimes against children. *Child Abuse Negl* 2000;24:71-84.

28. Lamberg L: Domestic violence: what to ask, what to do. *JAMA* 2000;284:554-556.

29. Zuravin SJ: Fertility patterns: their relationship to child physical abuse and child neglect. *J Marriage Fam* 1988;50:983-993.

30. Jenny C, Committee on Child Abuse and Neglect: Evaluating infants and young children with multiple fractures. *Pediatrics* 2006;118:1299-1303.

31. Chadwick DL, Chin S, Salerno C, et al: Deaths from falls in children: how far is fatal? *J Trauma* 1991;31:1353-1355.

32. Lyons TJ, Oates RK: Falling out of bed: a relatively benign occurrence. *Pediatrics* 1993;92:125-127.

33. Pierce MC, Bertocci GE, Vogeley E, et al: Evaluating long bone fractures in children: a biomechanical approach with illustrative cases. *Child Abuse Negl* 2004;28:505-524.

34. American Academy of Pediatrics Committee on Child Abuse and Neglect: When inflicted skin injuries constitute child abuse. *Pediatrics* 2002;110:644-645.

35. Leventhal JM, Thomas SA, Rosenfield SA, et al: Fractures in young children. Distinguishing child abuse from unintentional injuries. *Am J Dis Child* 1993;147:87-92.

36. Kellogg N, American Academy of Pediatrics Committee on Child Abuse and Neglect: The evaluation of sexual abuse in children. *Pediatrics* 2005;116:506-512.

37. Hymel KP, American Academy of Pediatrics Committee on Child Abuse and Neglect: When is lack of supervision neglect? *Pediatrics* 2006;118:1296-1298.

38. Dubowitz H, Giardino A, Gustavson E: Child neglect: guidance for pediatricians. *Pediatr Rev* 2000;21:111-116.

39. Stockhammer TF, Salzinger S, Feldman RS, et al: Assessment of the effect of physical child abuse within an ecological framework: measurement issues. *J Community Psychol* 2001;29:319-344.

40. Fraser JJ Jr, McAbee GN, American Academy of Pediatrics Committee on Medical Liability: Dealing with the parent whose judgment is impaired by alcohol or drugs: legal and ethical considerations. *Pediatrics* 2004;114:869-873.

子どもの性虐待

Nancy D. Kellogg, MD

SEXUAL ABUSE OF CHILDREN

性虐待が疑われる子どもの身体診察

Reena Isaac, MD

はじめに

1977年に最初に「小児期の隠された問題」として言及された性虐待という現象は，現在では広く認識されるようになっている[1]。性虐待とは，その行為の意味を発達的に理解できないか，十分に情報を得たうえで同意を行う事が困難な小児・思春期の子どもを性的活動に巻き込むことであり，法的にも社会的にもタブーとみなされる行為に該当する[2]。性虐待のスペクトラムは，口腔・外性器・肛門部への挿入を伴う性的接触（penetration）から，挿入を伴わない性的接触（fondling）（子どもに触らせる場合も，子どもに触る場合もある），そして接触を伴わない暴露（exposure）（性行為を見せる・裸を窃視する）や性的搾取（exploitation）（ポルノの被写体とする，売春させる）まで，非常に幅広いものである。子どもへの性虐待は，1つのタイプの性虐待行為に留まる場合もあれば，やがて他の複数のタイプの性虐待行為に発展していく場合もある。

医学的評価

性虐待が疑われる子どもに医学的評価を行う目的には，（1）性虐待被害を受けた子どもに，身体的な状態に問題がないことの保証を与え，安心させる，（2）性虐待被害を受けたことの証拠となりうるあらゆる損傷所見を記録し，証拠となりうる法医学的検体採取を行う，という大きく2つの目的がある[3]。性虐待が生じている家庭の子どもは，いまだ診断を受けていない未加療の健康上の問題を抱えている高リスク群でもある。Girardetら[4]の後方視的研究によれば，性虐待の評価を受けた473名中123名（26％）の子どもに，介入が必要な身体的疾病や精神的状態が認められており，そのうち39名（8％）は，早急に対処しなければ重大な健康障害を負うリスクのある医学的状態であった，と報告されている。

医学的評価を行う前には，時間をかけて子どもとの信頼関係を構築し，ラポールを形成する必要がある。適切に自己紹介を行い，ごく普通の世間話に数分費やすことで，子どもとのラポール形成や信頼関係の構築は促進される。またそうすることで，子どもも安心して医学的評価を受けることができるようになる。

子どもや養育者との面接は，医学的評価のプロセスの第1段階である（第7・8章参照）。面接の際に，医学的・心理学的に注意深く観察することで，子どもの抱えている行動上の問題や心理的問題，さらには身体的問題が判明することも稀ではない。子どもや養育者から情報を収集する際に子ども用トラウマ症状チェックリスト（TSCC：the Trauma Symptom Checklist for Children）といった標準的ツールを用いること

もできる[5][訳注a]。臨床各科医師，精神科医，臨床心理士，看護師，CLS（チャイルドライフスペシャリスト），ソーシャルワーカー等から成る専門家チームから，追加で情報収集を行ってもよい。医学的評価や行動学的評価によって，しばしば子どもの回復と治療にとって重要な徴候を明確化することができるが，このような徴候は，性虐待に特異的なわけではない。ほとんどの身体的徴候というのは，他の疾病の際にも出現しうるものである[6,7]。性虐待を受けている子どもに一般的に認めることの多い身体的徴候や症状を表9-1にまとめ，掲示した[6-9]。

身体診察の方法

診察のタイミング

外性器肛門部の診察を行う事によって，性虐待やその他の虐待によってきたした可能性のある損傷を同定するとともに，性虐待の証拠となりうる法医学的な証拠を収集することが可能となる。さらには，適切な形で行われた外性器肛門部診察は，子どもを安心させることにもなる。ただ，大部分の性虐待事例における診察結果は「異常なし」というものである[10]。

性虐待被害が疑われる子どもが受診した際には，最後に被害を受けた日時について，問診を行う必要がある。また，医学診察をいつどこで行ったかについて診療録に記録を残すことは極めて重要である。急性期の損傷所見やその他の身体的所見につき，適切に記録を行い証拠として確実に残し，情報を散逸させないように注意しなければならない。子どもが最後に被害を受けてから72時間以内に診察を行う場合や，聴取した病歴から加害者を特定するための証拠となる体液（精液，唾液，血液等）が子どもの体に付着している可能性がある場合，法医学的証拠検体の収集を行う必要がある（第13章参照）。

[訳注a] 西澤哲氏による日本版TSCCも出版されている。

表9-1	性虐待被害児に認められる徴候や症状

初期の警告サイン

性虐待被害をほのめかすような発言
性的な遊び

心身の変化，行動の変化

睡眠障害
食欲障害
神経症性障害／行為障害
恐怖症，回避行動
引きこもり，うつ
罪悪感
癇癪，攻撃的行動
過度の自慰行為
自殺行動
ヒステリー反応や転換症状

身体的症状

外性器肛門部損傷や尿道損傷
おりもの
性感染症
再発性の尿路感染症
腹痛
外性器肛門部の慢性疼痛
遺尿症
大便失禁

その他の問題

妊娠
学校での問題行動
乱交・売春
薬物乱用
他の子どもへの性加害

またこのような急性期に診察を行う事例においては，性虐待の評価のみならず，危急事態となりうる身体的外傷の潜在の可能性についても，緊急に評価を行う必要がある。虐待を受けてから72時間以上経過し，かつ急性損傷を認めていない場合には，通常は緊急診察を行う適応はない。この場合，子どもと親の同意を得たうえで，子どもの権利擁護センター（CAC：Children's advocacy center）（外来型虐待評価センター）や虐待専門医の勤務する診療所等のより適切な場所で，可能な限り早期に予約での評価を受けら

---

108 第Ⅲ部 子どもの性虐待

れるように，プランニングを行う必要がある。医師は，法医学的証拠検体の収集を試みるタイミングや採取法に関しての，地域のプロトコールにつき精通しておく必要がある。

子どもが外性器や肛門部の痛みを訴えている場合や，外性器や肛門部からの出血を認めたり，損傷が認められる場合には，緊急で医学的評価を行う必要がある[11]。子どもの外性器肛門部の損傷は速やかに治癒していくため，診察が遅れた場合には損傷所見は既に治癒している場合も少なくない。また事例によっては，子どもに緊急に対処すべき健康上の問題（身体的問題や精神的問題）が認められる場合もある。虐待を打ち明けたことによって，子どもの心理状態が危機的な状況に陥ることもありうる。性虐待被害児に対して適切なトリアージを行い，直ちに医学的診察を行うべきか，多少は延期しても専門医による診察を行ったほうが良いのか，判断する必要がある。

子どもの診察の準備段階として行うべき事柄

時間をかけて診察を行う重要性を説明することで，子どもを安心させ，信頼を得ることは可能である。最初に十分な説明を行い，診察の過程で子どもが，「自分の体に次に何が行われるかに関しては，自分で選択することができる」というコントロール感を持つことができるようにすることが肝要である。診察の際に誰に付き添ってもらうべきか，といった事を子どもに決めさせることで，子どもにコントロール感を抱かせることとなり，また子どもの感情を尊重していることを示すことにもなる。診察台の頭側を少し持ち上げ，診察中に医師が何をしているか見えるようにすることで，たいていは子どもの不安感を和らげることができる。家族や子どもによっては，コルポスコープなどの診察器具に恐怖心を抱くか，専門的過ぎると感じることもある。コルポスコープなどの診察器具が，どのよ

うなものであるか，そしてどのような手順で用いるのか，具体的に説明を行う必要がある。歌う，数を数える，童謡を口ずさむ，シャボン玉を吹くといった方法で子どもの気を紛らわせることも，子どもを安心させる上で役立つであろう。子どもは加害者の「パワー」によってコントロールされていた場合が多く，医学的診察の際に医師の持つ権力（パワー）を行使して，子どもの意思に反して強引にことを進めることは慎まなければならない。子どもの健康を緊急に評価する必要があるが，子どもが診察に協力的ではない場合には，全身麻酔を行うか，鎮静を行ったうえで診察を行う事が妥当である[12, 13]。

医学的診察

子どもを診察する際には，文字通り「頭のてっぺんから爪先まで」包括的な全身診察を行う必要があるが，外性器肛門部の診察は最後に行う。体全体をくまなく診察することは，潜在的な身体損傷所見や満たされていない子どもの医療的ニーズの有無を評価するのみならず，子どもに「あなたの体の部分，全部が重要」であるということを伝えることができる。被虐待児への包括的全身診察は，焦らず時間をかけて，漏れのないように行い，防御時損傷（写真9-1），絞頸時損傷（写真9-2），緊縛痕，挫傷といった，身体的虐待による損傷を見逃さないようにする。子どもの身体に皮膚損傷所見が確認された場合，写真撮影を行い，スケッチを描き，合わせて計測を行う。急性期の咬傷が認められた場合には，法医学的証拠採取として，スワブ擦過による唾液採取を試みる（第60章参照）。咬傷の撮影時には定規やカラーバーを用いて撮影を行う（第27章参照）。自傷行為による損傷所見があれば，それについても評価し，記録を行う。自分で皮膚を突いたり（写真9-3），切ったりした損傷の存在は，虐待や精神疾患が潜在していることを示す。

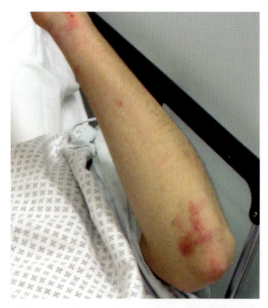

写真9-1 加害者から殴られた際に、腕で顔を守ろうとして負傷した、前腕の防御時損傷

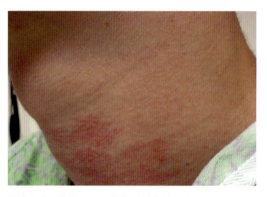

写真9-2 絞頸による損傷。首を絞められたことにより頸部に、線状発赤が認められている。本児には診察時に嗄声も認められていた。

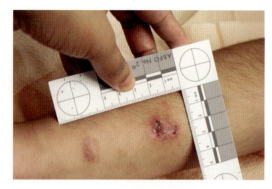

写真9-3 性虐待被害を受けていた思春期児に認めた、自傷による皮膚損傷。皮膚をつついたことによる皮膚びらんを認め、浸出液を伴っている。

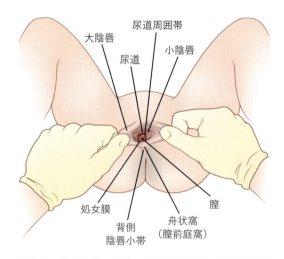

図9-4 前思春期の女児の外性器肛門部の解剖学的構造

　医師は、外性器肛門部の解剖学的構造を正確に見極めると共に、性虐待によりきたした可能性のある所見を、確実に特定することが求められる [14, 15]。図9-4に、前思春期の女児の外性器肛門部位の解剖学的構造を示した。診察時には、性的成熟度の評価も行う。陰毛の外観と成長パターン、女児の場合には乳房発達、男児の場合には睾丸のサイズ、陰嚢・陰茎の成長度を確認し、タナーの思春期ステージ分類法 [16] に基づいて分類を行う。このような思春期発来に伴う身体的変化は、思春期発来後に生じる、性ホルモンの変化と相関している [16]。最新の全米健康栄養調査（NHANES III：National Health and Nutrition Examination Survey III）[17, 18] により網羅的に集められたデータから、米国の男女の性的成熟度に関する標準的な情報を確認することができる。10年を費やして実施されたこの研究では、米国の様々な人種における、男女別の膨大な情報がデータ化されている。このデータ

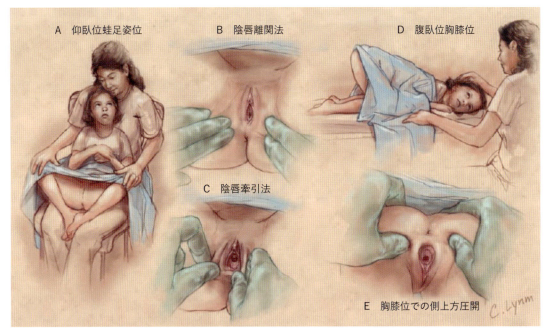

図9-5 前思春期女児の外性器評価に用いる体位と手技
A：仰臥位蛙足姿位（Supine frog-leg position），**B**：陰唇離開法（Labial separation），**C**：陰唇牽引法（Labial traction），
D：腹臥位膝胸位（Knee-chest position），**E**：膝胸位での側上方圧開法（Lateral upward pressure in knee chest position）
（出典：Berkoff MC, Zolotor AJ, Makoroff KL, et al. Has this prepubertal girl been sexually abused? JAMA 2008；300：2779-2792.）

から，思春期の発来時期や継続期間というものは，遺伝，栄養，併存疾患，地理的条件，過度の運動のような多くの要因が影響を及ぼしていることが明らかとなっている[17-19]。

外性器肛門部の診察を行う際の子どもの体位は，解剖学的構造が最もよく見え，かつ子どもにとっても，医師にとっても不快感のない体位とすべきである。掛け布を十分に用いることで，子どもの羞恥心に配慮しながら，子どもにコントロール感を抱かせることができる。

診察体位

前思春期の子どもの外性器肛門部診察の際の体位については，様々な方法が試みられている（図9-5）。子どもにとっても医師にとっても好ましい体位というものが，いくつかある。たいていの場合，子どもには複数の体位を取っても

らう必要がある。仰臥位の蛙足姿位（frog-leg position）は，子どもが比較的安心していられる体位である。またこの体位は，医師にとっても外性器肛門部の視診を行う上で好都合である（図9-5A）。この体位をとる際には，子どもに養育者（もしくは子どもの支援のために介助に入ってもらった人物）の膝の上に座ってもらうか，診察台に寝てもらう。子どもには「カエルの足（あるいは蝶の羽）のように足を開いてね」と説明するとよい。その際に，人形やぬいぐるみにこの体位をとらせながら説明を行うのも一法である。思春期の発来している年長の女児の場合には，子どもの同意が得られれば，あぶみのある婦人科診察台（砕石位）を使ってもよい。これは足を適切に外転させることになるため，より容易に外性器肛門部が確認可能である。

子どもに仰臥位になってもらった際に，診察

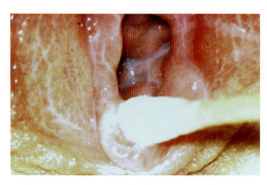 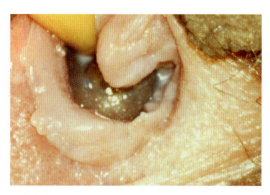

写真9-6 湿らせたスワブを使用した，思春期女児の処女膜縁の評価

写真9-7 フォーリーカテーテルを使用した，思春期女児の処女膜縁の評価

医は陰唇を下外側方に引っ張り，離開させることで，膣前庭部全体を視診することができるようになる（陰唇離開法，図9-5B）。もう一つの効果的な診察手技として，陰唇を手で優しくつまみ，下方，外側，前方に引っ張る方法がある（陰唇牽引法，図9-5C）。

腹臥位での膝胸位（図9-5D）は，子どもに胸を診察台につけて背中を丸めてもらい，太腿を診察台と垂直にして，両膝を開いた状態でうつぶせになってもらう体位である。この体位は腹側の膣壁が重力で垂れるため，背側処女膜と膣内部がより視認しやすくなる。この体位は，処女膜損傷が疑われる場合に，その存在を確認するためには特に重要となる。膝胸位は，子どもが無防備な状態と感じやすい体位であり，特に性虐待がこの姿勢で行われた場合にはなおさらである。この体位を用いる際には，子どもが拒否的になる可能性があるということを認識しておき，養育者（もしくは子どもの支援のために介助に入ってもらった人物）に，子どもに話しかけ安心させるように，あらかじめ依頼しておく必要がある。この姿勢の際には，殿部上外側方に優しく圧力を加えることで，より内部構造がはっきりと視認できるようになる（側上方圧開法，図9-5E）。

処女膜組織が余剰性に富み，互いにくっつき合っている場合には，処女膜辺縁の確認をするために，生理食塩水を使って「浮かせる」という手法が必要なこともある。この場合，滅菌生理食塩水を斜め横から処女膜開口部に，優しく注ぎ入れる。より成熟した思春期段階にある女児の場合には，同意を得たうえで，生理食塩水で湿らせた径の細いスワブを使って処女膜縁を内側に沿って持ち上げることで，処女膜縁の性状をより容易に確認することができる（写真9-6）。ただしエストロゲンの影響下にない前思春期女児の処女膜は，極めて接触に敏感なため，前思春期の女児に対しては，このようなスワブを用いた診察は，避けるべきである。

思春期発来以降の女児であれば，フォーリーカテーテルを用いて，処女膜縁のノッチ（切れ込み）や，裂隙，離断などの存在の有無の確認を行う事もできる（写真9-7）。膨らませていない状態で，カテーテルを膣内に挿入し，その後に15ccほど空気や水を入れてカテーテルを膨らませてから，カテーテルをゆっくり引き抜いていく。次に，背側処女膜縁を，膨らませたバルーンを押し付けるようにして伸展させ，詳細に観察する。このような特殊な手技を用いて診察所見を正確に評価するためには，高い技術と豊富な経験が求められる。

男児の睾丸と陰嚢は，仰臥位か立位で診察を

行う事で十分に診察を行うことが可能である。外傷所見が認められた場合，詳細なダイアグラムを用いて記入するか，高品質の写真を撮るなどして，正確に記録に残す必要がある。

診察機器

外性器肛門部の診察を最適に行うためには，適切な照明，プライバシー保護の担保，適切な体位調整，そして患者の協力が不可欠である。コルポスコープを使用した診察は，性虐待の診断確定的所見の発見率を高めるわけではないが，診察の際に構造を拡大して視診することが可能であり，写真撮影も容易に行うことができる極めて優れた方法である[20]。的確な写真記録を残すことで，子どもに再度の診察を行う事なく，専門医同士で所見のピアレビューを行う事が可能となる。また，写真を撮影しておくことで，その後に治癒した場合であっても，所見が存在したことを証明することになる。コルポスコープをビデオ・モニターと接続することで，子どもは診察の際に常に医師が行っていることを見ることが可能になる。それによって子どもに，診察に自分も参加している感覚や，また診察の過程をコントロールできる感覚を持たせることとなり，より協力を得られやすくなることが多い[21, 22]。外性器肛門部というのは，常にダイナミックに動く可変性の部位であり，そのため静止画のみならず動画も積極的に用いて記録を行う必要がある。

前思春期の女児の場合，腟鏡（クスコ鏡）を用いた診察を行う事は奨励されない。しかし出血を認めるなど，腟内損傷が疑われるような場合には，外科医や婦人科医による腟鏡診を行う必要があるが，その場合には全身麻酔下や鎮静化で行う必要がある。

接触を伴う性的被害から時間が経っていない場合には，代替光源（ALS：alternate light source）を用いることで，精液の付着した部位の同定が行いやすくなる。ALSは，皮膚外表面にも，腟，肛門，咽頭等の内部構造にも，使用することができる。診察の際にはALSを使って子どもの衣服，またもし可能であれば寝具を検索し，法医学的に重要な証拠がないか確認することが望まれる。臨床の現場で使いやすい紫外線光源の一つとしては，Bluemaxx 500™（Sirche Finger Print Laboratores, Inc., Raleigh, N.C.）が挙げられる。この光源を用いれば，精液が出す長波長（490nm）の光も蛍光し，可視化できるようになる。性虐待や性暴力の被害児の診察時にしばしば使われる標準のウッド灯の場合，蛍光化する光の波長の範囲は320〜400nmなので，精液を可視化する上では有効ではないとされている[23]。

具体的な解剖学的部位

腟前庭部：腟前庭部で確認されうる損傷所見としては，組織浮腫，擦過傷，裂傷，穿通傷，血腫，挫傷，出血などが挙げられる。急性損傷所見の有無に留意し，所見が認められた場合にはそれを適切に記述し，記録に残す必要がある。記録を行う際には，処女膜開口部の形状と輪郭，処女膜外面の性状（囫 離断・歪み・余剰性・急性期損傷の治癒過程の所見の有無など），尿道周囲・舟状窩・背側陰唇小帯の外観を記載する。所見が認められた場合，その位置の説明は時計の文字盤を模して行う。

処女膜：処女膜の形状，輪郭，正常変異所見の有無を適切に記録する[21, 22]。正常であれ異常であれ，確認した所見を記録する必要がある。処女膜が余剰性に富む場合，その辺縁部を視診のみで確認することは困難であり，スワブやフォーリーカテーテルを使用したり，バルサルバ法を試したり（子どもにいきんでもらったり），体位を変換するなどの方法を行う必要があるかもしれない。

肛門ならびに肛門周囲：肛門やその周囲組織の診察の際には（1）仰臥位で足を腹部に付けてもらう，（2）側臥位になってもらい，診察者

の手で殿部を離開する（この場合はやや所見が確認し難い），(3) 腹臥位で膝胸位を取ってもらう，等の方法で確認を行う。肛門縁の診察時には，肛門開口部から左右対称性に，襞が放射状に広がっている外観を呈しているのが通例である。肛門縫合離開（肛門皺の6時方向の青白色の平滑化領域），6時・12時方向の肛門皮膚垂（skin tag），直腸膨大部に便が存在する場合の反射性肛門括約筋弛緩，膝胸位での診察時の反射性肛門括約筋弛緩，肛門管内の歯状線の存在，などは肛門部位の正常所見や正常変異所見であり，異常所見ではない[24]。正常所見であれ異常所見であれ，診察結果の記録を行う際には，細心の注意を払う必要がある。

診察後の子どもと養育者への診察結果報告

性虐待被害児に対する医学的診察というのは，子どもにとっての治療的意味合いもあるものである。診察を行う事で，「自分の体は正常であり，何も懸念する問題はない」と被害児に確信させることができる。つまり診察には，子どもの「損傷を負ったのではないか？」という不安や，「他の子と全く違う状態になってしまったのではないか？」という恐怖心を和らげるという目的もある。医師は子ども（やその養育者［非加害側の親］）と，子どもの年齢に適した言葉を用いて，診察結果について話し合う必要がある。損傷を負っていた子どもには，「そのケガは必ず治るからね」，あるいは「もう治っているよ」と伝えて，安心させる。年齢が長じた子どもの場合，被虐待経験が将来子どもを生むことや，パートナーと性的関係を結ぶ上で，何らかの影響を及ぼすのではないかと心配していることもある。専門的で包括的な診察を受けることで，ほとんどの子どもは，被害が長期に渡り身体的な影響を及ぼすことはないことを知り，安心することができるようになる。子どもにメン

タル・ヘルス・サービスの利用が必要だと思われる場合に診察医は，子どもと親にそれを強く勧める職責もある。

性虐待被害が疑われる子どもへ，性感染症（STI）の医学的評価をどの程度行うかは，虐待被害の性質，子どもの年齢，症状の発現状況，地域社会におけるSTIの流行状況，加害者側のリスク状況等の，入手しえたすべての情報を包括的に考慮したうえで，ケースバイケースで判断する必要がある[25]。

挿入や粘膜接触を伴う被害が病歴聴取では確認できなかった前思春期の子どもの場合，医学的所見が何もなかった場合には，性感染症の陽性率は非常に低いことが複数の研究から判明している。

医療診療録への記載

性虐待被害が疑われる子どもを評価した医療者は，医療記録の標準的記録法を十分に満たす方法で，視覚的情報も織り交ぜつつ，医学的評価のあらゆる側面を的確に記述し，記録に残さなければならない。子どもの発言内容や身体的所見を明確に記録しておくことは，性虐待の評価に欠かすことのできないものである。医療診療録が，医学病歴と診察結果を正確に反映したものであるならば，それは子どもの最善の利益に適うものとなるであろう。身体所見のスケッチや写真は，診察した所見を的確に記録する上で不可欠のものである。子どもを保護し，適切に司法プロセスを進めていくためには，記録した情報はすべて適切に保存される必要がある。

医学的所見の解釈

医療者が，性虐待被害が疑われる子どもの身体的所見や検査所見を適切に解釈するためには，虐待を受けた子どもに認められる所見と，そのような既往のない子どもにも認められうる所見

に関しての，これまでの医学研究の結果に精通
している必要がある。これまでに発表された研
究結果や推奨事項は，常にピアレビューが繰り
返され，最新の知見が反映されたものとなって
いる[11]。ただし実際の臨床上は，たとえ子ども
が挿入被害を明確に開示したり，加害者が挿入
の加害行為を自白した場合であっても，診察で
は「明らかな異常所見なし」と診断されるケー
スがほとんどである[10, 26]。診察の結果が「異常
所見なし」であったとしても，性虐待被害が否
定されるわけではない。また逆に，事前に挿入
性被害のヒストリーが得られていない子どもを
診察した際に，外性器肛門部に性虐待被害の明
確な証拠所見が見つかることもある。このよう
な事例は稀ではあるが，いずれにしろ診察の結
果，性虐待被害を受けた可能性のある事例は，
全例，児童相談所に通告する必要がある。

　思春期女児が同年代のパートナーと，同意の
上で性交した際に生じた身体所見と，性虐待／
性暴力被害により生じた身体所見は，判別しえ
ない場合が多い[27, 28]。特に思春期の子どもの外
性器肛門部に，暴力的な行為の結果生じた可能
性のある急性損傷所見が認められた場合には，
慎重に判断を行う必要がある。こうした損傷を
表現する際には，「最近の挿入行為による損傷
所見」という言葉が最も適切である。子どもの
語った病歴というものが，行われた性行為が犯
罪と呼べるものであるのかどうかを判断する上
で最も重要である。断定できることと断定しえ
ないことの限界を理解した上で，科学的根拠に
基づいた意見を系統立てて述べることが，医療
者に求められた義務なのである[11]。

　法廷においては，臨床像を説明し，正確かつ
客観的に医学的証言を行うことが医師に課せら
れた役割である。慎重に行われた医学診察とそ
れを網羅的に記録した医療診療録は，医師が法
廷で証拠を提示するように求められた際に，極
めて有用となるであろう。

文献

1. Kempe CH: Sexual abuse, another hidden pediatric problem: the 1977 C. Anderson Aldrich lecture. *Pediatrics* 1978;62:382-389.
2. Kellogg N, American Academy of Pediatrics Committee on Child Abuse and Neglect: The evaluation of sexual abuse in children. *Pediatrics* 2005;116:506-512.
3. Finkel MA, DeJong AR: Medical findings in sexual abuse. *In*: Reece RM, Ludwig S (eds): *Child Abuse: Medical Diagnosis and Management*, ed 2, Lippincott Williams & Wilkins, Philadelphia, 2002, pp 207-286.
4. Girardet RG, Giacobbe L, Bolton K, et al: Unmet health care needs among children evaluated for sexual assault. *Arch Pediatr Adolesc Med* 2006;160:70-73.
5. Briere J, Johnson K, Bissada A, et al: The trauma symptom checklist for young children (TSCYC): reliability and association with abuse exposure in a multi-site study. *Child Abuse Negl* 2001;25:1001-1014.
6. Krugman RD: Recognition of sexual abuse in children. *Pediatr Rev* 1986;8:25-30.
7. Mellon MW, Whiteside SP, Friedrich WN: The relevance of fecal soiling as an indicator of child sexual abuse: a preliminary analysis. *J Dev Behav Pediatr* 2006;27:25-32.
8. Friedrich WN, Dittner CA, Action R, et al: Child sexual behavior inventory: normative, psychiatric and sexual abuse comparisons. *Child Maltreat* 2001; 6:37-49.
9. Hunter RS, Kilstrom N, Loda F: Sexually abused children: identifying masked presentations in a medical setting. *Child Abuse Negl* 1985;9:17-25.
10. Adams J, Harper K, Knudson S, et al: Examination findings in legally confirmed cases of child sexual abuse: it's normal to be normal. *Pediatrics* 1994; 94:310-317.
11. Adams JA, Kaplan RA, Starling SP, et al: Guidelines for medical care of children who may have been sexually abused. *J Pediatr Adolesc Gynecol* 2007;20:163-172.
12. Yaster M, Maxwell L: The pediatric sedation unit: a mechanism for safe pediatric sedation. *Pediatrics* 1999;103:198-201.
13. Parker RI, Mahan RA, Giugliano D, et al: Efficacy and safety of intravenous midazolam and ketamine as sedation for therapeutic and diagnostic procedures in children. *Pediatrics* 1997;99:427-431.
14. Finkel MA, Giardino AP: *Medical evaluation of child sexual abuse: a practical guide*, ed 2, Sage, Thousand Oaks, Calif, 2002.
15. Bays J, Jenny C: Genital and anal conditions confused with child sexual abuse trauma. *Am J Dis Child* 1990;144:1319-1322.
16. Tanner J: *Growth at adolescence*, ed 2, Blackwell Scientific, Oxford, UK, 1962.
17. Wu T, Mendola P, Buck GM: Ethnic differences in the presence of secondary sex characteristics and menarche among U.S. girls: the third national health and nutrition examination survey, 1988-1994. *Pediatrics* 2002;110:752-757.
18. Herman-Giddens ME, Wang L, Koch G: Secondary

sexual characteristics in boys: estimates from the national health and nutrition examination survey III, 1988-1994. *Arch Pediatr Adolesc Med* 2001;155:1022-1028.

19. Wang Y: Is obesity associated with early sexual maturation? A comparison of the association in American boys versus girls. *Pediatrics* 2002;110:903-910.

20. Adams JA, Girardino B, Faugno D: Adolescent sexual assault: documentation of acute injuries using photocolposcopy. *J Pediatr Adolesc Gynecol* 2001;14:175-180.

21. McCann J, Wells R, Simon M, et al: Genital findings in prepubertal girls selected for non-abuse: a descriptive study. *Pediatrics* 1990;86:428-439.

22. Ricci LR: Medical forensic photography of the sexually abused child. *Child Abuse Negl* 1988;12:305-310.

23. Berenson AB, Heger AH, Hayes JM, et al: Appearance of the hymen in prepubertal girls. *Pediatrics* 1992;89:387-394.

24. McCann J, Voris J, Simon M, et al: Perianal findings in prepubertal children selected for nonabuse: a descriptive study. *Child Abuse Negl* 1989;13:179-193.

25. Ingram DM, Miller WC, Schoenbach VJ, et al: Risk assessment for gonococcal and chlamydial infections in young children undergoing evaluation for sexual abuse. *Pediatrics* 2001;107:e73.

26. Muram D: Child sexual abuse: relationship between sexual acts and genital findings. *Child Abuse Negl* 1989;13:211-216.

27. Hoffman RJ, Ganti SA: Vaginal laceration and perforation resulting from first coitus. *Pediatr Emerg Care* 2001;17:113-114.

28. Adams JA, Botash AS, Kellogg N: Differences in hymenal morphology between adolescent girls with and without a history of consensual sexual intercourse. *Arch Pediatr Adolesc Med* 2004;158:280-285.

10

子どもの外性器肛門部診察における
正常所見と正常変異所見

Nichole G. Wallace, MD, Michelle Amaya, MD, MPH

はじめに

　診察医が外性器肛門部の異常構造を認識して診断を行うためには，男性と女性の正常の生体構造につき，成長過程で生じる身体変化を含め，熟知している必要がある。コルポスコープやその他の高拡大デジタル画像を用いて確認された微細な所見は，外傷や疾病によるものと誤診されうる。確認された所見が正常変異所見であるとの診断を正確に下すことは，子ども虐待専門医にとっても時に困難な仕事であったが，新生児や虐待を受けていない子どもの外性器肛門部所見の研究が進むにつれ，正常な生体構造を明確にするための重要なデータが蓄積されることとなった。本章では外性器肛門部の発生学，ならびに性虐待の医学的評価を行う際に評価対象となる主要な解剖学的構造のみかたについて，記載している。このような知識は，性虐待により生じうる外傷所見と，疾病による外性器肛門部所見や正常変異所見とを，正確に鑑別する上での基礎になるものである。

内・外性器の発生学

　発生の初期段階では，生殖系は未分化であり，男性にも女性にも分化しうる状態にある[1]。原始生殖細胞・2組の対の未分化管・排泄腔という

3種類の一次構造が分化することで，生殖系を形成することとなる。胎児内胚葉から発生した原始生殖細胞は，中域部の生殖堤に移動し，「未分化」の生殖器になる。一方，妊娠第6週までに，尿生殖突起の近傍に，2組の対をなす左右対称のウォルフ管（中腎管）とミュラー管（中腎傍管）が形成されるが，この管は伸長しながら骨盤となる部位まで下降し，ミュラー結節と呼ばれる尿生殖洞に突出する中央隆起部分で，排泄腔（原始の膀胱直腸）に結合（開口）する。この際に尿管芽からウォルフ管（中腎管）が形成され，そこからその後に尿管・腎盂・腎杯の内膜上皮が発生する。胎児が男性であれば，生殖腺は睾丸になり，AMH（抗ミュラーホルモン）を分泌して，ミュラー管を後退，消滅させる。睾丸ではテストステロンが生産され，この男性ホルモンによってウォルフ管の成長が維持され，ウォルフ管はさらに進化して精管（精嚢・精巣上体）を形成する。

　女性生殖腺は卵巣に分化するが，卵巣ではテストステロンもAMHも産生されない。テストステロンがなければウォルフ管は退行していく。ウォルフ管の遺残が細胞の「痕跡」として残る場合もある。傍膣あるいは傍頸管のウォルフ管の残存組織がガートナー管嚢胞と呼ばれる嚢胞を形成することもある[1]。AMHが分泌されなければ，ミュラー管は著しく成長し，排泄腔と

の結合部付近の正中部で融合しさらに分化していき，結果として子宮・卵管および膣上部3分の2（基部近く）が形成される。

排泄腔は外性器，膀胱，直腸の前駆体である。妊娠第7週までに尿直腸中隔が形成され，それにより排泄腔が直腸と尿生殖洞に分かれる。女性の場合，ミュラー結節（尿生殖洞の頭端）と融合したミュラー管（この時点では原始子宮膣管の状態にある）とが結合する。ミュラー結節の尾側から，膣板と2つの副膣管が形成され，それらが延伸して会陰に到達する。尿生殖洞の会陰表面は泌尿生殖膜と呼ばれ，泌尿生殖襞・陰唇陰嚢隆起・性器結節（ミュラー結節とは異なる結節）を形成する隆起が，それを取り囲むようになる。

この時点では，外性器は「未分化」の状態にある。そこから分化が進んでいき，性器結節は男性であれば陰茎亀頭に，女性であれば陰核に分化する。尿生殖襞は男性であれば陰茎部尿道に，女性であれば小陰唇に分化し，陰唇陰嚢隆起は男性であれば陰嚢に，女性であれば大陰唇に分化する。男性では泌尿生殖膜は溝状となり，泌尿生殖襞から分化した陰茎尿道がそれを取り囲むようになる。女性では泌尿生殖膜は膣前庭部になる。尿生殖洞は，尿道管と膣管の2つに分化していく。硬い膣管の中央細胞は尾部方向に進展して膣内腔を形成し，さらに延伸して処女膜を形成する。

処女膜に含まれる繊維性結合組織は，全体的にはコラーゲンが主たる構成成分であるが，一部弾性繊維より成っている。処女膜の内側表面には膣由来の細胞（胎生膣板）が含まれており，外側表面には尿生殖洞由来の細胞が含まれている[2, 3]。処女膜の開口形成が不完全の場合には，無孔・小孔の処女膜となるか，中隔のある処女膜となる[1, 4-6]。この胎生の過程については，Hospital for Sick Children（カナダ，トロント）のウェブサイト（Sick Kids Child Physiology）[7]に，動画によるわかりやすい解説があるので参照していただきたい。

近年の研究では，膣上部がミュラー管に由来し，下部は尿生殖洞（排泄腔）に由来するという学説に異議が唱えられている。ラットの胚のウォルフ管構造を調べた研究では，膣外部はウォルフ管細胞から形成され，内部がミュラー結節（尿生殖洞）細胞に覆われていることが実証されている[8, 9]。尿生殖洞（排泄腔）から処女膜細胞が生じるという学説に関しては，異義は唱えられてはいない。

女性の外性器の正常変異所見

処女膜構造

処女膜には，子どもの年齢や身体的成熟度によって，いくつかの解剖学的特徴の差異が確認される。最も一般的な3つの処女膜形状として，環状，半月形，房状が挙げられる[10-17]。環状処女膜は，ドーナツ状の外見をした，環状の処女膜組織が確認されるものである（写真10-1）。半月形処女膜は，半月状の外観の処女膜で，前方の11時と1時の間に明確な処女膜組織は確認されない。（写真10-2）。房状処女膜は，処女膜縁に沿って複数のひだ状部分が確認される処女膜である（写真10-3）。このように重複した処女膜突出部は幾重にも重なり合い，処女膜開口部が確認し難い状態にある。袖状処女膜は，処

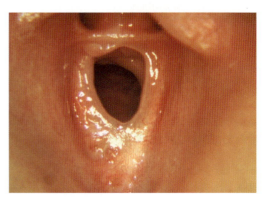

写真10-1　環状処女膜

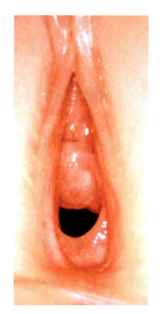

写真10-2 半月状処女膜

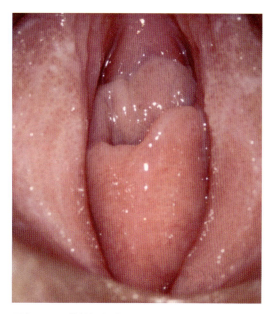

写真10-4 袖状処女膜

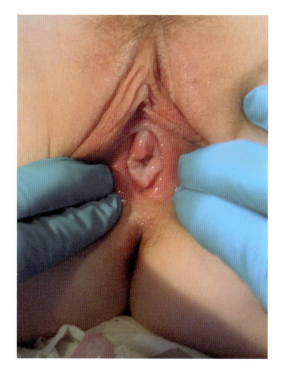

写真10-3 房状処女膜
(写真提供：アリゾナ州フローレンスのCramer小児センターのW. Darby認定看護師とD. Colvard医師)

女膜辺縁が余剰性に富み肥厚した状態の処女膜で，母体由来のエストロゲンが残留している乳児に認められる（写真10-4）。エストロゲンが消失するにつれ，環状処女膜を呈することが，より一般的となっていく。その後4-9歳では，半月状処女膜を呈することが一般的となる[13, 14]。

正常変異所見として，中隔処女膜や有孔処女膜を認めることもあるが，頻度的には稀である。中隔処女膜では，1つあるいは複数の帯状中隔組織が処女膜開口部を横断し，処女膜開口部を2つあるいはそれ以上に分断した状態となっている（写真10-5）。中隔処女膜は成長とともに消失するか，無意識のうちに千切れてしまうことがほとんどである。通常，中隔処女膜が問題になることはないが，月経が始まる年齢まで残存している場合，タンポンの使用が困難となるなどの問題が生じうる。

診察の際には，中隔処女膜と膣管を2分する膣中隔（写真10-6）とを区別する必要がある。膣中隔は横方向性に形成されている場合もあれば，縦方向性に形成されている場合もある。横

第10章 子どもの外性器肛門部診察における正常所見と正常変異所見

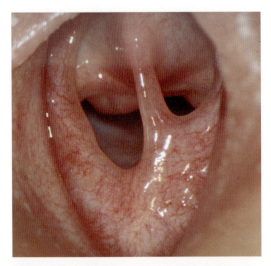

写真10-5　中隔処女膜

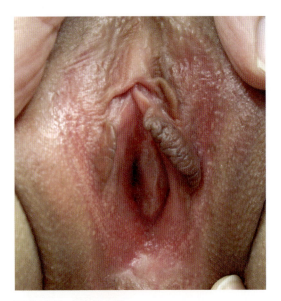

写真10-7　無孔処女膜
(写真提供：アリゾナ州アニンストンのアニンストン大学小児科 L. C. Doggett医師)

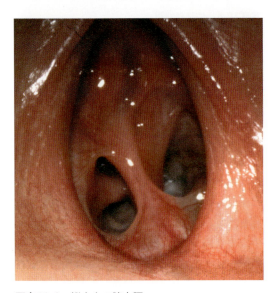

写真10-6　縦方向の膣中隔

とつに融合しなかったために生じるとされている。尿管芽形成（腎臓と子宮の発達）は発生学的に同時に生じるため，子宮に異常を認める女性の20〜30％，膣発育不全を認める女性の50％に泌尿器科的異常が確認されると報告されている。ミュラー管形成不全，子宮頸部発育不全，横方向性の膣中隔，無孔処女膜，縦方向性の膣中隔が認められた事例の鑑別を正確に行うためには，MRI検査を施行することが望まれる[18]。

　処女膜組織にふるい状に多数の小孔を認める場合（篩状処女膜）や，開口部が極めて小さい場合（小孔処女膜）や，処女膜開口部が確認しえない場合（無孔処女膜）（写真10-7）もある。リラックスできる姿勢をとらせ，生理的食塩水を滴下するか，小さいスワブを慎重に用いるなどの注意深い診察を行うことで，真の無孔処女膜であるのか，辺縁部同士が密着しただけの正常処女膜であるかを鑑別することは可能である。無孔処女膜の場合，年に1度程度の定期診察が必要であり，この所見が思春期開始（Tanner分

方向性の膣中隔の鑑別診断としては，無孔処女膜・膣閉鎖症・膣発育不全等が挙げられる。膣を縦方向に分断する縦方向性の膣中隔は，他の泌尿生殖器奇形，特に分離重複子宮や中隔子宮に付随して生じる場合があることを認識しておくことは，重要である。膣中隔や完全重複子宮は，胎生期に2本あったミュラー管の下部がひ

類の第二段階）まで残存する場合，婦人科医にコンサルトを行う必要がある。中隔・篩状・無孔処女膜は，胚形成期における泌尿生殖細胞膜の開口形成が不完全な場合に生じる[18, 19]。

　子どもの発育段階（性的成熟度）やエストロゲン濃度といった，いくつかの要因が処女膜の外観に影響する。外的な要因としては，診察時の体位（仰臥位であるか，腹臥位胸膝位であるか）や，子どもの状態（診察中に安心しリラックスできているか）や，診察医の経験（診察技術が十分であるか）などが，処女膜の外観に影響を及ぼすことが判明している。性虐待被害歴のない前思春期の女児93名（生後10カ月〜10歳）を被験者としたある研究では，処女膜が半月状と診断されたのは，仰臥位で陰唇離開（41%）や陰唇牽引（44%）をして診察するよりも，胸膝位で診察した場合が多かった（54%），と報告されている[10]。この研究により，診察時の体位や診察技術が，処女膜辺縁部の余剰性の判断や，血管分布パターンの判断や，処女膜開口部のサイズの判断に影響することが明確化した。この研究では，子どもがどのぐらいリラックスできているのか，診察時にどのくらい協力的であるかも，処女膜やその周辺構造の外観に大きな影響を与えうることも判明している。

新生児の処女膜所見

　性虐待被害が疑われる子どもの診察時に，先天性処女膜欠損の子どもが存在するか否かという議論がしばしばなされることがある。この疑問を探るため，Jennyらは[20]，病院から退院する前の新生女児1300名の診察を行い，全例に処女膜が確認されたとして，「主要な泌尿生殖器異常がない場合には，処女膜組織は全ての女児に存在する」と結論付けている。MorとMerlobも新生女児25,000名以上の診察を行い，処女膜欠損を認めた事例は皆無であったとの報告を行っている[21]。これらの研究結果は，「正常な女児でも先天性の処女膜欠損を認めうる」という意見

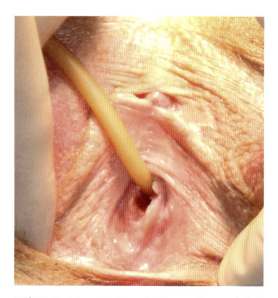

写真10-8　Mayer-Rokitansky-Küster-Hauser症候群（膣発育不全）の女児。尿道にカテーテルが挿入された状態の写真である。膣欠損を認めるが，それ以外の外性器の外観は正常である。
（写真提供：フランス，レンヌ市のレンヌ大学病院産婦人科 K. Morcel医師）。

の有効な反証となった。その他にもいくつか同様の研究があるが，そのいずれもが新生女児は処女膜を持って生まれると結論付けている[10, 22]。

　先天性膣発育不全や膣閉鎖症の女児（例えばMayer-Rokitansky-Küster-Hauser症候群）の外性器には異常は認められない（写真10-8）。本症はミュラー管の発育不全により生じるもので，ミュラー管から分化する構造物（子宮，卵管，膣上部3分の2）の欠損や未発達が認められる。本症は原発性無月経の主因であり（15%），時に腎臓や骨格の異常を合併する[23, 24]。総排泄腔遺残（尿道，膣，直腸が総排泄腔という共通管に合流し，共通管のみが会陰部に開口する疾病），瘻孔を伴う鎖肛，総排泄腔外反などの著明な排泄腔異常を認める場合，処女膜の異常や欠如が併発することはありうる。しかしこれらの疾患や他の疾患に伴って処女膜欠損症が確認された症例は，実際にはこれまで1例も報告されていない。

発達にともなう処女膜の変化

処女膜は，成長や発達過程で，特にエストロゲンの影響により，外観が変化していく。処女膜に対してのエストロゲンの影響は生下時にも確認され，この時期には母体のエストロゲンが妊娠期に胎盤を通じて児に移行している。新生児の処女膜は厚身のある青白色調の外観を呈しており，陰唇や陰核はしばしば突出して確認される。（写真10-9）エストロゲンの影響により，白色帯下の分泌を認める場合や，生後エストロゲン値が徐々に下がることにより消退出血（新生児月経）が生じる場合もある。母体由来（もしくは外因性）のエストロゲンが消失していくにつれ，処女膜は徐々に薄くなり，辺縁部（開口部）はシャープな，余剰性のない外観となり，陰唇も徐々に目立たなくなっていく。この変化は通常生後1カ月以内に起こるが，母体のエストロゲンの影響が2～3歳まで残る場合もありうる[12,13]。

幼小児期の処女膜の外観の変化は，Berensonらによる長期的研究で，詳細に報告されている[12-14,22]。この研究では，新生女児468名の診察が行われ，80％が環状，19％が房状，1％が中隔状や篩状の処女膜であり，半月状処女膜は全く認められなかったと報告されている[22]。これらの事例のうち59名に対して追跡診察がなされ，うち42％の事例で1歳になるまでに処女膜の形態変化が生じていた。1歳児の診察では，28％が半月形，7％が房状処女膜となっており，環状処女膜のままであった事例は54％のみであった[12]。1歳までに処女膜の形態が環状から半月状に変化した事例の多くは，新生児期に処女膜の12時方向にノッチ（V字切込）が認められていた，とも報告されている。この研究結果からは，半月形の処女膜は当初，環状または房状をしているが，11時〜1時の方向にノッチが確認される，ということが示唆される。さらにBerensonは処女膜の余剰性は，1歳までに58％の事例で消失するとも報告しているが，これは

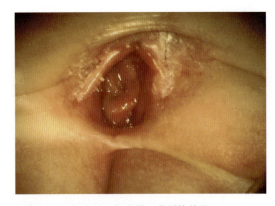

写真10-9 新生児の処女膜の典型的外見

出生後に母体由来のエストロゲンが消失していくことを反映した変化と推察される。

続く研究で，Berensonは[13]新生児から生後2カ月までの女児134名を新たに診察し，3歳時点で再診察を行った結果につき，報告を行っている（うち42名は1歳前後でも診察が実施された）。3歳時点では，半月状処女膜を呈している子どもが最も多く（55％），環状処女膜は38％にまで減少していた。出生時から3歳までの間に，65％の子どもに処女膜の形態変化が確認されたと報告されているが，その主な理由は半月形処女膜が増加したためであった。また母体のエストロゲンの影響は，3歳時点で75％の子どもで消失していた。結果として，初診時には厚く余剰性に富んでいた処女膜は，辺縁が鋭く明瞭な状態となった，と報告されている[13]。

これらの子どもたちのうち61名は，さらに5・7・9歳時点で追跡診察がなされている[14]。前思春期の女児では，成長に伴って半月状処女膜の割合がさらに増加しており，90％の子どもが半月状を呈しており，環状処女膜の割合は10％にまで低下していた，とのことである（表10-1）。

出生後の処女膜が母体エストロゲンの影響を受けているのと同様に，思春期に入り増加する血清エストロゲンは，処女膜の形態に第2の変化をもたらす。概して，女児に第二次性徴が発来

表10-1 Berensonらによる処女膜形状の縦断的研究の概要[12-14, 22]

	新生児 468名	1歳児 62名	3歳児 42名	5歳児 93名	7歳児 80名	9歳児 61名
処女膜形状						
環状	80%	54%	38%	23%	18%	10%
半月状	0%	28%	55%	77%	82%	90%
房状	19%	7%	2%	0%	0%	0%
正常変異						
ノッチ/裂隙	35%*	29%	12%	7%	9%	11%
皮膚垂	13%	11%	10%	13%	10%	10%
外側隆線	93%	14%	6%	3%	1%	0%
膣内隆起	56%	53%	81%	86%	90%	92%
前庭帯[†]	—	95%	100%	100%	100%	100%
余剰化/肥厚化[‡]	100%	42%	25%			

*出生時に房状処女膜であった事例でノッチや裂隙が確認された事例は皆無であった。
†新生児期には視診が困難なため,数字が示されていない。尿道周囲帯も含めている。
‡母体エストロゲンの影響による。

し進行していくにつれ,最初は薄く透明だった処女膜は,余剰性に富むゴム状の厚い膜となっていく(写真10-10)。また処女膜組織に触れても,前思春期ほどには敏感ではなくなるため,思春期の女児の診察の際には,スワブや尿道カテーテルなどの補助具の使用がしやすくなる。

　Yordan EEとYordan RA[25]は,胸部の性的成熟度(SMR:sexual maturity rating)と外性器の性的成熟との間の相関関係を明らかにするため,7～17歳の女児168名を対象に,横断的研究を実施している。胸部発達レベルがTanner I度の子どもでは,処女膜縁は非常に薄く,小陰唇は小さく平滑で薄い状態であり,舟状窩には毛細血管網があり,それが処女膜縁にまで延びていた。胸部発達レベルがTanner II度の子どもでは,顕著な血管パターンは消退傾向にあり,処女膜縁は薄いままであった。胸部発達レベルがTanner III度の子どもでは,外性器へのエストロゲンの影響が発現し始め,処女膜は厚くなり表面血管はほとんど目立たなくなっていた。この段階ではっきりとした膣分泌物(生理的白色帯下)がみられ始めていた。胸部発達レベルがTanner IV度の子どもでは,処女膜は厚く余剰性に富んだ状態となり,処女膜から舟状窩にかけての血管は確認しえない状態となっていた。

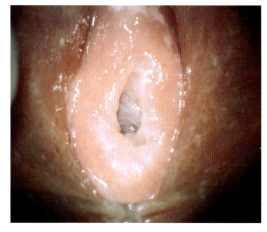

写真10-10　エストロゲン分泌により肥厚した思春期女児の処女膜

第10章　子どもの外性器肛門部診察における正常所見と正常変異所見

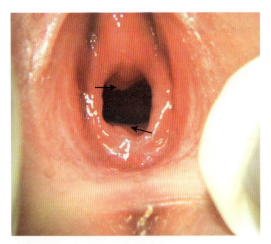

写真10-11　膣内隆起（矢印の先）

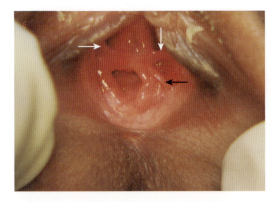

写真10-12　前庭帯（黒矢印は処女膜周囲帯で、白矢印は尿道周囲帯）

また小陰唇は色素沈着を伴い、サイズが大きくなった状態であった。胸部発達レベルがTanner V度の子どもでは、さらに小陰唇が伸長し、襞形成が確認された、と報告されている。この横断的研究の結果からは、胸部のSMRと外性器の発達に関しての重要な情報が得られるが、さらに縦断的研究がなされるならば、思春期の成熟に伴う処女膜や周辺の組織の変化に関して、より詳細な知見が得られるであろう。

膣内隆起

膣内隆起（intravaginal ridge）とは、膣壁上にある縦方向性の細く厚い隆起で、しばしば処女膜の内側表面から膣円蓋方向に延伸している（写真10-11）。膣内隆起が処女膜の内部表面と交差する部位に処女膜堤（隆起）が認められることが多い。膣内隆起は新生児の61％に認められ、成長に伴ってより一般に認められるようになり[13]、思春期女児の89〜94％に確認される[10, 14, 17]。成長と共に複数の膣内隆起が認められることもある。膣内柱（intravaginal column）は膣内隆起がより顕著となったもので、膣前庭と膣外側の膣壁に沿って確認される。

処女膜外側隆線

処女膜外側隆線（external ridge）とは、処女膜表面外側にある、縦方向性の隆起である。この隆起は処女膜縁の上方では尿道まで、下方では舟状窩まで延伸している。外側隆線は新生児に多くみられる（82％）が、成長するにつれて消失していく[12]。出生時にみられた外側隆起が1歳児健診でも確認された子どもは14％のみで、3歳時点まで残っていたのは6％だったと報告されている[13]。また3歳児健診の時に、出生時にはみられなかった外側隆起線が観察された子どもは皆無であったとも報告されている。この所見は乳児に多くみられるが、年長児にも時々認められる。本所見は正常変異とみなされている。

前庭帯

前庭帯（vestibular band）は対になった薄い帯状組織であり、通常は周辺組織と同じ色調と質感を呈し、尿道や膣の周囲に確認される（写真10-12）[12]。尿道周囲帯は尿道周囲組織から前庭壁まで延伸していて、帯状組織の両側は凹んだようにみえる。処女膜と前庭側壁を結合させている組織が、処女膜周囲帯（恥骨膣帯とも呼称される）として可視できることもある。このような前庭帯は、性虐待の被害歴のない前思春期の女児の92〜98％に認められた、と報告され

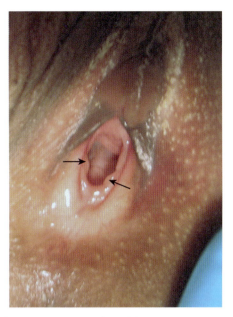

写真10-13 処女膜堤（矢印部）

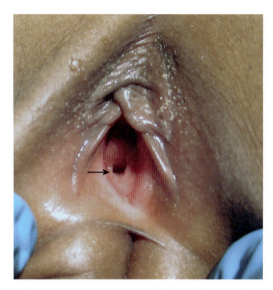

写真10-14 処女膜ノッチ（V字切込）（矢印の先）
（写真提供：アリゾナ州フローレスのCramer小児センターのW. Darby認定看護師）

ている[11, 12, 17]。特に尿道周囲帯は，前思春期女児の51％に認められる[10]。Berensonの研究では尿道周囲帯はより高率に認められており，特に3歳時点の診察では全ての事例で尿道周囲帯が確認されたと報告されている[13]。

処女膜皮膚垂と処女膜堤

ポリープ様の処女膜皮膚垂（hymenal tag）および隆起状の処女膜堤（hymenal mound）は，「処女膜開口部近傍に生じる処女膜組織の隆起や突起」と定義づけられる（写真10-13）。処女膜皮膚垂と処女膜堤を弁別するための研究の結果，処女膜縁から生じた組織が細長く突き出ている場合は「垂」，長くて幅がある場合は「隆起」と定義づけられることとなった[26]。垂と堤はその発生原因にも臨床的な重要性においても，特に違いはない。McCannらの仮説によれば，処女膜皮膚垂は胎内で（もしくは生後間もなく）裂離した処女膜中隔の痕跡である[10]。この理論で，一部の処女膜皮膚垂が生じる機序を説明できるかもしれないが，幼児に見られる皮膚垂は，多くの場合出生時には存在していなかったものである[12, 13]。処女膜皮膚垂堤は，処女膜堤や処女膜膨隆（hymenal bump）と同様，膣内隆起や処女膜外側隆線とともに確認されることも多い。概して処女膜皮膚垂・膨隆・堤は，虐待を受けていない初潮前の女児の10～24％に確認されており，処女膜の正常変異所見と考えるべきものである[10, 11, 15]。

処女膜のノッチ（V字切込）と裂隙

処女膜のノッチ（notch）（V字切込）と処女膜の裂隙（cleft）は，処女膜縁（処女膜開口部）のへこみやくぼみのことを指す（写真10-14）。ノッチや裂隙は，外傷による処女膜離断（処女膜基部から膣壁にまで達するような処女膜縁の離断。このような所見が背側処女膜［3時～9時のラインより背側の処女膜］に確認された場合には，虐待に診断特異的な所見とみなされる）とは異なるものである。

ノッチや裂隙は，既知の処女膜縁の正常変異のなかで，これまでに最も注目されてきた所見

ということが出来よう。過去には，処女膜幅の50％を超えるノッチや裂隙が背側処女膜に確認された場合，性虐待を危惧する所見と考えられてきた[27, 28]。しかし，性虐待被害歴のない女児を対象とした様々な研究の知見が蓄積されるにつれ，正常変異としてのノッチや裂隙に関する理解は深まることとなった[10-14, 17]。

Berensonらによる性虐待被害歴のない女児を対象とした縦断的研究では，新生児の38％に処女膜の腹側や外側にノッチが確認されたと報告されている。この様なノッチが確認される割合は1歳時点では29％，3歳時点では12％に減少していた[12, 13]。また環状処女膜を呈していた乳児の多くに，11時～1時の位置に腹側処女膜ノッチが確認されており，そのようなノッチは処女膜形態が環状から半月状に移行するにつれ消失していったとも報告されている。さらに出生時にノッチが認められていなかった子どもの中には，1歳や3歳の時点で処女膜の腹側や外側にノッチが新たに確認された子どもも存在していた，とも報告されている[12, 13]。

幅広い年齢群の前思春期女児を対象としたある研究では，処女膜の背側や外側のノッチは2～8％の子どもに認められたと報告されている[10, 11]。また別の研究では，ノッチが確認される頻度は，診察時の体位により異なり，仰臥位で6.6％，腹臥位胸膝位で2.2％であったと報告されている[10]。

背側処女膜のノッチや裂隙については，「何をもって正常変異とみなすのか」「過去の外傷であることを示唆するものは何か」といった議論が未だに継続している。Berensonらの縦断的研究では，新生児と1歳児では4～8時方向の背側処女膜にノッチが認められた子どもは皆無であったと報告されており，「背側のノッチは，従来通り後天的な異常所見と捉える必要がある」と結論付けられている[12]。同じくBerensonが実施した，性虐待の既往のない前思春期女児計211名を対象として行った横断的研究においても，4

時～8時方向の背側処女膜にノッチが確認された事例は皆無であったと報告されており，背側ノッチは異常所見であり性虐待を懸念すべきであるという意見の根拠となっている[11]。

最近行われた，性虐待の被害歴のない女児を対象とした研究では，特定の種類の背側ノッチは正常変異所見の可能性もありうる，と結論付けられている。Hegerらは，婦人科検診を受診した初潮前の性虐待の被害歴のない女児147名を対象に，処女膜所見の確認を行い，背側処女膜の一部に裂隙（V字型陥凹）が認められた事例が18％おり，陥没（concavity）（U字型陥凹）が認められた事例が30％存在していた，と報告している[17]。なお処女膜離断を認めた事例は皆無であった。Berensonらのその後に実施した，挿入被害を受けた性虐待事例の症例対照研究で，性虐待被害歴のないコントロール群200名の診察を行った結果，うち7名（3.5％）に浅表性（処女膜幅の50％以下の深さ）の背側処女膜ノッチが認められたと報告されており[28]，このような浅在性背側ノッチも正常変異所見である可能性が示唆される。

処女膜横径

子どもの性虐待を評価する際の処女膜横径の測定に関しては，これまでに重要な議論がなされてきた。1980年代には，処女膜横径を測定することが，過去の性虐待被害の可能性を客観的に評価する上でのゴールドスタンダードであるとみなされていた[29, 30]。Whiteらの研究では[29]，処女膜開口部径が4mm以上の子どもの94％に，性的接触の既往があると報告され，この4mmという数値が「性的接触の既往を強く示唆する目安」と結論づけられていた。最近の研究では，処女膜横径の測定値は測定方法によっても異なり，また年齢，成長段階，処女膜の形状，被験者のリラックスの度合い，診察時の体位などの要因にも影響されることが証明されている[10]。性虐待の既往のない子どもでも，年

齢とともに処女膜横径は広がっていき，3歳の時点で最大8mmくらいになるとの研究報告もある[10, 13, 14]。より最近の性虐待の被害歴のない初潮前女児147名を対象とした研究では，30%の事例で処女膜横径は4mm以上を呈していた，と報告されている[17]。これらの研究成果を受け，虐待の既往と処女膜横径の測定値とは，臨床的に関連性があるとは言えない，とみなされるようになっている[31]。

背側処女膜縁の幅長

近年，性虐待被害が疑われる子どもの，診察時の背側処女膜縁の幅長が注目されている。いくつかの研究では，背側処女膜縁の幅長が短い場合，性虐待が示唆されると報告されている[32-34]。この測定値が臨床的に意味を持つかに関して理解するためには，性虐待被害歴のない女児の正常値についての知識が不可欠である。Berensonの，性虐待被害歴のない女児を対象とした縦断的研究では，背側処女膜縁の幅長は，1〜3歳児においては全例2mm以上で，年齢による差異は認められなかったと報告されている[13]。5歳の時点での背側処女膜縁の幅長の平均は，診察時体位が仰臥位の場合（2.8mm→2.6mm）も，腹臥位胸膝位の場合（2.7mm→2.5mm）も，わずかに短くなっていた，と報告されている[14]。

Adams[35]らは，合意による性交の経験を持つ思春期の子どもと，性交の経験のない子どもにおける背側処女膜縁の幅長を比較し，その平均は前者で2.5mm，後者で3mmであり，両者に有意差は認められなかった，と結論づけている。一方で，合意による性交の経験を持つ思春期の子どもでは，性交の経験のない子どもに比して，背側処女膜縁の幅長が1mm以下である確率が高いことも，同じ研究で確認されている（前者が22%に対し，後者が3%）。また1〜2mm未満の「幅の狭い」処女膜縁は，性虐待被害歴のない初潮前の女児147名中の32名（22%）で確認され

た，とも報告されている。Hegerは，このような幅の狭い処女膜縁を呈する子どもの79%が，肥満度が75パーセンタイルを超えていたとの報告を行っている[17]。またHegerは同じ研究報告の中で，処女膜縁の幅長は不正確となりやすく，客観性に問題があるとの指摘も行っている。

診察時にこのような幅の狭い組織の幅長を正確に測定することは困難であり，多くの医師が視診のみで処女膜縁の幅長を推測しているにとどまっている。背側処女膜縁の幅長の評価をする困難性を指摘した研究報告もいくつか存在している[10, 11]。わずか1mmかそれ以下の長さの組織の検証を行う際には，その測定値の正確性が問題となりえ，臨床現場でこの測定値をどの程度重視すべきであるのか，疑義が生じうる。

処女膜や前庭部の血管分布像と発赤

前思春期女児の処女膜表面は，一般的に毛細血管がレース状に確認される。前思春期女児のおよそ5%で，この細い血管網の上に，1本の浮き出た血管が重なって確認される，と報告されている[11]。処女膜や周辺組織に発赤が確認され，養育者が「子どもが性虐待を受けたのでは？」との懸念を抱き，医療機関を受診することもある。このような子どもを診察する際には，処女膜やその周辺組織に発赤が確認されたとしても，その赤みの程度は主観的判断とならざるを得ず，定量的な判断は困難であるという点を認識しておくことが重要である。このような発赤を異常所見とみなすかは，診察した医師によってまちまちである。小児の処女膜やその周囲組織の発赤の有病率を調査した研究では，その結果は3〜56%と極めて幅が広い状況にある[10, 17, 28, 32]。診察時の体位の違いも発赤の程度に影響することが証明されており，特に腹臥位胸膝位よりも仰臥位での診察の際に，発赤は顕著となる[10]。発赤が血管分布を反映したものであるか否かは，間隔を開けて2回診察を行うことで鑑別が可能である。何らかの炎症により発赤をきたした状

態であれば，所見は変化したり消失したりするが，血管分布によるものであれば，週単位や月単位では変化しない。ただし実際には，発赤は非特異的な所見のため，あえて確認のための診察が実施されることは稀である[28]。

前庭正中線

前庭正中線（linea vestibularis）は，背側処女膜縁の上端から後交連へと延伸する白色線条を特徴とする，正常変異所見である（写真10-15）[36]。部分的な前庭正中線は，白色線条というよりも白斑と表現される。これまでの研究報告では，前庭正中線は「正中部無血管領域（midline sparing）」との用語で言及されているものも多い[10, 11, 15]。Kelloggらは新生児123名を対象とした研究で，10％の児に白色線条が確認された報告し，これを「前庭正中線」という用語で説明した[36]。この研究報告では，14％の児に部分的な前庭正中線が確認されたとも報告されている。Kelloggはこれらの所見を「正中縫線や会陰縫線と区別すべきものであり，正中縫線や会陰縫線は肌色でやや隆起した会陰構造である一方，前庭正中線は無血管性の平滑な後部前庭構造である」と説明している。時間を空けて再診察した幼児では，前提正中線の所見が消失した事例もあったが，より所見が顕著になった事例も存在していた，とも報告されている[37]。前庭正中線は，初潮前の幅広い年齢の女児の15～26％に認められるとされている[10, 15, 17]。

リンパ濾胞

リンパ濾胞（lymphoid follicle）は，処女膜やその周囲に，濾胞の過形成による径1～2mmの黄色から白色の小丘疹を認める，正常変異所見である。本所見は，性虐待の被害歴のない女児のおよそ1/3に認められると報告されている[3, 10]。

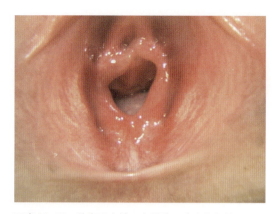

写真10-15　前庭正中線：舟状窩の青白色部位

傍尿道嚢胞

傍尿道嚢胞（paraurethral cyst）は尿生殖洞の胚遺残の閉塞や嚢胞変性の結果生じる，稀な所見である（写真10-16）。稀にこの嚢胞が膣を閉塞したり尿道を圧迫したりすることがある[3]が，通常は治療せずとも消失するか，自壊する[38]。

無孔処女膜

無孔処女膜（写真10-7）は，処女膜組織に機能的な開口部がなく，膣口が閉鎖した状態の先天異常である。本症の多くは孤発例で，発生率は満期産出生児で0.014～0.1％と報告されている[38, 39]。無孔処女膜は，幼小児期に偶発的に診断されることもあるが，思春期に乳房と陰毛は年齢相応に発達しているにもかかわらず，無月経であることから診断されることもある。思春期で発見された際の臨床症状は，原発性無月経と腹痛（月経モリミナ）で，診察時に下腹部正中に腫瘤（膣・子宮・卵管留血腫）が確認されることもある。外性器の診察の際には，膣内に貯留した帯下や月経血による，子宮膣留水症（hydrometrocolpos）としての膨隆した青白色腫瘤が確認されることもある。前思春期に偶発的に診断された事例では，診察時に膣前庭部が緊満し灰白色調を呈していることが多いが，これは膣内の帯下貯留による膣留水症（hydrocolpos）

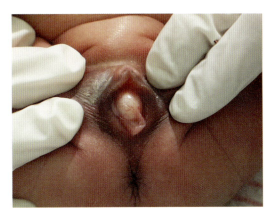

写真10-16　傍尿道囊胞

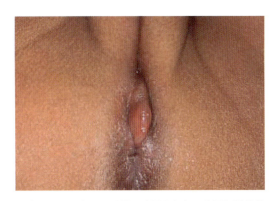

写真10-17　膣－肛門間に確認された，乳児肛門錐状突出

の所見である。

　Posnerらによる無孔処女膜の後方視的ケースシリーズ研究では，無孔処女膜の診断時年齢には二峰分布が認められており，43％が4歳未満で，57％が10歳を過ぎてから診断されていた，と報告されている[40]。年齢が長じた児は診断時に腹痛，排尿困難，もしくはその両方の症状が全例に確認されたが，幼小児では逆に全例が無症状であった。年齢の長じた児の約半数が，無孔処女膜と診断される前に別の診断を受けており，86％が血液検査，尿検査，腹部X線検査などの不必要な検査を受けていた。これらの結果を受けPonsnerは，「もしこれらの年長女児全員が，幼児期の健康診断で外性器を含めた包括的な診察を受けていたなら，診断の遅れに伴う症状や誤診を回避できたはずである」との見解を述べている[40]。無孔処女膜の治療は外科的処女膜切開術であり，閉鎖した処女膜を切開する。

会陰部の正常変異

乳児肛門錐状突出

　乳児肛門錐状突出（infantile pyramidal protrusion）は会陰部の正常変異で，日本人の幼児15名のケースシリーズ報告として初めて報告がなされた（写真10-17）[41]。この15名の子どもたち（生後1～30カ月齢）には，肛門の腹側正中部に桃色～赤色の錐形の平滑な組織が確認されていた。注目すべきは，この15名中14名が女児であった点であり，McCannのケースシリーズ研究で，同様の事例18例全てが女児であったのと共通している[42]。突出部の腫脹は，同部位を勢いよく拭くなどの機械的刺激によって生じると推察されている[43]。

先天性会陰部正中癒合不全

　会陰溝（perineal groove）とも呼ばれる会陰部正中の先天性の癒合不全（写真10-18）は，会陰組織上の舟状窩と肛門の間の正中線に沿った部位が，正常の皮膚を欠き粘膜となっているという，先天所見である[44]。非常に印象的なこの正常変異所見は，外傷により生じた所見と混同されやすいが，その後フォローアップ診察を行うと外見に変化がないことから鑑別可能である（外傷性の所見の場合，数日～数週間単位で，外見は変化していく）。正中癒合不全の所見は，思春期までに消失していくことが判明している。

第10章　子どもの外性器肛門部診察における正常所見と正常変異所見　129

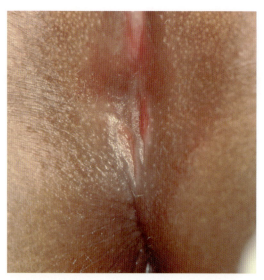

写真10-18　先天性会陰部正中癒合不全（会陰溝）
（Fleet SL, Davis LS : Infantile perianal pyramidal protrusion : report of a case and review of the literature. Pedlatr Dermatol 2005 ; 22 : 151-152.より引用）
Copyright 2005 Blackwell Scientific Publications.All rights reserved

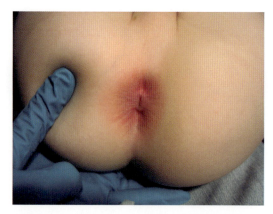

写真10-19　12時方向と6時方向の肛門縫合離開

正中縫線

　正中縫線（median raphe）は男女に共通して認めうるもうひとつの正中線の正常変異所見であるが，本所見も外傷や瘢痕の所見と混同されやすい。女性であれば肛門から後交連までの正中部の隆起，男性であれば陰茎，陰嚢，会陰に沿った正中部の隆起によって会陰が左右に分けられた様な所見を呈する[26]。正中縫線はわずかに隆起しており，周辺組織とも色調が若干異なっている。

肛門周辺の正常変異

肛門縫合離開

　肛門縫合離開（diastasis ani）は，外側肛門括約筋の正中線上の筋線維の欠如を特徴とする先天性の正常変異である（写真10-19）。正中線上の筋線維が欠如する結果，12時や6時方向の肛門に楔型の平滑部位が生じるが，この所見も外傷の瘢痕所見と混同されうる。性虐待の被害歴のない前思春期の子ども266名を対象としたMcCannの研究では，肛門縫合離開の所見は26％に認められ，そのうちの47％の事例で正中部の陥没を伴っていた，と報告されている[42]。Berensonらは生後1～17カ月齢の子ども計89名の診察の結果，26％の事例に肛門正中線上のみに平滑部位が確認された，との報告を行っている[45]。本所見は肛門の6時方向で最も多く認められ（83％），12時方向に認められた事例は26％で，6時・12時の両方向に所見が確認された事例も散見されていた。肛門縫合離開所見は，黒人（30％）やヒスパニック系（22％）に比し白人に多く，白人の48％に認められた，とも報告されている[45]。

肛門皮膚皺突出と肛門櫛状線

　肛門部の皮膚皺は，肛門括約筋の収縮によって生じている。およそ4％～7％の子どもでは，肛門皮膚皺が周辺の皮膚から突出した状態として確認される[46]。肛門の櫛状線（歯状線とも呼称される）は，肛門弁の末端部分と肛門縁に延びた上皮の境界を形成している。診察中に内・外肛門括約筋が拡張した場合や，肛門周囲組織を牽引した場合に，櫛状線が確認される場合もある。

肛門皮膚垂

肛門皮膚垂（anal skin tag）は，肛門周囲皮膚の余剰性に富んだ部位を指す用語である（写真10-20）。MacCannらは，前思春期の子どもの11%に肛門皮膚垂が認められたとの研究報告を行っている[42]。本所見は未就学児・低学齢期・高学齢期の子どもに等しく確認されており，人種による差異も認められていなかった[42]。Berensonらの研究では，性虐待被害の既往のない未就学児89名中3%に肛門皮膚垂が確認されている[45]。3歳から〜6歳8カ月までの子ども305名を対象としたまた別の研究では，6.6%に肛門皮膚垂が認められ，これらは全て正中線上で，ほぼ全てが12時の位置にあった，と報告されている[46]。これらの研究結果からは，正中線上以外の肛門皮膚垂の場合には，正常変異所見ではない可能性も念頭に置いた精査が必要であると言えよう。

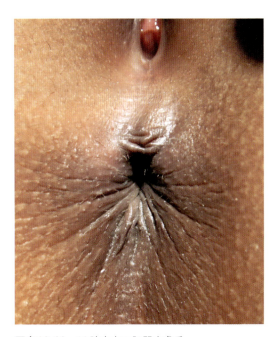

写真10-20　12時方向の肛門皮膚垂

肛門拡張

外性器肛門部の診察の際に肛門拡張を認めた場合，肛門への挿入被害の可能性が持ち上がるが，複数の研究からは外部肛門括約筋の拡張は，正常変異所見であることが示されている。ただし，内肛門括約筋と外肛門括約筋が，便が存在しないにもかかわらず20mm以上拡張している場合には，肛門への挿入被害が懸念される所見とされている。しかし，子どもの肛門への挿入被害と肛門拡張所見との関連性につき一貫した研究結果は得られていないのが実情である。McCannらは，性虐待の既往がない子どもの49%に，肛門の拡張が認められたとのと報告を行っている。肛門拡張が認められた子どものうち，91%が肛門の背腹方向の径が20mm未満であった。拡張が20mm以上の子どものうち，膨大部に便が認められない状態であったのは，わずか1.2%であった[42]。本研究結果からは，有意な肛門拡張は，大便の存在と連関して生じることが示唆される。なお肛門拡張が認められた子どものうち38%が，診察中に継続的な拡張が確認され，62%は拡張が断続的であったとも報告されている。Myhreは，性虐待の既往のない前思春期児の診察の際，外肛門括約筋の拡張は，左側臥位では11%に，腹臥位胸膝位では19%に確認された，との報告を行っている。体位による拡張の違いは，腹圧の差やそれに伴う外部括約筋の緊張の差によるものと推察されていた[46]。

肛門拡張は，筋緊張を変化させる各種要因によっても影響を受ける。筋緊張性ジストロフィーのような神経筋疾患は，診察中に肛門を開大させた際に反射性の内・外肛門括約筋の弛緩が認められると報告されており，性虐待との関連性が懸念されうる[47]。鎮静や全身麻酔によっても内・外肛門括約筋の拡張をきたしうるが，このような場合の肛門拡張は意識が戻ると筋緊張も戻るのが通例である。

子どもが死亡した場合には，検案時に著明な肛門括約筋弛緩が確認されることがある。McCannの研究によると，死亡児の剖検時に肛

門拡張は一般的に確認される所見であり，77％の死亡児に種々の程度の肛門拡張が認められた，と報告されている[48]。この研究で対象となった死亡児の94％は，内因死や事故死の事例であったが，McCannは考察の中で，中枢神経系の外傷で死亡した事例や，脳に重度の障害をきたして死亡した子どもでは，死亡時に肛門拡張が認められる可能性が高いとの記載も行っている。

静脈うっ滞

肛門周囲の静脈うっ滞は，一時的に静脈血の血流が阻害された結果生じる，肛門周囲の青色や紫色のうっ血である。この非特異的所見は，体位によって自然に表れうるもので，腹臥位胸膝位の診察時や長時間同一の体位をとらせた場合に生じやすい。McCannの性虐待の既往のない前思春期児を対象とした研究では，診察開始時に7％の子ども，診察の最中に52％の子ども，診察終了時に73％の子どもに静脈うっ滞が認められた，と報告されている[42]。診察は全例，腹臥位胸膝位で行われ，診察の平均時間は4分であったが，この様な診察時間が多くの子どもが静脈うっ滞所見を呈する要因になったものと推察される。Myhreは左側臥位で診察した子どもの17％，腹臥位胸膝位で診察した子どもの20％に，静脈うっ滞が認められ，この所見は男児に比して女児に有意に多かったとの報告を行っている[46]。

男性外性器の正常変異

真珠状陰茎小丘疹

真珠状陰茎小丘疹（pearly papule，フォアダイズとも呼称される）は，小径（1mm未満）で触知可能な病変で，陰茎冠周辺に環状に分布している（写真10-21）[49]。陰茎冠至近の陰茎幹上に認められることもある。この丘疹は小径の血管繊維脂肪腫で，特に治療を必要としない正常変異所見である。若年成人の14～48％に認

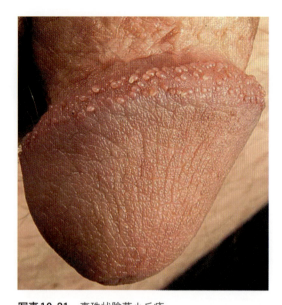

写真10-21　真珠状陰茎小丘疹
(Bylaite M, Ruzicka T : Images in clinical medicine : pearly penile papules. N Engl J Med 2007 ; 357 : 691. より引用)

められ，前思春期の男児に認められることは稀である。また亀頭包皮の環状切除を行った男性には高頻度に認められる。真珠状陰茎丘疹が，陰部疣贅と混同されることもある。この正常変異所見とHPV（ヒトパピローマウイルス）感染による尖圭コンジローマとの鑑別は，臨床上重要である。

尿道下裂

尿道下裂は陰茎，陰嚢，会陰のいずれの部位にも生じうる，異所性の尿道の腹側開口であり，泌尿生殖褶の発生異常により生じる。また腹側の陰茎弯曲（尿道索）に併発して生じる場合もある。発症率は出生1,000人あたり2～8と報告されている[50]。家族性も認められており，罹患児の父の6～8％，兄弟の14％に尿道下裂を認めるとされている。

尿道下裂は3種類に分類されている。第1度尿道下裂は尿道口が陰茎亀頭に向かって開いているものであり，第2度では尿道は陰茎体上に開

いており，第3度では尿道は会陰上に開いている[51]。尿道下裂は単独で認められることもあれば，性分化異常の複合的所見のひとつである場合もある。診察上，尿道下裂以外に異常は確認されなかったとしても，基礎に泌尿器科的異常が潜在している可能性があるため，包括的な泌尿器科的評価を行うことが重要である。尿道下裂の治療には亀頭包皮を利用するため，割礼を行うことは禁忌である。排尿や性交や射精に支障がある場合には，外科的治療が奨励される[52]。

陰嚢水腫

陰嚢水腫は精巣下降経路のいずれの部位にも生じうる液体貯留で，交通性（液体は腹膜由来）の場合もあれば，非交通性（液体は精巣鞘膜の中皮由来）の場合もある。陰嚢水腫は，新生児期に広く認められるもので，生後12カ月までに通常は自然消退する。年長児や思春期児に特発性の陰嚢水腫が確認される場合もあるが，外傷，腫瘍，感染，精巣捻転に続発して陰嚢水腫が認められることもある。診察の際には，超音波検査などを行い，これらの疾患の除外を行う必要がある。

陰嚢水腫は通常痛みを伴わず，囊胞性の陰嚢内腫瘤として確認される。交通性陰嚢水腫の場合には立位やバルサルバ法（息こらえ）を用いた際にサイズが増大するが，非交通性陰嚢水腫の場合にはサイズは不変である。診察の際に，陰嚢に光を当てることで，透光性の液体貯留が明らかになるであろう。

乳児の陰嚢水腫の管理は，保存的な経過観察が基本である。1歳を過ぎても陰嚢水腫が遷延する場合には，外科的治療が奨励される。年長児の交通性陰嚢水腫の場合，陥頓鼠径ヘルニアのリスクとなるため，通例は外科的修復が行われる。特に症候性となった場合には，外科的修復の良い適応である[53]。

精索静脈瘤

精索静脈瘤は精索の蔓状叢静脈の拡張により生じる[53]。本所見は思春期男子の15%，成人男性の15〜20%に認められるとされているが，前思春期の児に認められることは稀である。通常は無症候性であり，陰嚢内腫瘤や陰嚢の膨張として確認され，立位で所見は悪化する。診察時に精索静脈瘤の大きさは，バルサルバ法（息こらえ）により大きくなり，側臥位になると小さくなる。触診の際には「虫の入った袋」を触っているような感触がすると表現される。精索静脈瘤が二次的に精巣の成長を阻害することがあるため，診察時には必ず精巣のサイズの評価を行う必要がある。

精索静脈瘤は，ほぼ例外なく左側に生じ，これは精巣静脈が90度の角度で左腎静脈に流れ込むという解剖学的特徴による（右腎静脈は直接下大静脈に流れ込む）。両側性や右側性の精索静脈瘤では，腹腔内腫瘤や後腹膜腫瘤による静脈圧迫の可能性を検討する必要がある。精索静脈瘤が男性不妊と関係していることもある。

精索静脈瘤の管理は，通常，保存的な経過観察のみとすることが多いが，症候性の場合や両側性の場合や精巣の成長を阻害していると思われる場合には，外科的結紮や精巣静脈塞栓術の適応となる。

今後の研究の展望

性虐待に起因する損傷所見の正確な医学診断を行うためには，外性肛門部の発生学と正常変異の知識が不可欠である。近年の研究では，幅の狭い処女膜縁（特に前思春期の肥満女児の場合）や，背側処女膜の浅表性（処女膜幅の50%以下）のノッチや裂隙は，性虐待の既往のない女児にも認めうるという，有力な証拠が提供されているが，これらの所見の意義についてより深く評価するためには，さらなる研究が求められる。何らかの画像技術を用いて，処女膜縁の幅長を正確に測定する標準的方法を明確化する

研究は，上記目的を促進するために有用となるであろう。他にも推進すべき研究として，肛門への挿入被害の有無の判断に，拡張肛門の背腹方向径の測定が有効であるか否かを明確化するための研究が挙げられる。そのためには，やはり測定方法の標準化を行い，正確性や精密性を高めることが重要になる。近年のラットを用いた発生学的研究では，膣の発育にウォルフ管が重要な役割を果たしていることが示唆されている。排泄腔の発達異常を認める女児における特異的な処女膜外観を明確に説明するための，新たな研究を行う必要もあるといえよう。

文献

1. Crum CP: The female genital tract. *In*: Cotran RS, Kumar V, Collins T, et al *(eds)*. *Robbins Pathologic Basis of Disease,* ed 7, Elsevier Saunders, Philadelphia, 2005, pp 1059-1114.
2. Mahran M, Saleh AM: The microscopic anatomy of the hymen. *Anat Rec* 1964;149:313-318.
3. Reed WJ: Anogenital anatomy: developmental, normal, variant, and healing. *In*: Giardino AP (ed): *Sexual Assault: Victimization Across the Lifespan.* GW Medical, St Louis, 2003, pp 17-52.
4. Muram D: Anatomy. Embryology of the genital tract. *In*: Heger A, Emans SJ, Muram D (eds): *Evaluation of the Sexually Abused Child,* ed 2, Oxford University Press, New York, 2000, pp 95-104.
5. Laufer MR, Goldstein DP, Hendren WH: Structural abnormalities of the female reproductive tract. *In*: Emans SJ, Laufer MR, Goldstein DP (eds): *Pediatric and Adolescent Gynecology,* ed 5, Lippincott Williams & Wilkins, Philadelphia, 2005, pp 334-338.
6. Siegfried EC, Frasier LD: The spectrum of anogenital diseases in children. *Curr Probl Dermatol* 1997;9:33-80.
7. Wall S, Tait G: Sick kids child physiology, The Hospital for Sick Children (website): http://www.aboutkidshealth.ca/HowTheBodyWorks/Duct-Differentiation.aspx?articleID=7709&categoryID=XS-nh3-03 and http://www.aboutkidshealth.ca/En/HowTheBodyWorks/SexDevelopmentAnOverview/SexualDifferentiation/Pages/DuctDifferentiation.aspx. Accessed March 1, 2009.
8. Sánchez-Ferrer ML, Acién M, Sánchez del Campo F, et al: Experimental contributions to the study of the embryology of the vagina. *Hum Reprod* 2006;21:1623-1628.
9. Drews U, Sulak O, Schenk PA: Androgens and the development of the vagina. *Biol Reprod* 2002;67:1353-1359.
10. McCann J, Wells R, Simon M, et al: Genital findings in prepubertal girls selected for nonabuse: a descriptive study. *Pediatrics* 1990;86:428-439.
11. Berenson A, Heger A, Hayes J, et al: Appearance of the hymen in prepubertal girls. *Pediatrics* 1992;89:387-394.
12. Berenson A: Appearance of the hymen at birth and one year of age: a longitudinal study. *Pediatrics* 1993;91:820-825.
13. Berenson A: A longitudinal study of hymenal morphology in the first 3 years of life. *Pediatrics* 1995;95:490-496.
14. Berenson AB, Grady JJ: A longitudinal study of hymenal development from 3 to 9 years of age. *J Pediatr* 2002;140:600-607.
15. Gardner JJ: Descriptive study of genital variation in healthy, nonabused premenarchal girls. *J Pediatr* 1992;120:251-257.
16. Myhre AK: Genital anatomy in nonabused preschool girls. *Acta Paediatr* 2003;92:1453-1462.
17. Heger AH, Ticson L, Guerra L, et al: Appearance of the genitalia in girls selected for nonabuse: review of hymenal morphology and nonspecific findings. *J Pediatr Adolesc Gynecol* 2002;15:27-35.
18. Lin PC, Bhatnagar KP, Nettleton GS, et al: Female genital anomalies affecting reproduction. *Fertil Steril* 2002;78:899-915.
19. Edmonds DK: Congenital malformations of the genital tract and their management. *Best Pract Res Clin Obstet Gynaecol* 2003;17:19-40.
20. Jenny C, Kuhns ML, Arakawa F: Hymens in newborn female infants. *Pediatrics* 1987;80:399-400.
21. Mor N, Merlob P: Congenital absence of the hymen only a rumor? *Pediatrics* 1988;82:679.
22. Berenson A: Appearance of the hymen in newborns. *Pediatrics* 1991;87:458-465.
23. Pletcher JR, Slap GB: Menstrual disorders. Amenorrhea. *Pediatr Clin North Am* 1999;46:505-518.
24. Morcel K, Camborieux L, Programme de Recherches sur les Aplasies Müllériennes, et al: Mayer-Rokitansky-Küster-Hauser (MRKH) syndrome. *Orphanet J Rare Dis* 2007;2:13.
25. Yordan EE, Yordan RA: The hymen and tanner staging of the breast. *Adolesc Pediatr Gynecol* 1992;5:76-79.
26. APSAC Task Force on Medical Evaluation of Suspected Child Abuse: *Practice guidelines: descriptive terminology in child sexual abuse medical evaluations.* American Professional Society on the Abuse of Children, Chicago, 1995.
27. Adams JA: Evolution of a classification scale: medical evaluation of suspected child sexual abuse. *Child Maltreat* 2001;6:31-36.
28. Berenson AB, Chacko MR, Wiemann CM, et al: A case-control study of anatomic changes resulting from sexual abuse. *Am J Obstet Gynecol* 2000;184:820-831.
29. White ST, Ingram DL, Lyna PR: Vaginal introital diameter in the evaluation of sexual abuse. *Child Abuse Negl* 1989;13:217-224.
30. Cantwell HB: Vaginal inspection as it relates to child sexual abuse in girls under thirteen. *Child Abuse Negl* 1983;7:171-176.
31. Berenson AB, Chacko MR, Wiemann CM, et al: Use of hymenal measurements in the diagnosis of previous penetration. *Pediatrics* 2002;109:228-235.
32. Emans S, Woods E, Flagg N, et al: Genital findings in sexually abused, symptomatic, and asymptomatic girls. *Pediatrics* 1987;79:778-785.

33. McCann J: Labial adhesions and posterior fourchette injuries in childhood sexual abuse. *Am J Dis Child* 1988;142:659-663.

34. Pokorny SF: Configuration and other anatomic detail of the prepubertal hymen. *Adolesc Pediatr Gynecol* 1988;1:97-103.

35. Adams JA, Botash AS, Kellogg N: Differences in hymenal morphology between adolescent girls with and without a history of consensual sexual intercourse. *Arch Pediatr Adolesc Med* 2004;158:280-285.

36. Kellogg ND, Parra JM: Linea vestibularis: a previously undescribed normal genital structure in female neonates. *Pediatrics* 1991;87:926-929.

37. Kellogg ND, Parra JM: Linea vestibularis: follow-up of a normal genital structure. *Pediatrics* 1993;92:453-456.

38. Emans SJ: Vulvovaginal problems in the prepubertal child. *In*: Emans SJ, Laufer MR, Goldstein DP (eds): *Pediatric and Adolescent Gynecology*, ed 5, Lippincott, Williams & Wilkins, Philadelphia, 2005, pp 83-119.

39. El-Messidi A, Fleming NA: Congenital imperforate hymen and its life-threatening consequences in the neonatal period. *J Pediatr Adolesc Gynecol* 2006;19:99-103.

40. Posner JC, Spandorfer PR: Early detection of imperforate hymen prevents morbidity from delays in diagnosis. *Pediatrics* 2005;115:1008-1012.

41. Kayashima K, Masato K, Tomomichi O: Infantile perianal pyramidal protrusion. *Arch Dermatol* 1996;132:1481-1484.

42. McCann J, Voris J, Simon M, et al: Perianal findings in prepubertal children selected for nonabuse: a descriptive study. *Child Abuse Negl* 1989;13:179-193.

43. Fleet SL, Davis LS: Infantile perianal pyramidal pro-

trusion: report of a case and review of the literature. *Pediatr Dermatol* 2005;22:151-152.

44. Adams JA, Horton M: Is it sexual abuse? Confusion caused by a congenital anomaly of the genitalia. *Clin Pediatr (Phila)* 1989;28:146-148.

45. Berenson A, Somma-Garcia A, Barnett S: Perianal findings in infants 18 months of age or younger. *Pediatrics* 1993;91:838-840.

46. Myhre AK, Berntzen K, Bratlid D, et al: Perianal anatomy in non-abused preschool children. *Acta Paediatr* 2001;90:1321-1328.

47. Reardon W, Hughes HE, Green SH, et al: Anal abnormalities in childhood myotonic dystrophy—a possible source of confusion in child sexual abuse. *Arch Dis Child* 1992;67:527-528.

48. McCann J, Reay D, Siebert J, et al: Postmortem perianal findings in children. *Am J Forensic Med Pathol* 1996;17:289-298.

49. Bylaite M, Ruzicka T: Images in clinical medicine: pearly penile papules. *N Engl J Med* 2007;357:691.

50. MacLellan DL, Diamond DA: Recent advances in external genitalia. *Pediatr Clin North Am* 2006;53:449-464.

51. Duckett J Jr: Hypospadias. *Pediatr Rev* 1989;11:37-42.

52. Borer J, Retik AB: Hypospadias. *In*: Wein AJ, Kavouss LR, Novick AC, et al *(eds): Campbell-Walsh Urology*, ed 9, Saunders, Philadelphia, 2007.

53. Schneck FX, Bellinger MF: Abnormalities of the testes and scrotum and their surgical management. *In*: Wein AJ, Kavouss LR, Novick AC, et al *(eds): Campbell-Walsh Urology*, ed 9, Saunders, Philadelphia, 2007.

11

性虐待を経験した
小児・思春期の子どもの身体所見

Deborah Stewart, MD, FAAP

はじめに

1980年代の初頭から，医療者は性虐待や性暴力の被害が疑われる小児・思春期の子どもの身体所見の同定に重要な役割を果たしてきた。初期の研究では，性虐待の被害児には，組織損傷所見が通常は確認される，とされていた[1-3]。しかしこれらの初期の研究は，性虐待を受けていない子どもを対象とした研究が行われる以前に行われたものであり，外傷後の所見と推察された多くの所見は，実際には性虐待を受けていない子どもにも普通に認めうる，非特異的な正常変異所見であることが，程なく明らかとなった。ここ20年の間，性的行動調査・子どもとの1対1の面接・養育者との面接・医療記録調査などの方法で慎重に性虐待被害歴がないとの判断を行った子どもに対しての，外性器肛門部所見の研究が様々になされてきた[4-12]。米国児童虐待専門協会（APSAC：the American Professional Society on the Abuse of Children）の主導の下で進められた，医学専門用語の標準化に向けた大規模な取り組みにより，性虐待が疑われる小児・思春期の子どもの外性器肛門部所見に関して，より厳密な定義づけがなされている[13]。

診察手技の標準化の重要性

性虐待が疑われる小児・思春期の子どもの診察結果に，診察時の体位や補助的手技が影響をおよぼすということが，明らかになってきている。Boyleらによる最近の研究では[14]，外性器に損傷を受けた小児・思春期の女児の診察の際には，仰臥位での陰唇離開，仰臥位での陰唇牽引，腹臥位胸膝位という3種類の診察体位・手技を用いることの重要性が強調された。性虐待以外の様々な理由で外性器に損傷を負った前思春期の女児46名と，性暴力被害により外性器損傷をきたした思春期女児74名を後方視的に検討したこの研究では，処女膜を適切に視覚化し，全ての損傷を確実に同定するために，これら3種類の診察体位・手技を用いる必要性があることが確認された。つまり，正常な解剖学的構造と，処女膜の裂傷や挫傷を適切に視診するためには，1種類の診察体位や手技だけでは不十分であり，複数の体位や手技を組み合わせることは不可欠で，これは前思春期の女児でも，思春期の女児でも同様であった。これらの結果から，この研究では3種類の診察体位・手技を組み合わせて診察を行わなければ，小児・思春期の子どもの外性器損傷，特に処女膜裂傷を誤診しうると結論づけている。

必要時には，コットンスワブやフォーリーカ

テーテルを用いて処女膜開口部の辺縁を持ち上げて確認するか，水や生理食塩水で処女膜組織を浮かした状態として確認するなど，種々の補助的診察手技を使用し，外性器肛門部の損傷所見を明確化する必要がある（第9章参照）。他にも補助的に用いる診察手技として，外性器肛門部位をトルイジンブルー染料で染色するという方法もある[15, 16]。トルイジンブルーは損傷した皮膚の上皮下層に取り込まれるため，微細な擦過傷などの観察が容易となる。性暴力被害を受けた被害者の急性外傷所見の有無を診断する際に，トルイジン染色は極めて有用であると考えている医療者もいるが，小児の診断時にルーチンで行うべき診察手技とまでは言えない。

性虐待や性暴力の被害を受けた小児・思春期の子どもの身体に異常所見が確認されることは稀であり，およそ95％の子どもでは診察で異常は確認されない[17]。

性虐待・性暴力被害後の急性期の外性器損傷所見

もし子どもが被害を受けてすぐに診察を受けたならば，虐待と確証が得られる身体所見が確認される割合は，より高いと思われる[18]。小児・思春期の子どもは，性虐待の被害の際に様々な外傷をきたす可能性がある。擦りつけやその他の挿入を伴わない性的接触被害を受けた際には，何らの所見も残っていないことも多いが，局所の発赤，擦過傷，挫傷，浮腫などをきたしていることもある。挿入被害を受けた場合には，膣壁や腸壁の裂傷，亀裂，離断，擦過傷，穿孔を認めることもある。病歴から挿入被害が明らかな事例でも，診察上何らの異常所見が認められないことも稀ではない[19]。時には咬傷，挫傷，吸引痕，緊縛痕や絞頸痕を認めることもある。

性虐待を受けた前思春期の被害女児の急性期所見に関する各種の研究では，膣壁裂傷，処女膜の完全離断，深い裂隙，処女膜挫傷・擦過傷・裂傷，舟状窩や背側陰唇小帯の挫傷や擦過傷，などが所見として挙げられている（写真11-1, 11-2, 11-3）[17, 18, 20-24]。Palusciらによる，性虐待の被害後72時間以内の急性期に医学的診察を受けた13歳未満の小児190名を対象とした研究報告では，13.2％の子どもになんらかの身体所見が確認されており，その内訳は膣壁裂傷（1名），処女膜の完全離断（4名），処女膜幅の50％を超える深い裂隙（9名），処女膜の擦過傷（2名），処女膜周囲の挫傷（4名）と報告されている[25]。ただ，法医学的に虐待確定的所見と判断しうるのは，膣壁裂傷と処女膜の完全離断と処女膜幅の50％を超える深い裂隙のみである，という点には注意が必要である。この研究ではさらに，診察で何らかの有意な所見が確認された子どもはより年長（所見の認められなかった児の平均年齢が5.8歳に対して，所見を認めた児の平均は8.8歳）で，思春期がTanner分類のステージⅢ以上で，病歴上，性器接触の訴えがあ

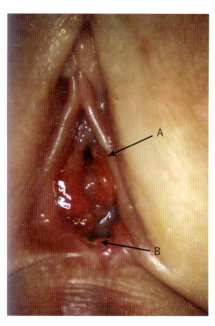

写真11-1　急性期の外性器・処女膜損傷を認めた1歳女児。2時方向に粘膜下出血を認め（矢印A），陰唇小帯には急性裂傷が確認される（矢印B）

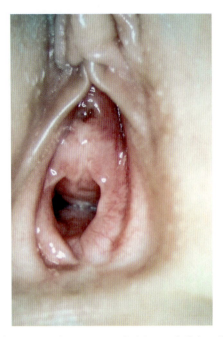

写真11-2　写真11-1で示した女児の4歳時点の外性器の外観。6時方向に，処女膜離断が確認される。

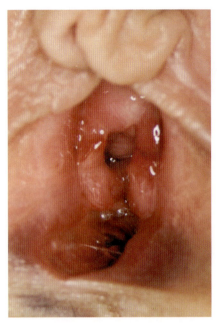

写真11-3　10歳女児。左陰唇の背側に挫傷を認め，処女膜から陰唇小帯を超えて会陰にまで達する裂傷が確認される。

るか，加害者が射精したとの訴えがあった事例であったとも報告されている。また診察で有意な所見が確認される確率は，被害後12時間以内の事例が最も多かった（29%）とのことである。

Christianらの性虐待被害が疑われた10歳未満の女児293名を対象とした研究では[18]，その大部分（88%）が，被害が疑われたエピソードから24時間以内に診察を受けていたが，23%の子どもに外性器肛門部損傷が確認されたと報告されている。損傷部位は肛門（24%），処女膜（16%），小陰唇（16%），背側陰唇小帯（19%），会陰（9%）の順に多く，膣内損傷を負っていた事例の割合は3%であった。傷害の種類は裂傷（55%），擦傷（38%），挫傷（17%）の順に多く，さらに急性期に診察を受けた子どもの38%に外性器肛門部位の発赤が認められていた。急性期に有意な所見が確認された事例では，法的証拠が得られる割合が高かった（オッズ比3.23）とも報告されている。

Heppenstall-Hegerによる事故や性虐待により外性器肛門部位の急性損傷を負った94名の子どもを調査した研究では，計171カ所の損傷が確認されており[23]，多い順に背側陰唇小帯（47カ所），処女膜（37カ所），小陰唇や大陰唇までの処女膜周辺組織（17カ所），肛門（31カ所）の順であった，と報告されている。膣内に陰茎を挿入されたとの開示があった24名の子どもでは，重篤な損傷を認めた割合が最も高く，その内訳は処女膜の完全離断（12名），陰唇小帯の損傷（14名），処女膜の部分裂傷（処女膜幅の50%を超える深い裂隙）（2名）の順であった。性虐待による処女膜損傷と，事故による処女膜損傷の発生率を比較すると，前者では43名中23名（53.4%）に，後者では25名中8名（32%）に処女膜損傷が認められていた。処女膜の完全離断を認めた17名のうち，12名が陰茎の挿入被害を認めた事例であった。残りの5名のうち1名は言葉をまだ話せない年齢の子どもで，4名が事

故による貫通性の跨ぎ損傷（straddle injury）であった。処女膜の離断部位は1名を除き，全てが処女膜背側の4時－8時方向の損傷であった。

また処女膜の部分裂傷（処女膜幅の50％を超える深い裂隙）を認めた部位も，やはり処女膜背側の4時-8時方向であったと報告されている[23]。このような損傷をきたした病歴としては，膣への加害者の指の挿入被害が4名，膣への陰茎挿入被害が2名，事故としての貫通性の跨ぎ損傷が1名おり，言葉をまだ話せないほどに幼く，病歴不明であった事例が1名であった。最もよく認められた背側陰唇小帯の損傷は，性虐待被害により損傷をきたした子どもの58.3％に，事故による損傷をきたした子どもの51.8％に認められていた。処女膜周辺組織の損傷をきたした事例の多くは，事故による跨ぎ損傷か，膣への指挿入被害による損傷が原因であった。大陰唇や小陰唇の損傷は，その多くは跨ぎ損傷が原因であった。特筆すべきこととして，171カ所の損傷のうち，慢性期の損傷治癒所見が確認され，以前に損傷をきたした既往があると判断された事例は，わずか14.6％であった。これらの結果を受け，この研究を実施した研究者は「性的接触があったことを示す急性期や慢性期の損傷所見を被害児に認めることは稀であり，性虐待の被害児診察の大部分は正常所見であるか，所見があったとしても非特異的所見にとどまる」と結論付けており，その理由として，「性虐待の性質（見知った関係性の中で発生し，必ずしも暴力的に行われるわけではない，など）」「子どもの虐待への認知（混乱状況で経験のない挿入被害を受けたのか，それとも擦られただけであるのかを子どもは弁別できず，挿入を受けたと認識してしまう，など）」「被害後の経過時間（被害をすぐに打ち明けることが出来ないため，損傷所見は完全に治癒してしまう）」などが考察されている[23]。またこの研究では，性虐待による急性損傷所見と，事故による急性損傷所見にはオーバーラップがあることも実証されてい

る。これらを鑑別するためには，問診が極めて重要となる。

外性器損傷を受けた思春期の女児の急性期所見に関する報告は複数存在しているが[24, 26-29]，一部の研究は成人事例も含めて検討が行われている[30-33]。Sugarらは[34]，都市部の救急診療部に搬送された，強姦被害を受けた思春期・成人期の女性計819名を調査し，15〜19歳の被害児の37％に挫傷・擦過傷・裂傷・骨折・内臓損傷・絞殺未遂による損傷・頭蓋内損傷を含めた，外性器肛門部以外の身体的損傷所見が認められた，との報告を行っている。なおこの年齢群では，外性器肛門部所見は29％の事例で認められていた。被害前に性交歴のなかった女児では，性交歴のあった女児に比して，損傷を負っている頻度がより高い傾向にあった（39.5％ vs 19.3％）。最近Drocktonらが[31]，性暴力被害受けた12歳以上の女児3,356名の急性期診察時のコルポスコープ写真を用いて，急性期の外性器所見の有無を予測しうるリスク要因の検討を行い，膣への陰茎・指・異物の挿入や挿入未遂歴，被害を受けた際の飲酒，被害前に性交体験がないこと，潤滑剤（ローション）の不使用，がリスク要因であった，との報告を行っている。本研究ではこの他にも，被害児が挿入以外の行為を受けたか否かを思い出すことが出来ない場合も，急性期に外性器損傷を認めるリスク要因であると報告されている。またWhiteは[30]，強姦やその他の性暴力被害を受けた英国の12〜17歳の思春期女児224名を対象として，被害前の性交の体験の有無による損傷パターンの違いにつき検証し，その結果を報告しているが，やはり被害時に性交経験のなかった子どもでは，性交経験のあった子どもよりも，急性期に外性器損傷を認める割合が高かったと報告されている（53％ vs 32％）。なお，この急性期の外性器損傷所見には，裂傷，挫傷，擦過傷も含まれている。

思春期の女児と成人における性暴力被害の急性期所見に関する研究のほとんどは，急性期損

傷で最もよく認められる損傷部位は背側陰唇小帯と舟状窩であると結論付けている[31, 34, 35]。Adamsらは[35]、性暴力被害を受け急性期に診察を行った14～19歳の被害児214名の検証を行い、その40％に背側陰唇小帯や舟状窩の裂傷が確認された、との報告を行っている。様々な研究で一貫して同様の報告がなされていることから、性暴力被害時に思春期女児が急性期損傷を負っている場合、陰茎や指などの異物を膣内に挿入されたか、挿入されそうになった可能性が高いということが出来る。

外性器肛門部の
急性期損傷の治癒過程

前思春期の子どもが性暴力被害を受けた直後に診察を受けることは、稀である。性暴力被害後の急性期の損傷所見が、どのようなタイミングでどのような形態的変化を遂げながら治癒していくのか、その過程を詳細に検討した研究報告はごくわずかしか存在していないものの[23, 24]、損傷を受けた処女膜組織は速やかに、そしてほとんどが完全に治癒していき、処女膜に損傷の痕跡が残ることが稀であることは明らかである[23]。Hegerによる、性暴力被害を受け外性器肛門部に損傷所見を認めた男児13名・女児81名を対象とした研究では[23]、計171カ所の損傷所見が確認されたが、うち慢性期の損傷瘢痕所見として確認されたのはわずか25カ所であった（このうち2名では、婦人科的修復手術を要する処女膜裂傷の事例であった）、と報告されている。なお膣内へ陰茎が挿入された事例では、顕著な損傷が認められる比率がより高かった、とも報告されている。このような研究結果からも、痛みや出血を伴っていた急性損傷事例でも、急性期を過ぎれば損傷は完全に治癒する可能性が高く、可能であるならば被害直後に診察を受けることが重要であることが示唆される。

最近、John McCann[24]の主導の下で行われた、急性処女膜損傷を認めた前思春期の女児113名と思春期の女児126名を対象とした、多施設共同での後方視的縦断研究の結果が公表されている。この研究では、損傷の受傷時期を判断するための要因を明確化するために、治癒過程に関する詳細な分析が行われた。前思春期の女児では事故と性虐待の両方が処女膜損傷の原因となっていたが、思春期の女児では損傷の原因となったのは性虐待のみであった。

またこの研究では処女膜の点状出血・小血腫・挫傷・裂傷などの急性損傷の治癒過程のパターンや所見の変化する時期につき、コルポスコープ診の際に撮影した写真を用いて、検証が行われた。

処女膜の点状出血はこの研究では「処女膜組織上に確認された、真円形の紫がかった小赤色点」と定義されていたが、前思春期の女児の60％、思春期の女児の50％にこのような所見が確認されていた。このような点状出血は急速に消失することがこの研究で判明し、前思春期の女児では48時間を超えて点状出血が残存した事例はなく、思春期女子でも72時間以上残存した事例はなかった。またこの研究では、処女膜血腫は「限局的に出血を認める部位」と定義されたが、処女膜血腫は急速に粘膜下血腫へと拡散したことが確認された。粘膜下血腫は、前思春期の女児でも思春期の女児でも、主に背側処女膜の4分円（4時～8時）に認められていた。処女膜血腫を認めた事例は比較的少なく、前思春期の女児の4％、思春期の女児の10％であった。粘膜下血腫を認めた事例の頻度は高く、前思春期女児の51％、思春期女児の53％に認められていた、とのことである[24]。

さらにこの研究では、処女膜裂傷をきたしていた前思春期の女児40名と思春期の女児80名を対象として、損傷の治癒過程につき検討を行っており、前思春期女児と思春期女児とでは、急性期外傷を認める部位が異なっていた、とも報告されている。前思春期女児では背側処女膜

の損傷が圧倒的に多く（88％），処女膜側方損傷（8％）や腹側処女膜損傷（5％）は稀であり，また背側損傷のほとんどは6時方向の正中線上に確認されていた。一方で思春期女児では背側処女膜損傷は61％のみ（6時方向の正中線上損傷が29％）で，23％が側方処女膜壁損傷で，15％が腹側処女膜の損傷であった，と報告されている[24]。なお一般的に腹側処女膜損傷は全例で視診が困難であり，補助的な診断技法が不可欠であるとされている[36]。

　McCannの行ったこの研究で，治癒過程が進むにつれ，裂傷の深さや形状が変化することが明確に示された。前思春期の女児では，治癒過程の進行に伴い，ほとんどの事例で裂傷は浅表性のものとなっていった（例えば離断範囲が広範な事例ではその範囲が縮小し，裂傷が深かった事例では裂傷が処女膜幅の50％程度やそれ以下の浅表性のものとなっていった）。ただ裂傷が深かった事例の15％は当初の処女膜膨張が高度で，急性期に裂傷の深度を正確に評価することが出来なかった。思春期の女児でも治癒過程は同様の経過であり，治癒過程に伴って裂傷が浅表性になっていく事例もあれば，腫脹が低減していくことで裂傷がより深い状態として確認されるようになる事例もあった，と報告されている。また治癒のタイミングとしては，急性処女膜裂傷はすぐに治癒が生じ始め，前思春期の女児では3週間，思春期の女児では4週間で完全に治癒に至ったとも報告されている[24]。前思春期・思春期の女児ともに，当初の裂傷が重度でなければ，治癒後の処女膜の辺縁は平滑で連続性は保たれた状態であり，治癒後には何の損傷痕も残されていない状況であった，との研究結果は極めて重要である。

　さらにこの研究では，前思春期の女児でも思春期の女児でも，急性期の処女膜損傷の範囲によって，治癒後の処女膜の外観が変わるとも報告されている。すなわち，処女膜の離断を認め，それが広範性であった事例では，治癒後に損傷

痕としての処女膜離断や深いノッチ（V字切痕）が残る可能性が高かった。15％の事例では，腫脹が消失した後に，深い裂傷が実は完全な離断であったことが判明していた。ただし，処女膜の裂傷が認められた前思春期の女児では，75％の事例で治癒後に処女膜辺縁は平滑化し完全に連続性が保たれた状態となっていた。驚くことに，処女膜が広範性に完全離断していた事例であっても，17％の事例では治癒後に処女膜辺縁は平滑化し，22％の事例では完全に連続性が保たれた状態となっていった。処女膜の裂傷が認められた思春期の女児では，治癒後に59％の事例で処女膜辺縁は平滑化し完全に連続性が保たれた状態となっていった，と報告されている[24]。

　さらにこの研究では[24]，処女膜縁の幅長が1mm未満であるか否かの判断の重要性が明らかにされた。急性期に処女膜基部まで達する広範性の処女膜離断を認めた女児のうち，前思春期の女児で28％，思春期の女児で13％が治癒後の診察で処女膜縁の幅長が1mm未満となっていた，と報告されている[24]。

　McCannらはこの研究を通し，「性器損傷は驚くほどよく治癒し，過去の外傷の痕跡はほとんど残らないという過去の研究が実証された」と結論付けている。また「処女膜に点状出血や血性水疱が認められた場合，性器損傷の受傷時期を判断する要因になりうる」とも結論付けている。そして最後に「治癒過程は速やかに進行するため，前思春期の女児であれ思春期の女児であれ，性暴力被害をうけた可能性のある子どもは，急性期（受傷後ほどない時期）である可能性があれば，可及的速やかに診察を行うべきである」と結論づけている。

　興味深いことに，McCannらは，「処女膜損傷の治癒過程は，前思春期の女児と思春期の女児とで差はない」と述べている。また処女膜組織自体に損傷瘢痕が生じていた事例は皆無であったとも記載されている。McCannも提言しているように「損傷の痕跡が処女膜組織に確認され

なかったとしても，正常所見であるとの判断を拙速に下さずに，慎重な検討を行う必要がある」ことを診察時には意識しておく必要がある。

前思春期の女児に対する
非急性期の外性器肛門部診察

性暴力被害を受けた前思春期の女児のほとんどは，被害から相当の時間が経った後に診察を受けることとなる。近年の種々の研究から，性虐待被害を受けた子どもの外性器肛門部診察の際に身体的な異常所見が認められることは稀であることが判明している[17, 20, 21]。その理由としては，(1)被害を受ける際に，多くの事例では実際に身体に損傷を負うことがない，(2)外性器肛門部の組織は弾性に富むため，挿入被害を受けたとしても，視診で確認しうる損傷が生じない程度に進展することが可能な場合が多い，(3)損傷を受けたとしても，通常は急速かつ完全に治癒に至る，などが挙げられている。

稀ではあるが，過去に性虐待や性暴力被害を受けた際の損傷の既往所見が，非急性期の診察時に確認されることもある。このような診断確定的な損傷既往所見としては，処女膜の完全離断，背側処女膜の深いノッチ，処女膜縁の幅長の著明な狭小化，背側陰唇小帯や舟状窩の損傷痕などが挙げられる（写真11-4, 11-5, 11-6, 11-7, 11-8）。性虐待の被害歴のない子どもの正常の外性器肛門部所見の研究が蓄積されることで，非急性期の診察所見の意義を診察者が解釈する技術は格段に向上した[4-12, 37-39]。Berensonらの実施した，膣への挿入被害を受けた3～8歳の前思春期女児192名（被害から診察までの期間の中央値：42日）と，対照としての被害歴のない同年齢群の女児200名を対象とした，外陰部・処女膜の特徴を比較した症例対照研究では，性虐待被害を強く疑わせる身体所見が確認されたのは被害児の5％未満であった，と報告されている[21]。表11-1にこの研究の結果をまとめ，掲示

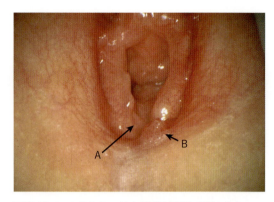

写真11-4　2歳女児。処女膜離断所見が認められている（矢印A）。舟状窩には尖圭コンジローマが確認された（矢印B）。

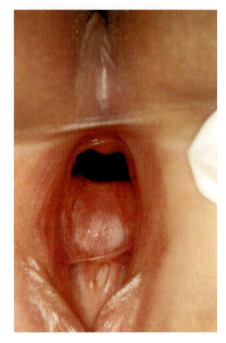

写真11-5　反復性の挿入を伴う性虐待被害を開示した女児の外性器所見。処女膜縁の幅長の著明な狭小化が確認される。写真は腹臥位胸膝位での診察であり，この体位で最も明確に確認された。本所見の解釈には議論があり，不確定的所見とされている。

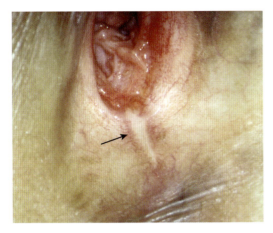

写真11-6　性虐待被害の既往所見としての，背側陰唇小帯の損傷痕（矢印）

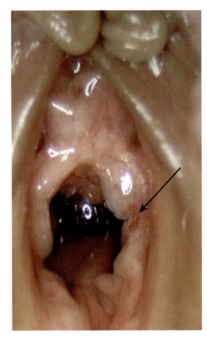

写真11-8　2年前より挿入を伴う性虐待被害を繰り返し受けていた，7歳女児。最終被害は診察の48時間前に生じていた。6時方向の深い裂隙は，治癒した状態の処女膜損傷であることが示唆される。急性期損傷所見としての粘膜下の点状出血も確認される（矢印）。

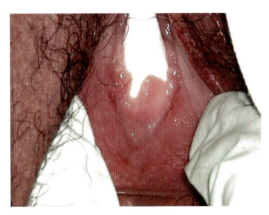

写真11-7　性虐待被害の既往のある女児に認められた，処女膜の7時方向の深いノッチ（V字切込）。

している。この研究で特に興味深いのは，処女膜のノッチに関する研究結果である。ノッチの形状（U字型か，V字型か）に関しては，虐待の被害児群とコントロール群の間に有意差は認められず，浅表性のノッチが確認された頻度も，この2群間に有意差は認められなかった。過去に3回以上挿入被害を受けたと開示した子どもでは，14％の事例で処女膜に浅表性のノッチが確認された。この浅表性のノッチが確認された頻度は，挿入被害を受けた回数が3回未満と開示した子どもでは0％，コントロール群の子どもでは5％であった。一方で，処女膜縁の50％を超える深いノッチや処女膜離断所見は，挿入被害を開示した子どもにしか確認されなかった。また，背側処女膜縁に2カ所の深いノッチが認められた事例は，挿入被害後7日以内に診察を受けた子どもに限定されていた。これらの結果を受け，この研究では「背側処女膜に深いノッチ・離断・穿孔が認められた場合，性虐待やその他の原因による挿入性外傷の確定的所見と判断される」と結論付けている[21]。

本研究やその他の研究に基づき，子ども虐待専門医の間で，性虐待被害児を診察した際の所見の解釈法に関するガイドラインが策定された（表11-2）[40]。ただし，この分野の研究は現在も継続中であり，このガイドラインも今後得られた新たな知見に基づき，適宜修正されるべき性質のものであるという認識が必要であ

表11-1	性虐待被害児と被害歴のない子どもに認められた処女膜所見の数および割合

処女膜の特徴	性虐待被害児群 192名	コントロール群 （性虐待被害歴のない子ども） 200名	統計的な 有意性
血管増生	15名（ 8%）	13名（ 7%）	p = 0.70
尿道周囲帯	180名（94%）	189名（95%）	p = 0.83
前庭帯	104名（55%）	120名（60%）	p = 0.31
ノッチ 　浅表性 　深達性	 13名（ 7%） 2名（ 1%）	 10名（ 5%） 0名	 p = 0.52 p = 0.24
処女膜離断	1名（ 1%）	0名	p = 0.49
穿孔	1名（ 1%）	0名	p = 0.49
膣内隆起	170名（89%）	174名（87%）	p = 0.65
処女膜外側隆線	5名（ 8%）	16名（ 8%）	p = 1.0
処女膜膨隆	7名（46%）	92名（46%）	p = 0.92
処女膜皮膚垂	5名（ 3%）	10名（ 5%）	p = 0.29

引用：Berenson AB, Chacko MR, Wiemann CM, et al. A case control study of anatomic changes resulting from sexual abuse, Am J Obstet Gynecol 2000;182:820-831 [21].

る[訳注a]。このガイドラインで注目すべき点は，調査研究が十分とは言えない所見や，矛盾する研究結果が報告されている所見を，「不確定的所見」として示している点にある。この不確定的所見に関してはガイドラインで，「この所見の意味を明確化するためには，さらなる研究や評価を必要とする。これらの身体的所見や検査所見は，子どもが性虐待を明確に開示している場合，その根拠となりうるが，子どもが被害を開示していない場合には，慎重に解釈を行う必要がある」と注釈されている[40]。不確定的所見の1例として，「背側処女膜の深いノッチ／裂隙」が挙げられるが，本所見は虐待の既往のない子どもに認めることは極めてまれである。Berensonの研究では，処女膜縁幅の50%を超えないノッチは，虐待群にも被虐待群にも同様の頻度で確認

されたが，50%以上の深いノッチが虐待の既往のない子どもに認められた事例は皆無であった，と報告されている[21]。不確定的所見に分類されているまた別の所見の例としては，「幅1mm未満の処女膜縁」が挙げられる。処女膜縁は「処女膜の内側縁（開口部）から，冠状平面における処女膜組織の膣口筋肉部の付着部位まで」と定義されている。ただこの処女膜縁の幅長距離の正確な測定は極めて困難であり，測定結果は子どもの緊張の度合いや診察する医師の技術レベルにより，かなり左右されてしまいうる。背側処女膜の評価を行う際には，水を使って処女膜を浮かせるか，いくつもの診察体位を用いて評価を行うなどの，補助的診察技法を用いることが不可欠である。

[訳注a]最新版のガイドラインは，J Pediatr Adolesc Gynecol. 2016 Apr；29（2）：81-7［http：//www.jpagonline.org/article/S1083-3188(15)00030-3/pdf］を参照。

第Ⅲ部　子どもの性虐待

表11-2	性虐待被害が疑われる小児の診察時の身体所見・検査所見の解釈法

新生児に確認された所見や，虐待を受けていない子どもにも一般的に認められる所見

（ただし，これらの所見が認められたことが，非虐待例であることの確定になったり，児の明白な性虐待の告白を否定する根拠になるわけではない）

正常変異
1. 尿道周囲帯や前庭帯
2. 膣内側の隆起・柱形状
3. 処女膜の膨隆・堤
4. 処女膜皮膚垂や，中隔遺残
5. 前庭正中線（正中部無血管領域）
6. 思春期前の児における，仰臥位の際の，腹側処女膜縁（9時-3時のライン上やその上部）の，処女膜のノッチ（V字切込）／裂隙
7. 背側処女膜縁（9時-3時のラインより下部）の，浅表性ノッチ（V字切込）／裂隙
8. 処女膜の外側隆線
9. 三日月状・環状・余剰・中隔・篩状・微小穿孔・無孔状等の先天的外観バリエーション
10. 肛門縫合離開（肛門周囲の通例6時・12時方向の楔状の平滑化領域。肛門皺壁の消失を伴う）
11. 肛門周囲のスキンタグ
12. 有色人種の子どもの小陰唇や肛門周囲の色素沈着
13. 陰唇牽引に伴った尿道の拡張
14. "肥厚化"処女膜（エストロゲン効果や，襞状処女膜縁，感染による腫脹，外傷による腫脹等の可能性がある）。後者の可能性は，フォローアップ診察を行わない限り評価は困難である。

通例，その他の（性虐待によらない）医学的状態により引き起こされる所見
15. 前庭や陰茎，陰嚢，肛門周囲組織の発赤（刺激や感染，外傷などによる）
16. 前庭や処女膜の血管増生（血管壁の肥厚等）（局所刺激による場合や，非エストロゲン状態下の正常パターンの可能性がある）
17. 陰唇癒合（刺激や摩擦による）
18. 膣分泌物（感染や非感染性の場合がある。性行為感染症やその他の感染を考慮し，培養提出の必要がある）
19. 背側の陰唇小体や陰唇交連の組織脆弱（刺激・感染や，陰唇牽引によって組織損傷を起こす可能性がある）
20. びらん・出血・血管病変。これらの所見は，硬化性萎縮性苔癬や，湿疹，脂漏症，膣／肛門周囲A群溶連菌感染，尿道脱出，血管腫等により起こりうる。
21. 会陰溝（正中部位融合の先天不全）。部分型や完全型がある。
22. 肛門裂孔（通例，便秘や肛門周囲膿瘍による）
23. 肛門周囲の静脈充血や静脈貯留（通例，児の体位に左右され，また便秘でも認められる）
24. 平滑化肛門襞（通例，外肛門括約筋の弛緩や，感染や外傷等による肛門周囲組織の腫脹による）
25. 長軸（腹側-背側計測）での，肛門の部分的，もしくは全周の2cm未満の拡張。便塊の可視の有無は問わない（おそらくは，正常の拡張や，重度の便秘・遺糞，ならびに鎮静や全身麻酔，神経筋疾患等のその他の原因による）

不確定的所見：研究報告に不備があったり矛盾点がある所見（知見のさらなる集積や，臨床意義についての評価が必要である。これらの身体所見／検査所見は，児の明白な性虐待被害の告白が得られた際には，傍証となるが，告白が得られなかった際には，注意深く解釈する必要がある。ケースによっては，児童相談所へ通告を行った上でさらなる性虐待可能性の調査が求められることになろう）

身体診察所見
26. 思春期発来前女児における，背側処女膜縁（4時-8時のラインより下部）の深いノッチ（V字切込）／裂隙。離断と対比のこと（41を見よ）
27. 思春期女児における，3時もしくは9時方向の，深いノッチ（V字切込）もしくは完全裂隙
28. 腹臥位での胸膝位，もしくは背臥位であれば処女膜辺縁を浮揚させるため水を用いた際に，4時から8時の処女膜が平滑，連続性で，1mmに満たない幅長の場合
29. 外陰や肛周領域の疣状の病変（外観が典型的な尖圭コンジローマでない場合，ケースによっては生検やウイルス型同定が示唆される）
30. 外陰や肛周領域の水疱性病変や潰瘍（診断のためウイルスや細菌の培養検査，もしくはPCR検査等を要する）
31. 明らかな素因がない児の，長軸（腹側-背側計測）での，明らかで，速やかな，2cm以上の肛門の拡張。

表11-2	性虐待被害が疑われる小児の診察時の身体所見・検査所見の解釈法（つづき）

病因確定的な病変：性行為感染であるかは不確定的
32. 他の虐待の素因がない状態での，小児期の外陰部・肛門の尖圭コンジローマ
33. 他の虐待の素因がない状態での，小児期の外陰部・肛門領域の1型もしくは2型単純ヘルペスウイルス

外傷や性的接触に診断確定的な所見

（性虐待の開示があった場合，これらの所見はそれを支持する。開示がなかった場合にも，これらの所見を認めた場合，児や養育者から明白な，時宜を得た妥当な偶発外傷の説明が得られた場合を除き，性虐待が強く疑われる。急性外傷もしくは治癒化した外傷の所見と確定する前に，診察所見の診断的価値のあるクオリティーの写真撮像を行い，経験豊富な医療機関のコンサルトを受けることが推奨される。フォローアップ診察を行うことも推奨される）

外陰部外／肛門組織の急性外傷
34. 陰唇，陰茎，陰嚢，肛門周囲組織，会陰部の急性裂傷や，広範挫傷（おそらく目撃者のいない偶発外傷，身体的虐待，性虐待による所見である）
35. 処女膜には損傷のない，背側陰唇小帯のきたしたばかりの裂傷（陰唇癒着の裂開や，先天性の正中部融合不全を鑑別する必要がある。偶発外傷や，思春期の合意の上の性交でも起こり得る）

治癒後の外傷痕：
（これらの所見は，同部位の急性期外傷の記載がない場合，評価が困難である）
36. 肛門周囲瘢痕（稀ながら，クローン病や偶発外傷，外科手術の既往等の可能性がある）
37. 背側陰唇小帯や舟状窩の瘢痕（正中部の白色部位は，膣前庭線［正常所見］や陰唇の癒着の可能性がある）

鈍的外力による挿入外傷を示す外傷（腹部／骨盤部の圧迫外傷の病歴が得られた場合には，そのような機序での外傷の可能性もある）
38. （部分的もしくは完全な）急性処女膜裂傷
39. （既知の感染症の過程や，凝固異常がない場合の）処女膜の溢血斑（挫傷）
40. 外肛門括約筋まで達する深い裂傷（部分的正中部融合不全と混同してはならない）
41. 治癒後の処女膜離断。基部近くまで達した裂傷を受けた瘢痕治癒所見で，処女膜縁の背側（4時から8時）に確認される。同部位は，処女膜組織が残存していないような外観をしている。この所見は，思春期症例であればスワブを用いた腹臥位胸膝位での診察や，バルーンカテーテルを用いた診察を加え，前思春期の症例であれば腹臥位胸膝位での診察や，処女膜辺縁を浮揚させるために水を用いた診察等を加え，確定する必要がある。この所見は，性的に活動的な思春期女児や若年女性の，"完全裂隙"として言及されてきた所見である。
42. 処女膜組織の部分欠損。背側処女膜に認められる，離断よりさらに広い処女膜基部に及ぶ広範な組織欠損。上述したような，体位や診察法を追加して確定する必要がある。

感染者やその感染性体液との粘膜接触が確定的な検査所見。接触は自然に考えて性的である可能性が極めて高い。
43. 新生児期以降の児の，外陰部，肛門，咽頭からの淋菌培養陽性例
44. 周産期感染が除外された後の，梅毒の診断確定
45. 培養や，経験のある医師，技師によりなされた膣分泌物の直接検鏡により診断された，1歳以上の児の膣トリコモナスの感染
46. 3歳以上の児における，外陰部・肛門からのクラミジア培養陽性。細胞培養法や，その他CDCに承認された同等の方法で確認検査がなされている必要がある。
47. 周産期感染，血液製剤からの感染，誤刺による感染が除外された後の，HIVの血清学的陽性

性的接触の確定事象
48. 妊娠
49. 児の身体より直接採取した試料からの精子の同定

引用：Adams JA, Kaplan RA, Starling SP, et al. Guidelines for medical care of children who may have been sexually abused. *J Pediatr Adolesc Gynacol.* 2007；20：163-172. およびKellogg N, American Academy of Pediatrics Committee on Child Abuse and Neglect：Report to protective services recommended by AAP Guidelines, *Pediatrics* 2005；116：506-512 [40]。
最新版のガイドラインは，*J Pediatr Adolesc Gynecol.* 2016 Apr；29（2）：81-7 [http://www.jpagonline.org/article/S1083-3188(15)00030-3/pdf] を参照。

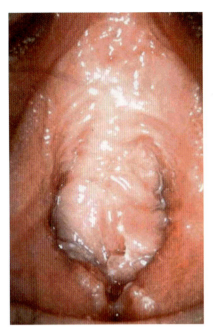

写真11-9　エストロゲン分泌開始後の12歳女児。余剰性に富む処女膜が舟状窩近傍で溝をなしている（正常所見である）。

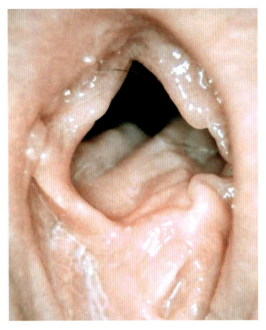

写真11-10　腹臥位膝胸位での診察所見。6時方向（写真では上方向）に、治癒所見としての深い裂隙が確認される。

思春期の女児に対する、非急性期の外性器肛門部診察

　思春期の女児の慢性期の外性器所見につき後方視的に検討した研究の一つとして、Kelloggらの実施した、性虐待被害が疑われる、妊娠が確認された思春期女児36名に対しての法医学的診察結果に関する研究報告がある[41]。この36名のうち、背側処女膜縁の処女膜基部までの離断所見が確認された事例はわずか2名（5.6％）のみであった。22名（64％）の子どもは異常所見がないか非特異的所見が認められたにすぎず、「不確定的所見」を認めた子どもは8名（22％）であり、処女膜離断以外の性虐待確定的所見（外陰部の損傷痕と処女膜の深いノッチ[訳注b]）が確認された子どもはその他には4名（8％）のみであった、と報告されている。なお診察を受けた全ての女児が、直近の性的接触から1カ月以上過ぎてからの診察であったとのことである[41]。この研究の結果からも、診察時に正常所見しか確認されなかったことをもって「被害は何もなかった」ことの証拠とみなしてはならないことは明白である（写真11-9、11-10参照）。

　Adamsらによる、13～19歳の思春期の女児を対象とした、同意による性交経験のある27名と、性交経験のない58名の処女膜形態の違いにつき検討した最近の研究では、性交経験のある女児の48％に、処女膜縁の側方あるいは背側に深いノッチや、完全な離断が確認された、と報告されている[26]。ただしこの研究では、背側処女膜縁の深いノッチは、性交体験を否定した2名（3％）の女児にも確認されていた。この2名は、過去にタンポンを挿入した時に痛いことがあったとの既往を語ったとのことであるが、性交経験がないと語られた58名の女児の中、52名に

[訳注b] deep notch自体は不確定的所見であるが、妊娠所見と合わせ確定的所見と解釈された。

第11章　性虐待を経験した小児・思春期の子どもの身体所見　**147**

タンポンの使用歴があり，25名（48％）が初回のタンポン使用時，「痛かった」「入れにくかった」との同様のエピソードを体験していた，と報告されている。なおタンポンの使用と処女膜の解剖学的構造の関連性については，Emansらの300名の女児を対象とした前方視的研究がある。この研究では，背側処女膜に完全な離断が確認された確率は，性交体験がないタンポン／ナプキン使用群に比して，性交体験のある群で有意に高かったと報告されている。なおこの研究では，タンポン使用群とナプキン使用群とでは，処女膜の形態に大きな差異は確認されなかったとも報告されている[27]。

いずれにせよAdamsらは「思春期の女児の処女膜の側方や背側に，深いノッチや完全離断が確認された場合には，過去に膣挿入があったことが強く示唆される」と結論づけている。また，過去に性交経験がある女児においても，処女膜の側方や背側の深いノッチや完全離断を認めない事例が52％もいることから，「深いノッチや離断がないことは，膣への陰茎挿入がなかったことを意味するわけではない」点を強調している。

またAdamsの研究では，処女膜縁の幅長が1mm未満になる確率は，性交経験がない女児よりも性交体験がある女児において高かったとも報告されている（3％ vs 22％）[26]。いずれにしろ一連の研究結果からは，処女膜に損傷所見が認めなかったことをもって，挿入体験なしと判断することは不適切であるということが出来る。

性暴力被害による
重度の外性器損傷の評価

小児・思春期の子どもが性暴力被害を受けた際に，稀ではあるが外科的なコンサルトを要したり，外科的管理が必要となったりすることもある。特に二次性徴が始まっていない前思春期の女児の膣粘膜は，血管が非常に発達しているため，膣壁損傷が軽微であっても著しい出血が生じることがある。逆に，子どもが膣内への挿入被害を受けていた場合には，出血やその他の症候が確認されなくても，膣内損傷を負っている可能性はありうる。非常に乱暴に膣挿入被害を受けた子どもでは，膣の側壁や後円蓋沿いに重度の裂傷をきたしやすく，膣出血によりショック状態となったり，死亡したりすることもありうる。

性虐待や性暴力被害を受けた子どもの診察医に，初期評価で損傷が処女膜に留まらないと判断した場合，通常は麻酔下で診察を行う必要がある。このような重度損傷の対処は，外科医や法医学的証拠採取の経験豊富な子ども虐待専門医などの，トレーニングを積んだ専門チームでの対応が望ましい。

最近Jonesが外科的修復を要した外性器肛門部損傷を認めた21歳未満事例（前思春期の女児が大半であった）につきまとめ，その結果を報告しているが，事故により外性器肛門部損傷をきたした事例に比し，性虐待や性暴力被害により外性器肛門部損傷をきたした事例では，より高頻度に膣内壁・肛門・直腸損傷が認められており，損傷の重症度は自動車事故に次いで重度であったと報告されている[29]。後期思春期の女児で，年上の男性と合意のもとに性交したと語られた事例も存在していたが，呈していた損傷は極めて重度のもので，2名ともに膣裂傷が認められており，1名では裂傷が膣壁に広範に及んでおり，もう1名は出血性ショックをきたした，とのことである。これらの結果を受け，この研究では「小児・思春期の子どもの外性器肛門部の損傷を評価する際には，性虐待や性暴力被害の可能性を含め，包括的な評価を行う必要がある」と結論付けられている。

男児の性虐待被害における
外性器肛門部損傷

女児に比べ，男児の性暴力被害が通告される

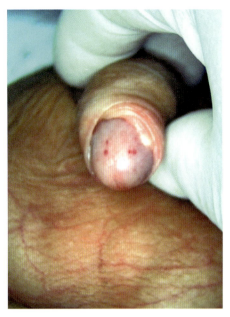

写真11-11　口腔性交の被害を受けた12歳男児。亀頭に点状出血が認められる。

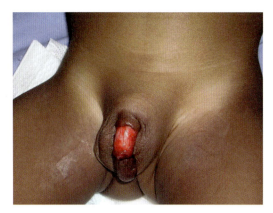

写真11-12　デグロービング損傷（手袋を脱ぐように全周性に皮膚が剥脱された形態の損傷）が認められた幼少男児。

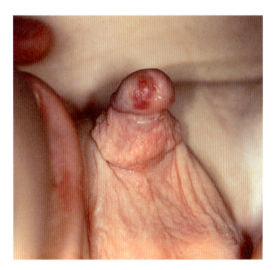

写真11-13　陰茎を咬まれたと開示した男児の亀頭に確認された挫傷

比率は，圧倒的に少ない。Finkelhorはその理由として[42]，男子は報復への恐れが強い，ホモセクシャルに対するスティグマ感（世間の目や，自身の葛藤），「自立した男」と思われたい（打ち明けることにより自立ができなくなるという恐れを抱いている），などにより自身の被害を打ち明けることにためらいが大きいためと推察している。男子への性虐待行為の種類としては，男性加害者からの強制的な肛門性交，加害者にフェラチオ（口腔性交）をされる・させられる，加害者に手淫される（陰茎を手でしごかれる），女性加害者からの強制的な膣性交，などが挙げられる[43]。

　女児の場合と同様に，男児も虐待を受けてから診察までに時間が経ってしまっていれば，身体的所見が得られる確率は低い[23]。被害直後に診察しえた場合，被害男児に外性器の挫傷・熱傷・擦過傷・裂傷が認められることもあり，時にはデグロービング損傷（degloving injury）（あるレベル以遠の皮膚が，手袋を脱ぐように全周性に剥脱された形態の損傷）を認めることもある（写真11-11, 11-12, 11-13）。このような損傷が確認された場合に，それが身体的虐待として生じたのか性虐待として生じたのかを鑑別することは，時に困難である。

　男児の性暴力被害の際の身体所見に関する研究は，ほとんどなされていないのが実情である。Reinhartは性虐待被害を受けた18歳未満の男児189名を対象とした研究で，5%に外性器損傷が

第11章　性虐待を経験した小児・思春期の子どもの身体所見　149

認められたとの報告を行っている[44]。外性器異常が確認されたのは全て12歳未満の男児で，具体的には陰茎の挫傷・咬傷・発赤・発疹や尿道分泌物などが挙げられていたが，性虐待被害に特異的といえるような所見はなかったと結論付けられている。一方，性虐待被害を受けた男児を対象としたHobbsによる研究では，「挫傷や小点状出血が，特に陰茎体部に認められた場合や，陰茎包皮の腹側基部の細かい皮膚皺に裂傷が認められた場合には，性虐待が示唆される」と報告されている[45]。またこの研究報告では，最も多い損傷部位は陰茎包皮とも報告されており，考察ではその受傷機序として，強制的なマスターベーションが挙げられていた。

男児の性暴力被害時に，肛門に急性損傷所見が認められる割合は5～34％と報告されている[44, 46, 47]。Hegerの最近の研究では，肛門性交被害を開示した177名の男児の診察時に，1％に異常所見が確認されたと報告されている[17]。なおこの研究では，ほとんどの子どもが最終被害からを7日以内に診察を受けていた。救急診療部に運ばれ，外性器肛門部位損傷が確認された子どもを対象としたまた別の研究によると，事故による外性器肛門部損傷では陰茎や陰嚢に損傷が認められることが多く，一方で性虐待による外性器肛門部損傷では，肛門直腸損傷が認められることがより多く，その場合の損傷はほとんどが12時方向や6時方向といった正中線上に認められる，と報告されている[46]。

肛門部損傷

性虐待や性暴力の被害時に，子どもが挿入性であれ非挿入性であれ，肛門部に接触性の被害を受けることは稀ではないが，思春期の子どもの場合には肛門への挿入被害を受ける可能性がより高い。陰茎，指，異物などが挿入され，稀ではあるが重度の損傷を負うこともある[48]。肛門への挿入被害を開示した子どもに肛門直腸部

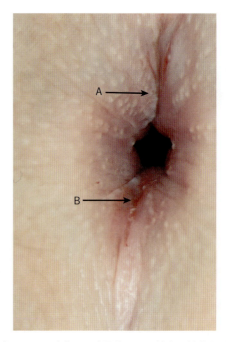

写真11-14 診察の6時間前に肛門性交の被害を受けた児に認めた，12時方向（矢印A）と6時方向（矢印B）の肛門裂傷。裂傷は正常な扁平上皮部分にまで延伸している。肛門拡張も認めるが，本所見は異常所見とまでは言えない。診察6時間前の肛門性交の履歴。フォローアップの診察では，これらの所見は瘢痕を残すことなく完全に治癒した。

損傷が確認される割合は，男女ともにほぼ同率である。挿入による肛門部損傷としては，裂傷，擦過傷，挫傷などが挙げられる（写真11-14）。

事故や虐待などにより外性器肛門部に損傷をきたした子どもを縦断的に研究したHeppenstall-Hegerの研究報告では，性暴力被害を受けた子ども62名のうち30名に肛門部損傷が確認されていた[23]。なお事故により肛門部損傷をきたした事例はわずか1名であった。肛門部損傷が確認された事例のうち13名は擦過傷で，18名は裂傷であった。急性期の肛門部損傷のほとんどは，12時方向や6時方向の正中線上に損傷をきたしていた。裂傷をきたした事例のうち4名は，損傷により一時的な肛門収縮力の変化が生じていた。ほとんどの急性期損傷は急速に治癒に至り，治癒後に解剖学的な構造変化が可視出

来る状態であったのはわずか3名（9.6％）のみであった。このうち1名は肛門皮膚垂を認めた事例で，2名は広範性の組織損傷により手術を要した事例で，術後の瘢痕化と色素沈着が確認されていた，とのことである[23]。

　被害後ほどなく診察を行うことが出来た事例を除き，診察時に肛門部外傷の既往を示唆する所見が確認されることは稀である。Adamsらの，性虐待被害児であると法的に認定された子ども213名を対象とした研究では，肛門への挿入被害を受けた明確な証拠所見として肛門部裂傷が確認された事例はわずか2名（1％）のみであり，94％の事例では診察所見は正常か，非特異的所見が確認されるのみであった，と報告されている[20]。

今後の研究の展望

　性虐待の被害歴がなく，かつ性交経験のない小児・思春期の子どもの身体所見に関する研究や，性虐待や性暴力の被害歴のある小児・思春期の子どもの身体所見に関する研究は，これまでにも数多くなされてきたが，様々な観点から，さらなる研究が推進されていく必要がある。

1. 前思春期・思春期の両者の女児を対象として，外性器肛門部損傷の治癒過程の経過やそのタイミングをさらに明確にするための，より大規模な多施設共同での前方視的研究を行う必要性がある。このような研究を行うためには，身体的所見を明確に定義付ける必要があり，そして盲検化した状態で行う必要がある。診察時には，標準化された複数の手技を複数用いて，高画質の写真撮影を行う必要がある。このような大規模研究から得られるデータによって，診察医師が急性期以降の外性器肛門部損傷の治癒所見をより頻度高く発見することが出来る可

能性は高まり，より正確な受傷時期の推定を行いうる可能性は高まるであろう。

2. 肛門周囲の損傷に関しての研究報告は，現時点で非常に少ない。多施設共同研究として，生じた損傷を詳細に記述し，フォローアップ診察の結果についても検討した研究が実施されることが強く推奨される。また同様に，外性器肛門部に外傷との鑑別を要する所見を呈する病態（便秘症やクローン病など）についての研究も推進されることが求められる。

3. 性虐待の被害の既往がないことが明らかな小児・思春期の子どもの身体所見に関してのさらなる研究が進むことは，この分野において決定的に重要である。このような研究は，子ども虐待専門小児科医の間で策定されたガイドラインにある「不確定的所見」の意義を明らかにするうえで，極めて有用となるであろう[40]。性虐待被害歴のない子どもにも認めうる所見を明らかにし，より正確なスクリーニング手法を開発することは極めて重要であるが，確実に虐待を受けていないと判断しうる対照群を確保するのは極めて難しく，それが正常変異所見の解釈を行うことを困難にしている。

　この分野は比較的新しい研究分野であり，本来的に難しい問題をはらんでいる分野でもあり，また診察を受けることとなる子どもたちも年齢的に難しい問題を抱えているといえるが，ここ30年の間に著しい進歩が認められている。高度な専門性を備えた評価センターが数多く設立され，子ども虐待医学・小児科学・思春期婦人科学といった多領域にわたる専門家たちが，本分野の知見の進歩に献身的に携わっており，将来的な共同研究の基盤は整っているということが出来る。

文献

1. Cantwell HB: Vaginal inspection as it relates to child sexual abuse in girls under thirteen. *Child Abuse Negl* 1981;7:171-176.
2. Hobbs CJ, Wynne JM: Child sexual abuse; an increasing rate of diagnosis. *Lancet* 1987;1:837-841.
3. Hobbs CJ, Wynne JM: Sexual abuse of English boys and girls: the importance of anal examination. *Child Abuse Negl* 1989;13:195-210.
4. Jenny C, Kuhns ML, Arakawa F: Hymens in newborn females. *Pediatrics* 1987;80:399-400.
5. McCann J, Wells R, Simon M, et al: Genital findings in prepubertal girls selected for nonabuse: a descriptive study. *Pediatrics* 1990;86:428-439.
6. Berenson A, Heger A, Andrews S: Appearance of the hymen in newborns. *Pediatrics* 1991;87:458-465.
7. Gardner JJ: Descriptive study of genital variation in healthy, nonabused premenarchal girls. *J Pediatr* 1992;120:251-257.
8. Berenson AB, Heger AH, Hayes JM, et al: Appearance of the hymen in prepubertal girls. *Pediatrics* 1992;80:387-394.
9. Berenson AB: Appearance of the hymen at birth and one year of age: a longitudinal study. *Pediatrics* 1993;91:820-825.
10. Berenson AB: A longitudinal study of hymenal morphology in the first 3 years of life. *Pediatrics* 1995; 95:490-496.
11. Myhre AK, Bemtzen K, Bratlid D: Genital anatomy in non-abused preschool girls. *Acta Paediatr* 2003; 92:1453-1462.
12. Heger AH, Ticson L, Guerra L, et al: Appearance of the genitalia in girls selected for nonabuse: review of hymenal morphology and nonspecific findings. *J Pediatr Adolesc Gynecol* 2002;15:27-35.
13. American Professional Society on the Abuse of Children Task Force on Medical Evaluation of Suspected Child Abuse: *Descriptive terminology in child sexual abuse medical evaluations.* American Professional Society on the Abuse of Children, Chicago, 2003.
14. Boyle C, McCann J, Miyamoto S, et al: Comparison of examination methods used in the evaluation of prepubertal and pubertal female genitalia: a descriptive study. *Child Abuse Negl* 2008;32:229-243.
15. Lauber AA, Souma SM: Use of toluidine blue for documentation of traumatic intercourse. *Obstet Gynecol* 1982;60:644-648.
16. McCauley J, Guzinski G, Welch R, et al: Toluidine blue in the corroboration of rape in the adult victim. *Am J Emerg Med* 1987;5:105-108.
17. Heger A, Ticson L, Velasquez O, et al: Children referred for possible sexual abuse: medical findings in 2384 children. *Child Abuse Negl* 2002;26:645-659.
18. Christian CW, Lavelle JM, De Jong AR, et al: Forensic evidence findings in prepubertal victims of sexual assault. *Pediatrics* 2000;106:100-104.
19. Muram D: Child sexual abuse: relationship between sexual acts and genital findings. *Child Abuse Negl* 1989;13:211-216.
20. Adams JA, Harper K, Knudson S, et al: Examination findings in legally confirmed child sexual abuse: it's normal to be normal. *Pediatrics* 1994;94:310-317.
21. Berenson AB, Chacko MR, Wiemann CM, et al: A case control study of anatomic changes resulting from sexual abuse. *Am J Obstet Gynecol* 2000;182:820-831.
22. Finkel MA: Anogenital trauma in sexually abused children. *Pediatrics* 1989;84:317-322.
23. Heppenstall-Heger A, McConnell G, Ticson L, et al: Healing patterns in anogenital injuries: a longitudinal study of injuries associated with sexual abuse, accidental injuries, or genital surgery in the preadolescent child. *Pediatrics* 2003;112:829-837.
24. McCann J, Miyamoto S, Boyle C, et al: The healing of hymenal injuries in prepubertal and adolescent females: a descriptive study. *Pediatrics* 2007;110:e1094-e1106.
25. Palusci VJ, Cox EO, Shatz EM, et al: Urgent medical assessment after child sexual abuse. *Child Abuse Negl* 2006;30:367-380.
26. Adams JA, Botash AS, Kellogg N: Differences in hymenal morphology in adolescent girls with and without a history of consensual sexual intercourse. *Arch Pediatr Adolesc Med* 2004;158:280-285.
27. Emans SJ, Woods ER, Allred EN, et al: Hymenal findings in adolescent women; impact of tampon use and consensual sexual activity. *J Pediatr* 2004;125:153-160.
28. Jones J, Dunnuck C, Rossman L, et al: Adolescent Foley catheter technique for visualizing hymenal injuries in adolescent sexual assault. *Acad Emerg Med* 2003;10:1001-1004.
29. Jones JG, Worthington T: Genital and anal injuries requiring surgical repair in females less than 21 years of age. *J Pediatr Adolesc Gynecol* 2008;21:207-211.
30. White C, McLean I: Adolescent complainants of sexual assault; injury patterns in virgin and non-virgin groups. *J Clin Forensic Med* 2006;13:172-180.
31. Drockton P, Sachs C, Chu L, et al: Validation set correlates of anogenital injury after sexual assault. *Acad Emerg Med* 2008;15:231-238.
32. Slaughter L, Brown C, Crowley S, et al: Patterns of genital injury in female sexual assault victims. *Am J Obstet Gynecol* 1997;176:609-616.
33. Riggs N, Houry D, Long G, et al: Analysis of 1076 cases of sexual assault. *Ann Emerg Med* 2000;35:358-362.
34. Sugar NF, Fine DN, Eckert LO: Physical injury after sexual assault. *Am J Obstet Gynecol* 2004;190:71-76.
35. Adams JA, Giardin B, Faugno D: Adolescent sexual assault: documentation of acute injuries using photo-colposcopy. *J Pediatr Adolesc Gynecol* 2001;14: 175-180.
36. Jones JS, Rossman L, Hartman M, et al: Anogenital injuries in adolescents after consensual sexual intercourse. *Acad Emerg Med* 2003;10:1378-1383.
37. Berenson AB, Grady JJ: A longitudinal study of hymenal development from 3 to 9 years of age. *J Pediatr* 2002;140:600-607.
38. Berenson A, Heger A, Andrews S: Appearance of the hymen in newborns. *Pediatrics* 1991;87:458-465.
39. McCann J, Voris J, Simon M, et al: Perianal findings in prepubertal children selected for nonabuse: a descriptive study. *Child Abuse Negl* 1989;13:179-193.
40. Adams JA, Kaplan FA, Starling SP, et al: Guidelines for medical care of children who may have been sexually abused. *J Pediatr Adolesc Gynecol* 2007;20:163-172.

41. Kellogg ND, Menard SW, Santos A: Genital anatomy in pregnant adolescents: "normal" does not mean "nothing happened." *Pediatrics* 2004;113:67-69.

42. Finkelhor D, Hotaling G, Lewis IA, et al: Sexual abuse in a national survey of adult men and women: prevalence, characteristics, and risk factors. *Child Abuse Negl* 1990;14:19-28.

43. Holmes WC, Slap GB: Sexual abuse of boys. *JAMA* 1998;280:1855-1862.

44. Reinhart MA: Sexually abused boys. *Child Abuse Negl* 1987;11:229-235.

45. Hobbs CJ, Osman J: Genital injuries in boys and abuse. *Arch Dis Child* 2007;92:328-331.

46. Kadish JA, Schunk JE, Britton H: Pediatric male rectal and genital trauma: accidental and nonaccidental injuries. *Pediatr Emerg Care* 1998;14:95-98.

47. Muram D: Anal and perianal abnormalities in pre-pubertal victims of sexual abuse. *Am J Obstet Gynecol* 1989;161:278-281.

48. Orr CJ, Clark MA, Hawley CA, et al: Fatal anorectal injuries: a series of four cases. *J Forensic Sci* 1995; 40:219-221.

12

性虐待と誤診しうる，
外性器肛門部に所見を呈する医学的病態

Mark J. Hudson, MD, Alice D. Swenson, MD, Rich Kaplan, MD, and Carolyn J. Levitt, MD

はじめに

　性虐待の被害の認定は，主として子どもの開示した情報に基づいてなされるものではあるが，詳細かつ専門的な外性器肛門部診察も必須である。診察医は，外性器損傷や性感染症を疑う所見や，診断確定的な所見について，十分に理解しておく必要があるとともに，それだけではなく，性虐待による外性器損傷や性感染症と混同しうる，外性器肛門部に所見をきたしうる各種の病態について，十分な知識を有している必要もある。性虐待の証拠となる外性器肛門部所見に関する知見が集積されるにつれて，同時に性虐待による外傷と誤診されがちな外性器肛門部に所見をきたしうる各種の病態についても認識が深まってきた。診察医が，このような医学的病態に関する最新の知識を常に把握するように努めることは，極めて重要である。

　性虐待と誤診しうる外性器肛門部所見には紅斑のように頻度の高いものから，外陰部潰瘍のような稀なものまで，幅広い。本章では，外性器肛門部に炎症性変化をきたす病態や，外性器肛門部に所見を呈するその他の病態や，性虐待によらない外性器損傷を引き起こす病態のうち，比較的頻度の高い病態につき，概説を行っている。

刺激源との接触による皮膚炎

　膣炎，外陰炎，外陰膣炎は様々な原因で生じうる，非特異的な所見である（写真12-1）。外陰部皮膚炎は，小児期の外陰部疾患として最多の病態であり，おむつの外れた子どもの場合，ほとんどはアトピー性皮膚炎や刺激物質との接触に続発して発生する[1]。アトピー性皮膚炎に続発する外陰部皮膚炎は，トイレット・トレーニング開始後に生じることが多く，症状としては，外陰部の掻痒感や大陰唇の乾燥や紅斑を伴うことが多く，外陰部皮膚が苔癬化することもある。小陰唇にも所見は確認されうる。小陰唇の落屑に伴って，下着が汚れることもあり，それが膣分泌物と誤診されることも多い。治療としては，皮膚軟化剤や1％ハイドロコーチゾンクリームなどを用いる[2]。

　おむつのとれた子どもの外陰部の分泌物・痛み・発赤の原因として最も多いのは，「適切な衛生習慣の欠如が，刺激物による接触性皮膚炎に発展した」，というものである[3]。実際，このような症状は，衛生習慣の改善に伴って，治癒に至ることが多い[4]。排泄後に外陰部を後ろから前に拭くことは外陰膣炎を引き起こすリスク要因の一つであることが示唆されている。濡れた水着を長時間着用している事や，陰毛を剃ることは，石鹸や入浴剤やシャンプーなどととも

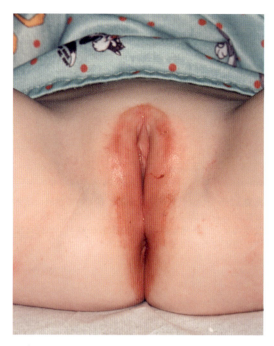

写真12-1　5歳女児。膣内異物に続発して，外陰膣炎をきたしている

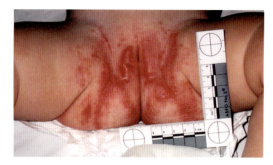

写真12-2　重症おむつ皮膚炎をきたした乳児

に，接触性皮膚炎の原因になると報告されている[2, 5]。幼児における外陰部のアレルギー性皮膚炎は稀であるが，染料やゴム製品やおむつの中の糊がアレルゲンとなった事例の症例報告もある[6, 7]。外陰膣炎の症状を訴えて受診した子どもの30％以上に蟯虫が確認された，との研究報告も存在している[3]。おむつをつけている子どもでは，外陰部のカンジダ感染症はしばしば確認されるが，おむつの外れた前思春期の子どもの外陰膣炎の原因がカンジダ感染であることは稀である[2, 4]。

おむつ皮膚炎は，おむつをつけている幼小児において最もよく認められる皮膚病変である。あくまで人為的な区別に過ぎず，重複があることも明らかではあるが，おむつ皮膚炎は原発性と二次性に分類することができる。二次性おむつ皮膚炎は「特定可能な原因による，おむつ被覆部位に認められる発疹症」と定義されている。二次性おむつ皮膚炎の原因としては，エックリ

ン管閉塞による紅色汗疹・脂漏性皮膚炎・アレルギー機序による接触性皮膚炎，様々な病原体による感染性皮膚炎が挙げられる[8]。

原発性おむつ皮膚炎には明確な定義はなく，感染やアレルギーによらない病態である。原発性おむつ皮膚炎は，様々な要因が関与した病態と考えられているが，中でも湿気・物理的摩擦・便や尿などの排泄物の関与が疑われており，微生物の関与している事例もあると推察されている。おむつ内が長時間湿った状態で，かつ糞便中の酵素と皮膚が長時間接触していた場合，皮膚のバリア機能は落ち，損傷をきたしやすくなる。原発性おむつ皮膚炎の臨床症状は多様であるが，殿裂・殿部・大腿・下腹部に軽度の皮膚鱗屑が確認されることが多い（写真12-2）。皮膚襞の浸軟が認められたり，おむつで擦れる部位にはより重度の症状が確認されたりすることが多い。原発性おむつ皮膚炎の治療の第一選択は，刺激物質の除去である。具体的な治療法は毎日の入浴や頻回のおむつ交換の励行と，酸化亜鉛などの保護クリームの使用などである。第二選択の治療としては，1％ヒドロコルチゾンクリームや抗真菌剤のクリームやムピロシン軟膏の使用などがある[8]。

慢性的な尿便失禁のある子どもにおいては，外性器肛門部周囲の皮膚に2-5mmの境界明瞭な丘疹や中心臍窩や穿孔性潰瘍を伴う小結節の形成を特徴とするJacquet型のびらん性おむつ

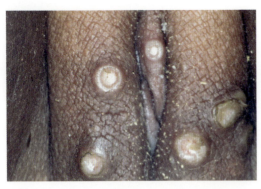

写真12-3 先天性脊髄髄膜瘤で，尿管の回腸迂回術の待機中であった6歳女児。大陰唇と小陰唇に，長期尿失禁によるJacquet型おむつ皮膚炎が認められた。

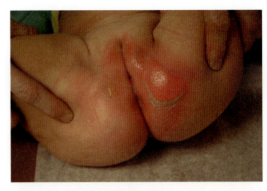

写真12-5 センナを有効成分とする下剤の誤飲に続発した，おむつ部位の熱傷様皮膚炎。当初この病変は，説明のない受傷機転不明の熱傷と判断され，本児は虐待の評価のために児童相談所に通告された。

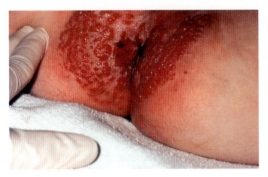

写真12-4 持続的な水様便失禁を認めていた，前思春期の女児。肛門周囲に，外観がヘルペス感染に酷似した，潰瘍化した紅斑様のいぼ状丘疹と小結節が確認された。

皮膚炎を発症することもあり[9, 10]，このような事例が尖圭コンジローマと誤診されることもある（写真12-3，12-4）[10]。

重症おむつ皮膚炎の外観は熱湯熱傷に似るため，性虐待よりも身体的虐待との鑑別が問題になりやすい。このような重症のおむつ皮膚炎は，センナ含有下剤を服用した子どもにおいてしばしば報告されてきた（写真12-5）。その正確な発症機序は不明だが，センナの刺激作用に関係していると推察されている（写真12-5）[11]。

陰唇癒合

陰唇癒合は，偶発的に発見されることが多い（写真12-6）。稀ではあるが，陰部不快感・排尿障害・反復性外陰−膣感染等の外性器病状を主訴に受診し，診察の際に陰唇癒合が確認されることもある。遊んでいる最中や軽微な外性器打撲などの際に癒合部が裂離して，下着に血液が付着したことをきっかけとして，気づかれることもある（写真12-7）。癒合部分の外見は「薄い膜状」の場合もあれば，「濃い繊維状」のこともあり，正中線上に薄い無血管線を認めることもある。陰唇癒合では，癒合のために膣前庭部が見えにくくなる。

陰唇癒合の真の発生率は不明である。陰唇癒合のある女児の多くは無症候性で，医学的介入が必要になることはない。小児婦人科の医学文献では，前思春期の女児の陰唇癒合の発生率は0.6〜3.0%と報告されているが，正常変異の発生率に焦点を当てた性虐待に関する研究報告では，さらに高い発生率であったと報告されている[12]。McCannによる研究では，その発生率は38.9%と報告されているが，その癒合の程度は概して2mm以下であった[13]。Berensonによる7歳未満女児を対象とした研究では，部分的な癒合を含めるとその発生率は22%であったが，

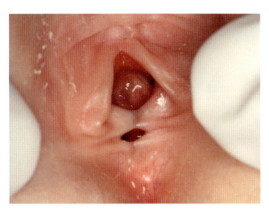

写真12-6　6歳女児に認められた陰唇癒合。処女膜が確認し難い状態となっている。

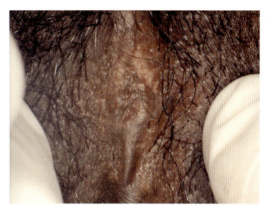

写真12-8　陰核切除を受けた既往のある15歳女児。陰唇も幼児期に縫合されている。外性器は不明瞭で，陰唇癒合と似た所見を呈している。

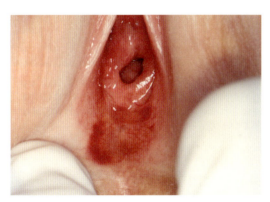

写真12-7　軽微な外陰部打撲により裂開した陰唇癒合。片側性の皮膚発赤が確認され，ごく少量の出血を伴っていた。本児は説明不能な性器出血として，性虐待の疑いで児童相談所に通告がなされている。

処女膜が見えなくなるほどの癒合を認めた事例は5%であったと報告されている[14]。

陰唇癒合の原因は不明であるが，局部刺激と小児期のエストロゲン値の低いことの相乗作用によって生じると考えられている。陰唇を覆う皮膚は薄く，局部刺激によって容易に陰唇上皮にはびらんが生じることとなり，そのため正中線上で陰唇癒合が生じると考えている研究者もいる。いずれにしろ，陰唇両側の皮膚で再上皮化が起こった際に，陰唇が癒合したままの状態となる。出産可能な年齢の女性で陰唇癒合を認めることは稀であることからも，その発症にはエストロゲン濃度が関与していることが示唆される。ただしエストロゲンの正確な役割は不明であり，関連性はまったくないとしている研究報告も存在している[15]。陰核切除術を受けた女児では，陰唇癒合と似た所見を呈しうる（写真12-8）。

陰唇癒合の治療は議論のあるところであり，縦断的研究は行われていないのが実情である。実際，思春期になるとほとんどの事例では陰唇癒合は自然消失するため，多くの医師が，無症候性の場合には治療の必要はないと考えている。ただし不快感，排尿障害，反復性外陰・膣感染症，尿貯留を伴う場合には，治療を行う必要性を考慮する必要がある。性虐待疑いによって診察を行った女児に陰唇癒合が認められ，処女膜の診察を行いえない場合もある。そのような場合には，慢性期の処女膜損傷所見が認められる頻度の低さを鑑み，その子どもの語った開示内容などを考慮したうえで，陰唇癒合の治療を行ったうえで処女膜の診察を行うか否かの判断を行う。通常は，第1選択としてエストロゲンクリームの使用が考慮されるが，この治療は局所的な皮膚色素沈着，乳房の発育といった副作用を伴う場合もある。前思春期の女児の場合，エ

第12章　性虐待と誤診しうる，外性器肛門部に所見を呈する医学的病態　　157

ストロゲンクリームは少量を短期間使用するにとどめる必要がある。エストロゲン療法の成功率は50％程度に過ぎないとの研究報告も存在している[16]。エストロゲンクリームによる治療がうまくいかなかった患者，ベタメタゾン0.05％クリームによる治療も有効である。この治療法を第一選択として行っても構わない[17]。機械的に離開させることも有効な治療法の1つである。これは診療所で局部麻酔を使用しなくても実施可能であり，指やスワブなどを用いて，極めて優しく陰唇を離開させることで，癒合を解除することが可能である。癒合が厚く，特定の症状が認められる事例に対しては，外科的な対応を要することもある。機械的に離開させた後にエストロゲンクリームを使用することで，再発を防ぐことができる。

クローン病

クローン病は，慢性の炎症性腸疾患（IBD）である。大腸粘膜だけに炎症を生ずる潰瘍性大腸炎と異なり，クローン病は貫壁性の非連続性病変（skip lesion）の形成を特徴とし，口から肛門までの消化管のいたるところで病変が発生しうる。クローン病の肛門病変が，性虐待の懸念を生じさせたとの症例報告は複数存在している（写真12-9）[18, 19]。胃腸の所見に加えて，皮膚症状と性器症状を伴ういわゆる「転移性クローン病」の症例報告も複数存在している。クローン病性外陰炎は，Parksによって1965年に初めて報告された[20]。罹患者の約20％に家族歴があるとされており，詳細な家族歴聴取を行うことが重要である。家族歴の聴取に加え，詳細な問診と身体所見評価を行うことで，成長不全，下痢，腹痛，消化管出血といった特徴的な症状が確認されるはずである[21]。小児患者の場合，正確にクローン病を診断することは極めて重要である。

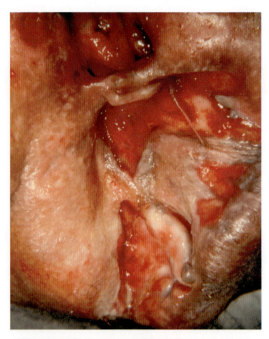

写真12-9 最近クローン病と診断された10歳女児。肛門周囲組織は崩壊しており，写真上部には処女膜が確認されるが，肛門周囲は解剖学的な同定が困難な状態となっている。

外性器肛門部感染症

様々な細菌が，子どもの外性器肛門部に顕性の感染を引き起こす。虐待をうけていない幼児の細菌性膣炎に関するMyhreらによる研究では[22]，A群連鎖球菌，黄色ブドウ球菌，肺炎球菌，大腸菌，インフルエンザ桿菌をはじめとする，多種多様な病原性や非病原性の細菌が培養されたが，炎症性所見との関連性を認めた菌としてはA群連鎖球菌とインフルエンザ桿菌が多くを占めていた，と報告されている。A群連鎖球菌，黄色ブドウ球菌，インフルエンザ桿菌は，外陰部感染と肛門周囲感染の起因菌としてよく知られている[22]。トレーニングをうけた医師であれば，これらの感染症と虐待による外傷を混同することは稀であろうが，子どもの養育者や経験の少ない医師が外陰膣炎による所見を，性虐待による外傷所見と判断することはありうる（写真12-10）。事例によっては，外陰膣炎であ

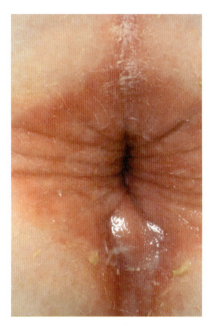

写真12-10　レンサ球菌性の肛門周囲蜂巣炎をきたした6歳男児。本児には膿痂疹も認められていた。

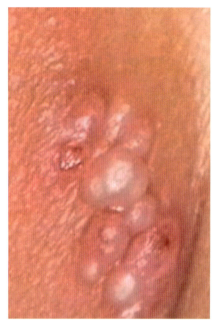

写真12-11　生後18カ月齢の男児。陰嚢近くに外陰部疣贅に外観が似た，尋常性疣贅が認められる。

るとの確定診断を要することも多く，培養による菌の同定と治療が不可欠である。A群連鎖球菌性咽頭炎による反応性関節炎に，外性器感染を合併することもある[23]。女性にメチシリン耐性ブドウ球菌（MRSA）による外陰部感染を認めることや[24]，男性にMRSAによる陰嚢潰瘍を認めることもある[25]。これらの感染症に対して適切に医学的評価を行うためには，細菌培養やウイルス分離を行うことが必要である。

尋常性疣贅，伝染性軟属腫などにより外性器に疣贅が認められた場合，ヒト乳頭腫ウイルス（HPV）感染と混同されることがあり，性的接触の懸念が持ち上がることもある（写真12-11）。性的接触の既往がない場合には，HPV感染は否定的であり，これらの病変は一般に自然治癒するために，保存的な対応を行うことが望ましい。

膣内異物

膣分泌物が遷延する前思春期の女児の4～10％に，膣内異物が確認されるとされている[26, 27]。異臭のある血液混じりの膣分泌物は，性感染症（STI）や外傷の際の主要症状でもある。血液の存在は膣異物の存在を疑う重要な予測因子であり，膣内異物を認めた子どもの50％以上に出血が認められるとされている[26-28]。衛生習慣を変え，抗生物質治療を行った後も，膣分泌物が反復したり持続したりすることが，膣内異物の診断の契機となることが多い。詳細な病歴聴取により，子どもが異物を挿入したことを思い出す場合も多い[28]。異物の内容としてはトイレットペーパーが最も多いが，それ以外の異物もしばしば認められる。時には，異物挿入が性虐待と関連している場合もある。通常の場合，異物を除去すれば症状は消失する。膣洗浄により治療できることもあるが，異物が膣遠位部にあって視診可能な状態でなければ，あまり

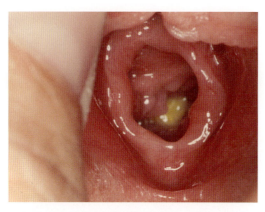

写真12-12　性虐待被害が疑われ診察を受けることとなった6歳女児。膣から非化膿性の水様性分泌物が確認された。麻酔下の診察で画鋲が確認され、除去された。

効果はないであろう（写真12-12）。画像診断によって異物が確認されることもあるが、画像診断で確認されなくとも異物の可能性は否定できない。異物が強く疑われる場合、あるいは膣分泌物が持続する場合、麻酔を用いた膣鏡検査の適応となる。膣鏡検査法により異物を確認できるであろうが、時に悪性腫瘍や瘻孔といった他の病変が見つかることもある[26,29]。

血管病変

　血管炎も血管異常も、外性器損傷との鑑別が問題となりうる。ヘノッホ–シェーンライン紫斑病に続発して、急性の陰嚢出血、狭窄性尿道炎を認めたとの症例報告も存在している[30,31]。LevinとSelbstは[32]、外陰血管腫が性虐待による外傷所見と誤診された事例の報告を行っている。蜂窩織炎を合併した陰茎リンパ管腫が、外傷と誤診された事例の報告も存在している[33]。これらの症状は身体的虐待と混同されることが多いが、外性器に所見が確認された場合には、性虐待の可能性が考慮されることとなる。

新生物

　外性器の肉腫、癌、胚細胞腫瘍は、いずれも小児期発症例の報告がある。これらの腫瘍で最も多いのが、胎児型横紋筋肉腫、すなわちブドウ状肉腫である[34,35]。ブドウ肉腫は膣から突き出たポリープ様塊として発見され、尿道脱やヒト乳頭腫ウイルス（HPV）感染症と誤診されることがある。原因不明の外性器腫瘤が確認された場合、可及的速やかに精査を行い、明確な診断を下す必要がある。

肛門部に所見を呈する病態

　便失禁を認めた場合に、養育者や医療者によって性虐待が懸念されることがある。便失禁と性虐待との関連性につき言及した文献は複数存在している[36-38]。ただし、これらの研究には方法論的な問題があることが指摘されており、便失禁が性虐待の確実な指標であるという確証はないとされている。便失禁が性虐待の予測因子となりうるかにつき、性虐待被害を受けた子ども（性虐待被害児群）、精神疾患の評価のために受診した子ども（精神評価群）、健常の子ども（正常群）の3群に分けて検討を行ったある研究では、性虐待群では、正常群に比して便失禁の確率が有意に高かったが、精神評価群との間には有意差は確認されなかった、と報告されている[39]。この結果をうけ、この研究では「便失禁は性虐待の確実な徴候とは言えない」と結論付けられている。

　肛門拡張は、慢性便秘の子どもの診察時に認めることもあり、肛門拡張の存在を根拠に、性虐待の疑いが強いとの判断を行ってはならない[40]。直腸蓋に大便が認められない場合の肛門拡張は、正常変異所見と考えられている[41]。一般的に小児に裂肛所見が認められることは稀であるが、便秘で診察を受けた子どもの約25％に本所見が認められたと報告されている[40-42]。

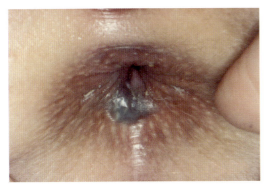
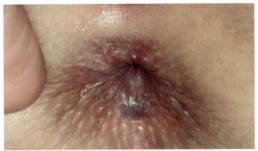

写真12-13 肛門周囲の静脈怒張が認められた4歳女児。外観は挫傷に似る（上段）が、医師が指を離すと静脈の怒張は緩和、ほぼ性状の外観となることが確認された（下段）。

肛門周囲発赤も健常児にもしばしば認められる所見であり、性虐待の特異的兆候とは言えない。肛門周囲の静脈うっ滞が、肛門周囲挫傷と誤診されることがあるが、静脈うっ滞も一般的な所見であり、特に小児患者が長時間膝胸位を取った場合に認められることが多い（写真12-13）。肛門周囲の皮膚垂（skin tag）も一般的な所見（特に12時方向や6時方向の正中線上に認めることが多い）であり、性虐待による外傷と判断すべき所見ではない[42]。

直腸脱が子どもに認められることは稀であるが、認めた場合には通常直ちに診察を受けることになるであろう。本所見が、性虐待による直腸外傷と混同されることもありうる。小児期の直腸脱は4歳未満児に多く、特に乳児期発症が最も多い。直腸粘膜のみが脱出することもあれば、直腸の全層が脱出することもある。後者の場合には、直腸脱出（procidentia）と呼ばれることもある。しばしば子どもの養育者は、「赤褐色の塊が排出された（もしくは肛門縁から粘膜が過剰に脱出した）が、子どもは痛がっているように見えなかった」との説明を行う。診察を受ける前に、直腸脱が消失していることもしばしばある。嚢胞性線維症患者の23％に直腸脱を認めると報告されており、直腸脱のある子どもには汗試験（汗中の塩化物濃度測定）を行うことが推奨される。反復性に直腸脱をきたす場合には、外科的介入が必要なこともある[43]。

怒張した直腸静脈が直腸出血を引き起こすこともあり、その場合に性虐待による外傷所見と誤判断されうる。痔核を認めることは幼小児では稀であるが、思春期以降の子どもや成人では一般的である。小児期の痔核は通常問題のないものではあるが、門脈圧亢進症に続発した可能性についても考慮する必要がある。通常は症状がなければ治療の適応はないが、便秘や宿便といった随伴症状がある場合には、再発防止のための治療を行うことが推奨される[44]。

尿道脱

尿道脱も発生頻度の低い病態である[45, 46]。尿道脱は、尿道部位の鮮明な赤色組織塊として確認される場合もあれば、チアノーゼ性の組織塊として確認される場合もある（写真12-14）。脱出が広範に及ぶ場合もあり、それが外陰部入口を塞ぎ、処女膜が確認し難い場合もある[47]。尿道脱は1歳から10歳までの前思春期の女児に最も多く認められる[48]。通常は無症状であり、入浴後などに陰唇から赤色塊が突出しているのが偶然見つかるという場合が多い。出血を伴うこともあるがその場合は少量であり、痛みや圧痛を伴うことは少ない。出血が尿道脱の最初の徴候となることもあり、外傷との混同が問題となりうる[47, 49, 50]。稀ではあるが、尿道脱に続発して、尿閉を呈することもある[51, 52]。

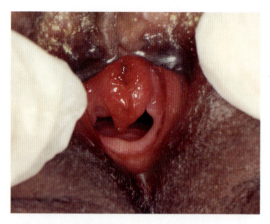

写真12-14 性虐待が疑われ，診察を受けることとなった5歳女児。コルポスコープ診察で，偶発的に尿道脱が確認された。

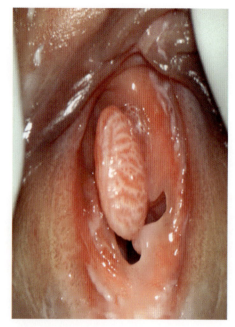

写真12-15 尿道脱。尖圭コンジローマに外観がよく似ている。

　経験の乏しい医師が，尿道脱を性虐待による所見と誤診することはありうる。特に，膣出血を主訴として受診してきた場合や，診察時に出血を伴っていて急性の処女膜損傷所見と混同しうる所見を呈している場合には，このような誤診が生じやすい[53]。また尿道脱が，尿道部位のヒト乳頭腫ウイルス（HPV）感染と誤診されることもありうる（写真12-15）。尿道脱は，会陰部外傷，便秘によるいきみ，下痢，咳などが原因と考えられている[47, 49]。尿道脱はアフリカ系アメリカ人女児に最も多く，症例の89〜100%がアフリカ系アメリカ人であったとの報告もある[45, 47-49]。

　尿道脱は発見されるまで無症状である場合が多く，治療が必要であるか否かは明確とはなっていない。小児泌尿器科・小児外科・婦人科の専門誌の治療指針では，ほぼ例外なく，単純に「切除術を行う」としか記載されておらず，あまり参考にはならない。「内科的に経過をみても，一部の患者が再発することは免れない」と考えて，全ての事例を外科治療の適応と考えている医師もいるが[48]，このような方法が最善の方法であるのかは実証されているわけではない[50]。

　尿道脱の内科的治療法については，いくつかの文献報告があり，望ましい治療法として，下半身浴，局所の抗菌薬，エストロゲンクリーム，ベッド上安静，局所ステロイド，もしくはそれらを組み合わせた治療が挙げられている[47, 50, 51]。これらの治療法の成功率は様々であるが，ほぼどの患者でも症状は消失していると報告されている[47, 50]。治療後の追跡調査を行ったある研究では，ほとんどの事例で再発を認めないか，脱出したとしても軽微な脱出に留まったと報告されている[50]。子ども虐待専門医の間では，注意深い内科的治療がより望ましいと考えている医師が多い。強い症状を認めず，出血がごく少量の事例であったとしても，数週間後に再診を指示し，症状が消失していることを確認すべきである。このような丁寧な対応を行うことで，内科治療の遷延による副作用（局所エストロゲンの体内吸収等）や外科的治療を行うことによる合併症（感染，狭窄症，一般的な麻酔法の合併症等）のリスクを避けることになるであろう。

尿管瘤

尿管瘤は比較的稀な泌尿器奇形であり，尿管末端が拡張しながら膀胱や尿道，もしくはその両方に囊状に開口するものである[54]。米国小児科学会は，尿管瘤組織が膀胱頸部内にあるか尿道内にあるかで，囊内（膀胱内）尿管瘤と異所性尿管瘤に分類されている。遠位尿道まで延長した尿管瘤は，尿道口から突き出した紅色の囊胞状腫瘤となることがあり（写真12-16）[55]，尿道脱と同様に出血を伴うこともあり，性虐待による外傷所見と誤診されうる。脱出した尿管瘤は無症状の場合もあれば，腹痛や骨盤痛，尿路感染症，血尿，尿閉をきたすこともあり，尿性敗血症に発展することもある[54]。脱出した尿管瘤は著しい不快感を伴い，患者はしばしば「いきみたい」，「おならをしたい」などと訴える。尿管瘤は白人に最も多く認められ，女児の発症率は男児の4～6倍と報告されている[54]。尿管瘤は他の尿管異常（重複尿管等）を合併する場合が多い。尿管瘤の診断のための検査としては，まず腹部超音波検査を行い，補助検査として排尿時膀胱尿道造影を行う。尿管瘤脱出の管理は，通常外科的に行われる。

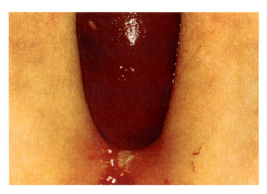

写真12-16 トドラー期（よちよち歩きの時期）の幼児に認められた尿管瘤。巨大な囊胞状腫瘤が処女膜開口部を塞いでおり，処女膜やその他の解剖学的構造は確認しえない。

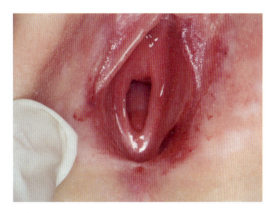

写真12-17 前思春期女児に認められた硬化性萎縮性苔癬。外性器表面の皮膚は薄くて白く萎縮性であり，ごくわずかな外力でも出血をきたす。

硬化性萎縮性苔癬

硬化性萎縮性苔癬（LS&A：Lichen sclerosus et atrophicus）は，女児の外性器肛門部周囲組織にみられる皮膚病変で，皮膚が薄く，白く，縮れやしわを認めるという特徴的な外見を呈している場合に診断され，数字の8の字形を呈することもある（写真12-17）[56, 57]。皮膚に微小血管が出現し，視診上，挫傷のように見えることもある。肛門周囲や小陰唇周囲には，裂溝が確認されることが多い。小さな血腫が小陰唇全体に認められることもある（写真12-18）。多くの事例では自覚症状がなく，外性器部位の「損傷様所見」に養育者や子どもが気づいて受診と

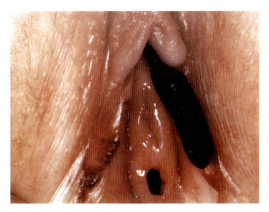

写真12-18 ごく軽微な外性器痛を訴え，救急治療部を受診した前思春期の女児。小陰唇の大きな血腫を説明する外傷のエピソードは何ら語られず，包括的な評価の結果，硬化性萎縮性苔癬と診断された。

なることが多い。小児期の硬化性萎縮性苔癬でもっとも多い症状は、掻痒症や排尿障害といった軽度のもので、また肛門周囲の亀裂のために排便時に痛みを感じ、排便を控えたことで便秘が認められる場合もある。

硬化性萎縮性苔癬の病変部位は、皮膚がもろく、ごくわずかな外傷でも出血しやすいため、急性外性器損傷と誤診されることが多い。硬化性萎縮性苔癬の女児では、例えば自転車に乗り始めの際に、大陰唇の多発性小円形血腫を主訴に医療機関を受診する、といった事がある。このような場合に女児からは当然何の被害開示も得られないわけであるが、外傷性の所見であると判断され、性虐待の疑いがあると判断されることもある。

小児期の硬化性萎縮性苔癬の自然歴については、あまり研究が進んではいない。成人の男女における本症の罹患率や慢性化率については複数の研究報告はあるものの[56, 58-61]、小児期の本症の自然経過や治癒率や長期予後については、ほとんど明らかにされていない。本症の進行に思春期の発来が何らかの影響をおよぼすのかについても、明確な臨床的な指針は存在していない。皮膚病変が完全に消失する患者もいれば[62]、外陰部の病変が残存するものの何らの自覚症状もない患者もいる[63]。本症により引き起こされた形態的変化の程度と、本症の疾患活動性の高さとは直接的な因果関係はないという点にも、注意が必要である[56]。また小児期に本症に対して積極的治療を行うことが、成人期以降の発症予防に有効か否かも明らかにされていない。

硬化性萎縮性苔癬が存在することで、成人女性の外陰扁平上皮細胞癌のリスクは4～6%高くなると報告されている[56, 58, 59, 64]。また皮膚の瘢痕化、癒合、萎縮といった長期的な続発症を呈する子どもの割合は、最大で18%程度と報告されている[63, 65-69]。このような明らかな長期的続発症の発生が、治療により防ぎうるか否かも、現時点では判明していない。無加療の場合に、どのような転機をたどるかも現時点では明らかとはなっていない。

外陰部潰瘍

有痛性の潰瘍であれ無痛性の潰瘍であれ、外陰部潰瘍が性虐待によるか否かの判断を行うことは、困難である。外陰部潰瘍には、ヘルペスウイルス感染のような性活動（や性虐待）との関連性が指摘されているものもあれば、性行為との関連性はないものもある。このため、外陰部潰瘍の原因について、正確な診断を下すことは極めて重要ということが出来る。外陰部潰瘍は単発性の場合もあれば多発性の場合もあり、癒合性や壊死性の場合もある（写真12-19）。強い痛みを伴うこともあれば無痛性のこともあり、再発する場合もあれば1度限りしか生じない場合もある。

有痛性の外陰部潰瘍で最も一般的なのはヘルペスウイルス（HSV）2型感染症である。HSV-1型は通常は経口感染によって生じ、成人までに70～100%が血清反応陽性になるとされている[70]。近年では、初感染の性器ヘルペスの半数以上が、HSV-1型によるものと報告されてい

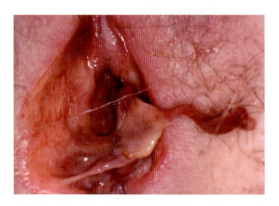

写真12-19 ヘルペスウイルス感染やベーチェット病ではない、癒合性・壊死性の外陰部潰瘍。鎮静下での外性器肛門部診察では、他に何も症状は認められなかった。抗生剤により治療され、潰瘍は2週間で消失した。

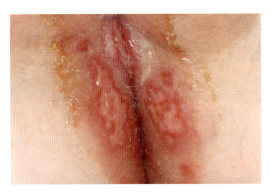

写真12-20　ヘルペスウイルス2型による外性器ヘルペス

る[70]。HSVは，不顕性感染であった人物から感染する場合が多く，一度感染すると終生感染の状態となり，間欠的に再活性化する。罹患者が感染に気付いたり，診察で明確化したりする場合もあるが，生涯無症状のこともある[70]。HSV-1やHSV-2の感染性病変は，紅色丘疹や水泡が，外性器肛門部周囲や大腿上部などに集簇するのが一般的である。痛み・痒み・灼熱感・排尿障害・発熱・頭痛・不快感・筋肉痛を伴い，2〜3週以上後に新たな病変が形成され，既存の病変は小嚢や膿疱になり，時には潰瘍となって融合する，という経過をたどるのが一般的である（写真12-20）。HSV-2感染症の大部分は，感染から1年以内に再発する。HSV表面の糖蛋白（glycoprotein G）のうち，型に対する特異性が高い領域の抗原を用いた，蛍光免疫法による型特異的IgG抗体検査を行うことで，HSV-1とHSV-2を判別することが可能である[70]。ヘルペスウイルス感染が疑われる場合には，抗ウイルス薬の治療を開始してウイルス排出を低減することで，新たな病変の形成を防ぐとともに現在の病変による症状を低減し治癒を確実に促進することができるため，培養結果を待たずに，直ちに抗ウイルス治療を開始することが推奨されている[70]。

小児期の非性的接触による外陰部潰瘍に関しては，ほとんど医学的な研究はなされていない。HSV感染に似た外陰部潰瘍を呈したEpstein-Barrウイルス（EBV）感染，クローン病，ベーチェット病，白血病の事例が症例報告されている[71]。2004年，Deitchらは，性的行為や性虐待被害が否定された，HSV培養陰性であった前思春期の女児9名の外陰部潰瘍事例につきまとめ，6名では最終診断がつけられなかったが，2名はベーチェット病の可能性が疑われ，1名がベーチェット病と確定診断されたと報告している[72]。Huppertらは自験例の，ベーチェット病を含む外陰部潰瘍の原因となりうる種々の疾患の診断基準を満たさなかった思春期の外陰部潰瘍事例20名についてまとめ，これらの病変は全身性ウイルス感染やなんらかの急性疾患に反応性に生じたアフタ性潰瘍ではないか，との報告を行っている[73]。

この研究報告が発表された当時，本症の筆者の1人であるLevittも，ほぼ同一の症状を呈する患者12名に遭遇し，上記と同じような診断・治療上の問題に直面した。これらの患者の多くに，外陰部の顕著な腫脹に加え，著しい痛み・びらん・壊死が認められ，詳細な診察を行うことはほぼ不可能に近かった。治療は疼痛管理が優先され，フォーリーカテーテル留置や経静脈的麻酔法による管理が必要となった。現在では，このような重度の非ヘルペス性外陰部潰瘍症状を呈する患者は減少傾向にある印象を持っているが，おそらくこれらの患者は何らかのウイルス性疾患であったと考えている。

ベーチェット病は，あらゆる組織の粘膜（多くの場合，口腔や外陰部）の慢性・再発性の有痛性潰瘍性病変を特徴とする疾患である。西洋諸国における本症の有病率は，推定で人口10万人あたり0.12〜0.64と報告されている[74]。多くの神経学的徴候，眼徴候，血管症状は，発症後長期間経過してから現れるため，ベーチェット病との診断を初期に下すのは困難である。1990年に確立されたベーチェット病の診断基準は，

「口腔内アフタ性潰瘍の年3回以上の出現，ならびに皮膚病変・眼病変（ブドウ膜炎あるいは網膜炎）・外陰部潰瘍・針反応陽性のうちいずれか2つ以上が確認される」というものである[74-76]。ベーチェット病患者によくみられる全身症状は，発熱，倦怠感，頭痛，筋肉痛といったものだが，これらの症状は，ベーチェット病の診断確定に必須でも特異的でもない[73]。

ベーチェット病の外陰部潰瘍は，通常は女性患者では小陰唇に，男性患者では陰嚢と陰茎に出現する[74]。診察時，浅く辺縁が明瞭で赤い潰瘍が複数認められることが多い。潰瘍は痂皮を伴い，黄色〜灰褐色の滲出液に覆われていることも多い[74]。

ベーチェット病の治療は困難であり，各症例の重症度と臨床症状に応じた治療が必要である。皮膚粘膜症状が主体の患者では，眼やその他の全身性徴候を呈する事例のような積極的な治療は必要ではない[77]。包括的評価により，ブドウ膜炎等のベーチェット病の影響を受けやすい他の組織病変が認められた場合，ベーチェット病の可能性を念頭に置き，患者を定期的にフォローし，症状の推移や再発の有無を評価する必要がある。

アフタ症は，単純型アフタ症と複雑型アフタ症などいくつかのタイプに分類することができる。前者では，ヘルペス様の口内炎（反復性アフタ性口内炎として知られる）が反復するが潰瘍のない時期が存在する。後者は，3カ所以上の口内炎がほぼ持続的に生じているか，反復して口内炎や外陰部アフタが生じている場合で，ベーチェット病が除外された場合，診断される[78]。偽ベーチェット病という用語は，ベーチェット病の可能性が指摘されたものの，実際にはベーチェット病ではない患者を示す用語である[71]。

これらの病態も，外陰部潰瘍の存在から，性虐待と誤診されうる。これらの患者に見られる潰瘍は，壊死様病変として確認される場合があり，外傷による所見と混同されうる。さらに，これらの病態で生じた潰瘍は，いずれも性感染症としてのヘルペス病変と形態学的に鑑別が困難であることも，性虐待の懸念を生じさせる要因となっている。臨床医には，外陰部の潰瘍性病変を性虐待によるものと診断する前に，包括的な医学的・社会的・性的な病歴を聴取し，適切な診断検査を行うことが求められる。

偶発的事故による外性器肛門部損傷

偶発的事故により外性器肛門部損傷をきたすことは，比較的稀である。臨床医は，時として華々しい症状を認めるこの損傷の特徴を理解し，性虐待との鑑別を行う必要性がある[79]。偶発的事故により，離断を含む処女膜損傷をきたすことはさらに稀ではあるが，起こりうることも認識しておく必要がある（写真12-21）。臨床医は，子どもや信頼できる目撃者からの詳しい説明に依拠して，このような稀な事例の評価を行わざるを得ない。また，子どもや養育者が受傷直後に受診してきたことは，事故による外傷と虐待による外傷を判別する上で有用とはならない。

偶発的な事故による外性器肛門部損傷の受傷機転として最も多いのは，何かの表面や物に跨った状態で転落や衝突が生じて自己の体重で

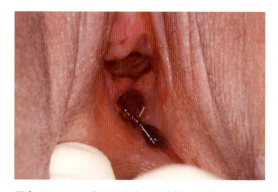

写真12-21　10歳女児。立った状態で，折り畳み式の椅子の上に落下した。転落してから数時間後に母親にこの事実を打ち明けたが，その間，膣の痛みと出血が持続していた。救急外来の診察で，凝血塊に隠れて見え難かったが6時の位置に処女膜離断が確認された。

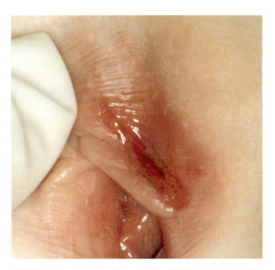

写真12-22　自転車に跨った際に損傷をきたした5歳女児。下着に血液が付着していた。コルポスコープ診察で大陰唇と小陰唇の移行部に裂傷が確認された。同部位の基部にはより浅い裂傷も確認される。

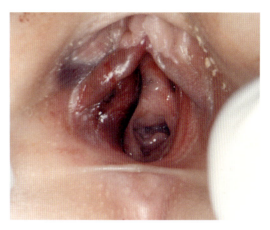

写真12-23　リクライニングチェアーから落ちた際に，片側の柄に外陰部をぶつけ，受診となった4歳女児。小陰唇に挫傷が認められ，内側には浅い裂傷が確認された。

会陰部を激しく打ちすえる，跨ぎ損傷（straddle injury）である。よくある病歴は，足を大きく開いたまま自転車のフレームの上に落ちた，というものである（写真12-22）[80]。跨ぎ損傷はさらに，柔らかい泌尿生殖器の組織が骨盤出口の骨の端部で圧迫されることで生じる鈍的外力損傷と，幅が狭く尖った物や丸い物が直接強く膣や直腸肛門の孔を貫通したことによる貫通性損傷の二つに分類される（写真12-23）。外性器肛門部の鈍的外力損傷により救急治療室で治療を受けた総計106名の女児を対象とした3つの別々の研究によると，最も多く認められた症状は，下着や会陰への血液付着であったと報告されている[79-81]。出血の程度は，軽度の外傷に伴う点状の血液付着から，膣・直腸肛門部の貫通性損傷による多量の出血まで幅が広い。男性の跨ぎ損傷の場合，出血ではなく疼痛が主訴になることが一般的である[80]。

概して，偶発的な事故による外性器肛門部位の非貫通性の鈍的外力損傷の受傷深度は，会陰組織の表面に留まることが多く，衝撃を受けた部位の擦過傷，挫傷，血腫が認められる。受傷部位として最も多い部位としては，大陰唇，恥丘，外尿道，会陰，殿部が挙げられる[81]。裂傷はより頻度が低く，通常は辺縁が鋭な物体の上に転落した場合に限って生じる。ただし，辺縁が鋭な物体への衝突がなくても，鈍的外傷に続発して，舟状窩から処女膜基底部まで連続する裂傷が生じた事例も報告されている。処女膜に挫傷を認め，舟状窩や膣に裂傷が確認されたものの，処女膜縁には損傷所見が認められない事例もある。損傷を引き起こした外力によって，比較的脆弱な組織が過伸展し裂開したために，処女膜周囲組織に境界明瞭な裂孔が生じたと推察された事例も報告も存在されている（写真12-24）[82]。稀な事例としては，インラインスケート等の活動中に，子どもが転んで足が鋭角に外転し（つまり横に大きく開き），処女膜挫傷と会陰裂傷を生じた事例が報告されているが，この事例でも処女膜裂傷は確認されていない[83]。跨ぎ損傷としての直腸肛門部，膣，尿道孔の貫通性外傷は比較的稀であるが，生じた場合には大量出血が生じ重篤化することが多く，刺通したという明確なエピソードが語られる場

第12章　性虐待と誤診しうる，外性器肛門部に所見を呈する医学的病態

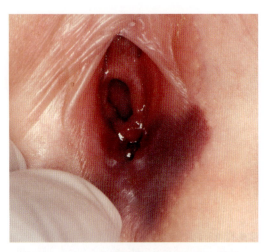

写真12-24 滑り台から転落し受診となった1歳女児。処女膜挫傷を認めるが，裂傷は確認されない。鈍的外力による衝撃によって，処女膜と舟状窩の移行部に小円形の損傷が生じている。

もちゃ箱の蓋，便座による外傷（陰茎や陰嚢がファスナーや重い蓋の間に挟まったことによる外傷）を認めることも特徴的である。髪の毛によって陰茎が絞めつけられる絞扼外傷としてのヘアターニケット（hair tourniquet）は，通常は事故による外傷と考えられている。

医師が認識しておくべき最も重要な点は，事故による外傷では処女膜損傷をきたすことは比較的稀であるという点である。1989〜97年に発表された，事故による前思春期女児の外性器損傷に関する4つの大規模研究では，計161名の事例のうち処女膜損傷を認めた事例は6名のみであった。Pokornyらの研究では，事故により処女膜離断が生じた事例は，32名中3名であり，各々「木の幹から滑り降りて，突き出た切り株に当たった」，「子ども用プールでプラスチック玩具に飛び乗った」，「自転車の上に落ちた」ことによる外傷と報告されている[86]。Bondらの研究では，事故により会陰部損傷を負った女児56名中，処女膜損傷を認めた事例は1名のみで，ほんの小さい範囲の擦過傷であったと報告されている[87]。Dowdらの研究では，事故による跨ぎ損傷67名中，処女膜損傷は2名のみで，1名は自転車のフレームに跨ったことによる軽度の処女膜挫傷を生じた事例であり，もう1名はポンプのハンドルの上に落ちて背側陰唇小帯の裂傷を伴う処女膜と膣の5mmの裂傷を生じた事例であったと報告されている[80]。ただこれらの文献では，処女膜損傷の原因が事故であるか虐待であるかの鑑別に有用となるような，外性器以外の部位の損傷所見の有無については記載がなされていない。事故による処女膜離断の発生状況を，養育者や第三者の成人が常に目撃しているわけではない。このような場合，怪我をした子どもやそれを目撃した別の子どもから，詳しい病歴の聴取を行うことが極めて重要となる。例えば，膣出血を認め受診し，診察で処女膜離断を認めた7歳女児例の症例報告がある。この事例では，受傷時の目撃者がおらず，受傷状況を

合が多い。貫通性損傷による症状としては，その他にも排尿傷害，排便時痛，便秘，便失禁を生じる場合もあれば，単なる局所痛や圧痛に留まる場合もある。跨ぎ損傷としての貫通性損傷の好発部位は，処女膜，後部陰唇小帯，肛門括約筋などが多いが，より重症な事例では腸や膣といった内部構造にまで損傷が及ぶ。このような事例の症例報告としては，誤って棒・箸の柄・トイレ掃除用ブラシが刺通したことによる直腸肛門外傷の男児例などが報告されている[84]。偶発事故による跨ぎ損傷と性虐待による外性器肛門部損傷を比較したKadishらの研究によると，事故による跨ぎ損傷では，直腸のみが損傷を受けた事例は皆無で，全例で外性器や会陰部にも損傷所見を伴っていた，と報告されている[85]。

男児の跨ぎ損傷で最も損傷を受けやすい部位は陰嚢であり，特によく見られるのが陰嚢裂傷である。次に多いのが陰茎であり，裂傷や斑状出血等が認められる[80]。男児の跨ぎ損傷で多い受傷パターンは，尖った物の上への転落や自転車に関連した事故外傷であるが，女児には見られない受傷パターンとして，ファスナーやお

本人に尋ねたところ，「シャワーを浴びた後に浴槽で遊んでいて，その中にあったおもちゃの馬の上に落ちた。そのすぐ後からおまたが痛くなり，血が出た」と詳しく受傷機転の説明を行った，とのことである[88]。

性虐待以外に処女膜離断を生じる損傷としては，跨ぎ損傷の他には，医原性の外傷が挙げられる。Pokornyは，医師が直腸出血の診察中に指を不注意に処女膜に挿入したことにより処女膜離断をきたした事例の症例報告を行っている[86]。本章の筆者の1人であるLevittも，看護師がタイレノール座薬を誤って肛門ではなく膣に入れたために，急性の処女膜裂傷が生じた事例を経験している。このほかにも医療行為として看護師が手術後にタイレノール座薬を非直視下に肛門に乱暴に挿入したことにより肛門裂傷をきたした事例も経験している。このほかにも，交通外傷によって外性器肛門部損傷をきたしたとの4事例を報告した症例報告も存在している。これら事例全てが，低速で走行する車に轢かれて損傷が生じた事例である。このような受傷機転では，尿道の圧搾やせん断を生じやすいと推察される[89]。

事故による急性の外性器肛門部損傷の評価を行う際には，外傷がどこまで広がっているのかを包括的に評価する必要がある。会陰，膣，直腸肛門の貫通性外傷だけではなく，腹膜刺激症状や消化管穿孔を併発した事例は多数報告されている[81,90,91]。初期評価では外傷の範囲を過少評価する可能性があり，時には麻酔下で精査することが必要となる[81]。病歴聴取を尽くすことは，性虐待を鑑別するためだけでなく，外傷の原因となった成傷器を明らかにするためにも，極めて重要である。可能であれば，救急外来で成傷器を調べ，骨盤底を貫通するほど長い部分がないかどうかを判断する必要がある[90,91]。外傷が跨ぎ損傷であることが明確となり，打ちすえた部位に特に貫通損傷を引き起こすような突起物がなく，かつ子どもの出血が軽度で外性

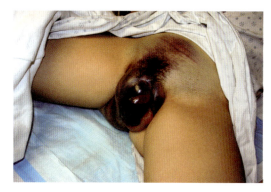

写真12-25　15歳の女児。同意によるはじめての性交の際に，大規模な外陰部血腫をきたした。

肛門部周囲の痛みと圧痛を訴えているだけの場合には，外科へのコンサルトは不要である。重度の出血を伴う鈍的損傷や，外陰部血腫が著しく拡張しており切開が必要になると思われる場合，麻酔下での診察を要する（写真12-25）[90]。外傷の範囲を明確化し，記録を確実に残すためには，コルポスコープを用いた診察が有用である。さらに尿道外傷の評価のために，子どもが排尿できることを確認することも重要である[90]。

身体的虐待による外性器肛門部損傷

時として，身体的虐待として子どもが外性器肛門部に，熱傷を負わされる，鞭で打たれる，咬まれる，肛門や性器に指をむりやり挿入される，といった被害を受けることもある（写真12-26）。事例によっては，生じた外性器肛門部損傷が性虐待によるものか，あるいは子どもの尿失禁や便失禁を引き金として，加害者の怒りが外性器肛門部位にむけられた身体的虐待であるのか，判断し難いこともある。

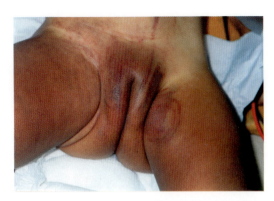

写真12-26 虐待による頭部外傷（AHT）をきたし受診となった，生後18カ月齢の女児。大陰唇と大腿内側にベルトで叩かれたことによるパターン痕が認められていた。

現時点の医学的証拠の確からしさと今後の研究の展望

　性虐待と混同されうる病態の中には，感染症やおむつ皮膚病といった，比較的一般的で十分に研究されているものもあるが，硬化性苔癬，外陰部潰瘍，尿道脱，偶発事故による外傷は概して稀であり，前方視的研究を行うにも単一施設でのケースシリーズ研究を行うにも，およそ適さない。現時点におけるこのような病態の知見の多くは，症例報告から得られたものか，成人の研究に基づくものである。ただこのような症例報告は非常に価値のあるものであり，医学的知識を深めていくための出発点となるべきものである。子ども虐待専門医は，このような症例報告を集め，評価するという独特な立場にある。子ども虐待の評価を行う上で，例外的な症例や虐待に酷似する症状を考慮した上で，仮説を裏付ける（あるいは否定する）論拠を探す努力を行うことは，欠かすことが出来ない。子ども虐待専門医はおそらく他のどの医師よりも，外傷の受傷機転が不自然であるとの確証に至る論拠を探し出すことのできうる立場の警察や児童相談所と，連携を行う機会を有している。次に行うべき研究としては，信頼できる症例報告を集約するような，より大規模な共同研究を行うことが挙げられよう。症例報告に留まらない，稀な病態に関する大規模な前方視的研究が是非とも必要である。例えば現時点では，硬化性苔癬や尿道脱と診断された子どもの長期予後や，治療がその予後を変えたかどうかを明確化する研究は皆無である。この様な研究を行う際にも，最適なデータを得るためには，多施設共同研究が必要となるであろう。

文献

1. Fischer G, Rogers M: Vulvar disease in children: a clinical audit of 130 cases. *Pediatr Dermatol* 2000;17:1-6.
2. Fischer GO: Vulval disease in pre-pubertal girls. *Australas J Dermatol* 2001;42:225-236.
3. Pierce AM, Hart CA: Vulvovaginitis: causes and management. *Arch Dis Child* 1992;67:509-512.
4. Paradise JE, Campos JM, Friedman HM, et al: Vulvovaginitis in premenarcheal girls: clinical features and diagnostic evaluation. *Pediatrics* 1982;70:193-198.
5. Welsh BM, Berzins KN, Cook KA, et al: Management of common vulval conditions. *Med J Aust* 2003;178:391-395.
6. Alberta L, Sweeney SM, Wiss K: Diaper dye dermatitis. *Pediatrics* 2005;116:e450-e452.
7. Belhadjali H, Giordano-Labadie F, Rance F, et al: "Lucky Luke" contact dermatitis from diapers: a new allergen? *Contact Dermatitis* 2001;44:248.
8. Scheinfeld N: Diaper dermatitis: a review and brief survey of eruptions of the diaper area. *Am J Clin Dermatol* 2005;6:273-281.
9. Rodriguez-Poblador J, Gonzalez-Castro U, Herranz-Martinez S, et al: Jacquet erosive diaper dermatitis after surgery for Hirschsprung disease. *Pediatr Dermatol* 1998;15:46-47.
10. Silverberg NB, Laude TA: Jacquet diaper dermatitis: a diagnosis of etiology. *Pediatr Dermatol* 1998;15:489.
11. Leventhal JM, Griffin D, Duncan KO, et al: Laxative-induced dermatitis of the buttocks incorrectly suspected to be abusive burns. *Pediatrics* 2001;107:178-179.
12. Omar HA: Management of labial adhesions in prepubertal girls. *J Pediatr Adolesc Gynecol* 2000;13:183-185.
13. McCann J, Wells R, Simon M, et al: Genital findings in prepubertal girls selected for nonabuse: a descriptive study. *Pediatrics* 1990;86:428-439.
14. Berenson AB, Heger AH, Hayes JM, et al: Appearance of the hymen in prepubertal girls. *Pediatrics* 1992;89:387-394.
15. Caglar MK: Serum estradiol levels in infants with and without labial adhesions: the role of estrogen in the etiology and treatment. *J Pediatr Adolesc Gynecol* 2007;24:373-375.
16. Muram D: Treatment of prepubertal girls with labial adhesions. *J Pediatr Adolesc Gynecol* 1999;12:67-70.

17. Myers JB, Sorensen CM, Wisner BP, et al: Betamethasone cream for the treatment of pre-pubertal labial adhesions. *J Pediatr Adolesc Gynecol* 2006;19: 407-411.

18. Stratakis CA, Graham W, DiPalma J, et al: Misdiagnosis of perianal manifestations of Crohn's disease. Two cases and a review of the literature. *Clin Pediatr (Phila)* 1994;33:631-633.

19. Sellman SP, Hupertz VF, Reece RM: Crohn's disease presenting as suspected abuse. *Pediatrics* 1996;97: 272-274.

20. Parks AG, Morson BC, Pegum JS: Crohn's disease with cutaneous involvement. *Proc R Soc Med* 1965;58: 241-242.

21. O'Gorman M, Lake AM: Chronic inflammatory bowel disease in childhood. *Pediatr Rev* 1993;14:475-480.

22. Myhre AK, Berntzen K, Bratlid D: Genital anatomy in non-abused preschool girls. *Acta Paediatr* 2003; 92:1453-1462.

23. Roddy E, Jones AC: Reactive arthritis associated with genital tract group A streptococcal infection. *J Infect* 2002;45:208-209.

24. Andrews WW, Schelonka R, Waites K, et al: Genital tract methicillin-resistant *Staphylococcus aureus*: risk of vertical transmission in pregnant women. *Obstet Gynecol* 2008;111:113-118.

25. Al-Tawfiq JA, Aldaabil RA: Community-acquired MRSA bacteremic necrotizing pneumonia in a patient with scrotal ulceration. *J Infect* 2005;51:e241-e243.

26. Smith YR, Berman DR, Quint EH: Premenarchal vaginal discharge: findings of procedures to rule out foreign bodies. *J Pediatr Adolesc Gynecol* 2002;15: 227-230.

27. Paradise JE, Willis ED: Probability of vaginal foreign body in girls with genital complaints. *Am J Dis Child* 1985;139:472-476.

28. Stricker T, Navratil F, Sennhauser FH: Vaginal foreign bodies. *J Paediatr Child Health* 2004;40:205-207.

29. Striegel AM, Myers JB, Sorensen MD, et al: Vaginal discharge and bleeding in girls younger than 6 years. *J Urol* 2006;176:2632-2635.

30. Soreide K: Surgical management of nonrenal genitourinary manifestations in children with Henoch-Schönlein purpura. *J Pediatr Surg* 2005;40:1243-1247.

31. Hara Y, Tajiri T, Matsuura K, et al: Acute scrotum caused by Henoch-Schönlein purpura. *Int J Urol* 2004;11:578-580.

32. Levin AV, Selbst SM: Vulvar hemangioma simulating child abuse. *Clin Pediatr (Phila)* 1988;27:213-215.

33. Swanson DL: Genital lymphangioma with recurrent cellulitis in men. *Int J Dermatol* 2006;45:800-804.

34. La Vecchia C, Draper GJ, Franceschi S: Childhood nonovarian female genital tract cancers in Britain, 1962-1978. Descriptive epidemiology and long-term survival. *Cancer* 1984;54:188-192.

35. Rescorla F, Billmire D, Vinocur C, et al: The effect of neoadjuvant chemotherapy and surgery in children with malignant germ cell tumors of the genital region: a pediatric intergroup trial. *J Pediatr Surg* 2003;38:910-912.

36. Dawson PM, Griffith K, Boeke KM: Combined medical and psychological treatment of hospitalized children with encopresis. *Child Psychiatry Hum Dev* 1990;20:181-190.

37. Boon F: Encopresis and sexual assault. *J Am Acad Child Adolesc Psychiatry* 1991;30:509-510.

38. Morrow J, Yeager CA, Lewis DO: Encopresis and sexual abuse in a sample of boys in residential treatment. *Child Abuse Negl* 1997;21:11-18.

39. Mellon MW, Whiteside SP, Friedrich WN: The relevance of fecal soiling as an indicator of child sexual abuse: a preliminary analysis. *J Dev Behav Pediatr* 2006;27:25-32.

40. Berenson AB: Normal anogenital anatomy. *Child Abuse Negl* 1998;22:589-596.

41. Agnarsson U, Warde C, McCarthy G, et al: Perianal appearances associated with constipation. *Arch Dis Child* 1990;65:1231-1234.

42. McCann J, Voris J, Simon M, et al: Perianal findings in prepubertal children selected for nonabuse: a descriptive study. *Child Abuse Negl* 1989;13:179-193.

43. Sialakas C, Vottler TP, Andersen JM: Rectal prolapse in pediatrics. *Clin Pediatr (Phila)* 1999;39:63-72.

44. Klein MD, Thomas RP: Surgical conditions of the anus, rectum and colon. *In*: Kliegman RH, Behrman RE, Jenson HB, et al *(eds)*: *Nelson's Textbook of Pediatrics,* ed 18, Saunders Elsevier, Philadelphia, 2007, pp 1635-1641.

45. Jerkins GR, Verheeck K, Noe HN: Treatment of girls with urethral prolapse. *J Urol* 1984;132:732-733.

46. Venable DD, Markland C: Urethral prolapse in girls. *South Med J* 1982;75:951-953.

47. Richardson DA, Hajj SN, Herbst AL: Medical treatment of urethral prolapse in children. *Obstet Gynecol* 1982;59:69-74.

48. Valerie E, Gilchrist BF, Frischer J, et al: Diagnosis and treatment of urethral prolapse in children. *Urology* 1999;54:1082-1084.

49. Lowe FC, Hill GS, Jeffs RD, et al: Prolapse in children: insights into etiology and management. *J Urol* 1986;135:100-103.

50. Redman JF: Conservative management of urethral prolapse in female children. *Urology* 1982;19:505-506.

51. Rudin JE, Geldt VG, Alecseev EB: Prolapse of urethral mucosa in white female children: experience with 58 cases. *J Pediatr Surg* 1997;32:423-425.

52. Kisanga RE, Aboud MM: Urethral mucosa prolapse in young girls. *Cent Afr J Med* 1996;42:31-33.

53. Johnson CF: Prolapse of the urethra: confusion of clinical and anatomic characteristics with sexual abuse. *Pediatrics* 1991;87:722-725.

54. Shokeir AA, Nijman RJM: Ureterocele: an ongoing challenge in infancy and childhood. *BJU Int* 2002; 90:777-783.

55. Pike SC, Cain MP, Rink RC: Ureterocele prolapse-rare presentation in an adolescent girl. *Urology* 2001;57:554.

56. Smith YR, Haefner HK: Vulvar lichen sclerosus: pathophysiology and treatment. *Am J Clin Dermatol* 2004;5:105-125.

57. Warrington SA, de San Lazaro C: Lichen sclerosus et atrophicus and sexual abuse. *Arch Dis Child* 1996; 75:512-516.

58. Pugliese JM, Morey AF, Peterson AC: Lichen sclerosus: review of the literature and current recommen-

dations for management. *J Urol* 2007;178:2268-2276.

59. Funaro D: Lichen sclerosus: a review and practical approach. *Dermatol Ther* 2004;17:28-37.

60. Cooper SM, Gao XH, Powell JJ, et al: Does treatment of vulvar lichen sclerosus influence its prognosis? *Arch Dermatol* 2004;140:702-706.

61. Powell J, Wojnarowska F: Childhood vulvar lichen sclerosus. The course after puberty. *J Reprod Med* 2002;47:706-709.

62. Clark JA, Muller SA: Lichen sclerosus et atrophicus in children. A report of 24 cases. *Arch Dermatol* 1967;95:476-482.

63. Ridley CM: Genital lichen sclerosus (lichen sclerosus et atrophicus) in childhood and adolescence. *J R Soc Med* 1993;86:69-75.

64. Poindexter G, Morrell DS: Anogenital pruritus: lichen sclerosus in children. *Pediatr Ann* 2007;36:785-791.

65. Cario G, House M, Paradinas F: Squamous cell carcinoma of the vulva in association with mixed vulvar dystrophy in an 18-year-old girl. Case report. *Br J Obstet Gynaecol* 1984;91:87-90.

66. Garzon MC, Paller AS: Ultrapotent topical corticosteroid treatment of childhood genital lichen sclerosus. *Arch Dermatol* 1999;135:525-528.

67. Wallace HJ: Lichen sclerosus et atrophicus. *Trans St Johns Hosp Dermatol Soc* 1971;57:9-30.

68. Meffert JJ, Davis BM, Grimwood RE: Lichen sclerosus. *J Am Acad Dermatol* 1995;32:393-416.

69. Helm KF, Gibson LE, Muller SA: Lichen sclerosus et atrophicus in children and young adults. *Pediatr Dermatol* 1991;8:97-101.

70. Gupta R, Warren T, Wald A: Genital herpes. *Lancet* 2008;370:2127-2137.

71. Rogers RS 3rd: Pseudo-Behçet's disease. *Dermatol Clin* 2003;21:49-61.

72. Deitch HR, Huppert J, Adams Hillard PJ: Unusual vulvar ulcerations in young adolescent females. *J Pediatr Adolesc Gynecol* 2004;17:13-16.

73. Huppert JS, Gerber MA, Deitch HR, et al: Vulvar ulcers in young females: a manifestation of aphthosis. *J Pediatr Adolesc Gynecol* 2006;19:195-204.

74. Sakane T, Takeno M, Suzuki N, et al: Behçet's disease. *N Engl J Med* 1999;341:1284-1291.

75. Haidopoulos D, Rodolakis A, Stefanidis K, et al: Behçet's disease: part of the differential diagnosis of the ulcerative vulva. *Clin Exp Obstet Gynecol* 2002;29:219-221.

76. Criteria for diagnosis of Behçet's disease. International study group for Behçet's disease. *Lancet* 1990;335:1078-1080.

77. McCarty MA, Garton RA, Jorizzo JL: Complex aphthosis and Behçet's disease. *Dermatol Clin* 2003;21:41-48.

78. Letsinger JA, McCarty MA, Jorizzo JL: Complex aphthosis: a large case series with evaluation algorithm and therapeutic ladder from topicals to thalidomide. *J Am Acad Dermatol* 2005;52:500-508.

79. Greaney H, Ryan J: Straddle injuries–is current practice safe? *Eur J Emerg Med* 1998;5:421-442.

80. Dowd MD, Fitzmaurice L, Knapp JF, et al: The interpretation of urogenital findings in children with straddle injuries. *J Pediatr Surg* 1994;29:7-10.

81. Lynch JM, Gardner MJ, Albanese CT: Blunt urogenital trauma in prepubescent female patients: more than meets the eye! *Pediatr Emerg Care* 1995;11:372-375.

82. Hostetler B, Muram D, Jones C: Sharp penetrating injuries to the hymen. *Adolesc Pediatr Gynecol* 1994;7:94-96.

83. Herrmann B, Crawford J: Genital injuries in prepubertal girls from inline skating accidents. *Pediatrics* 2002;110:e16.

84. Jona JZ: Accidental anorectal impalement in children. *Pediatr Emerg Care* 1997;13:40-43.

85. Kadish HA, Schunk JE, Britton H: Pediatric male rectal and genital trauma: accidental and nonaccidental injuries. *Pediatr Emerg Care* 1998;14:95-98.

86. Pokorny SF, Pokorny WJ, Kramer W: Acute genital injury in the prepubertal girl. *Am J Obstet Gynecol* 1992;166:1461-1466.

87. Bond GR, Dowd MD, Landsman I, et al: Unintentional perineal injury in prepubescent girls: a multicenter, prospective report of 56 girls. *Pediatrics* 1995;95:628-631.

88. Boos SC: Accidental hymenal injury mimicking sexual trauma. *Pediatrics* 1999;103:1287-1290.

89. Boos SC, Rosas AJ, Boyle C, et al: Anogenital injuries in child pedestrians run over by low-speed motor vehicles: four cases with findings that mimic child sexual abuse. *Pediatrics* 2003;112:e77-e84.

90. Pokorny S, Merrit D: Tips for clinicians: evaluating and managing acute genital trauma in premenarchal girls. *J Pediatr Adolesc Gynecol* 1999;12:237-238.

91. Pokorny SF: Genital trauma. *Clin Obstet Gynecol* 1997;40:219-225.

13

法医学的証拠採取キット（レイプキット）

James Anderst, MB, MSCI

はじめに

医療者が性虐待被害児を診察する際には，2つの義務を果たす必要がある。1つは被害児の治療を行うこと，そしてもう1つは事例の司法プロセスを支援するための法医学的証拠採取を行うことである。強姦被害を受けた子どもから法医学的証拠採取を行うことで，性的接触があったことの明確な証拠を示すことが可能となりうる。証拠検体の取り扱いの方針や手順は各司法管轄区により異なるため，医師は性虐待被害児の対応を行う際に，各地域の証拠の収集・処理・保存方法，ならびにその一連の保全方法（chain of custody：証拠能力を維持するための，一連の検体の取り扱い方法）に関しての，地域の科学捜査部署の手順を順守する必要がある。

収集しうる法医学的証拠としては，精子・精液・血液・毛髪・唾液・DNAを採取しうるその他の証拠物，等が挙げられる（第14章参照）。これらの証拠収集は，身体所見・薬毒物検査・被害者の被害開示内容とあわせて評価することで，治療と法的プロセスを最適化することにつながる。法医学的証拠を入手しうる割合は，被害者が思春期であるか前思春期であるのかによっても異なる。このような年齢による違いは，証拠収集手順に反映されるべきものであり，また各患者の具体的なニーズに基づいて，診察法や証拠収集法の修正を行う必要がある。

法医学的証拠の収集

同意

性暴力被害の評価を行う際には，同意に関して2つの手順がある。1つは医学的診断と治療に対する同意で，もう1つは法医学的診察と証拠収集に対する同意である。医療者が性暴力被害者を診察し，法医学的証拠を集める際には，事前に書面や口頭による同意を得ておかなければならない。また診察に際して行なわれることのすべてに関し，明確かつ理解できる形で十分な説明を行う必要がある。患者が診察のすべて，あるいはその一部を拒否することができることを伝える必要もある。また合わせて拒否した場合に，今後の治療や司法プロセスに及ぼす影響を含め，生じうるリスクを十分に説明する必要がある。具体的には，写真撮影・薬毒物スクリーニング・医学的診察・法医学的証拠採取のそれぞれの段階で，説明と同意が必要となる[1]。

医師は，同意を得る際には，いかなる強制的な言動も行ってはならない。もし子どもが診察に耐えられないような場合には，診察と証拠採取の必要性につき再検討を行うことが求められる。医学的あるいは法医学的理由から，これらの診察や証拠採取が不可欠と思われる場合は，子どもを鎮静することも考慮される。医学的評価と治療に対する同意についての方針は，一般的には対応する医療施設の基準に準拠すること

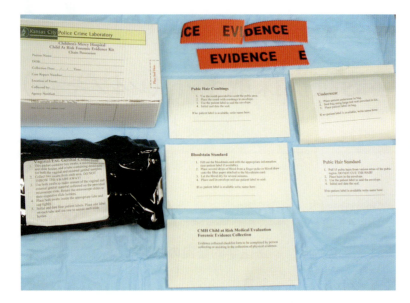

写真13-1　法医学的証拠キット（レイプキット）の一例

となるであろう。このような施設基準に準拠して同意を得る必要がある事項として，一般的な医学診察・妊娠検査および緊急避妊治療・性感染症（STI）／HIV検査および感染予防の治療，ならびに得られた医療情報の開示について，等が挙げられる。

通常，同意は親と子の両方から得る必要がある。同意に関する要件は，各司法管轄区によってそれぞれ異なっている。例えば一部の地域では，未成年者によるSTI検査に関しては同意を要するが，法医学的証拠採取に関しては同意不要と規定している。「診察と証拠収取の際に子どもからも同意を得ること」と法的に明記している州もあれば，「未成年者の虐待の評価を行う際に，医師は親の同意を得る必要性はない」と法的に明記している州もある。

証拠の収集およびその取り扱い

通常，地域の警察署と法医学研究所が共同で標準的プロトコルを定めているため，どのように証拠を収集したかや，収集した検体をどのように受け渡し証拠保全を行ったか（chain of custody）について，医療関係者は法廷のたびに証言を行う必要はない。標準的なプロトコルを規定しておくことで，証拠保全のプロセスで誤りが生じる可能性を排除することが可能となる。

被害児の診察を始める前に，機器や容器やその他必要なものを全て検査室にそろえておき，可能であれば子どもが入ってくるまで，それらにカバーをかけておく。準備しておくものは以下の通りである[1]。

1. 各司法管轄区で定められた，最新の法医学的証拠収集プロトコルのコピー
2. 産婦人科的診察用のベッドを備えた，個室の診察室
3. 着替えや診察の最中に，子どもの気を紛らわすために有用な「安心させるもの」
4. 性暴力被害者向け法医学的証拠収集キット（レイプキット）（写真13-1）と，その関連備品
5. 証拠物を乾燥させる手段や物品
6. カメラ，定規，およびその他の法医学的写真撮影のための備品
7. 検査と治療を行うための備品
8. 利用可能な場合には，ウッド灯などの適切

な代替光源
9. 詳細な写真証拠資料収集のための，撮影機能のついたコルポスコープ，あるいはその代替となる撮影手段
10. 性暴力被害者診察方法について概説した資料，カウンセリングのリソース（受けられる施設）を記した資料，性感染症（STI）やその他の医学的・法的情報を記した資料

　診察する医師はその過程を通じ，証拠物にコンタミネーション（法的価値を減損させるDNAの混入，など）を起こさないように，常に手袋を着用しておく必要がある。湿気があると証拠にカビが生えたり細菌が付着したりするので，証拠物はビニール袋ではなく紙袋に入れておく必要がある。収集した証拠を封筒に封緘する（封を閉じる）際には，コンタミネーション防止のために舌でなめてはならず，湿らせたガーゼを用いる。集めたスワブやその他の証拠は全て，清潔な環境下で，コンタミネーションが生じないような方法で，完全に空気乾燥させる。乾燥させるための箱を用意しておくと，この過程が容易になる[1]。またタンポンやコンドーム，濡れた服，おむつ等の乾きにくい標本の処理に関するプロトコルを定めておく必要がある。集めた検体には，子どもの氏名，収集日時，採取部位，証拠収集を行った担当者の氏名を書いたラベルを貼っておく。証拠を収集し，包装し，ラベルを付けたら，鍵のかかった指定の戸棚，冷凍庫，冷蔵庫等で保管する。乾燥させることが適切でない証拠や，採血検体血液は，冷蔵庫で保管する。尿検体は冷凍あるいは冷蔵保存する。DNAが含まれていると思われる生物学的証拠物は，できるだけ低い温度で保存すべきだとされていた[2]が，米国標準技術研究所（NIST：the National Institute of Standards and Technology）の暫定的情報によれば，DNA標本は冷蔵保存する必要性は特にない[3]。

保存証拠物の適正管理と受け渡し（Chain of Custody）

　法医学的証拠の警察への受け渡しは，「保存証拠物の適正管理と受け渡し（COC：Chain of Custody）」プロトコルに従って行わなければならない。医療者は診察中に証拠を確実に採取し，乾燥させ，封緘するまで，確実な保管体制を敷いていなければならない。証拠を病院から警察や科学捜査部署に引き渡す際には，全ての過程を書面で記録に残さなければならない。医療者は，医学的な診断・治療のために収集した検体と，法医学的目的で集めた証拠とは，別々に管理するように注意を払わなければならない。性感染症（STI）検査検体等の医学的試料に関しては，必ずしもCOCの手順に従う必要はない。

証拠収集のタイミング

　以前は，多くの司法管轄区で，被害から72時間以上経過していれば，レイプキットを使用した法医学的証拠の収集の必要はないとされていた。ただし72時間以降であっても，有益な証拠の回収は可能であったとの研究報告が複数なされたことにより，多くの司法管轄区で法的証拠を集めるべきとされる時間枠は延長されることとなった[4-6]。医師は，奨励されている時間枠を過ぎても，事例によっては法医学的証拠を採取しうる可能性がある，ということに十分留意する必要がある。

レイプキット

　性暴力被害者向け法医学的証拠採取キット（レイプキット）（写真13-1）の中身に関しては，以下の最小限度の内容を含めるように，ガイドラインで定められている[1]。

1. キット内の証拠収納袋／容器に貼付する，採取した際の情報の明確化と，COC（保存証拠物の適正管理と受け渡し）の明確化の

ためのラベル

2. 医師が証拠を集め，COCを維持する際の指針となる，指示シートやチェックリスト

3. 証拠収集や分析を適切に行うための，ガイドライン

4. 証拠収集・保存のための各種の証拠収納袋／容器

　証拠は後で足りなくなるよりも，多すぎるくらいの方が良く，医師は，証拠の必要性の有無につき判断できない場合でも，プロトコルに沿って証拠を収集しておく必要がある。

着衣

　被害者から同意が得られ，証拠収集に必要な物品が揃ったら，被害者に2枚の清潔な紙シーツの上で衣服を脱いでもらい。上の紙は，衣服を脱いだ際に被害者の身体から落ちたあらゆる証拠を収集するためのもので，下の紙は，証拠が診察室の床に直接触れて汚染されないように敷くものであり，下の紙は後に廃棄する。被害児が幼く自分で脱衣できない場合，あるいは被害者が意識を消失しているなど，衣服を切って脱がせる必要がある場合，服に存在するしみや破れた部分を切らないように慎重に行う必要がある。衣服の破れ目や切れ目は，身体を使って争ったことの証拠所見となりうるものである。衣服はそれぞれ別々にして，1つ1つ別の紙袋に入れる。証拠収集に用いた紙シーツも別々の紙袋に入れる必要がある。これらの袋には全てラベルを付け，封緘して署名を行う。虐待を受けた時とは違う服を子どもが着ていた場合，医師は虐待の際に着ていた服の所在を尋ね，生物学的証拠が劣化する前にその服を回収できるように，速やかに捜査員に連絡を行わなければならない。子どもが既に着替えている場合であっても，子どもの身体に残っていた分泌物がその服に着いている可能性があるため，診察時に来ていた服を回収する必要がある。衣服を収集した場所で

完全に乾かすことができない証拠（濡れた服やタンポン等）は，漏れ防止の容器に入れ，受け渡しの間に他の証拠と接触しないようにする[1]。

スワブ検体

　被害者の開示した内容にかかわらず，全例に口腔・体表面・膣・会陰・肛門のスワブ検体を収集することを求めているプロトコルも存在している。全例に実施を推奨する根拠は，被害を受けた際の記憶を被害者が完全には思いだせないことは稀ではなく，被害者の開示内容をスワブ検体を採取する根拠とし難い点にある[7]。どこまで検査・収集をすれば証拠を完全に収集したといえるのかは，慎重に検討する必要がある。例えば，様々な研究や症例報告で，肛門への挿入被害の開示はなかったものの，肛門管内に精子が確認された事例が報告されている[8]。これらの事例の多くで，膣内にも精子が確認されたとのことであるが，この結果は「膣内射精を受けた後の，肛門管内への精子の混入（コンタミネーション）」と解釈されている。一方で多くの被害者，特に子どもでは，検査を不快に感じたり不安と感じたりするために，証拠採取を行う際には精神的苦痛を最小限にする方法で施行しなくてはならない。前思春期の女児の場合，膣や処女膜にはっきりとした外傷所見が確認されない場合には，膣内スワブ検体採取は，通常は不要である。このような子どもの場合，法医学的証拠が採取できる場合には，膣内ではなく，膣前庭や会陰部から採取される場合が多い。証拠が得られる可能性が高い部位から選択的に証拠採取すべきであることを推奨するため，近年の米国内のプロトコールでは「証拠検体採取は，被害者の開示に基づいて，被害を受けたと思われる開口部やその周辺のみから採取するべきである」と記載されている[1]。

　法医学的証拠をスワブ採取する際には，少なくとも採取部位からは2本以上の採取を行う必要があり，1つは司法プロセスのために，もう1

つは司法プロセスとは別に各種分析を行うために採取する[2]。各スワブは，滅菌された生理食塩水で軽く湿らせる。スワブを用いる際には，綿性かダクロン繊維性のスワブを用いることが奨励される[9]。身体のどの部位から証拠収取された検体であるのかを明確にすることは，調査・捜査の上で最重要な情報であり，医師は採取したスワブがコンタミネーションを起こさない（例えば直腸から採取したスワブ検体に，膣内容物がつく）ように，細心の注意を払う必要がある。

通常は最初に口腔のスワブ検体を採取するが，検体採取後であれば被害者は口をすすいでも構わない。口腔スワブの採取の際には，頬粘膜・歯肉・歯間・舌下部を含めて採取する必要がある。プロトコールによっては，デンタルフロスを使用して歯間からの証拠採取を義務付けているものもある。また被害者の全身を診察し，毛髪・分泌物・血液・その他の液体による染み・草や泥や繊維等の異物の有無につき，検索を行う。ウッド灯などの代替光源を用いることで，染みの存在の有無を識別しやすくなる。続けて，被害者の開示に基づいて，証拠が回収しうる可能性が高い全ての部位から，スワブによる法医学的検体採取を行う。被害者からの開示が得られなかった場合や，曖昧な開示にとどまった場合には，頸部，外性器，胸部といった，一般に証拠が回収しうる可能性が高い部位からのスワブ採取を行う。前思春期の女児から膣スワブ検体の採取が必要と判断される場合には，スワブを処女膜開口部に置いて何度か回転させるという方法で採取する。前思春期児にとって，処女膜にスワブが接触することは不快で苦痛であるあるため，処女膜にスワブが接触しないように細心の注意を払う。膣洗浄を行うことで，加害者由来の分泌物が回収できることもある。膣洗浄を行う際には，膣内に滅菌された生理食塩水を2〜3mlほどスポイトを使って流し入れる。次に，膣内の生理食塩水をスポイトで吸い取り，無菌のガラス管に採取する。スワブ採取の際に，

同時にウェットマウントスライドを作成する。ウェットマウントスライドの作成は，スライドグラスに生理食塩水を1滴たらし，そこに検体採取したスワブをつけて擦り，カバーグラスをかけるという方法で行う。このウェットマウントスライドは，顕微鏡で観察を行った後，包装しラベルを付け，他の全ての証拠と一緒に科学捜査部署に提出する。

思春期以降の性的にアクティブな子どもで，同意が得られた場合，クスコ鏡を用いた診察が可能であるが，その場合には膣円蓋と頸管口からもスワブ検体採取を行う。避妊具やティッシュなどが確認された場合，全て収集し証拠として提出する。直腸からスワブ検体を採取する場合には，直腸内にスワブを1インチ（約2.5cm）程挿入し，回転させて採取する。外性器表面からスワブ検体を採取する際には，軽く湿らせたスワブを2本使用して採取する。

加害容疑者と被害児のDNAを鑑別するために，被害児の血液・頬部スワブ検体・唾液の採取も行う。被害児の頬スワブや唾液のサンプルは，DNA採取の際の侵襲が最小限の方法であるが，加害者のDNAで汚染されている可能性があり，口－性器接触被害が疑われる事例の場合，血液サンプルを使って被害者のDNAタイピングを確認する必要がある。医学的評価目的の採血が実施されていない場合，乾燥血液サンプルの採取を検討する。乾燥血液サンプル採取は，被害者の指先をベタジン（イソジン）で清拭し，滅菌済みのランセットで穿刺した後，血液を採血カード（ろ紙）の上に垂らし，乾かした後に封緘する。被害児が男児であれば，陰茎に大便や膣分泌物や唾液が付着していた場合，性暴力被害・性虐待の証拠となる。陰茎と亀頭から，少なくとも2本のスワブ検体を採取する。

上述した以外の被害児の身体部位から，精液や唾液や血液が見つかる場合もある。これらの証拠物質が乾燥している場合には，滅菌生理食塩水で湿らせたスワブで拭い取るか，乾燥した

分泌物の薄片を殺菌器具で擦って，採取する。付着分泌物が湿っている場合には，乾いたままのスワブで採取すればよい。乾いた分泌物が，被害者の頭髪や顔ひげや陰毛にこびり付いている場合，毛髪ごと切り取り，証拠回収用の封筒に入れ，封緘する。

精液・精子：虐待被害後の精液・精子の存在を評価する際には，様々な要因を考慮する必要がある。走る，歩く，排便する，排尿する，唾を吐く，歯を磨く，といった被害者の行動は，身体に存在する精子の寿命を短くすると考えられている。また，加害者が無精子症や勃起不能症の場合や，精管切除術を受けていた場合には，精子の回収は不可能である。診察時に，採取した体液の顕微鏡検査を行った際に，運動性の精子や非運動性の精子が確認されることもある。運動性の精子は，ウェットマウントのスライドを作成することで，同定することが可能となる。非運動性の精子は，グラム染色，パパニコロー染色，ニュークリア・ファスト・レッド・インディゴカルミン（PIC/NF）染色（「クリスマスツリー」染色）によって，確認可能である。

以前の研究報告には膣・口腔・直腸に残存している精子やその他の法医学的証拠が，被害後どのくらい体内から採取されうるかのおよその時間が記載されているものもあるが[10]，運動性の精子であれ非運動性の精子であれ，そのような時間枠からさらに長時間経過した後であっても，回収されうることが判明している。運動性精子の場合，通常は挿入被害後数時間以上経てしまった場合には回収しえないことが多いが[5]，子宮頸部では最大で7日間[11]，膣内からは24時間経た後でも回収されうるとの研究報告もある[1]。ボランティアのカップルを対照として検査した研究報告では，射精から3時間後に，運動性の精子が回収された女性は50%に過ぎないと報告されている[5]。一方，非運動性の精子は，射精から72時間以上経てからも，50%近くの女性で膣内より採取した検体から見つかっており[5]，最大で射精後17日後に検出された事例も報告されている[6]。なお膣スメアから精子が検出される割合は，膣洗浄をした場合には低下してしまうことが判明している[4]。

精子が直腸内に留まる期間は，さらに短い。挿入被害から6時間以上経って，肛門スワブで精子が確認されることは稀である[12]。被害から数時間たってしまった場合，精子が口腔内から発見されることは稀であるが[8]，被害から13時間以内であれば口腔内から精子が確認されうると記載されている文献もある[13]。性虐待被害から28～31時間後に，口腔内から精子が確認されたという症例報告も存在している[14]。口腔内に残っている全ての精子を検出するためには，唾液検体（患者に唾を吐かせて回収したサンプル）とスワブ検体[14]の両方の採取がおそらく必要である。

咬傷（bite mark）

性暴力の被害者の皮膚に，咬傷（bite mark）が認められる場合がある。咬傷からは，法医学的に極めて重要となる証拠が採取できることが多い（咬傷の証拠保存と所見の解釈に関しては，第60章を参照）。

毛髪

被害者の身体に付着していた体毛は，全て法医学的分析のために収集する必要がある。虐待中に直接接触したり，服が擦れあったり，揉み合ったり，無理やり引き抜くなどにより，加害者の毛髪が被害者に付着している可能性は十分にある。被害者と虐待加害容疑者の毛髪と，このような毛髪（特に頭髪と陰毛）検体を比較することで，誰の毛髪であるかを特定することが可能である。毛髪の採取は，一枚の紙を広げ，その上で被害者の毛髪をくしでとかし，落ちてきた髪や線維をこの紙の上に集める形で行う。収集が終わったら，収集物はくしとともにこの紙に包み，封筒に入れ封緘し，ラベルを貼付する。

陰毛でも同じことを行う。被害児がこの手順を自分で行える場合には，恥じらいから自分でやりたがることが多い。くしでとく形で毛髪を回収する方法は，被害児に苦痛を与え難いが，引き抜いて毛髪を回収した場合には，髪には毛根が含まれている場合が多く，コントロールとしての被害児のDNA分析を行う際に有用となる。多くの司法管轄区では，被害者の毛髪サンプルの収集を義務付けていないが，犯罪現場で見つかった証拠次第では，後に毛髪サンプルの回収が必要になることもある。家族や被害児には，捜査が全て終わるまでは，美容院などに行って髪の手入れをしないように伝えておく必要がある。通常のプロトコルでは，頭皮の複数の部位（側面，上部，前部，後部）から計100本の毛髪サンプルを回収するべきとしている場合が多い。

爪

被害者が，加害者の身体や衣服を引っかいたと説明した場合や，被害者の手指の爪間に何かが入り込んでいることが確認された場合，各々の手指の爪間を固いリムーバーか，滅菌水で軽く湿らせたスワブで拭い取る。爪間から証拠採取を行う際には，右手と左手とで別々の紙の上で採取を行う。採取後にはやはり左右別々に，爪を拭うのに使用した用具と共に，この紙ごと封筒に入れ，封緘する。

トルイジン染料

既存のレイプキットの使用に関するプロトコルには，白色光の下でコルポスコープを用いた診察を行っても確認し難い，軽度の組織損傷を見つけるために，会陰や背側陰唇小帯にトルイジン染料を吹き付けて診察を行う，としているものもあった [2, 15]。しかし，このような部位の軽度の組織損傷というのは，非特異的な外傷所見であり，組織脆弱性や感染等，その他の理由で生じた可能性があり，性虐待被害の証拠所見とはならない。トルイジン染料は診断のための

ツールではなく，軽度の上皮損傷を目立たせるために用いるものに過ぎないが，このような損傷が確認された場合には，しっかりと写真撮影を行っておく必要がある。

代替光源

ウッド灯は約320～400ナノメートルの波長の紫外線を発し，ウッド灯を使った場合には様々な物質の蛍光発光が確認できる。綿性の衣服に付着した精液は，ウッド灯の波長範囲外の波長で蛍光を発することが明らかにされており，ウッド灯を使っても蛍光発光しない [16]。このような場合に精液を蛍光で照らし出すためには，ウッド灯よりもBluemaxx 500（Sirchie Finger Print Laboratories, Inc., Youngsville, N.C）を用いるほうが良い。オレンジ色のバリアフィルターを加えた状態でBluemaxx 500を使うことで，綿繊物に付着した精液を識別する感度は100％になり，この蛍光性は精液付着後16カ月以上の間持続する [17]。ただBluemaxx 500を用いると，他の物質（ハンドクリーム，カスティール石鹸，バシトラシン等）も蛍光発光することに注意が必要である。

皮膚に付いた精液を蛍光発光により検出することは，さらに困難である。Wawrykら [18] は，目に見えるくらいに精液を発光させるには，光源を皮膚にできるだけ近づける必要がある（3センチ以内）と述べている。実際，乾いた精液は，各種の代替光源やフィルターを使うよりも，裸眼の方が簡単に発見できることが判明している [18]。フィルターとゴーグルが付いた光源であるPoliray（Rofin Forensic, Melbourne, Australia）を用いることで，様々な衣服や皮膚の上の精液を発光させることができたとの研究報告もあるが [19]，皮膚に付着した精液を検出する場合，裸眼以上の有効性はない [18]。

以上のことから，ウッド灯は線維や皮膚に付着し精液の検出には，あまり有用性はない。付着後ほどない乾燥精液は，代替光源よりも裸眼

の方が確認しやすいということを理解したうえ
で，代替光源を使用するのであれば，Bluemaxx
500あるいはPoliay等の代替光源を適切なフィ
ルターを付けた状態で，使用するのが良い。

唾液

　加害者から咬まれたり，舐められたり，キス
されたり，吸われた場合には，その場所からは
加害者の唾液を採取でき，DNAを特定しうる。
唾液を採取する際には，「二重スワブ」法により
採取する（第60章「法歯科学」を参照）[20]。

法医学的証拠を回収しうる頻度

　性暴力被害を受けた成人や子どもから法医学
的証拠を採取した結果について検証した研究は，
規模の大きいものも含め，複数存在している。
子どもの性虐待・性暴力被害は，本質的に成人
の性暴力被害とは異なるため，成人で得られた
データを子どもにそのまま適用させることは不
可能である。

　性暴力被害を受けた成人を主たる対象とした，
計1,076名のケースシリーズ研究では，被害者
の48.3%で，腟・直腸・口腔・皮膚スワブのい
ずれかから，精子や精液が証拠として確認され
た，と報告されている[21]。この研究では興味
深いことに，救急診療部の診察時にウェットマ
ウント検体を作成したものの精液が確認しえな
かった事例の45%で，科学捜査部署（crime lab）
での顕微鏡による観察や酸性ホスファターゼ検
査で陽性とされた一方で，救急診療部のウェッ
トマウントで精子が確認された事例の7.5%で，
科学捜査部署の検索では何らの精子・精液の陽
性反応も確認されなかった，とも報告されてい
る[21]。性暴力被害を受けた成人と子ども計418
名を対象としたまた別の研究では，72時間以内
に検査を受けた事例の約30%に精液が確認され
た，と報告されている[22]。その他の研究では，
強姦被害者の25〜37%で腟から採取した検体

から，精子や精液が回収されたと報告されてい
る[23]。皮膚，口腔，肛門から採取した検体から
の精子・精液の回収率は，一般的にずっと低く
1〜12%と報告されている[23]。ただ多くの研究
は，主に成人被害者を対象としたもので，小児
の被害児に特化した研究結果ではない点に注意
が必要である。

　ボランティアのカップルを対象とした性交後
の精子・精液の回収率研究では，実際の被害者
からの回収率よりもずっと高い回収率であった
ことが示されている。Soules[5]は，性交後24
時間までは精子の回収率は100%であったとの
報告を行っている。別の研究によれば，ボラン
ティアによる性交後24時間以内の精子回収率は
64%であったと報告されている[4]。強姦被害事
例に比べて，ボランティアによる性交後の精子
回収率が高い理由としては，行為の性質，およ
び行為後の女性の行動が，同意による性交か否
かで大きく異なるためではないかと推察されて
いる。

　精液や精子の回収率は，挿入被害や被害時の
射精の有無と強い相関があることは種々の研究
からも明らかであるが，性虐待被害児の診察の
際には，このような被害の開示が子どもからな
されていない場合であっても，法医学的証拠採
取を行う必要性があることが多い。ある研究で
は，被害者が「挿入はされず，加害者は射精し
なかった」あるいは「加害者はコンドームを使
用した」と供述した事例でも，複数の患者で精
液が回収されたと報告されている[7]。

子どもに法医学的証拠が見つかる頻度

　性虐待を受けた子どもから，法医学的証拠が
どのくらいの割合で回収しうるかについて検討
した研究報告は数少ない。Christianら[24]は，
性暴力被害後44時間以内に包括的評価を受けた
10歳未満児，計273名につき検証し，約25%の
子どもに法医学的証拠が見つかったと報告して
いる。法医学的証拠が回収された子どもの90%

強が，被害後24時間以内に検査を受けた事例であり，また法医学的証拠の64％は衣服や下着から回収されたものであった。一方で，包括的評価の一部として衣服の分析が行われていた事例は35％に過ぎなかった。24時間以上経過した後で法医学的証拠が確認されたのは，陰毛から精子が回収された1名を除き，全て衣服と下着からであった。被害から13時間以上経った事例で，子どもの身体から採取したスワブ検体から血液が回収しえた事例はなく，また被害から9時間以上経った事例で，子どもの身体から採取したスワブ検体から精液や精子が回収しえた事例もなかった。なおこの研究では，対象とした被害児の23％に性器外傷が確認されていた。性器外傷を認めた事例で，かつ加害者が射精をしたことを子どもが開示していた事例では，法医学的証拠が回収される比率が高かったものの，事前に全く予測できない事例から法医学的証拠が採取されたケースも複数存在していたとのことである[24]。これらの研究結果を受けて，研究者らは「被害から24時間以上経過している場合，幼小児であれば，身体から法医学的証拠を得るためにスワブ検体採取を行う必要はおそらくないが，衣服やリネン類から法医学的証拠が回収される可能性は十分にあり，可能な限りそれらを押収して分析を行う必要がある」と結論づけている。

2006年にPalusciら[25]は，性暴力被害から72時間以内に医学的評価を受けた13歳未満の子ども190名を対象に，精子や精液の回収率につき検討した研究の結果を報告している。190名中の9％で精子や精液が回収しえたが，その内訳は身体スワブ検体からは6.5％，衣服からは12.5％の回収率であった。身体スワブ検体から精子が回収しえた事例は，全例10歳以上の女児で，被害後に入浴をしていなかった事例であった。その他の精液や精子が回収しえた事例は，全て衣服やリネン類などから回収された事例であった。10歳未満の子どもでは全例が身体スワブでは精子や精液は回収不能であったが，衣服から回収

しえた事例も存在していた。法医学的証拠を回収しうる予測因子としては，「被害児の年齢が10歳以上」，「加害容疑者が年長者」，「被害児が，既に思春期発来している」，「性暴力被害の開示内容と一致する身体所見がある」などが挙げられる。逆に，法医学的証拠を回収しえない予測因子は，「加害容疑者が15歳未満」，「被害児が10歳未満」，「被害児が前思春期の段階にある」，「外性器肛門部診察結果に異常所見を認めない」，「証拠収集前に被害者が着替えてしまった」などが挙げられている。

Youngら[26]は，性虐待被害後72時間以内に評価を実施しえた80名の小児例を検討し，精子や精液が確認しえた事例は，80名中16名だったと報告している。これら16名全例が，被害直後か被害後24時間以内に評価を受けた事例であった。被害児が12歳以上の事例は31名いたが，うち13名から精子が確認されていた。一方12歳未満児，49名では精子が確認された事例は3名のみで，3名ともに精子が回収されたのは衣服やリネン類からであった。

これらの研究からは，被害児の年齢が低いほど，性虐待被害後の身体スワブ検体から法医学的証拠が回収される確率が低いということが出来，それゆえに可能な限り衣服やリネン類を押収したうえで分析を行う必要があることが強く示唆される。また法医学的証拠を回収しうる可能性は，いくつかの要因（加害者と被害児の年齢，虐待からの経過時間，個々の事例特有の虐待の性質など）と関連しており，事例ごとに注意深く慎重な評価が必要であるということが出来る。

現時点での医学的証拠の確からしさと，今後の研究の展望

前思春期の女児，とりわけ幼少児ではたとえ被害直後（12-24時間以内）に診察がしえたとしても，身体からのスワブ検体からはほとんど法医学的証拠を回収することはできず，性虐待

第13章　法医学的証拠採取キット（レイプキット）　**181**

行為のあった現場からリネン類や下着やその他の証拠物を回収し法医学的証拠を採取することが，医学的にも妥当であることが示されている。法医学的証拠となる精液の付着などは，肉眼的にも十分確認可能なことが多く，代替光源の利用はコストもかかるため，常用する有用性は限定的であることが示されている。「虐待被害後に被害児が行った排便する・歩く・走る・飲食するなどの行為により，被害者の身体から法医学的証拠検体を回収しうる可能性が著しく減る」という主張を実証するための研究は，実際にはほとんど存在していない。

　今後，新たな技術が開発されていく中で，被害児の身体に残されたDNAを評価する方法に関しての研究が，しっかりと行われていく必要がある。被害児の開示した被害内容・身体的所見・被害後の経過時間に基づいて，被害児の特定身体部位からスワブ検体採取を行うことの有益性を評価する研究が行われることで，多くの被害児が診察時に侵襲的検査を回避することができる可能性がある。さらには，被害児の被害を受けた後の行動が，法医学的証拠の回収率に及ぼす具体的な影響を明らかにする研究を行うことも求められている。

文献

1. U.S. Department of Justice, Office of Violence Against Women: *A National protocol for sexual assault medical forensic examinations* (website): https://www.ncjrs.gov/pdffiles1/nij/206554.pdf. Accessed February 18, 2009.

2. Jenny C: Forensic examination: the role of the physician as "medical detective." *In*: Heger A, Emans SJ, Muram D (eds): *Evaluation of the Sexually Abused Child*, ed 2, Oxford University Press, New York, 2000, pp 79-94.

3. Kline MC, Redman JW: *DNA stability studies*, Chemical Science and Technology Laboratory (website): www.cstl.nist.gov/biotech/strbase/NIJ/DNAstability.htm. Accessed February 16, 2009.

4. Silverman EM, Silverman AG: Persistence of spermatozoa in the lower genital tracts of women. *JAMA* 1978;240:1875-1877.

5. Soules MR, Pollard AA, Brown KM, et al: The forensic laboratory evaluation of evidence in alleged rape. *Am J Obstet Gynecol* 1978;130:142-147.

6. Sharpe N: The significance of spermatozoa in sexual offenses. *Can Med Assoc J* 1963;89:513-514.

7. Hook S, Elliot D, Harbison S: Penetration and ejaculation; forensic aspects of rape. *N Z Med J* 1992;105:87-89.

8. Enos WF, Beyer JC: Spermatozoa in the anal canal and rectum and in the oral cavity of female rape victims. *J Forensic Sci* 1978;23:231-233.

9. Bernard D, Peters M, Makoroff K: The evaluation of suspected pediatric sexual abuse. *Clin Pediatr Emerg Med* 2006;7:161-169.

10. Lavelle J: Forensic evidence collection. *In*: Giardino AP, Alexander R (eds): *Child Maltreatment*, ed 3, GW Medical, St Louis, 2005, pp 853-860.

11. Perloff WH, Steinberger E: In vivo survival of spermatozoa in cervical mucus. *Am J Obstet Gynecol* 1964;88:439-432.

12. Willott GM, Allard JE: Spermatozoa-their persistence after sexual intercourse. *Forensic Sci Int* 1982;19:135-154.

13. Willott GM, Crosse MA: The detection of spermatozoa in the mouth. *J Forensic Sci Soc* 1986;26:125-128.

14. Rogers D: Evidence-based forensic sampling-more questions than answers. *J Clin Forensic Med* 2006;13:162-163.

15. McCauley J, Gorman RL, Guzinski G: Toluidine blue in the detection of perineal laceration in pediatric and adolescent sexual abuse victims. *Pediatrics* 1986;78:1039-1043.

16. Santucci KA, Nelson DG, McQuillen KK, et al: Wood's lamp utility in the identification of semen. *Pediatrics* 1999;104:1342-1344.

17. Nelson DG, Santucci KA: An alternate light source to detect semen. *Acad Emerg Med* 2002;9:1045-1048.

18. Wawryk J, Odell M: Fluorescent identification of biological and other stains on skin by the use of alternative light sources. *J Clin Forensic Med* 2005;12:296-301.

19. Lincoln CA, McBride PM, Turbett GR, et al: The use of alternative light source to detect semen in clinical forensic medical practice. *J Clin Forensic Med* 2006;13:215-218.

20. Sweet D, Lorente M, Lornte J, et al: An improved method to recover saliva from human skin: the double swab technique. *J Forensic Sci* 1997;42:320-322.

21. Riggs N, Houry D, Long G, et al: Analysis of 1076 cases of sexual assault. *Ann Emerg Med* 2000;35:358-362.

22. Grossin C, Bibille I, Lorin de la Grandmaison G, et al: Analysis of 418 cases of sexual assault. *Forensic Sci Int* 2003;28:125-130.

23. Ferris LE, Sandercock J: The sensitivity of forensic tests for rape. *Med Law* 1998;17:333-349.

24. Christian CW, Lavelle JM, DeJong AR, et al: Forensic evidence findings in prepubertal victims of sexual assault. *Pediatrics* 2000;106:100-104.

25. Palusci VJ, Cox EO, Shatz EM, et al: Urgent medical assessment after child sexual abuse. *Child Abuse Negl* 2006;30:367-380.

26. Young KL, Jones JG, Worthington T, et al: Forensic laboratory evidence in sexually abused children and adolescents. *Arch Pediatr Adolesc Med* 2006;160:585-588.

14

性虐待・性暴力被害事例の
法医学的証拠分析に使用する各種検査

Allan R. De Jong, MD

はじめに

　法医学は，法的意思決定を医学的に支援するための，幅広い領域を対象とする医学分野である。現在使用されている，性暴力被害事例における法医学的証拠の評価法というのは，ここ100年の間に確立されたものである。救急診療部や性暴力対応センターで収集される法医学的証拠は，被害者の身体に残された加害者の体液やその他の遺留物の採取が中心となっている。つまり法医学的証拠採取の目的は，加害者を同定することにある。

　地域集団において様々な分布を示し強い多型性を持つ（複数の対立遺伝子を持つ）血清のタンパク質や抗体は，性暴力被害事例で収集した体液の分析に欠かせないものであった。1970年代の半ばには，多型性を持つ複数の血液抗体群に加えて，少数の血清タンパク質を用いて証拠検体の分析が行われるようになり，地域集団の遺伝子多型の分布に基づいて，容疑者と証拠検体とのランダムマッチの尤度（確からしさ）が計算されていた[1]。この計算によって血縁関係のない別々の人物が合致する確率は，極めて低い場合が多いものの，遺伝子マーカーの感度と特異度にはどうしても限界があり[1]，より強力で安定した，かつ信頼性の高い方法が望まれていた。1985年に，犯罪捜査にDNA鑑定が初め

て導入され，法医学的鑑定技術に激変をもたらした。1990年代の終わりまでには，DNA検査は広く使用されるようになっていった[1]。結局のところ，法医学的な身体診察の目標は，有効なDNAプロフィールを得る可能性が最大となるような証拠を被害者，加害容疑者，犯罪現場から集め，血清学的方法や化学的方法やその他の方法を用いて，同定検査を実施することにある[2]。

　本章では，性虐待や性暴力事件における法医学的検査の適用や，物証の役割，証拠としての検査結果の解釈につき論じている。性暴力事件では，転移証拠（transfer evidence）と識別証拠（identification evidence）という2つの法医学的証拠が用いられる。転移証拠は痕跡証拠とも呼称され，加害者や犯罪現場から，被害者の身体や衣服表面に移された異物等を指す。一方，識別証拠とは，加害者の身元確認に使うことのできる生物学的証拠（主として体液）などを指す。

体液の分析

精子や精液

　精子や精液は，前立腺や副精巣に由来する複合体液である。精液は，主として精子より成る細胞分画と，液体成分である精漿で構成されている。射精によって排出された精液は，その10%が精子（2億2千万～3億の精子細胞より成

る），90％が精漿である。細胞分画には，精子だけでなくその他の細胞成分（上皮細胞等）も含まれる。精漿は主として精嚢（65～75％）より成り，精嚢には炭水化物，タンパク質，クエン酸，亜鉛などが含まれている[3]。前立腺酸性フォスファターゼ（PAP：prostatic acid phosphatase），前立腺特異抗原（PSA：prostate specific antigen あるいはp30），および精漿中のセメノゲリンが，精液かどうかの検出スクリーニング検査に活用されている。PSAはセメノゲリンやPAPよりも感度が高いが，特異度はセメノゲリンの方が高いと報告されている[4]。

　精液の検出スクリーニングには代替光源（ALS：Alternate light source）も使用されており，それにより化学的検査に近い感度が得られるものの，通常は他の物質も蛍光発光するため，特異度は低い。ALSは精子の検出のために，サンプルを消費することがないというメリットがある。精液を最大に蛍光発光させる波長は450～490nmの可視青色光である。標準ウッド灯や波長の短い紫外線ランプや通常の白熱電球では，精液は蛍光発光しない。波長450～490nmの光を発する代替電源を選ぶことで，感度と特異度を最大にすることができる[5, 6]。

　法医学分野で，生物学的証拠にDNA技術が適用されることになったのは，血清学的検査で使用される酵素やタンパク質よりも，DNAの安定性が非常に高いという点による。DNAを利用することで，血清学的マーカーよりもずっと少ない量の物質から証拠を抽出し，証拠サンプルと容疑者のDNAの一致を高い特異度持って診断することが可能である[7, 8]。一卵性双生児を除けば，個々人は固有のDNAを有している（平均して3百万塩基対は異なっている）。これはDNAの多型性によるもので，DNAのらせん構造上の同一遺伝子座に，遺伝子マーカーの対立遺伝子が複数生じるためである。この遺伝子多型性は遺伝子の長さや塩基配列に基づくもので，長さに基づく多型性は，非コードDNA領

域の20～30％に見られる反復DNA配列の違いによるものである。反復領域の多くで，ベースとなる反復数が個々人によって異なっており，この違いは「VNTR（variable number tandem repeats）遺伝子座」と呼称されている。DNAの個人識別に用いられる特定の反復領域は，STR（short tandem repeats）遺伝子座と呼ばれている。塩基配列に基づく遺伝子多型とは，ゲノムの特定位置にある，同じくらいの長さのDNA断片での，1つあるいは複数の塩基対の配列が異なっていることを意味する。このような点変異は，「SNP（single nucleotide polymorphisms）遺伝子座」と呼称されている。SNP検査やミトコンドリアDNA検査は，塩基配列を基にした個人識別法の代表例である[9]。

　VNTR遺伝子座の長所は，多数の遺伝子対を用いることで識別能力が高くなる点にあるが，その分析には質の高いDNAを比較的多く必要とし，非常に時間がかかるため，分析法としては限界もある[8]。ただしポリメラーゼ連鎖反応（PCR：polymerase chain reaction）増幅が実用的となり，分解されたごく少量のDNAでさえも，分析に十分な量に増幅できるようになったことで，DNA鑑定の感度が飛躍的に高まった。さらに小規模の変数領域であるSTR遺伝子座は，VNTR遺伝子座よりも数が多く，これを用いることで感度も特異度も高くなった。自動化技術により，多数のSTR遺伝子座の分析を，より効率的かつ迅速に，そして同時に行うことができるようになった。「多重化」とも呼称されるこの様な技術により，国家的なDNAデータベースが開発され，それが犯罪鑑識領域で活用されるようになった。米国の連邦捜査局（FBI）は，統合DNAインデックス・システム（CODIS：the United States' Combined DNA Index System）と呼ばれている，13の特異的な遺伝子座を使った，犯罪現場で見つかった物質から抽出したDNA型と，過去に型決定された人物のDNAとを照合するためのデータベースを作成している。SNP遺

伝子座は非常に数が多いが，通常は対立遺伝子を作るのは2つだけである。したがって，法医学的目的に有用となるような高い識別力を得るためには，比較的多数のSNP遺伝子座の分析を行う必要がある[8]。

ミトコンドリアには，ミトコンドリアDNA（mtDNA）として知られる，小さなDNAゲノムが含まれている。通常mtDNAは母親からのみ受け継がれる。各細胞には核DNAのコピーを1つ持つ核は1つだけしかないが，細胞質には多数のミトコンドリアが存在しており，数千ものmtDNAコピーが含まれている。mtDNAを活用することの法医学分野における利点は，核DNAがない，あるいはほとんど分解してしまっている検体でも，mtDNAを用いての分析が可能だという点にある。ただmtDNAは核DNAと比べて小さく，その中にはゲノムの断片しか含まれていないため，核STR遺伝子座に基づいた個人識別程には特異性はなく[1]，mtDNA配列の識別力は約数百分の1とされている[9]。

Y染色体は，単一コピーとして父から息子にのみ伝えられるもので，すでに一般に認められている何百ものSTR遺伝子座が含まれている。Y遺伝子型分析は，多数の男性のDNAが混ざっている検体を分析するのに特に有益な方法であり，性暴力被害事例において，男性の体液成分が女性のDNAに完全に交じり合ってしまっているような場合や，精液が存在はするが損傷を受けていない精液が残っていない場合などで，特に有効となる[8, 10, 11]。ただY染色体上のゲノム部分は比較的少なく，その分析結果は核DNAのデータベースとは適合しないため，DNAの識別力には限界もある[8, 9]。

DNA分析結果に基づいて，サンプルからのDNAの同一性についての判定は，「不一致」，「不確定」，「一致」のいずれかの形で下される。「不一致」とは2つのDNAサンプルが異なることを意味し，「不確定」とは，分析の結果からは類似しているとも違っているとも確定しえないとい

うことを意味し，「一致」はDNA型が一致し，違いは見出されないということを意味する。ただDNA検査において，犯罪容疑者のDNAと被害児から採取された体液サンプルの一致が確認される確率は50％未満とされている[9]。現在では，DNA型決定の技術の向上により，適切に収集・保存され[12]分析されたDNAデータの信頼性や有用性は疑いの余地のないレベルにまで達している。しかしこの分析によって得られるのは尤度（確からしさ）のみであり，「絶対に確実である」という断定をすることは，科学の範疇を超えている[8, 9]。

血液

血液の存在を確認するスクリーニング検査では，ルミノール，フェノールフタレイン，ロイコマラカイト緑，およびいくつかの専売試薬が用いられるが，それらの薬物とヘモグロビン分子とが，ペルオキシダーゼ様の反応を示すことを基にスクリーニングは行われる。これらの薬物は鉄や銅を含む塩やペルオキシダーゼ酵素を含む特定の野菜や果物と頻繁に交差反応をするため，この検査の特異度は限定的なものである。他の5種類の化学薬品との比較研究で，感度と特異度が最大であったのはルミノールであり，またルミノールは，使用しても検体に含まれているDNAを破壊することはなかった，と報告されている[13]。より新しい方法としては，抗ヒトヘモグロビン抗体を使ってヒト血液を識別する方法がある。この方法は，特異度は非常に高いものの，感度は従来の化学検査法に比べて低いと報告されている[13]。血液は約415nmという極めて吸収帯は狭いものの強い蛍光性を有しており，血液の検出にも代替光源（ALS）を用いることができる。ただALSに比して，ルミノールは血液の検出感度ははるかに高い[14]。性暴力被害者の身体表面や身体開口部，あるいは衣服に確認された血液は，被害者本人の血液の場合が多いが，加害者の血液が付着している場合も

ある。血液中のDNA濃度は精液よりも低いものの，白血球細胞には核があるため比較的良好なDNA証拠を回収することが可能である。

従来の血清を使った個人識別は，「ヒトの精液，唾液，膣排出物，汗といった体液には遺伝子マーカーが含まれており，かつ約80％のヒトからは分泌物からそれを回収可能である」という事実に基づいている。一般人口における，対立遺伝子の各種マーカーの存在頻度はあらかじめ判明しており，ある個人にそれらのマーカーが生じる頻度は，特定の対立遺伝子の組み合わせを用いて解析することが可能である。かつて最も一般的に使われていた遺伝子マーカーとしては，ABO血液型抗原，ルイス血液型抗原，ホスホグルコムターゼ，グリコオクセラーゼIおよびペプチターゼAなどがあり，他の血液型抗原や多型酵素で増補することで，識別力を高めていた[7]。

血清学的な個人識別には感度にも特異度にも著しい限界があったため，DNA検査による個人識別に取って代わられるようになった。ヒトの約20％は "nonsecretors（非分泌者）" であり，血液以外の体液から遺伝子マーカーの回収をすることが出来ない。精液中に存在するタンパク質分解酵素の影響や，細菌・環境による分解の影響で，血液，精液，唾液中の遺伝子マーカーは急速に失われてしまうため，速やかに解析が行うことが出来なかった場合，正しい結果は得られなくなる。精液中の遺伝子マーカーは，陰茎－膣挿入後，通常は6時間以内には膣分泌物中で急速に分解されてしまうが，衣服のシミのような形で乾燥した状態で保存されている場合には，より長時間回収することが可能である[1, 7, 9]。

唾液

ヒトの唾液はその98％が水より成っているが，電解質，粘液，抗菌化合物，αアミラーゼ，リゾチーム，小舌リパーゼ，細胞物質なども含まれている。唾液1ミリリットル中には約8百万

のヒト細胞，および約5億の細菌細胞が存在している。容疑者の唾液検体の法医学的検査を行う際には，通常αアミラーゼの存在を識別するスクリーニング検査を実施する。唾液中のαアミラーゼはデンプン等の複雑な炭水化物を加水分解する酵素である。スクリーニング検査ではこの反応を利用し，試験紙に特徴的な色の変化が生じることで，陽性反応を確認する[15]。

唾液のスクリーニング検査を行う上での問題点として，ヒトの唾液アミラーゼ値は個人差が大きいこと，色の変化から検査結果を解釈することが困難なこと，体液の特定自体が困難であること，血液や精液スクリーニング検査と比較して感度が比較的弱いこと，等が挙げられる[15]。また汗，涙，母乳，尿，血清，大便，精液といった体液中にも，低濃度の唾液型αアミラーゼが存在している。膵臓型αアミラーゼは膣分泌物，尿，血清，糞便，精液にも含まれている。αアミラーゼは自然界に広く存在する酵素で，多くの植物にも含まれており，動物では豚，齧歯動物，象，非ヒト霊長類の唾液中にも存在している[15]。

臨床の現場での唾液スクリーニング検査は，加害者の口が被害児に接触したことを示唆する開示が子どもから得られた場合や，子どもの身体に咬傷が存在する場合に実施されることが多い[14, 16]。波長を変えることができる代替光源を使うことで，精液や唾液を含んだ可能性のあるしみの発見がより容易となる[15]。代替光源による検索は検査室で行うこともでき，衣服の線維に唾液や精液の可能性のある体液が付着しているか否かを，検査室でも改めて確認することが出来る。代替光源を用いてこのような確認を行う利点として，検査サンプルを消費することがなく，回収された体液検体や衣服のサンプルをそのままの状態にしておくことが出来，全てをDNAプロセシングに利用することができる，という点が挙げられる[5, 6]。唾液の蛍光発光は，波長約450nmの可視青色光によって最大となるが，波長415nm未満では検出力が低くなる[15]。

紫外線ランプか波長450nmの代替光源を選ぶことで，最大の感度が得られる。

　唾液スクリーニング検査で陽性を示した場合には，STR分析を用いて，唾液の細胞成分のDNA検査を行うことができる。唾液検査の限界点として，先ほど言及したように唾液の識別感度が低いことに加え，シミから回収できる唾液の濃度が低い点が挙げられる[17]。

物的証拠

　物的証拠には，毛髪，線維，塗料，ポリマー，ガラス，土，植物，化粧品，潤滑剤，その他の化学残留物などのほか，上皮細胞なども含まれる。性暴力事例で分析される主な物的証拠は，毛髪と線維である。ロカールの交換原理に基づくならば，2つの物体が接触するときには常に物質の移転が生じる[9]。移転された証拠物質を分析することで，物体，個人，あるいは場所についての詳細を得ることが可能である。このような移転された物的証拠が犯罪に関連したものであり，加害者の同定に結び付けることが出来るか否かは，そのような物的証拠を適切に発見し，回収し，保存できたか否かに左右される。

　これらの証拠の分析には，様々な器具や視覚化するための技術が利用されている。物的証拠の分析は，まず可視的分光紫外線を用いた顕微鏡法から始め，顕微分光測光法，赤外線分光学法，薄層クロマトグラフィー，液体クロマトグラフィー，質量分析増補顕微鏡法なども適宜利用される[9]。

　事例によっては，被害者の身体から，加害者の頭髪，陰毛，体毛が確認される。頭髪は個人差が大きいが，顔の毛，腋毛，体毛にはあまり個人差はない。頭髪と陰毛に対しては顕微鏡分析がしばしば行われるが，体毛や顔の毛はあまり有用ではないため，実際には分析にはほとんど用いられない[18]。Exlineらは同意による性交を行ったカップルを対象に，陰毛の移転について

の研究を行い，陰毛が1本以上移転した割合は17.3％で，女性への移転率よりも男性への移転率の方が高かった（前者10.9％ vs 後者23.6％），との報告を行っている[19]。ただ実際の性暴力被害事例における陰毛の移転率は，これよりもずっと低いと報告されている[19,20]。Mannの研究によれば，法医学的分析に提出された陰毛のうち，加害者から被害者に移転したと判明したものはわずか4％であったと報告されている[21]。また別の研究では，被害者の下着の検査では，容疑者の毛髪の移転が4％の事例に，陰毛の移転が3％の事例に確認され，上着の検査からは，毛髪の移転が約14％の事例に，陰毛の移転が1〜3％に確認された，と報告されている[20]。

　毛髪分析のためには，被害者の身体に付着している，被害者以外のものである可能性がある毛髪を収集するとともに，容疑者と被害者からも複数の毛髪の提出を受ける必要がある。毛髪は，色，毛根構造，断面形状，色素分布，毛髪径，角質等の特徴に基づいて分類することが可能である。頭髪は，体毛のうち最も個人差が大きいものである。染料，リンス，パーマネントなどの化学製品の使用，ならびに太陽光や風，乾燥といった環境要因に晒されることで，顕微鏡的な外観は著しく変わるものである。動物の毛が移転する場合もあるが，顕微鏡により観察を行うことで，具体的な動物種を特定することが可能である。

　核DNAやmtDNAを用いて毛髪の分析を行った結果と，顕微鏡による毛髪の識別結果とを比較した研究では，顕微鏡検査の偽陽性率は11〜20％という結果であった[20]。顕微鏡により毛髪を観察することは，どの毛髪をDNA分析に回すのが良いかの決定を行う上で有用となる。またこの研究では，顕微鏡による比較に適さないと判断された毛髪の86％が，分析に十分利用可能なmtDNAを有していたとも報告されている[20]。顕微鏡分析による毛髪鑑定は特異度に限界があり，検査室で確認できるのは，加害者の毛髪と

当該の毛髪とが「一致している」「一致していない」「一致しているか，していないかの結論は付けられない」，ということのみである[21]。

　一次移転や二次移転を含め，頭髪が移転するプロセスは複雑であり，多くの環境的・個人的要因に左右される[22]。ヒトの頭髪は1日に約100本抜け，抜けた頭髪は他の誰かに移転しうる。子どもの性虐待事例の多くがそうなのであるが，加害容疑者と被害者が同居していたり，衣服を一緒に洗濯している場合，衣服やその他の何らか物質表面からの二次移転が生じたり，洗濯中に移転が生じるために，物証としての毛髪の価値は限定的なものとなる[23]。抜けた頭髪のほとんどには有核細胞はなく，核DNA分析には適さないが，分析に十分な量のミトコンドリアDNAが含まれている可能性はある[20]。

　線維の移転に関してはかなりの研究がなされていて，個々の衣類が触れ合うたびに，線維の移転や交換が生じることが判明している。また線維の移転は，接触のしかた，接触する衣類や線維の種類，線維の長さといった多くの要因に影響されるとされている。移転した線維はたいていの場合すぐになくなってしまうが，洗濯やドライクリーニング後にも残っている場合がある。線維の水平面から衣服への二次的移転が生じることもある[23]。被害者と加害者が同居している場合を除き，被害者の身体に見つかった線維と，加害者の自宅から採取した線維とを顕微鏡で比較して，一致した場合には被害が発生した場所の確定所見と考えることができる。物的証拠である線維の取り扱いを適切に行うことで，線維分析の価値を最大化することが出来る[24]。顕微鏡分析による線維鑑定は，頭髪と同様に特異度に限界があり，検査室で確認できるのは，やはり当該の繊維と既知の繊維とが「一致している」「一致していない」「一致しているか，していないかの結論は付けられない」ということのみである。

　加害者の皮膚，細胞，血液，唾液，あるいは精液といったDNAを含んだ検体が，被害児の指爪から採取しうる。特に被害を受けた際に，被害者が加害者を引っ掻いていた場合には，そのような可能性が高い。このような指爪からの検体採取は，法医学的証拠採取キット（レイプキット）の各種検体採取プロセスにも含まれており，爪間を擦り取る・爪間をスワブで拭い取る・爪を切るなどの方法で採取される。実際の臨床ケースでは，このような検体からは通常，加害者と被害者の両者のDNAが回収される。実験研究の結果からは，爪を切って採集した検体からはほとんどDNAが採取できず，爪間をそっと擦ったりスワブで拭ったりして採取した検体からの方が，有益な証拠を得られやすい。爪間をぬぐう際には鋭利な器具を使って完全に掻爬するよりも，そっと拭い取った方がよいとされている[25-27]。

　上皮細胞もまた身体接触により移転する可能性があるため，分析に利用できるDNAのリソースの一つである。ヒト−ヒト間やヒトから何かの表面への細胞の1次移転は，細胞数では推定で約20〜1,000個生じるとされている。二次移転も理論上生じうるが，実際には起こる確率は低いとされている[28]。ヒトでは平均して一日400,000個の皮膚細胞が脱落しており，皮膚の有核細胞にはそれぞれ核DNAが約5pg含まれている。マルチプレックスPCR法によるDNA分析では，完全なDNAプロフィールを得ることができ，精製DNA100pg以下で個人識別を行うことが可能である。つまり20細胞あれば十分に各自のDNAプロフィールを得ることができる[28]。ただ上皮細胞の移転は，直接の身体的接触によってのみ生じるわけではない。室内の埃の主成分は上皮細胞であり，埃1グラム当たりDNAが計10μg（1,000万pg）含まれている。DNAは乾燥状態で安定しているため，環境粉塵の移転によって，捜査中の犯罪に関係しない個人のDNAプロフィールが1つ以上作られていることが判明している[29]。そのため性暴力被害事

案においては，爪間の掻爬以外の上皮細胞分析
は，通常は行われていない[27]。

臨床的検討事項

　性虐待や性暴力の被害が疑われる事例の対応
プロトコルでは長年，被害から72時間以内であ
れば，精子，精液，血清学的マーカーの検出の
ために法医学的証拠の収集を行うべきと定めて
いた[25, 30]。ただし，DNA分析の感度が高まり，
成人や思春期の子どもの性的暴行事件の訴訟に
おけるDNA証拠の重要性が高まっていること
から，緊急で法医学的証拠を採取する時間的リ
ミットを被害後96時間から最大168時間まで延
長した司法管轄区もある[25]。肛門への挿入被害
があったことを示唆する子どもからの開示や肛
門損傷所見がない場合に，肛門からの検体採取
を行うことの有用性を明確にしている科学的根
拠はほとんどない。またそのような場合に，被
害の可能性のある時点から24時間以内に検体採
取が行いえた場合の有用性に関するエビデンス
もほとんど存在していない[25]（第13章参照）。
幼小児において証拠検体採取のタイムリミット
を延長することの有用性を示した研究報告も存
在していない[31-33]。また前思春期の子どもや思
春期発来後ほどない子どもにおける，DNA検査
の有用性を示した研究報告もほとんど存在して
いない。年少児の法医学的証拠の陽性率が成人
よりはるかに低い理由としては，暴行の態様の
差異や生理学的な差異によると推察されている。
ただ小児の事例であっても，衣類と下着の収集
は被害後24時間経た後であっても行う必要があ
ることには，疑いの余地はない。
　性暴力被害事例において採取検体の分析が不
可能であったり，解釈が困難な結果しか得られ
ない理由としては，採取した検体から回収しえ
た証拠物質の量が不十分であったり，細菌・酵
素・環境要因の作用によって採取した検体の証
拠物質が劣化していたり，不純物の存在や採取

時の汚染により，採取した検体の証拠物質の純
度が乏しい，などが挙げられる[9]。しかし，採
取検体の分析が不可能な理由として実際に最も
多いのは，DNAの分析に必要な機器や，分析を
行う技師が不足しているため，「公的な検査機関
には最も分析が困難な検体しか送られていない
ためである」，という推察もなされている。分
析された結果が裁判所に証拠採用されるか否か
は，証拠検体の収集プロセスそのものや，証拠
検体の収集とその後の取り扱いの適切性につい
て，書面に記録が明確に残されているかに，著
しく影響される。「検体の収集が不適切に行われ
た」「検体の収集や処理の過程が適切に文書化さ
れていない」「検体の収集から検査室分析終了ま
での検体の受け渡し記録の管理がずさんであっ
た」といったことが，分析結果は明確に出てい
ても，信頼のおけない結果であるとの判断に繋
がる恐れがあるのである。

法的問題

　1985年までは，個人識別における法的な問題
点は，血清学的検査法の特異度が比較的劣るこ
とであった[1, 8]。DNA分析法の導入当時には，
DNAによる個人識別を一般的に認められた科学
的方法として許容できるか否かが問題にされた。
DNAの分析結果が，証拠として法廷で広く受け
入れられるようになるにつれ，課題はその許容
性よりも，DNA分析を行うための生物学的証拠
の収集・保存・処理の信頼性へと変わっていっ
た。DNAによる個人識別は理論的に信頼できる
方法として認められたものとなっており，現在
の主たる法的課題として，第一には，分析に用
いた証拠検体の収集時から分析終了時までに，
結果を無効としてしまうような致命的な間違い
を生じないようにすることが挙げられる[9]。た
だし法医学分野で問題となるのは不適切な技術
や拙い品質管理よりも，「判断」，「道徳規範」，
「態度」であると，複数の研究者から指摘がな

されている[34]。現状で実際に困難なのは，意図的に対審主義的となっている現行の法的枠組みの中で，民間の検査会社や公的な検査会社の公平性と独立性を保つ方法を見つけることにある。この課題を達成するためには，文化を変えていく必要があるであろう。

　第2の法的課題としては，環境からの物的証拠の意義を誤解釈しうるということが挙げられる。DNAを処理する際にコピー数やテンプレートが少なくても，理論的には，1つの細胞から得られた少量のDNAをDNA分析可能な量にまで増幅することは可能である。この様な場合には，得られたDNA分析結果の感度は高いものの，特異度は通常のDNA分析の場合よりも低くなってしまう。PCRの反復サイクルを多くしてしまうと，ヘテロ接合体遺伝子座の1方が増幅したが他方は増幅しなかった場合，偽の対立遺伝子が生じるリスクや，対立遺伝子が脱落するリスクが高くなってしまう。残念ながら，感度が高いということは，犯罪や犯罪現場に関係のない人物のDNAを分析したり，犯罪後に混入したDNAを分析したりしてしまう可能性が高くなるということを意味する。またDNA分析結果で，DNAの由来となった細胞の種類を特定することや，DNAが入り込んだ時期や入り込んだ理由を判断することが出来るわけではない[1, 27, 28]。子どもが性暴力被害を受けた場合，その加害容疑者は子どもがよく知る人物であることが多く，子どもが加害容疑者と同居していたり，頻繁に加害者を訪ねていて，同じベッドで寝たり，同じソファに座ったり，浴室で同じタオルや近くに置いてあるタオルを使用している場合も多く，そのような状況では環境中の加害容疑者のDNAが混入しただけという可能性の排除は困難である。同様の懸念はDNA以外の，毛髪などの物的証拠の場合にも持ち上がることとなる。

　第3の法的課題は，法廷における結果の解釈の問題が挙げられる。13のSTR遺伝子座を分析した完全なDNAプロフィールの場合には，無作為に選んだ一般人口において分析結果が合致する可能性は，10億人～1兆人に1人とされている[1]。DNAが劣化していた場合や劣化していなくても得られたDNA量が少量の場合には，13カ所すべてのSTR遺伝子座の比較を行うことはできず，収集した検体から得られたDNAが加害容疑者のものであるという一致性は，より低くなってしまう。また，犯罪現場から収集した検体から得られたDNAの分析結果を，統合DNAインデックス・システム（CODIS）のデータのような小集団のサンプルと照合した場合も，比較対象集団の規模がはるかに小さいゆえに，そのDNAが加害容疑者のものであるという一致性は，より低くなってしまう。このような場合には，DNAプロフィールの一致確率を算出するよりも，尤度比を用いることで，そのDNAが加害容疑者のものであるか否かの確からしさを，より正確に表すことができる[1, 8]。

　最後の法的課題としては，とりわけ子どもが被害者の性暴力被害事件においては，法医学的証拠に対し裁判官や陪審員が過度の期待をしている，という問題が挙げられる。幼小児に関する臨床研究データは限られているものの，成人に比して，法医学的な診察時に精液や精子を回収しうる可能性は著しく低く，DNA分析を行うことは困難であることが示されている。メディアによって「法医学的証拠はどこにでも存在している」，「法医学的証拠は犯人の特定を行う上で不可欠である」ということが喧伝されてしまっているため，子どもが被害者となった事例の裁判の際に，陪審員や裁判官から法医学的な証拠に対しての過剰な期待が寄せられる結果となってしまっている。

現時点における
医学的証拠の確からしさ

　過去に有罪判決を受けたものの，再審請求でDNA検査が行われた結果，無罪であるとの証明がなされた158名の事例のうち4分の3の事例で，目撃証言に対しての過度の偏重が1つの要因となっていたと報告されている[35]。これらの冤罪事例の約3分の2に法医学の誤用が関与しており，うち約4割が従来の血清学を用いた個人識別が，約2割が毛髪鑑定による個人識別が関与していた，とも報告されている[35]。毛髪，線維，異物などの物的証拠の移転は，潜在的な関与を示唆する場合もあるが，通常は加害者の犯人性の同定に確定的な証拠とはならない。一方で体液分析の結果は，性的行為があったことの強力な証拠となり，また加害者の同定に確定的な証拠となるものである。精液の存在や，酸性ホスファターゼ，PSA検査や，唾液や血液の存在のスクリーニング検査は，性的接触があったことを立証する上でも，DNA分析に提出できそうな物質を特定する上でも，極めて有益である。従来の血清学的検査が個人識別に果たす役割は限定的であるが，加害者を確定するというよりは，潜在的な加害者であることが疑われた人物を，容疑者から除外するうえで有用である。DNA分析は，従来の血清学的検査，精液マーカー，物的証拠検査（毛髪鑑定など）に比して，犯罪者を特定する上で感度にも特異度にも優れた方法であるが，小児・思春期の子どもが被害者の場合には，DNA分析を行い得たとの事例の報告はほとんどないのが実情である。

今後の研究の展望

　この分野では，基礎医学と臨床医学の両面での精力的な研究が行われている。前者としては，Y染色体STR遺伝子座，mtDNA遺伝子座，SNP遺伝子座，表現型によるDNAプロファイリングなどを用いたDNA分析技術の改善に向けた様々な研究が行われている[8, 9]。このような研究により，DNA分析の技術の特異性を高めるとともに，またDNAマイクロアレイを用いた分析や，分析機器の小型化，専門体制の改善により，分析の高速化や自動化が推進されることが期待されている[1, 8]。一方で，臨床研究分野では，被害者が成人の事例であれ小児の事例であれ，採取した法医学的証拠から，分析可能なDNAを回収しうる有用性の検証を進めることが重要である。現時点では，あらゆる年齢層において，性暴力被害後の被害者からのDNA証拠採取に関する大規模研究は，まだ行われていない。成人で使用している証拠収集方法が，DNAの分析結果にどのような影響を及ぼしているかに関し，さらなる研究が行われることが望まれる。さらには，成人や思春期の子どもに用いている証拠収集のタイムリミットや収集方法を，思春期発来以前の子どもにそのまま適用してよいのか，それとも何らかの修正が必要であるのかを判断するために，前思春期の子どもを対象とした研究が，実施される必要がある。

文献

1. Gill P: DNA as evidence - the technology of identification. *N Engl J Med* 2005;352:2669-2671.
2. Myers JR, Adkins WK: Comparison of modern techniques for saliva screening. *J Forensic Sci* 2008;53:862-867.
3. Duncan MW, Thompson HS: Proteomics of semen and its constituents. *Proteomics Clin Appl* 2007;1:861-875.
4. Sato I, Barni F, Yoshiike M, et al: Applicability of Nanotrap SG as a semen detection kit before male-specific profiling in sexual assaults. *Int J Legal Med* 2007;121:315-319.
5. Nelson DG, Santucci KA: An alternate light source to detect semen. *Acad Emerg Med* 2002;9:1045-1048.
6. Lincoln CA, McBride PM, Turbett GR, et al: The use of an alternative light source to detect semen in clinical forensic medicine practice. *J Clin Forensic Med* 2006;13:215-218.
7. Gill P, Jeffreys AJ, Werrett DJ: Forensic application of DNA "fingerprints." *Nature* 1985;318:577-579.
8. National Commission on the Future of DNA Evidence: *The future of forensic DNA testing.* U.S. Department of Justice, National Institute of Justice, Washington, DC, 2000, pp 1-83.

9. Polesky HF, Roby RK: Identity analysis: use of DNA polymorphisms in parentage and forensic testing. *In:* McPherson RA, Pincus MR (eds): *Henry's Clinical Diagnosis and Management by Laboratory Methods,* ed 21, Saunders Elsevier, Philadelphia, 2007, pp 1340-1349.

10. Johnson CL, Giles RC, Warren JH, et al: Analysis of non-suspect samples lacing visually identifiable sperm using a Y-STR 10-plex. *J Forensic Sci* 2005;50:1116-1118.

11. Sibille I, Duverneuil C, Lorin de la Grandmaison G, et al: Y-STR DNA amplification as biological evidence in sexually assaulted female victims with no cytological detection of spermatozoa. *Forensic Sci Int* 2002;125:212-216.

12. National Academy of Science: The evaluation of forensic DNA evidence: excerpt from the executive summary of the National Research Council report. *Proc Natl Acad Sci U S A* 1997;94:5498-5500.

13. Tobe SS, Watson N, Daeid NN: Evaluation of six presumptive tests for blood, their specificity, sensitivity, and effect on high molecular-weight DNA. *J Forensic Sci* 2007;52:102-109.

14. Johnston E, Ames CE, Dagnall KE, et al: Comparison of presumptive blood test kits including Hexagon OBTI. *J Forensic Sci* 2008;53:687-689.

15. Vandenberg N, van Oorschot RA: The use of PDilight(r) in the detection of seminal fluid, saliva, and bloodstains and comparison with conventional chemical-based screening tests. *J Forensic Sci* 2006;51:361-370.

16. Pang BC, Cheung BK: Applicability of two commercially available kits for forensic identification of saliva stains. *J Forensic Sci* 2008;53:1117-1122.

17. Wawryk J, Odell M: Fluorescent identification of biological and other stains on skin by the use of alternative light sources. *J Clin Forensic Med* 2005;12:296-301.

18. Sweet D, Loprente JA, Valenzuela A, et al: PCR-based DNA typing of saliva stains recovered from human skin. *J Forensic Sci* 1997;42:320-322.

19. Exline DL, Smith FP, Drexler SG: Frequency of pubic hair transfer during sexual intercourse. *J Forensic Sci* 1998;43:505-508.

20. Houck MM, Bodowle B: Correlation of microscopic and mitochondrial DNA hair comparisons. *J Forensic Sci* 2002;47:964-967.

21. Mann M: Hair transfers in sexual assault: a six year study. *J Forensic Sci* 1990;34:951-955.

22. Kolowski JC, Petraco N, Wallace MM, et al: A comparison study of hair examination methodologies. *J Forensic Sci* 2004;49:1253-1255.

23. Gaudette BD, Tessarolo AA: Secondary transfer of human scalp hair. *J Forensic Sci* 1987;32:1241-1253.

24. Grieve MC, Wiggins KG: Fibers under fire: suggestions for improving their use to provide forensic evidence. *J Forensic Sci* 2001;46:835-843.

25. U.S. Department of Justice: *A national protocol for sexual assault medical forensic examinations: adults/adolescents.* U.S. Department of Justice, Office on Violence Against Women, Washington DC, 2004, pp 1-130.

26. Wiegand P, Bajanowski T, Brinkmann B: DNA typing of debris from fingernails. *J Forensic Sci* 2008;106:81-83.

27. Oz C, Zamir A: An evaluation of the relevance of routine DNA typing of fingernail clippings in forensic casework. *J Forensic Sci* 2000;45:158-160.

28. Wickenhauser RA: Trace DNA: a review, discussion of theory and application of the transfer of trace quantities of DNA through skin contact. *J Forensic Sci* 2002;47:442-450.

29. Toothman MH, Kester KM, Champagne J, et al: Characterization of human DNA in environmental samples. *Forensic Sci Int* 2008;178:7-15.

30. American College of Emergency Physicians: *Evaluation and management of the sexually assaulted or sexually abused patient.* American College of Emergency Physicians, Dallas, 1999, pp 1-82.

31. Christian CW, Lavelle JM, De Jong AR, et al: Forensic evidence findings in prepubertal victims of sexual assault. *Pediatrics* 2000;106:100-104.

32. Young KL, Jones JG, Worthington T, et al: Forensic laboratory evidence in sexually abused children and adolescents. *Arch Pediatr Adolesc Med* 2006;160:585-588.

33. Palusci VJ, Cox EO, Shatz EM, et al: Urgent medical assessment after child sexual abuse. *Child Abuse Negl* 2006;30:367-380.

34. Bromwich MR: Justice Department investigation of FBI laboratory: executive summary. Department of Justice Office of the Inspector General. *Crim Law Reporter* 1997;61:2017-2039.

35. Neufeld PJ: The (near) irrelevance of Daubert to criminal justice and some suggestions for reform. *Am J Public Health* 2005;95:S107-S113.

15

薬物を悪用した性的暴行（DFSA）

Nancy S. Harper, MD

薬物を悪用した性的暴行の発生率やその特徴

「デートレイプ・ドラッグ」は1990年代にメディアに取り上げられてから，よく知られるようになった。ただ，薬物を悪用した強盗や身体的暴行などの犯罪は，何世紀も前から存在していることは周知の事実である。「ミッキーフィン（ノックアウトドロップ）」という用語は，シカゴのバーテンダーにちなんで名付けられた造語である。彼は，抱水クロラールを客の飲み物に混入させ，盗みを繰り返していた[1, 2]。「薬を使ってヤる（Date-rape drugging）」という用語は，薬物を悪用した性的暴行（DFSA：drug-facilitated sexual assault）をより端的に表している言葉であり，「被害者がアルコールや薬物の影響により，動けなくなり意識がなくなる状況下で，被害者が了解しないような性的行為を強要すること」と定義されており，被害者は拒むことができず，同意することもできない状態で被害を受けることとなる[3]。

最近の研究によると，12歳から17歳の思春期児の1.6％が深刻なデート暴行の被害にあっており，うち0.9％が性的な暴行で，このうち10％程がDFSAであったと報告されている[4]。DFSAはローティーンの子どもの間では少なく，2010年の調査では，15〜17歳での被害発生率が4％だった一方で，12〜14歳での被害発生率

は1％であったと報告されている[5]。1996年に英国で設立されたルーフィー財団（The Roofie Foundation）は，DFSA被害者に対する電話相談を行っている。2006年10月までの時点で計9,887件のDFSAに関する電話相談があったが，うち7.3％が14〜18歳の子どもの被害であった[6]。またカナダにおける，約10年間の性暴力被害事案1,594件の後方視検討を行った研究では，このうち15.4％がDFSAの基準を満たしていたと報告されている[7]。なおこの研究のDFSAの基準には，アルコールの過剰摂取や薬物の暴力的注射は含まれていない。DFSAの発生率は，思春期の子どもにおいてもっとも高かったが，1993-1998年の5年間における発生率はこの年齢群の子ども10万件当たり15件であったものが，1999-2002年の5年間における発生率は10万件当たり59.3に増加していた。これはDFSAの発生自体が増加したのか，警察官や医師のDFSAに関しての認識が深まった結果なのかは，明らかではない[7]。

被害者全てが，被害後にすぐに医療機関を受診して薬物スクリーニングを受けるわけではないため，DSFAの真の発生率を決定することは困難である。被害の性質上，被害の開示は時間がたってしまってからのことがほとんどである。またDFSAの被害者は薬物を摂取させられているため，実際に起きた事実に対する記憶があいまい（逆行性健忘）であることがほとんどであ

る[8]。大きな音や強い痛みがあったごく短時間の記憶しかないことも多い（「カメオ（印象的場面）現象」）。被害者は，動けず話せなかったことや，被害の一部だけを覚えていたりする[8]。

薬物が切れて目覚めたとしても，多くの場合には110番通報したり医療機関を受診したりすることができない[9]。DFSAにつき検証したある研究によると，24％の被害者には何らの記憶もなく，59％の被害者もあいまいでまばらな記憶しかなく，明確でしっかりとした記憶が残っていたのは，15％の被害者だけであったと報告されている[10]。このことが犯罪を助長させており，被害者は被害状況を話すことができず，戦う力が奪われてしまっている状態にある[8]。DFSAの被害者は，他の性暴力被害者に比べて，警察に被害を訴えることが少なく，医療機関への受診が遅れ，外性器肛門部損傷やその他の部位の外傷所見が乏しいことが多い[9]。性暴力被害を受けた事例において，法医学的証拠や暴力による外傷がある場合には起訴される可能性が高まるが，DFSAによる被害の場合には起訴に至らない事例が多いのが実情である[11-14]。

犯罪へ悪用する上で最適な薬というのは，無味無色で密かに投与することができ，入手が容易で，即効性があり，投与することで鎮静，脱抑制，随意筋の弛緩，逆行性健忘をきたすような薬物である[15]。逆行性健忘は，被害者の行動変容がごくわずかであるにもかかわらず，被害者の記憶の記銘・保持・想起のプロセスに障害が生じた状態である[16]。表15-1に，DFSAに使用される頻度の高い薬物のリストを掲示した。

「飲料への薬物混入事案」や「デートレイプ事案」に関する報告では，フルニトラゼパム（ロヒプロール），ガンマヒドロキシ酪酸（GHB），ケタミン（ケタネスト，ケタセット，ケタラール）に焦点が当てられていることが多い。しかし，DFSAにおける薬毒物学的研究によると，フルニトラゼパムが検出されることは稀であり，その検出率は1％未満であると報告されている。実

際にはアルコールが用いられている事例がずっと多く，アルコール単独の事例は40％と報告されており，他の薬剤にアルコールが併用された事例を含めると70％の事例でアルコールが検出されている[19-22]。

1990年代後半に，米国ではDFSAが疑われる事例に対し，網羅的に尿検査を施行した研究が施行されている[19]。この研究では，49の州から計3300名分の尿検体が集められた。73％の検体は被害後24時間に採取されたもので，98.8％は72時間以内に採取されたものであった。尿検体は免疫アッセイ法でスクリーニングされ，ガスクロマトグラフィー・マススペクトルメトリー（GC-MS）法により確定検査が行われた。さらにベンゾジアゼピンとGHBに対する検出検査も実施された。60％以上の検体で一種類もしくはそれ以上の薬物が検出され，検出された場合の平均検出数は1.6種類であった[19]。アルコールは陽性検体の67％で検出されていた。薬物が複数検出された場合には，アルコールと大麻の組み合わせがもっとも多く，アルコールとベンゾジアゼピンの組み合わせがそれに次いでいた。ベンゾジアゼピンは，陽性検体の15.4％に検出されていた。GHBはアルコールの陽性反応を示した検体からは検出されなかったが，全陽性検体の4.9％から検出されていた（ただしGHBは半減期が短いので，この調査では過小評価されている可能性がある）。98検体（4.8％）でベンゾジアゼピンが検出されたが，医学的に本薬剤を処方された既往のある被害者やリクリエーショナルドラッグとして使用歴のある被害者はいなかった，とのことである[20]。

Hurleyらは DFSA 事例76例を対象に，薬物使用が自発的だったか自発的ではなかったのかにつき調査し，自発的なアルコール摂取が77％を占めており，71％が4杯以上アルコールを摂取していた，との報告を行っている[10]。処方薬の使用も49％おり，26％は快楽目的で薬物を使用していた。76事例のうち，被害者が服用し

表15-1	DFSA（薬物を悪用した性的暴行）の際にしばしば使われる薬剤一覧[2, 3, 17, 18]

分類	薬物の名称（一般名と製剤名）	分類	薬物の名称（一般名と製剤名）
アルコール		鎮静剤と鎮痛剤	コデイン
ベンゾジアゼピン	アルプラゾラム（ザナックス） クロルジアゼポキシド（リブリウム） クロナゼパム（クロノピン） ジアゼパム（バリウム） フルニトラゼパム（ロイプノール） ロラゼパム（アチバン） ノルディアゼパム（カルムデイ） オキサゼパム（セラックス） テマゼパム（ロストリル） トリアゾラム（ハルシオン）		ヒドロコデン（バイコディン，ロータブ） ヒドロモルフォン（ディラウジド） メペリジン（デメロール） メタドン モルヒネ オキシコドン（ペルコダン） プロポキシフェン（ダルボセット）
		市販薬	ブロムフェニラミン クロルフェニラミン ジフェンヒドラミン ドキシラミン デキストロメトルファン
大麻	マリファナ		
刺激剤および関連物質	アンフェタミン メタンフェタミン コカイン メチレンジオキシメタンフェタミン（エクスタシー）	抗うつ剤	アミトリプチリン シタロプラムハイドロブロミド（セレクサ） フルオキセチン（プロザック） イミプラミン ノルトリプチリン セルトラリン（ゾロフト）
非ベンゾジアゼピン系睡眠薬	ゾルピデム（アンビエン） エスゾピクロン（ルネスタ） ザレプロン（ソナタ）		
バルビツール酸系催眠薬	アモバルビタール ブタルビタール ペントバルビタール セコバルビタール	その他	カリソプロドール（ソーマ） クロニジン（カタプレス） 抱水クロラール シクロベンザプリン（フレクセリル） ドクサピン ケタミン メプロバメイト（ミルタウン） バルプロ酸（デパケン）
GHBおよび関連物質	ガンマヒドロキシ酸（GHB） ガンマブチロラクトン（GBL） 1，4－ブタンジオール（1,4-BD）		
抗コリン作用薬	スコポラミン アトロピン		

第15章　薬物を悪用した性的暴行(DFSA)　**195**

| 表15-2 | DFSA（薬物を悪用した性的暴行）において頻度の高い臨床症状と，しばしば認める臨床パターン [2, 15, 28, 30] |

頻度の高い 臨床症状	しばしば認める 臨床的パターン
嘔気嘔吐	突然の中毒症状出現
頭痛	アルコール摂取量と不釣り合
混乱	いな酩酊状態
目まい	頼んだ覚えのない飲み物
眠気	パーティー／レイブへの出席
抑制力低下	目が覚めたら予期せぬ場所に
判断力低下	いた
集中力低下	目が覚めたら隣に予期せぬ人
筋の協応性の欠如	物がいた
運動失調	服を脱がされている
意識消失	服を裏表に着ている
低血圧，徐脈	衣服に精液のしみがある
呼吸抑制	性器や直腸の痛み・外傷
	記憶が断片的（「カメオ（印象 的場面）現象」）
	出来事を全く覚えていない

た覚えのない薬物が検出されたのは20％であった，とも報告されている。DFSAは自発的に飲酒や薬物摂取を行っている場合も，自発的ではない場合も，その両方が組み合わさった場合もあるが [3]，多くは自発的に快楽目的の薬物摂取や飲酒をした後に生じている，と報告されている [18]。飲酒や薬物摂取が自発的であったのか，騙されて摂取してしまったのかを見極めることはしばしば困難である。ただいずれにせよ，飲酒や薬物摂取によって動けない状態になってしまえば，同意をすることは不可能になる。どの薬物が臨床症状に影響を及ぼしたかを検証するためには，注意深くヒストリーの確認をする必要がある。表15-2にDFSA事例において，しばしば認められる臨床パターンと，臨床症状につきまとめ，掲示している。

DFSAに頻用される物質

エチルアルコール

　エチルアルコールは性暴力被害の届け出事例の中で最も検出頻度が高く，検出率は40～70％と報告されている [19-23]。大学生を対象とした強姦や性暴力被害に関するある調査では，20名に1名が強姦被害を受けており，うち72％が酩酊下で被害を受けていた，と報告されている [24]。中学1年～高校3年生の思春期児を対象としたある調査では，性暴力被害の12～20％にアルコールが関与しており，とりわけ16歳以上の女児で最も高率であった，と報告されている。アルコールの関与した性暴力被害は，パーティーの現場や家飲み（誰かの家での飲み会）で生じている傾向にあった [25]。

　救急外来にDFSAの疑いで受診した事例を対象としたHughesらの前方視的研究では，血液検体の94％がアルコール陽性であり，陽性事例の65％で血中濃度が160mg/dLを超えていた，と報告されている [26]（なお前述したHurleyらの研究では，DFSAの被害が疑われる事例の平均アルコール血中濃度は0.11％（110mg/dL）であった [10]）。被害から検体採取までの経過時間を考慮すると，被害を受けた際の血中アルコール濃度は0.22％～0.33％に達していたと推察された。DFSAが疑われる被害者のアルコール血中濃度から時間的に逆算することで，性暴力被害を受けている際に被害者がどの程度動けない状態であったのかを理解することができる。このような計算は，被害を受けてから血中濃度を測定する間にアルコール飲料の摂取がなく，被害者のアルコール濃度が直線状の代謝動態に従うことを前提としている。ただしアルコールの代謝率は，性差，アルコールへの耐性（付き合い程度の飲酒者か，慢性の飲酒者であるかなど），アルコール脱水素酵素の遺伝子多型の違いなどにより影響を受ける [2, 27]。アルコールの半減期はおよそ4時間であり，排泄速度は10～25 mg/dL／

196　第Ⅲ部　子どもの性虐待

表15-3	血中アルコール濃度上昇に伴う臨床症状の進行 [29-31]	

血中アルコール濃度（％）	臨床的影響	精神運動機能障害
0.02	リラックス，めまい	運動機能低下はない
0.05	抑制力，多幸感，幸福感，熱感の低下	運動感覚低下，軽度の機能障害－注意力，記憶力，判断力
0.08	感情鈍磨，抑制できない	法的機能障害，運転違反，記憶，言語，理解，認識傷害
0.10	抑制力消失，多幸感消失	運動感覚・判断力消失，運動失調
0.15	情緒不安定，吐き気，情動不安	重度の運動障害（ふらつき），発語障害（発語不明瞭），視力低下（かすみ目），判断力低下
0.20	混乱，見当識障害，補助なしで歩けない，立っていられない，嘔気・嘔吐	平衡感覚消失，喉頭反射障害
0.25	嘔吐，窒息，突然の意識消失	誤嚥リスク，傷害・転落リスク
0.30	無感覚状態，突然の意識消失	意識消失，膀胱制御不能
0.35	覚醒困難	外科麻酔法に相当，昏睡状態の可能性
0.40 以上	呼吸傷害，呼吸停止	昏睡，死亡

時と個人差がある[28]。

DFSA の被害の訴えのあった事例を対象としたある調査研究では，血中・尿中アルコール濃度繰り返し測定した結果，血中アルコールの排泄速度を18mg/dL ／時と試算している[28]。この研究では，被害後12時間以内に採取しえた391検体のうち，81％がアルコール陽性であったと報告されているが，陽性を示した検体の60％は逆算で150mg/dL 以上（付き合い程度の飲酒者が酩酊する濃度）と推察され，36％が200mg/dL 以上（「泥酔状態」）と推察され，4％が300mg/dL 以上（「昏睡状態」）と推察された，とのことである[28]。

急性アルコール中毒の症状は，悪心・嘔吐から呼吸抑制や意識消失まで進行していくが，どの程度の症状を呈するかは，血中濃度と個々のアルコール耐性に依拠している（表15-3）。アルコールは親水性であり，腸管粘膜から単純拡散によって吸収される。アルコールの吸収率や血中濃度（BAC：blood alcohol concentration）の最高値は，飲料に含まれるアルコール濃度によっても異なるし，同時に食物を摂取していたか否かによっても異なる[3]。性別・体重・飲酒量・飲酒して

いた時間に基づいてBACを計算するソフトがオンラインで入手可能である（http://www.ou.edu/police/faid/blood-alcohol-calculator.html）[29]。

ベンゾジアゼピンおよびフルニトラゼパム

ベンゾジアゼピンは中枢神経系（CNS）の抑制剤であり，神経伝達物質γアミノブチル酸（GABA）の特異的受容体に結合することにより，眩暈，失見当識，協調障害，言語不明瞭化，筋緊張低下，眼振，前向性健忘などが，生じる[2]。ベンゾジアゼピンには26種類の異なるクラスが存在し，受容体に対する親和性も各々で異なっている。フルニトラゼパムは7ニトロベンゾジアゼピンクラスに属し，受容体に対する感受性が高い[2, 3]。

ベンゾジアゼピンは，DFSA に適した薬物と言うことが出来る。アルコールとの併用により，使用量は少量で十分となり，効果は相加的である。アルコール，マリファナ，コカインに比べてベンゾジアゼピンの単剤使用の頻度は少ないが[21]，ある大規模研究では，一種類以上の薬物が同定された被害者の58％でベンゾジアゼピンが陽性であったと報告されていて，アルコール

との併用薬としては，マリファナに次いで頻度が高かった[21]。フルニトラゼパムが検出される頻度は低く，2003検体中わずか7検体のみであり，検出されるベンゾジアゼピンの大半を占めるのは，オキサゼパム，ジアゼパム，ロラゼパム，クロナゼパムであった，とも報告されている[21]。

家族計画クリニックが行った14〜26歳の性的にアクティブな（同世代との同意に基づく性交を行っている）女性を対象とした，自発的なフルニトラゼパム使用に関する調査では，対象者の5.9％が使用していたと報告されている[32]。初回使用は平均17歳であり，11歳から使用していた者も数名存在していた。74％がアルコールを併用しており，フルニトラゼパム使用者の10％はその後性暴力被害を受けていたとも報告されている[32]。

米国では1996年にフルニトラゼパムの輸入が禁止されたが，ヨーロッパやラテンアメリカでは依然入手可能であり，広く流通している[2]。フルニトラゼパムは無味，無臭，無色でありアルコール易溶性である。製薬会社は最近透明な飲料に混ぜると青くなり，色のついた飲料ではくすんだ色になるように製品を改良している[33]。

「ローチアウト（Roached out）」とは，フルニトラゼパムの影響で酩酊状態になることを指し示すスラングである。フルニトラゼパムに関する他のストリートネームとしては，ルーフィーズ（roofies），ロフィーズ（rophies），ルーピーズ（roopies），リブ（rib），ロープ（rope），パッパス（pappas），ピーナッツ（peanuts），パスタ（pastas），忘却ピル（forget pills），ローシェイ（row-shays），ゴキブリ（roaches），メキシコバリウム（Mexican valium），サークル（circles），ルビー（rubies），ロシェ2（roche 2）などがある[2, 34]。フルニトラゼパムの催眠効果は，鎮静・抗不安効果を凌駕する。2mgの投与量で，朝に精神運動障害（宿酔作用）の出ない睡眠導入剤として，使用されてきた。GABA受容体への親和性はジアゼパムの10倍高く，服用した場合，

長時間の記憶が喪失する[35]。80％以上が腸管から吸収され，臨床効果は20分で発現し，24時間以上持続する。フルニトラゼパムは7-アミノフルニトラゼパムとノルフルニトラザパムに代謝される。血中で2日間，尿中で4日間は検出可能であるが，従来の尿薬物スクリーニングでは検出されない。GC-ECD（電子捕獲検出）やGC-MSは，これらの代謝産物の検出感度が極めて高い[36]。

最近ではクロナゼパム（Klonopin）の使用が増加し，フルニトラゼパムの使用は減少している[37]。クロナゼパムも「ルーフィー」というストリートネームで売られており，臨床効果はフルニトラゼパムに極めて似ている。DFSAの被害が疑われる事例では，フルニトラゼパムの2倍の頻度で見つかっていると報告されている[21]。Dowdらは[38]，健康なボランティアを対象に，フルニトラゼパムとクロナゼパムの行動・認知への効果につき検討を行い，その結果を報告している。認知テストは，薬物使用前後で2回行われたが，対象者たちは，薬物服用後に起こったことを「切れ切れにしか記憶していない」と報告していた。クロナゼパムを服用した10名のうち6名は2回目のテストで何も思い出すことが出来なかった，とのことである[38]。クロナゼパムは，フルニトラゼパムに比べて半減期が長く，その効果は服用後30から60分で感じられ，12時間持続する。クロナゼパムは，特異的な検査法では，11〜21日間尿中から検出される[39]。

抗体と薬物抗原の競合的結合による免疫アッセイ尿薬物スクリーニング法は，迅速で安価な方法ではあるが，ベンゾジアゼピンの検出には限界がある。抗体の作成には，最も特異的で感度が高い薬物が使用されており，ベンゾジアゼピン系の場合，通常，抗原作成にはオキサゼパムが使用されている。そのため，オキサゼパムに代謝されないクロナゼパム・ロラゼパム・アルプロゾラム・トリアゾラムなどのベンゾジアゼピン系は検出しえない。さらに，薬物摂取が

少量であった場合には，陽性結果を示すのに十分な量の代謝産物が生成されないため，ベンゾジアゼピン系の尿スクリーニング検査は偽陰性となる[2, 40]。臨床症状からDFSAが疑われる場合には，尿スクリーニング検査が陰性でも，ベンゾジアゼピン特異的な薬物検査を行うことは必須である。

大麻

DFSAが疑われる尿検体から検出される違法薬物でもっとも頻度が高いのは，おそらく大麻（マリファナ）であり，分析した尿検体の18%～26%で検出されたと報告されており，大麻単独で検出される割合は7%～11%と報告されている[19-22]。大麻使用時の臨床効果としては，リラックス，時間感覚の鈍麻，多幸感，嗜眠，短期記憶の喪失が挙げられる。大麻特異的な受容体は大脳・末梢神経・免疫系に存在している。吸引した場合，効果は15～30分で発現し，4～6時間持続する。水溶性が極めて高く，半減期が数日にも及ぶことが，尿検体での検出率が高い理由である[41]。大麻が尿検査で陽性となった260名を対象としたある研究では，うち63名（24%）が自発的使用だったと報告されている[22]。大麻は通常の免疫アッセイ尿薬物スクリーニング法で検出され，急性の使用状況下では数日，慢性の使用状況下では数週間の間，尿から検出される。その持続の長さが，急性の性暴力被害時の大麻の意義についての解釈を難しくしている。

コカイン

コカインは中枢神経刺激剤であり，神経系を全般的に活性化させ，ドーパミン，ノルエピネフリン，セロトニンなどの多数の神経伝達物質の再吸収を阻害する。臨床効果としては頻脈，過活動性，情動不安に加え，多幸感，精力増進，食欲減退，自尊心・性欲の増進が挙げられる[41]。コカインは，吸入したり，吸引したり，

内服して摂取する。「スピードボール」はヘロインやコカインを静脈注射で摂取することを表すスラングである。「リキッドレディー」は，アルコールとコカインの併用を表すスラングである。実際コカインは，アルコールや他の薬剤と一緒に使用されることが多く，おそらく急速な症状の発現と消失を和らげるために併用されている。DFSAの中毒学的研究では，コカインと最もよく併用される薬物は大麻と報告されている[20, 22]。DFSAの分析のために提出された尿検体でのコカインの検出率は，8～11%と報告されているが[19-22]，コカインの単独使用の比率は，2%未満である[20-22]。

コカインとその第一代謝物であるベンゾイルエクゴニンは，免疫アッセイ尿薬物代謝スクリーニング法で検出できる。コカインは，肝臓のカルボキシエステラーゼ酵素によりベンゾイルエクゴニンへ代謝されるが，コカイン使用前にアルコールを飲んでいた場合には，その酵素作用は阻害される[41]。使用量によるが，コカイン代謝産物は，2～3日は尿から検出され，より多く使用した場合には最大1週間検出されうる[40]。他の薬物と交差反応は少なく，偽陽性はほとんどない。薬物濃度がとても低い場合には，偽陽性が起こり得る。コカインの尿薬物スクリーニングによる陽性的中率は高いが，司法対応のためには確認検査を実施することが推奨される。

アンフェタミン／メタンフェタミン

アンフェタミンやメタンフェタミンはDFSA事例の4%から7%で検出されている[19, 20]。これらの薬物は，アルコール，コカイン，ベンゾジアゼピン，マリファナなどとともに検出されることが多く，単一薬剤として検出される事例は2%未満である。このクラスの薬剤は，「レイブ（rave）」（薬物で盛り上がるダンスパーティー）で使用されることが多く，クリスタルメス（crystal meth），スピード（speed），クライス（crys），ジップ（jip），メス（meth）などと呼称されて

いる。メタンフェタミンは粉末にして，簡単に内服，吸引，吸入が可能である。臨床効果としては，頻脈，高血圧，高体温，発汗などが挙げられる[42]。アンフェタミンやメタンフェタミンは，通常の薬物スクリーニング検査で検出されるが，薬物スクリーニングの陽性カットオフ値は極めて高い。レイブでよく使用される薬物には，エクスタシー（MDMA：3,4メチレンジオキシメタンフェタミン）があり，その効果は興奮性と幻覚誘発性であるが，アンフェタミンやコカインと同様の毒性がある[42]。エクスタシーは，アルコール，コカイン，GHB，大麻，アンフェタミンと併用されることが多い。酩酊状態の臨床所見は，頻脈，めまい，脱力感，不安感など交感神経賦活に基づくものが多い。エクスタシーを他の薬物と併用した場合には，臨床症状は大きく変化する。たとえば，エクスタシーとGHBを併用すると，昏睡状態になり，低体温となる危険性が高まる。エクスタシーによる重篤な合併症としては心停止，高体温，横紋筋融解症，DIC（播種性血管内凝固症候群），腎不全，肝不全などが挙げられ，とくに他の薬剤との併用した場合に生じやすい[43]。DFSAにおけるエクスタシー使用についての研究は少なく，多くの研究者はアンフェタミンやメタンフェタミンと同一の項目に分類分けしている。1,014名のDFSA事例を対象に，エクスタシーのスクリーニングを行った研究では，5%の事例で検出されたと報告されている[22]。エクスタシーは高用量では，アンフェタミン同様に通常の尿薬物スクリーニングで検出されるが，低用量では検出しえない[42]。エクスタシーは不純物が混入していることで有名であり，そのことが中毒学的解析に影響を及ぼしている。

GHB（ガンマヒドロキシ酪酸），GBL（ガンマ酪酸ラクトン），1,4 BD（1,4ブタネディオール）

ガンマヒドロキシ酪酸（GHB）は，重傷害罪（Grievous bodily harm：GHB），ジョージア家の男の子（Georgia home boy：GHB），リキッドエクスタシー，リキッドX，リキッドE，GBH，ソープ，スクープ，尻軽女，海水，グーリフィック（g-riffick），チェリーメス，有機クアールード（鎮静剤），自然睡眠500，ソマトマックスなど様々な俗称で呼称されている[2,44]。何年もの間，GHBは睡眠補助薬，減量薬，成績向上薬，性感向上薬として市販され，うつ病，不安症，アルコールやオピエイト離脱症の治療にも用いられてきた[6,8,45-47]。2000年にGHBは，米国食品医薬品局（FDA）のスケジュールI（規制）薬物に登録されたが，GHBは塩化オキシブチレート（キシレム：Xyrem）の形で，スケジュールIII・希少疾病用薬品として，ナルコレプシーやカタプレクシーの治療薬として，現在でも処方可能である[48]。

GHBはγアミノブチル酸（GABA）の自然代謝産物である。末梢・中枢神経系の両方に分布しており，その血中濃度は1.0µg/ml未満である[47]。中枢神経系内では，GHBはGABAに逆代謝され，さらにコハク酸セミアルデヒド（SSA）に代謝され，クレブス回路に入る。SSAのごく一部は，GHBに逆代謝される。GBLと1,4-BDは，GHBの前駆物質として代謝経路に入る。GBLと水酸化ナトリウムからGBHを自宅で作成する方法は，インターネットから容易に入手が可能である。GBLは工業用溶媒として購入することができる。GBL（再生トリエント，ブルーニトロ，レビバラントとの俗称で呼称される）も1,4-BD（重量ベルトクリーナー，ソーマ，インナーGとの俗称で呼称される）も，GHBに化学変換させなくても，そのまま内服することができる[3,15]。GBLは生体利用効率が高く，血中や肝臓の酵素によってすぐにGHBに変換され

る[47, 49]。この三つの薬物は全て白い粉末か錠剤であり，水に易溶性である。GHBは，ナトリウム塩なので，「塩水（salty water）」との俗称でも呼称されることもある[3, 45, 49]。

GHBは脳血管関門を通過し，内因性のオピオイド系を賦活し，ドーパミン濃度を上昇させる。GHBはGHB特異的受容体とGABA type B受容体の両方に親和性があり，中枢神経抑制，鎮静，嘔気，眠気，めまい，脱抑制，多幸感，官能性の増加が引き起こされる。これらの効果は，アルコールとよく似ており，アルコールとの併用は相乗効果となる。効果は容量依存性であり，15〜30分で発現し[34, 50]，10mg/kgでは健忘から筋力低下，20〜30mg/kgではREM睡眠やnon-REM睡眠に陥り，50mg/kgで麻酔効果，50mg/kg以上では重篤な呼吸抑制，昏睡状態となる[44]。快楽を得るための使用量としては，1gで健忘や筋緊張低下，2gで深睡眠，4gで昏睡状態となる[43]。効果は数時間持続する。GHBで酩酊状態や過量投与となった事例では，臨床効果は20分から10時間続く。気管挿管に至らない昏睡が4時間以上持続することも稀にある[51]。被害者の多くは，1〜2時間で自然回復することが多い[2, 34]。アルコールや他の薬物と一緒に服用すると症状の出方は変わり，昏睡の深さや持続時間が変化する[52]。

従来の免疫アッセイ尿薬物スクリーニング検査には，GHBは含まれていない。GHBは内因性の物質であり，健常人でも尿に排泄されている。司法的に問題となる10μg/mLが，スクリーニング検査での陽性の最小検出限界とされている[3]。薬物を服用していない健康ボランティアの尿中GHB濃度は，0.9〜3.5μg/mLであったと報告されている[53]。

DFSAの分析のために提出された尿検体でのコカインの検出率は，3〜4％と報告されている[19-21]。しかし，GHBの代謝・クリアランスは極めて速いため，GHBの検出率はかなり過小評価されていると思われる。

頻度は低いが，DFSAの際に使われうる薬剤について，表15-4にまとめ，掲示している[2, 3, 17, 18]。

推奨事項

DFSAの被害者は，意識障害で救急外来を受診し，性暴力被害について語ることが出来ないことが多い。初期の医学的管理は，支持療法（気道，呼吸，循環）とモニタリングである。GHBによる酩酊の症例では，グラスゴー昏睡尺度（GCS：Glasgow Coma Scale）が3点のことも稀ではない。GHBによる酩酊は4〜6時間以上持続する可能性があり，呼吸不全に対して気管挿管を要することもある[51]。初回の臨床検査では，血糖，血算，網羅的代謝スクリーニング，血漿浸透圧，検尿，妊娠反応，毒物スクリーニング，心電図は必須であり，必要に応じて細菌培養を行うことも推奨される。意識障害下の性暴力被害事例では，同時に発症している可能性のある頭部・腹部外傷についても診察を行う必要がある。検出された薬物によっては有用な解毒剤があり，ブドウ糖とチアミン（アルコール中毒），ナロキソン（オピエイト摂取），フルマゼニル（ベンゾジアゼピン摂取），活性炭などが挙げられる。

DFSAが疑われる場合には，可能な限り速やかに血液と尿検体を採取する。その際には，検体の処理・受け渡し過程につき厳密な記録を残しておく必要がある。薬物暴露後24時間以内に受診した場合には，血液検体は灰色蓋のチューブ（解糖を抑制する粉末状フッ化ナトリウムやシュウ酸カリウムを含有する採血管）に最低7〜10mL採取する[2, 3, 18]。尿検体は薬物暴露から96時間までは採取を試みる[19]。少なくとも100mLの尿を保存する[54]。

検査結果を正しく判定するためには，被害にあったと推察される日から数日から数週間の間に処方された薬剤や，快楽目的での薬物の服薬歴を詳細に聴取する必要がある。アルコール摂

表15-4 頻度は低いが、DFSA（薬物を悪用した性的暴行）の際に使われる薬剤

薬剤分類	薬剤名	俗称	DFSAにおける使用率	機序	臨床効果	薬物動態	尿中薬物スクリーニング
オピオイド	コデイン ヘロイン ヒドロコドン（ビコディン、ローダブ） ヒドロモルフォン（ジラウジド） メペリジン（デモトール） メタドン モルヒネ オキシコドン（ペルコダン） プロポキシフェン（ダルボセット）	スマック、ホース、ハードタック、ジャンク、ヘアリー、M、モルフ	2-10%[19,22] 1% ヘロイン（6アセチルメチルカルピノール標的検査）[22]		無痛覚症 鎮静	開始：静注5分 筋注／内服 30-60分PO	検出可能 限界点：通常の免疫測定法ではモルヒネやコデイン等の医療薬で検出される 準合成薬で偽陽性が生じる（ヒドロコデイン、ヒドロモルフィン、オキシコドン、フェンタニール） 合成オピオイド剤の検出のため、および陽性結果検証のためには、GC-MSを用いた尿中薬物同定検査を実施する必要がある 検査キットが検出するもの：メタドン、プロポキシフェン[2]
非ベンゾジアゼピン睡眠薬	ゾルピデム（アンビエン） ザレプロン（ソナタ） エスゾピクロン（ルネスタ） ゾピクロン（イモヴェイン）	A-Tic-Tacs	1014検体中6検体が陽性（1例がDFSA事例）[22]	GABA受容体（大脳選択的）	順行性健忘症 ベンゾジアゼピンとしての薬効	開始：10～30分 半減期：1時間（アンビエン）～6時間（ルネスタ）	検出されない
バルビツレート	アモバルビタール ブタルビタール ペントバルビタール フェノバルビタール セコバルビタール チオペンタール	バーブス、バービー、スリーピー、ブルー、ビュレット、ネンビイ、ピンクレディ、レッドデビル	1%未満[19,20]	GABA受容体（明確な受容体部位）	中枢神経抑制 鎮静 知覚麻痺 催眠状態 抗不安	超短時間作用型（チオペンタール）～長時間作用型（フェノバルビタール）[3] 半減期：80～120時間（フェノバルビタール）	1-4日間は検出可[2]

薬剤分類	薬剤名	俗称	DFSAにおける使用率	機序	臨床効果	薬物動態	尿中薬物スクリーニング
非バルビツール酸系睡眠薬	抱水クロラール	「ミッキー・フィン」			アルコール、ベンゾジアゼピン、バルビツール酸系に似た効果 高用量で健忘症 [3]	開始：30分 半減期：4〜12時間 [22]	検出されない 代謝産物：トリクロロエタノール TCE-グルクロニド トリクロロ酢酸 [22]
その他	ケタミン	K, スペシャルK, ケット, スーパーアシッド, スーパーC, ビタミンK, スマックK, キットカット, ケトレー, HOSS, ケタディ, スペシャルLAコーク, ウォンク [2,33]	0.5% [22]		幻覚症状 健忘症 鎮痛 幻覚 過流涎 眼振 解離 知覚麻痺（高用量）[2,34]	開始：筋注20秒〜 内服20分 半減期：2-3時間 [2]	検出されない 代謝産物：ノルケタミン・デヒドロノルケタミン [2]
抗コリン作用薬	アトロピン スコポラミン	ナイトシェイド CIA薬 チョウセン朝顔 臭木			鎮静 健忘症 混乱 抗コリン作用薬	開始：15〜30分 持続時間：最大 2-3日 [2]	検出されない
抗ヒスタミン剤	ジフェンヒドラミン クロルフェニラミン		1.4% [21]		中枢神経系抑制 抗コリン作用薬	開始：15〜60分 持続時間：4〜6時間 [2]	検出されない
鎮咳薬	デキストロメトルファン	デックス, DXM, タス, ロボ, スキットル, トリプルC, シロップ [2]		NMDAグルタミン酸作用体：非拮抗的拮抗作用 [2]	多幸感 鎮痛 鎮静 解離 [57]		検出されるが、アヘン剤と交差反応あり 検査キットが検出するもの：代謝産物のデキストロファン [2]
混合型	テトラヒドゾリン（ビゾン）		成人男性が配偶者とその子どもに性加害をする際に、ビゾンを使ったとの症例報告あり [57]	α作用薬（シナプスアルファ2受容体、脊髄）[57]	クロニジンに似た効果 低血圧症 筋肉弛緩 [57]		検出されない

第15章　薬物を悪用した性的暴行（DFSA）　**203**

取に関しては，アルコールの種類，コップのサイズ，何杯飲んだか，さらにどれくらいの時間をかけて飲んだかを確認する必要がある。加害が疑われる容疑者が，入手可能であった薬物についても詳細に記録する[18]。尿や血液検体の容器は法医学的証拠キット（レイプキット）に含まれていることが多い。法医学的証拠キットで採取した尿・血液は引き渡しまでの間，確実に他の検体と混じらないようにして，冷蔵しておく必要がある

　DFSAを疑わせる臨床所見を認めた場合には，血中アルコール濃度と尿薬物スクリーニングを行う必要がある。陽性となった薬物系が確認された場合には，さらなる薬物確定検査を実施する。このスクリーニング検査では偽陰性も起こり得る。対応した医師は，病歴や臨床所見からベンゾジアゼピンや他の系統の薬物を検出する追加検査を実施するかどうかを判断しなければならない。民間検査会社では，DSFAに使用されうる薬剤を網羅した検査パックを提供しているが，極めて高価なのが実情である。

　「飲酒安全コースター（The Drink Safe Coaster：オーストラリア，コロンビア州，Drink Safe Technologies社）」や「飲酒ガード（Drink Guard：英国，ハラム，Access Diagnostic Tests UK社）」，「飲酒検出キット（Drink Detective：英国，ロンドン，Bloomsbury Invations社）」などのデートレイプ・ドラッグ検出キットも市販されている。これらは活用されてはいるものの，検出できる薬物は少なく，偽陽性や偽陰性が多いなど，有用性には限界があることも判明している[3, 55, 56]。

　思春期の子ども向けに，性暴力被害と自発的な薬物使用の関連性を含め，DFSAやその予防のための教育を充実していく必要がある。さらに一般的なお酒やカクテル中のアルコール量や，飲みすぎた時にアルコールが自分の意思決定や自己防御能力に及ぼす影響についても教育されなければならない。DFSA被害について沈黙している潜在的被害者に対しても，どんな些細なことでもよいので報告し，健康評価や法的証拠採取を受けることが出来るように，啓発をしていく必要がある。被害児の多くは，被害を打ち明けたらその後どのようなことが起こっていくのかを理解していないので，全員がカウンセリングを受けられるような体制を整備しておく必要がある[33]。性犯罪というのは，対応につき詳しく知る力や，被害を詳細に打ち明ける力を奪ってしまう犯罪であり，継続的なサポートを行うことが何より大切である。

文献

1. Asbury H: *Gem of the prairie*. AA Knopf, New York, 1940.
2. Bechtel LK, Holstege CP: Criminal poisoning: drug-facilitated sexual assault. *Emerg Med Clin North Am* 2007;25:499-525.
3. LeBeau MA: *Drug-facilitated sexual assault: a forensic handbook*. Academic Press, San Diego, 2001.
4. Wolitzky-Taylor KB, Ruggiero KJ, Danielson CK, et al: Prevalence and correlates of dating violence in a national sample of adolescents. *J Am Acad Child Adolesc Psychiatry* 2008;47:755-762.
5. McCauley JL, Conoscenti LM, Ruggiero KJ, et al: Prevalence and correlates of drug/alcohol-faciliated and incapacitated sexual assault in a nationally representative sample of adolescent girls. *J Clin Child Adolesc Psychol* 2009;38:295-300.
6. The Roofie Foundation: Roofie foundation statistics: updated Oct 2008 (website): http://www.roofie.com/index.php?option=com_content&task=view&id=21&Itemid=46. Accessed March 4, 2009.
7. McGregor MJ, Ericksen J, Ronald LA, et al: Rising incidence of hospital-reported drug-facilitated sexual assault in a large urban community in Canada. Retrospective population-based study. *Can J Public Health* 2004;95:441-445.
8. Fitzgerald N, Riley KJ: Drug-facilitated rape: looking for the missing pieces. *Natl Inst Justice J* 2000;4: 8-15. http://www.ncjrs.gov/pdffiles1/jr000243c.pdf. Accessed on March 4, 2009.
9. McGregor MJ, Lipowska M, Shah S, et al: An exploratory analysis of suspected drug-facilitated sexual assault seen in a hospital emergency department. *Women Health* 2003;37:71-80.
10. Hurley M, Parker H, Wells DL: The epidemiology of drug facilitated sexual assault. *J Clin Forensic Med* 2006;13:181-185.
11. McGregor MJ, Le G, Marion SA, et al: Examination for sexual assault: is the documentation of physical injury associated with the laying of charges? A retrospective cohort study. *CMAJ* 1999;160:1565-1569.
12. McGregor MJ, Du Mont J, Myhr TL: Sexual assault forensic medical examination: is evidence related to successful prosecution? *Ann Emerg Med* 2002;39: 639-

647.

13. Rambow B, Adkinson C, Frost TH, et al: Female sexual assault: medical and legal implications. *A nn Emerg Med* 1992;21:727-731.

14. McGregor MJ, Wiebe E, Marion SA, et al: Why don't more women report sexual assault to the police? *CMAJ* 2000;162:659-660.

15. Schwartz RH, Milteer R, LeBeau MA: Drug-facilitated sexual assault ("date rape"). *South Med J* 2000;93:558-561.

16. Goulle JP, Anger JP: Drug-facilitated robbery or sexual assault: problems associated with amnesia. *Ther Drug Monit* 2004;26:206-210.

17. LeBeau M, Andollo W, Hearn WL, et al: Recommendations for toxicological investigations of drug-facilitated sexual assaults. *J Forensic Sci* 1999;44:227-230.

18. LeBeau MA: Guidance for improved detection of drugs used to facilitate crimes. *Ther Drug Monit* 2008;30:229-233.

19. ElSohly MA, Salamone SJ: Prevalence of drugs used in cases of alleged sexual assault. *J Anal Toxicol* 1999;23:141-146.

20. Hindmarch I, ElSohly M, Gambles J, et al: Forensic urinalysis of drug use in cases of alleged sexual assault. *J Clin Forensic Med* 2001;8:197-205.

21. Slaughter L: Involvement of drugs in sexual assault. *J Reprod Med* 2000;45:425-430.

22. Scott-Ham M, Burton FC: Toxicological findings in cases of alleged drug-facilitated sexual assault in the United Kingdom over a 3-year period. *J Clin Forensic Med* 2005;12:175-186.

23. Ledray LE: The clinical care and documentation for victims of drugfacilitated sexual assault. *J Emerg Nurs* 2001;27:301-305.

24. Mohler-Kuo M, Dowdall GW, Koss MP, et al: Correlates of rape while intoxicated in a national sample of college women. *J Stud Alcohol* 2004;65:37-45.

25. Young A, Grey M, Abbey A, et al: Alcohol-related sexual assault victimization among adolescents: prevalence, characteristics, and correlates. *J Stud Alcohol Drugs* 2008;69:39-48.

26. Hughes H, Peters R, Davies G, et al: A study of patients presenting to an emergency department having had a "spiked drink." *Emerg Med J* 2007;24:89-91.

27. Smith GD, Shaw LJ, Maini PK, et al: Mathematical modelling of ethanol metabolism in normal subjects and chronic alcohol misusers. *Alcohol Alcohol* 1993;28:25-32.

28. Scott-Ham M, Burton FC: A study of blood and urine alcohol concentrations in cases of alleged drug-facilitated sexual assault in the United Kingdom over a 3-year period. *J Clin Forensic Med* 2006;13:107-111.

29. University of Oklahoma Police Department: Blood alcohol calculator (website): http://www.ou.edu/police/faid/blood-alcohol-calculator.html.Accessed March 5, 2009.

30. National Highway Traffi c Safety Administration: The ABCs of BAC: a guide to understanding blood alcohol concentration and alcohol impairment (website): https://www.nhtsa.gov/sites/nhtsa.dot.gov/files/809844-theabcsofbac.pdf. Accessed March 5, 2009.

31. Virginia Polytechnic Institute and State University: Students. Alcohol's effects (website): https://hokiewellness.vt.edu/Families/Alcohol_Abuse_Prevention.html. Accessed March 5, 2009.

32. Rickert VI, Wiemann CM, Berenson AB: Prevalence, *patterns*, and correlates of voluntary fl unitrazepam use. *Pediatrics* 1999;103: E6.

33. Schwartz RH, Weaver AB: Rohypnol, the date rape drug. *Clin Pediatr (Phila)* 1998;37: 321.

34. Smith KM: Drugs used in acquaintance rape. *J Am Pharm Assoc (Wash)* 1999;39:519-525.

35. Mattila MA, Larni HML: Flunitrazepam: a review of its pharmacological properties and therapeutic use. *Drugs* 1980;20:353-374.

36. LeBeau MA, Montgomery MA, Wagner JR, et al: Analysis of biofluids for flunitrazepam and metabolites by electrospray liquid chromatography/mass spectrometry. *J Forensic Sci* 2000;45:1133-1141.

37. Raymon LP, Steele BW, Walls HC: Benzodiazepines in Miami-Dade County, Florida driving under the infl uence (DUI) cases (1995-1998) with emphasis on Rohypnol: GC-MS confi rmation, patterns of use, psychomotor impairment, and results of Florida legislation. *J Anal Toxicol* 1999;23: 490-499.

38. Dowd SM, Strong MJ, Janicak PG, et al: The behavioral and cognitive effects of two benzodiazepines associated with drug-facilitated sexual assault. *J Forensic Sci* 2002;47: 1101-1107.

39. Negrusz A, Bowen AM, Moore CM, et al: Elimination of 7-aminoclonazepam in urine after a single dose of clonazepam. *Anal Bioanal Chem* 2003;376: 1198-1204.

40. Gourlay DL, Caplan YH, Heit HA: *Urine drug testing in clinical practice: dispelling the myths & designing strategies.* PharmaCom Group, Stamford, Conn, 2006.

41. O'Brien CP: Drug addiction and drug abuse. In: Brunton L, Lazo J, Parker KL (eds): *Goodman & Gilman's the pharmacological basis of therapeutics*, ed 11, McGraw-Hill, New York, 2005,pp 607-627.

42. Jamieson MA, Weir E, Rickert VI, et al: Rave culture and drug rape. *J Pediatr Adolesc Gynecol* 2002;15:251-257.

43. Liechti ME, Kunz I, Kupferschmidt H: Acute medical problems due to ecstasy use. Case-series of emergency department visits. *Swiss Med Wkly* 2005;135:652-657.

44. Centers for Disease control and Prevention (CDC): Gamma hydroxy butyrate use–New York and Texas, 1995-1996. *MMWR Morb Mortal Wkly Rep* 1997;46:281-283.

45. Centers for Disease Control and Prevention (CDC): Multistate outbreak of poisonings associated with illicit use of gamma hydroxy butyrate. *MMWR Morb Mortal Wkly Rep* 1990;39:861-863.

46. Sumnall HR, Woolfall K, Edwards S, et al: Use, function, and subjective experiences of gamma-hydroxybutyrate (GHB). *Drug Alcohol Depend* 2008;92:286-290.

47. Stillwell ME: Drug-facilitated sexual assault involving gamma-hydroxybutyric acid. *J Forensic Sci* 2002; 47:1133-1134.

48. Orphan Medical Announces FDA Approval of Xyrem (website): https://www.fda.gov/drugs/drugsafety/postmarketdrugsafetyinformationforpatientsandproviders/ucm332408.htm. Accessed February

第15章　薬物を悪用した性的暴行(DFSA)　**205**

8, 2010.

49. Centers for Disease Control and Prevention (CDC): Adverse events associated with ingestion of gamma-butyrolactone–Minnesota, New Mexico, and Texas, 1998-1999. *M MWR Morb Mortal Wkly Rep* 1999;48:137-140.

50. Bismuth C, Dally S, Borron SW: Chemical submission: GHB, benzodiazepines, and other knock out drops. *J Toxicol Clin Toxicol* 1997;35:595-598.

51. Liechti ME, Kupferschmidt H: Gamma-hydroxybutyrate (GHB) and gamma-butyrolactone (GBL): analysis of overdose cases reported to the Swiss Toxicological Information Centre. *Swiss Med Wkly* 2004; 134:534-537.

52. Liechti ME, Kunz I, Greminger P, et al: Clinical features of gamma-hydroxybutyrate and gamma-butyrolactone toxicity and concomitant drug and alcohol use. *Drug Alcohol Depend* 2006;81:323-326.

53. Yeatman DT, Reid K: A study of urinary endogenous gammahydroxybutyrate (GHB) levels. *J Anal Toxicol* 2003;27:40-42.

54. Ledray LE, Kraft J: Evidentiary examination without a police report: should it be done? Are delayed reporters and nonreporters unique? *J Emerg Nurs* 2001;27:396-400.

55. Meyers JE, Almirall JR: A study of the effectiveness of commercially available drink test coasters for the detection of "date rape" drugs in beverages. *J Anal Toxicol* 2 004;28:685-688.

56. Beynon CM, Sumnall HR, McVeigh J, et al: The ability of two commercially available quick test kits to detect drug-facilitated sexual assault drugs in beverages. *Addiction* 2 006;101:1413-1420.

57. Spiller HA, Rogers J, Sawyer TS: Drug facilitated sexual assault using an over-the-counter ocular solution containing tetrahydrozoline (Visine). *Leg Med (Tokyo)* 2007;9:192-195.

16

思春期の子どもの性暴力被害と法定強姦

Martin A. Finkel, DO, Mark V. Sapp, MD

はじめに

　思春期の子どもの性虐待・性暴力被害は，子ども虐待分野の「最後の辺境」とでも言うべきもので，研究や支援体制の改善が強く求められる。より年少の子どもの性虐待の認定事例数はここ数年継続的に減少しているが，依然として思春期の女児は，他のどの年齢層の子どもよりも性虐待被害を受けやすい状況下にある。性暴力被害の既往のある女性の約46%が，18歳以前に初めての被害体験を受けていると推察されている。さらに18歳以前に被害を経験している女性の約3人に1人は，12歳から17歳の間に被害を受けたと報告されている [1, 2]。

　思春期の子どもを対象とした全国調査によれば，対象となった4,023名中，少なくとも1回の性暴力被害体験のある子どもは8%存在していた，と報告されている [3, 4]。若い性暴力被害者の多くが，羞恥心・報復の恐れ・罪悪感・被害者の権利に関する知識不足のため，被害の報告を躊躇していると推察されている。特に思春期の子どもの被害者は，虐待を受けたのは自分にも非があったと捉えがちであり，また自身に起きたことが，「いわゆるレイプ」の概念から外れたものである場合，それを「強姦」とはとらえていない可能性が指摘されている [5]。性虐待・性暴力の被害に対する思春期の子どもの脆弱性や反応というものを十分に理解しておくことは，被害児の予後改善のための対応を行う上で不可欠である。

思春期の子どもの認知や態度

　思春期は身体的にも社会的にも急成長する時期であるが，多くの子どもたちはいまだ，自分に危害が及ぶ恐れのある社会的状況を把握する能力を獲得していない。CassidyとHurrellの研究によれば [6]，思春期の子どもに「挑発的な服装をした被害者が写った，望まぬ性行為をとらえた写真」見せた際に，多くの子どもたちが「望まぬ性行為が起こったのは，被害者にも非がある」と答え，加害者の行為を正当と見なす傾向があり，望まない性体験を「強姦」だと捉えていない傾向にあった [6]。別の研究では，思春期女児の32%が，「長年付き合っているカップルであれば，強制的な性交は許容される」と答え，31%が「パートナーとの性交に一旦合意していれば，後で女性の気持ちが変わっても，強制的な性交は許容される」と回答し，27%が「女性が男性をその気にさせた場合には，強制的な性交は許容される」と回答した，と報告されている [7]。またこの研究では，思春期男子の54%が，「相手が『イエス』と言えば，後で考えを変えた場合でも，強制的な性交は許容される」と回答し，40%が「男性が女性のために大金を使っていれば，強制的な性交は許容される」と回答し

た，とも報告されている[7]。我々はこのような研究結果を警鐘と受け止め，思春期の子どもの発達過程における身体的・性的・社会的活動に関して，教育の機会や指導の機会を強化していかなければならない。

両親・友人・教員が，思春期の子どもの行動の変化に気づき，性虐待の被害の懸念が持ち上がることもあるであろう。このような懸念される行動としては，服装や化粧が急に変わる，成績が下がる，学校を中退する，友達を避ける，付き合う友人が変わる，気分・睡眠・食生活が急変する，抑うつ，不安感，自殺念慮，自殺未遂，ハイリスクな性的行動，などが挙げられる[8, 9]。これらの行動が懸念すべきものであるか否かは，子どもの年齢や発達・認知レベルによって著しく異なるものである。このような行動がみられたからといって，即座に虐待によるものとみなすことができるわけではないが，医師が思春期の子どもの行動上の問題を精査する際には，性虐待の可能性を考慮する必要がある[10]。

リスク下にある思春期の子ども

しばしば思春期の子どもは，機能不全の暴力的家庭から逃れ，新しい仕事や人生を見つけるために「家出」する。しかし路上生活には，飢え，売春，慢性疾患の罹患，暴力被害，HIV・AIDSへの罹患のリスクがついて回る[11]。デンバー，ニューヨーク，サンフランシスコの3都市で実施された，路上生活を送る思春期の子ども（12～19歳）を対象とした調査研究によれば，女児の35%，男児の24%が性虐待を経験していた，と報告されている[12]。最初に性虐待被害を受けた年齢は，平均で，女児で9.0歳，男児で9.9歳であり，多くの子どもが性虐待を受けた時期は，路上生活を始めてからよりも家で暮らしていた時と回答しており，52%が家で，15%が路上で，33%が家でも路上でも被害を受けたと回答していた。また，家出した思春期の子ど

もの自殺企図の件数は，家出前に性虐待・身体的虐待を受けていた事例で著しく多かった，とも報告されている[12]。こうした説得力のある研究結果から，家出してホームレス状態となった思春期の子どもの長期に渡る身体的・精神的後遺症を減らしていくためにも，医学的・社会的介入が必要であることは明らかである[13]。

家出以外の性虐待の発生率の高い他の集団としては，静注薬物使用者，収監された既往のある若年者，性風俗産業や売春に従事した人物，などが挙げられる。性暴力被害の発生率とそのリスク要因に関する調査研究では，静注薬物の使用歴のある男女の36%に性暴力被害の既往があり，21%が思春期に性暴力被害を受けていた（女性33%，男性13%），と報告されている[14]。また収監された既往のある若年者は，一般市民よりも高頻度に，性暴力の被害者や加害者となる傾向が認められた，との研究報告もある[15]。

十代の売春の問題は，一般にはほとんど認識されていないが，蔓延している大きな公衆衛生学的問題の1つである[16]。全米では，常時約325,000人の子どもが売春やポルノ産業により搾取されている，と推察されている[17-20]。刑事司法データによれば，性風俗産業に従事する人の25%が18歳未満の子どもであり，それらの子どもは平均して13歳の時から性的搾取を受けていた，とされている[17]。またある研究によれば，国内の家出した思春期の子ども（年間で推定150万人）の約3人に1人が，売春やポルノ産業に巻き込まれたり利用されたりしていた，とも報告されている[18]。これらの子どもの民族的・経済的・文化的背景は多様であり，あらゆる層の若者がこのような性的搾取を受けている。このような子ども達が利用できる資源は限られており，十分な医療サービスを受けられる状況にない実情がある[18, 21-24]。

児童買春に関連する健康問題として，感染症，妊娠，精神疾患，薬物乱用，暴力，栄養失調などが挙げられる[21]。売春に従事した子どもの

ヒト免疫不全ウイルス（HIV）感染症は年間で推定30万例，B型肝炎ウィルス（HBV）は50万例，ヒトパピローマウィルス（HPV）の新たな感染は450万例発生していると報告されている[19-21, 25]。これらの感染症の罹患率・死亡率が非常に高い要因の一つには，これらの感染患者が十分な医療サービスを受けられていないことも挙げられている。性的搾取を受けている全世界の小児・思春期の子どもの15％が米国人である。発展途上国に限った危機ではなく，我々のすぐ身近なところで医療危機が生じているのである。

性虐待・性暴力被害の臨床上の意味

性虐待と性的暴行（性暴力被害）とは何か，それらはどう違うのかにつき理解しておくことは極めて重要である。思春期の子どもに起こりうるこれら2つの不適切な性的体験は共通点も多いが，様々な点で異なっている。性虐待とは加害者の性的行為に子どもが巻きこまれるもので継続的に行われることが多く，加害者の多くは被害児の家族や社会的ネットワークの構成員である。性的暴行とは力づく，あるいは拘束によって被害者を性的行為（ほとんどは強姦）に巻き込むことである。強姦の際には，加害者による強制的な膣・肛門・口腔へ挿入行為が行われる。挿入されるのは陰茎の場合もあれば，指や異物の場合もある。被害者が中毒状態や発達上の問題のために，そもそも合意はしえないと判断されうるケースの場合もある[26, 27]。強姦の大部分は警察に通報されず，強姦被害者の50％強はその経験を誰にも打ち明けておらず，レイプクライシスセンター（性暴力被害者支援センター）を訪ねる被害者は5％に過ぎないとも報告されている[28, 29]。強姦被害者全体の50％が18歳未満，16％が12歳未満であり[30]，思春期の子どもの強姦事例では，75％以上が見知った関係の人物から被害を受けており，見知らぬ者

による被害は25％未満であると報告されている[31, 32]。

従来の強姦の定義は一方の性に特化したもので，「男性加害者による女性被害者への，強制的な陰茎の膣への挿入」と定義されていた。現在では多くの州がこのかつての定義を性的に中立な表現に変えている。すなわち犯罪と見なされる性的暴行は「力づく，あるいは被害者の合意なく，容疑者の身体の1部，あるいは異物を使って性器・口・肛門に挿入行為を行うこと」と定義されている[33][訳注a]。

一般的に，思春期の子どもは成人や年少の子どもよりも，見ず知らずの他人から性暴力被害を受けやすい。見知らぬ人物による性暴力は反復される可能性は低いものの，このような被害を受けた場合には，外性器・肛門・その他の部位の外傷を伴う傾向にあり，深刻な身体的被害がもたらされる可能性がある。生じた損傷の範囲は，行使された力の程度，被害者と加害者の体格の違い，被害者の抵抗の程度，薬物・アルコール使用の有無，などにより異なる。見知らぬ人物による性暴力被害は，長期に渡り心身に深刻な後遺症をもたらす可能性がある。被害者は，この出来事そのものを怖がっているだけでなく，「もし誰かに言えば，もっとひどい目に遭わすぞ」などと脅されている場合も多く，時には「殺すぞ」などと脅されていることもある。その結果，性暴力被害を受けた思春期の子どもの多くが，その経験を誰にも打ち明けられず，打ち明けたとしても，その出来事が生じてから

[訳注a] 本邦でも従前は「加害者は男性，被害者は女性」であったが，2017年7月13日刑法改正により強姦罪は「強制性交等罪」に変更され，男女の区別なく処罰の対象となった。また，家庭内の性的虐待などに対応した「監護者わいせつ罪」と「監護者性交等罪」が新設され，18歳未満の子どもに対し，生活を支える親など（監護者）が「影響力に乗じて」及んだわいせつ行為や性交も，被害者が抵抗したかどうかに関係なく罪に問えるようになった。またこれらは，被害者の告訴がないと起訴できない「親告罪」の規定が削除された。

長時間経過し，もう安全だと確信できるようになってからの場合が多い。思春期の子どもの被害者は，起きたことは自分のせいだと考え，自責の念や羞恥心，スティグマ感（被害を受けたことが筒抜けになるという感覚や，自分が汚れてしまったという感覚），強い困惑に苛まれやすい。見知らぬ人物からの性的暴行では，加害者が逮捕されるまで，被害者は安全を確信したり，回復のプロセスに入ったりすることができないこともある。

親密パートナー間暴力
（IPV，いわゆるDV）

　思春期の子どもが交際相手（親密パートナー）から暴力を受けることもあり，女子高校生の約45.5％，男子高校生の約43.2％が，交際相手から1回以上身体的暴力を受けたと報告されている[34, 35]。米国の高校を対象に実施されたまた別の研究では，かなりの数の思春期の子どもが，交際相手からの何らかの性的暴力を経験していた，と報告されている。この研究は，全米の32の高校の男女学生計6,159名に，14歳以降の性的経験を調査したものであるが，回答した女子学生の27.5％が法的に強姦に相当する被害を体験しており，男子学生も7.7％が加害体験を有していた[36]。さらに別の研究では，大学生の性暴力被害の大部分が，被害者の男友達，友人などの知り合いからの被害で，59％以上がデート中の被害であったと報告されている[37]。思春期早期の子どもの「顔見知りによる強姦（acquaintance rape）」の被害は，その多くが近親姦である。米司法統計局の調査によれば，12～17歳が被害者となった強姦の20％が，家族成員による被害であった[30]。

　顔見知りによる強姦（acquaintance rape）とは，「被害者の交際相手・教師・雇用者・家族といった，被害者がよく知っている人物によってなされる性暴力」と定義されており，被害児

の家族成員（法律により結婚できないとされている者同士）が加害者の場合には特に近親姦と呼称される。ただ現在，この定義は拡大され，同居している親戚や，血縁関係のない父親像の人物も含まれる[38]。なお顔見知りによる強姦（acquaintance rape）の被害者となる確率が最も高いのは，高校3年生と大学1年生の女子と報告されている。

　デートレイプとは顔見知りによる強姦（acquaintance rape）の一つであり，一般に交際関係下で生じる強制的な望まなかった性行為を指す[38]。ある研究では，過去1年以内に交際相手などの親しい相手から意図的に性暴力被害を受けた思春期の女児は，HIVやその他の性感染症への罹患を含め，性的な健康上のリスクを経験する割合が高かった，と報告されている[39]。他の研究でも同様に，デート中の激しい暴力被害の既往や性虐待の既往のある思春期の女児では，妊娠のリスクやその他の性的健康を損なうリスクが高い，と報告されている[40-42]。デート中に性暴力被害を受けた思春期の子どもで，加害者がコンドームを使用したり，コンドームの使用を持ち掛けられたりした事例はほとんどなかった，との研究報告もあり，この時期の子どもでは交際相手の男性からの強制的な性行為により，性的に安全でない状況が生じる可能性が高いことが示唆された[43]。

　性虐待被害を受けた思春期の子どもの多くが，愛情と信頼を寄せていた人物から被害を受けており，「加害者が誰か」ということが問題となることはあまりない。加害者が力づくで，あるいは被害者を動けないようにして，性的暴行を加えた可能性は低いが，その代わりに強い支配，騙し，脅し，収賄，脅迫という手段を使ったり，不当に道徳規範を利用している可能性が高い。また加害者の多くが，被害児と長期に渡って繰り返して性的行為を行おうと考えているため，身体的に危害を加えることを避ける傾向にある。脅迫は犯行を内密にしておくためにしばしば使

われる手段であり，加害者の性的行為は次第に強制的なものになっていく。性虐待を受けた経験のある思春期の子どもは，性虐待被害の経験のない子どもと比較して，第三者からの性暴力被害を受ける可能性も高い状態にある。

法定強姦

　法定強姦（statutory rape）とは「18歳以上の人物と，法的な合意年齢に達していない人物との性交」を指す用語である[26]。法定強姦に関する法律では「特定の年齢に達するまでは，法律上，性交に対し合意することは能力的に不可能である」という前提に基づいている。性交への合意が認められる年齢は，州により14歳から18歳まで様々である[訳注b]。全米母子健康調査（the National Maternal and Infant Health Survey）のデータによれば，母親の出産年齢が17歳であった新生児の24%，16歳であった新生児の27%，14歳であった新生児の40%が，5歳以上年上の男性との間に生まれた子どもであったと報告されている[44, 45]。

　初期に法定強姦と10代の妊娠との関連性が懸念されたことから，多くの州で法定強姦を「児童虐待」として通告することを義務付ける法律が制定された。1996年，連邦議会は児童虐待の防止と治療に関する法律（CAPTA：the federal Child Abuse Prevention and Treatment Act）の改訂（「強姦」の定義に法定強姦を含めること）を承認した。ただこの法改正に際し，医療者からは「法定強姦の通告が義務付けられたことで，思春期の子どもが治療を受けにくくなるのではないか」との懸念が持ち上がった。また法定強姦の法的厳罰化の影響についての研究が様々に行われたが，厳罰化によって児童福祉制度上の適切な対応が可能になったわけではなく，また通告後の医療サービス利用率が上昇することもなかった，と報告されている。それだけではな

[訳注b] 日本では法的に13歳未満にラインが引かれている。

く，改正法の施行後に法廷強姦の通告件数の増加は認められず，10代の妊娠率が低減したわけでもなかった，とも報告されている[46]。この「法改正による通告の義務化が，医療者と思春期の子どもとの相互関係に，重大な影響を及ぼすのではないか」という懸念は，依然として残っている。思春期の子どもでは，性的関係にある相手が逮捕されるのを恐れるあまり，受診を拒んだり，個人的なリスクに関する情報の開示をためらったりする可能性もある[45, 47]。

性虐待・性暴力被害の医学的・心理学的後遺症

　性虐待や性暴力被害は，しばしば広範囲に及ぶ心身の後遺症を伴う。これらの被害と疼痛性障害，感染症，様々な精神医学的症状（抑うつ，不安障害，睡眠障害，自尊感情の低下，自殺願望，リストカット，アルコールや薬物の乱用）との間には，強い関連性が認められる[48, 49]。米国では，子どもの頃に性虐待被害を受けた既往のある女性の56%，男性の47%が，何らかの精神医学的診断を受けている。一方で，小児期に性虐待被害経験のない一般集団が精神医学的診断を受ける確率は，女性32%，男性34%であり，有意に低い[50]。女性がアルコール依存症になる確率は，小児期に性虐待被害歴のある集団で15.6%，ない集団で7.6%であり，男性の場合は被害歴のある集団で38.7%，ない集団で19.2%であったと報告されている[50]。思春期に望まぬ性的経験をした集団では，男女逆の行動パターンがみられ，予測に反し男児では過食などの内的行動化，女児では喧嘩などの外的行動化が認められた，との研究報告もある[40]。これ以外にも，思春期に強姦被害を受けた子どもでは，若年で初回の自発的性交を行う，心理学的サービスを受ける機会や回数が増える，違法薬物の使用量が増える，といった行動の変化が生じたとの研究報告もある[51, 52]。

性虐待・性暴力被害と妊娠

性暴力被害後に妊娠するリスクは5%と高く，被害後の妊娠を予防するための対策を講じる必要がある[53]。性虐待や性暴力被害を受けた思春期の全ての女児には，必要時には全例に妊娠防止の処置を施すべきである。子宮内避妊器具の使用は，合併症のリスクがあるため奨励されない。最も安全な緊急避妊方法はホルモン療法である。複数の薬を組み合わせた投薬計画もあるが，近年ではプロゲストロンの高用量投与により有害な副作用を低減できるようになり，望まぬ妊娠の防止率も89％に至っている。例えばPlan B（Duramed Pharmacueticals, Inc., Cincinnati）は，FDAに承認された高用量プロゲステロン単独緊急避妊薬であり，避妊の失敗や無防備に行われた性交後の妊娠を防ぐために利用可能である。性暴力被害事例に対しては，性的接触後72時間以内にプロゲステロンを服用する。これはRU498やミソプロストール（Mifeprex, Danco Laboratories, New York）のような経口中絶薬ではないため，既に妊娠していれば効果はない。また他のホルモン剤と同様，HIVやその他の性感染症の予防効果はない[54]（詳しい情報はhttp：//www.go2planb.com を参照）。

避妊が不成功となるリスクや，薬の副作用，妊娠の管理には他にどんな選択肢があるか，などにつき，被害者と話し合う必要がある。性暴力被害を受けた思春期の子どもの評価を行う際には，被害前の性行為により妊娠している可能性もあるため，初診時にも採尿での妊娠検査を必ず行う必要がある[55-57]。

レイプトラウマ症候群

強姦被害者が心的外傷後ストレス障害（PTSD：posttraumatic stress disorder）を発症する割合は，80％にも上る[58]。思春期の子どもを対象とした全米規模の調査では，性虐待は一連の併発症（PTSD，大うつ病，薬物乱用等）をもたらす重要なリスク要因であることが判明している[59]。強姦などの性暴力被害を受けた後に，「レイプトラウマ症候群」と呼ばれる症状を呈する被害者は非常に多い。本症は初期の段階で，数日から数週間に渡り不信感・不安感・恐怖・情緒不安定・罪悪感といった症状が出現することが特徴である。その後，数カ月から数年に及ぶ再秩序化の段階で，状況に適応し，自己の体験の中に統合し，回復していくこととなる[56]。概して思春期の子どもは「信頼していたのに裏切られた」という感覚を持っている場合が多く，自責の念を強めることもあれば，自尊心の低下・不安感の高まり・アルコール乱用・トラウマに由来する性発達の歪みによる有害な性的活動（性的に危険な行動）などが認められることもある[60, 61]。

性暴力被害を受けた
思春期の子どもの診察

思春期の子どもが不適切な性的接触の経験の開示を行った全例に，包括的な医学的評価を行う必要がある。このような評価を行う目的には，（1）身体に生じた全ての損傷の診断を行う，（2）性感染症（STI）のスクリーニングを行う，（3）虐待の法医学的証拠を収集する，（4）妊娠スクリーニング検査を実施する，（5）適応があれば，STIや妊娠の予防処置を施す，（6）精神的状態を評価し，安心させ，今後も安全であるか否かの確認を行い，カウンセリングに関する情報提供を行う，などが挙げられる。思春期の子どもの医学的評価を行う際には，全ての診察過程で可能な限り子どもを心身ともに傷つけないように，最大限の配慮を払う必要があり，子どもの年齢や発達段階に応じた，子ども主体の手法で実施することが不可欠である。診察の際に患者を急かすようなことをしてはならない。診察の際の手順や用いる機器につきできるだけ分かり

やすく，かつ正確に説明し，患者から質問を受ける時間を十分に設ける必要がある。

患者の秘密保持にも努めなければならない。診察の過程では，思春期の子どもが自分の身体や，診察を行うタイミングや，診察の進行速度を自分でコントロールできるのだ，という感覚を常に抱けるようにしていなければならない。性虐待の被害児診察については第9章で詳細に述べている。

子どもとのラポール形成と秘密の保持

医療者と思春期の子どもが情報を共有する際には，秘密の保持というものが非常に重要となる。性虐待や性暴力被害が思春期の子どもに及ぼす重大な影響の1つとして，他者を信頼する感覚が失われてしまうことが挙げられる。加害者が被害者家族の友人である場合には，とりわけ裏切られ感を強く抱くことになる。誰も信頼できないという感覚が一般化し，他人との間に有意義で健全な関係を築けなくなることもある。医師はこの思春期の子どもと対話を行い，子どもが不信感や裏切られ感を抱いていることを認めた上で，当該行為は「信頼しえない，特定の人物が行った事」であるということを強調して説明する必要がある。秘密の保持に関しては子どもの意志が尊重されるということを説明しつつも，あわせて秘密保持に関しては法的な制約がある旨について，十分な説明を行う。オープンなコミュニケーションの中で子どもにこのような「基本原則」を理解してもらうことで，子どもの語りは促進され，完全なヒストリーを聴取しうる可能性は高まる。Fordらは思春期の子どもを対象とした研究を通じ[62]，「子どもたちは秘密保持の問題について話し合いたいと思っていることが明確となった」との報告を行い，(1) 秘密を守ることを約束すること，(2) 法律論ではなく，治療の枠組みとして，秘密保持の限界についてあらかじめ説明を行うこと，(3) 秘密にしておくことができることと，できない

ことにつき，具体的に伝えること，(4)「例外として……」というような表現を避けること，(5)「約束する」というフレーズを用いることを考慮すること，(6) 信頼できる行動を取ること，(7)「判断し難い」部分をどう扱うつもりであるかにつき，子どもとコミュニケーションを図ること，などの遵守すべき事項について，提言を行っている[62]。

小児・思春期の子どもが身体的虐待や性虐待に関する何らかの開示を行った場合や，自身や他者を傷つけうる潜在的な危険に関しての開示を行った場合には，通告義務者にはこれを通告する義務がある。倫理的・法的な理由から，秘密保持の原則を貫くことが出来ない事態が生じた場合には，そのことを思春期の子どもに伝え，今後何が生じることになるかを十分に説明し，医師としてこの過程を支援するつもりがあることを告げる[63]。

思春期の子どもに診察への協力を促す

思春期の子どもに包括的な全身診察を行う際に，子どもの協力が得られるかどうかは，子どもとの間に信頼関係が築かれているか否かにより決まる。思春期の子どもは，医師が中立的で親身になってくれていると確信できれば，自分が不安に感じていること，恐れていることなどを，安心して打ち明けることができる。医師は子どもに「恥ずかしいと感じていること，気がかりなこと，心配なことがあれば，何でも打ち明けて欲しい」と患者に伝え，診察中にそれらの問題を明確にできるようにする必要がある。子どもが診察のメリットを理解することが出来れば，協力が得られ易くなる。多くの子どもにとって，外性器肛門部位の診察や検査を受けることは，初めての経験であり，このような診察や検査は痛くて，自身で身体のコントロールを行うことができなくなるかもしれないと考えていたりする[64,65]。診察を行う前に子どもとオープンなコミュニケーションを行うことで，診察

に関して抱いている懸念や恐怖心を取り除くことが出来るであろう。診察中には，可能な限り子どもに選択肢を与えるようにする。子どもが安心して着衣を脱げる場所を用意するなど，プライバシーの保護を積極的に行う必要がある。画像出力が出来るコルポスコープを用いることが出来る場合には，子どもが望む場合には診察の状況を画像で確認できるようにすることで，安心感が得られやすくなり，また子どもたちが自身の身体をよく知る貴重な機会にもなる[66]。

思春期の子どもが診察を拒んだ場合，押さえ込んだり無理強いをしたりしてはならない。子どもによっては，情緒的トラウマのために診察に協力しえない場合もあり，そのような場合には診察前にカウンセリングを行うことが必要である。プライバシーに対する子どもの考え方を尊重していることを伝え，診察する心の準備ができたら，診察を行うときに手伝いをすることができることを伝える。そうすることを子どもが望むのならば，身体的診察を行う前に，STIの採血検査や妊娠の尿検査を行ってもよい。思春期の子どもが診察を拒み続けた場合でも，衣服やリネンやその他の物品を，証拠収集することは可能である。稀ではあるが，思春期の子どもが重度の腟内裂傷などを負っている場合には，全身麻酔下で診察を行う必要がある。

「セックス」に対する
思春期の子どもの捉え方

思春期の子どもが「セックスをしたことはない」と言った場合，その意味は子どもにより様々である[67]。思春期の子どもは「処女性」に関する感情的問題と向き合っている状況にあり，このような発言をどう解釈するかが問題になる。口腔性交や肛門性交等を経験していても，いまだ自分は処女であると考えている場合もある。大学生1,101名を対象としたある研究では，肛門性交，口腔性交，パートナーを刺激してオルガニズムを促す行動を，どれも性交ではないと

みなしていた，と報告されている[68]。腟への陰茎の挿入が行われていなければ，どのような性的活動を経験していても，彼女らは自分を「厳密に言えば処女」と見なしている。思春期の子どもがセックスをしたことがないと話をした場合，医師はその具体的な意味を確認しなくてはならない。「自分はセックスをしたことがない」とは，「腟に陰茎が挿入された経験はない」という意味なのかもしれない。医師は中立的な立場で，「性器に触った，もしくは触られたことがあるか」，「口腔性交や肛門性交をしたことがあるか」等の具体的な性的接触の体験の有無につき聞き取りを行う必要がある[69]。もし開示が得られた場合には，今後どのようなことになるかにつき丁寧に説明を行い，子どもの疑問や懸念にしっかりと回答を行う必要がある。思春期の子どもが医師を「両親に情報を伝える人」ではなく「助けてくれる人」と捉えた場合，医師と対話することに，より積極的になるであろう。その他にも医師は，複数のセックス・パートナーがいるか，アルコールや薬物乱用といったリスクの高い行動が生じていないか，性虐待の被害者になっていないか，親密パートナー間暴力を受けていないか，摂食障害やうつ病，自殺念慮，自傷行為（リストカットなど）がみられていないか，などについても質問を行って確認を行う必要がある。これらはいずれも心理社会的なトラウマの一徴候として出現している可能性のある症状である[70]。

思春期の子どもの性虐待・性暴力被害に対するシステム対応の在り方

児童相談所や警察が思春期の子どもの性虐待の通告や通報を受けた際にどのように対応するかは，子どもの安全を確保し加害者を逮捕する上で，非常に重要になる。被害を開示した子どもは，これから何が起こるのかについて，十分に知らされず理解できないでいる場合が多い。

自分の身体がどうなったか心配して，あるいは妊娠やSTIへの恐怖心から，虐待を打ち明ける子どももいる。家族内で発生した性虐待の場合，開示の理由として最も多いのは「虐待を止めてほしい」，「家族を助けたい」などである。時として子どもは，警察や児童相談所の目的と，自分の目的があまりにも違うことに驚かされることになる。子どもが被害を開示した後のシステム対応は，システムの都合よりも何より子どもの最善の利益を最優先にするものでなくては，子どもに侵襲的でトラウマ的なものになりかねない。子どもたちが被害を打ち明けた際に，「信じてもらえない」，「拒絶される」，「脅される」，「家族から見捨てられる」といった思いがけない結果となることもあり，そのような場合には，さらにつらい思いをしないようにするために，子どもが既に開示した被害を「実際にはなかった」などと撤回してしまうリスクが高まる。

　証拠を集めることが優先され，思春期の子どもの利益を損なうようなことがあってはならない。性虐待や性暴力被害を経験した思春期の子どもは，自ら選んでそのような経験をしたわけではない。医師や児相職員や警察官は，証拠を得るために診察を受けることを子どもに強要してはならない。医師が思春期の子どもから協力が得られるか否かは，子どもたちと共感的なコミュニケーションをとれるかどうかにかかっている。そのような対話の中で，医師は子どもの不安や恐れを明らかにし，それに対処していかなくてはならない。しっかりとしたラポールが形成されれば，養育者から話を聞かなくとも，子どもが経験したことの全てについて，子ども自身から直接的に話を聞くことが出来るであろう。適切にコミュニケーションをとることで，思春期の子どもが積極的にオープンエンドな会話に参加し，自身の懸念や関心を打ち明ける可能性は高まる。思春期の子どもは孤立感を感じていたり，被害を受けたのには自分に非があると考えていたり，被害を打ち明けたことでどう

なってしまうのであろうと心配していたりする。このような要因と，自分の身体に関する心配や懸念が結び付いた場合に，子どもたちは自身で行動をとれなくなってしまいうる。また子どもが，診察を受けることで過去の性交体験が親に知られてしまう，との恐れを抱いていることもある。

子どもの「処女性に関する診断」を養育者から求められた場合

　思春期の子どもが性虐待や性暴力の被害を開示した後に，親が自分の娘がまだ「処女」であるのかどうか知りたがる場合がある。また思春期の子どもの行動から，子どもが既に初体験を済ませたことが疑われるも，子どもがそれを否定した場合に，親がその「証明」を医師に求め，自分の娘が処女か否かを診察して確かめるように要求することもある（そのような場合に親が子どもの意思に反して「医者に診てもらうぞ」と脅している場合もある）。

　思春期の子どもを持つ親は，たいていの場合，自分の子どもが性体験をするのは可能な限り遅くあってほしいと考えている。現実的には，思春期の子どもが自分の親に，他者と性交していいか許可を求めることはほとんどない。子どもが自分に打ち明けていないことを，親が知りたがる場合，医師は「処女性の確認」よりもまず，親子のコミュニケーションを促すことを優先すべきである。思春期の子どもを持つ親が，自分の承認なく子どもが行ったことの現実を直視することができ，そのような行動を否定するのではなく，子どもに教育やケア（避妊を含めて）を受けさせることができるのならば，子どもにとってより有利な結果がもたらされるであろう。また陰茎－膣挿入があったとしても，ほとんどの事例では急性の処女膜損傷所見や慢性の処女膜離断所見はなく，医師は「処女性の損失」に関していかなる判断もしえない，ということを親に

知らせる必要がある。Kelloggらの[71]，妊娠した思春期の子ども36名を対象とした研究では，陰茎－膣挿入に起因すると判断された処女膜の形態的変化が確認された事例は，わずか2名だったと報告されている[71]。このように，医学的診察では処女性の確定を行うことは不可能であるにもかかわらず，一般的には診察で処女か否かははっきりすると誤解されており，インターネットの情報でもそのような誤解は氾濫している。

思春期の子どもの処女性を最も正確に判断しうる方法は，守秘義務を明確にしたうえで子どもと対話を行い，子どもの性に対しての認識を確認することにある。このような対話は，子どもたちに「勝手に踏み越えてはいけない，個人の境界線」や「プライバシーに関する思春期の子どもの権利」についてのガイダンスを提供する機会にもなり，「性的行為への同意」というものがどういうものを指すのかを理解する機会にもなり，そして自分が不快に感じたり危険な状況にあると感じたりした時に，どのように対処をするべきであるのかを伝える機会にもできる。

結語

性虐待や性暴力の被害を受けた思春期の子どもを評価する医師は，被害後に子どもが抱くであろう医学的・心理的な問題や，身体イメージに関する懸念を明確化し，それに対し適切にサポートを行う必要がある。思春期の子どもが診察を拒んだ場合には，それは子どもの権利であり，自身の判断が尊重されることを伝える。ただ一方で，診察を受けることの意義をわかりやすく丁寧に伝え，そのうえで子どもが「それなら頑張れる」という診察や検査に限定して実施してもよいことを伝える。そして子どもに，性の被害体験の最も深刻な影響は，心理面に及ぼす影響なのだということを伝え，心療内科医／精神科医（可能であれば児童精神科医）の診察を強く勧める。子ども達の多くが，被害を受け

たことを忘れたいと思っているわけではあるが，トラウマを乗り越えていくためには，「自分を理解し，専門的な支援を提供してくれる人物と，自分が経験したことを話し合うことが極めて重要である」ということを医師は明確に伝える必要がある。そのような専門家と話すことで，被害児は回復への道を歩み出すことができるようになる。PTSDは，最も頻繁に見られる性被害の心理的後遺症であり，そのスクリーニングのための検査はルーチンに行われる必要がある。トラウマ焦点化認知行動療法（TF-CBT：Trauma-focused cognitive behavioral therapy）は，性虐待や性暴力被害を受けた思春期の子どもの治療に効果があることが証明されている[72, 73]。性虐待や性暴力被害を受けて診察することになった思春期の子どもが，医学的診察を終了した際に「自分を心配してくれて，助けたいと思っている専門家とのつながりができた」という希望を胸にして，診察室を去ることができるようなることが理想的な診察といえるのである。

文献

1. Livingston JA, Hequembourg A, Testa M, et al: Unique aspects of adolescent sexual victimization experiences. *Psychol Women Q* 2007;31:331-343.
2. Snyder HN: *Sexual assault of young children as reported to law enforcement: victims, incident, and offender characteristics*, Bureau of Justice Statistics, U.S. Department of Justice (website): https://www.bjs.gov/content/pub/pdf/saycrle.pdf. Accessed March 24, 2009.
3. Gorey KM, Leslie DR: The prevalence of child sexual abuse: integrative review adjustment for potential response and measurement biases. *Child Abuse Negl* 1997;21:391-398.
4. Kilpatrick DG, Acierno R, Saunders B, et al: Risk factors for adolescent substance abuse and dependence: data from a national sample. *J Consult Clin Psychol* 2000;68:19-30.
5. Commonwealth Fund: *In their own words: adolescent girls discuss health and health care issues*. Louis Harris & Associates, New York, 1997.
6. Cassidy L, Hurrell RM: The influence of victim's attire on adolescents' judgments of date rape. *Adolescence* 1995;30:319-323.
7. Parrot A: Acquaintance rape among adolescents: identifying risk groups and intervention strategies. *J Soc Work Hum Sex* 1989;8:47-61.
8. American Academy of Pediatrics Committee on Child Abuse and Neglect: Guidelines for the evalu-

ation of sexual abuse of children: subject review. *Pediatrics* 1999;103:186-191.

9. Nicoletti A: Perspectives on pediatric and adolescent gynecology from the allied health care professional. Recognizing teen dating violence. *J Pediatr Adolesc Gynecol* 2000;13:79-80.

10. Hornor G: Sexual behavior in children: normal or not? *J Pediatr Health Care* 2004;18:57-64.

11. Shane PG: Changing patterns among homeless and runaway youth. *Am J Orthopsychiatry* 1989;59:208-214.

12. Kral AH, Molnar BE, Booth RE, et al: Prevalence of sexual risk behaviour and substance use among runaway and homeless adolescents in San Francisco, Denver and New York City. *Int J STD AIDS* 1997;8:109-117.

13. Molnar BE, Shade SB, Kral AH, et al: Suicidal behavior and sexual/physical abuse among street youth. *Child Abuse Negl* 1998;22:213-222.

14. Braitstein P, Li K, Tyndall M, et al: Sexual violence among a cohort of injection drug users. *Soc Sci Med* 2003;57:561-569.

15. Morris RE, Anderson MM, Knox GW: Incarcerated adolescents' experiences as perpetrators of sexual assault. *Arch Pediatr Adolesc Med* 2002;156:831-835.

16. Wurzbacher KV, Evans ED, Moore EJ: Effects of alternative street school on youth involved in prostitution. *J Adolesc Health* 1991;12:549-554.

17. Nadon SM, Koverola C, Schludermann EH: Antecedents to prostitution: childhood victimization. *J Interpers Violence* 1998;13:206-221.

18. English B: Leaving "the life." *The Boston Globe,* June 21, 2006.

19. Yates GL, Mackenzie RG, Pennbridge J, et al: A risk profile comparison of homeless youth involved in prostitution and homeless youth not involved. *J Adolesc Health* 1991;12:545-548.

20. Yates GL, Pennbridge J, Swofford A, et al: The Los Angeles system of care for runaway/homeless youth. *J Adolesc Health* 1991;12:555-560.

21. Willis BM, Levy BS: Child prostitution: global health burden, research needs, and interventions. *Lancet* 2002;359:1417-1422.

22. Barrett D: Reaching out to child prostitutes. *Nurs Stand* 1999;13:22-23.

23. Roy E, Haley N, Leclerc P, et al: Mortality in a cohort of street youth in Montreal. *JAMA* 2004;292:569-574.

24. Unger JB, Simon TR, Newman TL, et al: Early adolescent street youth: an overlooked population with unique problems and service needs. *J Early Adolesc* 1998;18:325-348.

25. Tyler KA, Whitbeck LB, Hoyt DR, et al: Risk factors for sexual victimization among male and female homeless and runaway youth. *J Interpers Violence* 2004;19:503-520.

26. American Academy of Pediatrics Committee on Adolescence: Sexual assault and the adolescent. *Pediatrics* 1994;94:761-765.

27. Greenfeld RA, Rand MR, Craven D, et al: *Violence by intimates. Analysis of data on crimes by current or former spouses, boyfriends, and girlfriends,* U.S. Department of Justice, Office of Justice Programs (website): https://www.bjs.gov/content/pub/pdf/vi.pdf. Accessed March 6, 2009.

28. Perkins C, Klaus P: *Criminal victimization 1994.* Bureau of Justice Statistics, Washington, DC, 1996. (website): http://policeprostitutionandpolitics. org/pdfs_all/Database%20Spreadsheets/ 1994/1994%20Criminal%20Victimizations%20 short.pdf.

29. Koss MP, Harvey MR: *The rape victim: clinical and community interventions.* Sage, Newbury Park, Calif, 1991.

30. Langan PA, Harlow CW: *Child rape victims,* 1992, U.S. Dept of Justice, Bureau of Justice Statistics (website): https://www.prisonpolicy.org/scans/bjs/crv92.pdf. Accessed March 6, 2009.

31. Kilpatrick DG, Edmunds CN, Seymour AK: *Rape in America: a report to the nation,* National Victim Center & Medical University of South Carolina (website): http://www.evawintl.org/library/DocumentLibrary Handler.ashx?id=538. Accessed March 7, 2009.

32. Heise LL: Reproductive freedom and violence against women: where are the intersections? *J Law Med Ethics* 1993;21:206-216.

33. American Medical Association: *Strategies for the treatment and prevention of sexual assault.* American Medical Association, Chicago, 1995.

34. O'Keeffe NK, Brockopp K, Chew E: Teen dating violence. *Soc Work* 1986;31:465-468.

35. O'Keefe M, Treister L: Victims of dating violence among high school students: are the predictors different for males and females? *Violence Against Women* 1998;4:195-223.

36. Koss MP, Gidycz CA, Wisniewski N: The scope of rape: incidence and prevalence of sexual aggression and victimization in a national sample of higher education students. *J Consult Clin Psychol* 1987;55:162-170.

37. Abbey A: Acquaintance rape and alcohol consumption on college campuses: how are they linked? *J Am Coll Health* 1991;39:165-169.

38. Hibbard RA, Orr DP: Incest and sexual abuse. *Semin Adolesc Med* 1985;1:153-164.

39. Silverman JG, Raj A, Mucci LA, et al: Dating violence against adolescent girls and associated substance use, unhealthy weight control, sexual risk behavior, pregnancy, and suicidality. *JAMA* 2001; 286:572-579.

40. Shrier LA, Pierce JD, Emans SJ, et al: Gender differences in risk behaviors associated with forced or pressured sex. *Arch Pediatr Adolesc Med* 1998;152:57-63.

41. Coker AL, McKeown RE, Sanderson M, et al: Severe dating violence and quality of life among South Carolina high school students. *Am J Prev Med* 2000; 19:220-227.

42. Raj A, Silverman JG, Amaro H: The relationship between sexual abuse and sexual risk among high school students: findings from the 1997 Massachusetts youth risk behavior survey. *Matern Child Health J* 2000;4:125-134.

43. Wingood GM, DiClemente RJ, McCree DH, et al: Dating violence and the sexual health of black adolescent females. *Pediatrics* 2001;2001:e72.

44. Small S, Kerns D: Unwanted sexual activity among peers during early and middle adolescence: incidence and risk factors. *J Marriage Fam* 1993;55:941-952.

第16章 思春期の子どもの性暴力被害と法定強姦 **217**

45. Donovan P: Can statutory rape laws be effective in preventing adolescent pregnancy? *Fam Plann Perspect* 1997;29:30-34.

46. Teare C, English A: Nursing practice and statutory rape. Effects of reporting and enforcement on access to care for adolescents. *Nurs Clin North Am* 2002;37:393-404.

47. Ford CA, Millstein SG: Delivery of confidentiality assurances to adolescents by primary care physicians. *Arch Pediatr Adolesc Med* 1997;151:505-509.

48. Beautrais AL: Risk factors for suicide and attempted suicide among young people. *Aust N Z J Psychiatry* 2000;34:420-436.

49. Martin G, Bergen HA, Richardson AS, et al: Sexual abuse and suicidality: gender differences in a large community sample of adolescents. *Child Abuse Negl* 2004;28:491-503.

50. Kessler RC, McGonagle KA, Zhao S, et al: Lifetime and 12-month prevalence of DSM-III-R psychiatric disorders in the United States. Results from the national comorbidity survey. *Arch Gen Psychiatry* 1994;51:8-19.

51. Miller BC, Monson BH, Norton MC: The effects of forced sexual intercourse on white female adolescents. *Child Abuse Negl* 1995;19:1289-1301.

52. Nagy S, DiClemente R, Adcock AG: Adverse factors associated with forced sex among southern adolescent girls. *Pediatrics* 1995;96:944-946.

53. Schludermann EH, Holmes MM, Resnick HS, et al: Rape-related pregnancy: estimates and descriptive characteristics from a national sample of women. *Am J Obstet Gynecol* 1996;175:320-324.

54. Trussell J, Ellertson C, Rodriguez G: The Yuzpe regimen of emergency contraception: how long after the morning after? *Obstet Gynecol* 1996;88:150-154.

55. Linden JA: Sexual assault. *Emerg Med Clin North Am* 1999;17:685-697.

56. Petter LM, Whitehill DL: Management of female sexual assault. *Am Fam Physician* 1998;58:920-926.

57. Hampton HL: Care of the woman who has been raped. *N Engl J Med* 1995;332:234-237.

58. Pynoos R, Nader K: Post traumatic stress disorder. *In*: McAnarney E, Kreipe R, Orr D, et al *(eds): Textbook of Adolescent Medicine*. WB Saunders, Philadelphia, 1992, pp 1003-1009.

59. Kilpatrick DG, Ruggiero KJ, Acierno R, et al: Violence and risk of PTSD, major depression, substance abuse/dependence, and comorbidity: results from the national survey of adolescents. *J Consult Clin Psychol* 2003;71:692-700.

60. Laumann EO: *Early sexual experiences: how voluntary? How violent?* Henry J Kaiser Family Foundation, Menlo Park, Calif, 1996.

61. Moore KA, Nord CW, Peterson JL: Nonvoluntary sexual activity among adolescents. *Fam Plann Perspect* 1989;21:110-114.

62. Ford CA, Thomsen SL, Compton B: Adolescents' interpretations of conditional confidentiality assurances. *J Adolesc Health* 2001;29:156-159.

63. Sigman G, Silber TJ, English A, et al: Confidential health care for adolescents: position paper of the Society for Adolescent Medicine. *J Adolesc Health* 1997;21:408-415.

64. Larsen SB, Kragstrup J: Experiences of the first pelvic examination in a random sample of Danish teenagers. *Acta Obstet Gynecol Scand* 1995;74:137-141.

65. Bodden-Heidrich R, Walter S, Teutenberger S, et al: What does a young girl experience in her first gynecological examination? Study on the relationship between anxiety and pain. *J Pediatr Adolesc Gynecol* 2000;13:139-142.

66. Mears CJ, Heflin AH, Finkel MA, et al: Adolescents' responses to sexual abuse evaluation including the use of video colposcopy. *J Adolesc Health* 2003;33:18-24.

67. Carpenter LM: The ambiguity of "having sex": the subjective experience of virginity loss in the United States. *J Sex Res* 2001;38:127-139.

68. Medley-Rath SR: "Am I still a virgin?": what counts as sex in 20 years of Seventeen. *Sex Cult* 2007;11:24-38.

69. Bersamin MM, Fisher DA, Walker S, et al: Virginity and abstinence: adolescents' interpretations of sexual behaviors. *J Adolesc Health* 2007;41:182-188.

70. Nock MK, Teper R, Hollander M: Psychological treatment of self-injury among adolescents. *J Clin Psychol* 2007;63:1081-1089.

71. Kellogg ND, Menard SW, Santos A: Genital anatomy in pregnant adolescents: "normal" does not mean "nothing happened." *Pediatrics* 2004;113:e67-e69.

72. Cohen JA, Mannarino AP, Deblinger E: *Treating trauma and traumatic grief in children and adolescents.* Guilford Press, New York, 2006.

73. Deblinger E, Behl L, Glickman AR: Treating children who have experienced sexual abuse. *In*: Kendall PC (ed): *Child and Adolescent Therapy: Cognitive-Behavioral Procedures,* ed 3, Guilford Press, New York, 2005, pp 383-416.

17

女性性器切除／切断（FGM/C）

Susan Bennett, MB, ChB, FRCP

用語の概説

「女性性器切除／切断」（FGM/C：female genital mutilation/cutting）とは，「医学的理由によらない，女性外性器の一部あるいは全部を除去する処置，もしくはその他の，女性生殖器に傷害を及ぼすすべての処置」を指す[1]。こうした処置を表す用語は，この数10年で著しく変化した。長年「女性割礼」という表現が広く使われてきたが，新生男児の割礼（医学的メリットのある低リスクの処置）を類推させるとして，近年ではほとんど使用されていない[2,3]。この習慣のために深刻な危害が生じていることを強調し，女児と女性の人権侵害にあたる行為である点を明確にするため，女性の権利と健康を擁護する立場から1970年代後半には「女性性器切除（FGM）」という表現を使用するようになった[訳注a]。世界保健機構（WHO：The World Health Organization）の勧告に基づき，国連（UN：the United Nations）が1991年にこの用語を採択したことで，その後，この用語はWHOやその他の国連文書で広く使われるようになった。

ただしFGMという表現は，その処置を受けた人にレッテルを貼ることになることを考慮し，1990年代の半ばから，実施地域や活動家の多く

が「女性性器切断（FGC）」という，より中立的な用語を採択した。さらに「FGMという表現は，それを実施している社会を孤立させ，FGM廃絶に向けた社会変革プロセスを妨げることになる」という主張がなされた。

国連の公式文書では引き続きFGMという用語が使われているが，一部の国連機関（国連児童基金［UNICEF：United Nations Children's Fund］や国連人口基金［UNFPA：United Nations Population Fund］）は，政策レベルでの「切除（mutilation）」という表現の重要性を捉えると共に，その実施地域を批判しない用語として「女性性器切除／切断」（FGM/C）という連語を使うようになった[4]。医療従事者が，この習慣とその結果について，患者と話し合う際には，文化的背景を考慮した用語を使用する必要がある。

FGM/Cの実施率とその地理的分布

WHOによれば，何らかの種類のFGMを経験した女児・成人女性は，世界に推定で1億人から1億4千万人おり，現在でも年間約3百万人の女児（ほとんど15歳未満）が，FGMを受けているとされている[4]。この処置を受けた人の大多数がアフリカ28カ国の女性であるが，中東，アジア，ラテンアメリカの一部でも実施が報告されている。アフリカ大陸でFGMの実施率が最も高いと思われる国は，ジブチ共和国，エジプ

[訳注a] mutilationには「不完全にすること」というニュアンスが含まれる。

ト，エリトリア，エチオピア，ガンビア，マリ共和国，シエラレオネ，ソマリア，スーダンである。

　移民の増加により，自国を離れて暮らす女児や成人女性が増えている。現在ヨーロッパ，米国，カナダ，ニュージーランド，オーストラリアに住むこれら地域からの移民女性の多くが，FGMを受けているか，今後受ける恐れがある[5-7]。中には，祖国で休暇を過ごす間に，娘がFGMを受けられるように手配する家族も存在している。

　FGMは学歴，社会階級，宗教，民族を問わず実施され，また都市部でも農村部でも行われている。概して女児は4～10歳でこの処置を受けるが，地域によっては出生直後，思春期，結婚の直前，最初の妊娠中，最初の出産後に実施するところもある。出産直後に再び閉じる（再縫合する）ことが慣例となっている文化圏もある。FGMを受ける年齢は，地域の伝統や状況によって様々であり，FGMの実施率が減ってきている国も報告されている[4]。

　FGMは，正式に医療的なトレーニングを受けたことのない，地域の伝統的な産婆か年配女性によって行われる。また，かみそりの刃やガラス片といった原始的な道具を使って，麻酔なしで，また衛生面に配慮することなく行われているケースも少なくない[8]。何も知らない子どもを数人の介添人が床に押さえつけ，この処置を無理やり受けさせることもある。一度の儀礼的祭典で多数の女児にこの処置を施す場合もあり，その際には同じ器具が全ての子どもに使い回されている。FGMが「医療化」され，医療現場で行う地域も増えており，その施術に当たる医師やその他の医療者の「合併症は滅多に生じない」との信念のもと，実施されている[4]。

FGMの種類

　行われた処置の侵襲度によって合併症の種類が異なるため，FGMの分類を知っておくことは重要である。

　1997 年 に 発 表 さ れ た WHO・UNICEF・UNFPA の共同声明において，FGM は外観上の構造的損傷の程度により，4つのタイプに分類され[1]，2008年にその一部が変更された[4]。この分類は除去された組織の量の違いに基づくもので，表17-1にこの分類法を提示している。また，図17-1に切除されていない正常な女性性器を示し，図17-2～4にそれぞれ，各タイプのFGMを図示した。現在のFGM事例の約9割がタイプI，II，IVで，約1割がタイプIIIに属すると推定されている。

表17-1	WHOによる，女性性器切除（FGM）の分類[4]

- タイプI：陰核切除：陰核の部分切除あるいは全体切徐を伴う陰核包皮の切徐，あるいは陰核包皮のみの切徐（図17-2）
  ○ タイプIa：陰核包皮のみ切徐
  ○ タイプIb：陰核と陰核包皮の切徐
- タイプII：切除（excision）＊：陰核と小陰唇の部分切除，あるいは全体切除。大陰唇切除の有無を問わない（図17-3）
  ○ タイプIIa：小陰唇のみ切除
  ○ タイプIIb：陰核と小陰唇の部分切除あるいは全体切除
  ○ タイプIIc：陰核，小陰唇，大陰唇の部分切除あるいは全体切除
- タイプIII：陰門閉鎖†：，小陰唇と大陰唇を切徐や皮弁により，被覆・縫合して行う外陰部の狭小化。陰核切除の有無を問わない（図17-4, 17-5）
  ○ タイプIIIa：小陰唇の切徐や縫合
  ○ タイプIIIb：大陰唇の切徐や縫合
- タイプIV：その他：非医学的目的のために行われる，その他のあらゆる女性性器に対する有害な処置（刺す，穴をあける，切開する，削り取る，焼灼する）

＊フランス語では，「切除（excision）」は全てのタイプの女性性器切除をしめす一般用語として使われている。
†陰門の再閉鎖もこの定義に含まれる。これは再度陰門を閉鎖する処置で，通常陰門切開を要した分娩後に行う。

220　第III部　子どもの性虐待

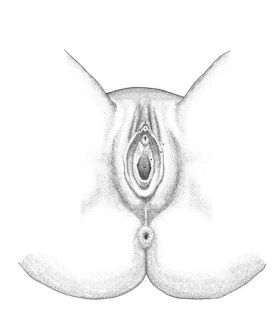

図17-1 切除されていない正常な女性性器
(*Cooper SW, Estes RJ, Girardino AP, et al.* Child sexual exploitation, *ed 1, GW Medical Publishing, Inc, St Louis, 2005*. より引用)

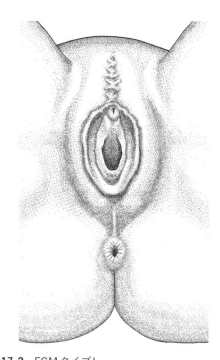

図17-2 FGMタイプⅠ
(*Cooper SW, Estes RJ, Girardino AP, et al.* Child sexual exploitation, *ed 1, GW Medical Publishing, Inc, St Louis, 2005*. より引用)

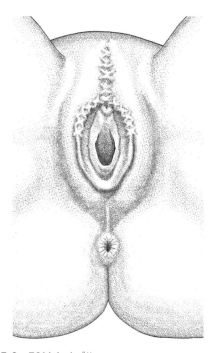

図17-3 FGMタイプⅡ
(*Cooper SW, Estes RJ, Girardino AP, et al.* Child sexual exploitation, *ed 1, GW Medical Publishing, Inc, St Louis, 2005*. より引用)

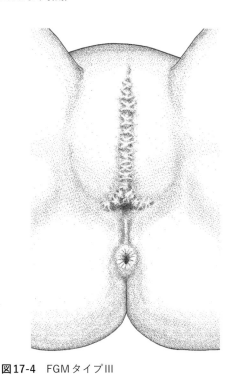

図17-4 FGMタイプⅢ
(*Cooper SW, Estes RJ, Girardino AP, et al.* Child sexual exploitation, *ed 1, GW Medical Publishing, Inc, St Louis, 2005*. より引用)

実施されているFGMのタイプは地域や民族によって異なる[9]。通常この処置は，十分な解剖学的知識や外科的技術を持たない素人が行うため，実際の切断と縫合の程度は，個人により著しく異なっている。

局部麻酔や全身麻酔なしで行うため女児が激しく動いてしまい，切除を正確に管理できなくなる，という場合も少なくない。

文化的問題

FGMの伝統がいつ，どこで始まったのかは分かっていない。エジプトのミイラにFGMを受けた証拠所見が認められることから，約5,000年前から陰門封鎖（「ファラオの処置」とも呼ばれる）が行われていたと思われる[10]。西洋医学では，陰核切除を1950年代後半まで女子色情症，乱交，自慰行為の治療として行っていた[11, 12]。

FGMは社会的・文化的・経済的理由が複雑に絡み合う中で継続されており，地域の伝統的な信仰体系に深く組み入れられており，長期に渡る慣習や伝統の継続，信仰心の表明という側面のほか，処女性の維持，女児の婚姻能力の向上，既婚女性の貞操の奨励，男性の性的快感の高揚，出生率と幼児生存率の引き上げ，家族に対する敬意の促進，社会の安定，に寄与すると信じられている[4]。

文化的アイデンティティの保護

FGMが広く行われている地域では，この処置は敬うべき伝統で，女児と成人女性の文化的アイデンティティの重要な構成要素とみなされている。一部の社会では，この習慣は成人を祝う儀式の一部として定着しており，この処置を受けた女性は称賛され，社会の一員と認められ，贈物等の褒美を受ける。

結婚

女性の結婚に対する考え方も，FGMを正当化する理由の一つとなっている。FGMの実施地域では，結婚は女性が社会で認められ，経済手段を確保する上で必要不可欠である。FGMを「処女性を証明する身体的特徴」かつ「尊敬されるような結婚の前提条件」と見なしている社会が多い。地域によっては，FGMは性的願望を抑制し，結婚後の貞節を守るのに必要な手段と考えられている。またFGMは男性の性的快感を高めるとも信じられている。

宗教

FGMを正当化する理由として，宗教的義務が一般にあげられるが，FGMは文化的な要件であるが，宗教的に義務付けられているわけではないという点を理解することは重要である。この風習はキリスト教，ユダヤ教，イスラム教といった様々な宗教圏で行われているが，これらの宗教の聖典でFGMを規定したものはなく，この風習はキリスト教やイスラム教が成立する以前から，伝統的に行われていた。

健康

FGMは受胎能力を高め，乳児と産褥婦の死亡を防ぐと考えられている。

衛生的・審美的理由

FGMはまた衛生状態の改善に役立つと考えられている。一部の文化圏では，FGMを受けていない女児は不潔で，飲食物を扱うことはできないとされている。陰核等，性器の一部を切除することは，「男性性」を消失させることになり，陰門封鎖を行うことは外観をなめらかにし，美観を高めると考えられている。

社会の安定への寄与

しばしばFGMの慣習は，伝統的指導者，宗教指導者，割礼実施者，長老，あるいは一部の医

療関係者といった地域の権力・権威組織に支えられてきた。FGMを重要な財源としている地域もある。この慣習が女児に有害だと分かっても，FGMが社会にもたらす利益は欠点を補って余りあるとして，継続している地域もある。FGMの実施を擁護する親は，それは子どもにとって最善の策であり，この慣習に抵抗すれば，子どもは結婚できなくなり，地域社会から疎外されてしまうと考えている。

健康上の弊害

FGMは短期的にも長期的にも，様々な身体的・性的・心理的な弊害を引き起こしうることが明らかになっている[13]。どのような結果がどの程度生じるかは，実施されるFGMのタイプ，切断の程度，施術者の技術，衛生状態，この処置を受ける女児の心身の健康状態，子どもが適切な治療を受けられるか否か，子どもの年齢・人種・家族・社会資源，といった特徴により様々である。

多くの女性にとって，最も困難な身体的問題は，切除直後のみならず，月経，婚姻，出産といった様々なライフイベントとともに出現する。表17-2に身体的弊害につきまとめ，掲示している。WHOが近年行った複数国に及ぶ大規模研究によると，FGMを受けた女性は，出産時に有害事象が生ずる危険性が有意に高かった，と報告されている[15]。FGMのタイプⅠ・Ⅱ・Ⅲを受けた女性はFGMをされていない女性と比べ，帝王切開に至る確率や分娩後出血の発生率が高く，そのリスクは，処置の重症度とともに高くなっていた。

この研究で明らかになった重要な新事実は，母親がFGMを受けている場合，新生児に有害な影響を及ぼすということである。特に重要な点として，FGMを受けていない母親から生まれた場合と比べて，FGMを受けた母親から生まれた子どもは，出産時あるいは出産直後の新生児

| 表17-2 | 女性性器切除（FGM/C）により生じうる合併症 |

- 短期的合併症*
  - 激しい痛み
  - 激しい出血
  - ショック状態
  - 隣接組織（尿道等）の損傷
  - 身体抑制に起因する傷害（骨折，脱臼等）
  - 急性の尿閉
  - 汚染された器具の使用による感染，治癒期間中の感染（創感染，敗血症，破傷風，骨盤感染症，尿路感染症，HIV，B型・C型肝炎等）
  - 出血性ショック，極度の痛みと心的外傷による神経原性ショック，重篤な激しい感染症と敗血症による死亡
- 長期的合併症
  - FGMタイプⅢを受けた女児や成人女性は，特に長期的な重篤の合併症を被りやすく，大陰唇の縫合により膣開口部蓋を増設する処置は，排尿時，月経時，性交時，出産時の直接的な弊害をもたらす
  - 局所的な外陰部の問題：停滞嚢胞，膿瘍，ケロイド，切断部の過剰な瘢痕組織，瘢痕の神経末端の絞扼による痛みを伴う神経腫
  - 長期に渡る上部・下部尿路感染による腎不全，敗血症，死亡の可能性
  - 膣の結石形成
  - 長期的な膣感染・骨盤感染による瘢痕化および不妊
  - HIV感染リスクの増加
    - 他の施術に使ったのと同じ器具を使用したことによる
    - 施術中あるいは分娩時の出血，もしくは陰門切開や損傷をもたらす性交による膣裂傷による出血により輸血の必要性が増大したことによる[14]
  - 月経困難症と膣留血症を伴う月経出血遮断による子宮内膜症の危険性
  - 再発性外傷に起因する出血による貧血症の恐れ
  - 妊娠時・出産時に生じる合併症
    - 瘢痕組織の柔軟性消失による遷延分娩・閉塞性分娩
    - 会陰裂傷，出血，瘻孔形成（膀胱－膣瘻あるいは直腸－膣瘻）
    - 陣痛微弱，子宮破裂，子宮脱
  - 出産後の創感染と悪露の貯留による産褥敗血症の恐れ
  - 遷延分娩・閉塞性分娩による新生児の問題。陰門切開が実施されず児頭の娩出に時間がかかった場合，無酸素症や胎児死亡が懸念される

*通常，病院での治療が必要になった場合にのみ記録されるため，真の合併症発生率は不明である。

第17章 女性性器切除／切断（FGM/C）

死亡率が高い，という点が挙げられる。タイプIのFGMを受けた母親では新生児死亡の比率が15%，タイプIIのFGMを受けた母親では32%，タイプIIIのFGMを受けた母親では55%高かった，と報告されている。女性が病院以外で出産する場合，FGMはさらに深刻な結果をもたらすと推察されている。保健サービスが不十分で，女性がそれを利用できない場合には，致命的な分娩後出血の発生率が高く，このことは特に重大な問題である。

FGMの身体的合併症に関する研究報告や症例報告は数多くなされているが，この慣習がもたらす性的な影響や心理社会的影響に関する科学的研究はほとんどない。これには心理的苦痛を評価することの困難さ，そして女性がこれらの問題を話したがらないことも影響していると思われる。

多くの女児や女性にとってFGMは，心に生涯傷を残し，感情面の健全な発達に悪影響を及ぼしかねない，非常に強い心的外傷体験となる。女児は通常，意識がある状態で施術がなされるため，多くの女児にとってFGMは激痛，恐怖，混乱に象徴される，衝撃的な経験である。FGMの経験は，食習慣や睡眠習慣の変化，食欲減退，体重減少，過度の体重増加，不安発作，集中力低下，学習障害，心的外傷後ストレス障害の症状といった一連の精神的混乱，心身症と関係しているとも報告されている[4, 16]。FGMにより心的外傷を受けた女性や女児の多くが，この経験を口にしたがらない。文化によっては，自らの感情や苦痛を表現するための社会的に許容される手段を，女性が持っていない場合もある。

FGMを行う伝統のない西洋社会に移り住んだ移民女性は，さらなる心理的影響を被る恐れがある。彼女たちは，自らの伝統的文化におけるFGMや性機能および女性の権利に対する態度が，西洋文化における態度とは大きく異なっているという事実に直面する。一部の地域団体組織の報告によれば，これらの女性は仲間との関係で困難な局面に遭遇しがちである（例えば，子どもの頃FGMを受けたと告白してボーイフレンドから拒絶された，他の文化圏の女性はFGMを受けないことを知った，等）[5]。

FGMが女性の性機能に及ぼす影響に関する多くの質的研究が示しているように，どのタイプのFGMであれ，女性の性的充足度を阻害することになる。FGMによる身体的損傷は心的外傷や苦痛を伴い，それによって成人女性の性生活が危機に晒される恐れがある。さらに，陰門封鎖を受けた女性は，結婚したらその切開術を受けることになるかもしれず，この処置も痛みと共に心的外傷を引き起こす。結婚生活に問題が生じ，やがて離婚に至る場合があり，それによって女性およびその子どもの社会的・経済的地位が脅かされることにも繋がっていく[16]。

FGMを受けた女児・女性への対応

この20年間，アフリカ各地からの難民や移民が，北米，ヨーロッパ，オーストラレーシアへ流入してきた。それにより医療者は，FGMという慣習，その原因，文化的意味，派生する健康上および法的な問題を十分に理解することが不可欠になった。医療者は，この処置による合併症の早期発見・治療のみならず，この慣習が患者と地域社会にもたらし得る有害な結果や，この慣習の廃絶によりもたらされうる利益を伝えるといった，FGMの発生予防において中心的役割を果たす。医療者を対象としたトレーニングは，FGMを廃絶するために最優先とすべき戦略とされている[4]。

WHOの最高権威機関である世界保健総会（World Health Assembly）[17]，世界医師会（World Medical Association）[18]，そして国際婦人科連合（International Federation of Gynecology）[19]ならびに多くの国の医師会が，FGMは生死に関わる重篤な合併症をもたらす恐れがあり，医学的に不要な慣習であるとして，その

実施に反対してきた。これらの組織は，FGMを有害な慣習だと非難し，その廃止のための連立を求める声明文を発表している。無痛・無菌状態でFGMを行っても，その有害な長期的影響を軽減することにはならない。それどころか，この慣行を「医学的に健全で，女児や成人女性の健康に資するもの」として誤って正当化することになり，この慣習を妨げたり減らしたりするどころか，恒久化することとなる。

　数多くの専門機関が，看護師・助産師・産婦人科医といった医療者のために，「FGMを受けた女性の妊娠中・出産時・出産後のケアに関する指針」を発表してきた。このような指針では，陰門切開といった特定の処置の管理や，月経や性生活上の問題の緩和といった，この慣習による合併症を持つ女性のケアに言及している[20-29]。

　また先進国では，FGMを受けるリスクをもつ子ども，およびFGMを受けた女児や成人女性への対応を推進していくため，医療・社会福祉・警察・教育分野の専門職のための多機関連携体制での児童保護指針が作成されている[30-33]。

児童保護上の対応

　FGMの発見および介入に関しては，第一に，FGMを受けるリスクにさらされている子どもを特定し，保護に向けた適切な対応を行うこと，第二に，既にFGMを受けた子どもを特定し，適切な支援を行うこと，という2つの関わりが重要である。表17-3に，FGMを受けるリスクのある女児を特定する指標を掲示した。

　医師および児童保護分野の専門家は，この慣習を続けたいと思っている両親と，FGMの問題につき話し合い，それが健康に及ぼす影響と，その法的制約について伝える必要がある。また両親とともにFGMを防止するためのあらゆる策を講じ，地域組織や地域の指導者の力も借りて，親や家族と共同して取り組みを促進していくことが望まれる。FGMに対する介入が察知された際に，子どもが突然姿を消すとか，海外に

表17-3　FGMが女児に行われるリスク要因

FGMが行われる可能性の指標

- 家族がFGMを行っているとされている地域の出身である
- FGMを受けた母親から生まれた，あるいはFGMを受けた娘を持つ母親から生まれた女児
- 「自分たちや親族が，女児を長期間国外に連れて行く予定である」と親が言っている
- 女児が母国（あるいはFGMが行われている国）で長期休暇を過ごすと話している
- 女児が特別な処置を受けたことがある，あるいは自分のために行われた特別な祝典に参加したことがあると話している

FGMが既に行われたことを示す指標

- 女児が学校を長期間欠席し，復帰後の行動が著しく変わった
- 女児が膀胱や月経に関係すると思われる問題を理由に，長期間授業や活動に参加できない

連れ出される危険があるため，対処は直ちに行わなければならない。子どもの保護が必要な場合，児童相談所への通告が義務であることは言うまでもない。

　FGMを受けた女児の診察時に，外性器損傷痕がほとんど確認できないこともあり，外観上わずかに陰核組織を認めるだけのこともある。これは，FGMの多くがそれほど大量の組織切除を要するわけではないからである。どのようにFGMを受けたのかの詳細が判明していない場合，外観上の変化が軽微な事例を正確に評価することは困難である。しかし，大量の組織切除が実施された場合や，処女膜開口部の大きさの著しい変化を伴う処置を受けていた場合，外性器の診察時にそのような身体所見を見逃すことはまずないであろう[34]。FGMの処置が無菌状態で行われることは少ないため，施術で使用された機器によってウイルス感染や細菌感染をきたしている恐れもある。子どもにFGMの証拠所見が認められた場合，HIVウイルス・B型肝炎ウイルス・C型肝炎ウイルス感染に関しての血清学的検査を行う必要がある。

第17章　女性性器切除／切断（FGM/C）　　**225**

FGMが実施されている文化圏や地域出身の若い移民女性は，成長していく過程でFGMに関する文化的意義の混乱に基づく，種々の問題に直面化する可能性がある。このような女性の家族は，地域の伝統に従わないことによる社会的影響というものに主たる関心を寄せている。矛盾する情報は，子どもに混乱と失望を招きかねない。FGMを受けた小児・思春期の子どもにおける心理社会的ニーズを明確にし，適切なカウンセリングを行うための人材を育成し，望ましい支援ネットワーク体制を確立していく必要がある。

医学的管理

陰門切開は，陰門封鎖をとくための処置である。陰門切開は結婚前・妊娠前・妊娠中・分娩時に行われる。幼少期に何らかの形のFGMを受けた思春期女児が，文化的に推奨・許容がなされている以外の時期に，この切開術を受けたいと希望する場合がある [35]。この処置を受けることで，これらの女子は膣タンポンを使用し，挿入を伴う性交を行い，後に経膣分娩する際に合併症が生じる可能性を低減することができ，自身のボディイメージに対する関心を充たすことができる可能性が高まる。通常の医療処置と同様，このような処置を希望する女児の親が，実施の同意をしてくれることが最も望ましく，女児には両親からの同意を得る必要性につき，十分な説明を行う必要がある。医療者は親権者からの同意なく，このような処置を行った場合の問題点につき，十分に考慮する必要がある。医学的理由から陰門切開を行う必要性があると説明した場合，親や地域住民はそれほど強い抵抗感を抱くことはないであろう。

タイプIIIのFGMを受けた女性の場合，妊娠中と出産時に特別なケアが必要であり，女性が初産の場合，帝王切開の既往がある場合，陰門の再封鎖を受けた場合には，なおさらである。妊娠中（理想的には20週前後）に選択的陰門切開を行うことで，裂傷のリスクは低減し，分娩

中に陰門切開や前方会陰切開を実施しなくてもよくなり，それにより帝王切開になるリスクも低減できる。この施術は適切な全身麻酔下，あるいは腰椎麻酔下で行う必要がある。不適切な疼痛緩和は，衝撃的なフラッシュバックを生じさせる恐れがある。

産科医と助産師は，経膣分娩後に女性の陰門の再封鎖（再縫合）を依頼される場合がある。この施術が合法の国もあるが，西洋諸国では，出産後の陰門の再封鎖は，女性の健康と福利を損なうという理由で違法とされている。自然裂開後であるか，分娩促進のための意図的な陰門切開後であるかにかかわらず，性交を困難あるいは不可能にするような分娩後修復術を行ってはならない。

女性とそのパートナーへの文化的要求にかなった思慮深いケアは，不適切かつ不衛生な条件下で手術する恐れのある地域の違法な開業医に行くことを思いとどまらせるために重要である。医療者は，FGMを受けた既往のある女性の精神的なニーズを認識し，（必要な場合は）文化的に適切な施設を紹介する必要がある。

国際社会の反応

ここ数十年の間に，各国政府，国際社会，医療専門組織の間では，FGMは文化や健康上の課題という見方から，人権や公衆衛生上の喫緊の課題という認識に移行している [16]。FGMは性に基づく差別であり，女性の権利の侵害である。具体的には，女性の（1）到達可能な最高水準の身体および精神の健康を享受する権利，（2）安全確保の権利，（3）あらゆる形の身体的・精神的暴力から解放される権利，（4）残酷あるいは非人間的な，質の低い治療を受けない権利，（5）有害な伝統的慣習から身を守る権利，（6）死に至る処置の場合の生存の権利，の侵害である。これらの権利は国際法で保障されている。FGMを実施することは，世界人権宣言

(Universal Declaration of Human Rights)（1948
年）[36]，国連女性差別撤廃条約（UN Convention
on the Elimination of All Forms of Discrimina-
tion against Women）（1979）[37]，国連子ども
人権条約（UN Convention on the Rights of the
Child）（1990）[38]，第4回世界女性会議北京宣
言および行動基盤（Beijing Declaration and Plat-
form for Action of the Fourth World Conference
on Women）（1995）[39] といった，数多くの人
権条約や人権宣言に，直接あるいは間接的に違
反することになる。条約締結国は，これらの基
準に基づき，FGMに対する法的措置をとる責任
がある。

　1997年に，WHO，UNIEF，UNFPAは共同声
明を発表し，これら3機関はFGM廃絶に向けた
共同の取り組みを行うと宣言した[1]。過去10年
間に得られた新たな知見に基づき，2008年に新
たな多機関声明が出され，前回の声明を上回る
幅広い国連機関がこれに調印している[4]。

　非政府組織（NGO）は，FGM廃絶に向けた国
内外の取り組みにおいて中心的役割を果たして
いる。地域レベルでは，アフリカでFGM廃絶に
取り組むNGO第1号として，「女性と児童の健
康に影響する伝統的習慣に関する全アフリカ会
議（IAC：Inter-African Committee on Traditional
Practices Affecting the Health of Women and
Children）」[40] が設立された。他の国々でも，「女
性の健康に関する研究開発基金（FORWARD：
Foundation for Women's Health Research and
Development）」[41]，「女性の身体的健全性のた
めの研究・行動・情報ネットワーク（Rainbo：
Research, Action and Information Network for
the Bodily Integrity of Women）」[42] そして「ヨー
ロッパFGM防止ネットワーク（euronet-FGM：
European Network for the prevention of
FGM）」[43] といった，多種多様なNGOが，FGM
廃絶に向けた取り組みに加わっている。

　FGMには，刑法や児童保護法（児童虐待防止
法）を含む，様々な関係法規がある。既存の刑

法の規約をFGMに適用している，あるいは適用
できるとしている国もある。アフリカと中東で
は，多くの国がFGM廃絶への取り組みに関する
具体的な法律を制定している。オーストラリア，
ニュージーランド，カナダ，アメリカおよび西
欧諸国を含む，FGMが問題になっている移民の
共同体が形成されている国々では，FGMを禁ず
る法律も制定されている。FGMを受けるリスク
のある成人女性や女児が保護される権利が，多
くの国で認識されるようになってきている[6, 44]。

　数多くの国において児童保護法（児童虐待防
止法）をFGMに適用できるとしているが，一
方では，FGMを含めた有害な慣習を排除するた
めの具体的な法律を制定し適用している国もあ
る。児童保護法（児童虐待防止法）では，「児童
虐待が生じている，あるいは生じる可能性が疑
われる根拠がある場合，政府の介入が必要であ
る」と規定している。

　ただし，この慣習を禁ずる法律が制定されて
いる場合でも，厳密な施行がされていないか，
法がないに等しい状態のこともある。さらに，
これらの国や地域における文化規範が，女性が
法に基づく保護や補償を求めるのを思いとどま
らせている。制裁を加えるだけでは，この慣習
は密かに行われ続け，十分にFGMを抑制するこ
とができない恐れがある。

　FGM廃絶は，単に法律を強化すればよい問題
ではないことは明らかである。FGMは文化に深
く根付いた特異的な慣行であり，FGMを終わら
せるには，長い時間をかけて，行動変容に向け
た持続的な取り組みを行う基盤を，構築・整備
していく必要がある。FGMという風習の根底に
は性差別がある。従ってFGMに取り組んでいく
上で最も効果的な戦略は，成人女性と女児が属
する地域社会や文化の中で，彼女たちに勇気を
与え，教育を提供することにある。さらに，男
性や地域の宗教的あるいは非宗教的指導者から
の支援も，この習慣の廃絶に向けた取り組みに
不可欠だということを認識しておかなければな

第17章　女性性器切除／切断（FGM/C）　**227**

らない。FGM廃絶に向けたアプローチは，世界中の女性・児童に対する暴力に立ち向かうための，より広範な取り組みの一部である[45-47]。

過去十数年の間，国際レベル，国家レベル，地域レベルといった，あらゆるレベルにおいて推進されてきた取り組みが実を結び始めており，実際にFGMの実施率が低下した地域も出てきている。それによって得られた重要な教訓は，地域主導による持続的な，多領域が連携した上での行動と介入が必要である，ということである[16, 48]。

国連のミレニアム開発目標（The Millennium Development Goals）[49]では，FGM廃絶に向けて，男女平等と女性の授権の推進，乳幼児死亡率の減少，母体の健康の促進，といった具体的に評価可能な形で，目標・指標を定めている。2002年に国連子どもに関する特別総会で採択された「子どもにふさわしい世界（World Fit for Children）」[50]では，FGM等の有害な伝統や慣行の廃絶を，加盟国に明確な形で要請している。国連の「子どもに対する暴力に関する調査研究（UN Study on Violence against Children）[45]の報告も，FGMの問題につきクローズアップしており，FGM廃絶のために行動化を起こす後押しをしている。

多くの国では，FGM廃絶を主導する社会変革プロセスが進行中であり，FGMを行わなかった女児の婚姻と家族の社会的地位が保証されており，女児への危害や権利を侵害しないための新たな社会規範が生まれている。全世界が支援することで，FGMを実施している国々においても，一世代のうちにその廃絶を実現できることが期待されている[16]。なお国連は2月6日を「世界FGM/C（女性性器切除）根絶の日」と定めている。

文献

1. Female Genital Mutilation: A Joint WHO/UNICEF/UNFPA statement. World Health Organization, Geneva, 1997. http://apps.who.int/iris/bitstream/10665/41903/1/9241561866.pdf. Accessed March 7, 2009.
2. American Academy of Pediatrics: Report of the task force on circumcision. *Pediatrics* 1989;84:388-391.
3. Klausner JD, Wamai RG, Bowa K, et al: Is male circumcision as good as the HIV vaccine we've been waiting for? *Futur HIV Ther* 2008;2:1-7.
4. Eliminating Female Genital Mutilation: An interagency statement. World Health Organization, Geneva, 2008. http://www.unfpa.org/webdav/site/global/shared/documents/publications/2008/eliminating_fgm.pdf. Accessed March 7, 2009.
5. Lockhat H: *Female genital mutilation: treating the tears.* Middlesex University Press, London, 2004.
6. Momoh C (ed): *Female genital mutilation.* Radcliffe Publishing, Oxford, UK, 2005.
7. Bosch X: Female genital mutilation in developed countries. *Lancet* 2001;358:1177-1179.
8. Toubia N: *Female genital mutilation: a call for global action.* Women's Ink, New York, 1995.
9. Nour NM: Female genital cutting: clinical and cultural guidelines. *Obstet Gynecol Surv* 2004;59:272-279.
10. Izett S, Toubia N: *A research and evaluation guidebook using female circumcision as a case study: learning about social changes.* RAINBO, New York, 1999.
11. Toubia N: Female circumcision as a public health issue. *N Engl J Med* 1994;331:712-716.
12. Kandela P: Sketches from the *Lancet*: clitoridectomy. *Lancet* 1999;353:1453.
13. Lovel H, McGettigan C, Mohammed Z: *A systematic review of the health complications of female genital mutilation including sequelae in childbirth,* World Health Organization (website): http://www.who.int/reproductive-health/docs/systematic_review_health_complications_fgm.pdf. Accessed March 7, 2009.
14. Brady M: Female genital mutilation: complications and risk of HIV transmission. *AIDS Patient Care STDS* 1999;13:709-716.
15. WHO Study Group on Female Genital Mutilation and Obstetric Outcome: Female genital mutilation and obstetric outcome: WHO collaborative prospective study in six African countries. *Lancet* 2006;367:1835-1841.
16. Lewnes A (ed.): Changing a harmful social convention: female genital mutilation/cutting. *Innocenti Digest* 12, Florence, Italy, 2005; http://apps.who.int/iris/bitstream/10665/66355/1/WHO_FCH_WMH_00.2.pdf. Accessed March 6, 2010.
17. World Health Assembly resolution on female genital mutilation, May 2008. http://apps.who.int/iris/bitstream/10665/23532/1/A61_R16-en.pdf?ua=1. Accessed March 7, 2009.
18. World Medical Association: Statement on condemnation of female genital mutilation. Adopted by the 45th World Medical Assembly, Budapest, October 1993 (revised 2005).
19. World Health Organization, International Federation of Gynecology and Obstetrics (FIGO): Female circumcision. Female genital mutilation. *Eur J Obstet*

Gynecol Reprod Biol 1992;45:153-154.

20. WHO: *Management of pregnancy, childbirth and the postpartum period in the presence of female genital mutilation: report of a WHO technical consultation* (website): http://apps.who.int/iris/bitstream/10665/66805/1/WHO_FCH_GWH_01.2.pdf. Accessed March 7, 2009.

21. WHO: Female genital mutilation. The prevention and the management of the health complications. Policy guidelines for nurses and midwives (website): http://apps.who.int/iris/bitstream/10665/66858/1/WHO_FCH_GWH_01.5.pdf. Accessed March 7, 2009.

22. Buck P: RCOG statement No 3. Female genital mutilation, Royal Collage of Obstetricians and Gynecologists (website): https://www.rcog.org.uk/globalassets/documents/guidelines/gtg-53-fgm.pdf. Accessed March 7, 2009.

23. American College of Obstetricians and Gynaecologists: *Female genital cutting: clinical management of circumcised women*, ed 2, ACOG, Washington, DC, 2007.

24. The College of Physicians and Surgeons of Ontario: Policy on female circumcision, excision and infibulation (website): http://www.cpso.on.ca/Policies-Publications/Policy/Female-Genital-Cutting-(Mutilation). Accessed March 7, 2009.

25. The Royal Australian and New Zealand College of Obstetricians & Gynaecologists: Female genital mutilation: information for the Australian health professional (website): https://www.ranzcog.edu.au/RANZCOG_SITE/media/RANZCOG-MEDIA/Women%27s%20Health/Statement%20and%20guidelines/Clinical%20-%20Gynaecology/Female-Genital-Mutilation-(C-Gyn-1)-Review-Nov13.pdf?ext=.pdf. Accessed March 7, 2009.

26. Royal College of Nursing: Female genital mutilation royal college of nursing educational resource for nurses and midwives (website): https://www.rcn.org.uk/professional-development/publications/pub-005447. Accessed March 7, 2009.

27. Adamson F: *Female genital mutilation information for counseling professionals*. FORWARD, London, 1997.

28. Mwangi-Powell F: *Holistic care for women. A practical guide for midwives*. FORWARD, London, 2001.

29. Toubia N: *Caring for women with circumcision: a technical manual for health care providers*. RAINBO, New York, 1999.

30. London Safeguarding Children Board: Safeguarding children at risk of abuse through female genital mutilation (website): http://www.harrowlscb.co.uk/wp-content/uploads/2015/06/d_london_fgm_procedure1.pdf. Accessed March 7, 2009.

31. British Medical Association: Female genital mutilation: caring for patients and child protection (website): https://www.bma.org.uk/advice/employment/ethics/children-and-young-people/female-genital-mutilation. Accessed March 7, 2009.

32. Dorkenoo E, Hedley R: *Child protection and female genital mutilation: advice for health, education and social work professionals*. FORWARD, London, 1996.

33. Committee on Bioethics: Female genital mutilation. *Pediatrics* 1998;102:153-156.

34. Sugar NF, Graham EA: Common gynecologic problems in prepubertal girls. *Pediatr Rev* 2006;27:213-223.

35. Strickland JL: Female circumcision/female genital mutilation. *J Pediatr Adolesc Gynecol* 2001;14:109-112.

36. General Assembly of the United Nations: *Universal declaration of human rights*. United Nations General Assembly, New York, 1948. http://www.un.org/Overview/rights.html. Accessed March 7, 2009.

37. General Assembly of the United Nations: Convention on the elimination of all forms of discrimination against women. United Nations General Assembly, New York, 1979. http://un.org/womenwatch/daw/cedaw/text/econvention.htm. Accessed March 7, 2009.

38. The United Nations convention on the rights of the child. United Nations General Assembly, New York, 1989. http://www.unhchr.ch/html/menu3/b/k2crc.htm. Accessed March 7, 2009.

39. Fourth World Conference on Women: Beijing declaration and platform for action. Fourth World Conference on Women, Beijing, 1995. http://www.un.org/womenwatch/daw/beijing/pdf/BDPfA%20E.pdf. Accessed March 7, 2009.

40. Inter-African committee on traditional practices affecting the health of women and children (IAC). Available at www.iac-ciaf.net. Accessed March 6, 2010.

41. Foundation for Women's Health Research and Development (website): Available at http://www.forwarduk.org.uk. Accessed March 7, 2009.

42. RAINBO. The Research, Action and Information Network for the Bodily Integrity of Women (website): http://www.fgm-c.info/ong/rainbo-research-action-and-information-network-bodily-integrity-women. Accessed March 6, 2010.

43. European Network for the Prevention of FGM (website): www.euronet-fgm.org. Accessed March 7, 2009.

44. Toubia N: *Female genital mutilation: a guide to laws and policies worldwide*. Zed Books, London, 2000.

45. UN Division for the Advancement of Women: UN study on violence against children (website): http://www.violencestudy.org/IMG/pdf/English-2-2.pdf. Accessed March 7, 2009.

46. UN WomenWatch: UN study on violence against women (website): www.un.org/womenwatch/daw/vaw/panel2.htm. Accessed March 7, 2009.

47. Watts C, Zimmerman C: Violence against women: global scope and magnitude. *Lancet* 2002;359:1232-1237.

48. World Health Organization: Female genital mutilation. Programmes to date: what works and what doesn't: a report (website): http://www.who.int/reproductive-health/publications/fgm/fgm_programmes_review.pdf. Accessed March 7, 2009.

49. United Nations: Millennium goals (website): www.un.org/millenniumgoals. Accessed March 7, 2009.

50. UN General Assembly: A world fit for children: resolution adopted by the General Assembly. United Nations, New York, 2002.

18

インターネットを利用した子どもの性的搾取

Daniel D. Broughton, MD

インターネットと子ども

　インターネットは今や世界中の人々が利用できる，最も重要な情報源の1つになった。その利用者は2000年には世界で推定3億6千万人，北アメリカでは1億8百万人であったが，2008年にはそれぞれ14億人，2億4千8百万人にまで増加している[1]。インターネットは画期的な情報伝達手段であり，信じられないくらいの情報の宝庫である。米国では9歳になるまでに，9割以上の子どもがインターネットを使い始めている[2]。

　インターネットは情報を得るだけのものではなく，効果的な情報伝達網として機能しており，世界各地の人々とコミュニケーションをとる基盤となっている。その他にも，「誰かとゲームをする」といった双方向的な娯楽の場として，またツールやスキルの学び方を示す場としても，無限の可能性を秘めている。子どもたちがインターネットを使うことで，自分の潜在的な可能性を最大限に発揮する妥当な機会が得られることも期待される。

　ただ，インターネットが潜在的に持つ価値というものは否定できない一方で，インターネットの持つ負の側面，特に子どもへの悪影響に対しての懸念が持ち上がっている。広告主はインターネットを使って子どもに製品を宣伝し売り込もうとしている。中には危険な行動を促すようなサイトもある。例えば「食べる量を減らしま

しょう」，「吐きましょう」などとアドバイスし，過度の運動を勧め拒食症を助長するようなサイトもある。また不快な言葉，考え，画像（ポルノ画像やわいせつな画像など）が提示されているサイトもある。オンラインポルノは数十億ドル規模の産業であり，2006年には推定で420万ものポルノ関連のウェブサイトが存在すると報告されている[3]。また「ネットいじめ」の問題も深刻化しており，標的とされた子どもたちに極めて有害な影響を及ぼしうる危険がある[4]。

　若者がネットを介してコミュニケーションする方法は数多くある。インターネットでの最初のコミュニケーション手段として登場したのは，Eメールである。この新技術により，人々は血縁者や友人とネットを介してつながり，かつてないほど効率的に他人と出会うことができるようになった。若者はこのようにして新たに出会った人々の多くを「新しい友達」と考えがちだが，ネット上で交わされるメッセージを発信しているのが本当は誰なのか知らないでいる場合が多い。ネットでは30歳の男性が13歳の少年少女を装ったりする。またEメールを発展させたインスタント・メッセージを利用すれば，電話会議のように，複数の人がオンライン上で同時に会話することもできる。

　電子的情報伝達の最も単純な形は，携帯電話を使ったメールのやり取りである。現在では携帯電話の多くにカメラ機能が付いているため，

画像もメールのように簡単かつ素早く送ることができる。知っている人の電話番号としかやり取りできないようにすれば、メールは危険ではない。しかしその一方で、携帯電話を使って出所不明のメールや画像をどこの誰にでも容易に転送することが可能になっている。また今では携帯電話の多くがインターネットに接続されているため、携帯電話のメールを多くの人に送信し、広く行き渡らせることがますますできるようになった。このようにして、一人の受信者向けのつもりで画像添付した私的メールが、オンライン・アクセスの可能な世界中の人々に届くようになっている。

　チャットルームは、特定のテーマについて討論できるように、あるいは同じ興味を持つ人々が集う場として、個人やウェブサイトが設けた仮想の場である。例えばチャットルームは、稀な病気の患者やその家族が、同じような状況に置かれた人々とつながるためのフォーラムを提供することもできる。チャットルームの多くは監視されており、自身も参加し討論を管理するリーダー（管理人）がいて、不適切な話題が持ち込まれたり、フォーラムが他の目的に悪用されたりすることのないようにしている。一方で、このような監視がなされていないチャットルームもあり、その場合は話し合いに誰が参加しているのかは全く分からない。

　若者との接点を持つために、チャットルームを悪用する人物も少なくはない。例えば、10代のふりをして、チアリーダー活動やティーンズ・ファッションなどの若者の向けのチャットルームに加わる成人もいる。そうすることで、チャットに参加している若者と、チャット以外の場で実際に接触をするチャンスをうかがい、チャットに参加してくる若者との関係性ができたのなら、それを維持しさらに発展させていくように仕向けていくのである。もう1つの例として、特別に若者の参加を意図しているわけではない科学や建築などに関するチャットルームに参加し、

若者が新たに参加してきた際に、自分も同じ分野に興味を持っているふりをして、直接に連絡を取り合う機会を探ろうとする場合もある。

　ネットを介したコミュニケーションの最新型は、FacebookやMySpaceといった、ソーシャルネットワーキングサイトである。FacebookもMySpaceも、1億人以上が利用している[5]。これらのサイトでは、個人情報を共有するためのウェブページを構築することが可能である。一般向けのサイトもあるが、特定の集団のために開設されたサイト（例えばアフリカ系アメリカ人のサイト「BlackPlanet」：ユーザ数2千万人）、特定の興味を持つ人々のためのサイト（ユーザ数6300万人の、映画ファンのためのサイト「Flister」等）、専門家集団のためのサイト（ユーザ数1万5千人の、役者と映画製作者のためのサイト「BTMS」等）もある[5]。残念なことに、自分のサイトを開設している10代の若者の多くが、その適切な管理方法についての知識を持たないため、個人情報や挑発的な画像をサイトに掲載してしまっている。ある研究によれば、若者の3分の2近くが自分の写真やビデオを公開し、約6割が住んでいる都市を、約半数が学校名を明らかにしていると報告されている[2]。6割近くの若者が公的なネットワークへの写真やビデオの投稿を危険だと感じておらず、個人情報の掲載が自分の未来に何らかの影響を及ぼしかねないと考えている若者は半数に過ぎないのである[2]。悪事を目論む人物は、個人情報と匿名性を武器にして、このような若者と関係を築く機会を見つけ、それを一対一の接触へと発展させていく。あるアンケート式の研究では、10代の若者の14％が、「ネットで出会った人とその後直接会ったことがある」と回答しており、30％が「会ってみようかと考えたことがある」と回答している[2]。見ず知らずの人物からメッセージを受け取った若者の4割が、それに当たりまえのように返信し、送り主とチャットをすると回答している。年齢が長じるほど、直接的に会

第18章　インターネットを利用した子どもの性的搾取　　**231**

うことに抵抗を感じない傾向があり，またそのような人物と会うことを「親に話す」と答えた若者はわずか18％であった。年少のネットユーザ（8～12歳）ほど「親に話す」傾向が認められ，この年齢群の96％が「自分がネット上でしていることの一部を両親に話す」と回答しており，76％は「全部話す」と回答していた。「送り主不明のメッセージを受け取った時，そのことを誰かに話す」と答えた子どもに，誰に話すか尋ねると大部分（91％）が「母親」と回答していた[2]。

　信頼できるソーシャルネットワークサイトは，ほぼ例外なく何らかの危険防止手段を備えており，望まない接触や相手の分からない接触からクライアントを守っている。例えばMySpaceには，「MySpaceのプロフィールとフォーラムは公開されています」，「ネット上では人々が身元を偽る場合があります」，「実際よりも年齢を上または下であることを装うことは危険であり，行ってはいけません」などの警告を含む，インターネット利用上の安全に関する助言の一覧がある。

　インターネットサイトの多くが，登録やサイト開設が可能な年齢を制限している（通常14歳以上）。また，サイトの保有者が特別に許可した人だけサイトにアクセスできるような機能を備えている。しかし残念なことに，いかなる策を講じても，性犯罪者は名前やプロフィールを偽って登録しており，被害は後を絶たない。

　Wolakらが行った，インターネットを使っている子どもを対象とした調査では，7人に1人の子どもが過去1年間にネット上で何らかの性的な誘いを受けていた，と報告されている[6]。そして25人に1人は，直接会おうと積極的に誘われ，電話がかかってきたり，手紙を受け取ったりしていた。これらの手紙の中に金銭や物品などの贈り物が入っていたケースもあった。こういった誘いの約8割が，子どもが自宅のコンピュータを使っている際に行われていた。誘い

に応じてしまい被害を受けた子どものうち，「親に話した」との回答を行った子どもは，わずか4人に1人であった。この種の性犯罪を目論むのは，成人だけではない。執拗な誘いを含めた誘惑行為の4割強が，18歳未満の未成年によるものであったとの報告もある[7]。また若者の1割程が，ネット上で脅しを受けた経験をしており，3分の1強がそれにより「嫌な思いをした」とも報告されている[7]。子どもは，一見安全に見える自宅で，そして通常は両親が知らないうちに，危険に遭遇しているのである。

事例提示

　Eメールで「12歳の少年」が，12歳の少女とチャットをしている，という事例。その会話は次第に性的な性質のものになっていく。やがて「少年」が少女に「ウェブカメラはある？」と聞く。少女は「友人から借りることができる」と答え，なぜそれが必要なのか尋ねると，「少年」は彼女の写真を見たいと言う。最初は冗談半分の会話だったが，そのうち「裸の写真が欲しい」と要求するようになる。この少年の本当の年齢は27歳で，少女にそのような写真を提供させ，こっそり児童ポルノのネットワークに流そうと考えている。このような犯罪は，両親に全く知られることなく子どもの部屋で秘密裏に行われるのである。

　ネット上で知り合った「13歳の少年」と12歳の少女がメッセージをやり取りしている，という事例。あるとき少女がこの新しい友達に「月末は両親と保養地で休暇を過ごす」と告げると，少年は興奮気味に「何て偶然だろう！　僕の父も会議があって同じ頃に同じ保養地に行くことになっている」と言う。そして「父と一緒にプレゼントを君のところに持って行くよ」，「だけどこれは秘密のプレゼントだから，親にも誰にも言わないで」と告げる。この少年は実際には42歳で，リゾートでは「父親」を装って彼女の前に現れるのである。

232　第Ⅲ部　子どもの性虐待

ネットを介した誘惑や児童ポルノに対処するため，1998年に制定された公正充当法（Justice Appropriations Act）のもと，少年司法犯罪防止局（OJJDP：the Office of Juvenile Justice and Delinquency Prevention）内に，子どもの性的搾取の問題を調査する「児童へのインターネット犯罪防止（ICAC：the Internet Crimes Against Children）タスクフォース」が設置されることとなった。ICACは，国と地方の法執行機関を結ぶ全米ネットワークである（Pub. L. No. 105-119）。2007年には全ての州にICACタスクフォースが設置され，コンピュータに関連した子どもの性的搾取に関する事例の調査と調整が開始された。インターネットの性質上，複数の州や国の管轄局にまたがる事例も少なくない。ICACタスクフォースの役割は，特定の事例に関与している様々な部局間で迅速に情報をやり取りできるようにすることにある。そのために利用されている手法の1つが「おとり捜査」であり，警察官が子どもを装って犯罪者と会う約束をし，逮捕に結び付けている。2006年にはICACの調査により2,040人が逮捕され，9,600人以上の子どもが法医学的な医学診察を受けることとなった。

児童ポルノ

インターネット環境の発展は，児童ポルノの急増という点において，極めて特異な役割を果たしている。写真を使った初期の児童ポルノの場合，その作成には大きな制約があった。写真を現像して印刷を行わねばならず，時間がかかる上に特殊な設備や暗室空間が必要であった。また，現像に出すと発見されるリスクが大きく，常に大きな危険が伴っていた。やがてポラロイドカメラの時代が訪れ，その後にビデオカメラが利用可能になっていったことで，児童ポルノ画像は簡単かつスピーディに作成できるようになった。しかし，それを売り込むことは依然として困難であり，このような写真を不用意に郵

送した場合，摘発されるおそれもあった。児童ポルノ写真の郵送販売は州法に違反するだけでなく，連邦法上でも犯罪として告訴される恐れがある。こういった状況は，デジタル技術の導入によって一変してしまい，インターネットの普及が，それに拍車をかけることとなった。安全な場所でほとんど費用をかけずに高品質の写真とビデオを作成し，インターネットを介して暴露されにくい方法で，匿名で流通させることが突然に容易になったのである。

児童ポルノは，子どもから性的搾取を行おうと企てる者にとって，重要で効果的なツールとなっている。撮影した児童ポルノ画像を利用して，ばら撒くという脅しを用いることで，子どもに性的行為を強要したことを沈黙させることができる。おそらく最も有害なことは，この撮影されたポルノ画像というものが，永久的に保存しておくことが可能であるという点にある。インターネットの存在が，こういった懸念を増幅させている。このような画像は一旦インターネットに流された場合には，永遠になくならない。このような画像はまさに，いつなんどきにも出現しうるものとなり，被害者を大いに辱め，傷つきを与えるのである。

インターネットは児童買春の犯人に画期的な恩恵をもたらしてきた。インターネットを使って児童ポルノの写真を販売し，これを年間何十億ドルもの収益のある商業手段として，大いに成功している者もあらわれている。インターネット監視基金（Internet Watch Foundation）の試算によれば，2006年に明らかにされた児童ポルノサイトは10,000以上存在し，その半数以上が米国のドメインであると報告されている[7]。米国にはインターネット接続サービス業者（ISP）と電子サービスプロバイダー（ESP）が無数に存在するため，米国のサイト数がとりわけ高く算出されているのかもしれない。児童ポルノサイトは信じ難いほどの利益をもたらす。こういったサイトの1つであるLandslide Productionsは，

第18章　インターネットを利用した子どもの性的搾取　**233**

テキサス州のある夫婦が管理しているサイトで，米国内の37州，全世界の60カ国に30万人を越える顧客がいるとされている[8]。その顧客は毎月20〜30ドル払って画像にアクセスしており，それによりこの事業にもたらされる収益は，月140万ドルを越えたこともある。

インターネット上の児童ポルノ問題の深刻化に対処すべく，関係者は一致団結して取り組みを進めてきた。1998年に米国議会は，CyberTipline の開設を認可した。これはバージニア州アレキサンドリアの「行方不明児童と性的搾取を受けている子どものためのセンター（NCMEC：the National Center for Missing and Exploited Children）」内に設置され，連邦政府の連邦捜査局（FBI：Federal Bureau of Investigation），移民税関捜査局（ICE：Immigration and Customs Enforcement），米国郵政公社等の捜査官が識者と協力して，児童ポルノやその他のインターネットによる子どもの性的搾取に関する犯罪の内部情報を集めている。これらの捜査官は他の連邦機関や児童へのインターネット犯罪防止（ICAC）タスクフォース等の各州の機関，地域の警察，ならびにインターポール（ICPO），ロンドン警視庁といった国際機関とも密接に協力している。現在 ISP と ESP は，それぞれのサーバに児童ポルノが見つかったら，CyberTipline に直ちに報告することが義務付けられている。これまでに処理された報告事例は60万件を越え，それには総計で5百万点以上もの画像やビデオのファイルが含まれている。2007年の報告件数は2004年に比し250％増の状態であり，2007年だけで5百万点以上の画像が処理された。その多くが一人の子どもが撮影されたものではあるが，複数の子どもが同時に被害を受けているケースも多く，また同じ子どもが何年にもわたり継続的に被害を受けていた事例もある[9]。

商業的な児童ポルノとの戦いにおいて，もう1つ重要なツールとなっているのが，「行方不明児童と性的搾取を受けている子どものためのセンター（NCMEC）」と世界各地の警察当局との協力を得て設立された，『児童ポルノ撲滅金融連合（Financial Coalition to Combat Child Pornography）』である[10]。この連合は，欧米のクレジットカード会社と金融機関が警察当局と協力して資金の流通を効果的にストップさせるという，児童ポルノが関係する商取引に介入している。この取り組みによって数多くのサイトが閉鎖されることとなった。児童ポルノの首謀者や子どもに性的な行為を行う人物を特定し，取り締まりを行うことは多くの困難を伴うものではあるが，このような児童ポルノの経済的側面を標的とする取り組みによって，この不法な産業の商業的機能に大きな打撃を与えたことは確かである。

NCMEC では，国と地方の警察当局が，被写体とされた子どもを発見する取り組みを支援するために，2002年に被害児童発見計画（CVIP：the Child Victim Identification Program）を開始し，警察当局から提出された画像1,500万点以上の精査を行っている。高度な技術と鋭い分析スキルにより画像から手掛かりを集め，それを基に写真の撮影場所を特定する。場合によっては，写真が撮影されたおおよその時期を知ることも可能である。多くの場合，探索対象を特定の都市や地域に絞り込むことで被害者，そして最終的には加害者を特定することが可能である。NCMEC の Michelle Collins と Jennifer Lee からの説明によれば，これまでに1,500名以上の被害者の身元が判明している。そのうち72％が女児，28％が男児であり，年齢層別では，被害者の54％が前思春期の子どもで，40％が思春期の子ども，6％が乳幼児であった，とのことである。

他の類型の児童虐待と同様，児童ポルノの制作者の多くは，被害児童の身近にいる人々であり，28％が子どもの養育者，4％が子どもの養育者のパートナー，11％が子どもの血縁者である。そして25％が家族が信頼を置いている友人や隣人，5％がベビーシッターやコーチであり，

ネットで出会った人物が加害者であった割合は13％で，被害児の見知らぬ人物により作成された児童ポルノ事例は4％であった。児童売春に伴って撮影されたと判断された児童ポルノ事例は2％に過ぎない。

最も衝撃的な統計結果としては，児童ポルノの作成者の8％が被害児自身であり，被害児によって作成され配信されているという事実が挙げられる。2006年4月，当時16歳のJustin Berryが衆議院監視調査小委員会で証言したところによれば，彼が運営している自分と他の10代男児の児童ポルノサイトを開設したのは，13歳の時だった[11]。オーストラリアのビクトリア州における調査では，若者が児童ポルノ（時には10～14歳の児童の写真を含む）を保有していることは，決して稀ではないことが明らかになった。ビクトリア警察のおとり捜査により，ポルノ写真を保有する一般的な年齢群は15～19歳であることが判明している[12]。

若者が児童ポルノに関わっているという事実は，もう1つの重要な問題が生じることに繋がっている。児童ポルノに関する法律への違反行為は，子どもだからといって免責されるわけではない。多く州では未成年であっても，児童ポルノの保有者や制作者は，性犯罪者として登録されることになっており，重大な判決が下されることもある。2006年には，16歳の少年が10代の若者2人のわいせつな写真をインターネット上にアップロードしたとして有罪判決を受けている[13]。この少年は2年間の保護観察と120時間の社会奉仕活動を命じられた。2007年の別の事例では，自分自身のわいせつな写真を取り，それをEメールでやり取りした2人の少女（16歳と17歳）の有罪判決が，フロリダ州控訴審で下された[14]。2008年5月には，17歳の少年が，自身のマイ・スペース・アカウントで，かつてのガールフレンドのわいせつ画像をアップロードしたとして，重罪判決を受けた。この元ガールフレンドは自身で写真を撮って，携帯電話から17歳の少年に送信していた。この少年は「別れようと言われて腹が立ったからその写真をアップした」と供述している[15]。刑事罰の対象とされたこれらの未成年の子ども達は，特に自身が過去に被害に遭っていた場合にはなおさら，その行為が他人に及ぼす危険性があるということを認識することができにくく，そのような子どもたちに適切な治療を提供することも極めて困難である。このような困難な問題を解決していくためには，丁寧な研究を行い十分な検討を積み重ねていく必要がある。

インターネットを利用した子どもの性的搾取のもう1つの重要な側面としては，バーチャル（二次元）の児童ポルノという問題がある。安価なソフトを使って実際の子どものようにリアルな画像をゼロから作ったり，実際の被害児の写真を加工して外見を変えてしまったりすることも可能である。そのような加工をすることで，サイト制作者は被害児の身元を隠したり，画像が本物でないと主張したりすることができるようになる。被害児の身元が不明の場合，このことが特に重要になる。犯罪者もその弁護士も，写真に映った人物の身元が分からなければ，「この写真はバーチャルな写真と見なすべきもので，したがって児童ポルノには該当しない」と主張することができる。

連邦議会は児童ポルノ問題に対処するため，1996年に「児童ポルノ防止法」（CPPA：the Child Pornography Prevention Act）を制定した。その初回改訂では言論の自由の権利侵害に該当するか否かを巡って，激しい議論が交わされることになった。映画等を含めた主な芸術分野では，若年成人に性的に挑発的な役を演じさせる場合が多くある，ということに対しての懸念の声も上がった。Ashcroft対「言論の自由連合（The Free Speech Coalition）」裁判では，米国最高裁は，バーチャルな児童ポルノ画像の制作は，「実際に児童を性的に虐待するわけではないため，このような行為を違法と見なすことはできない」

という判決を下している[16]。

これに続き連邦議会は2003年にPROTECT (Prosecutorial Remedies and Other Tools to end the Exploitation of Children Today) 法を可決した。この法案は，児童虐待に対処し防止するための包括法を制定しようという目的で制定されたもので，CPPAに関しての最高裁の懸念に対処するための項も設けられている。2008年5月には，この法案のバーチャルな児童ポルノに関する項に対して，最高裁はこれを支持する判決を行っている[17]。

サイバーセックス

ネット上の若者の搾取に関するもう1つの例として，「サイバーセックス」あるいは「コンピュータセックス」と呼ばれるものが挙げられる。これは複数の人々が，少なくとも2つのコンピュータ上で行う，「バーチャルな」性的経験である。人々はネットを介して性的に露骨なメッセージを交換し合い，時にはそのやり取りの中で通信相手との性的関係を表現したり，実際に性的関係を持っている振りをしたりする。マスターベーションが関与している場合もある。通常この行為はチャットルームで行われたり，インスタント・メッセージあるいはEメールを介して行われたりする。成人と10代の若者が関わるサイバーセックスで，おそらく最も悪名高いのは，米国下院議員のMark Foleyの事例である。彼は議会のウェブページ上で，未成年と性的に露骨な会話をしていた[18]。Foley議員は最終的に不名誉な辞職を余儀なくされた。サイバーセックスをきっかけに，性的に露骨な写真が取り交わされることになったり，被害者と犯罪者が直接合うこととなったりする場合もある。警察が，児童性犯罪者（チャイルド・マレスター）と対峙する上で，このサイバーセックスをおとり捜査的に活用する場合もある。捜査官が未成年の参加者を装って，成人と性的に露骨な会話を行うことで，そのような人物の逮捕や告訴に結び付けている。

「セクスティング（sexting）」と呼ばれる，新しいタイプの10代の子どもを対象とした性的搾取が数年前から生じている。「セクスティング」とは，10代の若者が，自分のヌード写真やビデオをボーイフレンドやガールフレンドに送ることを指す言葉である。これは自己搾取の一形式であり，画像を受け取った友人がそれを他の人に送る場合もある。画像を送信する行為，そして転送する行為，そのどちらの行為も有罪判決を受ける可能性がある[19]。あるオンライン調査では，10代の若者の20%が，ネットを介して自分のヌード写真やセミヌード写真を送ったことがあると回答した，と報告されている[20]。

推奨事項

インターネットを介した子どもの性的搾取の問題から子どもを守るには，インターネットを安全に活用するために必要なスキルを，子どもとその養育者に伝授する必要がある。特に10代の若者の場合，養育者よりもコンピュータ技術に精通していることは珍しくない。子どもがネットを使う際にできるだけ安全に使うことができるようにサポートするためには，養育者自身がコンピュータやインターネットについて学ぶ必要があるということを，養育者に強く訴えていくことが重要である。インターネットの接続は，家・学校・職場のコンピュータからに限定されるわけではなく，様々な方法でアクセスすることができるものである，ということ養育者は認識しておかなければならない。携帯電話やタブレット端末はコンピュータの小型版とでも言うべきものとなり，いつでもどこでも簡単にインターネットに接続することができる。

コンピュータの使用を大人が監視することは，最も重要な第一段階である。養育者は子どものコンピュータ使用に関して，ゲームから他のオ

ンライン活動に至るまで，その一切の側面に関わって行く必要がある。

ノートパソコンを含めた家庭のコンピュータは，養育者が常にアクセスできるような場所に固定しておくべきであり，子ども部屋にコンピュータを置いたり，ドアを閉めて施錠できるような部屋に設置したりしてはならない。また，子どもがコンピュータの前で過ごす時間を制限すべきである。米国小児科学会は，「小児・思春期の子どもは，コンピュータ・ゲーム，インターネット，テレビ，ビデオ，テレビゲームを含めて，1日2時間以上，メディアとの接触をするべきではない」との勧告を行っている[21]。ただし，宿題でそのような画像を視聴する必要がある場合には，多少の例外は認めてもいいだろう。養育者は，子どもがどのサイトにアクセスしたかを知っておかなくてはならない。どのようなコンピュータでも，ある程度は履歴を確認できるようになっている。またこうした監視を効果的に行うためのソフトも市販されている。

Eメール，チャットルーム，ソーシャルネットワークのサイトにも慎重な監視が必要である。子どもに特定のルールを守らせ，子どもの履歴を養育者が確認することを認めさせるため，子どもと「安全にコンピュータを使うための約束」を取り交わすことが重要である。小児・思春期の子どもが，養育者がアクセスできないようなアカウントを持つことを許可するべきではない。養育者は，子どものユーザ名とパスワードを知っておく必要がある。さらに，フィルタリング・ソフトを使うことで，コンピュータがアクセスできるサイトを制限することができる。このツールは特に年齢の低い子どもにとって有益なものであるが，こういったフィルタは無差別的なものであり，時には望んでいた以上に制約が多くなる可能性があるということも，養育者は認識しておく必要がある。

子どもがソーシャルネットワークやブログを利用する際に，特に有益となる具体的提案を下記に列記する。

- 個人情報は決して掲載しない
- パスワードを（養育者以外の人物に）公表しない
- リストに含めるのは，自分が直接よく知っている人物に留める
- セーフティ機能を頻繁に確認する
- 写真から被写体となった人物を識別しうる情報を得ることが可能である，という点を認識しておく。自分の身元を容易に識別される危険性があるため，個人の写真は決して掲載しない
- 友人のプライバシーを守り，友人に関して，自分が言われたくないようなことを言わないようにする

専門家もまた，この問題を理解しておく必要があり，また，インターネットに関する最新情報を常に把握しておく必要がある。インターネットの有用性と同時に，問題点や危険性について，子どもやその家族に対し，啓発教育を行い，安全に活用ができるように促していく必要がある。同僚や専門団体と話し合いの機会を設け，常に最新の動向を把握し，それに関わっていく重要性につき理解してもらえるようにする必要がある。我々は，子どもや若者を確実に守ることができるような社会の構築に向けて，影響力を発揮していかなければならない。子どもの安全担保に努めるだけでなく，子どもの性的搾取に関する複雑な問題を理解し，それに対する態度を変えていくように社会全体に働きかけることで，どのような形態であれこの種の性的搾取を決して容認しないような社会を構築していく必要がある。

文献

1. Internet Worlds Stats Usage and Population Statistics. Internet Coaching Library (website): http://www.internetworldstats.com/. Accessed March 8, 2009.
2. Cox Communications: *Tweens and internet safety* (website): http://www.cox.com/wcm/en/aboutus/datasheet/takecharge/archives/2008-teen-survey.pdf?campcode=takecharge-archive-link_2008-survey_0511. Accessed March 6, 2010.
3. Internet Pornography Statistics TopTenReviews (website): http://www.toptenreviews.com/internet-pornography-statistics/. Accessed March 8, 2009.
4. Wolak J, Mitchell KJ, Finkelhor D: Does online harassment constitute bullying? An exploration of online harassment by known peers and online only contacts. *J Adolesc Health* 2007;41:S51-S58.
5. Wikipedia: *List of social networking websites* (website): http://en.wikipedia.org/wiki/List_of_social_networking_websites. Accessed March 8, 2009.
6. Wolak J, Mitchell K, Finkelhor D: *Online victimization of youth: five years later*, National Center for Missing & Exploited children (website): http://www.missingkids.com/en_US/publications/NC167.pdf. Accessed March 8, 2009.
7. Internet Watch Foundation: *Trend analysis, Internet Watch Foundation annual report 2006* (website): https://www.iwf.org.uk/report/2006-annual-report. Accessed March 8, 2009.
8. CBS News, the Fifth Estate: *Landslide. Profile of a pornographer* (website): http://tv.twcc.com/tv/fifth-estate/1330154. Accessed March 6, 2010.
9. National Center on Missing & Exploited Children: *CyberTipline fact sheet* (website): http://www.missingkids.com/en_US/documents/CyberTiplineFactSheet.pdf. Accessed March 8, 2009.
10. Testimony of Jodi Golinshy before the Committee on Banking, Housing, and Urban Affairs, United States Senate, September 19, 2006, Washington, DC. https://www.banking.senate.gov/public/_cache/files/f91e2b1e-4303-4764-9c9f-32f25a7f7ae7/33A699FF535D59925B69836A6E068FD0.golinsky.pdf. Accessed March 8, 2009.
11. Testimony of Justin Berry before the United States House of Representatives, Committee on Energy and Commerce, April 4, 2006, Washington, DC. http://archives.energycommerce.house.gov/reparchives/108/Hearings/04042006hearing1820/Berry.pdf. Accessed March 8, 2009.
12. Crawford C, Wilkinson G: *Making child pornography is now kids' stuff*. Herald Sun, July 2, 2008. Available at http://www.heraldsun.com.au/news/victoria/making-porn-is-now-kids-stuff/story-e6frf7kx-1111116794353. Accessed March 6, 2010.
13. Evane Brown: *Sixteen-year-old girl criminally liable for child pornography*, Internet Cases (website): http://blog.internetcases.com/2007/01/23/sixteen-year-old-girl-criminally-liable-for-child-pornography/. Accessed March 8, 2009.
14. First District Court of Appeal: *A.H., a Child, Appellant v. State of Florida, Appellee* (website): http://opinions.1dca.org/written/opinions2007/1-19-07/06-0162.pdf. Accessed March 8, 2009.
15. James SD: *Child porn charge for MySpace revenge pics*, ABC News (website): http://abcnews.go.com/TheLaw/Story?id=4912041&page=1. Accessed March 8, 2009.
16. *Ashcroft v. Free Speech Coalition* (00-795) US 234 (2002) 198 F.3d.1083, affirmed. http://www.law.cornell.edu/supct/html/00-795.ZS.html. Accessed March 8, 2009.
17. *United States v. Williams* (06-694) 444 F. 3rd 1286, reversed. http://www.law.cornell.edu/supct/html/06-694.ZS.html. Accessed March 8, 2009.
18. Babington C, Weisman J: *Rep Foley quits in page scandal*, Washington Post (website): http://www.washingtonpost.com/wp-dyn/content/article/2006/09/29/AR2006092901574.html. Accessed March 8, 2009.
19. Walker JT, Moak S: Child's play or child pornography: The need for better laws regarding sexting. *ACJS Today* XXXV(1), February, 2010. Available at http://www.acjs.org/pubs/uploads/ACJSToday_February_2010.pdf. Accesed March 6, 2010.
20. The National Campaign to Prevent Teen and Unwanted Pregnancy and *CosmoGirl.com*: Sex and Tech: Results of a Survey of Teens and Young Adults. Washington, DC, 2008. Available at https://thenationalcampaign.org/sites/default/files/resource-primary-download/sex_and_tech_summary.pdf. Accessed March 6, 2010.
21. American Academy of Pediatrics Committee on Public Education: Children, adolescents, and television. *Pediatrics* 2001;107:423-426.

19

児童ポルノ画像の評価

Shelly D. Martin, MD*

はじめに

　米国では児童ポルノの制作，収集，配信および視聴が重要な問題となっており，多くの子どもがその犠牲となっている。本章の目的は，児童ポルノとして配信された画像やビデオを評価する臨床医が，画像に映っている人物が18歳未満であると確定診断するための評価指針を提供することにある。

　加工した児童ポルノ画像やCG合成したバーチャル児童ポルノ画像に関しての議論も，盛んに交わされている。技術的な進歩により，現実の子どもの画像ではないが，あたかも本物のように見える子どもの画像を容易に合成できるようになっている。バーチャルな児童ポルノ画像には，実際の子どもの写真を改造し分からなくした画像や，実際よりも若く見える（あるいは若く見せた）18歳以上の成人の画像や，全てCGで作成した画像等が含まれる。

　コンピュータで合成した画像は，特定のフォーマットのファイルを取り込み，照明や反射等の特性を操作するソフトを使って，写真のように見えるリアルな画像を作成することが可能である

る。画像の人物の年齢を進行させたり，退行させたりすることができるソフトウェアも利用されている。現在では子ども保護のために，児童ポルノを助長するような技術革新に制限を設けた法律が制定されている。

　児童ポルノ画像を評価する際には，当該画像が修正されたり加工されたりしていないかを評価し，記録する必要がある。通常，画像を見るだけで修正や加工がなされたかを厳密に評価するのは困難ではあるが，画像全体の陰影や色合い，比率の不自然さなどから，明らかに不釣り合いと思われる箇所がないかを検討する。コンピュータの専門家であれば，コンピュータ画像の修正を見極めるトレーニングを受けている[1]。

　「行方不明児童と性的搾取を受けている子どものためのセンター（NCMEC：the National Center for Missing and Exploited Children）」では，既に確認された児童ポルノ被害者のデータベースを作成している。このデータベースでは，明らかにされた一連の被害者を分類し，索引と詳細な説明付けを行っている[2]。データは毎年更新されており，警察やその他の捜査機関が押収したデータを，既知の未成年被害者のデータと比較し，身元が特定できるようになっている。

＊本章に述べた意見や主張は，本章の筆者の私見であり，本章筆者の所属する国防総省，空軍，陸軍，海軍，国防軍児童保護センター，海軍医療センター，ウォルター・リード陸軍病院の意見と解釈すべきものではないことを申し添えておく。

正常発達の子どもの身体的・性的成熟

米国の子どもの健康状態に関する代表的サンプリング研究として，1988年から94年にかけて，第3回全米保健栄養調査（NHANES III：the Third National Health and Nutrition Examination Survey）が実施された [3]。この研究データを基にした研究報告には，米国の子どもの思春期の発来時期に関する報告も含まれている。この研究に次ぐ規模の研究として，小児科診療所のネットワークの中でデータが収集された「小児診療所ネットワーク研究（PROS：the Pediatric Research in the Office Setting Network）」と呼称される研究が実施されている。この研究は，3歳から12歳までの女児の性的成熟度（タナー段階）を具体的に評価したもので，研究に参加した小児診療所で検診を受けた女児，あるいは病気の治療のため包括的な身体診察が必要になった女児全員が対象となった。この研究に参加した医師は，性的成熟度（SMR：sexual maturity rating）評価のために特別なトレーニングを受けている。

この研究により，SMRと年齢とを相関させるための，基盤となる貴重なデータベースが得られた。17,000人を越える女児を対象としたこのPROS研究から，例えば12歳までに，95％以上の子どもで乳房の発達が始まり，タナー分類の第2段階以上の陰毛発達が90％強に認められることが明らかとなった [4]。これらの研究により，米国の白人女性の99.9％が17.5歳までに乳房のタナー分類の第2段階以上に至っている（14歳までには99.7％が至っている）ことが明確化された。またこのPROS研究で，女児の年齢毎のSMRの95％信頼区間も明らかとなった。各SMRの段階の年齢幅である標準偏差も明らかにされた。アフリカ系アメリカ人女児は，非ヒスパニック系白人アメリカ人女児よりも早く思春期を迎える傾向にあるため，アフリカ系アメリカ人女性の各SMRの段階は，白人とは別に表示されている。

NHANES研究に基づく論文から，男児と女児の思春期発来年齢の閾値に関する重要な情報を得ることができる。例えば，平均的なアメリカ人男児は9〜10歳で思春期を迎え，14〜16歳までに性的成熟が完了する [5]。白人，アフリカ系アメリカ人，ヒスパニック系アメリカ人の男児に関するデータから，思春期の発達がこれらの人種間で異なることも確認できる。NHANES研究の報告では，特定の性的発達段階にある男児の割合を，年齢別に示した表が掲載されている。

これらの研究から明らかにされた情報はポルノ画像の分析に重要であるが，SMRは子どもの年齢を見極めるためのものではなく，あくまで二次性徴の発現を評価し，記述するための手段である。二次性徴の発現状況は，小児期から思春期を経て成人へと成長していく過程の重要な指標である。思春期から成人への移行は，特定し定量化することのできる過程である。また，以下に述べるような他の要因も，重要な指標となる補助要因である。画像上の評価対象となる子どもにまだ二次性徴が認められない場合，この人物が18歳未満であることを裏付ける情報となることを，これら研究は示している。

法廷などで，「子どもの年齢判定にSMRを使うことはできない」という議論が交わされる場合がある。しかしながら，SMRは子どもの年齢の判定に使われるわけではなく，画像に表現された二次性徴の発達段階を記述するための手段である。子どもが18歳未満である事を，医療者が正しく判断できるのであれば，詳細な年齢を判定できるのか否かという議論を行う事自体に何の意味もない。他の研究によって，年齢と性的発育段階との間には相関関係があることが明らかとなっている。つまり医療者は，性的成熟度を評価するため，ならびに年齢別の成長に関する集団ベースのデータと比較するための記述的手段として，SMRを利用しているに過ぎない。医療者が発達レベルの評価を行う際に利用可能なツールは数多くあるが，SMRはその中の1つ

に過ぎないのである。もちろん，対象者が18歳未満である可能性を判断する上で，SMRを用いて評価を行うことは極めて有用となる。

写真や動画の検証

児童ポルノであることが疑われる写真や動画の評価を依頼された場合，医療者はまず提供された画像の質の評価を行わなければならない。画像の評価を行う際に，サイズや質を考慮することは重要である。画像をコンピュータから復元させる際に，サムネイル・フォーマットのみしか得られない場合もある。このような場合の画像サイズは様々ではあるが，通常は非常に小さく，画像に映った人物の性的発達やその他の特徴を評価するのが難しいことが多い。ほぼすべての画像はデジタル画像であるため，画像を拡大させることはできても，画素は粗くなり，ほとんどの場合，質と解像度が失われる。画像が十分な大きさであっても，質が劣っていることもある。画像は鮮明であることが望まれ，評価が困難なほどぼやけていたり粗くなっていたりすれば，検証に大きな支障が出る。

画像の陰影，照明，そして人物の配置も，性的成熟度や身体的発育の段階の評価に影響しうる。評価が必要な身体部位が覆われていたり，完全に見えなかったりする場合もあり，この場合は評価が不可能となる。

身体的特徴と推定年齢の幅

様々な身体的特徴に基づき，子どもが18歳未満か否かを判断することができる。当該人物の画像や映像を評価する際には，例えば全身の健康状態や栄養状態はどうか，といった全体的な外見を，まず検討する。外見や思春期発来年齢に影響を及ぼしうる医学的状態や遺伝性疾患を疑わせる身体的特徴が，子どもに確認される場合もある。例えば子どもが栄養不足だったり，過度に運動したり，重度の慢性疾患を持ってい

たりする場合，成長が遅れる可能性がある。染色体異常も，思春期発来に影響することがある。ターナー症候群の女性は，典型的にはX染色体が1本欠失しており，ホルモン補充治療を開始しないと通常，性的成熟は認められない。この症候群の女児には通例，低身長症，乳首間が離れた幅広の胸，翼状頸といった明確な身体的特徴が認められる[6]。クラインフェルター症候群の男性は，女性染色体を余分に持っており，背が高く睾丸が小さくて女性化乳房を伴う場合が多い[7]。これらの症候群は，概して画像や映像で容易に見極めることのできる顕著な身体的特徴を有しているため，経験豊富な医師であれば混乱することはない。

他にも，小児から成人にかけて著しく変化していく身体的特徴に基づいて，当該人物が18歳未満であると確定的な判断を下すことは可能である。例えば歯の発達は，まず小さな乳歯が抜け，大きな永久歯が生えてくるという特徴がある。歯が成熟していくにつれ，その大きさや比率，間隔は明らかに変化していく。特定の歯が抜けて永久歯が生えてくる年齢の幅というものも明らかとなっており，乳歯は6歳くらいから抜け始め，12歳くらいまでに全て抜ける。永久歯は乳歯が抜けたらすぐに生え始めることもあれば，4～5カ月遅れて生えてくることもある[8]。

身体の大きさや形も，子どもが成長するにつれて著しく変わっていく。新生児の頭部は身体に比べて大きいが，成長につれて身体が大きくなり，頭部は出生時ほど目立たなくなる。脚の長さも成長と共に著しく変わっていく。1歳から思春期開始まで，脚部は胴体よりも早く成長する。胴体は思春期が始まると急速に成長する。様々な年齢における標準的な脚長身長比の表が作成されている[9]。例えば1歳の男児では，脚の長さは身長の38%で，13歳では身長の49%である。

体形もまた著しく変化する。思春期が始まる前は男女ともくびれのほとんどない寸胴体形で

あり，また身体の各部分の比率にもそれほど男女差はない。前思春期の子どもの体形を後ろから見た場合，男女の区別は付き難い。思春期を迎えた女子は骨盤が徐々に大きくなり，肩幅よりも広くなる。殿部は丸みを帯び，腰のくびれが目立ってくる。男子の場合は肩幅が腰より広くなり，腰のくびれはそれほど顕著とはならない[10]。

筋肉の発達もまた，思春期以降に男女を弁別しうる特徴である。筋肉量は思春期の始まりと共に著しく増えていくが，この変化は男子の方が顕著である。体脂肪分布も変化する。思春期を経て成人に至る過程で，女子の体脂肪含有量は約16％から27％に，男子は4％から11％に増えていく[11]。

体毛の成長と分布も年齢と共に変化していく。年少児の体毛は柔らかくてフワフワしており，あまり目立たない。思春期を迎え男性ホルモンの分泌が増えるにつれ，体毛は硬く濃くなっていく。男子の場合，体毛の成長が最も目立つのは胸部，腋下，顔面である。女子では体毛の成長はそれほど著しくないが，腋毛と脚部の毛は明らかに変化する。

米国人男女における，思春期に伴う体毛の成長について検討を行ったある研究では，腋毛が生え始めるのは女子の場合12〜14歳，男子では13〜15歳であることが明らかとなった，と報告されている[12]。その研究では，男子の顔の毛の成長は13.8歳から16歳までの間に生じた，とも報告されている[12]。

顔の特徴も思春期の発来と共に変化し始める。顎は長くなり，厚みを帯びてくる。子どもの頃は小さく引っこんでいた顎は，口が大きくなるにつれて目立ち始め，やがて大人のような顎になる[13]。丸い童顔だったのが次第に大人っぽい顔つきになっていく。子どもと比べて大人の鼻は突き出ており，鼻の下の位置が顔の下の方になる。幼児の鼻は大人よりも上を向いており，顔に占める割合が顔の他の構成要素と比べて小さい[14]。顔の成長は21歳くらいまで続い

ていく[15]。

このような身体の変化の進行の知識があったとしても，たった1枚の画像のみから子どもの年齢を推計するのは困難である。医療者が年齢に伴う身体変化が分かるような，比較となるその子どもの他の写真を評価に利用できることは稀である。画像から確認しうるその他の要因も併せて，これらの身体的特徴を貴重な裏付け証拠として利用することはできるが，身体的特徴のみで決定的な判断を下すべきではない。

第二次性徴

性的成熟度（SMR）は，第二次性徴の発達の評価に役立つ評価指標である[14]。男性のSMRは陰毛の成長と外性器の変化から，女性のSMRは陰毛と胸部の発育から判断をする（図19-1）。

男女とも陰毛の成長は，思春期から成人まで各成長段階を経て進行する[16]。前思春期の段階（SMR1）ではまだ陰毛は生えていない。第2段階では陰毛がわずかに認められ，その性状は長くてまっすぐか，わずかに縮れている状態である。男子の陰毛は主として陰茎基部に認められ，女子の陰毛はまず大陰唇縁の回りに生え始める。第3段階になると，陰毛は黒く硬くなっていき，縮れが目立ってくる。男子の場合，陰毛は陰茎の上の恥骨接合部全体に，女子では大陰唇全体に生えていく。陰毛は第4段階でさらに成熟していき，男女とも成人のような色を帯び，縮れて硬くなっているが，陰部全体を完全に覆っているわけではない。第5段階の陰毛の量は完全に成人と同じで，大腿部の内部表面まで分布している。男子では逆三角形の分布を示し，女子では陰唇全体を完全に覆っている。

男性では，睾丸・陰嚢・陰茎の成長をもとに，SMRは5つの段階に分けて分類されている。第1段階の陰茎は，大きさは幼少期と同じ状態である。第2段階に進むと，陰嚢も睾丸も大きくなり，陰嚢は赤みを帯びて薄く大きくなり，その皮膚はごわごわした状態となってくる。ただ

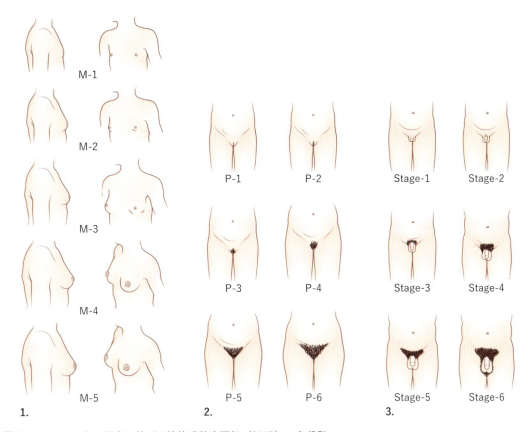

図 19-1 Tanner らの研究に基づく性的成熟度評価（SMR）の各段階
（出典：Tanner JM : Growth and maturation during adolescence. Nutr Rev 1981;39:43-55.）

しこの段階では陰茎の大きさはほとんど変わらない。睾丸と陰嚢の成長・成熟は続いていくが，第3段階では陰茎も成長し，まず細長くなっていく。第4段階になると陰嚢皮膚は黒ずみ，陰茎は引き続き長く太くなっていき，陰茎亀頭も成長していく。第5段階では，陰茎は大きさも形も完全に成熟し，それ以上は成長しなくなる。男性外性器の成長と陰毛との間には強い相関があることは研究により確認されており，したがってホルモンの生産量が正常であれば，陰毛と性器の成長段階は密接に相関していると判断してよい[17]。

女性では，乳房と乳輪の成長をもとに，SMR はやはり5つの段階に分類されている。第一段階では，乳房の発達はみられず，思春期が始まるまでは幼児のような胸をしている。乳房組織は認められず，触診でも触れず，乳輪も平らである。乳房組織と乳房芽は，母体のエストロゲンの影響で生後約4カ月までは触診で確認できるが，それ以降はほぼ例外なく触診ではわからない状態である[18]。第2段階では，乳房成長の最初の徴候としての，乳房芽の発達が認められる。まず乳輪の下に乳房組織の小丘が生じるが，この小丘は乳輪よりも小さい。乳房と乳輪の成長は引き続き大きくなっていき，第3段階では乳輪の輪郭は乳房組織と等しくなり，隔たりがなくっていく。第4段階では，大きくなった乳腺と乳首が乳房組織から盛り上がり第二の丘を形成する。完全な成熟段階である第5段階では，乳首が目立ち，乳輪は乳房の輪郭と同一の平面にある。

その他の二次性徴の評価事項

　陰唇，乳首，処女膜の変化といった二次性徴も，女児の性的発達評価に利用することができる。乳首の成長については，タナーのSMRの説明の中でも触れられているが，これは必ずしも評価の際に強く考慮されるわけではない。二次性徴の進んでいない段階の女児の乳首は小さく，突き出ていない。乳首は乳房の成長と共に大きく広くなっていく。乳首径は第1～3段階まではそれほど変わらないが，第3段階を過ぎると大きくなっていき，最終的には約9mmになる[19]。性的成熟が進むことで，脂肪沈着により恥丘や大陰唇が大きくなっていく[20]。初潮を迎える頃から両陰唇が目立ち始め，ひだが形成されるようになる。小陰唇も厚くなり，通常は大陰唇から突き出てくるようになる。

　処女膜もまた，思春期になりエストロゲンの分泌量が増えるにつれ，著しく変化していく。ほとんどの児童ポルノ画像では処女膜はよく見えないが，中には処女膜を接写した写真や動画もあり，その場合は処女膜の評価を行う事が可能である。このような事例では，前思春期前のエストロゲンの影響を受けていない処女膜と，思春期開始に伴いエストロゲン分泌の影響を受けた処女膜とを，容易に識別することができる。前思春期の処女膜は平坦で薄い場合が多いが（写真10-1，写真10-2），思春期発来に伴いエストロゲン分泌が始まると厚くなっていく。完全に成熟した思春期後期の子どもの処女膜は厚く余剰性に富み，折り重なっていて蒼白な色調を呈している（写真10-10）。

　二次性徴や他の身体的特徴を総合的に判断し，画像に映っている人物が18歳未満であるか否かについて，医学的意見を述べることは可能である。画像上に評価可能な特徴が1フレームに全て映されていることは稀である。画像を評価する際には，個々の写真や動画ごとに，映示されているできるだけ多くの二次性徴と身体的因子をもとに，検討を行う必要がある。例えば，

画像上の若い女性に，未成年と思われる身体的特徴が認められる場合は，「乳房：タナー分類の第1段階から第2段階，陰毛：タナー分類の第1段階から第2段階，乳房／乳首の成長はほとんど認められず，外性器肛門部，歯の状態，身長，体形といったいずれの要素も，当該女性が未成熟の状態であることを表している」などと記録する。

　身体的特徴や二次性徴が，明らかに推測される年齢幅と矛盾している場合，画像の修正や美容整形が疑われる。例えば，女性の殿部が大きく腰のくびれのある成熟した体形なのに，乳房の成長段階がタナー分類の第1段階から第2段階であれば，その所見は矛盾しており，画像が修正された可能性がある。陰唇の成熟度からも，画像に映っている子どもの成長段階を検証することができる。ただし剃毛などにより，画像評価が困難な場合もある。陰毛を剃ったことが画像上明らかな場合もあるが，写真や動画の質や被害者の体位によっては，その判断がはっきりとできない場合がある。時には脚を閉じているために，実際より外陰部が未熟にみえる場合もある。画像を評価する際には，あらゆる側面の整合性を慎重に確認して行う必要がある。不整合な要因がある場合には，「性成熟度に関して判断することは不可能」との評価を行わざるを得ない場合もある。

年少児の体格と体形に基づく評価

　時には画像に，着衣状態で性行為に巻き込まれてしている子どもが映っている場合もある。年少児の場合は，体格と体形から18歳未満と判断することが可能である。通常の場合，学齢期前の乳幼児期の子どもは特徴的な体格と体形をしており，それに基づき画像に映っている子どもを18歳未満と判断することができる。年少児の身長は，画像に映った他の人物や物質と比較することよって概算することもできる。画像にこのような比較を可能にする特定の身体部分が

映っていることもある。例えば明らかに大人と思われる手と，年少児の手が一緒に映っていれば，体格と成熟度の違いが明確にされているといえる。学齢期以降のより年長の児の年齢を概算する際には，二次性徴やその他の身体的特徴を必ず確認しなければならない。画像上に映っているすべての身体部位を確認した上で，撮影手段と画像の質，縮尺等に関係する要因を適切に考慮し，的確な評価を行うことが重要である。

画像に映った被害者の年齢と成熟度評価を行う上での課題

年齢推定の評価を行う際に，医師の判断に影響する要因というものが，いくつかある。例えば陰茎の大きさは勃起すると著しく変わり，また個人差も大きいため，そのサイズの評価は非常に困難である。陰茎のサイズと年齢との関連性を示す明確なデータは現時点では存在していない。成人女性の乳房の大きさや形も，ばらつきが大きいものである。乳房組織の大きさと同様に，乳輪の大きさや色も様々である。2次元の静止画像のみで乳房を評価することは難しい。乳房の評価を行う上で最適な体位になっていない場合は，特にそうである。画像上，乳房の一部だけしか見えないか，適切な評価を不可能にするような角度からしか見えない場合もある。仰臥位では乳房組織が平坦化し，また乳房輪郭が歪んでしまいうる。

成人期の体格と体形も，ばらつきが大きいものである。特に男性の場合，筋肉量は年齢とともに増えるが，筋肉量の少ない成人男性も数多くいる。最終的な成人期身長も個人差が大きい。さらには陰毛や体毛を剃っている人も多い。ただし上述の通り，画像の質が良ければ剃毛したものであるかどうかは確認が可能である。女性の場合は陰毛を剃っている可能性が高い。また男性の中にも様々な理由で胸毛その他の体毛を剃っている人がいる。体毛の発達は思春期の成長と強く関連しているため，陰毛や体毛がな

い場合には，実際よりも幼くみえてしまう可能性がある。

痩せた人の場合も，筋肉量が少なく乳房も比較的小さいために実際よりも若くみえ，評価が難しいことがある。この場合もやはり，乳首や乳輪の発達といった乳房の成熟に関する他の要因から，胸が小さいのか未熟なのかを判断しうる。また陰部の発達やその他の身体的成熟度の指標を使うことでも，痩せて未熟にみえる成人であるのか，未成年であるのかを見分けることができるであろう。栄養状態が悪いと思春期の開始時期も遅くなるため，痩せた人物を評価する際には，低栄養状態か否かも検討する必要がある。いずれにせよ，思春期発来後間もない子どもの外陰部や胸部の外見は，未熟な状態にある。

二次性徴の発来と進行には，極めて個人差がある。比較的低年齢からはっきりとした二次性徴が認められる子どももおり，このような子どもは実際の年齢よりも年齢が長じているように見える。逆に，性的発達が遅い子どもは，実際よりも幼く見える。そのため，子どもの推定年齢を評価する際には，慎重な対応を行うことが極めて重要である。画像上に10代半ばにみえるが性的に成熟している人物が映っている場合もある。このような場合，上記のような客観的医学指標を用いて性的に成熟していると判断されれば，その人物が18歳未満である可能性は極めて低いとの判断を下すことができる。男性の平均的な思春期開始年齢は11.6歳であるが，思春期開始年齢の正常範囲は9.5〜13.5歳と幅広い。思春期が完成し身体的に成熟するまでの平均的期間は3年で，平均して14.5歳までに完全に成熟するが，この期間にも2〜5年の幅がありばらつきがあり，年齢幅も11.5〜18歳と個人差が大きい[21]。女性の思春期開始は平均11.2歳であるが，正常範囲は9.0〜13.4歳である。思春期が完成するまでの期間は平均4年で，ほぼ15歳までに完全に成熟するが，やはりその期間には1.5〜8年までの幅があり，個人差が大きい[21]。

第19章　児童ポルノ画像の評価　**245**

このように思春期の発達には極めて多様性があるため，画像のみで10代半ばから10代後半までの子どもの年齢評価を行う事は，医学的に困難である。慎重な評価を行っても，画像の質，画像で確認できる身体部位に限りがあり，被害者が18歳未満であるとの断定ができない場合，「性成熟度の判定は不可能」との評価を行うべきである。なお，男女とも18歳までに性的にも身体的にも成人レベルまで完全に成熟する，ということを認識しておくことは重要である。

医療者は，「画像に映った人物が明らかに成人であると判断しうるか」，との医学的評価を求められる場合がある。上記の基準や成長段階の知識に基づいて，画像上の人物が18歳以上であり，子どもとしての特徴を持たないと確定的に判断することは可能である。

ただし発達に関する要因には個人差が大きく，また時として画像の質が問題となり，画像のみから対象人物が18歳未満だと判断するのが困難なことも少なくなく，「不確定的」あるいは「判断不能」と分類せざるを得ないことも稀ではない。医学的根拠に基づき，明らかに18歳未満と判断できるのは，子どもが思春期を迎えたばかりの発達段階にある場合に限られ，それより年長の18歳未満の男女の場合，評価を下す事は困難である。

本章で述べた指針は，ポルノ画像に映った人物が未成年か否かを慎重に評価する際の一助となるであろう。子どもが思春期発来後間もない場合を除き，断定的に意見をいうことは控えるべきであることは，医学的知見からも明らかである。子どもが成熟するにつれ，個人差が大きくなるため，年齢を推定することはより困難になる。ただし，児童虐待の専門医やその他の経験豊富な医療者であれば，身体的な成長と性的な成長を併せて，ポルノ画像を評価し，妥当な医学的根拠に照らしあわせて，画像に未成年が映っているか否かの判断を最大限に下しうるということが出来る。

文献

1. Farid H: Digital image forensics. *Sci Am* 2008;298:66-71.
2. National Center for Missing & Exploited Children: *Child victim identification program* (website): http://www.missingkids.com/CVIP. Accessed March 8, 2009.
3. Plan and operation of the third national health and nutrition examination survey, 1988-1994. Series 1: programs and collection procedures. *Vital Health Stat* 1994;1:1-407.
4. Herman-Giddens ME, Slora EJ, Wasserman RC, et al: Secondary sexual characteristics and menses in young girls seen in office practice: a study from the Pediatric Research in Office Settings network. *Pediatrics* 1997;99:505-512.
5. Herman-Giddens ME, Wang L, Koch G: Secondary sexual characteristics in boys: estimates from the national health and nutrition examination survey III, 1988-1994. *Arch Pediatr Adolesc Med* 2001;155:1022-1028.
6. Jones KL: Chromosomal abnormality syndromes, 45X syndrome. *In*: Jones KL (ed): *Smith's Recognizable Patterns of Human Malformation*, ed 6, Saunders, Philadelphia, 2006, pp 76-81.
7. Jones KL: Chromosomal abnormality syndromes, XXY syndrome, Klinefelter syndrome. *In*: Jones KL (ed): *Smith's Recognizable Patterns of Human Malformation*, ed 6, Saunders, Philadelphia, 2006, pp 68-69.
8. Behrman RE, Kleigman RM, Jenson HB: Assessment of growth. *In*: Behrman RE, Kleigman RM, Jenson HB (eds): *Nelson Textbook of Pediatrics*, ed 17, Saunders, Philadelphia, 2004, p 61.
9. Bayer LM, Bayley N: *Growth diagnosis*, ed 2, University of Chicago Press, Chicago, 1976.
10. Wheeler MD: Physical changes of puberty. *Endocrinol Metab Clin North Am* 1991;20:1-14.
11. Slap GB: Normal physiological and psychosocial growth in the adolescent. *J Adolesc Heath Care* 1986;7(suppl 6):13S-23S.
12. Lee PA: Normal age of pubertal events in American males and females. *J Adolesc Heath Care* 1980;1:26-29.
13. Melson B: Palatal growth studied on human autopsy material. A histologic microradiographic study. *Am J Orthod* 1975;68:42-54.
14. Tanner JM: Growth and maturation during adolescence. *Nutr Rev* 1981;39:43-55.
15. Krogman WM: Maturation age of the growing child in relation to the timing of statural and facial growth at puberty. *Trans Stud Coll Physicians Phila* 1979;1:33-42.
16. Behrman RE, Kleigman RM, Jenson HB: Adolescence. *In*: Behrman RE, Kleigman RM, Jenson HB (eds): *Nelson Textbook of Pediatrics*, ed 17, Saunders, Philadelphia, 2004, pp 53-55.
17. Wheeler MD: Physical changes of puberty. *Endocrinol Metab Clin North Am* 1991;20:1-14.
18. Sucato GS: Breast disorders. *In*: McMillan J, Reigin RD, DeAngelis CA (eds): *Oski's Pediatrics: Principles and Practice*, ed 4, Lippincott Williams & Wilkins, Philadelphia, 2006, p 558.

19. Grumback MM, Styne DM: Puberty: ontogeny, neuroendocrinology, physiology, and disorders. *In*: Kronenberg HM, Melmed S, Polonsky KS, et al *(eds)*: *Williams Textbook of Endocrinology,* ed 10, Saunders, Philadelphia, 2003, p 1118.
20. Wheeler MD: Physical changes of puberty. *Endocrinol Metab Clin North Am* 1991;20:1-14.
21. Neinstein LS, Kaufman FR: Normal physical growth and development. *In*: Neinstein LS (ed): *Adolescent Health Care, A Practical Guide,* ed 2, Williams & Wilkins, Baltimore, 1996, p 22.

20

小児性犯罪者

Nathan W. Galbreath, PhD, MFS

はじめに

空手教室のコーチを務める25歳の男性。この男性は，教室に通う練習生の子どものベビーシッターもボランティアで行っていた。この空手教室に通う複数の子どもが，この男性から全裸で泳ぐように命じられ，服を脱いでいる際に写真を撮影されたと訴え出た。その後の調査の結果，この男性は子どもの写真を数百枚所持していたことが判明したが，その写真の中には，金髪で青い目をした少年達に対し性的搾取を行っている様子が撮影されたものが複数確認された。

万引きしたことにより警察に補導された12歳の少年。この少年は警察で，9歳の時から実母と性交していることを打ち明けた。母親はこの事実を認め，軍役で留守がちな夫に対する怒りから，子どもたちに性的行為をしたと説明した。母親は警察に対して「息子に対し，男がするような行為を行っていた」と話した。

5歳，9歳，12歳の3人の娘をもつ30歳男性。12歳の長女が，夜寝ている間に父親から性虐待を受けたことを開示した。2人の妹に対して司法面接が実施され，9歳の娘も父親から性器を触られたことがあるとの説明を

行った。末の5歳の娘からは何も被害開示はなかった。母親は12歳の娘を「うそつき」と罵り，家から追放した。

かつて里親をしていたことがある男性。この男性には小児への性虐待行為で過去に2度の有罪判決を受けていた既往があった。インターネット上のおとり捜査で，この男性は2人の14歳男児とセックスをする約束とポルノビデオを撮影する約束をし，逮捕された。逮捕された際，この男性は13歳未満の子どものポルノ写真を複数所持していた。

本書ではこれまでの章で，主に性虐待と性的搾取を認知し，対応するために必要な事柄につき記載してきた。本章では，小児性犯罪者（child molester）につき記載し，彼／彼女らがどのように犯罪行為を行うのかにつき論じている。小児性犯罪者の議論を行う際には，彼／彼女らの特徴が一様ではないという点をまず念頭に置く必要がある [1]。冒頭で紹介した事例はどれも，子どもが性的に搾取されているという点で共通していても，それぞれの加害者の特徴は著しく異なっている。小児性犯罪者の子どもへの接近方法や搾取の方法には共通点もあるが，どのような子どもを好むのか，どのように接近するか，どのような犯罪に当たるのか，どのような手段で加害を行うのか，なぜ加害を行うの

か，再犯の可能性はどのくらいあるのか，など様々な局面でかなり多様性があり，このことが議論を深めていくことを困難にしている。しかしマスコミや一般人，さらには司法関係者までもが，小児性犯罪者を一様な集団とみなす傾向があるため，小児性犯罪者の危険性や再犯可能性や治療可能性について誤った仮説が導き出されてしまう恐れも否定できない状況にある。

調査研究の観点からは，小児性犯罪者に共通して見られる行動を理解しておくことは極めて有用である。しかし，小児性犯罪者には個人差があることを理解することは極めて重要であり，そうすることで被害者の特定と加害者の起訴に有用となる証拠をより多く集めることができる可能性が高まる。本章では，調査の際の意思決定や臨床上の意思決定に有用な科学文献を引用し，直接的・間接的に子どもを犠牲にする小児性犯罪者とは何者かという話題につき，言及している。

調査の開始段階で，加害者である小児性犯罪者の情報が皆無に等しい場合もある。被害者が加害者のことをよく知らない場合もあり，特にインターネット犯罪の場合では子どもが被害を受けたことを自覚してない場合すらある。ただし，子どもが巻き込まれた性犯罪事例の多くは，被害者と加害者は顔見知りの状態にあると報告されており，例えば2006年に米国で認定された小児への性虐待事例のうち26.2%が親，29.1%が親以外の親族，6.1%が実父母の同居人，4.4%が知人や隣人が加害者であったと報告されている[2]。

このような調査結果は，調査を行う上で有用とはなるかもしれないが，逆に言えば性虐待事例全体の約3分の1は被害者と加害者との間に関係がないか，関係が不明な事例である。ただいずれにせよ，子どもは見知らぬ人物からよりも見知った人物から性的な搾取を受ける場合が多いことは確かである[3]。

子どもを標的とした性犯罪の加害者は，女性よりも男性の割合がはるかに高いことは明白である[4]。ただし子どもへの性的関心の広がりを検証した疫学的研究はこれまでに実施されておらず，実際にどのくらいの男女が子どもに性的魅力を感じるのか，その実数に関してはいまだ明らかにはされていない。Setoの研究によれば[5]，子どもを性的興味の対象と感じる男性は最大で3%と報告されている。この研究者自身も研究の限界点（limitation）については言及しているが，おそらくこの数値が上限の推定値であろう。子どもに性的興味を感じる人の割合を評価するのに用いられる方法は他にもあるが，様々な理由によりあまり正確だとは言い難い。例えば2006年の児童相談所への虐待通告のうち，8.8%（被害者数にして78,000人強）が性虐待であった[2]。しかしながら種々の研究からは，子どもへの性虐待の大部分は報告されておらず，さらに被害者が男児の場合にはとりわけ報告されないことが示唆されている[6]。小児期に虐待を受けた成人の割合を後方視的に調査した研究からも，小児の性虐待事例は実際よりも過小報告の状態であることが示唆される[7]。小児性犯罪者の研究からは，比較的少数の男性集団が毎年数千人の性虐待被害者を生み出しており，生涯にわたって何万件もの被害者を生み出していることが判明している。Salter[8]は1980年代に実施されたAbelらの調査を検証し，232名の男性加害者が17,000名の子どもを巻き込み，38,000件の性虐待事件を起こしていた，と報告している。またこの研究では女児をターゲットにしている小児性犯罪者の成人男性は一人あたり平均20名の女児に性犯罪を行っており，一方，男児をターゲットにしている小児性犯罪者の成人男性は，実数は少ないものの，一人あたり平均150名の男児に性犯罪を行っていた，とも報告されている。

定義

小児性犯罪者（Child Molester）

　本章のテーマである小児性犯罪者（Child Molester：チャイルドマレスター）とは，子どもへの性犯罪を行う加害者すべてのことを指す。性犯罪には，直接的な性的接触を伴う行為も，直接的性的接触は伴わない行為（露出，窃視，ポルノの被写体にする，ポルノを頒布する）も含まれる。調査研究の観点からは，小児性犯罪者の行動は1つのスペクトラムを形成していると考えることが出来る。このスペクトラムの一方の端にいるのは，子どもに性的関心を抱いているものの，まだ自分の感情の赴くままに行動をしてはいない人物であり，その反対側の端にいるのが子どもをターゲットとして性犯罪行為を繰り返している人物である。

　犯罪捜査の観点から言えば，小児性犯罪者には軽犯罪者から重犯罪者までスペクトルを形成している。最も軽度の小児性犯罪者は，子どもを性的興味の対象とみているものの，実際にはそれを明らかな方法では実行に移していない者である。一方で，最も重度の小児性犯罪者は，複数の子どもを実際の性的行為に完全に巻き込んでいる者である。また一人の小児性犯罪者が，子どもと全く接触しない状態から，完全に子どもを性的行為に巻き込む状態まで，どこまでリスクを犯そうとするのかも，変化しうるものである。自身の欲望を具体的行動に移す際，最初は合法的な「子ども画像」を入手したり，空想の中で行動したり，自慰行為をしたりするなど，リスクの低い手段を選択することが多い。

　性的関心からさらにリスクの高い行動をしようと決意した場合，彼／彼女らはより性的に興奮するような子ども画像を入手しようとしたり，子どもと頻繁に触れ合うことが出来るような活動に参加したりして子どもとの社会的・身体的接触を深めようという行動に出るようになる（子どもとの性的接触を徐々に深めていく過程は「グルーミング（grooming）」と呼称されている）。小児性犯罪者の中には，自分の欲望を満たすために行動してはならないと考え，具体的に子どもとの接触の機会を増やそうという行動にでない者もいる。性的空想や非接触的犯罪（児童ポルノ画像のダウンロード，子どもの脱衣の様子の隠し撮り等）に留めていた小児性犯罪者が，徐々に接触性の犯罪に手を染めるようになる過程につき調査した研究報告は，ほとんどない。「子どもへの逸脱した性的興奮から最初の接触犯罪を行い，それがさらに著しく逸脱した性的興奮を生じさせる」という正のフィードバック・ループというべき状況が確認される小児性犯罪者もいることが指摘されている[9]。

　小児性犯罪者の人物像は一様ではないが，その犯罪行為に基づいて，大まかに2つのグループに分類されている。この分類については，科学的文献で様々に説明がなされている。Grothはこの2つのグループを「退行性」群と「執着的」群という言葉で，説明を行っているが[10]，「状況的」群と「選択的」群という言葉で説明を行っている研究者もいる[11]。そのどちらのグループ分けも，「ある特定の状況下においてのみ性虐待行為をする人」と「自身の性的欲求を満たすための標的に，複数の子どもを巻き込む人」という観点からの識別を試みたものである。このような大まかな分類分けを行う妥当性につき検証した文献報告もあるが，これら2つの分類は相互排他的なものではなく，オーバーラップもあるものである。臨床的観点や犯罪捜査の観点からは，これらの用語を使って小児性犯罪者の分類を行うことは有益である。ただ，これらの分類の妥当性は完全に明確となっているわけではなく，あくまでこの分類は，彼／彼女らが行う様々な犯罪行為を発見する一助としてのみ利用されるべきものである。

　状況的小児性犯罪者は，米国で児童相談所に通告される性虐待の加害者の大多数を占めている。彼／彼女らは被害児の家族か同居人である

ことが多い。つまり家庭内で発生する小児性虐待は，ほぼ例外なくこの範疇に分類されることになる。Lanningの研究結果からは[12]，状況的小児性虐待者は子どもを真の性的対象とはしていないことが示唆されており，むしろ彼／彼女らは，子どもへの接近のし易さ，逮捕されないだろうという確信，自分の性的能力への自信のなさ，好奇心，パートナーがセックスをしてくれない，などの多種多様な理由により，行為に至ると考えられている。状況的小児性犯罪者の犯罪行為は概して成人になってから生じ，外的なストレス要因と被害者への接近機会の容易さが，強く影響していると推察されている。生活の著しい変化（失業，人間関係の問題，社会支援の欠如等）や抑うつ気分（孤独，絶望，不安等）からストレスが高まることが，子どもへの性的行為に及ぶきっかけとなる[1]。状況的小児性犯罪者の標的にされる子どもの数は，選択的小児性犯罪者による犯行に比べて，概して少なく，これは接触機会の有無が犯行の決意に大いに影響するからと推察されている。状況的小児性犯罪者の多くは，制度的な機会（学校や教会）や公的な場（公園やその他の公的施設）での機会を用いて，子どもに接触している。そのため状況的小児性犯罪者の犯罪行為に同じ子どもが繰り返して巻き込まれることは稀である。しかし状況的小児性犯罪者の中には，被害児と長期的関係を持ったり，長期間にわたって接近を繰り返したりする者もいて，年余にわたって性虐待が繰り返されていることもある。

　選択的小児性犯罪者が性的行為の対象とするのは，もっぱら子どものみである。彼／彼女らの子どもへの性的関心は思春期から始まり[13]，その関心の対象が成熟して同年代の相手や成人へと移行することは決してない。選択的小児性犯罪者が同年代の相手と性的関係を持つことは少なく，社会ではもっぱら子どもや自分よりずっと年下の人と一緒に過ごす傾向がある。こうした選択的小児性犯罪者は，生涯にわたって非常

に多くの子どもを標的にすることは稀ではない。彼らの性的エネルギーは，ほぼ完全に子どもとの接触へと注がれており，子どもを潜在的な性的パートナーと見なして性的活動を進めていこうとする。最近では，選択的小児性犯罪者はインターネットを積極的に使って，子どもと出会う場所に関する情報を交換したり，児童ポルノやその他の性的興味を引く画像や動画をダウンロードしたり，加害行為を行うことが出来そうな子どもを探すのに利用したりしている。

小児性愛（pedophilia），性的倒錯（paraphilia），若者性愛（hebephilia）

　多くの選択的小児性犯罪者と一部の状況的小児性犯罪者は，米国精神医学会の診断統計マニュアル（DSM-IV）における「小児性愛者（pedophilia）」の診断基準を満たすものと推察される[14]。DSM-IVによれば，小児性愛は精神疾患として定義されており，小児性愛者は前思春期の子どもに常に性的関心を抱き，それが思考，空想，性的衝動，性的興奮，性的行動の形で具体化される状態にある（表20-1）[14]。「小児性愛」という用語は，Krafft-Ebingが「子どもへの好色的な性愛」という意味で使って以来定着している[4]。この疾患の診断で重要になるのは，性的関心の対象とされる子どもが，どの

表20-1　小児性愛のDSM-IV基準

- 基準Ａ：少なくとも過去6カ月間にわたり，前思春期の子どもまたは子ども達（通常13歳以下）との性行為に関して，性的に強く興奮する空想，性的衝動，行動が反復して認められる。
- 基準Ｂ：これらの性的衝動や空想のため，もしくは実際に起こした行動により，著しい社会生活上や職業上や対人関係上の困難が引き起こされている。
- 規準Ｃ：その人物は少なくとも16歳以上で，基準Ａに該当する子ども（達）より少なくとも5歳は年長である。注：思春期後期の人物が，12～13歳の子どもと性的関係をもっている場合は，除外される。

成長段階にいるかという点である[5]。小児性愛（pedophilia）という用語は，通常は13歳未満の前思春期の子どもに明確な性的関心を示す場合に用いられる。13歳以上の子どもに性的魅力を感じる小児性愛者は，「特定できない性的倒錯者（paraphilia, not otherwise specified）」と診断される。第二次性徴が見られ始めた子ども（通常は11〜14歳）に性的魅力を感じる小児性愛者を，特に「若者性愛者（hebephilia）」と呼ぶこともある。小児性愛や若者性愛の対象となる子どもはいずれも法的には未成年であり，成人との性的行為に同意することが不可能とみなされる年齢である点に注意しなければならない。小児性愛は犯罪ではなく精神疾患のひとつである。ただし子どもとの性的接触を行ったり，児童ポルノ写真を所持したりした場合には犯罪であり，小児性愛者はしばしば小児性犯罪者でもある。

小児性愛者が全て小児性犯罪者であるとは限らない。科学研究報告でも[15]，臨床報告でも[16]，子どもへの性的関心を抱いているものの，子どもに具体的には何もしていない事例は散見される。この疾患の患者は，診断されることを忌避したいと感じているため，医療機関を受診することはほとんどない。このような患者を診察した際に，医師が小児性愛者ではないかと疑いや懸念を抱いた場合，特にその患者が合法的に常に子どもと接する立場の場合には，深刻な法的・道徳的な問題に直面することになる。

同様に，小児性犯罪者がすべて小児性愛者だとは限らない。実際のところ，ある人物が小児性愛である診断できるのは，その人物が子どもへの著しい性的関心を抱いていることが実証され，明確に必要基準を満たす場合に限られる。先に述べたように，状況的小児性犯罪者の場合，小児性愛者の診断に必要になる反復的な思考・性的衝動・性的行動が認められない可能性もある。子どもとの性的接触が1度限りで，子どもへの性的関心を常に抱いている様子が観察しえなければ「DMS-IV の診断基準を満たす」と判断することはできない。いずれにせよ，子どもとの性的接触を図った人物に対し適切な評価を行うことは，臨床的にも法的にも極めて重要である。

インターネットにおける小児性愛者

インターネットの普及により，小児性犯罪者が科学技術を使って性虐待や性的搾取を行う対象を見つけ，接近する方法に変化が生じている。1990年代初頭には，米国の警察が摘発する児童ポルノ犯罪の件数は比較的少なく，また容疑者から押収した証拠の多くは，主として何十年も前のヌード雑誌の写真，あるいは捜査員もよく知っているような写真だった。しかし，インターネットが比較的安く手軽に利用できるようになったこと，そしてインターネットでは匿名性が保てることで，児童ポルノの製作や所持，子どもとの性的取引，などにより逮捕・起訴された件数は，ここ10年間で激増している[17]。かつて米国で子どもへの性犯罪で送検される事案で最多の罪名は性虐待であったが，近年では児童ポルノ事案がそれにとって代わっている。児童ポルノによって送検された事案の実数は，1994年から2006年にかけて82％増加している。2006年に米国では，子どもへの性犯罪により送検された容疑者は3,661名で，うち2,039名が起訴された。これは連邦裁判所の起訴事例全体（約8万件）の約2.5％を占めている[18]。種々の調査結果から，インターネットを介して子どもを性的行為に巻き込む人物には，いくつかの共通点があることが判明している。Wolak らによる児童ポルノ犯罪者約1,700名を対象とした調査では[19]，ほぼ全員（99％強）が男性で，ほとんどは白人（95％）であったと報告されている。その年齢幅は15〜90歳と幅広かったが，多くは25歳以上（86％）であった。犯行当時に未婚だった人物がほとんどで，未婚の理由は結婚歴なしが（41％），別居・離婚・配偶者の死亡が21％

であった。一方で、38%の人物がパートナーと同居しており、3分の1が未成年の子どもと同居しており、そして半数の人物が未成年の子どもと同居したり、仕事上子どもに関わる機会が多く、地域の子ども向け活動に参加したりするなどで、子どもと直接に接触する機会を有していた。犯罪行為を行った時点までに精神疾患や性的疾患との診断を受けていた人物は皆無に等しく、また過去に逸脱した性的行動を行った証拠が見つかった人物もほとんどいなかった。アルコールや薬物への依存が認められた人物も、5分の1足らずであった。過去に暴力事件を起こした既往のある人物は11%、性的犯罪以外の理由で逮捕歴があった人物は22%に過ぎず、未成年に対する性犯罪による逮捕の前歴を有していた人物も11%に過ぎなかった[19]。犯罪者の臨床像は似通っており、また、彼／彼女らの中には精神疾患や性的障害と診断される事例が数多くあると推察されている[16]。

小児性愛者の病因論

性的指向や性的関心は、自分で決断すると言うよりもむしろ自然に気付かされるものだと一般的に考えられており、ある朝、目覚めたときに自分を性的に興奮させるものはこれだ！ と決めるわけではない。自身の性的関心に気づくのは、人生早期に始まる1つの発見プロセスであり[20]、性的に成熟していく中で、自分の性的関心の目録に新たな性的刺激が随時加わっていくものである。ただ大多数の人物は、（必ずしもそれに従って行動しているわけではないが）自身の性的関心に早くから気づいている様である。小児性愛者は、自身が子どもに対して性的魅力を見出すことに、思春期になって気付く、との研究報告がいくつか存在している。過去20年間にわたる小児犯罪者のセルフレポートに基づく研究によれば、小児性愛者のうちかなりの人物は18歳に至る前に既に小児に対して異常な妄想を抱いていた、と報告されている。小児性愛者に限らず、誰でも小児期には同世代の他の子どもに性的興味を抱くものであるが、小児性愛者の場合、成長してからも興味の対象が子ども以外に移っていくことはないのである。小児性愛者の思春期に、なぜこのようなことが生じるのか、その具体的な機序に関する実証的研究はまだなされていないが、思春期というのはあらゆる性的関心や好みが生じる重要な時期であるのは間違いない[5]。

小児性愛者がなぜ子どもへの性的関心を高めるのかについての、理論的な学説はこれまでに数多く発表されているが、残念なことにそれを裏付ける科学的証拠は限られている。小児性愛とそれに関連する問題行動が生じる機序に関しての我々の理解も追いついていないのが現状であるが、人生の早期に小児性愛を生じさせるリスク要因と、この疾患を持続させるリスク要因とは異なるものと考えられている。生物学的観点からは、神経伝達物質の上昇、発達の遅れ、脳の構造異常、ホルモン異常等がリスク要因として挙げられている[4]。Setoは、少なくとも一部の男性事例では、神経の発達障害が小児性愛の原因であることが実証されたと主張しており、その根拠として神経心理学的検査・教育歴・頭部外傷の既往歴、脳神経画像の研究結果を挙げている[5]。例えば小児性愛者の知能指数は、子どもを対象とはしていない性犯罪者よりも、有意に低いことが比較対照研究で明らかにされている。さらに、年少児を対象とした性犯罪者は、年長児を対象とした性犯罪者に比べ、IQの平均スコアが低い傾向が確認された、とも報告されている[21]。13歳未満での頭部外傷の既往歴、脳の前頭部と側頭部の異常、脳の前頭部と後頭部をつなぐ白質の量の違い、なども小児性愛者の脳神経画像でより多く確認された、とも報告されている。ただ、このような脳神経の発達障害が他の性倒錯にはみられずに、小児性愛だけに起きているのかは、明らかではない。

環境的なリスク要因も，小児性愛者が子どもへの性的関心を形成する要因となっている。小児期の性虐待の被害歴が，成人してからの子どもへの性犯罪に関連していることは昔から知られている。ただし Hanson と Slater は 25 の研究を検証し，小児期に性犯罪被害を認めたのは，成人の性犯罪者 1,700 名のうち約 4 分の 1 に過ぎないと報告している[22]。残念なことに，この分野の研究を行う際には数多くの方法論的問題が存在しており，小児期に受けた性虐待の被害経験が小児性犯罪者に及ぼした影響を確かめることは困難である。また別の研究では，成人の性犯罪者が小児期に性虐待被害を経験している確率はおよそ半数程度と報告しているものもある[23]。ただこれらの研究報告で，対象とした小児性犯罪者の数や犯した性犯罪の種類が明記されていないものも少なくない。Burton らは，小児期に性被害を受けた既往のある男性性犯罪者を対象に，小児期の彼らとその加害者とが密接な関係にあった割合が高く，またその加害者は多くの場合男性で，挿入を伴う強制的な性加害行為を小児期の彼らに長期間繰り返していた割合が高かった，との報告を行っている。またこの研究で得られたデータをさらに緻密に統計分析したところ，小児期に成人の男女両方から虐待を受けた既往があることと，非常に強制的な性虐待被害を経験していることが，後に子どもへの性犯罪の加害者となる最大の予測因子であった，とも報告されている[24]。

機能不全家族に育ち，小児期に不適応体験を繰り返してきたという既往も，小児性愛者となるリスク要因として挙げられている[25]。性犯罪者の育った家庭の多くが暴力的かつ不安定で，正常に機能していない状態であった，と報告されている。あらゆる種類の犯罪者の多くに共通することではあるが，小児性犯罪者の育った家庭はとりわけ不安定で，親子間の感情的交流が乏しく，性的な情報や行動に幼い頃から晒されやすく，家族以外の成人からも性虐待や性的搾取

を受けるリスクが高く，また性虐待を受けていることが明らかになっても，それに効果的に対処する手段がほとんどない，という場合が多い。

性虐待犯罪者が子どもへの加害行為を繰り返してしまうリスク要因として，状況的要因や力動的要因（原動力となる要因）はとりわけ重要であり，これらの要因の存在が加害行為の発生に強く寄与している。性犯罪の発生や再犯に関係する力動的要因としては，対人葛藤，子どもとの感情的な同一化，治療への無反応，人的サポートの欠如，過去の治療中断，重大な精神疾患の徴候，衝動性，治療に対する否定的態度，洞察力の欠如，非現実的な計画性，環境からのストレス，不安定化要因（薬物，アルコール等）への曝露，などが挙げられている[26]。小児性愛者が子どもと同居している場合や，あるいはインターネットを介して子どもに容易に接触ができる場合，このような力動的ファクターが 1 つでも存在すれば，その後に犯罪に発展する可能性が高くなる。

加害者の行動・認知に関する証拠収集（動機の解明）

子どもの性虐待事例において，犯罪行為が行われたことを示す物理的証拠（身体所見など）や被害者の証言は，証拠として検討されるべき極めて有益な情報源である。小児性犯罪者の行動や，犯罪に至った思考プロセスも司法上の証拠となりうる貴重な情報であり，特に被害者が被害を打ち明けることが出来ないような場合においては，極めて重要となる。加害者の言葉・行動，そして彼／彼女らがどのように犯行を捉えているのかを把握することは，動機の解明に有用であり，その他にも被害児がいるかどうかや，新たな物的証拠の発見や，過去の同様の小児を対象とした性犯罪事例がこの加害者によるものかどうかを判断する上でも有用となる。

小児性犯罪者の認知

　子どもの性虐待に関するFinkelhorの前提条件モデルは[13]，小児性犯罪者の行動を理解する上で極めて有効なものである。この前提条件モデルは，加害者の内的思考プロセスと，家庭内外で生じた子どもへの性虐待の状況的側面を検討するためのモデルを構築するというFinkelhorの目的を具現化したものである。彼は性虐待を生じさせる前提条件として，性虐待の動機づけ，内的制止因子の無力化，外的制止因子の無力化，子どもの抵抗の無力化，の4つがあるとの提言を行っている[27]。以下のセクションでは，その各々の概念について概説を行っている。

　性虐待の動機づけ：犯罪の成立には，小児性犯罪者が情緒的欲求を満たす子どもに出会う必要がある。小児性犯罪者によって欲求はそれぞれ異なるが，関心，称賛，コントロール，そして愛情さえも引き金となる。小児性犯罪者は子どもに対して，少なからずの欲情が内包している。多くの小児性犯罪者は子どもが示す愛情や注目を，「子どもからの性的誘惑」と誤って解釈する。児童ポルノや異常な空想は，子どもを性的対象とみる認知を強化することになる。加害者の自尊感情の問題や，同世代のパートナーとの性的関係を持てない（持ちたくない）という信念が，この動機にさらに拍車をかけている可能性もある。

　内的制止要因の無力化：小児性犯罪者は，子どもに対して性的行為を実行する際に，実際の行為を行う上での自身の内的な抑制を無視する方法を見つけなければならない。多くの場合，飲酒が手っ取り早く抑制を解除する方法である。小児性犯罪者の中には，精神疾患や心理的な問題を有するか，衝動コントロールが不良な者もいる。被害者の心情をまったく斟酌することが出来ないことも，加害者の行動の自己コントロールに影響を及ぼしている。

　外的制止要因の無力化：子どもに両親がいて，情緒的交流もある場合，子どもが性虐待の被害者となる防止要因となることが明らかにされている。両親がいなかったり，いても病気であったり，心理的な問題を有して頼ることができない状況にある場合，抑止力は低下してしまう。小児性犯罪者は疑念を持たない親の承認や同意を得たうえで，子どもを操作し，親の監視のない状況に誘い込む。

　子どもの抵抗の無力化：小児性愛者はしばしば説得，嘘，贈物，強制などの手段を用いながら，成人と未成年との性交は認められているだけではなく，すべきこと・しなければならないことであると，子どもに納得させようとする。子どもは通常無力で抵抗できないため，特に小児性犯罪者と密接な関係になった場合，言いなりになってしまう。被害者は加害者にコントロールされているため，常に性虐待に応じている場合があり，時にはその代償として特別の贈物や恩恵を受けたりする。暴力的な小児性犯罪者が抵抗する被害者に身体的暴力を使ったうえで，強姦する場合もある。

　Finkelhorのいうところの，小児性犯罪者に発生する動機や内外の制止要因の無力化[13]は，概して小児性犯罪者の認知の歪みや錯誤した思考に基づいたものである。こういった認知の歪みにより，小児性犯罪者は自らの行為を否認，正当化，合理化，過少評価する[28]。加害者のこういった認知の歪みを足掛かりに，調査・捜査に当たる人物が加害者への聞き取り調査を行うことで，加害者からの供述をうまく引き出すことが出来る場合も多い。認知の歪みを把握することで，様々な心理的介入も可能となるので，その存在を確認することは臨床的にも有益となる。加害者の認知の歪みの存在は，この小児性犯罪者自身，被害者，知人（行われた犯罪について直接知らなくても）への聞き取り調査から得ることができるかもしれない。小児性犯罪者が子どもになぜこのような性的行為をするのかを説明したうえで，その子どもに秘密にするように（時には強制的に）約束させることもある。

第20章　小児性犯罪者　**255**

本セクションの最後に，加害者に一般的に認められる典型的な認知の歪みを，いくつか列記する。このような認知の歪みの存在は，様々な研究[29]や捜査経験から得られたものである。これらの認知の歪みの存在を明確化するための面接技法や，そのトレーニング法については，Reidらの文献[30]を参照していただきたい。

子どもは性的な存在である：選択的小児性愛者，そして一部の状況的小児性愛者は「子どもは性的につくられたものであり，子どもは自身を性的に表現することが必要で，特に大人と一緒の場面でそれを表現しなくてはならない」と考えている。また，この種の性的行動は「自然なこと」であり，大人と子どもが一緒に性的行為をすることにはほとんど害がないと捉えている。このような認知の歪みのため，小児性犯罪者は普通によくある子どもの行動を，あからさまな性的行動だとみなすようになる。子どもが無邪気に愛情と関心を求めた行動を，性的な誘惑や性交の同意だと解釈するのである。小児性犯罪者が自分自身を「子どもの性的指導者」であると考え，「子どもが本当の性的自我を発見する手助けをしているのだ」と利己的に考えていることも稀ではない。小児性犯罪者に，このような認知の歪みが存在する場合，捜査官の聞き取り調査に対し，「子どもから性交を誘ってきた」と説明し，「子どもと大人との性交渉は『自然』な『愛情』に基づくものであり，自分は信頼されている指導者として，この『サービス』を提供したのだ」などと答えたりする。以下に，北米少年愛協会（NAMBLA：North American Man-Boy Love Association）のウェブサイトから引用した一節を掲載する。NAMBLAは，法律上の「性交に関する同意可能年齢」の下限の撤廃や，成人男性と未成年の少年との肉体関係の正当性を訴えている団体である[31]。

「人類に多様性があるという本質は，人間同士の間に交わされる情緒的・霊的・肉体的関係性の中に現れる。人種・年齢・気質・職業に関わらず世界中のあらゆる社会で，成人男性と未成年の少年が魅かれ合っている関係は見出すことができる。それらは成人男性と少年との信頼と友好関係に基づいて，世界中で形作られているものである。成人男性と未成年の少年との愛情関係が例外とされているのは，北西ヨーロッパ文化圏だけであり，いまだにこの関係は誤解をうけている。成人男性と未成年の少年との関係は，相互の信頼と愛情を基盤としており，当事者同士が強く望んでいることである。このような関係性は誰を傷つけるわけでもなく，成人男性と未成年の少年の双方に多くの利益をもたらす場合が多い。少年を愛する成人も，愛される少年も，愛する相手が求めている愛情・理解・自由というニーズに十分に答えているのである」[31]

子どもとの性交は有害ではない：子どもに対する性的行為は，身体的な暴力を伴った場合にのみ有害であると信じている小児性犯罪者もおり，性交は「自然な」行為であるので，大人との性交渉が子どもに害を及ぼすことはないと信じている小児性犯罪者もいる。このような認知の歪みを持っている小児性犯罪者は，「子どもは性交渉に合意する完全な知識と能力を持っており，大人と性的関係を持つことが子どもにとってどれほど有益であるかを，社会は理解していない」と信じ込んでいる。このような小児性犯罪者は，捜査官の聞き取り調査に対し「自分は子どもの本質をよく知っており，自分の行動は啓発的なものであり，人生で自分のような人物と関わりが持てたことは子どもにとって非常に幸運なことだ」と答えたりする。そして「子どもは自らの意志で性的パートナーになるのであり，子どもは怪我をする訳でもないのだから，有害なことは何も生じない」などと説明する。子どもに身体的に損傷が確認されない場合，このような小児性犯罪者は子どもを傷つけたことを認めず，「自分は子どもを愛しているのだから，子どもを傷つけるはずがない」と反論する。

世界は危険な場所である：小児性犯罪者は，

世の中は自分を拒絶しており，敵意に満ちたものであるという歪みを抱いていることが多い。このような認知の歪みには二つのパターンがあり，一つ目のパターンとしては，「このような世の中や，この世の中に生まれた子どもを冷笑や嘲りの対象と捉える」という歪みである。このような認知の歪みを持つ小児性犯罪者は，子どもをコントロールし虐待を行うことによって，「自分と同じような立場」に子どもを追い込もうとする。このような認知の歪みが，反社会的でサディスティックな人格障害の一徴候であることもある。このような小児性犯罪者では，子どもとの心身の交流は荒々しくなる傾向にある。このような歪みを認める小児性犯罪者は，自ら行った虐待行為を思い出したり説明したりすることで，性的興奮を覚えたりする。このような歪みが犯罪捜査で明らかになった場合，それは非常に有益な情報ではあるが，臨床家にとっては，加害者への治療効果を望みにくいと判断する根拠になる。このような小児性犯罪者に対し，被害を受けた子どもの心情を理解させる事に焦点を当てた介入は，おそらくは効果がない。逆に，小児性犯罪者が子どもと関係を持つことを，「この世の中に安全地帯を確認し，自分を軽蔑する世の中に受け入れられる唯一の方法」と捉えていることもある。この二つ目のパターンの認知の歪みは，より一般的に認められるもので，聞き取り調査を行う際には，加害者がこれまでどのように社会的に不当に拒絶されてきたと認識しているのかや，大人は子どもをどのように受け入れ愛するべきであると考えているのかにつき，聞き取ることが有効である。

大人には権利がある：小児性犯罪者の中には，子どもも含め，自分よりも存在価値のない人間の欲求よりも，はるかに自分の欲求のほうが優先されるべきであると考えている者もいる。このような歪みを持つ小児性犯罪者は，自分には好きな時に，好きな相手を選んで自分の性的欲求を満たす権利があると信じている。こうした

認知の歪みのために，更衣室，海岸，プール等で裸の子どもを盗み撮りすることを正当化する。小児性愛者が「子どもは大人から学ぶために，そして大人の欲求に応えるために存在するのであるから，自分は他の大人と同様に性的関係や愛情関係を享受する資格がある」と信じていることが，聞き取り調査で明らかになることもある。

衝動はコントロールしようがない：小児性犯罪者は，犯罪や再犯が生じる可能性を高めるような状況や条件下に置かれた場合に，激しい衝動はコントロールしえないと信じている。小児性犯罪者が犯行に至った理由としては，アルコールや薬物を使用していた，性的に興奮した，どうしようもないぐらい退屈していた，などと説明することが多い。また小児性犯罪者は自らを，家庭や社会の被害者とみなすか，生まれ持った異常者であり自分に責任はないと考えていることすらある。小児性犯罪者が直面している人生の諸問題に，聞き取りの際に調査者が何らかの共感を示すことで，何らかの有益な結果が得られる可能性は高まる。

小児性犯罪者の行動特性

小児性犯罪者が，標的とした子どもにどのように接近し，評価，選別し，「飼い慣らす」かは，彼／彼女らの認知に直接的な影響を受けたものである。捜査員も臨床家も，小児性犯罪者の考え方や犯罪歴には，多くの共通点があることを認識している。被疑者が実際に子どもに性虐待を行っていたり，インターネットを介して何らかの性犯罪に子どもを巻き込んでいたりした場合には，事件につながる行動の痕跡が証拠として存在するはずである。ただ中には非常に抜け目がなく，誰にも知られないように犯行を行うために多大な労力をかけている人物も存在している。科学テクノロジーを利用した性犯罪を行っていた加害者が，精巧なシステムを構築して証拠隠滅を図ることもある。例えばある事例では，家の出入り口にこっそりと強力な磁石

第20章 小児性犯罪者　**257**

を設置し，誰かがコンピュータを部屋から持ち出そうした際に，内蔵のハードディスク・ドライブが消去されるような仕掛けを構築していた。他にも，集めたポルノ写真や被害者からの「戦利品（被害者が身に付けていた物）」を自宅から離れた隠し場所に保管しているような事例は稀ではなく，このような隠し場所に行く際に加害者が用心して遠回りしたり，隠し場所に高度な監視システムを導入したりしていることもある。すべての小児性犯罪者がここまで用心深いわけではないが，多くの者は警察に発見されないように何らかの準備を施している。より凶悪な小児性犯罪者では，武器まで準備し再度投獄されないように抵抗する例もある。特にスリーストライク法[訳注a]が制定されている州に住み，過去に2度有罪判決を受けている場合，とりわけそのような傾向がある。

小児性犯罪者の被害児への接近方法

　選択的小児性犯罪者は，しばしば被害者になりそうな子どもを発見し，犯罪行為に巻き込んでいくために周到な計画を立て，様々な方法を使って子どもに接近を試みる。状況的小児性愛者の場合，前もって計画していたことを示す証拠が確認されることは少ないようである。インターネットが広く利用されるようになる前には，小児性犯罪者のほとんどは，個人的に直接子どもに接触したり，子どものポルノ写真を他の小児性犯罪者や違法販売店から入手したり，郵送してもらう必要があった。歴史的にみて，選択的小児性愛者は子どもと日常的に接触できるような仕事に就いたり，子どもの活動のスポンサーやコーチに志願したりして，子どもがたくさん集まる公園や海岸，娯楽センターに頻繁に出入りしていることが多いことは良く知られている。どのような形で子どもと接触するにしても，選

択的小児性愛者は子どもと接することに性的興奮を覚える。彼らは公的な場所で子どもと軽く触れ合ったり，こっそりあるいは公然と子どもの写真を撮ったり，子どもが話したり歌ったりする声を聞いたり，あるいは子どもの臭いを嗅いだりすることで性的に興奮するのである。

　小児性犯罪者が子どもとの身体的接触を図ることを決心する際に，どのような子どもを選ぶのかは，その犯罪者の個人的な好みや性的関心に基づいたものである可能性が高い。子どもの選別は，犯罪者の趣味の活動やスポーツ活動などを通じて行われることが多く，そのような活動を通じて，犯罪者は子どもに接近する手段を得るのである。小児性犯罪者の性的な好みが，被害者として標的にする子どもの選別に反映されており，ある一定の年齢以下の子どもであればどんな子でもよいというように，かなり幅が広いこともあれば，赤毛で緑色の目をした，第二次性徴がまだ見られない学齢期の子ども」のように非常に限定的なこともある。いずれにしろ小児性犯罪者の関心と性的欲望によって，標的とする子どもは定められることとなる。本章の冒頭に1例目として例示した事例では，被疑者の自宅の捜査で，空手，スケートボード，ローラーブレード等の様々な道具が見つかった。被害者への聞き取り調査から，空手道場，スケートボード場，ローラーブレード場といった娯楽施設で，この小児性犯罪者が少年たちと頻繁に接触をしていたことが判明した。そのような場所で，この小児性犯罪者は数多くの子どもに話しかけており，何らかの不適切な行為（裸で水浴びしているところを撮影された，など）をされたとの証言も得られたが，ターゲットとなったのはいずれも9歳から12歳までの金髪で青い目の少年たちだけであった。直接的に触られたとの被害を訴えた子どもはいなかったが，押収した写真やネガフィルムには，子どもが寝ている間に加害者が子どもの性器に触れている様子が明確に残っていた。

[訳注a] 過去に2度有罪判決を受けた者が，3度目の罪を犯すと，その内容を問わず終身刑となるというもの。米国の約半数の州で導入されている。

標的とした子どもに明確な特徴のある選択的小児性犯罪者の事例では，潜在的に被害者となりえた多くの子ども達に聞き取りを行う必要がある。子どもの聞き取り調査には時間がかかる一方で，そのような聞き取り調査を開始することで親やマスコミが騒ぎ立ててしまうことも無理からぬことである。捜査員は被害を受けた恐れのある子どもを迅速に抽出するために，「性虐待被害者マトリクス」を利用するとよい。このような方法で，まず聞き取り調査を行う範囲を絞りこむことができうるが，その後の捜査の進展によって，選択的小児性犯罪者が標的とした集団を当初の見込みほどには絞り込むことができなくなった場合，可能性のある全ての子どもを対象として聞き取り調査が必要になることもある。「性虐待被害者マトリクス」は，加害者の用いた接近手段と，既知の被害児集団に共通して認められた身体的・個人的特徴に関する情報を統合して，作成される。被害者マトリクスの作成の際には，ホワイトボードや壁一面に張った模造紙，あるいはコンピュータで作成したスプレッドシートが利用されることが多い。被害児の可能性のある子どもの氏名を一人ずつ列記し，加害者と接触した可能性のある状況や子どもの身体的特徴等を項目別に記入していくことでマトリクスは作成される。その後に，加害者が好んで用いていた接近方法や加害者の好んでいた身体的特徴を有する子どもの氏名の横にチェックマークを付けていく。最もチェックが多く入った子どもを最優先にして，聞き取り調査を組んでいく。その後の捜査の進展や，被害者の可能性のある子どもへの聞き取り調査の結果次第で，その後に聞き取りを行うべき子どもの数は増減しうる。

　本章の冒頭に1例目として例示した事例では，既知の3人の被害者に共通する特徴に基づいて「被害者マトリクス」を作成した。そのうえで空手道場や娯楽施設に登録していた9〜12歳の全ての男児のリストアップを行った。捜査員はその施設の指導者や係員からの協力を得たうえで内定調査を行い，金髪で青い目をしている男児を特定した。そして特定された子どもたちのうち，被疑者と話しているところを目撃された男児のみを対象として，被疑者が警戒心を起こさないように注意しながら，予め計画した一連の予備質問を使って聞き取り調査が行われた。その後の聞き取り調査により，この集団の中にさらに容疑者が特に気に入っていた男の子たちがいることが明らかになった。またこの男の子たちの母親と被疑者が親しくしていて，時には自宅でのベビーシッターを買って出ていたことが判明した。母親たちの多くが独身か夫と別居していたため，被疑者がかつて米軍の憲兵をしていたことを知ってからは，被疑者が子どもと過ごすのを喜んで許可していた。どの子どもも「被疑者から性的接触を受けた」とは認識していなかったが，「近くの湖で全裸になって水浴びをしたり泳いだりしているときに，彼に写真を撮られた」と開示した。この情報に基づいて被疑者の家宅捜索を実施したところ，この男が集めていた子どもの写真が数百枚見つかった。不適切な接触の証拠となるような写真は見つからなかったが，その後押収したネガフィルムの入った箱を詳しく調べた結果，この男の「お気に入り」の少年が自宅や湖で水浴びしているところを撮影した10枚の写真が見つかった。その中の数枚に，男児が寝ている状態で，被疑者が下着を下げて男児の外性器をまさぐっている様子が撮影されていた。さらにこのネガフィルムの1枚では，湖で被疑者が男児と一緒に裸になっているところが撮影されていた。この写真は，被害者の1人が供述した「『全員，湖で素っ裸になれ！　そうしなければ家まで125マイル歩かせるぞ』と脅された」という供述を裏付けるものであった。

　残念ながら，例示した事例以上に暴力的な方法で加害者から接近を受けた被害児は，数多く存在している。小児性犯罪者の中には，子ども

第20章　小児性犯罪者　**259**

を力づくで車に乗せたり，巧みな作り話をして子どもを信用させたり，安全な場所から連れ去るといった危険な行動に出る者もいる。稀ではあるが，小児性犯罪者が子どもを誘拐したり，性的に不具にしたり，殺害に至ることもある。有料のウェブサイトに登録して，子どものポルノ写真にアクセスしたり，子どもの自慰行為の様子を観察したり，成人が子どもを性的に虐待している様子を観察する小児性犯罪者もいる。また海外の買春ツアーに参加し，売春をさせられている子どもをホテルの部屋に呼び込む小児性犯罪者もいる。しかし大多数の事例は，自宅の部屋で，知っている子どもに対し，性虐待行為を行っている。

グルーミング（grooming）：小児性犯罪者は，子どもに接近するのに長けているだけでなく，被害者をうまく言いくるめたり強制したりすることで，性的行動に巻き込んでいる。グルーミングとは，小児性犯罪者が子どもの抵抗を無力化し，性的行為に協力を促す過程のことを指す用語である。小児性犯罪者がグルーミングに用いる手段は，被害者を選別しに接近する際と同様に，彼／彼女らの興味や性的欲求と強く相関したものである。グルーミングは選択的小児性犯罪者にも状況的小児性犯罪者にも共通して認められる過程であり，典型的には段階的に展開されるものである。最初期には小児性犯罪者は，子どもが自分との会話にどう反応するのかを確かめる。笑いかけたりそっと身体に触ったりして，その際に子どもがどう反応するかで，今後接触したときにどの程度それに応じるかを判断する。小児性犯罪者は，子どもとの関係を発展させていく中で，接触や交わりを深めていく機会を探す。徐々に性的な会話を行ったり，遊んでいる最中に小児性犯罪者が被害者の胸や性器に「うっかり」触れたりすることをきっかけに，さらに進んだ性的行動に巻き込んでいく。性的に露骨な内容の写真等を意図的に子どもの目につくところに置いておいたりする事もある。こ

ういった行動は，性に対する子どもの好奇心を呼び覚ます機会になる。それ以外にも小児性犯罪者は，子どものいるところで頻繁に裸になる，性器を露出する，あるいは自分の性器が勃起しているところを「偶然」見せる，などの手口を使用する。経験豊富な小児性犯罪者は，どんな状況にでも使えるような説明をあらかじめ用意しており，自分の不適切な行動を，親しい者同士の「自然な」あるいは「容認される」行動のように見せることができる。子どもに「準備ができた」と判断したら，小児性犯罪者はさらに積極的に子どもを性的行動に巻き込んでいく。ここまでくると，「効果的」なグルーミングによって被害児を誘いに応じさせるだけでなく，性的行動を秘密にしておくことを約束させることも可能となる。

またグルーミングのテクニックが，子どもの集団からターゲットを選び出すのに使われることもある。例えば，小さな南西部の町の教会でボランティアをしている小児性虐待者による事件が，このような事例に該当する。この小児性虐待者は，自身の通う教会の中学生グループのリーダーに志願した。この小さな村の住人は教会でボランティアをしている彼を完全に信頼しており，郊外の彼の家に6〜7名の男子が集まり，親の監督なしに集会を持つことが許可されていた。この「宿泊合宿」は土曜の夜に開かれ，日曜の朝には全員で教会に行くというものであった。この小児性犯罪者は，自宅で少年たちに性的なゲームをさせていた。その1つが「ストリップ・バスケットボール」で，「シュートに失敗する度に服を1枚ずつ脱ぐ」というのが彼の決めたルールであった。また「プロレスの試合をする」と言って，身体にぴったり張り付くようなナイロンの小さなジョギングショーツ1枚になり，少年らにブリーフ1枚で戦うように促したこともあった。試合の最中に，少年たちはこの男の性器が勃起してショーツからはみ出しているのを目撃していた。この男は特定の少

年に「背中のマッサージをしてやる」と言って，これに応じた少年を後に性虐待の標的としていた。この男は自分の誘いを受け入れると判断した子どもを，「姿勢をチェックする」と言って自宅の浴室に連れ込んでいた。彼は子どもたちの悩みをよく聞いて，「思春期にはいろいろな悩みがあるよね」などと共感している振りをし，自分を信用させていた。子どもがそのような悩みをしてきたのに乗じて，関係をさらに深めようというそぶりをしながら，「自分の秘密を打ち明ける」と言って，「自分には生まれつき陰嚢がなく，そのために十代の頃は学校の更衣室でからかわれた」といった作り話をしていた。それから自分の性器を露出して，「大人になってから太股の皮膚を移植して陰嚢にする手術を受けた」と自身の体を示しながら説明し，「だから今自分の性器が勃起しているのは，性的に絶頂期にある健康な男にとってはごく自然なことだ」と言い訳をしていた。聞き取り調査では，被害にあった少年の中で，この男が自分たちに対して性的に不当な行為をしたと考えている少年は一人もいなかった。背中のマッサージを受け，性器が勃起しているのを背中で感じた少年でさえも，この男のことを「変わった人」あるいは「気味の悪い人」と感じる程度であった。この小児性犯罪者は，今後の性的接触に応じると思われる少年を見極めるためにゲームを利用していたが，これが「異常な」ゲームだと認識していた少年も1人もいなかったのである。

Groth は，用いられる手段に基づき，グルーミングの分類を行っている[32]。「プレッシャーによる性的行為」という分類のグルーミングでは，誘惑や罠といった手段が用いられる。このような手段を用いる小児性虐待者（グルーマー）は，説得や甘言を用いて子どもを性的行為に誘う。ここでいう「罠」とは，願い事を聞いてあげたり，贈物をしたりするなどして，子どもに恩を着せて性的行為の要請に従わせようとすることを指す。このようなグルーミング法を用いる小児性犯罪者は，「意欲的な」相手や「承諾してくれる」相手を見つけることが最終目標であるため，これ以上の強圧的な手段に出ることはない。

一方で「強制的な性的行為」という分類のグルーミングでは，「脅し」や「身体への攻撃」といった手段を用いてでも，犯罪行為を実現させる。このような手段を用いる小児性虐待者（グラッバー：捕獲者）は，子どもの脆弱さや単純さに乗じて，子どもを脅し性的行為に巻き込む。このような手段がうまくいかなければ，子どもを力で取り押さえ，自分がやりたい性的行為に強引に巻き込む。彼らは強圧的な手段が性的行為を成功させるための有効な手段と考えており，強圧的に拘束する行為そのものに性的快楽を感じたりする。

被害者を性的行為に巻き込むことができたら，小児性愛者はさらなるグルーミングにより，そのことを秘密にすることを約束させた上で，子どもへの接触を続ける。性的関係を維持するために，嘘や贈物，罪悪感などを積極的に利用する。子どもに高価な物を買い与え，次には「借りを返せ」と言って何度も性的行為に巻き込むこともある。被害者にアルコールや薬物を与えたりすることもあり，「性的行為が発覚したら，薬物等を不法に使ったのだから投獄されるぞ」と脅したりする。またアルコールや薬物を使って被害者の意識を失わせ，加害行為の記憶ができる限り残らないようにしたりする。家族や友人，ペット等に危害を加えると脅して，被害を秘密にしておくことを約束させたりすることもある。

小児性犯罪者の自宅や室内の物品から，グルーミングの証拠が確認されることもある。子どもとの性的行動に使った用具（性的な玩具，ポルノ写真，撮影機器等）が確認された場合，直接的な証拠となりうるが，その他の家の中の物品やその配置にも注意を向ける必要がある。例えば，子どものいない40歳の独身男性の家

に，数多くの子ども向けの映画，ゲーム，玩具等があれば，それらの物品と性虐待との関連についての専門家証言がある場合には，法廷で物的証拠となりうる。子どもの気を引くようなポスターや家具，食料品，読み物等も重要となりうる。家宅捜索や物品押収の際には。被疑者の自宅の外観や自宅内の撮影を行うことは必須である。小児性愛者がこのような物品を使ってグルーミングを行うということが広く知られるようになる以前から，小児性犯罪者は自宅に最新のテレビゲームや電子機器，映画，玩具などを予め備えておき，近所の子どもがそれで遊ぼうと自然に集まってくるように仕向けていた。こうしたことがまだあまり知られていない頃には，小児性犯罪者を疑うことなく信用している大人は，自分の子どもが彼らに関わることを認めていたのである。

小児性犯罪者を発見し，捜査し，起訴するために，電子的な証拠物の重要性は徐々に高まっている。家庭のコンピュータには，いまやほぼ例外なく個人情報が含まれており，経済的状態，趣味，生活を記録した写真，誰にも見られないようにしている物などが，全てつまびらかになる。また今やカメラ付きの携帯電話を使えば，こっそり静止画像や動画を撮影することができるようになっている。高品質のデジタルビデオカメラを鞄や衣服，換気口，スクリーンの裏などに密かに設置することが出来，またWiFiネットワークにつながる任意の場所に小型の無線ウェブカメラを密かに設置することが出来るようになっており，信頼できる顧客向けであれ小児性犯罪者向けであれ，迅速に画像を配信できるようになっている。このようなデジタル機器から得た犯罪行為の電子的証拠物を法廷に提出するためには，特殊なリカバリー技術や提示方法が求められる。捜査員がこのような証拠を悪意なくうっかりと消去したり，上書きしたり，破損してしまい，法廷で認められないものにしてしまうこともありうる。急速に発展・変化し

ているこの分野において，捜査の助けとなるような情報源は現在数多く存在している[33]。子どもを性的に搾取する際のインターネットの利用に関する知識については，本書の第18章でさらに詳細に論じている。

成人男性以外の小児性犯罪者

成人男性以外の小児性犯罪者の行動についても，多くのことが明らかにされている。これらの集団について，以下に簡単に説明を行う。

未成年の小児性犯罪者

強姦の加害者の約20％，小児性犯罪者の30〜50％が思春期の男児であると報告されている[34]。未成年による小児性犯罪とは，小児と成人の中間層の人物による小児への加害行為のことを指す。加害者が12歳未満の子どもであった場合には，西洋諸国の法律では犯罪に関しての責任能力があるとみなされないため，「犯罪者」として扱われることは稀である。一方で，18歳以上の人物であれば通常「成人」と見なされる。したがって，本セクションで述べている未成年の小児性犯罪者とは，だいたい12〜17歳の加害者のことを指している。1985年から2003年までに性犯罪により少年裁判所に送致された子どもの92％弱をこの年齢層が占めていた，と報告されている[35]。

成人加害者と同様，未成年の小児性犯罪者の特徴も一様ではない。未成年の小児性犯罪者の性質について確実な結論を述べるのは，犯罪者・犯罪内容・被害者をどのように定義付けるのかの困難性や，この分野における研究の方法論そのものの困難性により，極めて難しい。多くの文献では，「被害児」は少なくとも「未成年の小児性愛者よりも5歳以上年下」の場合と定義されている。研究でまだ明らかにされているわけではないが，未成年の小児性犯罪者の病因，認知・行動の特徴は，成人男性の小児性犯罪者と

262　第Ⅲ部　子どもの性虐待

共通点が多く，その他の犯罪歴を有している点も共通している。未成年の小児性犯罪者が罪を犯してしまうのには様々な要因が働いているにしても，特に成長と発達に関する要因が強く影響していると考えられている。いずれにせよ，近年この分野の研究から，未成年の小児性犯罪者の傾向が新たに判明しつつあり，このような情報は臨床家にとっても調査官にとっても，有益となりうるものである。

未成年の小児性犯罪者（juvenile child molesters）は，成人を対象とした未成年の強姦犯（juvenile rapists）よりも，社会的に不適切な行動を示す傾向にあり，また自身も性虐待を受けている場合が多い[36]。成人を対象とした未成年の強姦犯（juvenile rapists）では外在性の問題行動（攻撃性・非行・過活動などの外部環境への負の行動化）を認める傾向が強いが，未成年の小児性犯罪者では内在性の問題行動（引きこもり・不安障害・抑制的・うつ状態などの自己否定的な反応）を認める傾向があるようである[37]。未成年の小児性犯罪者には，しばしば社会生活への自信の欠如，抑うつ，不安障害といった既往が認められる。その他にも，同年代を対象に性犯罪を犯した未成年に比べて，心理社会的な問題をより多く抱えていて，被害者への攻撃性が顕著で，また血縁者をターゲットにしがちであるという予備的調査結果が存在している[38]。またSetoとLalumiéreによる未成年の性犯罪と行動上の問題に関するメタアナリシス研究では，非性的な触法行為をした未成年に比べて，未成年の小児性犯罪者は行動上の問題を認めることが少なかった，と報告されている[39]。この研究では「未成年の小児性犯罪者に行動上の問題が認められることは稀であり，この集団は『性的行為に関してのみ反社会的態度を取る未成年の犯罪者』という下位分類に位置付けることが出来るであろう」と結論付けられている。未成年の小児性犯罪者は小児性愛的な関心を抱いており，それが彼らの触法行為の動機

となっていると推察される。ただ一方で，SetoとLalumiéreの研究では，唯一の例外として，同性代や成人を対象として性犯罪を犯した未成年者に比べ，未成年の小児性犯罪者には放火の犯罪行為の既往が多く確認された，とも報告されている[39]。その理由としては「放火は非定型的な性的関心の一つの表現の可能性があり，また知能の低さ，精神発達上の問題，歪んだ自己主張などの一徴候の可能性もある」と考察されている。

オランダの未成年性犯罪者116名を対象とした研究結果からも，先に述べたいくつかの傾向の裏付けが得られている。HendriksとBijleveldは[40]，未成年の小児性犯罪者58名と，同年代の子どもに性加害行為を行った未成年54名の比較を行い，未成年の小児性犯罪者はより若年齢から加害行為を開始しており，それゆえに一人の加害者から被害をうけた子どもの総数も比較的多かった，との報告を行っている。また未成年の小児性犯罪者では，精神的問題を抱えている割合がより多かったとも報告されている。これら両群ともに生育家庭での養育上の問題があり，幼少期から虐待を受けていて，学校でのいじめ体験を持ち，仲間との関係性の欠如といった問題を経験している割合が高かった。また未成年の小児性虐待者は，女児よりも男児を標的とする傾向があったものの，暴力を使って被害者を服従させようとする行動はほとんど見られなかったとのことである。ただこの研究は，性犯罪行為で訴追された若年男性のみを対象としていた点が，限界点（limitation）として指摘されている。

女性の小児性犯罪者

ここ10年間の間に，女性の小児性犯罪者に関しての詳細な情報が，多数得られるようになってきた。それでもやはり文献上の女性事例数はまだまだ少なく，対象も刑務所に収監された事例や，治療を行った事例など，限定されている状

況にある。そのため，女性の小児性犯罪者に関しては，極めて予備的な情報しかなく，その行動パターンについて，十分な説明がなされているとは言えない。これまで社会は，女性が性犯罪を犯すとは考えてこなかった。おそらくこれは，女性による性犯罪の報告件数が，男性と比較してはるかに低いという事実からきているのであろう。Mary Kay Letourneau と Vili Fualaau による事件が起きるまでは（なお皮肉にもこの事件は，本章の筆者がワシントン州ブリエンの小学生だった頃に起きた），女性の小児性犯罪者に，世間の関心が集まることは少なかった。この事件以降，女性教員による男子児童への性犯罪の問題が，マスコミで大きく取り上げられるようになった。女性が犯した性暴力犯罪は，ほぼ例外なく子どもに向けられたものであるが[41]，これらの女性が小児性犯罪者と診断されることは稀であった。

　種々の報告結果からは，年間の性虐待の通告事例のうち加害者が女性の事例は，性虐待事例の4〜5％程度と推定されている[41, 42]。初期の報告では，女性による性虐待の対象となったのは主として男児であったが，徐々に女児への性虐待の存在も明らかにされ，現在では男女どちらも被害者となる傾向が確認されている[42]。また女性の小児性犯罪者の場合，自分が世話をしている子どもを虐待する傾向にあり，見ず知らずの子どもが標的となることは稀である[43]。女性の小児性犯罪者がどのような方法で子どもを虐待するのかは，どんな子どもを標的にするかによって変わってくるようである。複数の子どもが被害を受けている場合，女性共犯者がいることが多く，その場合，男児と女児の両方が被害に巻き込まれていることが多い。また被害児は顔見知りであることが多く，女性加害者には当該の性犯罪以外にその他の犯罪歴があることが多い[43]。初期の研究では，女性の小児性犯罪者が標的とするのは主として幼児とされていたが，近年のほとんどの研究では，女性の小児性

犯罪者はどの年齢の子どもにも性加害を行っていることが明らかにされている[41]。ただこうした調査研究での被害者層は，調査のサンプリング方法に直接的に影響される。最近のある研究では，児童相談所に通告された女性の小児性犯罪者のデータでは，被害を受けた子どもの多くは家庭内の12歳未満の女児であったが[44]，警察・検察のデータではその多くは13-18歳の男児で，家庭外の事例も含まれていた，と報告されている。

　女性の小児性犯罪者のほとんどに，小児期の被虐待体験が認められるとされている。1999年に発表されたGrayston と De Luca による文献レビュー研究では，子ども時代の性虐待の既往は，女性の小児性犯罪者の70％強に確認されたと報告されている[42]。女性の性犯罪者と性犯罪以外の犯罪を犯した女性とを比較した近年の研究でも，前者は後者よりも小児期に性虐待を受けていた傾向が強く，またその期間も長かった，と報告されている[45]。実際，女性の小児性犯罪者が極めて侵襲的かつ深刻な性的・身体的・心理的虐待を小児期に経験していた可能性が高いことを示すデータは非常に多い[42]。

　繰り返しになるが，女性の小児性犯罪者に関する研究はかなり限られているため，臨床的にも，調査研究の面からも，意思決定に有用となるような信頼性の高い類型化を構築するには至っていない。Grayston と DeLuca の文献レビュー研究では，女性の小児性犯罪者の背景情報や動機についてもまとめられている。その要約につき以下に記すが，そのほとんどが以降の研究でも同様の結果が示されたものである[42]。

　「女性の小児性犯罪者は多様な集団ではあるが，過去の文献レビューを見直すことで，極めておおまかで予備的な結論ではあるが，典型像について見出された。ただ，対象とした研究論文のほとんどは，コントロール群のない研究であり，専門家の注意を引くことになったごく一部の事例から得られた情報をもとにしたもので

あるため，その解釈は慎重に行う必要がある。女性の小児性犯罪者に関する研究から，彼女たちに関する詳細な情報が明確化してきてはいるが，そのような研究の対象としている刑務所に収監されるか治療機関に送られた加害者はごく一部の事例であり，女性が加害者となった事例の全体を代表しているとまでは言えない。ただ一方で，それらの事例は，最重度の子どもへの性虐待事例を代表するというのも事実であるということはできよう。

このような点に留意が必要であるが，女性の性犯罪者に関して，いくつか暫定的ではあるが，結論を述べることはできる。まず「典型的な」あるいは「最も多い」女性加害者は，20代から30代の若い女性であり，彼女らは機能不全家庭で育ち，小児期に身体的・心理的・性的な虐待を経験している。多くの場合，彼女らの虐待被害経験は広範に及ぶ深刻なもので，侵襲的な性的・身体的な虐待を複数の加害者から受けている。彼女らの小児期の虐待被害のほとんどは，家族成員やその他の信頼していた男性から受けたものであるが，中には女性が加害者であった事例もあり，複数の女性から被害を受けていた事例もある。

また女性の小児性犯罪者は，成人として生活のあらゆる面で困難を抱えているのが典型的である。教育水準は平均的であるが，経済的には下流に属し，就職していたとしても給料は低く，職場でも型通りの典型的な女性の役割しか与えられていないことが多い。

結婚をしておらず友人関係に乏しい場合も多く，そのような関係があったとしても適切に機能しておらず，DVの問題を抱えるか，高葛藤状態であることが多い。多くの事例で社会的支援が受けられておらず，重度の精神疾患と診断されていることは少ないが，抑うつ，希死念慮，薬物依存，自尊感情の低さなど，様々なメンタルヘルス上の問題を抱えていることが多く，PTSDや境界性人格障害などを有していたり，問題対

処能力が未熟であったり，認知の歪みが認められることも多い。

性虐待にいたる動機に関しては，文献からは一定のパターンや典型像は見出されなかった。女性の小児性犯罪者の中には，逸脱した性衝動や性的興味のパターンを示し，子どもを虐待することに快楽を感じている者もいるが，最近の研究では，女性の性犯罪者はその他の様々な理由により犯行に及んでいることが示唆されている。

例えば彼女たちの中には，自らの不適切な行動について歪んだ捉え方をしていて，虐待を子どもや配偶者に対する「正常な」愛情表現と見なしている者もいる。このような女性は，自らの行った性的で攻撃的な行為を否定したり，矮小化して最小限にしか評価していない傾向があるとされている。

また中には，少なくとも動機の一部が環境ストレス要因（DV，男性からの強制など）への反応である事例もあり，様々な感情や満たされない欲求（怒りや孤独感，関心と愛情の欠如など）に対処するための手段として，子どもへの性的行為を行うものもいる。女性の小児性犯罪者は，虐待行為を行ったことに著しい罪悪感と羞恥心を抱いているとも報告されている。

実際の性的犯罪行為として，典型的には女性の小児性犯罪者は女児を虐待する場合が最も多いが，男児を標的とする場合や，幼少の男女ともに標的とすることも稀ではない。女性の小児性犯罪者は，一人の子どもだけにしか性虐待を行わないことが多いものの，性虐待以外の虐待行為も行っている場合もあれば，複数の子どもに虐待を行っている場合もある。典型的には，女性が虐待する子どもは，家族などの継続的に接する関係性の，就学前から学齢期の間の子どもである。

他の成人（通常は男性）と一緒に虐待行為に及んでいる事例も多いが，単独で性虐待を行っていることもある。実行される犯罪の強度は中程度で，暴力や脅しといった手段は使われてい

ないことが多い。ただし多くの事例で性虐待は，他の類型の虐待（ネグレクト，身体的虐待等）と併発して確認される[42]。

小児への性犯罪を助長している各種組織

1990年代後半にインターネットが広く利用されるようになってから，子どもの性虐待を支持し促進する団体の存在は，以前ほど目立たなくなってきた。1970年代から80年代にかけては，こうした団体がどこで集会を開き，誰がそれに加わっているかが大いに注目されていた。北米少年愛協会（NAMBLA：North American Man-Boy Love Association），児童性愛情報交換センター（Paedophile Information Exchange），ルネ・ギュヨン協会（RGS：Rene Guyon Society），児童官能サークル（Child Sensuality Circle）や，その他にも様々な団体があるが，現在もインターネットで関心を集めているのはこれらの団体のうちNAMBLAのみである。しかしながら，犯罪捜査の際に小児性犯罪者の所持品を押収した際に，いずれかの団体の出版物が見つかる事は，いまだに多い。こうした団体の主催者は会員数が千人規模だと主張しているが，国民の詮索や警察の監視の目を逃れるため，表立った行動がなされることはない。しかし法律の性交同意年齢の条項に対しては，子どもの性的行動を自由に表現することを阻害する「有害」なものと位置付けて，その下限の廃止を訴えた陳情活動を継続的に行っている。連邦捜査局（FBI），ロンドン警視庁，その他国内外の様々な警察機関は，これらの団体の特に熱心な会員に的を絞って捜査を継続している。実際，バージニア州フェアファクス郡の警察官が，1990年代に覆面捜査員としてNAMBLAの理事会に加わり，この団体の会員数が約1,100名であることを把握した，といった捜査報告もなされている[46]。その他にもオムツ入れバケツ愛好会（DPF：the Diaper Pail Friends）といった団体があり，この団体は決して性交同意年齢の下限の撤廃を求める活動な

どを公式にしたことはなく，団体の存在理由を「単にインファンティリズム（infantilism）（≒赤ちゃんプレイ）やおむつフェティシズムの人々に出会いの場を提供することにある」と説明している。しかし本章の筆者が捜査したDPFの会員と自称していた犯罪者達も，子どものポルノ写真を所持し，郵送で注文も行っていた。

このような団体は司法当局の著しい監視を受けることになった一方で，インターネットが個人の興味・経験・文章，そして児童ポルノ写真までをも匿名で共有できる有用な手段として発展し，広く活用されるようになった。そのため，組織的に子どもの性虐待を支援する団体のほとんどは解散し，本書の執筆時点で積極的にウェブサイトを維持しているのはNAMBLAとDPFだけとなっている。これらの団体は情報や資料を積極的に共有することで，子どもの性的搾取を助長してきたわけであるが，これらの団体に代わって，犯罪を意図して組織された集団が台頭している。インターネットは，このような国際的な組織的犯罪集団が児童ポルノやその他の性的搾取商品を，安価に生産し世界中に販売するための手段を提供することになっている。今や東ヨーロッパは，世界最大の児童ポルノ供給・販売地域の1つになっている。例えば2004年には，児童ポルノ関連の50以上のウェブサイトの請求書作成サービス（金額にして3百万ドル相当）を提供したとして，ベラルーシ共和国ミンスクの会社役員が起訴され，有罪判決を受けている[47]。現在，児童ポルノ制作を支えているのは，中央・東ヨーロッパの多くの国で横行している誘拐・人身売買事業である。児童ポルノの制作や児童買春ツアーは，フィリピン・タイ・中米等で現在も行われている。

児童の性的搾取に関与している最小，かつ最も子どもに破滅的なトラウマを与える集団と言えば，子どもが共に暮らしている家族である。親自身が，自分の子どもの写真やビデオを撮影し，オンラインで売ったり交換したりしている

事例は極めて多い。こういった「自家製」のポルノ画像の内容は様々で，肌を露出し挑発的なポーズを取った子どもが映っているものから，子ども同士あるいは大人と子どもが激しく性交しているシーンが映っているものまで幅広い。前者は「闇市の児童ポルノ」とも呼ばれ，子どもが全裸で映っていないため，違法としていない司法管轄区もある。インターネットのみを介して小児性犯罪者が集まった団体では，会員から「注文を取り」，その条件を満たす子どもを誘拐し，子どもへの性虐待の現場をウェブカメラで撮影し，メンバーに提供している。結局，大人と子どもの性交の公認を求める運動に失敗した小児性犯罪者団体が衰退した一方で，それに代わって台頭した利益第一の犯罪組織が，インターネットを介した児童ポルノの世界的供給の拡大に成功していったというのが現状である。

小児性犯罪者に併発して認められる各種の問題

小児性犯罪者が，犯罪行為に影響するような様々な精神的問題を有していることもある。この集団では精神疾患の併存率が高いため，DSMの第一軸および第二軸の障害も想定しておく必要がある。外来で小児性愛者と診断された男性45名を対象としたRaymondらの研究では[48]，半数以上の男性が小児性愛に加えて，少なくとも5つの精神疾患の診断基準を満たしていた，と報告されている。これらの男性の67％に気分障害，64％に不安障害，60％に薬物乱用の既往があり，53％が小児性愛以外の何らかの性的倒錯の診断も受けており，30％に衝動性障害の既往が存在していた。また60％がその他のDSMの第二軸疾患の診断基準を満たしていた，とのことである。またEherらも[49]，投獄された小児性犯罪者45名を対象に同様の研究を行い，81％が小児性愛の診断基準を満たし，42％に薬物乱用・依存歴があり，33％が気分障害の問題を抱

え，17％にその他の性的倒錯が，12％に不安障害の既往が確認された，との報告を行っている。精神病質を併存している小児性犯罪者は，子どもを性的にも身体的にも虐待するリスクが高いとの研究報告もある[50]。

メンタルヘルスの問題は，小児性愛者が犯罪行為を犯すうえで，複雑な影響を及ぼしている。第1に，生涯のいずれかの時期に経験した気分障害や不安障害やその他の神経障害や精神障害が，子どもに対する性的関心を引き起こし助長させる機序に何らかの影響を及ぼしうるという点が挙げられる。第2に，現在何らかの心理学的症状が認められた場合，それが犯行を行う前兆となりうるという点が挙げられる。例えば，気分障害を併存している小児性犯罪者は，症状が悪化した際に，子どもを使って自らを性的に満足させようとする傾向が強くなることがある。同様に，反社会性人格障害を併存する小児性犯罪者は，自分には子どもと性的行為をする権利があると感じていて，自分の行為が被害児に及ぼす影響を懸念したり，罪悪感を抱いたりすることはほとんどない。第3に，精神障害の併存は小児性犯罪者の治療に著しい影響を及ぼし，治療を複雑なものにするという点が挙げられる。小児性犯罪者の評価や治療計画の策定を行う際には，その人物に併存する精神疾患が犯罪行為の実行に及ぼした影響を，必ず考慮する必要がある。例えば，アルコールの摂取は子どもへの性犯罪を行うことを抑止する内的因子の働きを無力化するように作用するため，アルコール依存症が併存している場合には，治療は著しく複雑なものになってしまう。

その他にも小児性犯罪者は，かなりの割合で，行為に伴った家族間の問題や社会生活上の問題を抱えることとなる。一人暮らし以外の小児性犯罪者であれば，犯罪行為が発覚した場合には，暴力を受けることもあれば，強いストレス下にさらされることもある。小児性犯罪者は住まいから追い出されるか，家族がこの問題に対処し

ている間に著しく不安定な環境で生活せざるを得なくなる。問題が家庭裁判所や刑事裁判所等で扱われる前であっても，勤め人であれば職場で一時的な配置換えを命じられることも少なくない。最終的な判決が下されるまで，会社が雇用形態を変えたり解雇することを躊躇する場合もあるが，会社によっては即座に解雇を行うところもある。加害者に加わった，経済的ストレス・友人や家族からの疎外・失業・警察や検察での取り調べ，といった要因についても，加害者の治療計画や被害児の安全プランを策定していく上で，考慮する必要がある。

小児性犯罪者への治療

　小児性犯罪者の治療に共通する目標は，常習的犯行を防止することにある。治療は精神療法・医学的介入，もしくはこの2つの組み合わせから成り立っている。小児性犯罪者に対する精神療法として最も研究が進んでいるのは，認知行動療法（CBT：cognitive behavioral therapy）と再発防止療法（RP：relapse prevention）である。認知行動療法は小児性犯罪者の犯行を支えた，あるいは持続させた考え方や行動に対処する治療法である。認知に関しては，認知の歪み・不適応的思考・犯罪に至ったスキーマ等に焦点を当て，行動に関しては，性的行動の対象を子どもからそらすことができるような新たな考え方ができるように促していく。再発防止療法では，治療効果を維持することに焦点が当てられる。これらの治療により，犯行に先立つ状況・思考・感情を明らかにし，ストレス要因に対処するための代替手段を学ぶのである。認知行動療法も再発防止療法も，個人療法として行う場合もあれば，集団療法として行う場合もある。

　一般的に医学的治療は，体内の性ホルモンを抑制するか，脳内化学物質を変化させることで，性的興奮を抑制するために行われる。性的興奮を抑制しても，小児性犯罪者の子どもへの性的

指向は変わらないが，性衝動を抑えることで犯罪行為に発展することを抑制しうる。かつてはテストステロンの分泌量を低下させるための選択肢として，去勢手術が行われていた。ただこの手術は侵襲的で不可逆的であるため，現在ではほとんど行わなくなった。ただ現在でも，カリフォルニア，フロリダ，アイオワ，ルイジアナ，テキサスの各州では，性犯罪で起訴され執行猶予や保護観察が検討されている犯罪者に対し，自発的な去勢手術を行うことを認めている[51]。医学的治療でもっと一般的なのは，性ホルモンの分泌量を抑制する薬物治療であり，このような薬物療法に使用される薬物としては，酢酸メドロキシプロゲステロン（Depo-Provera）や酢酸ロイプロリド（Lupron Depot）等があり，米国以外では酢酸シプロテロン（Cyprostat）も使用されている。ただし米国食品医薬品局（FDA：the U.S. Food and Drug Administration）では，性犯罪者の治療のためにこのような薬物を使用することを認可していない。そのため小児性犯罪者に対しての医学的治療の現場では，これらの薬を通常は保険適用外のFDA認可外使用の形で使用している。これらの薬物は血清テストステロン値を下げるのに有効ではあるが，性衝動が消失したり，勃起不能になったりするわけではない。ただし，これらの薬物を使用することにより，性的な欲求が生じる頻度や性的な行動が生じる頻度を確実に低下させることができる。性衝動を抑制するために，フルオキセチン，パロキセチンといった選択的セロトニン再取り込み阻害薬（SSRI）が使われることもある[52]。セロトニンの異常が小児への性犯罪や性的倒錯の原因とされているわけではないが，SSRIの投与により一般的に性欲は抑制されることから，再発率の減少に効果があるとされている。多くの医療機関ではより効果を高めるために，性欲抑制薬の使用に加え，認知行動療法や再発防止療法を組み合わせて，治療を行っている。ただ医学的介入における主要な問題点の1つとして，

投薬を止めたら，性衝動や再犯可能性が高まることが挙げられる。その他にも，薬物治療の中断率が非常に高いことや，高血糖・高血圧・骨粗鬆症といった有害な副作用も数多くあるという点も，問題点として挙げられる。

　小児性犯罪者に対する治療の効果に関しては，盛んに議論がなされている。一般社会では，小児性犯罪者の治療は有効ではないと考えられている。臨床医も治療効果には悲観的な見方をしている[4, 53]。しかし，様々な研究やメタアナリシス研究では，総じてそれなりの効果があると報告されている。最も高い治療効果を報告している研究の1つは，Hansonらによるメタアナリシスで[54]，精神療法による治療群の性犯罪の再発率は12.3%であり，無治療群の16.8%よりも有意に低くなったと報告されている。この研究報告では，精神療法は他の犯罪事例でも再発率を下げることが確認された（治療群27.9% vs 無治療群39.2%）とも報告しているが，小児性犯罪者の場合には効果はそれほど明確ではなかったとのことである。ただCamilleriとQuinseyは[55]，Hansonのメタアナリシスによる小児性犯罪者の治療効果判定は正確さを欠いており，さらに分析に使用した研究論文の調査の質にも問題があるとの指摘を行っている[55]。そのうえで，彼らが行った小児性犯罪者の治療と再発に関する包括的でより厳密な文献レビュー研究では[55]，子どもに対する小児性犯罪者の性的嗜好がこれらの治療によって変化したということは証明されず，また再発率への影響もほとんどなく，過去数十年の間に何らの治療介入効果も証明されていない，と言及している。彼らは小児性愛者の治療は無意味であると結論付けているわけではなく，現時点で行われている精神療法や薬物療法は小児性愛者の治療には有効でなく[55]，小児性愛者であることが明確となった場合には，治療よりもむしろ再発防止的介入が有効であるということを強調している。

　小児性愛者の治療効果を立証した研究は非常に少ないが，小児性愛者ではない小児性犯罪者については，治療による効果がある可能性もある。本章の冒頭で述べたように，小児性犯罪者の全てが小児性愛者と診断されるわけではない。小児性犯罪者をグループ分けした場合に，それぞれのグループにより治療効果や再発率が異なる可能性もある[56]。実際，未成年の小児性犯罪者は，成人の小児性犯罪者よりも治療効果が高く，再発率が低下する可能性が高いことが証明されている。思春期に性犯罪を犯した少年を対象とした，強力な家族療法と犯罪別の介入的治療を組み合わせた包括的プログラムの効果に関する研究では，治療を中断したグループに比べて，治療を完遂したグループでは，性犯罪に関しても非性的な犯罪に関しても，再犯の比率が低下したと報告されている[57]。この分野の研究には限界（limitation）も多いが，未成年の性犯罪者に対する治療介入の有効性は，多くの研究で十分に証明されている[58]。

今後の研究の展望

　小児性犯罪者に関する調査研究の質が向上したのは，比較的最近のことである。現在行われている調査研究の多くは，小児性犯罪者の評価に焦点を当てている。ミネソタ多面人格テスト（MMPI-2：the Minnesota Multiphasic Personality Inventory），カリフォルニア人格テスト（CPI：the California Personality Inventory），ミロン多軸人格テスト（MCMI-III：the Milon Multiaxial Personality Inventory）などの様々な心理テストはあるものの，小児性愛者と非小児性愛者を鑑別する有効性や妥当性がある心理検査は，まだ開発されていない。表面的な妥当性が高く，容易に操作できるような性的アセスメントツールは，特に法的な鑑定に用いる際には有効とはならない。さらに，このような集団を臨床的な判断のみで評価するのは，確実性が極めて低い。本章の筆者は，「専門家」が「容疑

者は自分の娘に性的行為を行う人物には到底見えない」，「容疑者は精神的に未熟で，このような罪を犯すことはできそうにない」，「容疑者が『そんなことは決してしていない』と主張している」と言う理由で，容疑者を無実と鑑定している鑑定書を，数多く見てきた。このような集団に医師が直接関わることは大いに奨励されるが，正確に評価を行いうるかはまた別問題である。

　それでも，臨床家が小児性犯罪者を評価・治療する際に有用となりうるアセスメントツールはいくつか存在する。先に述べた各種の心理テストは，各自がテストを受けている際の態度を評価したり，虚言傾向を見出したり，心理状態を評価する上では有用となるであろう。同様に，アベル性的嗜好評価テスト（AASI：Abel Assessment for Sexual Interest）[59] も，小児性愛者とそうでない人物とを鑑別する上で，ある程度信頼性があることが証明されている。この評価尺度は2つの構成要素から成っており，1つは視覚刺激を用いるもので，もう一つは各自の性的嗜好やテストへの取り組みにつき評価する質問紙を用いるものである。心理学的評価という点ではAASIは大いに有効であるが，他のテストやアセスメントツールと同様，司法的な目的に使う場合，容疑者が性的関心を示したか否かについては判断しうるかもしれないが，犯罪を犯したか否かについて判断することはできない。そのため，これまでの裁判では，被告の信用性の評価にこれらの指標を用いることは許容されないと判断されてしまうこともあった。Daubert審問でも同様にこれらの心理テストの結果が証拠として認められないと判断されることもあれば，少数ながら証拠として採用することが認められた事例もあった[60]。適切かつ倫理的に妥当な状況で使用すれば，陰茎プレチスモグラフ[訳注b]やポリグラフやその他類似の検査手段も，小児性犯罪者の評価や治療に，臨床的に有用となり

───────────
[訳注b] 陰茎の容積変化測定法。

うる。ただAASIと同様，いかなる犯罪事例でも有罪か無罪かを判断するためには使うことはできないであろう。

　小児性犯罪者を評価するための他の手段も開発されている。例えば，性犯罪者リスク評価ガイド（SORAG：Sex Offender Risk Appraisal Guide）[61]，ミネソタ性犯罪者スクリーニングツール改訂版（MnSOST-R：Minnesota Sex Offender Screening Tool-Revised）[62]，性犯罪再犯リスク簡易評価尺度（RRASOR；Rapid Risk Assessment for Sex Offense Recidivism）[63]，Static-99[64] などの，数理法によるリスク評価尺度も開発されており，容疑者が犯した犯罪における特定の静的な（不変の）リスク因子に基づいて，個々の事例の予測される再発リスクが分類されている。性犯罪の再発率の最も強い静的予測因子としては，逸脱した性的嗜好，過去の性犯罪歴，小児期や思春期の性非行歴といった性的逸脱行動などの因子が挙げられている[65]。これらの評価尺度は，小児性犯罪者に関する民事訴訟の場や，執行猶予および保護観察に関する問題の協議の場や，その他の司法目的のためにしばしば利用されている。しかし性犯罪の再犯率に影響する動的（あるいは可変）因子に関する研究は比較的少ない。本章の冒頭で述べたように，犯行時の気分や被害者への接近の容易さや治療歴などが，再犯率に影響している可能性がある。つまりHanson[65] が述べているように，現在の評価尺度は小児性犯罪者を釈放しても大丈夫であるかの評価に用いることはできず，性犯罪者が犯罪を行うのもやむをえない背景があるとの判断をするためのツールとなってしまっているのである。

　数理法によるリスク評価尺度のもう1つの問題としては，評価尺度を用いて評価できるのは再犯率のみであり，犯罪者が実際に犯行を繰り返すか，あるいはいつ繰り返すかを正しく予測することができないという点が挙げられる。どのような数理法による評価尺度を用いたとして

も，ある特定の人物の行動や病気の発症を確実に予測することは不可能である[66]。そのためこのようなリスク評価尺度は，専門家の意見を伝えるための一連の評価の一つとしてだけ使われるべきである。最後に，数理法によるリスク評価尺度では，犯罪者の属性によっては，再犯リスクが過少評価される可能性があるという問題点も挙げられる。例えば，軍隊に属する性犯罪者は，これらのリスク評価尺度が開発された際には対象に含まれていなかった。再犯率を評価する際に用いられる行動（すなわち現在の犯罪行為や過去の犯罪行為の詳細）の多くは，軍隊の秩序や規律にとって有害なものであり，入隊の不承認や，任意除隊の不承認の理由となるものであり，軍法会議で問題になるものである。そのため数理法によるリスク評価尺度にある再犯の予測因子となる要因を，軍属の小児性愛者の記録で確認することは通常出来ない。また同様に，軍隊のみで用いられる懲戒処分（軍事司法統一法典第15条に基づく非司法的懲罰，行政行為，除隊等）は，現在使用されている数理法によるリスク評価尺度において，再犯率の指標として用いられてはこなかった。そのため軍法会議の量刑手続きにおいて，当該の軍属の小児性犯罪者の再犯リスクの予測に数理法によるリスク評価尺度を用いる場合，再犯リスクを過少評価し，不正確で不適切な結果になる可能性は否定できない。同様に，数理法によるリスク評価尺度を用いて，軍隊に属していた小児性犯罪者の再犯リスクを評価する場合にも，過少評価してしまう恐れがある。

謝辞

以下の方々に改めて深謝申し上げる。

- 米国郵政局調査官のMichael J. Corricelli氏。彼には本章のために，小児性犯罪者のシナリオや，性犯罪者の調査に関する基礎資料を提供していただいた。

- 精神分析医のNancy Slicner医師。彼女には性虐待の被害児に関する基礎資料を提供していただいた。

- 司法精神科医のFred S. Berlin医師。彼にはバルチモアの国立性被害トラウマ予防・治療・研究センターの豊富な経験をもとに，性犯罪者への薬物治療や心理療法に関しての情報を提供していただいた。

文献

1 Robertiello G, Terry KJ: Can we profile sex offenders? A review of sex offender typologies. *Aggress Violent Behav* 2007;12:508-518.

2 Gaudiosi JA: *Child maltreatment 2006*, U.S. Department of Health and Human Services, Administration for Children and Families (website): https://www.acf.hhs.gov/sites/default/files/cb/cm06.pdf. Accessed December 27, 2008.

3 Finkelhor D, Ormrod RK: Factors in the underreporting of crimes against juveniles. *Child Maltreat* 2001;6:219-229.

4 Fagan PJ, Wise TN, Schmidt CW, et al: Pedophilia. *JAMA* 2002;288:2458-2465.

5 Seto MC: Pedophilia: psychopathology and theory. *In*: Laws DR, O'Donohue WT (eds): *Sexual Deviance: Theory Assessment, and Treatment*, ed 2, Guilford, New York, 2008.

6 Holmes WC, Slap GB: Sexual abuse of boys: definition, prevalence, correlates, sequelae, and management. *JAMA* 1998;280:1855-1862.

7 Kendall-Tackett K, Becker-Blease K: The importance of retrospective findings in child maltreatment research. *Child Abuse Negl* 2004;28:723-727.

8. Salter AC: *Predators: pedophiles, rapists, and other sex offenders*. Basic Books, New York, 2003.

9. Dandescu A, Wolfe R: Considerations on fantasy use by child molesters and exhibitionists. *Sex Abuse* 2003;15:297-305.

10. Groth N, Birnbaum J: Adult sexual orientation and attraction to underage persons. *Arch Sex Behav* 1978;7:175-181.

11. Lanyon RI: Theory and treatment in child molestation. *J Consult Clin Psychol* 1986;54:176-182.

12. Lanning KV: *Child molesters: a behavioral analysis*, ed 4, National Center for Missing & Exploited Children, Alexandria, Va, 2001.

13. Finkelhor D: *Child sexual abuse. New theory and research*. Free Press, New York, 1984.

14. American Psychiatric Association: *Diagnostic and statistical manual of mental disorders*, ed 4, American Psychiatric Association, Washington, DC, 2000.

15. Seto MC, Cantor JM, Blanchard R: Child pornography offenses are a valid diagnostic indicator of pedophilia. *J Abnorm Psychol* 2006;115:610-615.

16. Galbreath NW, Berlin FS, Sawyer D: Paraphilias and the Internet. *In*: Cooper A (ed): *Sex and the Internet: A Guidebook for Clinicians*. Brunner-Routledge, New York, 2002.

第20章 小児性犯罪者　**271**

17. Cooper A: Sexuality and the Internet: surfing into the new millennium. *Cyberpsychol Behav* 1998;1:187-193.

18. Motivans M, Kyckelhahn T: *Federal prosecution of child sex exploitation offenders, 2006,* Bureau of Justice Statistics, U.S. Department of Justice (website): http://www.iapsonline.com/sites/default/files/Federal%20Prosecution%20of%20Child%20Sex%20Exploitation%20Offenders,%202006_0.pdf. Accessed March 23, 2009.

19. Wolak J, Finkelhor D, Mitchell K: *Child pornography possessors arrested in Internet-related crimes: findings from the national juvenile online victimization study,* National Center for Missing & Exploited Children (website): http://www.unh.edu/ccrc/pdf/jvq/CV81.pdf. Accessed March 24, 2009.

20. Berlin FS: Issues in the exploration of biological factors contributing to the etiology of the "sex offender," plus some ethical considerations. *Ann N Y Acad Sci* 1988;528:183-192.

21. Cantor JM, Blanchard R, Robichaud LK, et al : Quantitative reanalysis of aggregate data on IQ in sexual offenders. *Psychol Bull* 2005;131:555-568.

22. Hanson R, Slater S: Sexual victimization in the history of child sexual abusers: a review. *Ann Sex Res* 1988;1:485-499.

23. United States General Accounting Office: *Cycle of sexual abuse. Research inconclusive about whether child victims become adult abusers,* United States General Accounting Office (website): http://www.gao.gov/archive/1996/gg96178.pdf. Accessed March 24, 2009.

24. Burton DL, Miller DL, Shill TC: A social learning theory comparison of the sexual victimization of adolescent sexual offenders and nonsexual offending male delinquents. *Child Abuse Negl* 2002;26 :893-907.

25. Barbaree HE, Langton CM: The effects of child sexual abuse and family environment. *In*: Barbaree HE, Marshall WL (eds): *The Juvenile Sex Offender,* ed 2, Guilford Press, New York, 2006.

26. Studer LH, Aylwin AS: Male victims and post treatment risk assessment among adult male sex offenders. *Int J Law Psychiatry* 2008;31:60-65.

27. Howells K: Child sexual abuse: Finkelhor's precondition model revisited. *Psychol Crime Law* 1995;1:210-214.

28. Murphy WD: Assessment and modification of cognitive distortions in sex offenders. *In*: Marshall WT, Laws DR, Barbaree HE (eds): *Handbook of Sexual Assault: Issues, Theory and Treatment of Offenders.* Plenum Press, New York, 1990.

29. Gannon TA, Ward T, Collie R: Cognitive distortions in child molesters: theoretical and research developments over the past two decades. *Aggress Violent Behav* 2007;12:402-416.

30. Reid JE Associates: *The Reid technique of interviewing and interrogation.* John E Reid & Associates, Chicago, 2000.

31. The North American Man-Boy Love Association: *What is man/boy love?* (website): https://www.nambla.org/stories.html. Accessed March 6, 2010.

32. Burgess A, Groth AN, Holstrom L, et al : *Sexual assault of children and adolescents.* Lexington Books, Lexington, Mass, 1978.

33. Ferraro MM, Casey E: *Investigating child exploitation and pornography: the Internet, the law, and forensic science.* Elsevier Academic Press, New York, 2005.

34. Barbaree HE, Marshall WL: An introduction to the juvenile sex offender: terms, concepts, and definitions. *In*: Barbaree HE, Marshall WL (eds): *The Juvenile Sex Offender,* ed 2, Guilford Press, New York, 2006.

35. Stahl A, Finnegan T, Kang W: *Easy access to juvenile court statistics: 1985-2005,* U.S. Department of Justice Office of Juvenile Justice and Delinquency Prevention (website): https://www.ojjdp.gov/ojstatbb/ezajcs/. Accessed March 25, 2009.

36. VanWijk A, Vermeiren R, Loeber R, et al : Juvenile sex offenders compared to non-sex offenders: a review of the literature 1995-2005. *Trauma Violence Abuse* 2006;7 :227-243.

37. Becker JV, Hunter JA: Understanding and treating child and adolescent sexual offenders. *Adv Clin Child Psychol* 1997;19:177-197.

38. Hunter JA, Figueredo AJ, Malamuth NM, et al : Juvenile sex offenders: toward the development of a typology. *Sex Abuse* 2003;15:27-48.

39. Seto MC, Lalumiére ML: Conduct problems and juvenile sexual offending. *In*: Barbaree HE, Marshall WL (eds): *The Juvenile Sex Offender,* ed 2, Guilford Press, New York, 2006.

40. Hendriks J, Bijleveld CC: Juvenile sexual delinquents: contrasting child abusers with peer abusers. *Crim Behav Ment Health* 2004;14:238-250.

41. Logan C: Sexual deviance in females: psychopathology and theory. *In*: Laws DR, O'Donohue WT (eds): *Sexual Deviance: Theory Assessment, and Treatment,* ed 2, Guilford, New York, 2008, pp 486-507.

42. Grayston AD, DeLuca RV: Female perpetrators of child sexual abuse: a review of the clinical and empirical literature. *Aggress Violent Behav* 1999;4:93-106.

43. Vandiver DM: Female sex offenders: a comparison of solo offenders and co-offenders. *Violence Vict* 2006;21:339-354.

44. Bader SM, Scalora MJ, Casady TK, et al : Female sexual abuse and criminal justice intervention: a comparison of child protective service and criminal justice samples. *Child Abuse Negl* 2008;32:111-119.

45. Christopher K, Lutz-Zois CJ, Reinhardt AR: Female sexual-offenders: personality pathology as a mediator of the relationship between childhood sexual abuse history and sexual abuse perpetration against others. *Child Abuse Negl* 2007;31:871-883.

46. Soto OR: *FBI targets pedophilia advocates,* San Diego Union-Tribune (website): http://legacy.sandiegouniontribune.com/news/metro/20050217-2208-manboy-daily.html. Accessed March 25, 2009.

47. U.S. Department of Justice: *Florida company pleads guilty to laundering funds for child pornography* (website): http://www.usdoj.gov/usao/nj/press/files/conn0503_r.htm. Accessed March 25, 2009.

48. Raymond NC, Coleman E, Ohlerking F, et al : Psychiatric comorbidity in pedophilic sex offenders. *Am J Psychiatry* 1999;156:786-788.

49. Eher R, Grunhut C, Fruhwald S, et al : Psychiatric comorbidity, typology and amount of violence in extrafamilial sexual child molesters. *Recht & Psychiatrie* 2001;19:97-101.

50. Seto MC, Barbaree HE: Psychopathy, treatment, behavior, and sex offender recidivism. *J Interpers Violence* 1999;14:1235-1248.

51. Scott CL, Holmberg T: Castration of sex offenders: prisoners ' rights versus public safety. *J Am Acad Psychiatry Law* 2003;31:502-509.

52. Guay DR: Drug treatment of paraphilic and non-paraphilic sexual disorders. *Clin Ther* 2009;31:1-31.

53. Greenberg DM, DaSilva JA, Lob N: *Evaluation of the western Australian sex offender treatment unit (1987-1999)*. Forensic Research Unit, Department of Psychiatry and Behavioural Sciences, University of Western Australia, Perth, Australia, 2002.

54. Hanson RK, Gordon A, Harris AJ, et al : First report of the collaborative outcome data project on the effectiveness of psychological treatment for sex offenders. *Sex Abuse* 2002;14:169-194.

55. Camilleri JA, Quinsey VL: Pedophilia: assessment and treatment. *In*: Laws DR, O'Donohue WT (eds.): *Sexual Deviance: Theory Assessment, and Treatment*, ed 2, Guilford, New York, 2008, pp 183-212.

56. Harris AJR, Hanson RK: *Sex offender recidivism: a simple question, Public Safety and Emergency Preparedness*, Canada (website): https://www.publicsafety.gc.ca/cnt/rsrcs/pblctns/sx-ffndr-rcdvsm/sx-ffndr-rcdvsm-eng.pdf. Accessed March 25, 2009.

57. Worling JR, Langstrom N: Risk of sexual recidivism in adolescents who offend sexually: correlates and assessment. *In*: Barbaree HE, Marshall, WL (eds): *The Juvenile Sex Offender*, ed 2, Guilford Press, New York, 2006.

58. Waite D, Keller A, McGarvey EL, et al : Juvenile sex offender re-arrest rates for sexual, violent nonsexual and property crimes: a 10-year follow-up. *Sex Abuse* 2005;17:313-331.

59. Abel GG, Jordan A, Hand CG, et al : Classification models of child molesters utilizing the Abel assessment for sexual interest. *Child Abuse Negl* 2001;25:703-718.

60. Peters JM: *Using the Abel assessment for sexual interest to infer lack of culpability in a criminal case*, American Prosecutors Research Institute (website): http://www.ndaa.org/publications/newsletters/update_volume_14_number_12_2001.html. Accessed March 25, 2009.

61. Hanson RK, Harris AJ: A structured approach to evaluating change among sexual offenders. *Sex Abuse* 2001;13:105-122.

62. Epperson DL, Kaul JD, Huot S, et al : *Minnesota sex offender screening tool-revised (MnSOST-R) technical paper: development, validation, and recommended risk level cut scores*. https://rsoresearch.files.wordpress.com/2012/01/ia-state-study.pdf. Accessed March 25, 2009.

63. Hanson RK: *The development of a brief actuarial risk scale for sexual offense recidivism*. Department of the Solicitor General of Canada, Ottawa, 1997.

64. Hanson RK, Thornton D: *Static-99: improving actuarial risk assessments for sex offenders*. Department of the Solicitor General of Canada, Ottawa, 1999.

65. Hanson RK: Who is dangerous and when are they safe? Risk assessment with sexual offenders. *In*: Winick BJ, LaFond JQ (eds): *Protecting Society From Sexually Dangerous Offenders: Law, Justice, and Therapy*. American Psychological Association, Washington, DC, 2003.

66. Berlin FS, Galbreath NW, Geary B, et al : The use of actuarials at civil commitment hearings to predict the likelihood of future sexual violence. *Sex Abuse* 2003;14:377-382.

IV

子どもの性感染症
──疫学・診断・治療

Lori D. Frasier, MD, FAAP

SEXUALLY TRANSMITTED INFECTIONS IN CHILDREN
—— EPIDEMIOLOGY, DIAGNOSIS, AND TREATMENT

21

前思春期の子どもにおける
性的接触によらない外性器肛門部感染症

Andrew P. Sirotnak, MD, FAAP

はじめに

　性虐待が疑われる子どもを評価する際に，性的接触によらない外性器肛門部の感染症が性感染症と誤診され，性虐待の根拠とされてしまうことがある。性的接触によらない外性器肛門部感染症は，日常の小児科一般臨床の中で気付かれることもあれば，性虐待であると認定された子どもの併存症として発見される場合もある。性的接触によらない感染症の鑑別を的確に行う上で基盤となるのは，小児の外性器肛門部位の解剖・膣内細菌叢の変化・外陰膣炎・肛門周囲感染症の知識である。

正常の膣内細菌叢と
非特異的外陰膣炎

　外陰膣炎は小児科医に診断される頻度が最も高い小児・思春期の婦人科疾患である。外陰膣炎では，性虐待事例でも主訴となる各種の症状（帯下，紅斑，疼痛，頻尿，排尿困難，搔痒，悪臭，頻度はやや下がるが出血）を呈する。外陰炎では排尿困難，搔痒症，外陰部紅斑を認め，膣炎では主に帯下を認める。外陰膣炎はこれら両方の症状を呈する。帯下の存在は，全てが感染を示唆するものではなく，例えば，年長の女児ではエストロゲンの増加に伴い，生理的な白色帯下を認める。

　下部生殖器には出生時より非病原性細菌が常在しており，成長とともにその環境は変化していく。排泄が自立する前の幼小女児では，グラム陰性菌と腸球菌が主に細菌叢を形成している。その後思春期にかけて嫌気性菌が増加する。年齢が長じて性交が開始されるとともに好気性菌が優位となり，思春期以降の小児や成人では乳酸桿菌が主な細菌叢を形成するようになる。

　前思春期の女児は低エストロゲン環境下にあり，膣はpHが中性で膣粘膜は薄く萎縮しており，外陰膣部の適度な湿度と温度と相まって，細菌の増殖にとっては，最善の環境というべき状態にある。思春期を迎えるとエストロゲン分泌が上昇し，膣の表層細胞は増殖し，グリコーゲンの産生や正常細菌叢の増殖に伴い，乳酸や酢酸の産生増加等の影響で膣内環境は酸性pHへ変化する[1]。感染性外陰膣炎は一般的に幼少期には外陰炎として，思春期，特に初交以降は膣炎として生じる場合が多い。

　外陰膣炎の原因は様々であり，その疫学にも多様性がある。前思春期の子どもは，外性器を保護する陰唇の脂肪組織や陰毛が未発育であり，外部からの侵襲から外陰膣部を守ることができない。そのため容易に刺激性物質や細菌にさらされることとなる。また肛門に近接しているため，そこからの細菌由来の感染症が生じう

る。外陰膣部が不衛生な環境下に置かれた場合、このような刺激性物質や病原性微生物への暴露が助長される。排泄自立後でも排泄後の陰部清拭がうまく出来ない場合や、手洗いをしないなどの状況は、衛生環境を悪化させうる。非特異的外陰膣炎は一般的に、ぴったりとした下着（合成繊維や非吸汗性の下着や水着），化学製品（泡風呂，芳香スプレー，洗剤，石鹸，薬剤，その他アレルゲンへの暴露），物理的物質（泥や砂），尿や便への長時間の接触（汚れたおむつや下着）等により生じるものである。一方で、肛門組織はこのような不衛生環境や刺激性物質による影響を受けにくい。

反復性の外陰膣炎をきたす子どもでは、潜在的に便秘が認められやすいと報告されている[2]。外陰膣炎の約75%は非特異的外陰膣炎であり、上述した様々な原因で起こりうる。治療としては、衛生環境の改善、刺激性物質への暴露の回避，座浴，皮膚軟化剤などが挙げられる[3]。

細菌感染による非特異的外陰膣炎の起因菌としては、糞便汚染に伴い感染する大腸菌や、鼻咽腔からの溶血性連鎖球菌やコアグラーゼ陽性ブドウ球菌が一般的である[1]。反復性感染においては上述の治療に加え、抗菌薬の経口投与や局所投与が有用である。

外陰膣炎の各種の原因

養育者による強い陰部の清拭は、外陰膣炎の引き金となりうる。清拭手技によっては、トイレットペーパーの切れ端による膣内異物が生じ、強い帯下と悪臭を伴うこともある。膣内異物は、発達段階上の身体探索行為に伴って、小さな玩具や硬貨が挿入されることによっても起こりうる。ただし膣内異物のエピソードを繰り返したり、身体探索行為が発達段階上不適切と判断されるような場合や、性行為に関連するような探索行為であった場合、直ちに性虐待の評価を行う必要がある。肥満の子どもは、外陰膣部の環境が不潔になりやすく、排尿の際に尿が体表面に付着しやすかったり、下着がぴったりと体に密着しやすい等のリスク因子を合わせもつ事が多く、そのことが外陰膣炎の発症に寄与していることもある。子どもの自慰行為によって、膣部及び陰核周囲の紅斑や炎症が引き起こされることもありうる。

感染性の外陰膣炎

感染性外陰膣炎を引き起こす原因微生物には、様々な細菌や、非細菌性の病原体があり、その疫学，症状，治療に関しては，様々な総説にまとめられている[4-10]。米国小児科学会感染症委員会による Red Book[11] は、これら原因微生物に関する詳細な最新情報を提供している。

A群β溶連菌（*S. pyogenes*）

A群β溶連菌（GAS）は連鎖状に増殖するグラム陽性球菌である。血清型 M は咽頭炎や肛門周囲感染，外陰膣炎等を含めた皮膚感染症の起因菌としてよく認められる。皮膚感染症は、古典的猩紅熱，丹毒，膿痂疹，水疱性膿痂疹から，より侵襲的な病態まで，極めて多様性がある。ただし通例，肛門や膣の局所感染が，毒素性ショック，壊死性筋膜炎，多臓器浸潤などを伴いうる重症全身感染症を併発することはない。

肛門周囲の連鎖球菌感染は、掻痒を伴う境界明瞭な紅斑，排便時痛，便に筋状に付着する血液などを特徴とする。典型的には身体所見上、辺縁のはっきりとした，牛肉のように赤い肛門周囲の紅斑が認められる（第12章，写真12-10参照）。圧痛，亀裂，出血を伴うことは，通常ない。連鎖球菌感染による外陰膣炎では、膣からの非特異的な漿液性帯下が認められるが，外陰部の深紅色皮膚炎を認め，歩行時の違和感や排尿困難を訴えることもある。これらの所見を診た際に、経験の浅い診察者が性虐待による外傷と誤診することもありうる。病歴上先行して、

もしくは随伴して咽頭炎を認めることが多く，咽頭培養と外性器肛門部の培養をルーチンで同時提出している医師もいる[12]。迅速抗原検査は早期診断および抗菌薬治療を行うか否かの選択の一助となると報告されている[13]。GASによる外陰腟炎において重篤な侵襲的感染をきたすことは稀であるが，非化膿性合併症として，急性糸球体腎炎を合併したとの症例報告もある[14]。黄色ブドウ球菌などの感染性外陰腟炎でも，同様の症状，症候を伴うため，鑑別を要する。思春期の子どもにおける黄色ブドウ球菌の局所感染では，膿痂疹，蜂窩織炎，癤をきたすことが多い。メチシリン耐性黄色ブドウ球菌（MRSA）の増加に伴い，膿疱部分からの培養を提出し，その結果を元に抗菌薬治療を行うことが推奨されている。GASは，多くのブドウ球菌と同様にペニシリン，セファロスポリンあるいはクリンダマイシンに感受性がある。MRSAであった場合，バンコマイシン，ST合剤，クリンダマイシンによる治療が必要になることもある。

赤痢菌（Shigella）

Shigella属は，外陰腟炎をきたす腸内病原性微生物として最多のものであり，特にShigella flexneriが頻度として最も高い[15-18]。S. flexneri, S. sonnei, S. boydiiの順に多く分離されたとの研究報告もある[17]。感染は，便による外陰腟部の汚染により起こり，症状としては粘液膿性の血性帯下が認められる。抗菌薬治療に耐性化している場合，慢性的な悪臭を伴う間歇性の血性帯下や排尿障害を認めることもある[16]。腸管感染を併発することはほとんどない。同様の症状を呈する家族成員の存在は，病原体の同定に役立つ。Shigella属による感染は，繰り返す腟内異物の評価を行う際にも，考慮されるべきである。Shigella属による外陰腟炎が疑われた場合，抗菌薬の感受性検査を含めた帯下培養を行う必要がある。

スルファジアジン（triple sulfa cream）の外用

によって除菌しえたとの症例報告もあるが[17]，最適な治療は経口抗生物質の投与である。近年ShigellaはampicillinやST合剤に対しての耐性化が進んでおり，年齢によってはcefixime, ciprofloxacin, azithromycin等による治療も考慮する[19]。再発予防には，外陰腟部の衛生を保つことが重要である。S. flexneriによる外陰腟炎で，重篤な合併症をきたしたとの報告はない。

その他の頻度の低い細菌感染症

Haemophilus influenzae と Moraxella catarrhalisは，ともに腟の常在細菌であるが，腟炎の原因菌となることもある[3, 10]。Haemophilus influenzaeはGAS（A群β溶連菌）と同様に，先行する上気道感染から外性器に自家感染する原因病原体である。英国のあるケースシリーズ研究では，外因腟炎の原因菌としてHaemophilus influenzaeはGASに次いで分離される頻度の高い病原微生物であり[20]，前思春期においてはバイオタイプIIの感染が最も多いと報告されている[21]。肺炎球菌Streptococcus pneumoniaeも外陰腟炎の起因菌として報告されている[22]。

Escherichia coliは上行性の尿路感染の原因菌であるが，前思春期の児において外陰腟炎や卵管炎の原因菌ともなる[23]。Yersinia enterocoliticaが，外陰腟炎の原因菌となるとの報告もあるが[24]，この菌に感染した飼い犬がいる家庭では口唇膿瘍の発症にも関連性があるとされている[25]。腟炎症状に随伴して，もしくは先行して消化器症状が認められた場合，腸内病原性微生物による感染を考慮し，速やかに培養検査を提出する必要がある。

非淋菌性のNeisseria属も，稀ではあるが外陰腟炎を起こすことがある。N.siccaとN.meningitidisによって外陰腟炎を発症したという症例報告がある[26-28]。共にペニシリンに感受性があるが，培養検査と感受性検査を提出し，慎重に原因菌同定を行うことが求められる。

嫌気性菌感染症と混合嫌気性菌感染症

粘膜面付近では，嫌気性生物と通性嫌気性菌による感染が生じうる。嫌気性菌感染は，しばしば好気性細菌との混合感染の形で発症する。嫌気性菌の増殖による膣炎は，主に思春期以降の小児や成人に認められるもので，前思春期の性的接触によらない外陰部感染症の原因としての頻度は低い。混合嫌気性菌感染症として，骨盤内炎症性疾患や卵管卵巣膿瘍が引き起こされることもある。女性生殖系に特異的な感染性細菌としては，*Bacteroides fragilis*があり，これは虫垂炎や卵管卵巣膿瘍に共通して分離される細菌である。その他に腸管や気道に感染する*Fusobacterium*属や，非常に稀ではあるが口腔・上部呼吸器・消化管・膣の正常細胞囊である*Veillonella*属も，外陰膣炎を引き起こしうる女性性器特有の細菌である[29]。

*Peptococcus, Peptostreptococcus, Eubacterium, Propionibacterium*は前思春期や，思春期の小児における外陰膣炎の原因菌としては，稀な病原細菌であるが[1]，子宮内膜炎や卵管炎等の女性内性器感染症に強く関連している。ウェルシュ菌（*Clostridium perfringens*）は腹部創と関連する筋壊死を伴う直腸周囲蜂窩織炎を引き起こす。これらの嫌気性菌感染症は，一般的に性虐待とは関連がなく，皮膚の血管損傷や組織壊死を伴う挫滅損傷や，免疫能低下等に伴って認められるものである[29]。嫌気性菌感染症の診断と治療にあたっては，感染症専門医と協力して行うことが望まれる。

その他の細菌感染症

その他の病原微生物は，通常は他の疾患に随伴して女性生殖器に感染を起こすといわれている。例えば，外陰と膣は*Corynebacterium diphtheriae*の一次感染巣となりうるが，膣炎はしばしば呼吸器感染の続発症として報告されている[30, 31]。*Mycobacterium tuberculosis*は無痛性の緩徐増殖性結節や潰瘍性病変を伴う皮膚腺病に伴って膣感染を起こすが，今日では稀な感染症である[31, 32]。

真菌感染症

*Candida albicans*は外陰膣炎の原因として一般的であり，細菌感染よりも頻度が高いとも報告されている[4, 5]。前思春期の子どもでは，濡れたおむつ，外陰部の不衛生，抗菌薬使用，糖尿病，免疫不全などの素因に関連して起こると報告されている[3]。思春期以降の小児や成人における真菌性外陰膣炎の疫学的パターンは，抗真菌薬治療の変遷にともなって変化してきているという研究報告があり，中でも*C. tropicalis, Prototheca wickerhamii, Cryptococcus albidus*が分離されることが増えている[33]。

真菌による外陰膣炎では，外陰粘膜及び膣粘膜に特徴的な紅斑，浮腫，無臭の白色帯下を認め，搔痒，排尿障害がしばしば認められる。乳児や幼児においては，時に古典的な衛星病巣を伴う会陰部の紅斑を認めることもある。感染が重症化したり，治療されずに放置された場合，裂傷や表皮剥離を伴うこともある。診断は帯下に10%水酸化カリウムを加えて鏡検し，古典的仮性菌糸が認められることによって下される。前思春期の子どもにおいては抗真菌外用剤の塗布，思春期以降の子どもでは抗真菌薬膣錠で治癒する事が多いが，重症例では経口抗真菌薬の内服が必要になることもある。真菌感染を繰り返したり，難治性の場合には，免疫不全の一症状である可能性がある。

以前は*Pityrosporum orbiculare*と呼ばれていた*Malassezia furfur*は，体幹部に鱗屑を伴う淡褐色斑を認める，稀な真菌感染症であるが，陰部にも病変が認められたとの症例報告がある。診断は水酸化カリウムで前処置をした鏡検検体で菌糸や胞子を確認することによって下される。治療としては，clotrimazoleの外用を行う。

ウイルス感染症

ウイルスによる外陰膣炎は，局所感染としての外陰膣炎と全身感染の一症状としての外陰部症状の二種類に分けられる。Molluscum contagiosum virus（MCV）感染は，外陰部にも症状を認めるウイルス感染症として，最も頻度の高いものの一つである[34, 35]。

粘膜や皮膚に感染したMCVは年齢を問わず，感染した媒介物を通じ，性的接触によっても非性的接触によっても容易に感染が広がっていく。体の他の部位からの自家感染によっても，感染が広がっていくこともある。MCVはPoxviridae科の大きなDNAウイルスであるが，Poxviridae科のウイルスには他に，サル痘や天然痘などが知られている（これらはかつて外陰病変の原因にもなっていた）。ほとんどの皮膚感染は1型MCVの感染によって起こるが，2型MCVの感染が認められた場合，性感染症として生じた可能性が高い。MCVの潜伏期は2〜7週間であるが，接触を伴うスポーツ，風呂，プール，タオルなどを通して感染は広がっていく。アトピー性皮膚炎を基礎疾患としてもつ子どもやHIV等の免疫不全状態にある子どもはMCVに感染しやすく，遷延性感染を引き起こして，根治が困難になる。

皮膚病変としては，腋窩・上腕内側・胸部・体幹に2-5mmの中央に臍状陥凹を伴う真珠様の丘疹（第12章 写真12-11参照）が認められる。特にアトピー性皮膚炎に伴って発生した場合には，肘窩にも認められることがある。掻爬や自家感染によりケブネル現象（正常な皮膚に物理的刺激を与えると，その部分に発疹が出現する現象）が生じる。一般的に，外陰部病変はおむつの被覆部位に一致して認められる。紅斑性病変は，免疫反応や重複感染の結果，形成される。局所の重複感染をきたした場合，膿瘍をきたす場合もある。苔癬様丘疹は，ウイルスへのアレルギー反応の結果や，治療によるウイルスの崩壊により生じる。

診断はウイルスによる核内封入体を顕微鏡で確認することで下される。皮膚生検は，播種性病変を除き，通常行う必要はない。免疫不全が懸念される場合，免疫系の精査が必要となる。

伝染性軟属腫は自然治癒するが，治癒に至るまで時に半年〜4年間を要する。治癒後に陥凹瘢痕化することは稀である。感染した子どもの3分の1が，遷延する著しい不快感を訴え，時に細菌性感染を合併する。一般的には，掻爬術などの治療的介入は行わず，待機療法（無治療経過観察）が行われる。二次的な皮膚病変を予防すること，ならびに基礎にアトピー性皮膚炎などがある場合には，その治療を行うことが重要である。近年では，より積極的に治療を行う事が提唱されており，皮膚病変への副腎皮質ステロイド外用と重複感染病巣に対する抗菌薬の外用や経口投与が行われる。また侵襲的治療として掻爬術，亜硝酸塩の局所塗布，凍結療法等がある。免疫不全症患者に対しては，免疫調整剤（imiquimod等）や抗ウイルス薬（cidofovir等）を用いる[34, 35]。潜在的に存在しうる疾患への対応を行ったうえで，不快感や副作用を考慮したうえで，養育者と医師の双方が納得した治療を行っていくことが望まれる。

単純疱疹ウイルス（HSV：Herpes simplex virus）については第23章で論じている。HSV-1型もHSV-2型も外陰部病変をきたしるものであり，もはや部位特異的ということはできない。顔面口腔領域から外陰部への，HSV-1型の自家感染が認められる場合もある。典型的病変は，紅暈を伴う有痛性の小水疱の集簇である。鑑別診断としては水痘が挙げられるが，思春期以降の小児では帯状疱疹も考慮する必要がある。局所に対するアシクロビルの外用により，ウイルス排出を抑制し，治癒を促進することができる。皮膚軟化剤の外用や座湯も，症状の軽減に有効である。思春期以降の性的活動性の高い子どもに対しては経口アシクロビルが使われることが一般的である。

その他にも，外陰部症状を認めうるウイルス感染症として，エンテロウイルスやEpstein-Barrウイルス（EBV）が挙げられる。エンテロウイルスは，ピコルナ・ウイルス科の小さなRNAウイルスで，その亜群にはポリオウイルス，コクサッキーウイルス，エコーウイルス等がある。糞口感染および気道感染によって人から人へと水平感染をきたしたり，母体から新生児へと垂直感染をきたし，広範囲に伝播していく。症状としては，ウイルス感染症に典型的な呼吸器症状や消化器症状を引き起こし，非特異的で重篤感のない発熱が4〜7日続く。これらのウイルス感染によって斑状，丘状，点状の発疹が引き起こされうるが，殿部と陰部に水疱性病変や膿疱性病変を生じることもある（例えばコクサッキーAウイルス5，7，9，10，16，コクサッキーBウイルス2，5やエンテロウイルス71が引き起こす手足口病等）[36]。エンテロウイルスによる外陰部と殿部の発疹は，他の症状と関連して出現するもので，自然治癒するために，通常は治療の必要はない。伝染性単核症のような，EBVによる全身性感染症でも，腟帯下や外陰部発疹を認めることがある。

蟯虫，寄生虫，原虫，シラミ，ダニ感染症

蟯虫（*Enterobius vermicularis*）は，外性器と肛門周囲の掻痒症を引き起こす。メスは夜間に肛門および外性器周囲に産卵する。成虫は体長0.5インチで白く糸状であり，外性器に腸内細菌を運搬して，再発性の外陰腟炎を生じさせる。患児は夜間の掻痒や様々な胃腸症状を訴える。診断は，肛門周辺部位に透明の粘着テープを貼付し，虫卵の有無を顕微鏡観察する。治療にはパモ酸ピランテルあるいはメトロニダゾールを用い，完全に駆虫が確認されるまで2〜3週間の治療を繰り返す。また同時に寝具や寝間着を洗濯することが重要である。

ランブル鞭毛虫は鞭毛原虫類で，無症候性の糞便感染症として存在する場合もあれば，腹痛や下痢を伴うジアルジア症をきたし，時に帯下を引き起こす。診断は糞便中のシストもしくは栄養型虫体を確認することで下される。治療にはメトロニダゾールあるいはキナクリン等の薬剤を用いる。

ヒゼンダニ（疥癬）はダニの一種で，4〜6週間の潜伏期間ののち，指間ひだ・四肢の屈側や伸側・殿部・外陰部に掻痒を伴う直線的な小水疱や膿疱を生じさせる。典型的な疥癬トンネルは灰色あるいは白色の線状の病変で，掻爬することで表面皮膚が剥離する。擦り取った疥癬トンネルの顕微鏡検査で虫体が確認される場合もあるが，より一般的には黒色の虫卵や点状の糞（兎糞）を確認することで診断する。治療は5％permethrinクリーム，10％crotamiton，あるいは乳幼児の場合ivermectinを用いる。治療失敗例に限りlindane1％を慎重に使用する。

近年，慢性のアレルギー性鼻炎をもつ幼児において，イエダニ（*Dermatophagoides spp*）によって，非特異的外陰腟炎をきたした可能性のある症例が，一例報告ではあるものの，報告されている。この幼児はIgE値が高値であり，ダニに対する皮膚アレルギー検査が陽性であった。どちらの症状も経口抗ヒスタミン薬と環境調整により軽快したと報告されている[37]。

ケジラミは局部皮膚の激しい痒みと剥皮を生じさせる，シラミの一種である。ケジラミは股間，大腿内側，外陰部および肛門周囲の陰毛に付着する。胸部・大腿部・腹部の青味がかった濃灰色の色素斑（空色斑）の存在も診断のヒントとなる。6〜10日で卵が孵化し，成虫は2〜3週間生存する。若虫と成虫はヒトの血液を餌とする。感染経路としては性的感染が一般的だが，非性的な直接接触，タオルや寝具等を媒介した接触によっても感染する。増殖すると陰毛枝に付着した虫卵や成虫が発見されることもある。効き目の高いシラミ駆除剤が数多く存在する（permethrin1％，malathion0.5％，lindane1％等）が，市販製剤が効かなかった場合，医師の

監視下での治療が必要になる。治療は孵化した
シラミを駆虫するため1〜2週間隔で繰り返し
行う。アタマジラミの場合と同様，目の細かい
櫛による虫卵の除去，および寝具や寝間着の洗
濯が重要である。

　外陰膣炎や肛門周囲症状をきたしうる，稀な
原虫・寄生虫感染症として，赤痢アメーバ感染，
回虫感染，ヒト鞭虫感染，住血吸虫症，膣−ヒ
ル症（ヒルが直接皮膚に付着したり，ヒルが入っ
た飲み物を飲んだ際に口や鼻に入り込むことで
生じる）が，文献で報告されている[31]。

結語

　性虐待が疑われる子どもの診断や治療にあた
る医療者は，外性器肛門部の性的接触によらな
い性感染症に精通しておく必要がある。そうす
ることで，性的接触に起因する性感染症との的
確な鑑別を行うことができ，誤診を防ぐことと
なるであろう。

文献

1. Sanfillipo JS: Vulvovaginitis. *In*: Kliegman RM, Behrman RE, Jenson HB, et al (eds): *Nelson Textbook of Pediatrics*, ed 18, Saunders, Philadelphia, 2004, pp 2274-2278.
2. vanNeer PA, Korver CR: Constipation presenting as recurrent vulvovaginitis in prepubertal children. *J Am Acad Dermatol* 2000;43:718-719.
3. Kokotos F: Vulvovaginitis. *Pediatr Rev* 2006;27:116-118.
4. Deligeoroglou E, Salakos N, Makrakis E, et al: Infections of the lower female genital tract during childhood and adolescence. *Clin Exp Obstet Gynecol* 2004;31:175-178.
5. Koumantakis EE, Hassan EA, Deligeoroglou EK, et al: Vulvovaginitis during childhood and adolescence. *J Pediatr Adolesc Gynecol* 1997;10:39-43.
6. Jones R: Childhood vulvovaginitis and vaginal discharge in general practice. *Fam Pract* 1996;13:369-372.
7. Nyirjesy P: Vaginitis in the adolescent patient. *Pediatr Clin North Am* 1999;46:733-745.
8. Farrington PF: Pediatric vulvo-vaginitis. *Clin Obstet Gynecol* 1997;40:135-140.
9. Joishy M, Ashtekar CS, Jain A, et al: Do we need to treat vulvovaginitis in prepubertal girls? *BMJ* 2005;330:186-188.
10. Cuadros J, Mazon A, Martinez R, et al: The aetiology of paediatric inflammatory vulvovaginitis. *Eur J Pediatr* 2004;163:105-107.
11. Pickering LK, Baker CJ, Long SS, et al (eds): *Red book. 2006 Report of the committee on infectious diseases*, ed 27, American Academy of Pediatrics, Elk Grove Village, Ill, 2006.
12. Hansen MT, Sanchez VT, Eyster KM, et al: *Streptococcus pyogenes* pharyngeal colonization resulting in recurrent, prepubertal vulvovaginitis. *J Pediatr Adolesc Gynecol* 2007;20:315-317.
13. Muller WJ, Schmitt BD: Group A beta-hemolytic streptococcal vulvovaginitis: diagnosis by rapid antigen testing. *Clin Pediatr (Phila)* 2004;43:179-183.
14. Nair S, Schoeneman SJ: Acute glomerulonephritis with group A streptococcal vulvovaginitis. *Clin Pediatr* 2000;39(12):721-722.
15. Jasper JM, Ward MA: Shigella vulvovaginitis in a prepubertal child. *Pediatr Emerg Care* 2006;22:585-586.
16. Baiulescu M, Hannon PR, Marcinak JF, et al: Chronic vulvovaginitis caused by antibiotic-resistant *Shigella flexneri* in prepubertal child. *Pediatr Infect Dis J* 2002;21:170-172.
17. Murphy TV, Nelson JD: Shigella vaginitis: report in 38 patients and review of literature. *Pediatrics* 1979;63:511-516.
18. Bogaerts J, Lepage P, De Clercq A, et al: Shigella and gonococcal vulvovaginitis in prepubertal central African girls. *Pediatr Infect Dis J* 1992;1:890-892.
19. Basualdo W, Arbo A: Randomized comparison of azithromycin versus cefixime for treatment of shigellosis in children. *Pediatr Infect Dis J* 2003;22:374-377.
20. Cox RA, Slack MP: Clinical and microbiological features of *Haemophilus influenzae* vulvovaginitis in young children. *J Clin Pathol* 2002;55:961-964.
21. Cox RA: *Haemophilus influenzae*: an underrated cause of vulvovaginitis in young girls. *J Clin Pathol* 1997;50:765-768.
22. Zeiguer NJ, Galvano A, Comparato MR, et al: Vulvar abscesses caused by *Streptococcus pneumoniae*. *Pediatr Infect Dis J* 1992;11:335-336.
23. Touloukian RJ: Acute coliform salpingitis in a premenstrual child with severe vulvovaginitis. *J Pediatr* 1974;85:281.
24. Watkins S, Quan L: Vulvovaginitis caused by *Yersinia enterocolitica*. *Pediatr Infect Dis J* 1984;3:444-445.
25. Wilson HD, McCormick JB, Feeley JC: *Yersinia enterocolitica* infection in a 4-month-old infant associated with infection in household dogs. *J Pediatr* 1976;89:767-769.
26. Fallon P, Robinson ET: Meningococcal vulvovaginitis. *Scand J Infect Dis* 1974;6:295-296.
27. Gregory JE, Abramson E: Meningococci in vaginitis. *Am J Dis Child* 1971;121:423.
28. Weaver J: Non-gonorrheal vulvovaginitis due to gram-negative intracellular diplococci. *Am J Obstet Gynecol* 1950;60:257-260.
29. Fischer MC: Other anaerobic infections. *In*: Kliegman RM, Behrman RE, Jenson HB, et al (eds): *Nelson Textbook of Pediatrics*, ed 18, Saunders, Philadelphia, 2004, pp 1232-1240.
30. Eigen L: Vaginal diphtheria. *J Med Soc NJ* 1932;29:778-780.
31. Chacko MR, Staat MA, Woods CR: Genital infec-

tions in childhood and adolescence. *In*: Feigen RD, Cherry JD, Demmler GJ, et al *(eds): Textbook of Pediatric Infectious Disease,* ed 5, Saunders, Philadelphia, 2004, pp 562-604.

32. Schaefer G: Tuberculosis of the female genital tract. *Clin Obstet Gynecol* 1970;13:965-998.

33. Jackson ST, Mullings AM, Rainford L, et al: The epidemiology of mycotic vulvovaginitis and the use of antifungal agents in suspected mycotic vulvovaginitis and its implications for clinical practice. *West Indian Med J* 2005;54:192-195.

34. Silverberg NB: A practical approach to molluscum contagiosum, part 1. *Contemp Pediatr* 2007;24:73-81.

35. Silverberg NB: A practical approach to molluscum contagiosum, part 2. *Contemp Pediatr* 2007;24:63-72.

36. Abzug M: Nonpolio enteroviruses. *In*: Kliegman RM, Behrman RE, Jenson HB, et al *(eds): Nelson Textbook of Pediatrics,* ed 18, Saunders, Philadelphia, 2004, pp 1350-1356.

37. Garcia-Aviles C, Caravalho N, Fernandez-Benitez M: Allergic vulvovaginitis in infancy: a study of a case. *Allergol Immunopathol (Madr)* 2001;29:137-140.

22

小児期の細菌性の性感染症

Rebecca Girardet, MD

疫学

過去30年間の研究で，性虐待被害児における性感染症（STI）の合併は一貫して稀であることが示されている。性暴力被害を主訴に受診した1538名の前思春期の子どもを対象とした調査で，Ingramら[1] は淋菌（*Neisseria gonorrhoeae*）の感染率は2.8%，クラミジア（*Chlamydia trachomatis*）の感染率は1.2%，梅毒（*Treponema pallidum*）の感染率は0.1%であったと報告している。またSiegelら[2] は，性暴力被害を受け医療機関に受診した子どものSTIの罹患率は，総じて前思春期の子どもで3.2%，思春期の子どもで14.6%であったと報告している。これら二つの調査はともに，淋病・クラミジアの診断に核酸増幅法（NAAT：nucleic acid amplification tests）ではなく培養法を用いていた。米国のみならず他の国々からも，前思春期の性虐待被害児における細菌性STIの罹患率は低いとの報告がなされているが，それらの研究はいずれも，DNAを用いない検査法で診断がなされている[3-5]。米国の4都市における，性虐待を主訴に受診した536名（女児485名）の子どもを対象とした研究では，*C. trachomatis*の培養陽性例が女児で7名，*N. gonorrhoeae*の培養陽性例が女児で12名，*syphilis*の培養陽性例が女児で1名，*T. vaginalis*の培養陽性例が女児で5名であったと報告されている[6]。この研究では，*C. trachomatis*と*N.*

*gonorrhoeae*の同定にNAAT検査を用いることで同定率が高まったとも報告されているが，それでも性虐待被害児における全体的なSTIの陽性率は4%以下にとどまっていた。

性虐待被害児におけるSTI罹患率が低い理由は分かっていない。前思春期の女児は，膣上皮が薄くエストロゲン作用が無いことから，HIVや淋菌（*N. gonorrhoeae*）感染の高リスク群であることが示唆されている[7, 8]。性虐待の病歴を聞き出すことは困難であり，また幼児の外性器肛門部から十分な量の検体を採取することも困難であることが，STIの診断率を低くしている可能性がある。

米国では，1970年代中期より成人のSTI症例の報告数は減少しているが，このことが性虐待被害児のSTI罹患率が低率であることと関連している可能性もある。特に淋病は急激に減少しており，1941年に報告制度が開始されて以来，2004年は罹患者数が最低となった。1期・2期梅毒の症例数は2000年までは少ない状態であったが，その後は増加傾向に転じており，特に男性と性交為を行っている男性において，罹患者数が増加している。クラミジアの罹患率も，1999年から2004年にかけてゆっくりと増加している。性感染症の報告方法が改善されたことや，より感度の高い診断検査を用いたことが，罹患数の増減に関与しているかどうかは不明である。ただし，過小診断や過小報告のために，淋病・ク

ラミジアの実際の罹患数は，報告数よりもはるかに多いと見積もられている[9]。

臨床像

淋病は，N. gonorrhea に感染した分泌物へ，粘膜組織が直接接触することで感染が成立する[10]。男性の尿道感染や，前思春期の女児の膣感染では，ほとんどの例で緑色膿汁の症状が認められるが，思春期以降の女性の外性器感染は無症候性のことも多い。症状がなくとも，思春期以降の女性の生殖器感染は骨盤内炎症疾患（PID：pelvic inflammatory disease）へと進展し，卵管の瘢痕形成により不妊・子宮外妊娠をきたすリスクがある。肛門性交や口腔性交に伴う感染の場合も，無症候性となることが多い。播種性淋菌感染症は，月経開始1週間以内に淋菌に感染した場合に発症するのが一般的である。播種性淋菌感染の合併症としては，壊死を伴う斑状丘疹・腱滑膜炎・遊走性関節炎（関節炎－皮膚炎症候群）が挙げられるが，稀に髄膜炎や心内膜炎を合併することもある。クラミジア感染（C. trachomatis）の合併も稀ではない。淋病の潜伏期間は，通常2-7日である[10, 11]。

C. trachomatis による外性器肛門部感染は，男女によらず，どの年齢でも無症候性となる可能性がある。クラミジア感染は前思春期の女児における膣炎の原因となり，思春期以降の女性では生殖器のあらゆる部位に炎症を生じる可能性があり，男性は精巣上体炎の原因となりうる。関節炎・尿道炎・両側結膜炎を特徴としたReiter症候群を発症することもある。クラミジアに感染した思春期以降の女性は，無症状でもPID合併のリスクがあり，瘢痕形成により不妊・子宮外妊娠を生じうる。炎症性腸疾患と類似した出血性直腸結腸炎をきたし，重症化することもある。クラミジア感染症に伴って，陰部潰瘍と有痛性・化膿性の鼠径・大腿リンパ節炎を合併することもある（鼠径リンパ肉芽腫症）。クラ

ミジア感染の治療歴のある女児が，クラミジア感染を繰り返した場合，初感染の際よりもPIDや他の合併症を生じるリスクが高い。感染は数カ月から数年にわたり気づかれずに持続する事もある。3歳以下の子どもにクラミジア感染を認めた場合，性的接触ではなく先天感染を意味している場合もあり，その鑑別には慎重を要する[12]。クラミジア感染症の潜伏期間は，典型例では少なくとも1週間である[10]。

米国での梅毒の罹患率は低いため，小児科医が梅毒の臨床所見に気づくことは稀であり，気づいたとしても，通常は先天性梅毒例に限られている。新生児期を過ぎてからの Treponema pallidum 感染症は独特の病期を呈する。1期は菌の接種部位（最も多いのは陰部）の無痛性下疳を特徴とする。2期梅毒は下疳出現1-2カ月後に始まり，手掌・足底に斑状丘疹が生じる。またこの時期に，外性器肛門部に過形成病巣（扁平コンジローム）が生じることもある。発熱・倦怠感・全身リンパ節腫脹・脾腫・咽頭炎・頭痛・関節炎といった症状を呈することも特徴であり，2期梅毒ではこのような症状が，数年にわたり出たり消えたりするという状況が数年続き，それに続いて，血清学的には活動性を有するものの，無症状である潜伏期となる。初感染から数年から数十年が経過すると，3期梅毒として，ゴム腫形成と心血管病変を呈するようになる。神経梅毒はどの病期でも生じることがあり，HIVの重複感染者に合併する事が多い。梅毒の潜伏期間は通常3週間であるが，10日から90日と幅が広い[10, 11]。

診断

米国小児科学会（AAP：American Academy of Pediatrics [13]や米国疾病対策予防センター（CDC：Centers for Disease Control and Prevention）[11]による，「性虐待に関するガイドライン」において，小児事例へSTI検査を施行することが推奨されているのは，①子どもの開示した被害

内容に，加害者の生殖器分泌物との接触があったことが疑われる場合，②子どもの身体所見や主訴からSTIの存在が示唆される場合，③加害者の性器挿入被害による外傷所見が確認されるか，被害児の膣内から精液が同定された場合，④加害者と疑われる人物にSTIのリスクがあると考えられる場合，⑤コミュニティのSTI罹患率が高い場合，⑥家族内に感染者がいる場合，⑦子どもやその家族が検査を希望する場合，とされている。特に前思春期の女児では，性虐待の被害の開示の有無にかかわらず，膣分泌物が認められる場合には，淋菌検査で陽性となる比率が有意に高いとも報告されている[14-16]。ただし膣分泌物を認めなかった女児から淋菌感染が確認された事例も存在している[14]。ただ，このようなSTI検査の適応の厳格化は，思春期以降の性虐待被害児は対象外であり，また前思春期の子どもであっても外性器以外のSTI感染にも当てはまるわけではない[14]。

第25章で，小児・思春期の性虐待被害児におけるSTIの診断検査法について記載している。合わせて参照していただきたい。

遺伝子タイピングの司法への応用

淋菌検査陽性例に対し，淋菌DNAの遺伝子タイピングを行うことで，司法プロセスを推し進める一助となる，という研究報告がある。Martinらは，前思春期の子どもから採取・培養分離された淋菌の遺伝子型と，加害者として告発された男性の下着から採取した膿性のしみから抽出したDNA検体を増幅して比較した経験につき，報告を行っている[17]。両者のDNA型は一致し，被疑者は後に加害行為を自白したとのことである[17]。またDeMattiaらは，3歳の女児の膣分泌物から分離した淋菌の遺伝子型と，その子の異母兄弟である17歳の兄から得られた淋菌の遺伝子型とを比較した経験につき，報告を行っている[18]。兄が加害者として疑われたのは，妹の淋菌培養陽性を受けてのことであった。結果とし

て両者の遺伝子型は一致せず，17歳の兄の無実が証明されたとのことである[18]。これらの研究の報告者らは，「淋病の遺伝子型の特定は通例，疫学的研究に使用されることを目的としてなされるものであり，これまで司法目的で応用されてきた経験に乏しく，適用する際には慎重に行われる必要がある」との警告を行っている。

治療

小児・思春期の子どものSTIに対しての治療というのは，既に発症しているSTIの治療と，接触被害から間もない事例に対しての予防治療，という大きく2つのカテゴリーに分けられる。CDCはこの2つの課題に対応するための，「STI管理ガイドライン」を公表し，定期的に更新していて，オンライン上から入手が可能である[11]。表22-1に，合併症を伴わない小児・思春期の子どもの性感染症に関する最新ガイドラインのまとめを示している。「CDC STD 2006治療ガイドライン」公表後に，米国では耐性菌の蔓延により，淋菌へのキノロン投与はもはや推奨されなくなった点に注意が必要である[19]。

成人ではあまり考慮されないが，小児・思春期の子どもに対してSTIの治療を行う際にはいくつかの注意点が挙げられる。第一に，小児・思春期の子どものSTI疑い例に対しては全例，治療開始前に正確な診断を確実に行うことが必須である，という点が挙げられる。これは法的な意味合いだけではなく，子どもとその家族の精神的緊急性の評価や，子どもやその同胞の安全の担保といった観点からも極めて重要である。第二に，小児・思春期の子どものSTI治療の際には，子どもの年齢と体重を考慮する必要がある，という点が挙げられる。たとえば，テトラサイクリンは9歳以下の子どもでは，結合組織への有害作用があるために原則として禁忌である。なお小児への薬物の処方量は，ほとんどの場合，体重をもとに決定される。

性暴力被害を受けた思春期以降の子ども

表22-1	合併症の無い性感染症に対しての治療ガイドライン [19]	
	思春期	前思春期
C. trachomatis	Azithromycin 1g 内服 1 回のみまたは doxy-cycline 100mg 1 日 2 回内服 7 日間 *	体重 < 45kg：erythromycin または ethyl-succinate 50mg/kg/ 日内服分 4　14 日間
		体重 > 45kg で < 8 才：Azithromycin 1g 内服 1 回のみ
		> 8 才：Azithromycin 1g 内服 1 回のみまたは doxycycline 100mg 1 日 2 回内服 7 日間
N. gonorrhoeae	Ceftriaxone 125mg 筋注 1 回のみ または cefixime 400mg 内服 1 回のみ * † ‡	体重 < 45kg，肛門生殖器または咽頭感染：ceftriaxone 125mg 筋注 1 回のみ
梅毒	静注 penicillin G. 調剤・投与量・治療期間は病期・症状・子どもの年齢／体重によって異なる：感染症専門医へのコンサルテーションを考慮	静注 penicillin G. 調剤・投与量・治療期間は病期・症状・子どもの年齢／体重によって異なる：感染症専門医へのコンサルテーションを考慮
Trichomoniasis	Metronidazole 2g 内服 1 回のみ *	適応なし
細菌性腟症	Metronidazole 500mg 1 日 2 回内服 7 日間 または metronidazole gel 0.75％を 1 日 1 回腟内投与　5 日間，または clindamycin cream 2％を就寝時に 7 日間	適応なし

* 代替薬のリストは CDC ガイドラインを参照
† 合併症の無い咽頭感染症の場合に推奨されるのは，Ceftriaxone だけである。
‡ 米国では耐性菌が蔓延しているため，淋菌のキノロン製剤による治療は現在推奨されていない。

や成人には，*N. gonorrhoeae, C. trachomatis, Trichomonas vaginalis* による腟炎に対しての，予防的抗菌薬の投与が推奨されている。被害者が女性の場合には，緊急避妊薬の投与もルーチンで行い，HIV 予防の抗レトロウイルス薬の適応に関しても考慮がなされる必要がある。この問題に関しては，本書の別の章でより詳細に記載している。予防内服を行った思春期以降の子どもに対してのフォローアップは，症状を訴えた場合や内服のコンプライアンスが不良の場合にのみ，必要である（HIV 予防内服を合わせて行った場合は，例外である。詳細については第 24 章に記載している）。前思春期の子どもへ急性期に一律で予防内服を行う事は，一般的に推奨されていない。その主な理由は，この年齢群の子どもにおいて STI の発生率が低いこと，この年齢群に STI が発生した場合には，診断を確

定する事が重要であること，の二点である。もし子どもが同一の加害者から，一定期間の間，繰り返し性虐待被害を受けていたと考えられる場合には，初診時の身体的評価を行う際に，合わせて STI の検体採取を行う。最後に被害を受けたのが，診察の数日以内と考えられる場合には，直ちに STI 検査を行い，初診から 2 週間後にもう一度検査を行う必要がある。

フォローアップの際に考慮すべき事柄

性虐待被害を受けた子どもに対しては，初診時から包括的な身体的・精神的サポートを行う必要がある。急性期の外傷所見を認めるか，STI の再評価を行う必要がある場合には，初診時より 1-2 週間後に，再度診察を行い評価・検査を行う必要がある。また，リスクのある症例に対しては梅毒と HIV，ならびに予防接種をしていな

い場合にはB型肝炎の血清学的検査を，最後の性的接触から起算して6週後，3カ月後，6カ月後に実施する。再診は子どもの精神的状態や，社会的状況を評価する機会でもあり，その時点での支援体制が不十分であると判断された場合には，追加の介入を考慮する必要がある。

　非妊婦の場合，クラミジアや淋菌感染に対して治療を行った後に治癒確認のための検査をルーチンに行う必要はないとされているが，治療へのコンプライアンスが不明であったり，症状が持続していたり，再感染が疑われる場合には，再度検査を行う適応がある。淋菌感染を培養以外の手段で診断した患者で，淋病としての症状が持続する場合には，再検査の際には培養検査を提出し，薬剤感受性を確かめる必要がある。性的にアクティブな思春期以降の子どもの場合には，パートナーの治療も合わせて治療を行う必要がある。必要時には，保健所に感染報告の届け出を行う。クラミジア・淋病の再感染率は高いので，可能性がある場合には，初感染から3カ月後に再検査を行うことが推奨される。1期・2期梅毒は治療開始2カ月後・6カ月後に，血清学的検査の再検と診察を行う必要がある。潜伏期梅毒や3期梅毒の患者や，妊娠している患者や，HIV感染を合併している患者に対しては，より厳重な管理が必要である。梅毒やHIV感染を認めた小児・思春期の子どもは，感染症専門医へのコンサルテーションを行う事が推奨される。

　性暴力被害の後に，医療的なフォローアップを続けるもう一つ重要な目的は，性虐待とは無関係であったとしても，満たされていないヘルスケア・ニーズの有無を評価する事にある。Girardetの研究報告では，性暴力被害を受けたために医療機関に受診することとなった小児473名のうち，性虐待の診断を裏付ける身体所見が認められた事例は9％であったと報告されているが，この対象集団のうちヘルスケア上の満たされていないニーズが1つ以上認められて

いた事例は，26％存在していたとも報告されている[20]。性虐待被害者に対して，包括的なケアを継続的に提供することは，子どものニーズに応えるために極めて重要なものであり，医師は単に報告書を作成し医学的証拠の採取に終始すればよい，というわけではない。

現時点での医学的証拠の確からしさ

　成人が細菌性のSTIと診断された場合には，一般的に性行為で感染したものと解釈されるが，小児においてSTIと診断された場合，原因について慎重な解釈を行う必要がある。当然，STIに感染した全ての子どもから性的接触のヒストリー開示が得られるわけではない。性虐待を受けた子どもにはよくあることであるが，受けた被害のすべてを打ち明けることができるわけではない[21]。さらに，STIの初期診断を行う際には，適切な検査法に基づいて確定診断を下す必要があるものの，罹患率の低い集団では，標準的検査を用いた場合であっても，偽陽性などの誤解釈が生じやすい[22]。特に3歳までの乳幼児の場合，*C. trachomatis*に関しては，事前に可能性が考慮されていなかった先天性感染の可能性も考慮する必要がある。

　梅毒・淋病・クラミジアに関しては，先天性感染の場合を除けば，極めて稀な状況を除き，性的接触以外に感染が成立することはないと考える必要があるが，トリコモナスなどのその他の細菌感染に関しては，性的経路によらない感染も有りうると考える必要がある[13]。AAPとCDCの「これらの病原菌（梅毒・淋病・クラミジア）への感染が認められた場合，性的伝染と見なすべきである」という勧告は，種々の研究により裏付けられたものである。多くの研究が，これらの細菌に感染した子どもから性的接触のヒストリーが語られている一方で，タオルなどからの非性的経路によってこれらの細菌の感染が成立することを裏付ける証拠は皆無であ

第22章　小児期の細菌性の性感染症　　**289**

る[16, 23-25]。このような研究結果に反し，エスト
ロゲンの影響下にある思春期以降の女性の膣上
皮に比べ，エストロゲンの影響を受けていない
前思春期の子どもの膣上皮は N. gonorrhoeae に
感染しやすく，性的接触以外の経路で感染は成
立しうると主張している研究者も存在している。
しかし，その主張の論拠としているケースレポー
トのほとんどは，古くて調査法が極めてずさん
と言わざるを得ないものである。N. gonorrhoeae
と T. vaginalis が，タオルなどの無生物物質と接
触させた後に，長時間にわたってその物質から
検出された（菌種や物質にもよるが，30分から
3日間にわたり検出されたと報告されている）と
いう医学文献もしばしば引用されるが，これら
の文献は，感染が成立するためには処女膜開口
部の内側に，病原体との接触がなければならな
いという事実を無視している[23, 26-28]

診断検査の陽性的中率（PPV：positive predic-
tive value），すなわち検査で陽性を示した患者
が，実際に疾病に罹患している確率は，検査集
団における疾病の罹患率に依存するものである。
性虐待被害児のSTI罹患率は非常に低いため，
検査の感度・特異度ともに95％以上であっても，
診断検査の陽性的中率は中等度にしかならない。
そのため，統計学的にも，個々の患者でSTIが
非性的な接触でも起こり得るか否かという議論
が巻き起こってしまっているのが実情である。

小児のSTIの診断検査の陽性的中率が低いと
いうことは，直感的にほとんどの臨床家が理解
している。ただしこのことは，発生自体が稀な
疾患に関しては，疾患を裏付ける可能性がある
全ての要因について注意深く検討し，記録し，
調査しなければならないということを表してい
るにすぎない。性虐待疑いで受診となった子ど
もに関して言うならば，STI検査で陽性を示し
た場合には，子どもが開示した内容や，全身診
察の結果や，現場検証の結果の全てを包括的に
解釈したうえで，正確な診断を下す必要がある
ということ，ならびにその判断に基づいた的確

な治療を行う必要があるということを意味して
いるにすぎないのである。

今後の研究の展望

性虐待被害児における，細菌性STIの診断
と治療に関して研究を行う事は，この集団に
おける罹患率の低さゆえに，極めて困難であ
る。性虐待被害児における N. gonorrhoeae や C.
trachomatis の感染をNAATで同定するという
試みは，初期の研究では統計的有意差を示せな
かった[30-32]。しかしそれらの先行研究は，多施
設研究を実施する端緒となった[6, 29]。STI診断
のための様々な検査法が，小児にも適応される
ようになれば，性虐待被害児におけるSTIの広
がりを確かめるために，新たな疫学研究を行う
必要が出てくるであろう。

現時点では，細菌性STIに感染した小児の治
療に関しての，系統的な研究というものは皆無
である。また細菌性STIに感染した性虐待被害
児へのフォローアップ体制も不十分である。こ
のような問題に関する各種取り組みに関しての
評価研究なども，今後積極的になされる必要が
ある。

文献

1. Ingram DL, Everett VD, Lyna PR, et al: Epidemiol-
ogy of adult sexually transmitted disease agents in
children being evaluated for sexual abuse. *Pediatr
Infect Dis J* 1992;11:945-950.
2. Siegel R, Schubert CJ, Myers P, et al: The prevalence
of sexually transmitted diseases in children and ado-
lescents evaluated for sexual abuse in Cincinnati:
rationale for limited STD testing in prepubertal
girls. *Pediatrics* 1995;96:1090-1094.
3. Robinson AJ, Watkeys JEM, Ridgway GL: Sexually
transmitted organisms in sexually abused children.
Arch Dis Child 1998;79:356-358.
4. De Villiers FPR, Prentice MA, Bergh AM, et al: Sexu-
ally transmitted disease surveillance in a child abuse
clinic. *S Afr Med J* 1992;81:84-86.
5. Kelly P, Koh J: Sexually transmitted infections in
alleged sexual abuse of children and adolescents. *J
Paediatr Child Health* 2006;42:434-440.
6. Girardet RG, Lahoti S, Howard LA, et al: The epi-
demiology of sexually transmitted infections in sus-
pected child victims of sexual assault. *Pediatrics*

290　第IV部　子どもの性感染症——疫学・診断・治療

2009;124:79-86.

7. Dominguez KL: Management of HIV-infected children in the home and institutional settings. Care of children and infections control in schools, day care, hospital settings, home foster care, and adoption. *Pediatr Clin North Am* 2000;47:203-239.

8. Altchek A: Pediatric vulvovaginitis. *Pediatr Clin North Am* 1972;19:559-580.

9. Centers for Disease Control and Prevention: *Trends in reportable sexually transmitted diseases in the United States, 2006.* National surveillance data for chlamydia, gonorrhea, and syphilis. Centers for Disease Control and Prevention, Atlanta, Ga, 2007. http://www.obgyn.net/news/2006_STD_Surveillance_Report_Fact_Sheet.pdf. Accessed April 4, 2009.

10. Pickering LK, Baker CJ, Long SS, et al *(eds): Red book: 2006 report of the committee on infectious diseases,* ed 27, American Academy of Pediatrics, Elk Grove Village, Ill, 2006, pp 301-309, 252-257, 631-644.

11. Centers for Disease Control and Prevention, Workowski KA, Berman SM: Sexually transmitted diseases treatment guidelines, 2006. *MMWR Recomm Rep* 2006;55:1-94.

12. Bell TA, Stamm WE, Wang SP, et al: Chronic *Chlamydia trachomatis* infections in infants. *JAMA* 1992;15:400-402.

13. Kellogg N, Committee on Child Abuse and Neglect: The evaluation of sexual abuse in children. *Pediatrics* 2005;116:506-512.

14. Ingram DM, Miller WC, Schoenbach VJ, et al: Risk assessment for gonococcal and chlamydial infections in young children undergoing evaluation for sexual abuse. *Pediatrics* 2001;107:e73.

15. Shapiro RA, Schubert CJ, Siegel RM: *Neisseria gonorrhoeae* infections in girls younger than 12 years of age evaluated for vaginitis. *Pediatrics* 1999;104:e72.

16. Argent AC, Lachman PI: Sexually transmitted diseases in children and evidence of sexual abuse. *Child Abuse Negl* 1995;19:1303-1310.

17. Martin IM, Foreman E, Hall V, et al: Non-cultural detection and molecular genotyping of *Neisseria gonorrhoeae* from a piece of clothing. *J Med Microbiol* 2007;56:487-490.

18. DeMattia A, Kornblum JS, Hoffman-Rosenfeld J, et al: The use of combination subtyping in the forensic evaluation of a three-year-old girl with gonorrhea. *Pediatr Infect Dis J* 2006;25:461-463.

19. Centers for Disease Control and Prevention: *Updated recommended treatment regimens for gonococcal infections and associated conditions—United States, April 2007* (website):http://www.cdc.gov/std/treatment/2006/updated-regimens.htm. Accessed July 1,

2008.

20. Girardet R, Giacobbe L, Bolton K, et al: Unmet health care needs among children evaluated for sexual assault. *Arch Pediatr Adolesc Med* 2006;160:70-73.

21. Sjöberg RL, Lindblad F: Limited disclosure of sexual abuse in children whose experiences were documented by videotape. *Am J Psychiatry* 2002;159:312-314.

22. Whittington WL, Rice RJ, Biddle JW, et al: Incorrect identification of *Neisseria gonorrhoeae* from infants and children. *Pediatr Infect Dis J* 1988;7:3-10.

23. Ingram DL, White ST, Durfee MF, et al: Sexual contact in children with gonorrhea. *Am J Dis Child* 1982;136:994-996.

24. Neinstein LS, Goldenring J, Carpenter S: Nonsexual transmission of sexually transmitted diseases: an infrequent occurrence. *Pediatrics* 1984;74:67-76.

25. Bump RC, Sachs LA, Buesching WJ: Sexually transmissible infectious agents in sexually active and virginal asymptomatic adolescent girls. *Pediatrics* 1986;77:488-493.

26. Goodyear-Smith F: What is the evidence for nonsexual transmission of gonorrhoea in children after the neonatal period? A systematic review. *J Forensic Leg Med* 2007;14:489-502.

27. Kellogg N, Anderst J: Evidence-based or evidence-biased? *J Forensic Leg Med* 2008;15:471-472.

28. Perez JL, Gómez E, Sauca G: Survival of gonococci from urethral discharge on fomites. *Eur J Clin Microbiol Infect Dis* 1990;1:54-55.

29. Black CM, Driebe EM, Howard LA, et al: Multicenter study of nucleic acid amplification tests for detection of *Chlamydia trachomatis* and *Neisseria gonorrhoeae* in children being evaluated for sexual abuse. *Pediatr Infect Dis J* 2009;28:608-13.

30. Mathews-Greer J, Sloop G, Springer A, et al: Comparison of detection methods for Chlamydia trachomatis in specimens obtained from pediatric victims of suspected sexual abuse. *Pediatr Infect Dis J* 1999;18:165-167.

31. Girardet RG, McClain N, Lahoti S, et al: Comparison of the urine-based ligase chain reaction test to culture for detection of *Chlamydia trachomatis* and *Neisseria gonorrhoeae* in pediatric sexual abuse victims. *Pediatr Infect Dis J* 2001;20:144-147.

32. Kellogg ND, Baillargeon J, Lukefahr JL, et al: Comparison of nucleic acid amplification tests and culture techniques in the detection of *Neisseria gonorrhoeae* and *Chlamydia trachomatis* in victims of suspected child sexual abuse. *J Pediatr Adolesc Gynecol* 2004;17:331-339.

23

小児のウイルス・寄生虫による性感染症

Arne H. Graff, MD, Laurie D. Frasier, MD, FAAP

はじめに

ヒトの性感染症の原因として，ウイルスは最も多いものである。ウイルス感染症による外性器感染症は臨床像が多彩であり，性虐待としての特異度も様々である。本章では，ヒトパピローマウイルス，ヘルペスウイルス，肝炎ウイルス，伝染性軟属腫につき言及しているが，併せてトリコモナス・介癬・シラミ症などの寄生虫症についても本章に記した。HIV/AIDSに関しては第24章に記載している。

ヒトパピローマ（乳頭腫）ウイルス（HPV）

ヒトパピローマ（乳頭腫）ウイルスは100以上のサブタイプがあるDNAウイルスであり，ヒトの生殖器・肛門に感染するのは40種以上である[1]。感染しやすい部位は陰茎・直腸・膣・子宮頸部・尿道・肛門周囲・外陰・口腔・呼吸器系・皮膚である。15のサブタイプが皮膚異形成に関係しており，口腔・肛門・生殖器の発癌リスクを上昇させる。16型，18型が最も発癌に関係したサブタイプである。6型・11型は疣贅として臨床で遭遇する機会が最も多い。性的にアクティブな世代の76％までもが生涯に感染するとされており，近年，米国では約2000万人が感染していると推察されていて[2]，最も多い性感染症と考えられている。

HPVは表皮腫瘍である尖圭コンジローマを発生させるウイルスで，表皮内に潜伏して留まることが可能で，正常表皮に不顕性感染する。これが，疣贅治療後の再発が高率な理由である。性交渉を含む密な接触によってヒトからヒトへ感染する。皮膚の物理的損傷で表皮バリアが障害されることにより，基底細胞が感染力のあるウイルスにさらされることとなる。ウイルスは細胞核で増殖するため，病理学的に空胞細胞症や核消失が顕微鏡で観察される。

感染は垂直感染（妊娠・出産中）で生じる場合もあれば，水平感染（手指を介した感染・自家接種・衣類などを介した感染・性的接触による感染）でも生じうる。小児におけるHPVの外性器肛門部への感染成立の機序や，その自然経過に関しては，ほとんど分かっていない。乳幼児における潜伏期間の長さに関しては，現時点で一致した見解はない状況にある。これまでは，垂直感染をきたしてから臨床的な症状の出現までの期間は，出生後2年以内と考えられていたが，現在ではこの見解に関しては，それを裏付ける医学的根拠に乏しく，一方で出生後2年を超えて症状が出現したとの症例報告もあり，疑問視されている。特に出生時に獲得した外性器肛門部以外の部位のHPV感染は，生後2年以後に発症することがあり，例えば，若年性呼吸器乳頭腫症は出生時のウイルス暴露から通常5年

後に症状が出現する[3, 4]。しかし一般論としては、2歳以後に外性器肛門部位にHPV感染症としての症状が出現した場合、HPVが生下時から存在していたとは考えにくいとまでは言うことが出来る[5]。

乳幼児へのHPVの水平感染には、養育者や他の子どもの外性器・口腔・手指／足趾のHPV感染症が重要な役割を果たしている。口腔・手指・足趾の疣贅の原因となるHPVのサブタイプは、外性器型・非外性器型の両者ともありうることが、これまでの研究で示されている[6, 7]。非性器感染を起こすサブタイプ1、2によって性器感染が引き起こされたとの報告が近年増えている。ただしこの感染は性的接触で起こるわけではないとされており、また、尖圭コンジローマが粘膜に生じるのに対して、この感染による扁平疣贅は皮膚に生じるという違いがある。ただし、このような感染による扁平疣贅が指－生殖器接触という形での性的接触で生じるか否かについては、これらの研究では言及されていない[2, 8]。HPVは媒介物によって伝染しうるものであり、手術器具・手袋使用を介して感染が生じる可能性も示唆されている。公衆シャワーでの手掌疣贅の伝染に関する研究からも媒介物感染に関しての新たな知見が得られているが[6]、床・シート・湿度の高い部屋の表面（屋内プール・温泉・個人の家を含む）からはHPVのDNAは検出されず、ウイルスの存在は証明できなかったとの研究報告もある[9]。非性的接触でおこるHPVの家族内感染の存在を支持する研究もいくつかあり、小児のHPV感染が性虐待以外で生じる場合があることが示唆されている[7]。

小児に外性器肛門部疣贅が認められた場合に、性虐待の疑いが持ち上がることがある。そのような場合に臨床医は偶発的な感染であるのか、性感染であるのかの判断を行う必要性に迫られる。Sinclairらは、外性器肛門部疣贅を認め性虐待の評価を行った小児と、若年性咽頭疣贅症と診断され耳鼻科診察を行った小児との比較

を行い、その結果を報告している[10]。前者のうち31％が実際に性虐待被害を受けたことが判明していたが、後者の場合には、出生時感染と判断され、耳鼻科で虐待の可能性が評価された者は皆無であった[10]。この研究では、特に幼児のHPV感染症の感染源特定の困難さを浮き彫りにしたといえる。

10代の子どもや成人におけるHPV伝染のリスク要因として、性的パートナーの数が多い・性的活動開始年齢が若い・パートナーが複数の性的パートナーを有している、などが挙げられている[11]。他の要因としては、喫煙・経口避妊薬使用・免疫疾患や免疫抑制剤の使用も挙げられる。

活動性感染となった場合、典型的な上面が平坦で色素沈着を伴う病巣や、カリフラワー状の病巣が生じ、掻痒感・出血・灼熱感を伴うようになる。病巣の大きさは数mmから数cmまで幅がある。声帯や気管気管支に感染すると呼吸器症状を呈するようになる。これらの病変が扁平上皮癌に発展することもある[12, 13]。ただほとんどのHPV感染は無症候性で2年以内に軽快する[14]。

診断は身体所見からなされる。成人では、コルポスコープを使用する3-5分前に皮膚・粘膜への酢酸液（3-5％）塗布を行うことで、病巣を認識しやすくなる。疣贅の外観が非典型的なら生検を行う必要がある。病巣部のHPV-DNAをPCRで同定することも可能である。HPVの高リスクでない限り、男性パートナーへのandroscopy診察（拡大鏡による陰茎・陰嚢・肛門部の詳細診察）をルーチンで行う必要はない。

外表疣贅の治療には、焼灼・凍結療法・レーザー切除・苛性薬塗布といった局所破砕療法が行われる。患者自身で行える治療としては、podofilox 0.5％ゲル（Condolox）、imiquimodクリーム（Aldrea）などがある。無症状の疣贅であれば無治療経過観察も許容される。特に小児では自然寛解が多く、治療をすれば痛みや刺激が伴うため、無治療経過観察とする場合が多い[1]。小児の外性器肛門部疣贅に対する治療を比較し

た研究報告は，現時点ではほとんどない。

米国では9歳から26歳の女児・女性にHPVワクチンの接種が推奨されている（Gardasil：4価，Cervarix：2価）。2価ワクチンではサブタイプ16,18を，4価ワクチンではサブタイプ6, 11, 16, 18を予防する[15]。

性虐待の被害が疑われる乳幼児や小児にHPV感染症が認められた場合に，その感染源を特定するのは困難である。しかし，外性器肛門部のHPV感染症が認められた子どもに対しては，包括的な社会歴聴取や，外陰部や外陰部外のHPV感染の既往の確認，年齢に応じた適切な面接，注意深い外性器肛門部診察，その他の性感染症の検査，など医学的評価を尽くす必要がある。児童相談所への通告に関しては原則的に通告を行う必要があるが，ケースバイケースでの判断が求められる。

ウイルス性肝炎

ウイルス性肝炎は肝臓への感染を起こすウイルスで，サブタイプとしてA・B・C・D・E・Gの6つが存在している。HAV, HBV, HCVは最も多いサブタイプである。未報告例や無症候性の事例も多数あると思われ，実際の発生数は過小評価であると推察されている。2006年の報告では，HAVとHBV感染の総数の減少が確認されており，公衆衛生活動・ワクチン・一般的な認識の向上によると推察されてはいるが，HCV感染に関しては，軽度の増加が認められている[16, 17]。肝炎ウイルスはすべて肝組織への親和性があるが，その構造・病態・疫学はサブタイプにより全く異なっている[18]。

HAV, HBV, HCV, HDV, HEVの急性感染による症状は類似しており，発熱・便色の白色化・濃尿・黄疸・嘔気・嘔吐・倦怠感といった症状を呈する。症状は2カ月程続く事もある。初期には血清の肝酵素の上昇を認めるが，感染したウイルスのサブタイプによって酵素の上昇が続く期

間は異なる。無症候性感染が生じることもあり，特に6歳以下の子どもで多いとされている[19]。

A型肝炎

A型肝炎（HAV：Hepatitis A virus）は糞口感染が主体で，汚染された食物の摂取や家族内接触，感染者との性的接触で発症する。リスク因子としては，男性と性交する男性・非合法薬剤の使用者・流行地域への旅行・感染しているサルを扱う仕事・凝固疾患患者，などが挙げられる。診断はHAV-IgMの上昇により下され，初感染から6カ月の間，高値となる[20]。潜伏期間は15-50日で一度感染すれば終生免疫を獲得する。HAVでは慢性感染は生じない。

治療は対症療法であり，予防対策は衛生状態の改善である。急性暴露者は暴露後2週間以内に免疫グロブリンを投与すれば感染予防が可能である。免疫グロブリンによる予防は，家族内の感染者の確認後や性的暴露後に推奨されていて，80-90％に感染予防効果がある[21]。A型肝炎にはワクチンが存在しており，接種後2-4週間で免疫が確立する。

性虐待の被害児に対しては，感染リスクを事例ごとに判断する。特に小児では，A型肝炎は非性的接触でも感染しうるので，性的接触による感染との確定判断はしえない。

B型肝炎

B型肝炎（HBV：Hepatitis B virus）は，性的接触や感染した体液の経皮的接触により伝染する[18]。血液や全ての体液が感染源になりうるが，感染を起こしたと報告されているのは精液・血液・唾液のみである。これらの体液は無生物の表面に付着していても感染源となりうる。HBV感染のリスク要因は，針などの汚染された器具で皮膚を傷つける・感染した母親から出産する・感染したパートナーとの性交渉（ホモセクシャルの性交渉では40％の伝染率）[22]・感染した患者の傷への接触や衛生用品の共有，など

が挙げられる。潜伏期は60-150日で，症状は6カ月間続くこともあるが通常は数週間である。症状は，無症状（無症候性感染）から劇症肝炎まで幅がある。慢性感染は，感染した母親から生まれた乳児に多く（90％），成人よりも1-5歳の子ども（30-60％）で多い[17]。慢性感染は肝細胞癌・肝硬変を引き起こすことがあり，早期死亡につながる[23]。

検査には，肝機能検査・HBV血清検査がある[24]。HBs抗原（Hepatitis B surface antigen）陽性は，急性や慢性活動性の感染を示唆し，感染後3-5週間は陽性が持続する。HBs抗体（Hepatitis B surface antibody）陽性は免疫を有する事を意味し，ワクチン接種後や感染後であることを示唆するが，免疫記憶が低下している患者やワクチン無反応の被接種者では陰性となりうることも認識しておく必要がある。急性感染をきたした直後ではHBsAg/HBsAb両者とも陰性の時期（window period）が存在する。このためHBV感染が疑われる場合には，3カ月後に再検査を行うことが推奨される。抗HBc-IgMは急性期・慢性期ともに陽性であり，二つの区別には有用とはならない。なお胎生期に獲得したHBVでは，この検査は陰性をしめす。

効果の高いHBVワクチンが小児・成人に対し使用可能である。全ての小児に生直後から計3回接種することが推奨されている[25]。

C型肝炎

C型肝炎（HCV：Hepatitis C virus）は，先進国の小児の慢性肝炎の原因として最も多い[26]。感染した血液や体液への暴露（器具・針・性的接触）・感染母体からの出産などで感染する。新生児では，出産6時間以上前の破水・大量の母体血への暴露・母体末梢血の単核球にHCVが感染している，といった場合が高リスクとなる。静注ドラッグ使用者間の伝染も高頻度であり，刺青やピアスを行う際に感染した針を用いたために感染した例も報告されている[27]。少年刑務所に服役歴のある子どもでは，他の子どもに比して感染率が高いとも報告されている[28]。他のHCV感染率が高い集団としては，臓器移植のレシピエントや1987年前の血液製剤を供給された者，が挙げられる。

症状は暴露後2週から6カ月目に出現するが，多くの場合は無症状である。HCV感染者の多くは慢性肝炎になる[29]。抗HCV抗体検査を行う必要があるが，感染初期には陰性のことが多く，繰り返し再検する事が推奨される。治療は対症的であるが[訳注a]，陽性ならば長期フォローアップ目的で感染症専門家または肝臓病専門家へコンサルテーションを行うことが推奨される。

他のタイプのウイルス性肝炎

D型肝炎（HDV：Hepatitis D virus）はHBV感染との合併でなければ生じない。感染経路は経皮的または性的接触である。急性または慢性感染症をきたし，臨床経過や疾患の進行（肝硬変や肝細胞癌への進展を含む）はHBV単独感染患者よりも重篤であることが多い[30]。診断確定のためには抗体検査を行う必要がある。治療に関しては，HBV単独感染の際と同様である。

E型肝炎（HEV：Hepatitis E virus）感染は米国では稀であり，感染経路は糞口感染である。感染は抗体検査で確定する。慢性感染は生じない。現在利用可能なワクチンは存在していない[31]。

G型肝炎（HGV：Hepatitis G virus）は，輸血・性的接触・出産で感染する。母体のウイルス量，出産の形態などが新生児感染のリスクに影響する。ウイルスの慢性キャリアとなることもあるが，特定の病期とウイルスとの間には関連性はない[32]。

[訳注a] 現在，インターフェロン・リバビリンなどによる治療も行われている；C型肝炎ウイルス等の母子感染防止に関する研究 平成17－19年度の総合研究報告書114-118, 2008等を参照。

肝炎ウイルスと性虐待・性暴力被害

性虐待や性暴力の被害者の肝炎の評価は，感染の有無の診断・感染していた場合の治療や長期管理が主体である。感染時に遺伝子型を用いて加害者の特定を行うことは不可能である。米国疾病対策センター（CDC：Centers for Disease Control and Prevention）は，ワクチン未接種の性虐待や性暴力の被害者に対しては，性虐待の評価時点でHBVのスクリーニング検査を行い，初回のHBワクチン投与を行い，1−2カ月後・6カ月後にもワクチンを接種することを推奨している。被害後の急性期に診察を行う場合，加害者がリスク要因を持つ人物であったり，粘膜損傷が確認されたり，被害者のHBVの免疫状況が不明の場合には，HBワクチンの接種の適応につき，慎重に考慮する。もし加害者がHBV陽性（感染性あり）であることが判明している場合や，被害者がワクチン未接種の場合には，HB免疫グロブリン（HBIG）の投与も考慮される。HBIGの投与を行う場合には，被害から14日以内に行う必要がある[17]。HBVが陽性となった事例に対しては，感染症専門医や肝臓病専門医へのコンサルテーションを行う必要がある。

単純ヘルペスウイルス（HSV-1，HSV-2）

ヘルペスウイルス属にはHSV-1，HSV-2，サイトメガロウイルス，Epstein-Barrウイルス，帯状疱疹ウイルスや，その他3つのウイルスがある。これらのウイルスは，臨床的に感染症が治まった後にも潜伏感染する（感覚神経節にとどまる）という独特の特徴があり，生涯にわたり患者の同じ部位に留まり続け，再活性化により臨床症状が再発する。感染は無症候性となることもある。HSV-1・HSV-2両者とも，外性器感染・非外性器感染をきたすが，一般的にHSV-1は非外性器感染をきたすことが多い。疫学調査では，HSV-1による外性器感染事例が増加して

おり（新規の外性器ヘルペス患者の40%にのぼる），社会の性行為の実態の変化を反映していると推察されている[33]。5歳までに40-50%の子どもがHSV-1検査で陽性を示し，思春期以降の子どもでは90%へと増加する。

感染は，感染病巣への直接的接触や感染部位からの滲出液との接触で生じる。ウイルスは室温や乾燥で急速に不活化されるため，衣類などの媒介物による伝搬は生じにくいとされている[34]。症状が顕著な時期以外にアウトブレイク期の合間にも外性器肛門部からウイルスの排出はあるため，活動性病変が無くてもウイルスは伝染しうる。分娩時にHSVの初感染の病変を有する母体からの出生時感染の頻度は30-50%であるのに対して，既感染の母体からの感染率は1%未満である[35]。感染獲得のリスク要因としては，湿疹などの損傷皮膚が感染源に暴露される・皮膚と皮膚が接触しあうスポーツや皮膚と道具が接触しあうスポーツ・性的接触などが挙げられる。性的活動に関連してリスクを増加させる要因としては，性交渉のパートナーが複数・性交渉開始年齢が低い・他の性感染症の既往，などが挙げられる[36]。性虐待の被害の際に子どもがHSVを獲得するリスクは判明していない。成人での初感染事例のほとんどは，無症候性の感染者からの感染である。自分が疾患を有していることに気づいていない人物から，小児が感染させられる可能性は十分にある。

感染した場合，顕微鏡上，細胞内に核内封入体が観察される。再発は部位特異的であり，HSV-1は口腔に多く再発し，HSV-2は外性器肛門部に再発する事が多い。潜伏期は1-14日間である，再発の際には，有症状時間は短く，病巣は少なく，HSV-1の排泄も少ない傾向がある。皮膚病変は，水疱から基底部発赤を伴う肉芽腫潰瘍に進展する事があり，リンパ節腫脹・病変領域の疼痛・排尿時痛・頭痛を伴うこともある。明らかな皮膚病変に先行して，非特異的な刺痛・発熱・倦怠感を認めることもある。HSV-1，

HSV-2ともに，初感染時であれ再発時であれ，無症候性のこともある[37]。外陰部膣炎・歯肉口内炎・皮膚疾患・ウイルス性髄膜炎・外性器肛門部感染症を合併することもある。

　外陰部に潰瘍・水疱をきたす疾病としてHSVは最多ではあるが，その他にも薬疹・水疱びらん性疾患・多形性紅斑・HIV・クローン病などによっても生じうるため，それらとの鑑別を行う必要がある[38]。Tzank試験による診断は感度が低く推奨されない。最近では核酸増幅検査（NAAT；Nucleic acid amplification technologies）を用いた診断が可能である[39]。NAATは無症候性のウイルス排出の同定にも使用可能である。ある研究では，NAATによるHSV同定はほぼ100％の感度・特異度があり，培養と比較してHSV陽性病巣を25％多く特定できることが示されている[40]。

　ウイルス培養はHSV診断のゴールドスタンダードと見なされてきたが[41]，感度が低く陽性になるかどうかは検体採取部位に依存する（水疱部位からは90％以上，潰瘍部位からは24％）[42]。したがって培養にあたっては，最も新鮮な病巣からの検体採取が不可欠である。水疱を破って底部をしっかりと擦って検体を採取し，適切なウイルス培地に接種する必要がある。

　サブタイプ特異的な血清学的検査も可能である[42]。型特異的な糖タンパク（gG1またはgG2）を抗原として用いることで，HSV-1とHSV-2とを感度80-90％，特異度＞96％で判別可能である。ただし感染初期の場合にはウイルス量が少ないため，偽陰性となりうる。またHSV罹患率の低い集団では，偽陽性率が高くなる。感染が成立した時点ではサブタイプ特異的な検査で診断することはできず，この時点での検査はあくまで過去の発症の有無を捉えたものである。高リスクを有する対象者への診断目的でタイプ別血清検査を行うことは有用ではあるが，小児のように罹患率の低い集団にスクリーニングとして用いることは推奨されない[43]。この検査の

司法的な価値も十分評価されているとは言えない。抗体が産生され陽性になるまでには最大6カ月はかかること，自然な陰転化がありうることも留意する必要がある[42]。

　acyclovir, valacyclovir, famciclovirといった抗ウイルス薬（Nucleoside analog）は急性・再発性感染症の治療に効果がある[44]が，valacyclovir, famciclovirの小児への使用データは限られている。伝染のリスク，潜伏期，抗ウイルス薬による治療，疾病の自然経過，再発のリスク，将来の妊娠時のリスク，などについて患者教育を行う必要がある。性虐待被害を受けたことにより外性器肛門部のHSV感染が認められたとの症例報告はこれまでに複数なされてきた[45]。ただし外陰部HSV感染が，小児の口腔病巣からの自家接種により生じることもありうる。HSV陽性の外陰部潰瘍を認めた子どもに対しては，児童相談所に通告し，性虐待に関する包括的評価と性感染症検査を行う必要がある。

伝染性軟属腫

　伝染性軟属腫の原因はpoxvirus科のウイルスであり，成人では皮膚と皮膚との接触で感染することが多い[46]。小児にもしばしば認める疾患であるが，通常，性感染症とは見なされない。熱帯地域で多く認められ，密集し衛生不良な環境で暮らす場合に多い[47]。報告されることは少なく，正確な発生数は知られていないが，発生頻度は増えているようである。免疫不全者に感染した場合，治療が難治となる。感染率が高く直接的・間接的接触で伝染していく（衣類の共用・接触スポーツ・水泳プール・自家接種）[48]。典型的な病巣は，肌色もしくは真珠のような白色の1-5mm大のドーム状の形状で，中心部に臍窩を有する。臨床的に，病巣は複数であることが多く，体のあらゆる部位に生じうる。潜伏期間は不明であるが，最大で6カ月と長く，9カ月間程持続するのが一般的であるが，数年間にわ

第23章　小児のウイルス・寄生虫による性感染症　　**297**

たり認められる場合もある。軽い掻痒や湿疹性疼痛を伴うこともあるが，経過は良好である。固い外皮で覆われると小陥凹瘢痕を生じる。皮膚腫瘍全般と他の感染性病巣を鑑別する必要がある。診断は臨床像に基づいてなされることが多いが，（中心栓の）クラッシュ標本では顕微鏡的に細胞質内封入体（軟属腫小体）が観察される。生検は嚢胞性小葉に囲まれた表皮過形成というのが典型像である[46]。

　治療は経過観察のみとすることが多いが，掻爬・凍結療法・細胞障害性薬剤の塗布（cantharidin, retinoic acid, podophyllin など）などによる病巣部の機械的破壊を行うこともある[49]。

膣トリコモナス

　膣トリコモナス（TV：*Trichomonas Vaginalis*）は鞭毛のある原虫類で，顕微鏡では波動膜が観察される。CDCの試算では，米国において毎年7400万人の新しい感染が生じている[50]。淋病・クラミジアとは異なり，膣トリコモナスは中年女性で増加している[51]。感染のリスクとして，性交渉のパートナー数が多い・パートナーが4歳以上年上の思春期の子ども・他の性感染症に罹患している，などが挙げられる[52]。

　トリコモナス症は自然治癒傾向の強い疾患であり，男性の最大40%，女性の最大20%が無治療で軽快する。トリコモナス感染を有する場合，女性ではHIVの感染率が高まり[53]，男性では精液からHIVの排出が増えると報告されている[54]。

　感染は性的接触が主体である[55]。膣トリコモナスは，トイレの便座では45分[56]，湿ったタオルでは最大25時間の間[57]，生存しうると報告されている。ただそのような無生物との接触により感染が成立するリスクに関しては，ほとんど研究がなされていない。出産時に感染をきたす事もあり，感染母体から出生する新生児における発生率は2－17%と報告されている[50]。潜伏期間は5－28日間である。前思春期の子ど

もでは接触後に感染が成立する確率が低いことを示唆する研究報告もあり，これは膣のpHが高いことと膣分泌液が無いことによると推察されている[58]。

　膣トリコモナス症に関連する病態として，新生児の陰部感染症・膣炎・陰部蜂窩織炎・非淋菌性尿道炎・女性の不妊・妊娠トリコモナス症（低出生体重児・早期破水・早産）・尿道狭窄，などが挙げられる[59]。膣トリコモナスは口腔・肛門には感染しないことが示唆されている。ただ女性の膣感染に尿道感染を合併することはありうる[60]。時に感染母体の新生児にトリコモナスによる鼻腔・呼吸器感染が生じることもあり，鼻腔充血・肺炎・呼吸窮迫が生じることもある[61]。

　感染している女性患者の多くは無症候性である[62]。女性のトリコモナス症の症状としては，帯下・異臭・掻痒・出血・性交疼痛・排尿困難・陰部刺激感・腹部不快感などが挙げられる。典型的な症状として，泡を伴った黄緑色の滲出液を認める事例の半数以下に過ぎない。

　トリコモナスの男性感染者は女性よりさらに無症候性であることが多い[63]。症状がある場合は，排尿困難・尿道炎をきたすが，前立腺炎・精巣上体炎をきたしたとの報告例もある。

　最も一般的なトリコモナス症の検査は，膣分泌物のウェットマウントスライドの顕微鏡による直接観察である。女性では50-70%で同定しうるが，男性での感度は低い[59]。生きた病原を同定するためには，検体採取後すぐに検鏡を行う必要があり，検鏡の遅れは検査を不正確にする。培養検査は現時点のゴールドスタンダードであるが，診断確定まで7日間を要する。臨床の現場で，核酸プローブ法によるベッドサイドにおける迅速検査（POCT：point of care test）も使用されており，女性患者の検体では感度83%以上，特異度96%以上と報告されている[64]。核酸増幅検査（NAAT）も可能であるが，クラミジア・淋菌などの他の性感染症と比較して感度・特異度は高くない。

トリコモナス症はmetronidazoleで治療するのが一般的である。患者が性的に活動性のある場合，パートナーへの治療も行うことが推奨される。治療が不成功に終わるのは，コンプライアンス不良や再感染による場合が多い。持続的な感染が確認された場合，培養によってトリコモナスの存在を直接確認する必要がある。他のSTI感染リスクの評価のために，カウンセリングを行うことも推奨される。

CDCでは，性暴力被害を受けた思春期の子どもや成人に対して，トリコモナスのウェットマウント検査と培養検査を行うことを推奨している[65]。性虐待被害を受けたのが思春期以前の子どもの場合には，STI検査をどこまで行うのかの判断は，リスク要因や臨床像に基づいて，症例ごとに決定する。小児では，尿検査を行った際に偶発的にトリコモナスが確認された，という事例が多い。このような場合，性的接触により感染したと考え，児童相談所に通告し，性虐待に関する包括的な評価を行う必要がある。ただトリコモナスが尿から検出されたと報告があった際には*Trichomonas hominis*という消化管からの非病原性微生物のコンタミネーションの可能性も考慮し，本微生物と*Trichomonas vaginalis*とを明確に鑑別しなくてはならない。

疥癬

疥癬は，特定の環境にのみ生息できる寄生虫，ヒゼンダニ（*Sarcoptes scabiei*）による。小児に多い感染症であり，世界中で認められている[66]。伝染は皮膚－皮膚接触で生じ，日常生活での接触程度では感染せず，性的パートナー等との密な接触を必要とする。家族間の接触でもしばしば生じ，衣類・寝具などが媒介している可能性が示唆される[67]。ダニはヒトの体外で24－26時間生存することが可能である[68]。典型的な臨床像としては，皮下トンネル・掻痒（夜に強い）・剥離傷（掻くことによる）が挙げられる。時に二次的な皮膚感染症が生じることもある。皮下トンネルは，掻き傷や感染所見のために同定しにくいこともある。症状は感染成立後4－6週間ほどで出現することが多いが，疥癬の既往があればより早期に出現しうる。症状はIgEを介した病原体や糞への過敏反応が原因である[69]。

診断は皮下トンネルを擦過し採取した標本の顕微鏡観察で，ダニ・卵・糞を確認することで下される。治療は衣類・寝具の念入りな洗濯と，生後2カ月以上では局所療法（5% permethrin）である。掻痒感への治療は通常数週間を要する。家族全員の治療を行うことも検討する必要がある。

小児・思春期の子どもが疥癬と診断されたことは，性的接触の確定的事象とは言えない。

シラミ症

ヒトに感染する吸血性シラミには，ケジラミ（*Phthirus pubis*），ヒトジラミ（*Pediculus humanus humanus*），アタマジラミ（*Pediculus humanus capitis*）がある。シラミの感染症は世界中で認められ，正確な発症数は不明である。衛生不良・過密した環境というのは，伝染の高リスクである。関連する疾患として，流行性チフス[70]・塹壕熱（trench fever）・回帰熱[71]・二次感染・皮膚炎[72]などが挙げられる。感染に伴う初期症状は，掻痒感である。シラミは肉眼でも観察でき，診察の際に毛髪に付着した卵を確認しうる。頭皮の卵は紫外線を照明することで，黄緑色の蛍光を伴って観察されるが，体の他の部位ではこのようには見えない。診察中，シラミの糞（赤褐色）が観察されることもある。

治療は掻痒緩和薬，家族教育，衣類・寝具の洗濯に加え，局所薬であるpermethrin cream 5%を使用するのが一般的である[73]。体部のシラミは治療を要さないが，衣類や家屋は除染する必要がある。

シラミの存在は，性的接触の確定所見とは言えない。

まとめ

　ここで記したウイルス・寄生虫感染は，臨床の現場で認めることが多いものの一部である。単純ヘルペスウイルス感染やHPV感染が子どもに認められた場合には，これまで性的接触を示唆すると考えられてきたが，現在では診断確定的とは判断しえず，他の経路からの感染も考慮する必要がある。性虐待は一つの可能性であり，各々の状況に即して注意深く検討がなされるべきである。膣トリコモナスは性感染の可能性が高い。他の寄生虫感染症，疥癬やシラミは不衛生な環境を示唆するものかもしれず，治療後も感染が続き生活境調査の調査を行う必要性が高いと判断されれば，児童相談所へ通告を行わなければならない。

現時点での医学的証拠の確からしさ

　ウイルス・寄生虫による性感染症の疫学は，成人については研究が進んでいるが，小児における研究はあまり進んでいない。臨床研究から得られた情報の多くが，子どもに性感染症をもたらした加害者が誰であるのかについては不明な状態にある。

今後の研究の展望

　今後の研究では，前思春期の子どもの外性器の正常細菌叢をより特異的に同定していく必要がある。HPV陽性の母親から生まれた子どもの前方視的研究を行うことで，生下時のHPVへの暴露によって外陰部疣贅が生じるか否か，生じる場合にはいつ生じるかが明らかになっていくであろう。加害者から被害者へ伝染したウイルスが同一のものである否かを同定する上での，核酸分析の有用性につき明確化するための研究も実施されていくことが求められる。

文献

1. Winer RL, Koutsky LA: Genital human papillomavirus infection. *In*: Holmes KK, Sparling PF, Stamm WE, et al: *Sexually Transmitted Diseases*, ed 4, McGraw-Hill, New York, 2008, pp 489-508.
2. Moscicki A: Impact of HPV infection in adolescent populations. *J Adolesc Health* 2005;37:S3-S9.
3. Mammas IN, Sourvinos G, Spandidos DA: Human papilloma virus (HPV) infection in children and adolescents. *Eur J Pediatr* 2009;168:267-273.
4. Derkay CS, Wistrak B: Recurrent respiratory papillomatosis: a review. *Laryngoscope* 2008;118:1236-1247.
5. Gutman LT, Herman-Giddens ME, Phelps WC: Transmission of human genital papillomavirus disease: comparison of data from adults and children. *Pediatrics* 1993;91:31-38.
6. Rintala M, Grénman SE, Puranen MH, et al: Transmission of high risk human papillomavirus between parents and infant: a prospective study of HPV in families in Finland. *J Clin Microbiol* 2005;43:376-381.
7. Sonnex C, Strauss S, Gray JJ: Detection of human papillomavirus DNA on the fingers of patients with genital warts. *Sex Transm Infect* 1999;75:317-319.
8. Ingram DL, Everette D, Lyna PR, et al: Epidemiology of adult sexually transmitted disease agents in children being evaluated for sexual abuse. *Pediatr Infect Dis J* 1992;11:945-950.
9. Puranen M, Syrjänen K, Syrjänen S: Transmission of genital human papillomavirus infections is unlikely through the floor and seats of humid dwellings in the countries of high-level hygiene. *Scand J Infect Dis* 1996;28:243-246.
10. Sinclair KA, Woods CR, Kirse DJ, et al: Anogenital and respiratory tract human papillomavirus infections among children: age, gender, and potential transmission through sexual abuse. *Pediatrics* 2005;116:815-825.
11. Ahmed AM, Madkan V, Tyring SK: Human papillomaviruses and genital disease. *Dermatol Clin* 2006;24:157-165.
12. Walboomers LM, Jacobs MV, Manos MM, et al: Human papillomavirus is a necessary cause of invasive cervical cancer worldwide. *J Pathol* 1999;189:12-19.
13. Daling JR, Sherman KJ: Relationship between human papillomavirus infection and tumours of anogenital sites other than the cervix. *IARC Sci Publ* 1992;119:223-241.
14. Ho GYF, Bierman R, Beardsley L, et al: Natural history of cervicovaginal papillomavirus infection in young women. *N Engl J Med* 1998;338:423-428.
15. Palmer KE, Jenson AB, Kouokam JC, et al: Recombinant vaccines for the prevention of human papillomavirus infection and cervical cancer. *Exp Mol Pathol* 2009;86:224-233.
16. Daniels D, Grytdal S, Wasley A, et al: Surveillance for acute viral hepatitis—United States, 2007. *MMWR Surveill Summ* 2009;58:1-27.
17. Centers for Disease Control and Prevention: *Guidelines for viral hepatitis surveillance and case management* (website): https://www.cdc.gov/hepatitis/pdfs/2005guidlines-surv-casemngmt.pdf. Accessed July

21, 2009.

18. Lemon SM, Lok A, Alter MJ: Viral hepatitis. *In*: Holmes KK, Sparling PF, Stamm WE, et al: *Sexually Transmitted Diseases*, ed 4, McGraw-Hill, New York, 2008, pp 509-543.

19. Lednar WM, Lemon SM, Kirkpatrick JW, et al: Frequency of illness associated with epidemic hepatitis A virus in adults. *Am J Epidemiol* 1985;122:226-233.

20. Lemon SM, Brown CD, Brooks DS, et al: Specific immunoglobulin M response to hepatitis A virus determined by solid phase radioimmunoassay. *Infect Immun* 1980;28:927-936.

21. Winokur PL, Stapleton JT: Immunoglobulin prophylaxis for hepatitis A. *Clin Infect Dis* 1992;14:580-586.

22. Brook M: Sexually acquired hepatitis. *Sex Transm Infect* 2002;78:235-240.

23. Beasley RP, Hwang LY, Lin CC, et al: Hepatocellular carcinoma and hepatitis B virus: a prospective study of 22,707 men in Taiwan. *Lancet* 1981;2:1129-1133.

24. Chevaliez S, Pawlotsky JM: Diagnosis and management of chronic viral hepatitis: antigens, antibodies, and viral genomes. *Best Pract Res Clin Gastroenterol* 2008;22:1031-1048.

25. Lemon SM, Thomas DL: Vaccines to prevent viral hepatitis. *N Engl J Med* 1997;336:196-204.

26. Indolfi G, Resti M: Perinatal transmission of hepatitis C virus infection. *J Med Virol* 2009;81:836-843.

27. Baldo V, Baldovin T, Trivello R, et al: Epidemiology of HCV infection. *Curr Pharm Des* 2008;14:1646-1654.

28. Murray KF, Richardson LP, Morishima C, et al: Prevalence of hepatitis C virus infection and risk factors in an incarcerated juvenile population: a pilot study. *Pediatrics* 2003;111:153-157.

29. Ozaras R, Tahan V: Acute hepatitis C: prevention and treatment. *Expert Rev Anti Infect Ther* 2009;7:351-361.

30. Fattovich G, Giustina G, Christensen E, et al: Influence of hepatitis delta virus infection on morbidity and mortality in compensated cirrhosis type B. The European concerted action on viral hepatitis (EUROHEP). *Gut* 2000;46:420-426.

31. Mushahwar IK: Hepatitis E virus: molecular virology, clinical features, diagnosis, transmission, epidemiology, and prevention. *J Med Virol* 2008;80:646-658.

32. Sehgal R, Sharma A: Hepatitis G virus (HGV): current perspectives. *Indian J Pathol Microbiol* 2002;45:123-128.

33. Ross JD, Smith IW, Elton RA: The epidemiology of herpes simplex types 1 and 2 infection of the genital tract in Edinburgh 1978-1991. *Genitourin Med* 1993;69:381-383.

34. Cesario T, Poland J, Wulff H, et al: Six years experience with herpes simplex virus in a children's home. *Am J Epidemiol* 1969;90:416-422.

35. Brown ZA, Wald A, Morrow RA, et al: Effect of serologic status and cesarean delivery on transmission rates of herpes simplex virus from mother to infant. *JAMA* 2003;289:203-209.

36. Tideman RL, Taylor J, Marks C, et al: Sexual and demographic risk factors for herpes simplex type 1 and 2 in women attending an antenatal clinic. *Sex Transm Infect* 2001;77:413-415.

37. Gupta R, Warren T, Wald A: Genital herpes. *Lancet* 2007;370:2127-2137.

38. Bays J, Jenny C: Genital and anal conditions confused with child sexual abuse trauma. *Am J Dis Child* 1990;144:1319-1322.

39. Stellrecht KA: Nucleic acid amplification technology for the diagnosis of genital herpes infection. *Expert Rev Mol Diagn* 2004;4:485-493.

40. Filén F, Strand A, Allard A, et al: Duplex real-time polymerase chain reaction assay for detection and quantification of herpes simplex virus type 1 and herpes simplex virus type 2 in genital and cutaneous lesions. *Sex Transm Dis* 2004;31:331-336.

41. Scoular A: Using the evidence base on genital herpes: optimizing the use of diagnostic tests and information provision. *Sex Transm Infect* 2002;78:160-165.

42. Ashley RI: Performance and use of HSV type-specific serology test kits. *Herpes* 2002;9:38-45.

43. McCormack O, Carboy J, Nguyen L, et al: Clinical inquiries. What is the role of herpes virus serology in sexually transmitted disease screening? *J Fam Pract* 2006;55:451-452.

44. Cernik C, Gallina K, Brodell RT: The treatment of herpes simplex infections. An evidence-based review. *Arch Intern Med* 2008;168:1137-1144.

45. Gardner M, Jones JG: Genital herpes acquired by sexual abuse of children. *J Pediatr* 1984;101:243-244.

46. Douglas JM Jr: Molluscum contagiosum. *In*: Holmes KK, Sparling PF, Stamm WE, et al: *Sexually Transmitted Diseases*, ed 4, McGraw-Hill, New York, 2008, pp 545-552.

47. Brown J, Janniger CK, Schwartz RA, et al: Childhood molluscum contagiosum. *Int J Dermatol* 2006;45:93-99.

48. Sladden MJ, Johnston GA: Common skin infections in children. *Br Med J* 2004;329:95-99.

49. Smolinski KN, Yan AC: How and when to treat molluscum contagiosum and warts in children. *Pediatr Ann* 2005;34:211-221.

50. Centers for Disease Control and Prevention: *Trichomonas CDC fact sheet* (website): http://www.cdc.gov/STD/Trichomonas/STDFact-Trichomoniasis.htm. Accessed July 21, 2009.

51. Miller WC, Swygard H, Hobbs MM, et al: The prevalence of trichomonas in young adults in the United States. *Sex Transm Dis* 2005;32:593-598.

52. Johnston VJ, Mabey DC: Global epidemiology and control of *Trichomonas vaginalis*. *Curr Opin Infect Dis* 2008;21:56-64.

53. McClelland RS, Sangare L, Hassan WM, et al: Infection with Trichomonas vaginalis increases the risk of HIV-1 acquisition. *J Infect Dis* 2007;195:698-702.

54. Fleming DT, Wasserheit JN: From epidemiological synergy to public health policy and practice: the contribution of other sexually transmitted diseases to sexual transmission of HIV infection. *Sex Transm Infect* 1999;75:3-17.

55. Fouts AC, Kraus SJ: *Trichomonas vaginalis*: Reevaluation of its clinical presentation and laboratory diagnosis. *J Infect Dis* 1980;141:137-143.

56. Kessel JF, Thompson CF: Survival of Trichomonas vaginalis in vaginal discharge. *Proc Soc Exp Biol Med* 1950;74:755-758.

57. Burch TA, Rees CW, Reardon LV: Epidemiological studies on human trichomoniasis. *Am J Trop Med Hyg* 1959;8:312-318.
58. Jenny C: Sexually transmitted diseases and child abuse. *Pediatr Ann* 1992;21:497-503.
59. Hobbs MM, Seña AC, Swygard H, et al: *Trichomonas vaginalis* and trichomoniasis. *In*: Holmes KK, Sparling PF, Stamm WE, et al: *Sexually Transmitted Diseases*, ed 4, McGraw-Hill, New York, 2008, pp 771-793.
60. Wallin JE, Thompson SE, Zaidi A, et al: Urethritis in women attending an STD clinic. *Br J Vener Dis* 1981;57:50-54.
61. Temesvári P, Kerekes A: Newborn with suppurative nasal discharge and respiratory distress. *Pediatr Infect Dis J* 2004;23:282-283.
62. Romoren M, Velauthapillai M, Rahman M: Trichomoniasis and bacterial vaginosis in pregnancy: inadequately managed with the syndromic approach. *Bull World Health Organ* 2007;85:297-304.
63. Krieger JN, Jenny C, Verdon M, et al: Clinical manifestations of trichomoniasis in men. *Ann Intern Med* 1993;118:844-849.
64. Huppert J, Mortensen J, et al: Rapid antigen testing compares favorably with transcription-mediated amplification assay for the detection of trichomonas vaginalis in young women. *Clin Infect Dis* 2007;45:194-198.
65. Centers for Disease Control and Prevention: Sexually transmitted diseases treatment guidelines, 2006. *MMWR* 2006;55(RR 11):1-94. https://www.cdc.gov/std/treatment/2006/rr5511.pdf Accessed July 21, 2009.
66. Karthikeyan K: Scabies in children. *Arch Dis Child Educ Pract Ed* 2007;92:e65-e69.
67. Walton SF, Currie BJ: Problems in diagnosing scabies, a global disease in human and animal populations. *Clin Microbiol Rev* 2007;20:268-279.
68. Arlian LG, Runyan RA, Achar S, et al: Survival and infectivity of *Sarcoptes scabiei* var. *canis* and var. *hominis. J Am Acad Dermatol* 1984;11:210-215.
69. Falk ES, Bolle R: In vitro demonstration of specific immunological hypersensitivity to scabies mite. *Br J Dermatol* 1980;103:367-373.
70. Bechah Y, Capo C, Megfe JL, et al: Epidemic typhus. *Lancet Infect Dis* 2008;8:417-426.
71. Fournier PE, Ndihokubwayo JB, Guidran J, et al: Human pathogens in body and head lice. *Emerg Infect Dis* 2002;8:1515-1518.
72. Leone PA: Scabies and pediculosis pubis: an update of treatment regimens and general review. *Clin Infect Dis* 2007;44:S153-S159.
73. Chosidow O: Scabies and pediculosis. *Lancet* 2000;355:819-826.

24

性虐待・性暴力被害を受けた
小児・思春期の子どものHIV感染とAIDS

Amy P. Goldberg, MD

はじめに

性虐待や性暴力被害の結果として生じる小児・思春期のヒト免疫不全ウイルス（HIV：human immunodeficiency virus）感染の発生数は不明である。それでも性虐待や性暴力の被害児に対応する医療者は患者・家族のニーズに応えるため，HIVリスクの評価・スクリーニング・治療において論理的な対応を行う必要がある。

HIVウイルスはlentivirusに属するレトロウイルス科の一種であり，後天性免疫不全症候群（AIDS：acquired immunodeficiency syndrome）を発症させる[1]。HIVは感染した免疫系細胞に遊離したウイルスとして観察される。血液・精液・射精前液・膣分泌物を介して性的に伝染し，ヘルパーT細胞・マクロファージ・樹状細胞（粘膜に存在）に感染する。感染によりCD4陽性T細胞は，感染細胞の直接的損傷・感染細胞のアポトーシスの促進・CD8陽性細胞障害性リンパ球が感染したCD4陽性細胞を傷害する，という3つの機序で減少していく。CD4陽性T細胞が危機的なレベルまで低下し細胞性免疫が損なわれると，宿主に日和見感染症が生じることとなる[1]。

性虐待や性暴力の被害児と
AIDS・HIVとの関連性

小児・思春期の子どもは，HIVに暴露された場合のHIV感染成立やAIDS発症のリスクが高いとされている。2007年に米国でAIDS指標疾患（ADI：AIDS-defining illness）[訳注a]の存在によって新しく診断された35,963名のHIV感染者のうち，20歳以下の未成年者は5,645名（15.7%）いたと報告されている[2]。2007年までの統計では，13歳以下のAIDS患者は9,209名存在しており，うち90%が出生時感染によるものであった[2]。幼児と異なり，思春期以降の子どもがHIVと接触する原因は，性行為が一番多い。米国での新規HIV感染者の半分は，13-24歳の若年者であったとの報告もある[3, 4]。性感染症外来で行われた試算では，高いリスクを有する思春期の子どものHIV感染率は1%を超えているとされている[5]。

米国疾病対策センター（CDC：Centers for Disease Control and Prevention）は，AIDSを発症した子どもの1%は，原因となったリスク要因が不明である，との報告を行っている[6]。CDCは，こういった子どもの感染経路を，「そ

[訳注a] HIV感染者がこの疾患を発症した段階でエイズ患者と診断される，23種類の疾患を指す。

の他・危険因子が報告されていないか特定できなかったもの」と分類している[7]。言い換えれば、「性虐待や性暴力被害による感染」という分類をCDCは用いていないのである。そのため、子どもへの性虐待によるHIVウイルス暴露の割合を、正確に判断することは不可能である。統計を用いて試算を行った場合、虐待に関係した子どものHIV感染の罹患率は過小評価される可能性がある。

1998年、Lindegrenらはサーベイランスデータを用いたケースシリーズ研究で、性虐待被害によりHIV感染をきたした13歳未満の子ども、26名につき報告を行っている[8]。この研究のデータは、これまで少人数の報告にとどまっていた、性虐待によりHIV/AIDSの問題を抱えた小児例の症例報告[9-15]を拡大したものといえる。この研究報告では、「特に母親がHIV抗体陰性であった場合、HIVに感染した13歳未満の子どもは、全例、性的な暴露(すなわち性虐待)が考慮される」と結論付けられている。一方で、母親がHIV抗体陽性だった場合に、それを理由に、性虐待による感染の可能性を除外するべきではない。家庭状況によっては、HIV感染のリスク要因と性虐待とが併存することは十分にありうる[12]。Lindegrenらの研究は29州における事例しか対象となっておらず、また13歳以上は除外されているという限界(limitation)があり、性虐待や性暴力被害でHIVに感染してしまった子どもの数を過小評価していると判断される。しかし、この研究報告が公表されたことで、HIV/AIDSの危険因子としての性虐待という問題が前面に出され、性虐待被害児の評価の際にHIVのスクリーニング検査を行うべきと考えている医療者に、勇気を与えることとなった。

性虐待や性暴力の被害後に、その被害による直接的なHIV感染リスクの低減や将来のHIV感染リスクの低減に取り組むことは、非常に重要である。性虐待被害歴のある人物は、HIVに罹患する高リスク群であることが知られている[16]。

Brownらは性虐待被害歴のある精神疾患施設に入院している思春期の子どもは、HIVに関する知識が少なく、コンドームを使用する事が少なく、同世代と比較し衝動のコントロールが下手であったとの報告を行い、この集団がHIVに罹患する高リスクの行動をとるのは、過去の性虐待の既往が関係していると、結論付けている[17]。他にも、幼少時から慢性的な性虐待被害を受けた既往のある成人サバイバーは、HIV感染リスクのある行動をとる比率が7倍高かった、との研究報告も存在する[18]。Lambertらは、HIV感染率が全体的に低いボリビアにおいて、高リスクグループ(長距離のトラック・バス運転手、性風俗産業従事者[CSW:commercial sex worker]、路上生活の若者)におけるHIV抗体陽性率の調査を行い、路上生活の若者においてHIV抗体陽性率が最も高かったと報告している[19]。路上生活の若者は、金銭や食事を得るための「生存のためのセックス」をすることが多く、さらにはこのような若者のほぼ全員が、小児期に性虐待の被害歴があった、とも報告されている[19]。

この他にも、性虐待とHIV感染リスク行動との関連に関する研究や、被害を受けやすい集団に焦点を当てた早期介入の効果に関する研究など、複数の研究の結果が公表されている[20, 21]。このような知見からは、家出していた思春期以降の子どもにはルーチンでHIVリスクを評価すべきであり、また臨床医は、将来のHIV感染リスク行動を減らすために性虐待の既往の有無のスクリーニング評価を行う事の重要性を、理解しておく必要がある、ということが出来る。

性虐待や性暴力の被害を受けた子どもにおけるHIV感染率は不明であるが、子どもが性風俗産業に従事することの非道さについて言及した最近の文献では、このような子どもではHIV感染が高率に確認されると報告されている。国境を越えて世界的に不正取引されている人身売買は年間60-80万名いるとされるが、その80%は女児や女性である[22]。性的目的の人身売買で米

国境を越える数は45,000名との試算もある[23]。救出された女児や女性が性労働に誘い込まれた手段について調査した報告によれば，その手段として，偽の仕事の契約，偽の結婚，怪しげな社会イベントや宗教的イベントの招待状，誘拐，麻薬の影響，などが挙げられている。約半数の被害者の不正取引は見知らぬ人物が関わったものであったが，残りの被害者の不正取引には親密なパートナー・友人・家族が関与したものであった，とも報告されている[22, 24]。

児童の人身売買は，精神的・社会的な影響が高いことに加え，大人と比べてHIVに感染させられるリスクが高いと報告されている[25]。性的な人身売買被害にあい，本国へ送還されることとなったネパール人の女児・女性の計287名のHIV感染率に関する研究報告があるが，このうち33名（14.7%）は14歳以下の事例であり，76名（33.8%）は15歳以上18歳未満の事例であったと報告されている。この調査では，年少児の60.6%がHIV抗体陽性であり，年齢が幼いほどHIV感染のリスクが高かった，とも報告されている[26]。HIV感染率の高さと関係する他の要因としては，強制的に売春させられた期間，ならびに1つ以上の売春宿での強制労働体験，が挙げられていた。身体医学的には内外性器の未熟性や，思春期初期に多い子宮頸部異所性円柱上皮（cervical ectopy）の存在が，HIV感染リスクを高める要因と考えられている[27]。

子どもが幼ければ幼いほど取引価値が高いことを反映し，幼い被害児は年長のCSWとは異なった形で取引されている。一部の「顧客」は幼児や処女を好むため，幼い被害児は金銭的な価値が高い。処女とセックスをするとHIVやその他の疾患が治るという迷信（"virgin cure"）が多くの国に残っていることも，この事態に関係している[28]。南アフリカでは無数の幼小児が，この恐ろしい迷信のためにレイプされてきたと推察されている[29]。幼い被害児は金銭的価値が高いためだけではなく，警察の摘発を避けるために売春宿を転々とさせられるので，搾取される機会がさらに増え，HIVに罹患するリスクも高まるのである[26]。

これらの研究によって，性的な人身売買の被害者はHIV感染率が高く，特に幼い被害児は一層高いHIV感染リスクを負っていることが明確となった。性虐待や性暴力の被害によるHIV感染事例の症例報告は数多くあるが，それに加えてこの大規模な研究報告の結果は，性虐待や性暴力の被害を受けた小児・思春期の子どものHIVリスク評価に関しての，決定的な情報を医療者に提供するものとなった。

リスク評価

性虐待や性暴力の被害を受けた子どものHIVリスク評価に際して，医療者は開示された性被害の状況に加えて，被害者と加害者の特質にも考慮する必要がある。小児・思春期の子どもの生物学的要因や，膣・子宮頸部の組織学的要因は，HIVや他の性感染症（STI：sexually transmitted infections）の罹患のしやすさに関連している。母体由来のエストロゲンは，生後しばらくして減少し，膣内側の扁平上皮は円柱上皮へと置き換わる。その結果，膣内面は薄く脆弱で損傷を負いやすくなる。思春期にはエストロゲンレベルが上昇するため，少しずつ膣は扁平上皮で覆われるようになるが，円柱上皮は子宮頸部口の周囲に残存する（子宮頸部異所性円柱上皮：cervical ectopy）。思春期女児に残存する子宮頸部異所性円柱上皮はクラミジア・トラコマチス（*Chlamydia trachomatis*）などのSTIの罹患リスクを高める[27, 30, 31]。また既に他のSTIに罹患している場合，HIV-1感染が促進されるような免疫反応が誘導される事が知られている[32]。外性器肛門部位の粘膜損傷の存在という要因は[33]，それ単独または他のSTIと組み合わさることにより，性虐待や性暴力被害を受けた際のHIV感染のリスクを高める。

第24章　性虐待・性暴力被害を受けた小児・思春期の子どものHIV感染とAIDS　**305**

加害者が抗体陽性であるかどうかは，（ウイルス量や病期とともに）被害者のHIV感染リスクに大きく影響する[34]。性虐待や性暴力の被害児のおよそ80％が，加害者が誰であるかを知っているとされている[35]。また強姦被害者の約半数が見知った人物から被害を受けるとされているが，加害者のHIV感染の有無についての状況が判明することは，極めて稀である[36]。医療者は加害者の健康状況や生活習慣で何か知っていることがあるか，被害児や非加害側の養育者に尋ねる必要がある。このような情報収集を行う事により，たとえば加害者の静注ドラッグ使用歴，男性加害者であれば男性とのホモセクシャルな性交渉の有無，加害者の最近や過去の投獄歴，加害者のパートナーにHIV罹患者がいるか否か，そしてより直接的には加害者がHIV感染者であるか否か，などのリスクに関する情報も導き出されうる。加害者の人数の特定も，リスク評価を行う上で重要である。

もし加害者について，詳細な情報が何も得られないならば，性虐待や性暴力被害の生じた地域におけるHIV抗体の陽性率という公衆衛生学的な情報を考慮する。州が異なればHIV罹患率も異なる。コロンビア州ではHIV感染率は10万人あたり264.9人と高く，ノースダコタ州では10万人あたり1.9人と低い[37]。さらに強姦被害が刑務所内で起きた場合や，加害者に投獄歴があったとすれば，HIVに罹患するリスクは米国一般集団と比較して14倍高い[38]。

HIVの感染リスクの評価は，加害者の抗体価や加害者のリスク要因からだけではなく，被害の際の粘膜接触の有無やその状況に基づいて行うこともできる。HIV感染の状態が不明の男性から一回だけ，コンドームなどの使用のない状況下で肛門性交を受けた場合のHIV感染の相対的リスクは，1万分の1であると見積もられている[34]。膣性交では，一回ごとの相対的リスクはかなり低く5万分の1とされている[34]。ただしこの数値は同意を得た成人の研究から導き出さ

れたものであり，小児・思春期の子どもに同じ危険率を適応することはできない。さらに，性虐待や性暴力の被害が何度も繰り返して行われた場合，当然リスクは高くなる。性被害の際に暴力が用いられた場合，（同意のうえでの性交渉と比較して）外性器肛門部位に損傷を負う可能性が増すため，感染リスクの増加につながる[39]。

一般的に，性虐待・性暴力の被害児は，自身に起こった性的接触について，明確に伝えることができない。子どもが被害の詳細について語れるか否かは，子どもの年齢や言語能力の発達状況，子どもの事前の性に対する知識の有無，加害者からの脅し，被害を開示した場合の親の反応に対する恐怖心，羞恥心や罪悪感，などの要因が関与する。思春期の子どもであっても，被害のすべてを語れるわけではないことが多い。性虐待被害を受けた思春期の子ども145名を対象とした2006年の調査[40]では，21％の子どもは被害の際に気を失ってしまったと回答し，54％は射精があったかどうかは分からないと回答し，27％はコンドームが使用されたかどうか分からないと回答していた，と報告されている。医療者は子どもの被害開示情報のみだけではなく，養育者や調査官等からの聞き取り情報も入手したうえで，可能な限り完全なHIV感染のリスクプロファイルを得るように努力しなければならない。

その他に考慮すべき重要な情報としては，性虐待や性暴力の被害の発生から開示までの時間が挙げられる。被害の発生から72時間以上経過している場合には，暴露後の感染予防内服を行う事は推奨されない。もう一つの重要な要因は，診察で判明する明らかな身体的外傷所見の有無であり，これがあれば感染リスクが増すこととなる。

HIVに関する検査やカウンセリングは，子どもからの被害の開示内容・加害者の特徴・身体所見・被害児固有の易感染性，といった情報をもとにリスク評価を行った上で行わなければな

表24-1	性暴力被害後72時間以内に受診した小児患者＊にHIV PEP（暴露後予防内服）を検討する際のリスク分類
高リスク PEPをするべき	HIV陽性が判明している加害者から，膣や肛門に陰茎挿入被害を受けたと子どもが開示した場合
中～高リスク PEPを勧める	HIV感染不明の加害者からの被害で，子どもが性的接触の状態を明確に開示できないものの，外性器肛門部位の外傷が確認された場合
中等度リスク PEPを考慮	HIV感染不明の加害者から膣や肛門に陰茎挿入被害を受けたと子どもが開示し，外性器肛門部位の外傷は認められないものの，暴露状況として以下の要因がある場合： 　加害者が複数であった場合 　加害者がHIV感染の高リスク集団に属している場合，または加害者がHIV罹患の高リスク行動をすることが知られている場合† 　子どもや加害者に他のSTIの存在が確認された場合
低リスク PEPは推奨されない	子どもが開示した性暴力被害状況に，肛門・膣・口腔への挿入被害がない場合。 HIV感染不明の加害者からの被害で，子どもが性的接触の状態を明確に開示できず，外性器肛門部の外傷も認められず，リスクを高めるその他の要因がない場合 子どもが開示した被害状況が口腔への挿入のみで，かつ射精は無かった場合 加害者がHIV陰性と判明している場合

＊通常は，72時間以内にPEPを開始すべきであるが，子どもからのヒストリー聴取では時間の特定が難しい場合がある。性暴力被害状況が重症（外性器肛門部外傷の存在や，その他の複数の付加リスク因子の存在が認められる）であれば，72時間という時間枠を越えてHIV PEPを開始するべきである。

†高リスク集団とは，男性と性交渉をする男性，静注ドラッグ使用者，投獄歴のある加害者，高リスク集団との性交渉のある加害者，高リスク集団の成人に性虐待を受けたことのある未成年の加害者，である。

らない。被害児がHIV抗体陽性であることが判明した場合には，速やかに小児感染症専門医へコンサルトを行う。

CDCが推奨する2005年のガイドラインでは，加害者のHIV感染状況が不明な場合，性暴力被害後の暴露後予防（PEP：postexposure prophylaxis）の適応はケースごとに決定することが推奨されている[41]。症例によっては，リスク評価に必要な情報収集に時間がかかることもある。当座はHIVのPEPを開始し，後に加害者が特定されHIV陰性が確認できたら中止する，というやり方も検討する必要がある。被害児やその家族に十分な配慮を行った上で，HIV罹患のリスクやPEPについての話し合いを持つことが，感情的ストレスの緩和に有用となる。思春期の子どもに啓発として，リスクの高い性行動を避ける必要があるということを伝えたいと思ったとしても，それは別の適切な時期に行うべきである。

表24-1に，性暴力被害後の急性期に事例のHIV感染リスクを把握するためのツールとして，感染のリスク別の一覧を掲示している。このようなリスクアセスメントツールの有用性は臨床的に検証されているわけではないが，このツールにはPEP処方の適否を決断する際に重要なポイントが含まれている。表24-2にはGarciaらが発表した，性暴力被害後のHIV感染リスクを決定するための，また別の方法を提示している[42]。

暴露後予防内服
（PEP：postexposure prophylaxis）

現在，HIV感染やAIDSには，効果の高いレトロウイルス治療薬が用いられている。治療薬は，レトロウイルスの増殖サイクルに作用する時期によって分類されている。たとえば，ヌクレオシド／ヌクレオチド逆転写酵素阻害剤はウイルスDNAに融合し逆転写を阻害することによってウイルスの増殖を防ぐが，プロテアーゼ

表24-2	レトロウイルス感染予防を検討する際の性暴力被害の重症度

重症度	暴露タイプ
低	腟・口腔への挿入被害があったが射精はされず、診察で外傷は確認されない 健常皮膚の上への射精 行為中、加害者がコンドームを使用していた 被害者を評価する時点で、加害者のHIV陰性が判明している
中等度	腟・口腔への挿入被害を受け、射精されたものの、診察で外傷は確認されない
高	肛門への挿入被害あり 腟への挿入被害を受けており、診察で外性器損傷所見が確認された 加害者が複数存在している リスクを高めるその他の要因がある（炎症・潰瘍・出血・外傷・裂傷・月経） 加害者のHIV陽性が判明している

出展：Garcia MT, Figueiredo RM, Moretti ML, et al. Postex-posure prophylaxis after sexual assaults : a prospective cohort study. Sex Transm Dis 2005 ; 34 : 214-219.

インヒビターはウイルス粒子形成のプロセスに作用する薬剤であり、新しいvirion（成熟ウイルス粒子）形成に必要な新生タンパク切断酵素プロテアーゼの作用を抑制することで薬効を発揮する[43]。

抗レトロウイルス剤の予防的内服が効果を発揮する推定メカニズムは、HIV暴露直後は宿主の免疫システムで制御できるほど、ウイルス量が少ない時期であるという事実に基づいている。この時期に抗レトロウイルス剤が用いられると、ウイルス増殖が低下または静止し、減りつつあるウイルスを体内の防御システムによって排除できるようになる。動物やヒトの組織を用いた研究では、粘膜への暴露後の予防効果発揮期間（window of opportunity）は最大72時間であろうとの結果が示されている[44]。予防的な抗レトロウイルス剤の内服効果を検討した研究は、HIVに感染した妊婦を対象にしたものが最初である。この研究では、予防的内服によって出産

時の垂直感染のリスクがかなり減少することが明らかになった[45]。

サル免疫不全ウイルスに感染させたサルに様々な抗レトロウイルス剤を投与した動物実験の結果からも、HIV PEPを行う事の有用性は支持されている。これらの研究は、HIV PEPの迅速な開始が重要であることを強調した点、そして適切な治療期間を確立した点で、極めて有意義な研究であったといえる[46]。

「職務によらない（針刺し事故などではない）状況でのHIV暴露後のPEPの開始条件に関するガイドライン」は、部分的には「医療者向けのHIV PEPのガイドライン」をもとに作成されている。針刺し事故でのHIV感染リスクは1,000件あたり3.2例であり、この頻度はHIV陽性者との性的接触の際のリスクと同様である[47]。1997年にCardoらは、針刺し事故によりHIVに暴露された712名の医療者を後方視的に調査し、HIV抗体陽性になる確率は抗レトロウイルス剤zidovudine使用者で81％減少したとの報告を行っている[48]。Zidovudineを使用した事例は数が少なく、また後方視的研究であるなどの限界（limitation）はあるにせよ、この研究は、出産時のPEPに関する研究成果や動物実験による研究成果と同様に、職務によらない状況でのHIV暴露後のPEPの基礎となる多くの情報をもたらした[49]。

1998年に出された専門調査委員会の最終報告では、職務によらない（針刺し事故などではない）状況でのHIV暴露後のPEPを推奨するためには、裏付けとなるデータが不足している、と結論付けられている[49]。ただし、同年にKatzとGerberdingは、性的接触・静注ドラッグによるHIV暴露後のPEPにつき検討し、一部の事例に対してはPEPを行うことが推奨されるとの見解を、その理由とともにまとめ、報告している[50]。いくつかの州では個々にガイドラインを作成していて、性的接触によるHIV暴露後にPEPを行う事を推奨している[51-54]。2003年の米

308 第Ⅳ部　子どもの性感染症——疫学・診断・治療

国小児科学会のPEPに関する臨床報告では，職務によらない（針刺し事故などではない）状況でHIVに暴露した小児・思春期の子どもへのPEPに関するリスク評価や治療に関する包括的指針が示されているが，結論から言えば性的暴露後のHIV PEPは推奨されてはいない[55]。2005年1月，CDCはガイドラインを発表し，HIV陽性であることが判明している人物からの，高リスクな性的暴露があり，暴露後72時間以内に受診した場合には，HIV PEPを行う事を推奨している[41]。このガイドラインは暴露源である人物のHIV感染状態が把握できているということが前提となっているが，性暴力被害後の急性期にそのような前提に見合う状況は，成人例であれ小児例であれ極めて稀である。現時点では，加害者のHIV抗体価が不明な場合に，性暴力被害後の急性期にHIV PEPを行う適応であるとしている公的なガイドラインは存在しない。しかしながら，成人でHIV PEP供給の標準化は進んでおり，フォローアップの成功を示す研究成果も公表されている[56-59]。

一つの例として，性暴力被害者347名（97.4％が女性で年齢中央値20歳。13歳未満は4.6％）に対する最近の前方視的研究がある[57]。この研究では，被害者はHIV暴露のリスクレベルにより3グループに分類され，中等度・高リスクの被害者278名にPEPが勧奨され，全例が治療を受諾し，対象者は2剤または3剤での治療が行われた。対象事例の67％が，28日間にわたる治療を完遂できたが，6カ月目のフォローアップ検査で抗体陽性となった事例はいなかった，と報告されている。この研究論文中の考察では，性暴力被害者のフォローアップを行う事の重要性につき強調されており，内服のコンプライアンスに影響する因子として，教育レベル・2剤か3剤か・加害者がHIV陽性であることを知っているか・実際に内服を続けている患者との交流があること（患者グループに所属すること），などが挙げられている[57]。

成人から得られた知見というのは有用であるが，一方で小児・思春期の性暴力被害児には，リスク評価・薬剤の選択・PEPのアドヒアランスなどを複雑にさせる，独特の課題がある。Ballらによる研究では，成人例と比較して小児への対応は標準化されていないということが明らかになっている[59]。この研究では，小児感染症専門医と小児救急医療医師を対象に，小児患者のHIV暴露後のPEPについての調査を行っているが，その結果，患者への一貫したリスク評価はなされておらず，処方される薬剤も多様であるということが判明した[59]。Merchantらも性暴力被害を受けた思春期の子どもへ行われる検査・予防内服の薬剤には統一性がない，との報告を行っている[60]。また，HIV PEPは，他の状況においてしばしば行われる予防的抗菌薬内服よりも，実際に実施されることが少なく，また多くの事例で，患者に受け入れられていなかった，とも報告されている。この研究報告の考察では，患者がHIV PEPを受け入れるか否かに影響する要因には，高価であること（特に保険を持っていない患者）・推奨される治療期間が長いこと・副作用・臨床医が反対している，などが挙げられていた[60]。他にも，性暴力被害後にHIV PEPが処方された小児では，その後に医療上のフォローアップを受ける率が低かった，との研究報告もある[61]。

加害者がHIVに罹患している場合だけではなく，加害者のHIV感染状態が不明な場合にも，HIV PEPの適応とされるべきである。その正当性を語る上で重要なのは，強制的な性行為後に致死的で人生を変えるような疾患に罹患させられることで，性的暴力に内在するトラウマがさらに悪化し，被害者の健康・安全が持続的に侵害されるという点にある。

治療ガイドライン

　実際にHIV PEPを開始する前には，子どもや家族に対し，「HIV PEPの効果を決定づけるエビデンスレベルの高いデータは現時点では存在していない」ということを説明する必要がある。もし子ども・家族がHIV PEPを承諾し，予防内服薬を処方したならば，その後の服薬コンプライアンスの確認やフォローアップは不可欠であることも強調されなくてはならない。病院は，救急部にHIV PEPを実施するための緊急対応プロトコールを用意する必要があり，またその後も薬剤供給体制を確保し，副作用・服薬コンプライアンス・精神的ストレスレベルの評価を継続的に行うための小児科専門医へのコンサルトを行うことが出来るフォローアップ対応プロトコールを用意する必要がある[55]。理想的にはPEPを開始した全ての子どもを初診から72時間以内に再診させ，薬剤内服後の副作用の有無につき問診するとともに，患者の疑問に対し回答する機会を設ける必要がある。治療期間中は頻繁に電話で注意深いフォローアップを行う事により，患者の内服コンプライアンスは向上し，治療コースを完遂しやすいとされている[62]。

　HIV PEPは暴露後可及的速やかに開始し，28日間内服を継続する。これは抗体陰性の子どもにのみ適応となるため，初期評価時にHIV迅速検査を行う必要がある。ただし迅速検査の結果が判明するまでPEPの初回投与を遅らせる，という対応を行ってはならない。一部の薬剤は妊婦に対して禁忌となっており，月経開始後の女児の場合には治療開始前に妊娠検査を行う必要がある。最低でも，HIV検査・妊娠検査に加え，薬剤毒性を考慮した検査として血算・肝機能・BUN/Crを検査しておく必要がある。フォローアップとしてPEP開始2週間後と4週間後に，血算・肝機能検査・BUN/Crを検査し，PEP開始4週目・3カ月目・6カ月目にはHIV抗体検査の再検を行う[55]。

　職務によらない（針刺し事故などではない）状況でのHIV暴露後のPEP処方薬に禁忌となるものはほとんどなく，一般に重大な副作用もほとんどない。しかし子どもや家族には，副作用に関する情報を丁寧に説明しなければならない。薬剤にもよるが，最も多い副作用としては，吐き気・倦怠感・下痢・嘔吐・食欲不振が挙げられる[63]。また極めてまれではあるものの，死亡を含む重篤な有害事象の報告もなされている[64]。通常，副作用は時間とともに減弱すること，食物と一緒に摂取すると飲みやすくなる事を説明しておく。

　性暴力被害後に最適な薬剤の選択や薬剤数に関するデータは，ほとんどが経験に基づいたものである。最新のCDCガイドラインでは，HIV陽性者からの職務によらない（針刺し事故などではない）状況での暴露に対しては，3剤投与を行う事が推奨されている[41]。ただ3剤投与は，効果は高いものの副作用のリスクが高まるため，計28日間の治療への服薬コンプライアンスが低下する可能性もある。性暴力の加害者がHIV陽性であることが判明している状況は稀である。加害者のHIV抗体価が不明な場合に，その他のリスクが低い場合には，2剤でのHIV PEPでも，医療者の針刺し事故によるHIV感染を減らすというデータがあることや，副作用の程度が低いことから，2剤での治療も考慮すべきである[51, 56, 65]（表24-1を参照）。2剤でのPEPに用いられる薬剤としてはzidovudineとlamivudineが選択されることが多い。これらの薬剤は，対象が幼い子どもの場合にはシロップを用いることができ，年長児には合剤を用いることができ，服薬コンプライアンスの向上が期待できる。

　治療開始前に，HIV治療の専門家にコンサルテーションし，HIV専門家により作成された最新の治療プロトコールを遵守すべきである。抗レトロウイルス剤の投与量と副作用に関する最新情報は，米国保健福祉省（DHHS：United States Department of Health and Human

Services）のウェブサイトにある AIDS 情報ページ http://www.aidsinfo.nih.gov/DrugsNew/Default.aspx?MenuItem=Drugs，または「職務によらない（針刺し事故などではない）HIV 暴露に対しての HIV PEP に関する CDC ガイドライン」の最新版，特に小児・思春期の子どもに関連した項を参照していただきたい。

現時点での医学的証拠の確からしさ

小児・思春期の子どもにおける，性虐待や性暴力の被害後の HIV 罹患率に関する研究は限定的である。性虐待の問題も HIV 感染・エイズ罹患の問題も，ともに非常にデリケートな問題であり，高度の秘匿性が求められる性質のものである。性虐待・性暴力被害によってどれくらいの確率で HIV が伝染するかは正確には分からないにしても，医療者には，子どもを診察する際に HIV 感染のリスクを評価し，詳細な説明を行い，子どもと家族に PEP を処方するかどうかの選択権を与える責任がある。

小児・思春期の子どもが性虐待や性暴力の被害を受けた後に，HIV PEP 治療を開始することの妥当性というものは，成人における経験から得られた知識に基づくものである。成人に関しては HIV PEP に関してのエビデンスレベルの高い前方視的な研究がなされているが，小児・思春期の子どもの性虐待・性暴力被害後の HIV PEP に関する前方視的な研究データは，現時点では存在していない。成人を対象としている文献も，サルの動物実験に基づいたものであったり，針刺し事故などの職務上の HIV 暴露における PEP のデータに基づいたものであったり，垂直感染研究に基づいたものであったりという，いくつかの制約（limitation）があるものである。

今後の研究の展望

小児・思春期の子どもへの PEP のプロトコールを評価する前方視的研究がなされる必要がある。たとえば被害児が幼児であればうまくしゃべれないし，うまくしゃべれる年齢の子どもであっても，周囲の反応を恐れて詳しい被害の開示をしたがらない。このような，しばしば遭遇する障壁をも考慮した，臨床の現場にとって有効なリスクアセスメントのプロトコールを作成する上で，このような研究から得られたデータは極めて有用となるであろう。さらに小児に特化した形で，薬剤の効果や副作用，服薬コンプライアンスを比較した前方視的データが得られれば，臨床上極めて有用となるであろう。また，性虐待・性暴力被害を受けた子どもがフォローアップのケアを利用することができるか，できる場合には容易にアクセスが可能であるか，という点が最も重要である可能性もあり，それらに影響する要因を前方視的かつ包括的に研究することが求められる。性虐待や性暴力の被害後に医療機関に受診する機会を利用して，背景にある複雑な要因を把握することができれば，子どもに HIV PEP の適応があるか否かの判断だけではなく，さらに踏み込んだ被害の一次予防・二次予防が可能になる。

今後は，「性産業で不正に搾取されている子ども」という重要な課題にも，より焦点を当てていかなければならない。性風俗産業従事者（CSW：commercial sex workers）に対しては，HIV 感染予防のための努力として，顧客にコンドームをつけさせることを促し，CSW が訴追されてしまうようなことがないようにし，CSW が適切に医療を受けることができる機会を提供する，といった取り組みが世界的になされてきた [66]。このようなプロジェクトは重要であるが，一方で性風俗産業における子どもは決して「労働者」ではないということの啓発も進めていく必要がある。性風俗産業という枠組みの中

で，子どもは搾取され虐待され続けているのである。言い換えるならば，子どもは「労働者」ではなく「被害者」であって，それを利用する成人は「顧客」ではなく「加害者」なのである。このような残酷な行為の発生を，需要の方向からも供給の方向からも，厳しく予防する努力を継続的に行っていかなければならない。

文献

1. Harrington PR, Swanstrom R: The biology of HIV, SIV and other lentiviruses. *In*: Holmes KK, Sparling PF, Stamm WE, et al: *Sexually Transmitted Diseases*, ed 4, McGraw-Hill, New York, 2008, pp 323-339.
2. U.S. Centers for Disease Control and Prevention: *HIV/AIDS surveillance report*, 2007, (website): http://www.cdc.gov/hiv/topics/surveillance/resources/reports/. Accessed April 13, 2009.
3. Wright KL: HIV and adolescents. *Clin Fam Pract* 2000;2:945-966.
4. Futterman D, Chabon B, Hoffman ND: HIV and AIDS in adolescents. *Pediatr Clin North Am* 2000; 47:171-188.
5. Rother-Borus MJ, Futterman D: Promoting early detection of human immunodeficiency virus infection among adolescents. *Arch Pediatr Adolesc Med* 2000;154:435-439.
6. Hammett TA, Bush TJ, Ciesielski CA: *Pediatric AIDS cases reported with no identified risks.* Paper presented at annual meeting of the American Public Health Association, San Francisco, October, 1993.
7. Centers for Disease Control and Prevention: *AIDS public information data set* (website): http://wonder.cdc.gov/wonder/help/AIDS/APIDS2002.pdf. Accessed April 13, 2009.
8. Lindegren ML, Hanson IC, Hammett TA, et al: Sexual abuse of children: intersection with the HIV epidemic. *Pediatrics* 1998;102:E46.
9. Claydon E, Murphy S, Osborne EM, et al: Rape and HIV. *Int J STD AIDS* 1991;2:200-201.
10. Albert J, Wahlberg J, Leitner T, et al: Analysis of a rape case by direct sequencing of the human immunodeficiency virus type 1 pol and gag genes. *J Virol* 1994;68:5918-5924.
11. Murphy S, Kitchen V, Harris JR, et al: Rape and subsequent seroconversion to HIV. *Br Med J* 1989; 299:718.
12. Gellert GA, Durfee MJ, Berkowitz CD, et al: Situational and sociodemographic characteristics of children infected with human immunodeficiency virus from pediatric sexual abuse. *Pediatrics* 1993;91:39-44.
13. Gutman L, St Claire KK, Weedy C, et al: Human immunodeficiency virus transmission by child sexual abuse. *Am J Dis Child* 1991;145:137-141.
14. Persaud D, Chandwani S, Rigaud M, et al: Delayed recognition of human immunodeficiency virus infection in preadolescent children. *Pediatrics* 1992;90:688-691.
15. Leiderman IZ, Grimm KT: A child with HIV infec-

tion. *JAMA* 1986;256:1094.
16. Zierler S, Feingold L, Laufer D, et al: Adult survivors of childhood sexual abuse and subsequent risk of HIV infection. *Am J Public Health* 1991;81:572-575.
17. Brown L, Lourie KJ, Zlotnick C, et al: Impact of sexual abuse on the HIV-risk-related behavior of adolescents in intensive psychiatric treatment. *Am J Psychiatry* 2000;157:1413-1415.
18. Bensley LS, Van Eenwyk J, Simmons KW: Self-reported childhood sexual and physical abuse and adult HIV-risk behaviors and heavy drinking. *Am J Prev Med* 2000;18:151-158.
19. Lambert ML, Torrico F, Billot C, et al: Street youth are the only high-risk group for HIV in a low-prevalence South American country. *Sex Transm Dis* 2005;32:240-242.
20. Stoltz JA, Shannon K, Zhang R, et al: Association between childhood maltreatment and sex work in a cohort of youth. *Soc Sci Med* 2007;65:1214-1221.
21. Dickson-Gomez J, Bodnar G, Gueverra A, et al: Childhood sexual abuse and HIV risk among crack-using commercial sex workers in San Salvador, El Salvador: a qualitative analysis. *Med Anthropol Q* 2006;20;545-574.
22. Barrows J, Finger R: Human trafficking and the healthcare professional. *South Med J* 2008;101:521-524.
23. US Department of State: *Trafficking in persons report, June 2008* (website): http://www.state.gov/documents/organization/105501.pdf. Accessed April 13, 2009.
24. Beyrer C, Stachowiak J: Health consequences of trafficking of women and girls in Southeast Asia. *Brown J World Aff* 2003;10:105-117.
25. Sarkar K, Bal B, Mukherjee R, et al: Young age is a risk factor for HIV among sex workers- an experience from India. *J Infect* 2006;53:255-259.
26. Silverman JG, Decker MR, Gupta J, et al: HIV prevalence and predictors of infection in sex-trafficked Nepalese girls and women. *JAMA* 2007;298:536-542.
27. Moscicki A, Ma Y, Holland C, et al: Cervical ectopy in adolescent girls with and without human immunodeficiency virus infection. *J Infect Dis* 2001;183:865-870.
28. Meel BL: The myth of child rape as a cure for HIV/AIDS in Transkei: a case report. *Med Sci Law* 2003;43:85-88.
29. Sidley J: Doctor reprimanded for giving antiretroviral drug to baby who was raped. *Br Med J* 2002;324:191.
30. Berman SM, Ellen JM: Adolescents and STDs including HIV infection. *In*: Holmes Kk, Sparling PF, Stamm WE, et al: *Sexually Transmitted Diseases*, ed 4, McGraw-Hill, New York, 2008, pp 165-186.
31. Royce RA, Sena A, Cates W, et al: Sexual transmission of HIV. *N Eng J Med* 1997;336:1072-1078.
32. Fleming D, Wasserheit J: From epidemiological synergy to public health policy and practice: the contribution of other sexually transmitted diseases to sexual transmission of HIV infection. *Sex Transm Infect* 1999;75:3-17.
33. Lauber AA, Souma ML: Use of toluidine blue for documentation of traumatic intercourse. *Obstet Gynecol* 1982;60:644-648.

34. Varghese B, Maher JE, Peterman TA, et al: Reducing the risk of sexual HIV transmission: quantifying the per act risk for HIV on the basis of choice of partner, sex act, and condom use. *Sex Transm Dis* 2002;29:38-43.

35. Finkelhor D, Hammer H, Sedlak AJ: *Sexually assaulted children: national estimates and characteristics. National incidence studies of missing, abducted, runaway, and thrown away children*, Office of Juvenile Justice & Delinquency Prevention, U.S. Department of Justice (website): http://www.ncjrs.gov/pdffiles1/ojjdp/21 4383.pdf. Accessed April 14, 2009.

36. Du Mont J, Myhr TL, Husson H, et al: HIV postexposure prophylaxis use among Ontario female adolescent sexual assault victims: a prospective analysis. *Sex Transm Dis* 2008;35:973-978.

37. Henry Kaiser State Health Facts (website): https://www.kff.org/statedata/. Accessed March 10, 2010.

38. Gostin LO, Lazzarini Z, Alexander D, et al: HIV testing, counseling and prophylaxis after sexual assault. *JAMA* 1994;271:1436-1444.

39. Slaughter L, Brown CR, Crowley S, et al: Patterns of genital injury in female sexual assault victims. *Am J Obstet Gynecol* 1997;176:609-616.

40. Olshen E, Hsu K, Woods E, et al: Use of human immunodeficiency virus postexposure prophylaxis in adolescent sexual assault victims. *Arch Pediatr Adolesc Med* 2006;160:674-680.

41. Smith DK, Grohskopf LA, Black RJ, et al: Antiretroviral postexposure prophylaxis after sexual, injection drug-use, or other nonoccupational exposures to HIV in the United States: recommendations from the U.S. Department of Health and Human Services. *MMWR Recomm Rep* 2005;54:1-20.

42. Garcia MT, Figueiredo RM, Moretti ML, et al: Postexposure prophylaxis after sexual assaults: a prospective cohort study. *Sex Transm Dis* 2005;32:214-219.

43. Eron JJ, Hirsch MS: Antiviral therapy of human immunodeficiency virus infection. *In*: Holmes KK, Sparling PF, Stamm WE, et al: *Sexually Transmitted Diseases*, ed 4, McGraw-Hill, New York, 2008, pp 1393-1421.

44. Otten RA, Smith DK, Adams DR, et al: Efficacy of postexposure prophylaxis after intravaginal exposure to pig-tailed macaques to a human-derived retrovirus (human immunodeficiency virus type 2). *J Virol* 2000;74:9771-9775.

45. The Petra Study Team: Efficacy of three short-course regimens of zidovudine and lamivudine in preventing early and late transmission of HIV-1 from mother to child in Tanzania, South Africa, and Uganda (Petra study): a randomized, double blind, placebo-controlled trial. *Lancet* 2002;359:1178-1186.

46. Tsai CC, Emau P, Follis KE, et al: Effectiveness of postinoculation of (R)-9-(2 phosphonylmethoxpropyl) adenine treatment for prevention of persistent simian immunodeficiency virus SIV (mne) infection depends critically on timing of initiation and duration of treatment. *J Virol* 1998;72:4265-4273.

47. Gerberding JL: Prophylaxis for occupational exposure to HIV. *Ann Intern Med* 1996;125:497-501.

48. Cardo DM, Culver DH, Ciesielski CA, et al: A case-control study of HIV seroconversion in health care workers after percutaneous exposure. *N Engl J Med* 1997;331:1485-1490.

49. Centers for Disease Control and Prevention: Management of possible sexual, injecting drug-use, or other non-occupational exposure to HIV, including consideration related to antiretroviral therapy. Public health services statement. *MMWR Recomm Rep* 1998;47(RR-17):1-14.

50. Katz MH, Gerberding JL: The care of persons with recent sexual exposure to HIV. *Ann Intern Med* 1998;128:306-312.

51. NY State Department of Health AIDS Institute: *HIV prophylaxis following nonoccupational exposure including sexual assault*. New York State Coalition Against Sexual Assault, New York, 2008. Available at http://www.floridahealth.gov/diseases-and-conditions/aids/prevention/Prophylaxis-Non-Occupational-Exposure.pdf. Accessed April 14, 2009.

52. Merchant RC, Mayer KH, Browning CA: Nonoccupational HIV post-exposure prophylaxis: guidelines for Rhode Island from the Brown University AIDS program and the RI Department of Health. *Med Health R I* 2002;85:244-248.

53. Myles JE, Bamberger J, Housing and Urban Health of the San Francisco, Department of Public Health, California HIV PEP After Sexual Assault Task Force, California State Office of AIDS: *Offering HIV prophylaxis following sexual assault, 2001*, California Department of Health (website): http://citeseerx.ist.psu.edu/viewdoc/download?doi=10.1.1.445.2399&rep=rep1&type=pdf. Accessed April 14, 2009.

54. Koh HK, De Maria A, McGuire JF: *HIV prophylaxis for nonoccupational exposures*, Office of Health and Human Services, Commonwealth of Massachusetts (website): http://www.mass.gov/dph/aids. Accessed April 14, 2009.

55. Havens P, Committee on Pediatric AIDS: Postexposure prophylaxis in children and adolescents for nonoccupational exposure to human immunodeficiency virus. *Pediatrics* 2003;111:1475-1489.

56. Gerard JB, Sonder MD, Van Den Hoek A, et al: Trends in HIV postexposure prophylaxis prescription and compliance after sexual exposure in Amsterdam, 2000-2004. *Sex Transm Dis* 2007;34:288-293.

57. Garcia MT, Figueiredo RM, Moretti ML, et al: Postexposure prophylaxis after sexual assaults: a prospective cohort study. *Sex Transm Dis* 2005;32:214-219.

58. Schechter M, do Lago RF, Mendelsohn AB, et al: Behavioral impact, acceptability, and HIV incidence among homosexual men with access to postexposure chemoprophylaxis or HIV. *J Acquir Immune Defic Syndr* 2004;35:519-525.

59. Babl FE, Cooper ER, Kastner B, et al: Prophylaxis against human immunodeficiency virus exposure after nonoccupational needlestick injuries or sexual assaults in children and adolescents. *Arch Pediatr Adolesc Med* 2001;155:680-682.

60. Merchant RC, Kelly ET, Mayer K, et al: Compliance in Rhode Island emergency departments with American Academy of Pediatrics recommendations for adolescent sexual assaults. *Pediatrics* 2008;121: e1660-e1667.

61. Babl FE, Cooper ER, Damon B, et al: HIV postexposure prophylaxis for children and adolescents.

Am J Med 2000;18:282-287.

62. Goldberg AP, Duffy SJ: Medical care for the sexual assault victim. *Med Health R I* 2003;86:390-394.

63. Luque A, Hulse S, Wang D, et al: Assessment of adverse events associated with antiretroviral regimens for postexposure prophylaxis for occupational and nonoccupational exposures to prevent transmission of human immunodeficiency virus. *Infect Control Hosp Epidemiol* 2007;28:695-701.

64. Centers for Disease Control and Prevention: Serious adverse events attributed to nevirapine regimens for postexposure prophylaxis after HIV exposures -worldwide, 1997-2000. *MMWR Morb Mortal Wkly* 2001;49:1153-1156.

65. Merchant RC, Keshavarz R: HIV postexposure prophylaxis practices by U.S. ED practitioners. *Am J Emerg Med* 2003;21:309-312.

66. *Sex work and HIV/AIDS. UNAIDS technical update June, 2002,* UNAIDS (website): Available at http://data.unaids.org/Publications/IRC-pub02/jc705-sex-work-tu_en.pdf. Accessed April 15, 2009.

25

小児・思春期の子どもの性感染症の診断検査

Kimberle C. Chapin, MD

はじめに

　本章では性感染症（STI：sexually transmitted infection）の診断に用いる検査法について記載している。性感染症の微生物学的原因を明らかにするために用いられる検査には，ベッドサイドの迅速検査（POCT：point of care test）と，検査室での検査がある。診断の際には，例えば「クラミジア・トラコマチス」等のように具体的な目的菌を挙げて行う場合もあれば，「外性器損傷」や「尿道炎」などのように，臨床症状をもとにして同定を行う場合もある。性虐待や性暴力被害を受けた可能性のある子どもの評価時には，司法面接などで子どもから詳細な聞き取りを行うこと，明らかな所見の有無やSTIの徴候の有無を確認すること，適切な検体を採取することが重要であり，これらいずれもが正確なSTIの診断を下すうえで不可欠である。

　表25-1に，小児・思春期の子どもに認められた際に注意すべき性感染症（STI），およびその診断に有用となる検査方法の一覧を掲示している。各検査方法について，適宜この表の中で記載しているが，本文中でも解説を行っている。この一覧に掲載した検査方法は，性虐待や性暴力被害を受けた子どもの検査の際の網羅性を意図したものであり，現在奨励されているSTI診断検査ガイドラインに照らして，必ずしも妥当とされているものではない点に注意していただ

きたい。これらの診断検査法は必ずしも小児患者の病原体検出用として開発されたわけではなく，FDAの承認を得た検査法であっても，使用可能な下限年齢が明らかにされていない点にも留意する必要がある。STIの臨床検査の大部分は，18歳を過ぎた患者に施行されるものである。小児患者の検査の際にどのような検査法が最適であるのかを判断する際には，医師と検査技師とが協力して判断する必要があり，そのためには性虐待や性暴力の被害を受けた子どもの診察に関する諸問題について，医療関係者全員があらかじめ認識しておく必要がある。

　米国疾病対策予防センター（CDC：the Centers for Disease Control and Prevention）は近年，報告義務のある3種類のSTIであるクラミジア・トラコマチス（CT：*Chlamydia trachomatis*），淋菌（GC：*Neisseria gonorrhoeae*），梅毒の年間発症率が，いずれも上昇傾向にある（クラミジア・トラコマチス6%上昇，淋菌6%上昇，梅毒14%上昇）と報告している。またヒト免疫不全ウイルス（HIV：human immunodeficiency virus）の年間発症率も上昇しており[1, 2]，単純疱疹ウイルス（HSV：herpes simplex virus），膣トリコモナス，ヒト乳頭腫ウイルス（HPV：human papilloma virus）といった報告義務のない感染症の年間発症率も同様に増えていると報告されている。このようにSTIの有病率は全体的に高くなっており，米国だけでも毎年1,900

表 25-1　性感染症の各種診断検査一覧

病原体	診断手順	検査名	最適な検体採取部位	検査室への輸送の際の温度と時間	検査を行う際に特に配慮すべきこと
クラミジア・トラコマチス	NAAT（核酸増幅法）	Roche Amplicor CT & GC (Roche Molecular Diagnostics社[インディアナポリス]), APTIMA Combo2 (Gen-Probe社 [サンディエゴ]), ProbeTec (Becton Dickinson社 [メリーランド州スパークス])	尿, 子宮頸部, 膣, 尿道	室温で24時間以内	クラミジアのNAAT検査では、クラミジアの血清型は区別できない。感度は培養法を上回る。培養法を利用できないときは子どもの場合に使用を検討する／咽頭や肛門からの検体を用いたNAAT検査は、FDAが承認している方法ではないため、利用できるか否かは検査室により異なる／15歳以上の患者では、診断にNAAT検査が推奨されている
	ハイブリダイゼーション・プローブ	Digene Hybrid Capture II CT/GC検査 (Digene社[メリーランド州シルバースプリング]), PACE 2C (CT/GC) (Gen-Probe社 [サンディエゴ])	子宮頸管内・尿道	室温で24時間以内	感度はNAATに劣る／尿検体に対してはFDAの認可を受けていない／Digene検査は、男性に対してはFDAの認可を受けていない
	培養		子宮頸管内, 尿道, 結膜	冷蔵で2時間以内	感度はNAATに劣る／咽頭・直腸のスワブ検体による培養は、著しく感度が低い
	直接蛍光抗体法(DFA)		子宮頸管内, 尿道, 肛門	室温で2時間以内	感度は培養法と同等／標本の適切さの評価が可能
淋菌	グラム染色		尿道分泌物	室温で2時間以内	分泌物のある男性に適応色あり／性虐待事例では分泌物の培養を要す
	ハイブリダイゼーション・プローブ	Digene Hybrid Capture II検査 CT/GC検査 (Qiagen社 [カリフォルニア州バレンシア]), PACE 2C (CT/GC) (Gen-Probe社 [カリフォルニア州サンディエゴ])	子宮頸管内, 尿道	室温で24時間以内	性暴行被害事例の1次スクリーニング検査としては、感度が十分でない／尿検体に関しては、いずれの検査キットもFDAの承認を受けていない：Digene検査は男性には承認されていない

病原体	診断手順	検査名	最適な検体採取部位	検査室への輸送の際の温度と時間	検査を行う際に特に配慮すべきこと
	NAAT（核酸増幅法）	Roche Amplicor CT & GC (Roche Molecular Diagnostics社 [インディアナポリス])、APTIMA Combo2 (Gen-Probe社 [サンディエゴ])、BD ProbeTec (Becton Dickinson社 [メリーランド州スパークス])	尿、子宮頸部、尿道	室温で24時間以内	クラミジア用のNAAT検査では、クラミジアの血清型は区別できない。感度は培養法を上回る。培養法が利用できないい子どもの場合に使用を検討する 咽頭や肛門からの検体を用いたNAAT検査は、FDAが承認している方法ではないため、利用できるか否かは最適な検査室に同い合わせを行う必要がある。医療者は最適な検査室に同い合わせを行う必要がある 15歳以上の患者では、診断にNAAT検査が推奨されている 咽頭・肛門からの採取検体の感度は培養を上回る
	培養（培地へ直接植菌し、CO2錠を用いることが望ましい）		子宮頸管内、尿道、結膜、咽頭、肛門	室温で6時間以内、冷蔵保存不可	培地にバンコマイシンが含まれている場合、一部の淋菌は生育が阻害される 抗菌薬の感受性試験を行うことが可能
単純ヘルペスウイルス1型・2型	直接蛍光抗体法（DFA）		病変基部を擦過し、スワブを直接スライド上で回しながら擦過する	室温で2時間以内	適切な検査には上皮細胞が必要
	培養		病変基部を擦過し、ウイルス輸送培地に入れ提出 乳児の場合は咽喉頭、鼻咽頭、眼、肛門から提出	室温でウイルス輸送培地にいれるか、冷蔵か氷の上に載せて提出	検査室によっては室温で保存し輸送しても可。クラミジアやウイルス一般用の輸送手段を用いている検査室もある 詳細は検査室に確認するとよい
	NAAT（核酸増幅法）		病変部位より採取しウイルス輸送培地に入れ提出	室温で2時間以内	FDAに認可されていない。利用できるか否かは検査室により異なる 最適な検体採取法について、検査室に確認を行う必要がある

第25章 小児・思春期の子どもの性感染症の診断検査　317

表 25-1　性感染症の各種診断検査一覧（つづき）

病原体	診断手順	検査名	最適な検体採取部位	検査室への輸送の際の温度と時間	検査を行う際に特に配慮すべきこと
	血清学的検査		血液	なし	血清学的検査は、臨床症状がHSVと一致しているが、培養陰性であった患者に限定すべきである 無症候性の感染者か否かを決定するため、HSV-1とHSV-2を識別する型特異的糖タンパク抗原検査を行う 具体的な適応については本文を参照
梅毒 トレポネーマ （梅毒）	暗視野顕微鏡検査		ガーゼと生理食塩水で病変部を洗浄し、病変基部を直接スライドに塗る	室温で直ちに検査し、室温で運ぶ	一般的に行われているわけではない 運動性スピロヘータを必ず確認する
	梅毒トレポネーマ直接蛍光抗体法スライド検査（DFA-TP）		ガーゼと生理食塩水で病変部を洗浄し、病変基部を擦り取る	室温で24時間以内	生菌を必要としない 常に利用できるわけではなく、一部の衛生研究所で実施されているに過ぎない
	血清学的検査—非トレポネーマ検査	急速レアギン法（RPR）、米国性病研究所法（VDRL）	精液	室温で2時間以内	病初期や後期では感度が低い 治療後陰性になる（同一の検査法により抗体価の推移で、治療効果を判定可能）
	血清学的検査—トレポネーマ検査	酵素免疫測定法（EIA）、梅毒トレポネーマ粒子を用いた粒子凝集法（TP-PA）、梅毒トレポネーマ蛍光抗体吸収法（FTA-ABS）	血清	室温で2時間以内	感染後は生涯陽性となる
	NAAT（核酸増幅法）		病変スワブ	室温で2時間以内	FDAの認可を得た検査法ではない。利用可能か否かは研究室によって異なる 最適な検体採取法について、検査室に確認を行う必要がある 現在は研究目的のみに使用可能

病原体	診断手順	検査名	最適な検体採取部位	検査室への輸送の際の温度と時間	検査を行う際に特に配慮すべきこと
酵母菌	ウェットマウント検査、10%水酸化カリウム (KOH) 滴下試験、pHストリップ検査		膣分泌物をスワブ採取し、0.5mlの生食に漬けるか、輸送培地付き綿棒で採取して提出	室温で1－2時間以内	ウェットマウント検査の感度は40～90% 酵母菌や菌糸を直接確認 pH<4.5.
	培養法		膣分泌物を輸送培地付き綿棒で採取して提出	室温で12時間以内	ウェットマウント検査で陰性の場合、実施を考慮、抗生物質の使用歴について考慮
	ハイブリダイゼーション・プローブ	Affirm VP III Assay (Becton Dickinson社 [メリーランド州スパークス])	膣分泌物をスワブ採取し、0.5mlの生食に漬けるか、輸送培地付き綿棒で採取して提出	室温で24時間以内	専用の輸送チューブが必要 生菌なしでも最適な検査結果が得られる 小児では推奨されていない
細菌性膣炎	ウェットマウント検査、10%水酸化カリウム (KOH) 滴下試験、pHストリップ検査		膣分泌物をスワブ採取し、0.5mlの生食に漬けるか、輸送培地付き綿棒で採取して提出	室温で2時間以内	ウェットマウント検査でクルー細胞を確認する 10%KOHを加えるとアミン臭が生じる pH>4.5. 培養は推奨されない
	スラジェント基準を用いた定量グラム染色		膣分泌物を輸送培地付き綿棒で採取して提出	室温で12時間以内	最も特異的な染色手順 培養は推奨されない
	ハイブリダイゼーション・プローブ	Affirm VP III Assay (Becton Dickinson社 [メリーランド州スパークス])	膣分泌物のスワブ採取	室温で24時間以内	生菌なしでも最適な検査結果が得られる 専用の輸送チューブが必要 特異性は限定的 小児では推奨されていない

表25-1 性感染症の各種診断検査一覧（つづき）

病原体	診断手順	検査名	最適な検体採取部位	検査室への輸送の際の温度と時間	検査を行う際に特に配慮すべきこと
膣トリコモナス	ウェットマウント検査、10%水酸化カリウム (KOH) 滴下試験、pHストリップ検査		膣分泌物をスワブ採取し、0.5mlの生食に漬けて提出	室温で30分〜1時間以内	感度50〜70%　トリコモナス原虫がピクピク動いているのが見える　10% KOHを加えるとアミン臭が生じる　pH > 4.5.
	抗原迅速検査	OSOM Trichomonas Rapid Test (Genzyme, Diagnostics社 [マサチューセッツ州ケンブリッジ])	膣分泌物のスワブ　検体膣分泌物をスワブ採取し、0.5mlの生食に漬けるか、輸送培地付き綿棒で採取して提出	室温で24時間以内	生菌なしでも最適な検査結果が得られる　培養法に比べて感度は70〜80%　適応は、症候性の女性のみ
	ハイブリダイゼーション・プローブ	Affirm VP III Assay (Becton Dickinson社 [メリーランド州スパークス])	膣分泌物のスワブ	室温で24時間以内	専用の輸送チューブが必要　生菌なしでも最適な検査結果が得られる　小児では推奨されていない
	培養法	InPouch (Biomed Diagnostics社 [カリフォルニア州サンノゼ]) 培養キット、Empyrean Diagnostics社 (カリフォルニア州マウンテンビュー) の培養キット	膣分泌物を、輸送培地付き綿棒で採取して提出	室温で48時間以内	直接的にトリコモナスの存在の有無を観察でき、その後そのまま培養が可能　一般的に使用されてはいない　感度は約70%
	NAAT（核酸増幅法）				FDAの認可を受けていない　有用性は検査室によって異なる　最適な検体採取法について、検査室に確認を行う必要がある　感度は培養法を上回る
シラミ	肉眼や顕微鏡で確認		寄生虫を清潔な容器に収集	室温で24時間以内	ヒトジラミとケジラミは顕微鏡で識別可能

万人が新たにSTIに罹患している[2, 3]。

15歳未満の性虐待被害者に対してルーチンでSTI検査を行うべきか否かに関しては，議論のあるところである[1, 4-7]。小児科領域で最も参照されている性虐待の診察に関する最近の総説では，性虐待被害を受けた子どもの5%がSTIに罹患していると総じて報告されているが，その罹患率は年齢，性別，検査法により幅がある[6-10]。この5%という感染率は，STIのリスクの低い集団の感染率に比べ，より高い[1, 2]。小児におけるSTIの罹患率に関する現在のデータは，ほぼ例外なく，最も一般的な病原微生物（細菌，ウイルス，寄生虫）を対象とした，培養法に基づいたものである。さらに，STIに罹患した全ての子どもに，膣分泌物などの感染徴候が認められるわけではなく，またこれら全ての子どもが性虐待の被害者だと自ら主張するわけでもない[4, 5, 10]。そのため，このような小児患者はSTI検査対象から漏れてしまっている可能性もある。核酸増幅検査（NAAT：nucleic acid amplification test）などの，より高感度の検査法を行うことにより，無症候性の患者であっても感染の確認を行うことができる。性的に活動的な思春期の女児や成人においては，例えばクラミジア感染ではほとんどの患者が無症候性であり，NAAT検査を実施することが強く推奨されている[1]。小児においてもNAAT検査を行うことで無症候性の感染が判明する事例が増えるであろうことは明らかであるが，そのような研究データはあまり発表されていないのが実情である。

検体の採取

子どもから培養のための検体を採取する際に，特に予防的治療を行う場合ではなおさら，初回の診察時に全ての検体を採取する必要がある。検体を採取する部位は，子どもの医学病歴や所見（膣・肛門・口腔性交の開示がある。外陰部潰瘍やその他のSTIを疑わせる病変が確認

される，など）に基づいて選択することが望まれる。1種類のSTIが検出されたとしても，その他の種類のSTIの併発の可能性も同様に評価する必要がある[1]。血清学的検査のタイミングは，被害を受けたと思われる時期によって決定する。クラミジアや淋菌などの感染症が培養検査で十分に検出されるほどの増殖は最長で2週間を要し，HIV・HBV・梅毒などの抗体反応が確認しうるようになるまでには最長で12週間を要する[11-15]。そのため通常は，再診して再検することが必要となる。ただ虐待が長期間続いていたと思われる事例の場合，初回のSTI検査でも陽性となるため，再診の必要がない場合も多い。通常は初回診察後，2週間後に再診してもらい，全ての水疱性病変や潰瘍性病変の目視確認を行い，培養検体の採取を行う。現在利用できるSTIの診断と治療のガイドラインには，米国疾病対策予防センター（CDC：the Centers for Disease Control' and Prevention）のものと[1]，米国小児科学会（AAP：the American Academy of Pediatrics）のものがあるが[7]，両者で推奨している検査法はそれぞれ微妙に異なっている。AAPのガイドラインでは性虐待が疑われる子どもにおいて検討すべき一般的なSTIのリストと，もし検査によってそれらの病原微生物が認められた場合に，どのように解釈を行い，どのような対応をとるべきであるのかについて，記載されている。これに対しCDCのガイドラインでは，具体的な検査法とフォローアップの検査計画につき，概説している。病原微生物によっては，周産期感染や胎内感染もありうるため，判明した微生物の結果によっては，性虐待の確定的所見と判断する前に，このような可能性についてもしっかりと鑑別を行う必要がある[1, 7]。

クラミジア・トラコマチスと淋菌

クラミジア・トラコマチス（CT：*Chlamydia trachomatis*）と淋菌（GC：*Neisseria gonorrhoeae*）は，米国における性的活動期の男女に

おいて，尿道炎や子宮頸管炎などの症状を引き起こす細菌性のSTIとして，最も頻度の高い病原微生物である。またこれらの病原菌は，性暴力被害を受けた小児・思春期の子どもの細菌性STIとしても，最も頻繁に確認されている[1, 7]。

これらの病原菌に感染する典型的な部位は，男性では尿道，思春期以降の女性では子宮頸部（うち70〜90%は尿道感染を併発），前思春期の女児では膣口と尿道である。ただ全ての部位で，無症候性感染が一般的に認められる。最近では口腔咽頭からの検体や直腸検体から，クラミジアや淋菌が確認される事例が増加している。男性でも女性でも小児でも，これらの部位のクラミジア・淋菌感染は多くが無症候性であることが確認されている[11, 12]。クラミジア・淋菌の結膜感染や咽頭感染は，感染女性から生まれた新生児にも生じるが，周産期以降のクラミジア・淋菌感染は，性虐待による感染の可能性を考慮しなくてはならない。クラミジアや淋菌は円柱上皮に感染する傾向があるため，前思春期の女児では尿道，膣，咽頭，直腸への感染リスクが高く，思春期以降の女児では膣よりも子宮頸部に感染しやすく，年齢に応じた適切な部位からの検体採取を行うことが重要ということが出来る[11, 12]。

クラミジアと淋菌を同定する検査法には，いくつかの方法がある。一般的にクラミジアと淋菌は同時に検査オーダーが立てられるため，1つの検体から両方の細菌の検出が可能な検査法での検査実施が検討されることになる。

全般的には，ほぼすべての患者おいて，クラミジアと淋菌の検出に望ましい検定法とされているのはNATTである。この検査は有病率が低い集団においても，特異度を下げることなく感度を上げることができ，また検体の採取も侵襲なく行うことが可能（尿検体でも提出可能）である[1, 16]。性虐待や性暴力被害を受けた子どものクラミジアと淋菌の検出法としては，現在，（可能な場合には）培養法が奨励されているが[1, 7]，近年の文献では，被害者が女児の場合には，尿検体からのNATT法が非侵襲的で，適切かつより望ましい方法であると記載されている[17]。思春期以降の男女の検査に関するガイドラインでは，「クラミジアと淋菌をスクリーニング・診断・治療するための方法として様々な方法を選択しうる」として，各種の方法が列記されている。STIのリスクが15〜19歳で最も高いことを考えると，これまでに性的接触の既往のある思春期事例では特に，予防的治療に際してクラミジア・淋菌検査を行う場合，より感度の高いNAAT検査法を行うことが適切と思われる[1]。

淋菌培養を行う際には，止血用のAC（アルギン酸カルシウム）綿性スワブも，通常の綿性スワブも，本菌に対し毒性を持つ可能性があるため，ダクロン製やレーヨン製のスワブを使用することが望ましい。水や生理食塩水以外の潤滑剤もやはりこの細胞に毒性を持つ可能性があるため，使用すべきではない。前思春期の女児の検体は，膣口か膣壁から採取し，採取の際には10〜15秒間放置し全ての分泌物が吸い込まれるようにする。培養により淋菌を可能な限り検出できるよう，スワブを直接，成長培地（Remel社［カンザス州ルネクサ］のJEMBECプレート，あるいはBioMed Diagnostics社［カリフォルニア州サンノゼ］のGono-Pak）に植菌する。どちらの培地も重炭酸塩ペレットが使用されており，CO_2が産生されることで淋菌が最もよく成長するように考慮されている。Stuart輸送培地やAmie輸送培地などに付け込んだスワブも，植菌に使用することは可能である。6時間経過すると生菌は減少し始め，採取後24時間経ってしまったり，検体を冷蔵保存したりした場合には，生菌は著しく減少する[12]。検査室では，正常な細菌嚢の発育を阻害しつつ，病原菌である*Neisseria*属の発育を可能にする選択的培地を使って培養する。培養プレートは培養確定後も，廃棄まで少なくとも72時間保管する。性虐待や性暴力被害が疑われる子どもの培養検査で，疑わしいコロニーの発育が確認され，グラム染色

陰性・オキシダーゼ陽性で選択培地で生育が確認されるなどで，淋菌が疑われた場合，少なくとも二つの方法で確認検査を行う必要がある。このような確認検査としては，糖分解試験，発色基質を用いた酵素法，モノクローナル抗体検査，ハイブリダイゼーション検査（Accuprobe N. gonorrhoeae Culture Confirmation Test［Gen-Probe社］）などが挙げられる。特にブドウ糖からの酸生産を検出する糖分解試験や，DNAプローブを用いたハイブリダイゼーション検査を用いることで，最も明確な結果が得られる。培養法の有する利点として，必要に応じて分離株の薬剤感受性検査が可能なことが挙げられる[12]。淋菌の培養検査は感度も特異度も非常に高い検査ではあるが，「検査室への検体の輸送の遅れによる細菌の生存能力の問題」，「培地中に存在するバンコマイシンが，淋菌の発育を阻害する可能性がある」，「尿検体を利用できない」，「直腸や咽頭から採取した場合に，感度が低い」などの理由から，最近では多くの医療者や検査技師がNAAT検査の方を好むようになっている[12]。

NAAT検査であっても，どの部位から検体採取しても，淋菌検出の感度や特異度は変わらないというわけではない。第一世代のNAAT-PCR検査法であるAmplicor（Roche Diagnostics社）は，感度が低いため，FDAでは女性の尿検体を用いての淋菌検出法としての認可をしていない。さらにこの検査法は，他の非病原性のNeisseria属によって偽陽性をきたしうることが証明されている。BD ProbeTecについても同様の報告がなされている[18, 19]。なおAPTIMA Combo 2に関しては，淋菌有病率の低い集団において使用した場合でも，女性で偽陽性結果を認めた事例は，現在までのところ報告されていない[12, 20]。

尿のテステープ検査で白血球が陽性であったり尿中の細菌が確認されるなどで，尿道炎と診断された成人男性に対し，淋菌のPOCT（point of care test：ベッドサイドでの迅速診断）検査はしばしば施行されているが，小児においては尿道炎と診断されてもルーチンで淋菌のPOCT検査を行うことは推奨されていない。

クラミジアは偏性細胞内病原体である。その培養用の検体は可及的速やかに輸送し，すぐに感受性細胞株に植菌しなくてはならない。最適な検査を行うためには，輸送まで冷蔵保存し，24時間以内に植菌を終える必要がある[11]。淋菌の場合と同様，スワブはダクロン製のものを用いる必要があり，アルギン酸カルシウム製のACスワブや木軸のスワブは，クラミジアの発育を阻害するため，使用してはならない。検体採取したスワブは，通常2スクロースリン酸塩（2-SP）等の他の細菌嚢を阻害する抗生剤入りの輸送培地に付け込み，検査室に届ける。検査室によっては，ウイルスの同定を同時に行うために，一般的な輸送培地を使っている所もある。尿道，子宮頸部，膣から侵襲的に検体採取を行った場合，検体採取後まずクラミジアの発育を阻害する可能性のある膿性分泌物の除去を行う必要がある。クラミジアに対しての培養検査は，NAAT検査と比較して特異度は高いものの，感度に関してはNAATの40～70％程度と低いことが判明している。現時点では，全ての施設で培養が出来る状況になく，また培養が出来たとしても全ての施設で最適な方法で実施されている状況とは言えない[11]。

CDCでは，「クラミジア培養のための検体は，前思春期の女児であれば膣から，男児であれば尿道から採取することが望ましく，特に男児の尿道口に分泌物が確認されるような事例の場合，最適な採取検体となる」との推奨を行っている[1]。培養で陽性の場合には，クラミジア特異的モノクローナル抗体検査による確認が必要である。この確認検査を利用できない場合には，それに替えてNAAT検査を利用することもできる。CDCでは，直腸と咽頭からの採取検体では回収率が低いため，これらの部位からクラミジアの培養検査を行うことを推奨していない。近年同部位からのNAAT検査の研究結果が公表さ

れ，咽頭と直腸のクラミジア感染症の多くが無症候性であることが確認された[21, 22]。

クラミジア評価用の検体のスメア標本を作製し，上皮細胞内封入物の検出のために直接蛍光抗体検査（DFA：direct fluorescent antibody test）を実施することもできる。この検査法は，主要外膜タンパク質（MOMP：major outer membrane protein）のC.トラコマチス特有の抗原決定基に対するモノクローナル抗体を用いたものである。スライド上の円柱上皮細胞を探してこの標本を評価し，サンプルの適切性を判断する。DFA検査法は，培養法の感度が非常に低い直腸・咽頭・結膜からの採取検体における培養の代用検査として用いられている。その感度は，侵襲的に検体採取を行った部位からの培養検査と比較して，概ね75〜85％程度と報告されている[11]。

現在の酵素免疫測定法（EIA：enzyme immunoassay）は基本的に，モノクローナル抗体かポリクローナル抗体を使って，クラミジアのリポ多糖類（LPS：lipopolysaccharide）を検出している。検査室用のEIAキットと，ベッドサイドでの迅速診断用キット（POCT）の2種類のキットが存在しているが，感度は培養と比較して62〜72％と報告されている。EIA検査では，他の細菌のLPSとの交差反応性のために偽陽性結果が生じうるため，性虐待や性暴力の被害が疑われる小児患者に使用するべきではない[23]。

クラミジアと淋菌の分子ハイブリダイゼーション検査キットとして，Digene Hybrid Capture II CT/GC検査（Qiagen社［カリフォルニア州バレンシア］）とPACE 2C（CT/GC）（Gen-Probe社［サンディエゴ］）の2種類が存在している。これらの検査は1つの検体でクラミジアと淋菌の両者が検出できるという利点があるが，侵襲的検体採取を必要とする（適応があるのは尿道と子宮頸管からのスワブ検体採取のみ）。Digene検査の方は男性に対し実施することはFDAには認可されてはいないが，FDAは男性の体液由来の細胞からクラミジア・淋菌同時検査やHPV検査を行うことを認可しており，使用場面は限られるが本検査は利用可能である。FDAは，クラミジア検出目的でも淋菌検出目的でも，新生児の結膜からの擦過検体に対しPACE検査を実施することを認可している。ただこれらのハイブリダイゼーション検査法は，淋菌に対しては培養法と同程度の検出感度ではあるが，クラミジアに対してはNAAT検査程の感度は得られない。いずれにしろこれらの検査は感度が十分とは言えず，確認検査として用いることもできないため，性虐待や性暴力の被害事例に対し用いるべきではない[3, 24]。

現在米国では，淋菌とクラミジア用のNAAT検査キットとして，Roche Amplicor CT&GC（Roche Molecular Diagnostics社［インディアナポリス］），APTIMA Combo2（Gen-Probe社［サンディエゴ］），BD ProbeTec（Becton Dickinson［BD］社［メリーランド州スパークス］）という3種類のキットがFDAの認可を受けており，どれも異なるシーケンス部位をターゲットとしている（表25-2参照）。これら3つのキットの性能を比較したところ，クラミジアに関してはほぼ同程度であることが証明されている（表25-3）。一方，淋菌に関しては，Roche社のキットとBD社のキットでは，偽陽性を示した事例が報告されている。また，淋菌・クラミジア感染の確定診断のための二次検査用NAAT検査キットとして，Gen-Probe社のAPTIMA-CTとAPTIMA-GCも，FDAの認可を受けており，このキットではAPTIMA Combo2検査とは異なるシーケンス部位をターゲットとしている。この二次的NAAT検査は，有病率の低い集団における患者や性暴力被害患者で一度NAAT検査陽性となった事例や，結膜・咽頭・肛門部から採取された検体のNAAT検査で一度陽性となった事例の，確定診断を行う上で有用であると報告されている[3, 17, 21, 24-27]。

衛生研究所などを除き，ほぼどの検査室でも淋菌・クラミジアのNAAT検査は同時測定の形

表25-2	FDAの認可を受けたクラミジア・トラコマチス（CT）と淋菌（GC）のNAAT検査（増幅検査法）						

検査キット名	メーカー	病原体	増幅法	標的核酸	FDAが承認している検査部位	確認用の二次検査キット
Amplicor CT/NG キット	Roche	CT/GC	PCR法	DNA	子宮頚管内, 第一尿 ——男性のみ	なし
ProbeTec CT & GC キット	Becton-Dickenson	CT/GC	SDA法	DNA	子宮頚管内, 第一尿, 膣	なし
APTIMA Combo 2 キット	Gen-Probe	CT/GC	TMA法	rRNA	子宮頚管内, 第一尿, 膣	CT, GCそれぞれにFDAの認可を受けた異なるシーケンス部位をターゲットとした二次的診断キットが存在

* PCR：Polymerase chain reaction, SDA：Strand displaceent amplification
TMA：Transcription mediated amplification

表25-3	報告されている各種分子生物学的クラミジア検査法の感度			

	子宮頚管内	第一尿	膣
Amplicor	≥70%	60%-90%	データなし
ProbeTec	≥80%	70-90%	データなし
APTIMA	≥95%	≥90%	≥95%
PACE 2C*	50%−80%	データなし	データなし
Hybrid Capture II*	50%−80%	データなし	データなし

*これらのハイブリタイゼーション・プローブ法は，NAAT検査と比較して，性虐待事例におけるSTIの主たる検査法とするには，感度が低すぎる。

で行っている[28]。検査室の業務マニュアルには，NAAT検査で陽性となった検体の再検査の基準については，通常，明記されていない。1回のNAAT検査で陽性を示した患者を，それだけで確実に感染者であると言い切ることは困難である。医療者は，自身の所属する検査室の方針がどのようになっているのかを，認識しておく必要がある。現時点では，（1）最初に使ったNAAT検査キットで再検査を行う，（2）別の検査会社の検査キットで再検査を行う，（3）同じ会社の異なるシーケンス部位をターゲットとし

た二次検査用のNAAT検査キットを用いる，などの様々な選択肢があり，再検査をする際に当初の採取検体を用いて再検を行ってもよいし，再度検体採取を行って再検を行ってもよい。最近の研究では，NAAT検査による診断確定の信頼性は，どのような検査技術を用いるかにより影響を受けるため，APTIMAキットを用いて初回検査と再検査を行うことが，最も一貫性のある検査である，と指摘されている[29, 30]。FDAの承認を受けていない部位（直腸，咽頭，結腸等）から採取した検体にNAAT検査を行うこと

第25章 小児・思春期の子どもの性感染症の診断検査　**325**

を許容するか否かは，それぞれの検査室のガイドラインによるが，近年の様々な研究では，これらの部位より採取した検体を用いた淋菌・クラミジアのNAAT検査は，培養検査よりも感度が高いと報告されている[3, 21]。

クラミジアの環境中のコンタミネーションにより，NAAT検査でクラミジアの偽陽性が生じうるとの研究報告も存在している[31]。ただ確かに検体採取部位が，クラミジア陽性の環境表面と強く接触したなどで汚染されて，偽陽性を示す可能性はあるものの，偽陽性を示す最大の原因は，検体採取後の検査室での増幅反応中の交差汚染である可能性が圧倒的に高い。しかし検査室の通常業務マニュアルでは，日々，陽性結果の発生に関してのモニタリングを行っており，コンタミネーションの可能性はすぐに把握できる状況にある。また，性暴力被害者の検体も，通常は他の検体と一緒に処理されるために，その一緒に処理された検体から複数の陽性反応が出た場合にも，やはり速やかにコンタミネーションの可能性が検討されることになるであろう。NAAT検査の実施に際しては，患者と医療者に検体採取や検体の輸送時に細心の注意を払うように，注意喚起を行うことが肝要である。

淋菌・クラミジアの陽性が確認された患者に，フォローアップの検査（治癒確認検査）として淋菌・クラミジアのNAAT検査を行うことは，妊娠などの特別な状況下にある患者を除き，一般的に，推奨されていない。ただし感染を繰り返す患者では骨盤内炎症性疾患（PID：pelvic inflammatory disease）に罹患するリスクが高いため，STIの再感染リスクが高いハイティーン（15〜19歳）の患者に対しては，治癒後3〜12カ月の間に，再感染の有無についてのスクリーニングを行うことが推奨されている[1]。なお，効果的な治療を行っても，NAAT検査は約2〜3週間陽性反応を示す。

単純ヘルペスウイルス

単純ヘルペスウイルス（Herpes Simplex Virus）の1型（HSV-1）と2型（HSV-2）は，一度感染すると生涯にわたり感染し続けるDNAウイルスで，季節に関係なく世界中で感染は確認されている。このウイルスは普遍的に認めるものであり，米国では少なくとも5千万人が罹患している。HSVは外性器の皮膚粘膜病変の，最も一般的な原因微生物である。このウイルスは，分泌物との直接接触によって感染し，1〜26日の潜伏期ののちに病変が出現する。無症候性感染も極めて一般的であり，その割合は25〜90％と考えられており，感染しても自覚されないことも多い。実際，HSV-1とHSV-2の両方の抗体を持つ患者に，口唇病変や外性器病変の既往を確認しても，その多くが「覚えていない」と回答する。性器病変も口唇病変も，HSV-1・HSV-2のいずれもが原因となりえ，臨床上，鑑別することは不可能である。性交経験のある12-18歳の思春期の子どもと比較して，12歳未満の子どもにHSV-2の初感染病巣が確認されることは稀ではあるが，この10年で発症率は上昇している。またHSV-1感染により外性器病変を発症する事例も，近年増加している[14]。

HSVの検出率は，検体採取手技，検体採取時期（水疱形成からどのぐらい経っているか），検体の検査室までの輸送法，検査室での保存や検査のプロセス，などに大きく影響される。木軸のスワブやアルギン酸カルシウム製のスワブ（ACスワブ）は，ウイルスの分離を阻害するため，検体採取に用いるべきではない。ダクロン製やレーヨン製素材のスワブを，ウイルス専用の輸送培地（VTM：viral transport media）に入れて提出する（VTMには細菌の過生長を抑制する抗生剤が含まれている）。検体を氷に載せて提出した場合，ウイルスの回収率が高まるとの研究報告もあるが，輸送培地によっては，室温での保管・運搬が可能なものもある。医療者は，推奨される最適な輸送培地や検体提出法を，自

身の属する施設の検査室に問い合わせをして確認しておくとよい[14]。

病変部位から採取した検体を用いたウイルス培養や免疫蛍光抗体（FA）検査は，現在でも診断における主要な検査である。病変から検体を採取する際には，凝固した浸出液や壊死片を綿製のスワブで除去するとよい。FA検査はベッドサイドで採取した検体を直接スライドに塗布して実施することもできるし，VTM（ウイルス専用輸送培地）に入れて提出した検体を用いて実施することもできる。検体採取をする際には，水疱表面を除去し，内容液だけでなく病変基部の皮膚細胞も収集する。分析の際に血液が干渉する検査や血中の中和抗体の影響を受ける検査もあるため，この際に出血させないように注意する必要がある。スメア・スライドを用いたFA検査は，提出された検体の質を評価することができ（上皮細胞が存在していなければならない），また検体を採取した当日の検査の質の評価をすることができるというメリットがある。この検査の陽性率は，培養法と比較して10〜87%高いと報告されている[14]。

HSVの感染細胞培養株には急速（通常は24〜48時間以内）に細胞変性効果（CPE：cytopathic effect）が生じ，90%の事例では5日目までに培養陽性になる。明らかな病変が存在する事例の場合，培養法の感度はとりわけ高く，病変が潰瘍ではなく水疱の患者や，採取した部位が再発部位ではなく初回病変であった患者では，陽性になる確率が高い。一般的に12カ月後の再発率はHSV-1よりもHSV-2の方が高く（前者が55%に対し，後者は90%），そのためHSVが培養された際には，HSV-1であるかHSV-2であるかの型判定を行うことが重要である。性暴力被害を受けた子どもでは，HSV-2の方が分離される可能性がより高いが，HSV-1であれHSV-2であれ，HSVが検出された場合には，その結果について慎重に判断を行う必要がある[9, 14]。酵素免疫測定（EIA）法は，無症候性の患者に使うに

は感度が低すぎ，信頼できない結果となりうるため，性虐待被害が疑われる子どもに使うべきではない。スメア標本でHSV感染に伴う細胞変性を評価するTzank試験は，特異度も感度も低すぎるためHSVの診断検査としては有用とはならない。

PCR等のNAAT検査は，特に痂皮化した病巣からの検体や，無症候性患者の検体を用いた場合，培養法よりも感度が高いことが証明されている[14]。ただしFDAは，どの部位から採取した検体からのNAAT検査であれ，HSVの検査法として認可をしていない。ただ皮膚検体や病変部検体を用いて，NAAT検査を実施し，陽性の場合にHSVの確定診断としてよいと定めている検査室もある。医療者は自身の属する施設の検査室に，NAATの利用について問い合わせをして確認しておくとよい。

抗体検査の有用性は限られているが，初感染病変を有する患者で4倍以上の結果を示した場合には，診断の一助となりうる。特に加害者がHSVやその他のSTIに罹患していることが判明しているものの，診察時や再診時に外性器病変が確認されない患者においては，有用であるといえる。型特異的糖タンパク抗原検査は，HSV-1とHSV-2とを確実に識別できる唯一の測定法であり，実施することが極めて重要である。現在，HSV-2を検出するPOCT（ベッドサイドでの迅速診断キット）が利用可能であるが，HSV感染の可能性が低い患者群の感染初期には偽陽性結果となることがあり，またHSV-1感染の既往のあるHSV-2感染患者では，偽陰性結果となることもある。セロコンバージョン（ウイルス抗原が陰性となり抗体が陽性となること）は通常感染から2-3週後に起こり，その後は正しく検査結果を解釈できるようになるであろう[1, 14]。

ヒトパピローマ（乳頭腫）ウイルス

ヒト乳頭腫ウイルス（HPV：Human papilloma virus）は，115以上のサブタイプのあるDNAウ

第25章　小児・思春期の子どもの性感染症の診断検査　**327**

イルスで，このうち少なくとも30のサブタイプが内・外性器性器部位に感染することが確認されている。HPVは性交経験者にみられる最も一般的なSTIの1つであり，米国では年間550万人が新たにHPVに感染している[24]。乳児期以降の前思春期の子どもに外性器肛門部のHPV感染が確認された場合，性虐待の可能性につき精査する必要がある。感染は一過性で無症候性の場合もある。HPV16・18・31・33は子宮頸部の異形成に関連する高リスクのサブタイプであるが，これらのリスクの高いHPVサブタイプのDNA検査をルーチンで行うことが推奨されているのは30歳以上の女性のみで，通常はpapスメアで異常を認めた事例や，一次スクリーニング検査で異常を認めた事例のみに行うものである。しかし，11歳までの女児に対してHPVワクチン接種，HPV遺伝子型決定検査が実施可能になるにつれて，ガイドラインは頻繁に変更されている状況にある。尖圭コンジローマとも呼ばれる外性器肛門部疣贅は，通常は子宮頸癌や肛門性器癌の原因として知られているHPVのサブタイプ以外にも，低リスクであるHPVのサブタイプ（6・11・42・43型）も原因となる。通常，尖圭コンジローマの診断は，肌色のカリフラワー状の疣贅が外性器・肛門周囲・肛門に単独あるいは集簇しているのが視診で確認されることで，下される。全てのHPVサブタイプを正確に評価できるわけではないため，尖圭コンジローマの診断やフォローアップの際には，ルーチンでHPV DNAやmRNA検査を行うことは推奨されていない[1]。外性器のHPV感染は，病変の生検を行い病理結果に基づいて行うことも可能である。

膣トリコモナス，ならびに その他の膣炎・膣症の原因病原体

　膣炎も膣症も，膣分泌物や掻痒症を特徴とする膣感染症である。細菌性膣炎（BV：bacterial vaginosis）および真菌性の外因膣炎（外陰膣カ

ンジダ症［VVC：vulvovaginal candidiasis]）と，膣トリコモナスは症状が重複し，さらに同時感染の可能性があるため，適切に鑑別することは困難であり，膣炎症状が確認された場合には，これら全ての可能性を考慮して診断を行う必要がある。

　細菌性膣炎は本質的に単なる感染というわけではなく，膣の正常な乳酸菌が失われると共に，*Gardnerella vaginalis*，*Mycoplasma* spp等の混合膣内細菌叢が過生長することにより生じる病態である。細菌叢が変化すると，揮発性アミン量が増え，膣内pHが上昇する（pH > 4.5，アルカリ性）。このため，膣分泌物スメアに10%水酸化カリウムを加えると典型的な魚臭が生じる。細菌性膣炎は性的にアクティブな思春期女児や成人女性でしばしば認められる。本症が確認された患者に対しては，他のSTIのスクリーニング検査を施行することが奨励される。一方で前思春期の子どもや性的にアクティブでない子どもが診察時に細菌性膣炎を発症していたとしても，性虐待の確定的事象であると判断されるものではない[7]。

　医療者が2番目に多く遭遇する膣炎は，外陰膣カンジダ症（VVC）である。女性の20～30%が膣内細菌叢や，胃腸や肛門周囲部位から泌尿生殖器部位にかけて*Candida* spp.を常在化させている。膣分泌物を訴える子どもで，細菌感染が原因の場合には，BVに次いで酵母菌が原因の場合が多いとされているものの，酵母菌性膣炎はSTIとは考えられていない。おむつが取れた子どもに膣炎が確認された場合，抗生物質が投与されていることが多い[10]。

　膣トリコモナスは鞭毛寄生虫で，泌尿生殖路に感染する。感染した場合，通常は膣炎，子宮頸管炎，尿道炎が生じる。分泌物が確認される場合もあるが，女性の感染者の約半数，ならびに男性の感染者のほぼ全例は，無症候性である[13]。トリコモナスは世界で最も多いSTIの1つであり，米国では年間740万症例の発生が確

認されている。新生児の場合，感染した産道を通過する際の，外陰・膣への直接的接触により感染が成立しうる[13]。診断に使用されている一般的検査方法は感度も特異度も低いこと，衛生研究所などに報告されない事例も数多く存在していること，無症候性感染も多いこと，などの理由からトリコモナス感染は著しく過少評価されている可能性もある。2歳以上の子どもにトリコモナスが確認された場合，通常は性虐待被害を受けたことが示唆される[7]。

患者の膣分泌物を検体として，pHストリップ法，ウェットマウント・スメア検査等，ベッドサイドで実施可能な迅速診断検査（POCT）がいくつかある。ウェットマウント・スメア検査では，スライドグラスに膣分泌物を擦過し，生理食塩水を滴下したうえ，視野を暗くして，弱拡大で運動性トリコモナス原虫を観察する。検体採取後，1時間以内に検鏡を行う必要がある。膣分泌物のスライドに10% KOHを滴下することで，細菌性膣炎に付随して嫌気性菌が発育している場合に確認しうる，揮発性アミンが発する刺激性魚臭が発生するか否かを確認する。またKOHを滴下することで真菌観察が容易になるため，あわせて菌糸の確認を行う。前思春期の女児の場合，pH検査は信頼性が低いために細菌性膣炎やトリコモナス原虫の診断確定検査としては奨励されていない[4]。性感染症には混合性感染が稀ではなく，無症候性感染も多いため，顕微鏡検査に熟達しておくことは極めて重要である。

以下の数段落では，酵母菌性膣炎・細菌性膣炎・トリコモナス膣炎における，ウェットマウント検査で観察される所見につき言及する。思春期以降の女児や女性では，膣の正常なpHは4.5で，膣分泌物は通常少なく，無色透明か白色である。ウェットマウント検査では，ごく少数の白血球と正常な上皮細胞と，乳酸菌有意の常在菌が観察される。

酵母菌性膣炎では，pHは通常4.5で正常だが，中程度の分泌物が認められ，分泌物は概して白く凝集しており異臭はない。ウェットマウント検査では，酵母菌と菌糸成分が観察できる。10% KOHを加えることで，他の細胞物質が除去されるため，さらに観察は容易となる。酵母菌性膣炎ではKOHを加えてもアミン臭は確認されない。

細菌性膣炎では，中程度の分泌物が膣壁を覆っている。典型的な分泌物は白〜灰色で，気泡が観察され，悪臭を伴っている。膣内のpHは4.5以上でアルカリ性に傾いている。ウェットマウント検査では，クルー細胞（剥がれた膣の上皮細胞にたくさんの細菌が付着しているもの）が観察される。これは扁平上皮細胞で，細菌で覆われているために境界線が不明瞭化している。他の膣炎と異なり白血球（WBC）はほとんど観察されない。10% KOHを加えた際に，アミン臭や魚臭が生じる（「臭気検査」）。

トリコモナス膣炎では，著しい量の膿性分泌物が生じる。分泌物は通常黄緑色で泡が多く，pHは4.5以上である。ウェットマウント検査では，トリコモナス原虫がピクピク動くのが観察され，WBCも数多く確認される。ただしウェットマウント検査によるトリコモナス症の診断感度は，50〜70%程度と報告されている[13]。

ウェットマウント検査を行う際には，前思春期の子どもでは円柱上皮細胞が確認され，成人（不規則な形状の，扁平上皮細胞が確認される）とは，著しく所見が異なっている点に，十分留意する必要がある。

トリコモナスの検出には，免疫クロマトグラフィー法を用いた試験紙法であるOSOMトリコモナス迅速キット（Genzyme Diagnostics社［マサチューセッツ州ケンブリッジ]）と，Xenostrip Tv膣トリコモナス検査（Xenotope Diagnostics社［テキサス州サン・アントニオ]）の2つの迅速抗原診断キットが利用でき，膣分泌物のスワブ検体を用いて，約15分で検査結果が確認可能である。症候性の患者の場合，これらの迅速検査は，ウェットマウント法と同程度の感度が得

られ（60～80%），特異度は98%以上と報告されている[13]。これらの検査法の利点として，生存した状態の菌の存在が不要であるという点と，同時にウェットマウント検査を実施して迅速な判断を行うことが出来るという点が挙げられる。ただ，これらの検査が無症候性患者や男性患者や小児患者に適応しうるかは，まだ研究がなされていない。虐待が疑われる子どもにこの検査を施行し陽性反応が確認されることで，培養検査やNAAT検査を行う適応の判断に有用となる可能性がある。

膣分泌物を採取したスワブを細菌検査室に送る際には，0.9%生理食塩水を入れた試験管に浸して送るなど，後に検査室でウェットマウント検査や，KOH滴下検査や，定量的グラム染色や必要時には培養検査を行いうるような方法で，輸送する必要がある。

技師が熟達している場合には，膣分泌物のグラム染色法は，ヌジェント基準（Nugent criteria）を用いて等級分けすることで，細菌性膣炎の検出の感度や特異度は，非常に高くなる[32]。この等級分けでは，乳酸菌，*Gardnerella/Bacteroides* spp.および高拡大で確認されるグラム不定性の湾曲桿菌（*Mobiluncus* spp.）の定量化を行う。評価は0～10段階で評価し，0～3は正常な膣細菌叢，4～6は判断留保，7～10は細菌性膣炎と判断する。多くの検査室は，このグラム染色の際の等級分けに苦労している。細菌性膣炎の場合，その原因菌と判断しうる病原菌は1つではないため，培養による診断は奨励されない。培養で*G.vaginalis*のみの発育が確認されても，これは正常な膣細菌叢であり，STIであることを示唆することにはならない。

トリコモナスの，培養検査の有用性に関してはいくばくかの限界があるものの，他の検査結果を裏付ける標準的方法と見なされており，現時点では性虐待・性暴力被害事例に対して実施することが奨励されている。培養検査とNAAT検査とを比較した近年の研究では，培養検査

の感度はNAAT検査の70%に過ぎないと報告されている[33]。InPouch（Biomed Diagnostics社［カリフォルニア州サンノゼ］）培養キットや，Empyrean Diagnostics社（カリフォルニア州マウンテンビュー）の培養キットといった特定のキットの使用は，ウェットマウント検査の実施が困難で，培養検体の輸送が迅速に行い得ない施設の場合には，トリコモナスの検査の選択肢となりうる。これらの培養キットは，患者から採取した検体を直接植菌するもので，特殊な観察クリップを用いて直接的にトリコモナスの存在の有無を観察することが出来，媒体の検査容器がそのまま輸送媒体や生育箱の役目を果たす。第一排尿をすぐに検鏡しえた場合を除き，男性感染患者からトリコモナス原虫が確認されることは稀である。培養培地に直接的に尿検体を植菌することにより，トリコモナスの検出感度を高めることが出来るため，そのような形での実施が望まれる。尿沈渣の検鏡で膣トリコモナスの診断を行うことは，糞便のコンタミネーションによって混入した，正常な胃腸鞭毛虫の1つである *T. hominis* 等の他のトリコモナス属が確認され，膣トリコモナスと混同されてしまいうるため，推奨されていない[13]。

Affirm VP III Assay（Becton Dickinson社［メリーランド州スパークス］）は，DNAハイブリダイゼーション検査の1つで，*G. vaginalis*, *Trichomonas*, *C. albicans*という3種類の膣炎の原因微生物を識別できることが特徴である。細菌量10^4が陽性のカットオフ値とされており，特異性は高いものの，培養法と比べて感度が低い方法である。検体はキットに添付された専用容器に採取する。細菌の生存能力に依存する検査法ではないため，輸送に問題が生じることはない。最近の研究では，症候性のトリコモナス膣炎患者において，Affirmキットを用いた検査は，ウェットマウント検査や10% KOHを用いた検査よりも感度が高く，特異性に関しては，培養検査よりも高いと報告されている。ただしこの

検査で陽性であるか否かの判定は，ある程度主観的に行う必要があるという問題点がある[13]。このDNAハイブリダイゼーション・プローブ検査法は，本質的には分子検査であるものの，NAAT検査に比べると特異度も感度も低いため，小児患者や性暴力被害者の確定診断に用いることは推奨されない。

　膣トリコモナスのNAAT検査は，現在いずれの方法もFDAの承認は得られていないもの，検査室によっては膣検体や尿検体を用いて膣トリコモナスのNAAT検査を行うことを許容しているところもある[32]。異なる別の検査法で陽性であることや，異なるシーケンス部位をターゲットとしているNAAT検査で陽性であることを合わせて示すことで，偽陽性の問題が解決できる場合，NAAT検査は培養検査に比べて感度の高い検査となることが各種の研究で示されている[13, 33, 34]。

シラミ

　ケジラミ（*Phthirus pubis*）は，密接な身体的接触により宿主から伝播する吸血節足動物である。咬まれると激しい炎症反応が生じ，咬み痕は赤い丘疹になる。この寄生虫は，虫卵や虫体を確認することで，容易に診断が可能である。確認した虫体を滅菌容器に入れて検査室に提出し，光学顕微鏡で観察することにより，詳細な診断が可能となる。シラミが特に好む生態的部位は，この寄生虫の爪まで含めた脚の長さや，特定の身体部位の毛に掴まる力と関連している。ケジラミの脚や爪はヒトジラミよりも短いため，陰毛と睫毛にしか捕まることができない。これらの部位にシラミが見つかった場合，性感染症である可能性が高く，精査が必要となる。子どもにシラミが確認されることは珍しくなく，感染は家族間や級友間でも成立するため，性虐待による感染と判断するためには，その他の証拠の存在が不可欠である[7]。

血清学的検査

　性虐待被害児の初回診察時に行うべき血清学的検査（ベースライン検査）項目としては，HIV，HBV，梅毒などが挙げられる。これらの検査結果が初診時に陰性であったとしても感染の可能性が否定できない場合には，6週間後，3カ月後，6カ月後に再評価を行う必要がある[1, 4, 7]。

　梅毒はスピロヘータ（*Treponema pallidum*）が引き起こす全身性疾患で，近年，一部の地域では発症率の上昇が認められている。診断確定のための検査には，第1期病変や第2期病変から採取したスワブ検体を用いた暗視野顕微鏡検査か，梅毒トレポネーマ直接蛍光抗体法（DFA：direct fluorescent antibody）スライド検査がある。残念ながら，このような検査は手軽に行うことができるわけではなく，暗視野顕微鏡検査で直ちに確認を行わない限り運動性スピロヘータを観察することはできない。そのため，ほぼ全ての梅毒患者は血清学的検査で診断されている。各種の血清検査では，トレポネーマ感染後に作られた抗体の検出を行っている。抗体は，検査に使用する抗原の種類によって分類されている。非トレポネーマ検査（急速レアギン法［RPR：rapid reagin］と米国性病研究所法［VDRL：Venereal Disease Research Laboratory］）では，カルジオリピンと脂質の混合物を使用して，梅毒患者に存在するレアギンを検出する。トレポネーマ抗原を用いた酵素免疫測定法（EIA：enzyme immunoassay），梅毒トレポネーマ粒子を用いた粒子凝集法（TP-PA：T pallidum particle agglutination），および梅毒トレポネーマ蛍光抗体吸収法（FTA-ABS：fluorescent treponemal antibody absorbed）といったトレポネーマ検査は，いずれも梅毒トレポネーマ抗体を検出するための抗原の源として梅毒トレポネーマや組み換えタンパクを用いた検査法である。一部のEIA検査は，特異度や感度が十分高くなり，また機器の使用により客観的な解釈が可能になったため，スクリーニン

グ検査としてだけではなく確認検査として使用することが可能となり，さらに広く利用されるようになっている[35]。

非トレポネーマ検査は，ライム病，多関節リウマチなど，梅毒と無関係の種々の病態で偽陽性を示すことがあり，また感染初期や感染後期には偽陰性を示す可能性があるため[35, 36]，非トレポネーマ検査をスクリーニング検査として行った場合，トレポネーマ検査を確定診断のために実施する必要がある[35]。ただし，トレポネーマ検査は通常は生涯陽性となり，抗体価は治療の判断に有用とならないことが多く，診断確定後のフォローアップの際には，抗体価の推移や治療効果の確認のため，初回に実施した非トレポネーマ検査を継続的に行う必要がある。なおトレポネーマ検査でも，稀ではあるが偽陽性を示すことがあると報告されている[36]。

HIVの診断は，抗体検査をスクリーニング検査として行い陽性であったとしても，偽陽性を除外するために，ウェスタンブロット法などの確定検査を行ったうえで，診断を確定する。採取した採血は，2時間以内に血清分離し，すぐに検査しえない場合には冷凍保存を行う。NAAT検査を行えば，抗体検査が陽転化する感染成立後6週間を待たずに，HIV診断を行いうるが，本検査を実施する際には，必ず検査室に相談したうえで実施する必要がある。血清を使用したOraquick検査（Abbott社）等のベッドサイド迅速診断（POCT：point of care test）は，検査室で行うEIA法とほぼ同等の結果が得られるとされているが，唾液を用いたPOCT（Abbott社のOrasures）は偽陽性が多く，ウェスタンブロット法での確定検査を行う事例の増加の要因となっている[15, 37]。

B型肝炎の診断のための血清学的マーカーは，安定性が非常に高いとはいえ，血漿であれ血清であれ24時間以内に血液から分離し，2〜8℃で保存したうえで5日以内に検査する必要がある。HBs抗原とHBs抗体は，HBV感染の診断を行うために施行される最も一般的な検査である。HBs抗原は急性肝炎の診断確定に使用されるが，ワクチン接種後にもHbsAgは陽性となりうるため，感染を意味しない場合がある点を認識しておく必要がある。HBs抗体は臨床現場で頻用されており，一般にワクチン接種後の抗体獲得の確認に用いられている。CDCとWHOでは，HBs抗体の感染防護レベルを10IU/mLと定めている。FDAに認可されている検査キットのほとんどは，HBs抗原とHBs抗体の両者の測定に必要な血清量は10〜35μLであり，わずかな検体量で実施が可能である。米国では中学1年生までにほぼ全ての子どもが一連のHBV予防接種を終えることとしている。ただしワクチン接種後の事例であっても，HBVに感染した血液に暴露した場合や，性暴力被害にあった場合には，HBs抗体価の測定を行うことが推奨されている。HBs抗原の上昇は，性的接触以外のウイルス曝露でも生じうる。実際には，HBV感染はほとんどの場合，HBVの慢性キャリアーのいる家庭内で生じている[38]。

STIの報告や通告

米国全州で，淋病，クラミジア，梅毒，HBV，HIVが検出された場合，その症例の情報は全て各検査室から公衆衛生検査室に報告が義務付けられている。なおトリコモナス症，細菌性膣炎，性器ヘルペス，尖圭コンジローマの報告義務はない。この，検査室に課せられた報告義務と，医療者に課せられている感染症の報告義務と，児童虐待の通告義務とを混同してはならない[1]。

現時点での医学的証拠の確からしさ

小児・思春期の子どものSTIの確定診断を行う際には，本章で論じたほぼ全ての病原微生物において，培養検査が最も特異度の高い検査である。病原微生物が培養され，胎内感染や垂直

332 第Ⅳ部　子どもの性感染症——疫学・診断・治療

感染が否定的な場合，感染の原因として性虐待の可能性が惹起され，児童相談所への通告が必要となる。しかし，あらゆる患者集団においても，あらゆる検体採取部位においても，培養検査の感度が低いことは，様々な研究で指摘されている[11-13, 25]。検査室に届けられるまでに，採取検体中の微生物の生存能力が失われた場合，検体中の微生物の量が少なすぎて検出は不可能になる。また正常な細菌叢のコンタミネーションによっても，培養結果を正しく判断することは困難となる。では，どのような方法が最適な検査方法といえるのであろうか？　最近の研究からは，性虐待や性暴力の被害を受けた小児・思春期の子どものNAAT検査の有用性に対しての医学的エビデンスが蓄積されつつあり，このような状況において利用される機会が増えている[25]。性虐待の確定診断という目的以外の通常の医学的状況では，STIとして最も頻度の高い淋菌やクラミジアのスクリーニングや確定診断や治療を行う際に，NAAT検査は小児・思春期の子どもに対しても標準的な検査法になりつつある[1]。膣トリコモナスに関しても，NAAT検査は同様の患者集団に対しての検査法として，標準的な検査法になりつつある[13, 14]。性虐待や性暴力被害を受けた可能性のある小児・思春期の子どもの医学的評価時に，本章で言及した頻度の高いSTIの診断確定法として，NAAT検査のような分子生物学的方法を利用するメリットは明白である。NAAT検査は培養に比べ高い感度で，検体採取をより侵襲性の低い方法で行うことが出来，検体の安定性が高く（微生物の生存を気にする必要がなく），淋菌とクラミジアを1つの検体で評価することが出来，培養では検出され難い肛門や口腔から採取した検体でも感度がより高い感度で，より迅速に結果が判明する。ただし，培養検査に替えてNAAT検査

を行う際には，陽性結果の信頼性（偽陽性）が問題となりうる。いずれにしろ，どのような検査法で検査するにしろ，結果の信頼性は推奨されている方法で検体を採取したかや，推奨されている輸送培地を用いたかや，推奨されている手順で正しく検査を行ったかに左右される。加えて，例え検査の特異度が99％であっても，有病率が低い集団の場合には，陽性予測値というものは必然的に低くなってしまうため，一度の検査のみで確定的な診断を下すことが困難である[18]。それ故に，このような場合に陽性者に対して診断確定をする手順について，検査室は用意をしておく必要がある。また医療者は現時点のNAAT検査の様々なメリットやデメリットについて，あらかじめ理解をしておかなくてはならない[3, 24, 29, 30]。

　本章で述べたような適切な注意を払ってNAAT検査を実施することで，過去に性虐待を受けた被害児の真のSTI感染を，より正確に評価することができるようになるとともに，幼少児のSTIの患者における発症機序の理解は深まり，適切な治療を施すべき被害者をより多く発見することとなるであろう。また法的にも，訴追を行いうる事例が増加することになるであろう。ただ現時点での研究は，ほとんどが成人女性を対象とした，膣や子宮頸部から採取した検体に関してのものであり，12歳未満の前思春期の被害女児や被害男児を対象とした研究や，咽頭や肛門といった部位から採取した検体を対象とした研究が，今まで以上に積極的になされる必要がある。そのうえで医療の現場では，NAAT検査を適応すべき状況や除外すべき状況に関して明記したガイドラインを策定し，NAAT検査の適切な施行や，行った場合の適切な結果の解釈ができるようにする必要がある。

第25章　小児・思春期の子どもの性感染症の診断検査　**333**

文献

1. Centers for Disease Control and Prevention: Sexually transmitted diseases treatment guidelines, 2006. *MMWR Morb Mortal Wkly Rep* 2006;55:1-94.

2. Centers for Disease Control and Prevention: Screening tests to detect *Chlamydia trachomatis* and *Neisseria gonorrhoeae* infections-2002. *MMWR Morb Mortal Wkly Rep* 2002;51(RR-15):1-38.

3. Chapin KC: Molecular tests for detection of the sexually-transmitted pathogens *Neisseria Gonorrhoeae* and *Chlamydia trachomatis. Med Health R I* 2006;89:202-204.

4. Groth SJ, Goldman PL, Burns-Smith G, et al: *Evaluation and management of the sexually assaulted or sexually abused patient,* American College of Emergency Physicians (website): http://www.acep.org/workarea/downloadasset.aspx?id=8984. Accessed April 4, 2009.

5. Holmes WC, Slap GB: Sexual abuse of boys. *JAMA* 1998;280:1855-1862.

6. Ingram DM, Miller WC, Schoenbach VJ, et al: Risk assessment for gonococcal and chlamydial infections in young children undergoing evaluation for sexual abuse. *Pediatrics* 2001;107:e73.

7. Kellogg N: The evaluation of sexual abuse in children. *Pediatrics* 2005;116:506-512.

8. Siegel RM, Schubert CJ, Myers MSW, et al: The prevalence of sexually transmitted diseases in children and adolescents evaluated for sexual abuse in Cincinnati: rationale for limited STD testing in prepubertal girls. *Pediatrics* 1995;96:1090-1094.

9. Reading R, Rannan-Eliya Y: Evidence for sexual transmission of genital herpes in children. *Arch Dis Child* 2007;92:608-613.

10. Shapiro RA, Schubert CJ, Siegel RM: *Neisseria gonorrhea* infections in girls younger than 12 years of age evaluated for vaginitis. *Pediatrics* 1999;104:e72.

11. Essig A: Chlamydia and chlamydophila. *In*: Murray PR (ed): *Manual of Clinical Microbiology,* ed 9, ASM Press, Washington, DC, 2007, pp 1024-1029.

12. Janda WM, Gaydos CA: Neisseria. *In*: Murray PR (ed): *Manual of Clinical Microbiology,* ed 9, ASM Press, Washington, DC 2007, pp 601-620.

13. Leber AL, Novak-Weekley S: Intestinal and urogenital amebae, flagellates, and ciliates. *In*: Murray PR (ed): *Manual of Clinical Microbiology,* ed 9, ASM Press, Washington, DC, 2007, pp 2092-2112.

14. Jerome KR, Morrow RA: Herpes simplex viruses and herpes B virus. *In*: Murray PR (ed): *Manual of Clinical Microbiology,* ed 9, ASM Press, Washington DC, 2007, pp 1523-1536.

15. Griffith BP, Campbell S, Mayo DR: Human immunodeficiency viruses. *In*: Murray PR (ed): *Manual of Clinical Microbiology,* ed 9, ASM Press, Washington, DC, 2007, pp 1308-1329.

16. Cook RL, Hutchinson SL, Østergaard L, et al: Systematic review: noninvasive testing for *Chlamydia trachomatis* and *Neisseria gonorrhoeae. Ann Intern Med* 2005;142:914-925.

17. Black CM, Driebe EM, Howard LA, et al: Multicenter study of nucleic acid amplification tests for detection of Chlamydia trachomatis and Neisseria gonorrhoeae in children being evaluated for sexual abuse. *Pediatr Infect Dis J* 2009;28:608-613.

18. Katz AR, Effler PV, Ohye RG, et al: False-positive gonorrhea test results with a nucleic acid amplification test: the impact of low prevalence on positive predictive value. *Clin Infect Dis* 2004;38:814-819.

19. Palmer HM, Mallinson H, Wood RL, et al: Evaluation of the specificities of five DNA amplification methods for the detection of *Neisseria gonorrhoeae. J Clin Microbiol* 2003;41:835-837.

20. Golden MR, Hughes JP, Cles K, et al: Positive predictive value of Gen-Probe APTIMA Combo 2 testing for *Neisseria gonorrhoeae* in a population of women with low prevalence of *N. gonorrhoeae* infection. *Clin Infect Dis* 2004;39:1387-1390.

21. Renault CA, Hall C, Kent CK, et al: Use of NAATs for STD diagnosis of GC and CT in non-FDA-cleared anatomic specimens. *MLO Med Lab Obs* 2006;38:10-22.

22. Lister NA, Tabrizi SN, Fairley CK, et al: Validation of Roche COBAS Amplicor Assay for detection of *Chlamydia trachomatis* in rectal and pharyngeal specimens by a PCR assay. *J Clin Microbiol* 2004;42:239-241.

23. Centers for Disease Control and Prevention (CDC): False-positive results with the use of chlamydia tests in the evaluation of suspected sexual abuse-Ohio, 1990. *MMWR Morb Mortal Wkly Rep* 1991;39:932-935.

24. Hill CS: Appendix V: molecular diagnostic tests for sexually transmitted infections in women. *In*: Monif GRG, Baker DA (eds): *Infectious Diseases in Obstetrics and Gynecology,* ed 6, Informa Healthcare, New York, 2008, pp 517-528.

25. Leder MR, Scribano PV, Marcon MJ: Comparison of NAAT on genital swabs and urine in the detection of *Neisseria gonorrhoeae* and *Chlamydia trachomatis* in child sexual abuse survivors (abstract). Pediatric Academic Societies' Annual Meeting, Toronto, 2007.

26. Chapin KC, Andrea SC, Jenny C, et al: Four year history of APTIMA GC/CT nucleic acid amplification testing (NAAT) in children seen for sexual abuse (abstract). National STD Prevention Conference, Atlanta, 2010.

27. Girardet RG, Lahoti SM, Howard LA, et al: Epidemiology of sexually transmitted infections in suspected child victims of sexual assault. *Pediatrics* 2009;123:79-86.

28. Van Der Pol BDH, Martin J, Schachter TC, et al: Enhancing the specificity of the COBAS AMPLICOR CT/NG test for *Neisseria gonorrheae* by retesting specimens with equivocal results. *J Clin Microbiol* 2001;39:3092-3098.

29. Chernesky M, Jang D, Luinstra K, et al: High analytical sensitivity and low rates of inhibition may contribute to detection of *Chlamydia trachomatis* in significantly more women by the APTIMA Combo 2 Assay. *J Clin Microbiol* 2006;44:400-405.

30. Schachter J, Hook EW, Martin DH, et al: Confirming positive results of nucleic acid amplification tests (NAATs) for *Chlamydia trachomatis:* all NAATs are not created equal. *J Clin Microbiol* 2005;43:1372-1373.

31. Meader E, Waters J, Sillis M: *Chlamydia trachomatis* RNA in the environment: is there potential for false-positive nucleic acid amplification test results? *Sex*

Transm Infect 2008;84:107-110.

32. Nugent RP, Krohn MA, Hillier SA: Reliability of diagnosing bacterial vaginosis is improved by a standardized method of Gram stain interpretation. *J Clin Microbiol* 1991;29:297-301.

33. Nye MD, Schwebke JR, Body BA: Comparison of APTIMA Trichomonas vaginalis transcription-mediated amplification to wet mount microscopy, culture, and polymerase chain reaction for diagnosis of trichomoniasis in men and women. *Am J Obstet Gynecol* 2009;200:188.e1-e7.

34. Caliendo AM, Jordan JA, Green AM, et al: Real-time PCR improves detection of *Trichomonas vaginalis* infection compared with culture using self-collected vaginal swabs. *Infect Dis Obstet Gynecol* 2005;13:145-150.

35. Pope V, Norris SJ, Johnson RE: Treponema and other human host-associated spirochetes. *In*: Murray PR (ed): *Manual of Clinical Microbiology*, ed 9, ASM Press, Washington, DC, 2007, pp 987-994.

36. de Larrañaga G, Trinbetta L, Perés S, et al: False positive reactions in confirmatory tests for syphilis in presence of antiphospholipid antibodies: misdiagnosis with prognostic and social consequences. *Dermatol Online J* 2006;12(4):22.

37. Bulterys M, Jamieson DJ, O'Sullivan MJ, et al: 2004 Mother-Infant rapid intervention at delivery (MIRIAD) study group. Rapid HIV-1 testing during labor: a multicenter study. *JAMA* 2004;292:219-223.

38. Horvat RT, Tegtmeier GE: Hepatitis B and D viruses. *In*: Murray PR (ed): *Manual of Clinical Microbiology*, ed 9, ASM Press, Washington, DC, 2007, pp 1641-1659.

V

子どもの身体的虐待

Mary Clyde Pierce, MD

PHYSICAL ABUSE OF CHILDREN

26

身体的虐待疑い事例の
医療診療録の記載法

Allison M. Jackson, MD, MPH Brian M. Jackson, MD

はじめに

　虐待が鑑別疾患として挙げられる場合，患者である子どもが効果的なケアを受けるためには，臨床医による的確な診療録の記載は不可欠である。診療録は，子どもの安全を迅速に担保し，現在行っている効果的な医療ケアを確実に提供する上で，非常に重要な役割を担う。診療録は，子どもに治療を行い，子どもの安全を守ろうとする人々に最大限の有用性を発揮することが出来るよう，もれなく詳細に記載しなければならない。

　多くの事例において，包括的な病歴聴取を行うことで医学診断は明確化することは，よく知られており[1, 2]，子どもの身体的虐待の場合も例外ではない。子どもの診察において，とりわけ子どもがまだ話せない年齢の場合や，非常に状態が悪く会話が困難な場合，病歴はたいていの場合，親などの養育者から聴取される[3]。このように小児科診療の中では，通常病歴に関する情報は第三者から得る事が多いものの，可能な限り，子ども自身からも聴取する必要がある。虐待が疑われる場合には，通常の疾病の場合とは異なり，医療職以外の専門家も病歴の聴取に関わることになる場合が多い。しかし，そのような非医療職の専門家が入手した情報と医療者による診療録は，通常は別の記録物として取り扱いがなされる。診療録は先入観を持たず，客観的な事実に基づいて記録がなされなくてはならず，身体的虐待に関する記載を行う場合にも，医師は科学者や教育者としての姿勢を維持する必要がある。医師は，個々の具体的事例対応においては「子どもの擁護者」としてふるまうのではなく[4]，先入観なく事実に基づいた診療録の記載を行い，よりよい医療を子どもに提供する枠組みを構築することが最良の実践となる。

　最近の研究によると，虐待が疑われる事例における診療内容の記載は多くの事例で不適切であり，どのように受傷したか，いつ，どこで受傷したか，目撃者はいたか，受傷時の子どもの発達段階はどうであったのか，過去の外傷歴はあったのか，などについての情報が不足していることが明らかとなっている[5, 6]。米国の救急外来を対象とした2つの研究では，虐待が疑われる事例において，少なくとも3分の1の事例で診療録の記載が不完全だったと報告されている。多くの臨床医は，患者の年齢，怪我の種類，児童相談所の関与についてはしっかりと記載しているものの，発達歴，受傷部位のスケッチ，受傷時の目撃者の有無などまで正確に記録している臨床医はほとんどいなかった，との研究報告もある[6-9]。臨床医への診療録記載に関しての教育機会は増えているにも関わらず，1980年の診療録と比較しても，あまり改善が見られてい

339

ないとも報告されている[6]。オーストラリアにおける，救急外来で診療された骨折事例を対象とした研究でも，同様の診療録の不備が報告されている[10]。身体的虐待が疑われる事例の病歴の記録に関して，改善が必要なことはこれらの研究から明らかであると言えよう。

　診療録は，医療者間で情報共有するためにだけ使用されるものではなく，法的な公文書でもあるため，様々な理由から，適切な記録を行うことが極めて重要となる。まず診療録は，司法プロセスを進めていく上で重要な，被害児の発言内容が含まれている。司法当局は，診療録に含まれる病歴を，子どもの証言の信頼性を図る要素として使用する[11]。たいていの司法管轄区では，子どもが成人に対して行った発言は伝聞証拠として扱われ，司法プロセスの際には正式な証言としては認められない。しかしながら，医療者に対して行われた子どもの発言は，裁判長の裁量に基づいて，伝聞証拠排斥の法理の除外規定として認められることが多い。子どもが診療録に記載された内容に相違ない発言を行った，ということを医師が証言した場合には，この様な判断がなされることが多い[12]。診療録が漏れなく完全に記載されている場合には，子どもに情緒的・心理的トラウマを負わせることを回避するために，臨床医が子どもの代わりに証言をすることが認められることもある[10]。

　子ども虐待の事例において，医師が証言することは重要であるものの，診療録の記録が適切かつ十分である場合には，医師が出廷する必要がないことも多い。実際，医師への召喚状が発行される事例は，起訴された虐待事例の約15％程度である。さらに，実際に法廷で証言が行われるのは5％未満とされている[13]。特に公判前手続きや調停前の話し合いがなされる場合には，証人が出廷する代わりに，明快で包括的に記載された記録物一式が証拠採用されることもある[14]。このような形で医師が出廷しないで済むことは多く，診療録の記載というのは極めて

重要である。

　診療録の記載が包括的になされていれば，将来起こりうる虐待も防ぐことにも繋がる。記載が不明確であると虐待であるか否かが判断しえず，親子への介入が困難となり，自宅に返された後に再虐待を受けることもある[15]。また包括的に診療録記載がなされていれば，子ども虐待の研究をする際に，正確なデータ収集が可能となる。

医療診療録

病歴聴取時の状況

　病歴について問診を開始する前に，医師はどのような状況で病歴聴取が行われたかを記載する必要がある。病歴聴取が行われた日時，場所を明記することで，受傷から病歴聴取を受けるまでの経過時間や，養育者や子どもが話した出来事の発生順序につき，中立的な立場の人物が確認を行うことが可能となる。診療録に記載された内容は，警察やソーシャルワーカーの報告書と合わせて法的に使用されうる。日時が記載されていれば，その診療録が受傷後すぐに作成されたものかどうかを確認することもできる。通常，受傷後すぐに記載が行われた診療録の内容は，一定時間が経過してから記載された診療録よりも信頼性が高いとされる[16]。

　病歴聴取の対象は，主に親などの養育者であるが，発達的・医学的に可能であるならば，子ども自身からも聴取を行うべきである。さらなる病歴の情報源として，救急隊員や看護師や，その他のプライマリーケアや専門医療に関わる医療スタッフなどが含まれることもある。これらの医療者の記録には多くの有益な情報が含まれていることから，可能であるならば，診療録の中に包括して保存することが望まれる。医師は誰から病歴聴取を行ったのか，その人物に個別に病歴聴取を行ったのか，それとも他の人物と一緒に行ったのかについても記載する必要がある。警察官や児童相談所職員やその他の機関

の職員が同席した場合，その旨についても記載する。医師が行う病歴聴取は，そもそも医療的な目的から実施されるため，病歴聴取の中で医師に対して語られた発言内容は，警察官や児童相談所職員に対して語られた証言よりも，一般的に法廷においてより重要視されることが多い。また，複数の人物に同時に病歴聴取を行った場合よりも，個別に病歴聴取を行った場合の発言内容は，より有益となるため，可能なかぎり個別に聴取を行うことが望まれる。

診療録の導入部分には，子どもの年齢と性別を記載する。人種について診療録に記載することは，医療者が偏見を持って病歴聴取を行ったと取られかねないとの懸念から，記入すべきか否か未だに意見が分かれている。世界保健機関（WHO）をはじめとするいくつかの機関は，子ども虐待の関連資料に人種を記載することを推奨している[17]。人種の記録は，必ず子ども自身か養育者が述べた情報である必要がある。

病歴聴取の際の発言が，自発的になされたものであるのか，医療者の質問への返答としてなされたものであるのかについても，それぞれ記載を行う必要がある。後者の場合には，どのような質問に対して回答された発言であったのかについても記録する[9]。「なぜ病院に来られたのですか？」「何があったのか教えてくれますか？」などのようなオープンエンドな質問では，養育者や子どもからナラティブな（被質問者自身が構成した）病歴を引き出すことができる。ナラティブに語られた内容の明確化を図るために，より直接的な質問が必要になることもある。最近の報告では，病歴聴取の際に完全に自由に質問するよりも，構造化された定型の質問を行う方が，誘導的に詳細を聞いてしまう割合がむしろ減る傾向にあることが示されている[18]。事前に決められた，標準化された質問を使用することにより，質問やその質問に対する回答が正確に記録できているかの確認がしやすくなるという利点もある。ただ，あまりに質問を形式化

しすぎると，患者や家族と良いラポールを築きにくくなり，患者や養育者の返答を受けてさらに掘り下げる質問（キュード・リコール）をすることが制限されてしまう点に注意する必要がある。また目撃者から病歴を聴取する場合には，語られた情報が直接目撃した事項であるのか，他の情報源から得られた伝聞事項であるのかを明確にする必要がある（後者は信頼性が低い）。すべての情報は，情報源の発言に引用符（「　」）を用いて，可能な限り逐語的に記録する。

現病歴

現病歴聴取は，損傷の妥当性を確認するうえで極めて重要である。「何があったか教えてください」といったオープンエンドな質問への回答が，このような妥当性を評価する上で有用となる。他のたいていの医学的問題の場合と同様に，現病歴というのは病歴聴取事項の大部分を占めることが多い。身体的虐待が疑われる事例においては，父親，母親，可能な場合は子ども自身，その他の医療者からの聴取内容に加え，これまでの診療録から得た情報なども追加されるため，現病歴は特に長い記述となることが多い。病歴を深く掘り下げて聴く前に，養育者や子どもの言葉で主訴を記載する必要がある。これにより，子どもがなぜ診察に来たのかを記録することができる。多くの虐待事例では，聴くべき現病歴は大きく2つに分類される（表26-1）。1つは受傷状況であり，何が，いつ[訳注a]，どこで起きたのか，そして誰がその場にいたのかを聴く必要がある。もう1つは，受傷後の子どもの反応や行動であり，症状や徴候の経時的変化，それに対して養育者がどのようなケアをしたのかを聴く必要がある[19, 20]。これらの情報は，特に経時的に記載された場合，発生した事象の時系列の

[訳注a] ただし「いつ」という質問は子ども，特に7歳以前の子どもには回答が難しく，また聞くことによるデメリットもあり，質問者がトレーニングを受けていない場合，質問を行わないほうが望ましい。

表26-1	現病歴を聴取する際の問診事項

- 何があったのですか？
- その時，誰が一緒にいましたか？
- どこでそれが起きたのですか？
- いつそれが起きたのですか？
- その後に，何がありましたか？
- 子ども自身の状態が悪くなったり，ケガをしているのに気づいたのはいつですか？　子どもはどのような反応をしていましたか？　症状が出現し始めたのはいつですか？　あなたはどのように対応しましたか？
- 子どもを病院に連れてきた理由は何ですか？

作成，養育者や子どもの説明の矛盾点の明確化や妥当性の判断を行う上で，非常に有効となる。

病歴には，被害児やその他の目撃者からの情報もすべて含める必要がある。当初関連性が低いと思われた情報でも，後から関連性が高いことが判明する場合もある。たとえば，先行する不機嫌や嘔吐などの症状が，改めて発見された陳旧性の損傷と関連している可能性もある。何が起きたのかについての説明は，見聞きしたことを含め，広い範囲にわたって聴取する必要がある。子どもの状態が悪くなったり，ケガをしている事にどのように気付いたのかなど，受傷時の出来事について聴取し記載することは，受傷機転を理解するための大変重要な情報となる[21-23]。提供された情報がどの程度くわしく説明されたかや，本来提供されるべき情報がどの程度省略されたのかは，その情報の信憑性を評価する際に有用となる。詳細が分からなかった事項についても，陰性の情報（「ない」ということを明確化する情報）となりうる可能性があるので，その旨を記載すべきである。例えば，養育者が子どもに生じている外傷のエピソードを何ら語らなかった場合には，その旨を記載する必要がある。受傷した日時，および症状経過は，可能な限り詳細に記載する。子どもの状態が明確に語られないような事例では，症状を呈した時間を，聴取した範囲で幅を持たせて記載する。様々な症状が断続的に出現したと語られ

たような場合には，各々の症状ごとに可能な限り明確化して，診療録に記載する。エピソードの発生した場所や，症状の出現した場所についても，必ず記載する。

虐待が疑われる場合には，当該管轄区の児童相談所に通告する義務が発生する。養育者や子どもから，受傷原因が虐待である旨が語られた場合，加害者の身元についても診療録に記載する。子どもが加害者を具体的に開示することができない場合には，加害者に関して子どもが話をすることが出来た範囲内で，記載を行う。子どもが受傷した現場に，子どもと一緒にいた人物が判明していれば，その者が誰であるのかも明確化して記載する必要がある。

受傷時の状況につき記録するだけではなく，子どもが来院に至るまでの経緯や，それまでの間に養育者が子どもに対して行ったケアについても，詳細に聴取し記載する（症状の出現時期についても合わせて詳細に記載する）。養育者や子どもから訴えのあった徴候については，それらが出現した時間とともに，その症状の経過についても可能な限り詳細に記録する。問診の際に語られた徴候については，今回の受傷に直接的に関連がないと推察した場合であっても，もれなく記載する。このような徴候が，後に診断の端緒となることもありうるため，可能な限り詳細に記載する。養育者によって問診時に語られた情報が異なる場合にはその旨を記載し，それぞれの養育者が語った内容につき，別々に記載をしておく。

診察の際に子どもに何らかの損傷所見が明らかになった場合，その損傷に対する養育者からの説明や，子ども自身の説明をもれなく診療録に記載する。記載する際には，発言した人物の使用した言葉のまま，逐語的に記録を行う。身体的な診察を行った後に，医師の損傷に対する印象・評価というものは変わりうるが，いずれの場合でも，医師が養育者や子どもから聴取した言葉のまま，記録を行う。話を要約しようと

したり，言葉を分かりやすく言い換えようとしたりした場合（例えば，「切り傷」と養育者が説明したのに「裂傷」と記載したり，説明された言葉に文法上の誤りがある場合に医師がそれを修正したりした場合），診療録としての信憑性が減損しうる。

既往歴ならびに臓器別系統レビュー（ROS）

子どもの既往歴や臓器別系統レビュー（ROS：Review of Systems）を記載する際に，参考にすべき情報源は複数存在する。第一に，被害児や養育者が情報源となることは，言うまでもない。既往歴とROSを聴取する際には，（虐待であれ事故であれ）過去の損傷歴，ならびに過去の内因疾患の既往歴を明確化するための質問を行う必要がある。内服中の薬剤を知ることにより子どもの状態についての説明が可能となる事もあるため，子どもが内服中の薬剤についても，すべて記録する必要がある。子どもの呈している症状の原因となりうる病態の確認を行うためになされた質問や，それに対する回答について，注意深く記載する必要がある。医師が鑑別に挙げて否定した病態に関しても，否定した根拠とともに，第三者が診療録を確認した場合に明確になるように記載しておく必要がある。また子どもが呈している慢性的な症状についても，全て記載することが重要である。慢性疾患に罹患している子ども，未熟児，双生児は，虐待を受けるリスクが高いだけではなく，障がいを有していたり合併症に罹患していたりするリスクも高くなる[24]。一部の慢性疾患は，虐待によく似た症状を呈しうるものの，詳細な病歴聴取を行うことにより，通常は鑑別することが可能である。

子どもの既往歴を確認する際には，直接的に養育者や子どもから聴取を行うだけではなく，他の医療機関を受診した際の記録も参照し，記載する必要がある（表26-2）。出生時記録やその他の診療録から，子どもや養育者が報告しなかった，あるいは忘れていた損傷の既往や疾病

表26-2	既往歴ならびに臓器別系統レビュー（ROS）の聴取の際の問診事項

- 出生歴：計画妊娠であったか，予定外妊娠であったか。出産方法。出産時の補助器具の使用の有無。出産前後の母体や子どもの合併症
- 過去の救急外来受診歴および入院歴
- 出血傾向（鼻出血，歯茎出血，易挫傷形成性，遷延性鼻出血，割礼・予防接種・採血・静脈切開・歯科処置などの侵襲的処置後の遷延性出血）の有無
- 過去の損傷歴：転落，骨折，熱傷，裂傷など
- 食事摂取状況：ビタミン剤の補充の有無，食欲の変化，食物アレルギーの有無など
- けいれんの既往
- 易刺激性の有無
- 全般的な気質
- 薬物治療歴
- 予防接種歴
- かかりつけ医の情報（名前や電話番号）

の既往が判明することもある。既往歴が子どもや養育者からの説明ではなく記録物から得られたものである場合，その旨を記載しておく。また記録物から，成長パターン，栄養状態の経過，予防接種，適切な医療を受けていたかに関する重要な情報を得ることもできる。同様に，患者が児童福祉司や警察官やその他の機関の職員と共に来院し，それらの人物から病歴についての追加情報が提供された場合，診療録にその情報の提供者が誰かも含め，診療録に記載する。

発達歴

診療録への記載の中で，発達歴は最も記載が漏れやすい事項の一つである。患者の発達段階の把握は，養育者の語った受傷機転の説明の信憑性を把握するうえで有用となるため，身体的虐待が疑われる子どもの評価を行う際には，極めて重要なデータとなる（表26-3）。1995年に救急外来を受診した事例を対象としたある研究では，身体的虐待が疑われる事例で子どもの発達歴が診療録に適切に記載され事例は1例もなかったと報告されている[6]。子どもの発達レベルが適切かどうかを評価するための客観的尺度を用いて発達の評価を行い，その結果を診療録

表26-3	発達歴聴取の際の問診事項

- これまでの成長・発達に関する懸念の有無
- 発達遅滞の有無
- 寝返り，座位，つかまり立ち，歩行，走る，階段を上る，スイッチを入れたり切ったりする，握る，追視などの運動発達指標の状況
- 自分で食べる，服を着る，手を洗い乾かす，トイレトレーニングなどの社会性発達指標の状況
- 発声，笑い，喃語，模倣，単語（数が数えられるかなど），二語文，などの言語発達指標の状況

に記載する。可能な限り，医師が直接診察を行い，子どもの発達段階の確認を行い，その結果を記載する。直接観察していない運動発達の状況については，その情報源について明記しておく必要がある。医師は，子どもの暦年齢と発達年齢に乖離がないか否かについても，記載を行う。乖離がある場合には，実際の子どもの発達段階を客観的に記載する必要がある。もし発達歴の記載がない場合，子どもや養育者の説明と損傷とが矛盾しないか否かを判断することが困難，あるいは不可能となる。発達歴を正確に聴取することによって，虐待に類する症状をきたしうる疾病や，虐待発生のリスクとなりうる疾患の存在が明らかになる場合もある。

　救急外来など一部の状況では，効率性が最優先事項となることもあるであろう。このような状況下でも，可能な限り多くの情報を集めることが重要である。現病歴と比べて，発育歴の重要性は低く見積もられがちであるが，損傷についての説明が，発達段階に比して矛盾がないか否かを確認することは，極めて重要である。少なくとも医療者は，養育者の説明と子どもの発達段階とを照らし合わせて，考察を行う必要がある。

社会歴

　子どもの虐待やネグレクトは，あらゆる民族，文化，階級で発生するものの，子どもの社会歴を知ることは，虐待のリスクとなる家族要因や，子どもが育つ上での家族の力を確認するうえで，

極めて重要である。医師は，家族機能を高めうる健康サービスや安全教育などの予防サービスを家族が受けているか否かを確認する必要もある（表26-3）[18, 25]。そのためには，子どもと同居する全ての成人と小児についての情報を記載する必要がある。子どもが主に住んでいる住所地の情報の他，他にも長く過ごす場所（保育所や親戚宅など）があれば，その情報も記載する必要があり，それぞれの場所で主に子どもの養育を行っている人物についても記載する。またその人物にアルコールや薬物などの物質依存の既往があるか否かについても確認し，記載する。養育者の物質乱用は，家族の機能を低下させる大きなストレス要因となり，子どもをリスク下にさらすことにもなる[26]。親や子どもやきょうだいのソーシャルサービス介入歴，一時保護所入所歴，社会的養護歴，警察介入歴，刑務所入所歴についても，社会歴として記載する。親の最終学歴，雇用状態などの家族の社会経済的な情報の記載も行う。フードスタンプ，公営住宅，健康保険の加入状況など，家族が受けている社会的支援についても，家族の安定性を高めるストレングス（強み）として記載する[22]。家庭内の暴力問題の既往も，子どもが損傷や心理的トラウマを負うリスクを高める要因となるため，記載する必要がある[22]。（近親者を含む）拡大家族や友人などからの社会的支援状況についても質問し，家族が孤立状況にあるか否かについても，評価する。社会歴に含まれる情報のすべてにつき，その情報源についても合わせて記録を行う。

　社会歴を報告する際には，生態学的モデル（ecological model）を使用することが有益であると考えている医療者もいる[16]。生態学的モデルでは，家族の力動を4つのレベルで記載する。第1のレベルは，家族内における個人の状態であり，これには年齢，性別に加え，家族の安全と結束を強めたり弱めたりしうる個性などが含まれる。子どもの場合には，個性には気質，出産

順位（双子の場合），発達状況などが含まれる。第2のレベルは，家族や親しい友人などとの親密な社会的関係性であり，これには親子の絆の強さ，家族の身体的・発達的問題，精神疾患や薬物乱用，そしてIPV（いわゆるDV）などの社会歴が含まれる。これらの社会的関係は虐待の防御因子になる場合もあれば，ならない場合もある。第3のレベルは，地域のコミュニティーの状況であり，これにはアルコールや薬物の入手のしやすさ，失業率の高さ，公共住宅の不足などのマイナスの要因も含まれるが，学校教育の充実，治安の良さ，公園・コミュニティセンター・遊ぶことの出来る屋外空間などのプラスの要因も含まれる。第4のレベルは，社会的要因であり，これには他者への暴力を促進（または抑止）するような社会規範，平等（や不平等）を生み出す政策，そして子どもの人権を認めない（あるいは擁護する）ような社会規範などが含まれる。これら4つのレベルの中には重複する内容もあるが，このような考え方で社会歴を聴取することで，聴き洩らしを最少化することができるであろう（表26-4）。

家族歴

子どもの家族の病歴に関しては，特にしっかりと診療録に記載する必要がある（表26-5）。虐待と誤診されうる遺伝性疾患の家族歴について，必ず質問し記録する必要がある。同胞やその他の同居小児の原因不明の疾病・損傷・死亡の有無についても記載を行う（ない場合にも，陰性所見として明確化しておく）。子どもの親やその他の養育者に精神疾患との診断を受けた人物がいるか否かも確認する[27]。家族内に虐待が疑われた子どもがいたか否かも無論，記録する[16]。

病歴を記録する際の標準的書式の使用

現在，医療現場でのコンピュータ化が進んでおり，医療者は構造化されたフォームを活用し，

表26-4	社会的リスク要因

個人的要因（患者）

気質
疾病の有無
認知能力
精神疾患の有無

家族要因

貧困
疾病の有無
認知能力
精神疾患の有無
薬物乱用者の有無
家族間暴力の有無
虐待歴や犯罪被害歴の有無
孤立状況にあるか否か

コミュニティー要因

暴力
貧困
失業率
孤立状況

社会的要因

経済状況
暴力の容認
性被害の容認
子どものしつけに対する考え方

表26-5	家族歴聴取の際の問診事項

- 乳幼児突然死症候群や予期せぬ乳児突然死の有無
- けいれんの有無
- 発達遅滞の有無
- 聴覚障害の有無
- 易骨折性の有無
- 歯科的問題（象牙質形成不全症など）の有無
- 出血傾向（易挫傷形成性，歯茎出血，鼻出血，強い月経困難，出産・手術時の多量出血，輸血の必要性）の有無
- 薬物乱用を含む精神疾患の有無
- 虐待の既往や家族間暴力の有無

患者の診療録を作成している。構造化された診療録のフォーマットは，子ども虐待の可能性が持ち上がった事例においても使用されるが，こ

れには利点も欠点もある。これらのフォーマットは，前述した全ての問診すべき項目が構造化されていて，重要事項に対しての聞き漏らしや記載漏れがないよう，問診の質が向上するような状態となっている。しかし最近の研究では，このようなフォーマットの使用に関して，賛否両論がある。1995年に救急外来を受診した事例を対象とした診療録に関する研究では，虐待事例の診療録にフォーマットを使用しても，記載内容には全く改善が見られなかった，と報告されている[6]。ただしその他の研究では，適切にデザインされた診療録のフォーマットを利用することで，記録内容に改善が認められた，と報告しているものもある。[28, 29] このようなフォーマットを使用する場合，十分な内容が記載できるスペースを用意する必要があり，陽性事項だけではなく陰性事項についても詳細に書きこむことが推奨される。ただしあまり構成を複雑にしすぎると（例えば，多数のチェックボックスを用意するなど），かえって情報量が少なくなってしまうので注意が必要である。診療録にフローチャートを入れ込んでおくことは，診療録を充実させるための良い手段となりうる[30]。このようなフォーマットの使用を広く推奨すべきか否かについては，今後さらなる研究が必要である。

診療報告書

　これまでに述べた診療情報の記録は，損傷をきたした子どもに対し，迅速な対応を行う際にも極めて重要である。情報は遅滞なく記録する必要があり，そうすることにより，医療者間で医療的ケアを提供する上で，情報が共有されることとなる。医師は虐待が疑われる事例の多くで，行政処分や法的プロセスを進めるために，児童相談所や警察から，診療報告書の記載を求められる。そのような報告書は，明白で理解しやすいことが重要である[31]。医療者と非医療者との間で，同じ用語が異なって解釈されてしまう場合があるため[32]，専門的な医学用語を使用する場合には，説明をつけるなどしてわかりやすく表現する必要がある[31]。医療者は，「客観的な専門家」という立場で事例に関わるのが仕事であり，診療報告書も客観的に記載がなされている必要がある。診療報告書は，子どもの権利擁護者の立場ではなく，科学者・専門家としての立場で作成するものである。以上のような注意事項を踏まえて作成することで，診療報告書は民事裁判の場でも刑事裁判の場でも，信頼性が高いものとして扱われるようになるであろう。

今後の研究の展望

　現在の身体的虐待が鑑別診断にあがる事例の病歴の診療録への記載に関する種々の問題点を鑑みるに，システム上の改善のためのさらなる研究は必須であるといえる。病歴聴取を構造化すること，ならびに診療録をレビューし，個々の医療者にフィードバックなどの対応を行うことの効果は，研究により相反する結果を示しており[27]，このような方法以外の改善方法も考慮していく必要がある。医療診療録の電子化が進むことで，構造化したフォーマットの導入機会は増えるため，診療録の質の改善をもたらす方法論がより確立していくことも期待される。このような新たなシステムが導入されることで，情報の重複や，判読が困難な記録を減らすことができ，児童相談所に迅速に通告するための情報は増え，通告は促進されることとなるであろう。多くの病院，とりわけ小児病院では，院内虐待対応チーム（CPT：child protection team）を組織しており，事例の記録の取り扱いが円滑化している。それだけではなく現在では，小児科を有する全ての病院は地域のCPT同士で連絡を取り合うことが，小児医療提供体制の中で標準的対応となってきている[33]。CPTは，医師，医療ソーシャルワーカーや，その他子どもに関わる専門家で構成されている。臨床医と研究者

346　第Ⅴ部　子どもの身体的虐待

の両者が，より正確な記録の作成に尽力することが，何より子どもやその家族を守ることになる。その職責を果たすための適切なシステムがあることで，正しく公正な決定を下すことができると言えよう。

文献

1. Short D: History taking. *Br J Hosp Med* 1993;50:337-339.
2. Hampton JR, Harrison MJG, Mitchell JRA, et al: Relative contributions of history taking, physical examination, and laboratory investigation to diagnosis and management of medical outpatients. *Br Med J* 1975;270:486-489.
3. Gillis J: Taking a medical history in childhood illness: representations of parents in pediatric texts since 1850. *Bull Hist Med* 2005;79:393-429.
4. Chiocca EM: Documenting suspected child abuse, part II. *Nursing* 1998;28:25.
5. Christopher NC, Anderson D, Gaertner L, et al: Childhood injuries and the importance of documentation in the emergency department. *Pediatr Emerg Care* 1995;11:52-57.
6. Limbos MA, Berkowitz CD: Documentation of child physical abuse: how far have we come? *Pediatrics* 1998;102:53-58.
7. Anderst JD: Assessment of factors resulting in abuse evaluations in young children with minor head trauma. *Child Abuse Negl* 2008;32:405-413.
8. Boyce MD, Melhorn KJ, Vargo G: Pediatric trauma documentation: adequacy for assessment of child abuse. *Arch Pediatr Adolesc Med* 1996;150:730-732.
9. Johnson CF, Apolo J, Joseph JA, et al: Child abuse diagnosis and the emergency department chart. *Pediatr Emerg Care* 1986;2:6-9.
10. Ziegler DS, Sammut J, Piper AC: Assessment and follow-up of suspected child abuse in preschool children with fractures seen in a general hospital emergency department. *J Paediatr Child Health* 2005;41:251-255.
11. Jenny C: *Medical evaluation of physically and sexually abused children.* Sage, Thousand Oaks, Calif, 1996, pp 86-87.
12. Reece RM, Ludwig S (eds): *Child abuse: medical diagnosis and management,* ed 2, Lippincott, Williams, & Wilkins, Baltimore, 1996, p 545.
13. Palusci VJ, Hicks RA, Vandervort FE: "You are hereby commanded to appear": pediatrician subpoena and court appearance in child maltreatment. *Pediatrics* 2001;107:1427-1430.
14. Kellogg ND, Committee on Child Abuse and Neglect: Evaluation of suspected child physical abuse. *Pediatrics* 2007;119:1232-1241.
15. Zuckerman NS, Powell EC, Sheehan KM, et al: Community childhood injury surveillance: an emergency department based model. *Pediatr Emerg Care* 2004;20:361-366.
16. Hobbs CJ, Hanks HGI, Wynne JM: *Child abuse and neglect: a clinician's handbook,* ed 2, Churchill Livingstone, London, 1999.
17. Butchart A, Harvey AP, Mian M, et al: *Preventing child maltreatment: a guide to taking action and generating evidence,* World Health Organization (website): http://www.who.int/violence_injury_prevention/publications/violence/child_maltreatment/en/ Accessed April 19, 2009.
18. Lamb ME, Orbach Y, Sternberg KJ, et al: Accuracy of investigators' verbatim notes of their forensic interviews with alleged child abuse victims. *Law Hum Behav* 2000;24:699-708.
19. Dubowitz H, Bross DC: The pediatrician's documentation of child maltreatment. *Am Dis Child* 1992;146:596-599.
20. Jackson AM, Rucker AR, Hinds T, et al: Let the record speak: medicolegal documentation in cases of child maltreatment. *Clin Pediatr Emerg Med* 2006;7:181-185.
21. Solomons G: Trauma and child abuse: the importance of the medical record. *Am J Dis Child* 1980;134:503-505.
22. Pierce MC, Bertocci GE, Janosky J, et al: Femur fractures resulting from stair falls in children: an injury plausibility model. *Pediatrics* 2005;115:1712-1722.
23. Hettler J, Greenes DS: Can the initial history predict whether a child with a head injury has been abused? *Pediatrics* 2003;111:602-607.
24. Krug EG, Dahlberg LL, Mercy JA, et al: *World report on violence and health,* World Health Organization (website): http://apps.who.int/iris/bitstream/10665/42495/1/9241545615_eng.pdf. Accessed April 19, 2009.
25. Green J, Sullivan AL, Jureidini J: Shortcomings in psychosocial history taking in a paediatric emergency department. *J Paediatr Child Health* 1998;34:188-191.
26. Widom CS, Hiller-Sturmhofel S: Alcohol abuse as a risk factor for and consequence of child abuse. *Alcohol Res Health* 2001;25:52-57.
27. Shay NL, Knutson JF: Maternal depression and trait anger as risk factors for escalated physical discipline. *Child Maltreat* 2008;13:39-49.
28. Bar-On ME, Zanga JR: Child abuse: a model for the use of structured clinical forms. *Pediatrics* 1996;98:429-433.
29. Socolar RR, Raines B, Chen-Mok M, et al: Intervention to improve physician documentation and knowledge of child sexual abuse: a randomized, controlled trial. *Pediatrics* 1998;101:817-824.
30. Benger JR, Pearce AV: Quality improvement report: simple intervention to improve detection of child abuse in emergency departments. *Br Med J* 2002;324:780-782.
31. David TJ: Avoidable pitfalls when writing medical reports for court proceedings in cases of suspected child abuse. *Arch Dis Child* 2004;89:799-804.
32. Mertz E: Translating science into family law: an overview. *De Paul Law Rev* 2007;56:799ff.
33. Committee on Pediatric Emergency Medicine: Guidelines for pediatric emergency care facilities. *Pediatrics* 1995;96:526-537.

27

子ども虐待事例の写真記録法

Lawrence R. Ricci, MD, FAAP

はじめに

　ここ20年間の間に，虐待を受けた子どもに専門的な医学的評価を行う重要性や，身体的所見を撮影した高画質の写真の重要性が認識されてきた。つまり医療者にも，法医学的な写真撮影技術に習熟する必要性が生じている。実際に，被虐待児の評価を行う医療者は，写真撮影機器をすぐに利用できる状態にしておき，写真資料の医学的かつ法的な意味を適切に理解し，基本的なカメラ操作や写真の構図に習熟している必要がある [1, 2]。写真撮影の技術的側面については，子ども虐待の分野やその他の法医学分野において既に数多くの文献があるので [3-10]，本章では臨床的に最も重要と考えられる部分に焦点を当て，概説を行う。

　子ども虐待により生じた損傷の証拠として，身体的所見を文章で表現することは重要である。しかしながら，医療者は可能な限り視診可能な所見を写真撮影する必要がある。実際に一部の州では，子どもの身体的損傷のカラー写真を「撮る，あるいは撮ろうとする」努力が医療者に義務付けられている [9, 11]。高精細な写真撮影を行う必要性がある理由としては，以下に掲げる理由が挙げられる。

1. 身体診察後に写真を再検討することで，所見の確認や見落としの有無につき確認する
ことができる。

2. 写真を見ることで診察者の所見に関する記憶を甦らせ，証言を強化することが可能になる。

3. 写真による所見があれば，同僚医師や他の専門医とするの議論・討論に使用することができ，また公表されている文献との比較が可能となる [12]。

4. 写真は教育や説明の手段として，児童虐待を専門とする医師同士のコミュニケーションを円滑にすることが可能となる [13]。

5. 倍率が正確にわかっている場合，損傷の写真を実際の成傷器と比較することが可能となる（写真27-1）[14]。

6. 初診時に写真を撮影していることで，その後の再診時の所見との比較が可能となる。また，再度損傷をきたし受診した際に所見を比較し，訴追に向けた補強証拠とすることが出来る。

7. 子どもに将来的に虐待によって損傷が生じるリスクがある場合，損傷のない状態を記録することとなり，比較・対照の基準とすることができる。

8. 写真は品質管理が可能である（診察者が不慣れな場合には，写真撮影のトレーニングのために，診察過程の全ての所見を撮影し，専門家の評価を受けることが推奨される）。

9. 写真やビデオを注意深く撮影することに

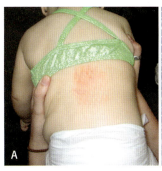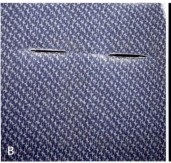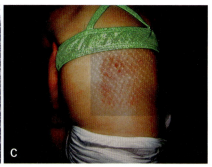

写真27-1　背部に何らかのパターン熱傷を負った乳児（写真A）。母親の説明では，暑い日に本児を車に乗せたために受傷したとのことであった。写真Bに車のシート表面を提示している。Adobe Photoshopのレイヤー機能でカーシートのコントラストをより明確にし，透過性を高めたうえで，熱傷の写真と重ね合わせることで，熱傷のパターンとカーシートの紋様が同一であることが確認された（写真C）。この様な分析を行う際には，乳児側の写真もPhotoshopによりコントラストを強め，明るさを抑えると，より明瞭な形で一致性を確認しやすくなる。

よって，繰り返し診察を受ける必要がなくなり，診察によるトラウマを与えずに済むことができ，またセカンドオピニオンを求めることも可能となる。

10. 撮影された写真は，研究のため，そして正常変異所見や異常所見を学ぶための優れた教育ツールとして活用することができる[15]。
11. 静止画およびビデオ動画は，法廷で裁判官や陪審員に重要な所見を確認してもらう際に有用となる。
12. デジタル画像であれば，同僚の医師と話し合うために電子的に送信することが可能である。遠隔医療連携システムの利用は，子ども虐待の相談や教育において強力な手段となる[16]。

撮影機器

　虐待の被害者を撮影するために推奨される方法としては，高価なコルポスコープから[17-21]，高性能でありながらコルポスコープよりは安価な35mmの接写レンズ[10]，さらに安価なインスタントカメラやポラロイドカメラに至るまで[1]，様々なものが挙げられてきた。性虐待を受けた子どもの接写写真の撮影機器としてのコルポスコープは，非侵襲的な方法であり，優れた倍率と照明装置により，外性器所見を確認する能力の大幅な向上をもたらし[13, 15, 17, 19-24]，証拠の質の著しい改善につながった。恐らく最も重要なこととしては，コルポスコープにより所見の接写写真の撮影が可能となったことである。証拠の質が高まったことにより，一般的な解剖学的用語の進歩や，同分野の専門家へコンサルトする機会の増加，関係者間の合意形成の促進，研究促進がなされるに至った。現在では，コルポスコープに変わる方法も採用されており[25]，例えば，接写が可能なビデオカメラをスタンドに取り付け，撮影した画像をモニターに映し出すと同時に録画を行う方法が挙げられる（写真27-2）。このシステムはコルポスコープよりも安価でありながら，画質は同等で，コルポスコープの接眼レンズを通さずに所見をモニター上で見ることもできる。他にも接写写真を撮影する方法として，マクロレンズとリングフラッシュを組み合わせて使用した方法や，より最近では高解像度のデジタルビデオカメラを使用した方法など，様々な方法が実践されている。

　最近では35ミリのスライドやプリント写真に代わって，広くデジタルビデオとデジタルカメラが普及し，活用されている状況にある。デ

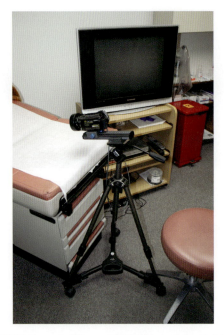

写真27-2　コルポスコープの代替としての，6メガピクセルのデジタル静止画機能を備えた高解像度デジタルビデオカメラをホイール付きの三脚上に固定したシステム。このシステムでは，検査台の端までを写真に収めることの出来るマクロズーム機能も搭載されている。ビデオカメラには光源としてビデオリングライトが取り付けられており，HDMIケーブルで高解像度のビデオモニターと接続されている。

子どもは撮影時にじっとしてくれず，外性器や肛門はもともと解剖学的にダイナミックに動く部位であることからも，適正な静止画の撮影を行うことは実際には困難である[17]。そのため，撮影時の記録を動画として行うことが，適切な記録や教育的利用の両面において，より優れた方法として広まりつつある[17]。

外性器肛門部の所見を記録する際に，動画で記録を残すことには，静止画と比較して以下のような様々な利点が挙げられる。

1. 外性器肛門部の解剖学的な動きの記録を，容易に記録することが可能である
2. 所見をコルポスコープの接眼レンズを通してではなく，モニターで確認することができるため，診察者が子どもとアイコンタクトを取りながら診察を実施することができ，子どもの反応に対して即応することが出来る。
3. モニターで確認ができる利点として，子どもが診察の状況を確認することが出来るため，子どもの不安を低減しうる。
4. 診察過程の全てを記録できるため，後に何らかの疑義が生じた場合にも参照することが出来る。
5. 加害者側の弁護人が召喚した専門家が身体所見の再検討を求めてきた場合にも，ビデオ記録を求めてきたことができるため，子どもが何度も診察を受けなければならない状況を回避することができる。

VHSや8ミリビデオの水平解像度は約200本，SビデオやHi8ビデオは400本，デジタルビデオは約500本である[16]。最新式の高解像度（HD）デジタルビデオカメラの水平解像度は720本，フォーマットによっては最高1,080本での撮影が可能であり，ビデオからのキャプチャー静止画像の解像度もかなり高い。解像本数という数値はビデオ画像の構成要素であって，静止画の構成要素である「ピクセル」にそのまま変換で

ジタルカメラは簡単で使いやすく，比較的安価な上に，全自動である。レンズ部分には望遠機能，中距離のマクロ機能，接写機能（〜0.25倍まで）が備わっており，フラッシュが内蔵されていて，オートフォーカス機能も洗練されている。デジタル一眼レフ（SLR）カメラに，1倍のマクロレンズとリングフラッシュを組み合わせた方法は，性虐待被害を受けた子どもの撮影方法として，コルポスコープカメラと比較してより簡便で，安価である[3]。最新のデジタルカメラでは，カメラ本体またはレンズに，被写界深度を改善するか，シャッタースピードを速くすることによって，ピンボケ写真を減らすことを可能にする画像安定化機能が搭載されている（写真27-3）。

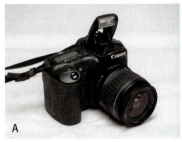 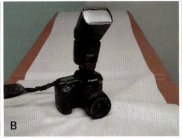 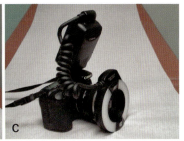

写真27-3　デジタル一眼レフカメラの各種セッティング。写真Aは標準装備のフラッシュを使用する場合の状態である。写真Bでは，反射を防ぐためのバウンス撮影機能やストロボディフューザーを取りつけることの出来る，外付けのフラッシュが使用されている。写真Cでは，近接撮影用にリングフラッシュと60ミリの1倍マクロレンズが使用されている。

きるわけではないが，標準的なデジタルビデオの100％以上にまで水平解像度の本数が増加すると，ビデオの解像度が増加するだけではなく，後にビデオからキャプチャーした際の静止画の解像度も目に見えて向上する。

従前，ビデオ記録システムの欠点としては，出版，裁判，教育に使用可能なレベルの高品質の画像が得られないことが挙げられていた。このような問題に対しては，やや扱いが煩雑にはなるものの，診察の様子をビデオカメラと静止画カメラの両方で撮影することで解決は可能である。しかしデジタル処理技術的には，ビデオ撮影した画像をデジタル画像に変換することは可能であり，その後にAdobe PremiereやPinnacle Studioなどの市販のビデオ編集ソフトウェアを使用して，十分な品質の静止画像へと変換することも可能である。少なくとも6メガピクセル以上の静止画用カメラが内蔵された新しい高解像度のビデオカメラを用いれば，まず問題が生じることはないであろう（写真27-4）。しかしビデオカメラに搭載された6メガピクセルの静止画用カメラの品質は，現段階ではレンズが異なるため，元来の6メガピクセルの静止画用カメラの品質よりは劣る点については認識しておく必要がある。同様に静止画用カメラに搭載された簡単な動画録画機能で撮影した動画は，動画専用のビデオカメラで撮影した動画と比較する

と著しく画質が劣る。ホイール付き三脚にデジタルビデオカメラを取り付けた比較的安価なシステムで撮影した画像は，より高価なコルポスコープシステムより優れているとは言えないが，ほぼ同等の画質を得ることが出来る（図27-2参照）。写真資料の使用に際しては，子どもやその養育者がその過程において不安を抱くことがないような配慮を行わなくてはならない。このような配慮は，ポルノ撮影の被害にあった子どもにおいては，より困難な問題の一つとなりうる。

撮影の際に用意すべきその他の撮影機器としては，予備電池，カメラとコンピュータを接続し画像を転送するためのUSBケーブル，動画をカメラの液晶画面ではなくモニター上で見るためのビデオケーブル，などが挙げられる。また，米国法歯科学委員会（ABFO：American Board

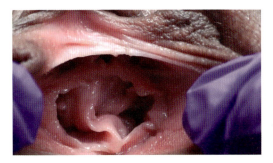

写真27-4　本写真は，Pinnacle Studioを使用してビデオ動画から，静止画をキャプチャーしたものである。

of Forensic Odontology）が作成した定規を使用することも推奨される。被写体である病変や損傷の傍にこのような定規を置き撮影することで，所見の大きさを写真上で明確化することが可能となる[9, 10, 18]。

　1年も経つと現在のものは最新ではなくなるため，特定のカメラシステムを推奨することは難しい。どのメーカーのコルポスコープやその他の撮影器具を使用するかは，価格，使いやすさ，既存のシステムとの互換性，技術的なサポートが受けられるかどうか，などで決定すればよい[26-29]。

写真の構図

　写真の構図については，医学文献ではなく，事件現場の写真撮影に関するテキストが大いに参考になる[6, 7]。理想的な事件現場写真とは，すべての関連情報を可能な限り現実的にとらえ，無関係の情報をできる限り排除された写真である。撮影者は，画像を見る者がその場面を頭の中で再現できるような構図を考える必要がある。構図とはすなわち，画像内の視覚的な配置であるが，この構図の中では主要な被写体が正確に映し出されている必要がある。表示域や奥行きを変化させ，不要なものは可能な限り排除する。水平に撮影するべきか（横撮り），垂直に撮影するべきか（縦撮り）は，被写体次第である。動き回る子どもを撮影することが困難ではあるが，ほとんどの事例では水平に撮影することが望ましく，可能な限り正常の解剖学的位置関係（解剖学的正位）になるように撮影する。撮影者はシャッターを切る前に，被写体が適切に構図に収まっていて，ピントが合っていることをファインダーや液晶ディスプレイで確認する必要がある。熟練した撮影者と不慣れな撮影者の最大の差は，前景と背景の不必要なものに十分な注意を払うことが出来るか否かであるということが出来る。

　Robinsonの提唱する[6]，犯行現場写真の基本

的ルールを以下に提示する。

1. 被写体をフレーム内に収める。これは，物理的に被写体に近づいたり被写体から離れたりすることや，ズームを調整することで簡単に行える。デジタルズームはレンズズームとは異なり，画像の品質が落ちることに注意が必要である。デジタルズームは，レンズではなくカメラによって計算された画像であって，接写にすると画像の品質が著しく損なわれるので，デジタルズームの使用は避ける。ただしカメラを被写体に接近させ過ぎると，カメラがピントを合わせることができず，画面全体がピンボケした画像になる恐れがある。

2. 被写界深度は最大にする。そのためには通常，持続的な照明（ビデオ照明）または一時的な照明（フラッシュ）などの補助的な照明の使用が不可欠である。照明が適切でフィルム感度やそれと同等のデジタルフィルムスピードが標準的なものであれば，大部分の全自動カメラは最小の絞りを使用するため，被写界深度は最大となる。デジタルカメラでは，より高感度のISO値に設定することで感度が変化し，より絞り値を小さくすることができる。しかしながら最高感度のISO設定では，細部が若干つぶれた画像になってしまう。

3. 原則として被写体の正面から撮影を行う。カメラと撮影する被写体を平行に保ち，角度のついた状態で撮影することは可能な限り避ける（ただし，特に皮膚色が濃い場合などに，輪郭を明確化したい場合やフラッシュによる反射を防ぎたい場合には，斜めから撮影を行うことも時に必要である）。

4. 同一の所見に対し，遠距離からの写真，中距離からの写真，クローズアップの写真，という形で複数枚の撮影を行う。

5. 照明とピントについて，常に留意しておく。

子どもの写真を撮影するときは，その子ども
が理解できる言葉で，診察者がこれから何をす
るのかを説明すると良い[5, 30]。ビデオ動画によ
るコルポスコープ診察の利点は，単純な静止画
撮影に比べ，子どもが実際に診察の様子を見る
ことができる点にある。診察者が行っているこ
とを確認することが出来るために，子どもは状
況を理解しやすく，不安が和らぎ，協力が得ら
れやすくなる。子どもが最適な写真撮影位置で
じっとしていてくれることが理想的ではあるが，
動き回る非協力的な子どもと比較した場合，最
適な位置でなくても協力的でじっとしていてく
れる子どもの方が撮影条件としては良い。乳幼
児であっても，自分が知っていて信頼している
大人の膝の上に抱かれている場合は，容易に撮
影させてくれるであろう[31]。一部の子どもは，
診察者がいくら努力しようとも写真を絶対に撮
らせてくれないこともある。そのような場合で
も可能なかぎりそれを受け入れて，診察・撮影
を工夫する必要がある[30, 32, 33]。

ビデオ撮影の際の注意点は，原則的に静止画
と同様であるが，追加の操作事項として，左右
方向と上下方向に緩徐に流し撮りをして，重要
な所見の部位では長く静止撮影をする操作を加
える必要がある。各所見は，遠距離，中距離，
近距離からの撮影を行い，測定用の定規を写し
込んだ状態と，写し込まない状態の両方を録画
する。技術的な注意事項については，表27-1を
参照していただきたい。

画像の保存

自己現像タイプのポラロイドフィルムは高価
で，複製が難しく，保存も困難である。物理的
に損傷を受けたり劣化したりしやすく，特に光
への露出に弱い。アナログ録画であれデジタル
録画であれ，ビデオテープ録画は磁気による影
響を受けたり，テープを構成する酸化鉄が時間
の経過とともに劣化したりしてしまうことはよ

く知られている。CDやDVDなどの光ディスク
は，レーザー光技術を使用してデータを保存す
るもので，比較的劣化し難いが，物理的に損傷
を受けてデータが破損することもある。ハード
ディスクへの録画の場合にも，データがクラッ
シュすることがある。

このような問題があるため，データはバック
アップして複数保存することが重要である。例
えば，デジタル静止画とビデオ動画を光学メディ
アにより，カルテ内や安全な保管場所にファイル
で保存するとともに，適切なバックアップ法や
オフサイトサーバーなどのシステムを備えた安
全なサーバー内にも保管しておく。市販のハー
ドドライブも最近では1テラバイト以上の容量
があるものも広く使われており，非常に容量の
大きいデジタルビデオファイルでも安全かつ簡
単に保存できるようになっている。

画像はAdobe社のPhotoshop Albumに代表さ
れるような，市販のフォトアルバムソフトウェア
で，見ることも保管することもできる。所有し
ている医学画像管理ソフトウェアを使用する場
合，保存する際にソフトウェアによって画像が
修正されたり圧縮されたりしていないこと，そ
して修正されていないオリジナルの状態のまま
で複製や閲覧できることを確認する必要がある。

どの記憶媒体を使用した場合であっても，画
像は当該施設の規定に沿って，保管や利用が
なされる必要がある。米国児童虐待専門家協
会（APSAC：the American Professional Society
on the Abuse of Children）や米国司法省（U.S.
Department of Justice）などにより作成された，
データ保管に関するガイドラインをぜひ参考に
していただきたい[34, 35]。

写真撮影時のよくある失敗

撮影の際に，所見から遠すぎた状態や近すぎ
た状態で撮影したり，撮影者が異なる角度や異
なる距離で所見を複数枚撮影しなかったりした

表27-1	撮影を適切に行うためのコツ

- カメラを実際に臨床現場で使用する前に，カメラ自体に慣れ，操作方法に習熟しておく
- プログラムモードは，より熟練した撮影者のためのものであり，通常は自動モードで撮影をするとよい。例えば，絞り優先モードは被写界深度を深めることが出来，また単純X線写真や咬傷の写真を撮影する際には，モノクロ設定とすることが有用となる
- カメラが高解像度で低圧縮率に設定されていることを確認する。多くのカメラでRAW形式での保存が可能であるが，これは主にプロの撮影者が使用するものである
- 多くの写真を撮影できるよう，可能な限り大きな容量の記憶媒体を使用する
- フラッシュまたはリングライトなどの補助的な全波長光源を常に使用する。露出バランスに悪影響を及ぼす手術灯や自然光の下で影ができるような写真撮影を行うことは，避けなくてはならない
- 各所見につき，全体像を捉えるための遠距離からの写真，中距離からの写真，クローズアップ写真の最低3枚の撮影を行う。撮影したいものの表面がフィルム面と平行になるように，被写体の位置やカメラ位置を調整する。角度を変えて複数枚の写真を撮影し，影ができるのを避けたり，フラッシュによる反射が発生したりするのを避ける必要がある
- 被写体を通常観察しているような構図で撮影する
- わかりにくくなるような背景や前景が写り込むのを避ける
- 子どもの名前を撮影しておく
- 各所見を，さまざまな角度や距離で複数回撮影する
- 損傷と同一平面上に，米国法歯科学会の法医学定規（ABFO-No2 scale）などの適切な定規を置いての撮影と，置かない状態での撮影の両方を行う。最近のデジタルカメラに搭載されている自動ホワイトバランス機能により，写真撮影の際にカラースケールを使用する必要はないことがほとんどである。カラースケールを使用した場合でも，画像の色調というのは，照明，プリンターの質，モニターの質や設定など，さまざまな要因に影響を受けるため，評価の際には非常に慎重である必要がある
- 熱傷や，創部の汚れた擦過傷，そして子どもが不潔な状態である場合，局所を清潔な状態にする前と後で写真撮影を行うことが非常に有用である。発育不全の子どもの治療前と治療後に写真撮影を行うことは，子どもの置かれていた状況を如実に表す説得力のある写真資料となる。時間経過とともに所見の状態は変化するので，所見は繰り返して撮影する必要がある
- 咬傷（bite mark）の写真撮影は，法医学領域の写真撮影の中でも特に専門性を要する分野であり，法医学や法歯科学の専門家に任せることが推奨される（第61章参照）
- 動画撮影を行う際には，撮影対象者を明確にすることから始める。カメラソフトウェアの操作によって，あるいは音声入力端子にダミージャックを差し込むことによって，音声の録音は停止させる。特に性虐待被害児の撮影を行う場合には，可能なかぎりビデオ撮影時に三脚を使用する。カメラをゆっくりと回して撮影し，重要な各所見に関しては数秒間カメラ操作を止めて静止した状態で撮影する。各所見を，遠距離，中距離，クローズアップで，それぞれ定規を写し込んだ状態，写し込まない状態の両方で撮影を行う

場合などに，所見が適切に記録されていないこともある。最近のデジタル技術であれば，少ない枚数の写真撮影にとどめるよりも，常に必要以上に多くの枚数の写真を撮った方が良い。

写真撮影における最も多い失敗の一つは，画像のピンボケである。最近のオートフォーカス機能の付いたカメラなら，このような失敗は起こりにくい。しかしながら，カメラを被写体に近づけ過ぎて撮影した時や，撮影者がカメラのオートフォーカス機能によるピント合わせを待たずに撮影した時，またはカメラがオートフォーカス機能でピントが合わないと表示しているのに撮影をした場合に，ピンボケは発生する。皮膚の近接写真など，撮影する被写体に明瞭な輪郭や縁などを判別するための情報が少ない場合，カメラはオートフォーカスを行うための基準点を見つけられない場合もある。解決方法としては，マニュアルフォーカスに切り替えること，あるいは同じくらいの距離にある他の物体に向けてピントを合わせ，シャッターボタンを半押しした状態でカメラを被写体へ戻して撮影することなどが挙げられる。

子どもが動き回ることによって発生するピンボケは，適切な照明や速いシャッター速度を使用する以外には，制御するのは困難である。場合によっては，画像のピンボケがカメラ自体の動きで発生することもある。これは三脚を使用することや，両手でカメラを持ち，左手は脇を引き締めて肘を胸に付けて固定し，右手でシャッターを切り撮影するなどの，カメラ撮影テクニックによって軽減することができる。

その他にも，撮影の際にフラッシュを使用していなかった場合や，フラッシュが再充電される前に次の写真を撮影したような場合に，画像の色調が黄色調や緑色調に変色してしまうことがある。屋内で撮影する場合には，例え部屋が非常に明るい場合でも必ずフラッシュを使用し，撮影時には毎回フラッシュが再充電されるのを待って撮影を行う必要がある。フラッシュによる反射が問題となる場合，フラッシュの使用を避けるか，色温度バランスを保ちながらフラッシュによる反射を回避するバウンス撮影（フラッシュ発光部の角度を変えた撮影）に調節できるフラッシュを使用すると良い。新しい電池や，十分に充電された電池を使用することで，フラッシュの再充電時間を短縮できる。言うまでもないが，レンズは定期的に掃除する必要がある。

可視光線以外の光源による写真撮影

可視光線以外（紫外線または赤外線）の光源による写真撮影は，血痕や指紋などの痕跡を明らかにするために，法医学的な事件現場写真では広く使用されているものの[7, 36-42]，子ども虐待事例の写真撮影では，使用する際の費用，機器の複雑さ，技術的な専門性が求められる点から，まだあまり使用されていない。

反射紫外光（紫外線）写真は，受傷後に時間が経過した咬痕，ベルト痕，損傷痕などを明確化することができる。Vogeley らは，挫傷の撮影時に反射紫外光の代わりに，直接紫外光としてのブラックライトを用いて，デジタル写真撮影を行った経験につき，報告を行っている[41]。この報告では，薄暗い環境下でブラックライトを皮膚から10cm程度の位置に保持し，ソニーのデジタルカメラMavicaで撮影し，画像はAdobe Photoshopを使用して，コントラストを10～40％強調することで肉眼では確認しえなかった挫傷が可視化できた事例が3名いたと報告されている。

法的問題

裁判所が写真を証拠として認めるかどうかの重要な条件は，その妥当性と立証への必要性である[42, 43]。写真の証拠採用が認められていない場合を除き，当事者は写真を証拠請求できるが，その場合には，写真が事件現場を正確に表しているということを証明する必要がある。通常は，写真が現場を正確に描写している旨を証言する証人が証言台に立つ必要がある[9]。撮影された写真が，実際に対象の子どもを撮影したものであることを明確化するための方法としては，各々の画像において患者の前に個人を特定できる表示（ID番号札など）を残すか，少なくとも最初に患者本人であることを特定できる画像を残す必要がある。しかしながら，全ての写真にそのような表示やラベルを写し込むことは，時間もかかり大変な作業であるため[44, 45]，最終的には，診察や撮影をした人物が「写真やビデオは対象の子どものものである」との証言を行う必要があることが多い。

写真が証拠として認められるのは，それが事件の概要を理解する一助になったり，目撃証人が証言を行いやすくしたり，陪審員が証言を理解することを促進したり，証言を補強する上で有用となる場合，などである。裁判所は，医療者が証言をする際に，写真を使うことを通例は許可する。損傷の複雑さや損傷の範囲を適切に

第27章 子ども虐待事例の写真記録法 **355**

表すために画像が必要であることを。撮影者が説明することも重要である。

法的な目的のために静止画のコピーを作成する場合には，画像を修正したり，トリミングしたりせず，可能な限りそのままの形でコピーを作成することが重要である。印刷を行う場合には，高品質の写真用紙に，高品質のカラープリンターを使用する。モノクロの印刷物や，普通紙に印刷したカラー印刷物は，有用性が低いものにならざるを得ない。ビデオ動画を複製する場合，高品質のメディアを使用し，最高レベルの記録・複製の設定を使用する。テープやディスクへの録画や複製を行う場合には，長時間モード（EP）ではなく標準モード（SP）を使用する。

デジタル写真は容易に加工されうるために，法廷で証拠採用されないのではないのかとの懸念がもたれることがあるが，現在までにデジタル画像であることを理由に証拠採用がなされなかった判例はない。連邦証拠規則では，書類と記録物に，磁気的，機械的，電子的な記録物を含めている。コンピュータや記憶媒体に保存されたデータは，元データのまま保存されている場合，そこから印刷された印刷物やその他の出力された記録物は元データと同じものとして取り扱いがなされる。つまりオリジナルデータと同じデータであれば，コピーされたものであってもデジタル写真は証拠として採用されうるのである。もちろん裁判所で使用するオリジナル画像に，絶対に加工を加えてはならない。コピーデータに，写真を見やすくするために明暗などの修正を加えた場合には，修正内容を明示しなければならない。オリジナルのデジタル画像は，オリジナルのファイル形式で保存する。理想的には，TIFF形式や無圧縮のJPEG形式などの，圧縮しないフォーマットで保存することが望ましい[46]。

痕跡証拠を分析する際には，収集した検体をどのように受け渡し証拠保全を行ったか（chain of custody）が重要となるが，写真記録に関しては この点はあまり重要とはされない。医師や司法関係者，児童相談所職員などによって撮影された写真は，専門家として撮影した人物が出廷し，その正確さについて証言した場合，現場を正確に表すものとして通常は問題なく証拠認定される。家族や保育士などの非専門職の人物が撮影した写真は，その事例に関わっている専門家による所見の裏付けがない限り，信頼性が低いものとみなされる。デジタル画像のファイルには，通常，写真を撮影した日時（カメラの日付設定が正確になされている場合），カメラの製品名，使用されたレンズ名，撮影時のシャッター速度，絞り，フラッシュ，画像の修正履歴などの「メタデータ」と呼ばれる膨大な情報が含まれている。

子ども虐待に関連する多くの法律では，虐待の評価の一環として写真撮影を行う場合には，養育者から撮影の許可を得る必要はないと定めている。ただしこのような場合に，養育者から同意を得るプロセスを経ることで，家族とのラポールを確立することにもなる。米国医師会（AMA：the American Medical Association）の作成したフォーマットを含め，現在このような場合に使用しうる様々な形式の同意書が入手可能である[11, 44, 47]。各機関は，写真の取扱いや利用のための指針を，あらかじめ作成しておくことが推奨される。

子ども虐待専門医は，自身が直接的に見ていない損傷の写真や現場写真の検討を，しばしば依頼される。Davidは[48]，専門家に検討を依頼する際には，オリジナルの写真を高品質の光沢のある印画紙に印刷することを推奨している（実際には，オリジナルのデジタルファイルを直接参照できれば，より理想的である）。現場写真も入手可能なかぎり，同時に検討することが望まれる。しかしながら，損傷所見の写真が誤判断を誘導することもありうる。写真での鑑定は，実際に存在する所見を見逃す可能性もあるし，逆に実際には存在しない所見を指摘して

しまう可能性もある。実際Davidは，平面のカラー写真が，三次元の性状変化を正確に反映できなかったことに起因して，5名の専門家が虐待との誤判断を行った事例の症例報告を行っている。

結語

　証拠としての写真資料の技術や価値は，すでに確立されている。ただし，画質が専門家の解釈に与える影響については，いまだ不明瞭な部分が残っている。写真撮影に用いられたメディアのタイプや質の違い，記録された静止画像や動画の解像度の違い，用いられたプリンターや印画紙の品質の違い，用いられたモニターの解像度や色調バランスの違いにより，評価者の所見がどのように変わりうるのかに関しての研究が進むことは，虐待の写真資料の利用に関しての在り方を，よい方向に導くことになるであろう。今後の研究として，不慣れな撮影者であっても質の高い写真を撮影できる撮影システムにも，焦点を当てる必要がある。

文献

1. Baum E, Grodin MA, Alpert JJ, et al: Child sexual abuse, criminal justice, and the pediatrician. *Pediatrics* 1987;79:437-439.
2. American Medical Association: AMA diagnostic and treatment guidelines concerning child abuse and neglect. *JAMA* 1985;254:796-800.
3. Ricci LR: Medical forensic photography of the sexually abused child. *Child Abuse Negl* 1988;12:305-310.
4. Ricci LR: Photographing the physically abused child: principles and practice. *Am J Dis Child* 1991;145:275-281.
5. Ricci LR: Photodocumentation of the abused child. *In*: Reece RM (ed): *Child Abuse: Medical Diagnosis and Management*. Lea & Febiger, Philadelphia, 1994, pp 248-264.
6. Robinson EM, Witzke D: *Crime scene photography*. Academic Press, Burlington, Mass, 2007.
7. Weiss SL: *Forensic photography. The importance of accuracy*. Pearson Education Prentice Hall, Upper Saddle River NJ, 2008.
8. Dove SL: Non-accidental injury: photography and procedures. *J Audiov Media Med* 1992;15:138-142.
9. Smistek S: Photography of the abused and neglected child. *In*: Ludwig S, Kornberg AE (eds): *Child Abuse:*

A Medical Reference. Churchill Livingstone, New York, 1992, pp 467-477.
10. Cordell W, Zollman W, Karlson H: A photographic system for the emergency department. *Ann Emerg Med* 1980;9:210-214.
11. Spring GE: Evidence photography: an overview. *J Biol Photogr* 1987;55:129-132.
12. Roberts I, Moran K: Inter-rater reliability in the medical diagnosis of child sexual abuse. *J Paediatr Child Health* 1995;31:290-291.
13. Adams JA, Phillips P, Ahmad M: The usefulness of colposcopic photographs in the evaluation of suspected child sexual abuse. *Adolesc Pediatr Gynecol* 1990;3:75-82.
14. Patno KC, Jenny C: Who slapped that child? *Child Maltreat* 2008;13:298-300.
15. Berenson AB, Grady JJ: A longitudinal study of hymenal development from 3 to 9 years of age. *J Pediatr* 2002;140:600-607.
16. Alexander R, Farst K: Telemedicine and child abuse examinations. *Pediatr Ann* 2009;38:574-578.
17. McCann J: Use of the colposcope in childhood sexual abuse examinations. *Pediatr Clin North Am* 1990;37:863-880.
18. Soderstrom RM: Colposcopic documentation. An objective approach to assessing sexual abuse of girls. *J Reprod Med* 1994;39:6-8.
19. Teixeira WRG: Hymenal colposcopic examination in sexual offenses. *Am J Forensic Med Pathol* 1981;2:209-215.
20. Woodling BA, Kossoris P: Sexual misuse: rape, molestation and incest. *Pediatr Clin North Am* 1981; 28:481-499.
21. Woodling BA, Heger A: The use of the colposcope in the diagnosis of sexual abuse in the pediatric age group. *Child Abuse Negl* 1986;10:111-114.
22. Finkel MA: Anogenital trauma in sexually abused children. *Pediatrics* 1989;84:317-322.
23 Hobbs CJ, Wynne JM, Thomas AJ: Colposcopic genital findings in prepubertal girls assessed for sexual abuse. *Arch Dis Child* 1995;73:465-469.
24. Muram D, Arheart KL, Jennings SG: Diagnostic accuracy of colposcopic photographs in child sexual abuse evaluations. *J Pediatr Adolesc Gynecol* 1999;12:58-61.
25. Siegel RM, Hill TD, Henderson VA, et al: Comparison of an intraoral camera with colposcopy in sexually abused children. *Clin Pediatr* 1999;38:375-376.
26. Atabaki S, Paradise JE: The medical evaluation of the sexually abused child: lessons from a decade of research. *Pediatrics* 1999;104:178-186.
27. Brayden RM, Altemeier WA, Yeager T, et al: Interpretations of colposcopic photographs: evidence for competence in assessing sexual abuse. *Child Abuse Negl* 1991;15:69-76.
28. Norvell MK, Benrubi GI, Thompson RJ: Investigation of microtrauma after sexual intercourse. *J Reprod Med* 1984;29:269-271.
29. Sinal SH, Lawless MR, Rainey DY, et al: Clinician agreement on physical findings in child sexual abuse cases. *Arch Pediatr Adolesc Med* 1997;151:497-501.
30. Steward MS, Schmitz M, Steward DS, et al: Children's anticipation of and response to colposcopic examination. *Child Abuse Negl* 1995;19:997-1005.

31. Reeves C: Pediatric photography. *J Audiov Media Med* 1986;9:131-134.

32. Muram D, Aiken MM, Strong C: Children's refusal of gynecologic examinations for suspected sexual abuse. *J Clin Ethics* 1997;8:158-164.

33. Mears CJ, Heflin AH, Finkel MA, et al: Adolescents' responses to sexual abuse evaluation including the use of video colposcopy. *J Adolesc Health* 2003;33:18-24.

34. *Photodocumentation in the investigation of child abuse.* U.S. Department of Justice, Office of Juvenile Justice Programs, Washington, DC, 1996.

35. Photodocumentation Subcommittee of the APSAC Task Force on Medical Evaluation of Suspected Child Abuse: *Practice Guidelines: Photographic Documentation of Child Abuse.* American Protessional Society on the Abuse of Children, Chicago, 1995. Available at http://www.reidwriting.com/images/PDF8.pdf. Accessed March 7. 2010.

36. Krauss TC, Warlen SC: The forensic science use of reflective ultraviolet photography. *J Forensic Sci* 1985;30:262-268.

37. Barsley RE, West MH, Fair JA: Forensic photography: ultraviolet imaging of wounds on skin. *Am J Forensic Med Pathol* 1990;11:300-308.

38. David TJ, Sobel MN: Recapturing a five-month-old bite mark by means of reflective ultraviolet photography. *J Forensic Sci* 1994;39:1560-1567.

39. West MH, Barsley RE, Hall JE, et al: The detection and documentation of trace wound patterns by use of an alternative light source. *J Forensic Sci* 1992;37:1480-1488.

40. West M, Barsley RE, Frair J, et al: Ultraviolet radiation and its role in wound pattern documentation. *J Forensic Sci* 1992;37:1466-1479.

41. Vogeley E, Pierce MC, Bertocci G: Experience with wood lamp illumination and digital photography in the documentation of bruises on human skin. *Arch Pediatr Adolesc Med* 2002;156:265-268.

42. Flower MS: Photographs in the courtroom. "Getting it straight between you and your professional photographer." *North Ky State Law Forum* 1974;2:184-211.

43. Myers JEB: *Legal issues in child abuse and neglect.* Sage, Newbury Park, Calif, 1992.

44. Sebben JE: Office photography. *Adv Dermatol* 1990; 5:53-73.

45. Sebben JE: Office photography from the surgical viewpoint. *J Dermatol Surg Oncol* 1983;9:763-768.

46. Scientific Working Group on Imaging Technologies (SWIGIT): *Draft recommendations and guidelines for the use of digital image processing in the criminal justice system,* International Association for Identification (website): https://archives.fbi.gov/archives/about-us/lab/forensic-science-communications/fsc/jan2003/swgitdigital.htm. Accessed April 19, 2009.

47. Weiss CH: Dermatologic photography of nail pathologies. *Dermatol Clin* 1985;3:543-556.

48. David TJ: Avoidable pitfalls when writing medical reports for court proceedings in cases of suspected child abuse. *Arch Dis Child* 2004;89:799-804.

28

虐待による熱傷

Barbara L. Knox MD, FAAP, Suzanne P. Starling MD

虐待による熱傷の疫学

　熱傷で入院となる子どものうち虐待による熱傷の頻度は，低く見積もられた研究では11％未満と報告されており[1-8]，高く見積もられた研究では16％[9, 10]から25％[11]と報告されている。救急診療部に来院した小児の熱傷事例のうち，虐待やネグレクトによるとされた事例の割合は，研究により0％[12]から19.5％[13]と幅広い。それぞれの研究によりその頻度に差があるのは，研究方法や対象患者の選択基準の違いによる[14]。研究によってはネグレクトにより生じた熱傷事例を含めているものや[1]，虐待の疑いにとどまった事例を含めているものもある[15]。その他にも，研究期間，サンプルサイズ[6]，地理的要因（都会か郊外か）[16]，対象とした地域の社会経済的要因[12, 14, 17]，医療者の虐待を見極める能力，医療者が虐待事例の通告に慣れているうるか否か[6]，調査者のトレーニングレベル[6]などにより，研究結果は影響をうける。

　虐待による熱傷は6歳未満に生じやすく[18, 19]，ほとんどの研究では平均年齢は2－4歳の間と報告されている[*]。虐待による熱傷の治療のために入院となった子どもでは，乳幼児が圧倒的なパーセンテージを占めている[†]。虐待により熱傷をきたした事例では，事故による熱傷事例に比して入院期間が長く[6, 7, 15]，合併症の発生率が高く[6, 23]，治療中やフォローアップ中によ

り多くの社会資源を要し[25]，致死率も高い[2, 6, 8, 15]。虐待による熱傷では液体熱傷が最も多く[6, 20, 26, 27]，受傷機転としては強制浸湯熱傷（熱湯に強制的に漬けられたため生じた熱傷）の症例報告が最も多い[11, 19, 28]。虐待による熱傷の被害児は，熱傷と同時にきたした損傷や，熱傷以前にきたした損傷を含め，虐待やネグレクトによるその他の身体所見をともなっていることが多く，児童相談所への通告歴があることも多い[3, 9, 16, 29-31]。虐待による熱傷の被害児は男児に多いとされているが[‡]，性差はないとの研究報告もある[11, 13, 21]。人種の分布に関しては，被害児が居住する地域の人種分布を反映すると報告されている[16]。家庭に同胞がいる場合には，一番幼い子どもが虐待による熱傷を負うリスクが最も高い[11, 21, 29, 30]。

　Hammondらは[32]，受容性言語障害（言葉の理解や言語記憶の障害）や表出性言語障害を有する子どもの割合が，事故による熱傷事例では42％だったのに対し，虐待による熱傷事例では81％を占めていた，との研究報告を行っており，「子どもの言語発達の遅れによる養育者のフラストレーションが，虐待の発症頻度を増加させているのではないか」との考察がなされている。

---

[*] 参考文献　2, 4, 5, 8, 9, 16, 20
[†] 参考文献　2, 6, 8, 9, 16, 21-24
[‡] 参考文献　2, 4-6, 8, 9, 14, 22, 23, 29, 30

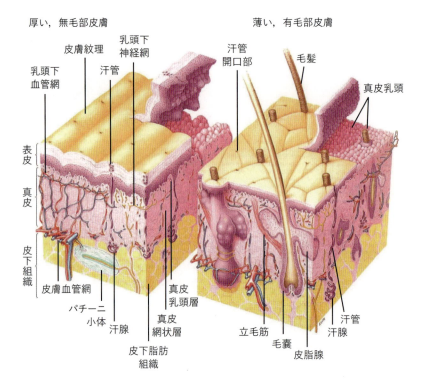

図28-1 皮膚組織の断面図

Standring S. Skin and its appendages. in Standring S [ed]: Gray's Anatomy: the Anatomical Basis of Clinical Practice, ed 39, *Elsevier Churchill Livingstone, Edinburgh*, 2005, p 158 より許可を得て一部改変し引用

またBarilloらは[33]，虐待による熱傷事例（含，疑い事例）では発育不全の男児が多く，28％の子どもが体重5パーセンタイル以下の男児であり，15.1％の子どもが身長5パーセンタイル以下の男児であった，との研究報告を行っている．

虐待による熱傷の加害者の特徴

虐待による熱傷事例は，ひとり親家庭・養育者が若年の家庭・社会経済的に低い状態の，社会的に孤立している養育者の家庭に多いとされている[*]．Hummelらの研究では[17]，虐待による熱傷の加害親は，年収20,000ドル以下の非雇用者が多いと報告されている（熱湯や熱源への接触による虐待性の熱傷は，生活保護受給家庭に生じやすいとの研究報告もある[36]）．また，虐

待による熱傷の加害者は実親や母親のボーイフレンドがほとんどであり，継親や同胞や他の親族が加害者の事例はほとんどなく，さらにベビーシッターなどの第三者が加害者であった事例はわずか3例であったとも報告されている[17]．Showersは[30]，虐待による熱傷の加害者は女性に多かったとの研究報告を行っているが，一方でOjoらの研究では[21]，加害者は全例が実母のボーイフレンドであったと報告されている．熱傷治療後の定期受診やリハビリテーションの継続受診率は，事故による熱傷事例に比べ，虐待による熱傷事例で低かったとの研究報告もある[17]．

熱傷の分類

皮膚は，表皮，真皮，皮下組織から成っている（図28-1に皮膚の断面解剖図を示している）．それぞれの層が，独自の機能を担っており，最

---

[*] 参考文献　2, 9, 13, 15, 17, 21, 22, 29, 30, 34, 35

外側の表皮は，3つの下位組織より構成されていて，その主機能は身体の防御壁である。メラノサイトは皮膚の色調を形成しており，表皮の最下部に分布している。表皮の下は真皮であり，血管，毛嚢，汗腺，リンパ管が存在する。真皮の下は，皮下組織でありコラーゲン，脂肪細胞が存在する。

熱傷は，面積と組織の深達度に基づいて分類されている。従来の分類では，熱傷は1度から4度に分類されていたが，現在では分層性熱傷か全層性熱傷に大別する分類法を用いている。分層性熱傷は，さらに表在性と深達性に分類される。表在性の分層性熱傷は表皮層のみの損傷であり，以前の分類法の1度熱傷に相当する。皮膚の局所的な発赤が特徴であり，治療しなくても治癒していく。組織損傷が真皮層に及ぶと，熱傷の深達度により，真皮浅層熱傷や真皮深層熱傷と分類される。これらの熱傷は水疱形成を特徴とし，従来の分類法の2度熱傷に相当する。真皮の損傷が浅層に留まれば，損傷した組織はその下の健常組織に置き換わり，感染などの他の合併要因がなければ，瘢痕形成なく治癒しうる。損傷が真皮深層にまで及ぶ深達性分層熱傷の場合には，治癒は遅れ，瘢痕形成を生ずる。全層性熱傷は真皮から皮下組織に及ぶ熱傷で，旧分類の3度熱傷に相当する。皮下組織からさらに下部の筋肉，脂肪，骨に及ぶ熱傷は，旧分類の4度に相当する。全層性熱傷は，組織の再生能力のみでは治癒しない。損傷が小範囲であれば，二次性の癒合により瘢痕形成を伴い治癒しうるが，ほとんどの全層性熱傷は，植皮が必要となる。

熱傷は，色素過剰性や色素脱失性の瘢痕を生じることがある[37]。メラノサイトの病理学的役割，熱傷への反応性，瘢痕への及ぼす影響は，現時点ではわかっていない。医療者は現時点では，どの事例が熱傷瘢痕中に色素異常を呈するか否かを予測することは不可能である[37]。

熱傷のタイプとマルトリートメントとの関連に関する現時点の医学的エビデンス

熱傷は，皮膚にダメージを及ぼした熱源によっても分類され，通常熱傷（熱源熱傷），化学熱傷，電気熱傷（電撃傷），放射線熱傷，摩擦熱傷に分けられる。

通常熱傷（熱源熱傷：thermal burn）

熱源熱傷は，事故であれ虐待であれ，小児期の熱傷として最も頻度が高いものである。熱源熱傷は，さらに液体熱湯（scalds burn），熱源接触熱傷（contact burn），火炎熱傷（flame burn），放射線熱傷（radiation burn）などに分類される。液体熱傷はさらに浸湯熱傷（immersion burn），流湯熱傷（flowing burn），飛散熱傷（splash burn），飛跳熱傷（splatter burn，splash よりもより広範）に分類される。液体熱傷の多くは事故によるものであり，家庭内で，スープなどの熱い飲み物や，調理に使う液体のはねかけ・こぼしなど，水道水以外の液体により生じることがほとんどである[28, 38-40]。虐待による熱傷では，熱い水道水に強制的に浸すことによる液体熱傷が最も多い[11, 19, 28]。事故であれ虐待であれ，小児期の熱傷による入院の原因として液体熱傷は最も多い[20, 40, 41]。液体熱傷の14%が虐待によるものであったとの研究報告も存在している[36, 42-44]。また，熱した水道水（熱湯）による液体熱傷の39%が入院治療を要したが，そのうち12%から45%が実際には虐待によるものと考えられた，との研究報告もある[19, 20, 34, 45, 46]。Purdue らは[8]，虐待による熱傷で入院となった子どもの82%が液体熱傷であり，その83%が水道水により負わされたもので，59%に強制的に浸湯されたパターン痕が確認されたと報告されている。一方，事故としての熱傷の場合，熱湯（水道水）による液体熱傷は15.7%であった，とも報告されている。この研究では，強制浸湯熱

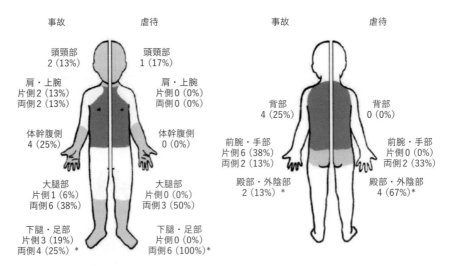

図28-2 児童虐待および事故時の一般的な分布部位
引用：*Dania S, Sugar NF. Feldman KW, et al. Into hot water head first: distribution of intentional and unintentional immersion burns*-Pediatr Emerg Care 2004;20:302-310.

傷の死亡率は10％であった[8]。

強制浸湯熱傷が疑われる場合，事故なのか虐待なのかを評価する医療者や警察官にとって，熱傷のパターンというものが強力な助けとなる。深達度が一定であるパターン熱傷は，熱傷が生じた際に，子どもが拘束され動けなかったことが示唆され[23]，また両側対称性で飛散熱傷がない場合，熱湯に力づくで浸されたことが示唆される[23,28]。Dariaらの研究では[28]，下肢の熱傷で両側対称性の分布パターンを呈している場合には，虐待による熱傷がより強く疑われる，と報告されている。図28-2に，幼児期の浸湯熱傷の分布パターンを，事故・虐待別に提示している。

浸湯熱傷は典型的には，深達度が一定で，屈側は熱傷を免れており，熱傷部位と非熱傷部位の境界が直線状で明瞭であり，飛散熱傷を欠如しているというパターンを呈し，流し台や浴槽の床のような比較的低温である表面に接していた皮膚では熱傷を免れていることが多い。比較的低温である物体に殿部が接していた場合，ドーナツ状の熱傷パターンを呈することがあるが，このような熱傷は虐待が原因であることが示唆される。熱傷部位と非熱傷部位の境界が明瞭な直線状のラインを呈するのは，熱湯に浸された際に，子どもが拘束されていたことを示すものである[47]。事故で負った熱傷の場合には，通常，痛みを引き起こす熱源から逃れようとして暴れるため，このようなラインは形成されず，飛散熱傷が形成されることが多い[19,47]。皮膚の屈側が熱傷を免れているパターンを呈するのは，熱傷を負った際に皮膚と皮膚が接触しあっているために生じ，このような熱傷パターンを呈していることも，受傷時に子どもが動くことが出来なかったことを示唆している。ただしこのような屈側が熱傷を免れているパターン熱傷は，事故による液体熱傷の場合にも認められうる。写真28-3に強制浸湯熱傷の事例をいくつか提示している。

Titusらは，事故として流し台で熱傷を負った，生後18－19ヵ月齢の幼児のケースシリーズ研究を行っているが，事故の際の熱傷パターンとしては，非対称性の熱傷であるのが特徴的であった，と報告されている[41]。この研究では，事故による熱傷の場合であっても飛散熱傷が認

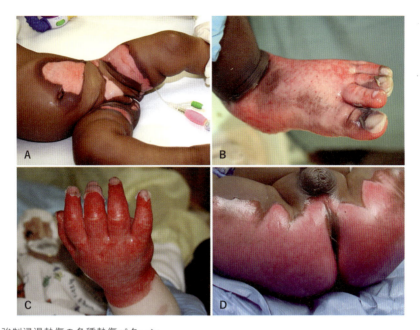

写真28-3 強制浸湯熱傷の各種熱傷パターン
写真A：屈折部が熱傷を免れていることが見て取れる。**写真B**：足部の「靴下」様熱傷パターン。**写真C**：手部の「手袋」様熱傷パターン。**写真D**：殿部の熱傷パターン

められないこともあることが，強調されている。

　子どもの皮膚がどれくらいの速さで熱傷が生じるかを示した医学研究報告はとりわけ少ない。表28-1に，小児と成人において液体熱傷が生じる最短の時間と温度の関係性についての，これまでの研究報告をまとめ，掲示している。小児が入浴の際に快適と感じる温度は111°F（38℃）であるが，実際の浴槽温は，102°Fから104°F（39-40℃）の間のことが多い[47]。成人では112°Fから114°F（43-44℃）で熱による痛みを感じるようになる[47, 48]。

　MoritzとHenriquesによる研究報告[49-53]は，熱傷をきたす温度と時間の関係性に関するこれまでの研究成果を網羅したものということが出来る。この一連の研究では，成人の皮膚に1度熱傷と2度深層熱傷をきたす閾値が調査された。また別の研究では，小児であれ成人であれ，皮膚に2度深層熱傷が生じるためには，少なくとも水温113°F（45℃）が必要であることが示されている[50, 54, 55]。ただしこの45℃という温度では，発達途上にある乳幼児の皮膚であれ成人の皮膚であれ，2度深層以上の深達度の熱傷をきたすためには，少なくとも6時間以上の時間を要すると報告されている[47, 50, 54, 55]。水温120°F（49℃）の場合には，10分間の接触で皮膚に2度深層の熱傷が引き起こされる[19, 50, 56]。成人と小児の皮膚で，熱傷が生じる時間に差が出るのは130°F（54℃）以上からである[54]。子どもの皮膚は成人の皮膚に比して薄く，皮膚の厚さと皮膚に熱傷が生じる温度・時間の閾値は反比例の関係にある。Feldmanは，水温が130°F（54℃）を超えると，小児では成人の皮膚に熱傷を生じる時間のおよそ1/4程度の時間で熱傷が起こるとの報告を行っている[54]。

　子どもが左右対称の，熱傷部位と非熱傷部位の境界が直線状で明瞭な熱傷を負った場合であっても，養育者は，「子どもが浴槽や流し台に登って転落し，その後痛みで動けなくなり，熱

| 表28-1 | 小児・成人の液体熱傷が発生する最短時間と水温の関係 | | | | | | |

全層性熱傷[*]				閾値以下[†]		
‡成人 計算値[1]	成人 実験値[2]	§小児 計算値[3]	温度	‡成人 計算値[1]	成人 実験値[2]	§小児 計算値[3]
0.5秒	1秒	—	70℃ (158°F)	0.4秒	—	—
1.0秒	2秒	0.5秒	65℃ (149°F)	1.0秒	0.7秒	0.3秒
3.0秒	5秒	1.0秒	60℃ (140°F)	2.3秒	2.6秒	0.5秒
—	—	4.0秒	57℃ (135°F)	—	—	2.0秒
13.0秒	16秒	—	56℃ (133°F)	8.1秒	8.3秒	—
31.0秒	35秒	10.0秒	54℃ (130°F)	19.0秒	18秒	6.0秒

Feldman KW: Help needed on hot water burns. *Pediatrics* 1983;71:145-146. より許可を得て一部改変し引用
* 原著では，2度深層熱傷を生じさせる閾値と記載されている
† 原著では，1度熱傷を生じさせる閾値と記載されている
‡ 成人の皮膚の厚み2.5mm を基準に計算
§ 0-5歳の女児の平均的な大腿の皮膚の厚みである0.56mm を基準に計算
1 Mortis AR, Henriques FC: Studies of thermal injury, II. *Am J Perthol* 1947;23:695
2 Henriques FC: Studies of thermal injury, V. *Arrli Pathol* 1947;43:489
3 International Commission of Radiological Protection（Snyder WS（Chairmanl）: *Report on the Gmup on Referenre Man*. Oxford, Pergamon Press, 1975, pp48.

湯から逃げることができなくなった」などと説明することが多い。このような説明が養育者からなされた場合，多機関連携チームは子どもが熱湯による痛みから逃げることが可能な発達段階であるのか否かを，考察する必要がある。

Allasio らは，一般小児科外来を受診した生後10－18カ月齢の子ども176名を対象に，14インチ（約35.6cm）の高さの乳児用浴槽を乗り越えることが出来るかにつき検証を行い，検証対象となった子どもの35％が，この高さの浴槽を乗り越えることができ，月齢の大きい子どもほど上手に乗り越えることが出来た，と報告している[57]。生後10カ月齢の乳児のうち1名は，始歩前ではあるものの，この高さの浴槽を乗り越えることが可能であった。生後18カ月齢の幼児であれば，80％近くがこの高さの浴槽を乗り越えることが可能であった，とのことである。

飛散により熱傷を負うためには，少なくとも140°F（60℃）の温度が必要であると報告されており，これよりも低い温度では飛散熱傷は生じないとされている[47]。また，飛散熱傷や流湯による液体熱傷を負うか否かは，子どもが服を着ていたかどうかによっても影響を受ける。さらに，液体の種類によっても熱傷を負うか否かは大きく影響される。熱いスープ，食べ物，脂，油，ワックスといった水以外の液体による液体熱傷では，液体が水の沸点である212°F（100℃）よりも高い温度に達しており，粘度も高いために熱源との接触時間も長くなるため，より深くより重症の熱傷となりうる[58]。写真28-4で提示した生後13カ月齢の女児の顔面熱傷は，フライパンよりこぼれた熱い脂が原因となった事例である。飛散した熱湯による熱傷は，頂点が下方向（重力のかかる方向）を向いた三角形状をなすことが多く，三角形の底辺部分が最初に熱湯が接触した部分で，より深い熱傷であることが多い。熱湯が流れ落ちたような形状の熱傷を形成することもある。熱した油・脂による熱傷の受傷機転としては，事故であることがほとんどである[59]。Hankins らの研究では，熱した

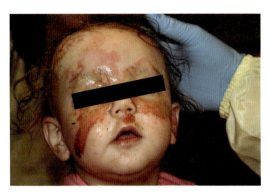

写真28-4　生後13カ月齢の女児の顔面熱傷。フライパン内の熱した食用油により生じたものである。

油による熱傷を負うリスクが一番高いのは、トドラー期（よちよち歩き期）から就学前にかけての幼児と報告されている[60]。この研究では、92％の子どもが自身で熱した油の入った物体を引っ張って落とすことにより受傷していて、虐待により受傷した事例はわずか数名であった、と報告されている。Murphyらによる、過去20年以上にわたって地域熱傷センターに入院した小児事例の検証を行った研究では、熱い脂が原因の虐待事例はわずか1名のみであったと報告されている[59]。Mukadamらは、熱した油が関与した、虐待による熱傷を負った7歳児の症例報告を行っている[61]。この事例は加熱した調理用油に付けて熱くなった金属製のフライ返しにより、接触熱傷と流体熱傷を負っていた。

Colomboらは、加湿器関連の小児熱傷事例を複数例報告しており、中には重症の顔面熱傷をきたした事例や、熱された蒸気を吸入したことによる重症の肺組織損傷を負った事例が含まれている[62]。スチーム加湿器を倒した場合、液体熱傷が生じるため、事故予防の観点から、現在では加湿器は冷たいミスト仕様のものに切り替わってきている。しかしWallisらによって、2001〜2006年に上気道感染の治療として熱した水蒸気を吸入したことにより熱傷を来たした事例が27名まとめて報告されている[63]。

虐待による熱傷と誤診されうる病態

中毒性表皮壊死症（TEN：toxic epidermal necrolysis）は、皮膚がシート状に落屑し、粘膜表面が脱落することを特徴とする病態である。通常、感染症や薬物過敏に伴って発症する。薬物過敏が原因の場合には、摂取後21日以内に発症する[64]。TENとスティーブンスジョンソン症候群は、虐待による熱傷と誤診されやすい疾患である。

Murphyにより[65]、両側の下腿後面と右大腿部の計3カ所に境界明瞭な、発赤と湿潤を伴う皮膚びらんを認めた、生後15カ月齢の女児例が報告されている。これらの病変に対して、養育者から何らの説明も得られなかったため、虐待疑い事例として評価されることとなったが、後にブドウ球菌性熱傷様皮膚症候群（SSSS：staphylococcal scalded skin syndrome）と判明したとのことである。この疾患は乳児や幼児早期に多く、初期に水疱が生じ、その後にブドウ球菌が産生する表皮剥離毒により、表皮が脱落する。丁寧な問診を行うことにより、SSSSと熱傷とを鑑別することは十分可能である。SSSSでは、通常、発熱と皮膚の発赤が先行し、痂皮形成後に湿潤した紅斑性の真皮を残し、表皮びらんが生じる[65]。

水疱性遠位指端炎（blistering distal dactylitis）は[66]、A群溶連菌感染症が原因で、指の末節部位に薄い水疱性の病変が生じる病態であるが、熱源熱傷や火炎熱傷に外観が酷似している[67]。写真28-5に、水疱性遠位指端炎の小児例を提示している。

接触熱傷（Contact Burn）

接触熱傷は、加熱された状態の固形物と接触することにより生じた、熱源熱傷である[68]。虐待による接触熱傷は、熱源の辺縁がトレースされた明瞭な輪郭を呈していることが特徴である。タバコ熱傷のような小型の熱傷が多く、その場合集簇して認められる傾向があり、被覆部

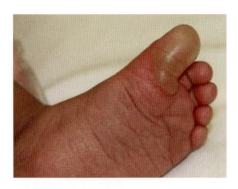

写真28-5　水疱性遠位指端炎
（写真提供：ケンタッキー州ルイビルのRon Paul医師）

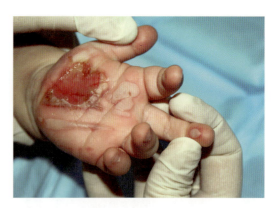

写真28-7　ラジエータに接触したことによる，手掌部熱傷

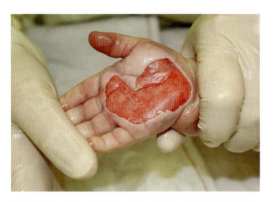

写真28-6　熱い金属棒に触れた事による手掌部熱傷

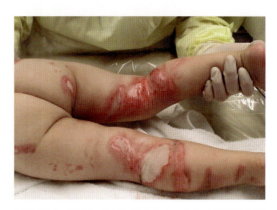

写真28-8　暖炉の格子に接触したことによる下肢後面の熱傷。金網状のパターン熱傷が確認される。

（服で覆われている部分）に認められることが多い[69]。接触熱傷は，最初は紅斑性の損傷であり，その後組織修復が起きて，色素過剰性や色素脱失性の瘢痕形成をきたす[70]。写真28-6に熱せられた金属製の格子を熱源とした，手部の接触熱傷を提示している。写真28-7には暖房器具を熱源とした接触熱傷を，写真28-8には暖炉の格子に接触することにより生じた，下肢後面の熱傷を提示している。

接触熱傷の原因としては，ヘアアイロン，スチームアイロン，ストレートアイロン，暖房・暖炉の格子，ライター，種々のキッチン用具など様々な物質が挙げられる。写真28-9に，種々

の熱源接触性のパターン熱傷を提示している。皮膚にパターン痕が残されているか否かは，受傷機転が虐待か事故かを見極める一助となる。もしも熱傷パターンの一端が，スメアをひくように不鮮明になっていた場合には，子どもが痛みから逃れようとしたことを示しており，事故の可能性がより高いと推察される[47]。

夏場に見られる事故としての足底の熱傷は，気温上昇に伴って舗道が熱せられたことに起因して生じることが多い。自然に熱せられた地面との接触による熱傷の場合，たいていは両側性の，足底の2度浅表性の熱傷となる[71]。Harringtonらの研究では，アリゾナ州のアスファルトの舗

366　第Ⅴ部　子どもの身体的虐待

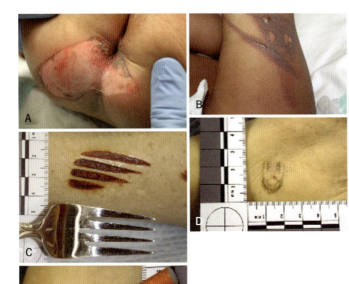

写真28-9　各種のパターン熱傷。
写真A：ヘアアイロンによる殿部熱傷。写真B：スチームアイロンによる熱傷。写真C：熱したフォークの歯による熱傷。写真D：ライターによる熱傷，写真E：タバコによる熱傷

道は，夏場の午前9時から午後5時までの間，子どもの足底に熱傷を引き起こすに十分な温度に達していたと報告されており，具体的には午前10時から午後5時までの間に，アスファルトに35秒以上接触することで，2度熱傷が生じうると報告されている[72]。夏場の熱せられた車の座席シートと接触したことにより生じた分層熱傷が，虐待による意図的な熱傷と混同されたとの乳児例の症例報告も存在している[73][訳注a]。

Simonsらによると，熱したアイロンによる，事故としての熱傷を負った子どもの年齢（月齢）の中央値は生後17カ月齢であったと報告されている[74]。事故事例のうち44％はアイロンを子どもが直接触ったことによるものであり，38％は子どもがコードをひっぱったことによるものであったとのことである。さらに74％の事例

[訳注a] ただしネグレクトの可能性も十分検討する必要がある。

では，事故が起きた時に成人やハイティーンの年長児が監護を行っている最中に生じており，34％の事例では事故が起きた際には，アイロンのスイッチはoffにされていた，とのことである。Gaffneyらの研究では，アイロン熱傷は5歳以下の小児の熱傷の23.5％を占めていた，と報告されている[75]。この研究で調査対象となった60名のアイロン熱傷事例のうち，17％が虐待による熱傷であることが疑われ，15％の事例が虐待による熱傷との認定がなされている。熱傷をきたした子どもの年齢（月齢）の中央値は生後24カ月齢であり，55％が1歳以上2歳未満の事例，主な損傷部位としては63％の事例が手部に熱傷を負っていた。

Prescott[76]とSudikoff[77]の研究によると，ヘアドライヤーの温度は110℃以上になり，金網の内部は電源を切ってからも数分間は瞬間的に全層熱傷を起こすのに十分な温度が残っていた，と報告されている。DarokとReischleによる，ヘ

アドライヤーによって生じた虐待による殿部熱傷をきたした2歳半の女児例の報告では，「現場再現によって，60秒間の使用でヘアドライヤーの温度は110℃に達し，150秒後には送風部の温度は，直接触れなくとも115℃に達していたことが判明した」と記載されている[78]。

子どもにタバコ熱傷が認められた場合，喫煙している養育者の傍にいて，誤って触れてしまった事故の場合もあれば，意図的に押し付けられた虐待の場合もありうる。事故として熱いタバコに一瞬触れた様な場合には，熱傷は輪郭が不明瞭な楕円形か楔形となることが多い[79]。また熱傷は衣服で覆われていない部分に起こり，子どもは痛いのですぐにその部位を引っ込めるため，全層熱傷になることはない。

一方で，虐待によるタバコ熱傷の場合には，手背や足背などに多数の病変が集簇して認められることが多い[80]。

また，虐待によるタバコ熱傷は，2度深層の分層熱傷か全層熱傷となることが多く，熱傷径は5～10mmで，輪郭は鋭く打ち抜いたような外観を呈する[79]。もしもタバコが1秒以上皮膚に接触した場合，周囲が5～10mmのクレーター状の熱傷病変となり，水疱を生じることが多い。治療を行わなかった場合，病変部位はゆっくりと治癒していき，羊皮様のしわがよったような傷跡となる。表皮水疱症[81, 82]，膿痂疹[83, 84]，水疱性膿痂疹[85]，局所性膿皮症[79]，アンモニア性オムツ潰瘍（尿に長く接触した状態で発生する）[46, 47]などの皮膚病変は，タバコ熱傷と誤診されうる。二次性の細菌感染を合併した水痘痕も，タバコ熱傷と外観が似ることがある。灸療法（民間療法による熱傷のセクション参照）による皮膚病変も，タバコ熱傷と混同されやすい[47]。

Heiderらにより，斑点状の湿疹が虐待による熱傷と誤診された事例が，症例報告されている[86]。湿疹，水疱性膿痂疹，表皮水疱症のような一見，虐待による熱傷と誤診しうる皮膚病変は，詳細な病歴聴取を行うことで，通常は十分

に鑑別可能である。慢性的な皮膚病変については，通常，養育者は十分に把握している。タバコ熱傷をきたした際に養育者が「虫刺されである」と説明することも稀ではない。もともと湿疹のある子どもの場合，鑑別に迷うことがあるかもしれないが，通常このような事例であっても，虫刺症であれば境界が不規則でタバコ熱傷に見られるクレーター病変は形成されない[86]。

化学熱傷

腐食性物質を飲み込むことりより生じる化学熱傷は，監視ネグレクトを背景とした状況で発生することもあれば，養育者が意図的に行う虐待として発生することもある。化学熱傷は，原因物質が適切に処理されるまで組織損傷が続くため，発見が遅れた場合に深達性の熱傷となりうる。アルカリ性物質による熱傷は，酸性物質による熱傷よりも浸透性が高く，広範性の熱傷となりやすい[87]。

養育者が薬物乱用者であることは，子どもが腐食性物質を誤飲するリスク要因である。Farstらは，メタンフェタミン製造時に使う薬物を誤飲したことで，口腔咽頭部熱傷や食道熱傷，皮膚の分層熱傷をきたし，食道狭窄を続発した小児を2名報告している[88]。MassaとLudermannも，両親がクラックコカインを精製するときに使用した腐食性の液体を誤飲した乳児を，2名報告している（1名はラベルのない缶に入ったアンモニア，もう1名は水酸化カリウムを誤飲していた）[89]。2名の児ともに，口腔内，咽頭，食道の分層熱傷をきたしていた，とのことである。

濃縮した漂白剤が皮膚に接触した場合，すぐに痛みが生じることがないため，長時間皮膚と接触してしまうため，熱傷が重症になりやすい。熱傷はゆっくりと進行し，飛散熱傷を伴わないことが多い[90]。Howiesonらにより，酵素配合洗剤に長時間接触したことで分層熱傷をきたした生後10カ月齢の乳児例が報告されている[91]。検証で同程度の深達度の熱傷を再現するために

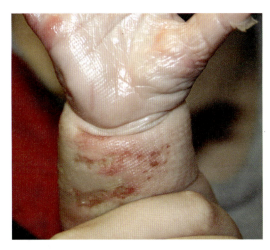

写真28-10 生後8カ月齢女児の，前腕および手部の化学熱傷。袖部分に塩酸がかかっていたスキーウェアを着たことにより受傷したものである。

は，12時間の接触が必要であった，とのことである。またWinekらは，チャイルドシートに置いてあったCDプレイヤーの中の壊れたアルカリ乾電池から漏れ出した化学物質に長時間接触したことで，右大腿部に全層性の化学熱傷をきたした，2歳の幼児例の報告を行っている[92]。電池から漏れたアルカリ溶液が，子どものズボンに吸収され，皮膚と長時間接することで，全層化学熱傷を引き起こした，とのことである。写真28-10に生後8カ月齢の女児の，手から前腕にかけての化学熱傷を提示した。少し前に袖に塩酸をこぼしていたスキーウェアを着せていて，熱傷をきたしたものである。

　下剤による殿部皮膚炎が，虐待による殿部の浸湯熱傷と誤診されることもある。Leventhalらにより[93]，このような初期に虐待が疑われた殿部皮膚炎事例が4名報告されている。全例がEx-Laxという緩下剤の内服を行っていた。活性成分であるセンナを過剰摂取したことによって全例で下痢を発症し，センナを混じた便に長時間殿部が接触したことによって，紅斑と水疱が生じていた。

火炎熱傷

　小児が被害者となる火炎熱傷は，家宅内の火事が原因であることが多い。実際子どもの致死的熱傷の主因は，家宅内の火事である。一方，虐待による火炎熱傷は，子どもの皮膚を掴んで炎に接触させるか，虐待やネグレクトの結果，衣服に火がついてしまうことにより生じる。Thombs[6]とPurdue[8]の研究では，虐待による熱傷による入院事例の約10％が火事や火災によるものであった，と報告されている。

　Johnsonらは，おむつに着火したことが原因で，両側大腿内側の分層熱傷をきたした，発達遅滞のある7歳の女児例の報告を行っている[94]。傍で料理をしていた12歳の兄のタオルにガスレンジの火が付き，それが妹のオムツの上に落ちてしまい着火した，とのことである。米国消費者製品安全委員会（CPSC）は1980年から1996年の間に，9名のオムツの着火事例を報告しており，そのうち3名が死亡している。

　写真28-11には，胸部から腹部にかけて一様の全層熱傷をきたした，2歳の女児例を提示している。姉がタバコのライターをつける際に，摩擦を生じさせるために妹のシャツの上で，ライターを擦った際にシャツに引火したことが原因であった。

電気熱傷（電撃傷）

　子どもの電気熱傷は，救急診療部での治療を要する全熱傷事例の2％から3％を占めている[95]。小児の電気熱傷外傷の大半は家宅内で起こり[95-97]，5歳未満の事例がほとんどである[98]。低電圧性の電気損傷は，1,000ボルト未満の電圧によりきたした電気熱傷であり，年齢の低い子どもに多い。一方で，1,000ボルト以上の高電圧性の電気損傷は年齢の長じた子どもに多い[96]。子どもが電撃傷をきたした場合には，典型的には局所性の熱傷を負うことが多い[97-99]。たいていの事例は，電気コードを子どもが噛んでしまうか，電気のソケットに何かを入れてしまったこと

第28章 虐待による熱傷　**369**

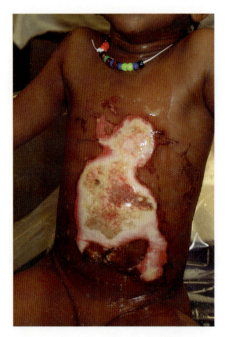

写真28-11 2歳幼児の胸腹部の全層性熱傷。姉がタバコのライターをつける際に，摩擦を生じさせるために妹のシャツの上でライターを擦った際に，シャツに引火したことにより受傷したものである。

により，受傷する[95, 96]。報告されている電気熱傷の多くは，意図的に子どもに損傷を負わせた身体的虐待としてではなく，子どもの監視をしていなかったか不十分であった「監督ネグレクト」を背景要因として発生している。Zubairらにより，過去25年以上にわたる電気熱傷で入院した小児事例127名のレビュー研究の結果が報告されている[96]。その原因は，電気コードを噛んだことによる口腔損傷が48名（37.8%），電気のソケットに何かを入れたことによる受傷が33名（26.0%），家宅内の低電圧のワイヤーや電気製品に触ったことによる受傷が25名（19.7%），家宅外の高電圧のワイヤーに触ったことによる受傷が18名（14.2%），雷に打たれたことが原因であった事例が3名（2.4%）であった，とのことである。電気コードを噛んで口腔熱傷を負った事例の平均年齢は2.7歳で，男女比は2：1であった。なお，作為行為としての身体的虐待と

して電撃傷をきたした事例は，家宅内の電気ワイヤか電気製品のコードにより受傷した1名のみであった，と報告されている[96]。Garciaらは，過去6年間で救急診療部を受診した電気熱傷事例78名をまとめ，報告を行っている。損傷発症時の平均年齢は5.3歳で，多くの子どもは電気のソケットに何か物を入れようとしたり，ソケットに刺さっているコードに触れたり，コードを噛んだりしたことにより受傷していた[98]。

高電圧性の電気損傷（電撃傷）は，家宅外で生じることがほとんどで，ある研究では木登りをしていて電線に接触してきたすことが多いと報告されている[96]。高電圧性の電撃傷の平均年齢は11.3歳で，男女比は17：1と報告されている。

先に述べたように，電気熱傷はほとんどの事例が，監督ネグレクトの状況下の事故として生じるが，明らかに作為的な身体的虐待として生じた事例も報告されている。FrechetteとRimzaは，0.5cmほどの脱色素性の損傷痕が対をなし，背部・胸部・腹部・大腿部に無数に認められた8歳男児例の報告を行っている。当初治癒過程にある温熱熱傷と診断されていたが，後に「しつけ」と称してスタンガンで負わされた電気熱傷であることが判明したとのことである[100]。受傷直後であれば，スタンガン熱傷は，紅斑様で少し隆起した病変として確認される。Turnerらは，死亡時生後7カ月齢であった致死的虐待の乳児例の報告を行っている。この事例には義母が本児を泣きやまそうとして，スタンガンを押し当てる虐待行為を繰り返して行っていて，剖検時には，急性期のスタンガンによる電気熱傷に特徴的な，対になった周囲明瞭な紅斑様の病変が無数に確認された，と記載されている[101]。

小児で円形の熱傷を起こす病態としては，他にもタバコによる熱傷が挙げられるが，タバコ熱傷の場合には，熱傷が対をなして確認されることはほとんどない。夜尿アラームにより熱傷をきたした事例も報告されているが，この場合には0.4から0.6cmほどの円形熱傷が直線状に並

ぶパターン痕を呈する[102]。

電子レンジ熱傷

　Alexander らにより[103]，電子レンジに入れられて，全身に一様な全層熱傷を負った小児事例が2名報告されている。電子レンジのマイクロウェーブが生体に及ぼす主要な影響は，本質的には熱である。標準的な電子レンジの熱は，物質の表面から2cmから5cm程の深さに達するが[104]，電子レンジのマイクロウェーブは，水分含量の多い組織に浸透しやすいため，表皮や真皮に最も重篤な熱傷を生じさせ，ついで水分含量の多い筋肉に熱傷を生じさせるが，皮下脂肪織にはそれほど強い影響を及ぼさない。電子レンジ損傷を示唆する皮膚所見としては，電子レンジの放出孔近くの皮膚生検部位の病理組織所見で，熱傷をきたした層と熱傷を免れた層の境界が明瞭に確認される，という所見が挙げられる[103-105]。典型的には，表皮・真皮・筋組織には重度の熱傷を負っている一方で，皮下脂肪織の熱傷は比較的軽度である。電子レンジ熱傷の場合には，電気熱傷とは異なり，皮膚表面に黒色焼痂は認められない[103, 105]。

　電子レンジにより食物や液体を温める際には，不均一に温められるため，電子レンジで温めたスープなどを飲んだ際に子どもが期せずして液体熱傷を負うことも多い。Sando らは，電子レンジを使用して温めた粉ミルクを飲んで，口腔内の分層から全層の熱傷をきたした乳児例の報告を行っている[106]。また Puczynski らは，ミルクの入ったプラスチック製の哺乳瓶を電子レンジで熱して取り出し，その数秒後に哺乳瓶が爆発して，2度熱傷を負った生後1週齢の新生児例の報告を行っている[107]。電子レンジで温めた哺乳瓶から直接授乳され，口蓋熱傷を負った乳児例の症例報告も存在している[108]。

　Lowell と Quinlan は，子どもが容易に電子レンジに近づくことが出来る環境は，その家庭内で子どもが液体熱傷をきたすリスク要因であり，

電子レンジ内に残された加熱しすぎた食物や液体を子ども自身がひっぱり倒して熱傷を負うことが多い，との警告を行っている[39]。

摩擦熱傷および圧迫性皮膚損傷

　衣服のゴムで締め付けられた部分などが原因で生じる，局所の圧迫性（虚血性）の損傷痕は，接触熱傷に類似する所見を呈するため，接触熱傷と誤診されることがある。タイトな衣服を着用したことにより，緊縛痕に類似する皮膚の圧迫性損傷をきたしたとの症例報告は，1988年にJohnson によって初めて報告された[109]。このような衣服による圧迫性損傷は，たいていの場合，靴下の上部や袖口などに生じる。Feldman はこのような衣服による，生後2週齢から3歳までの小児4名の症例報告を行っている。紅斑性の幅2-3mmの曲線状のパターン痕が左右対称性の両側下腿部に認められ，接触熱傷が疑われ評価がなされたが，その後，茶色調の色素過剰性の直線状の損傷痕に変化していった。詳細な病歴聴取と身体診察所見からは，病変は下腿を取り囲む，靴下の圧迫により生じた損傷と判断された，とのことである[70]。もしもきつい衣服による圧迫が，解剖学的にある部分にだけに集中した場合，損傷は全周性とはならないこともある。Feldman の報告した事例でも，下腿後面のみに圧迫性損傷が生じていた[70]。写真28-12に提示した事例は，養育者が気付かないうちに乳児の下腿後面に生じていた圧迫性損傷である。

民間療法による熱傷

　吸角法（cupping）は，血流をよくすることで様々な病気を治療する，民間療法である。カップやガラスの縁にアルコールをつけて，温めてから皮膚につけることで吸引効果が生まれ，吸引された皮膚局所には紅斑や斑状出血が生じる。吸角法による治療は，円形のパターン痕を生じるため，虐待による熱傷と混同されやすく[110]，また実際に適切な方法で行われない場合に，表

第28章 虐待による熱傷　**371**

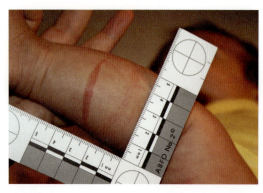

写真28-12 乳児の下腿後面に生じていた圧迫性損傷。これは虐待により生じた損傷ではない。

在性や深達性の分層性熱傷をきたすこともありうる[111, 112]。Maquas（熱傷療法）というお灸は，意図的に病変近傍の皮膚に小さな深い熱傷を負わせる方法であり，アラビア文化圏でよく用いられる民間療法の一種である[113]。両側の手背に原因不明のらせん状の熱傷痕が認められ，子ども虐待疑い事例として通告された11歳のベドウィン（アラブ系放牧民）の症例報告もある。この熱傷痕は，民間療法として使われる，銅を含んだ物質を用いた熱傷治療の合併症であった，とのことである[114]。Feldmanにより，灸療法によって，直径0.5～1.0cmの円形または標的形の熱傷痕を体幹や背中に多数認めた複数の小児事例が報告されている[115]。灸療法とは，熱したもぐさ（Artemisia vulgaris）などを，ツボやその近傍におく民間療法である[116]。Kaplanは，背部に三角形状の熱傷様損傷痕を認めた，生後18カ月齢のベトナム人幼児の症例報告を行っている[85]。その原因は，コインの縁で思い切り皮膚を擦る，カオヨー（cao gio）と呼ばれるベトナムの民族療法[116]であった，とのことである。

またGartyからは，手首にニンニクを当て続けたことにより化学熱傷をきたした生後6カ月男児例が報告されている。これは，無菌性髄膜炎に対しての民間療法としてなされた行為で，本児の家族は，ニンニク片を砕いて子どもの両手首に当て，接着バンドで約6時間固定した状態にし続けていた。児の両手ともに病変が生じ，片方の手にはわずかに膨隆した発赤部に囲まれた，径1cmの円形潰瘍が生じたが，もう一方の手の損傷は浅表性の病変にとどまっていた。病変の治癒にはおよそ3週間を要したとのことである[117]。民間療法としてのニンニク療法に関しては，Parishらによる[118]ニンニクワセリン絆創膏を8時間つける続けたことにより2度熱傷をきたした生後7カ月齢の幼児例の報告もある。

本章の筆者は，医学文献として症例報告はしてはいないものの，首の腫れと咳に対してのラテンアメリカの民間医療として，オオブドウホオズキを首に当てられたことにより浅表性の分層熱傷をきたした小児例を経験している。

これらの民間療法による熱傷は，米国内において虐待とは基本的に見なされないものの，子どもが実際に熱傷を負ったのが確認された際には，そのような民間療法に傾倒しないように家族には強く指導がなされる必要があると考えられている。

熱傷とネグレクト

熱傷の原因となるマルトリートメントには，作為としての身体的虐待としての熱傷もあれば，不作為としての監督ネグレクトを背景とした事故による熱傷の両者が挙げられる。Andronicusらも[2]，作為と不作為の両面のマルトリートメントにより，小児は熱傷をきたしうる点につき，虐待による熱傷の総説論文の中で言及している。Chesterらは，過去2年間にわたる入院した小児熱傷事例を後方視的に検証し，うち9.3％までもがネグレクトを背景とした熱傷であったと報告している。この研究では，ネグレクトを背景とした熱傷事例では，受診の遅れ，受診前に熱傷のケアが何らなされていない，両親が薬物を使用している，片親家庭である，などの特徴が認められていた。ネグレクトによる熱傷は，より

深達性である傾向にあり，外科的介入を必要とすることが多かった。またネグレクトによる熱傷をきたした事例のうち82.9%までもが，すでに児童相談所への通告歴を有しており，またおよそ半数の事例が退院時に里親養育下に置かれた，とのことである[14]。

熱傷の小児が医療機関を受診した際の対応について

熱傷の子どもが医療機関を受診した場合には，医療者はまずは全身状態の安定を図り，次に身体的診察によって熱傷のタイプを判断し，虐待を示唆するその他の身体所見の有無についても検討する必要がある。子どもが話をできる発達段階で，医学的にも話をすることが出来る状態の場合には，養育者と離し，別々に病歴を聴取する必要がある。養育者からの初回の聞き取りは，受傷後できるだけ早期に行うことが望まれる[24]。原因が虐待である場合には，養育者からの話は時間とともに変遷することが多いため，初回にどのような説明を行ったのかを記録に残すことは極めて重要である。子どもや親への面接法に関するより詳細な情報については，本書の第7章，第8章，第26章も参照していただきたい。

熱傷をきたした子どもやその養育者から問診を聴取する際に，重要となる項目につき，表28-2に列記している[119]。熱源が熱湯の場合，医療者は家宅内の温水ヒーターの設定温度と，実際に蛇口から出た時点での湯温の情報につき確認する必要がある。子どもが熱源にどのぐらいの時間接触していたのかや，どのようにして子どもが熱源に接触したのかについても，確認する必要がある[119]。熱傷を負った際に，成人の目撃者がいたかどうかも確認する必要がある。小児の熱傷の場合，養育者の監督が不十分な場合が多い。疼痛を感知する機能や意識状態に影響を及ぼしうる神経疾患，認知状態，遺伝性疾患

表28-2	熱傷事例において，子どもと養育者から確認するべき病歴[119]

- 熱傷をきたした解剖学的部位
- 熱傷の原因となった熱源
  - 熱湯
    - 給湯器のお湯の温度
    - 実際に蛇口から出た時点のお湯の温度
    - 貯めていた湯の温度
  - 化学薬品：
    - 原因薬物との接触時間
- 熱傷をきたした原因の説明（説明の変遷はないか？）
- 熱傷が発生したとされる日時
- 熱傷が発生した場所
- 熱傷をきたした際の着衣の有無
- 目撃者の有無
- 熱傷が発生してから医療機関を受診するまでの時間
- 熱傷に対する子どもや親の反応
- 子どもの発達段階
- これまでの怪我や事故の既往
- 家族構成や家庭環境

などの既往疾患の有無についても，情報を得る必要がある[120]。Feldmanの研究では，障がいを持つ子どもは，四肢の感覚が麻痺していたり運動機能が低下したりしているため，熱湯による熱傷を負うリスクが高いと報告されている[121]。

Clarkらは，熱傷事例が受診した際に，チェックリストを用いることで，虐待が疑われる事例のスクリーニングを行いうるかどうかの検討を行っている[122]。救急診療部を受診した小児の熱傷事例のうち虐待の精査のために児童相談所に照会された事例は，チェックリスト導入前では3%のみであったが，導入後は12.1%に増加した，とのことである。この研究では，子どもの発達段階と病歴が一致しない場合，事故による熱傷の既往がある場合，説明が変遷する場合，身体所見と病歴との整合性のない場合，同胞に負わされたと説明された場合，親との愛着状態が不適切な場合，熱傷以外の外傷が併存する場合，熱傷が左右対称性の場合，などはすべて虐待による熱傷の可能性が高い要因であった，と

第28章　虐待による熱傷　**373**

報告されている[122]。

　詳細な問診を聴取した後には，医療者はその他の外傷所見の有無や，皮膚の衛生不良や栄養不良の有無，発育不良の有無などのネグレクトの証拠所見の有無，などにつき特に注意しながら，詳細な身体的所見を確認する必要がある。熱傷の部位，熱傷の深度，熱傷の形，熱傷の面積（パーセント）につき，診療録に詳細に記載する[119]。熱傷部位の写真撮影を行うとともに，ダイアグラム（身体パーツの書かれた用紙）へのスケッチによる記載も併せて行う。来院時の身長・体重の記録を行い，成長曲線にプロットした上で，以前に受診した時の身長・体重と比べて，不適切な栄養状態を示唆するような体重増加不良や急激な体重減少がないか否かについても評価する。子どもの発達段階が，語られた病歴と一致するかどうかの判断を行うために，発達のスクリーニング評価も行う必要がある。

　その後，得られた病歴と身体的所見に基づいて，虐待の可能性があるか否かについての検討を行う必要がある。病歴に一貫性がない場合や，リスクとなりうる社会的状況が存在する場合や，熱傷のパターンが疑わしい場合や，語られた病歴と熱傷の重症度が矛盾する場合には，虐待の可能性を考慮した対応を行う必要がある。表28-3に，子どもの熱傷で考慮するべき病歴をまとめ，掲示している[9, 119, 122, 123]。熱傷の原因として虐待が疑われる場合には，医療者は可能な限り，院内の虐待対応チームに相談を行わなければならない。そのうえで，熱傷の原因として虐待の可能性があると判断された場合には，さらなる調査と子どもの安全担保のため，地域の児童相談所と警察に通告・通報しなくてはならない。

　医療者の役割は，虐待の可能性のある熱傷事例を客観的に評価し，診断・治療を行うことにある。客観性を維持するためには，医療者は断定的な判断を行わないようにする必要があり，家族と関わる際には，治療に関しての医学的に

表28-3	虐待による熱傷を疑うべき病歴や身体的所見

病歴

- 生じている熱傷と養育者の説明が合致しない
- 正当と思われる理由がなく，受診が遅い
- 以前にも受傷歴があったり，事故としての受傷を繰り返している
- 熱傷以外の損傷が併存している
- 環境上や監督上のネグレクト状況の存在
- 父母以外の養育者が主に養育を行っている
- 熱傷に関しての養育者の説明が二転三転する
- 受傷時の目撃者がいない
- 幼い同胞やペットのせいで受傷したと説明される
- 子どもの熱傷の状態に関して，養育者が無関心である
- 発達遅滞に基礎疾患の児に認められた，説明のない熱傷
- 子どもの発達段階と矛盾する熱傷
- 子どもの疼痛への反応が無反応であったり，情動反応に不自然さがある

虐待の疑いが強い受傷部位

- 手
- 足
- 外性器
- 臀部

虐待の疑いが強い受傷パターン

- 広範性の熱傷
- 深達度が均一な熱傷
- 全層性熱傷
- 明瞭な境界線を持つ熱傷
- 左右対称の熱傷
- 屈曲部が熱傷を免れている
- 相対的に低温の床面に接触していたことが示唆される，ドーナツ状の熱傷パターン
- 飛散熱傷を伴わない液体熱傷

虐待やネグレクトを懸念すべき，その他の状況

- 熱傷部位に感染をきたしている
- 慢性期の熱傷が確認される
- 様々な治癒段階の熱傷が確認される
- 養育者の説明と，所見から推察される熱傷の受傷時期が矛盾する

引用：Farley RH, Reece RM: *Recognizing when a child's injury or illness iv caused by abase.* U.S. Department of justice Office of Juvenile justice and Delinquency Prevention, Washington, DC, 1996, pp 8-9 [9, 121, 124]

正確な情報を伝えることに努める必要がある。あくまで虐待の加害行為に対しての有責性を追求するのは，警察と検察の役割である。

　Yastiらは，熱傷により入院した小児事例239名を対象に，ネグレクトも含めた単純な事故とは言い切れない事例であるとの判断が，一般的な熱傷治療医と臨床法医学者（この研究では，熱傷治療の経験が豊富な外科医でもある人物であった）とで，どの程度異なるのかについて，それぞれ全く別々に事例を評価してもらい比較するという研究を行っている[124]。その結果，両者の医師の解釈や診断の違いは16.3%（23/239名）に上っていた。一般的な熱傷治療医は，41.4%の事例を事故と診断し，臨床法医学者は27.6%の事例しか事故と診断していなかった。この結果を受け，この研究では「偽陽性や偽陰性を防ぐためには，小児熱傷の評価の際にはトレーニングを積んだ臨床法医学者の判断が必要である」と結論づけられている。なお両者の診断が不一致であった事例の背景因子としては，低い社会経済学状況，3-6歳の子ども，大家族，が挙げられていた[124]。

診療録の記載

　虐待による熱傷事例の司法プロセスを適切に進めていくためには，詳細な診療録の存在は極めて重要であり，医療者は詳細に病歴を聴取し，その記録を適切に行わなくてはならない。特に熱傷が発生した際に一緒にいた養育者の説明，熱傷が発生した現場の状況，さらに判明しているならば熱傷を引き起こした熱源の温度，などの記載は不可欠である。熱傷が発生した際に子どもが着ていた衣服の記録を取ることも重要である。写真28-13は，熱い紅茶が飛散したことにより熱傷をきたした事例を提示しているが，紅茶は服の上からかかったために，熱傷の性状は不均一の状態となっている。ダイアグラム（身体パーツの書かれた用紙）などを用いて，熱傷

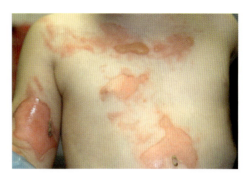

写真28-13　熱い紅茶が飛散したことにより生じた，熱傷。紅茶は服の上からかかったために，熱傷の性状は不均一の状態となっている。

部位を明確に記載するだけではなく，熱傷を負わなかった部位も明確化しておくことが重要である。

　子ども虐待専門医による対応が不可能な場合には，診察にあたった医療者が熱傷の原因についての考察を行い，それを記録する必要がある。虐待の可能性の診断を行う際には，その疑わしさの程度をカテゴリーに分け，評価する必要がある。熱傷の原因が虐待である可能性を疑っても，断定的に判断することが困難な場合には，「確認された熱傷のパターンは，養育者の説明とは合致しない」とか「子どもの発達段階からは，養育者の説明で熱傷を起こすとは考えがたい」などと虐待を疑った根拠となる情報を提供すればよい。子どもが虐待の被害を明確に開示し，その開示内容と呈している身体医学所見とが合致している場合には，身体的虐待による熱傷と確定診断しうる。

　熱傷所見を撮影した写真は，熱傷を視覚的に捉えるための証拠記録として，極めて重要である（第27章参照）。

診療録に基づいた熱傷の受傷日時推定

　医師による熱傷の受傷時期推定の正確性について検証した研究報告はない。ただ，熱傷や創傷治癒についての見識が深い医師であれば，推察される受傷時期についての見解を述べることは可能である。受傷時期が異なる熱傷が混在している事例の場合には，そのような医師であれば，治癒過程の違いに基づいて，どちらの損傷がより受傷時期が古いかを確信をもって説明することが可能である。このように，受傷時期が異なるとの意見を明確に示すことが出来た場合には，養育者が「一回の事故エピソードにより生じた損傷である」と主張している場合に，その可能性を排除することが可能となる。

　ある熱傷が他の熱傷よりも古いものであることを記録することにより，この外傷が一つの出来事で起きていると言う保護者の主張を排斥することになる。

追加で施行すべき医学的検査

　熱傷以外に外傷所見が認められない小児に対し，全身骨撮影を行う必要性につき一般の医療者から疑義を呈されることは少なくない。1983年にMertenらは，熱傷を含めた身体的損傷を認めた2歳以下の小児では，臨床的に無症候性の骨折を認めるリスクが高いとの報告を行っている。この研究では，対象となった子どもの77%に臨床的に無症状（不顕性）の骨折が認められており，この結果を受け，2歳以下の熱傷事例に対してルーチンの全身骨撮影を行うように提言している[125]。2001年にBelferらは，身体的虐待の被害児における，臨床的に無症候性の骨折が全身骨撮影によりどの程度発見しうるかにつき，検討を行っている。この研究では，熱傷で入院した75名のうち15名（20%）に全身骨撮影が行われていたが，無症候性の骨折が確認されたのは生後10カ月齢の乳児1名のみであった

と報告されている[126]。ただこの研究では，熱傷事例の20%のみにしか全身骨撮影が実施されておらず，熱傷事例の潜在性骨損傷の合併率につき過小評価している可能性は十分考えられる。

　2007年にHicksとStofliは，虐待が疑われる熱傷事例36名とその他の身体的虐待事例133名を対象として，全身骨撮影における潜在性骨損傷の頻度につき検討し，全身骨撮影の陽性率は熱傷事例で14%（5名），熱傷以外の身体的虐待事例で34%（45名）であった，と報告している。この研究では，「虐待による熱傷の潜在性骨損傷の頻度は，その他の身体的虐待に比べ低いものの，14%という割合は，ルーチンで行なわれている全身骨撮影の適応要件を肯定するものである」と結論付けられている[127]。

　Degrawの行った，身体的虐待の評価のために専門医に紹介された小児を対象とした研究では，熱傷事例の16.3%（24／147名）に潜在性の骨折が確認された，と報告されている[128]。特に生後24カ月齢未満の事例では，その比率は18.6%（18／97名）とより高いと報告されており，「2歳未満の虐待が疑われる全ての事例で全身骨撮影を行う」という適応要件を，やはり肯定する検査結果であるということが出来よう。

　小児の熱傷事例に全身骨撮影を行う場合，適切な疼痛緩和処置を行った後に実施することが推奨される。広範性の熱傷で全身状態が不良であったりするか，あるいは感染のリスクが高いと判断される場合には，全身骨撮影はベッドサイドでポータブル撮影の形で行うか，状態が落ち着くまで延期する必要がある。

現場検証

　虐待の可能性のある熱傷事例に対しては全例で，経験豊富な専門家による現場検証と証拠採取が行われる必要がある。熱傷事例の現場検証は，たいていの場合，児童相談所との連携のもと，経験豊富な警察官により実施されている。

熱湯による液体熱傷の場合，多機関連携チームによる包括的な検証を行う上で，詳細な現場検証の情報は必須である。写真28-14に，調査者が現場検証の際に使用している，熱湯による液体熱傷事例の証拠保全用のワークシートを提示している。調査者は現場検証を行う際に，温度計，巻尺，タイマーやストップウォッチ，写真撮影道具を携行する必要がある。温度計は，事前に正しくキャリブレーションされている，液体の温度測定専用の温度計を携行する（物体の温度測定用の温度計は正確性の点において，司法目的で使用する上で問題があり，熱傷の現場検証には使用すべきではない。また時間とともに正確性が損なわれるため，使用前にキャリブレーションし直す必要がある）。このような温度計は，科学用品のカタログ販売で購入することが出来るが，最近ではインターネット購入することも可能である。

　現場に到着する前に，調査官はあらかじめ医療者と話し合って，受傷機転についての考察を行っておく必要がある。熱湯による熱傷が考えられる場合，調査官は湯沸かし器の設定温度を記録する必要もある。米国では，家庭の湯沸かし器は電気・ガスのどちらかが多いが，現場に電気湯沸かし器があった場合には，調査官は湯沸かし器の上下のサーモスタット両方の確認を行い，その記録を残す必要がある。上部のサーモスタットの機能は，注ぎ出された水の変わりに補充された最上部の水だけを温めることにあり，下部サーモスタットの機能は，温水槽の温度を一定に保つことにある。感電防止のために，調査官は必ず調査する前に湯沸かし器の電源を切る必要がある[120]。ガス湯沸かし器の場合には，サーモスタットはたいていの場合，ウォーターヒーターユニットの底部近傍の外側に位置している。

　調査官は，養育者から熱傷をきたした際の湯水の使用状況について，詳細な聞き取りを行う必要がある。この情報を分析して，熱傷が起き

た際に湯沸かし器は定常温度であったのか，お湯を使った後で再過熱している状況であったのかを見極める必要がある。共同住宅でセントラルウォーターヒーターを使用しているような状況で熱湯熱傷が生じた事例の場合には，どのようにして湯沸かし器に水を混合しているのかを調べ（水道管の配管状況について確認する），また湯温が一定に保たれず，変動するような状況があるか否かを確認する必要がある。ガス湯沸かし器の場合には，短時間に少しずつ頻回にお湯を使った場合には，湯が過剰に熱せられる湯沸かし器スタックという現象が引き起こされる可能性もあり，そのような状況についても確認する必要がある。

　熱湯が起きたと申し立てられた場所の写真撮影は必須である。流し台や浴槽の幅，高さ，長さ，内部の深さ，材質（磁器・ガラス繊維・金属など），流しから蛇口までの長さ，などはすべて計測し，記録に残す必要がある。

　調査官は，蛇口から湯を出した際の出し始めの水温，温度が最高に上がった際の水温，最高温度に達するまでの時間などを，時間を空けて複数回測定を繰り返し，記録に残す必要がある。排水口の状況についても確認し，水が自由に排水されるか，詰まりがあり水が滞留しながら流れていくのか，などの確認を行う必要がある。養育者が説明した深さ（もしくは子どもの身体所見から推察される深さ）まで，浴槽や流し台にお湯を満たし，湯が貯まるまでの時間を測定するとともに，満たった段階での湯温を測定し，記録に残す。

　強制浸湯熱傷が疑われる事例の調査・捜査を行う際には，染料を付着させた人形（もしくはボランティア）を用いて，呈しているパターンが再現されるかの，再現検証を行う[120]。このような再現検証で染料が洗い流されずに残った部位と染料が流された部位のパターンが，子どもが呈している熱傷パターンを再現したものとなっているのか否かを考察する。

	熱湯熱傷事例におけるエビデンス・ワークシート

!	**現場に携行すべき物品** ☐ **温度計**:液体測定専用のものを用いる 　　キャリブレーションが済んでいるかの確認を行うこと **持ち出した温度計のブランドおよびナンバー**:_____　　☐ 巻き尺 ☐ タイマー・ストップウォッチ ☐ カメラ(デジタル・フィルム)

A	事例番号: 受傷日時: 被疑者名: 被害者名: 発生場所: 住　　所:

A1	熱傷のタイプ:　☐ 強制浸湯熱傷　　☐ 飛散熱傷　　☐ 流水熱傷　　☐ その他(飛跳熱傷など)

B	湯沸かし器の温度測定:測定前に電源を切ること **電気湯沸かし器**　　　　　　　　　　　**ガス湯沸かし器** ブランド:_____　　　　　　　　ブランド:_____ 容量:_____ 上部サーモスタット温度設定:_____　容量:_____ 下部サーモスタット温度設定:_____　温度設定:_____

C	受傷現場の,各種測定　　☐ 浴槽　　☐ 流し台　　☐ その他 幅:_____　　内部の深さ_____　　　スケッチ 長さ:_____　　底面からの高さ_____ 蛇口からの距離:_____　素材:(磁気ファイバーグラス,など)_____

D	**設定温度に達するまでの流水温の変化**	**浴槽・流し台に貯めた湯の深さと温度** (中央の中深部で測定を行う)

設定温度に達するまでの流水温の変化

秒数	流水温	秒数	流水温
0	____	45	____
5	____	60	____
10	____	120	____
20	____	180	____
30	____		

浴槽・流し台に貯めた湯の深さと温度(中央の中深部で測定を行う)

cm	時間(分／秒)	分	湯温
2.5	____	0	____
5	____	1	____
7.5	____	2	____
10	____	3	____
12.5	____	4	____
____		5	____
		10	____
		30	____
		____	

流水の最高温度

熱湯側の蛇口のみを 最大に開いた時の流水温	**熱湯と水の両者の蛇口を 最大に開いた時の流水温****
最高温度　　秒	最高温度　　秒

**(シングルレバーの場合,中央位置にして計測する)

E	熱傷の現場検証として_____において_____が流水温の確認を行った。 結果:_____に湯を_____cm張った状態で,流水を止めてから1分後の中深部の湯温は, 　　　摂氏_____℃であった。

調査者氏名 #1:_____　　ID#:_____　　部署名:_____

調査者氏名 #2:_____　　ID#:_____　　部署名:_____

写真28-14　熱湯による熱傷をきたした現場の検証の際に情報を記録するためのエビデンス・ワークシート

(退職したカリフォルニア州の州検事のPhylip J. Peltier氏の厚意のもと, Peltier PJ, Purdue G, Shepherd JR: Burn injuries in child abuse. U.S. Department of Justice Office of Juvenile Justice and Delinquency Prevention 1997; 19. より引用)

養育者の語った受傷機転・子どもの発達レベル・子どもの身体サイズ・子どもが水栓を回すことが出来るか否か，などあらゆる情報を集約したうえで，子どもの呈している熱傷が説明しうるかにつき慎重に考察を行う。液体熱傷以外の熱傷の場合，現場検証で熱傷を引き起こした可能性のある物証の発見に努める。現場検証を行うことで，熱傷形成に寄与した，もしくは今後も子どもの安全を脅かしうる，ネグレクトというべき状況が潜在しているのかについての情報も収集できるであろう。

熱傷を負った子どもと家族の心理学的問題

熱傷をきたした子どものいる家庭には，その以前から精神的な病理が存在していることが多いとされている。LongとCopeによる入院を要した小児熱傷事例19名の検討では，うち8名の家族に，以前から家庭内に情緒的な問題が内包していた，と報告されている[129]。Viglianoらも，「子どもの熱傷を契機に，養育者の慢性的な人間関係性の病理が明確になることは多い」との見解を述べている[130]。またHolterとFriedmanによる，重症熱傷を負った小児13名の検証でも，うち10名の家庭で，重度の精神的・社会的問題が家庭内に存在していた，と報告されている[131]。うち3名は熱傷の原因が明らかに虐待によるものであったが，この3名の母親は人格障害との診断がなされていた。このうちの2名の養育者からは「家庭生活には何の問題もない」と語られたたものの，実際にはどちらの家庭でも，父母共に重篤な精神的問題を抱えていた，とのことである。また虐待により熱傷をきたした3名の事例では，子どもの損傷や治療に対する両親の反応に，心配や悲しみが見受けられず，その代わりに両親は苛立ち，嫌気を露わにし，両親間での会話もほとんどなかったと報告されている。なお加害者と判断されたのは3

名中2名が母親で，1名が父親であったとのことである[131]。

熱傷を負った子どもの心理学的合併症に関する医学文献は，ほとんど存在していない。Drakeらの研究では[132]，生後12カ月齢から生後48カ月齢の間に熱傷を負った幼児では，外傷後ストレス障害（PTSD）の症状が複数認められることが多く，熱傷の重症度に比例してPTSDの症状は増えていく，と報告されている。Woodwardらは，重症熱傷から身体的には回復した子どもの約80％に，恐怖・不安・感情制御困難・無気力・攻撃性・身体化障害（睡眠・摂食障害，夜尿症，どもり）などの情緒障害が確認された，との研究報告を行っている[133]。Stoddardらの研究では，重症熱傷から回復した7歳から19歳までの小児・思春期の事例の26.6％に大うつ病の症状が確認されたと報告されている[134]。

子どもにとっては，熱傷に対しての治療は，熱傷をきたしたこと以上に苦痛に思えるものとなりうる。Kavanaghによる，熱傷を負った2−12歳の小児を対象とした研究では，自分のペースで熱傷被覆材の交換をし，積極的にこの処置に関わった子どもの方が，看護師主導で同じ処置を行った子どもに比べ，明らかに気分の落ち込みや不安が少なかった，と報告されている[135]。

現時点では，虐待により熱傷を負った子どもと，事故によって熱傷を負った子どもとの心理精神医学的な合併症の違いについては，ほとんど議論がなされていない。虐待によって熱傷をきたした被害児の心理精神医学的合併症については，いまだ不明な点が多く，その解明が待たれる。

熱傷の予防

蛇口からの熱湯による液体熱傷は，現在でも乳幼児にとって深刻な問題である。熱湯の危険性について教育し，社会の注意喚起を引くことに力を入れ，今後も継続して予防策を講じてい

かなければならない。プライマリケア医や保健師が，家庭における湯沸かし器の設定温度を120°F（約48.9℃）にしておくように指導することによって，熱湯に触れてから熱傷を生じるために要する時間は長くなり，熱湯により液体熱傷をきたすリスクは低減するはずである。さらに，湯沸かし器の取り付け業者が安全なレベルにあらかじめ設定しておくことを勧めていくことも，熱傷の予防を促進することになる。州によっては，湯沸かし器の温度を下げなければならないようにする法的取り組みを進めたことで，熱湯による液体熱傷による入院率の減少に成功している[136]。この湯沸かし器の温度を下げる法的取り組みを全米に広げていくことで，液体熱傷の発症率はさらに減少させることが出来るであろう。熱い食べ物や飲み物による子どもの液体熱傷を予防するには，「レンジの奥のコンロを優先して使用する」，「調理中の器具の取っ手を外側ではなく内側に向ける」，「電子レンジで温めたばかりの食べ物や飲み物がある場合に，子どもを近づけさせない」など調理中のキッチンにおける熱傷予防の啓発が重要である。調理台やテーブルの端に物が置かれた場合，好奇心の強い子どもたちの気をそそってしまうため，そのような場所には熱い液体を置かないようにするなどの指導を広く行っていくことも，液体熱傷損傷を減らすことに繋がる。アイロンを使用する際には断熱保護ボックスを使用する，低熱量のアイロンや自動停止スイッチを備えたアイロンの製造販売を促進する，などの対応もアイロンによる接触熱傷の発生を減少させることになるであろう[74]。アイロンによる熱傷事故は早朝の時間帯に生じることが多い。アイロンを子どもたちが寝ている夜にかけるか，子どもたちがいない部屋でかけることも，アイロンによる接触熱傷のよい予防対策である[74]。養育者に，乳幼児の電気熱傷を防ぐためには，「子どもたちが電気のコードを口に咥えることは大変危険である」点につき，助言を明確に行っていく必要

もある。電気ソケットを安全なものに変更するなどの，シンプルな家庭における安全対策を実施することで，いろいろなものに興味を示すトドラー期（よちよち歩き期）の幼児を電気熱傷の被害の予防に繋がる。煙探知機の普及を広めるように指導していくことも，子どもたちを家宅内の火事による重大な事故や死亡から防ぐことに繋がる[137]。

現時点での医学的証拠の確からしさ

　熱傷が事故により生じたのか虐待により生じたのかを考察する上で，多職種連携チームにとって有用となる多くの要因が，これまでの医学文献で指摘されている。熱傷をきたす以前の事故歴，身体的所見と合致しない病歴，子どもの発達段階と合致しない熱傷，受傷機転の説明が変遷する，親の関わりの不適切さ，医療機関への受診の遅れ，などはいずれも熱傷が虐待によるものであることを示唆する要因である。さらに，いくつかの損傷パターン，例えば性器・会陰部・殿部に限局する熱傷，両側下腿の熱傷，他の損傷の合併，陳旧性の損傷の存在，などは虐待による熱傷に多いと報告されている。虐待が疑われる熱傷事例を診察した際に，包括的な調査を行い。厳密な分析を行い，正確な診断を確実に下すためには，多職種連携チームで評価を行うことが最善の方法である。

今後の研究の展望

　技術革新にともなって，エネルギー効率のより新しい湯沸かし器が製品化されている。現在のところ，このような湯沸かし器についての情報は少ないものの，数秒でお湯を沸かすことができるとされている。熱湯による熱傷は，かなりの割合が浸湯熱傷であり，このような新しいタイプの湯沸かし器では，どれくらいの短時間で熱傷が発生しうるのかを検証することが必要

である。さらに熱傷の治癒過程の研究が進むことで，より科学的な根拠に基づいた，熱傷の受傷時期推定を行うことが可能となるであろう。またトラウマ治療プログラムの効果を高めるためには，虐待による熱傷の心理学的合併症についての研究もより進めていかなくてはならない。

文献

1. Hobson MI, Evans J, Stewart IP: An audit of non-accidental injury in burned children. *Burns* 1994;20:442-445.
2. Andronicus M, Oates RK, Peat J, et al: Non-accidental burns in children. *Burns* 1998;24:552-558.
3. Keen JH, Lendrum J, Wolman B: Inflicted burns and scalds in children. *Br Med J* 1975;4:268-269.
4. Stone NH, Rinaldo L, Humphrey CR, et al: Child abuse by burning. *Surg Clin North Am* 1970;50:1419-1424.
5. Heaton PA: The pattern of burn injuries in childhood. *N Z Med J* 1989;102:584-586.
6. Thombs BD: Patient and injury characteristics, mortality risk, and length of stay related to child abuse by burning: evidence from a national sample of 15,802 pediatric admissions. *Ann Surg* 2008;247:519-523.
7. Hultman CS, Priolo D, Cairns BA, et al: Return to jeopardy: the fate of pediatric burn patients who are victims of abuse and neglect. *J Burn Care Rehabil* 1998;19:367-376.
8. Purdue GF, Hunt JL, Prescott PR: Child abuse by burning–an index of suspicion. *J Trauma* 1988;28:221-224.
9. Hight DW, Bakalar HR, Lloyd JR: Inflicted burns in children. Recognition and treatment. *JAMA* 1979;242:517-520.
10. Schanberger J: Inflicted burns in children. *Top Emerg Med* 1981;3:85-92.
11. Dietch E, Statts, M: Child abuse through burning. *J Burn Care Rehabil* 1982;3:89-94.
12. Rivara FP, Kamitsuka MD, Quan L: Injuries to children younger than 1 year of age. *Pediatrics* 1988;81:93-97.
13. Rosenberg NM, Marino D: Frequency of suspected abuse/neglect in burn patients. *Pediatr Emerg Care* 1989;5:219-221.
14. Chester DL, Jose RM, Aldlyami E, et al: Non-accidental burns in children–are we neglecting neglect? *Burns* 2006;32:222-228.
15. Kumar P: Child abuse by thermal injury—a retrospective survey. *Burns Incl Therm Inj* 1984;10:344-348.
16. Greenbaum AR, Donne J, Wilson D, et al: Intentional burn injury: an evidence-based, clinical and forensic review. *Burns* 2004;30:628-642.
17. Hummel RP 3rd, Greenhalgh DG, Barthel PP, et al: Outcome and socioeconomic aspects of suspected child abuse scald burns. *J Burn Care Rehabil* 1993;14:121-126.
18. Borland BL: Prevention of childhood burns: con-

clusions drawn from an epidemiologic study. *Clin Pediatr (Phila)* 1967;6:693-695.
19. Feldman KW, Schaller RT, Feldman JA, et al: Tap water scald burns in children. *Pediatrics* 1978;62:1-7.
20. Renz BM, Sherman R: Abusive scald burns in infants and children: a prospective study. *Am Surg* 1993;59:329-334.
21. Ojo P, Palmer J, Garvey R, et al: Pattern of burns in child abuse. *Am Surg* 2007;73:253-255.
22. Evasovich M, Klein R, Muakkassa F, et al: The economic effect of child abuse in the burn unit. *Burns* 1998;24:642-645.
23. Greenbaum AR, Horton JB, Williams CJ, et al: Burn injuries inflicted on children or the elderly: a framework for clinical and forensic assessment. *Plast Reconstr Surg* 2006;118:46e-58e.
24. Peck MD, Priolo-Kapel D: Child abuse by burning: a review of the literature and an algorithm for medical investigations. *J Trauma* 2002;53:1013-1022.
25. Allshouse MJ, Rouse T, Eichelberger MR: Childhood injury: a current perspective. *Pediatr Emerg Care* 1993;9:159-164.
26. Yeoh C, Nixon JW, Dickson W, et al: Patterns of scald injuries. *Arch Dis Child* 1994;71:156-158.
27. Lauer B, ten Broeck E, Grossman M: Battered child syndrome: review of 130 patients with controls. *Pediatrics* 1974;54:67-70.
28. Daria S, Sugar NF, Feldman KW, et al: Into hot water head first: distribution of intentional and unintentional immersion burns. *Pediatr Emerg Care* 2004;20:302-310.
29. Ayoub C, Pfeifer D: Burns as a manifestation of child abuse and neglect. *Am J Dis Child* 1979;133:910-914.
30. Showers J, Garrison KM: Burn abuse: a four-year study. *J Trauma* 1988;28:1581-1583.
31. Gillespie RW: The battered child syndrome: thermal and caustic manifestations. *J Trauma* 1965;5:523-534.
32. Hammond J, Nebel-Gould A, Brooks J: The value of speech-language assessment in the diagnosis of child abuse. *J Trauma* 1989;29:1258-1260.
33. Barillo DJ, Burge TS, Harrington DT, et al: Body habitus as a predictor of burn risk in children: do fat boys still get burned? *Burns* 1998;24:725-727.
34. Hobbs CJ: When are burns not accidental? *Arch Dis Child* 1986;61:357-361.
35. Bakalar HR, Moore JD, Hight DW: Psychosocial dynamics of pediatric burn abuse. *Health Soc Work* 1981;6:27-32.
36. Bennett B, Gamelli R: Profile of an abused burned child. *J Burn Care Rehabil* 1998;19:88-94; discussion 87.
37. Engrav LH, Garner WL, Tredget EE: Hypertrophic scar, wound contraction and hyper-hypopigmentation. *J Burn Care Res* 2007;28:593-597.
38. Palmieri TL, Alderson TS, Ison D, et al: Pediatric soup scald burn injury: etiology and prevention. *J Burn Care Res* 2008;29:114-118.
39. Lowell G, Quinlan K: Unintentional scald burns in children under 5 years old: common mechanisms of injury. *J Trauma* 2007;63(suppl 3):S3.
40. Sie SD, van Rossum AM, Oudesluys-Murphy AM:

40. Scald burns in the bathroom: accidental or inflicted? *Pediatrics* 2004;113:173-174.

41. Titus MO, Baxter AL, Starling SP: Accidental scald burns in sinks. *Pediatrics* 2003;111:E191-E194.

42. Raine PA, Azmy A: A review of thermal injuries in young children. *J Pediatr Surg* 1983;18:21-26.

43. Yiacoumettis A, Roberts M: An analysis of burns in children. *Burns* 1976;3:195-201.

44. Slater S, Slater H, Goldfarb, JW: Burned children: a socioeconomic profile for focused prevention programs. *J Burn Care Rehabil* 1987;8:566-567.

45. Adams LE, Purdue GF, Hunt JL: Tap-water scald burns. Awareness is not the problem. *J Burn Care Rehabil* 1991;12:91-95.

46. Katcher ML: Scald burns from hot tap water. *JAMA* 1981;246:1219-1222.

47. Feldman KW: Burn injuries in child fatality review. *In*: Alexander RC (ed): *Child Fatality Review: an Interdisciplinary Guide and Photographic Reference.* GW Medical, St Louis, 2007, pp 281-296.

48. Stoll AM, Greene LC: Relationship between pain and tissue damage due to thermal radiation. *J Appl Physiol* 1959;14:373-382.

49. Henriques F, Moritz AR: Studies of thermal injuries. I. The conduction of heat to and through skin and temperatures attained therein. A theoretical and experimental investigation. *Am J Pathol* 1947; 23:530-549.

50. Moritz A, Henriques FC: Studies of thermal injuries. II. The relative importance of time and surface temperature in the causation of cutaneous burns. *Am J Pathol* 1947;23:695-720.

51. Moritz A, Henriques FC: Studies of thermal injuries. III. The pathology and pathogenesis of cutaneous burns. An experimental study. *Am J Pathol* 1947;23:915-941.

52. Moritz A, Henriques FC, Dutra FR, et al: Studies of thermal injuries. IV. An exploration of the casualty-producing attributes of conflagration; local and systemic effects of general cutaneous exposure to excessive circumambient (air) and circumradiant heat of varying duration and intensity. *Arch Pathol* 1947;43:466-488.

53. Henriques F: Studies of thermal injuries. V. The predictability and the significance of thermally induced rate processes leading to irreversible epidermal injury. *Arch Pathol* 1947;43:489-502.

54. Feldman KW: Help needed on hot water burns. *Pediatrics* 1983;71:145-146.

55. Pollitzer MJ, Whitehead MD, Reynolds EO, et al: Effect of electrode temperature and in vivo calibration on accuracy of transcutaneous estimation of arterial oxygen tension in infants. *Pediatrics* 1980;65:515-522.

56. Feldman KW, Schaller RT, Feldman JA, et al: Tap water scald burns in children: 1997. *Inj Prev* 1998; 4:238-242.

57. Allasio D, Fischer H: Immersion scald burns and the ability of young children to climb into a bathtub. *Pediatrics* 2005;115:1419-1421.

58. Chiu TW, Ng DC, Burd A: Properties of matter in assessment of scald injuries. *Burns* 2007;33:185-188.

59. Murphy JT, Purdue GF, Hunt JL: Pediatric grease burn injury. *Arch Surg* 1995;130:478-482.

60. Hankins CL, Tang XQ, Phipps A: Hot oil burns—a study of predisposing factors, clinical course and prevention strategies. *Burns* 2006;32:92-96.

61. Mukadam S, Gilles EE: Unusual inflicted hot oil burns in a 7-year-old. *Burns* 2003;29:83-86.

62. Colombo JL, Hopkins RL, Waring WW: Steam vaporizer injuries. *Pediatrics* 1981;67:661-663.

63. Wallis BA, Turner J, Pearn J, et al: Scalds as a result of vapour inhalation therapy in children. *Burns* 2008;34:560-564.

64. Schwartz RA: Toxic epidermal necrolysis. *Cutis* 1997;59:123-128.

65. Murphy S: Non accidental injury vs staphylococcal scalded skin syndrome. A case study. *Emerg Nurse* 2001;9:26-30.

66. Hays GC, Mullard JE: Blistering distal dactylitis: a clinically recognizable streptococcal infection. *Pediatrics* 1975;56:129-131.

67. Rhody C: Bacterial infections of the skin. *Prim Care* 2000;27:459-473.

68. Johnson CF, French G: Bruises and burns in child maltreatment. *In*: Giardino A, Alexander RC (eds): *Child Maltreatment: a Clinical Guide and Reference,* ed 3, GW Medical, St Louis, 2005, pp 63-82.

69. Feldman KW: Child abuse by burning. *In*: Helfer RE, Kemp RS (eds): *The Battered Child.* University of Chicago Press, Chicago, 1987, pp 197-213.

70. Feldman KW: Confusion of innocent pressure injuries with inflicted dry contact burns. *Clin Pediatr (Phila)* 1995;34:114-115.

71. Sinha M, Salness R, Foster KN, et al: Accidental foot burns in children from contact with naturally heated surfaces during summer months: experience from a regional burn center. *J Trauma* 2006;61:975-978.

72. Harrington WZ, Strohschein BL, Reedy D, et al: Pavement temperature and burns: streets of fire. *Ann Emerg Med* 1995;26:563-568.

73. Schmitt BD, Gray JD, Britton HL: Car seat burns in infants: avoiding confusion with inflicted burns. *Pediatrics* 1978;62:607-609.

74. Simons M, Brady D, McGrady M, et al: Hot iron burns in children. *Burns* 2002;28:587-590.

75. Gaffney P: The domestic iron. A danger to young children. *J Accid Emerg Med* 2000;17:199-200.

76. Prescott PR: Hair dryer burns in children. *Pediatrics* 1990;86:692-697.

77. Sudikoff S, Young RS: Burn from hairdryer: accident or abuse? *Pediatrics* 1994;93:540.

78. Darok M, Reischle S: Burn injuries caused by a hair-dryer—an unusual case of child abuse. *Forensic Sci Int* 2001;115:143-146.

79. Faller-Marquardt M, Pollak S, Schmidt U: Cigarette burns in forensic medicine. *Forensic Sci Int* 2008; 176:200-208.

80. Johnson CF: Inflicted injury versus accidental injury. *Pediatr Clin North Am* 1990;37:791-814.

81. Colver GB, Harris DW, Tidman MJ: Skin diseases that may mimic child abuse. *Br J Dermatol* 1990; 123:129.

82. Winship IM, Winship WS: Epidermolysis bullosa misdiagnosed as child abuse. A report of 3 cases. *S Afr Med J* 1988;73:369-370.

83. Oates RK: Overturning the diagnosis of child abuse. *Arch Dis Child* 1984;59:665-666.

84. Wheeler DM, Hobbs CJ: Mistakes in diagnosing non-accidental injury: 10 years' experience. *Br Med J (Clin Res Ed)* 1988;296:1233-1236.

85. Kaplan JM: Pseudoabuse–the misdiagnosis of child abuse. *J Forensic Sci* 1986;31:1420-1428.

86. Heider TR, Priolo D, Hultman CS, et al: Eczema mimicking child abuse: a case of mistaken identity. *J Burn Care Rehabil* 2002;23:357-359.

87. Hettiaratchy S, Dziewulski P: ABC of burns: pathophysiology and types of burns. *Br Med J* 2004; 328:1427-1429.

88. Farst K, Duncan JM, Moss M, et al: Methamphetamine exposure presenting as caustic ingestions in children. *Ann Emerg Med* 2007;49:341-343.

89. Massa N, Ludemann JP: Pediatric caustic ingestion and parental cocaine abuse. *Int J Pediatr Otorhinolaryngol* 2004;68:1513-1517.

90. Telmon N, Allery JP, Dorandeu A, et al: Concentrated bleach burns in a child. *J Forensic Sci* 2002; 47:1060-1061.

91. Howieson AJ, Harley OJ, Tiernan EP: Laundry detergent and possible nonaccidental injury. *Eur J Emerg Med* 2007;14:163-164.

92. Winek CL, Wahba WW, Huston RM: Chemical burn from alkaline batteries—a case report. *Forensic Sci Int* 1999;100:101-104.

93. Leventhal JM, Griffin D, Duncan KO, et al: Laxative-induced dermatitis of the buttocks incorrectly suspected to be abusive burns. *Pediatrics* 2001;107:178-179.

94. Johnson CF, Oral R, Gullberg L: Diaper burn: accident, abuse, or neglect. *Pediatr Emerg Care* 2000; 16:173-175.

95. Koumbourlis AC: Electrical injuries. *Crit Care Med* 2002;30:S424-S430.

96. Zubair M, Besner GE: Pediatric electrical burns: management strategies. *Burns* 1997;23:413-420.

97. Baker MD, Chiaviello C: Household electrical injuries in children. Epidemiology and identification of avoidable hazards. *Am J Dis Child* 1989;143:59-62.

98. Garcia CT, Smith GA, Cohen DM, et al: Electrical injuries in a pediatric emergency department. *Ann Emerg Med* 1995;26:604-608.

99. Young TL, Reisinger KS: Wall socket electrical burns: relevance to health education? *Pediatrics* 1980;65:825-827.

100. Frechette A, Rimsza ME: Stun gun injury: a new presentation of the battered child syndrome. *Pediatrics* 1992;89:898-901.

101. Turner MS, Jumbelic ML: Stun gun injuries in the abuse and death of a seven-month-old infant. *J Forensic Sci* 2003;48:180-182.

102. Diez F Jr, Berger TG: Scarring due to an enuresis blanket. *Pediatr Dermatol* 1988;5:58-60.

103. Alexander RC, Surrell JA, Cohle SD: Microwave oven burns to children: an unusual manifestation of child abuse. *Pediatrics* 1987;79:255-260.

104. Free J: The facts about microwave ovens. *Popul Sci* 1973;202:79-81,161-162.

105. Surrell JA, Alexander RC, Cohle SD, et al: Effects of microwave radiation on living tissues. *J Trauma* 1987;27:935-939.

106. Sando WC, Gallaher KJ, Rodgers BM: Risk factors for microwave scald injuries in infants. *J Pediatr* 1984;105:864-867.

107. Puczynski M, Rademaker D, Gatson RL: Burn injury related to the improper use of a microwave oven. *Pediatrics* 1983;72:714-715.

108. Hibbard RA, Blevins R: Palatal burn due to bottle warming in a microwave oven. *Pediatrics* 1988;82:382-384.

109. Johnson CF: Constricting bands. Manifestations of possible child abuse. Case reports and a review. *Clin Pediatr (Phila)* 1988;27:439-444.

110. Sandler AP, Haynes V: Nonaccidental trauma and medical folk belief: a case of cupping. *Pediatrics* 1978;61:921-922.

111. Sagi A, Ben-Meir P, Bibi C: Burn hazard from cupping—an ancient universal medication still in practice. *Burns Incl Therm Inj* 1988;14:323-325.

112. Kose AA, Karabagli Y, Cetin C: An unusual cause of burns due to cupping: complication of a folk medicine remedy. *Burns* 2006;32:126-127.

113. Rosenberg L, Sagi A, Stahl N, et al: Maqua (therapeutic burn) as an indicator of underlying disease. *Plast Reconstr Surg* 1988;82:277-280.

114. Lapid O: Copper sulfate burns to the hands, a complication of traditional medicine. *J Burn Care Rehabil* 2008;29:544-547.

115. Feldman KW: Pseudoabusive burns in Asian refugees. *Child Abuse Negl* 1995;19:657-658.

116. Bays J: Conditions mistaken for child abuse. *In*: Reece RM (ed): *Child Abuse: Medical Diagnosis and Management*. Lea & Febiger, Philadelphia, 1994, pp 358-385.

117. Garty BZ: Garlic burns. *Pediatrics* 1993;91:658-659.

118. Parish RA, McIntire S, Heimbach DM: Garlic burns: a naturopathic remedy gone awry. *Pediatr Emerg Care* 1987;3:258-260.

119. Richardson A: Cutaneous manifestations of abuse. *In*: Reece RM (ed): *Child Abuse: Medical Diagnosis and Management*. Lea & Febiger, Philadelphia, 1994, pp 167-184.

120. Feldman KW: Burn injuries: case studies. *In*: Alexander RC (ed): *Child Fatality Review: an Interdisciplinary Guide and Photographic Reference*. GW Medical, St Louis, 2007, pp 297-310.

121. Feldman KW, Clarren SK, McLaughlin JF: Tap water burns in handicapped children. *Pediatrics* 1981;67:560-562.

122. Clark KD, Tepper D, Jenny C: Effect of a screening profile on the diagnosis of nonaccidental burns in children. *Pediatr Emerg Care* 1997;13:259-261.

123. Farley RH, Reece RM: *Recognizing when a child's injury or illness is caused by abuse*. Portable Guides to Investigating Child Abuse, U.S. Department of Justice, Office of Juvenile Justice and Delinquency Prevention, Washington, DC, 2002.

124. Yasti AC, Tumer AR, Atli M, et al: A clinical forensic scientist in the burns unit: necessity or not? A prospective clinical study. *Burns* 2006;32:77-82.

125. Merten DF, Radkowski MA, Leonidas JC: The abused child: a radiological reappraisal. *Radiology* 1983;146:377-381.

126. Belfer RA, Klein BL, Orr L: Use of the skeletal survey in the evaluation of child maltreatment. *Am J Emerg Med* 2001;19:122-124.

127. Hicks RA, Stolfi A: Skeletal surveys in children with burns caused by child abuse. *Pediatr Emerg Care*

第28章 虐待による熱傷　**383**

2007;23:308-313.

128. Degraw M: Relationship of burn injuries and the concomitant presence of fractures in children referred for concern of physical abuse, and implications for the usefulness of skeletal surveys in children who present with burns and concerns of physical abuse. Presented at the Ray E. Helfer Society Annual Meeting, Tucson, 2008.

129. Long RT, Cope O: Emotional problems of burned children. *N Engl J Med* 1961;264:1121-1127.

130. Vigliano A, Hart LW, Singer F: Psychiatric sequelae of old burns in children and their parents. *Am J Orthopsychiatry* 1964;34:753-761.

131. Holter JC, Friedman SB: Etiology and management of severely burned children. Psychosocial considerations. *Am J Dis Child* 1969;118:680-686.

132. Drake JE, Stoddard FJ Jr, Murphy JM, et al: Trauma severity influences acute stress in young burned

children. *J Burn Care Res* 2006;27:174-182.

133. Woodward J, Jackson D: Emotional reactions in burned children and their mothers. *Br J Plast Surg* 1961;13:316-324.

134. Stoddard FJ, Stroud L, Murphy JM: Depression in children after recovery from severe burns. *J Burn Care Rehabil* 1992;13:340-347.

135. Kavanagh C: A new approach to dressing change in the severely burned child and its effect on burn-related psychopathology. *Heart Lung* 1983;12:612-619.

136. Erdmann TC, Feldman KW, Rivara FP, et al: Tap water burn prevention: the effect of legislation. *Pediatrics* 1991;88:572-577.

137. Squires T, Busuttil A: Child fatalities in Scottish house fires 1980-1990: a case of child neglect? *Child Abuse Negl* 1995;19:865-873.

挫傷およびその他の皮膚病変

Tara L. Harris, MD, and Emalee G. Flaherty, MD

はじめに

　皮膚は最大の臓器の一つであり，最も複雑な臓器の一つともいうことが出来る[1]。皮膚は極めて多様な機能を持っているが，様々な理由によってその機能を損ないうる。子どもが皮膚損傷を負うことは極めて一般的であるが，皮膚損傷は子ども虐待で最も多い所見でもある[2-8]。McMahonらは，虐待が疑われ入院となった子どもの調査を行ったところ，92%の事例に皮膚軟部組織損傷が確認された，と報告している[4]。虐待による皮膚所見としては，挫傷・裂傷・擦過傷・咬傷・熱傷などが挙げられる。咬傷・熱傷に関しては他章に記したので，ここでは他の皮膚損傷について詳論する。外傷に対する皮膚の反応を理解するためには，皮膚の構造と生理の基礎知識が必要であり，冒頭で簡単に概説する。

皮膚の解剖

　皮膚の最外層である表皮は高密度の頑丈な層であり，ケラチノサイトを主体に構成されている（図29-1）。ケラチノサイトは基底層から外側に遊走し，有棘層・顆粒層を経て最外層の死滅した皮膚細胞で構成された角質層へと移動する。角質層は，経時的に脱落していくが，これらの過程にはおおよそ2-3週間ほどかかる。

　メラノサイトは皮膚に色調を与えるものであり，表皮に存在している。かつては，メラノサイトの存在する表皮の深いレベルに達する損傷でない場合，瘢痕は残らないと考えられていた。また瘢痕が白く見えるのはメラノサイトの減少や活動低下を反映しているものと考えられていた。この件に関する研究はそれほど数が多いわけではないが，行われた研究からはこの因襲的に信じられてきたことは支持されておらず，瘢痕組織と周囲の健康な皮膚との間で，メラノサイトの数やメラニンの産生量に大きな差異はないと報告されている[9]。VelangiとReesは，瘢痕組織が白く見えるのは血管分布の変化・膠原線維による器質化・上皮の波状起伏の喪失・瘢痕組織による表皮の菲薄化が原因との推察を行っている。

　真皮は表皮下に位置する，易変形性の層であり，表皮の栄養供給に寄与し，皮膚全体がうまく機能するような統合性を与えている。真皮はコラーゲン基質とエラスチン線維が無定形の基質の中に埋め込まれた状態にあり，血管・神経・リンパ管がこの基質の中を走っている。コラーゲンが皮膚の乾燥重量の80%を占めており，皮膚の強度と構造を保っている。対照的に，エラスチンは皮膚の乾燥重量のわずか1-4%でしかない。エラスチンは柔軟性をもたらす主体であり，変形後に皮膚を元の形に戻す役割を担っていると考えられてきた[10]。しかし，複数の生化学的研究で，コラーゲン成分も皮膚の弾性を作りだしていることが示されている[11]。基質に含

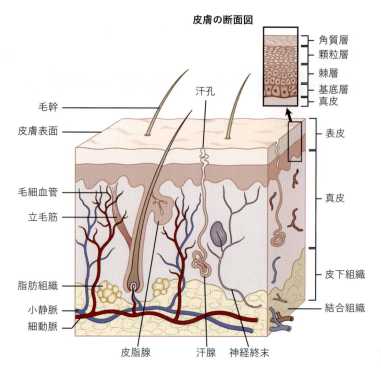

図29-1　皮膚の解剖

まれるプロテオグリカンは水分と結合し，それにより皮膚のツルゴールを保ち，皮膚に粘弾性を与えている[12]。汗腺，皮下腺，毛嚢は真皮層に埋め込まれており，表皮を貫いて外表に突き出している。外毛根鞘は毛球底から毛嚢外側へと進展し，毛髪へと変化する[13]。皮膚に外傷があっても毛嚢が残存していれば，毛髪を作り出すことが可能である。

真皮下の皮下脂肪層は，真皮と同様に変形しやすい。この層はアディポサイトの小葉が主体となって構成されていて，薄い隔壁で隔てられた小葉を流れる小血管から，豊富に血液が供給されている[13]。外傷でこの小血管が損傷すると，血管周囲組織へと血液が流出する。外表から観察される挫傷の出血はほとんどがこの層で生じている。

皮膚の生体力学的特性

皮膚は複雑な粘弾性を有しており，皮膚に内在するこの特性が，外力が加わった際の影響を部分的に低減している。コラーゲンが皮膚に硬度と張力を与えている。ヒトの皮膚は静止時に一定の張力を有しており，この張力により創縁の間には隙間が生じることとなる。外的に張力が加わった際の皮膚の反応は，負荷が与えられた面積に反比例する[11]。つまり，外的な張力が皮膚表面の広い範囲に加えられた場合には，狭い範囲に加えられた場合に比して，皮膚はその影響を受けにくい（つまり損傷をきたしにくい）。ヒトの皮膚張力は5-$30N/mm^2$の範囲にあるとされているが，平均して8歳時に最大に達し，その平均値は$21N/mm^2$と報告されている[2]。皮膚の伸縮性はエラスチンとコラーゲンによって規定され，皮膚に反発性を与えている。正常の皮膚の弾性は15-$150N/mm^2$とされているが，平均して11歳時に最大に達し，その平均値は$70N/$

mm²と報告されている。

　加齢や日光損傷で皮膚の張力や弾性が低下すると，外力への皮膚の反応も変化する。ただしこれらの変化の影響は，小児期には考慮する必要がないほど小さく，虐待の可能性を評価する際にはこのような変化を考慮に入れる必要はない。基礎疾患や薬剤によっては，皮膚の内的特質に影響を及ぼすものもある。例えば尿毒症・糖尿病・循環不全・重症貧血・低栄養などの病態は皮膚の特性に影響を及ぼす。ステロイドは小児にも広く使用されているが，コラーゲンの産生低下という影響を皮膚に与える。抗凝固薬・抗炎症薬・抗腫瘍薬は，多様なメカニズムにより，皮膚の内的特質に影響を及ぼす[14]。

　皮膚が外力を受けた際の反応は部位によって異なる。また受傷した皮膚の量や皮下脂肪・筋の厚みが，外傷の広がりに大きく関係している。表皮の付属器・血管・神経は皮膚を支持し固定しているため，これらの密度というものも損傷の進達度に関係することとなる。

　皮膚の性状には人種間で軽度の違いがあるとされている。WesleyとMaibachはメタアナクシス研究の結果，人種が異なると血管反応性に違いがあり，表皮を経由する水分喪失は白色の皮膚よりも黒色の皮膚の方が多い，との結果を報告している[15]。このように人種間で皮膚性状の違いがあるという事実からは，外傷に対する反応にも人種間でわずかな違いが存在することが示唆される。いくつかの研究では，白人の方がアフリカ系アメリカ人の子どもよりも挫傷の発生率が高いと報告されているが，皮膚の性状の違いがこのような研究結果に結びついている可能性もあり，この点については更なる研究が求められる[16]。

　例えば，暖かい環境では皮膚の血管は拡張するなど，温度や湿度などの環境要因も，皮膚の外傷に対する反応に影響しうる。通常の室温における皮膚の血流量は，70kgのヒトでは20-500mL/minであるが[12]，暖かい環境下で運動した場合，皮膚血流は2.1-3.5L/minへと増加する。受傷時の血管の拡張状態，血液量，血流速度のすべてが，外傷の外観や程度に影響を及ぼしうる。反対に，低温やショック状態の場合には，皮膚血流は劇的に減少する。この様な状況下では，受傷部位への血流が制限され，挫傷形成が遅延する，あるいは挫傷が形成されない可能性もある。

　皮膚に加えられる外力の性状が，皮膚の外傷反応を規定する最大の要因である。皮膚の外力への耐性は外力が加えられた際の速度に依存しており，外力が緩徐に加えられた場合に比べ，速い速度で外力が加えられた場合，外力のエネルギーがより低いものであったとしても，皮膚は破損しうる[11]。外力が加わった時間も，加えられた外力のエネルギー総量と同様に，外傷の程度や性状に影響を及ぼす。さらに，外力を加える際に用いられた物体の形や構造も，外傷の程度や性状に影響を及ぼす[14]。

　反復して外力が加わり，繰り返して損傷が生じた場合にも，皮膚の反応というものに影響を及ぼす。EdwardsとMarksは「皮膚には『記憶』する能力があり，皮膚を牽引した場合には，牽引を解除してから数時間にわたって，牽引された影響が観察されうる」と言及している[11]。生体を用いた研究でも，検体試料を用いた研究でも，皮膚に繰り返して牽引性の外力を加えた場合には，皮膚を伸長させるのに要する牽引力が，だんだん少なくて済むようになっていくことが判明している。ただし皮膚を40%以上伸展させるような場合には，この効果は消失するとされている[10]。また実験動物に，繰り返して皮膚損傷を加えた場合，挫傷に関しては，損傷からの回復が早まっていくことが判明している[17]。さらに別の動物実験により，この損傷からの回復速度は全血輸血を行った場合，受動的に促進されることが示されており，回復を促進させる原因は血中の何らかの液性因子によるものではないかと推察されている。このような研究報告

第29章　挫傷およびその他の皮膚病変　**387**

は，動物実験研究の報告しか現時点では存在していないが，ヒトにおいても，繰り返して多発性挫傷をきたすような被害を受けた子どもでは，ほとんど挫傷をきたしたことのない子どもに比べて，挫傷の治癒がより早く進む可能性は十分ありうる。

皮膚の生化学的性質や，外力に対する皮膚の反応性に関しての理解は，着実に深まっているものの，この分野はいまだに研究が難しい分野でもある。検体試料を用いた実験研究を行う場合，生体の皮膚では存在している「平常状態における静止時張力」というものは消失していて，かつ皮下脂肪組織などの周囲の支持組織は，検体試料から既に除かれていることが多い。しかし生体外の研究で得られたデータは，生体による研究で得られたデータよりも，通常はより正確で詳細である[11]。生体による研究は実施することが困難であるだけではなく，表皮を経由せずに真皮の圧力・牽引力の測定を行うことは不可能であり，容易に評価できるのは皮膚の表面だけである。このような困難性はあるにしろ，皮膚のバイオメカニクス領域の研究は，現時点でも続けられている。

挫傷

定義

挫傷は「損傷を認めない皮膚の下に出血した状態」と定義できる。血管壁が元の状態を保とうとする力で代償することができなくなり，血管が破綻して血液が血管外へと漏れ出した場合に，挫傷は形成される。挫傷は，直達外力でも介達外力（囫 絞頸により生じる顔面挫傷 など）でも生じうる。挫傷を表す用語は多数あり，形態学を考慮したものもあれば，原因を示唆するものもある。点状出血は針先大の出血であり，最も小さな挫傷ともいえ，様々な原因で生じる。点状出血は圧迫しても消退しないという点で，皮膚表面に近い部位の微小血管と鑑別可能であ

る。打撲傷も，皮膚表面の破損を伴わずに，大量の血液が血管外の皮下組織に漏出したことにより生じるものであるが，打撲傷という用語自体が，原因が鈍的外力であるという意味を包含している。一方，斑状出血という用語も，皮下に貯留した血液が皮膚を介して観察された状態を指す用語であるが[18]，鈍的外力により生じたという意味を特に内包する用語ではない。打撲傷と斑状出血は，いずれも血腫とも表現可能である。血腫という用語は，損傷を認めない皮膚の下に漏出した血液の貯留を示す，より全般的な用語である。血管外漏出した血液が触知可能な腫脹として局在するときに，血腫という用語が用いられることが多い[19]。

挫傷の形成，ならびに挫傷の受傷時期推定に関しての通説について

表29-1に提示したように，挫傷の形成や，挫傷がどのような外観を呈するかには，多くの要因が関与している。皮膚に外力を受け，皮内また

表29-1	挫傷の形成，および挫傷の外観に影響する要因

ぶつかった物体や表面の性状
外力の強さ
外力が加わった時間
外力を受けた身体の部位の特性 • 外力を受けた部位の組織床の血管分布 • 皮膚の強度と結合組織の支持力 • 組織が平面をなしているか否か • 皮膚直下の骨の存在（囫 脛骨・脊椎・腸骨稜）
血管外漏出した血液の量
皮膚表面から血腫までの距離
受傷した人物の年齢や健康状態 • 内服している薬剤の有無 • 凝固能 • 免疫系の状態（漏出した血液の処理に必要）
受傷前の皮膚色
損傷の既応

表29-2	挫傷に関してよくある通説

通　説	事　実
乳児は挫傷をきたしやすい	• 乳児に挫傷を認めることは稀である • 直達外力を受けた際に，年長児や成人よりも乳児の方が挫傷をきたしやすいことを支持する医学文献は存在しない
挫傷の色調が異なる場合，それは受傷時期が異なることを意味する	• 同じエピソードで発生した二つの挫傷が異なる色調を呈することもあり，色調の変化が異なるタイミングで生じることもある
擦過傷や腫脹の存在は，挫傷が急性期であることを示す所見である。	• 擦過傷や腫脹の存在と受傷時期推定との関係性につき評価した研究報告は1編のみであるが，関連性は認められなかった
挫傷の受傷時期は，色調から推察が可能である	• 挫傷の受傷時期をその色調で判断することは信頼性が低いことが，数多くの研究から判明している • 挫傷の色調から唯一明確に言うことが出来るのは，黄色調の挫傷は受傷後18時間未満では確認されない，という点のみである

は皮下の血管が破綻した場合，数分から数日かけて挫傷が形成される。受傷部位から血液の漏出が持続的に生じ，皮膚組織を通じてその血液が確認されるのが，挫傷である。血管外漏出した血液の機械的刺激により，ヒスタミンやニューロペプチドなどが放出され，局所的な血管拡張が生じるが[20]，それとともにマクロファージや好中球が外傷部位へと動員され，赤血球の破壊が始まる。赤血球内のヘモグロビンがビリルビン，ビリベルジン，ヘモジデリンへと分解され，ビリベルジンはビリベルジン還元酵素により速やかにビリルビンへと分解される[21]。かつては挫傷が消失するまでの色調の変化は，赤・青はヘモグロビンを反映した「新鮮な挫傷」，黄色・緑はビリルビンやビリベルジンを反映した「やや古い挫傷」，褐色はヘモジデリンを反映した「古い挫傷」といった具合に，この分解過程によるものと考えられていた。しかし色調による挫傷の受傷時期推定の正確性の評価を行った最近の研究からは，このような判断方法は信頼性が低いことが判明している。表29-2に挫傷の形成や経時的変化に関する様々な通説と，研究から判明している客観的な事実につき，対比する形で掲示している。

　現時点でも多くのテキストに，挫傷の受傷時期は色調から推察可能であると記載されているが，1977年には既にWilsonによって「そのような評価はひき目に見ても難しく不正確だ」との記載が行われている[22]。LangloisとGreshamは，入手しうる限りの挫傷の経時的変化に関する文献を収集し，10歳から100歳までの89名の計369点の写真の検証を行い，1991年に画期的なレビュー文献研究報告を行っている[23]。この研究では，従来から主張されていた挫傷の色調変化は科学的な裏付けがないことが指摘され，従来は急性期の挫傷であることを示すとされた赤色挫傷は，いずれの時期であっても確認されうることが報告された。挫傷の色調と受傷時期との間に唯一見いだせた関係性は，黄色調の挫傷は受傷後18時間未満では確認されなかった，ということのみであった（ただし，全ての挫傷が受傷18時間以降に黄色調に変化するわけではない）。また同一患者の，同一のエピソードによる，同一の解剖学的部位に生じた挫傷であっても，まったく同じ色調を呈しながら同じ速度で消退していくわけではない，という点も指摘された。さらに，この研究では挫傷内の色調が一度変化しても再び元の色調が出現することもある点も指摘されている。その後に行われた，Carpenterによる健常乳児の挫傷に関する研究

第29章　挫傷およびその他の皮膚病変　**389**

でも，受傷時期と色調との相関性は，黄色調は
受傷48時間以降でないと確認されなかったとい
う結果を除き，認められなかったと報告されて
いる[24]。

1996年のStephensonとBialasらによる研究
でも，同様の結果が得られている。この研究で
は，ある医師が23名の子ども（生後8カ月齢−
13歳）の計36カ所の挫傷を撮影した50点の写
真の評価を行い，外観に基づいて挫傷を急性期
（受傷後48時間未満），亜急性期（受傷後48時
間から7日未満），慢性期（7日以上）に分類し
た結果の正確性について評価された。この医師
は，50枚の挫傷の写真のうち44枚については，
十分な受傷時期推定を行い得たと認識していた
が，実際に正確に判断できたのは44枚中24枚の
みであった。赤色調の挫傷は受傷後7日未満の
挫傷にしか確認されなかったが，一方で受傷後
7日未満の挫傷の写真37枚中，赤色調の挫傷は
15枚にしか確認されていなかった。黄色調挫傷
は受傷後24時間未満の挫傷では確認されなかっ
たが，一方で受傷後1日以上の挫傷の写真42枚
中，黄色調の挫傷は10枚でしか確認されてい
なかった，とのことである[19]。この研究でも，
LangloisとGreshamらと同様，同一のエピソー
ドで受傷した挫傷であっても，挫傷が複数の色
調を呈していることが確認されている。

挫傷に伴う腫脹や擦過傷などの所見の存在
も，受傷時期の推定には有用でないことが示さ
れている。2003年にBariciakらが，生後1週齢
から18歳まで50名の小児の単一の挫傷に関す
る研究を行い，その結果を報告している[25]。こ
の研究では，小児救急科専門医と研修者（研修
医および医学生）を対象に，身体所見，腫脹・
擦過傷・疼痛などの有無に基づいて，挫傷の受
傷時期の推定を行ってもらい，その正確性につ
いて検証が行われた。挫傷の受傷時期が24時
間以内であるかどうかの判断が正確になされた
のは，専門医群でも研修者群でも，50％以下で
あった。挫傷の受傷時期を3つの時間枠（48時

間以内，48時間から7日未満，7日以上）に分類
して質問したところ，正確さはかなり向上した
ものの，評価者間信頼性（異なる評価者が同じ
結果を出せる信頼性）は依然として低く，評価
者によって挫傷の色調や合併所見への見解はか
なり異なっていた。評価者が判断を行う際の根
拠としたのは，「挫傷の色調のみ」が最も多く，
続いて「色調と疼痛の有無」，次に「色調と腫脹
の有無」であった。ただし，これらの判断根拠
の中で診断の正確性と有意な相関を認めたもの
はなかった，と報告されている[25]。

Munangらによる挫傷の研究でも，評価者間
信頼性の低さが指摘されている[26]。この研究
では，写真撮影した挫傷を，日にちを開けて同
じ評価者に評価をさせた結果，評価者の内的信
頼性も低いことが指摘されている。具体的な研
究方法としては，44名の小児の計58カ所の挫
傷を，3名の評価者に日にちを開けて2回評価
させた。初回の評価では，評価者が子どもの身
体を実際に診察し，2回目の評価では初診時に
撮影した写真が用いられた。挫傷の色調に関し
て2名の評価者の記載が完全に一致していたの
は，子どもを実際に診察した際には27％で，写
真で評価した際には24％であった。3名の評価
者全員の評価が一致した事例は，実際の診察で
10％，写真で7％に留まっていた。3名の評価者
がのべ174カ所の挫傷を診察評価したわけであ
るが，少なくとも1名の評価者が黄色調である
と判断した挫傷はのべ30カ所であったが，その
一致率は47％（30カ所中14カ所）に留まって
いた。写真評価した際には，のべ174カ所の挫
傷例のうち黄色調であると判断した挫傷は52カ
所であったが，評価者間で判断が一致したのは
うち31％（52カ所中16カ所）であった。同一
評価者での，初回評価と2回目の評価が不一致
である割合も高く，完全に初回と2回目の評価
が一致した割合は31％（174カ所中54カ所）に
留まっていた。少なくとも1回は黄色調と評価
された挫傷は174カ所中42カ所であったが，同

じ評価者が初回と2回目の評価の際にともに黄色調と判断したのは31％（42カ所中13カ所）に留まっていた，と報告されている[26]。

　興味深いことに，Hughesらの研究では，挫傷が黄色調であると判断する閾値は，評価者によって異なることが指摘されている[27]。この研究では，50カ所の挫傷のデジタル写真をAdobe Photoshopを用いて変化させ，黄色調と判断される閾値が調査されたが，その割合は評価者によって，4％から16％と大きな幅が存在していたとのことである。特筆すべき点としてこの研究では，評価者の年齢が1歳増えるごとに0.07％閾値が上昇し，黄色調と判断する能力が年齢とともに減少することが示唆された，とも報告されている。

　SchwartzとRicciの研究からは，色調で挫傷の時期を判断する上での，その他の問題点が指摘されている[28]。この研究報告では，挫傷の色調そのもの以外にも，患者の皮膚色や周囲の照明などが，評価に大きく影響を及ぼしうる点が強調されている。さらにこの研究では，挫傷の受傷時期推定に関するほとんどの研究が，単純に挫傷中に一部でもその色調が確認されたことをもって受傷時期の推定を行ったのか，それとも挫傷中の大部分を占める色調を基にして受傷時期の推定を行ったのかが明記されていない点についても，問題点として指摘している。

　最近では，皮膚挫傷の評価に反射分光測光（reflectance spectrophotometry）を用いた，貴重な研究報告がなされている。このような研究は，ヘモグロビンやその分解産物は，各々特有の吸収ピーク（ヘモグロビンは415nm，ビリルビンは460nm，ビリベルジンは660-620nmに吸収ピークがある）により区別できる，という考えに基づいたものである[21, 29]。ただし現時点では，実際の臨床ではこのような特殊機器の利用が限られること，ならびに単一の挫傷であっても色に多様性があるため，分光測光の所見が異なってしまい結果の再現性が低いこと，などか

ら臨床的な有用性は限定的であると指摘されている[21]。

その他の皮膚損傷の定義

　挫傷は子どもに最も多く見られる皮膚外傷であるが[30, 31]，皮膚外傷にはその他にも様々なものがある。擦過傷（abration）は，摩擦により皮膚や粘膜の表層が除かれることで生じる皮膚損傷である。指爪などによって生じる掻爬傷（scratch mark，いわゆる引っかき傷[30]）は，通常は線状の皮膚損傷として確認される皮膚損傷であるが，皮膚の軽い裂傷の結果であることを除けば，擦過傷と同じ受傷メカニズムで生じるものである。擦り傷（scrape）は，擦過傷と掻爬傷の両者の意味合いを持つ言葉として研究論文ではしばしば混同して使われてきた用語であり，本章では使用を避けている。裂傷は皮膚に剪断力が生じた結果の損傷であり，表皮から時には真皮や皮下組織に至る，深達性の皮膚損傷である。剥離傷（avulsion）は，皮膚に鋭角（90度未満）に力が加わった際に生じるもので，鈍器（刃は無いが固く重みのある金槌や棒などのような器具）により生じることが多い。剥離傷は，皮膚の静止張力と衝撃が相まって，皮膚が皮下組織から剥ぎ取られているのにも関わらず，皮膚表面には損傷が認められないという，独特な皮膚損傷である[14]。剥離傷は剪断傷よりも広範囲の組織損傷をもたらし，剥離組織への血管供給が阻害されるため，感染などの合併症をきたしやすい。

虐待の可能性がある皮膚損傷の評価

病歴聴取

　虐待の可能性が疑われるその他の部位の損傷の場合と同様，虐待が疑われる皮膚損傷が認められた場合には，包括的な病歴聴取を行うことが重要である。表29-3に皮膚損傷事例の際に

| 表29-3 | 皮膚損傷事例で聴取すべき病歴 |

- どのように受傷したかを明確化するための詳細
- 打撃が加えられた物体の表面やその性状
  - 子どもが衣服を着ていたか，その他損傷を低減することになった何らかの要因の有無
  - 受傷をきたした時期
  - 症状
- その他の皮膚損傷や，他部位の損傷が存在しているのか否か
- 発達レベル
- 患者や同胞の外傷の既往の有無
- 最近の投薬や病的出血の有無などの，詳細な既往歴
- 文化的背景（特に，民間療法を鑑別すべき事例の場合，問診は必須）

聴取すべき問診項目を，提示している。皮膚損傷そのものは，虐待や外傷であることの病因特徴的（pathognomonic）な所見となるわけではない。詳細な調査の必要性を示唆する要因としては，受傷機転が語られない・曖昧・信じがたい・変化する・子どもの発達的能力を超えている，受診までに時間がかかっている，皮膚損傷以外の外傷が確認される，同胞にも懸念される外傷が確認される，などが挙げられる。ただ，自由に動き回ることの出来る発達年齢の子どもの小さな皮膚損傷であれば，養育者が受傷機転を把握していないのも無理からぬことである。Carpenter の研究では，生後6カ月から12カ月齢の健常児において，養育者が挫傷の説明をできなかった割合は32%（32名中9名）であったが[24]，この様な場合に径10mmを超える挫傷を呈した事例はなかった，と報告されている。ただこの研究では，虐待疑い事例はいなかったと記載されているものの，どのようにその可能性を除外したかについては記載がされていない。なお，挫傷・出血を引き起こす出血性疾患の有無についても，病歴聴取の際に確認すべき重要な要因である。

身体診察

包括的な病歴聴取と同様，全身の皮膚外表面の徹底的な診察を行うことは極めて重要であり，診察の際には，全ての皮膚損傷を記録し，その受傷機転の考察を行う必要がある。医療機関を受診してきた乳児や幼児全例に対しては，虐待疑いで受傷となった事例かどうかにかかわらず，丁寧な外表診察を行うことが推奨される[18]。診察時に，事故では挫傷が生じにくい部位（耳介後面・頸部・体幹・殿部など）には，特に注意を払う必要がある。深部に生じた挫傷は受傷直後には確認しえないこともあり，また診断確定のためには色調の変化の確認が重要（挫傷と蒙古斑の鑑別など）なため，時には時間をあけて診察することが求められる。

深部に損傷をきたしていたとしても，皮膚外表面に何らの所見も確認されない場合があることに，留意する必要がある。例えば，骨折をきたした93名の小児を対象としたある研究では，初回評価の時点ではわずか8名にしか創部の皮膚外表面に挫傷が確認されなかったと報告されている[32]。ただしこの研究では，その後受傷1週間以内に計25名（28%）の事例で，挫傷の出現が確認されたとも報告されている。特筆すべきは，初回評価時に挫傷を伴っていた骨折事例8名の全てが，転位を伴う骨折か表在骨折であり，転位の無い骨折や軟部組織に厚く覆われている部位の骨折では，初回評価時に挫傷を伴っていた事例は皆無であった。最近の研究でも，特に頭蓋骨骨折を除き，虐待による骨折事例では，通常は挫傷を伴うことがないという知見が支持されている[33, 34]。

皮膚軟部組織外傷の視覚的評価を補助する技術として，例えば特定の波長光を用いた代替光源による皮膚観察法が挙げられる。使用される波長の一つに赤外線（infrared IR）があり，これは可視光よりも波長が長い（＞700nm）。赤外線は皮膚軟部組織を通過するため，皮膚軟部組織外傷の深部損傷を視診のみで確認する場合に

比べて，発見しやすくなる可能性はあるものの，臨床的な有用性に関しては科学的に確立されてはいない。紫外線（Ultraviolet UV）はより一般的に使用されており，一例としてウッド灯がある。UVの波長は可視光より短く（＜400nm）表皮をごくわずかしか通過しない。UVは皮膚軟部組織損傷をより確認しやすくするとされているが[35]，UVの蛍光は非特異的であり，挫傷や治癒過程にある皮膚だけでなく，精液・血液・火薬・一部の他の微量金属が付着している場合にも，蛍光される点に注意が必要である[36]。スキンクリームや有機物の液（フルーツジュースなど）でもUVで蛍光を発すると報告されている。代替光源による観察は身体診察とともに用いて，診察で疑われた皮膚損傷の存在を確認したりその機序を推察したりする上では有用となりうるが，UVで蛍光が認められたことのみをもって，外傷の確定的証拠所見と解釈すべきではない[35]。しかし，この分野の研究が進むことにより，皮膚外傷の評価法は改善されていくであろう。小さなハロゲンランプと皮膚に光を通すための透明な定規を用いて皮下の挫傷の評価を行った研究がある。司法的透照法（forensic diaphanoscopy）と名付けられたこの方法を用いることで，皮下の挫傷を感度（95％）・特異度（97％）で同定しえた，と報告されている[37]。

皮膚損傷の記録

挫傷を診察した際には，色調・形状・大きさ・部位・触知可能か平坦か・他の特記すべき性状，などにつき出来るだけ詳細に記載するとともに，可能な限り写真撮影を行うことが推奨される（第27章参照）。

ただ残念ながら，実際の臨床現場の対応は，このような推奨事項は実践されてはいないようである。カロリンスカの一般小児科病棟やPICUに入院した生後9カ月齢以下の全入院事例の過去1年以上の診療録を検証した研究では，皮膚所見につき記載のあった事例は70％に留

まっていた[38]。けいれんなどの虐待の可能性のある病態で入院した子どもにおいて，挫傷の有無につき記載されていた事例はわずか27％であり，養育者の説明や直接の評価に基づいた，発達段階についての記載があった事例も20％に留まっていた，とも報告されている。標準的な診療場面での対応が，実際にこのような状態であるのであれば，乳児の皮膚損傷の多くは見落とされており，同定された皮膚損傷に関しての評価も適切に行われていない可能性が高いか，その重要性が正しく理解されていないかのどちらかであると言わざるを得ない。Pierceらの研究でも同様の結果が報告されており，重症もしくは致死的な虐待事例18名の診療録の調査において，7名（39％）にはそれ以前に原因不明の挫傷の存在の記録が残されていたにもかかわらず，さらなる対応は取られていなかった[39]。

所見の解釈

表29-4に挫傷の頻度・部位・原因に関する研究報告のまとめにつき，掲示している。皮膚損傷の特徴につき解釈する上で，考慮すべき要因は数多くある。第一に，患者の年齢（月齢）と発達上の能力について考慮する必要がある。乳児は挫傷をきたしやすいという根拠のない通説に反し[23, 40, 41]，移動運動を行い得ない発達段階の乳児に皮膚損傷が認められることは非常に稀であり，この様な月齢の小児に皮膚損傷が認められた場合には，全例，徹底的な調査が行われなくてはならない。Sugarらは乳児健診を受診した乳児を対象とした研究を行い，生後6カ月齢以下の正常乳児で挫傷が認められる割合はわずか0.6％（366名中2名）のみであった，と報告している[16]。生後6-8カ月齢になるとその比率は著増し，5.6％（107名中6名）に挫傷が認められたが，ハイハイが出来ない乳児で挫傷が認められたのはわずか2.2％（511名中11名）であった。一方，ハイハイができる子どもでは17.8％，始歩後の子どもでは51.9％とその割合は劇的に

表29-4　身体部位別の損傷原因別の皮膚損傷頻度

研究者,	年[*]	調査対象	頸部・顔面（前額部を除く）		耳部		外陰部		殿部		手部	
			事故	虐待	事故	虐待	事故	虐待	事故	虐待	事故	虐待
Herr[46],	2003	虐待で入院した日齢14-17歳の小児	—	—	—	21/95名	—	—	—	—	—	—
Dunstan[47],	2002	1-14歳の身体的虐待被害児133名と, 対照群189名	189名中3%[†]	133名中65%（顔のみ）	189名中0%	133名中16%	報告無し	報告無し	189名中3%	133名中20%	報告無し	報告無し
Labbe[30],	2001	外傷以外の理由で診療所や救急診療部を受診した0-17歳	2040名中3.9%	—	2040名中0.3%	—	—	—	2040名中1.6%	—	2040名中3.5%	—
Carpenter[24],	1999	聴覚・発達外来を受診した生後6-12カ月齢の乳児	5/177名	—	0/177名	—	0/177名	—	0/177名	—	0/177名	—
Sugar[16],	1999	医療機関を受診した生後36カ月齢未満児	7/973名	—	報告無し	—	報告無し	—	0/973名	—	0/973名	—
Wedgwood[48],	1990	虐待以外の理由で入院した4歳未満児	—	—	—	—	56名中<1%（殿部を含む）	—	56名中<1%（陰部を含む）	—	0/56名	—
Mortimer[49],	1983	定期受診の乳児	2/620名	—	0/620	—	0/620名	—	0/620名	—	0/620名	—
Tush[50],	1982	都市部デイケアセンターの生後36-48カ月齢の幼児	0/30名	—	—	—	0/30名	—	2/30名	—	0/30名	—

* いくつかの研究は挫傷以外の全ての皮膚損傷を含む。
† "報告無し"＝他の部位の報告数をみれば0例に相当すると推察される。(例えば、7例の挫傷事例報告があり、2例が前額部であれば、殿部は0例と推察しうる)

研究者、 年[*]	調査対象	頸部・顔面 （前額部を除く）		耳部		外陰部		殿部		手部	
		事故	虐待	事故	虐待	事故	虐待	事故	虐待	事故	虐待
Roberton [31]、1982	生後2週齢から11歳　対照群は定期受診、虐待群は救急診療部の受診例か入院例	400名中6.5%（頭部全体を含む）	84名中59.8%	—	—	—	—	400名中9.25%（大腿部を含む）	84名中41.7%（大腿部を含む）	—[‡] 最も損傷が認められた部位は手部・足部と記載されているが、データ記載なし	—
Pascoe [42]、1979	1-12歳の3群：—虐待・ネグレクト疑い救急診療部を受診した事故—一般外来を受診した事故	2/196名	66/154名	1/196名	10/154名	0/196名	11/154名	3/196名	41/154名	—	—

* いくつかの研究は挫傷以外の全ての皮膚損傷を含む。

‡ "報告無し"＝他の部位の報告数をみれば0例に相当する0例と推察される。（例えば、7例の挫傷事例報告があり、2例が前額部で5例が脛骨であれば、殿部は0例と推察しうる）

第29章　挫傷およびその他の皮膚病変　**395**

増加した，とも報告されている[16]。Labbeらの生後0-8カ月齢の健常小児246例を対象とした研究では，挫傷が認められた割合は1.2%，擦過傷が認められた割合は1.2%，掻爬傷が認められた割合は11%であった，と報告されている[30]。この研究では，その他の皮膚損傷を呈した事例は確認されていない。Carpenterの生後6-12カ月齢の健常乳児を対象とした研究では，挫傷を認めた割合は12.4%（177名中22名）であり，発達能力別に見た場合，座位のみの発達段階の乳児では4%（101名中4名），ハイハイができる発達段階の乳児では17%（52名中9名），始歩後の乳児では38%（24名中9名）に挫傷が認められていた，と報告されている[24]。

　一方で，およそ生後9カ月齢をすぎた子どもでは，健常児でも皮膚損傷はしばしば認められる。Labbeらの研究では，1,467名の小児のべ2,040回の診察において，生後9カ月齢以上のほとんどの子どもに，1つ以上の新しい皮膚損傷が確認された，と報告されている[30]。季節別では，皮膚損傷は夏に一番多く，部位としては膝部と脛部に認められる頻度が最も高かったとも報告されている。なお観察された皮膚損傷の中で最も多いのは，挫傷であったとのことである[30]。

　子どもの月齢や発達をあわせて考察することは，皮膚損傷の受傷原因の推察に有用となりうる。移動運動を行いえない子どもに挫傷を認めることが稀なことは明らかであるが，一方，このような発達年齢の子どもにも，掻爬傷（引っかき傷）はしばしば認められる。Labbeの研究では，生後0-8カ月齢の乳児の11%に掻爬傷が認められたと報告されており，自身の爪により引っかいてしまったという機序が推察されていた[30]。皮膚裂傷に関しては，年長の児に認められた場合，事故による損傷であることが多いとされている。Pascoeらは，1-12歳の小児の皮膚軟部組織損傷事例を，虐待やネグレクトが疑われた事例（虐待群：154名），救急外来を受診した事故事例（救急群：91名），一般外来を受診

した事故事例（一般群：105名）の3群に分けて検証を行い，救急群の40%に裂傷が認められたが，虐待群には6%，外来群には10%にしか認められなかった，と報告されている[42]。Holterも，救急部門を受診した6歳未満の小児87名を対象とした検証で，裂傷は事故による外傷でよく認められたが，一方で虐待が疑われた10名全例で裂傷は認められなかった，と報告している[43]。点状出血に関しては，Nayakらの挫傷を認めた小児を対象とした研究によれば，虐待が原因であったと判断された事例では，事故が原因であったと判断された事例に比して，点状出血を伴っている割合が高かったと報告されている（24% vs 1.2%）[44]。またこの研究では，点状出血を虐待の診断に用いた場合，感度は22%しかなかったが，特異度は98%であったと報告されている。皮膚外傷そのものは，虐待か事故かの断定的な所見とはなりえないものの，その相対的頻度を理解することが，包括的な臨床像を把握し，虐待の可能性を評価する上で有用となるであろう。

　受傷部位も，皮膚損傷の評価を行う上で，極めて重要である（表29-4，表29-5）。Maguireらは，挫傷のパターンの特徴を評価した23編の文献をレビューし，事故による挫傷は，ほぼ全例は体の前面の骨の突き出た部分に存在しており（93%-100%）[16,24]，特に始歩後の小児では，膝部と脛部に多く，頭部に挫傷が存在している場合，ほとんどが前額部に認められた，と報告している[45]。またこの研究では，顔面・腹部・腰部・背部・殿部・上腕・前腕・下肢後側にはほとんど挫傷は認められず，特に手部・足部・耳介には挫傷は認めなかった，とも報告されている。

　虐待による挫傷は体のあらゆる部位に出現しうるが，その特徴や位置によっては虐待が強く示唆されることもある[45]。虐待により生じた挫傷は，皮膚直下の骨突出部位以外に認められやすく，通常より大きめで，複数で（平均5.7-10カ所［範囲：0-44]），一カ所に集中している傾

表29-5	虐待が示唆される挫傷

生後9カ月齢未満（もしくはハイハイ以前）の乳児の挫傷
骨突出部位から離れた部位の挫傷
耳・顔・腹・腕・背・殿部・手部の挫傷
一カ所に集中した複数の挫傷
同じ形状をした複数の挫傷
物や紐の形をした挫傷

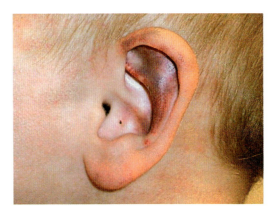

写真29-2 耳介の挫傷

向にある。挫傷が上腕，大腿外側，体幹やその近傍の四肢に集中している場合，身を守るために生じた防御挫傷のことが多い[45]。

頭部や頸部の皮膚損傷，とくに顔面の皮膚損傷は，被虐待児にはしばしば認められる一方で，健常児に認めることは極めてまれであるため，特に注意深い評価が必要である[*]。Cairnsは，被虐待児230名の診療録を検証し，59％の事例で，頭頸部や顔面に虐待による損傷が確認されたとの報告を行っている[53]。損傷が確認された事例のうち95％に挫傷が，33％に擦過傷が確認された，とのことである。対照的に，Sugarによる生後36カ月齢未満の健常児930名を対象とした研究では，顔面に挫傷を認めたのはハイハイ前の乳児で1名，ハイハイ以降の乳児で1名，始歩後の乳幼児で5名のみであったと報告されている。6名は頬部に挫傷が確認され，1名は鼻部に挫傷が確認された，とのことである[16]。

耳部周囲や耳介自体の挫傷（写真29-2）は偶発的外傷として認めることはほとんどなく，認められた場合には虐待による外傷を特に考慮する必要がある[†]。Dunstanの報告では[47]，被虐待児133名のうち16％の事例に耳部の挫傷が認められたが，健常の対照群189名で耳部挫傷を認めた事例は皆無であったと報告されている。Pascoeによる，1歳から12歳までの子どもを対象とした研究では，虐待による損傷事例154名のうち6％の事例に耳部の外傷を認めたが，事故による外傷事例196名中ではわずか1名のみであった，と報告されている[42]。Herrらは，耳部挫傷は重篤な虐待の指標となるもので，この所見が認められる子どもは，重症度・死亡率が高いとの警告を行っている[46]。

手部の外傷も偶発的外傷が原因のことは稀であり，虐待を強く考慮する必要がある[16, 24, 30, 47-50]。手部は直接的な暴力の標的として受傷することもあるが，他の身体部位への攻撃を避ける際に防御することで二次的に受傷することもある[54]。Johnsonは，手部への虐待による損傷事例の調査を通じ，身体的虐待の被害児のうち10％（944名中94名）に手部損傷が認められたとの報告を行っている[54]。手部単独の損傷はわずか2％（19名）のみであった。注目すべきことに，手部に外傷が認められた被虐待児94名のうち入院を要した事例が20％（18名）もおり，手部単独損傷だった19名のうち5名（26％）までもが入院を要していた。この知見からは，耳部挫傷だけでなく手部損傷も重度の身体的虐待であることを示唆する所見である，ということが出来る。

胸・腹・陰部・殿部・背・大腿背面の挫傷も，虐待を疑うべき所見である（写真29-3，写真29-4）。Dunstanらの研究では，前胸部や腹部

---

[*] 参考文献　3, 4, 31, 42, 45, 47, 51, 52
[†] 参考文献　6, 24, 30, 42, 47, 49, 51

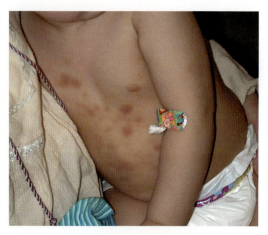

写真29-3　胸部・腹部の多発挫傷

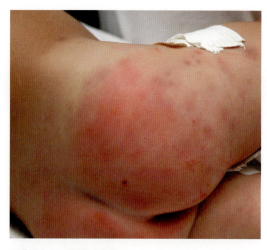

写真29-4　殿部の挫傷

の挫傷は被虐待児の25％に認めた一方で，健常コントロール群で認めた割合は4％のみであった，と報告されている[47]。Pascoeの研究では，腹部の挫傷は虐待と確定診断された事例にしか確認されなかった，と報告されている[42]。また外陰部の挫傷に関しては，偶発的外傷と判断された196名に確認されることがなかった一方で，被虐待児154名中11名（7％）確認されたと報告されており，背部・殿部・大腿背面の挫傷に関しても，虐待と確定診断された事例で明らかに高頻度に確認された，とも報告されている。Sugarらの研究でも，健常小児973名中，殿部挫傷が認められた事例は皆無であった，と報告されている[16]。

始歩後の子どもでは正常範囲が幅広くなってはしまうものの，皮膚損傷の合計数も虐待と事故との鑑別に有用となる。Labbeによる健常小児を対象とした研究では，皮膚損傷の平均数は子ども一人あたり，生後0-8カ月齢で平均1.3カ所，5-9歳児で平均4.5カ所で，その上限は5-9歳児で21カ所，生後9カ月齢−4歳児で39カ所と幅広かった，と報告されている[30]。ただし生後0-8カ月齢の小児では，健常児に認められた皮膚損傷の数は一貫して少なく，一人当たり最大でも3カ所であった，とのことである。Sugarの研究でも同様の結果を示しており，ハイハイ前の乳児511名中，挫傷が認められたのは11名にとどまり，その数も平均1.3カ所，最大で2カ所であった，と報告されている[16]。一方で，始歩後の乳幼児（生後9-36カ月齢）318名中165名で挫傷が確認され，一人当たりの数は2.4カ所で，最大で11カ所へと増加していたとも報告されている。Carpenterの研究では，生後6-12カ月齢の乳児177名中22名に挫傷が認められ，一人当たり平均1.5カ所で，最大4個であったと報告されている[24]。対照的に，Keenによる挫傷に関する初期の研究では，3-4歳の健常幼児6名を対象とした，のべ60回の診察において，全例で少なくとも3カ所の挫傷が確認された，と報告されている[55]。

年長児に対して挫傷の評価を行う際には，挫傷の合計数よりも以下に示した計算式による挫傷スコアがより有用であると報告されている[47, 51]。Dunstanらは，1-13歳の虐待群133名と健常対象群189名を対象として，確認された全ての挫傷の最大径を測定し，体を5つの領域に分け，各領域における挫傷の長さの合計を計算した上で，ロジスティック回帰分析を用いて，

各々の領域の挫傷の虐待の可能性を反映させた重み付けを行い，以下の計算式（挫傷スコア）を導きだした。

挫傷スコア ＝（2×上肢の挫傷の長径の長さ）cm＋
（3×下肢の挫傷の長径の長さ）cm＋
（4×胸・腹・背の挫傷の長径の長さ）cm＋
（5×殿部の挫傷の長径の長さ）cm＋
（9×頭・首の傷の挫傷の長径の長さ）cm

　被虐待児の平均挫傷スコアは87.6（SD59.7）であった一方で，健常コントロール群の平均は5.9（SD9.0）であった，と報告されている。ただし，このスコアを虐待の可能性の判断に用いる際の有用性というのは，検査前確率に大きく依存するため，臨床で用いる際には，慎重である必要がある。なおこの研究報告では，際立った特徴をもつ挫傷が存在する場合，このスコアに18を加えることで，診断特異度が増加したとも記載されている。表29-5に，虐待が示唆される挫傷の特徴につきまとめ，掲示している。皮膚損傷の外観上の特徴から，より虐待の可能性が惹起される場合もある。例えば，対称性・両側性の挫傷が偶発的に生じることは稀である。

　LaingとBuchanは，5歳未満の小児481名を対象とした計20,896回の診察を通し，3,709カ所の皮膚損傷を観察し，両側性に挫傷が認められた事例がただ1名存在していたが，この事例は明らかに虐待によるものであったと，報告している[56, 57]。身体の複数個所に皮膚損傷が確認される場合は偶発的損傷である可能性はほとんどなく，注意深く評価することが求められる[18]。複数回衝撃が加わるような外傷のエピソードが何ら語られないような場合には，特に虐待の疑いが強くなる。さらに，無加療の陳旧性の損傷が確認される場合も，虐待を疑って対応を行う必要がある[58]。

　何らかのパターンを形成している挫傷・擦過傷・損傷痕が認められた場合には，特に身体的虐待の可能性を考慮する必要がある（表29-6）。このようなパターン損傷は，身体に衝突した物体の形，または物体が身体に衝突した際に皮膚と物体との間に介在した物の形（織目の跡など）を反映したものである[18]。パターン損傷は，骨突出部の皮膚領域のみに現れるなど，皮下の構造物を反映することもある[2]。身体に衝撃を加える際に用いられた物体に回転外力が加わるような場合（鞭で打たれるなど），物体の先端が最も速く動いているため，物体の支点に近い側よりも，より深い損傷が生じる[20, 59]。また平手打ち痕と手拳痕とを比べてみれば分かるように，パターン損傷は物体の重さや速度によっても形状は変化する。Randbergらは，軽量の物体を高速でブタにぶつけた際（平手打ちに相当），ならびに鈍的な外力を低速でブタに加えた際（拳による殴打に相当）の，衝撃部位周囲の皮膚に生じた強い振動を高速カメラで記録する研究を行っている[20]。低速で物体をぶつけた場合には，高速で軽量の物体をぶつけた場合と比べて，物体はより長時間皮膚と接触しており，組織の振動はそれほど発生せずにすぐに消えてしまっていた[20]。手拳での殴打のような，低速で加えられる鈍的外力では，直接的に衝撃が加えられた部位に挫傷が生じるのに対し，平手打ちのような軽量の物体が高速でぶつけられた場合には，組織に強い振動が加わることも一因となり，輪郭状に痕を残す（写真29-5）。いずれにしろパターン損傷が確認された場合には，詳細で包括的な評価を行うことが求められる。

　被虐待児にどの程度の頻度でパターン損傷が確認されるのかは，明確にはなっていない。McMahonらの研究では，虐待が疑われ評価を受けた小児371名中，パターン損傷を認めたのはわずか8％であった，と報告されている[4]。一方でDunstanの行った研究では，1-14歳の被虐待児133名のうち57％に，少なくとも1カ所のパターン損傷が確認された，との報告を行っている[47]。なおこの研究では，健常の対照群189

第29章 挫傷およびその他の皮膚病変　**399**

表29-6	パターン損傷

受傷機序・成傷器	皮膚損傷のパターン
握る・つかむ（grip/gap mark）	指尖に相当する，円形に近い形状
固く握った拳による殴打	手指の関節を反映し，列になって並ぶ円形挫傷
平手打ち（slap mark）	平行の線状挫傷（通常は点状出血を伴う）で，中心部は挫傷が認められない（写真29-5）
ベルト・電気のコード	ループ状または平行線状の点状出血（ベルト・コードの幅）で，中心部には挫傷を認められない。ベルトの端の三角形状，ベルト穴の小円形状，バックル状のパターン痕を伴うこともある
ロープ	挫傷部位に擦過傷が散在
その他の物品・家庭用品	物・器具の形をした外傷（杖・小さな鞭・ワイヤーなどの場合，細長い挫傷が生じる）
ヒト咬傷（bite mark）	円形・楕円形の2対の弧を描く挫傷で，表皮剥離を伴うこともある
絞扼	粘膜を含む頭・首の点状出血。結膜下出血を伴うこともある
手足を縛る（緊縛痕：ligature mark）	手首・足首・頸部を取り囲むような傷痕（写真29-6），時に点状出血や縛られた部位より遠位部の浮腫を伴う 子どもが嘔吐した場合，口の近くにその痕跡を認める
過剰な hincar（塩などの荒い面の上に正座をさせる体罰）	表皮剥離・熱傷，特に膝部
毛髪の牽引	外傷性の脱毛。頭皮に点状出血や，続発した帽状腱膜下血腫による腫脹・圧痛を伴うこともあ
入れ墨・意図的な瘢痕形成	虐待としての事例が報告されている [60] が，文化的な習慣もある（マオリ族の装飾など）

名のうち，パターン損傷が確認されたのは2％未満であり，特に明らかな手の痕と思われるパターン損傷は被虐待児群の30％に認められた一方で，対照群では1例も認めなかった，とも報告されている [51]。

衝撃が加えられた物体の形ではなく，衝撃が発生した際の力によって線形挫傷が形成されることもある。Feldmanは，殿部を横向きに殴打されたものの，殿裂に沿った垂直報告の挫傷をきたした小児事例を9名まとめ，報告を行っている [61]。このような所見が生じた機序として，衝撃が加わった際に殿裂に沿って皮膚が圧縮されたため，もしくは，圧迫が加わった殿部と殿裂部の間で血管に剪断力が加わり血管が破綻したため，と推察されていた。またこの報告では，片側または両側の耳介上縁に沿って，点状出血

をともなった挫傷をきたした小児事例4名も提示されている。受傷機序としては，強力な衝撃が加わった際に，耳介が折れ曲がったことにより，折れた部分に沿った毛細血管が損傷をきたしたため，と推察されていた [61]。

その他に考慮すべき事項

挫傷などの皮膚損傷が確認された児の虐待の可能性につき評価する際には，他の病態を鑑別することは極めて重要である。子どもに確認された皮膚損傷が挫傷のみの場合，他の出血性所見（硬膜下出血・網膜出血など）の有無にかかわらず，先天性・遺伝性の凝固異常や後天性の凝固異常の有無につき，評価を行う必要がある。凝固異常の基礎疾患を持つ子どもが，時に初期

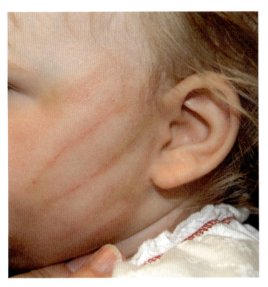

写真29-5　頬の平手打ち痕（slap mark）

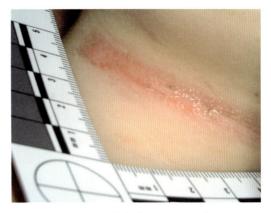

写真29-6　頸部の緊縛痕（ligature mark）

診断時に虐待と誤診されることもあり[62, 63]，このような誤診は甚大な結果をもたらす。凝固異常の詳細な評価法は，本章の守備範囲を超えるため，必要時にはいくつかの優れたレビュー文献を参照していただきたい[64-67]。その他にも，皮膚損傷をきたしやすい病態として，Ehlers-Danlos症候群などの遺伝的疾患や，ステロイド性皮膚萎縮などの後天的病態も挙げられる。子ども虐待と誤診しうる皮膚病変を認める各種の病態に関しては，第30章で詳述している。

皮膚軟部組織損傷の合併症

皮膚軟部組織外傷のほとんどは軽症であるが，広範性の筋組織損傷をきたした事例では，横紋筋融解症などの致死的な合併症をきたすこともありうる[68-71]。横紋筋融解症では，初期症状として尿が黒ずむなどの尿色調異常が初期徴候となることが多い。尿検査でヘモグロビン反応陽性にもかかわらず赤血球が観察されないのが特徴的であり，一般尿検査でスクリーニングした後，尿中や血清中のミオグロビン値の異常を確認すれば，診断は確定する。筋細胞の損傷の程度に比例してCKの上昇が認められ，筋細胞障害と腎機能障害の結果，高カリウム血症をきたす場合もある。急性腎不全を合併した場合，透析を要することもあり，早期発見が重要となる。Peeblesは，身体的虐待に続発して生じた横紋筋融解症14名中9名が腎不全を合併したものの，透析を要した例はいなかったとの報告を行っている。この報告では，14名中13名が殿部や下肢の外傷が横紋筋融解症の原因となっていた[68]。

皮膚損傷は，適切な受療行動がなされずに受診が遅れた場合，感染を合併していることもあり，創傷治癒が遅延してしまうこともある。リンパ節腫脹の存在は，皮膚損傷が慢性的であったことの指標となりうる[7]。例えば，鼠径リンパ節腫脹を伴った重症のおむつ湿疹事例を診察した際には，免疫機能不全かネグレクトによる慢性皮膚炎を考慮する必要がある。虐待事例を見逃してしまった場合，子どもは更なる虐待を受ける可能性が高く，死亡する事例も稀ではない。

今後の研究の展望

皮膚損傷に関しても，今後更なる研究が求められている。例えば，有色人種の子どもの挫傷に関しての研究報告は，明らかに欠落している。

挫傷に関する指標となっている文献の多くは，白人のみを対象としているか[19, 26]，対象のほとんどが白人のものばかりである[16, 30]。人種が異なれば皮膚反応も幾分かは異なると推察されており[15]，幅広い人種を対象とした研究も今後行われる必要がある。障がいを有するなどの特別なニーズを要する子どもでは，偶発的に生じる挫傷のパターンも，健常児とは異なる可能性がある。小規模ながら，そのような推察を支持する研究論文もあり，更なる研究が待たれる[72]。

　挫傷の時期を正確に判断することは不可能であることが，医学界の認識として受け入れられるようになってきたものの，ほとんどの研究は，受傷時期の特定は，「いつ受傷したか」という子どもや養育者の記憶に基づいたものである。受傷日時が明確である挫傷を対象にした研究が進んでいくことで，受傷時期の判断に有用となる知見が増えていくことが期待される。

　また挫傷を同定しうる可能性を高めるための，代替光源を用いた診察法や，肉眼では可視しえない挫傷の同定法の確立のためにも，更なる研究が必要である。現状の分光測定法や代替光源の実用性に関しても，更なる検証が必要である。動物モデルによる最近の研究では，鈍的外力が加えられた場合には，皮膚体表面からは見ることのできない筋層深部に血腫が生じることが示唆されている[20]。そのような外傷を同定するための感度・特異度の高い方法を確立することが，虐待により生じた損傷の存在を明確化し，その損傷の広がりを判断するために非常に有用となると期待される。

文献

1. Goldsmith LA: My organ is bigger than your organ. *Arch Dermatol* 1990;126:301-302.
2. Johnson CF: Inflicted injury versus accidental injury. *Pediatr Clin North Am* 1990;37:791-814.
3. O'Neill JA Jr, Meacham WF, Griffin JP, et al: Patterns of injury in the battered child syndrome. *J Trauma* 1973;13:332-339.
4. McMahon P, Grossman W, Gaffney M, et al: Soft-tissue injury as an indication of child abuse. *J Bone Joint Surg Am* 1995;77:1179-1183.
5. Galleno H, Oppenheim WL: The battered child syndrome revisited. *Clin Orthop Rel Res* 1982;162:11-19.
6. Johnson CF, Showers J: Injury variables in child abuse. *Child Abuse Negl* 1985;9:207-215.
7. Ellerstein NS: The cutaneous manifestations of child abuse and neglect. *Am J Dis Child* 1979;133:906-909.
8. Sussman SJ: Skin manifestations of the battered-child syndrome. *J Pediatr* 1968;72:99.
9. Velangi SS, Rees JL: Why are scars pale? An immunohistochemical study indicating preservation of melanocyte number and function in surgical scars. *Acta Derm Venereol* 2001;81:326-328.
10. Elsner P, Berardesca E, Wilhelm KP, et al *(eds)*: Bioengineering of the skin: skin biomechanics. (Dermatology: Clinical and Basic Science Series). CRC Press, Boca Raton, Fla, 2002.
11. Edwards C, Marks R: Evaluation of biomechanical properties of human skin. *Clin Dermatol* 1995;13:375-380.
12. Orkin M, Maibach HI, Dahl MV (eds): *Dermatology*, ed 1, Appleton and Lange, New York, 1991.
13. Elder DE, Elenitsas R, Johnson BL Jr, et al *(eds)*: *Lever's Histopathology of the Skin*, ed 9, Lippincott Williams & Wilkins, Cedar Knolls, NJ, 2005.
14. Trott A: Mechanisms of surface soft tissue trauma. *Ann Emerg Med* 1988;17(12):1279-1283.
15. Wesley NO, Maibach HI: Racial (ethnic) differences in skin properties: the objective data. *Am J Clin Dermatol* 2003;4:843-860.
16. Sugar NF, Taylor JA, Feldman KW: Bruises in infants and toddlers: those who don't cruise rarely bruise. Puget Sound Pediatric Research Network. *Arch Pediatr Adolesc Med* 1999;153:399-403.
17. Hamdy MK, May KN, Powers JJ: Some biochemical and physical changes occurring in experimentally-inflicted poultry bruises. *Proc Soc Exp Biol Med* 1961;108:185-188.
18. Kaczor K, Pierce MC, Makoroff KL, et al: Bruising and physical child abuse. *Clin Pediatr Emerg Med* 2006;7:153-159.
19. Stephenson T, Bialas Y: Estimation of the age of bruising. *Arch Dis Child* 1996;74:53-55.
20. Randeberg LL, Winnem AM, Langlois NE, et al: Skin changes following minor trauma. *Lasers Surg Med* 2007;39:403-413.
21. Hughes VK, Ellis PS, Burt T, et al: The practical application of reflectance spectrophotometry for the demonstration of haemoglobin and its degradation in bruises. *J Clin Pathol* 2004;57:355-359.
22. Wilson EF: Estimation of the age of cutaneous contusions in child abuse. *Pediatrics* 1977;60:750-752.
23. Langlois NE, Gresham GA: The ageing of bruises: a

review and study of the colour changes with time. *Forensic Sci Int* 1991;50:227-238.

24. Carpenter RF: The prevalence and distribution of bruising in babies. *Arch Dis Child* 1999;80:363-366.

25. Bariciak ED, Plint AC, Gaboury I, et al: Dating of bruises in children: an assessment of physician accuracy. *Pediatrics* 2003;112:804-807.

26. Munang LA, Leonard PA, Mok JY: Lack of agreement on colour description between clinicians examining childhood bruising. *J Clin Forensic Med* 2002;9:171-174.

27. Hughes VK, Ellis PS, Langlois NEI: The perception of yellow in bruises. *J Clin Forensic Med* 2004;11:257-259.

28. Schwartz AJ, Ricci LR: How accurately can bruises be aged in abused children? Literature review and synthesis. *Pediatrics* 1996;97:254-257.

29. Hughes VK, Ellis PS, Langlois NEI: Alternative light source (Polilight) illumination with digital image analysis does not assist in determining the age of bruises. *Forensic Sci Int* 2006;158:104-107.

30. Labbe J, Caouette G: Recent skin injuries in normal children. *Pediatrics* 2001;108:271-276.

31. Roberton DM, Barbor P, Hull D: Unusual injury? Recent injury in normal children and children with suspected non-accidental injury. *Br Med J (Clin Res Ed)* 1982;285:1399-1401.

32. Mathew MO, Ramamohan N, Bennet GC: Importance of bruising associated with paediatric fractures: prospective observational study. *Br Med J* 1998;317:1117-1118.

33. Peters ML, Starling SP, Barnes-Eley ML, et al: The presence of bruising associated with fractures. *Arch Pediatr Adolesc Med* 2008;162:877-881.

34. DeGraw M, Little M, Lindberg DM: Likelihood of cutaneous injury associated with fractures in children referred for concern of physical abuse (abstract). Helfer Society, Tucson, 2008.

35. Vogeley E, Pierce MC, Bertocci G: Experience with wood lamp illumination and digital photography in the documentation of bruises on human skin. *Arch Pediatr Adolesc Med* 2002;156:265-268.

36. Barsley RE, West MH, Fair JA: Forensic photography. Ultraviolet imaging of wounds on skin. *Am J Forensic Med Pathol* 1990;11:300-308.

37. Horisberger B, Krompecher T: Forensic diaphanoscopy: how to investigate invisible subcutaneous hematomas on living subjects. *Int J Legal Med* 1997;110:73-78.

38. Hight NB, Rogers MK, Zeskind PS: Documenting a skin exam in babies: are we missing physical abuse? E-PAS2007:61245. Pediatric Academic Societies Annual Meeting, Toronto, 2007.

39. Pierce MC, Kaczor K, Acker D, et al: Bruising missed as a prognostic indicator of future fatal and near-fatal physical child abuse. E-PAS2008:634469. Pediatric Academic Societies Annual Meeting, Honolulu, 2008.

40. Vanezis P: Interpreting bruises at necropsy. *J Clin Pathol* 2001;54:348-345.

41. Stephenson T: Bruising in children. *Curr Paediatr* 1995;5:225-229.

42. Pascoe JM, Hildebrandt HM, Tarrier A, et al: Patterns of skin injury in nonaccidental and accidental injury. *Pediatrics* 1979;64:245-247.

43. Holter JC, Friedman SB: Child abuse: early case finding in the emergency department. *Pediatrics* 1968;42:128-138.

44. Nayak K, Spencer N, Shenoy M, et al: How useful is the presence of petechiae in distinguishing non-accidental from accidental injury? *Child Abuse Negl* 2006;30:549-555.

45. Maguire S, Mann MK, Sibert J, et al: Are there patterns of bruising in childhood which are diagnostic or suggestive of abuse? A systematic review. *Arch Dis Child* 2005;90:182-186.

46. Herr S, Pierce MC, Vogeley E, et al: Auricular bruising as a marker of severe abusive trauma. PAS2003: 1102. Pediatric Academic Societies Annual Meeting, Seattle, 2003.

47. Dunstan FD, Guildea ZE, Kontos K, et al: A scoring system for bruise patterns: a tool for identifying abuse. *Arch Dis Child* 2002;86:330-333.

48. Wedgwood J: Childhood bruising. *Practitioner* 1990; 234:598-601.

49. Mortimer PE, Freeman M: Are facial bruises in babies ever accidental? *Arch Dis Child* 1983;58:75-76.

50. Tush BA: Bruising in healthy 3-year-old children. *Matern Child Nurs J* 1982;11:165-179.

51. Sibert J: Bruising, coagulation disorder, and physical child abuse. *Blood Coagul Fibrinolysis* 2004;15(suppl 1):S33-S39.

52. Atwal GS, Rutty GN, Carter N, et al: Bruising in non-accidental head injured children; a retrospective study of the prevalence, distribution and pathological associations in 24 cases. *Forensic Sci Int* 1998;96:215-230.

53. Cairns AM, Mok JY, Welbury RR: Injuries to the head, face, mouth and neck in physically abused children in a community setting. *Int J Paediatr Dent* 2005;15:310-318.

54. Johnson CF, Kaufman KL, Callendar C: The hand as a target organ in child abuse. *Clin Pediatr* 1990; 29:66-72.

55. Keen JH: Normal bruises in pre-school children. *Arch Dis Child* 1981;56:75.

56. Laing SA, Buchan AR: Bilateral injuries in childhood: an alerting sign. *Br Med J* 1976;2:940-941.

57. Laing SA: Bilateral injuries in childhood: an altering sign? *Br Med J* 1977;2:1355.

58. Labbe J: Determining whether a skin injury could be physical abuse. *Contemp Pediatr* 2003;20:27-49.

59. Swerdlin A, Berkowitz C, Craft N: Cutaneous signs of child abuse. *J Am Acad Dermatol* 2007;57:371-392.

60. Johnson CF: Symbolic scarring and tattooing. Unusual manifestations of child abuse. *Clin Pediatr* 1994;33:46-49.

61. Feldman KW: Patterned abusive bruises of the buttocks and the pinnae. *Pediatrics* 1992;90:633-636.

62. Harley JR: Disorders of coagulation misdiagnosed as nonaccidental bruising. *Pediatr Emerg Care* 1997;13:347-349.

63. Taylor GP: Severe bleeding disorders in children with normal coagulation screening tests. *Br Med J (Clin Res Ed)* 1982;284:1851-1852.

64. Acosta M, Edwards R, Jaffe EI, et al: A practical approach to pediatric patients referred with an abnormal coagulation profile. *Arch Pathol Lab Med* 2005;129:1011-1016.

65. Thomas AE: The bleeding child; is it NAI? *Arch Dis Child* 2004;89:1163-1167.
66. Khair K, Liesner R: Bruising and bleeding in infants and children–a practical approach. *Br J Haematol* 2006;133:221-231.
67. Liesner R, Hann I, Khair K: Non-accidental injury and the haematologist: the causes and investigation of easy bruising. *Blood Coagul Fibrinolysis* 2004;15(suppl 1):S41-S48.
68. Peebles J, Losek JD: Child physical abuse and rhabdomyolysis: case report and literature review. *Pediatr Emerg Care* 2007;23:474-477.
69. Schwengel D, Ludwig S: Rhabdomyolysis and myoglobinuria as manifestations of child abuse. *Pediatr Emerg Care* 1985;1:194-197.
70. Mukherji SK, Siegel MJ: Rhabdomyolysis and renal failure in child abuse. *AJR Am J Roentgenol* 1987;148:1203-1204.
71. Leung A, Robson L: Myoglobinuria from child abuse. *Urology* 1987;29:45-46.
72. Barton C, Finlay F: Bruising in preschool children with special needs. *Arch Dis Child* 2005;90:1318.

30

子ども虐待と誤診しうる皮膚病変

Kathi L. Makoroff, MD, Megan L. McGraw, MD

はじめに

　虐待の疑われる子どもを評価する際には，思慮深く包括的に鑑別診断を行う必要がある。虐待が疑われる子どもに対して医学的評価を行う際には全例で，家族歴・現病歴をはじめとした病歴聴取を尽くし，系統的な全身診察を行い，他の病態を否定するために適切な検査を行う事が求められる。不正確な虐待診断が，子ども，家族，加害者と疑われた人物，診察に関わったスタッフ，など多くの人々に与える影響は決して少なくはない。本章では身体的虐待に類似する，よく知られた病態のいくつかにつき論じている。

挫傷と混同しうる皮膚所見

先天性の皮膚所見

　血管腫：血管腫は頻度の高い血管奇形で，生下時より存在することが多い。赤紫色を呈し，外観が挫傷や深部組織損傷時の腫脹に類似してみえるため，児童虐待と混同される可能性がある[1, 2]。加えて，血管腫が外陰部に存在する場合，性虐待による外傷所見と誤診されることがある[3]。

　皮膚メラノーシス：皮膚メラノーシス（以前は「蒙古斑」と呼称されていた）は先天性の色素沈着であるが，虐待性の挫傷と誤診されることがある[1, 4-6]。皮膚メラノーシスは，黒人・アジア人・ラテン人・アメリカ先住民の乳児にしばしば認められるが，全ての乳児に認められるわけではない。大きさ・形・色は様々であるが，典型的には境界不整で均一な，青灰色もしくは青緑色を呈する色素斑である。腰仙骨部・背部・肩・殿部に認めることが最も多いが，頭皮を含めたあらゆる部位に認められうる[4, 7]。小さな皮膚メラノーシスが大きなメラノーシスに重なることもあり，蒙古斑の上に挫傷を生じているような外観になるため，外傷と混同される事もある[8]（写真30-1）。その部位を経時的に観察することで，皮膚メラノーシスと挫傷との鑑別は可能である。皮膚メラノーシスは触っても痛みはなく，数週間という単位では消失しないが，挫傷は触れた時に痛みを伴うことが多く，発赤

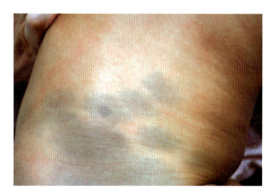

写真30-1　乳児の皮膚メラノーシス（蒙古斑）

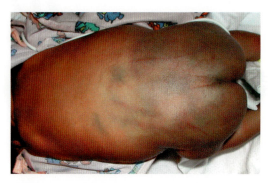

写真30-2　広範囲の皮膚メラノーシス（蒙古斑）の上に認められた，線状挫傷

と炎症所見を伴って数週間の経過で消退していく[3, 9]。写真30-2に，皮膚メラノーシスのある子どもに認められた線状挫傷を提示している。

皮膚疾患
色素疾患

大田母斑，伊藤母斑：大田母斑（nevus fuscoceruleus ophthalmomaxillaris：眼皮膚黒色症）は，通常は三叉神経第1・2枝領域（前頭部・眼周囲・側頭部・頬部など）の顔面皮膚に認められる，青灰色・褐色の不整な色素斑である。片側性の場合が多いが，5％の症例では両側性である[10]。同側の強膜が青みがかった色調を呈することもある。大田母斑と異なり，伊藤母斑（nevus fuscoceruleus acromiodeltoideus）は頚部・肩・腕近位に分布する。大田母斑と伊藤母斑とが併発する事例もある。大田母斑・伊藤母斑は自然消退することはなく成人期まで存在し，時に黒ずんでゆく。他の血管奇形，Sturge-Weber症候群，Klippel-Trenaunay症候群を伴う事もある[10]。

色素失調症（IP：Incontinentia pigmenti）：Ciaralloら[11]は，虐待との鑑別を要したIPの2事例を報告している。IPはX染色体遺伝性の稀な全身疾患であり，皮膚・歯・神経・眼奇形を併発する。皮膚所見のパターンは，身体的虐待に類似する。紅斑を下地にした線状の小水疱で時に紫色を呈するが，線状小水疱は後にブラシュコ線に沿う線状色素沈着をきたす。主に臨床所見のパターンや家族歴から診断されることとなるが，診断確定のためには皮膚生検が必要である[10]。IPの患者は神経学的・眼科的な症状を呈するため，それが頭部外傷による症状と混同される事もある。IPで出現しうる症状を知ることで，両者を鑑別することは可能である。IPに特徴的な皮膚所見は，典型例では眼・神経症状に先行して現れ，神経学的症状は90％が生後2週間以内に，96％が生後6週間に出現する[10]。最も多い神経学的症状はけいれんであり，微小血管出血性梗塞や発達遅滞を伴うこともある[10]。眼科所見としては，網膜血管新生・網膜剥離・斜視・白内障・盲目・視神経萎縮が挙げられる[10]。

色素性蕁麻疹（UP：Urticaria pigmentosa）：肥満細胞増多症は，肥満細胞増殖に関連した疾患群であり，皮膚に限局した症状を呈するが，全身性の症状を呈することもある。UPは肥満細胞増多症で最も多い疾患である。UPに伴う皮疹は黄褐色斑または丘疹で，典型例では四肢・体幹に分布し，手掌・足底には認められない。Darier徴候（圧力・擦過を加えた皮膚に紅斑や蕁麻疹が生じる）はこの疾患で良く認められる所見である[9]。病変部位は黄色や紫色に見えることがあり，挫傷と誤診される事がある[12, 13]。

過敏症症候群

多形性紅斑（EM：Erythema multiforme）：EMが虐待と誤診されたとの症例報告もある[14]。EMの初期症状は，対称的な円形の紅斑状の丘疹が突然現れるというものであるが，挫傷と外観が似る場合がある。皮疹の進展につれて，病変は黒ずみ，環状標的状の特徴がはっきりしてくる（写真30-3）。EMは自然治癒していく病態であり，マイコプラズマ・単純ヘルペスなどの感染症や，薬剤，特にペニシリンやスルホンアミドなどへの過敏反応等が原因として考えられている[10]。

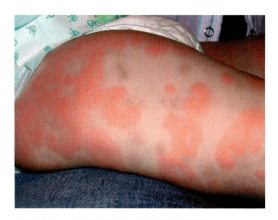

写真30-3　多形性紅斑の典型的環状病変

　接触性皮膚炎：接触性皮膚炎は，アレルゲンとの接触で生じる遅発性過敏反応である。急性期には，境界明瞭な紅斑状・紫斑状の外観を呈する。病巣はアレルゲンが接触した部位と合致するが，パターン状・線状の分布をとるときには，虐待と誤診される事がある。

　脂肪織炎：脂肪織炎は皮下脂肪組織の疾患群である。寒冷脂肪織炎と外傷性脂肪織壊死は，両者とも挫傷と類似することがある。寒冷脂肪織炎では，冷たい物質にさらされた数時間から数日後に紅斑が出現し，棒さしアイスキャンディ（popsicles）を食べた後に，幼児の頬部に認める，というのが典型例である。色素沈着の残存は暴露後数週から数カ月に及ぶ事もある[10]。外傷性脂肪織炎は，外傷性脂肪壊死としても知られるが，外傷後の炎症性硬節を特徴とする[10]。

　結節性紅斑：結節性紅斑は，脂肪織炎の下位グループである。過敏反応として生じ，進展し黒ずむにつれて外観が挫傷と似るため，虐待と誤診される事がある[2]が，疼痛を伴う紅斑性皮下結節を認めるという点で，鑑別は可能である。典型的な病変部位は前脛骨部であるが，皮下脂肪のあるあらゆる部位に生じうる[10]。

　凍瘡：凍瘡は疼痛を伴う腫脹した紅斑状の結節であり，寒冷暴露の12-24時間後に手指・足趾に出現する。限局的なチアノーゼ・潰瘍を伴うこともある。寒冷への反応が増幅されたもので，温度調節障害というものがその病態であると考えられている[3, 10]。紅斑や腫脹のために挫傷と誤診される事がある。

　血管浮腫：血管浮腫による腫脹は，外傷と外観が似ることがある。Thakurらは，虐待と誤診された18カ月の子どもの顔面・頭皮に再発性の孤発性血管浮腫を認めた事例の症例報告を行っている。この子どもには頭皮の広い範囲に再発性の非炎症性の腫脹が認められたが，蕁麻疹や呼吸器症状を伴わず，受傷機転の説明がないということで，虐待が疑われることとなった，とのことである[15]。

血管炎性疾患

　血管性紫斑病（HSP：Henoch-Schönlein purpura）：HSPは小児期に認める，小血管性の血管炎である。典型的な臨床症状は，血小板減少を伴わない触知可能な紫斑，消化器症状，関節炎や関節痛，腎障害である。典型的には皮疹は対称性で，荷重のかかる両側下腿や殿部に出現するが，顔面・耳を含むあらゆる部位に出現しうる。初期の皮疹は紅斑状であり，蕁麻疹様丘疹を呈する。時間とともに，皮疹は点状出血や触知可能な紫斑を伴う，斑状出血の外観を呈するようになるため，虐待と誤診されうる[10, 16, 17]。

　過敏性血管炎：触知可能な紫斑や点状出血が，典型的には下肢等の荷重がかかる部位に出現するのが特徴である。病変は斑状出血様の外観を呈するため挫傷と誤診されうる。Waskerwtizらは，受傷機転の説明のない斑状出血や紫斑が認められたために，当初虐待による外傷と誤診された過敏性血管炎の小児例の症例報告を行っている[18]。

結合組織病

エーラス・ダンロス症候群（EDS：Ehlers-Danlos syndrome）：EDSは関節の過可動性と皮膚の過弾力性を特徴とする遺伝性結合組織疾患である。コラーゲンの欠損により，EDSの患者は軽い外傷でも口の開いた状態の深い傷（fishmouth）をきたしやすく，典型的には和紙状（cigarette paper）の瘢痕を残すこととなる[10]。挫傷・血腫・裂傷もきたしやすく，その場合には創傷治癒が悪く，治癒瘢痕も多く有するために，養育者から虐待を受けているという懸念が抱かれやすい[1, 19, 20]。

拡張性皮膚線状：生理的な皮膚線状（萎縮性線状）が認められた場合に，意図的に与えられた外傷性の線状挫傷や瘢痕と誤診される事がある[21, 22]。皮膚線状は思春期の子どもにはよく認められるものであり，急速な成長・肥満・妊娠・ステロイド使用，などの要因によりきたすとされている。病変は大腿・下腹部・乳房・腰部・殿部に認められやすい。初期は細い淡赤色の線状斑であり，辺縁は境界明瞭で隆起している。時間とともに淡くなり平坦な白色の萎縮瘢痕となる[10]。

血液疾患

凝固異常：凝固異常症の子どもは，挫傷や出血症状を容易に生じうる。このような子どもたちは，日常の子育ての中でパターン損傷を生じることがある（例 子どもを引っ張り上げた時に，指尖痕が生じるなど）。ただ子どもに出血性疾患があるとの診断が下されることは，虐待を除外することになるわけではない。重要なのは，このような子どもは外傷を負った場合に激しい出血をするリスクが高い，という点である[23]。

血友病：血友病A・Bは頻度の高いX染色体劣性の遺伝性出血性疾患である。これまでに血友病の子どもが被虐待児と誤診された症例が，数多く報告されている[2, 23-26]。血友病の臨床的重症度は多彩であるが，割礼などの処置に伴う出血過多で気付かれることもある。外傷後の関節内出血や挫傷などが典型症状であるが，消化管出血・粘膜出血を認めたり，軽度の打撲で筋肉内出血が生じたりすることもある。検査所見としてはAPTTの延長が特徴であり，凝固因子として血友病Aでは第VIII因子の低下，血友病Bでは第IX因子の低下を認める。

血小板疾患：血小板疾患では，身体的虐待の被害児に認めることの多い挫傷・点状出血・紫斑といった症状をきたしやすい。血小板疾患には先天性のものと後天性のものがあり，血小板の産生・破壊・機能のいずれかに異常をきたしているという病態である。薬剤やウイルス感染症でも血小板異常をきたしうるが，この場合には病歴は明らかである。特発性（免疫性）血小板減少性紫斑病（ITP：Idiopathic thrombocytopenic purpura）は血小板減少をきたす後天性な血小板疾患である。最も多い臨床像は点状出血・挫傷・出血・紫斑である。初期に虐待と誤診されたITP事例の症例報告は複数存在している[2, 24]。

フォンウィルブランド病（VWD：Von Willebrand disease）：VWDは，遺伝性出血性疾患で最も多いものである。症状や重症度は極めて多彩であり，生涯診断されずに経過することも稀ではない。病歴で診断の手掛かりとなるのは，割礼時の出血の遷延，挫傷の易形成性，鼻出血や日常の口腔ケアでの歯肉出血，月経過多，受傷後の出血遷延，などである。出血・挫傷を生じやすいために，VWDの子どもは虐待と誤診されることがある[27]。

ビタミンK欠乏症：ビタミンK欠乏は様々な状況で生じるが，欠乏をきたすと挫傷・出血をきたしやすくなる。抗菌薬使用は正常の腸管細菌叢を変化させ，肝臓の活動性を変えることにより，ビタミンK欠乏を引き起こしうる。さらに，ワーファリン（殺鼠剤などに含まれる）の誤飲によってもビタミンK欠乏症を生じうる[4]。最近販売されている殺鼠剤は長時間作用型の抗凝固剤を用いており，少量摂取では凝固異常の

原因にはなりにくい。殺鼠剤を子どもが誤飲しても安全なように，2008年に環境保護庁（EPA：Environmental Protection Agency）は，殺鼠剤の包装形態やサイズに対する規制を強化しており，ペレット剤のようなバラの形態で販売することや，第二世代の殺鼠剤の使用を禁じている（www.epa.govを参照）。母体から胎児へのビタミンKの供給が不十分な場合，新生児出血性疾患が生じうる。新生児は出生時に，その予防のためビタミンKの補充を必要とする。特に病院外で出生した乳児は予防的なビタミンK投与を受けておらず，原因不明の出血・頭蓋内出血・挫傷をきたすことがある[2, 28-30]。ビタミンK欠乏による凝固異常の検査所見は，PT・APTTの両方の延長を認める一方で，血小板数は正常である。

ビタミンK欠乏は嚢胞性線維症（CF：cystic fibrosis）でも生じることがある。Carpentieriらは，挫傷と点状出血を伴い初期にネグレクトに基づく低栄養によるビタミンK欠乏症と診断されていたCF事例の症例報告を行っている[31]。CFは膵機能障害・肝疾患を伴うので，脂溶性ビタミン（ビタミンA, D, E, K）欠乏症になるリスクがある。CFの子どもに，長期間抗菌薬が使用された場合，ビタミンK欠乏症発症のさらなるリスク要因となる。写真30-4，写真30-5にCFと診断された乳児の挫傷所見を提示している。

溶血性尿毒症症候群（HUS：Hemolytic uremic syndrome）：HUSは溶血性貧血・血小板減少・急性腎不全を特徴とする疾患である。他の血小板減少を伴う凝固異常症と同様に，HUSは挫傷・点状出血を伴う皮疹を生じやすい。

その他の凝固異常症：髄膜炎にDICを合併した事例が，虐待と誤診されたとの症例報告がある。Kirshnerは，初期に身体的虐待による頭蓋内出血・挫傷と誤診された，DICを伴発した髄膜炎の小児例の2例報告を行っている。同じ報告論文の中で，電撃性紫斑病による重症挫傷例が虐待と誤診された症例も提示されている[32]。

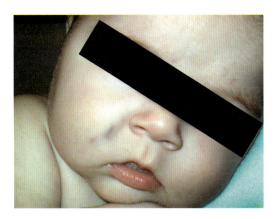

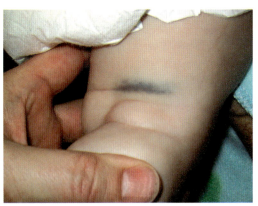

写真30-4ならびに写真30-5 ビタミンK欠乏を合併した嚢胞性線維症の乳児に認められた挫傷

悪性疾患

未診断の悪性疾患が，虐待と誤診されうる所見を呈する事がある。たとえば神経芽腫は，典型例ではraccoon eyesと呼称される，両眼窩部の挫傷を伴うことがある。この所見は眼窩骨転移によりきたしたものであるが，同様の所見は頭蓋底骨折や直達外力性の外傷によってもきたすため，虐待と誤診されうる[9]。Gumusは生後10カ月齢の女児で，初診時に眼窩周囲の腫脹と挫傷があり虐待が疑われたが，重症貧血が指摘されたため血液科へコンサルテーションし，神経芽腫の診断が下された事例の症例報告を行っている[33]。また，悪性疾患の子どもは，予想以上に重い皮膚外傷を生じることがある[4, 34]。Baysらはスプーンで尻を叩いたあとに広範性の

第30章 子ども虐待と誤診しうる皮膚病変　**409**

殿部挫傷が生じた，未診断であった急性白血病の小児例の症例報告を行っている[4]。

文化的慣習（民間療法）

コイニング／スプーニング（Coining/spooning）：コイニング（別名カオ・ヨー［cao gio］，クワッシャ［cheut sah］，スクラッチ・ザ・ウインド［scratch the wind］）は，東南アジアの文化的慣習であり，循環を改善する（bad wind を取り除く）ために行うもので，発熱・頭痛・感冒症状やけいれんなどの一般的症状の緩和目的で施行される[2]。コイニングでは，初めに患部を温めた薬油で擦ったのち，コインを用いて対称性に，皮膚表面を上から下に向かって線状に力を入れて，出血斑を伴う擦過痕が現れるまで擦る[35]。コイニングと同様スプーニングも文化的慣習であり，患部を水でぬらし，つねるかマッサージをした後に，磁器製のスプーンを用いて線状痕が残るまで擦過する[36]。コイニング／スプーニングにより生じた線状の点状出血・紫斑は，身体的虐待による損傷と混同されうる[2, 37-40]。コイニング／スプーニングの痕は通常は1-2週で消退するが，色素沈着を残すこともある[41]。コイニング／スプーニングは一般的には，痛みを伴わず副作用はほとんどないとされている[42]。ただしコイニングの後に一過性の顕微鏡的血尿をきたしたとの症例も報告されている[43]。また，コイニングやカッピング（cupping）のような文化的慣習によって，潜在する出血素因がマスクされてしまう事もある[44]。

カッピング（吸い玉療法）：カッピングは，ロシア・アジア・メキシコなど異なる文化圏で幅広く行われている。発熱・疼痛・膿瘍・うっ血等の一般症状を緩和するために行われ，循環を増すことで有害な毒素を排泄させると信じられている[35, 42]。カッピングは熱したカップを用いて皮膚を吸引するというものであり，カップが熱せられるまでの間，アルコールを浸した綿球が吸引の補助として用いられることもある。熱したカップを冷えないように，速やかに症状を認める皮膚の部位に置き，カップが冷却されることで皮膚が吸引される。カッピングには乾燥法と湿潤法の二種類の方法がある。乾燥法は患部にそのままカップを置く方法であり，湿潤法は出血する程度の小さな切開を患部に加えてからカップを置く方法である[42]。いずれの方法であれ，カップが冷えるに従って皮膚は吸引され，特徴的な斑状出血性病変をきたすこととなる。カッピングにより生じた円形の挫傷・点状出血が，身体的虐待と混同されうる[43]。稀に熱傷が生じることもあり，これも身体的虐待と混同されうる。

その他の挫傷と誤診されうる状態

光線皮膚炎：植物性光線接触皮膚炎はソラレンを含む物質（furocoumarin フロクマリン）がUVA光への暴露後に，皮膚と反応して生じる光線毒性の炎症性皮膚反応である。ソラレンはレモン・ライム・イチジク・パースニップ・ニンジン・ディル・セロリ・クローバー・キンポウゲなどに含まれている[10]。症状としては，紅斑・水疱などの初期症状に続いて色素沈着が認められる。皮疹は，線状の形や指や手の形に分布することも多いため，虐待と誤診されることがある[45-48]。香水皮膚炎は光線皮膚炎の別形態であり，ベルガモット（またはソラレン）を含む香水で生じる。Gruson らは病初期に虐待と診断されていた，水疱を伴う線状紅斑で発症した香水皮膚炎の9歳女児例の症例報告を行っている[49]。この事例は日光暴露と香水使用について踏み込んだ質問をしなければ診断できなかったであろうと思われる。このような皮膚所見に関連する特異的な病歴は植物・香水・化学物質との接触に関してや，その後の日光暴露につき具体的に質問をしない限り，得られないということを認識しておく必要がある。

局所に使用した化学物質：薬剤や化学物質を局所に使用した際に生じた皮膚所見が，虐待と

誤診される事がある。Zurbuchenらは，氷を溶かすために用いた塩化カルシウム結晶との接触後に，「原因不明」の皮膚壊死を生じた事例の症例報告を行っている[50]。

インク・染料着色：皮膚についたインク・食用着色料・染料・ペンキが，時に挫傷と誤診される事がある[2, 4, 51-53]。特に衣服の染料は皮膚に付着すると青みがかった色になることが多いため，挫傷と混同されうる。「風呂に入れる際に全身が青あざだらけであった」との主訴で養育者が子どもを診察に連れてくる事もある。この様な場合，典型的には所見は衣服と接触する部分に分布している[4]。踏み込んで質問することで，子どもが新しくまだ洗ったことが無い，青または黒いデニムを履いていたことが判明するであろう。皮膚の染色物は石鹸や水では落ちにくいが，アルコール綿では容易に落ちることで，診断は確定する[4, 54]。ヨードによる染色も挫傷と混同されうる。

青色斑（Maculae ceruleae）：青色斑はケジラミ感染に伴う所見である。青灰色の典型的な病変が大腿部や腹部に認められ，シラミ咬痕を伴っている。シラミが皮膚を咬むことにより，深部真皮にヘモジデリンが沈着し青灰色を呈する，というのがその病態である[10]。

バルサルバ効果：息こらえにより生じた眼周囲の挫傷が，虐待による外傷と誤診される事がある。Mokrohisky ら[55]は，バルサルバ効果によって両眼に挫傷と眼球結膜下出血が生じた症例の報告を行っている。この子どもは尿道狭窄症があり，排尿の際に過度に力んだことにより，これらの症状が出現した，とのことである[55]。

熱傷と誤診されうる病態

皮膚病変

湿疹：湿疹やアトピー性皮膚炎は，乳幼児や小児期にしばしば認められる慢性炎症性皮膚疾患である。乳児湿疹は発赤・鱗屑・痂皮を伴う

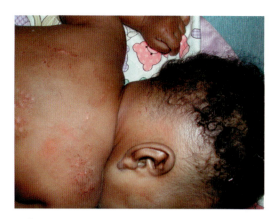

写真30-6　乳児の肩・背部の湿疹

病変で，身体の伸側・頬部・頭皮に認められやすい。年長児の湿疹は，著しい滲出液や痂皮を伴うこともある。通常は屈側に分布し，特に肘前と膝窩・手首・足首・頸部に認めることが多い。しかし，重症例では体のあらゆる領域にも生じうる[10]（写真30-6）。

表皮水疱症（EB：Epidermolysis bullosa）：EBは軽い外傷によって，もしくは外傷がない状態で，小水疱や水疱が生じるものであり，治癒の際に瘢痕を残すこともある。水疱は非常に大きく広範囲となることもある。重症例では，生下時より病変が認められる[10]。通常は既にこの病気であるとの診断を受けていることが多いが，EBが重度熱傷と誤診された小児例の症例報告がいくつか存在している[4]。

摂取した刺激物によるオムツ湿疹：刺激物によるオムツ湿疹は，典型例ではオムツと皮膚が直接的に接する領域に生じ，オムツと接しない領域には病変を生じない。オムツによる刺激は典型的には三角形状の分布であり肛門周囲領域には病変が認められない。水疱や痂皮形成を認める場合もあるが，それらが遅れて出現することもある。1997年までは，下剤に植物由来の便通薬であるセンナが含まれており[56]，摂取したセンナが便として排泄され，それが長時間オムツに付着している場合に，重症の化学熱傷が生

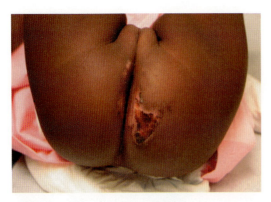

写真30-7　下剤によるオムツ皮膚炎

じることがあった。センナの接触による重症皮膚反応の正確なメカニズムは不明である。クエン酸などの他の下剤によっても，刺激性のオムツ湿疹が生じうる（写真30-7）。病変はおむつ内部の領域に留まるものの，辺縁が鮮明であり水疱を伴うことが多いため，強制浸湯熱湯と誤診されることがある[56]。

接触性皮膚炎：接触性皮膚炎は，物体と皮膚表面が直接接触したことにより，アレルギー性の機序や物理的刺激により生ずる皮膚炎症である。アレルギー性の皮膚炎症には，即時性のものと遅発性のものがある。子どもへの刺激物質となることが多い物質としては，ニッケルやヘンナ染料によるタトゥーシールが挙げられる。接触性皮膚炎は，境界明瞭なパターンで水疱を伴うことが多いため，虐待によるパターン熱傷と誤診されるうる[9]。

感染症

膿痂疹：膿痂疹は皮膚表面の細菌感染であり，溶連菌やブドウ球菌で生じることが最も多い。非水疱性膿痂疹の場合，丘疹が膿疱へと進展し，大きくなるにつれて崩れて厚いはちみつ色の痂皮が付着するようになる[57]。非水疱性膿痂疹は，タバコ熱傷と混同される事があるが，いくつかの特徴から両者を鑑別することは可能である。たとえば，膿痂疹は皮膚の表皮層だけが障害され，痂皮形成が十分に行われ，瘢痕を残さずに治癒する。一方で，タバコ熱傷は皮膚深層を侵すため，瘢痕を残して治癒する。ただし，病初期に両者を鑑別することは時に困難である[2, 4]。

膿瘡：膿瘡は潰瘍形成をきたす皮膚感染症で，原因として最も多いのはA群溶連菌感染症（GABHS：group A beta hemolytic streptococcal infections）である。膿痂疹と同様に，皮膚の軽い損傷や虫刺の後に生じることがあるが，膿痂疹とは異なり皮膚深部まで障害される。初期には紅斑状の基部を伴った膿疱と類似した外観を呈し，痂皮形成や疼痛を伴っている。いくつかの病変が集まって一塊性の病変が形成されると，意図的に負わされたタバコ熱傷と混同されることがある[10]。

白癬：体部白癬は体幹の皮膚糸状菌感染症である。体部白癬の初期の病変としては，鱗屑を伴う円形・楕円形の紅斑が認められる。時間が経っても辺縁は発赤を保持しており，軽度膨隆していることが多いため，その結果，形が環状になることが多く「輪癬（ringworm）」と呼称されることもある[10]。このように体部白癬は，鱗屑斑・紅斑を伴う辺縁明瞭な病変を呈するため，虐待による熱傷と誤診される事がある。

文化的処置（民間療法）

カッピング：挫傷と混同する病態のセクションを参照

お灸：お灸は民間療法の一種で，腹痛・感冒・発熱の他に癇癪などの行動上の問題に対しても用いられることがある。もぐさや餅草を粉にし，鍼を用いて患者の皮膚に用いられるものである。直接灸・間接灸の2種類があり，直接灸では少量のもぐさが経穴（ツボ）に置かれ，焼かれる。直接灸の場合には，皮膚に水疱と瘢痕が形成されるため，虐待と混同されることがある[4]。

その他の補完／代替療法：ハーブ療法はいくつかの文化圏でみられるものである。温冷バラ

ンスという疾患概念があるが，痛みは冷と分類されるため，温である熱で治療されることとなる。ニンニクはハーブ療法の材料として，自然療法治療師により様々な目的で処方される。ニンニクを皮膚に直接接触させた結果生じたニンニク熱傷例も，少数ではあるが報告されている[4]。このような病変を認めた際に，親や養育者に民間療法・ハーブ治療などの他の治療をしたかどうか尋ねることが重要である。

偶発的（事故による）熱傷

チャイルドシートによる熱傷：車のシートベルトやバックルによる熱傷が，虐待による熱傷と混同されることがある。車を熱い環境に置いておくと，金属・プラスチックのバックルやハーネスは高温に達する事がある。ストラップは椅子に密着しているために，乳幼児は熱源から離れることができない。このような熱傷は大腿や体幹に生じ，パターン熱傷を呈する[58]（写真30-8）。

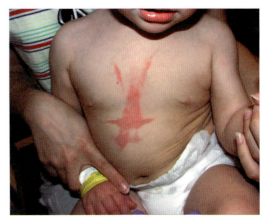

写真30-8 チャイルドシートによる，パターン熱傷

液体熱傷：幼児がストーブや机の上の熱湯をひっくり返し，自分で熱傷を負うことがある。偶発的な熱湯は，頭頸部・上半身・腕に認められることが多い。このような事故による熱傷の場合には，境界・深度が一定ではなく非対称性のことが多く，境界不明瞭であり，液体が体を流れ落ちるにつれて熱傷の程度が軽くなるという傾向がある[59]。ただし，オイルやグリースによる熱傷の場合には，粘稠度が高く体に密着し高温を保つため，重症熱傷となり易い。

接触性熱傷：子どもが家庭内の熱を持った道具に，偶発的に触れてしまう事がある。偶発的な熱傷の熱源としては，暖房用の発熱板（特にスチームによるもの）・洋服アイロン・ヘアカール用のアイロンによるものが多い。また幼児が火のついたタバコと接触してしまうこともある。偶発的に熱源に触れた熱傷の場合，通常は熱傷パターンが不明瞭であるが，発熱板などが熱源となったケースでは，パターン熱傷をきたす場合もある。あらゆるケースで言えることではあるが，このような熱傷を認めた場合，注意深く問診を行う事が重要である。

化学性熱傷

ストレートパーマ剤や染色剤：髪をストレートにする薬剤は水酸化ナトリウムなどの化学物質を含んでいる。水酸化ナトリウムを含むストレートパーマ剤のpHは12-14である。水酸化ナトリウムを含まないストレートパーマ剤の主原料は，水酸化グアニジンである。いずれのパーマ剤も，養育者が子どもの髪をストレートにしようして子どもに用いた場合や，子どもが家庭内で偶発的に触ったりした場合などに，頭皮・顔面に重症熱傷が生じることがある[60, 61]。髪の染色剤により化学熱傷をきたした成人例の症例報告もある。子どもが偶発的に髪の染色剤を触ってしまった場合には，手・顔・頭皮に熱傷が生じうる。このような熱傷を診た場合，何らかの化学物質を使用したか否かを詳細に問診する必要がある[60, 61]。

家庭内のその他の化学物質：鎮痛剤クリームなどの化学物質を子どもに用いたり，子どもが偶然触ったりした場合などに，熱傷が引き起こされることがある[4]。何か塗布薬を使ったか，

そのようなクリームや軟膏が家にあるか，など
について詳細な問診を行う必要がある。"冷え"
のある病気を"熱"で治す，というような民俗
療法の施行歴も確認する必要がある。

毒物：ヤスデは毒性物質を噴出する事があり，
その毒性物質にはキニン誘導体が含まれている
ため，皮膚に付着した場合，皮膚刺激症状を呈
する事がある。皮膚変色をきたし，水疱形成や
痂皮形成を伴うこともある[62, 63]。毒性の滲出液
はヤスデのどの節からも出てくるので，皮膚所
見は，虫の形を反映し直線または曲線状になり，
その外観からヘアドライアーなどが押しつけら
れた熱傷と混同されることがある。このような
事例が，初期に虐待によるパターン熱傷と誤診
された，との症例報告もある[63]。

結語

発見されずにいる身体的虐待事例はいまだに
数多く存在すると思われる。我々は虐待が疑わ
れる全ての子どもに対して通告義務を果たさな
ければならないが，一方で医療者は，虐待と混
同しうる病態についても十分に留意しておく必
要がある。問診を尽くし，包括的な全身診察を
行う事は必須である。時に，診断のために採血
検査を行う必要性や，他の専門家へのコンサル
テーションを行う必要性がある場合もある。虐
待と混同しうる病態を正確に鑑別することを可
能とするためには，虐待と誤診しうる病態に関
しての直接的な研究が，より多くなされる必要
がある。

文献

1. Wardinsky TD: Genetic and congenital defect conditions that mimic child abuse. *J Fam Pract* 1995; 41:377-383.
2. Wheeler DM, Hobbs CJ: Mistakes in diagnosing non-accidental injury: 10 years' experience. *Br Med J* 1988;396:1233-1236.
3. Jenny C: Cutaneous manifestations of child abuse. *In*: Reece RM, Ludwig S (eds): *Child Abuse Medical Diagnosis and Management*, ed 2, Lippincott Williams & Wilkins, Philadelphia, 2001, pp 23-45.
4. Bays J: Conditions mistaken for child physical abuse. *In*: Reece RM, Ludwig S (eds): *Child Abuse Medical Diagnosis and Management*, ed 2, Lippincott Williams & Wilkins, Philadelphia, 2001, pp 177-206.
5. Asnes RS: Buttock bruises–mongolian spot. *Pediatrics* 1984;74:321.
6. Dungy CI: Mongolian spots, day care centers, and child abuse. *Pediatrics* 1982;69:672.
7. Leung AKC: Extensive mongolian spots with involvement of the scalp. *Pediatr Dermatol* 1999;16:371-372.
8. Leung AKC, Robson WLM: Superimposed mongolian spots. *Pediatr Dermatol* 2008;25:233-235.
9. AlJasser M, Al-Khenaizan S: Cutaneous mimickers of child abuse: a primer for pediatricians. *Eur J Pediatr* 2008;167:1221-1230.
10. Paller AS, Mancini AJ (eds): *Hurwitz clinical pediatric dermatology. A textbook of skin disorders of childhood and adolescence*, ed 3, Elsevier, Philadelphia, 2006.
11. Ciarallo L, Paller AS: Two cases of incontinentia pigmenti simulating child abuse. *Pediatrics* 1997;100:e6.
12. Hannaford R, Rogers M: Presentation of cutaneous mastocytosis in 173 children. *Australas J Dermatol* 2001;42:15-21.
13. Gordon EM, Bernat JR, Ramos-Caro FA: Urticaria pigmentosa mistaken for child abuse. *Pediatr Dermatol* 1998;15:484-485 (letter).
14. Adler R, Kane-Nussen B: Erythema multiforme: confusion with child battering syndrome. *Pediatrics* 1983;72:718-720.
15. Thakur BK, Kaplan AP: Recurrent "unexplained" scalp swelling in an eighteen-month old child: an atypical presentation of angioedema causing confusion with child abuse. *J Pediatr* 1996;129:163-165.
16. Brown J, Melinkovich P: Henoch-Schönlein purpura misdiagnosed as suspected child abuse: a case report and literature review. *JAMA* 1986;256:617-618.
17. Daly KC, Siegel RM: Henoch-Schönlein purpura in a child at risk of abuse. *Arch Pediatr Adolesc Med* 1998;152:96-98.
18. Waskerwitz S, Christoffel KK, Hauger S: Hypersensitivity vasculitis presenting as suspected child abuse: case report and literature review. *Pediatrics* 1981;67: 283-284.
19. Owen SM, Durst RD: Ehlers-Danlos syndrome simulating child abuse. *Arch Dermatol* 1984;120:97-101.
20. McNamara JJ, Baler R, Lynch E: Ehlers-Danlos syndrome reported as child abuse. *Clin Pediatr* 1985;24:317.
21. Heller D: Lumbar physiological striae in adolescence suspected to be non-accidental injury. *Br Med J* 1995;311:738.
22. Cohen HA, Matalon A, Mezger A, et al: Striae in

adolescents mistaken for physical abuse. *J Fam Pract* 1997;45:84-85.

23. Thomas AE: The bleeding child; is it NAI? *Arch Dis Child* 2004;89:1163-1167.

24. Harley JR: Disorders of coagulation misdiagnosed as nonaccidental bruising. *Pediatr Emerg Care* 1997;13:347-349.

25. Johnson CF, Coury DL: Bruising and hemophilia: accident or child abuse? *Child Abuse Negl* 1988;12:409-415.

26. Pinto FC, Porro FF, Suganuma L, et al: Hemophilia and child abuse as possible causes of epidural hematoma. *Arq Neuropsiquiatr* 2003;61:1023-1025.

27. O'Hare AE, Eden OB: Bleeding disorders and non-accidental injury. *Arch Dis Child* 1987;62:1025-1029.

28. Behrmann BA, Chan W, Finer NN: Resurgency of hemorrhagic disease of the newborn: a report of three cases. *CMAJ* 1985;133:884-886.

29. Brousseau TJ, Kissoon N, McIntosh B: Vitamin K deficiency mimicking child abuse. *J Emerg Med* 2005;29:283-288.

30. Wetzel RC, Slater AJ, Dover GJ: Fatal intramuscular bleeding misdiagnosed as suspected nonaccidental injury. *Pediatrics* 1995;95:771-773.

31. Carpentieri U, Gustavson LP, Haggard ME: Misdiagnosis of neglect in a child with bleeding disorder and cystic fibrosis. *South Med J* 1978;71:854-855.

32. Kirschner RH, Stein RJ: The mistaken diagnosis of child abuse. A form of medical abuse? *Am J Dis Child* 1985;139:873-875.

33. Gumus K: A child with raccoon eyes masquerading as trauma. *Int Ophthalmol* 2007;27:379-381.

34. McClain JL, Clark MA, Sandusky GE: Undiagnosed, untreated acute lymphoblastic leukemia presenting as suspected child abuse. *J Forensic Sci* 1990;35:735-739.

35. Look KM, Look RM: Skin scraping, cupping, and moxibustion that may mimic physical abuse. *J Forensic Sci* 1997;42:103-105.

36. Leung AKC: *Ecchymoses from spoon scratching*, Consultant Live (website): http://www.consultantlive.com/display/article/10162/42529. Accessed April 23, 2009.

37. Gellis SS, Feingold M: Cao-gio (pseudobattering in Vietnamese children). *Am J Dis Child* 1976;130:857-858.

38. Leung AK: Ecchymoses from spoon scratching simulating child abuse. *Clin Pediatr (Phila)* 1986;25:98.

39. Rosenblat H, Hong P: Coin rolling misdiagnosed as child abuse. *CMAJ* 1989;140:417-418.

40. Yeatman GW, Shaw C, Barlow MJ, et al: Pseudobattering in Vietnamese children. *Pediatrics* 1976;58:616-617.

41. Crutchfield CE, Bisig TJ: Coining. *N Engl J Med* 1995;332:1552.

42. Hansen KK, Frasier LD: Child abuse or mimic? *Consult Pediatricians* 2002:99-101.

43. Longmire AW, Broom LA: Vietnamese coin rubbing. *Ann Emerg Med* 1987;16:602.

44. Golden SM, Duster MC: Hazards of misdiagnosis due to Vietnamese folk medicine. *Clin Pediatr* 1977;16:949-950.

45. Coffman K, Boyce WT, Hansen RC: Phytophotodermatitis simulating child abuse. *Am J Dis Child* 1985;139:239-240.

46. Dannaker CJ, Glover RA, Goltz RW: Phytophotodermatitis: a mystery case report. *Clin Pediatr* 1988;27:289-290.

47. Goskowicz MO, Friedlander SF, Eichenfield LF: Endemic "lime" disease: phytophotodermatitis in San Diego county. *Pediatr* 1994;93:828-830.

48. Mehta AJ, Statham BN: Phytophotodermatitis mimicking non-accidental injury or self-harm. *Eur J Pediatr* 2007;166:751-752.

49. Gruson LM, Chang MW: Berloque dermatitis mimicking child abuse. *Arch Pediatr Adolesc Med* 2002;156:1091-1093.

50. Zurbuchen P, Lecoultre C, Calza A, et al: Cutaneous necrosis after contact with calcium chloride: a mistaken diagnosis of child abuse. *Pediatrics* 1996;97:257-258.

51. Lanter RR, Ros SP: Blue jean thighs. *Pediatrics* 1999;88:417.

52. Leiferman KM, Gleich GJ: The case of the blue boy. *Pediatr Dermatol* 1991;8:354.

53. Hansen KK: Folk remedies and child abuse: a review with emphasis on caida de mollera and its relationship to shaken baby syndrome. *Child Abuse Negl* 1998;2:117-127.

54. Harris CR, Mariano C: Blue jean hands syndrome. *Ann Emerg Med* 1984;13:67.

55. Mokrohisky ST, Kesselman NE: Valsalva effect may mimic child abuse. *Pediatrics* 1991;88:420.

56. Leventhal JM, Griffin D, Duncan KO, et al: Laxative-induced dermatitis of the buttocks incorrectly suspected to be abusive burns. *Pediatrics* 2001;107:178-179.

57. Darmstadt GL, Lane AT: Impetigo: an overview. *Pediatr Dermatol* 1994;11:293.

58. Schmitt BD, Gray JD, Britton HL: Car seat burns in infants: avoiding confusion with inflicted burns. *Pediatrics* 1978;62:607-609.

59. Driego DA: Kitchen scalds and thermal burns in children five years and younger. *Pediatrics* 2005;115:10-16.

60. Boucher J, Raglon B, Valdez S, et al: Possible role of chemical hair care products in 10 patients with face, scalp, ear, back, neck and extremity burns. *Burns* 1990;16:146-147.

61. Rauch DA: Hair relaxer misuse: don't relax. *Pediatrics* 2000;105:1154-1155.

62. Dar NR, Raza N, Rehman SB: Millipede burn at an unusual site mimicking child abuse in an 8-year-old girl. *Clin Pediatr* 2008;47:490.

63. Shpall S, Frieden I: Mahogany discoloration of the skin due to the defensive secretion of a millipede. *Pediatr Dermatol* 1991;8:25-27.

第30章 子ども虐待と誤診しうる皮膚病変 **415**

31

骨の発達と健康

Berkeley L. Bennett, MD, MS, Mary Clyde Pierce, MD

はじめに

　本章では骨の健康と，それに負の影響を及ぼしうる栄養不全，病態，疾患，遺伝子異常などにつき概説している。また骨の解剖・生理や，骨の状態を評価する画像診断法についても概説を行っている。

骨の解剖および骨の発達

　骨格系とは身体の支持組織であり，骨と軟骨が含まれる。軟骨はコラーゲン原繊維などの細胞内マトリックスを生成する細胞（軟骨細胞）から成り立っている。コラーゲン原線維は，蛋白多糖類複合体から成る基質に埋め込まれた状態にある。軟骨は骨端部を覆っており，その部位は関節の接合面であり，緩衝作用（クッション性）が求められる部位である。小児期には，軟骨は長管骨では成長板（骨端軟骨），扁平骨では骨縫合部を構成しており，骨の成熟や発達を促進する役割を担っている。軟骨部位には，血管組織は形成されない[1]。

　骨組織は骨細胞と，鉱質化した細胞間基質（間質物質と膠原線維を含む）で構成されている。骨組織は，骨細胞によって形成，維持，モデリング，リモデリングされる。骨組織は身体を構造的・機械的に支持するだけではなく，カルシウムの主要な貯蔵部位でもあり，生理的に

も重要な役割を担っている。骨芽細胞（造骨細胞）は，コラーゲン蛋白質と非コラーゲン性蛋白質の両者を生産・分泌し，鉱質化の基盤となる有機基質を生じさせる。骨芽細胞は骨組織の維持も担っており，部分的には骨のモデリングやリモデリングの制御も担っている。破骨細胞（骨吸収細胞）は，新骨形成，骨成長，カルシウム恒常性維持において，中心的な役割を果たしている。破骨細胞は，カルシウム調節に関連したホルモン受容体を有している[2]。

　骨組織には，網状骨（海綿骨）と皮質骨（緻密骨）の2種類の異なる骨組織が存在する。各々の骨組織は独特な構造と物質特性を有しているため，外力・負荷に対してそれぞれ固有の生体力学的応答をする（第35章参照）。これらの生体力学的応答の差異は，それぞれの骨の構造的・生理的な役割の違いを反映したものである。網状骨は組織学的には，マトリックスと呼ばれる網状構造をしており，その空隙に骨細胞が存在している。海綿骨は骨小柱が配列した骨梁で形成されており，多孔性で内側は骨髄に満たされている。皮質骨は，ハバース系（オステオン：骨単位）と呼称される構造単位から成っている。ハバース系は，骨の長軸方向に並走するハバース層板（haversian lamellae）が何層も重なって円筒状を成しており，その中心部では血管，リンパ管，神経線維を通すハバース管（haversian canal）が形成され，その周囲には木の年輪のよ

うに規則正しく骨細胞が配列されているという，1つの単位（骨単位）を構成している。ハバース系の最外周は，セメント線（cement line）で区切られているが，そのことで外力が加わった時にその力を拡散することにつながっていると考えられている[3-5]。

発達過程にある子どもの骨構造は，成人の骨格系とは明らかに異なっている。子どもの長管骨の中央部分は，内部が骨髄で満たされた円筒状のシリンダー構造をしている。この部位は骨幹と呼称され，その主たる組織は皮質骨である。骨幹は両端の関節面に近づくにつれ，幅が増していくが，この部位を骨幹端（metaphysis）と呼称される。骨の断端部は，小児期には主に軟骨で構成されていて，骨端（epiphysis）と呼称される。長管骨の骨幹端の骨端側の辺縁部の軟骨に隣接する部分は，一次海綿骨と呼ばれる骨梁が存在している。この部位は，カルシウムの貯蔵庫としての機能も有している[6]。発達過程にある小児期には，骨端と骨幹端の間に，成長板や骨端線とも呼称される，骨端軟骨が存在している。同部位は骨化が生じる部位であり，軟骨細胞の増殖と肥大化が生じ，軟骨が骨（一次海綿骨）へと変換される。

骨基質が形成され，成熟するにつれて，一次海綿骨は二次海綿骨に置換され[5]，それに応じて生体力学的特性も変化していく。一次海綿骨は，鉱質化した二次海綿骨よりも効率的にエネルギーを吸収するため，より硬く，疲労骨折に対する抵抗性も強い。頭蓋骨の扁平骨は，内板／外板と呼ばれる皮質骨の間に，板間層と呼ばれる海綿骨が存在する構造をしている。小児期には頭蓋骨は，線維性の頭蓋骨縫合によって結合されていて，頭部の成長・発達が可能となっているが，この縫合は，外傷が加わった際にエネルギーを拡散し吸収する上でも有用に働く。

カルシウムの調節や骨の成長や骨の健康維持は複雑で，いまだ全容は解明されていない細胞レベルでの調整が働いている。骨の発達，健康維持やカルシウムの恒常性維持には，各種のホルモン，カルシウム・リン代謝機構，ビタミンD代謝機構などが関与しているが，これらに関しては，本章の別セクションで詳細に言及している。骨の状態，ならびに骨の健康維持には，子どもの発達段階だけではなく，コラーゲン産生に影響を及ぼす遺伝性疾患，電解質調節に影響を及ぼす病態，未熟児出生などの在胎周生歴，慢性疾患，神経筋障害，鉛などの環境毒素への曝露，栄養状態，食事摂取状況，日常における運動量，などの要因も大きな影響を及ぼしている。骨強度を減弱させたり，耐骨折能を減弱させたりしうる状況についても，本章の後半で言及している。

骨の強度に影響を及ぼす要因

乳幼児や小児の骨折パターンは，個々の子どもの組織特性・発達段階・かかった負荷の状態を反映したものである。骨の強度や耐骨折能を決定する重要な要素としては，骨のジオメトリー（幾何学的特性）とプロパティー（物質特性）が挙げられる。具体的には，耐骨折能に影響を及ぼす骨の大きさと骨の鉱質化の分布状態が重要となる[7]。骨の鉱質化量は，骨の物質特性に影響を及ぼす重要因子である。肉眼的な骨構造と組織学的な骨構造の両者が，最終的な骨の強度を決める重要因子となる。骨の全体構造は，出生時の在胎週数やその後の骨発達状況に依存している。骨の微細構造は鉱質化の程度や，骨基質が正常な発達を遂げたかによって決定される。

鉱質化の過程が何らかの原因によって阻害された場合，骨の構造と物質特性の双方に影響が及ぶことになる。骨梁や皮質骨の菲薄化が生じ，耐骨折能に大きな影響が及ぶようになる。栄養不良，鉱質の貯蔵不足，未熟児出生，ビタミンDの貯蔵や利用障害により，骨の鉱質化は阻害される。骨基質の異常が生じている場合，鉱質化がなされず，骨軟化症を発症することとなる[7]。

骨の強度の非侵襲的測定方法

　現在，骨量や骨質の評価方法には，複数の方法が存在する。しかし，成長過程にある子どもから正確に骨量を測定することは困難であり，また骨強度は，標準的画像診断手法では測定しえない多くの要因の影響を受けるものである。そのため小児において，測定されたデータと骨折リスクを相関させることや，骨折閾値を明確化することには，いまだ多くの限界点があると言わざるを得ない[7]。骨密度の測定に使われる最も一般的な様式としては，二重エネルギーX線吸収測定法（DXA：dual-energy x-ray absorptiom-etry），超音波骨密度測定法（QUS：quantitative ultrasound），定量的コンピューター断層撮影法（QTC：quantitative computed tomography）が挙げられる。

　これらの測定法の中で，最も認知され広く用いられている様式は，DXAである。DXAは2種類の非常に弱いX線を測定部位に当て，鉱質化した骨と軟部組織のX線吸収の差異を用いて[7, 8]，骨鉱質含有量（BMC：bone mineral content）がグラム単位で定量化される。（測定時に設定された関心領域［BA：bone area］の各ピクセルにおけるX線減衰の程度が，標準試料と比較され，合算される）。BA（cm²）でBMC（g）を除することで骨密度（g/cm²）が算出される。つまりDXA値は，容積密度というよりはむしろ真密度を表したものであり[7, 8]，算出された値は骨梁と皮質骨の両者が測定された値である[7]。

　DXA法は実質的には，二次元測定というよりも三次元測定であり，その結果の正確性は，測定時の患者の体位によっても大きな影響を受ける。また患者の結果を正しく解釈するためには，同じ月齢や年齢の正常のコントロール群の測定結果というものが，必要となる。急激な骨成長を遂げている，個人差も大きい小児において，このことは大きな問題点とされており，個々の患者の特異的要因を慎重に考慮せずに結果を解釈した場合，誤った診断や結論が出されてしまうリスクとなる[8]。DXA法の利点は放射線被曝の少ない点にあり，高齢者における骨折リスクの予測に広く用いられてきた。成長段階にある骨の骨質や骨折のリスク評価におけるDXA法の意義を明確化するためには，まだ多くの研究が必要である。小児におけるDXA法に関するBinkovitzらの優れた概説論文では[8]，小児患者におけるDXA法の利点や，現時点における限界点が明瞭に記載されている。

　骨密度測定のためにDXA法に次いで広く用いられている画像診断様式は，超音波骨密度測定法（QUS）である。QUSは電離性放射線を使用することなく，骨に超音波を当て，超音波が骨の中を通過する際の速度である超音波伝播速度（SOS：speed of sound）とその際に超音波が減衰する程度を示す超音波減衰率（BUA：broadband ultrasound attenuation）を測定する[7, 9]。これらの指標は定量化が可能であり，潜在的に骨折リスクが高い子どもを同定することを可能にする[7, 9]。QUSはDXA法では評価しえない，骨強度に関連するとされている骨弾性，骨微細構造，皮質骨厚などの定性的要因を評価することも可能である。QUSの結果が実際の骨強度と本当に相関するかどうかについてはいまだ議論があるものの，発達過程にある小児の骨パラメーターを評価するための有望な検査手法であると考えられている。実際の骨強度や骨折リスクの評価におけるQUSの役割を確立するためには，小児を対象としたさらなる研究が求められる[10, 11]。

　定量的コンピューター断層撮影法（QTC）は，骨密度の測定と同時に，骨強度に関与する構造特性についての重要な情報を得ることが可能である。ただしQTCは，被曝線量が高く，撮影が高額であるという点が課題である[7, 11]。骨強度や骨折リスクと高い相関を有する，患者に特有の骨質評価を可能にする画像技術の開発が求められている。このような技術が発展していくことで，骨折の「妥当性」を判断する上で，画像

技術という要素は積極的に臨床の場で活用されるようになっていくであろう。

骨の生理学および骨疾患の病態生理

カルシウムの恒常性維持機構および副甲状腺（上皮小体）ホルモン

カルシウムはほぼ全ての細胞に必要であるが，とりわけ骨の健康に重要なものである。身体全体を循環するカルシウムの約50％は，アルブミンと結合したタンパク質中に存在している。そのほかの50％はイオン化され活性化された状態で存在している[12]。カルシウムは骨の基礎をなし，機械的強度向上の役割を担っており，骨は身体のカルシウムの主要蓄積庫となっている。血清カルシウム濃度は，副甲状腺（上皮小体）ホルモン（PTH：parathyroid hormone）および1,25-ジヒドロキシビタミンD（活性化ビタミンD代謝産物）によって厳密に調整されている。PTHは，腎臓遠位尿細管からのカルシウムの吸収を促し，骨からカルシウムを放出させることで適度な血清カルシウム濃度を維持するとともに，近位尿細管を刺激することで，25-ヒドロキシビタミンDを活性代謝物である1,25-ジヒドロキシビタミンDに変換する。その結果，小腸からのカルシウム吸収率が上昇し，食事からのカルシウム摂取効率が向上する。血清カルシウム濃度が上昇した場合，PTHの分泌は減少し恒常性は維持される[12]。PTHは，血清カルシウム濃度を調節する主要ホルモンであり，その産生は血清カルシウム濃度によって制御され，狭い生理的範囲内で厳格に調節されている[13]。骨形成はPTHによって促進され，骨形成と骨吸収のバランスの調節がなされている[13]。

カルシウム平衡に影響を及ぼす栄養因子

カルシウム平衡は，食事で摂取するナトリウム，タンパク質，植物性栄養分の量にも影響される。ナトリウムやタンパク質の摂取増加は，尿中へのカルシウムの排泄を促進させる。植物性栄養分，特に繊維質は，カルシウムの腸管吸収を減少させうる。このような理由から，カルシウムは牛乳の形で摂取することで，豆の形で摂取するよりもおよそ2倍吸収される。また植物の形でカルシウムを摂取しても，体内に全く吸収されないこともありうる[13]。

副甲状腺（上皮小体）ホルモン（PTH）

血清イオン化カルシウムは副甲状腺細胞の表面に結合し，PTHの分泌を調整する。イオン化カルシウムが0.1mg/dL（0.025mmol/l）変動するだけで，PTHの分泌は速やかに変化がもたらされる[14]。PTHの分泌は，1,25-ジヒドロキシビタミンDによっても増加し，血清リン酸塩濃度の上昇によって減少する。

副甲状腺機能低下症

PTHの産生低下を引き起こすいくつかの遺伝子異常が知られている。例えば，副甲状腺の発達やPTH前駆体の分泌を阻害する常染色体劣性の遺伝子変異が判明している。X連鎖劣性遺伝子変異による副甲状腺機能低下症の男性は，副甲状腺発達異常を認め，低カルシウム血症によるけいれんを認める[15, 16]。常染色体優性遺伝形式の副甲状腺能低下症には，感音性難聴や腎形成異常が合併する。例えば，転写調節因子GATA3の遺伝子変異は，胚発生途上での副甲状腺，腎臓，内耳，胸腺，中枢神経系の形成異常を引き起こす[15, 16]。カルシウム感知受容体の遺伝子変異は，常染色体優性遺伝形式をとるが，この病態の場合には，PTHが低カルシウム血症に反応して適切に分泌されず，けいれんやテタニー（筋強縮）が頻発する[15]。

DiGeorge症候群の患者は，第3・第4咽頭嚢の発生異常に付随して，副甲状腺の形成異常による副甲状腺機能低下症を認める[15]。本症候群は，その他にも免疫不全症，先天性心疾患，両耳・鼻・口の形成異常などを合併する[16]。

Sanjad-Sakati症候群は，副甲状腺機能低下症に精神発達障害，顔貌異常，重篤な成長障害などを伴う症候群である。副甲状腺機能低下症を伴うミトコンドリア病として，Kearns Sayre症候群，ミトコンドリア脳筋症－乳酸アシドーシス－脳卒中様発作症候群（MELAS：Mitochondrial myopathy, Encephalopathy, Lactic Acidosis, Stroke-like episodes），ミトコンドリア三頭酵素欠損症（MTPDS：mitochondrial trifunctional protein deficiency syndrome）などがある[15, 16]。

偽性副甲状腺機能低下症

偽性副甲状腺機能低下症は，PTHの分泌不全ではなくPTHへの抵抗性により，低カルシウム血症，高リン血症とそれに付随する徴候を認める一群であり，PTH濃度は上昇する[15, 16]。GNAS-1遺伝子の変異は，PTH受容体とcAMPを生成するアデニルシクラーゼの間に介在するGsαタンパクの活性低下を引き起こし，PHT不応を引き起こす。臨床症状は，GNAS-1遺伝子が母由来か父由来かによっても様々である[15][訳注a]。

低マグネシウム血症

マグネシウムはPTH放出のために必要とされ，PTHが腎臓や骨に作用する上で重要となる。そのため低マグネシウム血症は，PTH分泌の減少や，PTHに対する終末臓器の応答不全や，1,25-ジヒドロキシビタミンDの産生の減少を引き起こし，低カルシウム血症をきたす原因となりうる。低マグネシウム血症の患者では，QT間隔やPRの間隔の延長，手足のれん縮，テタニー，けいれん，筋力低下，低カリウム血症を認めうる[15]。原発性低マグネシウム血症は，プロテインキナーゼとカチオン透過性チャネルをコードする，TRPM6遺伝子の常染色体劣性遺伝性の

[訳注a] GsαタンパクをコードするGNAS遺伝子領域は複雑なインプリンティング調節を受けており，遺伝子が母由来の場合，偽性副甲状腺機能低下症Ia型となり，父由来の場合，偽性偽性副甲状腺機能低下症となる。

変異による可能性がある。慢性下痢症，吸収不良，尿細管障害，利尿剤服用などにより，マグネシウムの摂取量減少や尿中マグネシウムの喪失の増加が生じ，二次性低マグネシウム血症を発症する可能性もある[15]。

リン酸塩の恒常性

リン酸塩は骨の鉱質化に不可欠であり，骨の強度維持や骨の健康に極めて重要な要素である。リン酸塩の80～90％は，ヒドロキシアパタイトとして骨に貯蔵されている。残りのリン酸塩は，組織中や細胞外液中や赤血球内に存在している。血漿中にリン酸塩濃度は，PTHによって制御されている。リン酸塩の恒常性は，腸管からの吸収と軟部組織・骨の貯蔵とがバランスを取りながら維持されている[17]。

食事からのリン酸塩の供給源としては，魚，卵，肉，牛乳，チーズ，パン，果物，野菜などが挙げられる。リン酸塩は種々な食品中に豊富に含まれており，食事からの摂取不足のみがリン酸塩欠乏の原因となることは稀である。アルミニウムやマグネシウムを含有する制酸薬の継続的な内服は，摂取されたり分泌されたりした腸管内のリン酸塩と結合することによって，リン酸塩の損失を引き起こし，骨軟化症を引き起こしうる[18]。

腎臓におけるリン酸塩の調節は，身体でのリン酸塩バランスを維持するための主たる要因である。腎臓からのリン酸塩再吸収は，血清リン濃度，PTH，および線維芽細胞増殖因子23（FGF23）によって調節されている[18]。ビタミンD欠乏がある場合，腸管からのリン酸塩吸収の低下と，腎臓でのリン酸塩排出増加をもたらすPTHの過分泌が引き起こされ，その結果，低リン血症が生じうる[18]。

腎臓リン酸塩の排出亢進を伴う低リン血症をきたす病態としては，以下のような疾患が知られている[18]。

X連鎖性低リン血症性くる病（XLH）（別名，

ビタミンD抵抗性くる病）：XLH（X-linked Hypophosphatemic Rickets）は近位尿細管によるリン酸塩の再吸収障害により生じる[17]。低リン血症は，出生時から既に明らかなことが多い。他の臨床徴候としては，下肢の変形，低身長，単純X線写真でのくる病徴候，歯性膿瘍，腱や関節包の石灰化，心奇形，聴覚障害，などが挙げられる[19]。

常染色体優性低リン血症性くる病：本疾患は，線維芽細胞増殖因子23（FGF23）遺伝子の変異により生じる。臨床徴候はXLHと類似しているが，その遺伝的な浸透度は様々である[19]。

高カルシウム尿症を伴う遺伝性低リン血症性くる病（HHRH：Hereditary hypophosphatemic rickets and hypercalciuria）：本疾患は，腎臓のリン－ナトリウム共輸送体の機能不全が原因で発症する。本症患者は一般的に，くる病や骨軟化症の徴候に加えて骨痛や筋脱力感を呈する。

Fanconi症候群：Fanconi症候群では，通常であれば近位尿細管で再吸収される化合物が尿に排泄されてしまう。この結果，低リン血症，尿糖，アミノ酸尿症および近位型（II型）の尿細管性アシドーシス（RTA：renal tubular acidosis）をきたす[18]。

腫瘍性低リン血症性骨軟化症（TIO：tumor-induced hypophosphatemic osteomalacia）：本症は成人でより一般的であるが，あらゆる年齢で認めうる。小児患者では典型的には，腎臓からのリン排泄の増加に起因する，成長障害を伴わず著明な骨痛と筋力低下を特徴とするくる病を呈する[17]。低リン血症を認め，1,25-ジヒドロキシビタミンD濃度の著明低値が確認された場合，本症の診断が示唆される[19]。

ビタミンD

ビタミンDは，カルシウム・リン代謝の重要な調節因子であり，適切なレベルに維持されることは骨の健康に不可欠である。

ビタミンD代謝：体内でビタミンDを代謝する際の最も一般的な供給源は，皮膚内で7-デヒドロコレステロールを光異性化して産生する，コレカルシフェロール（ビタミンD3）である。またビタミンDはエルゴカルシフェロール（ビタミンD2）として，食事から摂取することも可能である。コレカルシフェロールやエルゴカルシフェロールは，肝臓に輸送されるとカルシジオール（25-ヒドロキシビタミンD）に転換される。カルシジオールは循環血中に存在する最も一般的なビタミンDの状態であり，その血中の濃度は個々人のビタミンDの貯蔵量が反映される。25-ヒドロキシビタミンDは生物学的には不活性であるため，腎臓で1,25-ジヒドロキシビタミンDに転換される必要がある。腎臓での1,25-ジヒドロキシビタミンDの産生は，ネガティブフィードバック機構によって制御されており，血清中のリン濃度やカルシウム濃度の影響を受ける。1,25-ジヒドロキシビタミンDは小腸からのカルシウム吸収を促進し，PTHに媒介される骨吸収を増加させ，腎臓におけるカルシウムやリン酸塩の排泄を減少させる[20, 21]。

ビタミンDの供給源：ビタミンDの必要量の約80％までは，太陽からの紫外線（UVB）照射によって皮膚で内因的に生成することが可能である[21, 22]。ヒトが皮膚内で十分な量のビタミンDを産生しうるか否かは，緯度，季節，一日当たりの日光暴露時間，環境汚染の程度，などによって影響される[22]。実際，皮膚内のビタミンDの合成量は，北緯度の冬期には劇的に減少する[22-24]。その他にも，皮膚露出の程度，日焼け止めの使用，メラニン産生の程度，年齢，なども影響を及ぼすとされている[22, 25]。

メラニンはUV-B光子を吸収するため，皮膚内でのビタミンD産生を減少させる。白色人種のビタミンDの合成量は，黒色人種のビタミンDの合成量よりも5倍から10倍効率的であることが示されている[25]。皮膚内のビタミンD合成のためには日光暴露の必要があるにもかかわらず，日光に晒されることによる皮膚癌のリス

クが取りざたされることで，ビタミンD産生を最適化するためにどのようにしたらよいかという医学的課題が生み出されることとなった[26]。ある研究では，乳児期には最小限の日光曝露で十分であるとの結果が示されている。幼児のビタミンD濃度は，39度の緯度の土地で，夏におむつだけをつけている場合には週30分，帽子を被らずに衣服を着用している場合は週2時間の日光曝露で維持することが可能であった，とのことである[27]。ただ現時点でビタミンDの産生を十分に維持するために最適な紫外線照射時間と，皮膚色と天気や季節との関係性については，明確となっているとまでは言えない。

皮膚で産生しきれない分のビタミンDは，魚，卵，強化ミルクなどの食事や栄養補助サプリメントから得る必要がある[21, 28]。現在の勧告では，一日当たり200IUのビタミンDを摂取していれば，ビタミンD不足を予防しうるとされている[26]。年少の乳児では，自分の皮膚で産生しうるビタミンDには限界があり，母乳や粉ミルク由来のビタミンDに大きく依存した状態にある。しかしながら，母乳のビタミンD含有量は概して25IU/L未満と少ないため[26]，母乳栄養のみでビタミンD所要量を満たすのは困難であり，出生後最初の2カ月の間はビタミンDを補充内服させることが推奨されている[28]。米国で販売されるすべての粉ミルクには400IU/LのビタミンDが入っており，乳児が1日につき少なくとも500mLのミルクを摂取すれば，この栄養所要量を十分に満たすことが可能となる[26]。生活の中での日光曝露の状況，日焼けの状態の確認に加えて，食事接種状況の詳細な確認は，ビタミンD欠乏症に陥っているリスクのある乳児を把握する上で，極めて重要である。

ビタミンD欠乏症：最近のビタミンD欠乏症に関するレビュー文献研究では，小児・思春期の子どもにおけるビタミンD欠乏症の有病率は，文献により1%～78%と極めて幅広いと記載されている[29]。このような多様性は，おそらく対象とした個人や環境の要因が様々であることを反映したものである。ビタミンDの貯蔵状態は25-ヒドロキシビタミンDの血清レベルで判断され，成人での正常範囲は30ng/mLから90ng/mLとされている[21]。現在，小児の25-ヒドロキシビタミンDの正常範囲や，臨床的に著しいビタミンD欠乏と判断してよいレベルをどう判断するのかについては，コンセンサスのない状況にある。先に触れた，最近のビタミンD欠乏症に関するレビュー文献研究では，25-ヒドロキシビタミンDの血清濃度が10ng/mL未満の場合を重度欠乏症，11ng/mL～20ng/mLを欠乏症，21ng/mL～30ng/mLをビタミンD低下症と定義されている[30, 31]。

ビタミンD欠乏症は，くる病の原因として最も多いものである。くる病は，長管骨の骨端軟骨（成長板）の不十分な軟骨内石灰化を呈し，その結果として長管骨の変形や成長障害が引き起こされる臨床症候群であり，通常，皮質骨や骨梁の鉱質化不全である骨軟化症を伴う。骨端軟骨がすでに閉鎖している成人では，骨軟化症のみが認められる[22]。

母体のビタミンDが正常の状態にある場合には，胎盤からのビタミンD代謝産物が十分に移行するために，くる病は発症し難いが，生後3カ月以上経てしまうと，胎盤からのビタミンDは枯渇するため，日光曝露やビタミンDの摂取が不足している場合には，くる病に罹患する可能性が高まる。この時期に乳児に骨折が認められた場合，骨代謝が正常の状態にあるのかの考察を行う必要がある。特に未熟児で出生した乳児は，母体からのビタミンD移行が少なく，さらに正常な乳児に比べてより多くのビタミンDを要するため，ビタミンD欠乏症に罹患しやすい[28]。

ビタミンDの多くは皮膚内で産生されるため，皮膚色や生活をしている地域の緯度というものが，個々人のビタミンDの貯蔵状態に大きく影響を及ぼしうる。ボストン（北緯42.5度）のような緯度の高い地域では，冬の4～5カ月間は

ビタミンDをほとんど産生しえない。そのため
このような地域では，春期にビタミンD欠乏症
の事例が頻発する。夏期の数カ月間にビタミン
Dの産生が適切になされても，冬期の紫外線不
足から生じるビタミンD欠乏を予防することは
できない。そのため皮膚色に関係なく，緯度の
高い地域では適切な食事からのビタミンD補給
が必須となる。ただ黒色人種では緯度の低い地
域に生活していたとしても，ビタミンDの産生
が不十分になりやすい[28]。

　ビタミンD欠乏症の臨床徴候：くる病の臨床
徴候は子どもの年齢や，ビタミンD欠乏の重症
度に依存する[32]。低カルシウム血症は病初期に
認められることもあれば，副甲状腺機能亢進症
の発症前に一過性に認められることもある。低
カルシウム血症に関連した症状は生後6カ月齢
未満の乳児にしばしば認められ，けいれん，テ
タニー，喘鳴，無呼吸などの症状を呈しうる。
思春期には急速な身体的成長を認めるため，こ
の時期に症候性の低カルシウム血症が認められ
ることもある[33]。PTHは骨からのカルシウム
動員を誘発し，骨は脱灰するものの，血清カル
シウム濃度は改善する[28]。PTHに反応して血
清カルシウム濃度が正常化するにつれ，くる病
と関連した骨変化を認めうる[22]。くる病によ
り引き起こされる骨変化は，例えば幼児では下
肢の弯曲をきたしやすく，乳児では前腕の弯曲
をきたしやすいなど，子どもの発達段階によっ
て様々である。初期の骨変化は，長管骨の骨幹
端で最も顕著であり，橈骨・尺骨遠位部に視診
や触知が可能な腫脹が認められることが多い。
その他の骨変化としては，泉門の閉鎖遅延，前
頭部や頭頂部の隆起，頭蓋骨の菲薄軟化（頭蓋
癆），後頭骨扁平化，くる病念珠として確認され
る肋骨肋軟骨接合部（CCJ）辺縁の拡大，下部
肋骨に付着する横隔膜が下部肋骨を引っ張るこ
とによって生じるハリソン溝，などが挙げられ
る[32]。ビタミンD欠乏状態にある母親から生ま
れた子どもの場合，エナメル質低形成や乳歯萌

生遅延を認めることもある[22]。骨格筋にはビタ
ミンD受容体が存在するので，ビタミンD欠乏
は近位筋の脱力をひきおこし，転倒の頻度が高
くなる可能性がある[31]。筋の脱力や骨痛によっ
て子どもが動きたがらなくなり，運動発達が遅
延することもある。胸壁変形や筋の脱力の結果，
肺感染症の反復，呼吸仕事量の増加，過剰な発
汗を認めることもある[22, 34]。拡張型心筋症も，
くる病の合併症として症例報告がある[35]。ビタ
ミンD欠乏症の症状や重症度は極めて多様性が
あるため，臨床医はビタミンD欠乏症を積極的
にスクリーニングすることが望まれる。

　くる病の診断：くる病の診断は，臨床的特徴
と単純X線所見と臨床検査所見とを組み合わせ
て下される。初回の単純X線写真では，骨軟化
症の所見や予備石灰化層の喪失所見が確認され
る。より重度の事例では，骨端軟骨（成長板）
の拡張所見や，骨幹端の杯状変形（cupping）や
辺縁不整像（fraying）が確認される。さらに進
行したくる病では，低カルシウム血症を伴うこ
ともある。臨床検査では，その他にも低リン血
症やアルカリホスファターゼ（ALP）上昇を認
めることもある。25-ヒドロキシビタミンD値
はほぼ常に低いことが診断を確実なものにする
が，臨床的特徴や単純X線写真の特徴から診断
が明らかであれば，必ずしもこの検査を行う必
要はない[28]。

　以下の状況では，ビタミンD欠乏症のスク
リーニングを考慮する必要がある。

- 北緯に住んでいる暗色皮膚の乳児[28]
- 原因不明の乳幼児の成長障害，粗大運動
  の発達遅滞，易刺激性の亢進[28]
- 継続的に抗けいれん薬や糖質コルチコイ
  ドを内服している小児[28]
- 頻繁に骨折する子ども，骨軟化症を認め
  る子ども[28]

アルカリホスファターゼ（ALP）の測定は，

第31章　骨の発達と健康　**423**

初期のスクリーニングとして有用である。追加で行うべき臨床検査としては，血清25-ヒドロキシビタミンD，カルシウム，リン，PTHを含める必要がある。手首部（橈骨・尺骨）の単純X線写真正面像や膝部（脛骨・大腿骨）の単純X線写真正面像も，くる病の徴候を評価するために，撮影する必要がある[28]。

くる病の代謝的な原因：ビタミンD依存性くる病は，酵素活性の低下により25-ヒドロキシビタミンDから活性代謝産物1,25-ジヒドロキシビタミンDへの転換が十分なされない病態であり，臨床症状は低カルシウム血症性くる病に類似する。ビタミンD受容体の異常であるビタミンD抵抗性くる病でも同様の臨床像を呈する[32]。

くる病の生化学的変化：ビタミンD欠乏が原因であれカルシウムの摂取不足が原因であれ，くる病の基本的な病態はカルシウムの恒常性維持の破綻である。低カルシウム血症は副甲状腺機能亢進症を引き起こし，腎尿細管のリン酸塩損失や低リン血症をもたらす。PTHは尿細管に作用し，尿中カルシウムを減少させる[22]。骨代謝回転の尺度であるアルカリホスファターゼ（ALP）は，通常，上昇する[22]。

くる病の治療：くる病の治療は，ALP濃度と単純X線上の異常所見が正常に戻るまで，1日あたり2000 IU〜10,000 IU（40 IU = 1μg）のエルゴカルシフェロール（ビタミンD）の内服を行う。その他の治療法としては「stosstherapy」と呼ばれる，150,000IU〜600,000IUのエルゴカルシフェロール大量の単一経口・筋肉内投与法も挙げられ[36]，この治療法は，治療後2〜4週間以内に単純X線所見を消去させる効果があると報告されている[35]。ビタミンD治療開始後の低カルシウム血症悪化として現れる，飢餓骨症候群（hungry bone syndrome）を回避するため，カルシウムの摂取量を1,000mg／日を維持することが重要である[36]。

ビタミンD欠乏症と骨折：ビタミンD欠乏症と骨折のリスクとの関係は十分理解されている

わけではない。しかしレビュー文献研究では，栄養性くる病に伴って骨折の頻度は上昇することが示されている。Bullochらは，2つの施設で29カ月間の観察期間中に，肋骨骨折をきたし受診した生後12カ月未満の乳児例39名の検証を行い，うちX線写真および臨床検査の所見で診断されたくる病併発事例は，わずか1名であった，と報告している[37]。オーストラリアで行われた研究では，17歳未満の小児232名を対象に，ビタミンD欠乏性くる病の可能性の評価が行われ，87％の事例でビタミンD不足や欠乏症が確認されたが，くる病の臨床症状を呈した事例はおらず，単純X線写真上でくる病の徴候が認められた事例が42％いたが，骨折をきたした事例はいなかったと報告されている[24]。トルコでの，栄養性くる病に罹患した生後3カ月齢未満の乳児42名を対象とした研究でも，骨折を認めた事例は皆無であったと報告されている[38]。DeLuciaらの行った，くる病の臨床症状，生化学的所見，単純X線所見を認めた43名の幼小児例の研究でも，骨折を認めた事例は皆無であったと報告されている[39]。一方で，オーストラリアのシドニーにおける，11年間にわたる栄養性くる病の子ども126名を対象とした研究では，骨折を認めた事例が5名存在していたと報告されている[40]。Kooらは，1,500グラム未満で出生した乳児78名の追跡調査を行い，うち25％に単純X線写真上で，骨折やくる病が確認されたとの報告を行っている[41]。米国ウィスコンシン州の調査では，くる病の子どもの10％に骨折が確認されたと報告されている[42]。これらの研究を総合すると，くる病としての徴候や症状を認めたとしても，骨折はくる病患者において，比較的稀な合併症であるということが出来よう。骨折をきたしていたと報告された事例はすべて，くる病としての他の単純X線所見や臨床検査所見を呈していた。なお，臨床検査や単純X線写真でビタミンD欠乏症の徴候が確認されたことをもって，虐待による骨折の可能性が除外され

424 第Ⅴ部 子どもの身体的虐待

るわけではないことを認識しておくことが重要である。ビタミンD欠乏症の子どもが，虐待被害を受けることもありうる。基礎疾患があったとしても，虐待による外傷の懸念が残る場合には，包括的評価を行いその可能性の探求を行う必要がある。

銅欠乏症

銅欠乏は，虐待が疑われる事例における鑑別すべき病態として，しばしば議論がなされてきた。銅欠乏をきたすリスク要因としては，低出生体重（身体での銅貯蔵が少ない），銅摂取不全（完全静脈栄養や，成分無調整の牛乳）などが挙げられ，栄養失調症が先行している場合にはさらにリスクは増す。銅欠乏の症状としては，精神運動発達遅滞，低血圧症，色素減少，頭皮静脈の怒張，貧血や好中球減少症，などが挙げられる[43, 44]。単純X線写真上の変化としては，骨粗鬆症，骨幹端の不明瞭化や杯形成，骨幹端の鎌形骨棘形成，骨膜下骨新生，予備石灰化層のX線透過性低下，骨折などが挙げられる[44, 45]。銅欠乏の骨徴候は，コラーゲンやエラスチンの架橋障害に続発して生じるもので，最終的には骨折リスクの増加した脆弱性骨が形成される[43]。

銅欠乏に共通して認められる徴候が，本病態と虐待とを鑑別する上で有用となる。銅欠乏症における単純X線写真上の変化は骨幹端で最も明白であるが，銅欠乏の場合にはこのような変化は，全ての骨で確認しうるものである。正期産で出生した小児において，銅欠乏に続発した骨折は，生後6カ月〜60カ月の間に認められる。一方，低出生体重児における骨折は，生後2カ月〜7カ月の間に通常は認められる。正期産児で出生した銅欠乏症事例において，頭蓋骨骨折をきたした事例や肋骨骨折をきたした事例は，これまで報告されていない。また銅欠乏により骨折をきたした事例は，全例で骨折以外にも明白な骨変化が確認されている[44]。これらの事実は，鑑別として銅欠乏を考慮しなければならな

いか否かを判断する上で有用となるであろう。血漿銅濃度が40μg/dL未満で，血漿セルロプラスミン濃度が13mg/dL未満の場合，銅欠乏症と診断しうる[43]。

Menkes病は，男性にのみ発症するX連鎖性劣性遺伝症であり，腸管における銅の吸収障害が原因の病態である[44]。本症では，貧血や好中球減少症を伴う以外には，頭蓋内出血をきたしうる点も含め，食事からの銅摂取不全症の場合と，ほぼ同様の所見を呈する[43]。また本症では，虐待事例に認められるCMLに類似した骨幹端病変を認めることもある[44]。Menkes病では低体温やけいれんなどの症状を認め，臨床症状は急速に悪化し，予後は不良である。このような特徴的な経過は，Menkes病とその他の病態を鑑別する上で有用となるであろう[43]。Menkes病では，粗で菲薄化した色素沈着に乏しい毛髪（kinky hair）が特徴的であり，血清の銅やセルロプラスミン濃度の低下も伴うため，虐待との鑑別は容易であろう[44]。

ビタミンC欠乏症（壊血病）

アスコルビン酸とも呼ばれるビタミンCは，コラーゲン生合成に必要な補因子である。食物のアスコルビン酸含有量は，保存や調理の際に減少しうる[46]。複数の研究で，ミルクを瓶で貯蔵することはアスコルビン酸濃度の減少の一因となりうることが明らかにされている。そのため，瓶で保存したミルクだけを与えられた乳児では，ビタミンC欠乏のリスクが生じる可能性がある。熱はアスコルビン酸を破壊するため，粉ミルク調乳の際に沸騰したお湯を使っている場合や，著しく食事が不足している場合，子どもがビタミンCをきたし壊血病になるリスクとなる[46]。ビタミンCの摂取が不十分な状態が1〜3カ月以上続くことで，症状が出現するため，一般的には生後6カ月齢以降に発症することが多い[44, 47]。壊血病の症状としては，発疹，歯肉疾患，貧血，骨格筋量減少，心臓肥大，副

腎障害，骨髄機能障害，精神医学的症状，関節炎などが挙げられる。ビタミンCの摂取不足は，類骨のマトリックス減少とコラーゲンの再吸収障害をもたらし，骨の構造や機能の障害を続発する。単純X線写真で確認される所見は，細胞活性の低下や毛細血管の内皮障害による出血を反映したものである[44]。骨折は骨端軟骨（成長板）周辺に生じ，骨膜下出血をきたし骨痛を伴う[47]。長軸にそって長管骨を包むように，大量の石灰化が認められることもある。壊血病に罹患した事例の，単純X線写真上の骨幹端の所見は，虐待によるCMLの外観と類似しうるが，特徴的所見から鑑別することは可能である。皮質骨の菲薄化と，骨端部周囲の緻密な環状硬化像を伴う，予備石灰化層（ZPC）の骨密度上昇，ならびに隣接部位の骨密度低下は，壊血病の際にしばしば認められる所見である[44]。血清ビタミンC濃度の減少を確認することで，診断を確定することは可能であり，適切な治療により完治も可能である[47]。

ビタミンA中毒

ビタミンA中毒（過剰症）は，初期には食思不振，易刺激性，掻痒などの非特異的な症状を呈する。数週間後や数カ月後には，四肢の皮膚に硬性や軟性の腫大が認められる。単純X線写真では骨膜下新生骨が認められるが，その新生骨は波状を呈する。骨幹端に病変は認められず，骨折傾向もない[44]。

Caffey病

Caffey病は乳児皮質骨増殖症とも呼称され，乳児早期に発症し，複数の骨に有痛性の骨膜下新生骨や皮質骨肥厚が認められる。通常，診断は生後6カ月までに下され，75％の事例では下顎骨に病変が認められる。鎖骨や尺骨にも通例，病変が認められる。家族歴を認める事例もあるが，本症の正確な原因は判明していない。通例は，骨折は認められず，骨幹端に病変も認めら

れないため，本症と虐待とを鑑別することは可能である[44]。

低ホスファターゼ血症

低ホスファターゼ症は，遺伝性の骨代謝疾患であり，小児期にはくる病様変化，成人期には骨軟化症を呈する。歯のセメント質の欠如に続発して，早発性の歯欠損が生じる[48]。骨や肝臓でのアルカリホスファターゼ（ALP）活性は低下し，血清ALP値は低下する。診断は臨床症状と，血清ALP値の低下，ならびに血清ピリドキサール-5'-リン酸塩値の上昇に基づいて行う。疾患の重症度は，発症時年齢と逆相関している[49]。

重症型では周産期に低ホスファターゼ症を発症し，著しい骨鉱質化障害が認められる。羊水過多症を認めることが多く，死産もまれではない。肋骨は細く変形しており，しばしば肺低形成症を合併する。単純X線写真上では，長管骨の骨硬化斑，尺骨や腓骨の骨棘などの所見が認められる。新生児期には，甲高い啼泣，貧血，けいれんが認められる[48]。

低ホスファターゼ症の子どもの外観は，新生児期には正常であるが，生後6カ月齢までにはくる病性変化と発育不全が顕在化する。頭蓋骨縫合の早期閉鎖を認めることも稀ではない。合併する胸郭変形は，繰り返す肺感染症の原因となる。高カルシウム血症に続発して，易刺激性亢進，栄養不全，嘔吐，筋緊張低下，多飲・多渇，脱水，便秘などが生じる。突然の発熱や骨痛のエピソードも認められる。単純X線写真では，骨幹端にびまん性の脱灰やくる病所見が認められる[48]。

小児期発症型の低ホスファターゼ症は，より軽症であり，下肢の弯曲などの症状を呈する。長管骨の骨幹端に限局的な骨変化を認めることで確定診断に至る事例が多い。頭蓋内圧亢進，発育不全，頭蓋骨早期癒合を認めることも稀ではない。思春期以降に自然軽快することもある

が，成人期に症状が再発することも多い[48]。

成人発症型の低ホスファターゼ症は，通常は最軽度であり，骨軟化症や偽骨折を認めるが，易骨折性も認められる[48]。

骨粗鬆症

骨減少症（osteopenia）は，「年齢相応の骨量の減少した状態」と定義付けられ，骨粗鬆症の前駆状態である。骨粗鬆症は，骨脆弱性と易骨折性を引き起こす骨塩減少が特徴である[50]。一次性の骨組織の欠損（一次性骨粗鬆症）と，非骨性の疾患や薬剤の副作用の結果生じる二次性の骨粗鬆症を鑑別することが重要である。

原発性骨粗鬆症：原発性（一次性）骨粗鬆症は，骨成長に影響を及ぼす遺伝的欠損が原因であり，結合織の遺伝性障害と若年性特発性骨粗鬆症とに，さらに細分される。

骨形成不全症（OI）は，結合織の異常をきたすよく知られた遺伝性疾患であり，本章の別セクションで詳述している。関節弛緩と過伸展，易挫傷形成性を呈するという点で，Ehlers-Danlos症候群（EDS）患者とOI患者とは類似している。EDSではその他にも，反復性関節脱臼，側弯，脊柱後弯症，胸脊柱前弯，胸鎖関節の亜脱臼，胸壁変形，橈尺骨癒合症，先天性股関節脱臼と内反足などの徴候が認められる。骨の強度はおしなべて低下しており，骨折をきたす高リスクの病態である[50]。生後13カ月から生後36カ月齢までの16名のEDS患者の検討を行ったあるケースシリーズ研究では，19%の事例に頻回の骨折歴が認められたと報告されている[51]。

Marfan症候群（MFS）は常染色体優性疾患であり，様々な骨格異常，眼異常，心血管系異常が認められる[50, 52]。MFSの成人ではしばしば骨粗鬆症が認められ，約30%の患者で骨折を呈する。ただし，外傷のエピソードを伴わない場合における，骨折の真のきたしやすさに関しては，いまだ不明である[50]。

ホモシスチン尿症は，認知能の障害，水晶体偏位，マルファン症候群様体形，早発性の血栓性血管疾患，などを伴う常染色体性劣性結合織異常である[50]。骨格的な徴候としては，側弯，クモ指症，手根骨拡大，前胸部変形，弯曲性四肢骨変形，関節拘縮，凹足などが挙げられる。若年の患者にも骨粗鬆症はしばしば確認されるが，治療への反応性は良好である[50]。

若年性特発性骨粗鬆症（IJO：idiopathic juvenile osteoporosis）は，これまで健康であった子どもに認められる骨粗鬆症で，通常は思春期発来の数年前ごろに認めることが多いが，3歳程度の子どもでも報告例は存在している。特定の遺伝性はないと考えられている。症状としては徐々に出現する背部・股関節部・膝の痛みであるが，歩行が困難なほどに重症化することもありうる。椎骨の圧迫骨折はよく認める所見であり，そのほかにも骨幹端骨折，脊柱後弯症（後弯），側弯，鳩胸なども認めうる[50]。急性期の骨変性所見として，単純X線写真上で骨幹端直下に帯状のX線透過性領域が認められることもあり，脊柱が両凹型や楔形を呈することもある。最大摂取量のカルシウムやビタミンDの内服を行うことが有効とされている。多くの事例は，2年から5年かけて自然軽快する[50]。

二次性骨粗鬆症

二次性骨粗鬆症は，何らかの基礎疾患や，疾病に対する薬物治療に続発して生じる。二次性骨粗鬆症をきたす病態としては，未熟性（本章の別セクションで詳述している），神経筋疾患，慢性疾患，内分泌疾患および生殖障害など，幅広い病態が挙げられる[50]。慢性疾患を有する小児では，骨強度や骨折耐性は低下し，易骨折性を有する状態となっている可能性を考慮する必要がある。さらに，慢性疾患に伴って認知能の障害などが存在する場合，疼痛や不快感を表出し難い状態となり，早期に骨折に気付くことがより困難になりうる。

神経筋疾患

　機械的な負荷がかかることは，骨の強度を保つために欠かすことが出来ない。神経筋疾患の子どもは，骨を発達させるための筋肉の動きによる負荷がかからない状態にある。脳性麻痺，Duchenne型筋ジストロフィー，ポリオやその他の四肢の不動化を伴う疾患を持つ子どもでは，このような機序による二次性骨粗鬆症が，大きな問題となる。

　脳性麻痺（CP：cerebral palsy）は，脳局所の損傷による運動障害や体位保持機能不全を呈する，非進行性の身体障害である[50, 53, 54]。CPの合併症としては，精神発達遅滞，てんかん，視覚障害，発声障害，整形外科的障害などが挙げられる[53]。側弯，関節の亜脱臼や脱臼，進行性股関節異形成は，典型的な骨格異常である[50, 53]。骨の成長率の低下に続発して，骨減少症（osteopenia）が生じていることも多い[53]。主要関節の拘縮，筋肉不使用に続発する骨塩量の低下，日光への曝露機会の低下に続発するビタミンD欠乏症などの結果として，CPの子どもの5％〜30％に骨折が生じるとされている[50, 55]。骨の強度は，長期間にわたる抗けいれん薬の使用によって，さらに低下してしまいうる[50]。

　Duchenne型筋ジストロフィーは，ジストロフィン・タンパクをコードしている遺伝子の変異によるX連鎖性劣性遺伝性疾患である[50, 56]。ジストロフィンは，筋線維の細胞膜上で糖タンパク質複合体を安定化させる作用を持っている。ジストロフィン機能が遺伝子変異により変容した場合，筋線維はタンパク分解酵素による影響をより受けやすくなる[56]。本症の最も典型的な特徴は，下肢優位の進行性の近位筋の筋力低下であり[50, 56]，通常，3歳以前に発症する。本症の子どもは，発症後には走ったり，跳んだり，階段を登ったりすることが困難となっていき，通常12歳までには車椅子生活を余儀なくされる。筋機能の喪失は，特に下肢における骨折をきたしやすくする要因となる[50]。Duchenne型筋ジスト

ロフィーの骨折発生率の調査を通じ，本症の骨折は一人で移動することが可能な子どもが転倒した結果生じる場合が最も多いことが判明している。なお骨折の40パーセントは，8歳〜11歳の年齢層に生じており，3歳未満で骨折を認めた子どもは8.8％であった，と報告されている[57]。

　四肢の不動化は，骨塩量や骨密度に劇的な減少を引き起こす。骨塩の減少は，四肢の不動化をもたらした損傷の受傷や麻痺の出現後ほどなく始まるが，骨塩の減少率は時間とともに減少していく[50]。リハビリでの回復を期待できない不動化患者は，特に病的骨折をきたすリスクが高い。

慢性疾患

　白血病，リウマチ性疾患，炎症性腸疾患，嚢胞性線維症，神経性食欲不振症の子どもは，特に骨脆弱性を伴う可能性が高い[50]。白血病患者の約20％〜30％には骨痛を伴うとされている。この骨痛は，白血病細胞の骨膜への浸潤に続発することもあれば，骨髄への白血病細胞の蓄積による無菌性骨壊死により生じることもある[50, 58]。そのため，骨痛を認め末梢血の塗抹標本に異常がある子どもに対しては，骨髄生検による評価を行わなければならない[58]。急性リンパ性白血病（ALL）の子どもは，骨痛に加えて歩行異常を呈することもあり，より骨折をきたしやすい。単純X線写真上の所見としては，骨幹端のX線透過性の亢進，硬化性病変，骨膜反応などが挙げられる[58]。ALLの治療は，骨塩量減少を伴う骨への有害な影響が生じるが，骨塩量減少は治療開始の最初の6カ月間で最も強く生じる。この間は骨折リスクが特に高く，患者の約30％までもに骨折が生じている[50, 59]。

　リウマチ性疾患に罹患した子どもは，特に骨脆弱性を認めやすい。骨代謝が障害されることで骨塩量は減少し，骨折のリスクは増加する。骨塩量の減少は病勢と相関しており，病勢が落ち着いている間には改善傾向となる[50]。

神経性食欲不振症における骨異常は栄養不良に起因し，骨塩量は減少し，生涯を通じて骨折リスクは増加しうる[50]。

生殖障害および内分泌疾患

骨塩量は性ホルモンの影響で，思春期に急激に増加する。このようなホルモン変化も，骨の成長や骨端部の成熟に欠かすことの出来ない要因である[50]。Turner症候群の女児の多くは低身長であり，二次性徴が自然に完成することはなく[60]，骨折のリスクが増加している[50]。

成長ホルモン（GH：growth hormone）は，骨の成長と筋肉量増加のために必須のホルモンである。成長ホルモン分泌不全症の患者では，骨の成長におけるGHの作用不全と，筋肉量低下のために骨に加わる刺激も減弱するため，骨密度は低下する[50]。ただし適切な補充療法を行うことで，正常な骨質量を取り戻すことは可能である[61]。

甲状腺ホルモンは，骨吸収を促進させる。骨吸収の促進が進むことで，血清カルシウム濃度や血清リン濃度は増加し，それによりPTH分泌と1,25-ジヒドロキシビタミンDの生成は抑制される。甲状腺機能亢進症は骨梁の容積を減少させ，骨の有孔性を増加させ，骨粗鬆症を引き起こしうる[50, 62]。骨障害の重症度は甲状腺機能亢進症の罹病期間と相関し，慢性の患者では骨折リスクが増加している[62]。ただし甲状腺機能亢進症患者の骨折の生涯リスクは明らかにはされていない[63]。未治療の新生児甲状腺機能亢進症の事例の多くは，成長停止，骨年齢遅延，低身長を伴う[63]。

小児に医原性の骨粗鬆症を引き起こす薬剤

骨の健康に対し糖質コルチコイド療法が有害であることは，十分に証明されている[64, 65]。糖質コルチコイドは，骨芽細胞の複製・移動・分化を抑制し，寿命を短縮させることによって，骨形成を阻害する[66]。骨密度の減少は用量依存性であり，治療開始直後に最も減少し，その後はより緩やかになるが，継続して減少は続いていく[50]。糖質コルチコイド療法を4クール（1クール平均6日）以上受けた小児は，骨折リスクがより大きくなることが知られており，例えば上腕骨骨折のリスクは2倍となることが示されている[67]。基礎疾患の存在自体も，骨の健康を低下させる要因となる。

抗てんかん薬（AED：antiepileptic drug）の使用により，骨粗鬆症が引き起こされることもある[50]。フェニトイン，フェノバルビタール，カルバマゼピンはCYP450酵素系を誘導し，ビタミンDクリアランスを増加させ，PTH分泌亢進を引き起こす。その結果，骨代謝回転が刺激され，骨軟化症を引き起こす。酵素誘導作用のないAEDであっても，骨に負の影響を及ぼしうる。例えば，バルプロ酸の長期内服を行っている子どもは骨密度が10％減少すると報告されている。骨密度の減少と骨折をきたすリスクに関するデータは，成人に関しては明確化されている。例えば骨密度が7％減少した場合，骨折の発生は50％増加することが知られている[68]。バルプロ酸服薬中に多発骨折を認めた小児事例のケースシリーズ研究では，血清中のPTH，カルシウム，ビタミンD，アルカリホスファターゼ（ALP）は正常範囲内であったと報告されている[55, 69]。けいれんに伴う強直間代性の動きや，けいれんの際に転倒なども，骨損傷をきたすリスクとなる。このような事例の骨減少（osteomalacia）に対しては，ビタミンDによる治療が有効である。

骨の健康に影響を及ぼす感染症

先天性梅毒の乳児では，肝脾腫大，鼻腔閉塞，リンパ節腫脹，皮膚粘膜病変，偽性麻痺，浮腫，発疹，溶血性貧血，血小板減少症など，様々な症状を呈する[70]。単純X線写真上では，成長停止線，骨幹端破壊，骨膜炎，骨炎などの骨異常

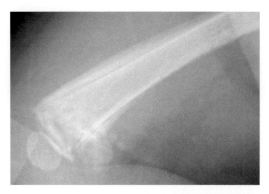

写真31-1 梅毒性骨髄炎の生後10週齢の乳児。大腿骨遠位の骨幹端に，X線透過性亢進領域と骨膜反応が確認される。
（写真提供：オハイオ州シンシナティーのシンシナティー小児医療センターMarguerite Care医師）

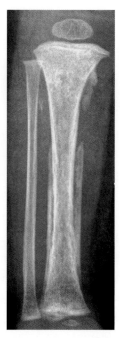

写真31-2 ブドウ状球菌性の骨髄炎をきたした，生後10カ月齢の乳児。脛骨に著明な骨膜反応が確認される。
（写真提供：オハイオ州シンシナティーのシンシナティー小児医療センターMarguerite Care医師）

が確認される[71]。骨幹端の異常は，症候性梅毒の乳児の90％に，血清検査陽性の無症候性新生児の20％に，確認される（写真31-1）[44]。骨髄炎による骨破壊所見は，生後1カ月齢から6カ月齢までの先天性梅毒乳児の長管骨で確認される。脛骨近位部の骨端の骨化遅延は先天性梅毒新生児の30％に，大腿骨遠位部や脛骨近位部の骨化中心の骨化遅延は，10％に確認される。先天性梅毒の乳児に認められる骨幹端骨折が，虐待による典型的骨幹端損傷（CML）に類似する場合もある[44]。梅毒の血清学的評価は，診断を確定する上で必要不可欠である。

骨髄炎は，新生児期・小児期・思春期を通じていつでも発症しうる（写真31-2）。感染は，血行性感染，直接接種，局所感染からの血行感染などにより生じるが，小児では血行性感染の頻度が最も高い。骨髄炎の症状としては，発熱，局所の疼痛，患部の可動性低下などが挙げられる。身体診察で，発赤や腫脹が確認されることも多い。白血球の増加は約30％の患者で認められ，血清の炎症マーカーの増加は90％以上の患者で認められる[72]。乳幼児例では，骨髄炎に伴って骨膜下新生骨形成を伴う多病巣性の骨幹端病変が認められることもある。骨髄炎としてのその他の典型的所見を伴わないこともあり，単純X線写真における骨幹端のX線透過性所見と，虐待によるCMLとを鑑別することが困難な場合もある。骨幹端部の骨髄炎の合併症として，骨端軟骨にまで達する骨折をきたすこともあり，このような場合も外傷に続発した骨折との鑑別は困難となる。虐待事例の場合にはその後に仮骨形成とリモデリングが進み，骨髄炎の場合には骨破壊に至る点も，鑑別に有用となる[44]。

未熟性

骨の健康は，未熟児出生や周産期・新生児期の疾病への罹患によって悪影響を受けうる。胎児の骨量の増加が最大になるのは，妊娠第3期の間であり，胎児骨のほぼ80％は妊娠26週以降に鉱質化し，妊娠27週目と34週目にそのピークが存在する[9, 73-75]。したがって未熟児として

出生するだけで骨密度は減少し，骨の強度は減少し易骨折性をきたす顕著なリスク要因となるのである[73, 74, 76]。出生後に骨の鉱質化のキャッチアップ（追いつき成長）が生じるため，骨折のリスクは学齢期前には消失することが複数の医学研究で示されてはいるものの[9, 77]，どれくらい早期に骨の鉱質化が正常化し，骨強度が正常化するのかはいまだ判然としていない。未熟児出生した場合には，骨の健康や鉱質化に負の影響を及ぼす，利尿剤（特にフロセミド），ステロイドなどの薬剤による治療を行う必要性があることも多く，この問題に端的に答えることは難しい。さらに未熟児では非経口栄養を必要とすることも多く，そのことも骨密度減少のリスクとなる[9]。

子宮内で十分な骨の鉱質化が生じる前に出生となり，出生後に長期間に及ぶ薬物管理や非経口栄養管理が必要となった場合，児の骨折リスクは上昇する。ある研究では，長期間にわたるNICUの管理を要した未熟児の1.2％で骨折が確認されており，特に極低出生体重児（出生体重1,500g未満）の子どもでは，その発生率は2.1％であったと報告されている[78]。興味深いことに，この研究では1名を除く全例が2カ所以上の受傷時期の異なる複数の骨折をきたしていた，とも報告されている。またこの研究では，（1）胆汁うっ滞性黄疸，（2）長期間にわたる完全静脈栄養（TPN：total parenteral nutrition），（3）気管支肺異形成症，（4）2週間以上のフロセミドを使用した利尿療法，の4つがリスク因子として骨塩量の減少や未熟児くる病の発生に寄与していたとも報告されている[78]。超低出生体重児（出生体重1,000g未満）で出生した子どもでは，骨折のリスクは著しく増加している。骨減少症（osteopenia）をきたした超低出生体重児の二次的骨折の頻度はおよそ70％に上ると報告されている[9, 79]。ただしこのような骨折の高リスク状態は，学齢期前期までは持続しないと推察されている[9, 77]。外来で診察した乳幼児に骨折が確認された場合，在胎周生歴に関しての問診を行うことは，周産期に関連した骨折リスクを特定する上で有用となる。

一方で，未熟児出生した子どもは，虐待を受けるリスクも高い。未熟児出生の既往のある乳幼児に骨折が認められた場合には，骨疾患の有無について慎重な評価を行う必要があるが，骨の健康状態に関わらず，外傷性の骨折の可能性も考慮しなくてはならない。外傷性の骨折の可能性がある場合，それが偶発的に生じたものであるのか，意図的に負わされたものであるのかは，骨減少症（osteopenia）の存在の有無で判断が可能となるわけではない。出生後のNICU入院による長期の親子分離は，親子の愛着形成の妨げとなりうる。未熟児として出生したこと自体も，正期産出生の子どもに比べて，育児にかかる時間や技術を要し育児負担は増すこととなる。両親や家族にかかる感情的ストレスも増え，経済的な負担も大きくかかってしまう。このようなストレスが，身体的虐待に結び付いてしまう可能性は十分にありうる[9, 80]。従って，未熟児出生した既往のある乳幼児に骨折が認められた場合には，骨脆弱性の包括的評価を行うとともに，家庭内に暴力問題が生じるリスクを高めるような社会的ストレス要因や家族間病理が存在していないかどうかについても，評価する必要がある。この両方の条件を考慮したうえで，子どもに最大限の結果がもたらされるよう，適切な治療や介入を行う必要がある。

未熟児では静脈針留置のような単純な処置や[81]，腰椎穿刺の際の過屈曲−過伸展の際に[82]，病的骨折が生じてしまいうることが知られている。ただし出生1,500g未満で出生した未熟児であっても，心肺蘇生法により肋骨骨折をきたしたとの報告は極めて稀であり，肋骨後部に骨折が認められた場合，未熟性だけではその骨折について十分に説明することはできない[83]。在胎22〜33週で出生した超低出生体重児を対象として，肋骨骨折の発生率やその部位につい

第31章 骨の発達と健康 **431**

て検証したある研究では，72名中5名に肋骨骨折が確認されたと報告されている。5名のうち3名は心肺蘇生がなされた事例であり。5名全員がNICUを退院できずに死亡していた。骨折部位はいずれも背部ではなく，この研究では「肋骨骨折は超低出生体重児でも稀であり，認められる場合にも肋骨後部に生ずることはなく，肋骨後部骨折が確認された場合，未熟児出生歴に関わらず，虐待の可能性を第一義に考える必要がある」と結論づけられている[83]。

骨形成不全症

　骨形成不全症（OI：osteogenesis imperfecta）は，様々な症状を伴う骨結合組織疾患であり，骨の脆弱性をきたすことが特徴である。この疾患は，最重症の場合には出生時に致死的となるが，軽症の場合には早発性の骨粗鬆症の症状を呈するのみのこともある。

　呈する症状は非常に多様性があるために誤診されることも多いが，OIの発生率は出生児20,000名に1名程度とされている[84, 85]。これまで200以上の遺伝子変異が，OIの原因として同定されている。最も頻度が高い突然変異は，Ⅰ型コラーゲン内のタンパク質をコード化する遺伝子であるCOL1A1遺伝子やCOL1A2遺伝子に認められるもので，OI患者の約90％がこれらの遺伝子異常が原因である[84, 86]。Ⅰ型コラーゲンは2つのα1ポリペプチド鎖と1つのα2ポリペプチド鎖で形成される，三重らせん分子から構成されている。グリシン残基は各ヘリカルターンの中心に位置し，これらの遺伝子異常によるアミノ酸の変異は，コラーゲンの機能を損なう構造的異常を引き起こす[86]。OI患者では，骨形成が減少し，骨代謝回転が増加する[87]。OI患者の骨組織には，重症度に応じた無秩序化が認められ[84]，皮質骨の幅減少，海綿骨容積の減少，小柱骨数の減少が確認される[84]。その結果，骨強度は減少し，骨折に対する耐性は損失することとなる。

呈する臨床症状は事例により極めて多様性があるが，最も頻度が高い特徴としては，過剰な骨折数，軽微な外力による骨折，低身長，側弯，青色強膜，難聴，象牙質形成不全症，靭帯や皮膚の弛緩，Worm骨（過剰縫合骨），易挫傷形成性，などが挙げられる[84]。OIの病型によっても，特異的な臨床症状は様々である。

　Ⅰ型：Ⅰ型OIは最も頻度の高い病型である。この疾患を有する患者は，骨脆弱性は軽微で，身長は正常であることが多い。骨折は始歩後から認められることも多く，四肢の長管骨，肋骨，および手足の小骨を骨折することが多い。骨折の治癒過程は，正常の場合と同様に進行する[88]。Ⅰ型では青色強膜をしばしば認めるが，象牙質形成不全症を認めることは稀である。椎骨の圧迫骨折は，思春期のような急激に成長する時期に，椎骨の圧迫骨折を生じることもある[86]。成人のⅠ型OI患者は，閉経後に早発性や進行性の骨粗鬆症を認めることもある。成人期の患者の約50％に難聴が認められる[84]。

　Ⅱ型：Ⅱ型OIは，子宮内死亡や乳児期死亡をきたしうる病型である（写真31-3）。周産期に致死的経過をたどるのか，重度であっても生存しうるのかを，出生前に診断することは不可能である場合が多い[89]。Ⅱ型OIの乳児では，青色強膜や灰色強膜を認めたり，骨密度の減少した短くて幅広い骨を認めることが多い。死亡事例では通常，複数の肋骨骨折からの呼吸不全が死因となることが多い[86]。中枢神経系の奇形や出血が死因となることもある[89]。

　Ⅲ型：Ⅲ型OIは，生存可能なOIの中で最も重篤な病型である。胎児超音波検査で出生前診断が可能なこともある[89]。Ⅲ型OI事例の乳児の多くは，出生時に長管骨変形や多発性骨折が認められる（写真31-4）。青色強膜，象牙質形成不全症，三角形顔（顔面骨の発達不十分や比較的大きな頭部に起因する），低身長もしばしば認められる。Ⅲ型OIの子どもは，多発性骨折に苦しみ，通常，成人期以前に車椅子の使用を余儀

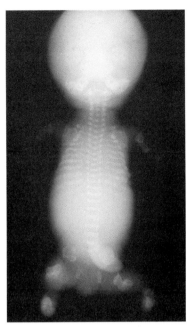

写真31-3　致死的な最重度の病型である，II型骨形成不全症。本児は，出生直後に死亡した。

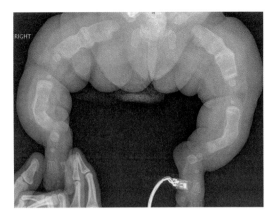

写真31-4　生存しうる中で最重度の病型であるIII型骨形成不全症。本児には，子宮内で長管骨骨折を反復し出生時には既に著明な骨奇形が認められた。

なくされる。呼吸困難が主要な死因となる[3]。

IV型：IV型OIは，症状が軽度にとどまる場合から車椅子に依存する場合まで，重症度が幅広い。OIの典型的な徴候を伴わないことも多く，青色強膜を認めることも稀である。初回の骨折時には単純X線写真で骨変形を認めない事例も多いが，その正確な頻度は不明である[88]。歯牙のエナメル質低形成が唯一の骨折外症状となる場合もあるが，この様な事例では，歯の萌出以前に診断を行うことは困難である[90]。この病型では偶発的な突然変異が原因となることも多く，その場合，骨脆弱性の家族歴が認められない。家族歴や骨折外症状が認められないために，IV型OIは虐待との鑑別が時に困難である。

V型：V型OIの遺伝形式は常染色体優性であるが，I型コラーゲンをコードするDNAやタンパク質異常のスクリーニング検査は陰性を示し，正確な遺伝子異常部位は不明である[訳注b]。層板骨の病理組織学的異常も，I型OIやIV型OIと

は異なる形態を示す。青色強膜や象牙質形成不全を認めることは稀である。V型OIでは，骨折後の過剰仮骨形成が特徴的所見として挙げられる。形成された仮骨は，皮膚の上から硬く温かい腫脹として確認され，当初は続発性の炎症所見や悪性疾患の続発症状と誤診されることもある[89]。橈骨と尺骨間の骨間膜に出生後ほどなく確認される石灰化によって，回内運動や回外運動が制限されることもあり，橈骨頭の亜脱臼の発生率を増加させる原因ともなっている[86]。

VI型：VI型OIの遺伝形式は常染色体劣性遺伝で，呈する症状は中等度から重度の骨変形や骨脆弱性である。青色強膜や象牙質形成不全は通常は認められない。本病型のOIは骨生検のみで診断が可能であり，骨マトリックス内での鉱質化障害が確認される[89]。病理組織学的に，骨の層板構造が魚のうろこ状の外見を呈する。またカルシウム・リン代謝は正常であるにもかかわらず，過剰類骨の蓄積が認められる[86]。単純X線写真では，成長板（骨端軟骨）の異常は確認できない[89]。この病型では他の病型のOIとは

[訳注b] 2012年にIFITM5遺伝子異常が原因であることが判明した

異なり，ビスホスホネート治療には反応しない。V型と同様にI型コラーゲンをコードするDNAやタンパク質異常のスクリーニング検査は陰性を示す[86]。

VII型：VII型OIは中等度から重度の骨奇形を認め，乳児期より近位肢節短縮（rhizomelia）や内反股が出現することが多い。VII型OIの原因は軟骨関連タンパク質（CRTAP：cartilage-associated protein）減少であり，常染色体劣性遺伝形式をとる[86]。

OIの臨床検査所見：骨や鉱質代謝の生化学的マーカーは通常，正常である。これは，くる病のような他の骨疾患とOIとを鑑別する上で有用となる。またOI事例では，骨脆弱性の重症度と相関して高カルシウム尿症がしばしば認められる。VI型OI患者では，血清アルカリホスファターゼ値の上昇が認められることもある[84]。

OIの診断：臨床症状に極めて多様性があることが臨床診断を困難にしているが，OIの診断は徴候と症状に基づいて行われる。OI患者であっても，乳児期には骨折以外に何らの異常も確認しえない場合もある[88, 91]。Worm骨（wormian bone，過剰縫合骨）（写真31-5）を認める頻度は高いが，必ずしも全例に認められるわけではない[91]。骨形成異常の家族歴がある場合，骨脆弱性疾患の可能性が強く疑われるが，家族歴がなくてもOIが除外できるわけではない。OIに診断特異的な一般臨床検査はないが，臨床的疑い事例に対していくつかの研究的検査を組み合わせることで診断を確定しうる。皮膚生検から得られる線維芽細胞の培養から，プロコラーゲン合成の状態の分析をすることが可能であり，OIの臨床的特徴を有する患者の約87％では，異常コラーゲンの産生をこの方法で確認することが可能である[92]。白血球のDNA解析で，I型コラーゲンをコードするCOL1A1遺伝子とCOL1A2遺伝子の突然変異を調べれば，90％の事例では異常が確認される[84]。

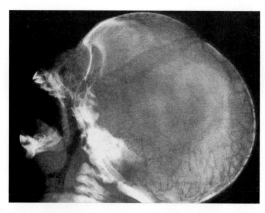

写真31-5 骨形成不全症の小児に認められた，Worm骨（Wormian bone，過剰縫合骨）。

鑑別診断

複数箇所の骨折をきたした子どもの鑑別診断としては，OIの他にも，低ホスファターゼ症，尿細管性アシドーシスを伴う骨粗鬆症，くる病，虐待などが挙げられる[93]。ただし通常，これらの病態には特徴的な所見が確認されることが多く，鑑別を行うことは可能である。OIとの鑑別を要する特異的な症候群につき，以下に記す。

Cole-Carpenter症候群は乳児期に骨幹端骨折を認め，骨密度減少，頭蓋骨早期癒合症，脳水腫，眼球突出，顔貌異常を併発する症候群であり，高カルシウム尿症を認めることもある。原因遺伝子は，いまだ明らかになっていない[89]。

Bruck症候群は，出生時より骨脆弱性を認める常染色体劣性遺伝子疾患である。骨脆弱性による多発性骨折，関節拘縮，表皮爪膜を併発する[89]。

骨粗鬆症－偽性神経膠腫症候群は，常染色体劣性遺伝性疾患で軽度から中等度の骨形成不全を認め，硝子体過形成，角膜混濁，二次性緑内障に続発して盲目を呈する[89]。

虐待による骨損傷と骨形成不全症の鑑別

OIに併発する身体的所見の存在は，本疾患と虐待による骨損傷を鑑別するのに有用となりう

る[94]。Ⅱ型OIとⅢ型OIに伴う骨変形は，単純X線写真ですぐに確認することが出来る。正常（6×4mm）よりも大きいか，過剰な数の（10カ所以上）のworm骨の存在は，OIやその他の骨脆弱性疾患の存在を疑わせる（写真31-5）[95]。Ⅰ型OIの事例にはたいていは青色強膜が認められ，家族にもこの所見が認められることが多い[88]。患者の家族に関節の過伸展性や聴覚障害や象牙質形成不全症が認められた場合，遺伝性の骨脆弱性疾患の存在が強く疑われる[94]。OI患者の単純X線写真では，四肢・体幹・頭部に全身性の骨粗鬆症が確認されることが多い。骨幹部の皮質骨は正常の骨に比して菲薄化していることも多い[95]。OI患者の骨折は，典型的には長管骨の骨幹部に認められる。最も典型的な骨折は，骨塩量の減少した骨に病的骨折として認める，横骨折である[95]。虐待事例で頻度の多い典型的骨幹端損傷（CML）は，明らかな鉱化不全を認めるような事例でない限り，OI事例で認められることはなく[92]，認められた場合でも通常は骨疾患であることを示唆するその他の所見が，単純X線写真上で確認される[88]。肋骨骨折を認めることも，OI事例では稀であり，軽微な外力で肋骨骨折が生じた場合には，やはり通常は肋骨の骨減少症や菲薄化などの他の所見が確認される。また骨脆弱性疾患に伴う多発肋骨骨折の場合であれば，通常は非対称性で，治癒過程も様々である傾向にある[95]。

乳児に複数の骨折が確認され，OIを示唆する青色強膜，象牙質形成不全症，関節過伸展を認めず，繰り返す骨折などの既往歴や家族歴のない場合には，子ども虐待専門医にとっても早期診断を下すことは困難となる。孤発性のⅣ型OI事例では，このような形で発見されることがあるものの，そのような事例は極めてまれである。Taitzの実施した人口調査研究では，OI事例の5％には青色強膜や進行性骨変形がなく，さらに0.6％には家族歴が全くなかったと報告されている[96]。つまりOIの罹患率が2万分の1とする

と，青色強膜・進行性骨変形・家族歴がない事例は，出生児300万分の1ということになると推察される[94]。

要約すると，原因不明の多発骨折が認められたり，虐待に典型的な骨折が認められた事例において，OIの骨折外症状が認められない場合，その事例がOIである可能性は考えがたいということになる。また子どもにOIがあると判明したとしても，その他のあらゆる基礎疾患の場合もそうであるように，基礎疾患の存在が虐待の可能性を完全に除外することにはならない点にも注意すべきである。基礎疾患のある子どもが虐待を受けることも十分にありうるのである。慎重で思慮深い評価を行うことで，基礎疾患のある子どもに併発した虐待の可能性を認識することはできるであろう。

一過性骨脆弱症（TBBD）

一過性骨脆弱症（TBBD：Temporary Brittle Bone Disease）という疾患概念は，これまでに様々な議論がなされてきた。Patersonらは[97-99]，「本症」により生後1年以内に骨折をきたしたと後方視的に診断した子ども39名につき，報告を行っている。この報告では，「本症は銅欠乏などの金属酵素欠乏による一時的なコラーゲンの欠乏が原因と推察される」との主張がなされているが，この説を支持する科学的証拠は何ら記載されていない[100]。TBBDの症状は，乳児期骨折，肋骨や骨幹端有意の骨折，単純X線写真で偶発的に発見される骨折，骨折線を認めない対称性の骨膜反応，骨年齢の遅れ，骨塩減少，肋骨肋軟骨接合部の開大，嘔吐，下痢，無呼吸，肝腫大，貧血，好中球減少症などとされているが，これらの症状は虐待による骨損傷事例や，正常変異としても確認される所見である[100]。これらの理由から，TBBDは「議論のある病態」とされており，ほとんどの医師はこのような病態は存在しないとみなしている[101]。

要約

　骨折をきたしている幼小児を評価する際には，多くの要因を考慮に入れなければならない。表31-1には，虐待による骨折事例に一般的な所見についてまとめ，掲示している。表31-2では，骨形成不全症の子どもや家族にみられる特徴につき詳細にまとめている。表31-3では骨の異常をもたらす状況と，それに伴う徴候をまとめ，掲示している。図31-6には，骨折をきたしている子どもを評価する際のフローチャートを示している。骨の健康が子どもの耐骨折能にどのような影響を及ぼすのかをより明確化するためには，今後もさらなる研究が求められる。骨疾患の存在が確認されたとしても，そのこと自体が虐待に防御的に働くわけではなく，むしろ虐待による損傷をきたすリスクを高めうる。基礎疾患の有無にかかわらず，被虐待児をより的確に同定するためにも，さらなる研究を今後も継続していかなくてはならない。

表31-1	骨折を認めた小児において虐待を強く疑うべき所見

典型的骨幹端損傷（corner fracture など）
肋骨後部骨折
肩甲骨骨折，肩峰骨折，胸骨骨折
受傷機転の説明のない長管骨のらせん骨折や斜骨折
骨密度が正常の小児に認められた，原因不明の骨折
保護された環境下では，骨折が認められない
虐待による頭部外傷（AHT）に合致する頭蓋内損傷所見と網膜所見を併発している
その他の身体部位に原因不明の損傷を認める

表31-2	骨形成不全症の小児や家族に認められる特徴

骨の脆弱性（明らかな受傷機転がなく，骨折を繰り返す）
若年齢での骨粗鬆症
脆弱で，透見性のある歯
過剰な Worm 骨
単純X線写真上で確認される骨密度低下
聴覚消失や難聴
靱帯弛緩や関節過伸展
易挫傷形成性
低身長
保護された環境下でも骨折を繰り返す

| 表31-3 | 骨の健康状態に異常を生じさせる状況とその特徴 |

病歴上の特徴	欠乏症や欠損を生じさせる病態	骨脆弱性が生じる時期	他の臨床的特徴を合併するか？骨折単独で発症するか？
熱湯で調乳したミルクだけを与えていた発疹，歯肉疾患，貧血，関節炎	ビタミンC欠乏	生後6カ月齢以降	他の臨床的特徴が存在する
関節弛緩，関節過伸展，易挫傷形成性，関節亜脱臼，脊椎弯曲	エーラース・ダンロス症候群	乳児期	他の臨床的特徴が存在する
背部・殿部・膝部の痛み	特発性若年性骨粗鬆症	幼児期	他の臨床的特徴が存在する
精神発達障害，てんかん，整形外科的障害	脳性麻痺	幼児期	他の臨床的特徴が存在する
近位筋の筋力低下	Duchenne型筋ジストロフィー	幼児期	他の臨床的特徴が存在する
骨痛	小児白血病	乳児期	臨床検査異常を認める，または他の臨床的特徴が存在する
肝脾腫大，鼻閉塞，リンパ節腫大，皮膚粘膜病変，偽性麻痺，浮腫，発疹，溶血性貧血，血小板減少症，梅毒血清学的検査	先天性梅毒	新生児期	臨床検査異常を認める，または他の臨床的特徴が存在する
短い日光曝露時間，黒色人種，ビタミン補給のない母乳哺育，長期の抗けいれん薬やステロイド薬の内服，頻繁な骨折歴，骨軟化症	ビタミンD欠乏症	乳児や幼児早期	単純X線写真上の所見あり
低出生体重，完全静脈栄養歴，栄養補給のない牛乳哺育，栄養失調症	銅欠乏	正期産児の場合，生後6カ月～60カ月齢 低出生体重の場合，生後2カ月～7カ月齢	他の臨床的特徴，および単純X線写真上の所見あり
男性，低色素性の粗い毛髪	Menkes病	年少の乳児	他の臨床的特徴，および単純X線写真上の所見あり
発熱，局所性の骨痛，運動能の減少	骨髄炎	年少の乳児	骨端軟骨にまで達する骨折と骨幹端のX線透過性亢進が，唯一の所見となりうる

第31章 骨の発達と健康 **437**

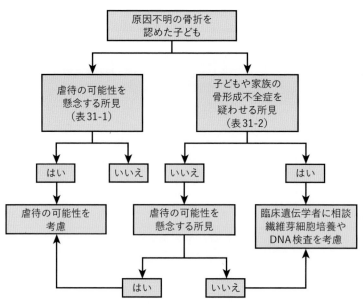

図31-6 骨折をきたしている子どもを評価する際のフローチャート

文献

1. Reith JR, Ross MH: *Atlas of descriptive histology*, ed 3, Harper & Row, New York, 1977.
2. Aubin JE, Heersche JNM: Bone cell biology. *In*: Glorieux FH, Pettifor JM, Juppner H (eds): *Pediatric Bone, Biology and Diseases*. Elsevier Science, San Diego, 2003, pp 43-75.
3. Gomez MA, Nahum AM: Biomechanics of bone. *In*: Nahum AM, Melvin JW (eds): *Accidental Injury*. Springer-Verlag, New York, 2002, pp 206-227.
4. Summerlee AJS: Bone formation and development. *In*: Summer-Smith G (ed): *Bone in Clinical Orthopedics*, ed 2, Thieme, New York, 2002, pp 1-22.
5. Webster SSJ: Integrated bone tissue physiology: anatomy and physiology. *In*: Cowin SC (ed): *Bone Mechanics Handbook*. CRC Press, Boca Raton Fla, 2001, pp 1-1-1-68.
6. Boskey AL: Bone mineralization. *In*: Cowin SC (ed): *Bone Mechanics Handbook*. CRC Press, Boca Raton Fla, 2001, pp 5-1-5-31.
7. Mora S, Bachrach L, Gilsanz V: Noninvasive techniques for bone mass measurement. *In*: Glorieux FH, Pettifor JM, Juppner H (eds): *Pediatric Bone, Biology and Diseases*. Elsevier Science, San Diego, 2003, pp 303-324.
8. Binkovitz LA, Henwood MJ, Sparke P: Pediatric DXA: technique, interpretation, and clinical applications. *Pediatr Radiol* 2008;38:S227-S239.
9. Carroll DM, Doria AS, Paul BS: Clinical-radiological features of fractures in premature infants—a review. *J Perinat Med* 2007;35:366-375.
10. Baroncelli GI: Quantitative ultrasound methods to assess bone mineral status in children: technical characteristics, performance, and clinical application. *Pediatr Res* 2008;63(3):220-228.
11. Binkley TL, Berry R, Specker BL: Methods for measurement of pediatric bone. *Rev Endocr Metab Disord* 2008;9:95-106.
12. Ardeshirpour L, Cole DEC, Carpenter TO: Evaluation of bone and mineral disorders. *Pediatr Endocrinol Rev* 2007;5:584-598.
13. Strewler GJ: Parathyroid and calcium homeostasis. *In*: Glorieux FH, Pettifor JM, Juppner H (eds): *Pediatric Bone, Biology and Diseases*. Elsevier Science, San Diego, 2003, pp 135-172.
14. Fuleihan GEH: Parathyroid hormone secretion and action. UpToDate, Waltham, Mass, May 2008.
15. Jeha GS, Kirkland JL: Etiology of hypocalcemia in infants and children. UpToDate, Waltham, Mass, May 2008.
16. Bastepe M, Juppner H, Thakkar RV: Parathyroid disorders. *In*: Glorieux FH, Pettifor JM, Juppner H (eds): *Pediatric Bone, Biology and Disease*. Elsevier, San Diego, 2003, pp 485-508.
17. Caverzasio J, Murer H, Tenenhouse HS: Phosphate homeostasis regulatory mechanisms. *In*: Glorieux FH, Pettifor JM, Juppner H (eds): *Pediatric Bone, Biology and Diseases*. Elsevier, San Diego, 2003, pp 173-192.
18. Agus ZS: Causes of hypophosphatemia. UpToDate, Waltham, Mass, Jan 2009.
19. Ward LM: Renal phosphate-wasting disorders in childhood. *Pediatr Endocrinol Rev* 2005;2:342-350.
20. Pazirandeh S, Burns DL: Overview of vitamin D. UpToDate, Waltham, Mass, April 2008.
21. Holick MF: Vitamin D deficiency. *N Engl J Med* 2007;357:266-281.
22. St Arnaud R, Demay MB: Vitamn D biology. *In*: Glorieux FH, Pettifor JM, Juppner H (eds): *Pediat-*

ric Bone, Biology and Diseases. Elsevier Science, San Diego, 2003, pp 193-209.

23. Ziegler EE, Hollis BW, Nelson SE, et al: Vitamin D deficiency in breastfed infants in Iowa. *Pediatrics* 2006;118:603-610.

24. McGillivray G, Skull SA, Davie G, et al: High prevalence of asymptomatic vitamin D and iron deficiency in East African immigrant children and adolescents living in a temperate climate. *Arch Dis Child* 2007;92:1088-1093.

25. Chen TC, Chimeh F, Lu Z, et al: Factors that influence the cutaneous synthesis and dietary sources of vitamin D. *Arch Biochem Biophys* 2007;460:213-217.

26. Gartner LM, Greer FR: Prevention of rickets and vitamin D deficiency: new guidelines for vitamin D intake. *Pediatrics* 2003;111:908-910.

27. Specker BL, Valanis B, Hertzberg V, et al: Sunshine exposure and serum 25-hydroxyvitamin D concentrations in exclusively breast fed infants. *J Pediatr* 1985;107:372-376.

28. Misra M, Pacaud D, Petryk A, et al: Vitamin D deficiency in children and its management: review of current knowledge and recommendations. *Pediatrics* 2008;122:398-417.

29. Rovner AJ, O'Brien KO: Hypovitaminosis D among healthy children in the United States: a review of the current evidence. *Arch Pediatr Adolesc Med* 2008;162:513-519.

30. Bowden SA, Robinson RF, Carr R, et al: Prevalence of vitamin D deficiency and insufficiency in children with osteopenia or osteoporosis referred to a pediatric metabolic bone clinic. *Pediatrics* 2007;121:2007-2111.

31. Holick MF, Chen TC: Vitamin D deficiency: a worldwide problem with health consequences. *Am J Clin Nutr* 2008;87:1080S-1086S.

32. Rauch F: Overview of rickets in children. UpTo-Date, Waltham, Mass, Jan 2007.

33. Ladhani S, Srinivasan L, Buchanan C, et al: Presentation of vitamin D deficiency. *Arch Dis Child* 2004;89:781-784.

34. Joiner TA, Foster C, Shope T: The many faces of vitamin D deficiency rickets. *Pediatr Rev* 2000;21:296-302.

35. Balasubramanian S, Ganesh R: Vitamin D deficiency in exclusively breast fed infants. *Indian J Med Res* 2008;127:250-255.

36. Rauch F: Etiology and treatment of hypocalcemic rickets in children. *UpToDate*, Waltham, Mass, Dec 2008.

37. Bulloch B, Schubert CJ, Brophy PD, et al: Cause and clinical characteristics of rib fractures in infants. *Pediatrics* 2000;105:e48.

38. Hatun S, Ozkan B, Orbak Z, et al: Vitamin D deficiency in early infancy. *J Nutr* 2005;135:279-282.

39. DeLucia MC, Mitnick ME, Carpenter TO: Nutritional rickets with normal circulating 25-hydroxyvitamin D: a call for reexamining the role of dietary calcium intake in North American infants. *J Clin Endocrinol Metab* 2003;88:3539-3545.

40. Robinson PD, Högler W, Craig ME, et al: The re-emerging burden of rickets: a decade of experience from Sydney. *Arch Dis Child* 2004;91:564-568.

41. Koo WWK, Sherman R, Succop P, et al: Fractures and rickets in very low birth weight infants: conservative management and outcome. *J Pediatr Orthop* 1989;9:326-330.

42. Mylott BM, Kump T, Bolton ML, et al: Rickets in the dairy state. *WMJ* 2004;103:84-87.

43. Shaw JCL: Copper deficiency and non-accidental injury. *Arch Dis Child* 1988;63:448-455.

44. Brill PW, Winchester P, Kleinmman PK: Differential diagnosis I: diseases simulating abuse. *In*: Kleinman PK (ed): *Diagnostic Imaging of Child Abuse*, ed 2, Mosby, St Louis, 1998, pp 178-196.

45. Chapman S: Child abuse or copper deficiency? A radiological view. *Br Med J* 1987;294:1370.

46. Francis J, Rogers K, Brewer P, et al: Comparative analysis of ascorbic acid in human milk and infant formula using varied milk delivery systems. *Int Breastfeed J* 2008;3:19-24.

47. Weinstein M, Babyn P, Zlottkin S: An orange a day keeps the doctor away: scurvy in the year 2000. *Pediatrics* 2001;108:e55.

48. Cole DC: Hypophosphatasia. *In*: Glorieux FH, Pettifor JM, Juppner H (eds): *Pediatric Bone, Biology and Diseases.* Elsevier Science, San Diego, 2003, pp 651-678.

49. Cahill RA, Wenkert D, Perlman SA, et al: Infantile hypophosphatasia: transplantation therapy trial using bone fragments and cultured osteoblasts. *J Clin Endocrinol Metab* 2007;92:2923-2930.

50. Ward LM, Glorieux FH: The spectrum of pediatric osteoporosis. *In*: Glorieux FH, Pettifor JM, Juppner H (eds): *Pediatric Bone, Biology and Diseases.* Elsevier Science, San Diego, 2003, pp 401-442.

51. Jui-Lung Y, Shuan-Pei L, Ming-Ren C, et al: Clinical features of Ehlers-Danlos syndrome. *J Formos Med Assoc* 2006;105:475-480.

52. Wright MJ, Connolly HM: The Marfan syndrome. *UpToDate*, Waltham, Mass, 2008.

53. Miller G: Clinical features and diagnosis of cerebral palsy. *UpToDate*, Waltham, Mass, May 2007.

54. Miller G: Epidemiology and etiology of cerebral palsy. *UpToDate*, Waltham, Mass, Dec 2008.

55. Sheth RD: Bone health and pediatric epilepsy. *Epilepsy Behav* 2003;5:S30-S35.

56. Darras BT: Clinical features and diagnosis of Duchenne and Becker muscular dystrophy. *UpToDate*, Waltham, Mass, Jan 2009.

57. McDonald DG, Kinaldi M, Gallagher AC, et al: Fracture prevalence in Duchenne muscular dystrophy. *Dev Med Child Neurol* 2002;44:695-698.

58. Horton TM, Steuber CP: Overview of the presentation and classification of acute lymphoblastic leukemia in children. *UpToDate*, Waltham, Mass, Feb 2008.

59. Halton JM, Atkinson SA, Fraher L, et al: Altered mineral metabolism and bone mass in children during treatment for acute lymphoblastic leukemia. *J Bone Miner Res* 1996;11:1774-1783.

60. Saenger P: Clinical manifestations and diagnosis of Turner syndrome. UpToDate, Waltham, Mass, Feb 2002.

61. Rogol AD: Treatment of growth hormone deficiency in children. *UpToDate*, Waltham, Mass, April 2008.

62. LaFranchi S: Clinical manifestations and diagnosis of hyperthyroidism in children and adolescents.

UpToDate, Waltham, Mass, April 2007.

63. Murphy E, Williams GR: The thyroid and the skeleton. *Clin Endocrinol* 2004;61:285-298.

64. Kelly HW, Van Natta ML, Covar RA, et al: Effect of long-term corticosteroid use on bone mineral density in children: a prospective longitudinal assessment in the childhood asthma management program (CAMP) study. *Pediatrics* 2008;132:e53-e61.

65. Leonard MB: Glucocorticoid induced osteoporosis in children: impact of the underlying disease. *Pediatrics* 2007;119:S166-S174.

66. Raisz LG: Pathogenesis of osteoporosis. *UpToDate*, Waltham, Mass, Sep 2008.

67. van Staa TP, Cooper C, Leufkens HG, et al: Children and the risk of fracture caused by oral corticosteroids. *J Bone Miner Res* 2003;18:913-918.

68. Samaniego EA, Sheth RD: Bone consequences of epilepsy and antiepileptic medications. *Semin Pediatr Neurol* 2007;14:196-200.

69. Pavlakis SG, Chusid RL, Roye DP, et al: Valproate therapy: predisposition to bone fracture. *Pediatr Neurol* 1998;19:143-144.

70. American Academy of Pediatrics: Syphilis. *In*: Pickering LK, Baker CJ, Long SS, et al *(eds): Red Book: 2006 Report of the Committee on Infectious Diseases,* ed 27, American Academy of Pediatrics, Elk Grove Village Ill, 2006, pp 631-644.

71. Moyer VA, Schneider V, Yetman R, et al: Contribution of long-bone radiographs to the management of congenital syphilis in newborn infants. *Arch Pediatr Adolesc Med* 1998;152:353-357.

72. Krogstad P: Clinical features of hematogenous osteomyelitis in children. *UpToDate*, Waltham, Mass, July 2008.

73. Prentice A: Pregnancy and lactation. *In*: Glorieux FH, Pettifor JM, Juppner H (eds): *Pediatric Bone, Biology and Diseases*. Elsevier Science, San Diego, 2003, pp 249-269.

74. Kovacs CS: Fetal mineral homeostasis. *In*: Glorieux FH, Pettifor JM, Juppner H (eds): *Pediatric Bone, Biology and Diseases*. Elsevier Science, San Diego, 2003, pp 271-302.

75. Backstrom MC, Kuusela AL, Maki R: Metabolic bone disease of prematurity. *Ann Med* 1996;28:275-282.

76. Beyers N, Alheit B, Taljaard JF, et al: High turnover osteopenia in preterm babies. *Bone* 1994;15:5-13.

77. Dahlenburg SL, Bishop NJ, Lucas A: Are preterm infants at risk for subsequent fractures? *Arch Dis Child* 1989;64:1384-1385.

78. Amir J, Katz K, Grunebaum M, et al: Fractures in premature infants. *J Pediatr Orthop* 1988;8:41-44.

79. Moyer-Mileur L, Luetkemeier M, Boomer L, et al: Effect of physical activity on bone mineralization in premature infants. *J Pediatr* 1995;127:620-625.

80. Strathearn L, Gray PH, O'Callaghan MJ, et al: Childhood neglect and cognitive development in extremely low birth weight infants: a prospective study. *Pediatrics* 2001;108:142-151.

81. Phillips RR, Stephen HL: Fractures of long bones occurring in neonatal intensive therapy units. *Br Med J* 1990;301:225-226.

82. Habert J, Haller JO: Iatrogenic vertebral body compression fractures in a premature infant caused by extreme flexion during positioning for a lumbar puncture. *Pediatr Radiol* 2000;30:410-411.

83. Smurthwaite D, Wright N, Russell S, et al: How common are rib fractures in extremely low birth weight preterm infants? *Arch Dis Child Fetal Neonatal Ed* 2009;94:F138-F139.

84. Beary JF, Chines AA: Clinical features and diagnosis of osteogenesis imperfecta. *UpToDate*, Waltham, Mass, 2008.

85. Plotkin H, Primorac D, Rowe D: Osteogenesis imperfecta. *In:* Glorieux FH, Pettifor JM, Juppner H (eds): *Pediatric Bone, Biology and Diseases*. Elsevier Science, San Diego, 2003, pp 443-471.

86. Cheung MS, Glorieux FH: Osteogenesis imperfecta: update on presentation and management. *Rev Endocr Metab Disord* 2008;9:153-160.

87. Chavassieux P, Seeman E, Delmas PD: Insights into material and structural basis of bone fragility from diseases associated with fractures: how determinants of the biomechanical properties of bone are compromised by disease. *Endocr Rev* 2007;28:151-164.

88. Ablin DS, Greenspan A, Reinhart M, et al: Differentiation of child abuse from osteogenesis imperfecta. *AJR Am J Roentgenol* 1989;154:1035-1046.

89. Plotkin H: Syndromes with congenital brittle bones. *BMC Pediatr* 2004;4:16.

90. Augarten A, Laufer J, Szeinberg A, et al: Child abuse, osteogenesis imperfecta and the grey zone between them. *J Med* 1993;24:171-175.

91. Smith R: Osteogenesis imperfecta, non-accidental injury, and temporary brittle bone disease. *Arch Dis Child* 1995;72:169-176.

92. Jenny C, Committee on Child Abuse and Neglect: Evaluating infants and young children with multiple fractures. *Pediatrics* 2006;118:1299-1303.

93. Byers PH, Krakow D, Nunes ME, et al: Genetic evaluation of suspected osteogenesis imperfecta. *Genet Med* 2006;8:383-388.

94. Taitz LS: Child abuse and osteogenesis imperfecta. *Br Med J* 1987;295:1082-1083.

95. Lachman RS, Krakow D, Kleinman PK: Differential diagnosis II: osteogenesis imperfecta. *In:* Kleinman PK (ed): *Diagnostic Imaging of Child Abuse*, ed 2, Mosby, St Louis, 1987, pp 197-213.

96. Sillence DO, Senn A, Danks DM: Genetic heterogeneity in osteogenesis imperfecta. *J Med Genet* 1976;16:101-116.

97. Paterson CR: Osteogenesis imperfecta and other bone disorders in the differential diagnosis of unexplained fractures. *J R Soc Med* 1990;83:72-74.

98. Paterson CR, Burns J, McAllion SJ: Reply to Dr. Bawle: temporary brittle bone disease. *Am J Med Genet* 1994;49:131-132.

99. Paterson CR, McAllion SJ: Osteogenesis imperfecta in the differential diagnosis of child abuse. *Br Med J* 1989;299:1451-1454.

100. Chapman S, Hall CM: Non-accidental injury or brittle bones. *Pediatr Radiol* 1996;27:106-110.

101. Ablin DS, Sane SM: Non-accidental injury: confusion with temporary brittle bone disease and mild osteogenesis imperfecta. *Pediatr Radiol* 1997;27:111-113.

32

虐待による骨折

Kim Kaczor, MS, Mary Clyde Pierce, MD

はじめに

　骨折とは，骨構造に過度の応力が加わったり，骨構造が異常に脆弱であったりすることが原因となって，骨の不連続性が生じる現象を指す用語であり，完全に連続性が絶たれる場合もあれば，断裂が一部にとどまる場合もある[1, 2]。骨折のしやすさや骨折を引き起こすために必要となるエネルギーの大きさは，年齢・骨の健康状態・負荷がかかる方向や速度・周囲の筋肉の緊張度など，内的・外的な様々な要因によって決定づけられる。加わったエネルギーの大きさや負荷特性が異なれば，骨組織の破壊パターン，すなわち骨折の特徴も明らかに異なるものとなる。骨折の治癒過程というものも，骨折の性状に影響を及ぼしうる。このような骨折の特徴は，総じて「骨折形態（fracture morphology）」と呼称される。骨折形態には，以下のような表現が挙げられる。

- 骨損傷が生じた部位による呼称（骨端部骨折，骨幹部骨折，骨幹端骨折など）
- 骨折の種類による呼称（横骨折，斜骨折，らせん骨折，座屈骨折，CML［典型的骨幹端損傷］など）
- 骨折部の転位・離開・骨片形成の有無など
- 開放骨折か，閉鎖骨折か

- 骨折部位が複数箇所（2カ所以上）であるか
- 仮骨が存在する場合，その性状や大きさ

　骨の構造や骨を構成する物質の特性が，どのように骨の強度や骨の荷重に対する反応に影響を及ぼしているのかを知ることは，小児期に生じる骨折のより良い理解に繋がり，養育者が語った受傷機転の説明と呈している骨折との間に整合性があるか否かを考察する上で，極めて重要となる（第31章および第35章を参照）。本章の目的は，外傷の起こりやすさに関しての論理的な枠組みを提供し，子どもに生じた骨折を評価する上での，根拠に基づく考え方が出来るようになることにある。

　小児期の外傷のうち，骨折が占める割合は10％〜25％であり[3]，その頻度は3歳未満児人口10万人あたり125.5とされている。生後12カ月に満たない乳児に認められた骨折の4分の1までもが，虐待が原因によるものである。この割合は，2歳から2歳11カ月までの幼児では，2.9％にまで減少する[4]。受傷原因として虐待が高度に疑われる骨折の種類もあるものの，本質的には，虐待に診断特異的または事故に診断特異的といえる骨折はない（表32-1）[5]。このため骨折の存在が確認された場合には，その骨折が養育者の説明で起こりうるものかどうかを，事例ごとに明確化する必要がある。

表32-1	各種の骨損傷の虐待としての特異性

特異性が高い

CML（典型的骨幹端損傷）
肋骨骨折（特に肋骨脊椎接合部骨折）
肩甲骨骨折
胸骨骨折

特異性が中等度

多発骨折（特に両側性の場合）
受傷時期の異なる複数の骨折
骨端離開
脊椎の骨折や脱臼
指趾骨折
頭蓋骨の複合骨折

頻度は高いが，特異性は低い

SPNBF（骨膜下骨新生）
鎖骨骨折
長管骨骨幹部骨折
頭蓋骨線状骨折

出典：Kleinman PK（ed）: *Diagnostic imaging of child abuse*, ed 2, Mosby, Chicago, 1998, p 9

骨折の評価と，受傷機転の説明の妥当性の評価

「可能性がある（possible）」と「妥当性がある（plausible）」とは同義ではない。養育者の語った受傷機転で骨折しうる可能性があったとしても，可能性があるだけでは妥当性があることにはならない。外傷の「妥当性」の判断は，注意深い病歴の聴取・身体的診察・心理精神医学的診察を通じた，多段階での評価プロセスである。医療者は養育者の説明した病歴を元に，骨折に至るほどの負荷が加わりうるのか，また生じているタイプの骨折をきたしうるのか否かの判断を行う。外傷と病歴の整合性の検討だけではなく，「妥当性」の判断には，外傷の原因について養育者がどのように説明したのか，説明に一貫性や信頼性があるか，ほかに外傷がないかどうか，骨折以外の徴候や症状が説明された病歴と矛盾しないかどうか，についても考慮する必要

がある。骨折や外傷が複数箇所に確認された場合には，それぞれの損傷についても，同様に厳密な評価を行う。

たとえば歩行可能な子どもが，階段から転落して大腿骨骨折をきたす可能性はあるが，骨折が重度で，なおかつすぐに受診していなかったり，転落後にその子が普通に行動したり歩いたりしていたと養育者が説明したり，他に重度の損傷を併発していたりした場合には，その説明の信頼性は低く，外傷や骨折の種類と病歴とが矛盾しているため，その損傷が事故で生じた「妥当性」はないと判断することとなる。

養育者・子どもが自発的に語った病歴と問診で得られた病歴

養育者・子どもが自発的に語った病歴によって，子どもに生じた外傷が虐待によるのか事故によるのかを判別できるとは限らない点に留意しておくことは重要である。ただし「養育者・子どもが自発的に語った」病歴は，「問診」で病歴を得る上で極めて重要な役割を担う。「自発的に語った」病歴とは，外傷に関して子ども本人や養育者が提示した任意の情報であり，一方で「問診で得た」病歴とは，外傷と病歴との整合性の評価を行う立場の医療者が子どもや養育者に尋ねることで得られた情報である。「自発的に語った」病歴は，より詳細を探索するための「問診」に影響を及ぼす。

養育者は外傷が生じた際の状況を目にしていても，重要な情報と認識していない情報に関しては，自発的に語らない事もある。的を射た問診を行って，そのような病歴の詳細を聞き出すことができるかどうかは，面接者次第なのである。病歴に矛盾があったり，内容的に子どもに生じている外傷が起こりえないものであったり，養育者の話が変遷する場合には，外傷の原因が虐待である懸念は高まる。例えば大腿骨に横骨折を来しており，かつそれが完全に転位してい

442 第Ⅴ部 子どもの身体的虐待

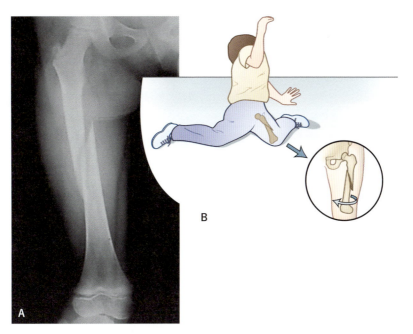

図・写真32-1 写真Aは大腿骨らせん骨折の単純X線写真の正面像である。図Bは生体力学的にひねり荷重がかかる転倒事故のシェーマであり、小児が足を滑らせてひねり（回旋）が加わった状態で、屈曲しながら長軸方向に体重の負荷がかかっている状況が描かれている。

る場合には、受傷した子どもが歩行することは物理的に不可能である。このような場合に、「受傷後に子どもが普通に歩いていた」と養育者が語ったとしたら、その病歴は明らかに虚偽である。一方で、骨折の種類によってはある程度の荷重を物理的にかけることが出来る場合もあるが、通常は痛みを伴う。このような場合、「受傷後に痛そうに足を引きずっていた」という状況はありうる。適切かつ詳細な病歴を得るための問診項目につき、表32-2にまとめ掲示した。

骨損傷が生じうる状況のイラストや単純X線像と、これに対応する生体力学のシェーマを、図／写真32-1～32-10に提示している。表32-3には、特徴的な骨折形態に至る荷重の種類につきまとめ、掲示している。表32-4では、骨折の評価のために重要な要因や、考慮すべき概念や、外傷の妥当性を評価するうえで有用となる質問事項や対応をまとめ、掲示している。

表32-2	適切かつ詳細な病歴を得るための問診項目

外傷のエピソードが語られた場合の問診項目	外傷のエピソードがなく，別の主訴で受診した場合の問診項目
受傷前の状況	**異常に気付く前の状況**
お子さんは骨折する直前，どのような姿勢でしたか？	お子さんは何をしていましたか？
お子さんは骨折する直前に動いて（走ったり，歩いたりして）いましたか？	お子さんの周りに誰かいましたか？
	異常がなかったのはいつの時点までですか？
受傷時の状況	**異常に気付いた時の状況**
受傷した時，子どもはどのような動きをしましたか？	どんな異常ですか？（たんこぶ，腫れ，動かない，など）
どのくらいの高さから転落しましたか？	異常に気付いたのはいつですか？
転落した際に，（小さなテーブルなど）何かにぶつかりましたか？	お子さんは何をしていましたか？
身体のどの部分から落ちましたか？	他に誰かいましたか？
転落した際お子さんは一人でしたか，誰かあるいは物（チャイルドシート，歩行器など）と一緒に落ちましたか？	
環境因子	**環境因子**
落ちた底面はどのような状態でしたか（カーペット，フローリングなど）	最初に異常に気付いた時，お子さんはどこにいましたか？（ベビーベッド，ソファー，保育所など）
転んだところは濡れているなど，滑りやすい状態でしたか？	異常があることに最初に気付いた所の環境について教えてください（ベビーベッドの種類，緩衝材の有無，防柵の状態）
階段転落の場合，何段ぐらい落ちましたか？　階段や着地面の性状を教えてください	お子さんがいたところはケガが起きそうなところでしたか？（ラジエーター，暖炉，階段など）
受傷後の状況	**異常に気付いてからの状況**
受傷から受診までどれぐらいの時間が経っていますか？	異常に気付いてから受診までどれぐらいの時間が経っていますか？
お子さんは転落した際に，どのような体位でしたか？	お子さんはどんな動きをしていましたか（立っていた，歩いていた，動けずにじっとしていた，など）
お子さんは，受傷後に動きましたか？（立ちあがった，歩いた，動けずにじっとしていた，など）	お子さんはどのような行動をとっていましたか？（泣く，激しやすい，落ち着きがない，変化なし，など）
お子さんは，受傷後にどんな様子でしたか（泣いた，興奮していた，落ち着きがなかった，特に変りはなかった，など）	育児中（着替え，おむつ交換，チャイルドシートのベルト着用など）にお子さんの様子に変わりはありましたか？
育児中（着替え，おむつ交換，チャイルドシートのベルト着用など）に，お子さんの様子に変わりはありましたか？	お子さんが痛がるような何か特別なことはありましたか？

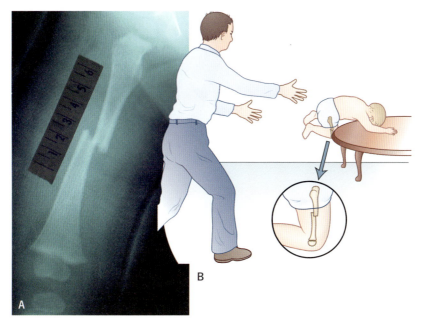

図・写真32-2　写真Aは大腿骨横骨折の単純X線写真の正面像である。図Bは生体力学的に曲げ荷重がかかる事故のシェーマであり，脚に対して垂直に直達外力が加わっている状況が描かれている。

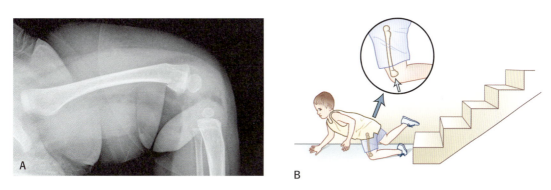

図・写真32-3　写真Aは大腿骨の座屈骨折の単純X線写真の側面像である。図Bは生体力学的に圧縮荷重がかかる階段転落事故のシェーマであり，膝から大腿骨の長軸方向に衝撃が加えられている状況が描かれている。

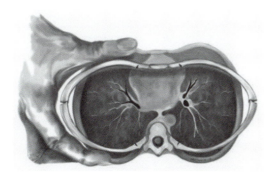

図32-4　乳児の肋骨骨折の一般的な受傷機序を示したシェーマ

引用：Lonergan GF, Baker AM, Morey MK, et al. Child abuse radiologic-pathologic correlation. Radiographics 2003；23：812.

第32章　虐待による骨折　**445**

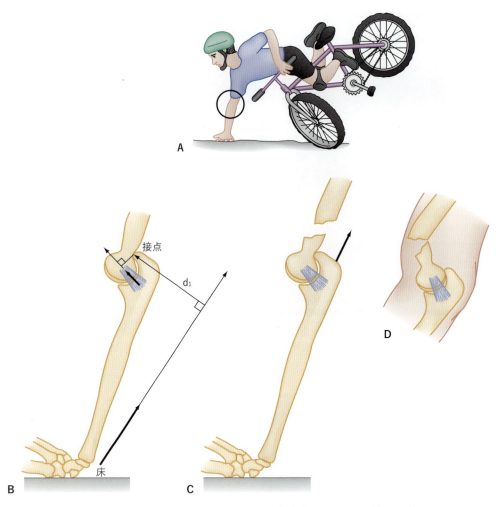

図32-5　上腕骨顆上骨折の受傷機序のシェーマ。図Aは，腕から転落した際に，肘部が過伸展をきたしている状況が描かれている。図Bは，上腕骨遠位部に対して尺骨を支点としたてこ外力が加わっている。図Cは，上腕骨が骨折し，三頭筋に対する反力がなくなっていることを示しており，図Dはその結果，転位をきたしている状態を示している。

引用：Geiderman JM : Humerus and elbow. In : Marx JA [ed] : Rosen's Emergency Medicine : Concepts and Clinical Practice, ed 6, Mosby, Philadelphia, 2006.

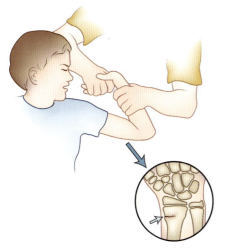

図32-6 養育者が子どもに痛い思いをさせようとして，前腕を故意に曲げることにより生じた橈骨の座屈骨折

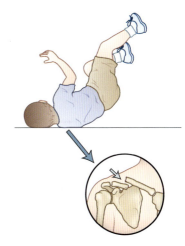

図32-9 肩から転落したことによる鎖骨骨折。

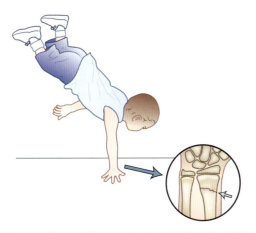

図32-7 腕から転落して生じた，橈骨遠位部の骨折。

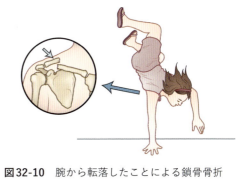

図32-10 腕から転落したことによる鎖骨骨折

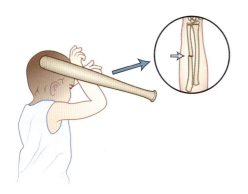

図32-8 腕で攻撃を防ごうとして生じた尺骨の横骨折。

表32-3	骨折のタイプと，それを引き起こしうる負荷の種類や生体力学的な状態

生体力学的条件	骨折の種類
ねじり荷重 (図32-1のAおよびB)	らせん骨折や長斜骨折
曲げ荷重 (図32-2のAおよびB)	横骨折や短斜骨折
圧縮荷重 (図32-3のAおよびB)	座屈骨折や陥没骨折
引張荷重・剪断荷重 (図32-11)	典型的骨幹端損傷
高エネルギー外力 (図32-12)	複雑骨折や粉砕骨折

表32-4	小児の骨折事例の，骨折の「妥当性」を評価するための各種要素（その1/3）	
主要要素	考慮すべき事項	主要要素の評価に有用となる問診事項や対応
損傷の整合性——骨折の形態は，養育者などが説明した受傷機転で説明が可能か？	荷重の種類 力の大きさと，加わった方向 高エネルギーか低エネルギーか	骨折は，骨折部位にかかった荷重の大きさや方向を反映している • 骨折を引き起こした荷重はどのようなものであったか？ • 骨折の種類は，高エネルギー外力を反映したものか，または低エネルギー外力を反映したものか？ 養育者などが説明した機序から，荷重の大きさや方向を伺い知ることは可能である • 養育者などが説明した受傷機序から，加えられた荷重の大きさや方向を推認できるか？ • 養育者などが説明した機序は，骨折に至るようなエネルギーや荷重の種類であったか？
病歴の質——養育者などが説明した病歴に一貫性はあるか？　病歴は細部に至るまで得られているか？	• 「自発的に語った病歴」とは，子ども本人や養育者が外傷について自発的に話した情報である • 「問診で得られた病歴」とは，損傷と病歴との整合性を評価するために，医師から質問して得られた情報である	• それぞれの養育者から得られた病歴に一貫性があるか？ • 養育者の外傷やその重症度に関しての説明のなかに，話されていないこと，曖昧さ，誇張，順番の違いなどはないか？ • 養育者は重要な情報につき，詳細に回答できるか？
発達との整合性——子どもの発達段階と病歴との間に矛盾はないか？	• 子どもの能力はそれぞれに異なるため，養育者などが語った情報の確かさは，個別に評価する必要がある	• 子どもの発達段階はどの程度であるか？ • 子どもはどのような動きをできるであろうか？
受傷後の整合性——養育者などが説明した子どもの受傷後の行動や態度は，受傷により生じた身体的制約と一致しているか	• 外傷はそれぞれ独特な解剖学的変化や生理学的変化をもたらし，それによって身体機能は変化する • 受傷後のその子の行動に関する説明は，その外傷による機能変化と合致したものでなければならない	• 子どもは受傷直後にどのような行動をとっていたか？ • 子どもは受診までにどのような行動をとっていたか？

表32-4	小児の骨折事例の，骨折の「妥当性」を評価するための各種要素（その2/3）

主要要素	考慮すべき事項	主要要素の評価に有用となる問診事項や対応
タイミング——診察をすぐに受けたか？　また，生じたと語られた徴候や症状の発生のタイミングは適切といえるか？	不適切な理由で，受診が遅れた • 加害者が発覚しては困ると治療を受けなかった可能性はあるか？ • 外傷の程度や痛みの程度が，養育者の受療行動を手控えてしまうような，ごく軽微なものと誤解釈しうるか？ • 子どもの状態以上に，養育者のニーズを優先する状態であったか？ • 養育者の不法行為，薬物使用，精神疾患などが，判断に影響を及ぼした可能性はあるか？ • 子どもが物のように扱われ，大切にされておらず，養育者の「所有物」と見なされている結果，受療行動が遅れた可能性はあるか？ • 第三者が子どものケガをみて，受診を促したような事実はあるか？ 徴候または症状の発生が遅かった • 外傷の種類によっては，炎症機転が進み症状を呈するまでに時間がかかるものもある。このような場合には，受傷から受診までの間隔があいていたことは，意図的なネグレクトを示すものとは必ずしも言えない	• 養育者が異変に気付いたのはいつか？ • 養育者が説明した症状の出現時期は，受傷後に生じると推察される解剖学的・生理学的・機能的変化と一致しているか？ • 養育者の言動に矛盾はあるか？ • 診察を受けようとした理由はなにか？ • 子どもが受傷した際に養育をしていた人物が，その他の人物が受診をさせようとするのを止めたようなことがあったか？ • 行動しなかったことが，ネグレクトといえるか？
その他の外傷——視診および触診	• 外傷が存在することからは，損傷閾値を超える外力が加わったことは明らかである • 外傷が複数存在している場合，養育者などが説明した受傷機序によって，それぞれの外傷をきたすような荷重やエネルギーが加わったことが説明できなければならない • 皮膚外傷は視診可能な損傷であり，慎重かつ詳細な診察を行うことで，見逃しは防げる • 視診しえない外傷を特定するためには，触診が有用である	• 様々な精査によって，どのような外傷が確認されたか？ • 子どものこれまで受けた外傷や，現在受けた外傷は端的にどのようなものであるのか？

第32章　虐待による骨折　　**449**

表32-4	小児の骨折事例の，骨折の「妥当性」を評価するための各種要素（その3/3）	

主要要素	考慮すべき事項	主要要素の評価に有用となる問診事項や対応
診断的検査	• 各外傷の存在部位を厳密に特定することが，外傷の再現検証を行う過程できわめて重要となる • 画像診断や臨床検査を行うことで，視診困難な外傷も検出しうる	• 頭部・腹部の画像検査 • 骨画像検査 • 腹部の臓器損傷や筋肉損傷について評価するための臨床検査
以前の診療録の見直し	• これまでの診療録を見直すことで，既に消失してしまった外傷の既往を確認することが出来る。損傷を繰り返していたり，エスカレートしたりしていることが確認された場合，被虐待児症候群である可能性が高い	• 全ての診療録を見直し，挫傷などの損傷の既往の有無や，転落の既往の有無などの情報収取を試みる • 損傷が見過ごされた可能性のあるエピソード（ALTE，下痢のない嘔吐，不機嫌，臍仙痛）の有無についても，診療録で確認を行う
社会歴——懸念されるような社会的リスク要因はあるか	• 虐待加害者の多くは，児童相談所が既に関わっている事や，DV歴や犯罪歴などを率直に語ることはない • トレーニングを積んだ医療ソーシャルワーカーであれば，虐待のリスクとなる様々な追加情報を得る高度な技術を有している	• リスク評価を行うために，医療ソーシャルワーカーとの面会を組む • 児童相談所の福祉司や市役所職員が関与することで，医療機関では入手しえないきわめて重要な情報がもたらされうるか？ • 子どもに確認された各要素を総合的に鑑み，虐待の可能性があり通告を行う必要があるか？

骨損傷

骨折の概説

　Leventhalらは，米国の乳幼児（満3歳まで）を対象に，受傷した骨部位別および年齢別に，虐待と診断された骨折の発生件数および割合を報告した（表32-5）[4]。この研究結果は，米国人口の85％超が住む36の州の計3,438カ所の病院から得られた2003年のデータである。

治癒過程段階の異なる複数の骨折

　治癒過程にある原因不明の骨折が1カ所以上あり，特に治癒過程段階がそれぞれに異なる骨折が複数あれば，虐待の疑いが大いに強まる[6-8]。O'Neillらは虐待事例110名を後方視的に検討し，幼小児28名に骨折が認められ，このうち20名で治癒過程の異なる陳旧性骨折が複数箇所認められた，との報告を行っている[9]。受傷時期が異なる複数の骨折が認められた場合，外傷をきたす程の外力が複数回に渡って加えられたことが示唆される。

骨膜下骨新生（SPNBF）

　骨膜下骨新生（SPNBF：Subperiosteal new bone formation）は，骨膜下の骨代謝活性が高いことを示す徴候である。骨に剪断外力やねじり外力が加えられると，骨膜が骨から剥がれて骨膜下出血をきたす。単純X線写真でSPNBFは，骨と薄い線状の陰影で隔てられた，皮質骨の辺縁不鮮明な薄い層状陰影として確認される[5]。SPNBFが認められた場合，骨に損傷を受けたことを示唆するものであることが多い。実際，SPNBFを認めた乳幼児の養育者から，児に揺さ

450　第Ⅴ部　子どもの身体的虐待

| 表32-5 | 2003年の小児入院患者データベース（KID：Kids' Inpatient Database）における，年齢別・骨折部位別の，虐待による骨折の割合 |

	生後0〜11カ月			生後12〜23カ月			生後24〜35カ月			生後0〜35カ月		
	例数	虐待の割合		例数	虐待の割合		例数	虐待の割合		例数	虐待の割合	
		%	件数		%	件数		%	件数		%	件数
肋骨	809	69.4	561	96	28.5	27	96	27.6	26	1001	61.4	615
橈骨／尺骨	261	62.1	162	103	19.8	20	293	4.7	14	657	29.8	196
脛骨／腓骨	493	58	286	192	16.1	31	384	4.7	18	1069	31.1	332
上腕骨	518	43.1	223	545	6.8	37	2108	1.6	34	3172	9.3	295
大腿骨	1257	30.5	383	761	4.8	36	3008	2.5	75	4026	11.7	471
鎖骨	227	28.1	64	65	16.7	11	95	6	6	388	20.7	80
頭蓋骨	3363	17.1	575	948	8.6	81	1575	3.7	58	5886	12.1	712

引用：Leventhal JM, Martin KD, Asnes AG：Incidence of fractures attributable to abuse in young hospitalized children：results from analysis of a United States database. *Pediatrics* 2008；122：602.

ぶりを加えたり，SPNBFを認めた部位を強く握って，ねじったり強い力で引っ張ったとの自供が得られた事例は数多い[2]。ただ左右対称性のSPNBFは，乳児においては正常変異として認められる所見でもある。

多発骨折

多発骨折との診断が下された事例において，養育者から受傷機転に関する十分な説明がなされることは稀である。虐待により骨損傷をきたした事例は，事故により骨損傷をきたした事例よりも，骨折が多発する割合が高く，骨折の数が多いほど，虐待の可能性も高くなることが知られている[4, 9-12]。Kingらは14歳未満の虐待事例189名の検証を行い，計429カ所の骨折が認められ，骨折箇所が1カ所であった事例が50%，2カ所であった事例が21%，3カ所であった事例が12%，4〜15カ所であった事例が17%であったとの報告を行っている[10]。O'Neillらは，生後3週齢から11歳までの虐待事例110名の後方視的検討を行い，そのほぼ3分の1に骨折が認められ，さらにそのこのうち83%（n＝29）が

多発骨折であった，との報告を行っている[9]。Akbarniaらは，「被殴打児症候群（the battered child syndrome）」の診断で入院した小児の診療録を検証し，74名に計264カ所の骨折が確認された，との報告を行っている[13]。1事例あたりの骨折箇所は平均3.6カ所（範囲：1〜15カ所）ということになる。また別の研究では，骨折を3カ所以上認められた3歳未満事例の虐待の可能性は，単発の骨折をきたした子どもと比較して，およそ4〜6倍にのぼると報告されている（表32-6）[4]。

Worlockらは，5歳未満の子どもを対象に，虐待による骨折と事故による骨折とを比較し，虐待群では半数以上（54%）に3カ所以上の骨折が認められたが，事故群では3カ所以上骨折を認めた事例は皆無であった，と報告している（表32-7）[11]。さらに虐待群の71%に著明な挫傷が確認された一方で，事故群ではその割合は0.8%であった，とも報告されている[11]。またSawyerらは[14]，10フィート（約3m）を超える高所から転落した小児と若年成人の骨折パターンの分析を行い，かなりの高さ（10〜40フィー

表32-6	2003年の小児入院患者データベース（KID：Kids' Inpatient Database）における，年齢別・骨折数別の虐待による骨折の割合					

月齢	骨折1カ所		骨折2カ所		骨折3カ所以上	
	件数	虐待による割合（%）	件数	虐待による割合（%）	件数	虐待による割合（%）
0-11	5076	18.5	477	55.1	298	85.4
12-23	2489	5.7	149	26.1	39	30.8
24-35	6306	2.6	248	6.2	62	17.6
総計	13,870	9	873	36.3	399	69.5

引用：Leventhal JM, Martin KD, Asnes AG：Incidence of Fractures Attributable to Abuse in Young Hospitalized Children：Results From Analysis of a United States Database. *Pediatrics* 2008；122：602.

表32-7	骨折数別の，事故事例数と虐待事例数		

	骨折の数		
	1カ所	2カ所	＞3カ所
虐待（n = 35）	9	7	19
事故（n = 116）	97	19	0

引用：Worlock P, Stower M, Barbor PM, et al.Pattern of fractures in accidental and non-accidental injury in children：a comparative study. *Br Med J* 1986；293:100-102.

ト：約3〜12m）からの転落であっても，平均の骨折箇所は1事例につき2カ所未満であった，との報告を行っている（表32-8）。

骨疾患があると2カ所以上の複数骨折をきたすことがあるが，骨疾患のある子どもの骨折率は，それでも被虐待児に認められる骨折数よりも少ない[14]。多発骨折が認められた場合には骨疾患を考慮する必要があるが，一方で骨疾患であるからといって虐待の可能性が否定されるわけではない[15]。骨疾患のための診断的検査と並行して，虐待か否かを明確化するための精査を実施する必要がある[16]。

虐待に特異性の高い骨折

典型的骨幹端損傷（CML：Classic Metaphyseal Lesions）：CMLは，虐待の陽性的中率が

高い，乳児期のきわめて憂慮すべき骨外傷である[17]。CMLが起きる頻度が最も高いのは，生後6カ月齢未満の乳児である[18]。CMLが虐待に最も多い骨折であるわけではないが，致死的虐待事例に最もよく認められる骨折である[17]。骨幹端損傷と比べて骨幹部骨折の発生頻度はおよそ4倍にのぼるが，CMLの方が虐待に対する特異性は高い[5, 19]。

病理組織学的にはCMLは，骨端部下部の，骨幹端の最も未熟な部分を平面上に横走する微小骨折であることが判明している[20]。この骨折によって，骨の増殖や代謝が最も活発な部位である軟骨石灰化中心や一次海綿骨の破断が生じた状態となっている。

単純X線写真でCMLは，角骨折（corner fracture）パターンやバケツ柄状骨折（bucket handle fracture）パターンとして確認されることが多い（写真32-11）。単純X線写真上で，CMLの見え方にこのようなばらつきが生じるのは，（1）骨幹端の形状，（2）受傷からの経過日数，（3）骨折平面に対し，単純X線撮影時にX線がどのような角度で照射されたか，（4）完全骨折か不全骨折か，（5）一次海綿骨の骨梁の破断の重症度や，骨折により生じた転位の程度，（6）単純X線写真の画質，といった様々な要因によるものである[20]。一次海綿骨の骨梁の破断が重度であっ

表32-8	高所（10-40フィート［3m-12m］）から転落した乳児〜幼児期早期・幼児期後期〜前思春期・思春期〜若年成人期のそれぞれの年齢群の骨折箇所数

	年　齢	患者数	骨折数	患者1例あたりの平均骨折数
乳児〜幼児期早期	0〜2歳	25	19	0.76
幼児期後期〜前思春期	3〜10歳児	55	55	1
思春期〜若年成人期	11〜21歳	30	56	1.9

引用：Sawyer JR, Flynn JM, Dormans JP, et al. Fracture Patterns in children and young adults who fall from significant heights. *J Pediatr Orthop* 2000 ; 20 : 197-202.

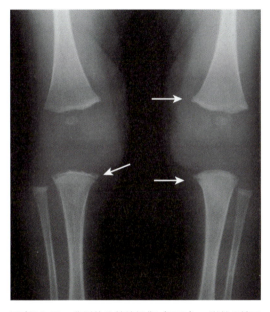

写真32-11　典型的骨幹端損傷（CML）の単純X線写真（矢印）。

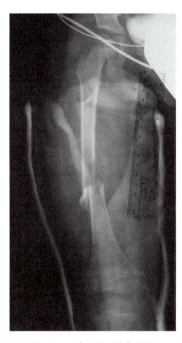

写真32-12　高エネルギー性の外力が加わったことによる大腿骨粉砕骨折

たり，骨折により転位が生じたりしている場合には，単純X線写真で骨損傷が確認しうるようになる。骨梁の破断が重度ではなくても，一定以上の破断が生じた場合には，治癒過程の進行にともなって，骨損傷の証拠所見が単純X線写真で明確に確認できるようになる。単純X線写真では所見が確認しえない顕微鏡的骨梁損傷の存在については，Kleinmanらによって詳述されている[20]。CMLの発生部位としては，脛骨近位，大腿骨遠位，上腕骨近位が最も多く，両側性のことも多い[17, 21]。CMLの50％超は，膝部に認められる。特に大腿骨遠位部のCMLは必ず内側縁に生じることから，虐待が疑われる乳児全例を対象に高精細な単純X線写真を撮影するなどの方法で，特にこの部位を慎重に精査することが重要である[22]。

第32章　虐待による骨折　**453**

剪断外力や引張外力がかかることにより生じる機械的な骨折は，典型的には横骨折や平面骨折である。CMLの独特の骨折形態は，内因性の要因と外因性の要因の両者によってもたらされる。第一に，成長途上の骨の骨幹端は，組織学的・生理学的に引張外力や剪断外力の影響を受けやすい。新たに骨が形成され古い骨が再吸収されることで，骨の成長やリモデリングは生じる。軟骨骨化中心に鉱質化が生じ，未熟な骨梁は形成されていく。骨の成長や拡大が可能になるためには，古い骨梁が破骨細胞によって除去されることが必要であり，そのため成長が最大限に生じている領域では，破骨細胞により古い骨梁が吸収される結果，多数の孔が存在する。この成長が最大である領域のすぐ遠位部が骨端軟骨（成長板）であり，同部位の周囲は骨膜末端が拡張して線維性に取り囲んだ状態（骨膜下骨襟［SPBC：subperiosteal bone collar］と呼称される）となっている[23]。このSPBCの部分が骨端軟骨を取り巻き，同部位の生体力学的強度を高めているものの，SPBCの近傍の最大成長領域は外力により損傷を来しやすいことに変わりはない。始歩前の乳幼児が正常な状況下で日常活動をしている限り，この領域はきわめてよく機能している。しかしながら，剪断外力や引張外力が加わった場合，その影響を受けやすい一次海綿骨部位の骨梁には，ごく軽微な破断が生じる。骨梁は構造としてハバース系の層板をもたないため，引張外力が加わり骨折をきたした場合には，直ぐに離開が生じることとなる[24]。引張外力は，成人が子どもを乱暴に揺さぶり，その際に四肢が激しく揺れることや，成人が子どもの四肢をぎゅっと握って力いっぱい引っ張ったりねじったりすることによって生じる[2, 23, 24]。

事故による外傷の際に，引張外力やねじり外力が加わったことでCMLをきたしたとの症例報告も存在している[25, 26]。ただし，このような事故によるCMLは，骨盤位分娩などの分娩困難症や内反足の修復の際に加えられた手技によって生じたものであり，いずれもねじり外力と引張外力の両者が骨に加わったことにより発生したものである。事故によりCMLをきたした事例のメカニズムをみることで，虐待によりCMLをきたした乳児が経験する負荷の種類をよりよく理解することが出来るであろう。

肋骨骨折：被虐待児を対象とした研究では，肋骨骨折は被虐待児に生じる骨折の5％〜51％を占めている[27]。一方で，事故によって骨折をきたした小児においては，肋骨骨折は骨折全体の1％にも満たないと報告されている[28]。自動車同士が衝突するような事故であれ，歩行者として自動車にはねられるような事故であれ，肋骨骨折は生じる。しかし幼小児がこのような事故の際に，肋骨骨折をきたすのは稀であるとされている[11, 29]。事故による骨折事例の検討を行ったある研究では，小児事例826名のうち肋骨骨折が生じていたのが確認されたのは，交通事故で重度の鈍的胸部外傷を負ったわずか1名のみであった，と報告されている[11]。

虐待による肋骨骨折と診断された乳児例のほとんどには，外傷のエピソードは語られず，非特異的な呼吸障害，発熱，不機嫌，消化器系の愁訴，けいれん，頭蓋内損傷等による意識障害を契機に，診断に至っている[28]。つまり虐待による肋骨骨折のほとんどは，臨床的に骨折が疑われて診断されたわけではなく，全身骨撮影や骨シンチグラフィーによって診断に至っている[19]。ただし稀ではあるが，養育者が「胸壁からポキッという音がした」などと語ったことを契機に診断されることもある。乳児の不機嫌が肋骨骨折により生じている場合には，抱き上げて軽くトントンしたり，揺らすなどのあやし行為を行ったりしても，落ち着かないどころか，逆にさらに強く泣かせてしまうことになってしまう。

乳児に偶発的に肋骨骨折が確認された場合に，養育者が分娩時損傷により生じたのではないかと説明したり，心肺蘇生をしたことが原因

であると説明したりすることがある[30-34]。しかし分娩時損傷により肋骨骨折が生じることは極めてまれである[35-36]。Bhatらは[35]、約35,000名の新生児を対象に分娩時外傷のスクリーニング検査を実施し、肋骨骨折をきたした事例は皆無であった、との報告を行っている[35]。分娩時外傷により肋骨骨折をきたしたと判断された新生児例は計5名報告されているものの、そのいずれもがLGA児（妊娠週数に比し乳児体重が過多の事例）であったり、肩甲難産事例であったり鉗子・吸引分娩であったなどの、難産の既往を有していた[37-40]。分娩形式に関する情報や出生時の身体診察に関する情報は、分娩時外傷として肋骨骨折をきたしやすい状況であったのかを明確化する上で極めて有用となる。経験豊富な放射線科医であれば単純X線写真の所見から、分娩時外傷による肋骨骨折の可能性があるか否かの判断を行う上で有用な、肋骨骨折が発生した受傷時期の推定を行うことが出来る[41]。

心肺蘇生により肋骨骨折をきたしたとの乳幼児例の報告もきわめて少ない[32, 33]。HokeとChamberlainは、心肺蘇生（CPR）に続発して骨折をきたしたとの小児事例をすべてまとめ、その結果を報告している。このレビュー文献研究では、5つの研究報告[30-34]の計770名の事例が、クライテリアを満たしていたが、この中でCPRにより肋骨骨折が認めた乳幼児例はわずか3名であった[42]。BetzとLeibhardtも、CPRにより小児に肋骨骨折が生じうるか否かについて検討を行っている。この研究ではCPRが実施された計94名の小児が対象となっていたが、両側性の肋骨骨折が認められたのはわずか2名であり、そのいずれもが鎖骨中線上の肋骨前部骨折であった、とのことである[30]。その他の報告事例でも、CPRによる肋骨骨折は極めて稀であるということは、一貫している[30, 31, 33, 34, 43]。ただ最近報告されたある研究では、CPRが施行された後に死亡した内因死例70名の剖検結果を検証したところ、8名（11%）にごく軽微な肋骨

の前外側部骨折が認められた、と報告されている[44]。ただし、この研究で確認された肋骨骨折は、全例が壁側胸膜を剥がして肋骨を入念に確認するまでは、その存在には気付かれない程度の骨折であった。また8名中7名で肋骨骨折は多発性で、5名は両側性に肋骨骨折が確認されたとのことである[44]。

1歳未満の乳児における肋骨骨折の69.4%が、虐待によるものである（表32-5）。また虐待による肋骨骨折の大半（65%〜87%）は、2歳未満の乳幼児に確認される[4, 19]。Barsnessらは、生後3週齢から15歳までの肋骨事例を後方視的に検証し、肋骨骨折の虐待の可能性について定量的に評価する試みを行っている[28]。この研究では、3700名を超える小児の外傷事例が評価されており、78名の肋骨骨折が確認され、うち51名（65%）が虐待事例と判断されていた。その結果、3歳未満で肋骨骨折が確認された場合、身体的虐待である陽性的中率は95%であった、と報告されている[28]。

肋骨骨折の発生した部位は、養育者の語った病歴と生じている損傷との整合性を考察する上で、有用となる。肋骨の後部骨折や側方骨折の受傷メカニズムには、前後方向（背腹方向）の圧迫が関与している。KleinmanとSchlesingerは、「肋骨後部と椎骨とが形成する関節（肋椎関節）は、解剖学的に『てこ』が作用する構造をなしている。硬い肋骨は定点、すなわちテコの支点を中心に、自由に動くことが出来る状態となっている。（中略）肋骨の腹側から外力が加わった場合には、椎骨の横突起をてこの支点として肋骨後部が動くこととなるが、そのために肋椎関節には過重な負荷か加わることとなる。肋骨頭靭帯の方が肋骨よりも強度が高いと仮定するならば、支点の近傍の肋骨には機械的な破綻が生じるため、結果として肋椎関節近傍に骨折が発生する」との説明を行っている[45]。図32-4にこの概念のシェーマを提示している。

身体的虐待による肋骨骨折は肋骨後部に発生

することが多く，また両側性に生じることが多い。Bullochらは，肋骨骨折の発生をきたした乳児例39名を対象に検証を行い，うち32名（82％）は虐待が原因と判断され，この32名のうち20名（63％）は肋骨後部骨折であった，との報告を行っている。骨折総数としては，32名で計119カ所の骨折が認められ，うち112カ所（94％）が後部骨折か側部骨折であったとのことである[40]。

Smurthwaiteらは，NICUで加療を受けた超低出生体重児を対象に，肋骨骨折の発生に関する検証を行い，7％の事例に肋骨前部骨折や側部骨折が認められたが，身体的虐待に認めることの多い肋骨後部骨折を認めた事例は皆無であった，と報告している[46]。

肋骨骨折の部位だけではなく，何番目の肋骨に骨折をきたしているのかという観点も，虐待の評価を行う上で重要な指標となる。StrouseとOwingsは，第一肋骨に骨折をきたすことが極めてまれである点に注目し，そのほとんどが被虐待児にみられるものであることを明確化した[47]。

多発肋骨骨折も，被虐待児において，より頻度が高いことが既に明らかとなっている。Barsnessらは，ケースシリーズ研究の結果，虐待事例の肋骨骨折は平均5.9カ所であり，一方で事故事例の肋骨骨折は平均1.2カ所であった，との報告を行っている[28]。Worlockらは，虐待による骨折のうち，肋骨骨折は最も多い骨損傷であるとの報告を行っている。この研究ではさらに，肋骨骨折のみを単独で認めた虐待事例はなく，全例が他の虐待による損傷を併発していた，とも報告されている[11]。この研究結果からは，被虐待児に肋骨骨折が確認された場合，その他の損傷の有無についても精査を行うべきであることが示唆される。特に下部の肋骨に骨折が確認された場合には，腹腔内損傷の可能性についても評価を行うことは必須である。

Garciaらは，鈍的外力や穿通性外力による損傷をきたした，15歳未満の小児事例2080名の外傷登録データを検証し，重症外傷のマーカーとしての肋骨骨折の重要性につき評価し，その結果を報告している[48]。2,080名のうち肋骨骨折を認めた事例は33名で，いずれも鈍的外力による損傷であった。肋骨骨折を認めた小児事例の方が，肋骨骨折のない鈍的外力性・穿通性外力性の損傷を負った小児事例よりも，より重症度が高かった。肋骨骨折を認めた事例では死亡リスクがより高く，また肋骨骨折の本数が多いほど死亡率が高かった。虐待を受けて死亡した小児事例が7名存在していたが，これらの小児では平均4.6カ所の肋骨骨折が確認されていた。一方，自動車事故よる骨折事例は7名おり，これらの小児の肋骨骨折の本数は平均4.7カ所で，転落により受傷した3名の事例における肋骨骨折の平均本数は1.3カ所であった，とのことである。この研究では，肋骨骨折を併発する外傷として，頭蓋内損傷を伴う頭部外傷事例が最多であったとも報告されている。また，頭部損傷と胸部損傷を併発した小児では，胸部外傷のみを認めた小児に比し，死亡率が2倍にのぼった，とのことである[48]。

虐待による肋骨骨折事例では，一般的にその他の骨損傷や頭部損傷を併発するが，肋骨骨折部の近傍に挫傷を形成している頻度は，それほど高いわけではない。虐待により肋骨骨折をきたした小児192名を対象とした，ある後方視的研究では，計317カ所の肋骨骨折のうち，近傍に挫傷が認められたのはわずかに29カ所（9.1％）であったと報告されている[49]。

肩甲骨骨折：肩甲骨骨折は頻度的に稀であり，現時点では小児における肩甲骨骨折のエビデンスレベルの高い医学研究報告はほとんどない。現在入手可能な文献は成人に関するものばかりであり，小児事例はほとんど含まれていない。幼小児の骨折のパターンや発生率について検討した文献で，肩甲骨骨折に言及しているものもほとんど存在していない。この理由としては，肩甲骨骨折の発生率自体が低いためであると推

察されている。肩甲骨骨折が少ない理由としては，周囲の解剖学的構造（胸郭や軟部組織）によって保護されていることや，肩甲骨の可動性が極めて高いことの2点が挙げられている[50]。

肩甲骨骨折は，若年や中年の成人男性に認めることが最も多い[51]。肩甲骨が骨折をきたす受傷機転としては高エネルギー外傷が挙げられ，自動車同士の衝突，高所からの転落による場合が多いが，局所への直達性の外力により生じることもあり，けいれん発作に伴って生じたとの症例報告も存在する[50-52]。虐待によって肩甲骨骨折をきたすこともあるが，やはり頻度的には極めてまれである[53]。

肩甲骨骨折をきたした患者の80%～95%はその他の外傷を併発しており[51]，多発性の損傷をきたしていて致死的経過をたどる事例もある[50]。Thompsonらの研究では，肩甲骨骨折を認める患者では，その他の重度外傷が平均で3.9カ所認められた，と報告されている[54]。肩甲骨骨折に併発する外傷としては上腕骨骨折の他にも，気胸・肺損傷・肋骨骨折・鎖骨骨折などの胸部損傷や，脊椎骨折や骨盤部骨折などが挙げられる[55]。米国の外傷データベースに登録された肩甲骨骨折患者9,453名と，データベースから無作為を抽出された肩甲骨骨折のない対照事例2,728名とを検討したある研究では，肩甲骨骨折患者の52.9%に肋骨骨折が確認された一方で，対照患者でその割合は9.9%であったと報告されている[55]。肺損傷は肩甲骨骨折患者の47.1%，対照患者の12.3%に確認され，脊椎骨折は肩甲骨骨折患者の29.1%，対照患者の11.6%に確認され，鎖骨骨折は肩甲骨骨折患者の25.2%，対照群の2.8%に確認されている[55]。

肩甲骨骨折事例に併発する外傷は多発性で，かつ重症度も高いため，肩甲骨骨折自体の診断は遅れがちである[51, 52]。Tadrosらは，8～60歳の鈍的外傷患者を対象に，肩甲骨骨折の診断が遅れた（入院から24時間以上かかった）理由についての検討を行っている[52]。この研究では，肩甲骨骨折の診断が遅れた8名と，早期に診断された56名とが比較され，診断が遅れた主たる理由として，重症の胸部外傷の併存のために胸部X線像で肩甲骨骨折が判別しがたかったこと，ならびに胸部CTが撮影されても肩甲骨全体が撮影範囲に含まれていなかったこと，が挙げられている。骨折の診断が遅れた8名のうち，単純X線撮影で後方視的に骨折が確認しえた事例が3名，CTで骨折が確認しえた事例が7名であったとのことであり，この研究では，肩甲骨骨折の診断を下すうえで，CTの方が単純X線に比し，より優れた画像診断法であるとも結論づけられている[52]。

重度の胸部外傷が認められた事例では，肩甲骨骨折の潜在する可能性を考慮する必要がある[52, 56]。また肩甲骨骨折が認められた小児事例において，高エネルギー外傷や直達性の鈍的外力損傷を疑わせる病歴が欠如している場合には，身体的虐待の可能性を考慮しなくてはならない。

胸骨骨折ならびに骨盤骨折：胸骨骨折や骨盤骨折が，虐待により生じることは稀である。17歳未満の小児の骨盤骨折の罹患率は0.2%と報告されている[57]。Mokによる虐待による外傷の総説においても，骨盤骨折が稀であることに言及されている[53]。事故であれ虐待であれ，胸骨骨折や骨盤骨折の原因として最も多いのは，直達性の鈍的外力損傷であり[27, 58]，いずれにしろ高エネルギー性の外力が原因となる。虐待による胸骨骨折や骨盤骨折を発生させる受傷メカニズムとしては，成人による踏みつけなどが推察されている。一方，事故による胸骨骨折や骨盤骨折の受傷メカニズムとして最も多いのは，交通事故や高所転落である。Von Garrelらは，9歳から96歳の胸骨骨折患者200名を対象とした検討を行い，交通事故が原因であった事例が全体の83%を占めており，転落によるものが13%，その他の特定不能の原因によるものが4%であったと報告している[59]。交通事故事例のうち，

97％が自動車同士の衝突事故であり，受傷者の92％はシートベルトを着用していた。また胸骨骨折事例の63.5％にはその他の外傷の合併が認められており，その合併損傷は肋骨骨折，肺損傷，心損傷の順に多かった，とも報告されている[59]。胸骨骨折を認めた患者の多くにその他の外傷を合併する割合が高いことを考慮した場合，心挫傷などの損傷の有無の確認のために，トロポニンなどの検査の実施を考慮する必要がある。骨盤骨折事例でも，大腿骨近位部骨折や軟部組織損傷や泌尿生殖器損傷を伴うことが多い[60]。骨盤骨折を認めた小児に対しては，必ずその他の外傷の有無につきスクリーニングを行わなくてはならない。胸骨骨折や骨盤骨折を認めた小児において，高エネルギー性の鈍的外力が加わったエピソードを欠く場合には，身体的虐待の可能性を強く疑う必要がある。

椎骨骨折：身体的虐待事例において，椎体骨折や棘突起骨折を認めることは稀である。Kleinmanの研究では，脊椎損傷をきたした事例のおよそ3分の2が3歳未満の小児であり，2分の1が1歳未満の乳児であった，と報告されている[61]。脊椎骨折の診断時の平均年齢（月齢）は生後22カ月（生後2カ月〜10歳）とされている。どのようなタイプの脊椎損傷をきたすのかは，年齢や発達段階により影響され，たとえばトドラー期（よちよち歩きの時期）の幼児の場合には直接的な殴打や，転落など急激な減速外力により受傷することが多いが，乳児の場合には揺さぶりによって受傷する可能性が高い[62]。

脊椎損傷として最も多いのは，椎体の圧迫骨折である。これには身長の低下がもたらされるほど重度の事例から，肉眼的に確認し難い事例まで，重症度には非常に多様性がある。この様な骨折は，脊椎の長軸方向への荷重や，過屈曲によって起きると推察されている[61]。圧迫骨折の存在が確認された場合には，受傷メカニズムを推察するために，慎重な全身診察を行うことが極めて重要である。たとえば脊椎の圧迫骨折

を認めた子どもに，頭皮下腫脹が確認された場合には，頭部をどこかに思い切り叩きつけられた，などの受傷メカニズムが示唆される。

KleinmanとMarksは，身体的虐待による椎骨骨折を来した致死的事例4名（死亡時月齢：7〜36カ月）の死後単純X線所見と病理組織学的所見につき，詳細な報告を行っている[63]。いずれの事例も，死亡前に撮影された単純X線写真で，圧迫変形は明らかであった。4名には計10カ所（1事例あたり1〜6カ所）の脊椎骨折が確認され，その骨折パターンは，純粋な圧迫骨折が3カ所，椎体終板前上部損傷が2カ所，両者の混合が5カ所，の3通りのパターンを呈していた。脊椎後方要素の骨折や，脊髄硬膜外血腫や脊髄損傷を認めた事例はなく，四肢に外傷が認められた事例もいなかった。一方で，養育者から得た病歴や臨床所見や肉眼的剖検の際に，いずれの事例も骨折を疑わせる所見は確認された事例は皆無であった。椎骨骨折は無症候性であることが多く，椎骨骨折とは無関係の主訴で子どもが受診となった場合，容易に見過ごされうることを，これらの事例は如実に示しているといえよう。実際，腹部をはじめとするその他の外傷の画像検査の際に，偶発的に椎骨骨折の存在が確認されることもある[61]。椎骨骨折が最も多いのは胸椎腰椎接合部であるが，その他のあらゆる部位で起こりうる。

ハングマン骨折（Hangman fracture）は，C2椎弓根の両側性骨折と定義され，外傷性脊椎分離症を伴うことが特徴である[61,64]。過伸展による骨折としては，比較的稀な種類の骨折であり，虐待により生じたとされるハングマン骨折の症例報告はわずか3名のみである。McGoryとFenichelは[65]，生後4カ月齢のハングマン骨折事例の症例報告を行っている。本児の母親は，「両肩をつかんで児を激しく揺さぶった」との自白を行っている[64]。年長の児や成人が，交通外傷や高所転落による過伸展に続発してハングマン骨折をきたしたとの事例は複数報告されてい

る[61, 64]。ハングマン骨折は必ずしも神経脱落症状を呈するとは限らない。ハングマン骨折か原発性脊椎分離症であるかの鑑別の際に，その他の身体部位に虐待として典型的な損傷が存在するか否かは，有用となるであろう[61]。

棘突起骨折は，棘間靱帯の付着部で軟骨や骨が裂離することで生じ，通常は胸椎の中下部か腰椎上部に生じ，孤発性のこともあれば，多発性のこともある[61]。Kleinman と Zito は，生後5カ月齢未満の乳児19名の全身骨撮影や診療録を検証し，うち3名に棘突起骨折が確認された，との報告を行っている。その3名の乳児全例で，その他の複数の骨に虐待に典型的な骨損傷が認められたとのことである[62]。

棘突起骨折は，鈍的外力による外傷の場合もあれば，乱暴に揺さぶられた際に脊柱が過伸展や過屈曲をきたしたことで生じる場合もある。Kleinman は，脊椎の圧迫骨折を伴っていた場合，棘突起骨折が生じた機序に過屈曲が働いたことが示唆される，との指摘を行っている[62]。

手部骨折：被虐待児の手部骨折に注目した研究報告は今のところ1編のみしか存在していない。Nimkin らは，手部骨折か足部骨折を認めた生後2カ月齢から2歳までの被虐待児11名の画像所見を検討し，手部骨折を認めた事例は6名であったと報告している[66]。手部骨折と虐待との関連性についての情報はわずかではあるが，骨折が片手の場合であれ両手の場合であれ，確認された場合には虐待の疑いが高いと判断する必要がある。Merten らは，手部骨折の頻度はそれほど高くはないものの，全身骨撮影時に手部や足部の画像を省略してよいほどには少なくない，との指摘を行っている[19]。

一般に小児の手部骨折はほとんどが家庭内で，もしくはスポーツ競技時に，生じている[67-69]。その原因は年齢や発育段階によって異なり，2歳未満の事例では83％，2歳以上5歳未満の事例では87％が，家庭内で発生している。一方で，5歳以上10歳未満の事例の41％，10歳以上16歳未満の子どもの34％の事例では，手部骨折はスポーツ競技中に生じている[67]。13歳以上16歳未満の子どもの手部骨折の原因としては，手拳で何かを殴打した際に生じることが最も多いとの研究報告も存在している[69]。

乳児期や幼児早期に手部骨折を認めることは，稀である[67-69]。Vadivelu らの実施した前方視的な臨床研究では[67]，手部骨折の推定発生頻度は乳児100,000人あたり年間34件と報告されている。Mahabir らは，16歳未満の手部骨折242件について検証し，その発生率は9歳以降に急上昇し，12歳でピークを認めたとの報告を行っている。この研究では，11〜16歳の子どもが手部骨折全体の64％を占めていたとも報告されている[69]。また Worlock と Stower は，12歳未満の子ども136名の手部骨折計137カ所の検討を行い，骨折の発生率は8歳以降に急上昇する，という同様の結果を報告している[68]。

Rennie らによる小児期骨折に関する疫学研究では，2〜4歳・5〜11歳・12〜16歳の年齢グループでは，指節骨の骨折が五大骨折部位の一つであったと報告されており，指節骨骨折の発生率は年齢とともに上昇していたとも報告されている。また，5〜11歳・12〜16歳の年齢グループでは，中手骨骨折も五大骨折部位の一つであったとのことである[57]。Vadivelu らは，手部損傷で受傷したトドラー期（よちよち歩きの時期）の幼児では，圧座損傷や裂傷などの軟部組織損傷の場合が多く，86％を占めていた，との報告を行っている。就学前乳児になると手部骨折の頻度が増してきて，年長の児では手部損傷のうち骨折の占める割合が77％に達した，とも報告されている[67]。一般に，小児に最も多い手指骨折は第5指（小指）であり，次いで第1指（親指）が多いとされている[67-69]。

Nimkin らの研究では，手部骨折を認めた被虐待児11名中7名で，手部骨折以外に四肢骨骨幹部など3カ所以上の骨折が認められ，7名全例で手部骨折と同側の骨折が認められていた，と

報告されている[66]。以上の結果を受け，この研究では「手部（や足部）の骨折は，その他のさらに深刻な外傷を発見する契機となりうる」と結論付けられている。この研究では，手部骨折に併発して手部に腫脹や挫傷が認められた事例は，わずか1名のみであったとも報告されている[66]。Petersらの実施した被虐待児192名の検討で，中手骨骨折を認めた3名のうち骨折部近傍に挫傷を認めた事例は皆無であったとの報告[49]も，このことを裏付けていると言えよう。

足部骨折：手部骨折と同じく，虐待による足部骨折を主たるテーマとして報告されている研究論文はわずか1編のみである。Nimkinらの実施した，手部や足部に骨折をきたした生後2カ月齢から2歳までの被虐待児11名の画像所見の検討では，うち5名が足部骨折をきたした事例であり，計7カ所の足部骨折が確認されている。うち6カ所は中足骨骨折であり，さらにこのうち3カ所は治癒過程にある骨折で，3カ所は急性期の骨折であった。さらに中足骨骨折6カ所中，4カ所が第一中足骨の骨折であり，残る1カ所は近位趾節骨骨折であった，とのことである[66]。

Worlockらは，ある大学病院救急科で診察を行った，身体的虐待により骨折をきたした事例35名と，対照群としての事故による骨折事例826名との比較を行っている。骨折は総計923カ所に認められ，対照群では足部骨折が71カ所（生後10〜60カ月齢の乳児が11カ所，5歳以上の就学児が60カ所）に認められ，足部骨折は骨折部位として3番目に多かった（7.7％）一方で，被虐待群では足部骨折を認めた事例はなかったとのことである[11, 29]。

Rennieらは，12〜16歳の子どもにおいて中足骨は骨折の4.8％を占めており，五大骨折部位の一つであった，との報告を行っている。趾節骨骨折や踵骨骨折や中足部骨折は，頻度そのものは低いが，いずれも9〜11歳の子どもで生じることが最も多かったとも報告されている[57]。

Petersらの実施した被虐待児192名の検討で

は，中足骨骨折を認めた事例は2名で，骨折部近傍に挫傷を認めた事例は皆無であった，と報告されている[49]。

頻度は高いものの虐待としての特異性は高くない骨折

大腿骨骨折：大腿骨骨折は小児期の骨折の約1.6％を占めている[70]。大腿骨骨折は，乳児期，幼児期早期，思春期の3つの時期で発生率が高くなることが知られている[71-73]。乳児期や幼児期早期に大腿骨骨折の発生率が高い理由としては，この年齢群では虐待の頻度が高く，かつ骨強度が未熟であることが挙げられる。大腿骨は身体で最大の骨であり，それが折れるからにはそれだけ強大なエネルギー負荷がかかったと，一般的には考えられることが多い。しかし大腿骨が折れるほどのエネルギーの大きさが，実際にどれほどのものであるのかは厳密には分っておらず，またエネルギーが大きくても小さくても，幼小児では大腿骨骨折をきたしうる[71, 74, 75]。思春期以降で骨が十分に発達している場合，高エネルギー外傷でなければ大腿骨骨折をきたすことはまずなくなる[70]。小児期の大腿骨骨折の原因としては，自動車同士の衝突，歩行者としての自動車事故，転落，虐待が多い[72, 76-81]。

子どもが発達するにつれ，走って転倒したり，つまずいて脚をひねったりといった日常的な動作によっても，ねじり荷重が大腿骨にかかり，らせん骨折をきたしうる。らせん骨折が事故により生じた場合には，その他の合併損傷はなく，骨折部位近傍に挫傷も認められない。

Blakemoreらは，大腿骨骨幹部骨折を単独できたした1歳から5歳までの42名を検討し，この年齢群ではそれほど高所ではない所からの転落や，走っていて転倒するなどの比較的低エネルギーの損傷でも，大腿骨骨幹部に骨折をきたしうる，との報告を行っている[74]。Pierceらは，「階段から転落した」との病歴が語られた，大腿骨骨折を認めた3歳未満児29名の検討を行

い，うち25名（生後6〜29カ月齢）では，病歴に矛盾がないとの判断に至ったが，4名（生後2〜36カ月齢）については，虐待の可能性が疑われた，との報告を行っている[81]。いずれも，特異的かつ詳細な問診から骨折を来す事象を生体力学的に解明することが，結果的に起きた骨折の種類と生体力学的条件との間の整合性を明らかにし，最終的には，保護者が語った骨折の原因の妥当性を明らかにするうえできわめて重要であったとのことである[81]。

大腿骨骨折の主たる受傷機転は年齢により異なっていて，虐待を原因とした大腿骨骨折の多くは2歳未満の乳幼児に発生しており[73, 76, 79]，さらに言うならばほとんどが1歳未満の乳児例である[71, 77, 78, 82]。始歩前の子どもの大腿骨骨折は，60%〜70%までもが虐待が原因で生じているが[75, 77, 78]，4歳未満事例まで対象を拡大すると，虐待による大腿骨骨折は，大腿骨骨折事例のおよそ30%に低下する，と報告されている[71]。

BealsとTuftsは，大腿骨骨折をきたした4歳未満の事例80名の検討を行い，虐待群（平均で生後9.6カ月）は，事故群（平均で生後22.6カ月）よりも低年齢（月齢）で大腿骨骨折をきたしていた，と報告している[71]。Loderらは，大腿骨骨折事例約10,000名の分析を行い，虐待による大腿骨骨折の発生はほとんどが2歳未満の幼児に限られる，との報告を行っている[76]。Norkらの大腿骨骨折をきたした2歳未満事例21名の検討では，虐待による大腿骨骨折の割合は1歳未満の乳児で67%，1〜2歳の幼児で11%であったと報告されている[77]。

幼児期早期の2〜4歳という年齢は，親の育児能力の低さ，育児支援の欠如，トイレトレーニングなどの発達上の課題，などの要因が重なることによってストレスが高まり，虐待に至るリスクが高い。2〜4歳児の骨折は，「しつけ」と称する暴力行為が原因になることもあり，子どもの発達段階について非現実的な期待をした結果，ストレスが高まり生じうると考えられてい

る。幼小児の骨折事例の評価を行う際に，「お子さんが最近うんちの失敗をしてしまったのはいつですか」「トイレトレーニングの進み具合はどうですか」「トイレを覚えさせるのにどんな方法をとっていますか」など，排泄に関わる課題について質問をすることは，厳しい「しつけ」が原因となって外傷を負わせた可能性の考察をするうえで有用となる。子どもの年齢が高くなると，大腿骨骨折の受傷機序は事故としてありがちなものになっていき，6歳未満の子どもでは転倒，6〜9歳では歩行者としての自動車事故，10歳以降になると自動車同士の衝突事故，などが主たる原因となっていく[73, 76]。

18歳以下の子ども全体をみてみると，大腿骨骨折のほとんど（70%）は骨幹部骨折であり，うち近位骨幹部が12%，遠位骨幹部が18%であると報告されている[76]。4歳未満児では，大腿骨骨折の65%は骨幹端損傷であり，近位骨幹部骨折が9%，遠位骨幹部骨折が25%であると報告されている[8]。

生じる大腿骨骨折の種類や重症度は，加えられた外力のエネルギー量により影響される。動きの速い物体が当たったり，3階の窓などの高所から転落したりして起きる大腿骨骨折で最も多いのは，骨幹中央部の横骨折や短斜骨折である（図・写真32-2）。それほど高くないところからの転落によって膝部に衝撃が加わった場合，大腿骨の遠位1/3の骨幹−骨幹端移行部の座屈骨折が生じることが最も多い（図・写真32-3）。日常の遊びの中で，走っていて転倒したり，つまずいてひねったりといった運動が原因となって，大腿骨にねじり荷重が加わってらせん骨折をきたすこともありうる（図・写真32-1）。一般的に大腿骨のらせん骨折は，子どもの下肢がねじられた証拠であり，虐待によるものであると考えられているが，虐待はあくまでもらせん骨折の原因のひとつであり，らせん骨折が存在すること自体は，虐待に診断特異的な骨折とは言えない。大腿骨らせん骨折の存在は，単にねじ

り荷重に大腿骨が耐えられなかったことを示すものに過ぎない。大腿骨は構造的に，長軸方向への荷重に耐えるようにできているが，ねじり荷重に対しては損傷閾値が低くなっている。このような特性のために，走っている最中に転倒したり，つまずいて脚をひねったりしたようなねじり外力が加わった際の，局所への直達的な外力が及んだような事例でない場合や，高エネルギー外力損傷ではない場合にも，骨折をきたすことはありうる。ただし始歩前の乳児であれば，このような荷重を自ら作り出せるはずはないため，このような発達段階の乳児に，長管骨（大腿骨骨折に限らない）のらせん骨折が認められた場合，虐待の可能性が大いに疑われる。

　虐待による骨折群と事故による骨折群とを比較したある研究では，骨折の特徴に差異は確認されなかった，と報告されている[71, 74, 80, 82]。Scherlらは，大腿骨骨幹部骨折をきたした6歳未満事例207名（平均年齢2.73歳）を検討し，76名で虐待が疑われたが（平均年齢0.89歳），事故事例であれ虐待事例であれ，生じた骨折のタイプに特徴的といえるものは認められなかった，との報告を行っている（表32-9）[80]。全体としてらせん骨折は横骨折よりも少なく，被虐待児に多いということもなかったものの，「らせん骨折は虐待が原因で生じる」と誤認されているためか，虐待の有無を調査された事例にらせん骨折が多かったとのことである[80]。Pierceらは，階段転落により大腿骨骨折をきたしたと語られた大腿骨骨折事例（生後2～36カ月齢）の検証を行い，その結果を報告している[81]。階段転落の際には，加えられた動力学に応じて横骨折，らせん骨折，斜骨折，座屈骨折など様々な骨折をきたしうるが，この研究では骨折の種類のみでは，大腿骨骨折の原因が虐待であるのか事故であるのかを診断することも予測することも不可能であった，と結論付けられている。また事故により大腿骨骨折をきたしたと判断された事例では，全例で，病歴から推定された荷重とそ

表32-9	虐待事例と事故事例の，骨折の種類別の割合		
骨折の種類	全症例	事故例	虐待例
横骨折	38%	27%	36%
らせん骨折	27%	39%	36%
斜骨折	17%	15%	7%
不明	14%	15%	21%
若木骨折，座屈骨折，蝶形骨折	4%	4%	0%

引用：Scherl SA, Miller L, Lively N, et al. Accidental and nonaccidental femur fractures in children. *Clin Orthop Relat Res* 2000；376：99-105.

の結果発生した骨折の種類との間には矛盾はないと判断されていた。逆に，虐待事例と判断された事例では，養育者が説明した病歴で発生しうる荷重と，生じた骨折の種類との合致性はないと判断されていた[81]。この研究の結果からは，骨折の原因が虐待によるのか事故によるのかを，骨折の種類のみで反射的に決めつけないことが重要であり，骨折をきたした際に働いたと思われる力学的負荷について，細部に至るまで聴取を行う必要があることが強調される。

　大腿骨骨折が単独の損傷所見である事例は，65%～72%と報告されている[79, 83]。随伴する外傷所見が認められた場合には，それに見合うだけの外力が子どもに加わったことを意味する。小児の大腿骨骨折事例を1,500名程の規模で検討した研究報告は3編存在しているが，随伴する外傷所見が認められた事例の割合は28%～35%と報告されている[79, 83, 84]。その他の外傷所見を併発した大腿骨骨折事例の受傷機転は，大腿骨骨折単独事例の受傷機転とは大幅に異なっていた，との研究報告もある[83]。Taylorらは，随伴する外傷を認めた大腿骨骨折事例の大半が，高エネルギー性の直達外力損傷により受傷した事例であったとの報告を行っている[84]。Andersonの研究では，大腿骨骨折で入院を要した患者117

名中41名に随伴外傷が認められ，このうち17名は歩行者としての自動車事故によるもので，9名は自動車同士の衝突事故によるもので，8名が虐待によるものであった，と報告されている[79]。Rewersは，大腿骨骨折をきたした0歳から17歳までの小児1,139名につき検討を行い，随伴外傷を認めた事例は全体で28.6％おり，年齢が長じるほどにその割合は上昇していた，と報告している[83]。2歳未満で随伴外傷を認めた事例の損傷部位は，頻度の高い順に，四肢，頭頸部，胸部，腹部骨盤部，顔面であった，とのことである。また虐待や自動車事故によって大腿骨骨折をきたしていた児では，転落により大腿骨骨折をきたした児に比べ，随伴外傷を認める割合は16〜20倍にのぼっていた（転落事例6.2％，自動車同士の接触事故事例70％，自動車と歩行者の事故事例55％，虐待事例55％），とも報告されている[83]。

この研究結果からは，大腿骨骨折をきたすためにはいかに強い暴力が必要であるのかや，被虐待児がいかに激しい暴力環境下で育っているのかを，理解する一助となるであろう。大腿骨骨折の存在が確認され，その原因のひとつに虐待が考えられる場合，その他の外傷の有無につき，徹底的に評価を行うことが重要である。同様に大腿骨骨折の存在が確認され，随伴外傷も明らかとなった事例に対しては，病歴について慎重な判断を行い，外傷が多発している原因を明確化する必要がある[15]。

Petersらの研究によれば，虐待が疑われる四肢骨折を認めた患者において，骨折部位近傍の皮膚に挫傷が確認されることは稀である。実際この研究では，大腿骨骨折をきたした虐待事例60名を検討したところ，骨折部位近傍に挫傷が確認された事例は，わずか5名であったと報告されている[49]。

脛骨骨折および腓骨骨折：脛骨骨折および腓骨骨折といった下腿部の骨折は，小児に生じる長管骨骨折としては3番目に多い。脛骨骨折の50％〜70％は遠位3分の1の部位で生じており，近位3分の1の部位に生じる頻度は低い。ただし虐待事例においては，脛骨近位部はCMLを最もきたしやすい部位の一つである[21]。脛骨骨折の原因として，虐待は全体の50％を超えている[4]。Kingらの研究では，殴打などによる脛骨損傷は，被虐待児の骨折全体の26％を占めていたと報告されている[10]。

脛骨骨折および腓骨骨折は，始歩直後の幼児の骨外傷としては比較的頻度が高い。典型的な「トドラー期（よちよち歩きの時期）骨折」は，一見たわいもない外力により生じる骨折であり，脛骨の中央部や遠位部の，軽微ならせん骨折や非転位性の斜骨折という形で生じることが多い。この様な骨折は，症状があっても跛行程度にとどまり，つまずいたり踏み外したりといった外傷を示唆する病歴は語られない事が多い。

始歩前の子どもに脛骨骨折や腓骨骨折が確認された場合，定義上「トドラー期骨折」ではありえず，虐待の可能性を考慮しなくてはならない。脛骨のらせん骨折や非転位性の斜骨折は，事故によっても虐待によっても生じうる骨折である。虐待によりこのような骨折が生じた場合の受傷機転は，加害成人が乳幼児の脚を強く握ったりつかんで引っ張り上げるか，またはケガをさせたり痛い思いをさせる目的で下肢をねじるなどの行為が考えられる。

上腕骨骨折：事故による上腕骨の骨幹部骨折をきたすことは稀であるが，一方で上腕骨は虐待による骨折部位として最も多い場所のひとつである。上腕骨骨折をきたした幼児のうち，虐待が原因である割合は8％〜78％と報告されている[85]。Kingらは，上腕骨は虐待により骨折した子どもの骨折部位として最多の部位であり，生後12カ月齢未満の乳児の上腕骨骨折の原因として，虐待の割合は43.1％を占めていた，との報告を行っている[10]。なおこの割合は，生後12〜23カ月齢では6.8％，生後24〜35カ月齢では1.6％と減少していくとの報告も存在して

いる[4]。

　事故による上腕骨骨折の原因としては，家具類や遊具やその他の高所からの転落が最も多い[86]。Waltzman らは，雲梯（うんてい）やジャングルジムから転落して骨折する部位は90％の確率で上肢であり，そのうち40％が上腕骨遠位の顆上骨折である，との報告を行っている。なおこの研究の患者の平均年齢は6.2歳（生後20カ月～12歳）であった[87]。Farnsworth らは，上腕骨顆上骨折をきたした事例の計391カ所の骨折の分析を行い，このうち70％の骨折は高所転落が原因であり，3歳児の転落は家具類（ベッド，ソファーなど）からが多い傾向にあった，と報告している[86]。この研究では全体として，顆上骨折の29％が運動場で起きているとも報告されている。また，顆上骨折の発生率は4歳を境に上昇するとも報告されている[86]。Shaw らによる，上腕骨骨幹部骨折事例34名の検討では，うち約3分の1が転落によるものであった，と報告されている[88]。上腕骨顆上骨折の外傷機転は通常，手から落ちるというものであり，頻度は低いものの肘から落ちて発生することもある。Farnsworth らは，子どもの上腕骨骨折は利き手でない側の腕に多いとの研究報告を行っている[86]。この研究では典型的な受傷パターンとして，運動場で遊具や雲梯などで遊んでいる際に滑って，利き手でつかまろうとしたものの，利き手と反対側の腕から地面に落ちるというものを挙げ，このような場合には，子どもの肘が伸びきっていて，上腕骨遠位部に屈曲力が集中する，との推察を行っている（図32-5）[86,89-91]。この様なタイプの骨折が確認された場合に，虐待であれ事故であれ，その原因をすぐに決めてかからずに，病歴，身体的診察所見，社会的要因などのあらゆる観点を総合して，慎重に判断することが極めて重要である[92]。

　Shaw の研究は，事故による上腕骨骨折は転落によることが多いことを明らかにしたが，虐待による上腕骨骨折事例の多くでも，転落との

病歴が語られる[88]。Strait らの研究では，虐待による上腕骨骨折と判断された事例のおよそ半数で，転落の病歴が語られた，と報告されている[85]。虐待による上腕骨骨折事例では，手を動かさないなどの主訴やその他の医学的主訴で受診し，病歴が何ら語られなかったり，病歴の内容が変遷したりすることも多い。[53,85,88,93]

　Williamson と Lowdon は，16歳未満の事例の計277カ所の上腕骨骨折の検証を行っていて，骨折発生率のピークは6歳～13歳の事例にあり，5歳未満では発生率が低かった，と報告している。この研究では，「若年例では上腕骨骨折は事故で起きる頻度は低く，虐待で受傷した可能性があることに注意する必要がある」と結論づけられている[94]。Strait らは，急性期の上腕骨骨折を認めた小児事例124名の計124カ所の骨折を検討し，虐待が原因であった事例はいずれも2歳未満であり，生後15カ月齢未満が90％を占めていた，との報告を行っており，生後15カ月未満の乳児例のうち虐待が原因であった割合は36％であったが，生後15カ月～3歳未満の年齢群でその割合は1％であった，とも報告されている[85]。

　上腕骨の骨幹部骨折は，成人に比べて小児ではその頻度は少なく，子どもの骨折全体の2％～5％を占めるに過ぎない[95]。上腕骨近位部の骨端軟骨（成長板）に損傷が及ぶ骨折の頻度は，小児期の骨折全体の約0.45％程度である。上腕骨遠位部の顆上骨折は，7歳未満の小児の四肢骨折の約30％を占めているが，2歳未満の小児にはほとんど認められない[96]。

　Shaw らは，3歳未満の上腕骨骨幹部骨折事例34名を検討し，骨折の種類では虐待によるか否かは判別できないと結論付けている[88]。ただ骨折の種類によっては，虐待の懸念が強まるものもあり，例えばある研究では，生後15カ月齢未満児にらせん骨折や斜骨折が認められた場合，その60％が虐待によるものであったと報告されている[85]。Worlock らは[11]，虐待による上腕

骨骨幹部骨折事例35名と，事故による上腕骨骨幹部骨折事例826名を対象に，骨折パターンの比較を行い，らせん骨折は虐待群に有意に多く，このような骨折パターンが確認された場合には，ひねり荷重が加わったが示唆される，と報告している[11]。この上腕骨を対象とした研究では，大腿骨の場合とは対照的に，5歳未満の事故群では，らせん骨折は確認されていない。つまり，下肢には耐荷性があるがゆえに，乳幼児であっても歩行時に大腿骨のらせん骨折が事故でも生じてしまう一方で，乳幼児が耐荷性を発揮する形で腕を使うことは通常ないため，事故としてのらせん骨折は生じない。年齢が長じた場合には，普通の遊びという形で活動するなかで，耐荷性が発揮されるような形で，上肢を用いるようになるため，上腕骨のらせん骨折が事故でも生じるようになる。乳児や幼児早期に上腕骨のらせん骨折が認められた場合には，ねじり荷重がかかった証左であり，身体所見と病歴を慎重に考慮する必要はあるが，原因として虐待が強く推認されることになる。HymelとJennyは，上腕骨骨幹中央部のらせん骨折をきたした始歩前の乳児の2例報告を行っている[97]。いずれも骨折時の様子がビデオ録画されていた事例で，事故の様子を再生して確認することが可能であった。両児ともに，うつ伏せで腕を開いた状態から，同胞や養育者によって仰向けにされた際に，上腕骨にねじり荷重がかかってしまったために骨折をきたしたことが，ビデオ記録で確認された，とのことである[97]。

Worlockら[11]，Leventhalら[4]，Thomas[75]らは，顆上骨折を除いて，上腕骨骨折はいずれも，特に1歳未満では，虐待の可能性が高いとの報告を行っている。一方Straitらは，虐待による上腕骨顆上骨折の発生率は，文献ですでに報告されているよりも高く，虐待による上腕骨骨折のおよそ30％を占めている，との報告を行っている[85]。

橈骨骨折および尺骨骨折：前腕部骨折は小児期に多く，骨折全体の40％～45％を占めているが，その81％は5歳以上の小児に生じている[98, 99]。前腕部骨折を幼児早期に認めることは稀であり，歩行もせずパラシュート反射もない乳児に前腕部の骨折をきたすほどの負荷がかかる状況は考えがたく，乳児期に前腕部骨折を認めることはさらに稀である[100, 101]。乳児期や幼児早期の子どもに，前腕部骨折が認められ，明らかな原因が語られない場合には，虐待の有無を慎重に評価する必要がある。前腕部骨折は，養育者が乳幼児の腕をぎゅっとつかんだり，ぐいと引っ張ったりしたことによって，屈曲負荷がかかった結果，生じうる。養育者が怒りの感情などを引き金に，「懲らしめてやろう」とか「痛い目に合わせてやろう」と，故意に前腕を後ろに曲げた際に折れてしまった，と自白した事例も報告されている（図32-6）。

前腕部骨折の原因はほとんどが，腕から落ちた際に長軸方向に荷重がかかったり（図32-7），側方向に負荷がかかったりした際に生じる。物が飛んできたり，物にぶつかりそうになったりした際に顔面をかばおうとして腕を上げることによって，骨折することもあり（図32-8），このような骨折は「夜警棒骨折」とも呼称される[91]。尺骨に横骨折が認められた場合には，子どもが何かで殴打されようとした際にかばおうとして生じた「防御創」の可能性はないかどうかについても，十分に考察する必要がある。

頭蓋骨骨折：表32-10に，頭蓋骨骨折について言及する際に頻用される用語につきまとめ，掲示している。虐待事例における，頭蓋骨骨折の罹患率は10％～13％と推察されている[102]。2歳未満の乳幼児の骨折として頭蓋骨骨折は最も多く，頭蓋骨骨折の原因が虐待である割合は17.1％とそれほど高くはないものの，頭蓋骨骨折の発生数自体が多いため，虐待による頭蓋骨骨折の実数は多い。その結果，頭蓋骨骨折は，虐待による骨折の中で2番目に頻度の多い骨折となっている（表32-5）[4]。

表32-10	頭蓋骨骨折に関する用語とその定義

骨折の種類	定　義
単純線状骨折	骨折線が分岐していない骨折。形状はまっすぐなものもあれば、ジグザグのもの、角度のついたものもある
多発骨折または複合骨折	種類に関係なく、明らかに2カ所以上の骨折をきたしている。または単独の骨折が複数の骨片に分かれている。骨折線が分岐した線状骨折もここに含まれる
頭蓋底骨折	頭蓋骨の底部で起こる骨折
縫合離開性骨折	頭蓋骨の縫合線に沿って起こる骨折。新生児や乳児に多い
陥没骨折	頭蓋骨が内側に陥凹する骨折。頭蓋骨の正常なカーブが崩れる
星状骨折	骨折線が中心点から放射状に広がった骨折
ピンポン骨折	通常は乳児や幼児早期にみられる。頭蓋骨陥没骨折の一種であり、ピンポン玉に指を押し付けた際のくぼみに似ており、陥没した部分は挙上して元に戻り、正常な状態を維持する
最大骨折幅	線状骨折が離開している最大の幅。単純X線写真で測定する
進行性骨折	経過中に骨折幅の拡大傾向を認める線状骨折

引用：Hobbs CJ：Skull fracture and the diagnosis of abuse. *Arch Dis Child* 1984；59：246-252.

　事故による頭蓋骨骨折の原因として最も多いのは、ベビーチェア、ソファー、テーブルや調理台に置いたチャイルドシートからの転落や、立って抱いている養育者の腕からの転落などの、通常3〜6フィート（約90〜180cm）の中等度の高さからの転落によるものである[103, 104]。その他にもテレビや重い家具の転倒や、自動車事故、2階以上の窓からの転落なども、事故による頭蓋骨骨折の原因として挙げられる[103, 104]。

　幼小児がベッドやソファーから転落して、頭蓋骨骨折やその他の臨床的に重大な損傷をきたしうるか否かを検証した臨床研究や工学実験は、これまでにも様々になされている。おおよそ600名を対象にした臨床研究で得られた結果では、ベッドやソファーからの転落による頭蓋骨骨折の発生率はきわめて低く、また重篤な頭部外傷をきたした事例は皆無と報告されている[105-108]。この臨床研究の結果は、Bertocciらが実施した生体力学的な工学実験によっても裏付けられている[109]。この実験は、3歳児に見立てたダミー人形をベッドから側臥位の状態で転落させて、頭部や下肢に損傷をきたすリスクを検討したものであり、結論としては、「このような転落により頭部や下肢が損傷するリスクは低い」と報告されている。CoatsとMarguliesは、小児の死体を用いて、低所転落を模した加速度外力を加えた際の、小児の頭蓋縫合線や頭蓋骨の物質特性の検討を行い、小児の頭蓋骨の硬度は頭蓋縫合線部のおよそ35倍であり、また頭蓋縫合線部が損傷する際には、頭蓋骨が骨折する場合に比べて30倍近く変形をきたす、との結果を示している[110]。頭蓋骨や頭蓋縫合線部にこのような歪みが生じるというこの実験結果からは、小児の頭蓋骨は骨折に至るまでに形状が劇的に変化し、脳実質は相当な変形を伴う可能性があることが示唆される。また小児の頭蓋骨と頭蓋縫合線部との物質物性の差はかなり大きいことを考えると、低所転落の際に頭部に衝撃が加わった際の反応に、小児特有の頭蓋縫合線というものが重要な役割を果たしていることも示唆される[110]。いずれにしろ、年齢（月齢）というものは、頭蓋骨の弾性率や極限応力に対し、極めて大きな影響を及ぼしていることが示唆される。

　ベッドなどからの低所転落（3フィート［約90cm］未満）により頭蓋骨骨折をきたした症例報告は複数存在しているが[103, 111, 112]、そのいずれにも共通するのは、転落時にラジエーター、玩具、テーブルの角などの、硬いものの角に頭部が衝突し、衝撃がそこに集中していたという点である。そのような転落損傷によって生じる頭蓋骨骨折の種類としては、陥没骨折やピンポ

466　第Ⅴ部　子どもの身体的虐待

ン骨折が典型的であった[103, 112, 113]。低所からの転落で，平坦な床面に衝突した場合，衝撃は頭蓋骨の全面に分散されて伝わるため，頭蓋骨骨折をきたす可能性は低くなる[112]。このため頭部が衝突した床面の性状というのは，損傷の起こりやすさを評価するために聴取しなければならない重要な一要素である。その子が何かにぶつかったかどうかを尋ね，ぶつかった物があればそのぶつかった部分につき，詳細に探索することが極めて重要である。CoatsとMarguliesは最近，低所転落の際に乳児の頭部にかかる角加速度と衝撃外力に関する三次元データの作成を行い，公表している[114]。この報告の中で彼らは，人体寸法に基づいて作成された乳児模型を用いて，高さが1.5m以下からマットレス（発泡スチロールやバネが入ったもの）に落下させる実験を行い，転落高が角運動に影響を及ぼすことはほとんどない，との結果も報告している。一方，床敷きのカーペットへの転落の場合，ピーク加速度の生体力学的測定値や角速度変化はコンクリートへの転落と大差はなかったとのことである。これらの一連の研究の目的は，損傷リスクを明らかにすることにあり，最終的には，低所転落との病歴が養育者から語られた小児事例の鑑別診断を行う臨床医に有用なデータを提供することを目指したものである。ただし現時点では，子どもの損傷閾値に関する生体データは存在しておらず，乳児の模型から得られたデータと生体力学的データとの関係を明確化するには至っていない[114]。

虐待により頭蓋骨骨折をきたした事例では，典型的には，頭部の腫脹や嘔吐といった徴候・症状が出現して，医療機関を受診することが多い。その場合には，外傷の病歴は得られないことが多く，病歴が得られた場合にも哺乳瓶が頭に当たったと語られたり，チャイルドシートやベッドから転落したと語られたりすることが多く，きょうだいがケガをさせたなどと語られることも多い。頭蓋骨骨折の存在が明確化した際には，養育者は外傷の病歴をでっちあげたり，病歴を「思い出そう」としたりする。また虐待事例では，頭蓋骨骨折の他にも複数の外傷が見つかることが多く，致死的な損傷を併発している場合もある。外傷と病歴との整合性を十分に評価するためには，表32-2に提示したような，詳細な病歴聴取を行うことが重要である。病歴聴取を行う際には，つかまり立ちから乳児が転倒して，頭頂骨の線状骨折をきたすことがある点に留意する必要がある。このような場合に，養育者が転倒に気付いていないこともあり，また乳児が受傷時に泣いたとしても程なく泣きやむこともあり，養育者が子どもの頭に「たんこぶ」があることに気付いて受診してくることもある。つまり，頭蓋内損傷を認めない線状骨折事例において，病歴が語られないことのみをもって，虐待と断定的に判断してはならない。

頭部打撲をきたした2歳未満児における，頭蓋骨骨折の頻度は8.6%〜43%と報告されており，さらに乳児例ではより頻度が高いとされている[115]。Duhaimeらは，「乳幼児の頭部外傷は，機序，損傷閾値，虐待の頻度の違いから，年長児にみられるものとは明らかに異なる」と断言している[113]。

頭蓋骨が衝撃を受けた際に生じる骨折の種類は，受傷機序や受傷部位にかかった外力の種類や大きさに依存する。乳幼児に認められる頭蓋骨骨折のほとんどは，頭頂骨の単純線状骨折である。このような骨折が起きる原因として最も多いのは，低所転落である。Hobbsは，頭蓋骨骨折で入院した小児事例60名を対象に検証を行い，頭頂骨以外の部位に骨折を認めた事例はわずか4名（6.6%）であった，との報告を行っている[103]。ShaneとFuchsは，小児の頭蓋骨骨折事例102名を分析し，うち91%に転落の病歴を認め，90%が線状骨折であった，との報告を行っている。頭頂骨以外の頭蓋骨骨折を認めた事例のほとんどは，歩行器を使用している際に階段から転落したものであった，とのことである[115]。

第32章　虐待による骨折　**467**

| 表32-11 | 乳幼児の事故の際に生じうる損傷の種類 |

機　序	損傷の種類
高さ4フィート （約120cm）未満	脳震盪，軟部組織損傷 頭蓋骨線状骨折 硬膜外血腫 頭蓋骨ピンポン骨折 頭蓋骨陥没骨折*
高さ4フィート （約120cm）超	上記に加え，次のものが該当 する 頭蓋骨陥没骨折 頭蓋底骨折 頭蓋骨多発骨折 くも膜下出血 脳挫傷 硬膜下血腫* 頭蓋骨星状骨折*
自動車事故	上記に加え，次のものが該当 する 硬膜下血腫 びまん性軸索損傷

引用：Duhaime AC, Alario AJ, Lewander WJ, et al. Head injury in very young children : mechanisms, injury types, and ophthalmologic findings in 100 hospitalized patients younger than 2 years of age. *Pediatrics* 1992 ; 90 : 179-185.
＊実際にはこのような機序では認める可能性は低い

　Duhaimeらは，偶発的機序によって生じると考えられる乳幼児の頭部外傷の種類を，表32-11のようにまとめている[113]。頭部外傷として最も多いのは，低所転落により生じる頭蓋骨骨折であり，このような事例で認める頭蓋骨骨折は単純線状骨折であり，頭蓋内出血や神経症状の併発はなく，後遺症を残すような重篤な脳実質損傷を認めたり，致死的な経過をたどったりすることは，まずない[116]。頭蓋骨の単純線状骨折は，4フィート（約120cm）未満の高さの転落で生じうるが，それ以上の高さからの転落や，階段からの転落，歩行器を使用している際の階段転落などによっても生じる[113]。ただし転落高が高ければ高いほど，生体力学的な衝撃外力は大きくなるため，頭蓋骨の多発骨折や複合骨折が生じる可能性は高まる。頭蓋骨の陥没骨折は，4フィート（約120cm）を超える高さからの転落

や，階段転落，角のあるところへの落下，動いている物体の衝突によって生じうる[103, 112, 113]。低所からの転落でも，角のあるところへ落下した場合には，「ピンポン骨折」が生じうる。また，階段転落や4フィート（約120cm）を超える高さからの転落で，頭蓋内出血を伴わない頭蓋底骨折や両側性の頭蓋骨骨折が生じたとの症例報告も存在している[113]。

　幼小児の場合には，比較的小さな衝撃外力でも頭蓋骨が変形するため，転落損傷の際に頭蓋冠骨折や，頭蓋骨の線状骨折・陥没骨折・ピンポン骨折をきたす頻度が高い。生体力学的エネルギーが大きくなればなるほど，頭蓋骨骨折は重症化しやすく，頭蓋内損傷をきたす可能性も高まるが，骨折の種類を決めるのはエネルギーの大きさではなく，加えられたエネルギーの種類である（回転性外力の場合，エネルギーが大きくとも，頭蓋骨骨折をきたすことはない）[113]。より高エネルギーの並進外力や線形外力が加わった場合，頭蓋骨骨折はより広範に生じる。頭蓋骨の多発骨折や複合骨折が認められた場合，より虐待の可能性が高い。表32-12に，事故や虐待により生じる頭蓋骨骨折の種類や相対頻度をまとめ，提示している[103]。

　Hobbsは[103]，頭蓋骨骨折を認めたものの，養育者からは軽微外傷のヒストリーしか語られなかった2歳未満児に，以下に示すような特徴が確認された場合，虐待により生じた頭蓋骨骨折の可能性を考慮する必要がある，と提言している。

- 多発性骨折，もしくは複合性骨折
- 陥没骨折
- 最大骨折幅が3.0mmを超える離開骨折
- 骨折線離開の進行する骨折（Growing fracture）
- 2つ以上の頭蓋骨に骨折が及んでいる場合
- 頭頂骨以外の頭蓋骨骨折
- 頭蓋内損傷を併発している

表32-12	虐待事例と事故事例の，頭蓋骨骨折の種類別の割合	
頭蓋骨骨折	事故（n = 60）	虐待（n = 29）
単純線状骨折	55	6
多発骨折・複合骨折	3	23
陥没骨折	3	12
初診時の最大骨折幅 > 3.0mm	4	10（of 13）*
進行性骨折	2	6

引用：Hobbs CJ. Skull fracture and the diagnosis of abuse. *Arch Dis Child* 1984；59：246-252.
＊29例中，測定がなされた13例における頻度

　頭蓋骨の骨折数は，その損傷の範囲や重症度の目安となる。Hobbsは，事故による頭蓋骨骨折の場合には，複数の頭蓋骨に骨折をきたしたり，骨折線が縫合線を跨いだりすることは稀である一方で，虐待による頭蓋骨骨折の場合には，2カ所以上の頭蓋骨に骨折が及ぶことが多い，との研究報告を行っている[103]。Hobbsはさらに，最重度の頭蓋骨骨折はほとんどが，虐待が原因であるとの指摘を行っており，事故により同程度の頭蓋骨骨折をきたすとしたら，それは唯一自動車にひかれた場合のみである，と言及している[103]。Hobbsのこの研究結果からは，身体的虐待というものがいかに激しい暴力であり，加わるエネルギーが大きいかが，分かるであろう。

　Petersらは，虐待による頭蓋骨骨折が疑われる事例の43.3%に，骨折部位近傍に挫傷や帽状腱膜下血腫が確認された，との研究報告を行っている[49]。

　鎖骨骨折：鎖骨骨折は小児期骨折の5%〜15%を占めており，子どもの骨折のタイプとしては最多のものである[117]。鎖骨骨折の主な原因としては，分娩時外傷，転倒，自動車の衝突事故，スポーツ関連外傷，などが挙げられる[118]。鎖骨は，分娩時外傷の際に最も骨折をきたしやすい部位である。Oppenheimらは，約22,000名の新生児を対象に検討を行い，57名に計58カ所

の鎖骨骨折が確認され，その発生頻度は新生児1,000人あたり2.7カ所と算定された，との報告を行っている[119]。McBrideらは，新生児9,106名を対象に，前方視的なスクリーニングを実施し，新生児1,000人あたりの鎖骨骨折の発生頻度は4.7カ所であり，発生率は全体として0.5%であった，と報告している[120]。鎖骨骨折が起きる原因としては，出生時体重が重い，肩甲難産，妊娠期間が長い，鉗子・吸引分娩が挙げられている[119, 120]。出生時の鎖骨骨折は，仮骨形成が起こるまで画像検査で確認し難いことがあり，鎖骨に腫瘤が触知されるまで気づかれず，診断が遅れることも少なくない[119]。

　Stanleyらは，鎖骨骨折を認めた計150名のケースシリーズ研究で，そのメカニズムの検証を行い，94%の事例は肩から転落（図32-9）したり肩に直達外力が加わったりすることで受傷しており，6%の事例は腕から転落（図32-10）したことで発症していた，と報告している[121]。この研究では，直達外力のエネルギーが緩徐に加わるよりも，急速に加えられた方が骨折をきたしやすい，と結論付けられている[121]。

　鎖骨骨折は虐待により，肩を直接殴打されたり，投げられたり押されたりして肩を打ち付けられたりすることによっても，生じうる。このような事例は，しばしば「子どもが腕を動かさない」との主訴で受診するも，何らの受傷機転も語られない，ということが多い[122]。虐待により生じた鎖骨骨折について，考察された医学文献はほとんど存在していない。初期の報告として，Mertenらは虐待で鎖骨骨折をきたすことは稀であり，虐待による骨折の7%を占めるに過ぎない，と報告している[18]。より最近では，Leventhalらが，骨折により入院加療を行った3歳未満児を対象に検証を行い，鎖骨骨折のうち虐待によるものは20.7%であった，との報告を行っている[4]。この比率は年齢が長じるにつれ低下しており，生後11カ月までの乳児では28.1%，生後12〜23カ月では16.7%，生後24〜

第32章　虐待による骨折　**469**

35カ月では6.0%であったとのことである[4]。

Calderらは[117]，鎖骨骨折の部位についての検証を行っており，Postacchiniらは[123]，鎖骨骨折の疫学研究を行っているが，いずれの研究でも鎖骨骨折の大多数が鎖骨を3分割した場合の中央部で生じていた。この領域は鎖骨の中でも最も細い部位であり，靭帯も筋肉も付着していないため，骨折が最も起こりやすいと推察されている。

鎖骨骨折は予後良好であることが多いが，唯一，後方に転位をきたした内側骨折は合併症をきたしやすく，縦隔の組織や血管の損傷や気胸の有無につき，速やかに精査を行う必要がある[124]。新生児期には，鎖骨骨折の合併症として腕神経叢損傷を認める頻度が高い。Oppenheimらの研究では，鎖骨骨折19名のうち1名に，腕神経叢損傷が認められたと報告されている[119]。Stanleyらの研究では，肩を直接打ち付けて鎖骨骨折をきたした事例の10％に，当該部位近傍の皮膚の表皮剝奪を伴っていた，と報告されている[121]。ただこの研究は，成人事例も含まれており，10％に含まれる事例の年齢も明らかにされていない。Petersらは，虐待により鎖骨骨折をきたした小児事例7名の検証を行い，骨折部位に挫傷を認めた事例は皆無であった，との報告を行っている[49]。

要約

骨外傷の妥当性を評価する際には，病歴聴取，身体診察，社会心理学的評価を含め，複数の段階を踏み，慎重に判断する必要がある。骨折が複数箇所に及んでいたり，骨折以外の損傷を併発したりしている場合には，それぞれの損傷について同じように厳密に評価を行わなくてはならない。骨の構造や物理的特性が骨の強度にどのように影響を及ぼしているかや，骨が荷重に対してどのように反応するのかを知ることは，子どもの骨折を理解し，養育者が語った病歴と実際に生じている骨折とを比較し，その妥当性を見極める際に，きわめて重要となる。骨外傷の「妥当性」を検証する際には，下記に示す要因につき考察することが重要である。

- 養育者の語った病歴
- 養育者が語った骨折後の子どもの行動と，確認された骨折の種類との関係性
- 子どもの発達状況と，養育者が語った骨折が生じた際の子どもの行動との関係性
- 骨折の生体力学と病歴との関係性
- 養育者が語った受傷機転で，子どもに生じている全ての外傷が生じうるか否か

乳幼児や小児の骨強度，骨の荷重への反応，損傷閾値，頻度の高い骨折の生体力学的分析，などの研究をさらに進めることによって，骨折に関する我々の理解は深まり，骨損傷の「妥当性」を評価する能力を高めることが出来るであろう。加えて，上記の要因それぞれに影響を及ぼす，内的要因や外的要因に関する研究（骨の健康，衝撃が加わった際の床面性状，反復性の骨損傷など）を進めていくことも，小児の骨折やその他の外傷に関する包括的な理解を深めることになるであろう。現時点では工学実験から導かれた知見というのは，生体の再現性の限界という制限を受けており，損傷の「妥当性」につき検証するための，さらに洗練された工学実験モデルの開発を進めることも，極めて重要である。

文献

1. Levine RS: Injury to the extremities. *In*: Nahum AM, Melvin JW (eds): *Accidental Injury Biomechanics and Prevention*. Springer-Verlag, New York, 2002, pp 491-522.
2. Pierce MC, Bertocci G, Vogeley E, et al: Evaluating long bone fractures in children: a biomechanical approach with illustrative cases. *Child Abuse Negl* 2004;28:505-524.
3. Landin LA: Epidemiology of children's fractures. *J Pediatr Orthop B* 1997;6:79-83.
4. Leventhal JM, Martin KD, Asnes AG: Incidence of fractures attributable to abuse in young hospital-

ized children: results from analysis of a United States database. *Pediatrics* 2008;122:599-604.

5. Kleinman PK: Skeletal trauma: general considerations. *In*: Kleinman PK (ed): *Diagnostic Imaging of Child Abuse*, ed 2, Mosby, Chicago, 1998, pp 8-25.

6. Kogutt MS, Swischuk LE, Fagan CJ: Patterns of injury and significance of uncommon fractures in the battered child syndrome. *Am J Roentgenol Radium Ther Nucl Med* 1974;121:143-149.

7. Kocher MS, Kasser JR: Orthopaedic aspects of child abuse. *J Am Acad Orthop Surg* 2000;8:10-20.

8. Krishnan J, Barbour PJ, Foster BK: Patterns of osseous injuries and psychosocial factors affecting victims of child abuse. *Aust N Z J Surg* 1990;60:447-450.

9. O'Neill JA, Meacham WF, Griffin PP, et al: Patterns of injury in the battered child syndrome. *J Trauma* 1973;13:332-339.

10. King J, Diefendorf D, Apthorp J, et al: Analysis of 429 fractures in 189 battered children. *J Pediatr Orthop* 1988;8:585-589.

11. Worlock P, Stower M, Barbor P: Patterns of fractures in accidental and non-accidental injury in children: a comparative study. *Br Med J* 1986;293:100-102.

12. McClelland CQ, Heiple KG: Fracture in the first year of life: a diagnostic dilemma. *Am J Dis Child* 1982;136:26-29.

13. Akbarnia B, Torg JS, Kirkpatrick J, et al: Manifestations of the battered-child syndrome. *J Bone Joint Surg Am* 1974;56:1159-1166.

14. Sawyer JR, Flynn JM, Dormans JP, et al: Fracture patterns in children and young adults who fall from significant heights. *J Pediatr Orthop* 2000;20:197-202.

15. Jenny C, Committee on Child Abuse and Neglect: Evaluating infants and young children with multiple fractures. *Pediatrics* 2006;118:1299-1303.

16. Pierce MC, Smith S, Kaczor K: Bruising in infants: those with a bruise may be abused. *Pediatr Emerg Care* 2009;25:845-847.

17. Kleinman PK: Problems in the diagnosis of metaphyseal fractures. *Pediatr Radiol* 2008;38:S388-S394.

18. Merten DF, Radkowski MA, Leonidas JC: The abused child: a radiological reappraisal. *Radiology* 1983;146:377-381.

19. Kleinman PK, Marks SC, Richmond JM, et al: Inflicted skeletal injury: A postmortem radiologic-histopathologic study in 31 infants. *AJR Am J Roentgenol* 1995;165:647-650.

20. Kleinman PK: Diagnostic imaging in infant abuse. *AJR Am J Roentgenol* 1990;155:703-712.

21. Kleinman PK, Marks SC, Blackbourne B: The metaphyseal lesion in abused infants: A radiologic-histopathologic study. *AJR Am J Roentgenol* 1986;146:895-905.

22. Kleinman PK, Marks SC: A regional approach to the classic metaphyseal lesion in abused infants: the distal femur. *ARJ Am J Roentgenol* 1998;170:43-47.

23. Kleinman PK, Marks S: Relationship of the subperiosteal bone collar to metaphyseal lesions in abused infants. *J Bone Joint Surg Am* 1995;77:1471-1476.

24. Gomez MA, Nahum AM: Biomechanics of bone. *In*: Nahum AM, Melvin JW (eds): *Accidental Injury Biomechanics and Prevention*. Springer-Verlag, New York, 2002, pp 206-227.

25. Grayev AM, Boal DK, Wallach DM, et al: Metaphyseal fractures mimicking abuse during treatment for clubfoot. *Pediatr Radiol* 2001;31:559-563.

26. Snedecor ST, Wilson HB: Some obstetric injuries to the long bones. *J Bone Joint Surg Am* 1949;31:378-384.

27. Kleinman PK: Bony thoracic trauma. *In*: Kleinman PK (ed): *Diagnostic Imaging of Child Abuse*, ed 2, Mosby, Chicago, 1998, pp 110-148.

28. Barsness KA, Cha ES, Bensard D, et al: The positive predictive value of rib fractures as an indicator of nonaccidental trauma in children. *J Trauma* 2003;54:1107-1110.

29. Worlock P, Stower M: Fracture patterns in Nottingham children. *J Pediatr Orthop* 1986;6:656-660.

30. Betz P, Liebhardt E: Rib fractures in children: resuscitation or child abuse? *Int J Legal Med* 1994;106:215-218.

31. Price EA, Rush LR, Perper JA, et al: Cardiopulmonary resuscitation-related injuries and homicidal blunt abdominal trauma in children. *Am J Forensic Med Pathol* 2000;21:307-310.

32. Spevak MR, Kleinman PK, Belanger PL, et al: Cardiopulmonary resuscitation and rib fractures in infants: a postmortem radiologic-pathologic study. *JAMA* 1994;272:617-618.

33. Feldman KW, Brewer DK: Child abuse, cardiopulmonary resuscitation, and rib fractures. *Pediatrics* 1984;73:339-342.

34. Bush CM, Jones JS, Cohle SD, et al: Pediatric injuries from cardiopulmonary resuscitation. *Ann Emerg Med* 1996;28:40-44.

35. Bhat BV, Kumar A, Oumachigui A: Bone injuries during delivery. *Indian J Pediatr* 1994;61:401-405.

36. Cumming WA: Neonatal skeletal fractures. Birth trauma or child abuse? *J Can Assoc Radiol* 1979;30:30-33.

37. Rizzolo PJ, Coleman PR: Neonatal rib fracture: birth trauma or child abuse? *J Fam Pract* 1989;29:561-563.

38. Hartmann RW Jr: Radiological case of the month. Rib fractures produced by birth trauma. *Arch Pediatr Adolesc Med* 1997;151:947-948.

39. Barry PW, Hocking MD: Infant rib fracture - birth trauma or non-accidental injury. *Arch Dis Child* 1993;68:250.

40. Bulloch B, Schuber CJ, Brophy PD, et al: Cause and clinical characteristics of rib fractures in infants. *Pediatrics* 2000;105:e48-e51.

41. O'Connor JF, Cohen J: Dating fractures. *In*: Kleinman PK (ed): *Diagnostic Imaging of Child Abuse*, ed 2, Mosby, Chicago, 1998, pp 168-177.

42. Hoke RS, Chamberlain D: Skeletal chest injuries secondary to cardiopulmonary resuscitation. *Resuscitation* 2004;63:327-338.

43. Sewell RD, Steinberg MA: Chest compressions in an infant with osteogenesis imperfecta type II: no new rib fractures. *Pediatrics* 2000;106:e71-e72.

44. Dolinak D: Rib fractures in infants due to cardiopulmonary resuscitation efforts. *Am J Forensic Med Pathol* 2007;28:107-110.

45. Kleinman PK, Schlesinger AE: Mechanical factors associated with posterior rib fractures: laboratory and case studies. *Pediatr Radiol* 1997;27:87-91.

46. Smurthwaite D, Wright N, Russell S, et al: How common are rib fractures in extremely low birth weight preterm infants? *Arch Dis Child Fetal Neonatal Ed* 2009;94:F138-F139.

47. Strouse PJ, Owings CL: Fractures of the first rib in child abuse. *Radiology* 1995;197:763-765.

48. Garcia VF, Gotschall CS, Eichelberger MR, et al: Rib fractures in children: a marker of severe trauma. *J Trauma* 1990;30(6):695-700.

49. Peters ML, Starling SP, Barnes-Eley ML, et al: The presence of bruising associated with fractures. *Arch Pediatr Adolesc Med* 2008;162:877-881.

50. Goss TP: Scapular fractures and dislocations: diagnosis and treatment. *J Am Acad Orthop Surg* 1995;3:22-33.

51. Lapner PC, Uhthoff HK, Papp S: Scapula fractures. *Orthop Clin North Am* 2008;39:459-474.

52. Tadros AMA, Lunsjo K, Czechowski J, et al: Causes of delayed diagnosis of scapular fractures. *Injury* 2008;39:314-318.

53. Mok JYQ: Non-accidental injury in children-an update. *Injury* 2008;39:978-985.

54. Thompson DA, Flynn TC, Miller PW, et al: The significance of scapular fractures. *J Trauma* 1985;25:974-977.

55. Baldwin KD, Ohman-Strickland P, Mehta S, et al: Scapula fractures: a marker for concomitant injury? A retrospective review of data in the national trauma database. *J Trauma* 2008;65:430-435.

56. Harris RD, Harris JH Jr: The prevalence and significance of missed scapular fractures in blunt chest trauma. *AJR Am J Roentgenol* 1988;151:747-750.

57. Rennie L, Court-Brown CM, Mok JYQ, et al: The epidemiology of fractures in children. *Injury* 2007;38:913-922.

58. Canale ST, Beaty JH: Fractures of the pelvis. *In*: Beaty JH, Kasser JR (eds): *Rockwood and Wilkins Fractures in Children*, ed 5, Lippincott, Williams & Wilkins, New York, 2001, pp 883-911.

59. von Garrel T, Ince A, Junge A, et al: The sternal fracture: radiographic analysis of 200 fractures with special reference to concomitant injuries. *J Trauma* 2004;57:837-844.

60. Kleinman PK: Lower extremity. *In*: Kleinman PK (ed): *Diagnostic Imaging of Child Abuse*, ed 2, Mosby, Chicago, 1998, pp 26-71.

61. Kleinman PK: Spinal trauma. *In*: Kleinman PK (ed): *Diagnostic Imaging of Child Abuse*, ed 2, Mosby, Chicago, 1998, pp 149-167.

62. Kleinman PK, Zito JL: Avulsion of the spinous processes caused by infant abuse. *Radiology* 1984;151:389-391.

63. Kleinman PK, Marks SC: Vertebral body fractures in child abuse. Radiologic-histopathologic correlates. *Invest Radiol* 1992;27:715-722.

64. Kleinman PK, Shelton YA: Hangman's fracture in an abused infant: imaging features. *Pediatr Radiol* 1997;27:776-777.

65. McGory BR, Fenichel GM: Hangman's fracture subsequent to shaking in an infant. *Ann Neurol* 1977;2:82.

66. Nimkin K, Spevak MR, Kleinman PK: Fractures of the hands and feet in child abuse: imaging and pathologic features. *Radiology* 1997;203:233-236.

67. Vadivelu R, Dias JJ, Burke FD, et al: Hand injuries in children: a prospective study. *J Pediatr Orthop* 2006;26:29-35.

68. Worlock PH, Stower MJ: The incidence and pattern of hand fractures in children. *J Hand Surg Br* 1986;11(2):198-200.

69. Mahabir RC, Kazemi AR, Cannon WG, et al: Pediatric hand fractures: a review. *Pediatr Emerg Care* 2001;17:153-156.

70. Kasser JR, Beaty JH: Femoral shaft fractures. *In*: Beaty JH, Kasser JR (eds): *Rockwood and Wilkins Fractures in Children*, ed 5, Lippincott, Williams & Wilkins, New York, 2001, pp 941-980.

71. Beals RK, Tufts E: Fractured femur in infancy: the role of child abuse. *J Pediatr Orthop* 1983;3:583-586.

72. Hedlund R, Lindgren U: The incidence of femoral shaft fractures in children and adolescents. *J Pediatr Orthop* 1986;6:47-50.

73. Hinton RY, Lincoln A, Crockett MM, et al: Fractures of the femoral shaft in children. Incidence, mechanisms, and sociodemographic risk factors. *J Bone Joint Surg Am* 1999;81:500-509.

74. Blakemore LC, Loder RT, Hensinger RN: Role of intentional abuse in children 1 to 5 years old with isolated femoral shaft fractures. *J Pediatr Orthop* 1996;16:585-588.

75. Thomas SA, Rosenfield NS, Leventhal JM, et al: Long-bone fractures in young children: distinguishing accidental injuries from child abuse. *Pediatrics* 1991;88:471-476.

76. Loder RT, O'Donnell PW, Feinberg JR: Epidemiology and mechanisms of femur fractures in children. *J Pediatr Orthop* 2006;26:561-566.

77. Nork SE, Bellig GJ, Woll JP, et al: Overgrowth and outcome after femoral shaft fracture in children younger than 2 years. *Clin Orthop Relat Res* 1998;357:186-191.

78. Gross RH, Stranger M: Causative factors responsible for femoral fractures in infants and young children. *J Pediatr Orthop* 1983;3:341-343.

79. Anderson WA: The significance of femoral fractures in children. *Ann Emerg Med* 1982;11:174-177.

80. Scherl SA, Miller L, Lively N, et al: Accidental and nonaccidental femur fractures in children. *Clin Orthop Relat Res* 2000;376:99-105.

81. Pierce MC, Bertocci GE, Janosky JE, et al: Femur fractures resulting from stair falls among children: an injury plausibility model. *Pediatrics* 2005;115:1712-1722.

82. Rex C, Kay PR: Features of femoral fractures in nonaccidental injury. *J Pediatr Orthop* 2000;20:411-413.

83. Rewers A, Hedegaard H, Lezotte D, et al: Childhood femur fractures, associated injuries, and sociodemographic risk factors: a population-based study. *Pediatrics* 2005;115:e543-e552.

84. Taylor MT, Banerjee B, Alpar EK: Injuries associated with a fractured shaft of the femur. *Injury* 1994;25:185-187.

85. Strait RT, Siegel RM, Shapiro RA: Humeral frac-

tures without obvious etiologies in children less than 3 years of age: when is it abuse? *Pediatrics* 1995;96:667-671.

86. Farnsworth CL, Silva MS, Mubarak SJ: Etiology of supracondylar humerus fractures. *J Pediatr Orthop* 1998;18:38-42.

87. Waltzman ML, Shannon M, Bowen AP, et al: Monkeybar injuries: complications of play. *Pediatrics* 1999;103:e58-e61.

88. Shaw BA, Murphy KM, Shaw A, et al: Humerus shaft fractures in young children: accident or abuse? *J Pediatr Orthop* 1997;17:293-297.

89. John SD, Wherry K, Swischuk LE, et al: Improving detection of pediatric elbow fractures by understanding their mechanics. *Radiographics* 1996;16:1443-1460.

90. Kasser JR, Beaty JH: Supracondylar fractures of the distal humerus. *In:* Beaty JH, Kasser JR (eds): *Rockwood and Wilkins Fractures in Children*, ed 5, Lippincott, Williams & Wilkins, New York, 2001, pp 577-624.

91. Minkowitz B, Busch MT: Supracondylar humerus fractures. Current trends and controversies. *Orthop Clin North Am* 1994;25:581-594.

92. Kleinman PK: The upper extremity. *In:* Kleinman PK (ed): *Diagnostic Imaging of Child Abuse*, ed 2, Mosby, Chicago, 1998, pp 72-109.

93. Taitz J, Moran K, O'Meara M: Long bone fractures in children under 3 years of age: is abuse being missed in emergency department presentations? *J Paediatr Child Health* 2004;40:170-174.

94. Williamson DM, Lowdon IMR: Why do children break their arms? *Injury* 1988;19:9-10.

95. Webb LX, Mooney JF: Fractures and dislocations about the shoulder. *In:* Green NE, Swiontkowski MF (eds): *Skeletal Trauma in Children*, vol 3, Saunders, Philadelphia, 2003, pp 322-343.

96. Green NE: Fractures and dislocations about the elbow. *In:* Green NE, Swiontkowski MF (eds): *Skeletal Trauma in Children*, vol 3, Saunders, Philadelphia, 2003, pp 257-321.

97. Hymel KP, Jenny C: Abusive spiral fractures of the humerus: a videotaped exception. *Arch Pediatr Adolesc Med* 1996;150:226-228.

98. Armstrong PF, Joughin VE, Clarke HM, et al: Fractures of the forearm, wrist, and hand. *In:* Green NE, Swiontkowski MF (eds): *Skeletal Trauma in Children*, vol 3, Saunders, Philadelphia, 2003, pp 166-255.

99. Waters PM: Distal radius and ulna fractures. *In:* Beaty JH, Kasser JR (eds): *Rockwood and Wilkins Fractures in Children*, ed 5, Lippincott, Williams & Wilkins, New York, 2001, pp 381-442.

100. Haslam RHA: The nervous system. *In:* Nelson WE (ed): *Nelson Textbook of Pediatrics,* ed 15, WB Saunders, Philadelphia, 1996, pp 1667-1738.

101. Edelson G, Kelly I, Vigder F, et al: A three-dimensional classification for fractures of the proximal humerus. *J Bone Joint Surg Br* 2004;86:413-425.

102. Kleinman PK, Barnes PD: Head trauma. *In:* Kleinman PK (ed): *Diagnostic Imaging of Child Abuse*, ed 2, Mosby, Chicago, 1998, pp 285-342.

103. Hobbs CJ: Skull fracture and the diagnosis of abuse. *Arch Dis Child* 1984;59:246-252.

104. Billmire ME, Myers PA: Serious head injury in infants: accident or abuse? *Pediatrics* 1985;75:340-342.

105. Helfer R, Slovis T, Black M: Injuries resulting when small children fall out of bed. *Pediatrics* 1977;60:533-535.

106. Lyons TJ, Oates RK: Falling out of bed: a relatively benign occurrence. *Pediatrics* 1993;92:125-127.

107. Nimityongskul P, Anderson L: The likelihood of injuries when children fall out of bed. *J Pediatr Orthop* 1987;7:184-186.

108. Selbst SM, Baker MD, Shames M: Bunk bed injuries. *Am J Dis Child* 1990;144:721-723.

109. Bertocci GE, Pierce MC, Deemer E, et al: Using test dummy experiments to investigate pediatric injury risk in simulated short-distance falls. *Arch Pediatr Adolesc Med* 2003;157:480-486.

110. Coats B, Margulies SS: Material properties of human infant skull and suture at high rates. *J Neurotrauma* 2006;23:1222-1232.

111. Johnson K, Fischer T, Chapman S, et al: Accidental head injuries in children under 5 years of age. *Clin Radiol* 2005;60:464-468.

112. Wheeler S, Shope TR: Depressed skull fracture in a 7-month old who fell from bed. *Pediatrics* 1997;100:1033-1034.

113. Duhaime AC, Alario AJ, Lewander WJ, et al: Head injury in very young children: mechanisms, injury types, and ophthalmologic findings in 100 hospitalized patients younger than 2 years of age. *Pediatrics* 1992;90:179-185.

114. Coats B, Margulies SS: Potential for head injuries in infants from low-height falls: laboratory investigation. *J Neurosurg Pediatr* 2008;2:321-330.

115. Shane SA, Fuchs SM: Skull fractures in infants and predictors of associated intracranial injury. *Pediatr Emerg Care* 1997;13:198-203.

116. Case ME: Accidental traumatic head injury in infants and young children. *Brain Pathol* 2008;18:583-589.

117. Calder JDF, Solan M, Gidwani S, et al: Management of paediatric clavicle fractures - is follow-up necessary? An audit of 346 cases. *Ann R Coll Surg Engl* 2002;84:331-333.

118. Ogden JA: Distal clavicular physeal injury. *Clin Orthop Relat Res* 1984;188:68-73.

119. Oppenheim WL, Davis A, Growdon WA, et al: Clavicle fractures in the newborn. *Clin Orthop Relat Res* 1990;250:176-180.

120. McBride MT, Hennrikus WL, Mologne TS: Newborn clavicle fractures. *Orthopedics* 1998;21:317-319.

121. Stanley D, Trowbridge EA, Norris SH: The mechanism of clavicular fracture. *J Bone Joint Surg* 1988;70:461-464.

122. Neviaser JS: Injuries of the clavicle and its articulations. *Orthop Clin North Am* 1980;11:233-237.

123. Postacchini F, Gumina S, De Santis P, et al: Epidemiology of clavicle fractures. *J Shoulder Elbow Surg* 2002;11:452-456.

124. Kwon Y, Sarwark JF: Proximal humerus, scapula, and clavicle. *In:* Beaty JH, Kasser JR (eds): *Rockwood and Wilkins Fractures in Children*, ed 5, Lippincott, Williams & Wilkins, New York, 2001, pp 741-806.

第32章 虐待による骨折　**473**

33

被虐待児にみられる骨損傷の画像所見

Vesna Mailich Kriss, MD

はじめに

小児期に骨折をきたすことは稀ではない。実際，米国の男性の40％までもが，15歳までに骨折を経験していると報告されている[1]。小児期にきたしやすい事故による骨折には，Salter Harris型骨端線損傷，若木骨折，隆起／歪み／屈曲骨折など，特徴的な外観を認めるものも多い（写真33-1，写真33-2）。もちろん，虐待により骨に損傷をきたすこともある。故意による外傷では，特徴的なX線像が現れることもあり，特に乳児では，骨損傷の特徴からそれが偶発的に起こりうるものかどうかの見分けることが可能な場合もある。このため，児童虐待の精査項目として，骨画像検査はきわめて重要と言うことが出来る。子ども虐待事例における骨損傷のスクリーニング検査として行う画像検査としては，主に単純X線による全身骨撮影と骨シンチグラフィーが挙げられる。

全身骨撮影

虐待による骨損傷が潜在している可能性のある事例に対するスクリーニング検査の第一選択は，単純X線による全身骨撮影である[2, 3]。全身骨撮影は，小児の全身のあらゆる骨を単純X線写真で確認するものである（表33-1）。

全身骨撮影で骨損傷の疑いがもたれた部位があれば，側面像や斜位像など複数の角度からの撮影を追加し，損傷の可能性がある部位を可能な限り見えやすくする必要がある。初回の単純X線撮影では，骨損傷が潜在した状態で，明らかな所見として確認しえないことも稀ではない。臨床的にみて虐待の疑いが強ければ，初回撮影

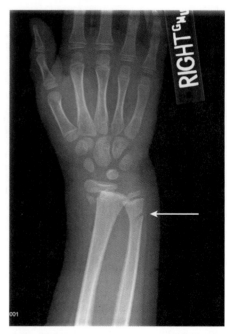

写真33-1 Salter-Harris骨折として知られる，橈骨成長板（骨端線）の骨折。このような骨折は，事故による骨折としても頻度が高い。尺骨遠位部に若木骨折（不完全骨折）（矢印）が認められている点にも注目していただきたい。

から2週間後に再度全身骨撮影を実施して，骨膜反応や治癒過程にある仮骨形成の有無をみるという手順を踏めば，虐待による骨損傷の診断率は高まる[4]。

ある研究では，虐待が疑われた1歳未満の乳児に全身骨撮影をしたところ，47％に撮影前には疑われていなかった骨損傷所見が確認された，と報告されている[5]。この数字は1歳以上2歳未満の幼児では28％に，2歳以上5歳未満の幼児では22％に低下していた。さらに5歳以上の子どもでは，この割合は9％にとどまっていた。5歳以上の子どもでは全身骨撮影は必須ではなく，臨床的に疑義のある部位に限定して単純X線写真を撮影すればよいことは，この研究結果からも示唆されると言えよう[5]。

全身骨撮影で撮像するX線写真の枚数は多い

表33-1 全身骨撮影の撮影プロトコル

四肢骨

上腕骨（AP）
前腕（AP）
手部（PA）
大腿骨（AP）
下腿（AP）
足部（PAまたはAP）

頭蓋骨および体幹骨

胸郭（AP，および側面）：肋骨，胸椎および腰椎上部を含める
骨盤（AP）：腰椎中央部を含む
腰仙椎（側面）
頸椎（APおよび側面）
頭蓋骨（正面および側面）

ものの，照準（コリメーション）や位置決めが適正であれば，各撮影部位の実線量は概ね0.1～0.2mSv程度で，胸部単純X線撮影とほぼ変わらない。ちなみに腹部CTや骨盤CTの実線量は8～14mSvであり，骨シンチグラフィーの実線量は2～3mSvである[6]。

核医学検査（骨シンチグラフィー）

虐待が疑われる子どもの潜在的骨損傷評価のもうひとつの選択肢が骨シンチグラフィー（核医学スキャン）である。骨シンチグラフィーは，初回の全身骨撮影の結果が陰性であったとしても臨床的にきわめて虐待が疑わしい事例の場合に，潜在性の骨損傷の存在を早期に明確化することができる。骨シンチグラフィーは単純X線による全身骨撮影よりも感度が高く（それぞれ100％，88％），偽陽性率も少ない（それぞれ0.8％，12.3％）[7, 8]。ただ骨シンチグラフィーは実施に手間がかかり，いつでもできるというものではない。骨シンチグラフィー検査の際には，骨代謝活性が亢進している領域に集積される放射性医薬品を静注する。外傷や感染や腫瘍が存

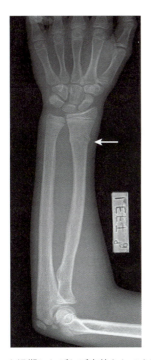

写真33-2 小児期にしばしば事故としても認められる骨折として，座屈骨折（buckle fracture）が挙げられる。このような骨折は，転倒し腕をついた際に生じることが多い。隣接する骨皮質にゆがみが生じ，骨皮質の連続性が途絶えている点に注目していただきたい（矢印）。

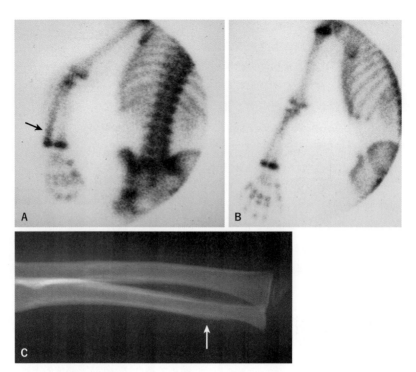

写真33-3　前腕部の骨損傷が疑われるも，単純X線写真上は異常が確認されなかった小児。骨シンチグラフィーでは，尺骨遠位部に核種の集積亢進が確認された（矢印）。写真Bは，比較としての正常の集積像の対側の骨シンチグラフィー像である。成長板（骨端軟骨部）は，正常でも集積が亢進している点に注目していただきたい。写真Cは，2週間後のフォローアップの前腕部の単純X線写真である。尺骨遠位部に，損傷の治癒過程で生じる骨膜反応が確認される（矢印）。

在している場合には，患部への放射性医薬品の取り込みが亢進するために，スキャンによってそこが「ライトアップ」される。単純X線写真では，骨損傷をきたしたとしても受傷直後には所見が確認しえず，治癒機転が進み2週間後にフォローアップの全身骨撮影を行った際に初めて，その存在が確認されることも多いが，骨シンチグラフィーでは骨損傷があれば，受傷直後からその損傷を確認することが可能である（写真33-3）。

骨シンチグラフィーには，頭蓋骨骨折や四肢骨の骨幹端損傷の確認がし難い（生理的に代謝が活発な骨端線［成長板］の近傍にあるため）という制約がある。一方で，不顕性の軟部組織損傷は，骨シンチグラフィーの方がより確認がしやすい。一般的には，虐待が疑われる事例の潜在性骨損傷の評価の第一選択は，依然として単純X線による全身骨撮影であるが，全身骨で異常が確認されなくても虐待が強く疑われる場合には，骨シンチグラフィーを相補的な画像診断法として用いることが推奨される[7, 8]。

単純X線写真における「レッドフラッグ徴候（虐待を強く示唆する徴候）」

　被虐待児の単純X線写真で，虐待に診断特異的な骨損傷所見（レッドフラッグ徴候）が確認された場合には，医師，児童福祉司，警察官が，「その子どもに生じている損傷が，事故によるものではなく，虐待によるものである」と判断する上の一助となる。このような単純X線写真上のレッドフラッグ徴候（虐待を強く示唆する徴

候）につき，以下に概説する。

1. 始歩前の子どもの長管骨骨折
2. らせん骨折などの，特徴的な骨折線を認める骨折（特に乳児の場合）
3. 受傷時期が異なる複数の骨損傷
4. 骨幹端損傷（角骨折［corner fracture］など）
5. 肋骨骨折（特に後部）
6. 頭蓋骨骨折（特に後頭骨骨折や，卵殻状骨折［egg-shell fracture］）

レッドフラッグ徴候その1：始歩前の子どもの長管骨骨折

長管骨骨折は，虐待により生じる骨損傷として頻度の高いもので，被虐待児189名の検証を行ったあるケースシリーズ研究では，虐待による骨折の76％を占めていたと報告されている[9]。特に始歩前の乳幼児に長管骨骨折が認められた場合には，虐待の可能性を強く考慮する必要がある。「歩行」というのは，人生のなかでも早い段階で到達する発達のマイルストーンであり，おおよそ1歳前後で可能となる。子どもが歩行可能となると，トドラー期（よちよち歩き期）骨折（写真33-4）のような，自己転倒による骨折の可能性を十分考慮する必要が出てくる。一方で，始歩前の児が偶発的に長管骨骨折をきたす可能性ははるかに小さい。歩行することが出来ないために，必然的に自己転倒による長管骨骨折をきたすことはあり得ないのである。それ故に，始歩前の乳幼児の長管骨に骨折が確認された場合には，その種類を問わず，骨折をきたすこととなったあらゆる可能性について詳細に検証を行う必要がある（写真33-5）。

乳児の虐待事例で画像検査を実施しようとする理由が，「手足が腫れている」や「手足を動かさない」ということも多い。このような際に単純X線写真で長管骨骨折が確認され，養育者がこれまで何も説明していなかったにもかかわらず，新たに「転倒した」「偶発的に転倒した」

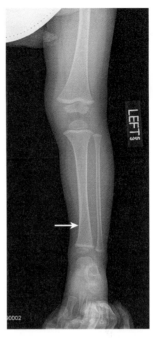

写真33-4 転倒により生じた，典型的なトドラー期（よちよち歩き期）骨折。脛骨遠位部の骨幹端に，軽微なX線透過性（黒色）の線が確認される（矢印）。

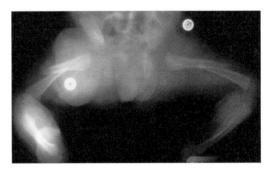

写真33-5 生後1カ月齢の乳児。両側の大腿骨骨折が確認される。

という病歴を追加した場合には，その説明を疑う必要性がある（写真33-6）。

歩行をするようになった以降の子どもの長管骨骨折であっても，その種類によっては虐待の可能性を十分に疑わなくてはならない。先のトドラー期骨折（写真33-4）を例にとると，典型的には脛骨遠位部の骨皮質にわずかに亀裂が

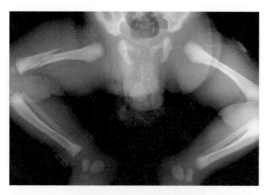

写真33-6　下肢を動かさないとのことで受診となった，生後2週齢の新生児。スクリーニングとして下肢骨X線写真が撮影され，右大腿骨のらせん骨折が判明した。養育者は，「そういえば赤ちゃんを落とした」との新たな説明を追加した。

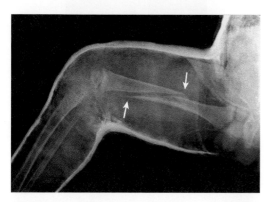

写真33-7　長管骨のらせん骨折。骨折片は完全に離開しており，骨折線が長い（矢印）ことに注目していただきたい。

全体の30％～79％が，虐待が原因であったとの報告がなされている[10-12]。また，3フィート（約90cm）を超えない高さからの小児の転落に関する種々の研究でも，骨折の発生率は2％未満であることが判明しており，この様な低所転落で大腿骨骨折をきたした事例は認められていない[13-15]。いずれにせよ，歩行前の乳幼児に長管骨損傷が確認された場合，虐待の可能性を強く疑った対応が求められる。

レッドフラッグ徴候その2：特徴的な骨折線

　骨折線は，横骨折，斜骨折，らせん骨折，粉砕骨折の4つのいずれかで表現されるが，このいずれもが虐待によって生じうる。骨折線は，その骨にかかった力の方向と大きさに，原則的には合致する（第36章参照）。たとえば粉砕骨折であれば，骨が粉々に砕けていることから，極めて強大な力（自動車事故，銃創など）がかかったことがうかがえる。このような骨折には通常，しかるべき事故のエピソードがあり，乳幼児期に認められることは稀である。

　骨に直接強い外力が加わり骨折をきたした場合，骨長軸に対して骨折線が垂直に走る横骨折となることが多い（写真33-8）。通常は事故として認めることが多い骨折ではあるが，虐待によって生じることもある。たとえば，頭部や上半身が殴打される際に前腕で庇ったために負った横骨折，いわゆる「夜警棒骨折（nightstick fracture）」が，被虐待児に認められることもある。四肢に屈曲性の外力が加わることで，直接的に外力が加えられていない部位に間接的な横骨折を来たしうる。このような状況は偶発的（骨の一方で直接衝撃を吸収するように足をついたり，高所から転落した場合など）場合もあれば，非偶発的な状況（子どもの足をつかんで振り回す・投げるなど）な場合もある。

　小児の不完全な横骨折は「若木骨折」（写真33-1）と呼称され，事故損傷でしばしば認めら

入っているように見える所見が確認されるだけで，それ以外には何らの異常も確認されないというパターンを呈する。この所見と，脛骨よりもはるかに太く丈夫な上腕骨や大腿骨といった骨の骨幹部が完全に離間するような骨折（例えば，写真33-7）と比較をしていただきたい。骨皮質に亀裂が入るよりもはるかに大きな外力が加わらなければ後者のような骨折が生じるはずはなく，実際に家庭内事故で生じたとは考えにくい場合も稀ではない。実際，4歳未満の大腿骨骨折事例の検討を行った複数の研究で，事例

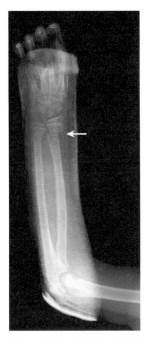

写真33-8 橈骨の横骨折（矢印）。横骨折は，骨折線が骨の長軸に対して垂直に生じている骨折である。

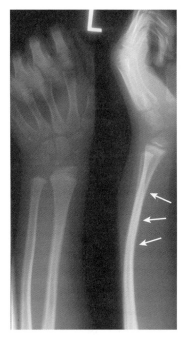

写真33-9 塑性弯曲骨折は，長管骨が曲がるものの，折れはしないような外力が加えられた際に生じる。このため骨折線は生じないが，側面像では明瞭な変形が確認される（矢印）。

れる。また，曲がりはするものの骨皮質辺縁が損傷するほどではない間接的な屈曲外力が成長期の骨に加えられた際に，塑性弯曲骨折をきたすこともある（写真33-9）。いずれにしろ横骨折は虐待によりきたす場合もあるが，事故としてきたす事例がより多い。

斜骨折とは，骨長軸に対して垂直以外のあらゆる角度で形成された骨折を指す用語である（写真33-10）。斜骨折が確認されたさいに，らせん骨折であるかどうかの鑑別には，大いに注意が払われてきた。らせん骨折とは，骨折線が長骨に巻きついているような形態をなす斜骨折のことである（写真33-11）。らせん骨折の長さは，単純な斜骨折よりも一般的に長く，骨幹全体の3分の1以上に及ぶことも多く，骨折の全貌を知るためには複数の方向からのX線撮影が必要となる。らせん骨折か単純な斜骨折であるかを正確に診断できるかどうかは，単純X線写真の撮

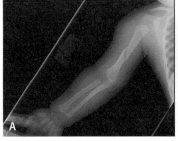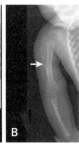

写真33-10 右上腕骨の斜骨折をきたした乳児。上肢全長の単純X線写真（写真A）で，その全体像が確認できるが，らせん骨折に比べて骨折長はより短いのが見て取れる。写真Bは，受傷3週後の写真であるが，治癒過程が進んで仮骨が形成され，骨折部位が接合された状態となっている（矢印）。

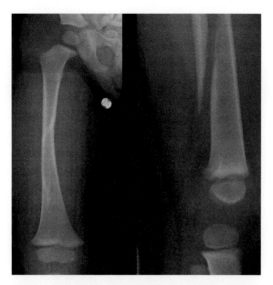

写真33-11　右大腿骨のらせん骨折のAP像（**写真A**）。**写真B**は同じ骨折の側面像である。骨折線が長いこと，ならびにいずれか1方向の撮影だけではその形態の全貌は把握しえないことに注目していただきたい。実際，これほどの大きな骨折であっても，正面像（**写真A**）のみでは確認することが困難である。

レッドフラッグ徴候その3：受傷時期の異なる複数骨の損傷

　虐待による損傷であることを，証明することが困難な場合も稀ではない。X線像で明らかになった損傷と，養育者が語った受傷に関する説明との時間的関係性というものは，虐待の精査を行う際に極めて重要な要因となることが多い。聴取した病歴とX線所見で推察される受傷時期とが時間的に矛盾している場合，強く虐待を疑うべき損傷であることが示唆される。骨折してからの時間経過をX線上で明らかにする上で，治癒過程の骨膜下新生骨形成（SPNBF，いわゆる骨膜反応）や仮骨の形成の有無が重要となる。ただ，骨膜反応や仮骨形成は外傷に特異的なものではなく，感染症や腫瘍などの骨損傷をきたす，あらゆる病態で確認されうるものである。ただし通常は，感染症や腫瘍の可能性は容易に鑑別することが可能である。

　仮骨形成は，受傷から概ね10～14日後に認められるが，乳児の場合にはさらに早い段階（受傷から8日後）で確認されうる[20-22]。骨膜下に新生骨が形成されると，それが長骨の骨折の辺縁に沿った薄く白い硬化線となって確認されるようになる（写真33-10）。また，はっきりしていた骨折線の輪郭が不明瞭化してくるのも治癒の初期徴候であり，骨折線近傍に仮骨が形成されてきていることを示唆する所見である[23]。

　骨折部位は時間とともに（数週間から数カ月かけて）元々の骨折線が消失し，リモデリングされていき，通常はどのような変形であっても修復されていく。骨がその本来の構造を取り戻していく（皮質も髄腔も元の状態に復する）のは，それ以降である。患肢を固定した状態で骨折部位が固着するまで，成人なら約3カ月はかかるが，小児はもっと早く固着する。大腿骨骨折でいうならば，乳児であれば3週間，8歳児であれば8週間で接合する（写真33-12）[24]。成人とは異なり，小児は骨のリモデリングが活発で，骨片同士が大きく離れていたり角度がつい

られた方向にもよるため，正確に判断しえない場合も少なくない。それでも，それぞれの骨折に至る損傷機序は異なるため，損傷と語られた病歴とを符合させる上できわめて重要な要素になることから，両骨折線の差を明らかにしようとすることが重要である。

　らせん骨折をきたしている場合には，長管骨にねじり外力が加わった証拠所見ということが出来る。虐待による小児の長管骨損傷の受傷機転には，四肢のねじりが関与していることが多いことから，このような骨折線が認められた場合，虐待であるとされてきたが，らせん骨折自体は虐待に特異的な骨折とは言えない[9, 16, 17-19]。ただし始歩前の乳幼児にらせん骨折が認められた場合，虐待による骨折である可能性はより高いと判断することが出来る。

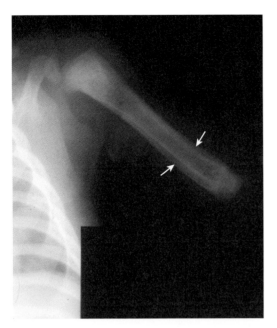

写真33-12 リモデリング中の左上腕骨遠位部の骨幹部骨折。仮骨により骨損傷部は修復されたために、受傷時の骨折線はもはや確認しえない（矢印）。

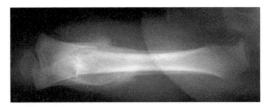

写真33-13 受傷後、医療機関に受診することのなかった大腿骨骨折。固定されずに放置されていたため、骨膜反応が過剰に発現している。

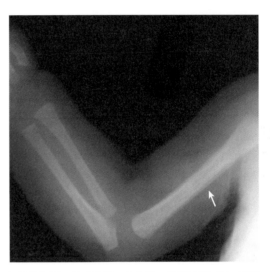

写真33-14 被虐待児の右上肢の単純X線写真。骨膜損傷をきたしたことを示唆する骨膜反応が、骨幹に沿って明瞭に確認される（矢印）ものの、骨折線は確認しえない。

てしまったりしていても、1〜2年で（乳児はさらに短期間のうちに）外観上は完全に正常な状態に復する[25]。

骨膜反応や仮骨形成の程度や外観は、さまざまな要因によって変わってくる。食事が不十分で、特にビタミンDやカルシウムが欠乏している場合、新生骨の形成が遅れることがある[25]。また繰り返して損傷をきたしたり骨折部位の固定が十分でなかったりして、骨折部位が動く状態のままとなっていた場合、骨膜下出血の程度が大きく広範性となり、骨膜反応が過剰に生じることもある（写真33-13）。骨膜下出血は、虐待によって腕や脚がねじれ、繊細な骨膜が骨から剥がれた際（骨膜剥離）にも認められ、その下部の骨が折れているわけではなくともそれに伴って骨膜反応が出現する（写真33-14）[26]。

隣接する皮膚軟部組織の損傷や腫脹も、有用な徴候のひとつとなる。筋と脂肪との境界部は、正常なら単純X線写真で明瞭に投影される。血腫が生じたり浮腫（腫脹）をきたしたりしていて、この領域の形態が崩れていれば、ここ1週間以内に受傷したと推察される。単純X線写真上では受傷後3〜7日以内に脂肪層の腫脹は回復傾向となるが、骨損傷を伴っている場合は、より時間がかかる[25]。

生後6カ月齢未満の乳児では、正常変異として骨膜反応が認められることもある。生理的な骨膜反応は、長管骨の骨幹に沿って確認されることが多い（大腿骨、上腕骨、脛骨、ならびに、頻度は低いが橈骨および尺骨に確認されることもある）。反復して乳児の単純X線撮影を

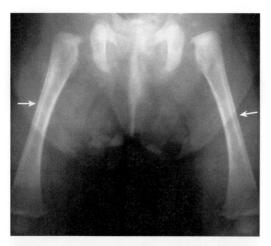

写真33-15 健常小児の両側大腿部の単純X線写真。大腿骨の骨皮質に，両側対称性に，外側のみに生理的骨膜反応が確認される（矢印）。

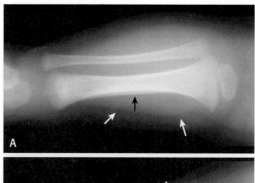

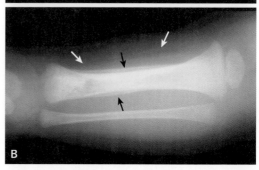

写真33-16 被虐待児の右下腿の単純X線写真（写真A）。脛骨の骨皮質の内側のみに，骨幹に沿って生理的骨膜反応（黒矢印）が認められる。脂肪層には何らの所見も確認されない点に注目していただきたい（白矢印）。写真Bは左下腿の単純X線写真である。左脛骨には損傷をきたしており，骨皮質の骨膜反応は内側と外側ともに確認できる状態で（黒矢印），筋肉と脂肪の境界は本来の形態を失っている（白矢印）。

行った複数の研究によれば，乳児のほぼ半数に生理的な骨膜反応が確認されると報告されている[27, 28]。生理的骨膜反応の特徴は，その対称性にあり（左右対となる長管骨の所見が全く同じ），かつこの反応は皮質の片側にのみ現れることも特徴である（写真33-15）。長管骨の骨膜反応が左右非対称である場合や，骨皮質の両側に確認される場合には，虐待による骨損傷の可能性を考慮する必要がある（写真33-16）。

出生後ほどなく骨折が確認された場合にも，注意する必要がある。分娩時外傷として骨折をきたした場合，特に鎖骨中央部骨折の場合には，当初骨折に気付かれないこともある。分娩時外傷としての鎖骨骨折の発生頻度は，分娩1,000件当たり最大7件と報告されている（写真33-17）[29]。しかし，乳児の治癒過程における仮骨形成は極めて早期に出現するため，生後11日を過ぎて仮骨が確認されない鎖骨骨折は，分娩時外傷が原因である可能性を除外できる。また，鎖骨の近位端や遠位端に骨折が確認された場合，分娩時外傷で生じる可能性が極めて低い部位であるために，仮骨形成の時期はさておき，精査を行うことが強く推奨される[30]。

受傷時期が異なると判断される骨折が複数確認された場合（異なる治癒段階にある複数の骨折がX線上で確認された場合），その事実は虐待の精査を進める上で極めて重要な意味を持つ（写真33-18，33-19，33-20）。

レッドフラッグ徴候その4：
骨幹端の角骨折（corner fracture）
（典型的骨幹端損傷［CML］）

虐待の可能性のある損傷のなかでも，典型的骨幹端損傷（CML：classical metaphyseal lesion）（骨幹端角骨折［corner fracture］の形態をとることが多い）は，最も虐待に特異性の高い骨損傷であるといえる。この損傷は通常，「人の手」によって引き起こされるものであり，転

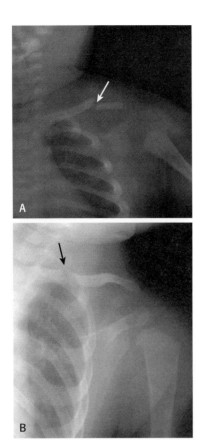

写真33-17　日齢1の新生児の，左胸部の単純X線写真（**写真A**）。典型的な分娩時外傷として，鎖骨中央部骨折が確認される（矢印）。仮骨形成は確認されない。**写真B**は生後1カ月齢の被虐待乳児の，左胸部の単純X線である。鎖骨近位部に骨折が確認される（矢印）。生後1カ月経ているものの，仮骨形成が確認されないことから，分娩時損傷の可能性は除外される。

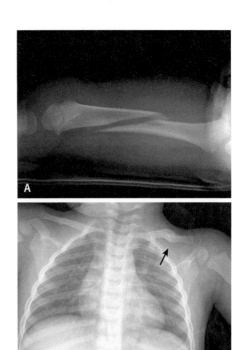

写真33-18　転落により受傷したと語られた，2歳児の大腿骨らせん骨折（**写真A**）。仮骨が確認されないことより，この大腿骨骨折は受傷後10〜14日未満と判断される。**写真B**は，その後に施行された全身骨撮影の一環としての胸部の単純X線写真である。大腿骨とは明らかに負傷時期が異なる，治癒過程にある鎖骨骨折（矢印）が確認された。

落や鈍的外力によって生じることはない。この損傷はCaffeyにより初めて記載され[26]，その後Kleinmanによってより詳細に記述されたが[31]，そのメカニズムは乳児の手足を引っ張ったり，ねじったり，身体を揺さぶったりすることによって，骨端軟骨に隣接する骨幹端（X線写真に映る，石灰化した骨の端）がねじれ剪断される，というものである。その結果，骨幹端－骨端軟骨の境界部の一次海綿層に平面状の微小骨折が生じることとなる[26,31]。CMLの好発部位は，大腿骨遠位部，脛骨の近位部と遠位部，上腕骨近位部である。CMLは，ごく幼い小児にしかみられない損傷であるが，逆に，2歳未満の被虐待児の39%〜50%にCMLが確認されたとの研究報告もある[32,33]。

　CMLがX線写真上，どのような形態を呈するのかは，どの角度でX線が投影されるのかに依存している。角度によっては骨幹端から曲線状構造が延伸した状態としてX線上は確認されるが，この様な場合には「バケツ柄状骨折（bucket-handle fracture）」と呼称される（写真33-21）。また，骨幹端の角から細かい骨片が突出してい

第33章　被虐待児にみられる骨損傷の画像所見　**483**

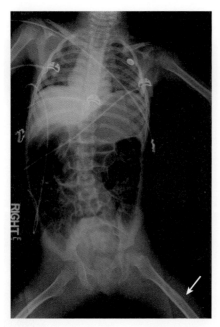

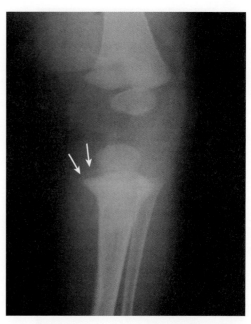

写真33-19 転落よると語られた，重度の頭部外傷をきたした女児の単純X線写真。ベビーグラムではあるが，左大腿骨中央部に過去に骨折をきたしたことを示す，リモデリングの終わった骨損傷痕（矢印）が確認され，本児は繰り返して虐待を受けていたことが裏づけられた。

写真33-21 脛骨近位縁から伸びた状態の，曲線状のX線不透過像（矢印）。典型的骨幹端損傷の，いわゆるバケツ柄骨折（bucket-handle fracture）の所見である。

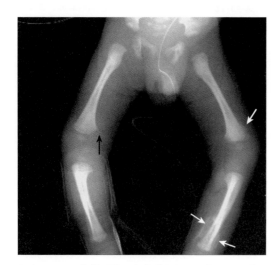

写真33-20 急性硬膜下出血をきたした乳児の下肢の単純X線写真。左大腿骨遠位部ならびに左脛骨遠位部に，それぞれ受傷時期は異なると思われるが，骨膜反応が確認された（白矢印）。また右大腿骨遠位部には，左下肢の損傷よりも後にきたしたと推察される，治癒過程にある所見を伴っていない骨幹端角骨折（corner fracture）が認められた（黒矢印）。

るように見えたり，骨幹端縁がでこぼこしているように見えたりすることもある（写真33-22）。

レッドフラッグ徴候その5：
肋骨骨折（特に肋骨後部骨折）

　肋骨骨折はCMLと同様に，虐待としての特異性が極めて高い骨損傷であり，虐待を受けた乳幼児にしばしば認められる骨折である。ある研究では，虐待死した乳児31名中16名（51%）に，肋骨骨折が確認されたと報告されている[32]。逆に言えば，乳幼児の肋骨はもともと柔軟で，力がかかっても折れずに極度に変形するため，乳幼児の肋骨骨折が真の偶発事象（事故）として起きることは，極めてまれである。結果的に，乳幼児期の肋骨骨折は，胸部に対して強大な外力がかかったことを裏づけるマーカーとなる[34]。

　しかも，虐待による肋骨骨折の受傷機序は，

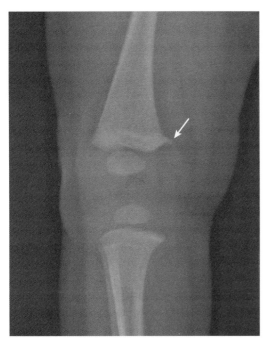

写真33-22 乳児の膝部の単純X線写真。大腿骨遠位部からその遠位皮質辺縁が小片となって剥離しているような外観を呈している（矢印）。典型的骨幹端病変の、いわゆる角骨折（corner fracture）の所見である。

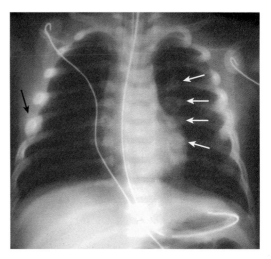

写真33-23 被虐待児の胸部の単純X線写真。隣接する複数の肋骨の肋椎関節に球状の仮骨形成（白矢印）が認められる（典型的な虐待による肋骨後部骨折の画像所見である）。右側肋骨の外側縁にも仮骨形成を伴う骨折が確認される（黒矢印）。

はっきりしている。乳児が胸部を成人により強くつかまれて、前後方向に押されて圧縮力がかかることにより、肋椎関節部、肋骨外側縁、肋骨前部（肋骨肋軟骨接合部）の3部位を好発部位として肋骨骨折をきたす。加害者の手に対して乳児の胸郭は小さいことから、隣接する複数の肋骨が折れることも多い[35]。

受傷後の急性期には、乳児の肋骨骨折（肋骨辺縁を横切る半透明の線として確認される）はX線像で確認し難い。治癒過程で仮骨が出現することで初めて、骨折していたことが判明することも稀ではない。この仮骨は、骨折部位を中心とする白い「球状」領域として出現し、肋椎関節部や肋骨外側縁に認められることが多い（写真33-23）。急性期の肋骨骨折の存在を同定することは困難であるため、単純X線撮影の再撮影を行うことや、骨シンチグラフィーの撮影を行うことが推奨されている[7, 36, 37]。他にも肋骨骨折、特に外側縁に沿ったものを確認しやすくするために、胸郭の斜位像の撮影を行うことも有用と考えられている（写真33-24）[35]。

肋骨骨折の好発部位には、加害者の「利き手」も一役買っていると推察されていて、乳児の左側肋骨骨折は、右側肋骨骨折よりも頻度が高いと報告されている。乳児の胸部を向き合う形でつかむ際に、加害者は右手で乳児の左胸を覆うように握ることになる。ほとんどの人が右利きで、力も右の方が強いことが、肋骨骨折の頻度の左右差に繋がっていると推察されている。肋骨骨折が、少ないはずの右に数多く認められた場合には、加害者が左利きの人物である可能性がより高いとも考察される。

レッドフラッグ徴候その6：頭蓋骨骨折

CMLや肋骨骨折と比べ、頭蓋骨骨折が明らかに虐待によるものであると判断しうることははるかに少ない。頭蓋骨骨折は鈍的な接触性外

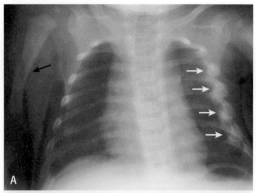

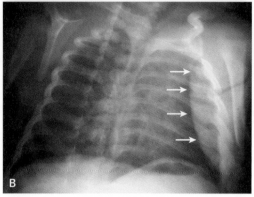

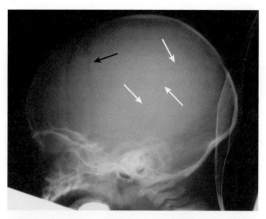

写真33-24 母親が「抱いている際に落とした」と説明した，右上腕骨骨折をきたした生後6カ月齢の乳児。全身骨撮影の一環として行われた胸部単純X線写真（**写真A**）で，右肋骨に巨大な仮骨を伴う骨折が複数確認された（白矢印）。この写真でも右上腕骨の斜骨折が確認できる（黒矢印）。**写真B**は追加で撮影された斜位像であるが，球状仮骨の特徴がより明瞭に確認できる（白矢印）。

写真33-25 第三者の目撃により事故転落によることが確認されている小児の頭部の単純X線写真の側面像。側頭頭頂部に単純頭蓋骨骨折が認められた（白矢印）。骨折線は，ヘアラインと呼称されるように，極めて細い線であることに注目していただきたい。黒矢印で示したのは，正常の冠状縫合である。

力に起因するものであり，小児期の転落や事故によって起こりうる。幸い，乳児の頭蓋骨は（縫合が開いていて）柔軟であり，通常は骨折をきたしにくく，家庭内での事故による転落で頭蓋骨骨折を来たす割合は，1％〜3％に過ぎない[38, 39]。しかし頭蓋骨骨折は，被虐待児の骨折全体の最大13％を占めており，2歳未満ではこれが29％〜33％に上昇し，虐待による損傷が原因で死亡した小児に限れば，40％を上回る[9, 32, 35]。

事故による頭蓋骨骨折の単純X線像は，X線透過性（黒色）の線がうっすらと映る単純線状骨折と呼ばれる所見を呈し，側頭骨や頭頂骨に多い傾向にある（写真33-25）。複合性頭蓋骨骨折はこれよりもはるかに懸念すべき骨折であり，接触時の鈍的外力が大きいものであったことが伺える。複合性頭蓋骨骨折とは骨折線が2本以上ある（分岐点がある場合が多い）頭蓋骨骨折であり，星状骨折や卵殻状骨折とも呼称される。このほか，縫合線と交差している頭蓋骨骨折や，粉砕（多数の骨片がある）性頭蓋骨骨折または頭蓋骨陥没骨折が認められた場合も，虐待の疑いが強くなる。骨折の辺縁間が広く開いている離開性頭蓋骨骨折（＞3mm）や，後頭骨に生じた頭蓋骨骨折も，虐待の可能性が高い骨折である（写真33-26）[40-42]。

頭蓋骨骨折の画像検査として最適なのは，依然単純X線撮影が最善の方法であり，全身骨撮影の際には，脊椎とともに，常に2方向（AP像および側面像）での撮影が必要である。頭蓋内損傷を伴っている可能性があれば頭部CTの撮影を行う必要があるが，軸位断（水平断）のみの撮影では，特に軸位断面と平行に走る頭蓋骨骨折は，見落とされる可能性がある[35, 43]。

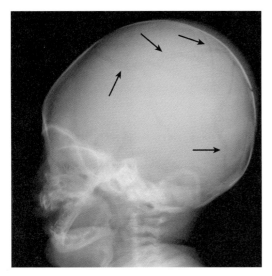

写真33-26 被虐待児の頭部の単純X線写真。複雑に分岐した卵殻状骨折と呼ばれる複合性の骨折をきたしており、骨折線は離開した状態にある（矢印）。

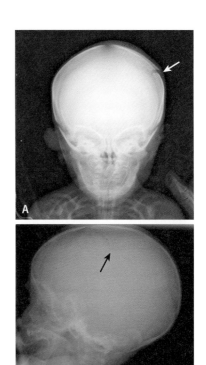

写真33-27 頭蓋骨骨折が確認された、頭部単純X線写真（写真A）。軟部組織が腫脹し、骨折線が鮮明であることから、受傷1週間未満であることが示唆される（矢印）。さらに時間が経過した亜急性期の単純X線写真（写真B）では、骨折線は不明瞭化し、近接する軟部組織の腫脹は消失している（矢印）。

頭蓋骨骨折の受傷時期を推定するのは容易ではなく、「だいたいいつ頃か」がわかるのがせいぜいである。頭蓋骨損傷部付近の軟部組織にいわゆる「たんこぶ」と呼ばれる腫脹が確認されれば、骨折は3〜7日以内の急性期損傷であるとまでは言うことが出来るが、より詳細な受傷日時の絞り込みは困難である[44]。骨折線の輪郭がはっきりしている場合にも、急性期損傷と考えられる。逆に、頭蓋骨骨折線の輪郭がぼやけて不鮮明になっていれば、亜急性期か慢性期に入った損傷であると推察される（写真33-27）[25]。

単純X線写真上で確認可能であるが、頭蓋骨縫合線の開大が認められた場合には、頭蓋内圧上昇を伴ってきている前兆の可能性があり、きわめて懸念すべき所見である。脳浮腫・脳腫脹や頭蓋内血腫の増大を伴う事例の場合には、縫合線の開大が全体に及ぶこともある。このような場合には側面像による冠状縫合の開大が、最も確認しやすい所見である（写真33-28）。いずれの場合も、頭部CTや頭部MRIを追加で実施して、頭蓋内の損傷の程度につき明確化する必

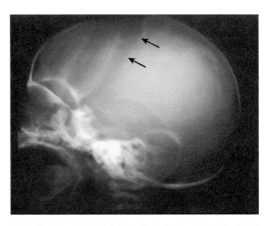

写真33-28 硬膜下血腫を伴うAHTの被害児の頭部単純X線写真。頭蓋内圧の亢進に伴って、頭蓋縫合の著明な開大が確認される（矢印）。

要がある。頭蓋内圧上昇による縫合の開大を，骨折が縫合線にまで達したことによる縫合離間と混同しないように，注意が必要である。

現時点の医学的証拠の確からしさ

これまでの医学文献からは，単純X線撮影を行うことで，虐待による骨損傷を確認することが出来ることは明らかである。骨折の単純X線写真上の特徴から事故と虐待の明確化を試みた研究報告は膨大な数にのぼり，それらの研究により説得力ある疫学的データも得られている。乳児の典型的骨幹端損傷や肋骨後部骨折のほとんどは，虐待が原因で生じることを裏づける研究報告は極めて多い。仮骨の形成時期に関する研究報告も非常に多く，骨折の治癒過程を推察し，受傷時期を絞り込む際の正確性も確実に増している。最近の研究では，乳幼児の骨損傷後の初期に認める骨膜反応の出現時期について，より明確に示されている[22]。

今後の研究の方向性

小児の骨に骨折をきたす閾値の明確化を目指した，骨損傷の生体力学的モデルの作成が進められている。転落した高さと骨折の種類との関係性につき明確化していく上でも，生体力学的モデルは重要である。また，デジタル画像などの新しいテクノロジーを積極的に取り入れ，虐待による損傷の診断に活用していくことを，今後も推進していく必要がある。

文献

1. Landin LA: Fracture patterns in children. Analysis of 8,682 fractures with special reference to incidence, etiology and secular changes in a Swedish urban population 1950-1979. *Acta Orthop Scand Suppl* 1983;202:1-109.
2. Faerber EN, Applegate KE, Allen WR Jr, et al: ACR practice guideline for skeletal surveys in children, American College of Radiology (website): http://www.seems.com/uploads/1/4/1/6/14162287/skel_survey_guidelines.pdf. Accessed May 3, 2009.
3. American Academy of Pediatrics Section on Radiology: Diagnostic imaging of child abuse. *Pediatrics* 2009;123:1430-1435.
4. Kleinman PK, Nimkin K, Spevak MR, et al: Follow-up skeletal surveys in suspected child abuse. *AJR Am J Roentgenol* 1996;167:893-896.
5. Merten DF, Radkowski MA, Leonidas JC: The abused child: a radiological reappraisal. *Radiology* 1983;146:377-381.
6. Wolbarst A: *Physics of radiology,* ed 2, Medical Physics, Madison, Wis, 2005.
7. Sty JR, Starshak RJ: The role of bone scintigraphy in the evaluation of the suspected abused child. *Radiology* 1983;146:369-375.
8. Conway JJ, Collins M, Tanz RR: The role of bone scintigraphy in detecting child abuse. *Semin Nucl Med* 1993;23:321-333.
9. King J, Diefendorf D, Apthorp J, et al: Analysis of 429 fractures in 189 battered children. *J Pediatr Orthop* 1988;8:585-589.
10. Beals RK, Tufts E: Fractured femur: the role of child abuse. *J Pediatr Orthop* 1983;3:583-586.
11. Anderson WA: The significance of femoral fractures in children. *Ann Emerg Med* 1982;11:174-177.
12. Gross RH, Stranger M: Causative factors responsible for femoral fractures in infants and young children. *J Pediatr Orthop* 1983;3:341-343.
13. Helfer RE, Slovis TL, Black M: Injuries resulting when small children fall out of bed. *Pediatrics* 1977;60:533-535.
14. Nimityongskul A, Anderson LD: The likelihood of injury when children fall out of bed. *J Pediatr Orthop* 1987;7:184-186.
15. Lyons TJ, Oates RK: Falling out of bed: a relatively benign occurrence. *Pediatrics* 1993;92:125-127.
16. Loder RT, Bookout C: Fracture patterns in battered children. *J Orthop Trauma* 1991;5:428-433.
17. Stewart G, Meert K, Rosenberg N: Trauma in infants less than three months of age. *Pediatr Emerg Care* 1993;9:199-201.
18. Thomas SA, Rosenfield NS, Levanthal JM, et al: Long bone fractures in young children: distinguishing accidental injuries from child abuse. *Pediatrics* 1991;88:471-476.
19. Gross RH, Davidson R, Sullivan JA, et al: Cast brace management of the femoral shaft fracture in children and young adults. *J Pediatr Orthop* 1983;3:572-582.
20. Prosser I, Maguire S, Harrison SK, et al: How old is this fracture? Radiologic dating of fractures in children: a systematic review. *AJR Am J Roentgenol* 2005;184:1282-1286.
21. Islam O, Sobelski D, Symons S, et al: Development

and duration of radiographic signs of bone healing in children. *AJR Am J Roentgenol* 2000;175:75-78.

22. Halliday K, Broderick N, Hawkes R, et al: Dating infants' fractures. *Pediatr Radiol* 2008;38(suppl 3): S534.

23. Chapman S: Radiologic dating of injuries. *Arch Dis Child* 1992;67:1063-1065.

24. Salter RB: Special features of fracture and dislocation in children. *In*: Heppenstall RB (ed): *Fracture Treatment and Healing*. WB Saunders, Philadelphia, 1980.

25. O'Connor JF, Cohen J: Dating fractures. *In*: Kleinman PK (ed): *Diagnostic Imaging of Child Abuse*. Mosby, St Louis, 1998.

26. Caffey J: Some traumatic lesions in growing bones other than fractures and dislocations: clinical and radiographic features. *Br J Radiol* 1957;3:225-238.

27. Glaser K: Double contour on roentgenograms of long bones of infants. *AJR Am J Roentgenol* 1949; 61:482-492.

28. Shopfner CE: Periosteal bone growth in normal infants. A preliminary report. *AJR Am J Roentgenol* 1966;97:154-163.

29. Cohen AW, Otto SR: Obstetric clavicular fractures. A three year analysis. *J Reprod Med* 1980;25:119-122.

30. Cunming WA: Neonatal skeletal fractures: birth trauma or child abuse? *J Can Assoc Radiol* 1979;30:30-33.

31. Kleinman PK, Marks SC, Blackborne B: The metaphyseal lesion in abused infants: a radiologic histopathologic study. *AJR Am J Roentgenol* 1986;146: 895-905.

32. Kleinman PK, Marks SC, Richmond JM, et al: Inflicted skeletal injury: a post mortem radiologic-histopathologic study in 31 infants. *AJR Am J Roent-*

genol 1995;165:647-650.

33. Worlock P, Stower M, Barbor P: Patterns of fractures in accidental and non-accidental injury in children: a comparative study. *Br Med J* 1986;293:100-102.

34. Garcia VF, Gotschall CS, Eichelberger MR, et al: Rib fractures in children: a marker of severe trauma. *J Trauma* 1990;30:695-700.

35. Lonergan GJ, Baker AM, Morey MK, et al: Child abuse: radiologic-pathologic correlation. *Radiographics* 2003;23:811-845.

36. Kleinman PK, Nimkin K, Spevak MR, et al: Follow-up skeletal surveys in suspected child abuse. *AJR Am J Roentgenol* 1996;167:893-896.

37. Smith FW, Gilday DL, Ash JM, et al: Unsuspected costo-vertebral fractures demonstrated by bone scanning in the child abuse syndrome. *Pediatr Radiol* 1980;10:103-106.

38. Williams RA: Injuries in infants and small children resulting from witnessed and corroborated free falls. *J Trauma* 1991;31:1350-1352.

39. Tarantino CA, Dowd MD, Murdock TC: Short vertical falls in infants. *Pediatr Emerg Care* 1999;15:5-8.

40. Billmire ME, Myers PA: Serious head injury in infants: accident or abuse? *Pediatrics* 1985;75:340-342.

41. Meservy CJ, Towbin R, McLaurin RL, et al: Radiographic characteristics of skull fractures resulting from child abuse. *AJR Am J Roentgenol* 1987;149:173-175.

42. Hobbs CJ: Skull fracture and the diagnosis of abuse. *Arch Dis Child* 1984;59:246-252.

43. Saulsbury FT, Alford BA: Intracranial bleeding from child abuse: the value of skull radiographs. *Pediatr Radiol* 1982;12:175-178.

44. Kleinman PK, Spevak MR: Soft tissue swelling and acute skull fractures. *J Pediatr* 1992;121:737-739.

34

小児期の外傷性骨損傷を評価する際の
断層画像の有用性

Peter T. Evangclista, MD, and Kathleen M. McCarten, MD, FACR

はじめに

　虐待やネグレクトの被害児において，画像診断で明確な損傷が確認できる事例が多数を占めていると言えるわけではないものの，身体的損傷が認められた乳幼児の評価を行う上で，画像診断は欠かすことが出来ないものである[1]。偶発的ではないことが疑われる外傷事例において，画像診断が担う役割は二つある。ひとつは，身体的損傷の範囲を明らかにすることであり，もうひとつはその他の鑑別すべき疾患の可能性を，明確化することにある[2, 3]。利用可能な画像診断モダリティーとしては，X線撮影，シンチグラフィー，断層画像法が挙げられ，断層画像法としては超音波検査，コンピュータ断層撮影法（CT），磁気共鳴画像法（MRI）が挙げられる。

　単純X線撮影は，依然として骨損傷を確認する第一選択の画像検査法である。ガイドライン上でも，単純X線による全身骨撮影は虐待が疑われる事例に対しての，標準的画像診断法とされており，2歳未満の虐待疑い事例に対しては，その実施が全例に必須とされている[4, 5]。全身骨撮影で，肋骨後部骨折，始歩前の子どものらせん骨折，椎骨骨折，肩甲骨骨折，典型的骨幹端損傷（CML：classic metaphyseal lesion），受傷時期が異なると推察される複数の骨折，などは虐待の可能性が強く疑われる[3, 6, 7]。米国

放射線科医学会（ACR：the American College of Radiology）と米国小児科学会（AAP：the American Academy of Pediatrics）の放射線医学部門から，精度の高い全身骨撮影法の撮影ガイドラインが発表されている[1, 8]。単純X線撮影の有用性を低下せしめる要因はいくつか存在しており，例えば転移のない急性期の肋骨不全骨折は，特に乳児期には確認が困難である[9]。胸郭の斜位像の撮影を実施することによりこのような骨折の検出率は高くなるが[10]，全身骨撮影時にルーチンに斜位線の撮影を実施している組織はほとんどない[11]。もうひとつの要因としては，単純X線写真は，骨以外の損傷に対する検出感度が低い点が挙げられ，さらには，全身骨撮影法のプロトコールは医療施設により大きく異なる点も挙げられる。ある研究では，ACRが推奨するプロトコールとほぼ同等の撮影法を採用していた施設は，半数を下回っていたと報告されている[11]。骨シンチグラフィーは，治癒過程にある骨折部位の骨代謝亢進部位を明確化するものであり，全身骨撮影を補完し，肋骨・脊椎・骨盤・肩峰の骨折の検知率が向上することが明らかとなっている[12]。一方で，乳幼児の骨幹端は通常の状態でも骨代謝活性が高いため，骨シンチグラフィーではCMLの検出感度は低い（35％）。2004年に報告されたKleinmanの調査では，米国の医療施設うち，全身骨撮影と

骨シンチグラフィーの両方をルーチンに実施していると回答した施設は，わずか4.7％であったと報告されている[11]。

本章では小児の骨損傷，とりわけ虐待が疑われる骨損傷事例に対する画像検査の中でも，断層画像法（超音波，CT，MRI）が担う最新の役割につき，記載している。

超音波検査

超音波検査は，小児患者の様々な筋骨格系の疾病の初期評価法として，簡便かつ実用的で費用対効果も高い方法である。小児の発達過程にある未熟な骨は，骨に対する軟骨の比が大きいという理由から，超音波検査を行う良い適応である[13, 14]。超音波検査では，変換器を用いてパルスパケットで発生させた，ヒト聴覚の範囲を超える高い周波数の音波を用いて，患者の体内を観察する。エコーとなって変換器に戻ってきた超音波を，種々の組織内部や表面構造の反射性を元に処理が行われ，解剖学的構造が画像化される。反射性が強いほど，エコー強度も大きくなり，画像上のエコー輝度も高くなる。骨，特に皮質表面は，強反射体であり，超音波検査で深部を観察することは不可能である。筋骨格系の高精度の超音波検査を行う際には，通常は5.0〜10.0 Mhzのリニアアレイ・トランスデューサが使用される[15]。変換器の周波数を上げることにより距離分解能は向上するが，撮像深度は浅くなる[16]。超音波検査では，このトレードオフの関係性のバランスを調整しつつ，最大の効果を得られるように周波数の変換器を選択する必要がある。カラードップラー法を併用することで，超音波検査は筋骨格系を含めた様々な病態を評価する上で，他の検査にはないユニークで強力なツールとなりうる[13]。超音波検査の主な利点としては，被曝を受けないことや鎮静剤が必要になることがほとんどない点が挙げられる。

一般小児科臨床において，超音波検査が最も

よく利用される筋骨格系の病態は，発育性股関節形成不全症である[17, 18]。このほか，臨床で超音波検査が頻用される場面としては，股関節痛[19]，関節滲出液[20]，軟部組織感染や骨髄炎[21, 22]，炎症性関節症[23, 24]，骨近傍の軟部組織腫瘍[25]，異物の特定[26]，先天性足変形[27, 28]，大腿骨近位部分欠損症[29]，などにおける画像評価のほか，インターベンション治療におけるガイドとしても使用される[30]。

骨外傷における超音波検査の有用性に関しては，一般集団を対象にした研究で，腱，靭帯，筋の損傷を評価する上で有効であることが示されている。ただし小児は一般的に成長板部位が脆弱で腱や靭帯よりも外傷を受けやすく，靭帯損傷の評価よりも，骨端離開の有無の評価のために超音波検査法が施行されることが多い[13]。思春期児のOsgood-Schlatter病変（成長期の脛骨粗面の骨化中心が繰り返して牽引されることによる，脛骨粗面の微小剥離損傷）の評価にも超音波検査を用いることができ，脛骨粗面の断片化とその周囲の低エコー性の軟部組織浮腫を確認することが出来る[31]。5歳未満の小児においては，超音波検査で上腕骨内側上顆の外傷性剥離の診断を行いうることも示されている[32, 33]。新生児期のエルブ麻痺による上腕骨骨頭の位置異常と，分娩時外傷による上腕骨近位部の骨端すべり症との鑑別も，肩部の超音波検査を行うことで評価可能である（写真34-1）[34, 35]。骨端が骨化していない年齢において，上腕骨遠位部の骨端軟骨損傷に骨端離開を伴っているかどうかは，転位を伴わない場合には単純X線写真で鑑別することが困難である。転位を伴っている場合には，上腕骨骨幹部に対し尺骨や上腕骨小頭が後内側方にずれていることが単純X線写真で確認される（写真34-2）。このような骨損傷は一般的な損傷とまでは言えないが，3歳未満の幼小児の肘部骨損傷としては一定頻度存在しており，虐待の可能性が示唆される骨損傷であり[36, 37]，臨床像としては肘部の腫脹，患肢を

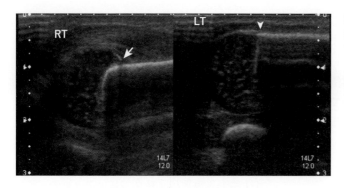

写真34-1 右腕を動かさないことから、分娩時外傷が疑われた新生児。超音波検査で、右上腕骨近位部の骨端すべり症が確認された（RTと記載された側の矢印）。正常所見を呈する左上腕骨近位部の骨端の位置関係（矢頭）と比較していただきたい。

動かさない、疼痛などの所見が認められる[37]。Zivらは、超音波検査を行うことで容易に診断可能であった、上腕骨遠位部の骨端離開を認めた新生児例の報告を行っている[38]。

乳幼児に大腿骨近位部の骨端軟骨損傷や骨端離開が認められることは稀ではあるが、認められた場合には虐待による損傷の可能性が極めて高い（図34-3）[6, 39]。いずれかの四肢が明らかに短縮化しており、屈曲・外転・外旋位にある乳児を診察した場合には、必ずこのタイプの損傷の存在を疑う必要がある[40]。生後4カ月齢未満の乳児では大腿骨骨頭が骨化していないため、単純X線写真でこのような損傷を診断することは極めて難しい。超音波検査はこのような場合の補助検査として、有効性が示されている[41]。

全身骨の骨損傷のスクリーニング検査として超音波検査を行うことは推奨されない。しかし、疼痛部位が臨床的に明確ではない小児事例において単純X線像では疑診にとどまった部位があれば追加で、超音波検査が有効となりうることが示唆されている[20, 42]。超音波検査では、単純X線写真では確認しえないより早期に、典型的骨幹端損傷（CML）による、「SPBC（subperiasterial bone callar：骨膜下骨襟）・一次海綿骨・隣接する骨端軟骨からなる骨軟骨片」の円盤状剥離やその転位像を確認することが可能である[43]。従来の単純X線検査よりも超音波の方が、治癒過程にある仮骨をより早く描出し

うるため、治癒過程にある骨折をより早期に診断することが可能である[44]。超音波検査を行うことにより、成人患者の不顕性肋骨骨折を診断しえたとの症例報告や[45, 46]、生後9カ月齢の被虐待乳児の下位肋骨の肋軟骨転位を診断しえたとの症例報告も存在している[47]。

以上まとめると、超音波検査は骨損傷が疑われる事例に対し、初回評価として行う検査とは言えないものの、単純X線検査の補助的検査として重要な役割を担っており、特に被虐待乳幼児の肋軟骨損傷や、肩部・肘部・股関節・膝部の骨端軟骨損傷や骨端損傷などの、軟骨構造の損傷を評価する上で極めて有用である。また事例によっては、単純X線上で描出困難な不顕性の長管骨骨折を診断する上でも有用である。

コンピュータ断層撮影法（CT）

コンピュータ断層撮影法（CT）、特に多列検出器型CT（MDCT：multidetector CT）は、骨損傷の精査法として、「撮像時間が短く、ほとんどの場合には鎮静なしで施行が可能である」、「複数の平面の画像を再構成して評価することが出来るため、関心領域の最適な画像を撮影するために、患者にあれこれと指示を出す必要性がほとんどない」など多くの利点を有している[48]。MDCTは既に、顔面・骨盤・脊椎などの解剖学的に複雑な部位の骨折評価においては、従来の

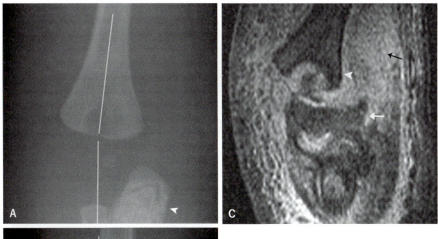

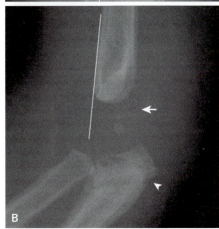

写真34-2 上腕骨遠位部に骨端離開が認められ，虐待が疑われる生後10カ月齢の女児。初回撮影時の上腕骨の単純X線写真の正面像（**写真A**）で，上腕骨に対して尺骨が内側転移していることが確認された（尺骨の骨幹は，白線で示したように上腕骨骨幹と並列的な位置関係になければならない）。側面像（**写真B**）では，上腕骨小頭と尺骨が後方に転位している点にも注目していただきたい（前方の骨皮質に沿って引かれた白線は，正常であれば尺骨骨小頭と交わっていなければならない）。また治癒過程にある肘頭骨折も確認され（**写真A・B**矢頭），骨幹端の骨断片が後方に転位しているのも見て取れる（**写真B**矢印）。MRIの冠状断STIR像（**写真C**）では，骨幹端（矢頭）に対して内側に転位する骨端部の骨断片（矢印）が良く描出されており，その周囲の著明な浮腫（細黒矢印）も描出されている。

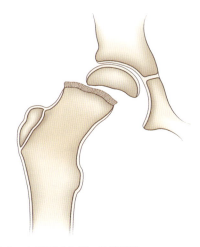

図34-3 大腿骨近位部の骨端離開のシェーマ

単純X線撮影よりも，骨折の同定に優れることが証明されている[49-51]。またCTは空間解像度に優れており，複雑な骨外傷をきたした事例の術前計画の立案の際にも極めて有用となる。CTの最大の欠点は，従来の単純X線撮影法よりも電離放射線被曝量が明らかに高い点にある。ただ放射線感受性が高い体幹部の撮影を行う際には，この点は十分考慮する必要があるが，放射線感受性が最も低い四肢の撮影を行う場合には，それほど問題にはならない。いずれにしろ小児は成人よりも放射線感受性が高く，CT撮影により悪性疾患を発症する潜在リスクは0ではないため，電離放射線使用指針である「ALARA （as low as reasonably achievable：できうる限り低線量を用いる）」の原則に常に従うことが重要である[52-56]。

　小児の骨外傷，特に年長の児の不顕性の骨折を評価する際には，CTは感度に優れるとされている。関節滲出液を認めるものの単純X線写真では異常が確認しえない小児事例のうち52％で，CT検査で不顕性損傷が見つかったとの研究報告も存在している[48]。骨端部損傷の6％〜10％を占めているtriplane fracture（骨折面が3平面に存在する立体的な骨折）は，通常年長児に認められる骨折であるが，このような骨折を評価する際には，CTが最も正確に骨折を描出し評価を行うことが出来るため，術前・術後評価の第一選択であると結論づけられている[56]（ただし，triplane fractureは虐待に典型的な骨折ではない点に注意）。

　現在，MDCTは顔面骨折の描出に最も優れたモダリティーとして，単純X線撮影にとってかわり第一選択の画像診断法となっている。ただ，低エネルギー外傷の患者の初回評価法として，単純X線撮影は選択の一つとして残しておくことが推奨されている[57]。顔面骨折は被虐待児の骨折のうち2.3％を占めるにすぎないが[58]，このような骨折が確認された場合には，虐待で生じた骨折の可能性を必ず考察する必要がある。頭蓋顔面比は成人が2：1に対し，新生児では約8：1であり，上下顎骨は保護された状態にある。そのため乳幼児期には事故として下顎骨折を認めることは極めて稀であり，虐待の可能性を強く疑う必要がある[59]。

　乳児の肋骨骨折の原因は，80％以上が虐待によるとされており[60-63]，虐待による骨損傷として最も多いものである[64-65]。CTは成人を対象とした研究で，単純X線写真では描出されない不顕性肋骨骨折を検知する上で，最も感度が高いことが既に明確となっており[66]，最近では，虐待を受けた乳児の肋骨骨折をより早期に検出しうる方法として，胸郭X線撮影よりも感度が高いことが明確となっている[67]。ただし全身骨撮影の際に，斜位像を追加で行ったり，受傷数週間後にフォローアップの撮影を行ったり，骨シンチグラフィーを補助的に用いることも，現在，感度の高い方法として広く受け入れられている[10, 12, 68, 69]。

　虐待によって脊椎／脊髄損傷をきたすことは一般的とまでは言えず，脊椎骨折は虐待による骨折の3％を占めるにすぎないとされている[70]。すべり症を伴う胸腰椎骨折は骨損傷パターンとしては稀なものであるが，はじめて虐待によるこのパターンの骨損傷を報告したSwischukは，このような場合には虐待を強く疑うべきであると提言している（写真34-4）[71]。骨折部位としてはL1/L2レベルで認めることが最も多い。単純X線写真では極めて軽微な所見にとどまる場合には，非外傷性の所見と誤診しうる[72]。ただし単純X線写真上，軽微なすべり症にとどまらず，椎骨の明確な転位を認めたり，椎骨の圧迫変形を認めたりする場合もあり，その程度は様々である。慢性期に，傍脊椎部の石灰化が確認される場合もある。このような骨損傷をきたす機序としては，過屈曲と脊椎軸荷重であることが多くの研究から示唆されている[73, 74]。このような骨損傷を従来の単純X線写真で特定するためには，極めて注意深い読影が必要であり，全身骨撮影プロトコールに脊柱の側面像を含めることは不可欠である[74]。単純X線撮影で脊椎損傷が疑われる場合には，CTやMRI等の断層画像検査を必ず実施する必要がある。CT検査やMRI検査は，椎体軟骨結合部（neurocentral synchondrosis）骨折や，長管骨の成長板損傷であるSalter–Harris型骨端線損傷の描出にも優れたモダリティーである[73]。

　様々な研究から，死後に高精細の単純X線撮影を行うことによって，虐待による骨損傷の範囲や，受傷後の経過時間を明確化しうるだけでなく，損傷がないことを明確化することになるため，より正確な死因分類を行うことに繋がる

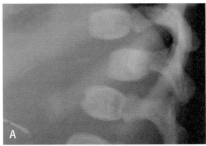
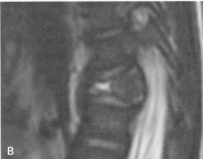
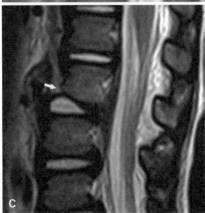

写真34-4 背部痛と上部腰椎に圧痛点を認めた，虐待が疑われる2歳男児。腰部単純X線写真の側面像（**写真A**）と腰部CTの矢状断再構成像（**写真B**）によって，軽度の前方圧迫骨折と椎間関節の開大をともなう，L2の上後方への転位が確認された（矢印）。腰部MRIのT2強調画像の矢状断（**写真C**）では，下終板骨端のSalter型骨折とL2の後方すべり転位が見て取れる。

ことが示されている[*]。仮想剖検（virtual autopsy）としてのCTの有用性について検討した研究がいくつか存在している[77, 78][訳注a]。死後CT（PMCT）と，診療録や検査データとを併用することで，乳児や小児の死因の特定に有効となることは，証明されている[79]。虐待死が疑われる事例に対してのCT検査，特に全身MDCTの死後評価における役割は，今後もさらに大きくなると推察される。

以上をまとめると，CTは小児の骨外傷を評価する上で第一選択となるモダリティーとは言えず，虐待が疑われる事例であっても，骨外傷を評価する目的で撮影がなされることはあまりない。年長児の複雑な関節内骨折や骨端軟骨損傷を評価する際に，CTは単純X線撮影に比して優れた方法とされているが，より軟骨が多い乳幼児においては，年長児に比してその価値はより限定的である。虐待が疑われる小児を診察した際に，子どもが解剖学的に複雑な顔面骨などの骨折を負っている可能性がある場合や，脊椎骨折が疑われ，より明確に病変を評価する必要がある場合には，CT検査を行うことが推奨される。また，虐待による胸郭損傷が強く疑われる事例や，胸腹部損傷の併発が疑われる事例では，CT検査は重要な選択肢となる[67]。虐待死が疑われる事例に対してのCT検査，特に全身MDCTの死後評価における役割は，今後，さらに重要性が増していくと推察される。

磁気共鳴画像法（MRI）

磁気共鳴画像法（MRI）は骨外傷の評価において，「コントラストに優れ高い空間分解能を有する」，「電離放射線による被曝がない」など，従来の単純X線撮影法を上回る利点がいく

---

[*] 参考文献　6, 7, 64, 65, 75, 76
[訳注a] ただしPMI［Postmortem Imaging，いわゆるAI］を，剖検の代わりと位置付けて行うことは推奨されない。

つか存在している。一方で，検査時間が比較的長く，小児では鎮静剤投与が必要になる場合が多いなどの短所も有している。いずれにしろ，MRIは軟骨・靱帯・筋腱結合部・軟部組織の外傷性病変を評価する上で，非常に優れた画像モダリティーであるということが出来る[80-84]。

　MRIと従来の単純X線撮影法とを比較した数多くの研究から，不顕性骨損傷を検知する上で，MRIはより優れた検査法であることが証明されている。このことは特に，発達途上にありX線透過性の軟骨構造の多い乳幼児期の骨損傷の評価では，なおさら当てはまる[84-91]。例えば脛骨・腓骨・中足骨・立方骨・踵骨・大腿骨などに好発する小児の疲労骨折は[92]，初回の単純X線検査による検出感度は15％と低く，時間を開けて施行したフォローアップの単純X線像でも，その所見が認められるのは50％の事例にすぎない[93]。このような事例に対して，MRIの脂肪抑制T2強調画像を行うことで，慢性の過負荷への反応としての骨膜下浮腫や骨髄浮腫を高信号域として描出しうる[93]。このような高信号域に線状の低信号部位が確認されれば，疲労骨折との確定診断を下すことが出来る[84]。

　小児期の骨折のうちおよそ15％が骨端軟骨損傷を伴うものであり，その発症ピークは思春期早期にある[94]。従来の単純X線撮影法はこの様な骨損傷を診断する上で，依然として第一選択ではあるものの，骨端が骨化していない幼小児の急性期の骨端軟骨損傷を描出するために，MRIが選択されることもある[84]。骨端軟骨損傷事例のおよそ15％で，骨端軟骨を跨ぐような骨橋が形成され，骨の成長が停止して患肢の短縮や角状変形をきたしうる[95]。骨端軟骨損傷をきたす部位としては橈骨遠位部が最も多いが，大腿骨遠位部や脛骨遠位部にこのような損傷をきたした場合，外傷後性の骨端軟骨早期癒合を発生する比率が群を抜いて高い[96]。骨端軟骨の成長停止のリスクの評価を行う上でMRI画像，とりわけ脂肪抑制SPGR（spoiled gradient echo）

画像は，優れた評価法である[97-99]。このような事例における画像診断の目的は，外科処置の目安となるように，骨端軟骨の損傷を免れた部位と，骨橋の大きさや位置とを正確に描出することにある[84]。骨の成長があと2年は見込める場合や，骨端軟骨部の骨橋形成を認める領域が骨端軟骨の50％に満たない場合，手術をすることで最大限の修正を期待することが出来る[100, 101]。

　MRIは，乳児期の上腕骨の近位部や遠位部の骨端部損傷や，大腿骨近位部の骨端部損傷の描出にも優れたモダリティーである。これらの骨損傷はいずれも分娩時外傷として生じる場合が多いものの，虐待が原因で生じることもありうる。このような損傷の評価に現在，鎮静が不要でより迅速に診断を行うことが出来る，超音波検査法が実施される機会が増えている[102]。ただ，乳幼児期を過ぎた小児の肘部外傷の評価の際には，MRIが最もよく用いられている[84]。MRIは，虐待に起因する上腕骨遠位部の骨端離開が疑われる事例の，補助的診断方法としての価値を有しており，単純X線写真で骨折部位に転位のない事例や，診断が不確定の事例において，特に有用となる[36, 37]（写真34-2）。

　虐待事例に対しての全身MRIの有用性に関しては，症例報告が1例あるのみで，裏付けとなる文献データが現時点ではほとんどない[103]。この症例報告では，骨髄や軟部組織の細胞外液をより明瞭に描出しうる，STIR（short-tau inversion recovery）法を用いた全身MRI（WB-STIR）が実施されており，1回の撮像で筋骨格系全体を確認することも，複数の臓器系を確認することも可能であったと報告されている。一方で，成人においても小児においても，悪性疾患の病期分類の際の，STIR法による全身MRI（WB-STIR）の有用性を裏付ける文献は数多く報告されている[104-106]。Mentzelらの2004年に行った報告では，小児の複数の骨転移の検索を行うには，骨シンチグラフィーよりもWB-STIRの方が，感度が高い，と結論づけられている[107]。

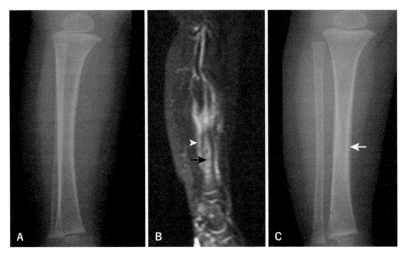

写真34-5　虐待が疑われる生後7カ月齢の男児。初回の全身骨撮影時の右脛骨正面撮影（写真A）では，骨折は確認されなかった。受傷1日後に撮影した冠状断WB-STIR（写真B）では，骨髄浮腫（矢印）と骨膜下浮腫（矢頭）が確認され，急性期の非転位性骨折の可能性が浮上した。受傷29日後のフォローアップの単純X線写真（写真C）で骨膜反応（矢印）が確認され，治癒過程にある非転位性骨折と確定診断された。骨折線は確認されなかった。

未発表データではあるが，本章の筆者らの研究では，冠状断のWB-STIRは虐待事例の精査において初回の全身骨撮影の補助的検査として有用ではあるが，これに取って代わるものではないことが判明している。WB-STIRによって初回の全身骨撮影で見過ごされた急性期の骨損傷を明確化することはできるものの（写真34-5，写真34-6），慢性期の骨損傷や典型的骨幹端損傷（CML）の描出感度は低い（写真34-7）。一方で，慢性期の骨折のほとんどは骨髄浮腫も骨膜浮腫も認められないため，WB-STIRで骨折部位にこれらの所見が認められないことは，司法医学的な観点からは受傷時期推定を行う上で有用な所見ともなりうる。WB-STIRがCMLの検出感度が低い理由としては，ひとつにはCMLが一次海綿骨の剪断性損傷である点が挙げられる[108]。この様な機序で骨損傷をきたした場合には，Palmerの剥離性骨折の研究報告にあるように，浮腫の発生はごく軽微である[109]。もうひとつの理由としては，骨端軟骨領域は通常，WB-STIRで高信号を呈するため，浮腫所見を確認し難い点が挙げられ，このことは，骨シンチグラフィーと同様に，方法論としての限界であるといえよう。

容易に理解いただけると思うが，冠状断のWB-STIRは，表層性や深層性の様々な軟部組織損傷を描出することができ（写真34-8），一次性の外傷性病変の発見にもつながる。そのような軟部組織異常の確認ができるというのは，ルーチンで行われる全身骨撮影で確認しうる軟部組織損傷のより詳細な性状や範囲を明確化する上で極めて重要である。

費用や鎮静の必要性も考慮したうえでの，WB-STIR検査が，虐待が疑われる事例で果たす役割は，現時点ではいまだ不明瞭である。本章の筆者らは現在，AHTが疑われ頭部MRIが必要となった自施設事例を対象として，冠状断のWB-STIRの撮影を試行している。

以上まとめると，MRIは小児の骨以外の外傷性病変の評価法として，そして単純X線撮影では不顕性の骨損傷の評価法として，極めて優れたモダリティーである。加えて骨端軟骨損傷の評価を行う際にも重要な役割を担っている。ただし，従来の単純X線撮影法も第一選択として

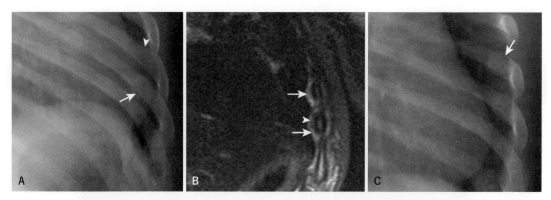

写真34-6 虐待が疑われる生後4カ月齢の男児。初回の全身骨撮影時の胸郭単純X線写真（**写真A**）で，第6肋骨の亜急性期の骨折（矢印）が認められた。第5肋骨にもかすかな骨膜反応（矢頭）が確認でき，早期亜急性骨折と判断されるが，実際にはMRIのWB-STIR撮影前には見逃されていた。WB-STIR撮影（**写真B**）を追加で施行することで，第5・6肋骨骨折の周囲の骨膜下浮腫（矢印）が明確となった。第6肋骨骨折には，等信号性の仮骨形成が確認された（矢頭）。受傷20日後に施行されたフォローアップの単純X線写真（**写真C**）で，第5肋骨骨折にも仮骨形成が確認された（矢印）。

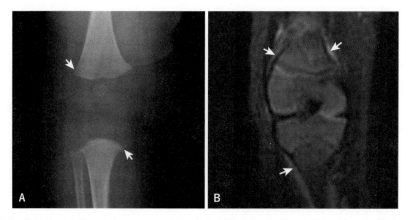

写真34-7 虐待が疑われる生後6週齢の男児。初回の全身骨撮影時の下肢骨の単純X線写真（**写真A**）で，大腿骨遠位部と脛骨近位部にCML（矢印）が認められた。受傷3日後の冠状断WB-STIR像（**写真B**）では，同部位には骨膜下浮腫（矢印）が認められ，大腿骨遠位部・脛骨近位部の骨端軟骨にまで及んでいるのが確認されるが，CMLははっきりとは確認しえない。

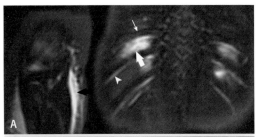
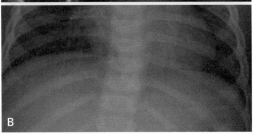

写真34-8 虐待が疑われる生後17カ月齢の男児。冠状断のWB-STIR画像で，後胸壁・右肘の肋間筋浮腫（大矢印）が認められたが，隣接する肋骨（細矢印）には骨折線は確認しえない。矢頭部の高信号域は，正常の肋骨下神経血管束である点に注意していただきたい。右肘窩の広汎性の皮下水腫（黒矢印）は，血管カテーテル留置に失敗したことによる所見である。写真Bは，対応する胸部単純X線写真であるが，肋骨骨折の所見は確認できない。

行うべき検査法であることに変りはない。虐待事例の精査においては，MRIは幼小児の骨端軟骨損傷や骨端部損傷を評価する上で有用な補助的検査法である。ただし鎮静させずに実施可能なことから，これらの損傷評価に超音波検査が実施される機会も増えている。MRI，特に冠状断WB-STIR撮影は，虐待が疑われる事例の精査における補完的なスクリーニング検査法として，大いに期待される。

まとめ

従来の単純X線撮影法は，ガイドラインにある通り，依然として骨損傷の評価を行う上での標準的画像検査法に位置付けられる。

一方で超音波検査は，虐待による骨損傷が疑われた事例の評価を行う上で重要な補助検査法と位置付けられ，虐待を受けた乳児の肋軟骨損傷の評価や肩部・肘部・股関節・膝部の骨端軟骨損傷や骨端部損傷などの軟骨損傷の評価を行う上で，特に有益な検査法である。また事例によっては，単純X線写真で所見が確認しえない不顕性の長管骨骨折の診断を行う上でも有益となる。

CT検査も，小児の骨外傷精査において重要な補助的役割を担う検査ではあるが，虐待疑い事例におけるその有用性は限定的である。ただし，臨床的に顔面のような解剖学的に複雑な部位の損傷が強く疑われる状況や，脊椎骨折が疑われた場合に所見をより明確に描出する際には，CT検査は良い適応となる。ただし後者の目的として検査を行う場合には，MRI検査がより優れた検査法として位置付けられる。不顕性の胸部の骨損傷が強く疑われた場合や，内部臓器損傷の併発が疑われる乳児例の評価を行う上では，断層画像はとりわけ重要な検査となる。死亡事例において虐待の可能性が疑われる場合に，死後CT撮影や死後MRI撮影を行う有用性に関しては，今後も研究を積み重ねていく必要がある。

虐待が疑われる幼小児の骨端軟骨損傷や骨端部損傷の評価を行う上で，鎮静を行う必要がないという利点から超音波検査がより好まれる場合もあるものの，MRIは補助的検査法として極めて有用であり，脊髄損傷が疑われる事例の精査においても，極めて有用である。現在，虐待事例の全身スクリーニング法としての全身MRIの利用は，事例報告にとどまっており，対象とする事例も限られている状況である。今後も研究を積み重ねていき，このような場合の全身MRIの適応や利点につき，さらに明確化を行う必要がある。

現時点における虐待の精査としての各種断層画像法の医学的エビデンスレベルは，超音波検査やCT検査については中程度，MRI検査については低〜中程度という状況にあるといえる。

文献

1. American Academy of Pediatrics Section on Radiology: Diagnostic imaging of child abuse. *Pediatrics* 2009;123:1430-1435.
2. Ablin DS, Sane SM: Nonaccidental injury: confusion with brittle bone disease and mild osteogenesis imperfecta. *Pediatr Radiol* 1997;27:111-113.
3. Merten DF, Radkowski MA, Leonidas JC: The abused child: a radiological reappraisal. *Radiology* 1983;146:377-381.
4. American College of Radiology: Imaging the child with suspected physical abuse. ACR appropriateness criteria. *Radiology* 2000;215(suppl):805-809.
5. Kemp AM, Butler A, Morris S, et al: Which radiological investigations should be performed to identify fractures in suspected child abuse? *Clin Radiol* 2006;61:723-736.
6. Kleinman PK: *Diagnostic Imaging of Child Abuse*. Mosby-Year Book, St Louis, 1998.
7. Kleinman PK, Blackbourne BD, Marks SC, et al: Radiologic contributions to the investigation and prosecution of cases of fatal infant abuse. *N Engl J Med* 1989;320:507-511.
8. Faerber EN, Applegate KE, Allen WR Jr, et al: *ACR practice guideline for skeletal surveys in children*, American College of Radiology (website): http://www.seems.com/uploads/1/4/1/6/14162287/skel_survey_guidelines.pdf. Accessed May 3, 2009.
9. Lonergan GJ, Baker AM, Morey MK, et al: Child abuse: radiologic-pathologic correlation. *Radiographics* 2003;23:811-845.
10. Ingram JD, Connell J, Hay TC, et al: Oblique radiographs of the chest in nonaccidental trauma. *Emerg Radiol* 2000;7:42-46.
11. Kleinman PL, Kleinman PK, Savageau JA: Suspected infant abuse: radiographic skeletal survey practices in pediatric health care facilities. *Radiology* 2004;233:477-485.
12. Mandelstam SA, Cook D, Fitzgerald M, et al: Complementary use of radiological skeletal survey and bone scintigraphy in detection of bony injuries in suspected child abuse. *Arch Dis Child* 2003;88:387-390.
13. Bellah R: Ultrasound in pediatric musculoskeletal disease: techniques and applications. *Radiol Clin North Am* 2001;39:597-618.
14. Harcke HT: Musculoskeletal ultrasound in pediatrics. *Semin Musculoskelet Radiol* 1998;2:321-330.
15. Roberts CS, Beck Jr DJ, Heinsen J, et al: Diagnostic ultrasonography: applications in orthopaedic surgery. *Clin Orthop Relat Res* 2002;401:248-264.
16. van Holsbeeck MT, Introcaso JH: Sonography of ligaments. *In*: Bralow L (ed): *Musculoskeletal Ultrasound*, ed 2, Mosby Year-Book, St Louis, 2000, pp 171-192.
17. Harcke HT: Screening newborns for developmental dysplasia of the hip: the role of sonography. *AJR Am J Roentgenol* 1994;162:395-397.
18. Graf R, Schuler P: *Guide to sonography of the infant hip*. Thieme Medical, *New York*, 1987.
19. Dorr U, Ziegler M, Hauke H: Ultrasonography of the painful hip: prospective studies in 204 patients. *Pediatr Radiol* 1987;17:233-237.
20. Keller MS: Musculoskeletal sonography in the neonate and infant. *Pediatr Radiol* 2005;35:1167-1173.
21. Wright NB, Abbott GT, Carty HM: Ultrasound in children with osteomyelitis. *Clin Radiol* 1995;50:623-627.
22. Riebel TW, Nasir R, Nazarenko O: The value of sonography in the detection of osteomyelitis. *Pediatr Radiol* 1996;26:291-297.
23. Lamer S, Sebag G: MR imaging and ultrasound in children with juvenile chronic arthritis. *Eur J Radiol* 2000;33:85-93.
24. Cellerini M, Salti S, Trapani S, et al: Correlation between clinical and ultrasound assessment of the knee in children with mono-articular or pauci-articular juvenile rheumatoid arthritis. *Pediatr Radiol* 1999;29:117-123.
25. Abiezzi SS, Miller LS: The use of ultrasound to the diagnosis of soft tissue masses in children. *J Pediatr Orthop* 1995;15:566-673.
26. Gilbert FJ, Campbell RSD, Bayliss AP: The role of ultrasound in the detection of non-radiopaque foreign bodies. *Clin Radiol* 1990;41:109-112.
27. Gigante C, Talenti E, Turra S: Sonographic assessment of clubfoot. *J Clin Ultrasound* 2004;32:235-242.
28. Aurell Y, Johansson A, Hansson G, et al: Ultrasound anatomy in the normal neonatal and infant foot: an anatomic introduction to ultrasound assessment of foot deformities. *Eur Radiol* 2002;12:2306-2312.
29. Gillespie R, Torodc IP: Classification and management of congenital abnormality of the femur. *J Bone Joint Surg Br* 1983;65:557-568.
30. Shin HJ, Amaral JG, Armstrong D, et al: Image-guided percutaneous biopsy of musculoskeletal lesions in children. *Pediatr Radiol* 2007;37:362-369.
31. Lanning P, Heikkinen E: Ultrasound features of the Osgood-Schlatter lesion. *J Pediatr Orthop* 1991;11:538-540.
32. Davidson RS, Markowitz RI, Dormans J, et al: Ultrasonographic evaluation of the elbow in infants and children after suspected trauma. *J Bone Joint Surg Am* 1994;76:1804-1813.
33. May DA, Dilser DG, Jones EA, et al: Using sonography to diagnose an unossified medial epicondyle avulsion in a child. *AJR Am J Roentgenol* 2000;174:1115-1117.
34. Hunter JD, Franklin K, Hughes PM: The ultrasound diagnosis of posterior shoulder dislocation associated with Erb's palsy. *Pediatr Radiol* 1998;28:510-511.
35. Ziegler M, Dorr U, Schultz R: Sonography of slipped humeral epiphysis due to birth injury. *Pediatr Radiol* 1987;17:425-426.
36. Gilbert SR, Conklin MJ: Presentation of distal humeral physeal separation. *Pediatr Emerg Care* 2007;23:816-819.
37. Nimkin N, Kleinman P, Teeger S, et al: Distal humeral physeal injuries in child abuse: MR imaging and ultrasonography findings. *Pediatr Radiol* 1995;25:562-565.
38. Ziv N, Litwin A, Katz K, et al: Definitive diagnosis of fracture-separation of the distal humeral epiphysis in neonates by ultrasonography. *Pediatr Radiol*

1996;26:493-496.

39. Ogden JA, Lee KE, Rudicel SA, et al: Proximal femoral epiphysiolysis in the neonate. *J Pediatr Orthop* 1984;4:285-292.

40. Canale SF, Tolo VT: Fractures of the femur in children. *Instr Course Lect* 1995;44:255-273.

41. Jones JCW, Feldman KW, Bruckner JD: Child abuse in infants with proximal physeal injuries of the femur. *Pediatr Emerg Care* 2004;20:157-161.

42. Moritz JD, Berthold LD, Soenksen SF, et al: Ultrasound in diagnosis of fractures in children: unnecessary harassment or useful addition to x-ray? *Ultraschall Med* 2008;29:267-274.

43. Markowitz RI, Hubbard AM, Harty MP, et al: Sonography of the knee in normal and abused infants. *Pediatr Radiol* 1993;23:264-267.

44. Allen GM, Wilson DJ: Ultrasound and the diagnosis of orthopaedic disorders. *J Bone Joint Surg Br* 1993;81:944-951.

45. Mariacher-Gehler SM, Michel BA: Sonography: a simple way to visualize rib fractures. *AJR Am J Roentgenol* 1994;163:1268.

46. Kara M, Dikmen E, Erdal HH, et al: Disclosure of unnoticed rib fractures with the use of ultrasonography in minor blunt chest trauma. *Eur J Cardiothorac Surg* 2003;24:608-613.

47. Smeets AJ, Robben SGF, Meradji M: Sonographically detected costo-chondral dislocation in an abused child: a new sonographic sign to the radiological spectrum of child abuse. *Pediatr Radiol* 1990;20:556-567.

48. Chapman V, Grottkau B, Albright M, et al: MDCT of the elbow in pediatric patients with posttraumatic elbow effusions. *AJR Am J Roentgenol* 2006; 187:812-817.

49. Rhea J, Rao P, Novelline R: Helical CT and three-dimensional CT of facial and orbital injury. *Radiol Clin North Am* 1999;37:489-513.

50. Sheridan R, Peralta R, Rhea J, et al: Reformatted visceral protocol helical computed tomographic scanning allows conventional radiographs of the thoracic and lumbar spine to be eliminated in the evaluation of blunt trauma patients. *J Trauma* 2003; 55:665-669.

51. Guillamondegui O, Pryor J, Gracias V, et al: Pelvic radiography in blunt trauma resuscitation: a diminishing role. *J Trauma* 2002;53:1043-1047.

52. Frush DP: Pediatric CT: practical approach to diminish the radiation dose. *Pediatr Radiol* 2002; 32:714-717.

53. Brenner D, Elliston C, Hall E, et al: Estimated risks of radiation-induced fatal cancer from pediatric CT. *AJR Am J Roentgenol* 2001;176:289-296.

54. Beir V: *Health effects of exposure to low levels of ionizing radiation*, National Academies Press (website): http://www.nap.edu/openbook.php?isbn=030903 9959. Accessed May 4, 2009.

55. Frush DP, Donnelly LF, Rosen NS: Computed tomography and radiation risks: what pediatric health care providers should know. *Pediatrics* 2003;112:971-972.

56. Shah NM, Platt ST: ALARA: is there a cause for alarm? Reducing radiation risk from computed tomography scanning in children. *Curr Opin Pediatr* 2008;20:243-247.

57. Feldman F, Singson RD, Rosenberg ZS, et al: Distal tibial triplane fractures: diagnosis with CT. *Radiology* 1987;164:429-435.

58. Alcala-Galiano A, Arribas-Garcia IJ, Martin-Perez MA, et al: Pediatric facial fractures: children are not just small adults. *Radiographics* 2008;28:441-461.

59. Zimmerman CE, Troulis MJ, Kaban LB: Pediatric facial fractures: recent advances in prevention, diagnosis and management. *Int J Oral Maxillofac Surg* 2006;35:2-13.

60. Schlievert R: Infant mandibular fractures: are you considering abuse? *Pediatr Emerg Care* 2006;22:181-183.

61. Barsness KA, Cha ES, Bensard DD, et al: The positive predictive value of rib fractures as an indicator of nonaccidental trauma in children. *J Trauma* 2003;54:1107-1110.

62. Bulloch B, Schubert CJ, Brophy PD, et al: Cause and clinical characteristics of rib fractures in infants. *Pediatrics* 2000;105:e48-e52.

63. Cadzow SP, Armstrong KL: Rib fractures in infants: red alert! *J Paediatr Child Health* 2000;36:322-326.

64. Kleinman PK, Marks SC, Nimkin K, et al: Rib fractures in 31 abused infants: postmortem radiologic-histopathologic study. *Radiology* 1996;200:807-810.

65. Kleinman PK, Marks SC, Richmond JM, et al: Inflicted skeletal injury: a postmortem radiologic-histopathologic study in 31 infants. *AJR Am J Roentgenol* 1995;165:647-650.

66. Niitsu M, Takeda T: Solitary hot spots in the ribs on bone scan: value of thin-section reformatted computed tomography to exclude radiography-negative fractures. *J Comput Assist Tomogr* 2003; 27:469-474.

67. Wootton-Gorges SL, Stein-Wexler R, Walton JW, et al: Comparison of computed tomography and chest radiography in the detection of rib fractures in abused infants. *Child Abuse Negl* 2008;32:659-663.

68. Kleinman PK, Nimkin K, Spevak MR, et al: Follow-up skeletal surveys in suspected child abuse. *AJR Am J Roentgenol* 1996;167:893-896.

69. Zimmerman S, Makoroff K, Care M, et al: Utility of follow-up skeletal surveys in suspected child physical abuse evaluations. *Child Abuse Negl* 2005;10:1075-1083.

70. Carrion WV, Dormans JP, Drummon DS, et al: Circumferential growth plate fracture of the thoracolumbar spine from child abuse. *J Pediatr Orthop* 1996;16:210-214.

71. Swischuk LE: Spine and spinal cord trauma in the battered child syndrome. *Radiology* 1969;92:733-738.

72. Levin TL, Berdon WE, Cassell I, et al: Thoracolumbar fracture with listhesis-an uncommon manifestation of child abuse. *Pediatr Radiol* 2003;33:305-310.

73. Gabos PG, Tuten HR, Leet A, et al: Fracture-dislocation of the lumbar spine in an abused child. *Pediatrics* 1998;101:473-477.

74. Tran B, Silvera M, Newton A, et al: Inflicted T12 fracture-dislocation: CT/MRI correlation and mechanistic implications. *Pediatr Radiol* 2007; 37:1171-1173.

75. McGraw EP, Pless JE, Pennigton DJ: Postmortem radiography after unexpected death in neonates, infants, and children: should imaging be routine? *AJR Am J Roentgenol* 2002;178:1517-1521.

76. Thomsen TK, Elle B, Thomsen JL: Post-mortem radiological examination in infants: evidence of child abuse? *Forensic Sci Int* 1997;90:223-230.

77. Thali MJ, Yen K, Schweizer W, et al: Virtopsy, a new imaging horizon in forensic pathology: virtual autopsy by postmortem multi-slice computed tomography (MSCT) and magnetic resonance imaging (MRI)—a feasibility study. *J Forensic Sci* 2003;48:386-403.

78. Ezawa H, Yoneyama R, Kandatsu S, et al: Introduction of autopsy imaging (AI) redefines the concept of autopsy: 30 cases of clinical experience. *Pathol Int* 2003;53:865-873.

79. Oyake Y, Takeshi A, Shiotani S, et al: Postmortem computed tomography for detecting causes of sudden death in infants and children: retrospective review of cases. *Radiat Med* 2006;24:493-502.

80. Lee K, Siegel MJ, Lau DM, et al: Anterior cruciate ligament tears: MR imaging-based diagnosis in a pediatric population. *Radiology* 1999;213:697-704.

81. Bates DG, Hresko MT, Jaramillo D: Patellar sleeve fracture: demonstration with MR imaging. *Radiology* 1994;193:825-827.

82. Bencardino J, Rosenberg Z, Brown R, et al: Traumatic musculotendinous injuries of the knee: diagnosis with MR imaging. *Radiographics* 2000;20: S103-S120.

83. Palmer W, Kuong S, Elmadbouh H: MR imaging of myotendinous strain. *AJR Am J Roentgenol* 1999; 173:703-709.

84. Ecklund K: Magnetic resonance imaging of pediatric musculoskeletal trauma. *Top Magn Reson Imaging* 2002;13:203-218.

85. Naranja RJ Jr, Gregg JR, Dormans JP, et al: Pediatric fracture without radiographic abnormality. *Clin Orthop Relat Res* 1997;342:141-146.

86. Berger P, Ofstein R, Jackson D, et al: MRI demonstration of radiographically occult fractures: what have we been missing? *Radiographics* 1989;9:407-436.

87. Lee J, Yao L: Occult intraosseous fracture: magnetic resonance appearance versus age of injury. *Am J Sports Med* 1989;17:620-623.

88. Haramati N, Staron R, Barax C, et al: Magnetic resonance imaging of occult fractures of the proximal femur. *Skeletal Radiol* 1994;23:19-22.

89. Yao L, Lee J: Occult intraosseous fracture: detection with MR imaging. *Radiology* 1988;167:749-751.

90. Rizzo P, Gould E, Lyden J, et al: Diagnosis of occult fractures about the hip: magnetic resonance imaging compared with bone scanning. *J Bone Joint Surg Am* 1993;75:395-401.

91. Griffith JF, Roebuck DJ, Cheng JCY, et al: Acute elbow trauma in children: spectrum of injury revealed by MR imaging not apparent on radio-graphs. *AJR Am J Roentgenol* 2001;176:53-60.

92. Ogden J: Fractures associated with pediatric disease. *In* Ogden J (ed): *Skeletal Injury in the Child*. WB Saunders, Philadelphia, 1990, pp 299-303.

93. Anderson MW, Greenspan A: Stress fractures. *Radiology* 1996;199:1-12.

94. Mizuta T, Benson WM, Foster BK, et al: Statistical analysis of the incidence of physeal injuries. *J Pediatr Orthop* 1987;7:518-523.

95. Peterson HA: Physeal and apophyseal injuries. *In* Rockwood CA, Wilkins KE, Beaty JH (eds): *Fractures in Children*, ed 3, Lippincott-Raven, Philadelphia, 1996, pp 103-165.

96. Peterson HA, Madhok R, Benson JT, et al: Physeal fractures: part I. Epidemiology in Olmsted County, Minnesota. 1979-1988. *J Pediatr Orthop* 1994;14:423-430.

97. Rogers LF, Poznanski AK: Imaging of epiphyseal injuries. *Radiology* 1994;191:297-308.

98. Eucklund K, Jaramillo D: Patterns of premature physeal arrest: MR imaging of 111 children. *AJR Am J Roentgenol* 2002;178:967-972.

99. Sailhan F, Chotel F, Guibal AL: Three-dimensional MR imaging in the assessment of physeal growth arrest. *Eur Radiol* 2004;14:1600-1608.

100. Langenskiöld A: Surgical treatment of partial closure of the growth plate. *J Pediatr Orthop* 1981;1:3-11.

101. Peterson HA: Partial growth arrest and its treatment. *J Pediatr Orthop* 1984;4:246-258.

102. Broker FH, Burbach T: Ultrasonic diagnosis of separation of the proximal humeral epiphysis in the newborn. *J Bone Joint Surg Am* 1990;72:187-191.

103. Stranzinger E, Kellenberger CJ, Braunschweig S, et al: Whole-body STIR MR imaging in suspected child abuse: an alternative to skeletal survey radiography? *Eur J Radiol Extra* 2007;63:43-47.

104. Kavanagh E, Smith C, Eustace S: Whole-body turbo STIR MR imaging: controversies and avenues for development. *Eur Radiol* 2003;13(9):2196-2205.

105. Kellenberger CJ, Epelman M, Miller SF, et al: Fast STIR whole-body MR imaging in children. *Radiographics* 2004;24:1317-1330.

106. Mazumdar A, Siegel MJ, Narra V, et al: Whole-body fast inversion recovery MR imaging of small cell neoplasms in pediatric patients: a pilot study. *AJR Am J Roentgenol* 2002;179:1261-1266.

107. Mentzel HJ, Kentouche K, Sauner D, et al: Comparison of whole-body STIR-MRI and ^{99m}Tc-methylene-diphosphonate scintigraphy in children with suspected multifocal bone lesions. *Eur Radiol* 2004; 14:2297-2302.

108. Kleinman PK: Problems in the diagnosis of metaphyseal fractures. *Pediatr Radiol* 2008;38(suppl 3):S388-S394.

109. Palmer WE, Levine SM, Dupuy DE: Knee and shoulder fractures: association of fracture detection and marrow edema on MR images with mechanism of injury. *Radiology* 1997;204:395-401.

長管骨骨折の生体力学

Gina Bertocci, PhD, PE

はじめに

　子どもの骨折は，事故で起こる場合もあれば，虐待で起こる場合もある。医師は，子どもに認められた骨折が，養育者が説明した「ソファやベッドから転落した」ことによって生じうるのか否かについて，判断を求められることがある。語られた原因と実際の骨折との整合性を判断するためには，骨折に関連する生体力学の基本について理解することが有用となる。生体力学とは，工学技術や物理学的原則をもとにして，外力・加速度・圧力などの物理現象が加わった場合の生体組織の反応性について研究する学問分野である。生体力学の原則を知ることによって，外力が加わった際に骨がどのように反応するか，そして特定の条件下で骨折が発生しうるかなどの理解が深まることとなるであろう。

　本章の目的は，以下の通りである。

1. 骨の強度や，負荷が加わった際の骨の生体力学的反応に関連する，骨組織の解剖学的特性についての，理解を促進する。
2. 骨折をきたすか否かを予測する上で重要な，生体力学的概念の基本的事項についての，理解を促進する。
3. 骨折のきたしやすさに影響を及ぼす，生体力学的要因についての，理解を促進する。

長管骨の解剖学

　大腿骨，脛骨，上腕骨などの長管骨は，緻密骨や皮質骨で構成される骨幹部を有している（図35-1）[1]。骨幹部の端の部位は海綿骨や小柱状の骨梁からなり，骨幹端部と呼称される。長管骨の外表面は，結合組織層である骨膜により覆われている。

　皮質骨は高密度の緻密骨から構成されており，ハバース系（オステオン）が構成単位となっている。ハバース系は，鉱質化（ミネラル化）したコラーゲン線維と骨小腔からなる同心円状の層板性骨で構成されている。骨小腔には骨細胞（osteocyte）が存在している。骨小腔の数，サイズ，分布が，負荷に対する皮質骨の反応性に大きく影響している[2]。

　海綿骨組織は，棒状構造と平板構造から成る骨梁で構成されており，ハニカム構造に類似している。平板構造はミネラル化した状態にあり，その厚みと構成方向が，耐荷重能力を決定づける。海綿骨組織のハニカム構造は微小構造のユニットで，骨小柱とも呼称される。海綿骨は皮質骨と比較すると緻密さに乏しく，本質的に多孔性で，表面積が極めて広い状態である。

　海綿骨と皮質骨の微小構造の違いは，骨組織に外力が加えられた場合の外力の伝わり方や，耐荷重能の違いとして現れる。骨の種類によって特有の生体力学的特性があり，力が加わった

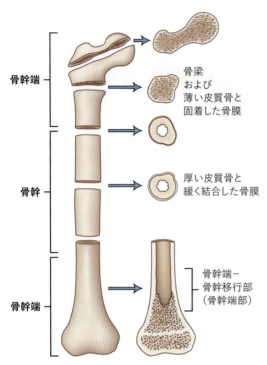

図35-1 骨構造のイラスト
引用：Pierce MC, Bertocci GE, Vogeley E, et al. Evaluating long bone fractures in children : a biomechanical approach with illustrative cases. Child Abuse Negl 2004;28:505-524.

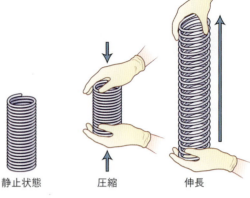

図35-2 圧縮（図の中央）と伸長（図の右側）に対する，スプリングの反応。これらの力を加えることでスプリングの形状は変化する。

場合の反応性も異なっている。これらの違いから，それぞれの骨は体内で独自の機能を発揮している。皮質骨の主な機能は骨格構造の耐負荷能の向上にあり，一方で海綿骨は荷重が加わった際の骨のクッション機能を発揮している。

骨構造に関する解剖学のさらなる詳細については，第31章を参照していただきたい。

骨折を理解するために重要な骨の生体力学的側面

特定の荷重が加わった場合に，骨が実際に骨折するかどうかを考察するためには，主要な生体力学用語や概念につき，まず理解しておかなければならない。表35-1に，生体力学的用語とその定義をまとめ，掲示している。

力（Force）

力が加わると，質量を有する身体や物体は，加速したり，位置を変えたり，形状を変えたりする。「力」は，物体の質量（m）×加速度（a）で定義されている（F＝ma）。図35-2に，圧縮力と伸張力（牽引力）に対するばねの反応を図示している。異なる方向から複数の力が加えられた場合のその組み合わせを，「荷重条件」と呼称する。

モーメント（Moment）

モーメントとは，回転軸から垂直距離（モーメントアーム）に力が加えられたとき，物体に回転を発生させる性質のことを指す用語である[3]。モーメントは，加えられた力×モーメントアームと定義づけられる。モーメントの概念は，シーソーの動きにより図解化される（図35-3）。まったく同じ体重の二人がシーソーに乗っているときは，平衡状態であり，両端のモーメントは同等なため静止状態となる。しかしながら，一方の体重がより重い場合（シーソーに，より大きな下方向への力が加わる場合），より大きなモーメントが発生するため，シーソーの平衡状態は

表35-1	生体力学的用語およびその定義

用語	定義
異方性	異なる方向に荷重が加わった場合に，異なる材料特性や異なる反応を示す物体を指す。長管骨は通常，圧縮外力に対し最も強く，剪断外力に対し最も脆弱である
曲げ応力	物体の長軸に対し垂直に力が加わった際，または物体の片方に張力が働き逆側に圧縮が働いた際に発生する応力
生体力学的材料特性	材料を特徴づけ，力や加速などの物理現象が発生した際に材料がどのように反応するかを規定する特性のこと。弾性係数は材料特性の一例である
生体力学	力，加速，圧力などの物理現象に対する，生体組織の反応について研究する学問
圧縮	物体や構造を圧縮したり，圧迫したりした際に発生する応力
変形	力が加わった際に，対象のサイズや形状が変化すること。変形は，可変性の場合もあれば，不変性の場合もある
弾力性	物体に外力などの応力が加わった際に変形しても，応力が取り除かれた際に元の形状に戻る性質を指す。しばしば弾性係数（E）で表される。Eは応力－張力の比であり，物体の固さを定義づけるものでもある
力	身体や重量のある物体を加速させたり，位置を変えたり，形態が変わるように加えられた荷重（重量×加速度で算出される）
骨折	荷重を支えきれない場合や荷重に耐えきれない場合に発生した，骨形態の破壊
骨折閾値	骨折を発生させる，力や応力の強さの程度
荷重	身体や物体に加えられる力やモーメントを指す
モーメント	回転軸から垂直方向（モーメントアーム）に加えた場合に，身体や物体の回転を発生させる力（力×モーメントアームで示される）[3]
剪断（ずり）応力	身体や物体の表面に，力が平行に加えられた際に発生する応力
張力	身体や物体の長さの変化を元の長さで標準化したもの（変化した長さ／元の長さで算出される）[3]
応力	加えられた面の大きさで標準化した力[3]。同じ力がより小さな断面に加えられた場合，より大きな応力となる（応力＝力／断面積で算出される）
張力	物体や構造を引き伸ばしたり引っ張ったりした際に発生する応力
ねじれ応力	物体や構造を，長軸に沿ってねじった際に発生する応力
極限強度	物体や構造が破壊されるに至る応力
粘弾性	荷重がかかった時間やかかった際の速度に依存する物質特性。粘弾性の物質は，張力が強い場合により固くなる
降伏強度	弾性限界とも呼ばれる。物体や構造が永久的な変形を起こす応力。物質は，降伏強度未満では弾力的に反応する

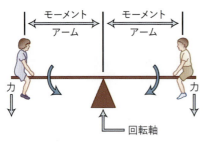
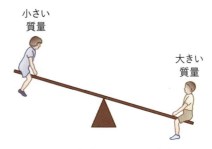

図35-3 同等の体重の二人が乗ったシーソーは平衡状態となり，モーメントも同等となる（左図）。一方どちらかの体重より重ければ，体重の重い方により大きなモーメントが発生し，シーソーを回転させることとなる（右図）。

崩れ体重が重いほうの側を下方向に動かすこととなる。この下方向への動きは，回転軸においてシーソーを回転させようとすることになる。

応力（Stress）

力を加えられた面における力を標準化したものを「応力」と呼称する。応力は，「応力＝力／力が加えられた断面積」で求めることができる。つまり，同じ力が加えられた場合であっても，断面積が小さな場合には，より大きな応力が発生する（図35-4）。力が加えられたとき骨に発生する応力は，骨がどのように反応するかや，骨折が発生するかどうかを考察する際の重要な要因となる。応力は，物体に加わる力の方向や種類によって，圧縮力，伸張力，曲げ応力，ねじれ応力，ずれ応力など，様々に呼称される（表35-1）。図35-5では，応力の加わり方につき図示している。

張力（Strain）

物体（骨など）の元の長さを標準とした場合の長さの変化を，「張力」と呼称する。張力は，「張力＝変化した長さ／元の長さ」で求めることができる（図35-6）。張力も，特定の荷重条件が加わった場合に，骨折をきたすのか否かを決定する上での重要な要因となる。

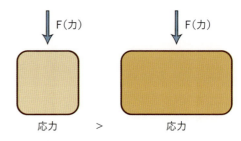

図35-4 小さな断面積に力が加えられた場合，同じ力が大きな断面積に加えられた場合と比較して，より大きな応力が発生する。

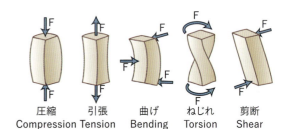

図35-5 外力の加わり方によって異なる，各種の応力

生体力学的物質特性

力や加速度などの物理現象が加わった際に，生体がどのように反応するかに影響を及ぼす生体物質の特性を，「生体力学的物質特性」と呼称する。このような特性は，生体組織を特徴づけるものであり，物質の大きさや形状（幾何学的構造）などによるものではない。生体力学的物

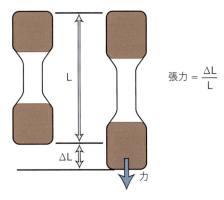

図35-6 物体に力が加わると，その物体を引き伸ばしたり変形させたりする。物体の元の長さと比較して，発生した長さの変化を「張力」と呼称する。

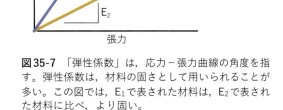

図35-7 「弾性係数」は，応力－張力曲線の角度を指す。弾性係数は，材料の固さとして用いられることが多い。この図では，E_1で表された材料は，E_2で表された材料に比べ，より固い。

質特性の例としては，弾性（elasticity）などが挙げられる。

弾性（Elasticity）

外部から力が加えられると変形し，力が取り除かれると元の形状に戻る場合，その物質は「弾性がある」と判断される。つまり物質の弾力的な性質を表す生体力学的な物質特性を「弾性」と呼称する。弾性は，物体の固さの定義と考えることができ，多くの場合，弾性係数（E_1と略される）といわれるパラメーターで表現される。物質の弾性係数であるEは，応力対張力の比から求めることができる。Eは，物質のサイズや形状とは無関係である。生体物質や一般的な金属，木，プラスチックなどの弾性係数は，工学技術ハンドブックに通常掲載されている。工学研究者は，力や応力を物質に加える実験を行って，それに伴う変形や張力を測定することが多い。力と応力をx軸とy軸にして，これらの数値をプロットして作図し，プロットされた線の傾きから弾性係数は求められる（図35-7）。低い弾性係数を持つ物質（図35-7のE_2）は，ある荷重（または応力）を加えられた際に，高い弾性係数を持つ物質（図35-7のE_1）に比べて，より大きく変形する（より大きな張力がある）。

降伏強度（Yield Strength）

物質特性は応力－張力曲線より求めることができる。荷重に対する骨の反応を予測する上でこの物質特性という概念は，極めて重要である。耐力とも呼称される，物質の「降伏強度」とは，物質や構造物が塑性変形（力を取り去ってももとに戻らない状態）を引き起こす応力の限界点を指す[訳注a]。言い換えるならば，物質は降伏強度未満の応力が加えられた場合は，弾性を発揮し，この範囲であれば変形をきたしたとしても，元の状態に戻る。降伏強度を超えた応力が加えられた場合，物質は塑性変形をきたす。図35-8では応力－張力曲線上の，物質の降伏強度を表すポイントを図示している。応力－張力曲線は，負荷に対して物質がどのように反応するかを理解する鍵となる物質特性を，浮き彫りにする。物質は降伏強度未満の応力では弾力をもって反応するが，降伏強度を超えた応力では，塑性反応を示す。

[訳注a] 医療でしばしば用いる「可塑性」という用語は，可逆的な状況を表す際に使用する［変化しうる性質，の意味で使用する］が，工学で用いる「塑性」とは，永久的でもとには戻せない反応のことを指す。

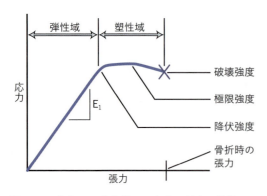

図35-8 応力−張力曲線は，負荷に対する物体の反応に関する重要な特性が表れている。物質は，応力が降伏強度より小さい場合には弾性を発揮し，降伏強度より大きい場合は塑的反応を示す。

極限強度（Ultimate Strength）

物質の「極限強度」とは，物質や構造が機能しなくなる応力を指す。骨組織の場合，機能しなくなる状態とは，骨折のことを指す。

異方性（Anisotropy）

一部の物質は，異なる方向から荷重をかけられた際に異なる反応を示すが，このような物質特性は「異方性」と呼ばれる。さまざまな方向から荷重をかけられても同じような反応を示す場合には，「等方性がある」と表現される。異方性がある場合であっても，物質は応力が降伏強度より小さい場合には弾力的に反応し，降伏強度より大きい場合には可塑性反応を示す。

骨折のきたしやすさに影響を与える要因

特定の骨が骨折する可能性は，「外的要因」と「内的要因」とに分類される多くの要因によって決定される。骨折の予測モデルの正確性は，「外的要因」と「内的要因」とを正しく表現できるかどうかに影響される。骨折が起こるか否かは，骨内部に生じる応力に依存しており，さらにその内部応力が骨折閾値を超えるかどうかによって決定される。

内的要因

負荷に対する骨の反応は，物質特性と構造・幾何学的特性などの内的要因によって異なっている。

骨の材料特性

弾性係数：表35-2に，他の多くの物質と比較した皮質骨と海綿骨の弾性係数を掲示している。この表に示しているように，皮質骨は海綿骨より比べて硬い（$E_{皮質骨} > E_{海綿骨}$）。そのため，特定の荷重条件（降伏強度未満）下では，皮質骨に比べ海綿骨は大きく変形する。長管骨の骨端や骨幹端にある海綿骨組織は多孔性が高く，骨折をきたさずとも変形しうる。海綿骨組織の穴は，骨髄と脂肪で埋められており，荷重時のエネルギー吸収を助けている[4,5]。

異方性と強度：前述のように，骨組織は「異方性」を有する物質であり，さまざまな方向への荷重に対し，それぞれ異なる反応をする。表35-3に，大腿骨に様々な方向から荷重が加わった際の，各々の極限強度を提示している。皮質骨組織に縦方向（骨の長軸に対して平行）に張力荷重をかけられると，横方向（骨の長軸に対して垂直）に張力荷重をかけられた場合に比して，極限強度は高くなる（前者が133MPa，後者が51MPa）ことが見て取れる[6]。

長管骨は，通常圧縮が働く荷重条件では強度

表35-2 骨組織およびその他の材料の弾性係数 [3]

材料	E（GPa）*
皮質骨	12-24 [†]
海綿骨	0.005-1.5 [†]
ステンレススチール	190
ポリエチレン [‡]	1.2

*ギガパスカル＝10^9パスカル
†骨密度や負荷の加わる方向により異なる
‡超高分子量ポリエチレン，関節置換術に使用される。

表35-3 種々の負荷の状況と方向における，大腿骨の皮質骨の極限強度と弾性係数

	骨の種類	負荷の方向	負荷の状況	極限強度	弾性係数
	大腿骨の皮質骨	縦	伸長	133MPa	17.0GPa
	大腿骨の皮質骨	縦	圧縮	193MPa*	17.0GPa
	大腿骨の皮質骨	横	伸張	51MPa	11.5GPa
	大腿骨の皮質骨	横	圧縮	133MPa	11.5GPa

＊大腿骨の皮質骨組織の強度は，負荷の方向や負荷の特性（種類）に応じて異なる．赤く囲んだ部分は，大腿骨の皮質骨組織が最大強度を発揮する条件を示している（本研究における評価に用いた骨標本は19歳から80歳までの遺体から採取したものである）[7]
MPa，ミリパスカル；GPa，ギガパスカル

が増し，剪断荷重が加えられた際に強度がもっとも低くなる．表35-3からもこの概念が理解できるであろう[6]．大腿骨に縦方向に圧縮荷重をかけられた場合の極限強度は193MPaであるが，張力荷重をかけられた場合の極限強度は133MPaにまで減少する．横方向の圧縮負荷と張力負荷がかかった場合とを比較した場合も，同様である．

骨密度と強度：骨組織の強度は，骨密度によっても異なる[7]．通常，骨組織の強度は図35-9に示すように，骨密度が高くなるにつれて増加する．海綿骨の骨密度は，0.1～1.0g/ccの範囲であり，皮質骨組織の骨密度は約1.8g/ccである．骨密度は直接的に骨の強度に関係するため，骨折の可能性を評価する際には，骨蜜度が変化しうる状況の有無についても考察を行うことが重要である（第31章参照）．

骨の幾何学的特性：骨構造の幾何学的特性もまた，荷重に対する反応に影響を及ぼす．骨が曲げられたか，長軸方向への荷重がかかったか，ねじられたかによっても，幾何学的な骨のどの部分に荷重が加わるかは変化するため，骨折のきたしやすさも変わってくる．骨折を考慮する上で重要となる幾何学的特性としては，骨構造の断面積，皮質骨の壁厚に加え，骨幹の内径と外径も含まれる．

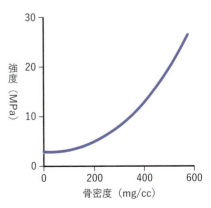

図35-9 大腿骨の海綿骨組織の圧縮強度は，骨密度の増加に伴い増加する[8]

小児の骨組織における，内的要因の重要性

　Curreyは，幼小児から成人までの年齢別の骨組織の違いにつき検討を行い，幼小児の骨はハバース管がより大きく，より多孔性であるため，成人の骨に比べて，骨折する前により大きな力に耐えることができ，骨折する前により多くのエネルギーが消散する，との報告を行っている[8]。

外的要因

　荷重が加わった際の骨組織の反応は，荷重特性などの「外的要因」にも影響を受ける。

荷重の種類と特性

　骨に加えられた荷重の特性を考察することは，骨の骨折耐性を理解する上で，極めて重要である。荷重の程度や，荷重の加わった部位や，荷重の加わった方向は，骨折をきたすか否かを決定づける重要な因子である。内的要因である幾何学的特性が複雑に組み合わさって，様々な特性を持つ荷重が加わった際の，骨折耐久性を決定づけている。加わる荷重として最も多いのは，「曲げ」と「ねじれ」であり，それぞれ以下に詳述する。

　曲げ：曲げ荷重，すなわちモーメントが骨に加えられると，加えられたモーメントの大きさや骨の幾何学的特性によってそれぞれ部位は異なるが，骨内に最大に内部応力（σ）が生じる部位が生じる。内部にかかる応力は，加えられた「曲げモーメント」と直接的に関連しており，一方「慣性モーメント」（後述）とは間接的に関連している。

　長管骨の断面形状を単純化して中空管として考えると，内径（r_i [inner radius]：骨中心から髄管壁［中空管でいう内壁］）と外径（r_o [outer radius]：骨中心から皮質骨外壁［中空管でいう外壁］）は両者とも，骨内に生ずる応力に影響を及ぼす（図35-10）。構造物に曲げ荷重が加えられると，構造物には荷重が加わった側に張

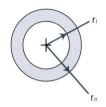

図35-10　長管骨の断面形状のシェーマ（r_i＝内径，r_o＝外径）

力が加わり，逆側では圧縮力が加わる。曲げ応力に対する骨の耐久力は，慣性モーメント（I：moment of inertia）により決定される。長管骨を中空管とみなして概算した場合，慣性モーメントは次のように定義される。

$$I = \pi/4\,(r_o^4 - r_i^4)$$

（πは3.14159265）

　新生児と生後6カ月齢の乳児の大腿骨の幾何学的特性（外径と皮質厚）と慣性モーメントを表35-4に例示したが，見てわかる通り，後者は前者の4.6倍の慣性モーメントがある。最大内部応力（σ）は，曲げモーメント（M：bending moment）を負荷すると発生する応力であるが，次のように算出される。

$$\sigma = My/I$$

（yは，中立軸からの距離を示すが，最大内部応力を算出する場合には外径（r_o）として算出する）

表35-4　新生児と生後6カ月齢の乳児の，大腿骨の幾何学的特性と慣性モーメント

年齢	慣性モーメント	外径	皮質厚
新生児	63mm^4	6.0mm	2.15mm
6カ月乳児	291mm^4	9.0mm	2.0mm

前述した新生児と6カ月乳児の大腿骨幾何学特性（内径と外径）と慣性モーメントを用いて，一定の曲げモーメントを加えたときに発生する大腿骨の内部応力（σ）は，後者は前者の約3分の1であると算出される。

最大内部曲げ応力（σ）を算出した後に，その値を骨組織の極限強度と比較することで，骨の反応を推察することが出来る。骨組織に「曲げ」が加わった際に，σが極限強度を越えていた場合には，骨は損傷をきたすこととなる。

ねじれ：長管骨にねじれ荷重がかかる場合にも，同様の分析を行うことが可能である。ねじれ荷重が加えられた際に生じる内部骨応力（σ）は，骨に加えられたトルク（力×モーメントアーム）やねじれと，直接的に相関している。この条件下での骨折耐久性は，極慣性モーメント（J：polar moment of inertia）に依存している。長管骨をほぼ中空管とみなした場合（図35-10），極慣性モーメント（J）は以下のように定義される。

$$J = \pi/2\,(r_o^4 - r_i^4)$$

新生児と生後6カ月齢の乳児の大腿骨の幾何学的特性（外径と皮質厚）と極慣性モーメントを表35-5に例示したが，見てわかる通り，後者は前者の4.6倍の極慣性モーメントがある。

この差異は骨折耐久性に影響するために，極めて重要である。骨にトルクがかかった際に生ずる，最大内部ねじれ応力τは，次式により算出される。

$$\tau = Tr/J$$

（「r」は骨の半径，「T」は加えられたトルク，そして「J」は極慣性モーメントを表している）

新生児と生後6カ月齢の乳児の大腿骨の幾何学的特性（外径と皮質厚）と極慣性モーメント（表35-5）を用いて，トルクが加えられた際の最大内部ねじれ応力は，以下のように算出される。

表35-5	新生児と生後6カ月齢の乳児の，大腿骨の幾何学的特性と極慣性モーメント		
年齢	極慣性モーメント	外径	皮質厚
新生児	126mm⁴	6.0mm	2.15mm
6カ月乳児	582mm⁴	9.0mm	2.0mm

$$T_{6mo} = T\,(4.5)/582 \quad T_{newborn} = T\,(3)/126$$

$$\boxed{T_{6mo} : T_{newborn} = 0.33}$$

このように，大腿骨にトルクが加えられた場合の，生後6カ月齢の乳児の内部ねじれ応力は，新生児期の3分の1になる。

曲げの際と同様に，最大内部曲げ応力（σ）を算出した後に，その値を骨組織の極限強度と比較することで，骨の反応を推察することが出来る。σが極限強度を越えていた場合には，骨は損傷をきたすこととなる。

荷重が加わった際の速度に対する骨の反応性

骨組織の反応は，荷重（負荷）が加えられた際の速度にも影響を受ける。物質の，荷重がかかった時間やかかった際の速度に依存する特性は，「粘弾性」と呼称される。図35-11では，皮質骨の極限強度や弾性係数が，張力速度（変形速度）の影響を受けていることが図示されている[9]。この図をみれば，荷重や張力速度が増加するにつれ，極限強度や弾性係数が増加することが理解できるであろう。張力速度の増加に対し，極限強度はおおよそ3倍に，弾性係数は2倍に増加する。なお，日常生活における転倒・転落などの事故の際の張力速度は，通常は0.01/sec未満である。

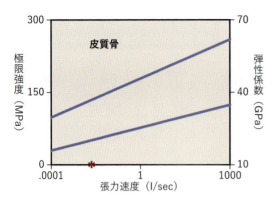

図35-11 皮質骨の極限強度や弾性係数と，張力速度（変形速度）との関係性。荷重や張力速度が増加するにつれ，極限強度や弾性係数は増加する。
＊＝日常生活における転倒・転落などの事故の際の張力速度。

内的要因と外的要因の組み合わせ

　実験室で行う骨折が発生するか否かの検証は，実際の臨床状況と全く同じとはとても言えない。しかし発生したインシデントに関連するあらゆる情報，加えられた荷重条件，小児の骨の構造や特性などを包括的に考慮にいれて検証を行う，という科学的手順を理解することには大きな意味がある。図35-12に，養育者の説明によって実際に骨折をきたしうるのか否かを検証する，科学的評価法の概念図を示している。

　この評価法では，発生したイベントの詳細を把握し，そのイベントで加わった荷重の特性（荷重の方向，荷重を受けた部位，荷重の大きさ）を推察する。そのうえで，その荷重特性を用いて，骨構造内に発生する内部応力の算出を行う。その上で，骨内に発生したと推察される内部応力と，骨組織の強度とを比較し，骨折が生じえたかどうかを検証する。

　ただこのような方法は理想的ではあるが，荷重の種類が複数組み合わさっていて荷重条件が複雑であったり，荷重の大きさや方向が不明であったり，子どもの骨組織に特有の力学的特性が不明であったりして，実際には内部応力の算出が困難なことも少なくなく，臨床の場には適用できないことも十分に考えられる。そのため，このような定量的アプローチを改良した，骨折評価の定性的アプローチが適用されることが多い（次セクション参照）。

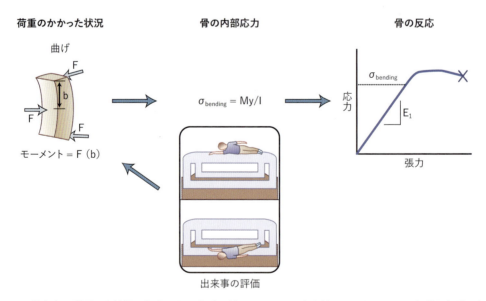

図35-12 養育者の説明した状況で発生しうる荷重に対する，骨の反応を検証するための，理想的評価法の概念図

骨折の定性的評価モデル

　発生した出来事に関する定量的データや子どもの骨組織に関する定量的データが不足していた場合でも，図35-13に提示した要素を用いて，養育者の語った骨折の受傷メカニズムが生体力学的に生じている骨折と合致しているかどうかを検証することは可能である。提示した定性的骨折評価モデルでは，「損傷の原因」「受傷メカニズム」「生じている骨折の種類」の3要素を循環して考察を行う。以下に，これらの3要素の詳細につき記述を行っている。

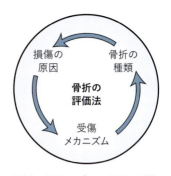

図35-13　骨折の評価モデル。骨折の受傷メカニズムが生体力学的に生じている骨折と合致しているかどうかを検証するためのモデルは，「損傷の原因」「受傷メカニズム」「骨折の種類」の3つの要素で構成されている。これらの3つの要素は，互いに連関している。

損傷の原因

　定性的骨折評価において「損傷の原因」という要素を適切に考察に用いるためには，骨損傷が発生した出来事を詳細に記録することが肝要となる。多くの事例では，「損傷の原因」は養育者から語られる。養育者から損傷の原因を聴取する際には，子どもが損傷をきたす直前の位置や体勢，転落の際の動きの変化（ダイナミクス），転落時の体勢，転落した場所の状態，などを可能な限り詳細に記述する。例えば，「養育者は損傷の原因を，『子どもが18インチ（約46cm）の高さのベッドから，水平の姿勢で腕を伸ばした状態で，絨毯敷きの床に転落した』と語った」などと記述する。

受傷メカニズム

　定性的骨折評価において「受傷メカニズム」という要素を適切に考察に用いるためには，損傷の原因（つまり出来事）によって発生する力や加速度が，骨折発生部位の骨（や身体部位）にどのように伝わったかを詳細に記録することが肝要となる。具体的には「幼児が歩いていた際に，おもちゃに足を取られて，脛骨にねじれ荷重が加わった」などのように記述する。このようなねじれ荷重の結果生じる骨折の種類は，典型的には脛骨の転位のないらせん骨折である。

骨折の種類

　定性的骨折評価において「骨折の種類」という要素を適切に考察に用いるためには，生じた骨折のパターンと骨折した部位を形態学的に詳細に記録することが肝要である。骨折の種類を記述する際には，例えば「脛骨の骨幹部のらせん骨折」などと記載する。Pierceらは，様々な荷重条件を加えた際に生じる骨折の種類について詳細にまとめ，報告を行っている[1]。この話題については第32章で詳述している。

　この定性的骨折評価モデルを用いて，養育者の語った骨折の受傷メカニズムが生体力学的に生じている骨折と合致しているかどうかを検証する際には，まず「損傷の原因」を詳細に記録し，次に「受傷メカニズム」の記述と考察を行い，最後に「骨折の種類」が合致しているのかの考察を行う，というように段階的に移行して検証する必要があり，要素と要素の間には流れと繋がりがなくてはならない。これら3つの要素をそれぞれ詳細に評価することで，医師が骨損傷を生じることになったイベントを定性的に「再構築」し，養育者の語った原因の確からしさを評価することが可能となる。つまり「損傷の原因」は，「受傷メカニズム」である外力の大きさと方向が発生しうるものでなくてはならず，

またその「受傷メカニズム」は，その「骨折の種類」を発生させうるものでなくてはならない。養育者から語られた「損傷の原因」が，特定の「骨折の種類」を発生させうる荷重パターンであるとの結論に至れば，医師は確かに語られた状況によって骨折が起こったと，より強い自信を持って判断することが可能となる。なおこの評価モデルは，骨折以外の身体部位の損傷にも応用可能である。以下に，モデルケースを提示して，この定性的骨折評価モデルの用い方の説明を行っている。

骨折事例の評価の例示

事例1：スキー事故による骨折

養育者の説明：5歳児がスキー中に事故に遭った

損傷の原因：本児がスキーで滑っている途中に，スキー板の先端が木の幹にひっかかった。子どもはそのまま斜面をすべり落ち，地面に転落した。あおむけの状態で倒れ，左足は曲がった状態で発見された。その後，左足に荷重をかけることが出来ない状況であった。

受傷メカニズム：木の幹にスキー板の先端がひっかかったことにより，スキー板が子どもの下肢に回転運動を引き起こし，脛骨へのねじれ荷重が発生した。

骨折の種類：脛骨骨幹部らせん骨折

骨折の評価：本ケースでの損傷の原因は，骨折を引き起こした受傷メカニズムに合致するものである。前述したように，ねじれ荷重が加わった場合，通常はらせん骨折が引き起こされる。本ケースの場合，養育者の語った損傷の原因によって，ねじれ荷重が発生するのは合理的であり，この事例の評価としては，語られた原因と結果として生じた骨折は，合致していると判断された。

事例2：ソファからの落下

養育者の説明：6歳児がソファから落下

損傷の原因：養育者は，「子どもは高さ18イン チ（約46cm）のソファに横になっていたが，その後柔らかい絨毯を敷いた床に転がりながら落下した」との説明を行った。養育者の説明では，子どもは特に障害物などは何もない状態で落下し，落下中に何かにぶつかったこともなく，手足がソファに引っ掛かるようなこともなかったとのことであった。

受傷メカニズム：本児に生じていた「骨折の種類」（＝らせん粉砕骨折）の評価を行う際には，「損傷の原因」で，らせん骨折をきたすためには必須であるねじれ荷重が発生するかどうかを検証する必要がある。落下がソファからの自由落下であったこと，手足がソファに引っ掛からなかったことなどを踏まえると，養育者の説明から「受傷メカニズム」としてねじれ荷重が発生したと考えることには無理がある（ソファからの自由落下時に発生しやすい荷重パターンは曲げ荷重か圧縮荷重である）。またこの事例に関しては，大腿骨の粉砕を伴っており，極めて大きなエネルギーが加わったことが示唆される。ソファからカーペットが敷かれた床に落下した場合，このような「骨折の種類」を引き起こしうる大きなエネルギーは発生しえない。

骨折の種類：大腿骨のらせん粉砕骨折

骨折評価：この事例の場合，「損傷の原因」によって，大腿骨のらせん粉砕骨折を発生させうる「受傷メカニズム」は確認できない。大腿骨のらせん粉砕骨折を発生させるには，高いレベルのねじれ荷重が必要である。このモデルの構成要素同士の流れが途絶えていると判断され，養育者により語られた「損傷の原因」と発生した「骨折の種類」とは生体力学的に合致しないと判断された。

骨折評価の際のポイント

● 養育者が説明した荷重条件で骨折が発生するかどうかを検証する際には，生体力学の知識

514　第Ⅴ部　子どもの身体的虐待

が不可欠である

● 養育者が説明した荷重条件で骨折が発生するかどうかを検証する際には，内的要因と外的要因の両者を考慮する必要がある

  ■ 骨折の可能性を検証する際に重要な内的要因としては以下のものが挙げられる

    ○ 骨の生体力学的特性や物質特性（弾性係数，降伏強度，極限強度，など）

    ○ 骨の形状（骨の内径および外径）

  ■ 骨折の可能性を検証する際に重要な外的要因としては，以下のものが挙げられる。

    ○ 荷重特性（荷重の種類・方向や荷重がかかった際の速度）

● 骨の内部応力は，骨の荷重条件と幾何学的特性によって決定される

● 荷重に対する骨組織の反応は，骨の物質特性，生体力学的特性と同様に，骨の内部応力により決定される

● 骨折を評価する際には，「損傷の原因」「受傷メカニズム」「骨折の種類」を考慮しなければならない。骨折の種類は，損傷の原因と受傷メカニズムとに合致していなければならない。つまり損傷の原因，受傷メカニズム，骨折の種類との間には，関連性が認められなくてはならない

文献

1. Pierce MC, Bertocci GE, Vogeley E, et al: Evaluating long bone fractures in children: a biomechanical approach with illustrative cases. *Child Abuse Negl* 2004;28:505-524.
2. Mullender MG, Huiskes R, Versleyen H, et al: Osteocyte density and histomorphometric parameters in cancellous bone of the proximal femur in five mammalian species. *J Orthop Res* 1996;14:972-979.
3. Lucas GL, Francis CW, Friis EA: *A primer of biomechanics.* Springer, New York, 1999.
4. Hall SJ: *Basic biomechanics,* ed 3, WCB McGraw-Hill, Boston, 1999.
5. Gomez MA, Nahum AM: Biomechanics of bone. *In*: Nahum A, Melvin J (eds): *Accidental Injury: Biomechanics and Prevention,* ed 2, Springer-Verlag, New York, 2002, pp 206-227.
6. Reilly DT, Burstein AH: The elastic and ultimate properties of compact bone tissue. *J Biomech* 1975;8:393-405.
7. Lotz JC, Gerhart TN, Hayes WC: Mechanical properties of trabecular bone for the proximal femur: a quantitative QCT study. *J Comput Assist Tomogr* 1990;14:107-114.
8. Currey JD, Butler G: The mechanical properties of bone tissue in children. *J Bone Joint Surg* 1975;57:810-814.
9. Wright TM, Hayes WC: Tensile testing of bone over a wide range of strain rates: effects of strain rate, microstructure and density. *Med Biol Eng Comput* 1976;14:671-680.

36

虐待による腹部外傷および胸部外傷

Sandra M. Herr, MD

はじめに

虐待による腹部外傷は，虐待による皮膚，骨，頭部の損傷に比べ明らかに少なく，虐待による損傷部位としては2%を占めるにすぎないが[4-7]，生じた場合の致死率は40%～50%にも上るとされており，AHTに次いで虐待による死亡原因の第2位を占めている[1-3]。ただし，虐待による腹部外傷の発生は実際よりも過小評価されているために，このように低い比率となっていると推察されている。実際，腹部外傷を疑って採血検査や画像検査を行う事例は，腹痛や腹部圧痛，腹壁挫傷，腹部膨満などの腹部所見を呈している患者に限定されていたのが実情であるが，被虐待児では，これらの所見が認められないことが多い。被害者が年少であること，受診が遅れがちであること，重度の頭部外傷や骨損傷を併発している場合が多いこと，解剖学的に骨構造を欠いており腹壁挫傷などの発見に繋がる所見をきたしにくいこと，など様々な理由から，虐待による胸腹部外傷の臨床所見はマスクされてしまいやすい。腹部外傷を示唆する臨床症状を欠く虐待疑い事例49名を対象に，肝酵素のスクリーニング検査を実施したCoantらの研究によると，4名（8.2%）が異常値を示し，うち3名では腹部CTで肝裂傷が確認された，と報告されている[8]。より重篤度が低い事例にも，積極的にスクリーニングとしての臨床検査や画像検査を実施することにより，虐待による腹部外傷の報告事例は増加し，死亡率を減少させることにも繋がる可能性がある。

胸部は骨に囲まれ外力に対して可塑性を有しているため，虐待により重症の胸郭内損傷をきたすことは稀である。肋骨骨折を除く虐待による胸部外傷は，その他の損傷について診断する過程で偶発的に発見されることが多く，孤発性に生じることは稀である。

疫学

虐待による腹部外傷は，あらゆる年齢層に認められるが，重篤ないしは致命的な腹部外傷は幼児期早期に生じることが最も多い[1, 9]。性差に関しては男児の方が若干多いものの，人種による発生率には明らかな差異はない。虐待による胸部外傷の発生率は明らかとはなっておらず，全虐待事例に占める割合は，2%から20%と報告により差異が大きい。Sivitらによる，3年以上にわたり外傷チームによって診断された虐待事例69名を対象とした研究では，うち14名（20.3%）に腹部または胸郭下部の臓器損傷が確認された，と報告されている[10]。ただしこの研究では，腹部CTを含めた精査が行われたのは腹部症状を呈していた事例に限られており，腹部症状を認めなかった無症候性の事例ではどの程度の腹部外傷が存在していたのかは不明である。なおこ

の研究では腹部外傷の症状を呈していた事例の74％に，CTや剖検によって胸部や腹部の臓器損傷が確認されたとも報告されている[10]。致死的虐待事例を検証したある研究では，14％の事例で腹腔内損傷が確認されたと報告されている[11]。Gainesらの研究では，虐待による損傷で入院を要した小児患者のうち，2.8％の事例に十二指腸損傷が確認されたと報告されている[12]。ただしこの研究において，十二指腸損傷以外の腹部損傷事例に関しては，記載されていない。疑い事例を含めた虐待事例に対し，スクリーニングの採血や画像検査を施行した大規模な前方視的研究はいまだ実施されておらず，この重要な損傷の正確な発生率は未だ不明である。

病態生理

受傷機転

　虐待事例では，真の病歴は得られないことがほとんどであり，実際の受傷機転を断定することは困難である。自白事例，目撃者からの証言が得られた事例，実験データ，類似する外力が働いた受傷機転が明確な偶発性外傷により生じた損傷の分析，などによって虐待による腹部外傷の受傷メカニズムを明らかにする取り組みが続けられてきた。虐待による腹部外傷が最も多く認められるのは，小腸（特に十二指腸と近位空腸），肝左葉，膵臓である。同一症例でこれらの複数の部位を同時に損傷していることも稀ではない。このような損傷のパターンは，自転車事故の際のハンドル損傷と類似しており，上腹部への段打や蹴りのような，局所に差し込むように外力が加わるという受傷機転が原因と考えられる。そのような際に働く損傷メカニズムとしては，背部に存在する脊柱に挟まれる形での直接的な圧迫，腸管や血管の管腔内圧力の上昇，固定された部位の周囲がさまざまな方向へずれることによる剪断外力，などが推察されるが，実際にはこれらの要因が組み合わさって損傷をきたすものと思われる。実際に，最も鈍的外力を加えられた際に損傷をきたしやすい肝臓，膵臓，十二指腸の一部，トライツ靱帯両側の空腸などは，位置が固定された臓器である。

損傷のスペクトラム

　胸部や腹部の組織損傷や臓器損傷は，それらの部位に著しい鈍的外力が加わることにより生じる。多くの症例報告やケースシリーズ研究によって，虐待による腹部外傷の特徴というものが浮き彫りにされており，実質臓器と管腔臓器とでは，前者の損傷を認める割合がより多いものの[3, 13, 14]，後者の損傷も事故事例に比し，虐待事例でより多く認められる。ただし，小腸損傷は虐待事例により多いものの，結腸損傷は偶発的外傷により多いとされている[15]。

　偶発的外傷による腸管損傷の多くは，交通事故が原因のシートベルト関連外傷であり，これが結腸損傷の割合が高い理由と考えられている。虐待事例で小腸損傷の割合が高いのは，腹部上方に外力が及ぶ段打や蹴りが原因であることが多いと推察され，自転車のハンドル貫入損傷（差し込み損傷）と受傷メカニズムが類似している。Woodらの研究によれば，虐待による腹部外傷事例では39％の事例に管腔臓器と実質臓器の両方の損傷が認められたものの，事故による腹部外傷事例では管腔臓器と実質臓器がともに損傷をきたしていた事例は皆無であった，と報告されている[3]。

実質臓器損傷

　虐待による腹部外傷のケースシリーズ研究では，実質臓器損傷としては肝臓裂傷が最も多いと報告されている。事故による肝損傷とは対照的に，虐待による肝損傷は肝左葉に認められることが多い。その理由としては，衝撃が加わる部位が事故による腹部鈍的損傷ではより側方に位置するのに対し，蹴りや段打の場合にはより中央に位置するためと考えられている。肝損傷は，

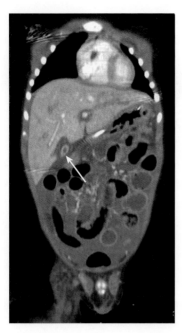
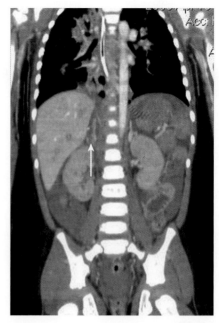

写真36-1 心肺停止状態で搬送となった2歳男児。養育者からは，外傷のエピソードは何ら語られなかった。冠状断のCT画像で，肝臓裂傷，腹腔内出血，胆嚢周囲の液体貯留（矢印）が明確に描出されている。

写真36-2 写真37-1で提示した事例と同一の児。冠状断のCT画像で，右副腎血腫が確認された（矢印）。異常を認めない左側副腎と比較していただきたい。本児は剖検により，胆嚢部分剥離，肝・脾裂傷，複数の腸管穿孔や壁内血腫，右副腎血腫が明らかになった。

単純な挫傷や裂傷から，腹腔内出血やショックを伴う重篤な裂傷まで，臨床像が極めて幅広い。膵臓の挫傷や裂傷は，肝損傷に比べて頻度は少なく，生じた場合にも十二指腸損傷や肝損傷に併発して確認されることが多い。この理由として，膵臓は，腸が覆いかぶさり，多くの腺組織に取り囲まれ，より守られた場所にあるため，と推察されている。膵裂傷をきたした後に，膵偽囊胞形成を続発することもある。副腎出血は，副腎への直接的な鈍的外力が加わることでも，副腎入口部の血管に剪断外力が加わることでも，腹部外傷に伴う静脈圧上昇によっても生じうる。右副腎髄質の片側性出血の報告例が最も多い[16]。副腎損傷は，腹部CTの撮影時や剖検時に偶然発見されることが多く，通常は重度の胸部損傷・腹部損傷やその他の虐待による損傷に併発する。副腎出血が認められた側の肋骨骨折や腹部臓器損傷を伴うこともしばしばである。孤発性の脾臓損傷や腎臓損傷は，虐待による腹部外傷ではそれほど多くはなく，腸や肝臓の裂傷などの腹腔内の重篤な腹部損傷に合併して見られることが多い（写真36-1，36-2，36-3）。その理由も，やはり腹腔内の守られた場所に位置するためと推察されている。

管腔臓器損傷

管腔臓器損傷は，事故事例に比し，虐待事例で認められることが多い。損傷の程度は局所的な血腫から穿孔まで幅広いが，最も多く認められるのは腸管壁内血腫である。腸管損傷は，腸管が固定されている部位に最も発生が多く，小腸，特に十二指腸（特に第三部［水平部］と第四部［上行部］の接合部）と近位空腸に認められることが多い[17-19]。この部位は，背側に脊柱

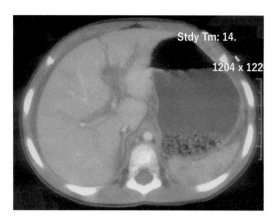

写真36-3　意識消失をきたし救急搬送となった3歳女児。養育者からは、外傷のエピソードは何ら語られなかった。腹部CT画像で、腹腔内出血ならびに肝・脾裂傷が確認される。血腫を伴う十二指腸穿孔の結果、胃は膨満し液体で満たされた状態にある。

がありトライツ靱帯で腸管が固定されているため、腸管が圧迫され剪断されやすく、特に損傷を受けやすい。十二指腸の第三部（水平脚）も、前方の上腸間膜血管と後方の大動脈と脊柱の間に挟まれて存在している。十二指腸損傷は局所的な腸壁血腫から穿孔まで、ならびに部分離断から完全離断まで、その臨床スペクトラムは多岐にわたる。穿孔をきたした場合には、背側に認められることが多く、特に十二指腸第四部後腹膜部に最も多い。Ledbetterらの研究によって、腸管損傷は虐待による損傷（65％）の方が、虐待以外による損傷（8％）に比してはるかに多いことが判明し、さらに虐待による腸管損傷の部位は小腸が多く、事故による腸管損傷は結腸に多いことが判明した[15]。この研究では更に、虐待による小腸穿孔や他の管腔臓器損傷は、事故よる同様の損傷に比して、より死亡率が高いことも判明した。死亡率が上昇している理由としては、受診の遅れ、合併する損傷や併存疾患（栄養失調）の数や重症度、病歴が得られないか不完全なことによる診断の遅れ、などの関与が推察されている[15]。腸間膜の裂傷や挫傷も虐待事例でより多く認められ、腸管損傷に合併して生じる場合が多い。重篤な腸間膜裂傷によって、近接する腸管への血管供給が絶たれると、腸管虚血に陥り、遅発性の腸管壊死や腸穿孔が続発することもある。FossumとDescheneauxによって、長期間にわたり反復して腸間膜・小腸損傷が繰り繰り返されていたことにより生じたと思われる、腸間膜・小腸の多発損傷痕を剖検時に認めたとの事例が、複数例報告されている[20]。文献中では「損傷の治癒過程で、繊維性の腫瘤が腸管近傍に生じ、その部分に繰り返し外力が及びやすくなり、結果として腸管破裂につながった」との推察がなされている。腹部CT撮影時に、還流低下による腸管異常、いわゆる「ショック腸」を描出しうることもある。このような病態は、心肺停止、遷延性無呼吸、出血性ショックをきたした患者にしばしば認められる。その他の稀な虐待による管腔臓器損傷としては、胃破裂や膀胱裂傷・破裂事例の報告も存在する。

その他の腹部外傷

腹部血管損傷や胆道系損傷は、虐待による外傷としては稀な腹腔内損傷である。管腔臓器損傷と同様に、固定された部位に伸張力や圧縮力や剪断力が働くことにより、損傷が生じると考えられている。虐待により血管内膜裂傷、仮性動脈瘤形成、大小血管や胆管の部分断裂や完全断裂などをきたしたとの症例報告が存在している。腹部、側腹部、背部への強い打撃が、これらの損傷を引き起こしたメカニズムと推察されている。原因不明の増悪する腹膜炎、持続性出血による貧血、単純X線写真による門脈ガス像、胆管系損傷を示す臨床検査値が、診断へとつながったとのことである[21]。肝動脈、総胆管、門脈を含む胆管系構造は、すべて肝臓から十二指腸に向かい、肝十二指腸間膜をまとまる形で走行している。虐待による重症腹部外傷の症例報告やケースシリーズ研究で、これらの構造の単独ないし複数の損傷が報告されている[22]。報告

されている事例はすべて重篤事例か致死的な事例であった。腹部大動脈完全離断などの大動脈損傷事例では，下肢の脈の消失や減弱，下肢麻痺，重度の貧血やアシドーシスが認められていた，と報告されている[23]。大動脈損傷は稀ではあるが事故によっても生じうる。外傷が疑われる小児に，下肢に神経血管性の所見が確認された場合には，その可能性を考慮する必要がある。

胸部外傷

　肋骨骨折を除き，虐待事例で明らかな胸部損傷をきたすことは稀である。胸部外傷は一般的に，その他の部位の損傷の診断のために施行された全身骨撮影や腹部CTなどによって，偶発的に確認されることが多く，肺挫傷，実質裂傷，血胸，気胸，心挫傷や心破裂，心嚢液貯留，血管損傷などの損傷が，多発肋骨骨折に併発して認められることが多い。胸腔リンパ系の損傷によって，乳糜胸が引き起こされることもある。併発している肋骨骨折と同様に，これらの損傷は，胸郭の強打や圧迫によって生じる。血管やリンパ管の損傷は，子どもを静止した物体に放り投げるなどによる，急減な減速力によっても生じうる。虐待によって心臓損傷をきたすことは稀ではあるが，胸部への重度の鈍的外力や，腹部上方への重度の鈍的外力が加わることによって，心臓のあらゆる部位に心挫傷や心裂傷は起こりうる。腹部への鈍的外力によって腹腔内圧が上昇したことが原因で，右心房内膜に裂傷が生じた事例も報告されている[24]。伝導系を含む心筋障害が生じ不整脈が生じた事例や，心臓震盪をきたした事例も報告されている。

併発損傷

　その他の虐待による損傷と同様に，腹部外傷だけが虐待の唯一の所見となることは稀である。虐待による単独の腹部外傷は年長の被害児に多く，乳幼児では多発損傷であることが多い。併発損傷で最も頻度の高いのは皮膚挫傷であり

（60％〜95％），次に多いのが骨折と頭部外傷である。

診断的評価

病歴聴取

　虐待による胸腹部外傷では養育者から何らの病歴も語られないことも多く，また語られたとしても呈する所見をもっともらしく説明するような虚偽の説明がなされることが多い。その他の虐待による損傷と同様，腹部外傷事例の受傷機転としては，ベッド，ソファー，ベビーベッドなどから転落したとか，立った状態で転んだとか，養育者が抱っこして落っことしたなどの低位転落との説明がなされたり，階段から転落したなどと語られたりすることが多い。Huntimerらは，小腸穿孔事例と階段転落事例に関する過去の文献をレビューし，小腸穿孔と階段転落との関係につき検証したところ，小腸穿孔事例312名中階段転落が原因となった事例は1名もなく，また階段転落事例677名中，腹部損傷をきたした事例も1名もなかった，との報告を行っている[25]。明らかな腹部損傷をきたしていながら，低所転落や階段転落と語られた事例では，虐待により生じた損傷である可能性を考慮した対応が必要である。

　受療行動の遅れは，虐待による損傷事例に共通する特徴である。腹部外傷の症状や所見は軽微かつ非特異的のことが多く，さらに受傷した部位によっては症状の発現自体が遅れるものもある。単独の小腸穿孔，特に後腹膜に位置する腸管の穿孔の場合，腸内容物ならびにそれによって引き起こされる炎症反応は，病初期には後腹膜にとどまるため，びまん性腹膜炎などの随伴症状による症状が明確となるまで，数日程度かかることもある。腸管の壁内血腫も，部位や管腔閉塞の程度により，症状出現まで数時間から数日かかることもある。進行性の腹痛・嘔吐（通常は胆汁性）が典型的な症状であり，腹

520　第Ⅴ部　子どもの身体的虐待

部膨満の程度は閉塞度により様々である。腸管壁内血腫，肝臓などの実質臓器の軽度の挫傷や裂傷などは，治療をしなくても自然軽快するものもある。虐待の被害児は，他の身体部位の損傷，偶発した疾病，健康診断などで医療機関を受診することがあるが，その際には腹部外傷は既に治癒しているか治癒過程にあることもある。

　虐待による腹部外傷事例の初診時の訴えが，腹部外症状であることもしばしばである。特に頭部外傷を併発している場合には，腹部外傷所見よりもむしろ頭部外傷所見に伴う顕性の症状が確認される。事故による腹部外傷事例も同様であるが，四肢や肋骨の重症骨折や頭部外傷が存在する場合，それ等の症状にマスクされてしまい，腹部外傷の症状に気付き難くなることもある。さらに，一般的に腹腔内損傷の症状や所見は，嘔気や嘔吐，腹痛や腹部膨満，乳幼児では啼泣や痛みなど，曖昧かつ非特異的なものである。合併する肋骨骨折や，脾臓破裂や肝臓破裂による横隔膜下の出血が原因で，呼吸困難を呈し，それが主訴になることもありうる。肝臓破裂や脾臓破裂に起因する横隔膜刺激がもたらす，肩部の関連痛が来院時の主訴のこともある。出血による顔面蒼白が主要症状のこともある。

　虐待による胸部外傷でよく認められる肋骨骨折，気胸，血胸，肺挫傷によって，呼吸困難や頻呼吸が出現することがある。しかし，症状がさほど重篤ではない場合，受療行動に結びつかないこともある。前述の通り，これらの損傷は，その他の身体部位の損傷の精査中に発見されることが多い。虐待によって胸部血管や心臓に重篤な損傷をきたすことは稀ではあるが，生じた場合には失神や心停止や著しい心肺障害を呈する。

身体診察

　腹壁挫傷が腹腔内損傷の精査を行う契機となることも多いが，多くの患者ではこのような挫傷は認められない。いくつかのケースシリーズ研究では，虐待による腹部外傷事例の診察時に腹壁挫傷が確認される事例の割合は，20％にも満たないと報告されている。Ledbetterらの過去7年間にわたる虐待による腹部鈍的外傷事例の検証報告では，腹腔内損傷事例17名中，受診時に腹壁に挫傷が認められた事例はわずか2名（11.8％）であったと報告されている[15]。虐待による腹腔内損傷患者の腹壁に挫傷を認めることが稀な理由としては，①受診が遅れるため軽微な挫傷は消失してしまうこと，②腹壁軟部組織直下には骨がないため，挫傷などの皮膚損傷や皮下組織損傷をきたすことなく，外力が腹腔内に伝播しうること，③胸腹部損傷事例の中には，胸壁や背部や側腹部などへの暴力や，子どもを放り投げた際の減速力により生じるものがあり，必ずしも腹壁に外力が加わったわけではないこと，など複数の要因が関与していると推察される。また腹壁に挫傷をきたしたとしても，その下にある重症腹腔内損傷とは見合わないほど，軽微であることも稀ではない（写真36-4）。

　身体診察により得られる所見としては，限局

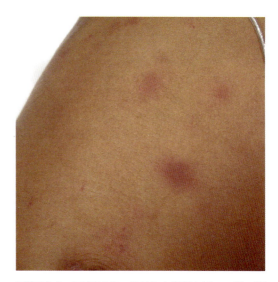

写真36-4　写真36-3で提示した事例と同一の児に認められた，腹壁に多発する円形挫傷。本児は救急搬送時には出血性ショックきたしていたが，大量輸液を含む集中治療により蘇生された。腹腔内出血の制御と腸穿孔の修復のために，緊急開腹手術を要した。

性や広範性の圧痛，腹部膨満，腹膜刺激症状，腸蠕動音の減弱などが挙げられる，胸腔・腹腔内病変を疑わせる全身所見としては，原因不明の頻脈，低血圧，腹膜炎による発熱などが挙げられる。不顕性出血によるショックは，意識状態の変化，蒼白，灌流低下などを引き起こす。呼吸困難と頻呼吸を認めることもあり，特にショック状態に陥った重症腹腔内出血事例で認めうる。

胸部損傷を疑わせる所見としては，頻呼吸と呼吸窮迫，低酸素症，頻脈，低血圧などが挙げられる。重症の血胸や気胸では，患側の呼吸音が源弱する。捻髪音や限局性の圧痛は，その上部に急性肋骨骨折を合併している場合に認められうる。心音減弱，低血圧，脈拍減弱は，心タンポナーデを示す徴候の可能性がある。

臨床検査所見

スクリーニングとしての臨床検査を実施することは，重症の腹部鈍的外力損傷の診断評価法として確立している[26]。これらのスクリーニング検査は，一般的には，肝・膵酵素，全血球算定，尿試験紙法か検尿で構成される。明らかな異常値と判断するカットオフ値は施設により様々ではあるが，異常値を認めた場合には，二次的な診断確定のための画像診断の実施が考慮される。ただし臨床検査値に基づいて，受傷の原因が虐待であるのか事故であるのかを推察することは容易ではない。虐待事例では，損傷をきたしてから受診が遅れることが多く，さらに受傷したと思われる時間自体が判然としないことも多く，語られる病歴は不明瞭であったり虚偽であったり，病歴自体が語られないために，正確な受傷機転がわからないこともしばしばである。Coantの研究では，臨床的に疑われていなかった虐待による肝臓裂傷事例3名のうち2名では，肝酵素検査の異常値のレベルは，事故外傷の際に通常採用されている画像精査を行うべき適応基準値よりも明らかに低かった，と報告

されている[8]。この結果を受け本研究では，虐待が疑われる事例では，全例にスクリーニングとして肝酵素検査を実施することを推奨しており，また，たとえ正常範囲を少しだけ外れる値であったとしても，異常値が確認された場合には全例にCT検査を実施するように推奨している。虐待が疑われる場合における，尿中や血清中のアミラーゼやリパーゼの値に関しての研究報告は，現時点ではほとんど存在していない。虐待による腹部外傷によって膵臓・腎臓・膀胱・胆嚢の損傷をきたしうるため，虐待が疑われる事例に対しては，事故による外傷事例の場合と同様のスクリーニング検査を行う必要があるが，画像診断を行う適応基準に関しては，事故事例で用いられている基準よりも，広く設定するべきである。肝臓・膵臓酵素の上昇を認めたり，血尿や原因不明の貧血を認めたりする場合には，さらなる精査を行うことが求められる。

画像評価

CT検査は鈍的腹部外傷の診断において，最も一般的に使われる画像診断法である[24, 27]。前述のように，虐待が疑われる事例でスクリーニング検査の値が異常を示した場合には，全例にCT検査を行う必要がある。さらに腹壁挫傷，腹部膨満，腹部圧痛，腹膜刺激症状など，身体所見上で異常の確認された事例に対しても，CT検査を行う必要がある。被虐待児の場合には腹部損傷の受傷後，数時間から数日後，時には数週間後に受診することもあり，臨床検査上や身体診察上の所見はほぼ消失してしまっていることもあるという点に注意する必要がある。神経系の異常を認めたり循環動態が不安定だったりする被虐待児も，腹部CT検査（場合によっては，診断的腹腔洗浄や試験開腹などの外科的評価）を行う必要がある。実質臓器損傷，嚢構造，血管損傷を鑑別する上で，境界をより明瞭に描出するために，必要時には積極的に静脈造影を行う。経口造影剤を使用することで，管腔臓器損傷（特

に腸壁血腫）を発見しやすくはなるが，著しい吐気・嘔吐を伴う事例に対しては投与が難しく，かえって画像検査を遅らせてしまう点に留意する必要がある。上部消化管造影（UGI：Upper gastrointestinal series）は，腸壁の血腫・狭窄・部分閉塞を見つける上で有用である。UGIはとりわけ，小さい壁内血腫や，治癒傾向にある壁内血腫の診断に有用である。UGIは，虐待が疑われる事例で，異常な徴候が出ているにもかかわらず腹部CTでは異常所見が確認されなかった場合に実施を考慮する。超音波検査は，偶発的腹部外傷では頻用されるスクリーニング検査である。異常な腹腔内液体貯留物が認められた場合には，CT検査を行う適応であり，速やかに実施する必要がある。虐待事例に対し腹部超音波検査をスクリーニングとして用いた研究報告はほとんど存在していないが，超音波検査を積極的に行うことにより，腸管の壁内血腫や膵偽性嚢胞などの発見率が高まることが期待される。

子ども虐待による胸部外傷は，その他の部位の損傷の評価をしている際に，偶発的に発見されることが多い。胸郭や胸椎の単純X線撮影は全身骨撮影のプロトコールに含まれており，肋骨や脊椎の骨折，気胸・血胸，肺挫傷を明らかにすることができる。通常の腹部CT撮影には肺下部，心臓，大血管の一部が含まれており，下部胸部外傷が確認されることもある。虐待による外傷の場合に，胸部CTや血管造影法による大血管診断が必要となることは稀である。しかし重症胸部外傷の所見を呈し，さらに血行動態が不安定な症例や，腹部CTや胸部X線所見から心臓や大血管損傷が疑われる症例には，実施を考慮する必要がある。肋骨骨折に関しては単純X線撮影法よりも，CTの方が検出感度が高い。しかし肺や血管に損傷が生じている可能性のない事例では，放射線被曝のリスクが利益を上回ると判断されよう。

虐待による腹部外傷事例の画像検査や臨床検査の評価を行う際には，何をもって「重症」損傷と見なすのかはしばしば議論となる。事故による外傷の場合であれば，肝裂傷や膵挫傷がグレード1と診断されても，患者管理が大きく変更されることはない。CTなどの画像診断を促すスクリーニング検査の判断基準はこの事実に基づいている。その目標は，外科手術や患者管理の変更を必要とする腹部の損傷を見つけ，予後を改善することにある。しかし虐待による腹部外傷の場合，法医学的な意義というものが問題となるため，患者が外科手術などの介入を必要とするかどうかだけではなく，他の身体部位に損傷はあるのか，あるとするならいくつあるのか，それら損傷の発症時期はいつか，などを明確にする必要がある。損傷が確認された場合，その原因が虐待である可能性があるならば，それがいかに小さいものであったり，外科的治療が不要なものだったりしたとしても，その損傷が確かに虐待によって生じたものであるのか，虐待であればどの程度深刻で繰り返されたものであったのか，いつ・どこで・どのように発生したのか，という問いに答える必要がある。そして，なにより重要なこととして，患者（やその同胞）は退院後に，どこに行けば安全でいられるかという問いにも答えなくてはならないのである。

予後

虐待による胸腹部外傷による死亡率は40%～50%とされている。これらの損傷に対する認識が高まり，スクリーニング検査や放射線学的評価が行われる機会が増加したため，最近の情報では，とりわけ単独の腹部外傷事例の死亡率は著しく低下したと報告されている[9, 12, 28]。Cantyらの過去12年間にわたる鈍的外傷による消化管損傷の研究において，全体では19%の事例が虐待が原因であったが，死亡事例に限れば約半数の事例が虐待が原因であったと報告されている[28]。また虐待が原因の事例の死亡率は20%

（3/15例）であった一方，事故が原因の事例の死亡率は4.7％（3/64例）であった，とも報告されている[28]。ただほとんどのケースシリーズ研究では，虐待による腹部外傷事例の死因の大半は，腹部外傷そのものではなく，合併する頭部外傷などのその他の損傷によるものだったと報告されている。複雑な腸管穿孔をきたした事例では，二次性の腸管狭窄や癒着などの腸管損傷に続発する長期合併症を続発し，反復性の拡大外科手術が必要となることもある。実質臓器損傷と腹部血管損傷のほとんどは保存療法で対処される。また急性期に致死的とならなかった事例では，腹部外傷に続発する長期合併症が認められた事例はほとんど存在していなかった，と報告されている[28]。

現時点での医学的証拠の確からしさ

　既に述べたように，虐待による胸腹部外傷に関する過去の研究報告は，病歴や身体所見から腹部外傷が疑われる事例をどのようにスクリーニングして，採血や画像検査を行うのかにつき論じたものに，ほぼ限られていた。そのような研究から，虐待による胸腹部外傷のスペクトラムが明確にはなったものの，現時点では虐待による胸腹部外傷の真の発生率・死亡率は，いまだ不明である。加えて現時点では，虐待による胸腹部外傷の正確な受傷メカニズムに関する情報は少ないのが，現状である。

今後の研究の展望

　虐待による胸腹部外傷に関する今後の研究では，損傷のメカニズムを解明するために，臨床的研究に加え，動物モデル，実験モデルも取り入れる必要がある。虐待と確定された事例や疑い事例を対象として，腹部外傷の幅広いスクリーニング検査を用いた大規模な前方視的研究を実施して，虐待による腹部外傷の真の発生率と死

亡率を明確にする必要がある。生化学マーカーは，実際の臨床で心臓損傷や肝・膵損傷の発見のために広く用いられており，近年では脳損傷事例を発見するためにも用いられ始めている。今後の研究では，画像診断を実施する適応の判断や，患者の治療管理の一助となるような，感度・特異度ともに十分に高い腸管損傷に対する生化学マーカーを同定していくことが望まれる。

文献

1. Cooper A, Floyd T, Barlow B, et al: Major blunt abdominal trauma due to child abuse. *J Trauma* 1988;28:1483-1486.
2. Ellis PSJ: The pathology of fatal child abuse. *Pathology* 1997;29:113-121.
3. Wood J, Rubin DM, Nance ML, et al: Distinguishing inflicted versus accidental abdominal injuries in young children. *J Trauma* 2005;59:1203-1208.
4. Hobbs CJ: Abdominal injury due to child abuse. *Lancet* 2005;366:187-188.
5. Merten DF, Carpenter BLM: Radiologic imaging of inflicted injury in the child abuse syndrome. *Pediatr Clin North Am* 1990;37:815-837.
6. DiGiacomo JC, Frankel H, Haskell RM, et al: Unsuspected child abuse revealed by delayed presentation of periportal tracking and myoglobinuria. *J Trauma* 2000;49:348-350.
7. Davis HW, Carrasco MM: Child abuse and neglect. *In: Zitelli BJ, Davis HW (eds): Atlas of Pediatric Physical Diagnosis*, ed 5. Mosby, Philadelphia, 2007, pp 161-240.
8. Coant PN, Kornberg AE, Brody AS, et al: Markers for occult liver injury in cases of physical abuse in children. *Pediatrics* 1992;89:274-278.
9. Trokel M, Discala C, Terrin NC, et al: Patient and injury characteristics in abusive abdominal injuries. *Pediatr Emerg Care* 2006;22:700-704.
10. Sivit CJ, Taylor GA, Eichelberger MR: Visceral injury in battered children: a changing perspective. *Radiology* 1989;173:659-661.
11. Pollanen MS, Smith CR, Chiasson DA, et al: Fatal child abuse-maltreatment syndrome: a retrospective study in Ontario, Canada, 1990-1995. *Forensic Sci Int* 2002;126:101-104.
12. Gaines BA, Shultz BS, Morrison K, et al: Duodenal injuries in children: beware of child abuse. *J Pediatr Surg* 2004;39:600-602.
13. Barnes PM, Norton CM, Dunstan FD, et al: Abdominal injury due to child abuse. *Lancet* 2005;366:234-235.
14. Roaten JB, Partrick DA, Nydam TL, et al: Nonaccidental trauma is a major cause of morbidity and mortality among patients at a regional level 1 pediatric trauma center. *J Pediatr Surg* 2006;41:2013-2015.
15. Ledbetter DJ, Hatch EI, Feldman KW, et al: Diagnostic and surgical implications of child abuse. *Arch Surg* 1988;123:1101-1104.

16. Nimkin K, Teeger S, Wallach MT, et al: Adrenal hemorrhage in abused children: imaging and post-mortem findings. *Am J Roentgenol* 1994;162:661-663.
17. Tracy T, O'Connor TP, Weber TR: Battered children with duodenal avulsion and transection. *Am Surg* 1993;6:342-345.
18. Champion MP, Richards CA, Boddy SA, et al: Duodenal perforation: a diagnostic pitfall in non-accidental injury. *Arch Dis Child* 2002;87:432-433.
19. Bowkett B, Kolbe A: Traumatic duodenal perforations in children: child abuse a frequent cause. *Aust N Z J Surg* 1998;68:380-382.
20. Fossum RM, Descheneaux KA: Blunt trauma of the abdomen in children. *J Forensic Sci* 1991;36:47-50.
21. Wu JW, Chen MYM, Auringer ST: Portal venous gas: an unusual finding in child abuse. *J Emerg Med* 2000;18:105-107.
22. deRoux SJ, Prendergast NC: Lacerations of the hepatoduodenal ligament, pancreas and duodenum in a child due to blunt impact. *J Forensic Sci*

1998;43:222-224.
23. Fox JT, Huang YC, Barcia PJ, et al: Blunt abdominal aortic transection in a child: case report. *J Trauma* 1996;41:1051-1053.
24. Kleinman PK: Visceral trauma. *In:* Kleinman PK (ed): *Diagnostic Imaging of Child Abuse,* ed 2. Mosby, Chicago, 1998, pp 248-284.
25. Huntimer CM, Muret-Wagstaff S, Leland NL: Can falls on stairs result in small intestine perforations? *Pediatrics* 2000;106:301-305.
26. Hennes HM, Smith DS, Schneider K, et al: Elevated liver transaminase levels in children with blunt abdominal trauma: a predictor of liver injury. *Pediatrics* 1990;86:87-90.
27. Boal DKB: Child abuse. *In:* Kuhn JP, Slovis TL, Haller JO (eds): *Caffey's Pediatric Diagnostic Imaging,* ed 10. Elsevier, Philadelphia, 2004, pp 2304-2318.
28. Canty TG Sr, Canty TG Jr, Brown C: Injuries of the gastrointestinal tract from blunt trauma in children: a 12-year experience at a designated pediatric trauma center. *J Trauma* 1999;46:234-239.

37

虐待による耳鼻咽頭部外傷

Philip V. Scribano, DO, MSCE, Russell A. Faust, PhD, MD, FAAP

はじめに

　虐待により外傷を負った被害児の受傷部位に，顔面，口部，頸部が含まれていることは稀ではない。被虐待児の50-70%にそれら部位の損傷が確認されたとの研究報告もあり[1-5]，より幼い子どもや乳児ではとりわけその確率が高くなる。あらゆるタイプの虐待やネグレクトを受けた子ども1,248名以上を検証したケースシリーズ研究では，37.5%の子どもに頭部，顔面，口部，頸部の損傷が認めたと報告されている。また身体的虐待が疑われて，児童相談所が関わり始めた子どもだけに調査対象を絞った場合，その比率は75.5%まで増加していたとも報告されている[2]。

　顔面損傷や頸部損傷の有病率の高さは，「顔面や頸部は身体部位の中でも比較的容易に加害者が手を出しやすい部位であり，またそれらの部位への加害行為は精神的にも子どもを黙らせやすい事から，泣いている子どもを黙らせる際にターゲットにされやすい」という意見を支持するものである[2, 6-8]。

　顔面や頸部の損傷の頻度に比べ，被虐待児が口腔内に損傷を負う頻度は比較的低く，約2%と報告されている[2, 6, 9]。ただしこれは，医療者が口腔診察まであまり行っていない事も一因となっている可能性もある。加えて粘膜は治癒力が高く，口腔外傷は，医療者が診察を行う前に既に治癒ししまっている，という可能性もある。虐待による外傷は，重篤で生命を脅かすものとなり得るが，顔面や口腔や頸部の損傷は，様々な文献報告によると，それほど重篤な損傷であることは稀である。しかしこれらの所見は重症化する前兆の徴候として重要であり，見逃された場合，その後により重篤で反復性の損傷を負うリスクがある[1, 3, 10-12]。そのため，これらの部位の虐待による外傷を早期に認識する事は，極めて重要である。表37-1に，虐待による耳鼻咽喉科的外傷としてよく認められる損傷につきまとめ，掲示している。

顔面外傷

　顔面は，身体的虐待による外傷をもっとも頻繁に受けやすい部位である。擦過傷と挫傷が外傷のほとんど（87%）を占める一方で，裂傷は6-7%程度である[4]。虐待による顔面外傷は，ほとんどが頬へのパンチや平手打ちといった，加害者の手によるものであるが，何らかの道具が使われることもある。素手による顔面へ平手打ちがなされた際の最も典型的な徴候は，指を示す複数の平行な線状痕（slap mark）である（写真37-1）。頬部や前頸部（写真37-2）に挫傷が認められた場合も，虐待が疑われる。なぜならば，これらの部位には骨突出部はなく柔軟であり，斑状出血を起こすには相当な外力が必要と

表 37-1	虐待が疑われる耳鼻咽喉科的損傷

耳
- 耳血腫／斑状出血
- 外耳道裂傷
- 鼓膜穿孔
- 耳小骨連鎖離断
- 眩暈を伴う聴覚喪失
- 顔面神経不全麻痺
- 脳脊髄液耳漏
- 滲出性慢性中耳炎

鼻
- 反復性鼻出血
- 鼻中隔湾曲症／鼻中隔穿孔
- 鼻柱破裂
- 鼻上顎発達障害
- 鼻内への異物挿入による外傷
- 脳脊髄液鼻漏

中咽頭
- 口蓋または口峡の挫傷
- 裂傷や異物による外傷の痕跡
- 歯牙の引き抜き骨折や亜脱臼
- 口唇や口腔粘膜の熱傷
- 口唇や唇交連の擦過傷や瘢痕形成
- 口唇小帯裂傷
- 声帯麻痺

その他の損傷や医学的状態
- 顔面骨骨折や下顎骨折
- 咽頭後部の頸部軟部組織の外傷
- 機能性難聴
- 声帯結節
- 性感染症による各種所見

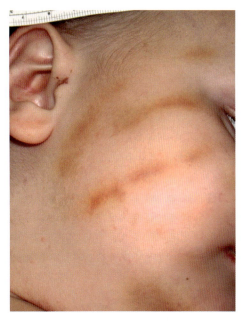

写真 37-1　3歳男児。右頬に平手による挫傷（slap mark）が認められる。

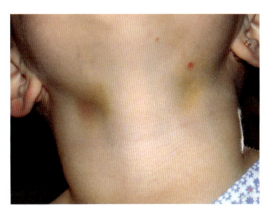

写真 37-2　8歳女児。性虐待を受けている最中に頸部を締め付けられた。パターン化した指尖痕（finger mark）が見て取れる。

なる為である。顔面に偶発的外傷を負うリスクは，頭部や頭皮の場合と同様であり，ハイハイや始歩後の乳幼児であることが，最大のリスク要因である。

　顔面骨骨折をきたすことは小児ではまれであり，外傷の起きた状況が十分に納得出来るものでない限り，虐待を強く疑う必要がある[13, 14]。顔面骨骨折をきたす虐待以外の原因としては，交通事故，高所からの落下，新生児の分娩時外傷が知られている[15]。乳児の下顎骨骨折は極めて稀であり，家庭内での低所からの落下で起きることはあり得ない[16]。原因の明らかな事故であることが確認できない限り，下顎骨骨折のある全ての乳児は，子ども虐待を受けた可能性があるものとして，詳細な評価がなされる必要がある。

耳の外傷

外耳道裂傷，血腫，斑状出血，耳介のあざ等，耳部外傷は虐待を疑う必要がある。耳介の挫傷は，前後いずれであれ，耳をつまんだり，つかんだりしたことにより受傷したことが強く疑われる（写真37-3）。鼓膜破裂や耳小骨断絶が認められた場合，これらは外耳への強い平手打ちにより起こるものであり，特に虐待が疑われる。慢性的な反復する耳の外傷は，最終的に耳介変形[17, 18]や感音性難聴を引き起こす[3]。穿通性の外力が働くことで，外耳道，鼓膜，中耳に損傷をきたすこともありうる[1]。片側の耳介部挫傷，網膜出血，大脳基底槽の梗塞や硬膜下出血を伴う同側の脳浮腫，という三主徴を特徴とするブリキ耳症候群（tin ear syndrome）という病態が報告されている[19]。この症候群の最初の症例報告では，3歳以下の3名の幼児に，対珠・耳輪・三角窩・耳前方ひだに，同じような挫傷の形成を認めたが，その他の頭部や外耳道や鼓膜に挫傷や裂傷は認められなかった，と記載されている。この3名は，鉤回ヘルニアを伴ったAHT（虐待による頭部外傷）により死亡した。剖検では，同側の硬膜下出血が認められたが，衝撃を受けたと思われる部位の硬膜下血腫（coup：クー）や，その対極の部位の硬膜下血腫（contre coup：コントラクー）は認められなかった，とのことである。本症候群のメカニズムとして，「耳を標的にした複数回の暴力の結果，側頭部に著明な回転加速が加わった」という機序が考察されていた。他のタイプの耳部損傷としては，反復する耳血腫に続発するカリフラワー耳が挙げられる。このカリフラワー耳は，ボクサーや柔道の選手にはしばしば認められるが，その他のスポーツできたことはほとんどなく，偶発的外傷（事故）できたことは極めて稀である。

耳部外傷事例で特に懸念されるのは，聴力障害，平衡障害，顔面神経麻痺，髄液漏等の合併

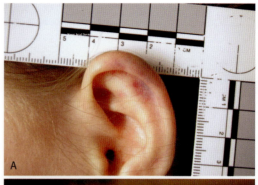

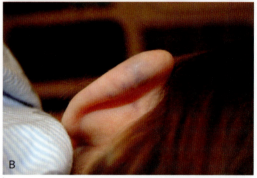

写真37-3 7歳女児。左耳介に挫傷が認められた。
A：前部，**B**：後部

である。耳の偶発的外傷で神経学的構造部位の外傷をきたすことはまれであり，これらの症状を認めた場合には，発生した状況がどのようなものであったか，さらなる精査が必要である[3]。鼓膜の穿孔が認められた場合，中耳炎による鼓膜穿孔なのか，外傷による鼓膜破裂なのかを見分けることが，時に困難なことがある。化膿のない鼓室内出血が認められた場合には，虐待を考慮した精査が必要である。他の外傷所見を伴う顔面神経麻痺事例に対しては，骨折を除外するために側頭骨CTを行う必要がある。髄液漏が認められた場合は，それが唯一の症状であったとしても，虐待による損傷を疑う根拠となる。側頭骨骨折，鼓膜破裂，髄液漏の存在は，いずれも強い衝撃が加わった可能性が強く疑われるものである。

耳の疾患が偽装作出された医療的虐待（MCA，いわゆる代理によるミュンヒハウゼン症候群）事

例の報告もあり，このことを認識しておくことも重要である[20]。報告症例では，母親が「8カ月の乳児の外耳から血性分泌物が反復して認められた」と訴えていたが，分泌物を分析した結果，高い濃度の唾液アミラーゼが検出され，"耳からの分泌物"は唾液であると判断された，と記載されている。本症例の主治医はこのケースを不自然な症例であると認識することはできたものの，結果的には不要な入院がなされ，精査のために外科的介入（鼓膜切開術）が行われていた。観察力のするどい看護師は，この「症状」は母親と子どもだけになった時に起きることに気づいていた。他にも耳鼻咽喉科所見が主訴となったMCA事例として，髄液耳漏の持続，副鼻腔炎，聴力損失，窒息による無呼吸などが報告されている[21-25]。

鼻の外傷

鼻部に偶発的外傷をきたすことは稀である。鼻腔内の外傷は，強い力が加わって起こるものであり，子どもでは虐待を第一義的に疑う必要がある。子どもが異物を鼻に入れることはよくある事ではあるが，それによって鼻腔外傷をきたす事はまれであり，鼻腔外傷を伴う鼻腔異物事例を診察した場合も，子ども虐待を考慮する必要がある[26]。反復する鼻出血，凝血塊，鼻中隔偏位は，虐待に特徴的とはいえないが，明確な原因が説明されない場合には，虐待を考慮する必要がある。鼻軟骨骨折を伴う鼻の鈍的外傷と続発する鼻中隔血腫は，迅速で適切な処置がされなければ，穿孔を伴う軟骨吸収と鼻の変形を引き起こしうる。鼻中隔穿孔や鼻柱破壊という所見は，古い未治療の外傷の後遺症の可能性がある。鼻の変形やその他の合併症による鼻中隔の血腫と膿瘍が，虐待による損傷の続発症であった事例も報告されている[27]。一般的に鼻は，直接の衝撃や圧迫が加わらなければ挫傷を形成することはない。鼻尖や鼻柱の挫傷は，つままれた事による意図的な損傷である可能性が高い。

口の外傷

虐待による口腔外傷は，臨床医が注意深い診察を行なわなければ，時に認識することが難しい場合がある。包括的全身診察を行う際には口腔内診察として，硬口蓋，軟口蓋，口唇小帯，舌小帯，歯肉，舌，頬粘膜，咽頭後壁，生えていれば歯牙，の診察を詳細に行わなければならない。口唇外傷は，口への虐待行為による損傷のなかで，最も頻度が高いものである[13]。口唇への損傷が反復された場合には，口唇に瘢痕を残すこととなる。口角の部分的な剥離や挫傷が認められた場合には，猿ぐつわによる損傷が疑われる。口や口角の熱傷は，熱くなったスプーンのような器具が口腔内に無理やり入れられた事が原因で起こる（写真37-4）。ただし口腔内や口唇の熱傷は，虐待でない状況下でも起こりうる（写真37-5）。舌小帯の断裂は，始歩前の子どもの場合，虐待に特徴的な所見であると認識されている[2, 6, 8, 28, 29]。泣いている乳児に苛立った養育者が，手や哺乳瓶などを使って泣き止ませようとした際に，舌小帯断裂をきたすことがある（写真37-6）。始歩前の子どもの口腔内に頬部

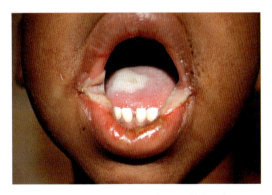

写真37-4　4歳男児。大型スプーンで熱傷を負わされた。口腔内および唇交連部に熱傷を認めたが，後部咽頭は熱傷を免れていた。

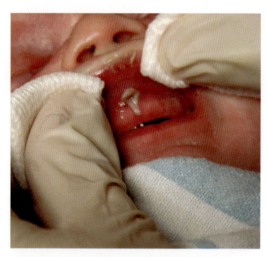

写真37-5 生後6週齢の乳児。電子レンジで加熱しすぎたミルクを飲まされ、顔面および口腔粘膜に熱傷を負い、受診となった。

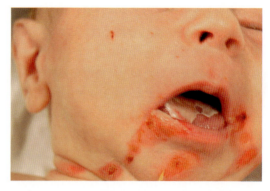

写真37-6 生後7週齢の乳児。上口唇小帯裂傷が認められた。
（写真提供：Jonathan Thackeray医師［オハイオ州コロンブス］）

裂傷を認めたり、口蓋に挫傷が認められた場合、口に強制的にものを入れられたり、口に直接的な打撃が加えられたりといった機序による、虐待性の損傷であることが強く疑われる。性虐待によって口腔内に損傷をきたすことがあり、口腔診察はその発見の端緒となりうる。性感染症によって、口腔に所見が確認されることもある。強制的なフェラチオによって、硬口蓋と軟口蓋の結合部や口腔底に点状出血や挫傷をきたしていることもある[6, 13]。大人が乳児の舌を咬むことにより、乳児が舌損傷をきたしている事もある。咬傷のアーチの方向が、後咽頭でなく唇を向いて形成されている場合、自傷ではなく虐待による損傷である事が疑われる[30]。粘膜は血流が豊富であり治癒能力が高く、口腔内の裂傷で外科的な修復を要する事はほとんどない。

虐待によって、歯の骨折、脱臼、動揺、転位をきたすこともある。歯牙骨折は偶発的外傷（事故）によりきたす頻度が高いものではあるが、どのような受傷機転できたしたのかを詳細に確認する事が重要である。虐待による歯の脱臼は、歯茎へ打撃が加わることで、歯槽骨に歯を固定している歯根膜が断裂することにより生ずるが、構造的に単根歯である前方歯にほぼ限定して生じる[8]。両親に押さえつけられたうえで、健康な歯を強制的に抜かれるという形態の虐待行為（強制抜歯）の報告例もある[31]。手や物体によって、口腔や歯に打撃が加わることによって、歯根膜の部分断裂をきたし、歯の動揺や、舌側や唇側への転位をきたすこともある。舌側に転位している場合、より虐待が疑われる。

頸部／咽頭の外傷

下咽頭裂傷、食道破裂、頸椎や頸髄の損傷を伴う咽後血腫といった、咽頭／下咽頭の損傷が認められた場合、虐待による外傷の可能性について、さらなる評価を行う必要がある（写真37-7）[10, 11, 32, 33]。このような外傷は、異物を強制的に口に入れられ、その際に頸部に過進展や過屈曲が加えられる事によってきたしうる。虐待による外傷の場合、病歴に矛盾があるか、外傷を説明しうる病歴がないのが特徴的である。受療行動の遅れもしばしば認められる特徴である。症状としては喀血、食欲不良、流涎、皮下気腫が認められ、呼吸に雑音が混じり、ストライダーを聴取することもある[34]。画像撮影に

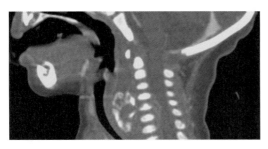

写真37-7　生後2カ月半の乳児。本児には両側の大腿骨折も認められていた。全身骨撮影により、外側頸部の石灰化が判明し、頸部CT撮影が行われた。頸部CT上、第五頸椎の圧迫骨折と同部位の硬膜外血腫が確認された。近傍には、治癒した咽頭後部血腫と思われる石灰化像が確認された。CT撮影が行われる約3週間前に、呼吸困難をきたした既往があったが、おそらくその際に咽頭後部血腫をきたしていたと推察される。

よって、咽頭後隙の拡大、咽頭後隙の気腫、縦隔気腫の存在が確認されることもある。

絞頸や重篤な頭部外傷によって、声帯麻痺（片側か両側）をきたすことがある。その場合、症状として、呼吸窮迫、ストライダー聴取、窒息症状や無呼吸をきたし得る[33]。髪の長い母親と添い寝をしていて、母親の毛髪により偶発的に窒息をきたしたという13カ月の子どもの症例報告も存在している[35]。意図的な絞扼が行われたことを示唆する特異的な診察所見としては、喉頭浮腫や舌骨骨折、頸部や顔面の点状出血、頸部の索痕、などが挙げられる。死亡例に対する剖検の際に、頸部軟部組織に石灰化を伴った脂肪壊死（necklace calcification）や、胸膜下の斑状出血（Tardieu's spot）、頸動脈の内膜下出血等が認められることもある。これらの所見が認められた場合、虐待による外傷であることが強く疑われる[36-38]。しかしながら、虐待による絞頸の事例であっても、外観上、何らの外傷痕も残さない事もある。

現時点での医学的証拠の確からしさ

多くの症例報告や、被虐待事例のケースシリーズ研究によって、虐待による耳鼻咽喉科的領域の損傷に関する、特徴的な臨床像というものが示されている。そのような研究の蓄積により、虐待の被害を受けた子どもに共通して認められる特定の損傷に関する医学的証拠の確からしさは高まりつつある。しかし傷害事件や偶発的機序（事故）による外傷事例に比べ、虐待による耳鼻咽喉科領域の損傷の報告論文数はわずかである。本分野の文献が蓄積されていくことは、顔面、鼻、耳、口腔、咽頭の各部位の外傷の原因を同定するための診断精度の向上に多大な貢献をすることとなるであろう。

今後の研究の展望

今後の研究は、臨床の現場で医療者が外傷の受傷機序を同定するのに役立つような特徴を見いだすことに、焦点を当てて行く必要がある。中咽頭・頸部領域では特に、臨床的に外傷を的確に診断するための方法論が求められている。潜在する外傷を発見するための方法論の研究が進むことは、臨床的ケアを改善することとなるであろう。

文献

1. Manning SC, Casselbrant M, Lammers D: Otolaryngologic manifestations of child abuse. *Int J Pediatr Otorhinolaryngol* 1990;20:7-16.
2. da Fonseca MA, Feigal RJ, ten Bensel RW: Dental aspects of 1248 cases of child maltreatment on file at a major county hospital. *Pediatr Dent* 1992;14:152-157.
3. Crouse CD, Faust RA: Child abuse and the otolaryngologist: part II. *Otolaryngol Head Neck Surg* 2003;128:311-317.
4. Cairns AM, Mok JYQ, Welbury RR: Injuries to the head, face, mouth and neck in physically abused children in a community setting. *Int J Paediatr Dent* 2005;15:310-318.
5. Becker DB, Needleman HL, Kotelchuck M: Child abuse and dentistry: oro-facial trauma and its recognition by dentists. *J Am Dent Assoc* 1978;97:24-28.
6. Jessee SA: Orofacial manifestations of child abuse and neglect. *Am Fam Physician* 1995;52:1829-1834.
7. Fabian AA, Bender L: Head injury in children: predisposing factors. *Am J Orthopsychiatry* 1947;17:68-79.
8. Mouden L, Kenney J: Oral injuries. *In:* Giardino AP, Alexander R (eds): *Child Maltreatment: A Clinical Guide and Reference*, ed 3. GW Medical Publishing, St Louis, 2005, pp 91-102.
9. Willging JP, Bower CM, Cotton RT: Physical abuse of children—a retrospective review and an otolaryngology perspective. *Arch Otolaryngol Head Neck Surg* 1992;118:584-590.
10. Pramuk LA, Sirotnak A, Friedman NR. Esophageal perforation preceding fatal closed head injury in a child abuse case. *Int J Pediatr Otorhinolaryngol* 2004;68:831-835.
11. Ng CS, Hall CM, Shaw DG: The range of visceral manifestations of non-accidental injury. *Arch Dis Child* 1997;77:167-174.
12. Maguire SA, Hunter B, Hunter LM, et al: Diagnosing abuse: a systematic review of torn frenum and intra-oral injuries. *Arch Dis Child* 2007;92:1113-1117.
13. Tanaka N, Uchide N, Suzuki K, et al: Maxillofacial fractures in children. *J Craniomaxillofac Surg* 1993;21:289-293.
14. Siegel MB, Wetmore RF, Potsic WP, et al: Mandibular fractures in the pediatric patient. *Arch Otolaryngol Head Neck Surg* 1991;117:533-536.
15. Lustmann J, Milhem I: Mandibular fractures in infants: review of the literature and report of seven cases. *J Oral Maxillofac Surg* 1994;52:240-245.
16. Schlievert R: Infant mandibular fractures: are you considering child abuse? *Pediatr Emerg Care* 2006;22:181-183.
17. Leavitt EB, Pincus RL, Bukachevsky R: Otolaryogologic manifestations of child abuse. *Arch Otolaryngol Head Neck Surg* 1992;118:629-631.
18. Willner A, Ledereich PS, deVries EJ: Auricular injury as a presentation of child abuse. *Arch Otolaryngol Head Neck Surg* 1992;118:634-637.
19. Hanigan WC, Peterson RA, Njus G: Tin ear syndrome: rotational acceleration in pediatric head injuries. *Pediatrics* 1987;80:618-622.
20. Bennett AM, Bennett SM, Prinsley PR, et al: Spitting in the ear: a falsified disease using video evidence. *J Laryngol Otol* 2005;119:926-927.
21. Mra Z, MacCormick JA, Poje CP: Persistent cerebrospinal fluid otorrhea: a case of Munchausen's syndrome by proxy. *Int J Pediatr Otorhinolaryngol* 1997;41:59-63.
22. Samuels MP, McClaughlin W, Jacobson RR, et al: Fourteen cases of imposed upper airway obstruction. *Arch Dis Child* 1992;67:162-170.
23. Southall DP, Stebbens VA, Rees SV, et al: Apnoeic episodes induced by smothering: two cases identified by covert video surveillance. *Br Med J* 1987;294:1637-1641.
24. Southall DP, Plunkett MC, Banks MW, et al: Covert video recordings of life-threatening child abuse: lessons for child protection. *Pediatrics* 1997;100:735-760.
25. Feldman KW, Stout JW, Inglis AF Jr: Asthma, allergy, and sinopulmonary disease in pediatric condition falsification. *Child Maltreat* 2002;7:125-131.
26. Fischer H, Allasio D: Nasal destruction due to child abuse. *Clin Pediatr* 1996;35:165-166.
27. Canty PA, Berkowitz RG: Hematoma and abscess of the nasal septum in children. *Arch Otolaryngol Head Neck Surg* 1996;122:1373-1376.
28. Thackeray JD: Frena tears and abusive head injury: a cautionary tale. *Pediatr Emerg Care* 2007;23:735-737.
29. Sirotnak AP, Grigsby T, Krugman RD: Physical abuse of children. *Pediatr Rev* 2004;25:264-277.
30. Lee, LY, Mulvey IJ: Human biting of children and oral manifestations of abuse. A case report and literature review. *ASDC J Dent Child* 2002;69:92-95.
31. Carrotte PV: An unusual case of child abuse. *Br Dent J* 1990;168:444-445.
32. Myer CM, Fitton CM: Vocal cord paralysis following child abuse. *Int J Pediatr Otorhinolaryngol* 1988;15:217-220.
33. Tostevin PMJ, Hollis LJ, Bailey CM: Pharyngeal trauma in children—accidental and otherwise. *J Laryngol Otol* 1995;109:1168-1175.
34. Ramnarayan P, Qayyum A, Tolley N, et al: Subcutaneous emphysema of the neck in infancy: underrecognized presentation of child abuse. *J Laryngol Otol* 2004;118:468-470.
35. Milkovich SM, Owens J, Stool D, et al: Accidental childhood strangulation by human hair. *Int J Pediatr Otorhinolaryngol* 2005;69:1621-1628.
36. Carty H. Case report: child abuse- necklace calcification- a sign of strangulation. *Br J Radiol* 1993;66:1186-1188.
37. Jain V, Ray M, Singhi S: Strangulation injury, a fatal form of child abuse. *Indian J Pediatr* 2001;68:571-572.
38. Bird CR, McMahan JR, Gilles FH, et al: Strangulation in child abuse: CT diagnosis. *Radiology* 1987;163:373-375.

38

乳児突然死症候群（SIDS）か窒息か？

Henry F. Krous, MD, Roger W. Byard, MD

はじめに

乳児の死因には，病死，事故死，虐待死など，数多くの原因がある。病歴の詳細な聴取，詳細な現場検証，放射線学的検査や血液検査と，剖検結果とを包括的に統合することで，原因が明らかになることもある[1]。しかし，このような努力によっても特定の原因を見つける事ができなかった際には，通常は乳児突然死症候群（SIDS：sudden infant death syndrome）と診断される[2, 3]。

現在この分野に関与している医療者が直面している最も厄介であるが喫緊に解決しなければならないジレンマとしては，SIDSと窒息事例を鑑別すること（そして窒息が事故であるのか虐待であるのかを見分けること）が挙げられる。このようなジレンマは，剖検によっても診断につながる所見がないケースで，特に問題となりやすい。このような事例においては，複数回にわたって養育者へ慎重に事情聴取を行い，子どもが死亡した状態で見つかった場所の詳細な現場検証を行い，正確に状況の再現を行ったうえで，死に至った状況を検証することが義務づけられており，そうすることにより様々な矛盾点が浮き彫りとなり，死因がSIDSでなく内因死や事故死や殺人であったと証明されることもある[4]。

本章では，SIDSと窒息について概説し，これら二つの病態を鑑別するためにとられてきたア

プローチ法に焦点を当てるとともに，現在，両者の鑑別を行う上で論争となっている点につき，言及していく。

乳児突然死症候群（SIDS）

定義ならびに疫学

SIDSは現在，「突然で予期せぬ1歳未満の乳児の死亡」と定義されている。また「致死的なエピソードは明らかに睡眠中に起きており，包括的な剖検を実施し，死亡状況と病歴の検証を徹底的に調査してもなお原因がわからない死亡である」と定義されている[3]。この全般的なサンディエゴ定義[訳注a]は，SIDS診断の確実性は事例により様々に異なっている点を明確にしており，研究を促すためにさらに再分類化がなされている[3]。さらには，「SIDS分類のカテゴリーI，IIには該当しないが，その他の内因死や内因死以外の診断しうる病態にも該当しない，死亡症例」を表す再分類項目として「分類されない乳児突然死（USID：Unclassified sudden infant death）」が設けられた。この分類には，剖検がなされなかった事例が含まれる。この新しい体系（サンディエゴ定義）では，心肺蘇生を受けた事例をSIDSに含めることを許容している点に

[訳注a] CJ財団の支援を受け立ち上がったSIDSの定義付けを行う専門委員会が，サンディエゴで開催されたためこのように呼称される。

も注目していただきたい。

米国の「仰向け寝（Back to Sleep）」キャンペーンや，他国で実施された同様の乳児ケアの方法を改良する公共教育プログラムによって，先進国のSIDSの発生は全世界的に劇的に減少していった。例えば2004年の米国のSIDSの発生率は出生1,000に対して0.54であったが，1990年前半にはSIDSの発生率はその2-3倍であった[5]。2005年のイングランドとウエールズにおけるSIDSの発生率は，出生1,000に対し0.41であった[6]。しかしながらSIDSはいまだに，新生児期を除く乳児死亡の原因として最多のものであり，新生児期を除く乳児死亡原因の23%を占めている。米国では，毎日6件のSIDSが生じていると推察されている。

最近の調査では，米国におけるSIDSの発生率の低下は，死因の分類法や報告方法の変更の影響を強く受けたものであることが示唆されている。ある研究では，1991年から1996年にかけて，新生児を除く乳児死亡率は21.9%の減少を示したが，それに比較して，SIDSの発生率は38.9%の減少を示していた[7]。乳児死亡率の低下は，SIDSの発生が減少したこともその一因と考えられるが，一方で，ベッドやクレードル（ゆりかご）の上での窒息事例が著しく増加していた。このことは一部のSIDS事例が窒息として分類されるようになったことを示唆している。同様の結果は，オーストラリアでの研究でも示されている[8]。

リスク要因

SIDSは主として生後1-5カ月齢の乳児に発生し，その90%までもが生後6カ月齢までに生じる。ほとんどの研究では，約2：1の割合で男児に多いとされており，早産，低出生体重，低所得者層，若年妊娠，短い妊娠間隔が，SIDSのリスクを増加させることが判明している。アフリカ系アメリカ人，ネイティブアメリカン，アラスカ先住民，オーストラリアのアボリジニー，

マオリ族であることもリスク要因とされている。周産期の喫煙への暴露も，重要かつ修正可能なリスク要因である[9-13]。

乳児に明らかな死後所見がなく，死因として窒息の可能性が考えられる場合の，SIDSのリスク要因の存在の意義については，慎重に評価する必要がある。SIDSのリスク要因としては，上述した要因のほかにも，うつぶせ寝（特にうつ伏せにまだ慣れていないか，初めてうつぶせ寝させた場合），やわらかい寝具，ベッド内に置かれた柔らかい物質，発見時に毛布等で顔が覆われていた場合，などが挙げられる[14-18]。SIDSの発生にうつぶせ寝がどのように関わっているかは正確には判明していないが，外因としての気道閉塞の寄与が考えられている。ただし，剖検時の胸郭内の溢血点（死に至る上気道閉塞を示唆するマーカーとされている）の分析を行った研究では，顔が寝具に直接当たった状態で発見されたSIDS事例と，顔を横や上に向けた状態で発見されたSIDS事例との間に有意差は確認されておらず，上気道の狭窄というよりもむしろ，再呼吸や高体温の関与が示唆されている[19]。

発見時に頭部が覆われていた場合，窒息死であった可能性も高くなるため，より慎重な解釈が求められる。最近実施された，これまで報告された「月齢を一致させた一般集団を対象とした比較対照研究」をレビューした研究では，SIDS群では，発見時に顔面が覆われていた割合（プール解析：メタアナリシスの手法により計算された有病率）は24.6%であった一方で，対照群におけるその割合は3.2%であった，と報告されている[20]。各々の研究でそのリスクの程度は異なって報告されていたが。各研究を統合した調整オッズ比は16.9であり，これらの結果から，頭部が覆われてしまいうる状況を取り払うことで，SIDSによる死亡を25%減らしうることが示唆された[20]。ある研究では，SIDS事例はしばしば死亡前に汗まみれになっていたとの報告がなされており，頭部が覆われてしまっ

た状況というのは，死戦期に生じた状況ではなく，頭部が覆われることが死に先行したと推察され，死因と強く相関している可能性が示唆されている[21]。

　添い寝もSIDSの重要なリスク要因である。慎重な現場検証と現場再現が実施されていない場合，特に目撃者がいない事例では，法医学者はSIDSか頭部が覆われたことによる窒息であるのかの鑑別に極めて難渋することとなる。添い寝がSIDS発生の防御因子になることを明確化した研究報告は，現時点では存在してはいない[22-25]。添い寝というリスク要因は，とくに生後4カ月齢までの乳児において極めて重要であり，タバコへの暴露という環境因を調整した後にも明らかなリスクとして残り，母乳栄養という防御因子を凌駕するリスク要因でもある[25]。

剖検所見

　通常の剖検や補助検査では，軽微な異常が確認されはするものの，SIDSに特異的な所見というものは確認しえない。肉眼的剖検時に最もよく確認される所見として，胸腔内の点状出血が挙げられるが，この所見の存在がSIDSに特徴的というわけではなく，存在が確認されないからSIDSの診断が除外しうるわけでもない[19, 26, 27]。ただ，その特徴的な分布からは，口鼻腔の圧迫による外側からの気道閉塞が生じたというよりはむしろ，死線期に上気道の閉塞に逆らい深い喘ぎ呼吸をしたということが示唆される[19, 26-28]。

　ミクロ剖検（顕微鏡所見）で気道や肺に小さな炎症性浸出物が確認されることはしばしばであるが，肉眼的にそのような所見が確認されることはない[29, 30]。本章の筆者らはSIDS事例と，事故・虐待を問わず窒息死であることが明らかな事例の肺の炎症のタイプや重症度，死後に採取した培養の結果を比較し，上気道感染の先行の有無につき，両者で有意差が確認されなかったことを報告している[31]。しかし別の研究では，感染症以外で死亡した死因が明らかな小児に比

して，不詳死の子どもから死後に採取した培養検査では *Staphyrococcus aureus* と *Escherichia coli* が検出されやすい，との報告がなされていて，それらの細菌が死亡に何らかの重要な役割を果たしたことが示唆されている[6]。

　SIDS事例の中枢神経系の異常につき検討を行ったいくつかの研究からは，極めて軽微な所見ではあるものの，弓状核の欠損や低形成がSIDSの数パーセントに認められた，と報告されている[32, 33]。同部位は脳幹の神経伝達物質受容体であり，睡眠中に突然予期せずに死亡した乳児の脆弱性に強く影響を及ぼした可能性がある[34-38]。

トリプルリスク仮説

　他の研究者からも同様な考え方は示されてはいたものの[39]，Filiano と Kinney が[40]，SIDSに対しての「トリプルリスクモデル」を明確にして広く提唱し，この分野の研究者によく知られ，受け入れられるようになった。トリプルリスクモデルとは，（1）脆弱な乳児において，（2）恒常性維持を発達させる過程の臨界期において，（3）外因性のストレス要因が加わった際に，乳児はSIDSで亡くなる，というものである。その乳児が脆弱性を有しているか否かは，児が臨界期に入り，外的ストレス因子の影響を受けるまでは，潜在していて事前には分からないものである[40]。この仮説は，リスク要因の寄与の程度や病理学的所見についての知見の積み上げや，乳児の発達生理学への理解が深まるにつれて，ますます洗練されたものとなっている。例えば延髄のセロトニン作動系の欠陥説は，SIDSによる死亡の多くを説明できるまでに発展してきている。この仮説は，一部のSIDS事例は延髄のセロトニン作動性神経（弓状核も含む）の発達異常に起因して生じるもので，これらの異常を有する乳児では，恒常性の維持における臨界期に入った際に，睡眠中に発生した窒息・低酸素・高体温などの生命に関わるストレス要因に

対しての防御反応が起こらないために，致死的経過をたどると推察されている[36]。

SIDSとの鑑別を要する各種病態

乳児期に突然の予期せぬ死亡をもたらし，それゆえにSIDSとの鑑別を要する病態は，数多く存在する。幸いな事にこれらの疾患の多くは，包括的な死亡状況調査や剖検によりSIDSと区別する事が可能である（補助的検査も含めた，包括的調査の一助となる標準化プロトコールが公表されている［http://www.cdc.gov/SIDS/PDF/SUIDIforms.pdf]）[41-43]。

心臓のナトリウムやカリウムのイオンチャネルの遺伝子変異によりQT間隔は延長するが，突然の予期せぬ乳幼児死亡の2-5%がこのような異常（QT延長症候群）が原因と推察されている[44-48]。QT延長症候群と乳幼児の突然死との関連性については，イタリアからの大規模研究の報告がなされたことにより，特に関心が高まることとなった[49]。今日までに，ナトリウムイオンチャネル遺伝子であるSCN5A遺伝子には，103の異なる変異が確認されている[50]。診断確定のためには，入手しうることは稀ではあるが死亡前の心電図の特徴的変化を確認するか，剖検時に得られた新鮮な組織を用いた遺伝子検査が必要となる。両親のうちどちらかに心電図上でQT延長が認められた場合，診断の一助とはなるが，QT延長症候群の事例の約半数は家族歴のない新規変異が原因であるため，両親の心電図異常がなかったとしても，児がQT延長症候群で死亡した可能性を除外できるわけではない。

先天性代謝異常症によるエネルギー代謝障害や血糖維持機能の破綻も，乳児の突然死の原因となる[51]。これら疾患のなかで脂肪酸代謝異常症を特徴とする疾患は，遭遇する頻度が最も高いものである。そのうち中鎖アシルCoA脱水素酵素（MCAD）欠損症の頻度がもっとも高いが，超長鎖アシルCoA脱水素酵素欠損，長鎖アシルCoA脱水素酵素欠損，短鎖アシルCoA脱水素酵

素欠損なども，頻度はより低いものの突然死をきたしうる疾患として，知られている。他にも乳児に突然死を引き起こす代謝疾患の原因として，カルニチン代謝異常症やグルタル酸血症2型が知られている[52]。乳児の突然死の約5%が先天性代謝異常症の結果生じると推察されている[52]。以前に比べて，新生児期にタンデムマス分光分析検査の実施が広く行われるようになり，剖検時に得られた血液を用いても，分析を実施しうる機会は増えている。この検査では，極めて広い代謝疾患がカバーされており，より安価に実施できる代謝疾患の診断方法になっている[53, 54]。ただし，アミノ酸血症や有機酸血症で突然死を起こすことは稀であることを強調しておきたい。これらによる死亡の場合には突然死の形態を取らず，一定の期間をおいて臨床症状が増悪していくのが一般的である。

その他の乳児突然死の原因となる内因疾患としては，左心系の閉塞性病変といった先天性心奇形に加え，腫瘍，心筋炎，敗血症などが挙げられる[1, 55-57]。

窒息

一般にasphyxia（窒息）という言葉は，動物やヒトが正常な代謝過程を維持出来ない程の低酸素状態に晒された際に用いられる。酸素が完全に不足した場合には無酸素血症が引き起こされ，部分的な酸素不足の場合には低酸素血症が引き起こされる。そもそもasphyxiaとは，心拍の欠落を意味するギリシャ語のasphuxiaが語源（aはnot，sphuxisはpulseを意味する）であるが，現在ではasphyxia（窒息）は，個体が十分な酸素を受け取れない状況に限定して用いられている。細胞レベルで酸素供給能力を低下させる状況やメカニズムには様々なものがある[58]。SIDSと窒息死とを鑑別する困難性につき言及する前に，窒息死（asphyxia death）の定義，分類，メカニズムについて，以下に概説を行う。

歴史的背景

もともと窒息（asphyxia）とは呼吸停止や無呼吸を意味していた。窒息は，通常は頸部を絞められる，首吊り，口鼻を塞がれる，などによって生じる。根底となる発症プロセスに対しての見解は様々であり，多くの研究者は死に至るメカニズムに関与するのは肺と気道だけであると考えていた一方で，より複雑な相互作用が生じていることに気づいた研究者も存在していた[59-62]。例えば，19世紀半ばにはTaylorは[62]，首吊り死（縊死）の際には必ずしも気道閉塞は必要ではなく，頸部血管の圧迫こそが致死的経過をたどる重要な要因であるとし，縊死はうっ血の一種であるとの記載を行っている[62]。

窒息死の診断は，かつては，顔面のうっ血，口腔からの泡沫，右心系の拡張と心嚢液の存在，黒ずんだ血液などの所見に基づいてなされていたが[59, 60]，現在ではこれらの所見は全く非特異的な所見であると考えられている[63]。

病態生理学

窒息の発症プロセスの理解を困難にしている理由の一つとして，窒息死を根底にある病態生理に基づいて分類するのではなく，死亡状況によって分類する傾向がある点が挙げられる。乳幼児の窒息死を死亡現場検証と剖検結果に基づいて，首吊り，頭部の嵌まり込み（wedging），鼻口閉塞などに分類する事も大変有用である。しかし本セクションでは，窒息死を酸素化が阻害されたメカニズムに基づき，（1）外気中の酸素不足，（2）外気から血液への酸素移動の減少，（3）循環血液中の酸素運搬障害，（4）細胞レベルでの酸素取り込みの障害，の大きく4つに分類して概説する[63]。もちろん，これらが組み合わさって窒息死が生じることもありうる。

乳児の活動範囲というものは限定されているため，一般的にこの時期の窒息死は，哺乳中か食事中か睡眠中のアクシデントにより，循環血液中の低酸素化が起き，酸素運搬能が低下して

死に至るという，カテゴリー（2）と（3）による死亡が多い。

窒息の分類

（1）外気中の酸素不足

（a）酸素の置換

酸素が二酸化炭素やメタンなどの不活性ガスに置換された環境下に置かれるか，酸素が水に置き換わった状況（溺水）による窒息がこのカテゴリーに該当する。このような状況が乳幼児期に生ずることは稀である[64, 65]。空気中の酸素濃度が通常の25%以下まで低下すると，数秒で意識を失い，数分で死に至る[66]。

（b）酸素の消費

トドラー期（よちよち歩き期）の乳幼児が，事故や故意によって冷蔵庫などの空気の少ない所に閉じ込められたり，ビニール袋に頭が覆われたりした場合，限られた酸素だけでは生命維持ができなくなる[67]。

（2）外気から血液への酸素移動の減少

（a）外側からの気道閉塞（口鼻腔閉塞）

乳児の顔を枕で覆うといった故意による殺人や，故意ではなく偶発的に自分で顔を下にむけ，柔らかい寝具で顔が塞がる，あるいはビニールシートやビニール袋を被ってしまい口や鼻が塞がれる，などの状況が挙げられる[67]。吐物や唾液で濡れたシーツや毛布は，気流抵抗を上げ，口や鼻にぴったりと張り付きやすくなり，窒息の危険性が高くなる。口鼻を閉塞しやすいタイプの寝具も存在しており，U字型枕のアームの間にいつの間にか入ってしまう，あるいはベビーベッドの側面とマットレスの隙間にはまり込んで，気道が閉塞され死亡することもある。側面が網になった状態の，空気注入式の携帯可能なベビーベットも，顔がビニールの側面や床に押し付けられてしまうと，窒息をきたしうる[68-70]。窒息を引き起こした状況が極めて複雑な場合も

ある。例えば，天井から吊るすタイプのゆりか ご式ベビーベッドの中で，乳児がいつの間にか 顔をマットレスや寝具から上げる事ができない 体勢になってしまったような事例もある。これ ら致死的となりうる状況に共通している特徴と して，子どもが嵌まり込んでしまう窪みが存在 している点が挙げられる。乳児だけではなく， 脳性麻痺などの基礎疾患のある子どもも，窒息 死をきたすリスクが高いといえる[71,72]。本章の 筆者らは，授乳中に窒息で死亡した乳児例の報 告を行っているが，母親の不注意も一つのリス ク要因となりうる[73,74]。

(b) 気道内部の閉塞

気道内血管腫，甲状舌管嚢胞，喉頭蓋炎など， 乳幼児期に上気道狭窄を引き起こす器質的疾患 はいくつか存在している[75]。異物誤嚥も乳児に とって危険であり，このような異物の多くはお もちゃの部品や中途半端にかみ砕いた食物であ る。乳幼児期の問題点として，切歯が臼歯より 早く生えてくるため，しっかり咀嚼が出来るよ うになる前に，食物の塊を噛みちぎることが出 来てしまうという点が挙げられる。そのため， 大きな食塊を誤嚥してしまい，致死的な気道狭 窄や閉塞が起きるもありうる[76,77]。蘇生時に気 道の異物が確認でき，上気道から取り除く事が できれば，救命しうる場合もあるため，救急隊 員から状況を確かめ，誤嚥した可能性がある異 物と同じものがあれば，その大きさを確認する ことが重要である。乳児は気道軟骨輪が柔軟な ため，首に何かが巻き付いた状況の際に，容易 に気道閉塞をきたしうる点に注意が必要である。

(c) 外因性の胸郭機能障害

乳児がマットレスとゆりかご・壁等の間に挟ま り込んだ際に，乳児の胸腔の動きが著しく制限 され，胸腔を広げて肺に酸素を供給する呼吸筋 の動きが妨げられることによっても窒息をきた しうる。このような窒息は，機械的窒息や体位

性窒息と呼称される。乳児が家具に挟まれ身動 きが取れなくなり，乳児の胸郭に圧迫が加わっ た場合にも窒息をきたしうるが，このような窒 息は圧迫窒息と呼称される[78]。

(d) 内因性の胸郭機能障害

このような窒息は，交通事故などにより子ど もが多発性肋骨骨折や気胸をきたした場合に生 じうる。このような損傷をきたすことで，胸郭や 横隔膜によるふいご機能が障害され，窒息状態 となる。このような障害は乳幼児期特有のもの ではなく，あらゆる年齢に共通したものである。

(3) 循環血液中の酸素運搬障害
(a) 酸素結合能低下

このような状況として臨床的に最も頻度が高 いのは，一酸化炭素への暴露である。一酸化炭 素は無味，無臭，非刺激性の気体で，酸素供給 が不十分な状況下で有機物質を燃焼させた際に 発生する。一酸化炭素を吸入した場合，一酸化 炭素のヘモグロビンとの結合親和性は酸素に比 べて250～300倍も高いため，致死的になりう る。そのため極少量の一酸化炭素でも，ヘモグ ロビンから酸素を解離させ，血液中の循環酸素 量は激しく枯渇してしまう。一酸化窒素は細胞 レベルにも作用を及ぼし，ミトコンドリア呼吸 も妨げてしまう[66]。

予期せぬ乳幼児死亡が，同じ部屋や家宅内で 同時あるいは連続して発生した場合，故障した ヒーターからの環境汚染が発生したことによる， 一酸化炭素中毒を疑う必要がある。乳幼児期の 致死的な一酸化炭素中毒が，無理心中（familial murdersuicide）として発生することもめずらし くはない[79]。家宅火災も致死的な一酸化炭素中 毒を引き起こす，よくある状況の一つである。 乳児は年長の児に比べて，より低濃度の一酸化 炭素で致死的経過をたどるものの，燃えたプラ スチックから発生したシアン化物による中毒な ど，その他の物質が原因になった可能性につい

ても検証することが重要である。一般的には桜色（チェリーピンク）に変色した皮膚というものが，致死的な一酸化炭素暴露を示唆する最初の徴候となる。

（b）局所的な血管圧迫

乳幼児が偶発的に首吊り状態となった場合，気道の閉塞が起こらずとも，頭部からの静脈還流が著しく遅滞するか動脈血流が停止するなどで，脳内の酸素化が危機的に低下し，致死的となりうる。

（4）細胞レベルでの酸素吸収障害
（a）化学的窒息

化学的窒息は細胞レベルでの毒作用により生じる窒息であり，たとえばシアン化合物等の物質は，酵素系への有害作用を有しており，直接細胞レベルでの酸素利用を障害する。

（5）酸素化を阻害するいくつかのメカニズムの組み合わせ

致死的な窒息が起こる状況の多くは，今まで述べて来た発症メカニズムのいくつかが組合わさって生じている[80]。例えば「嵌まり込み（wedging）」では，鼻腔口腔閉塞（smothering）と，顔面が覆われることや胸部の圧迫などの機械性窒息が組み合わさって，致死的経過をたどる[81]。首吊り（hanging）では，血管の閉塞と気道の閉塞とがともに生じる。気道閉塞は，気管の直接的圧迫だけではなく，舌や副咽頭間隙の軟部組織が引き上げられることも関与している。加えて，迷走神経抑制も死に至るメカニズムとして重要な役割を果たしている可能性がある[82]。乳児はベビーカーの中で滑り落ちることによって，安全ベルトで首を吊る危険性があり，トドラー期（よちよち歩きの時期）の幼児はカーテンのひもで首を吊る可能性や，古い故障した手作りのベビーベッドの内側に出っ張ったボルトやナットに服がひっかかることで首を吊る可能性がある[83, 84]。探索行動の盛んなトドラー期には，狭い場所に頭をいれて抜け出せない状態となる，頭部の閉じ込め（head entrapment）もまた重要な問題である[85]。

成人と乳児がベッドで添い寝をしている間に起きる乳児死亡は，これまで成人が乳児に覆い被さる（overlaying）ことにより生じる可能性が指摘されてきたが，この事は「自分の下に子どもがいる状況に成人が気付かないわけがない」と主張する反対論者の激しい議論を引き起こしてきた。一方で，このような考え方を基として，成人がソファーで添い寝をしていた際に生じた乳児の死亡は，偶発的な機序による死の可能性を考慮することなく，SIDSと分類され続けてきた。合理的に考えて，成人の傍で寝かされた乳児は，鼻や口の閉塞や胸部の圧迫など，様々なメカニズムによる窒息をきたすリスクがあると考えることが，より妥当である[83, 84, 86]。極めて稀ではあるが，母親の長い髪の毛により絞頸が生じたとの事例も報告されている[87]。添い寝の際に窒息のリスクを上昇させる要因としては，柔らかい寝具の過剰使用，低月齢の乳児，BMIの高い成人との添い寝，薬物中毒・飲酒・鎮静剤・疲労などの状況下にある成人との添い寝，などの要因が挙げられる[88, 89]。比較的短時間の気道閉塞を契機に呼吸停止をきたす乳児がいる事も判明している[90]。気管支肺異形成症や貧血などの基礎疾患や体質などがある場合，酸素濃度のベースが下がる事で，窒息への感受性が高まる可能性があることも指摘されている。

溺死は酸素濃度が低下した環境に暴露されることが死因ではあるが，死に至るメカニズムはとても複雑であり，酸素置換による窒息だけではなく，喉頭痙攣による気道閉塞，血液希釈による電解質濃度の異常，外気温低下による迷走神経抑制などが複雑に関与している[91, 92]。

故意による窒息では，枕やビニール袋を乳児の頭に押し付けたり，体全体を覆ったりすることで，体位性・圧迫性の窒息が引き起こされる。

窒息の病理学的所見

　窒息の診断を示唆する形態学的な異常というものは存在せず，急性の低酸素症を示唆する特異的な組織学的所見も存在しないため，窒息を剖検で診断することは極めて困難である。そのためここ最近では，全ての予期せぬ乳幼児死亡例に対して，トレーニングを受けた調査官による包括的な現場検証を行なうことに，注力がなされてきた。ガイドラインとなるプロトコールが公表されており，入手が可能である[92]。頭部の閉じ込め（head entrapment）事例や，窒息性のガスに晒されたような事例の場合，現場検証ですぐにそのような状況は確認しうるであろうが，嵌まり込み（wedging）や，覆い被さり（overlaying）によって死亡した事例では，特にすでに養育者が，発見時の状態から死亡乳児を動かしてしまったような場合には，判断が困難である。首吊り（hanging）は，現場の状況や養育者から得られた情報が特徴的なために診断可能な事が多いが，養育者が罪悪感を軽減するために現場の状況を変えてしまう事もありうる。例えば，母親が戸棚の取っ手にぶら下げておいたコードで幼児が首吊り状態で死亡した際に，コードの位置を変えてしまっていた事例が報告されている[1]。

　窒息により死亡した可能性のある事例を診察（検視）する際には，注意深く体表面を診察するとともに，潜在性の骨損傷の確認のために全身骨撮影を併せて施行する必要がある。皮膚に何らかのパターンを形成する擦過傷や羊皮状の皮膚変化を呈した部分がある場合には，挟み込み（entrapment）や嵌まり込み（wedging）の際に生じた損傷の可能性が考慮される。同様に，死斑が何らかのパターンを形成している場合や，皮膚の圧迫された部分が白色化を呈している場合には，実際の死亡時の発見時の状況や，家族が説明した発見時の死亡時の体位と一致しているかどうか，慎重に考察を行う必要がある。首の周囲を取り巻く羊皮様に変化した索痕（絞痕）

は，一般的には首吊り状態となって死亡したか，紐などによる絞頸の可能性が示唆される。加害者の手で首を絞められていた場合には，頸部やその下にある帯状筋に卵状の指尖痕を確認しうる。後者は，剖検時に頸部を慎重に層状切開することにより判明する。乳幼児の軟骨は柔らかいため，舌骨や甲状軟骨の骨折が生じることは稀である。圧迫性窒息の事例では，死亡児が下敷きになっていたと思われる物体に一致したパターンが，体表面に確認されうる。

　点状出血，流動性のある血液，チアノーゼ，顔面溢血，浮腫，右心系のうっ血などの「古典的」な窒息徴候が確認されたとしても，そのこと自体は窒息の確定的所見ということはできず，これらの所見は窒息以外の多くの状況で起こりうるものである。窒息をきたした後に，ある程度の生存期間を置いて死亡した場合には，低酸素性虚血性脳損傷としての，神経細胞の核濃縮や細胞質の好酸球増多などの病理所見を呈するようになり[93]，急性の低酸素障害に一致する病理組織学的変化や，組織化学的変化や，生化学的変化は確認しえないようになる。窒息には多くのメカニズムが関わっていることを鑑みれば，このことは特段驚くに値しない。

点状出血

　点状出血は特定の状況下で，皮膚，強膜，結膜，あるいは胸膜や心膜といった漿膜面の下に認められる，極めて少量の血液の貯留である。大きさは0.1mmから2mm程度と幅があり，薄い末梢静脈壁が急激な静脈圧の上昇により破綻することで生じる。眼瞼や漿膜面など出現しやすい組織があるのは，それらの部位では血管周囲の支持組織が少ないからと考えられている。点状出血が出現するまでには，少なくとも15分から30分を要すると推察されている[94]。

　乳幼児の点状出血の解釈が難しいのは，乳幼児や小児における研究が少ないためであり[95]，実際，乳幼児は成人に比し顔面の点状出血は出

現しにくいと考えられている[96]。成人の点状出血の分布や数は，体の位置や大きさ，付随する死斑の広がりの影響を受けるとされている[94, 97]。点状出血に隠されている意義やその発症機序に関しては議論のあるところであり，文献をレビューすることには大きな意義があるものの，現状では多くの研究が小児や乳児ではなく，成人を対象としているという点に注意が必要である。

連続する5,000例の剖検記録を検証したある研究では，眼瞼結膜の点状出血は227名（4.5％）に認められたと報告されている[98]。実際よりも過小に報告されている可能性はあるものの，この研究からは点状出血は窒息の指標としては感度も特異度も高くないことが示唆される（窒息による死亡の全てに点状出血が確認されるわけではなく，逆に内因死，特に心血管疾患による死亡でも点状出血は認められる）。この研究では，低酸素や，急激な右心不全，物理的な血管閉塞による局所の静脈圧の急激な上昇，など数々のメカニズムによって眼瞼結膜の点状出血が生じうることも示唆されている。またこの研究では，併存する凝固異常の有無は関連性に乏しく，直接的な血管内皮障害がなければ発生しないことが強調されている[98]。

しかし点状出血の発症には毛細血管壁障害が必要であるという概念には意義も唱えられており，低酸素とは無関係に，純粋に血管内圧が上昇するだけで小さな出血が起こる事が示唆されている[99]。実際，血圧が低下すると，点状出血の出現率は下がり，血圧が上昇すると出現率は上がる。また，駆血帯を上腕に巻いて動脈血流を妨げないようにしつつ静脈を閉塞させる毛細血管脆弱性試験によっても，点状出血が発生することは周知の事実である。ビニール袋を用いた口鼻閉塞事例では，血管内圧が上昇しないために点状出血が出現しないことも，この概念を支持している[100]。

乳幼児が押しつぶされた状態（crushed）で死亡した場合，同じ状況で死亡した成人と同様に，顔面，頭部，上半身に複数の融合した点状出血や顔面の強い溢血が確認される[77, 78]。このような事例では，全身が低酸素にさらされたにもかかわらず，点状出血はうっ血をきたした局所にしか存在せず，その他の部分には確認されない。このことは，血管内圧の上昇が点状出血の病因として必須であることを，さらに支持していると解釈される。興味深い事に，密着した衣服の下には点状出血は認められないことが多い。そのような部位では血管が圧迫されるために血管内圧上昇が起こらず，低酸素状態でも点状出血が起きないと考えられている[101]。

点状出血が静脈うっ血以外（敗血症の際の体循環中の毒素，血液疾患における凝固障害など）に起因する場合には，その分布は部分的ではなく全身性となる[27, 102]。黒色人種の乳児が髄膜炎菌性敗血症に罹患した際に，点状出血が結膜でしか確認しえないこともあり，黒色人種の点状出血の分布を評価する際には，細心の注意を払う必要がある。

口鼻出血

口鼻からの出血は，乳児突発性危急事態（ALTE：acute life-threatening event）事例や乳幼児突然死事例における，重要な所見である。実際，口鼻出血は窒息企図事例においてしばしば認められる所見である。実際，いわゆる代理によるミュンヒハウゼン症候群で隠しカメラで養育者が意図的に窒息させた事例38名を検証した研究では，うち11名に口鼻出血が確認されたが，対照群46名では口鼻出血を認めた事例は皆無であった，と報告されている[103]。一方で，乳幼児を死亡した状態で発見した養育者の供述や，死亡した状況で救急出動した救急隊の観察記録や，検死官による現場検証で，口鼻出血が認められたとの報告がなされる事は稀である。SIDS事例に漿液性や粘液性のピンク色の分泌物が認められることは稀ではないが，サンディエゴSIDS研究プロジェクトのデータベースに登録

された予期せぬ乳幼児死亡事例406名中，口鼻出血が確認された事例はわずか28名（7%）であったと報告されている[104]。この調査で口鼻の出血を認めた28名中，蘇生行為によるものではないと結論付けられた事例は，14名であった。この調査でSIDSと判断された事例は300名であったが，このうち口鼻出血が確認された事例はわずか10名（10%）であった。偶発的な窒息で死亡したと判断された14名中，口鼻出血が確認された事例は2名（14%），死因が不詳に留まった13名中で口鼻出血が確認された事例は，2名（15%）であった，とのことである。また心肺蘇生（CPR）未実施事例，もしくはCPR施行前に口鼻出血が観察された事例は，SIDS 300名中わずか1名（0.3%）であったとも報告されている。この事例は，ベビーベッド内で，仰臥位で寝かされていた事例で，睡眠中の環境に特にリスクは認めなかった事例であったとのことである。ただし，口鼻出血を認めたSIDS事例10名中，8名は添い寝事例であり，安全な睡眠環境とは言えない中で起こったものである。このうち5名は両親との添い寝の際に発生した事例で，さらにこのうち2名は両親の間に乳児が寝かされていた事例であり，覆い被さり（overlaying）の可能性が指摘されていた[104]。

　乳児の生死に関わらず，CPR施行前に口鼻出血が確認された場合，口鼻の皮膚や粘膜由来の出血である可能性が高く，事故や虐待による窒息を疑う必要がある徴候ということが出来る。乳幼児の突然死事例で口鼻出血が確認された場合，出血源を明確にするために，耳鏡を用いた観察を行うことが推奨される。

肺胞内の鉄貪食細胞（シデロファージ）

　肺胞内の鉄貪食細胞の存在は，SIDSと柔軟物が押し当たることにより生じた窒息とを鑑別する上で有用な形態学的マーカーである，とされてきた[105-111]。適切な対照群を置いた研究は皆無であるにも関わらず，「肺胞内貪食細胞が

多数認められた場合には，SIDSという診断は不適切である」と考えている医療者も少なくない[105, 109, 112]。本章の筆者らは，サンディエゴSIDS/SUDC研究プロジェクト（SDSSRP：the San Diego SIDS/SUDC research project）のデータベースに登録されたSIDS事例91名と，窒息事例29名（事故27名，殺人2名）の肺切片に対し，鉄染色を行ったところ，先の見解を支持する結果は得られなかったことを報告している[113]。SIDS事例や対照群としての窒息事例における肺鉄貪食細胞の数には極めて多様性が存在したことを鑑みると，この所見を過去の窒息未遂を証明する独立変数としてみなすことはできそうにない[113]。肺間質のヘモジデリンも，SIDSの鑑別にはほとんど有用とはならないことが判明している[114]。

肺胞内出血

　肺胞内出血の存在も，SIDSと柔軟物が押し当たることにより生じた窒息とを鑑別する一助となり得る形態学的マーカーとされてきた[106, 107]。これについても本章の筆者らは，安全な睡眠環境で，仰臥位で発見されたSIDS事例34名と窒息事例40名（事故37名，殺人3名）との比較を行い，上記の見解を支持する結果は得られなかったことを報告している[115]。年齢，心肺蘇生時間，死後時間のいずれも，SIDS事例の肺胞内出血の重症度とは何らの関係性も見出すことはできなかった。

その他の所見

　窒息事例で確認される所見としては，この他にも顔面や口唇のうっ血や腫脹などが挙げられる。これらの所見は圧迫性窒息・首つり・絞頸事例でしばしば認められるが，その所見の程度は事例によって極めて多様性がある。頸動脈の圧迫が不完全に留まる首吊り事例では顔面や眼瞼に点状出血が生じるが，頸動脈が完全に圧迫される首吊り事例では，むしろ顔面は蒼白となる。

542　第Ⅴ部　子どもの身体的虐待

舌が挙上した事例では，舌の先端が口から突出して，二次的に乾燥した状態となる。Casperは，窒息事例におけるこの極めて多様性のある状況につき，「机上の論理のみで実際の事例経験に乏しい『専門家』の書いた，『のどを締められた人達の顔貌はすみれ色で，わずかに青みを帯びた深く赤い色にふくれあがっている』という記載を，どれだけ読まされなければならないのだ！首を絞められた人が皆そのような外見になるという考え方ほど，間違っている事はない」との明快なコメントを行っている[116]。

窒息死症例では，静脈圧上昇も一因となり，肺浮腫や脳浮腫を認める事もあるが，これらは極めて非特異的な所見であり，他の原因による死亡でもよく見られる。同じように様々な臓器のうっ血や浮腫も認めうるが，そのような所見が認められたとしても，窒息を肯定することにも否定することにもならない。左心系の虚脱を伴う右心系の拡張や流動性の（凝固していない）血液の存在も，窒息の診断を行う上での診断的意義はない。

気道内に胃内容物が充満していることの意義については議論の余地があり，必ずしも吸引物による窒息を意味するわけではない。成人を対象とした研究では，20-25％の事例が死因とは無関係に，死戦期に食物を誤飲する可能性があることが示されている。死後に遺体を動かす事でも，胃内容物が気管内に移動しうる事も判明している[117]。

これまでに健康であった乳児突然死事例に，気道内や肺に胃内容物の吸引が確認されたとしても，その診断的な意義は限定的と考えられており，そのような研究報告も複数存在している[118]。ただ，これまでに報告されている研究の全てで，心肺蘇生が原因で胃内容物が末梢肺野に押し込まれたと結論付けられているわけではない。心肺蘇生が施行されなかったSIDS事例69名を対象としたある研究では，うち10名（14％）に末梢肺野に胃内容物が吸引された事

を示す顕微鏡的所見が確認された，と報告されている。胃内容物が肺末梢に確認された事例では，それが確認されなかった事例とは，この一点を除き，臨床的にも病理学的にも差異は確認されなかった，とのことである[119]。この研究結果からは，一部のSIDS事例では誤嚥を防ぐことが出来ずに，死線期に胃内容物の吸引が生じうる，という可能性が示唆される。

窒息とSIDSとの鑑別

剖検時に窒息に診断特異的な所見が確認されない場合，成人でも窒息との診断を行うことは困難であるが，乳児の場合にはなおさら困難であるといえる[120]。乳児は小さく，力もないため，虐待であれ事故であれ，強く抗うことができずに容易に窒息に至りやすい。そのため致死的となったエピソードを判断する上で有用となる挫傷や擦過傷が残ることもない。口や鼻を圧迫することで気道は容易に閉塞し，やはり皮膚には何の痕跡も残さない。窒息の診断をする際に有用となる現場検証や剖検所見に関するガイドラインが近年公表されたが[63]，乳児の窒息死とSIDSは剖検所見で全く見分けはつかない事はしばしばである[121]。

予期せぬ乳児死亡事例では，現場検証は欠かすことが出来ない。しかし実際の現場は，養育者が行った蘇生行為によって，既に変化してしまっていることも多い。またその現場は，心肺停止状態にある子どもを病院に運ぶ救急隊員によって，さらに変化が加えられる事となる。蘇生が行われ，鼻咽頭吸引がなされることで，窒息の原因となった異物は取り除かれ，剖検によって有意な所見が得られなくなることも稀ではない。コードや寝具類といった，窒息死とSIDSとを鑑別する上で有用となる重要な物的証拠が既に片付けられている事もあるし，養育者が，児が死亡した部屋を既に片付けてしまっている事もしばしばである。

第38章　乳児突然死症候群（SIDS）か窒息か？　**543**

頭部が嵌まり込んでいたベビーベッドの側面の形が，頭に白く残っているなど，嵌まり込み（wedging）により死亡した乳児の場合，児に圧迫を加えていた物体の形に一致した痕跡が皮膚に残っていることもある。そのため，窒息が疑われる事例の場合には，実際にベビーベッドの形や寝具の状態を調べることも，法医学者にとって極めて重要となる。SIDSによる死亡では，何らかのパターン痕が身体に認められるということはない。頸部の周りに紐のようなものでくくられた痕（索状痕）が確認された場合，首吊りや絞頸の可能性が持ち上がる。乳児が発見された状況を確認するために，人形を用いた再現を行うことも必要となる。

顔面や結膜の点状出血がSIDS事例で認められることはない。年長児に比べれば頻度は少ないものの，乳児の窒息死事例では顔面や結膜に点状出血が確認できることがある[96, 122, 123]。結膜の点状出血と急性の肺気腫が併存する場合，幼小児でも窒息死であることを示唆する所見とされている[124]。顔面や上大静脈の還流部位に鮮明な点状出血が確認された場合，胸部や頸部への圧迫が生じていたことが強く推察される[125, 126]。顔面に無数の点状出血が確認される状態はmasque ecchymotique（仮面様溢血斑）と呼ばれ，SIDSである可能性は完全に除外される[63, 126]。予期せぬ乳児死亡事例では，剖検時に頸部切開を必ず実施しなくてはならない。ただし，首吊り事例や絞頸事例でも，頸部挫傷が必ず存在するわけではなく，また乳児では喉頭軟骨や舌骨は柔軟性に富むために骨折をきたしていることは稀である。

明らかに窒息で死亡した乳児でさえも，剖検時に有意な所見が得られない事を示す好例として，公衆トイレ内で意識を失った母親の下から，心肺停止状態で発見された生後1カ月の女児例につき，ここで例示する。母親が鎮静剤の過量内服を行い，乳児の上に覆いかぶさっていたところを発見された[89]。乳児は救急搬送され，心肺蘇生で自己心拍が再開したものの，低酸素性虚血性脳損傷で，1日後に病院で死亡した。本児は院内で慎重な検視がなされたが，皮膚体表面にはパターン所見や点状出血を含め何らの所見も確認されず，その後の小児科医立会いの下で実施された剖検でも，有意な所見は何ら確認されなかった（SIDS事例の剖検時所見と何ら変わりはなかった）。つまり，誰もが気道閉塞性の窒息と圧迫性窒息の合併による死亡であると判断できる事例でさえ，致死的な低酸素性虚血性脳損傷を引き起こしたエピソードを確定できたのは，現場での情報でしかなかったのである。このような事例の存在は，窒息事例とSIDS事例を身体所見からは鑑別しえないことがあることや[120, 127]，剖検を実施したとしても，SIDS事例と窒息事例とを，そして窒息事例において事故が原因であるか虐待が原因であるかを，鑑別することが出来るわけではないことを明確に表しているということが出来よう。同じ家族内で複数の乳児死亡が起こりSIDSと誤診されていた事例が，実際には故意の窒息（殺人）であったというケースは，今までに複数あった事はよく知られている[128-132]。

結語

SIDSは定義上，除外診断であるため，剖検で特異的な所見が認められなかった場合，窒息との鑑別上，極めて重大な問題が生じうる。窒息であるのかSIDSであるかのを鑑別するためには，詳細な病歴聴取・現場検証・剖検を全て組み合わせたうえで慎重に評価を行うとともに，それ以外の病態が潜在している可能性の除外も併せて行っていく必要がある。このため乳児において，SIDSや窒息の診断を行うためには，あらゆる可能性を考慮しながら慎重なアプローチを行わなければならない。そのようなアプローチを行ったとしても，可能性のいくつかは，完全には明確にしえないまま残ってしまいうる。

残念ながら，標準的プロトコールに則って全ての調査を実施したとしても，常に確定診断が可能なわけではない。致死的となり得る終末期のメカニズムについては，様々な課題が未解決のまま残されているのが現状である。

文献

1. Byard RW: *Sudden Death in Infancy, Childhood and Adolescence,* ed 2. Cambridge University Press, Cambridge, 2004.
2. Willinger M, James LS, Catz C: Defining the sudden infant death syndrome (SIDS): deliberations of an expert panel convened by the National Institute of Child Health and Human Development. *Pediatr Pathol* 1991;11:677-684.
3. Krous HF, Beckwith JB, Byard RW, et al: Sudden infant death syndrome and unclassified sudden infant deaths: a definitional and diagnostic approach. *Pediatrics* 2004;114:234-238.
4. Byard RW: Unexpected infant death: lessons from the Sally Clark case. *Med J Aust* 2004;181:52-54.
5. Mathews TJ, MacDorman MF: Infant mortality statistics from the 2004 period linked birth/infant death data set. *Natl Vital Stat Rep* 2007;55:1-32.
6. Weber M, Klein N, Hartley J, et al: Infection and sudden unexpected death in infancy: a systematic retrospective case review. *Lancet* 2008;371:1848-1853.
7. Malloy MH: Trends in postneonatal aspiration deaths and reclassification of sudden infant death syndrome: impact of the "Back to Sleep" program. *Pediatrics* 2002;109:661-665.
8. Tursan d'Espaignet E, Bulsara M, Wolfenden L, et al: Trends in sudden infant death syndrome in Australia from 1980-2002. *Forensic Sci Med Pathol* 2008;4:83-90.
9. Mitchell EA, Milerad J: Smoking and the sudden infant death syndrome. *Rev Environ Health* 2006;21:81-103.
10. Shah T, Sullivan K, Carter J: Sudden infant death syndrome and reported maternal smoking during pregnancy. *Am J Public Health* 2006;96:1757-1759.
11. Fleming P, Blair PS: Sudden Infant Death Syndrome and parental smoking. *Early Hum Dev* 2007;83:721-725.
12. Moon RY, Horne RS, Hauck FR: Sudden infant death syndrome. *Lancet* 2007;370:1578-1587.
13. Blair PS, Fleming PJ, Bensley D, et al: Smoking and the sudden infant death syndrome: results from 1993-5 case-control study for confidential inquiry into stillbirths and deaths in infancy. Confidential Enquiry into Stillbirths and Deaths Regional Coordinators and Researchers. *Br Med J* 1996;313:195-198.
14. Mitchell EA, Ford RP, Taylor BJ, et al: Further evidence supporting a causal relationship between prone sleeping position and SIDS. *J Paediatr Child Health* 1992;28 (Suppl 1):S9-S12.
15. Mitchell EA, Tuohy PG, Brunt JM, et al: Risk factors for sudden infant death syndrome following the

prevention campaign in New Zealand: a prospective study. *Pediatrics* 1997;100:835-840.
16. Taylor JA, Krieger JW, Reay DT, et al: Prone sleep position and the sudden infant death syndrome in King County, Washington: a case-control study. *J Pediatr* 1996;128:626-630.
17. Mitchell EA, Thach BT, Thompson JM, et al: Changing infants' sleep position increases risk of sudden infant death syndrome. New Zealand Cot Death Study. *Arch Pediatr Adolesc Med* 1999;153:1136-1141.
18. Hauck FR, Herman SM, Donovan M, et al: Sleep environment and the risk of sudden infant death syndrome in an urban population: the Chicago Infant Mortality Study. *Pediatrics* 2003;111:1207-1214.
19. Krous HF, Nadeau JM, Silva PD, et al: Intrathoracic petechiae in sudden infant death syndrome: relationship to face position when found. *Pediatr Dev Pathol* 2001;4:160-166.
20. Blair PS, Mitchell EA, Heckstall-Smith EM, et al: Head covering—a major modifiable risk factor for sudden infant death syndrome: a systematic review. *Arch Dis Child* 2008;93:778-783.
21. Mitchell EA, Thompson JM, Becroft DM, et al: Head covering and the risk for SIDS: findings from the New Zealand and German SIDS case-control studies. *Pediatrics* 2008;121:e1478-e1483.
22. Mitchell EA: Recommendations for sudden infant death syndrome prevention: a discussion document. *Arch Dis Child* 2007;92:155-159.
23. Horsley T, Clifford T, Barrowman N, et al: Benefits and harms associated with the practice of bed sharing: a systematic review. *Arch Pediatr Adolesc Med* 2007;161:237-245.
24. Carpenter RG: The hazards of bed sharing. *Paediatr Child Health* 2006;11(Suppl A):24A-28A.
25. Ruys JH, de Jonge GA, Brand R, et al: Bed-sharing in the first four months of life: a risk factor for sudden infant death. *Acta Paediatr* 2007;96:1399-1403.
26. Krous HF: The microscopic distribution of intrathoracic petechiae in sudden infant death syndrome. *Arch Pathol Lab Med* 1984;108:77-79.
27. Krous HF, Jordan J: A necropsy study of distribution of petechiae in non-sudden infant death syndrome. *Arch Pathol Lab Med* 1984;108:75-76.
28. Poets CF, Meny RG, Chobanian MR, et al: Gasping and other cardiorespiratory patterns during sudden infant deaths. *Pediatr Res* 1999;45:350-354.
29. Beckwith JB: The sudden infant death syndrome. *Curr Probl Pediatr* 1973;3:1-36.
30. Krous HF: The pathology of sudden infant death syndrome: an overview. *In:* Culbertson JL, Krous HF, Bendell RD (eds): *Sudden Infant Death Syndrome. Medical Aspects and Psychological Management.* The John Hopkins University Press, Baltimore, 1988, pp 18-47.
31. Krous HF, Nadeau JM, Silva PD, et al: A comparison of respiratory symptoms and inflammation in sudden infant death syndrome and in accidental or inflicted infant death. *Am J Forensic Med Pathol* 2003;24:1-8.
32. Filiano JJ, Kinney HC: Arcuate nucleus hypoplasia in the sudden infant death syndrome. *J Neuropathol*

Exp Neurol 1992;51:394-403.

33. Matturri L, Biondo B, Suarez-Mier MP, et al: Brain stem lesions in the sudden infant death syndrome: variability in the hypoplasia of the arcuate nucleus. *Acta Neuropathol (Berl)* 2002;104:12-20.

34. Kinney HC, Filiano JJ, Sleeper LA, et al: Decreased muscarinic receptor binding in the arcuate nucleus in sudden infant death syndrome. *Science* 1995;269:1446-1450.

35. Panigrahy A, Filiano JJ, Sleeper LA, et al: Decreased kainate receptor binding in the arcuate nucleus of the sudden infant death syndrome. *J Neuropathol Exp Neurol* 1997;56:1253-1261.

36. Kinney HC, Filiano JJ, White WF: Medullary serotonergic network deficiency in the sudden infant death syndrome: review of a 15-year study of a single dataset. *J Neuropathol Exp Neurol* 2001;60:228-247.

37. Kinney HC, Randall LL, Sleeper LA, et al: Serotonergic brainstem abnormalities in Northern Plains Indians with the sudden infant death syndrome. *J Neuropathol Exp Neurol* 2003;62:1178-1191.

38. Paterson DS, Trachtenberg FL, Thompson EG, et al: Multiple serotonergic brainstem abnormalities in sudden infant death syndrome. *JAMA* 2006;296:2124-2132.

39. Guntheroth WG, Spiers PS: The triple risk hypotheses in sudden infant death syndrome. *Pediatrics* 2002;110:e64.

40. Filiano JJ, Kinney HC: A perspective on neuropathologic findings in victims of the sudden infant death syndrome: the triple-risk model. *Biol Neonate* 1994;65:194-197.

41. Matturri L, Ottaviani G, Lavezzi AM: Guidelines for neuropathologic diagnostics of perinatal unexpected loss and sudden infant death syndrome (SIDS): a technical protocol. *Virchows Arch* 2008;452:19-25.

42. Krous HF, Byard RW: International standardized autopsy protocol for sudden unexpected infant death. Appendix I. *In:* Byard RW, Krous HF (eds): *Sudden Infant Death Syndrome: Problems, Progress and Possibilities.* Arnold, London, 2001, pp 319-333.

43. Iyasu S, Rowley D, Hanzlick R: Guidelines for death scene investigation of sudden, unexplained infant deaths: Recommendations of the Interagency Panel on Sudden Infant Death Syndrome. *MMWR Morb Mortal Wkly Rep* 1996;45:1-6. Available at http://www.cdc.gov/mmwr/preview/mmwrht ml/00042657.htm. Accessed May 6, 2009.

44. Tester DJ, Ackerman MJ: Sudden infant death syndrome: how significant are the cardiac channelopathies? *Cardiovasc Res* 2005;67:388-396.

45. Ackerman MJ, Siu BL, Sturner WQ, et al: Postmortem molecular analysis of SCN5A defects in sudden infant death syndrome. *JAMA* 2001;286:2264-2269.

46. Ackerman MJ, Anson BD, Tester DJ, et al: Molecular autopsy of HERG defects in sudden infant death syndrome. *J Am Coll Cardiol* 2002;39:111A-112A.

47. Schwartz PJ, Priori SG, Bloise R, et al: Molecular diagnosis in a child with sudden infant death syndrome. *Lancet* 2001;358:1342-1343.

48. Wedekind H, Smits JP, Schulze-Bahr E, et al: De novo mutation in the SCN5A gene associated with early onset of sudden infant death. *Circulation* 2001;104:1158-1164.

49. Schwartz PJ, Stramba-Badiale M, Segantini A, et al: Prolongation of the QT interval and the sudden infant death syndrome. *N Engl J Med* 1998;338:1709-1714.

50. Moric E, Herbert E, Trusz-Gluza M, et al: The implications of genetic mutations in the sodium channel gene (SCN5A). *Europace* 2003;5:325-334.

51. Bonham JR, Downing M: Metabolic deficiencies and SIDS. *J Clin Pathol* 1992;45:33-38.

52. Boles RG, Buck EA, Blitzer MG, et al: Retrospective biochemical screening of fatty acid oxidation disorders in postmortem livers of 418 cases of sudden death in the first year of life. *J Pediatr* 1998;132:924-933.

53. Rinaldo P, Matern D: Disorders of fatty acid transport and mitochondrial oxidation: challenges and dilemmas of metabolic evaluation. *Genet Med* 2000; 2:338-344.

54. Bennett MJ, Rinaldo P: The metabolic autopsy comes of age. *Clin Chem* 2001;47:1145-1146.

55. Valdes-Dapena M, Gilbert-Barness E: Cardiovascular causes for sudden infant death. *Pediatr Pathol Mol Med* 2002;21:195-211.

56. Dettmeyer RB, Padosch SA, Madea B: Lethal enterovirus-induced myocarditis and pancreatitis in a 4-month-old boy. *Forensic Sci Int* 2006;156:51-54.

57. Krous HF, Chadwick AE, Isaacs H Jr: Tumors associated with sudden infant and childhood death. *Pediatr Dev Pathol* 2005;8:20-25.

58. Byard RW, Cains G: Lethal asphyxia—pathology and problems. *Minerva Med* 2007;127:273-282.

59. Mann JD: *Forensic Medicine and Toxicology,* ed 3. Charles Griffin & Co., London, 1902.

60. Reese JJ. *Text-book of Medical Jurisprudence and Toxicology,* ed 7. P. Blakiston's Son & Co, Philadelphia, 1906.

61. Giffen GH: *Students' Manual of Medical Jurisprudence and Public Health,* ed 2. William Bryce. Edinburgh, 1906.

62. Taylor AS: *The Principles and Practice of Medical Jurisprudence.* John Churchill & Sons, London, 1865.

63. Byard RW, Jensen LL: Fatal asphyxial episodes in the very young: classification and diagnostic issues. *Forensic Sci Med Pathol* 2007;3:177-181.

64. Byard RW, Wilson GW: Death scene gas analysis in suspected methane asphyxia. *Am J Forensic Med Pathol* 1992;133:69-71.

65. Byard RW, Cains G, Simpson E, et al: Drowning, haemodilution, haemolysis and staining of the intima of the aortic root—preliminary observations. *J Clin Forensic Med* 2006;13:121-124.

66. DiMaio VJ, DiMaio D: *Forensic Pathology,* ed 2. CRC Press, Boca Raton, 2001.

67. Byard RW, Simpson E, Gilbert JD: Temporal trends over the past two decades in asphyxial deaths in South Australia involving plastic bags or wrapping. *J Clin Forensic Med* 2006;13:9-14.

68. Byard RW, Beal SM: V-shaped pillows and unsafe infant sleeping. *J Paediatr Child Health* 1997;33:171-173.

69. Byard RW: Inflatable beds and accidental asphyxia

in infants. *Scand J Forensic Sci* 2006;12:22-24.

70. Byard RW, Bourne AJ, Beal SM: Mesh-sided cots—yet another potentially dangerous infant sleeping environment. *Forensic Sci Int* 1996;83:105-109.

71. Amanuel B, Byard RW: Accidental asphyxia in bed in severely disabled children. *J Paediatr Child Health* 2000;36:66-68.

72. Brogan T, Fligner CL, McLaughlin JF, et al: Positional asphyxia in individuals with severe cerebral palsy. *Dev Med Child Neurol* 1992;34:169-173.

73. Byard RW: Is breast feeding in bed always a safe practice? *J Paediatr Child Health* 1998;34:418-419.

74. Krous HF, Chadwick AE, Stanley C: Delayed infant death following catastrophic deterioration during breast-feeding. *J Paediatr Child Health* 2005;41:215-217.

75. Byard RW: Mechanisms of unexpected death in infants and young children following foreign body ingestion. *J Forensic Sci* 1996;41:438-441.

76. Wick R, Gilbert JD, Byard RW: Cafe coronary syndrome-fatal choking on food: an autopsy approach. *J Clin Forensic Med* 2008;13:135-138.

77. Byard RW: Unexpected death due to acute airway obstruction in daycare centers. *Pediatrics* 1994;94:113-114.

78. Byard RW, Hanson KA, James RA: Fatal unintentional traumatic asphyxia in childhood. *J Paediatr Child Health* 2003;39:31-32.

79. Byard RW, Knight D, James RA, et al: Murder-suicides involving children: a 29-year study. *Am J Forensic Med Pathol* 1999;20:323-327.

80. Byard RW, Tsokos M: Infant and early childhood asphyxial deaths—diagnostic issues. *In:* Tsokos M (ed): Forensic Pathology Reviews, Vol 2. Humana Press, Totowa, NJ, 2005, pp 101-123.

81. Collins KA: Death by overlaying and wedging: a 15-year retrospective study. *Am J Forensic Med Pathol* 2001;22:155-159.

82. Green H, James RA, Gilbert JD, et al: Fractures of the hyoid bone and laryngeal cartilages in suicidal hanging. *J Clin Forensic Med* 2000;7:123-126.

83. Byard RW, Beal S, Bourne AJ: Potentially dangerous sleeping environments and accidental asphyxia in infancy and early childhood. *Arch Dis Child* 1994;71:497-500.

84. Byard RW: Hazardous infant and early childhood sleeping environments and death scene examination. *J Clin Forensic Med* 1996;3:115-122.

85. Jensen L, Charlwood C, Byard RW: Shopping cart injuries, entrapment and childhood fatality. *J Forensic Sci* 2008;53:1178-1180.

86. Byard RW, Beal S, Blackbourne B, et al: Specific dangers associated with infants sleeping on sofas. *J Paediatr Child Health* 2001;37:476-478.

87. Milkovich SM, Owens J, Stool D, et al: Accidental childhood strangulation by human hair. *Int J Pediatr Otorhinolaryngol* 2005;69:1621-1628.

88. Byard RW, Hilton J: Overlaying, accidental suffocation and sudden infant death. *J SIDS Infant Mort* 1997;2:161-165.

89. Mitchell E, Krous HF, Byard RW: Pathological findings in overlaying. *J Clin Forensic Med* 2002;9:133-135.

90. Byard RW, Burnell RH: Apparent life threatening events and infant holding practices. *Arch Dis Child*

1995;73:502-504.

91. Byard RW, Houldsworth G, James RA, et al: Characteristic features of suicidal drownings: a 20-year study. *Am J Forensic Med Pathol* 2001;22:134-138.

92. Byard RW, Krous HF (eds): *Sudden Infant Death Syndrome. Problems, Progress & Possibilities.* Arnold, London, 2001.

93. Byard R, Blumbergs P, Rutty G, et al: Lack of evidence for a causal relationship between hypoxic-ischemic encephalopathy and subdural hemorrhage in fetal life, infancy and early childhood. *Pediatr Dev Pathol* 2007;10:500-501.

94. Saukko P, Knight B: *Knight's Forensic Pathology,* ed 3. Arnold, London, 2004, pp 352-367.

95. Byard RW, Krous HF: Petechial hemorrhages and unexpected infant death. *Leg Med (Tokyo)* 1999;1:193-197.

96. Moore L, Byard RW: Pathological findings in hanging and wedging deaths in infants and young children. *Am J Forensic Med Pathol* 1993;14:296-302.

97. Bockholdt B, Maxeiner H, Hegenbarth W: Factors and circumstances influencing the development of hemorrhages in livor mortis. *Forensic Sci Int* 2005;149:133-137.

98. Rao N, Smith RE, Choi JH, et al: Autopsy findings in the eyes of fourteen fatally abused children. *Forensic Sci Int* 1988;39:293-299.

99. Ely SF, Hirsch CS: Asphyxial deaths and petechiae: a review. *J Forensic Sci* 2000;45:1274-1277.

100. Haddix TL, Harruff RC, Reay DT, et al: Asphyxial suicides using plastic bags. *Am J Forensic Med Pathol* 1996;17:308-311.

101. Byard RW: The brassiere "sign"—a distinctive marker in crush asphyxia. *J Clin Forensic Med* 2005;12:316-319.

102. Byard RW, Krous HF: Petechial hemorrhage and unexpected infant deaths. *Legal Med* 1999;1:193-197.

103. Southall DP, Plunkett MC, Banks MW, et al: Covert video recordings of life-threatening child abuse: lessons for child protection. *Pediatrics* 1997;100:735-760.

104. Krous HF, Nadeau JM, Byard RW, et al: Oronasal blood in sudden infant death. *Am J Forensic Med Pathol* 2001;22:346-351.

105. Becroft DM, Lockett BK: Intra-alveolar pulmonary siderophages in sudden infant death: a marker for previous imposed suffocation. *Pathology* 1997;29:60-63.

106. Potter S, Berry PJ, Fleming P: Pulmonary haemorrhage in sudden unexpected death in infancy. *Pediatr Dev Pathol* 1999;2:394-395.

107. Yukawa N, Carter N, Rutty G, et al: Intra-alveolar haemorrhage in sudden infant death syndrome: a cause for concern? *J Clin Pathol* 1999;52:581-587.

108. Becroft DM, Thompson JM, Mitchell EA: Nasal and intrapulmonary haemorrhage in sudden infant death syndrome. *Arch Dis Child* 2001;85:116-120.

109. Hanzlick R, Delaney K: Pulmonary hemosiderin in deceased infants: baseline data for further study of infant mortality. *Am J Forensic Med Pathol* 2000;21:319-322.

110. Hanzlick R: Pulmonary hemorrhage in deceased

infants: baseline data for further study of infant mortality. *Am J Forensic Med Pathol* 2001;22:188-192.

111. Schluckebier DA, Cool CD, Henry TE, et al: Pulmonary siderophages and unexpected infant death. *Am J Forensic Med Pathol* 2002;23:360-363.

112. Jackson CM, Gilliland MG: Frequency of pulmonary hemosiderosis in Eastern North Carolina. *Am J Forensic Med Pathol* 2000;21:36-38.

113. Krous HF, Wixom C, Chadwick AE, et al: Pulmonary intra-alveolar siderophages in SIDS and suffocation: a San Diego SIDS/SUDC Research Project report. *Pediatr Dev Pathol* 2006;9:103-114.

114. Byard RW, Stewart WA, Telfer S, et al: Assessment of pulmonary and intrathymic hemosiderin deposition in sudden infant death syndrome. *Pediatr Pathol Lab Med* 1997;17:275-282.

115. Krous HF, Haas EA, Masoumi H, et al: A comparison of pulmonary intra-alveolar hemorrhage in cases of sudden infant death due to SIDS in a safe sleep environment or to suffocation. *Forensic Sci Int* 2007;172:56-62.

116. Casper JL: A Handbook of the Practice of Forensic Medicine Based Upon Personal Experience. Vol II. The New Sydenham Society, London, 1862.

117. Knight BH. The significance of the postmortem discovery of gastric contents in the air passages. *Forensic Sci* 1975;6:229-234.

118. Byard RW, Beal SM: Gastric aspiration and sleeping position in infancy and early childhood. *J Paediatr Child Health* 2000;36:403-405.

119. Krous HF, Masoumi H, Haas EA, et al: Aspiration of gastric contents in sudden infant death syndrome without cardiopulmonary resuscitation. *J Pediatr* 2007;150:241-246.

120. Banaschak S, Schmidt P, Madea B: Smothering of children older than 1 year of age-diagnostic significance of morphological findings. *Forensic Sci Int* 2003;134:163-168.

121. Byard RW: Inaccurate classification of infant deaths in Australia: a persistent and pervasive problem. *Med J Aust* 2001;175:5-7.

122. Byard RW: Possible mechanisms responsible for the sudden infant death syndrome. *J Paediatr Child Health* 1991;27:147-157.

123. Matsumura F, Ito Y: Petechial hemorrhage of the conjunctiva and histological findings of the lung and pancreas in infantile asphyxia—evaluation of 85 cases. *Kurume Med J* 1996;43:259-266.

124. Betz P, Hausmann R, Eisenmenger W: A contribution to a possible differentiation between SIDS and asphyxiation. *Forensic Sci Int* 1998;91:147-152.

125. Oehmichen M, Gerling I, Meissner C: Petechiae of the baby's skin as differentiation symptom of infanticide versus SIDS. *J Forensic Sci* 2000;45:602-607.

126. Perrot LJ: Masque ecchymotique. Specific or nonspecific indicator for abuse. *Am J Forensic Med Pathol* 1989;10:95-97.

127. Kleemann WJ, Wiechern V, Schuck M, et al: Intrathoracic and subconjunctival petechiae in sudden infant death syndrome (SIDS). *Forensic Sci Int* 1995;72:49-54.

128. Meadow R: Munchausen syndrome by proxy. The hinterland of child abuse. *Lancet* 1977;2:343-345.

129. Meadow R: Munchausen syndrome by proxy. *Arch Dis Child* 1982;57:92-98.

130. Byard RW, Beal SM: Munchausen syndrome by proxy: repetitive infantile apnoea and homicide. *J Paediatr Child Health* 1993;29:77-79.

131. Byard RW, Burnell RH: Covert surveillance in Munchausen syndrome by proxy. Ethical compromise or essential technique? *Med J Aust* 1994;160:352-356.

132. Byard RW, Sawaguchi T: Sudden infant death syndrome or murder? *Scand J Forensic Sci* 2008;14:14-16.

VI

虐待による頭部外傷
（AHT：Abusive Head Trauma）

Deborah E. Lowen, MD

ABUSIVE HEAD TRAUMA

39

虐待による頭部外傷（AHT）

Kent P. Hymel, MD, Katherine P. Deye, MD

はじめに

　虐待による頭部外傷（AHT：Abusive Head Trauma）は養育者の過度のフラストレーションや怒りが発端となって生じ，その後の子どもや家族の人生，そしてその未来を永久に変えてしまいうるものとなる。AHTを引き起こすような暴力的行為が行われることで，関係する家族には取り返しのつかないような著しいストレスを生む結果になるし，治療・支援・助言・調査・保護・証言・告発・弁護・裁判などの広範な分野に及ぶ多くの専門家にとっても，その対応は大きなストレスとなる。

AHTの発生率と疫学

　2歳未満のAHTの年間発生率は，この年齢群の小児10万人あたり16.1〜33.8と推察されている[1-5]。様々な研究を統合すると，女児に比べ男児ははるかに受傷リスクが高いことが確認されている[1, 5-7]。社会経済的ストレスやその他の急性ストレス下にある家族で育つ乳幼児も，著しく高いリスク下にあることが判明している[4, 8]。一方で人種や民族は，AHTの明らかな予測因子ではないことも判明している[9]。AHTは米国における，乳幼児期の殺人による死亡の主因と推察されている[10]。

AHTの歴史的背景

　AHTに関するこれまでに発表された査読者付きの研究論文の数は，近年著しく増えており，またその質も高くなっている。このような拡大しつつある一連の研究を理解することは概して困難であり，そのためには歴史的な背景につき知識を深めることが有用となる。AHTに関して一般市民に広く啓発をし，広く蔓延する思い込みにつき疑問を投げかけ，現在の臨床や研究における優先順位を変更せしめることに重要な役割を果たしてきた人物につき，ここで簡単に言及する。

　1946年にJohn Caffey医師[11]は「慢性硬膜下血腫を併発した，多発長管骨骨折」という画期的な論文を発表した。Caffey医師はこの論文の中で，硬膜下血腫と多発骨折を併発した小児患者6名につき言及した。このような複合的所見が意図的な外傷によるものの疑いがあると述べたのは，Caffey医師が最初であった。そして彼は，医療者に硬膜下血腫をきたした小児患者では骨折がないかを，骨折を負った子どもでは硬膜下血腫がないかを，精査するように提言したのである。

　1956年11月14日，Virginia Jasparsという人物が懲役10〜22年の判決を受けた。警察による捜査により，彼女が1948年から1956年までにベビーシッターをした15名以上の乳幼児を

殺害したり傷害を負わせたりしたことが裏付けられた。コネチカット州ニューヘーブンのPaul Goldstein医師，Steve Downing医師，Michael Kashgarian医師，そして何よりRobert Salinger医師が，Jasparの犯行を決定づける重要な証拠を明確にした。JasparsはJennifer Malkanという乳児の殺害方法につき，「Jenniferが泣きやまないことにイライラして…（中略）…頭が前後にガクガクするような形で，彼女に揺さぶりを加えた」と説明し，「Jenniferはハアハア言って，目つきがおかしくなった」とも言及した[12]。

1971年に，英国初の小児神経外科医であるNorman Guthkelchは，「乳児の硬膜下血腫とむち打ち損傷との関連について」と題した論文を英国医学会雑誌（BMJ：the British Medical Journal）に発表し[13]，養育者が激しく揺さぶったことにより受傷したことが判明した小児事例を，複数報告した。この論文は，乳幼児の頭蓋内損傷の機序としての「揺さぶり」について，初めて明確に言及した論文である。

1987年には小児神経外科医であるAnn-Christine Duhaimeらが，脳神経外科ジャーナル（the Journal of Neurosurgery）に，その後に大きな論争を生むことになる論文を発表した[14]。この論文は，乳幼児揺さぶられ症候群48名の後方視的分析結果と，あわせて施行された一連の生体力学的実験の結果につき報告したものであるが，「一般的に『揺さぶりによる損傷』という診断が下された重度の頭部外傷は，衝撃が加えられた場合にのみ発症するもので，元来健康であった乳幼児であれば，揺さぶられただけで『揺さぶられ症候群』とされているような損傷をきたすことは考えがたい」と結論付けられていた。

この論文を受け，近年「揺さぶられ症候群というものは，医学的証拠のない通説に過ぎない」という主張が，「専門家」からなされるようになった。広く信じられている「揺さぶり－むち打ち損傷」の信憑性が，今や真っ向から問われている事態になっている[15, 16]。実際には，おび

ただしい数の研究論文が「揺さぶり」だけでも乳幼児が致死的となる損傷をきたすと結論付けている[13, 17-20]。この議論は，医学文献上だけではなく，一般的な書籍や法廷においても，いまだに続いている。このテーマに関しては，本書の第41章「乳幼児揺さぶられ症候群」でも，詳細に論じている。

専門用語（学術用語）

このような議論のさなか，臨床医や研究者は虐待行為により生じたと思われる頭部外傷について，「乳幼児揺さぶられ症候群（shaken baby syndrome）」，「乳幼児むち打ち揺さぶられ症候群（whiplash-shaken infant syndrome）」，「乳幼児揺さぶられ衝撃損傷（shaking-impact injury）」，「乳幼児揺さぶられ強打損傷（shaking-slam injury）」，「虐待による頭部外傷（abusive head trauma）」，「故意による頭部外傷（inflicted head trauma）」，「故意による小児神経外傷（inflicted pediatric neurotrauma）」，「故意による外傷性頭部損傷（inflicted traumatic brain injury）」など，様々な用語で呼称を行っていた。近年では多くの医師や研究者が，これらの事例に言及する際に，現実的には特定することが困難な限定的な受傷機転を内包する用語（「乳幼児揺さぶられ症候群（shaken baby syndrome）」など）を使用することを避け，より包括的な，受傷機転を限定することのない，「虐待による頭部外傷（abusive head trauma）」，「故意による頭部外傷（inflicted head trauma）」などの用語を用いるようになってきている。2009年には米国小児科学会（AAP：the American Academy of Pediatrics）の児童虐待・ネグレクト委員会は，故意により生じた頭部の損傷につき言及する際に，「虐待による頭部外傷（abusive head trauma）」という用語を用いるべきである，との提言を行っている[21]。

552　第Ⅵ部　虐待による頭部外傷（AHT：Abusive Head Trauma）

子ども虐待に取り組む
専門的医療者の職責

これらの現実に生じている，ドラマのような出来事に対応する子ども虐待の専門医には，以下に挙げた全ての事項について適切かつ一貫した対応を行うことが期待される。

- 事故による頭部外傷と誤診されやすい，AHT事例を的確に認識する。
- AHTと誤診されやすい，事故による頭部外傷事例を的確に認識する。
- 子ども虐待事例において，適切で包括的な評価を主導する。
- 病歴や臨床所見や検査所見や画像所見について集約し，包括的な評価を行う。
- 生じている症状・臨床所見・画像所見が非外傷性の病態（内因疾患）に基づいているという可能性について積極的に認識したうえで，そのような病態を的確に除外（もしくは確定）する。
- 小児患者に生じている外傷の性質，規模，重症度，機序および推察される受傷時期に関し，客観的かつ司法プロセスにも耐えうる形で，十分な医学的根拠をもって，見解をまとめる。
- まとめた見解について，患者の家族，関係する医療者，児童相談所の児童福祉司，警察官，そして司法プロセスが進んだ後には検察官，弁護士，裁判官，陪審員に，偏見を交えることなく明確に伝える。

本章では，これらの役目を確実に果たすための取り組みについてまとめている。

AHTの臨床的スペクトラム

特に医学的な問題を認めていなかった健康な乳幼児に，突然に医学的に明瞭で遷延する様々な徴候が出現した際に，その原因がAHTであった場合にも，多くの事例では転落などの「不慮の事故」によるものと見なされてきた。AHT事例の中には，受傷後の初期の症状が見逃され放置され，しばらくたって重篤化した状態で診察がなされることとなったが，その際には受傷機転が何ら語られることがない，という事例もある。実際，AHT事例において，被害者が急激な臨床症状をきたすこととなった加害行為を，養育者が診察の段階で説明することは，極めて稀である。

AHTの加害行為には，直達的な接触を伴う衝撃を加える，揺さぶりを加える，衝撃と揺さぶりの両方を加える，などの行為が含まれる。そのような加害行為によって引き起こされる，一次性や二次性の外傷性頭蓋損傷には，非開放性の損傷の場合もあれば穿通性の損傷の場合もあり，浅表性の損傷の場合もあれば深達性の損傷の場合もあり，局所的な損傷の場合もあればびまん性の損傷の場合もある。AHTに伴って生じる臨床症状も，軽度や中程度にとどまる場合もあれば，生死にかかわるような重度で致命的な場合もある。症状が急激に生じる場合もあれば，遅発性に症状が明確化する場合もある。症状に速やかに気付かれる場合もあれば，見逃されたり放置されたりする場合もある。養育者からの受傷機転の説明も，具体的で詳細になされる場合もあれば，あいまいであったり，何らの説明もなされなかったりする場合もあり，臨床所見・検査所見・画像所見に合致している場合もあれば，矛盾している場合もあり，繰り返しての聴取に内容が変遷する場合もあれば，首尾一貫している場合もある。真実を語っている場合もあれば，虚偽の説明を行っている場合もあり，一部に真実を織り交ぜて虚偽の説明を行う場合もある。

このようにAHTの臨床像には非常に多様性があり，語られた病歴にも信用の置けない可能性があることから，研究者は，小児の頭部外傷の原因が事故であるのか虐待であるのかの鑑別を

第39章 虐待による頭部外傷(AHT) **553**

行う際に，様々な定義や基準を用いて，分類を試みてきた。しかし現在の視点で振り返ると，「事故」か「虐待」を弁別するために初期のころに用いられていた定義や基準には，固有のバイアスがあったり，循環論法が用いられていたりするなど，根本的に欠陥のある基準も含まれていた。このような限界点はあるものの，子どものマルトリートメントに関する医学文献は，成人の加害行為が乳幼児に破滅的で致死的な頭部外傷を引き起こすことの，確かな証拠を提供している [22-31]。

硬膜下出血・くも膜下出血・網膜出血 [7, 22, 32-35]；頭頸接合部の局部性軸索損傷；急性の呼吸困難や呼吸停止・意識喪失・低血圧 [36-40]，浮腫を伴う二次性のびまん性の低酸素性虚血性脳損傷 [23, 39, 41-42] などの病態は，AHTにしばしば認められる病態である。AHTの被害児には，皮膚損傷 [32, 43]・頭蓋骨 [22, 44, 45]／肋骨／四肢骨 [11, 46] の骨折がしばしば併発する。AHTの事例では，初診時の神経画像の撮像の際に，陳旧性の頭部損傷や頭蓋内損傷が認められる（すなわち反復性に損傷を負ったと推察される）所見を認めることも多い [24]。

受傷後数秒から数時間以内に生じる急性の臨床徴候としては，頭蓋顔面の軟部組織損傷，著明な不機嫌，食欲不振，嘔吐，睡眠パターンの変化，けいれん，意識の変化や喪失，呼吸・循環動態の変化や心肺停止，などが挙げられる。受傷数週間から数年後に現れる遅発性の臨床徴候としては，授乳困難，感覚障害，運動障害，大頭症，小頭症，行動障害，発育遅滞，知能障害，注意欠陥，学習障害，などが挙げられる。AHTの予後に関しては，第48章「AHTの予後」でより詳細に論じている。

AHTの見逃し

これらの臨床症状について，それぞれを単独で検討してみると，どれも非特異的であることがわかる。これらはいずれも事故による頭部外傷でも起こるし，外傷以外の病態によっても起こりうる。AHTをきたした被害児が，比較的軽度で非特異的な単独の臨床徴候（不機嫌，ぐったり，反復性嘔吐，食欲減退，睡眠パターンの変化等）を主訴に，診察や治療を受けることになった際に，誤診されることは非常に多い。1999年にJennyらは [47]，呼吸に異常を認めず，けいれんや顔面・頭部の軟部組織損傷のない，二人以上の養育者が連れ立って受診させてきた白人のAHT被害児では，虐待が原因であるとの正確な診断に至る比率は5分の1未満であった，との報告を行っている。

虐待の可能性を疑う閾値を低く設定することが極めて重要であり，それなくしては，AHTの可能性は見逃され，被害児が再び虐待的環境に晒されることになり，再度受傷する可能性も高い。左記のJennyらの研究では [47]，誤診され自宅に帰ったAHTの被害児の27.8％までもがその後，再受傷をきたしていた，と報告されている。

虐待が疑われる事例の通告

医療者は，犯罪現場を調査するトレーニングや，虐待・ネグレクトの心理社会的リスクを評価するトレーニングを受けておらず，また実際に行う義務もない。一方で，米国の全ての州で，医療者には虐待が疑われたあらゆる事例を通告することが，法的に義務付けられている。ただ，AHTを疑うしかるべき理由というものを正確に定義することは，不可能とまでは言わずとも非常に難しい。とはいえ，経験豊富な医師であれば，AHTが合理的に疑われる乳幼児の種々の臨床的徴候を認識し，速やかに児童相談所に通告するようになってきている。AHTを疑うべき状況につき，いくつか下記に例示する。

● 原因不明の意識喪失，昏睡状態，筋緊張低下，けいれん，昏睡，呼吸困難，無呼吸，易刺激性の遷延，反復性嘔吐，授乳困難が認められ，

感染性疾患や代謝疾患や薬毒物中毒が除外される場合

● 明確かつ持続的な臨床徴候の存在を根拠に実施した各種の診断評価によって、外傷性頭部損傷としての硬膜下血腫・くも膜下出血、多発多層性の網膜出血が判明し、その原因として、分娩時損傷、交通事故、多要因が絡む複雑な転落損傷（幼児用歩行器からの階段転落、成人に抱かれた状態での階段転落）、高所転落（通常は6フィート［約180cm］以上）、あるいはこれらと同等のエネルギーが加わる事故、などが除外される場合

● 骨突出部以外の顔面・頭皮の軟部組織損傷、外耳損傷、口腔内損傷（舌／口唇小帯損傷、歯肉裂傷）など

● 始歩前の乳幼児の顔面・頭皮の軟部組織損傷や頭蓋骨骨折

● 低所転落（通常6フィート［約180cm］未満）と説明された、多発性、離開性、複雑性の頭蓋骨骨折

関連する法的問題

AHTの疑いのある事例において、法的に明確にすべき医学診断上の問題として、以下のようなものが挙げられる：

● 臨床所見、検査所見、画像所見から、非外傷性の病態は適切に除外されたか？

● 養育者が行った、児が頭部に損傷を負った際の状況の説明は、児の臨床徴候や、生じている頭部外傷を説明しうるものであるのか？

● 児が頭部外傷を負ったと推察される受傷時期として最も可能性が高いのはいつか？

鑑別疾患

一見、事故によりきたしたとも思えるようなAHTによる損傷所見を的確に判断するためには、AHTを疑う閾値を低くしておくことは不可欠である。同様に、虐待と誤認された事故による頭部外傷や、外傷によらない病態との判断を的確に行うためには、子どもの臨床所見、検査所見、画像所見を客観的に評価することが重要である。分娩時外傷、事故による頭部外傷、頭蓋内出血や頭部損傷をきたしうる非外傷性の病態の潜在、などの可能性につき積極的に検討を行う必要がある。これらの鑑別診断は、一般的に以下のように分類することが出来る。

● 虐待以外の外傷性の病態（鉗子分娩、吸引分娩、骨盤位分娩、車両衝突事故、複合的な転落損傷、高所転落など）

● 先天性の病態、代謝性疾患、正常変異（動脈瘤、動静脈奇形、良性くも膜下腔開大、グルタル酸血症など）

● 腫瘍性疾患（脳腫瘍、急性白血病など）

● 出血性素因（新生児の出血性疾患、血友病、特発性血小板減少性紫斑病、von Willebrand病など）

● 後天性の病態（髄膜炎、上矢状静脈洞血栓症、閉塞性水頭症など）

● 結合織疾患（骨形成不全症、Ehlers-Danlos症候群など）

AHTと混同しやすい各種の病態については、第47章「頭部外傷と誤診しうる病態」で、より包括的に論じている。

損傷のメカニズム

養育者の行った説明は、実際に子どもに生じている臨床症状や頭部外傷所見を十分に説明できるものであるのか？　この疑問に適切に答え

第39章　虐待による頭部外傷（AHT）　**555**

るためには，生体力学的にアプローチすること
が推奨される[48]。子どもに生じている損傷か
ら，（1）児に生じている主たる頭部損傷は何で
あるのか？（2）損傷のメカニズムはどのよう
なものであるのか（接触性の外力であったのか，
非接触性の慣性外力であったのか）？（3）こ
のような考察に矛盾しないような説明を養育者
が行っているのか，というように病歴を逆にた
どって検証するとよい。そのうえで，養育者か
ら説明が得られない場合や，説明に矛盾がある
場合には，虐待の可能性を考慮する必要がある。

　一次性頭部損傷とは，受傷した時点で発生し
た力学的変形・歪みに起因する損傷である。全
ての一次性頭部損傷は，接触性外力か慣性外力
の2つのメカニズムに起因して発生する。接触
性の頭部損傷は，頭蓋へ何らかの衝撃が加わる
ことにより，単純に頭蓋変形が生じることによ
るものである。接触性頭部損傷の例としては，
（1）頭蓋顔面の皮膚の挫傷・擦過傷・裂傷・軟
部組織腫脹，（2）帽状腱膜下血腫や頭血腫，（3）
頭蓋骨骨折，（4）硬膜外血腫・くも膜下出血・
硬膜下出血・脳挫傷，および頭蓋変形を起因と
した脳裂傷などが挙げられる。接触性の頭部損
傷は，頭部が固定されていて衝撃が加わった際
に加速減速運動が生じないような状態で，衝撃
が加えられた際の損傷とみなしてよい。

　慣性外力による頭部損傷は，頭部全体に加速
減速運動がかかることにより生じる損傷である。
頭部は頸部により体幹と連結しているため，頭
部にかかる加速減速運動は，通常直線的ではな
く回転性となる。慣性外力による頭部損傷は，
（1）頭部外へ加わった衝撃性外力が，頸部を介
して頭部に伝えられる（むち打ち損傷など），も
しくは（2）頭蓋へ加わった衝撃性外力が，頭部
への加速減速運動を引き起こした，の2つのパ
ターンのどちらかとして生じる。慣性外力によ
る頭部損傷の例としては，（1）急性脳震盪，（2）
びまん性外傷性軸索損傷，（3）1本以上の架橋静
脈の剪断に起因する急性硬膜下血腫，（4）回転

加速減速運動により生じる，くも膜下出血，脳
挫傷，白質裂傷，などが挙げられる。慣性外力
性の頭部損傷は，より予後不良と考えられてい
る[30]。

　慣性外力は，頭部への衝撃が加わった際にも
生じうるため，AHTの被害児に接触性外力によ
る一次性頭部損傷と，慣性外力による一次性頭
部損傷の両方の損傷が認められる場合もある。
しかし臨床的に重度の慣性外力による頭部損傷
事例の中には，衝撃を受けた部位に，視診上で
確認しうる軟部組織損傷が認められない事例も
ある。頭部外傷で死亡した小児事例において，
臨床上確認しえなかった軟部組織損傷の証拠所
見が，剖検時に確認される場合もある[14]。こ
のことは逆に，慣性外力による頭部外傷をきた
した致死的経過をたどらなかった事例に，軟部
組織損傷が確認しえなかったとしても，原因と
なった受傷機転として衝撃が加わっていた可能
性を否定することはできない（揺さぶりのみで
損傷をきたしたと断定することはできない）と
いうことを意味している，頭部損傷の生体力学
については，第40章「乳幼児における頭部外傷
の生体力学」で，より詳細に論じている。

受傷のタイミング

　子どもが虐待を受けたか否かにつき調査・捜
査を行う職責は，医療者ではなく，児童相談所
と警察にある。一方で医療者が，AHTが発生
したと思われる受傷時期を医学的に適切に絞り
込むことが出来たならば，調査・捜査の対象者
を，その時間帯に被害児とともにいた人物に絞
りこむことが出来るようになる。理想的な条件
が整った場合，加害者は訴追されることとなり，
被害児が再度損傷を負わされることを防止する
ことともなる。このような理由から，AHTの受
傷時期を正確に評価することは，子ども虐待の
専門医にとって極めて重要な技術ということが
出来る。

しかし，繰り返して頭部画像診断を行い，外傷所見の予想される変化（頭皮腫脹や脳浮腫の出現や消褪のタイミングや程度，硬膜下血腫の性状変化，脳萎縮の出現や程度）を明らかにしえたとしても，子どもが損傷を負った受傷時期の推定というのは，かなりの幅を持たせた予測しかしえないのが実情である。ただ事故であれ虐待であれ，中等度から重度の頭部外傷を負った事例のほとんどは，受傷直後から明確で遷延する症状を呈するようになるため[49-54]，そのような臨床徴候を正確に記録しておくことで，頭部損傷の受傷時期の推定はより行いやすくなる。つまり，頭部外傷の受傷時期の評価を行うためには，「子どもに，外傷性頭蓋損傷に付随する遷延性の臨床徴候が明確に認められるようになったのはいつか」という問いに答える必要がある[49]。

事故であれ虐待であれ，子どもが頭部に損傷を負った際に，しばらくの時間を置いたのちに臨床徴候の悪化が突然に生じる可能性もある[50, 51, 55-60]。しかしこれまでの報告事例からは，遅発性の臨床徴候の悪化が生じるのは，硬膜外血腫などの局所性の頭蓋内損傷を負った子どもで，二次的な低酸素血症や虚血，脳浮腫，脳圧亢進，脳ヘルニア形成，脳幹圧迫を生じた場合に限られている。また遅発性の臨床徴候の悪化をきたした子どもの大部分は，受傷後，臨床徴候の悪化をきたすまで全く症状を呈していなかったわけではなく，受傷後から繰り返す嘔吐，遷延性の易刺激性亢進，遷延性の食欲低下，睡眠パターンの異常，けいれん，頭囲の拡大，などのそれほど重度とはみなされなかった非特異的な持続的で反復性の臨床徴候が認められていた場合がほとんどである。

診断的評価

AHTの被害児が，AHTに伴う臨床症状を主訴に医療機関に受診となったとしても，視診で確認可能な頭部・顔面の軟部組織損傷がなく，意識状態の変化や意識喪失がなく，けいれんもなく，心肺機能にも異常が認められない場合には，AHTの可能性が見過ごされ，誤診されることはしばしばである[47]。AHTの被害児の養育者が，子どもを直ちに受診させず受診が遅れてしまった場合や，子どもの急性の臨床徴候の説明時に，頭部外傷の可能性について話をしない場合，誤診される可能性はますます高くなってしまう。虐待であれ事故であれ，頭部外傷を負った子どもに衝撃が加わった部位の皮膚軟部組織損傷が確認されないことは稀ではない[14]。頭蓋内損傷をきたした子どもでも，神経学的所見が正常の場合もある[61-67]。AHTを見逃さないためには，まずその可能性を認識する必要があり，そのためには診察を行う医師は，疑いを持つ閾値を低く設定しておく必要がある[47]。

AHTの診断を行う際には，被害児の家族からだけではなく他の医療者からの反発があることも稀ではなく，法廷においても様々な反証がなされるなど，多くの困難が付きまとう。AHTの可能性を過大評価したり過少評価したりしないためには，客観性が不可欠であり，そのためには包括的な診断評価を行うことが極めて重要である。包括的な診断評価のためには，病歴聴取を徹底し，詳細な身体診察と適切な臨床検査・画像診断を行い，専門的医療者からの助言を得たうえで，AHTの可能性やその他の病態の可能性について，積極的に検討していくことが求められる。事例によっては，特に法廷対策として，他の病態の潜在の可能性を否定するための検査を行う必要があることもある。

病歴聴取

　虐待の可能性が疑われる場合，子どもの世話を行っていた全ての人物から，一人ひとり個別に現病歴を聴取することが望まれる（表39-1）。子どもに明確で持続的な臨床徴候が初めて確認されたのは，いつ・どこで・どのような症状であったのかを質問し，各人が行った説明を一語一語，逐語的に記録することが重要である。事故と申し立てられたあらゆる頭部外傷について，その具体的な状況や，その後に生じた急性症状につき，詳細に記録をする必要がある。子どもが事故として頭部に何らかの衝撃を受けたと説明された場合であっても，その後に明確で持続する症状の出現がなかった場合には，このような出来事は重要視されない可能性が高い。養育者が行った発言内容は，可能な限りすべて逐語的に記録する。また，いつ誰がそのような発言を行ったのかについても，記録をしておく。病歴聴取を尽くすことで，子どもに生じた損傷や状態の種類や重症度を明確にすることができ，後に法的に重要となるであろう情報を押さえることに繋がる。

　子どもに認められた臨床所見や検査所見，放射線学的所見が，養育者の説明以外で生じた可能性を合理的に排除（もしくは確証）するためには，包括的な病歴・家族歴の聴取を行い，系統的な全身診察を行う必要がある（表39-2，39-3，39-4）。先天性の脳奇形・血管奇形，新生物，後天性の出血性素因，結合織疾患，分娩時仮死，分娩時損傷，外傷性頭部損傷の既往や，低酸素性虚血性脳損傷の既往など，鑑別すべき様々な病態を積極的に考慮する必要がある。過去や現在の家庭におけるストレス要因や虐待のリスク要因を把握するために，詳細な社会歴（social history）の聴取を行う必要もある（表39-5）。さらに，得られた病歴が正確であるのかにつき，子どもの出生記録と外来記録を全て見直して，確認を行う必要もある（表39-6）。

表39-1　現病歴の確認

- お子さんは，いつまで全く普段通りに行動し，食事し，おしゃべりしたり，遊んだりしていましたか？
- お子さんに，明確で持続する症状が，最初に認められたのはいつですか？
- お子さんの様子で，最初に気になったことは何ですか？
- その次に何に気付きましたか？
- その後に認められるようになった症状は何でしたか？
- それらの臨床徴候はいつまで続きましたか？
- お子さんに意識の変化や意識の喪失を認めましたか？
- お子さんの全身が，ぬいぐるみの人形のようにダラッとしたりしませんでしたか？
- お子さんを起こしましたか？
- お子さんを起こそうとしましたか？
- どうやって起こそうとしましたか？
- お子さんの呼吸は止まっていましたか？
- お子さんは息苦しそうでしたか？
- お子さんはどのように呼吸していましたか？
- お子さんの全身が青白くなりましたか？
- お子なさんの全身が硬くなったりしませんでしたか？
- お子さんの目玉が後ろにひっくり返ったりしていましたか？
- お子さんはけいれんしましたか？
- お子さんの腕や足が何度もピクピクしたりしませんでしたか？
- その時の腕や足の動きは，どのようなものでしたか？
- お子さんが一方だけ凝視しているような様子はありませんでしたか？
- お子さんの異常な行動に，最初に気付いた大人は誰ですか？
- その方は，いつ，どこで，どうやって，これらの異常な行動に気付きましたか？
- 何が起こったのですか？
- お子さんはどこかから転落したのですか？
- 誰かが落ちるところを見ていましたか？
- どのくらいの高さから落ちましたか？
- 落ちたところの床面の性状はどのようなものでしたか？
- 落ちた時，お子さんはどのように着地したか，できるだけ正確に話してください。
- 最初に衝撃を受けたのは，身体のどの部分ですか？
- 次に衝撃を受けたのは，身体のどの部分ですか？
- 転落直後のお子さんの行動は，どのようなものでしたか？
- 転落してから数分間（数時間）のお子さんの行動は，どのようなものでしたか？

表39-2	既往歴の確認

- 妊娠中に合併症を経験しましたか？（母親）
- それはどのような合併症でしたか？（母親）
- 産後に出血を経験しましたか？（母親）
- 子どもは早産でしたか？
- どのくらいの早産でしたか？
- 早産の原因は何だったのですか？
- 出産は普通分娩でしたか？　帝王切開でしたか？
- 鉗子分娩や吸引分娩でしたか？
- 緊急分娩が必要でしたか？
- なぜ緊急分娩が必要となったのですか？
- 陣痛の際に，胎児の心拍数が危険なレベルまで急に低下しましたか？
- 出産直後，分娩室で：
  - 生まれた赤ちゃんはすぐ激しく泣きましたか？
  - 赤ちゃんの身体はすぐにピンク色になりましたか？
  - 赤ちゃんはすぐに腕や足を活発に動かし始めましたか？
  - 出生後，赤ちゃんの身体が青白くなりましたか？
  - どのくらいまで青白く見えていましたか？
  - 人形のようにぐったりしましたか？
  - そのようなぐったりした状態は，どのくらい続きましたか？
  - 赤ちゃんの呼吸を促すために，何かする必要がありましたか？
  - 赤ちゃんの呼吸を促すために，どのような介入策が必要でしたか？
  - 誰かが胸部圧迫を施しましたか？
- 赤ちゃんが新生児室に入っている間に：
  - けいれんを起こしましたか？
  - 昏睡状態になったり，ぐったりしたり，反応しなくなったりしたことがありましたか？
  - 抗生物質の静脈内投与を受けましたか？
  - 酸素治療を受けましたか？
  - 換気補助（バギング）を受けましたか？
  - 挿管を伴わない人工換気が必要になりましたか？
  - 挿管を伴う人工換気が必要になりましたか？
  - 胸部圧迫が必要になりましたか？
  - 陰茎包皮の環状切除術を受けましたか？
  - 環状切除部位から出血がありましたか？
- あなたの赤ちゃんは出生後どのくらい入院していましたか？
- 新生児室から退院した後，あなたの赤ちゃんは：
  - 入院したことがありましたか？
  - 手術を受けたことがありましたか？
  - 骨折したことがありましたか？
  - けいれんを起こしたことがありましたか？
  - 脳震盪を起こしたことがありましたか？
  - 意識を失ったことがありましたか？
  - 人形のように完全にぐったりしたことがありましたか？
  - 昏睡状態になったことがありましたか？
  - 全く反応しなくなったことがありましたか？
  - 呼吸が止まったことがありましたか？
  - 身体が青白くなったことがありましたか？
  - 酸素治療を受けたことがありましたか？
  - 換気補助（バギング）を受けましたか？
  - 挿管を伴わない人工換気が必要になりましたか？

（つづく）

第39章　虐待による頭部外傷（AHT）　　**559**

表39-2	既往歴の確認（つづき）

- 挿管を伴う人工換気が必要になりましたか？
- 胸部圧迫を必要としたことがありましたか？
- 全く泣き止まないようなことがありましたか？
- いつまでも繰り返し嘔吐したことがありましたか？
- 頭部損傷のために治療が必要になったことがありましたか？
- 頻繁に，あるいはいつまでも鼻や口からの出血が認められたことがありましたか？
- 頻繁にあざが見られたことがありましたか（特に，普通は認めないような場所に）？
- 尿や便に血が混ざっていたことがありましたか？
- 手術後の出血がいつまでも続いていたことがありましたか？
- 予防接種を受けた部位に，いつまでも血がにじみ出ていたり，血の塊ができたりしたことがありましたか？

表39-3	家族歴の確認

家族に以下のような病歴があるかを確認する
- あざができやすい
- 血液の凝固疾患や出血性疾患
- 月経過多
- 術後出血が長引いた
- 重度の，あるいは反復性の鼻出血
- 歯科的処置の際の多量出血
- 精神遅滞
- 脳性麻痺
- けいれん
- 発育の遅れ
- 難聴
- 失明
- 頻繁な骨折
- 歯科的問題
- 骨粗鬆症や骨形成不全症
- その他の結合織疾患や骨疾患
- 乳幼児期の突然死
- 腎臓病
- 精神疾患
- 子どもに影響を及ぼす可能性のある，その他の遺伝子疾患や遺伝性疾患

表39-4	全身診察の際に確認すべき問診事項

お子さんはこれまでに：
- 説明がつかないような体重低下を経験しましたか？
- 著しい昏睡状態になったり，なかなか起きなかったりしたことがありますか？
- 人形のように全身がぐったりしたことがありますか？
- 全く反応しなくなったことがありますか？
- 何か視覚や聴覚上の問題が生じたことはありますか？
- 鼻，耳，口からの出血を経験したことがありますか？
- 息切れしたことがありますか？
- 呼吸が停止したことがありますか？
- 口の周りが青白くなったり，くすんだように見えたりしたことがありますか？
- 繰り返し嘔吐したことがありますか？
- 食欲低下が長時間続いたことはありますか？
- 尿や便に血が混ざっていたことがありますか？
- 説明がつかないようなあざ，擦り傷，切り傷を負ったことがありますか？
- けいれんを起こしたことがありますか？
- ずっと興奮していたり抑えが効かなかったりしたことがありますか？
- 著しいリンパ腺の肥大をきたしたことがありますか？
- 骨折したことがありますか？
- 反対側の手や足を使っていないように見えることがありましたか？

表39-5	社会歴の聴取

実の父親や母親の氏名と年齢を教えてください。
- 両親同士はどのくらい前から知り合いでしたか？
- 結婚したのはいつですか？
- 婚姻期間はどのくらいですか？
- （結婚していない場合），以前は夫婦でしたか？
- どのくらいの期間夫婦でしたか？
- いつ離婚しましたか？　あるいはいつから別居していますか？
- 離婚や別居の原因は何ですか？
- 実の父親や母親のどちらかが再婚していますか？
- お子さんの妊娠は，予定していた妊娠でしたか？
- 現在お子さんと誰が同居していますか？
- お子さん（あるいは同居している他の子ども）が，児童相談所に通告されたことはありますか？
- 主としてこの子の世話をしているのは，どなたですか？
- 世話をしている大人は，外で仕事をしていますか？
- 貧困や失業の問題に直面したことがありますか？
- 次のような問題が家庭内にありますか？
  - 家庭内暴力
  - アルコール乱用
  - 薬物乱用
  - 投獄
  - うつ病
  - 他の精神医学的問題
- お子さんの世話をしている大人が他にいますか？
- 保育所に通っていますか？
  - 週に何回通っていますか？

表39-6	出生時記録，外来診療録の確認

- 子どもの出生記録の以下の事項の有無につき確認する：
  - 遷延性の遅発性一過性徐脈
  - 臍帯巻絡
  - 早産
  - 自然経腟分娩
  - 鉗子分娩
  - 吸引分娩
  - 新生児仮死
  - 蘇生行為
  - 割礼後の遷延性出血
  - ビタミンK内服
  - 新生児けいれん
  - 新生児昏睡
  - 新生児敗血症
- 子どもの外来診療録で，以下の事項の有無につき確認する：
  - 免疫状態
  - 現在の投薬治療
  - 現在のアレルギー症状
  - 正常発育・発達
  - 発育遅延
  - 大頭症／小頭症
  - 頻繁な挫傷形成
  - ハイハイ開始前の挫傷
  - 通常認めない部位の挫傷
  - パターン挫傷
  - 感覚障害
  - ALTE（BLUE）
  - 骨折
  - けいれん
  - 原因の明確でない外傷
  - 発育不全

身体的診察

　身体的診察を行う医師は，以下に示したガイドラインに従って診察を行う必要がある。

　子どもの呈していた急性の臨床症状やその経過を確認するために，救急隊の記録や救急診療部の診療録の確認を行ったうえで，初回の詳細な身体的診察を実施する。急性や慢性の栄養失調の有無の確認や，大頭症（硬膜下液体貯留，外傷後水頭症，あるいは急性脳浮腫に関係している可能性がある）や小頭症（外傷後の脳萎縮症に関係している可能性がある）の有無の確認のため，身長・体重・頭囲の測定を行い，成長曲線にプロットする。バイタルサイン，皮膚色の確認を行い，循環，・呼吸状態の確認を行い，呼吸不全や代償性ショックなどを伴う，重症のびまん性脳損傷所見としての意識障害のレベルにつき確認を行う。四肢の非対称性の動きの有無を含めた，四肢の機能不全の有無についても確認を行う。

　子どもの全身をパーツ毎に，詳細に視診を行

う。膝部，脛部，肘部，額部の挫傷は，はいはいやよちよち歩きを始めた乳児であれば，しばしば認められうるが，移動運動を行うことが出来ない発達段階にある子どもに認めることは極めてまれである[68]。頭皮や耳介などに生じた挫傷は，見落とされやすい点に注意する必要がある。腹部への鈍的外傷をきたした小児のほとんどで，腹壁に挫傷は確認されない点にも注意する必要がある。視診で確認された全ての皮膚損傷につき，診療録に記載し，サイズ測定を行い，その性状につき記述を行う。

頭部，四肢，体幹を丁寧に触診し，圧痛や腫脹や硬化部位がないか確認し，変形や関節捻髪音の有無についても確認を行う。これらはすべて，骨折の可能性を示唆するものである。また頭蓋内圧亢進の徴候の確認のため，縫合線と泉門の触診を行う必要もある。次に，外耳，鼓膜，鼻，口，下咽頭を慎重に診察する。これらの部位は，虐待による損傷が認められやすい。部屋を暗くして，両側の網膜を観察する必要もある。この診察には時間がかかるため，辛抱強く行う必要がある。網膜を見易くするためには，短時間作用型の散瞳剤の使用を検討する[訳注a]。子ども虐待事例における眼損傷に関しては，第44章「子ども虐待における眼損傷」で詳細に論じている。

呼吸運動，呼吸努力，呼吸音の確認を行い，臨床的に明らかな外傷性胸部損傷の有無につき検証を行う。次に腹部を診察し，圧痛，反跳痛，筋性防御，腸蠕動音喪失などの徴候の有無につき確認を行う。外性器肛門部の損傷や出血など，挿入性の外傷徴候の有無についても確認を行う。

神経学的診察についても慎重に行う必要がある。子どもの精神状態，反応性，損傷の重症度，昏睡状態を客観的に評価してスコアリングし，受傷現場，搬送中，救急診療部で行われた評価

[訳注a] 散瞳薬の使用や眼科診察は，眼科医が施行することが望ましい。

の比較を行う。頭蓋内損傷をきたしていたとしても，呈する症状が極めて軽微であったり，症状が全く確認されなかったりする場合があることを認識しておく[69]。

患児に対しては，繰り返して診察を行い，再評価を行う必要がある。循環不全の治療を行った後に，皮膚挫傷の存在が明確化することもありうる。身体診察を繰り返すことで，パターン痕の出現，遅発性の皮膚軟部組織腫脹，急性腹症の徴候，骨変形，神経学的異常所見などの進展が確認される場合もある。外傷による皮膚軟部組織損傷は，繰り返して写真撮影を行って，詳細な記録を残しておくことが強く推奨される。

神経画像検査

説明のつかない急性の神経学的所見や徴候が確認された乳幼児や，虐待が疑われる子どもに対しては，骨条件を含めた頭部単純CT撮影と，4方向（正面像［AP］，側面像，Waters像，Townes像）の頭部単純X線撮影を施行する必要がある。初回撮影時の頭部CT撮影で陽性所見が確認された場合，（あるいは初回CT撮影では所見は陰性であるも，虐待が強く疑われる場合），従来法やFSE（TSE）法によるT1・T2強調画像，SWI画像やT2強調画像，拡散強調画像，FLAIR画像を含む，頭部MRI撮影を行う。特に脳実質損傷が確認された場合には，血管病変の確認や除外のため，MRAやMRVの撮影を行うことも検討する。

乳幼児に慢性的な神経学的徴候が認められ，虐待の疑いがある場合には，従来法やFSE（TSE）法によるT1・T2強調画像やT2*強調画像，FLAIR画像の撮影を行い，過去に脳損傷をきたした証拠所見の有無について確認を行う必要がある。AHTの画像診断に関しては，第42章「虐待による頭部外傷の画像所見」で詳細に論じている。

臨床検査，医療コンサルテーション，二次的診断評価

中程度や重度の頭部外傷を負った乳幼児に対しては，診察のみでは確認しえない外傷や潜在的な合併症（血液量減少性ショック，管腔臓器の穿孔に続発した腹膜炎，後天性の消費性凝固障害など）の確認や除外のために，包括的な臨床検査を行うとともに，積極的に専門医にコンサルテーションを行うことが望まれる。2歳未満の身体的虐待が疑われる子どもに対しては，診断評価を行う際に少なくとも，（1）血小板数を含む血算，（2）凝固スクリーニング検査，（3）肝酵素や膵酵素を含む血清生化学検査，（4）尿一般検査，（5）眼科診察，（6）全身骨撮影，を含める必要がある。診断を確定（あるいは除外）するためには，一連の臨床スクリーニング検査を行うとともに，確定検査としての追加の臨床検査や専門医へのコンサルテーションを行う必要があり，必要時には追加で放射線学的検査を行う必要もある（表39-7）。

診断の客観性

客観性を維持するためには，常に徹底した診断アプローチを行うことが不可欠である。鑑別診断を積極的に検討しながら，包括的な病歴聴取を行い，身体診察を尽くし，適切な臨床検査を活用し，画像診断を行い，専門医へのコンサルテーションを行うことで，子どもに生じた頭部外傷の性質，広がり，重症度，機序，時期に関して，（100％とは限らないものの）医学的に確信を持てるようになる場合が多い。AHTが疑われる事例において，生じた頭部外傷が虐待によることを最も強く示唆する証拠となるのは，頭部以外に虐待を疑わせる外傷所見（パターン痕，始歩前の乳児の挫傷，肋骨骨折など）の併存である。

表39-7 行うべき一般臨床検査項目，ならびにコンサルテーションや二次的評価のために必要な検査項目

- 血算（含，血小板数）
- 凝固スクリーニング検査
- 一般生化学検査（含，肝酵素・膵酵素検査）
- 一般尿検査
- 初回の全身骨撮影
- 小児眼科の診察
- ショック状態か，潜在性の外傷が疑われる場合：外傷センターへのコンサルト
- けいれんが認められるか，けいれんの疑いがある場合：小児神経科医へのコンサルト
- 凝固スクリーニング検査で異常を認めた場合や，異常出血の既往のある場合や，初回の頭部画像検査で異常が認められた場合：
  - 後天性の消費性凝固障害（DICなど）の可能性を除外（あるいは確認）するため，血算，PT，aPTTの推移を確認するとともに，トロンビン時間，フィブリノゲン値，フィブリノゲン分裂産物，d-dimerの測定を追加で行う
  - von Willebrand病のスクリーニング検査を考慮
  - 小児血液腫瘍科医へのコンサルテーションを考慮
- 小児患者に説明できない精神状態の変化が見られる場合：
  - 尿や血清の薬毒性スクリーニング検査
  - 小児神経科医へのコンサルト
- グルタル酸血症Ⅰ型の存在が示唆される頭部画像診断結果が得られた場合，血清アミノ酸分析および尿中有機酸分析を実施
- 結合織疾患，代謝性疾患，栄養性骨疾患の診断を検討する必要がある場合，以下の検査を実施する：
  - 血清カルシウム，リン，ALP
  - 1,25-（OH）2ビタミンD，および25OHビタミンD
  - 結合織疾患の除外（や確認）にために皮膚生検や遺伝子検査を行うことを考慮
  - 代謝専門医へのコンサルト
- 全身状態が安定した場合や退院前に，以下の検査の実施を考慮する：
  - 骨シンチグラフィー
  - リハビリテーション科へのコンサルト
  - 聴覚の評価
  - 言語療法
  - 作業療法
  - 神経発達評価
  - フォローアップの全身骨撮影

結果の伝達

病室や法廷で，口頭や書面で，両親，捜査員，検察官，裁判官，陪審員に，自分が下した医学的診断の内容を，明確かつ効果的に伝えることは，非常に困難な課題ということが出来る。うまく伝えそびれた場合には，子どもを危険から守ることができなくなる可能性すらある。証言を行う際には簡潔に意見を述べ，話をする際にはアイコンタクトを保つなど，常に専門家らしい態度を取る必要がある。陪審員の記憶に残りやすいのは，最初の言葉と最後の言葉である点に留意する。何よりも助けになるのは経験である。

現時点の医学的証拠の確からしさ

AHTは，広く認識されている臨床上の疾病単位である。このテーマに関する査読のある医学論文の結果に集約されているように，これまで積み上げられてきた臨床上の経験からは，「乳幼児に対しての虐待行為によって，壊滅的な頭蓋内損傷をきたしうる」ということに疑いの余地はない。ただしこの結論の根拠は，主としてクラス3（後方視的な症例報告やケースシリーズ研究報告）のエビデンスに基づくものである。これよりも高次のエビデンスは，仮説をヒトで直接的に検証すること出来ない（例えば，実際に乳幼児に揺さぶりを加えるわけにはいかない）という性質上，現実には存在し得ない。

AHTに関して現在議論になっている事柄は，「養育者の行った子どもの頭部外傷に関しての説明は，子どもの臨床症状や身体所見や検査所見や画像所見に合致しているのか？　そうでない場合，それはなぜか？」「内因性の病態の可能性は合理的に排除できているか？」，「子どもが虐待を受けたと，合理的に結論づけることができるのか？」などの，臨床症状・身体所見・検査所見・画像所見の解釈に関する法的な解釈に関してである。

本章の筆者らが行った，AHTの模擬事例に対する当初の法的印象に関しての予備的研究からは，様々な観点からさらなる分析を行うべきであることが明らかとなった [70]。多くの事例において，全体を包括的にみて虐待の合理的疑いを抱いたというよりも，実際には臨床症状・身体所見・検査所見・画像所見が単独で考慮され，虐待の疑いありと判断されていた。では，臨床症状・身体所見・検査所見・画像所見を包括的に見た上での，最適な統一的判断とはどのようなものであるのか？

小児の頭部外傷後の臨床症状・メカニズム・損傷の種類・予後に関して，事故と虐待とを比較した多施設共同の前方視的研究は，ほとんど存在していない。研究者によって，事故と虐待を分類する定義がまちまちであることが，これらの研究のメタアナリシスを行うことを困難にしている。AHT受傷後の長期的予後に関する前方視的研究は，現時点では存在していない。

実際，本章で言及した「別の診断である可能性を積極的に検討する」などの種々の推奨事項は，エビデンスに基づくというよりも，本章の筆者らが専門家として身をもって学んだ教訓に基づくものである。

今後の研究の展望

小児の頭部外傷を事故事例と虐待事例に分類するためには，広く受け入れられる，客観的な定義が必要である。将来的には，そのような統一的な定義を用いて，小児期の事故や虐待による頭部外傷の臨床像や受傷メカニズムや予後に関して，多施設共同の前方視的な比較研究を行う必要がある。専門的医療者が，どのように，何を根拠にして特定の法的結果を導き出しているのかも，今後研究により明確化していく必要がある。また，加害者は自らの虐待行為を打ち明けることは稀であり，また頭部外傷を負った乳児の神経学的所見が正常なこともあるため，

軽症で見逃され易い乳幼児の頭部外傷の検出頻度を高めるような，非侵襲的で感度・特異度の高いスクリーニング検査を開発することは，最も喫緊の課題の一つである。小児の頭部外傷の生化学的マーカーに関しては第46章「小児の頭部外傷のバイオマーカー」で詳細に論じている。

結語

　子ども虐待の専門的知識を持つ医療者は，AHT事例の入院直後の段階，そしてそのずっと後の段階である訴訟，という2つの段階で関与することとなるが，いずれの段階でも，様々な感情が引き出され，疲弊しうる。子ども虐待専門医が，自らの役割を適切に果たしてくためには，養育者の説明を，客観性を保ちながら詳細に聞き取り，包括的な診断評価を行い，少しでも可能性のある鑑別疾患につき積極的に検討を行い，その結果や法的な印象につき，両親や関係者に明確に伝えていく必要がある。このような職責を真摯に果たすことで，確信を持った発言を行うことが可能になるであろう。そしてさらに重要なことには，そのことが子どもが再び虐待による損傷を負わないように守ることにも繋がるのである。

文献

1. Keenan HT, Runyan DK, Marshall SW, et al: A population-based study of inflicted traumatic brain injury in young children. *JAMA* 2003;290:621-626.
2. Sills MR, Libby AM, Orton HD: Prehospital and in-hospital mortality: a comparison of intentional and unintentional traumatic brain injuries in Colorado children. *Arch Pediatr Adolesc Med* 2005;159:665-670.
3. Ellingson KD, Leventhal JM, Weiss HB: Using hospital discharge data to track inflicted traumatic brain injury. *Am J Prev Med* 2008;34:S157-162.
4. Minns RA, Jones PA, Mok JY: Incidence and demography of non-accidental head injury in southeast Scotland from a national database. *Am J Prev Med* 2008;34:S126-133.
5. Barlow KM, Minns RA: Annual incidence of shaken impact syndrome in young children. *Lancet* 2000; 356:1571-1572.
6. Jayawant S, Rawlinson A, Gibbon F, et al: Subdural haemorrhages in infants: population based study. *Br Med J* 1998;317:1558-1561.
7. Feldman KW, Bethel R, Shugerman RP, et al: The cause of infant and toddler subdural hemorrhage: a prospective study. *Pediatrics* 2001;108:636-646.
8. Keenan HT, Marshall SW, Nocera MA, et al: Increased incidence of inflicted traumatic brain injury in children after a natural disaster. *Am J Prev Med* 2004;26:189-193.
9. Sinal SH, Petree AR, Herman-Giddens M, et al: Is race or ethnicity a predictive factor in shaken baby syndrome? *Child Abuse Negl* 2000;24:1241-1246.
10. Overpeck MD, Brenner RA, Trumble AC, et al: Risk factors for infant homicide in the United States. *N Engl J Med* 1998;339:1211-1216.
11. Caffey J: Multiple fractures in the long bones of infants suffering from chronic subdural hematoma. *Am J Roentgen* 1946;56:163-173.
12. Jenny C: On the theory and practice of shaking infants: where have we come in the 30 years since shaken baby syndrome was first identified? Oral keynote presentation; Fourth National Conference on Shaken Baby Syndrome, Salt Lake City, Utah; 12 September 2002.
13. Guthkelch AN: Infantile subdural haematoma and its relationship to whiplash injuries. *Br Med J* 1971;2:430-431.
14. Duhaime AC, Gennarelli TA, Thibault LE, et al: The shaken baby syndrome: a clinical, pathological and biomechanical study. *J Neurosurg* 1987;66:409-415.
15. Goldsmith W, Plunkett J: A biomechanical analysis of the causes of traumatic brain injury in infants and children. *Am J Forensic Med Pathol* 2004;25:89-100.
16. Donohoe M: Evidence-based medicine and shaken baby syndrome: part I—literature review, 1966-1998. *Am J Forensic Med Pathol* 2003;24:239-242.
17. Hadley MN, Sonntag VKH, Rekate HL, et al: The infant whiplash-shake injury syndrome: a clinical and pathological study. *Neurosurgery* 1989;24:536-540.
18. Saternus KS, Kernbach-Wighton G, Oehmichen M: The shaking trauma in infants—kinetic chains. *Forensic Sci Int* 2000;109:203-213.
19. Starling SP, Patel S, Burke BL, et al: Analysis of perpetrator admissions to inflicted traumatic brain injury in children. *Arch Pediatr Adolesc Med* 2004;158:454-458.
20. Biron D, Shelton D: Perpetrator accounts in infant abusive head trauma brought about by a shaking event. *Child Abuse Negl* 2005;29:1347-1358.
21. Christian CW, Block R, AAP Committee on Child Abuse and Neglect: Abusive head trauma in infants and children. *Pediatrics* 2009;123:1409-1411.
22. Duhaime AC, Alario AJ, Lewander WJ, et al: Head injury in very young children: mechanisms, injury types, and ophthalmologic findings in 100 hospitalized patients younger than 2 years of age. *Pediatrics* 1992;90:179-185.
23. Duhaime AC, Christian C, Moss E, et al: Long-term outcome in infants with the shaking-impact syndrome. *Pediatr Neurosurg* 1996;24:292-298.
24. Ewing-Cobbs L, Kramer L, Prasad M, et al: Neuroimaging, physical, and developmental findings after inflicted and noninflicted traumatic brain injury in young children. *Pediatrics* 1998;102:300-307.

25. Barlow K, Thompson E, Johnson D, et al: The neurological outcome of non-accidental head injury. *Pediatr Rehabil* 2004;7:195-203.

26. Ewing-Cobbs L, Prasad M, Kramer L, et al: Inflicted traumatic brain injury: relationship of developmental outcome to severity of injury. *Pediatr Neurosurg* 1999;31:251-258.

27. Goldstein B, Kelly MM, Bruton D, et al: Inflicted versus accidental head injury in critically injured children. *Crit Care Med* 1993;21:1328-1332.

28. Haviland J, Russell RI: Outcome after severe non-accidental head injury. *Arch Dis Child* 1997;77:504-507.

29. Prasad MR, Ewing-Cobbs L, Swank PR, et al: Predictors of outcome following traumatic brain injury in young children. *Pediatr Neurosurg* 2002;36:64-74.

30. Hymel KP, Makoroff KL, Laskey AL, et al: Mechanisms, clinical presentations, injuries and outcomes from inflicted versus noninflicted head trauma during infancy: results of a prospective, multi-centered, comparative study. *Pediatrics* 2007;119:922-929.

31. Keenan HT, Hooper SR, Wetherington CE, et al: Neurodevelopmental consequences of early traumatic brain injury in 3-year-old children. *Pediatrics* 2007;119:e616-e623.

32. Reece RM, Sege R: Childhood head injuries: accidental or inflicted? *Arch Pediatr Adolesc Med* 2000; 154:11-15.

33. Bechtel K, Stoessel K, Leventhal JM, et al: Characteristics that distinguish accidental from abusive injury in hospitalized young children with head trauma. *Pediatrics* 2004;114:165-168.

34. Keenan HT, Runyan DK, Marshall SW, et al: A population-based comparison of clinical and outcome characteristics of young children with serious inflicted and noninflicted traumatic brain injury. *Pediatrics* 2004;114:633-639.

35. Levin AV: Retinal haemorrhage and child abuse. *In:* David TJ (ed): *Recent Advances in Pediatrics.* Churchill Livingstone, London, 2000, pp 151-219.

36. Geddes JF, Whitwell HL, Graham DI: Traumatic axonal injury: practical issues for diagnosis in medicolegal cases. *Neuropathol Appl Neurobiol* 2000;26:105-116.

37. Geddes JF, Vowles GH, Hackshaw AK, et al: Neuropathology of inflicted head injury in children. II. Microscopic brain injury in infants. *Brain* 2001; 124:1299-1306.

38. Geddes JF, Hackshaw AK, Vowles GH, et al: Neuropathology of inflicted head injury in children. I. Patterns of brain damage. *Brain* 2001;124:1290-1298.

39. Johnson DL, Boal D, Baule R: Role of apnea in nonaccidental head injury. *Pediatr Neurosurg* 1995; 23:305-310.

40. Karandikar S, Coles L, Jayawant S, et al: The neurodevelopmental outcome in infants who have sustained a subdural haemorrhage from non-accidental head injury. *Child Abuse Rev* 2004;13:178-187.

41. Duhaime AC, Bilaniuk L, Zimmerman R: The "big black brain": radiographic changes after severe inflicted head injury in infancy. *J Neurotrauma* 1993;10:S59.

42. Zimmerman RA, Bilaniuk LT, Bruce D, et al: Computed tomography of craniocerebral injury in the abused child. *Radiology* 1979;130:687-690.

43. Atwal GS, Rutty GN, Carter N, et al: Bruising in non-accidental head injured children: a retrospective study of the prevalence, distribution and pathological associations in 24 cases. *Forensic Sci Int* 1998;96:215-230.

44. Levanthal JM, Thomas SA, Rosenfield NS, et al: Fractures in young children. Distinguishing child abuse from unintentional injuries. *Am J Dis Child* 1993;147:87-92.

45. Merten DF, Radkowski MA, Leonidas JC: The abused child: a radiological reappraisal. *Radiology* 1983; 146:377-381.

46. Kleinman PK, Marks SC Jr, Richmond JM, et al: Inflicted skeletal injury: a postmortem radiologic-histopathologic study in 31 infants. *Am J Roentgenol* 1995;165:647-650.

47. Jenny C, Hymel KP, Ritzen A, et al: Analysis of missed cases of abusive head trauma. *JAMA* 1999;281:621-626.

48. Hymel KP, Bandak FA, Partington ME, et al: Abusive head trauma? A biomechanics-based approach. *Child Maltreat* 1998;3:116-128.

49. Hymel KP: The timing of clinical presentation after inflicted childhood neurotrauma. *In:* Reece RM, Nicholson CE (eds): *Inflicted Childhood Neurotrauma.* American Academy of Pediatrics, Elk Grove Village, IL, 2003, pp 65-68.

50. Willman KY, Bank DE, Senac M, et al: Restricting the time of injury in fatal inflicted head injuries. *Child Abuse Negl* 1997;21:929-940.

51. Levin HS, Aldrich EF, Saydjari C, et al: Severe head injury in children: experience of the Traumatic Coma Data Bank. *Neurosurgery* 1992;31:435-443.

52. Nashelsky MB, Dix JD: The time interval between lethal infant shaking and onset of symptoms. A review of the shaken baby syndrome literature. *Am J Forensic Med Pathol* 1995;16:154-157.

53. Starling SP, Holden JR, Jenny C: Abusive head trauma: the relationship of perpetrators to their victims. *Pediatrics* 1995;95:259-262.

54. Gilles EE, Nelson MDJr: Cerebral complications of nonaccidental head injury in childhood. *Pediatr Neurol* 1998;19:119-128.

55. Reilly PL, Graham DI, Adams JH, et al: Patients with head injury who talk and die. *Lancet* 1975;2:375-377.

56. Lobato RD, Rivas JJ, Gomez PA, et al: Head-injured patients who talk and deteriorate into coma. Analysis of 211 cases studied with computerized tomography. *J Neurosurg* 1991;75:256-261.

57. Snoek JW, Minderhoud JM, Wilmink JT: Delayed deterioration following mild head injury in children. *Brain* 1984;107:15-36.

58. Bruce DA, Alavi A, Bilaniuk L, et al: Diffuse cerebral swelling following head injuries in children: the syndrome of "malignant brain edema." *J Neurosurg* 1981;54:170-178.

59. Gilliland MG: Interval duration between injury and severe symptoms in nonaccidental head trauma in infants and young children. *J Forensic Sci* 1998;43:723-725.

60. Arbogast KB, Margulies SS, Christian CW: Initial neurologic presentation in young children sustain-

ing inflicted and unintentional fatal head injuries. *Pediatrics* 2005;116:180-184.

61. Dietrich AM, Bowman MJ, Ginn-Pease ME, et al: Pediatric head injuries: can clinical factors reliably predict an abnormality on computed tomography? *Ann Emerg Med* 1993;22:1535-1540.

62. Lloyd DA, Carty H, Patterson M, et al: Predictive value of skull radiography for intracranial injury in children with blunt head injury. *Lancet* 1997;349:821-824.

63. Quayle KS, Jaffe DM, Kupperman N, et al: Diagnostic testing for acute head injury in children: when are head computed tomography and skull radiographs indicated? *Pediatrics* 1997;99:e11.

64. Gruskin KD, Schutzman SA: Head trauma in children younger than 2 years of age: are there predictors for complications? *Arch Pediatr Adoles Med* 1999;153:15-20.

65. Greenes DS, Schutzman SA: Clinical indicators of intracranial injury in head-injured infants. *Pediatrics* 1999;104:861-867.

66. Rubin DM, Christian CW, Bilaniuk LT, et al: Occult head injury in high-risk abused children. *Pediatrics* 2003;111:1382-1386.

67. Laskey AL, Holsti M, Runyan DK, et al: Occult head trauma in young suspected victims of physical abuse. *J Pediatr* 2004;144:719-722.

68. Sugar NF, Taylor JA, Feldman KW: Bruises in infants and toddlers: those who don't cruise rarely bruise. Puget Sound Pediatric Research Network. *Arch Pediatr Adolesc Med* 1999;153:399-403.

69. Hymel KP: Traumatic intracranial injuries can be clinically silent. *J Pediatrics* 2004;144:701-702.

70. Laskey AL, Sheridan MJ, Hymel KP: Physicians' initial forensic impressions of hypothetical cases of pediatric traumatic brain injury. *Child Abuse Negl* 2007;31:329-342.

第39章　虐待による頭部外傷（AHT）　**567**

40

乳幼児における頭部外傷の生体力学

Susan Margulies, PhD, Brittany Coats, PhD

はじめに

外傷性脳損傷（TBI：traumatic brain injury）は，米国における小児や若年成人の死亡や後天的身体障害の主要因であり，毎年2,500人の子どもが死亡し，37,000人の子どもが入院し，435,000人の子どもが救急搬送されている[1]。乳児期の頭部外傷は，より年長の子どもたちに比べ，後遺障害を残したり死亡する確率が高いが，この年齢群で頭部外傷の発生頻度が著しく高いことが，後遺障害を残したり死亡する事例の発生が多い結果に繋がっていることが判明しつつある[2-5]。頭蓋骨骨折，頭蓋内出血，外傷性軸索損傷といった所見は，乳児における重篤な頭部外傷に認められる徴候であり，これらの所見が認められる場合には，非偶発的な機序（虐待）による損傷である可能性が高い。それらの所見を含めた，乳児期やそれ以降の子どもにおける頭部外傷を引き起こす生体力学的状況を明確化することは，事故による損傷であるか虐待による損傷であるかを鑑別する上で有用となるのみならず，頭部外傷を予防し，診断し，効果的な治療を行う上で有用となるであろう。

外傷性脳損傷のメカニズム

頭部外傷はたいていの場合，脳の変形を引き起こすような急速な加速減速運動が頭部に加わるか，頭蓋の変形・骨折やその下にある脳の局所的な変形を引き起こし得る直達性の外力が加わることにより生じる。実際には，自動車事故や落下転落，虐待のいずれの原因であれ，慣性外力（加速減速外力）と接触外力の両者がともに加わっている場合がほとんどである。頭部外傷を引き起こす慣性外力は，並進性（直線状）運動の場合もあれば，回転性運動（脳の重心を中心とした回転）の場合もありうるが，頭蓋内出血や外傷性軸索損傷をきたすような頭部損傷の場合，そのほとんどは高度の角加速度性運動（脳外の支点を中心として回転）によるものである[6-12]。

外傷性びまん性軸索損傷（DAI：diffuse axonal injury）とは，病理学的に脳白質の広範性の軸索の損傷が確認されるものであるが，軸索損傷の範囲と程度が重度であるほど，受傷直後に神経学的症状が出現する[13]。霊長類やブタに慣性外力を作用させた動物実験モデルでは，脳実質の変形（組織の剪断）が白質の軸索損傷を引き起こすことが示唆されている[14, 15]。Galbraith[16, 17]によっても，軸索の圧迫ではなく，軸索が引っ張りこまれ歪みが生じることが，髄鞘化されていない軸索に損傷をきたし，短期的・長期的な神経症状を引き起こすことが示されている。硬

膜下血腫（SDH：subdural hematoma）は，傍矢状部の架橋静脈（bridging vein）の破綻によって生じる。霊長類を用いた，慣性外力による硬膜下血腫発生の動物モデル研究では，急速な加速減速運動により，脳が頭蓋骨の定位から離れるように挙動し，それにより架橋静脈の耐性閾値を超えて伸長し，剪断力が作用することで生じうるという生体力学的分析結果が示されている[11, 18]。これらの研究結果からは，脳組織の変形というものが，軸索の損傷によるDAIや血管の破綻による硬膜下血腫といった一次性損傷を引き起こすことが示唆される。

これまでの研究は，負荷をかけても頭部外傷をきたすことがなかった「最大負荷」を測定することで，成人や小児の頭部外傷閾値を確定しようとするものが多かった。最も一般的な頭部外傷閾値の指標は，衝突が加わった瞬間に頭部に働いた加速度をもとに算出した頭部障害基準（HIC：head injury criterion）であり，これは自動車の安全性を確認する研究においても広く用いられている[19]。ただ残念なことに，HICは成人の死体に対して衝撃を与えた際に得られたデータを基にしたものであり，回転性外力と並進性運動との区別を行っておらず，頭部の動きの方向というものもほとんど考慮されておらず，小児の頭部外傷のパラメーターとしてはほとんど役に立たないといえる。

これまでの頭部外傷の生体力学的分析は，乳幼児と成人とは同一の組織特性・損傷閾値を有するものとして，すなわち乳幼児を成人のミニチュアとして，行われていた[19-23]。最近では，次元解析（dimensional analysis）と呼ばれる工学アプローチを用いて，硬膜下血腫とDAIに関連する重大な慣性負荷条件（critical inertial loading conditions）を，脳質量に応じて成人から乳幼児までスケーリングすることが可能となっている[24, 25]。このようなスケールを用いた分析によって，より脳質量が小さい乳幼児では成人に比して，損傷が生じる直前には脳により大きな

回転性加速度が加わっている，ということが判明している。

しかし脳重量だけではなく，成人と小児の脳の組織構成・物理特性・脆弱性といった違いも，脳損傷の閾値に影響を及ぼし得る。本章の後半で述べるように，様々な研究結果からは，脳と頭蓋の特性というものは年齢により大きく相違があることは明らかであり，小児の頭部は成人の頭部のミニチュアとして単純にモデル化することはできないことが示唆されている。残念なことに，頻用されているスケーリングの元となっている生体力学的データは，成人の組織構成や力学的性質，損傷閾値から得られたものであり，そのようなスケールを用いた研究報告の解釈は，慎重に行わなければならない。直達性外力や回転性外力に対しての小児の頭部の挙動を正確に再現するためには，年齢特異的なデータを組み込んだ小児の生体力学モデルが求められている。

負荷に対しての
小児の脳・頭蓋の物質的反応

現在までに，ヒト[26]，ブタ[26, 27]，げっ歯類[28]の脳組織を用いた動物実験研究から，大きな変形を受けた際の乳幼児の脳の弾性は，成人の脳のおよそ二倍であることが明らかになっている。これは一部には，乳幼児の脳には髄鞘化されていない軸索が多数存在していることによると考えられている。生体力学的モデルの研究からは，周辺のアストロサイト（星状細胞：astrocyte）やオリゴデンドロサイト（希突起膠細胞：oligodendrocyte）といった細胞間質ではなく，軸索というものがより脳組織の弾性に寄与していると報告されている[29]。脂質は弾性率が低いことが判明しており[30]，脂質であるミエリンの脳内における総量が増加することにより，脳組織の弾性率が低減していくことが示唆されている。小児の脳内の軸索は，生後最初

の1年間で急激な髄鞘化を受け，生後18カ月頃に成人レベルに到達する。また硬膜の厚みは年齢にかかわらずほぼ同様であると報告されており[31, 32]，その一方で硬膜の弾性は成人の硬膜のおよそ半分であると報告されている[33]。硬膜を含めた髄膜は，頭部に外力が加わった際に脳を支持するなど防御的に働くため，硬膜の弾性に乏しい小児の脳は，成人の脳に比して負荷に対して防御力が低くなっている可能性がある。このような推測を明確にしていくためには，小児と成人の両者の脳の軟膜・くも膜を材料とした工学実験（材料特性実験）を行っていく必要がある。

　出生時，頭蓋はおよそ1mmの厚さの単一皮質骨であるが，その後の成長により厚さは5〜6mmとなり，皮質骨外板，海綿状板間層，皮質骨内板の3層に分化していく。胎児の頭蓋骨に関する一連の研究の中で，McPhersonとKriewallは，胎児の成長（20-40週の妊娠期間）に伴い，頭蓋骨の弾性率は著しく増大するとの報告を行っている[34, 35]。より最近の報告では，CoatsとMarguiliesは，乳児（在胎36週齢から生後1年）における頭蓋骨の弾性率を測定し，成人の頭蓋骨の弾性は生後1カ月の乳児よりも30倍以上高く[37]，1歳児は乳児よりも18倍高く[36]，成人は6歳児よりも1.5倍高い[38]，など年齢に応じて頭蓋骨の弾性は増加していく，との報告を行っている[36]。また乳児の頭蓋縫合部の弾性は，頭蓋骨よりも35倍低く，骨折や外力損傷の際に著明な変形を伴う事が示唆されている。また乳児の頭蓋骨自体が成人の頭蓋骨とは異なり，骨折の際に著明な変形を伴うということも示唆されている[36]。

小児期外傷性脳損傷の動物モデル

　成人の頭部外傷に関しては，計器を装着したサッカー選手[39]やボクサー[40]から計測されたデータから，脳震盪をきたし得る直達性外力閾

値の推測値が示されている。また硬膜下血腫やびまん性軸索損傷（DAI）をきたし得る慣性外力の閾値は，成獣を用いた霊長類の動物実験から得られた回転性加速度を用いて，推測値が示されている[19, 41]。一方で，ヒトの小児の頭部外傷に関して，脳震盪や硬膜下血腫，DAIをきたし得る外力閾値のデータは存在していない。しかし，直達性外力や慣性外力による脳損傷のメカニズムを明確化していくために，幼獣を用いた動物モデル（小児動物モデル）による動物実験研究は，いくつか報告されている。頭部外傷の小児動物モデルとしては，脳への直達外力の影響を，未熟ラットを用いて評価している研究が主である[42-44]。このような実験モデルは，頭部への直達外力が加わった際にしばしば起こる，灰白質を主とした局所性脳損傷の分析を行う上で，とりわけ有用である[43-48]。

　Adelsonらによって，生後17日のラットを用いたびまん性脳損傷モデルが開発されている[47]。しかしながら，げっ歯類の脳はヒトとは非常に異なる成熟経過を持つだけではなく，形態的にもヒトとは異なり，脳回がなく白質は極めて小さい。そのため，このラットモデルでDAIを明らかにすることは困難である[6, 49]。発達上，ヒトの脳の成長ピークは出生時であるのに対して[50]，げっ歯類の脳は出生後の全期間を通じて成長し続けている。そして，慣性外力損傷（DAIや硬膜下血腫）をモデル動物で作成するために，慣性外力を働かせる実験装置を製作する際にも，げっ歯類の脳の物理的な小ささが，大きな制約因子となってしまっている。小児の脳損傷のメカニズムについて生体力学的に分析する上で，ヒトの成人と乳児の顕著な脳の違いというものを反映した動物モデルの開発が求められている。灰白質・白質の発達の過程や，発達に伴う脳代謝や血流分布の変化の過程や，発達に伴う脳内の各種レセプターの密度や分布等の変化の過程といった，生体力学的特性の異なるげっ歯類モデルでは，ヒトの乳児や幼児における頭部外傷

570　第VI部　虐待による頭部外傷（AHT：Abusive Head Trauma）

を理解するために有用なデータを得る上では大きな制約があるといわざるを得ない[51]。

　一方で，ヒトの乳幼児期の脳モデルとして，仔ブタを用いることには多くの優位性がある。まず，脳の全体的な形状，脳回のパターン，灰白質と白質の分布は，ブタとヒトとでほとんど共通している。また出生後の脳の成長パターンも，共通している（脳重量は，新生児期から小児期にかけて2倍近くになり，成人までに3倍の重量となる）[50, 52, 53]。低酸素や虚血に対する反応も，仔ブタ脳はヒト乳児脳とほぼ同等とされている。脳血流や脳代謝のパターンもブタとヒトとで共通しており，仔ブタ脳は，髄鞘化や脳の電気的活動においても，ヒト乳児脳と同じ過程をたどり成熟していく[50, 54-58]。またヒト乳児と同様，仔ブタでは視覚誘発性の反応は，生後2週間までは未発達なままである[59]。外傷性頭部損傷のげっ歯類モデルが，挫傷性の脳損傷研究のみに焦点を当てている一方で，仔ブタモデルでは，挫傷性脳損傷の研究のみならず[60-63]，液体振動性の脳損傷研究[45]や，慣性外力性脳損傷の研究[12]なども行われている。

　挫傷性脳損傷の研究では，成ラットと幼ラット間に顕著な相違は認められなかった[64]と報告されている一方で，液体振動性脳損傷の研究では，小児の脳はより脳損傷をきたしやすかったとの報告が複数存在している[44, 45]。ただしそれらの研究では，幼ブタと成ブタとの間に加えられた負荷は，年齢的な相違を正確にスケーリングして加えられていたわけではなかった。年齢別の負荷スケールを適用した研究としては，Duhaimeらの研究がある[61]。この研究では仔ブタを3つの年齢集団（生後5日［乳児期に相当］，生後1カ月［幼児期に相当］，生後4カ月［思春期」に相当）に分けて，大脳皮質損傷を作り出していたが，受傷後一週間の時点で仔ブタ脳の大脳皮質損傷の範囲は，乳児期に相当する仔ブタ脳で最も限局的で，思春期に相当する仔ブタ脳で最も広範性であった，と報告されている。こ

の研究からは，乳幼児期に相当する仔ブタ脳は，急性損傷に対してそれほどには脆弱とはいえず，また年長の仔ブタに比して回復がより速いということが示唆される。RaghupathiとMarguliesは，仔ブタと成ブタに同一の強さの角加速減速外力負荷をかけるという慣性外力損傷研究を行い，損傷後わずか6時間の時点で仔ブタの脳では，成ブタの脳に比して，軸索損傷が3.4倍多く認められていたと報告している[12]。この研究からは，仔ブタ脳は成ブタ脳に比して急性の回転外力性損傷をきたしやすい，ということが示唆される。その後に引き続いて行われたDuhaimeら[65]の研究では，乳児期に相当する仔ブタでは，直達性外力による頭部外傷後の大脳皮質の損傷部位の容積が成ブタに比して大きかったが，受傷後7日から30日では逆に小さくなった，との結果が示されている。この研究結果からは，受傷後の脳は年齢により異なる経時的パターンをとることが示唆される。さらにその後に行われたMargulies研究室のRaghupathiらの研究[66]では，急速な水平性回転性外力を脳に加えてから15分後に，再度同様の外力を加えた場合，単一の回転性外力を加えた動物よりも，明らかに軸索損傷をきたした領域が大きかったと報告されている。この研究結果からは，脳損傷が生じるうえで，蓄積的な影響というものが存在しうることが示唆される。

　興味深いことに最近の研究からは，回転性外力による小児の頭部外傷には方向依存性があり[67]，矢状方向に回転が加わった場合には，重篤な意識消失，自発呼吸の消失，脳血流の消失を伴なう，極めて重度の臨床所見を呈した一方，冠状方向に回転が加わった場合の神経学的予後は，比較的良好であったことが示されている。成獣を用いた霊長類の動物モデルにおける慣性外力による頭部損傷の研究でも，脳損傷の発生において回転方向が顕著な影響を及ぼしていた，と報告されている[7, 68]が，二足歩行であるヒトと四足歩行である動物との間の，頭部や頸部の

位置的な相違が，直接的な比較を行うことを困難にしている。要約すると，動物モデルにより頭部外傷の重症度は，受傷時の年齢，回転が加わった方向，外力が加わった部位，受傷後の時間経過，外力が加えられた回数，複数回外力が加えられた場合には外力と外力の間の時間間隔，などに依存することが実証されている。

　動物モデルというものは，新たな診断戦略や治療戦略を開発する際や，損傷に対しての生体の応答や損傷の時間経過による変化を明確化する際に，有用となる。ただし，急性の頭部外傷の際の一次応答である局所の組織変形の状態を明確化したり，脳震盪や硬膜下血腫やびまん性軸索損傷が生じるために必要となる加速度や接触外力の閾値を明確化したりする上ではほとんど有用とはならない。頭蓋内の変形の程度を計測することが不可能であるという点が，動物モデルを用いた研究の大きな制約因子である。この制約のために動物モデルを用いて，動物の脳に様々な負荷（異なる速度，異なる方向，異なる部位，など）を加えて詳細に検討するという研究はなされてはいない。また動物モデルの結果をそのままヒトに当てはめて解釈することには，慎重さが求められる。

AHT 発生のメカニズム

　乳幼児期の重篤な外傷性脳損傷の大多数は虐待によるものであり[2]，また虐待により脳損傷を負った子どもは，事故により脳損傷を負った子どもに比べ，予後が不良である[69]。AHTの際に直達性外力が加わったことを示す所見を認めることは少なくないが[70]，多くの研究者たちは，揺さぶり外力のみでも硬膜下血腫や網膜出血，さらには死亡も引き起こされ得ると考えている[71, 72]。その根拠の一つとして，直達性外力が加わった証拠所見（頭蓋骨折，脳挫傷，頭皮腫脹）の欠如する事例の存在が挙げられることがある。しかし，もし乳児の頭部がマットレス

などの柔らかいものの表面に打ちつけられた場合であれば，接触時の直達外力は広く拡散し，脳の減速が急速に加わったとしても，直達性外力が加わった証拠所見は残らない場合もありうる。ここ10年の間，虐待による頭部外傷（AHT）を特徴付ける硬膜下血腫，網膜出血，頭蓋骨損傷などを引き起こすメカニズムに関しての議論が，盛んに行われている。Duhaime らは，乳幼児のダミー人形の頭部に揺さぶりを加え，直後に直達性外力を加えた場合に生じる加速度の大きさは，揺さぶりのみを加えた場合よりも45倍大きく，脳震盪・硬膜下血腫・びまん性軸索損傷をきたす損傷閾値を超えるためには，直達性外力が加わることが必須である，との研究結果を発表した[21]。その後，Prange らによってそれが追認され，暴力的に揺さぶった場合に生じる角加速度は，30cmの高さからコンクリートの底面に落下した場合に頭部が受ける反発の際の加速度よりも明らかに小さい，との研究結果が発表された[73]。しかし残念ながらダミー人形は，単純落下やシミュレートした虐待シナリオの際に加わる加速度や接触外力負荷に対しての洞察は与えてくれはするものの，実際にそのような外力が加わった場合に子どもに生じる損傷を予測することは不可能である。さらに，ダミー人形の実用性というものは，生体的な忠実性，言い換えるならば人間らしさ（例えば，屈曲や伸展に対する頸部の抵抗，頭部と胸郭の伸展性，頭部・胴体・手足の質量など）が構造上あまり再現されていない場合には，信頼性が低下する。小児の運動学的・力学的な特性に関して，数多くのデータが入手可能となるにつれ，それらの実際のデータを参考にして，ダミー人形の外力に対する反応の再現性の高さについて正確に評価することが出来るようになるであろう。

小児期頭部外傷の
コンピュータ・モデル

　頭部へある特定の直達性外力が加わった場合や，加速減速外力が加わった場合に脳内にどのような変形が生じるかを示すために，有限要素コンピュータ・モデルというものがしばしば用いられている。このようなコンピュータを利用した頭部外傷モデルは，動物実験で行い得なかった条件を加えた検討を行う上で有用であり，AHTの予防法や子ども保護戦略を発展させていく上でも有用となる。成人の頭部外傷のコンピュータ・モデルに関しては数多く開発がなされてきたが，小児のためのコンピュータ・モデルは，ほとんど開発がなされていない [74-79]。これらのモデルの多くは，構造物の特性や配列を単純化する等の，現実と異なる「理想化」を行っており，そのことが結果を解釈する上での限界点として挙げられる。現実的な変数が割り当てられた場合には，コンピュータ・モデルは脳全体にかかる圧迫力や応力の分布を予測するための強力なツールとなる。ただし現在は，コンピュータ・モデルを，組織損傷の発生予測に用いることまではできない。組織の損傷閾値を超えるような物理的外力が加わった場合には，組織は機能的・構造的な損傷を受けることとなる。そのような組織の損傷閾値を明確化していくことで，コンピュータ・モデルによって計算された局所の組織の歪みが，脳浮腫や軸索損傷などの特定の損傷を引き起こすかどうかを弁別することが将来的には可能となるであろう。

AHTにおける生体力学研究の役割

　生体力学は，広範性・局所性の両者の頭部外傷の発生メカニズムに関する，実証的なデータを提供してくれる。いずれの生体力学的ツール（動物実験，ヒトや動物の組織を用いた実験，ダミー人形を用いた研究，コンピュータ・モデルを用いた研究）も，パズルで例えるならば重要なピースである。しかしAHT（虐待による頭部外傷）の受傷機序を理解するための最善のアプローチは，それぞれのツールから得られた情報と，臨床研究から得られたデータを組み合わせて，「どのような機序が，どのような年齢の子どもに，どのような損傷を引き起こすのか？」という問いに答えていくことにある。しかしながら，このような問いに対しての包括的な答えを出していくためには，組織損傷閾値を明確にするための研究や，小児の脳を生物学的に正確に再現可能なダミー人形やコンピュータ・モデルを作成するための研究が，これまで以上になされていく必要がある。これらの領域における継続的な研究が行われることで，乳幼児の外傷性頭部損傷に特異的な予防策，診断技術，治療戦略を向上するための，突破口が開かれていくこととなるであろう。

文献

1. Langlois JA, Rutland-Brown W, Thomas KE: *Traumatic Brain Injury in the United States: Emergency Department Visits, Hospitalizations, and Deaths.* Centers for Disease Control and Prevention, National Center for Injury Prevention and Control, Atlanta, 2004.
2. Billmire ME, Myers PA: Serious head injury in infants: accident or abuse? *Pediatrics* 1985;75:340-342.
3. Duhaime AC, Alario AJ, Lewander WJ, et al: Head injury in very young children: Mechanisms, injury types, and ophthalmologic findings in 100 hospitalized patients younger than 2 years of age. *Pediatrics* 1992;90:179-185.
4. Luerssen TG, Bruce DA, Humphreys RP: Position statement on identifying the infant with nonaccidental central nervous system injury (the whiplash-shake syndrome). The American Society of Pediatric Neurosurgeons. *Pediatr Neurosurg* 1993;19:170.
5. Luerssen TG, Huang JC, McLone DG, et al: Retinal hemorrhages, seizures, and intracranial hemorrhages: relationships and outcomes in children suffering traumatic brain injury. *In:* Marlin AE: *Concepts in Pediatric Neurosurgery,* vol 11. Karger, Basel, Switzerland, 1991, pp 87-94.
6. Gennarelli TA: The spectrum of traumatic axonal injury. *Neuropath Appl Neurobiol* 1996;22:509-513.
7. Gennarelli TA, Thibault LE, Adams JH, et al: Diffuse axonal injury and traumatic coma in the primate. *Ann Neurol* 1982;12:564-574.
8. Gennarelli TA, Thibault LE, Ommaya AK: Pathophsiological response to rotational and translational

accelerations of the head. *SAE Technical Paper 720970*, 1972, doi:10.4271/720970:797-803.

9. Gennarelli TA, Thibault LE: Biomechanics of acute subdural hematoma. *J Trauma* 1982;22:680-686.

10. Margulies SS, Meaney DF, Smith D, et al: *A comparison of diffuse brain injury in the newborn and adult pig*. International Research Committee on the Biokinetics of Impact, Barcelona, Spain, 1999.

11. Meaney DF: *Biomechanics of acute subdural hematoma in the subhuman primate and man (PhD Thesis)*, University of Pennsylvania, 1991.

12. Raghupathi R, Margulies SS: Traumatic axonal injury after closed head injury in the neonatal pig. *J Neurotrauma* 2002;19:843-853.

13. Gennarelli TA, Thibault LE: Biological models of head injury. *In:* Becker DP, Povlishock JT: *Central Nervous System Trauma Status Report*. National Institutes of Health, National Institute of Neurological & Communicative Disorders & Stroke, 1985, pp 391-404.

14. Margulies SS, Thibault LE, Gennarelli TA: Physical model simulations of brain injury in the primate. *J Biomech* 1990;23:823-836.

15. Miller RT, Margulies SS, Leoni M, et al: Finite element modeling approaches for predicting injury in an experimental model of severe diffuse axonal injury. *In: Proceedings of 42nd Stapp Car Crash Conference*. Society of Automotive Engineers, Tempe, AZ, 1998.

16. Galbraith JA: *The effects of mechanical loading on the electrophysiology of the squid giant axon PhD Thesis*. University of Pennsylvania, 1988.

17. Galbraith JA, Thibault LE, Matteson DR: Mechanical and electrical responses of the squid giant axon to simple elongation. *J Biomech Eng* 1993;115:13-22.

18. Gennarelli TA, Thibault LE : Biomechanics of acute subdural hematoma. *J Trauma* 1982:22:680-686.

19. Margulies SS, Thibault LE: A proposed tolerance criterion for diffuse axonal injury in man. *J Biomech* 1992;25:917-923.

20. Dejeammes, M, Tarriáfre C, Thomas T, et al: Exploration of biomechanical data towards a better evaluation of tolerance for children involved in automotive accidents. *SAE Technical Paper 840530*, 1984, doi:10.4271/840530.

21. Duhaime AC, Gennarelli TA, Thibault LE, et al: The shaken baby syndrome: a clinical, pathological, and biomechanical study. *J Neurosurg* 1987;66:409-415.

22. Mohan D, Bowman BM, Snyder RG, et al: A biomechanical analysis of head impact injuries to children. *J Biomech Eng* 1979;101:250-260.

23. Sturtz G: Biomechanical data of children. *SAE Technical Paper 801313, 1980, doi:10.4271/801313.* #801313 1980:513-559.

24. Ommaya AK, Fisch FJ, Mahone RM, et al: Comparative tolerances for cerebral concussion by head impact and whiplash injury in primates. *SAE Technical Paper 700401, 1970, doi:10.4271/700401.*

25. Ommaya AK, Yarnell P, Hirsch AE: Scaling of experimental data on cerebral concussion in sub-human primates to concussion threshold for man. *In: SAE Technical Paper 670906, 1967, doi:10.4271/670906.*

26. Prange MT: *Comparative tolerances for cerebral concussion by head impact and whiplash injury in primates (PhD thesis).* University of Pennsylvania, Philadelphia,

2002.

27. Prange MT, Margulies SS: Regional, directional, and age-dependent properties of brain undergoing large deformation. *J Biomech Eng* 2002;124:244-252.

28. Gefen A, Genen N, Zhu Q, et al: Age-dependent changes in material properties of the brain and braincase of the rat. *J Neurotrauma* 2003;20:1163-1177.

29. Arbogast KB, Margulies SS: A fiber-reinforced composite model of the viscoelastic behaviour of the brainstem in shear. *J Biomech* 1999;32:865-870.

30. Yamada H: *Strength of Biological Materials.* Williams and Wilkins, Baltimore, 1990.

31. Bylski DI, Kriewall TJ, Akkas N, et al: Mechanical behavior of fetal dura mater under large deformation biaxial tension. *J Biomech* 1986;19:19-26.

32. Kriewall TJ, Akkas N, Bylski DI, et al: Mechanical behavior of fetal dura mater under large axisymmetric inflation. *J Biomech Eng* 1983;105:71-76.

33. Galford JE, McElhaney JH: A viscoelastic study of scalp, brain, and dura. *J Biomech* 1970;3:211-221.

34. Kriewall TJ: Structural, mechanical, and material properties of fetal cranial bone. *Am J Obstet Gynecol* 1982;142:707-714.

35. McPherson GK, Kriewall TJ: The elastic modulus of fetal cranial bone: a first step toward understanding of the biomechanics of fetal head molding. *J Biomech* 1980;13:9-16.

36. Coats B, Margulies SS: Material properties of human infant skull and suture at high rates. *J Neurotrauma* 2006;23:1222-1232.

37. McElhaney JH, Gogle JL, Melvin JW, et al: Mechanical properties of cranial bone. *J Biomech* 1970;3:495-511.

38. Hubbard RP: Flexure of layered cranial none. *J Biomech* 1971;4:251-263.

39. Pellmen EJ, Viano DC, Tucker AM, et al: Concussion in professional football: reconstruction of game impacts and injuries. *Neurosurgery* 2003;53:799-814.

40. Breton F, Fincemaille Y, Tarriere C, et al: Event-related potential assessment of attention and the orienting reaction in boxers before and after a fight. *Biol Psychol* 1991;31:57-71.

41. Gennarelli TA, Abel JM, Adams H, et al: Differential tolerance of frontal and temporal lobes to contusion induced by angular acceleration. *In: Proceedings of the 23rd Stapp Car Crash Conference,* 1979.

42. Bittigau P, Sifringer M, Pohl D, et al: Apoptotic neurodegeneration following trauma is markedly enhanced in the immature brain. *Ann Neurol* 1999; 24:724-735.

43. Grundl PD, Biagas KV, Kochanek PM, et al: Early cerebrovascular response to head injury in immature and mature rats. *J Neurotrauma* 1994;11:135-148.

44. Prins ML, Lee SM, Cheng CL, et al: Fluid percussion brain injury in the developing and adult rat: a comparative study of mortality, morphology, intracranial pressure and mean arterial blood pressure. *Brain Res Dev Brain Res* 1996;95:272-282.

45. Armstead WM, Kurth CD: Different cerebral hemodynamic responses following fluid percussion brain injury in the newborn and juvenile pig. *J Neurotrauma* 1994;11:487-497.

46. Giza CC, Griesbach GS, Hovda DA: Experience-

dependent behavioral plasticity is disturbed following traumatic injury to the immature brain. *Behav Brain Res* 2005;157:11-22.

47. Adelson PD, Robichaud P, Hamilton RL, et al: A model of diffuse traumatic brain injury in the immature rat. *J Neurosurg* 1996;85:877-884.

48. Bittigau P, Sifringer M, Pohl D, et al: Apoptotic neurodegeneration following trauma is markedly enhanced in the immature brain. *Ann Neurol* 1999; 45:724-735.

49. Meaney DF, Lenkinski RE, Alsop DC, et al: Biomechanical analysis of experimental diffuse axonal injury. *J Neurotrauma* 1995;12:689-694.

50. Dickerson JW, Dobbing J: Prenatal and postnatal growth and development of the central nervous system of the pig. *Proc R Soc London* 1966;166:384-395.

51. Gennarelli TA: Animate models of human head injury. *J Neurotrauma* 1994;11:357-368.

52. Coppoletta JM, Wolbach SB: Body length and organ weights of infants and children. *Am J Pathol* 1933;9:55-70.

53. Thomas JM, Beamer JL: Age-weight relationships of selected organs and body weight for miniature swine. *Growth* 1971;35;259-272.

54. Pampiglione G: Some aspects of development of cerebral function in mammals. *Proc R Soc Med* 1971; 64:429-435.

55. Wagerle LC, Kumar SP, Delivoria-Papadopoulos M: Effect of sympathetic nerve stimulation on cerebral blood flow in newborn piglets. *Pediatr Res* 1986;20: 131-135.

56. Buckley NM: Maturation of circulatory system in three mammalian models of human development. *Comp Biochem Physiol A Comp Physiol* 1986;83:1-7.

57. Aminoff MJ: Electroencephalography, *In:* Berg BO (ed): *Principles of Child Neurology.* McGraw-Hill, New York, 1996, pp 23-38.

58. Sarnat HB: Neuroembryology. *In:* Berg BO (ed): *Principles of Child Neurology.* McGraw-Hill, New York, 1996, pp 607-628.

59. Mattsson JL, Fry WN, Boward CA, et al: Maturation of the visual evoked response in newborn miniature pigs. *Am J Vet Res* 1978;39:1279-1281.

60. Madsen FF, Reske-Nielsen E: A simple mechanical model using a piston to produce localized cerebral contusions in pigs. *Acta Neurochir (Wien)* 1987;88:65-72.

61. Duhaime AC, Margulies SS, Durham SR, et al: Maturation-dependent response of the piglet brain to scaled cortical impact. *J Neurosurg* 2000;93:455-462.

62. Madsen FF: Changes in regional cerebral blood flow after hyperventilation in the pig with an induced focal cerebral contusion. *Acta Neurochir (Wien)* 1990; 106:164-169.

63. Madsen FF: Regional cerebral blood flow in the pig after a localized cerebral contusion treated with barbiturates. *Acta Neurochir (Wien)* 1990;106:24-31.

64. Adelson PD, Robichaud P, Hamilton RL, et al: A model of diffuse traumatic brain injury in the immature rat. *J Neurosurg* 1996;85:877-884.

65. Duhaime AC, Hunter JV, Grate LL, et al: Magnetic resonance imaging studies of age-dependent responses to scaled focal brain injury in the piglet. *J Neurosurg* 2003;99:542-548.

66. Raghupathi R, Mehr MF, Helfaer MA, et al: Traumatic axonal injury is exacerbated following repetitive close head injury in the neonatal pig. *J Neurotrauma* 2004;21:307-316.

67. Eucker S: *Regional cerebral blood flow response following brain injury depends on direction of head motion.* Presented at the National Neurotrauma Society, Orlando, FL, 2008.

68. Gennarelli TA, Thibault L, Tomei G, et al: *Directional dependence of axonal brain injury due to centroidal and non-centroidal acceleration.* SAE Technical Paper 872197, 1987, doi:10.4271/872197.

69. Ewing-Cobbs L, Kramer L, Prasad M, et al: Neuroimaging, physical, and developmental findings after inflicted and noninflicted traumatic brain injury in young children. *Pediatrics* 1998;102:300-307.

70. Gilliland MG, Folberg R: Shaken babies—some have no impact injuries. *J Forensic Sci* 1996;41:114-116.

71. Alexander R, Sato Y, Smith W, et al: Incidence of impact trauma with cranial injuries ascribed to shaking. *Am J Dis Child* 1990;144:724-726.

72. Hadley MN, Sonntag VK, Rekate HL, et al: The infant whiplash-shake injury syndrome: a clinical and pathological study. *Neurosurgery* 1989;24:536-540.

73. Prange MT, Coats B, Duhaime AC, et al: Anthropomorphic simulations of falls, shakes, and inflicted impacts in infants. *J Neurosurg* 2003;99:143-150.

74. Lapeer RJ, Prager RW: Fetal head moulding: finite element analysis of a fetal skull subjected to uterine pressures during the first stage of labour. *J Biomech* 2001;34:1125-1133.

75. Desantis Klinich K, Hulbert GM, Schneider LW: Estimating infant head injury criteria and impact response using crash reconstruction and finite element modeling. *Stapp Car Crash J* 2002;46:165-194.

76. Coats B, Margulies SS, Ji S: Parametric study of head impact in the infant. *Stapp Car Crash J* 2007;51:1-15.

77. Roth S, Raul JS, Ludes B, et al: Finite element analysis of impact and shaking inflicted to a child. *Int J Legal Med* 2007;121:223-228.

78. Roth S, Raul JS, Willinger R, et al: Biofidelic child head FE model to simulate real world trauma. *Comput Methods Programs Biomed* 2008;90:262-274.

79. Coats B, Margulies SS: Potential for head injuries in infants from low-height falls. *J Neurosurg Pediatr* 2008;2:321-330.

41

乳幼児揺さぶられ症候群

Mark S. Dias, MD, FAAP

はじめに

幼児期の虐待による外傷と硬膜下出血との因果関係について初めて言及されたのは，1971年のGuthkelchの論文である[1]。その後程なく，Caffey[2, 3]が硬膜下出血と網膜出血を認めるものの，体表の身体的損傷所見が確認されない被虐待児を報告し，「むち打ち揺さぶられ症候群（whiplash shaken infant syndrome）」という用語で表現した。その後，この乳児を暴力的に激しく揺さぶるなどで頭部に回転加速外力が加えた虐待行為により，頭蓋内損傷（脳実質損傷と頭蓋内出血）と網膜出血を引き起こした事例に対し，「乳幼児揺さぶられ症候群（SBS：shaken baby syndrome）」という用語が使われるようになった。頭蓋内損傷には急性や慢性の硬膜下血腫，びまん性軸索損傷（DAI：diffuse axonal injury），滑走性挫傷（白質裂傷，脳実質裂傷とも呼称される），脳浮腫などが含まれる。網膜出血は30〜100％の事例で確認されたと報告されているが，複数のケースシリーズ研究を平均すると，その頻度は約80％とされている[4]。

1987年，Duhaimeらが，SBS事例の63％，特に致死的事例の100％に，頭部に直達的な衝撃が加わった証拠所見が確認された，との報告がなされた[5]。その後に続いた複数の研究報告でも，虐待により頭部に損傷を負った乳児の多くに，直達性の外力が加わった証拠所見（頭皮の斑状出血，軟部組織腫脹，頭蓋骨折など）が確認された，と報告された。またDuhaimeの研究では，人形モデルに揺さぶりや衝撃を加えて，生じた加速力を評価した結果，乳児の頭部を揺さぶっただけでは，硬膜下血腫やびまん性軸索損傷をきたす設定閾値には到達しなかったと報告し，「衝撃が加わることが必須条件であり，本病態は『乳幼児揺さぶり衝撃症候群（SIS：shaken impact syndrome）』という用語を用いることがより適切である」と言及された。なお米国小児科学会（AAP：The American Academy of Pediatrics）は2009年に，「損傷を引き起こした可能性のある機序を結論のように病名に入れ込んでしまうこと避け，本病態は『虐待による頭部外傷（AHT：abusive head trauma）』という用語を用いることが望ましい」との提言を行っている[6]。

ここ数年の間，乳幼児揺さぶられ症候群という概念について疑義が呈され，激しい批判にさらされるようになった。揺さぶりだけで硬膜下血腫や脳実質損傷を引き起こす閾値を超えるという見方について，一部の研究者が疑義を唱え，「乳幼児への揺さぶり行為は，それがどれほど暴力的なものであっても，AHTの際に認める病態生理を引き起こすことはなく，その原因とすることはできない」との主張がなされるようになった[7-10]。「頭部に衝撃が加わったことを示す何らかの身体的証拠所見が存在しない場合に

は，虐待により生じた頭部外傷だとの主張には
合理的な疑いが残る」との主張がなされ，刑事
裁判の場面で，医療専門家同士が激しく意見を
戦わせるようになった。英国では，揺さぶりに
関するこの議論があまりにも激しくなり，つい
にはこれらの全事例が再審議されることになり，
3事例ではこのDuhimeらの「生体力学的に新た
に判明した事実」を根拠の一部として，判決が
覆されることとなった。

　残念ながら，まだ誰も揺さぶりのみでAHTを
きたしうるということを，理路整然とぐうの音
でも出ないような形で包括的に示せているわけ
ではない。本章では，いくつかの重要なポイン
トを示しながら，可能な限りこの点（揺さぶり
のみでAHTをきたしうる）の明確化につながる
ように，様々な文献をレビューしている。以下
の主要概念に基づき，この主張に利用できる文
献を見直していく。

1. 各種の損傷閾値に関する生体力学的データ
は，霊長類成体の実験観察に基づくもので
ある。これらの研究から導かれた損傷閾値
を，乳児の脳に適用できることを裏付ける
証拠はない。また近年明らかにされた証拠
から，乳児の脳の損傷閾値は成人の閾値よ
りはるかに低いことが示唆されている。
2. 多くの霊長類の動物実験では，「頭部が行っ
て戻って」を1サイクルとした場合に，約
30ミリ秒／サイクルの回転速度で1サイク
ルのみの揺さぶりを加えるという方法を用
いており，このような実験から導き出され
た損傷閾値を，乳児が暴力的に揺さぶられ
る際の生体力学パラメータ（約250～300
ミリ秒／サイクルの回転速度で繰り返して
揺さぶりを加える）の際に生じうる損傷の
閾値として適用しうるという証拠はない。
3. 近年の研究からは，頭部損傷に対する乳幼
児の二次的代謝応答は，年長の児や成人の
反応とは量的にも質的にも異なることが明

らかにされている。特にAHTと迷わず診断
しうるような損傷をきたしている場合には，
より大きな二次的代謝応答が新たに生じて
いると推察されている。
4. このような代謝応答が盛んな時期は，頭部
損傷，とりわけAHTをきたしやすい感受性
期と合致している。このようなカスケード
を生じさせる損傷の閾値は，いまだ不明瞭
である。
5. 乳幼児期や小児期の事故による頭部外傷後
の臨床スペクトル（神経学的所見・神経画
像所見・病理学的所見など）につき言及し
ている医学文献は膨大な数に上るが，その
損傷の規模や特徴や全体像，パターンなど
は驚くほど似通っており，AHTのそれとは
全く異なっている。
6. AHTのうち加害者が行為を自白した事例を
対象として，その臨床像や病理学的特徴に
つき論じた報告はいくつか存在している。
揺さぶり行為のみしか自白していない事例
を含め，全事例の20～63％に，鈍的外力が
加わったことを示唆する損傷所見が確認さ
れたとのことである。それでもなお，「暴力
的に乳児を揺さぶった」という自白内容は，
AHT事例に驚くほど共通している構成要因
であり，自白の得られたAHT事例の71％
において揺さぶり行為が含まれている。さ
らに，客観的目撃者がおり行為（成傷機序）
が明白な成人事例の報告[訳注a]では，網膜
出血，硬膜下血腫，びまん性軸索損傷が認
められていた[11]。このように，揺さぶり行
為は乳児期以降にも，脳に損傷を引き起こ
しうることが示唆されている。
7. これらの自白の中には，虚偽の説明が行わ
れたものも紛れ込んでいることに疑いの余
地はないが，それでもなお「揺さぶりだけ

[訳注a] 捕虜への尋問事例，"shaken adult syndrome" と
して報告されている

では，頭部損傷や頭蓋内出血を引き起こす損傷閾値には達しない」という理論を受け入れるためには，「世界中に散らばる膨大な数の加害者が，系統立てて首尾一貫した嘘をついている」，という説明を受け入れなければならないことになる。

生体力学

初歩的知識の概説

乳児を揺さぶった際の生体力学に関しての優れた分析結果は，これまで数多く発表されてきた（一般的見解の代表例としては文献12を，対照的な見解に関しては文献13を参照）。本書中でも，MarguliesによるAHTの生体力学の総説を掲載している（第40章「乳幼児における頭部外傷の生体力学」）が，まず簡単にこの生体力学に関して概説をすることで，様々な研究者が行ってきた主張を理解し易くなるであろう。ある物体（脳など）に力（N［測定単位ニュートン］）を加えた場合，変形が生じることとなるが，その程度は力の大きさ，力が加わった方向，力が加わった際の速度，力が加わった対象物の表面積，力を加えた対象物の材質特性によって決定される。応力とは，「加わった力を，力が加わった表面積で割ったもの［N/m²，あるいはパスカル（Pa）］と定義される。物体に力が加えられ，変形をきたした程度は「歪み」と呼称される。弾性率（ヤング率）とは歪みに対する応力の割合であり，材料が同一であれば，常に一定である。弾性率が小さいほど，変形は容易に生じる。

弾性変形とは，加えた力に比例して物体が変形し，力が加わらなくなれば完全に元に戻る場合を指す。ただし脳と頭蓋骨は他の多くの生物学的物質と同様に粘弾性であり，その弾性性質は加えられた力の程度によって様々に異なるものである。脳は，短時間で急速に力が加わった場合には，比較的変形し難い（すなわち元の状態を保つ）一方で，長時間ゆっくりと力が加えられた場合には，変形度が大きくなる（すなわち元の状態を保ち難い）。短時間で力が加えられた場合の変形や歪みは，時間と力の積に比例する。力は質量と加速度の積に直接的な比例関係にあり（F = ma），速度は加速度と時間の積に比例（v = at）する。従って短時間，力が加わった場合の歪みは，質量と速度に比例する。すなわち，力が加わる際の速度に強い影響を受ける。一方で長時間，力が加わった場合には，力が加わる際の加速度が，より物体を歪ませる重要な要因となる。

外傷性の頭部損傷の生体力学研究は，1943年のHolbournによる研究が端緒である[14]。この研究では，頭部損傷が生じるのは，脳組織に圧縮外力や引張外力が加わり脳が圧縮されたり裂離したりするために生じるよりも，剪断性の歪み外力によって滑るように次から次へと形を変えながら変形するために生じることが示唆され，「固定された頭部に衝撃（局所性の外力）が加わる場合には，頭蓋およびその下部の脳に局所性の変形が生じるが，表面組織に最も強い剪断性の外力が生じるために，脳表に近い部分に脳挫傷が生じる」と提唱された。また一方で，「強い外力による衝撃や，加速度が加わった状態での頭部損傷では，著しい広範性の剪断歪み外力が生じ，この歪みが脳実質の深部にまで及ぶ」との考察がなされた。また「直線的な外力が加わった場合には，主として圧縮性の歪み外力が生じるが，（脳はどちらかと言えば圧縮外力に耐性を持つため）歪みの程度は軽度である。一方，回転性の外力が加わった場合には，著しい剪断歪み外力が生じるため，損傷の程度が重度となる」とも言及され「頭部損傷が生じる上では粘弾性が重要であり，短時間外力が作用する状況（主に速度の影響を受ける状況）から，長時間外力が作用する状況（主に加速度の影響を受ける状況）への移行は，2～200ミリ秒程度ではないか」との推察がなされている。本研究の

結語には、「矢状方向に回転性外力が加わることで、正中部の剪断性外力は最大となり、傍矢状静脈洞近傍の架橋静脈が損傷をきたしやすくなり、硬膜下血腫をきたす可能性が高くなる」と記載されている[14]。その後ゼラチン脳モデルによって、このような歪み外力が生じることが再現されている。このモデルは脳の重要な特徴（大脳鎌や天幕など）が部分的に欠けてはいたものの、Holbournらの提唱した理論を裏付ける結果となった。

生体力学研究のヒト乳児の揺さぶりへの適用性

1960年台には、Gennarelli, Thibault, Ommaya等のペンシルベニア大学の研究者らが[15-19]、Holbournの理論を実験で検証していった。これらの研究では、ヒト以外の霊長類成体をソリに座らせ、頭部への直線加速度外力を加えるために頭部の可動性を制限した状態で、あるいは頭部への角加速外力を加えるために頭部の可動性を制限しない状態で、それぞれソリを急加速させる単回加速実験が複数回行われた。これらの研究により、脳の大きさの異なる3つの種の霊長類動物それぞれの、意識喪失・硬膜下血腫・軸索損傷を生じさせる臨界閾値が判明した。この研究では、(1) むち打ちが生じた際に頭部に直達外力が加わった場合には、加わらなかった場合に比べて、損傷をきたす閾値が平均67％程度低かった、(2) 実験対象とした3種の霊長類いずれもで、損傷をきたす閾値は脳重量に反比例（具体的には脳重量の2/3乗に比例）していた（図41-1）、(3) 硬膜下血腫は、頭部に衝撃が加わる時間が5ミリ秒以下の場合に多く、一方で軸索損傷は概してその時間が6ミリ秒を超える場合に、発生率が高くなった、とも報告されている。なお、これらの損傷閾値はヒトではなく霊長類の成体を対象とした、単一サイクルの加速イベントをもとに設定されたものである、という点を改めて指摘しておきたい。

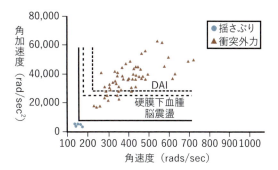

図41-1 霊長類の成体データから算出された、びまん性軸索損傷（DAI）、硬膜下出血、脳震盪を生じさせる損傷閾値
（引用：Duhaime AC, Gennarelli TA, Thibault LE, et al. The shaken baby syndrome. A clinical, pathological, and biomechanical study. J Neurosurg 1987;66:409-415.）

1987年にDuhaimeらは、揺さぶりや衝撃が加わった際の生体力学的モデルを解明するための取組の一環として、乳児の頭部の重量配分の概算値に等しい量の湿らせた綿を頭部に詰めこんだ「生物学的に忠実な」人形モデルを使った実験を行い、その結果を公表した[5]。この実験では、人形モデルの頭部に揺さぶりのみを加えた場合と、揺さぶり後に硬い表面に頭部を衝突させた場合と、揺さぶり後に軟らかい表面に頭部を衝突させた場合の、ピーク速度とピーク加速度を算出し、先の霊長類実験で報告された損傷閾値（図41-2）との比較がなされた。その結果、揺さぶり（サイクルタイム約100～250ミリ秒）だけでは、硬膜下血腫や軸索損傷をきたすとされる閾値よりもはるかに低い最大速度・加速度しか得られなかったと報告された。一方で、表面が硬くとも軟らかくとも揺さぶり後に頭部に衝撃（サイクルタイム約30ミリ秒）が加わった場合には、これらの損傷閾値を常に上回る最大速度・加速度が得られたとも報告されており、この実験の結果からDuhimeは「揺さぶりのみではSBSで生じるとされる硬膜下血腫や軸索損傷を生じさせるのに十分な力や負荷を生じさせることができそうにない」と結論づけ、

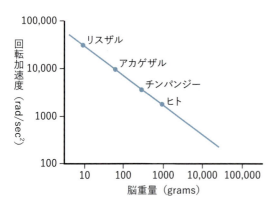

図41-2 各動物種別の，重量と回転加速度と損傷閾値の関係性。リスザル・アカゲザル・チンパンジーの損傷閾値は成体標本から実験により導き出したものである。ヒト成人の損傷閾値は霊長類の実験データから理論値を導き出したものである。(損傷閾値を$1/m^{2/3}$に比例する値とみなしたものである[m＝脳重量])。
(引用：Ommaya AK, Fisch FJ, Mahone RM, et al. Comparative tolerances for cerebral concussion by head impact and whiplash injury in primates. Warrendale, PA, 1970, Society of Automotive Engineers.)

「SBS事例ではおそらく揺さぶりと衝撃の両方が加えられている事例が多いと推察されるどころか，むしろ損傷閾値を超えるためには必ず両方が加えられることが必須といえる」との見解を示した[5]。

　Duhaimeの報告以後およそ20年に及んで，医学研究の焦点は「揺さぶりのみで，当初の霊長類研究に基づいた損傷閾値を超えうるのか」という疑問についての立証や反証に当てられることとなった。行われた一連の研究には，方法論や前提とした仮定に懸念のあるものも少なくはなかった。まず，当初のDuhaimeの用いた人形モデルが，特に頸部の動きの動力学に関して，真に生物学的に忠実なものといえるのか，という疑問が挙げられる。実際，その後に行われた種々の研究で，単にモデル人形の頸部のパラメータを変えただけで，ピーク速度と加速度は損傷閾値を超えたと報告されている[20-22]。

　より重要なのは，この研究には(1)サイズスケーリング(脳は小さいほど損傷の影響を受け難い)のみを頭部損傷(特に硬膜下血腫と軸索損傷)の閾値の違いの根拠としている，(2)そのため成熟した脳と発達途上の脳の頭部損傷の閾値を同一とみなしている，(3)霊長類研究において設定された単一サイクルの加速イベントの際のむち打ち損傷の閾値を，繰り返して回転加速を加えた場合(揺さぶり)と同一とみなしている，という前提が正しいといえるのかという疑問がある。すなわちDuhaimeらの研究には，質量スケーリングのみを根拠に，ソリに乗せて1度だけ加速させた霊長類実験から導き出した損傷閾値を，何度も揺さぶりが加えられたヒト乳児の損傷閾値に置き換えてよいのか，という大きな疑問が背景にあるのである。

乳児は単なる「成人のミニチュア」ではない

　直観的にも理解していただけると思うが，乳児は成人を(そしてもちろん成猿をも)単に小さくしただけの存在ではない。乳児の脳に関する解剖的特徴の多くは，成人とは明らかに異なっている。そのような解剖学的な違いとしては，例えば(1)頭部と胴体との大きさのバランス，(2)頸部筋の強度，(3)脳の含水量，(4)髄鞘形成の程度，(5)ランヴィエ絞輪(神経細胞の軸索繊維のまわりの髄鞘に規則的に存在する間隙)の相対的欠如(同部位は，成人の外傷性軸索損傷の生じる部位である)の相対的欠如，などが挙げられる。

　乳幼児の脳が外力に対してどのような反応を示すのかを予測する際に，成人の脳(や年長の児の脳でさえも)の外力への反応と同じように考えては誤解釈しうる，という事を示唆する成人と乳幼児の脳の違いを明確に示した実験結果につき，ここで2つ例示する。最初の例示は，がんの治療として全脳照射を行った場合の知能への影響に対して，年齢別に検討した研究である。この研究では，年齢が低いほど，よりIQ値が下がるという結果が示された。IQがどの程度低下するのかは，放射線量と子どもの年齢の両者に

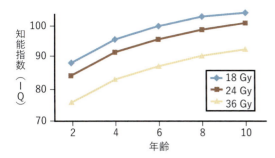

図41-3 年齢別の，全脳放射線照射療法の知能指数（IQ）への影響。
（引用：Silber JH, Radcliffe J, Peckham V, et al. Whole-brain irradiation and decline in intelligence: The influence of dose and age on IQ score. J Clin Oncol 1992;10:1390-1396.）

よって決定され，定量化して予測することが可能である，と報告されている（図41-3）。第2の例示は，単眼遮蔽が視力に及ぼす影響について検討した研究である。この研究では年長児や成人の場合にくらべ，乳児では驚くべき反応を示した。一定期間の単眼遮蔽を受けた6歳以上の子どもでは，視覚への影響が著しく残ることはなかったものの，同じ期間単眼遮蔽を受けた乳児においては，不可逆的な重度視力喪失が生じた，と報告されている[23]。

動物実験の結果からも，発達途上の脳の外傷に対する反応は，成人の脳とは著しく異なることが示されている。仔ブタの脳は，発達途上の脳組織への外傷に対する反応を研究するためのモデルとして極めて妥当なモデルである。このような動物実験モデルを用いた研究からは，(1)発達途上の乳幼児の脳は，成熟した成人の脳よりも，低い閾値でより重度の損傷をきたしうる，(2) 反復的な外力が加えられた場合には，その負荷の影響は累積的なものである，ことが判明している。生後2～3日の仔ブタ（生後1カ月のヒトの乳児に相当）の脳の剪断弾性係数は，成熟した脳よりも有意に低い（つまり組織が変形しやすい）ことから，損傷閾値は単なる質量スケーリングで予測した乳児の脳の閾値よりずっ

と低くなると推察されているが[24]，実際の仔ブタの脳の損傷閾値の下限は，現時点ではいまだ判明していない。さらに，15分以内に2回の衝撃負荷を加えられた仔ブタでは，1回の衝撃負荷を受けた仔ブタよりも低いピーク回転加速度外力で，より重度の損傷をきたした，との研究報告もある[25]。ただ，揺さぶり外力のような数秒にわたって反復して回転加速減速運動が加わるような場合の影響については，いまだ系統だった研究はなされていない。

脳損傷の閾値が固有振動数に影響されるかどうかも，まだ研究は進んでいない。固有振動数は物質固有の性質であり，固有振動数で周期的に力が加わった場合，その力は累積的になる。固有振動数はヒト以外の霊長類の脳では5～10Hz（サイクルタイム100～200ミリ秒に相当）と推定されており，ヒトの脳では4～5Hz（サイクルタイム200～250ミリ秒に相当）と推定されている[18, 26]。Duhaimeの研究から導かれた揺さぶりの振動数（4～10Hz）は，まさにヒトの脳の固有振動数の範囲内に該当する[5]。ThibaultとMarguliesによる研究からは[27]，成人の脳も乳児の脳も，振動数を最も早い設定の20Hzにした場合，回転性外力による損傷をきたしやすくなることが示されたが，それよりも早い振動数の影響については，実験結果は存在しない。

虐待による頭部外傷に対する，発達途上にある脳の生化学的反応

頭部外傷に対する生化学的反応や代謝反応は，乳児と年長児と成人とでは根本的に異なっているということが，数多くの研究で示されている。頭部損傷が加わった際の生化学的影響は，成長段階により異なっており，影響を受けやすい「感受性期」があり，発達途上の脳がこの期間中に損傷を受けた場合，他の時期であれば影響は出ない程度の外力であったとしても，影響を特に受け易い。このような，成長の時期

によって規定される感受性期の存在は，発生生物学全体でよく知られており，先に論じた単眼遮蔽に対する視力喪失も，これにより説明可能である。

AHTの際の脳の代謝反応については，Kochanekらによる包括的なレビュー文献があり[28-30]，興味のある読者は，他のレビュー文献も含め，ぜひ参照にして深い知識を得ていただきたい。ただ本章の目的は，年長の児や成人の脳損傷の際の反応とは大きく異なる，乳幼児期の脳損傷，特にAHTの際にみられる反応に関する，現在も増え続けている複雑な情報を取りまとめて，要約することにある。外傷性の脳損傷は数多くの代謝カスケードを惹起し，そのことが受傷後数時間，あるいは何日も経ってから生じる，神経細胞の2次的な損傷や死の原因となる。このような2次的損傷は，(1)興奮毒性，(2)虚血，(3)炎症，(4)酸化的ストレスおよびフリーラジカル損傷，(5)アポトーシスやプログラム細胞死，の5つに大別することができる。いずれの場合も，発達途上の未熟な脳は，成熟した脳よりも損傷の影響を受け易く，特に2次的な代謝損傷に脆弱であることが，数多くの事例で証明されている。

興奮性アミノ酸であるグルタミン酸は，動物モデルでもヒトでも，臨床的に最も重要な興奮毒性損傷のメディエーターの1つとされている。グルタミン酸はN－メチル－D－アスパラギン酸（NMDA）受容体と非NMDA受容体の両方を活性化させることで，その効果を発揮する。脳損傷後の脳脊髄液（CSF）中のグルタミン酸値は，成人であれ小児であれ，神経細胞死を引き起こす程度にまで高まるとされており[31, 32]，その影響について広く研究されてきた。グルタミン酸の引き起こしうる影響としては，細胞内プロテアーゼ，リパーゼ，エンドヌクレアーゼを活性化するカルシウム媒介性の代謝カスケードの開始，スーパーオキシドラジカルと一酸化炭素の放出，そして究極的には細胞死などが挙げられる。Ruppelらは[32]，4歳未満の事故による頭部外傷の子どもとAHTの子どもでは，受傷後の脳脊髄液（CSF）中のグルタミン酸濃度が著しく上昇していた，との研究報告を行っている[32]。CSF中のグルタミン酸濃度の頂値は，事故群に比して虐待群では7倍に達しており，かつグルタミン酸濃度の上昇した状態は，事故群に比し虐待群で持続する傾向が強かった，とも報告されている。これらの研究結果からは，乳幼児期の外傷性の頭部損傷は，それ以降の子どもや成人とは量的に異なるグルタミン酸の反応を生じさせ，さらに虐待が原因の場合には特に有害に作用する，と推察される。他の研究でも，グルタミン酸塩に対する代謝反応は，年齢により異なることが示唆されている。グルタミン酸NMDA受容体は，グルタミン酸塩の流入を受けて活性化するが，脳が発達するにつれより適切に制御されるようになる。発達途上にある未熟な脳の場合には，グルタミン酸の流入の際に，より著しい量のカルシウムが流入するとされている。ラットでは，NMDAを脳内に注入すると，成体の脳よりも幼体の脳において，著しい損害が生じると報告されている[33]。つまり発達途上にあるニューロンは，成熟したニューロンに比して，興奮毒性カスケードの影響を受けやすいのである。

脳虚血は，外傷性脳損傷の受傷24時間以内に生じることが多く，成人に比して，小児においてより発生率が高い[34]。AHTでは，2次的な虚血性傷害は重要な役割を果たしており，特にAHT事例によく認められるbig black brainと呼ばれる，CTスキャン上の広範性の重度の低吸収域を示す状態を引き起こす[35]。MRIの磁気共鳴血管造影（MRAやMRV）で，主要な動脈や静脈の閉塞が描出されない事例であっても，拡散強調画像（DWI）では多発性で広範な虚血性病変が確認されることも稀ではない[36, 37]。ブタのインビトロ研究からは，脳幹は大脳と比較して，本質的に剪断損傷を生じやすいことが示唆され

582 第Ⅵ部 虐待による頭部外傷（AHT：Abusive Head Trauma）

ており[38]，実際，AHTの死亡事例の病理学的研究では，頸部延髄接合部や上部頸脊髄に，外傷性の軸索損傷の存在が確認されており[12, 39-42]，2次的な虚血性の軸索損傷は，脊髄のより吻側レベルで生じていた，と報告されている[41, 42]。これらの研究結果からは，より低位の脳幹・頸部延髄接合部・上部頸髄に生じた限局性の軸索損傷が，一過性の無呼吸や循環動態の変化を引き起こし，その結果，広範な虚血性脳障害が生じる，という仮説が導かれることとなった[40, 41]。

乳幼児期の外傷性脳損傷に対する分子生物学的反応も，虚血性脳損傷の発生に著しい影響を及ぼしている。潜在的な血管収縮特性を持つエンドセリン1は，外傷性脳損傷をきたした乳幼児[43]やブタの外傷性脳損傷モデル[44]の脳脊髄液（CSF）中で，著明な高値を呈する。エンドセリン1は若い仔ブタ，特に生まれたばかりの新生仔ブタの脳内自己調節能に影響を及ぼしたが，その反応はエンドセリン1拮抗薬を用いた治療によって緩和された，との研究報告も存在している[44]。

一方，アデノシンと血管内皮増殖因子（VEGF）は，ペアになって虚血性脳損傷の発生を防ぐ役割を果たしている。アデノシンは外傷性頭部損傷後のVEGF形成を促す。VEGFは血管作動性・血管新生性・神経保護性の因子であり，血管透過性を高め，血管形成を促進し，虚血を防ぎ，グルタミン酸によって誘発された興奮毒性を低減させる。アデノシンもVEGFも乳幼児の外傷性頭部損傷後に増加するが，この増加は原因が虐待であった事例の場合，原因が事故であった場合に比べて小さい[45]。

外傷性頭部損傷後に開始される，また別の2次的な代謝性の損傷としては，超酸化物（スーパーオキサイド）・水酸ラジカル・過酸化水素・酸化窒素（ペルオキシ亜硝酸等）といったフリーラジカルが，細胞内分子と相互作用し，細胞膜・タンパク質・核酸を損傷する，酸化的細胞障害が挙げられる。脂質過酸化反応のマーカーであ

るF2イソプロスタインは，外傷性頭部損傷をきたした子どもの脳脊髄液（CSF）中で増加する[46]。生後6日のラットに連日揺さぶりを加えた動物モデルを用いたある研究では，水酸ラジカルは3回目の揺さぶりの後に上昇した，と報告されている。このような酸化応答や脳内出血は，抗酸化物質であるチリラザド（tirilazad）を用いた前処理により減少した，とのことである[47]。

外傷性頭部損傷後の2次的細胞損傷に関与する炎症性メディエーターが，数多く示唆されている。例えば腫瘍壊死因子（TNF），インターロイキン（IL）-1，IL-6，IL-8は，外傷性頭部損傷後に，成人であれ小児であれ，CSF中で増加し，血管運動神経麻痺，血管拡張，充血，組織浮腫を生じさせると報告されている[48-50]。特に乳児例や虐待事例では，IL-4，IL-6，IL-8，IL-10，IL-12，可溶性細胞内接着分子-1，キノリン酸といった数多くの炎症性反応物質が増加していたと報告されている[51-53]。とりわけキノリン酸値はAHT後では，事故による頭部外傷に比べて，極めて早くに上昇していた。このことは頭部損傷が以前にも生じていたか，AHT後の受診が遅れたことを反映している可能性もある[54, 55]。

アポトーシスは発達過程で発現する，細胞死をもたらすエネルギー依存性のプロセスである。その組織学的特徴は，DNAの断片化と核濃縮である。DNA断片は，免疫組織化学的処理によって，容易に確認できる。アポトーシスと対照的なのが壊死であり，これは代謝不全に起因する細胞死であり，浮腫と細胞溶解を伴う。アポトーシスは胚形成期から幼児期に生じ，指間組織の除去による指の形成や腎臓形成のためのネフロン生成といった，各種の成長調節過程を生み出している。アポトーシスは中枢神経系においては，脳と脊髄の発達中にニューロンを除去し細胞間を連結する，などの重要な役割を果たしている。

アポトーシスは主にミトコンドリア膜シトクロムcによって調節される。このシトクロムcは，

表41-1	事故による頭部外傷の場合と比較した場合の，AHT後の脳脊髄液マーカーの変化一覧

マーカー	生理的役割	変化（事故による頭部外傷と比較した場合）
グルタミン酸	神経毒性	↑↑↑
キノリン酸	神経毒性	↑↑，AHTではより急速にピークに達する
ICAM-1	炎症	↑
サイトカイン	炎症	↑
Bcl-2	神経保護	↓
アデノシン	神経保護	↓
プロカルシトニン	神経保護	↓
S-100タンパク質	ニューロンマーカー	↑
MBP	ミエリンマーカー	↑
NSE	ニューロンマーカー	↑

外傷性頭部損傷後の乳幼児の脳脊髄液（CSF）中で高くなり，AHT事例や致死的な事故事例では，特に高くなる[56, 57]。また，シトクロム c を調節してアポトーシスから守ってくれる Bcl-2 も，外傷性頭部損傷後の小児の CSF 中では高くなるが，AHT事例では著しく低く，正常の対照群とほぼ同程度となっていると報告されている[57]。

表41-1に，乳児において事故による頭部外傷と比較して AHT の場合に著しく増加する CSF マーカーをまとめ，掲示した。5種類の代謝カスケード（興奮毒性，虚血，炎症，酸化ストレス，アポトーシス）の結果を総合すると，乳幼児，特に AHT の被害児では，2次的細胞損傷と細胞死のリスクが極めて高いということが示唆される。ミエリン塩基性タンパク質（MBP）等の神経膠損傷マーカーも，S-100タンパク質やニューロン特異的エノラーゼ（NSE）などのニューロン損傷やニューロン死のマーカーも，年長の児

や事故による頭部外傷の事例と比較して，AHT後の乳児では高値を示し，かつ受傷後早くから上昇し，上昇は長期間維持される[58, 59]。特に NSE の上昇が持続していることからは，ニューロンの死が持続していることが示唆される。おそらくこれは2次的な代謝破壊の結果を反映したものと推察される。乳児の重症頭部外傷はほとんどが虐待によるものであり，研究のサンプルサイズが小さいために多変量解析は未だに不可能であり，これらの破壊的な代謝経路の活性化とそれに応じた組織の傷害機序に対し，年齢の低さがどの程度影響をしているかは，明確にはされていない。しかし，外傷性頭部損傷に対する発達途上の未熟な脳の代謝反応は，成熟した脳と量的にも質的にも異なっていることは明白である。発達中の脳におけるこれらの代謝カスケードが惹起されるために必要な閾値を明確化するための，エビデンスレベルの高い研究はいまだ行われていない。

事故による頭部損傷
──損傷のパターンやスペクトラム

生物学的に忠実なダミーを用いた Prange らの研究では，揺さぶりによって，1.5メートルの高さからコンクリート表面に転落した場合と同じ程度の角速度・角加速度の変化が生じる，と報告されている[20]。実際に，虐待が疑われる損傷をきたした事例の刑事司法の場で，加害者側の「専門家」証人により「本児は低所から転落して損傷をきたしたものである」との抗弁がなされることは極めて多い。Plunkett は，低所転落でも致死的経過を辿りうるとの研究論文を発表している[60]。この研究論文の結果が正しいとするならば，AHT として訴追された事例が「低所転落で生じた」と主張された場合に，確かに致死的経過を辿っても矛盾はないように思える。しかしこれまでに，自宅のソファー・ハイチェア・おむつ替え用テーブルからの転落，病

院でのベビーベットからの転落，階段からの転落（歩行器に乗ったままの転落を含む）といった，乳幼児の低所転落により損傷をきたしたとの無数の報告があるが，それらの報告では低所転落で生じうる損傷のスペクトラムは頭蓋骨骨折，典型的には衝撃が加わった側に生じるごく少量の直達外力性の硬膜外・硬膜下・くも膜下出血，脳挫傷にとどまる。このような研究報告の結果は，本章の筆者の17年におよぶ小児脳外科医としての経験則ともよく合致している。Alexanderらは小児の低所転落事例1,815名の検証を行い，44名（2.4%）に頭蓋骨骨折が認められたが，何らかの頭蓋内損傷を呈していた事例はわずか8名（0.04%）であったと報告している[61]。また小児の階段転落事例1,037名（歩行器に乗ったままの転落524名を含む）の検証を行ったある研究では，34名（3.2%）に頭蓋骨骨折，13名（1.2%）に頭蓋内損傷が認められ，1名（0.09%）の死亡事例が存在していた，と報告されている。Chadwickらが最近行った疫学分析研究では[62]，カリフォルニア州の小児の転落事例が精査されたが，低所転落による死亡オッズは，小児人口100万人あたり年間0.48未満であると報告されている。Plunkettの研究で対象とされたのは[60]，米消費者製品安全委員会（UCPSC：the U.S. Consumer Product Safety Commission）に報告された75,000名以上の遊具による子どもの損傷事故事例であったが，実際に確認された死亡例は18名に過ぎず，その発生率は0.02%未満である。さらに，死亡事例の半数は主として大規模な脳実質外出血（硬膜下出血や硬膜外出血），もしくは支配領域の大きい動脈性の脳梗塞（検視時に椎骨動脈解離が判明した1名を含む）を原因するものであった。しかし，AHT事例においてこのような所見を呈することは稀である。

多くの比較研究により，事故による転落後の頭蓋内損傷の重症度やパターンは，AHTによる損傷の重症度やパターンとは，以下の点で明ら

かに相違している[63-70]。

1. 当初のグラスゴー昏睡スコアが低く，昏睡状態が遷延することが多い。
2. けいれんをきたす頻度やけいれんが反復する頻度が高く，かつそのコントロールも困難である。
3. 硬膜下血腫が頻繁かつ広範に生じるが，硬膜外出血の発症率は低い。
4. 網膜出血の発症頻度がより高く（平均して約75〜80%），その程度がより広範性で多層性であり，網膜分離もしばしば合併する。
5. 死亡率が著しく高く，長期的な神経学的予後も不良である。

さらに，こういった特徴をもつ損傷が，外傷の病歴が語られることがなく生じ，しばしば咬傷，パターン損傷，肋骨骨折，典型的骨幹端損傷などの虐待によると考えられる他の損傷と併発して生じているのである。

数多くの症例報告や研究報告が示しているように，きわめて稀に例外はあるとはいえ，転落による直達外力性の衝撃損傷では，呈する損傷パターンはほぼ一貫しており，低い頻度で頭蓋骨骨折が生じ，さらに低い頻度で局所的な頭蓋内損傷が生じる，というものである。このような損傷は，後遺症なく回復することが通例であり，重度の頭蓋内損傷や死亡の発生は，極めて稀である。対照的に，AHTの乳児に生じる損傷は，事故による損傷とは臨床的・放射線学的・病理的に異なったものである。おそらく最も重要なことは，臨床的にAHT事例に頭部に衝撃が加えられた所見が確認されることはあるものの，事故による頭部外傷事例に比べ，AHT事例では頭部に衝撃が加えられた所見が確認される頻度が著しく低いという点である[64]。ではいったい，これらの損傷はどのようなメカニズムで生じているのであろうか？

第41章 乳幼児揺さぶられ症候群　**585**

揺さぶりの臨床的証拠
──加害者の自白

　加害者の自白内容につき検証した研究では，自白内容は大きく「揺さぶった（揺さぶりのみ）」，「揺さぶった後，頭をぶつけた（揺さぶりと衝撃の両方）」，「頭をぶつけた（衝撃のみ）」のいずれかに分類されると報告されている。ある研究では，その内訳は「揺さぶりのみ」が46％，「衝撃のみ」が29％，「揺さぶりと衝撃の両方」が25％であったと報告しており，「揺さぶりのみ」と「揺さぶりと衝撃の両方」を合わせ，全体の71％が揺さぶりを自白していた[70]。揺さぶりのみの告白であった事例を含め，自白事例の35〜63％に，頭部に衝撃が加えられた所見が確認されていた。衝撃が加わることにより頭部にさらに大きな力が加わるのは明らかであり，生体力学的見地から言えば，そのような事例において損傷が悪化する可能性があることも明らかである。Duheimeらの生体力学的データをそのまま受け入れるならば，衝撃を伴わない揺さぶり行為のみでは，遷延性の昏睡状態，軸索損傷，硬膜下血腫を引き起こすだけの力は決して生じないということになるが，加害者たちの自白から判断するに，揺さぶり行為だけでこのような損傷は実際に生じているのである。

　例えばStarlingは，加害者が行為を自白したAHT事例81名（告白群）と，自白の得られなかったAHT事例90名（非告白群）との比較を行い，その結果について報告を行っている[71]。告白群81名のうち69名では，告白された受傷機序（「揺さぶりのみ」，「衝撃を伴う揺さぶり」，「衝撃のみ」）が妥当であるとの判断をしうる臨床所見が確認されている。加害行為を「揺さぶりのみ」と告白した32名中4名（13％）に，直達外力が加わったことを示唆する損傷所見が確認された。一方で，加害行為を「揺さぶりと衝撃」と告白した17名，および「衝撃のみ」と告白した20名中，直達外力が加わったことを示唆する損傷所見が確認されたのは，前者のうち5名（29％），後者のうち12名（60％）であった。被害児の臨床的特徴や最終的な予後も，加害者が述べた損傷メカニズムとの関連性は認められなかった。硬膜下血腫を認めた頻度も3群間で同程度であったが，網膜出血は「揺さぶりのみ」と告白された事例で頻度が高かった，とのことである。これらの結果を受け，この研究では「揺さぶり行為だけでも，硬膜下出血と網膜出血は生じる」と結論づけられている[71]。加害者の自白に関する最近の総説（ただ，上記のStarlingの研究は含まれていない）では，AHTと診断された54名中11名（20％）が，揺さぶりだけで頭蓋内損傷が生じたことが示唆されると報告されており[72]，AHTの損傷機序の一つとしての揺さぶりの重要性を支持するものといえる。ただこの総説では，「本総説は，いわゆる『揺さぶられ症候群』に関して一般に述べられている側面を裏付けるものではない」と結論づけている[72]。

　加害者の自白を基にした研究に共通する本質的な限界点の1つは，加害者が損傷の機序について完全に嘘を言っている可能性や，実際の状況の重要部分を省略している可能性が（おそらくかなりの確率で）ある点にある。残念ながらこのような本質的な弱点は，完全に信用できる嘘発見器などが開発されない限り，払拭できるわけではないであろう。とは言え，説明を求められた加害者が「赤ちゃんを揺さぶった」という共通する損傷機序を自白していることは，驚くべきことである。頭部に衝撃が加えられた所見が，身体的診察や放射線学的検査や剖検で確認されたか否かはさておき，このように「揺さぶり」という共通の自白が一貫して加害者からなされていることは，揺さぶりというものが乳幼児の虐待による頭部外傷の発生に重要な役割を果たしており，AHTに見られる頭蓋内損傷を引き起こすのに十分なものであるということを強く示唆する。このことに異を唱えることは，

揺さぶり行為を自白した全ての加害者が，同様の症状を呈した病態に関して，共通して一貫する虚偽の説明告白をしているということになり，これは論理的でも常識的でもない。

揺さぶりに起因する外傷性頭部損傷の機序をよりよく理解するために

　神経画像検査に関する研究からも [36, 37, 73, 74]，致死的事例の剖検所見の研究からも [40, 41]，AHT事例のびまん性の脳損傷や軸索損傷の本態は，直接的な外傷所見だけではなく，虚血性の病態が大きく寄与していることが判明しつつある。また一次性の中枢神経損傷所見として，過去に重要視されることのなかった上部頸髄や脳幹部損傷が確認される事例の報告も増えつつある。このような特徴は，特に致死的事例において顕著である [39-42]。コントロール困難な受傷早期のけいれん発作は，AHTでも [68] 低酸素性虚血性脳症（HIE）でも [75, 76]，受傷後24〜72時間に認められる頻度が高いが，事故による頭部外傷後に生じることは稀である [68]。このことからも，AHTの病態生理の基盤が虚血であることを強く支持している。脳虚血がこのような事例に共通して報告されている無呼吸による1次的なものであるのか [71, 77]，あるいはこれまでに論じてきたような2次性の代謝カスケードに続発するものであるのかは，現時点では明白とはなっていない。特にグルタミン酸値の急激な上昇は，AHT事例でもHIE事例でも，けいれん発作に至る最大の要因と考えられている [76]。いずれにしろ，衝撃を伴う場合であれ伴わない場合であれ，揺さぶりというものがAHTの病態生理に重要な役割を果たしているということは，複数の臨床的観察から極めて明白である。残念ながら，乳児を揺さぶることが頭部外傷の「閾値」を超えうるのか否かという観点のみで，何十年も議論や研究が続いてきた実情があるが，この閾値というのは，発達中の乳児の脳に特徴的な多くの解剖学的・生化学的・発生的決定因子を考慮せずに，質量スケールだけに基づいて，霊長類成体の実験研究をヒトの乳児に当てこんで，導き出された値なのである。AHTを契機に乳児の複雑な代謝傷害カスケードを促進することになる特定の損傷閾値を知ることは，まず不可能であり，AHTにより生じる損傷のモデリングを行う際に，単純な生体力学的アプローチを行うだけでは，真実に近づくことはできないであろう。

　乳幼児を揺さぶるだけで損傷が生じるのか否かに関しての現時点の論争というのは，昆虫がなぜ飛行することが出来るのかを解明する過程で生じていた論争と，多くの共通点がある。科学者は何百年もの間，昆虫の飛行はニュートンの法則に則っておらず，なぜ飛行することが出来るのかを完全には解明することができなかった。1980年代までによく行われていた実験方法は，既知の定常状態における空気力学の原則（固定翼機の飛行を支配する原則）を，昆虫の飛行に当てはめるというアプローチ法であった。しかし残念なことに，そのようなアプローチでは，昆虫がなぜ飛ぶことが出来るのかをうまく説明することができなかった。実験用の風洞に入れられた昆虫は，飛行を維持するのに必要な揚力の半分も出すことができなかったのである。様々なアプローチによる研究の蓄積により，昆虫が飛ぶことが出来るのは，「飛行中の翼の位置を変えることで生成される動力学的な前方翼の縁の渦が，この前方翼の縁に沿って空気を渦巻状にし，飛行に必要な揚力をさらに生じさせる」というメカニズムにとうとうたどり着くことができた。このようなメカニズムが発見される前に，「事実に基づく十分な根拠がないために，昆虫は飛ぶことはできない」などと主張する研究者は誰もいなかった。自然科学の世界では，本来観察したことそのものがすべてを物語るのである！　この根源的なメカニズムに到達するためには，我々側の考え方を飛躍的に変える必要があったのである [78]。

第41章　乳幼児揺さぶられ症候群　　**587**

この昆虫の飛行に関する概念と同様に，揺さぶりという行為がAHTに果たす病態生理学的な役割を理解するためには，おそらく1970年代の典型的な生体力学的なモデルから，代謝経路に関する新たな研究結果や，脳幹や上部頸髄損傷の役割，およびその他の未発見の要因を考慮したモデルへと，考え方をがらりと変える必要があるのであろう。「AHTの病態生理に揺さぶりが関与している，という意見には証拠となる基盤を欠いている」と主張する研究者が認識すべきことは，揺さぶりの証拠となる基盤は，加害者が自白した揺さぶりという行為によって，AHT以外の事故による頭部損傷事例や直達外力性の虐待による頭部外傷事例ではほとんど生じることのない，ステレオタイプの損傷が膨大な数の事例で発生しているという観察事実である。今後の研究においては，これらの重要な観察事実を即座にないものとして扱うのではなく，なぜこのような損傷が生じたのかの理解を深めることに重点を置く必要がある。

　本章の締めくくりとして，Richard Feynmanの次の言葉を引用するのが適切であろう。「私たちは次のようなやり方で新たな法則を探る必要がある。まず初めに法則を推測し，次に研究で得られた結果をそれと照らし合わせる。我々が推測した法則が正しいとすれば，その法則が何を示しているかの確認を行う。それから，自然界の状況と，実験によって観察されたこととを直接比較して，それが適合しているのかを確認する。実験結果と自然界の状況とが一致しない場合，その推察は誤りなのである。これこそが科学の鍵である。あなたが見事な推測ができるか否かというのは，問題ではない。あなたがどんなに頭がいいのかとか，誰がそのような推測を行ったのかとか，それはどのような立場のどのような人物であるのか，といったことも，大した問題ではない。実験と自然界の状況とが一致しないのであれば，単にそれは間違っているというだけのことなのである」[79]

文献

1. Guthkelch AN: Infantile subdural haematoma and its relationship to whiplash injuries. *Br Med J* 1971; 2:430-431.
2. Caffey J. On the theory and practice of shaking infants. *Am J Dis Child* 1972;124:161-169.
3. Caffey J. The whiplash shaken infant syndrome: manual shaking by the extremities with whiplash-induced intracranial and intraocular bleedings, linked with residual permanent brain damage and mental retardation. *Pediatrics* 1974;54:396-403.
4. Levin AV: Retinal haemorrhages and child abuse. *In:* David TJ (ed): *Recent Advances in Paediatrics.* Churchill Livingstone, Edinburgh, 2000, pp 151-219.
5. Duhaime AC, Gennarelli TA, Thibault LE, et al: The shaken baby syndrome. A clinical, pathological, and biomechanical study. *J Neurosurg* 1987;66:409-415.
6. Christian CW, Block R, Committee of Child Abuse and Neglect, American Academy of Pediatrics: Abusive head trauma in infants and children. *Pediatrics* 2009;123:1409-1411.
7. Uscinski RH: Shaken baby syndrome: an odyssey. *Neurol Med Chir* 2006;46:57-61.
8. Geddes JF, Plunkett J: The evidence base for shaken baby syndrome. We need to question the diagnostic criteria. *Br Med J* 2004;328:719-720.
9. Donohoe M: Evidence-based medicine and shaken baby syndrome: part I—literature review. *Am J Forensic Med Pathol* 2003;24:239-242.
10. Squire W: Shaken baby syndrome: the quest for evidence. *Dev Med Child Neurol* 2008;50:10-14.
11. Pounder DJ: Shaken adult syndrome. *Am J Forensic Med Pathol* 1997;18:321-324.
12. Shannon P, Smith CR, Deck J, et al: Axonal injury and the neuropathology of shaken baby syndrome. *Acta Neuropathol* 1998;95:625-631.
13. Ommaya AK, Goldsmith W, Thibault L: Biomechanics and neuropathology of adult and paediatric head injury. *Br J Neurosurg* 2002;16:220-242.
14. Holbourn AHS: Mechanics of head injuries. *Lancet* 1943;242:438-441.
15. Ommaya AK, Fisch FJ, Corrao P, et al: Comparative tolerances for cerebral concussion by head impact and whiplash injury in primates. *In:* Backaitis SH (ed): *Biomechanics of Impact Injury and Injury Tolerances of the Head and Neck Complex.* Society of Automotive Engineers, Warrendale, PA, 1993, pp 265-274.
16. Gennarelli TA, Thibault LE: Biomechanics of head injury. *In:* Wilkins RH, Rengachary SS (eds): *Neurosurgery.* McGraw-Hill, New York, 1985, pp 1531-1536.
17. Gennarelli TA, Thibault LE, Ommaya AK: Pathophysiologic responses to rotational and translational accelerations of the head. *In:* Backaitis SH (ed): *Biomechanics of Impact Injury and Injury Tolerances of the Head and Neck Complex.* Society of Automotive Engineers, Warrendale, PA, 1993, pp 411-423.
18. Ommaya AK, Grubb RLJ, Naumann RA: Coup and contre-coup injury: observations on the mechanics of visible brain injuries in the rhesus monkey. *J Neurosurg* 1971;35:503-516.

19. Ommaya AK, Hirsch AE: Tolerances for cerebral concussion from head impact and whiplash in primates. *J Biomechanics* 1971;4:13-21.
20. Prange MT, Coats B, Duhaime AC, et al: Anthropomorphic simulations of falls, shakes, and inflicted impacts in infants. *J Neurosurg* 2003;99:143-150.
21. Wolfson DR, McNally DS, Clifford MJ, et al: Rigid-body modelling of shaken baby syndrome. *Proc Inst Mech Eng* 2005;219:63-70.
22. Massi M, Jenny C: Biomechanics of the shaken baby: A comparison of the APRICA 2.5 and APRICA 3.4 anthropomorphic test devices. Presented at: Pediatric Abusive Head Trauma: Medical, Forensic, and Scientific Advances and Prevention. Hershey, PA, July, 2007.
23. Keech RV, Kutschke PJ: Upper age limit for the development of amblyopia. *J Pediatr Ophthalmol Strabismus* 1995;32:89-93.
24. Thibault KL, Margulies SS: Age dependent material properties of the porcine cerebrum: effect on pediatric inertial head injury criteria. *J Biomechanics* 1998;31:1119-1126.
25. Raghupathi R, Mehr MF, Helfaer MA, et al: Traumatic axonal injury is exacerbated following repetitive closed head injury in the neonatal pig. *J Neurotrauma* 2004;21:307-316.
26. Ommaya AK, Faas F, Yarnell P: Whiplash injury and brain damage: an experimental study. *JAMA* 1968;204:285-289.
27. Thibault KL, Margulies SS: Age dependent material properties of the porcine cerebrum: effect on pediatric inertial head injury criteria. *J Biomechanics* 1998;31:1119-1126.
28. Ruppel RA, Clark RSB, Bayir H, et al: Critical mechanisms of secondary damage after inflicted head injury in infants and children. *Neurosurg Clin North Am* 2002;13:169-182.
29. Berger RP, Kochanek PM, Pierce MC: Biochemical markers of brain injury: could they be used as diagnostic adjuncts in cases of inflicted traumatic brain injury? *Child Abuse Negl* 2004;28:739-754.
30. Kochanek PM, Clark RSB, Ruppel RA, et al: Biochemical, cellular, and molecular mechanisms in the evolution of secondary damage after severe traumatic brain injury in infants and children: lessons learned from the bedside. *Pediatr Crit Care Med* 2000;1:4-19.
31. Palmer AM, Marion DW, Botscheller ML, et al: Increased transmitter amino acid concentration in human ventricular CSF after brain trauma. *Neuroreport* 1994;6:153-156.
32. Ruppel RA, Kochanek PM, Adelson PD, et al: Excitatory amino acid concentrations in ventricular cerebrospinal fluid after severe traumatic brain injury in infants and children: the role of child abuse. *J Pediatrics* 2001;138:18-25.
33. McDonald JW, Silverstein FS, Johnson MV: Neurotoxicity of *N*-methyl-D-aspartate is markedly enhanced in developing rat central nervous system. *Brain Res* 1988;459:200-203.
34. Adelson PD, Clyde B, Kochanek PM, et al: Cerebrovascular response in infants and young children following severe traumatic brain injury: a preliminary report. *Pediatr Neurosurg* 1997;26:200-207.
35. Duhaime AC, Durham S: Traumatic brain injury in infants: the phenomenon of subdural hemorrhage with hemispheric hypodensity ("Big Black Brain"). *Prog Brain Res* 2007;161:293-302.
36. Biousse V, Suh DY, Newman NJ, et al: Diffusion-weighted magnetic resonance imaging in shaken baby syndrome. *Am J Ophthalmol* 2002;133:249-255.
37. Ichord RN, Naim M, Pollock AN, et al: Hypoxic-ischemic injury complicates inflicted and accidental traumatic brain injury in young children: the role of diffusion-weighted imaging. *J Neurotrauma* 2007;24:106-118.
38. Arbogast KB, Margulies SS: Material characterization of the brainstem from oscillatory shear tests. *J Biomechanics* 1998;31:801-807.
39. Hadley MN, Sonntag VKH, Rekate HL, et al: The infant whiplash-shake injury syndrome. A clinical and pathological study. *Neurosurgery* 1989;24:536-540.
40. Geddes JF, Hackshaw AK, Vowles GH, et al: Neuropathology of inflicted head injury in children I. Patterns of brain damage. *Brain* 2001;124:1290-1298.
41. Geddes JF, Vowles GH, Hackshaw AK, et al: Neuropathology of inflicted head injury in children II. Microscopic brain injury in infants. *Brain* 2001;124:1299-1306.
42. Brennan LK, Rubin D, Christian CW, et al: Neck injuries in young pediatric homicide victims. *J Neurosurg Pediatr* 2009;3:232-239.
43. Ruppel RA, Kochanek PM, Adelson PD, et al: Endothelin-1 is increased in cerebrospinal fluid following traumatic brain injury in children. *Crit Care Med* 1999;27:A76.
44. Armstead WM: Role of endothelin-1 in age-dependent cerebrovascular hypotensive responses after brain injury. *Am J Physiol* 1999;277:H1884-H1894.
45. Robertson CL, Bell MJ, Kochanek PM, et al: Increased adenosine in cerebrospinal fluid after severe traumatic brain injury in infants and children: association with severity of injury and excitotoxicity. *Crit Care Med* 2001;29:2287-2293.
46. Bayir H, Kagan VE, Tyurina YY, et al: Assessment of antioxidant reserves and oxidative stress in cerebrospinal fluid after severe traumatic brain injury in infants and children. *Pediatr Res* 2002;51:571-578.
47. Smith SL, Andrus PK, Gleason DD, et al: Infant rat model of the shaken baby syndrome: preliminary characterization and evidence for the role of free radicals in cortical hemorrhaging and progressive neuronal degeneration. *J Neurotrauma* 1998;15:693-705.
48. Goodman JC, Robertson CS, Grossman RG, et al: Elevation of tumor necrosis factor in head injury. *J Neuroimmunol* 1990;30:213-217.
49. Kossman T, Hans VHJ, Imhof HG, et al: Intrathecal and serum interleukin-6 and the acute-phase response in patients with severe traumatic brain injuries. *Shock* 1995;4:311-317.
50. McClain CF, Cohen D, Phillips R, et al: Increased plasma and ventricular fluid interleukin-6 levels in patients with head injury. *J Lab Clin Med* 1991;118:225-231.
51. Whalen MJ, Carlos TM, Kochanek PM, et al: Interleukin-8 is increased in cerebrospinal fluid of children with severe head injury. *Crit Care Med* 2000;28:929-934.

52. Whalen MJ, Carlos TM, Kochanek PM, et al: Soluble adhesion molecules in CSF are increased in children with severe head injury. *J Neurotrauma* 2009;15:777-787.

53. Bell MJ, Kochanek PM, Doughty LA, et al: Interleukin-6 and interleukin-10 in cerebrospinal fluid after severe traumatic brain injury in children. *J Neurotrauma* 1997;14:451-457.

54. Sinz EH, Kochanek PM, Heyes MP, et al: Quinolinic acid is increased in CSF and associated with mortality after traumatic brain injury in humans. *J Cereb Blood Flow Metab* 1998;18:610-615.

55. Bell MJ, Kochanek PM, Heyes MP, et al: Quinolinic acid in the cerebrospinal fluid of children after traumatic brain injury. *Crit Care Med* 1999;27:493-497.

56. Janesko KL, Satchell MA, Kochanek PM: IL-1 converting enxyme (ICE), IL-1, and cytochrome *c* in CSF after head injury in infants and children. *J Neurotrauma* 2000;17:956.

57. Clark RS, Kochanek PM, Adelson PD, et al: Increases in bcl-2 protein in cerebrospinal fluid and evidence for programmed cell death in infants and children after severe traumatic brain injury. *J Pediatrics* 2000;137:197-204.

58. Berger RP, Pierce MC, Wisniewski SR, et al: Neuron-specific enolase and S100B in cerebrospinal fluid after severe traumatic brain injury in infants and children. *Pediatrics* 2002;109:e31.

59. Berger RP, Adelson PD, Pierce MC, et al: Serum neuron-specific enolase, S100B, and myelin basic protein concentrations after inflicted and noninflicted traumatic brain injury in children. *J Neurosurg* 2005;103(1 Suppl):61-68.

60. Plunkett J: Fatal pediatric head injuries caused by short-distance falls. *Am J Forens Med Pathol* 2001;22:1-12.

61. Alexander RC, Levitt CJ, Smith WL: Abusive head trauma. *In:* Reece RM, Ludwig S (eds): *Child Abuse Medical Diagnosis and Management,* ed 2. Lippincott Williams & Wilkins, Philadelphia, 2001, pp 47-80.

62. Chadwick DL, Bertocci G, Castillo E, et al: Annual risk of death resulting from short falls among young children: less than 1 in 1 million. *Pediatrics* 2008; 121:1213-1224.

63. Hymel KP, Rumack CM, Hay TC, et al: Comparison of intracranial computed tomographic (CT) findings in pediatric abusive and accidental head trauma. *Pediatr Radiol* 1997;27:743-747.

64. Hymel KP, Makaroff KL, Laskey AL, et al: Mechanisms, clinical presentations, injuries, and outcomes from inflicted versus noninflicted head trauma during infancy: results of a prospective, multicentered comparative study. *Pediatrics* 2007;119:922-929.

65. Ewing-Cobbs L, Kramer L, Prasad M, et al: Neuroimaging, physical, and developmental findings after inflicted and noninflicted traumatic brain injury in young children. *Pediatrics* 1998;102:300-307.

66. Goldstein B, Kelly MM, Bruton D, et al: Inflicted versus accidental head injury in critically injured children. *Crit Care Med* 1993;21:1328-1332.

67. Reece RM, Sege R: Childhood head injuries. Accidental or inflicted? *Arch Pediatr Adolesc Med* 2000; 154:11-15.

68. Bechtel K, Stoessel K, Leventhal JM, et al: Characteristics that distinguish accidental from abusive injury in hospitalized young children with head trauma. *Pediatrics* 2004;114:165-168.

69. Duhaime AC, Alario AJ, Lewander WJ, et al: Head injury in very young children: Mechanisms, injury types and ophthalmologic findings in 100 hospitalized patients younger than 2 years of age. *Pediatrics* 1992;90:179-185.

70. Arbogast KB, Margulies SS, Christian CW: Initial neurologic presentation in young children sustaining inflicted and unintentional fatal head injuries. *Pediatrics* 2005;116:180-184.

71. Starling SP, Patel S, Burke BL, et al: Analysis of perpetrator admissions to inflicted traumatic brain injury in children. *Arch Pediatr Adolesc Med* 2004; 158:454-458.

72. Leestma JE: Case analysis of brain-injured admittedly shaken infants. 54 cases, 1969-2001. *Am J Forensic Med Pathol* 2005;26:199-212.

73. Chan Y-L, Chu WCW, Wong GWK: Diffusion-weighted MRI in shaken baby syndrome. *Pediatr Radiol* 2003;33:574-577.

74. Parizel PM, Ceulemans B, Laridon A, et al: Cortical hypoxic-ischemic brain damage in shaken baby (shaken impact) syndrome: value of diffusion-weighted MRI. *Pediatr Radiol* 2003;33:868-871.

75. Volpe JJ (ed): *Neurology of the Newborn,* ed 3. WB Saunders, Philadelphia, 1995.

76. Pu Y, Garg A, Corby R, et al: A positive correlation between alpha-glutamate and glutamine on brain 1H-MR spectroscopy and neonatal seizures in moderate and severe hypoxic-ischemic encephalopathy. *AJNR Am J Neuroradiol* 2008;29:216.

77. Johnson DL, Boal D, Baule R: Role of apnea in nonaccidental head injury. *Pediatr Neurosurg* 1995; 23:305-310.

78. Dudley R: *The Biomechanics of Insect Flight: Form, Function, Evolution.* Princeton University Press, Princeton, NJ, 2002.

79. Feynman R: *The Character of Physical Law.* Random House, New York, 1994, p 150.

590 第Ⅵ部　虐待による頭部外傷（AHT：Abusive Head Trauma）

42

虐待による頭部外傷の画像所見

Glenn A. Tung, MD, FACR

はじめに

外傷性の頭部損傷は，乳幼児の死亡や障害を引き起こす主因の1つである[1]。虐待による頭部外傷（AHT：abusive head trauma）は，身体的虐待の12%を占めており，死亡率は12.5〜40%に上る[2-5]。頭部の神経画像検査は，外傷性脳損傷を正確かつ速やかに診断する上で不可欠なものとなっている。頭部画像は主に，診察に協力することが年齢や損傷により不可能な子どもの損傷の確認のため，ならびに頭部損傷の範囲や重症度を把握し，緊急の医学的・外科的介入を要するのかどうかを判断するため，そして，外傷性の頭部損傷との鑑別を要する病態を除外するために行われる。外傷の原因が虐待であることが疑われる事例においては，司法医学的な観点から受傷時期の推測を行うことも，画像診断を行う目的の一つとなる。

頭部神経画像検査

子どもの診療にあたる医師は，外傷性頭部損傷を評価するために，神経画像検査を行うとの判断を積極的に行う必要がある。頭部外傷を示すはっきりした神経学的症状や徴候が認められない場合であっても，典型的骨幹端損傷（CML：classical metaphyscal lesion），肋骨後部骨折，始歩前の乳幼児の骨折，受傷時期の異なる骨折な

どの，虐待による外傷を疑わせる身体的徴候や骨損傷が確認された乳幼児では，積極的に頭部神経画像検査を行う必要がある。虐待の医療専門家により作成された，年齢・病歴・神経学的徴候に基づいた「AHTの画像評価の適応基準」が公表されている[6]。AHTが疑われる事例のほとんどは，神経画像診断としてコンピュータ断層撮影法（CT）と磁気共鳴画像法（MRI）のどちらか一方，あるいは両方が実施されることになるであろう。

コンピュータ断層画像法（CT）

AHTが疑われる子どもの評価の際には，通例はまず頭部の非造影（単純）CT（Computed Tomography）が行われる。頭部の多列検出器型CT（MDCT：multi-detector CT）による単純CT画像は，10秒足らずで検査を完了することができ，重症を負った子どもであっても，実施することが可能である。頭部CTはほぼ全ての救急診療部でいつでも検査が可能であり，心拍呼吸モニターや整形外科的な固定具を装着したままでも実施できる。単純CTは，急性頭蓋内出血，頭蓋骨骨折，重度の脳浮腫，血腫による脳の圧排効果（mass effect）を検出する感度が高い（写真42-1）。初回の頭部画像検査の重要な役割の1つは，医学的・神経外科的な緊急介入が必要な頭部外傷を発見することにある。著しい圧排効果を生じさせる血腫，脳浮腫，頭蓋陥

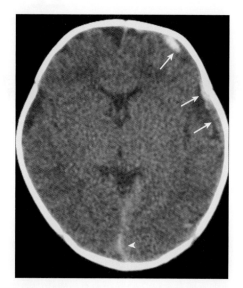

写真42-1 AHTに起因する急性硬膜下血腫をきたした，生後8カ月齢の女児。単純CTで，左前側頭部に混合性吸収値を示す硬膜下血腫（矢印）と，高吸収値を示す大脳半球間裂部の硬膜下血腫（矢頭）が描出されている。

没骨折の存在は，どれも単純CTで容易に検出が可能である。ただしMRIと比較して，CTは小規模な非出血性の外傷性病変を検出する感度は低い。

外傷性頭部損傷の程度や病変の広がりを最大限の感度で評価するためには，頭部外傷の評価に最適化した撮影条件（レベル：30-50ハンスフィールド単位［HU］；ウインドウ：80-120 HU）と，頭蓋骨損傷の損傷を評価するように最適化した撮影条件（レベル：450-500 HU，ウインドウ：2000-4000 HU）の少なくとも2つのウインドウレベルを設定して頭部の単純CT検査を行う必要がある。少量の硬膜下血腫や硬膜外血腫の検出感度を上げるために，さらに第3のウインドウレベル（レベル：50-100 HU，ウインドウ：150-300 HU）での撮影を推奨する医療者もいる。従来，頭蓋骨骨折を診断するための時宜を得た診断検査法は，単純X線撮影であった。しかしMDCTの登場により，X線減衰データから3次元体積を直ちに得ることが可能とな

り，軸位断（水平断）だけではなく冠状断や矢状断の再構築や3次元画像化が可能となっている。多くの事例で，頭蓋骨骨折を正確に診断し，その特徴を明らかにするためには，頭部単純X線検査よりもMDCTによる3次元画像の再構築を行う方がより適している。特に骨折面の大部分が横走している場合には，3DCTの作成が有用となる（写真42-2）。マルチスライスCTは単純X線による全身骨撮影を補完する極めて有用な手段であり，特に頭蓋骨骨折・顎顔面骨骨折・頭蓋底骨折の検出感度・描出力を上昇することが出来る。

磁気共鳴画像法（MRI）

閉鎖性の頭部外傷事例のうち，神経学的な症状や徴候が頭部単純CT所見から説明できない事例や，CTよりもより高い特異度で詳細な所見の描出を行う必要がある事例に対しては，全例で頭部MRI（Magnetic Resonance Imaging）を実施する必要がある。ほぼ全ての外傷性頭部損傷は，単純CT画像よりもMRI画像の方が異常所見の検出感度が高く，とりわけ脳実質損傷の場合はそうである。Ghahreman等は，過去7年間の間，小児神経外科病棟に入院したAHT事例65名を対象とした検証を行い，その結果を報告している。37名がMRI画像撮影を行っていたが，そのほぼ半数の事例で，初回CTでは確認しえなかった各種の診断所見（脳虚血・脳梗塞，剪断損傷，少量の硬膜下血腫やくも膜下出血，など）が追加で得られた，と報告されている[7]。MRI画像検査で所見の描出感度が高いのは，MRIでは血液ヘモグロビン中の鉄の磁化率，虚血性細胞毒性浮腫に伴う水拡散率の低下，血液産物の信号強度の経時的変化，などより広範なスペクトラムの病態生理を評価することが可能なためである。

MRIの撮影時に患者が動いてしまうとアーチファクトが生じ，重要な情報が得られなくなってしまうため，乳幼児の撮影を行う場合には，

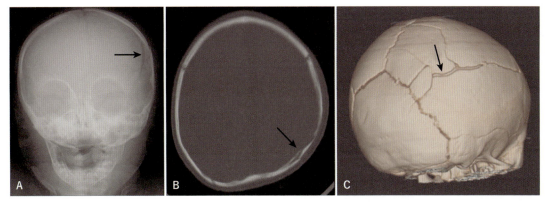

写真42-2 AHTに起因する複合性の頭頂骨骨折を認めた，生後6カ月齢の女児。**写真A**：全身骨撮影の一環として施行された頭蓋骨X線写真の正面像（**写真A**）では，左頭頂骨骨折（矢印）が認められる。骨条件の単純CT画像（**写真B**）では，頭頂骨骨折が陥没骨折であることが（矢印）が確認できる。多列検出器型CT（MDCT）によるボリュームレンダリング画像で三次元再構成した頭蓋骨CT画像（**写真C**）では，頭部骨折の広がりや複雑性が明瞭に確認される。

ほぼ例外なく適切な鎮静を行うことが必要となる。使用する鎮静剤の薬理学に精通し，その使用に伴う心肺合併症・嘔吐・流涎過多などの副作用を即座に見つけ，治療できるチームが鎮静剤を投与し，監視することが望まれる。鎮静剤としては様々な短時間作用薬が使用でき，局所投与，経粘膜的，経口，直腸，筋肉内，血管内，吸入など様々な経路から投与が可能である[8]。損傷をきたし痛みが生じている子どもの場合には深い鎮静レベルが必要であり，その場合には鎮静の開始・回復が迅速で必要に応じて追加投与することも可能な，経静脈投与が望ましい。またMRIは強い静磁場環境を必要とするため，患者が強磁性素材の生体医学材料や機器を使用している場合には，それが動いたり外れたりして安全性が損なわれる可能性がある[9, 10]。患者にとって安全なMRI画像撮影が可能な環境を維持するために，医療者は常に注意を払う必要がある。

MRIの技術的側面につき詳細に解説することは，本章の目的ではない。1.5テスラの標準的なMRIで外傷性頭部損傷を評価する際には，SE法によるT1強調画像，TSE法によるT2強調画像，GE法によるT2*画像，拡散強調画像（DWI），FLAIR画像を含めた撮影を行うことが推奨されている。複数のコイルを配置して傾斜磁場を付加し，個々のコイルでそれぞれ信号を受信する，パラレルイメージングというMRI画像化技術を用いることで，これらの全てのシーケンスを20分程度で撮影することが可能になっている。FLAIR画像やT2強調画像は，頭蓋内損傷所見（脳挫傷，脳内血腫，脳浮腫等）の検出感度が高い。FLAIR画像は硬膜下血腫やくも膜下出血の描出にも優れる。T2*強調画像は，急性・慢性の出血に対する感度・特異度ともに高く，びまん性軸索損傷（DAI）の特徴である白質出血の小規模病巣を検出するのに特に有益である。T1・T2強調画像は，どちらもFLAIR画像で検出された所見の特徴を明らかにし，どれくらい時間がたった血液であるのかを推察するための情報を得ることが出来る。

拡散（ブラウン）運動とは，分子の絶え間ないランダムな熱運動のことである。MRIの拡散強調画像（DWI）は，水分子の拡散運動を画像化するもので，熱拡散だけではなく，他の水分子の移動（圧力勾配に沿った流れや，膜透過性

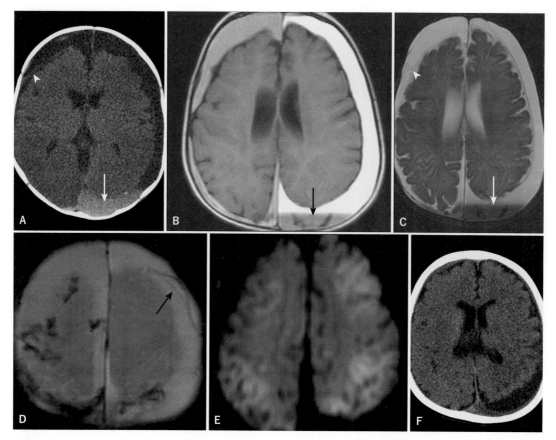

写真42-3 AHTにより急性・慢性の硬膜下血腫と虚血性梗塞をきたした，生後5カ月齢の女児．頭部CT画像（**写真A**）では，線状の被膜形成（矢頭）を伴う，低吸収値を呈する両側性の慢性硬膜下血腫が描出されている．左後頭部の急性硬膜下血腫は，高吸収値を呈する血餅（矢印）が血清と分離し，沈降した状態となっている．受傷後9日目に撮影した頭部MRIのFLAIR画像（**写真B**）では，脳組織の灰白質と白質の区別（皮髄境界）が消失してしまっている点に注目していただきたい．（**写真C**）は写真Bと同時に撮影されたT2強調画像であるが，どちらのシーケンスでも高信号を呈する硬膜下血腫に加えて，被膜（矢頭）も確認され，凝血塊を含んで低信号を示す沈降状態も確認される（矢印）．T2*強調画像（**写真D**）では，慢性硬膜下血腫内に低信号性の被膜（矢印）が確認され，低信号血を呈する少量の急性硬膜下血腫が両側性に散在しているのが確認される．

拡散強調画像（**写真E**）では，両側頭頂部や左側前頭葉の皮質に，脳虚血による多巣性の高信号が認められるが，この所見は他のシークエンスでは確認しえない．受傷から2年後に施行したフォローアップの頭部CT（**写真F**）では，左頭頂部や前頭部に脳軟化症を認め，左右非対称性となっているのが見て取れる．

の変化等）も反映されている．DWIで検出される脳組織の水分子の拡散量の低下は，細胞障害性浮腫（急性の虚血性・低酸素性の脳損傷による）とミエリン鞘内浮腫（びまん性軸索脳損傷に付随する）の両方を示していると考えられている．一方，血管原性浮腫や間質浮腫の場合には，水分子の拡散量は増加する．正常の髄鞘化されていない大脳白質も，異常な大脳の浮腫所見も，T2強調画像やFLAIR画像（写真42-3）では同じく高信号を呈するため，2歳未満の子どもでは，急性脳虚血の診断を行う際にDWIが特に有用である．Suhらの研究では，AHTが疑われる乳児ではDWIが有効なシークエンスであると報告されている[11]．この研究では対象とした乳児18名中16名（89％）にDWIで異常所見が確認され，15名（94％）では多巣性の病変が確

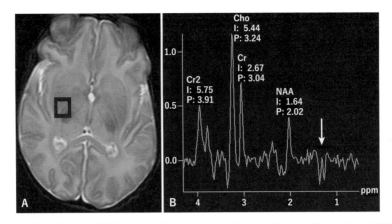

写真42-4 新生児の低酸素性虚血性脳損傷の事例の，シングルボクセル法による¹H-MRS。T2強調画像（**写真A**）では，大脳基底核は左右対称に確認される。囲みはシングルボクセルのボリュームエレメントを表している。（**写真B**）中間エコータイムスペクトルは1.33ppm近傍で反転二重ピーク（矢印）を示しており，嫌気的解糖によって，もしくは興奮性アミノ酸神経伝達物質であるグルタミン酸放出に反応して，乳酸が生じていることを反映している。

認され，4名（25％）では広範性の病変を呈していた。多くの事例では，他のシークエンスよりもDWIで病変がより明確かつ広範性に確認されていた。DWIで見つかった異常の規模と臨床上の予後との間には有意な相関性が確認された，とも報告されている[11]。DWIは剪断損傷の多くを描出可能であるが，その感度は，小規模な出血病巣に伴うせん断損傷を検出できるT2*強調画像（GRE法）には劣っている[12]。

MRIの標準的なパルスシークエンスを補完する方法として，MRS（MR spectroscopy）やMRA（MR angiography）がある。MRSは，正常脳組織や病的脳組織中の生化学物質の構成を評価するために用いられる。小児の頭部外傷事例では，脳挫傷や脳梗塞部位をきたした部位において，組織内の乳酸濃度が著しく上昇してるのが確認できる（写真42-4）[13]。Haselerらは，AHTの被害を受けた乳児3名に対し，3週間にわたり継時的にMRS検査を施行し，脳代謝産物の構成生化学物質の値は，脳損傷後24時間までは正常であったが，5～12日目までに正常の40％にまで低下し，一方で乳酸値と脂質値は2倍以上の濃度となった，の報告を行っている[14]。MRAは脳動静脈の開存性の評価のために実施される。例えば，MRAを施行することで，外傷性動脈解離で生じる先細り狭窄所見や閉塞所見，ならびに仮性動脈瘤の描出が可能である。

全身MRI画像

全身MRI画像法は全身を広範に撮影する方法であり，頭部（脳）の撮影も含まれている。短時間タウ反転回復（STIR：short-tau inversion recovery）法による全身MRI画像検査は30分以内に検査を終了させることが可能であり，虐待が疑われる外傷の全身評価の際に，全身骨撮影を補完する手段として有用である。未発表データではあるが，本章の筆者の所属施設が実施したSTIR法による全身MRIの脳冠状断像でも，硬膜下血腫や脳腫脹などの最も重要となる外傷性頭部損傷所見を描出することができ，くも膜下や硬膜下の液体貯留の鑑別を行うことが可能であった。ただし幅3mm未満の硬膜下血腫の場合には，STIR法による全身MRIでは，頭部MRIとして施行した場合程の感度は得られない可能性がある。

外傷性頭部損傷：各論

　AHTには，頭部への直達的な衝撃（頭部に何らかの物体が激突するか，何らかの物体に頭部が激突するか）による損傷，頭部が揺さぶられることによる損傷，もしくはその両方の組み合わせによる損傷がある[15-18]。外傷性頭部損傷は，損傷をきたした部位によって分類されることが多い。概して脳そのもの（脳実質）に損傷をきたした場合には，脳実質外の軟部組織・頭蓋骨・硬膜腔のみに損傷をきたした場合に比して，予後は不良である。外傷性頭部損傷の別の分類方法としては，損傷の原因となった生体力学メカニズムに基づいた分類法がある[19, 20]。この分類では，頭部に直接衝撃が加わったり，回転性外力が加わったりすることで生じた損傷を1次性脳損傷と分類し，虚血性・低酸素性の脳損傷のような1次性脳損傷に続発して間接的に引き起こされた血行動態異常や代謝異常により生じた損傷を2次性脳損傷と分類する。頭部に直達外力が加わった場合，その直下の頭皮，頭蓋骨，大脳に局所的な損傷が生じるが，高エネルギー性の外力でない場合には，びまん性脳損傷や脳震盪が生じることはない[21]。慣性外力損傷は加速減速外力が加わることにより生じる1次性脳損傷であり，衝撃が加わった部位から離れた部位に損傷が生じる（反衝損傷［contre coup］としての脳挫傷など）。びまん性の1次性脳損傷は回転性の慣性外力が加わることによって生じ，その臨床的特徴は突然の意識喪失である。激しい揺さぶりが加えられた場合には，頭蓋内で脳に著しい回転移動が生じ，それにより脳表の静脈が剪断され，細胞密度の違いにより力学的性質が異なる灰白質と白質の接合面で脳組織に剪断外力が加わることとなる[21]。その結果，その慣性外力によって，硬膜下出血やくも膜下出血，局所性やびまん性の軸索損傷，網膜出血や網膜分離などが生じることとなる[17]。

外傷性脳損傷

　脳挫傷は大脳皮質へ直達外力が加わることにより生じ，時に隣接する皮質下部の白質にまで深く波及することもある。その病態生理には直達外力が関与しているため，脳挫傷をきたした事例では頭皮下血腫や頭蓋骨骨折を伴うことも多い。規模の大きい脳挫傷は，通常，成人で認められることが多く，頭蓋骨内部で凹凸面を形成している前頭葉の眼窩部や前部，側頭葉の前下方，後頭葉などに生じることが多い。年長児や成人に脳挫傷を生じさせるような直達外力が，発達段階の未熟な幼小児の脳に加わった場合には，脳挫傷よりも軸索損傷を引き起こすこととなる[18, 22]。したがって乳幼児期に脳挫傷をきたすことは稀であり，生じたとしてもごく小規模の脳挫傷であることが多い。急性脳挫傷は，単純CTでは境界不明瞭な低吸収域として確認される病変であり，高吸収値を示す小量の点状出血を伴っている場合も多い。MRIのT2強調画像・FLAIR画像，T2*強調画像，拡散強調画像などのシークエンスでは，単純CTでは描出されない小規模の挫傷を確認しうることが多い（写真42-5）。AHTの被害児の慢性期に，局所性の脳軟化症が認められた場合，通例は脳挫傷に続発した病変である。

　頭部に激しい回転性外力や加速減速外力が加えられた場合，その外力は不均等に脳組織に伝わるため，損傷をきたした脳はCT上，濃度が不均質となることがある。軸索や小血管の張力性損傷も，不均質に分布することがある。成人の脳では，軸索損傷や剪断損傷は，ミクロ剖検（顕微鏡検査）時に軸索腫脹，軸索原形質の局所蓄積（好酸性退縮球），微小出血，ウォラー変性として，はっきりと確認しうる[23, 24]。受傷直後からの意識喪失はびまん性軸索損傷の臨床症状の特徴の1つであり，予後は病変の部位や広がりと相関している[25]。皮質下の白質損傷は，より深部の組織である脳梁，脳幹神経節，吻側脳幹などの損傷を生じさせる外力よりも，より

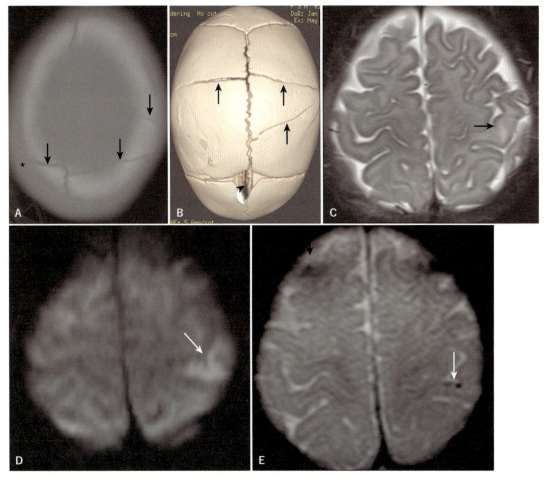

写真42-5 AHTによる両側頭蓋骨骨折，頭皮浮腫，小規模の脳挫傷が認められた，生後4カ月齢の女児。骨条件の頭部CT画像（**写真A**）では，両側の頭頂骨の線状骨折（矢印）と頭皮浮腫（*）が認められた。なお脳挫傷は，通常のCT画像［脳ウインドウ設定］では確認しえなかった。多列検出器型CT（MDCT）によるボリュームレンダリング画像で三次元再構成した頭蓋骨CT画像（**写真B**）では，頭蓋骨線状骨折（矢印）がより明瞭に確認される。大泉門（矢頭）が開大している点にも注目していただきたい。MRIのT2強調画像（**写真C**）と拡散強調画像（**写真D**）では，両者ともに左側中心後回に高信号を呈する皮質浮腫（矢印）が確認された。T2*強調画像（**写真E**）では，小規模の脳挫傷部位に一致して，低信号を呈する点状出血病巣が確認された。

弱い慣性外力で生じうる[26]。

部位によっては，神経画像検査により軸索損傷が描出されることもある。頭部CTで軸索損傷は，周囲に低吸収の浮腫像を伴う場合もあれば伴わない場合もあるが，高吸収の点状出血の形で，前頭側頭部の皮質下白質で確認しうる。しかし多くの事例，特に乳幼児例の場合には，CT所見では軸索損傷を確認することは不可能である[27]（乳幼児の血管は弾力性に富み，たとえ隣接する軸索が裂けても簡単には剪断しないため，軸索損傷に併発して少量出血をきたすことは稀であり，少量の出血を目印としてCT上所見を確認することが出来ない[17]）。ただし頭部CTでは異常所見が確認されなかった事例のおよそ3分の1までもが，頭部MRIで軸索損傷を所見として確認しうる，との研究報告も存在している。

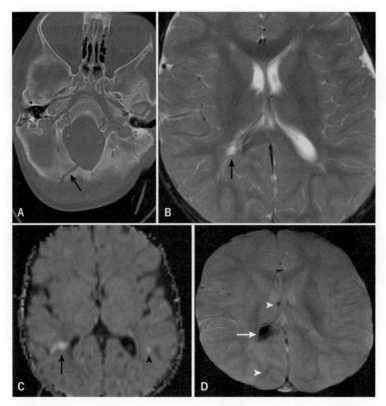

写真42-6 AHTにより離開性の後頭骨骨折と剪断性の脳損傷を認めた，生後20カ月齢の男児。骨条件の頭部CT画像（**写真A**）では，離開性の後頭骨骨折（矢印）が明確に示されている。MRIのT2強調画像（**写真B**）と拡散強調画像（**写真C**）で示されている側脳室周囲の白質の高信号領域（矢印）は，出血を鋭敏に反応するT2*強調画像（**写真D**）で低信号を示している部位と合致している。拡散強調画像やT2*強調画像では，小規模の剪断性損傷（矢頭）も確認される。

FLAIR，T2強調画像，拡散強調画像の各シークエンスで認められる，皮質下白質や脳梁の多発性の高信号性病変は，脳の剪断損傷に付随する浮腫を表す所見である（写真42-6）。成人のびまん性軸索損傷事例25名を対象としたHuismanらの研究では，64％の事例で細胞障害性浮腫や髄鞘内浮腫，もしくはその両方を反映した水分子の拡散低下所見が確認された，と報告されており，一方で24％の事例では，局所の血管性浮腫を反映した，水分子の拡散性増加所見が確認されたとも報告されている[12]。GRE法によるT2*強調画像では，微小出血を反映した著明な低強度領域を描出することが出来るが，この所見が軸索損傷を表す唯一の所見の場合もあり，

この所見は年余にわたり確認しうることもある（写真42-7）。最近では，高空間分解能を生かしフェース後処理した3次元勾配エコーシークエンスによる磁化率強調画像（SWI：susceptibility-weighted MR imaging）を行うことで，従来の2次元勾配エコー法であるT2*強調画像よりもさらに，微小出血の所見を鋭敏に検出しうることが判明している[28,29]。

生後6カ月未満の乳児では，暴力的な回転性外力によって白質に局所的なスリット状の裂傷が生じうる。Lindenbergが「挫傷性裂傷」と命名した[30]，このような肉眼検査で確認できる剪断外力性病変は，しばしば硬膜下血腫やくも膜下出血を伴い，ミクロ剖検（顕微鏡検査）の際

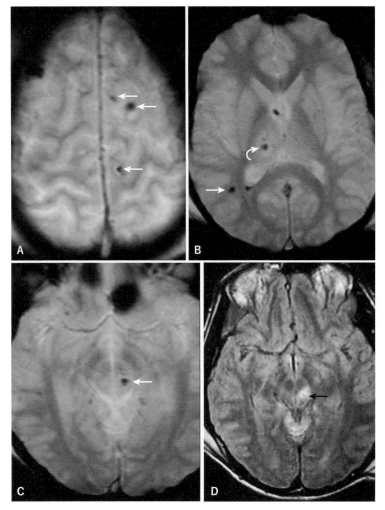

写真42-7 オートバイの衝突事故による頭部外傷をきたした17歳男児。MRIで剪断損傷が確認された。T2*強調画像（**写真A・B・C**）で微小出血病巣が，灰白質−白質境界（矢印**A**），右側視床（曲矢印**B**），中脳背面上部（矢印**C**）に確認された。FLAIR画像（**写真D**）では中脳背面外側に高信号を呈する浮腫性病変も確認された（矢印）。

にはびまん性軸索損傷（DAI）の証拠所見が確認されることが多い[17, 30, 31][訳注a]。神経画像ではこの脳実質の裂傷所見は，前頭葉や頭頂葉の皮質下白質における，周囲との境界明瞭な空隙として描出される（空隙内部に，沈降した血液が確認されることもある）（写真42-8）。

閉鎖性頭部外傷後の**脳浮腫**は，成人よりも小児に生じる場合が多く，AHT事例の65％以上に認められたとの報告例もある[32-34]。重度な損傷を負った小児では，脳の自動調節能に異常が生じ，時にうっ血性脳浮腫や頭蓋内圧亢進症を引き起こすこととなる[35]。ただし，脳浮腫自体は非特異的所見であり，びまん性軸索損傷（DAI）を引き起こすような回転性の加速減速運動（揺さぶり）が加えられたことで生じる場合もあれば，絞頸・窒息・外傷後無呼吸・長引く痙攣発作に起因する低酸素性脳損傷によって生じる場合もあれば，虚血脳損傷に伴って生じる

[訳注a] 最近では脳実質裂傷と呼称されることが多い。

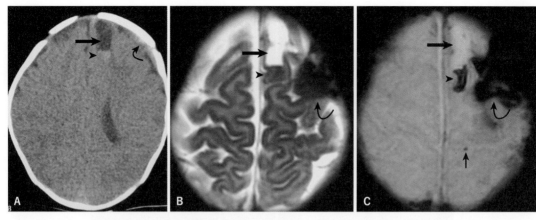

写真42-8 CTやMRIで確認された白質裂傷。頭部CT（**写真A**）では，低吸収値を呈する左前頭部白質裂傷（矢印）の内部に，高吸収を呈する血液（矢頭）が認められ，また高吸収値を呈する少量の硬膜下出血（曲矢印）も確認された。MRIのT2強調画像（**写真B**）とT2*強調画像（**写真C**）では，左側上部前頭回に低信号を呈する血液（矢頭）をともなう，高信号の白質裂傷（矢印）が認められ，脳実質外の大規模な凝血塊（曲矢印）も確認された。左側中心後回の微小出血（**写真C**の小矢印）は，剪断性の軸索損傷を示す所見である。

場合もある。テント切痕内ヘルニアや1次性の軸索損傷によって，心機能や呼吸機能を調節する脳幹中枢にダメージが生じた場合，AHTの被害児は無呼吸状態となるために，2次性の低酸素性虚血性脳損傷を続発し，2次性の脳浮腫が引き起こされると考えられている[36-38]。神経画像上で脳浮腫の存在を反映した主たる所見としては，皮髄境界の消失と質量効果（mass effect）が挙げられる。単純CTでは，大脳皮質が浮腫をきたし低吸収化することで，皮質と皮質下白質との画像コントラストが低下するため，皮髄境界が消失する。大脳皮質と白質の低吸収領域が広範に及ぶ場合，大脳基底核，小脳，脳幹のCT値が相対的に高くなるため，いわゆる反転徴候（reversal sign）や小脳輝化徴候（bright cerebellum sign）と呼ばれる所見を呈するようになる（写真42-9）[39, 40]。この様な所見が認められた場合，その事例が重度で不可逆的な低酸素虚血性脳損傷を併発していることが示唆されている。

実際Hanらの行った，この様な所見を認めた小児を対象とした研究では，全例が後に広範な神経学的障害や重度の発達遅延が確認されたと報告されている[39]。T2強調画像やFLAIR画像により乳幼児の脳浮腫の診断を行う場合，これらのシーケンスでは髄鞘化されていない白質も脳浮腫も同じように高信号であるために，困難である。この場合には，DWIを撮影することが有用であり，さらにMRSを施行することにより組織中の乳酸の存在を検出することが出来る。脳腫脹が著しい場合には，質量効果（mass effect）により大脳溝，脳室，頭蓋底の槽（迂回槽，四丘槽，鞍上槽等）が圧排されたり消失したりすることもある。

AHTにおける脳実質外損傷

硬膜下血腫（SDH）は，AHTにより生じる最も特徴的な所見の1つである[18, 41-43]。衝撃を伴う場合であれ伴わない場合であれ，著しい角加速減速力が頭部に加わると脳は，固定された状態にある硬膜静脈洞や頭蓋骨とは異なる速度で，運動する。その結果，脳の表面にある架橋静脈が裂けて，硬膜下腔やくも膜下腔に出血が生じることとなる。架橋静脈は電子顕微鏡で観

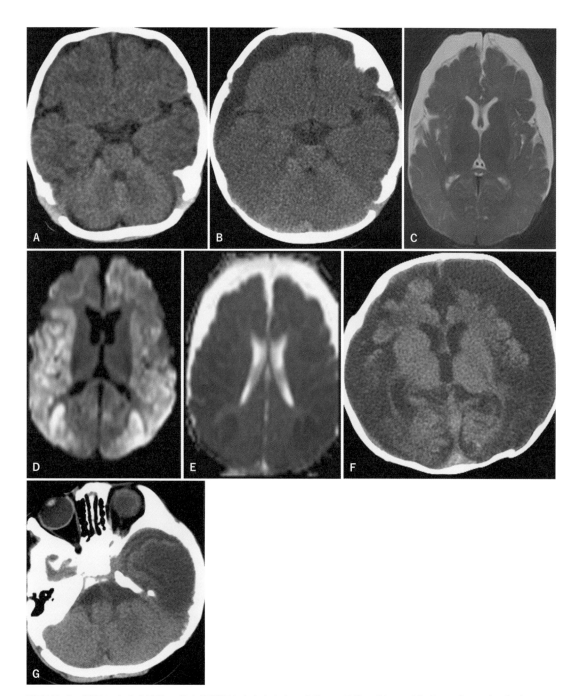

写真42-9 AHTによる広範性の虚血性脳梗塞をきたした，生後3カ月齢の乳児．受傷時の頭部CT（**写真A**）では，大脳と小脳の灰白質と白質のコントラストは正常である．受傷2カ月後の頭部CT画像（**写真B**）では，大脳皮質はびまん性に低吸収化しており，硬膜下腔の貯留液体部位には被膜が形成されているのが見て取れる．小脳のCT値には異常はなく，大脳と小脳の吸収値は逆転した状態にある（reversal sign）．MRIのT2強調画像（**写真C**）では，慢性の硬膜下血腫は高信号を呈しており，両側頭頂部の皮質はわずかに高信号化しているが，大脳基底核の信号強度は正常である．拡散強調画像（**写真D**）とADCmap画像（**写真E**）では，大脳皮質の広範な異常信号（拡散制限）が示されているが，やはり大脳基底核は正常である．受傷6カ月後の頭部CT画像（**写真F・G**）では，広範性の脳軟化症を認めるが，大脳基底核と小脳は保たれている．

察すると，血管壁は薄く，くも膜小柱による血管壁の補強もなく，これらのことから比較的脆弱な血管とされている[44]。高エネルギー性の事故による重度頭部外傷（交通外傷など）でも硬膜下血腫は生じうるが，比較的軽微な事故による頭部外傷（4フィート［約120cm］未満の高さからの低所転落など）で硬膜下血腫をきたすことは稀である[45-48]。Dashtiらの研究では，事故による頭部外傷で硬膜下血腫を発症したのはわずか7％であり，そのうち80％が自動車の衝突事故であったと報告されている一方で，虐待による頭部外傷の事例では，69％の事例で急性硬膜下血腫が確認されたと報告されている[41]。またReeceとSegeの研究では，小児の頭部外傷事例287名を後方視的に検討され，硬膜下血腫はAHT事例の46％に認められたが，事故による頭部外傷事例ではその比率はわずか10％であったと報告されている[43]。硬膜下血腫は，分娩時の合併症（経腟分娩だけではなく，帝王切開の事例でも報告されている），脳室シャント術後，くも膜下腔拡大のある小児，出血性素因を有する小児，などでも発生が報告されている。

硬膜下出血は，神経画像検査上は頭蓋骨と大脳の間の三日月形の出血として確認され，頭蓋縫合は横切って確認されるが，大脳鎌やテントを横切って広がることはない。硬膜下出血は大脳円蓋部や，大脳鎌の隣接部（大脳半球間裂）に生じることが多いが，非常に広範性に認められることもある（写真42-1, 42-3）。出血量が多い場合には圧排効果（mass effect）が生じるため，脳溝や脳槽が消失したり，脳室が圧排され位置が移動したり，正中偏位（鎌下ヘルニア）が顕著となる。成人例の研究によって，硬膜下血腫をきたした後には何週間から何カ月を経て，出血は器質化し血管新生やコラーゲン生成が進んでいき，亜急性期や慢性期には血腫内に皮膜が形成されていくことが確認されている（写真42-3）[49]。

硬膜下血腫のCT上の吸収値やMRI上の信号強度の経時的変化については，本章の後半のセクションで詳述しているが，端的に言えば，急性硬膜下血腫は単純CT上では最初は高吸収値を呈するが，徐々に等吸収値を呈し，その後2〜3週間で低吸収値となる。またMRI上では，急性硬膜下血腫はT2強調画像では低信号を呈するが，亜急性期になるとT1強調画像で高信号，亜急性・慢性期の段階ではFLAIR画像で高信号を呈するようになる（写真42-10）。

くも膜下出血は，局所性に生じることが多く，また頭蓋骨骨折や脳挫傷や硬膜下血腫の近傍に確認され，画像上は，くも膜と軟膜の脳回に沿って広がっているのが特徴である。外傷性硬膜下血腫を認める事例の70％以上でくも膜下出血の併発を認めるが，これは両病変ともに架橋静脈の剪断に起因するためである。ある研究報告では，くも膜下出血はAHT事例の31％に生じていたが，事故による頭部外傷事例ではわずか8％であったと報告されている[43]。くも膜下出血は，高吸収値を示す血液が，脳回や頭蓋底槽のくも膜下腔を満たした状態として，単純CTで容易に描出される。頭部CTでは正常の脳脊髄液（CSF）は低吸収値を呈するのとは対照的に，くも膜下腔の血液はMRIのFLAIR画像では高信号を呈する。このためMRIを撮影することで，単純CTと同等かそれ以上の感度で，くも膜下出血を検出することが可能である（写真42-11）[50, 51]。

脳室内出血は上衣下静脈の破裂，あるいはくも膜下出血や脳内血腫の脳室への流入によって生じる。CTやMRIの軸位断では，少量の脳室内出血は，患者を仰臥位にして撮影すると後角に水位線が形成された状態で描出される。この水位線は，血液を混じた脳脊髄液（CSF）と背部に沈殿した凝血塊の境界を表している。FLAIR画像では，脳室内出血が生じた後48時間以内に撮影された場合には，CSFより高信号として描出されるが，その後の信号強度は様々となる（写真42-11）[52]。

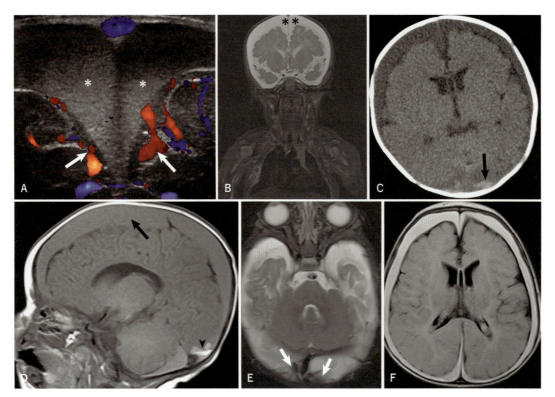

写真42-10　慢性硬膜下血腫に，急性の硬膜下血腫を併発した（acute-on-chronic SDH），生後9週齢の乳児。頭部のカラードップラー検査（写真A），およびSTIR法による全身MRI検査の冠状断（写真B）では，両側性の硬膜下の液体貯留スペース（*）が確認され，内部の血管走行は確認されなかった。超音波検査では，くも膜下腔に圧排され脳表に偏移した脳表の血管が確認される（矢印）。単純CT画像（写真C）では，低吸収を呈する慢性硬膜下血腫，および高吸収を呈する急性期の凝血塊（矢印）が確認される。頭部CTを撮影した1日後に実施した頭部MRIのT1強調画像の矢状断（写真D）では，等信号からやや高信号を呈している硬膜下血腫（矢印）と高信号を呈している凝血塊（矢頭）が確認される。T2強調画像（写真E）とFLAIR画像（写真F）の横断像では，高信号を呈する慢性硬膜下血腫と，相対的にやや低信号の凝血塊（矢印）が確認される。

　硬膜外血腫（EDH）は，硬膜下血腫やくも膜下出血とは異なり，AHTとして認める頻度は低い[4, 53, 54]。MertenらのAHT事例47名を検証した研究では，脳実質外の液体貯留事例は26名存在していたが，うち硬膜外血腫はわずか2名であったと報告されている[53]。硬膜外血腫を引き起こす損傷メカニズムは，血管や硬膜を直接的に裂離させるような頭蓋骨への直達外力であり，硬膜外血腫事例の90%に頭蓋骨骨折の併発が確認される[55]。中硬膜動脈後枝の裂傷に起因する頭頂部の硬膜外血腫は，乳幼児では急速に広がる可能性がある。一方で，上矢状静脈洞や横硬膜静脈洞の裂傷に続く静脈性の硬膜外血腫は，大脳や硬膜によるタンポナーデ効果で，通常はそれほど急速には広がらない。CT画像上では，硬膜外血腫は頭蓋骨に隣接する，限局性の凸レンズ状（両側に凸の場合も，片側のみ凸の場合もある）の腫瘤で，高吸収を呈する。出血は頭蓋縫合を越えることはないが，大脳鎌やテントは跨いで広がりうる。硬膜外血腫の出血量が多い場合には，接している脳やくも膜下腔を圧迫することとなる。頭皮下浮腫や頭蓋骨骨折は，直達外力が加わった部位に，硬膜外血腫とともに確認される場合が多く，対側の硬膜下血

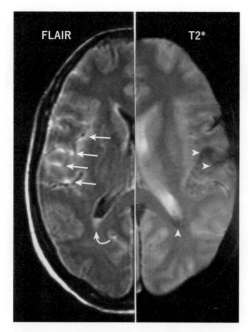

写真42-11 くも膜下出血と脳室内出血のMRIのFLAIR画像（左側画像）とT2*強調画像（右側）の合成画像。FLAIR画像では，高信号を呈するシルビウス裂のくも膜下出血（矢印）と脳室内出血（曲矢印）が認められる。T2*強調画像上では，出血は低信号として確認される。

腫を併発することもある（写真42-12）。

虐待を受けた子どもの骨折としては，長管骨に次いで頭蓋骨が多く，**頭蓋骨骨折**が認められた場合には頭蓋内損傷の検索を行う必要がある[56, 57]。小児の頭蓋骨は成人よりも柔らかく薄いため柔軟性は高いが，骨折もし易い。頭頂骨の線状骨折は頻度がもっとも高く，通常，頭皮裂傷の閉鎖以上の治療が必要となることはない。単純線状骨折の多くは，4フィート（120cm）未満の高さからの転落，といった事故による損傷が原因で生じ，重症の頭蓋内損傷を併発することはない[45-48]。虐待による頭蓋骨骨折に診断特異的といえるパターンはないが，AHT事例の場合には多発性であったり，両側性であったり，離開性であったり，骨縫合を越えたり，進行性骨折（growing fracture）であったりする場合が多い[45, 53, 58-60]。AHTとして頭蓋骨骨折をきたし

た126名を対象としたある研究では，54%の事例が幅3mmを越える複合骨折であり，33%が多発性骨折であったと報告されている[59]。特に画像平面と骨折平面が並走している場合には，骨条件であっても頭部CT画像の軸位断のみの撮影では，線状骨折を見逃しやすい。MDCT（多列検出器型CT）をヘリカルスキャンで施行し，その情報をもとにボリュームレンダリング法によって頭蓋骨の三次元再構成を行うことで，頭蓋骨・顔面骨・眼窩の全ての骨折につき，検出感度を高めることができる（写真42-2）[61, 62]。

頭皮下の浮腫や血腫は，急性期の頭部外傷の重要な所見であり，付随する頭蓋骨骨折や頭蓋内損傷を検索する契機にもなる。しかしその逆は真ではなく，重篤な頭蓋内損傷事例であっても，頭皮下腫脹をほとんど，あるいは全く伴わない場合も稀ではない[18]。

頭部外傷の受傷日時推定

虐待による身体損傷の重要な特徴の一つとして，確認された損傷と養育者の受傷機転の説明とが，生体力学的・疫学的・神経発達学的に矛盾があるという点が挙げられる。AHT事例において損傷の発生時期の正確な推定は，子どもの保護にとって，そして刑事事件として起訴する上でも，極めて重要な情報となる。AHT事例に対し神経画像検査を行う目的は，頭部外傷の存在，性質，程度を記録することだけではなく，損傷の時期を理論的に推定することにもある。頭部外傷が生じて程ないことを示す画像上の所見としては，CT画像における頭皮浮腫，脳浮腫，くも膜下出血，高吸収域の出血像の存在，MR画像における急性の血液産物（デオキシヘモグロビンなど）の存在，等が挙げられる。損傷が生じてからかなりの時間を経ていることを示す所見もあり，例えば，CTやMRI上で硬膜下血腫内に被膜が形成されていれば，血腫の発生から少なくとも1週間以上，実質的には3週間以上

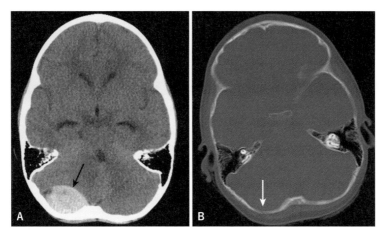

写真42-12 2歳児に認められた，転落による静脈性の硬膜外血腫。頭部CT（**写真A**）で，後頭蓋窩に両凸の高吸収の血腫（矢印）が確認される。骨条件（**写真B**）では，右側横硬膜静脈洞に隣接して，右側の後頭骨に線状骨折が確認される。

は経過していると判断される。なおこのような被膜は，造影剤を投与して撮影することで，エンハンスされて確認がしやすくなる[63, 64]。

　CT画像上の血液のX線吸収値（CT値）は，血液のタンパク質含有量とヘマトリット値に相関し，正常な脳組織のCT値との対比で，高吸収値・等吸収値・低吸収値というように言及される。血管外に漏出した新鮮な血液はX線吸収値が単純CT上では，脳組織と同程度かそれよりやや高い程度だが，数時間以内には血液濃縮や血塊形成により高吸収値を示すようになる[65-67]。受傷後最大7〜10日程度は高吸収値の状態が続くが[68, 69]，受傷後1〜3週間ほど経過すると，血塊のタンパク質分解が進み血液のCT値は1日平均0.7〜1.5ハウンズフィールド単位で低下していく（写真42-13）[70, 71]。したがって経過中のある時点では，出血は隣接する脳組織と等吸収値をしめし，同定することがとりわけ難しくなる[64, 72, 73]。受傷から3週間経つと，血液はCT画像上で主として低吸収値を示すようになり，術中や剖検時には大量のエンジンオイル（クランク室油）様の液体として確認されるようになる[64]。

　出血が退縮する際の，このようなCT上の経時的パターンは一般化したものであり，例外の経過をたどる状況につき検討する必要がある。例えば，受傷24時間以内の硬膜下血腫は高吸収値を示す部位と低吸収値を示す部位が混在した混合吸収値を呈し，稀には低吸収値の部位が優勢となる場合もある[68, 69, 74-76]。WellsとStyは硬膜下血腫をきたした小児55名に対し施行した頭部CTを検証し，80％の事例でCT値の減衰は受傷後1週以内に生じていたこと，ならびに単一の受傷エピソードであっても，硬膜下の血腫は混合性吸収値として描出されうる，との報告を行っている[76]。急性硬膜下血腫で低吸収値を示す部位は，出血がいまだ活動性であったり，凝固障害が生じたりしているためにまだ凝固していない血液であるか，凝固した血液の血清成分が分離した状態にあるか，くも膜裂傷をきたして脳脊髄液（CSF）が混合した状態にある，ということが示唆される[77]。

　MRI上でも，血腫の信号強度は徐々に変化していく。このような経時的変化に関する知見は，主として脳実質出血をきたした成人の観察研究から得られたものである[78, 79]。MRI上での血腫の信号強度の変化は，生物学的要因（ヘモグロビ

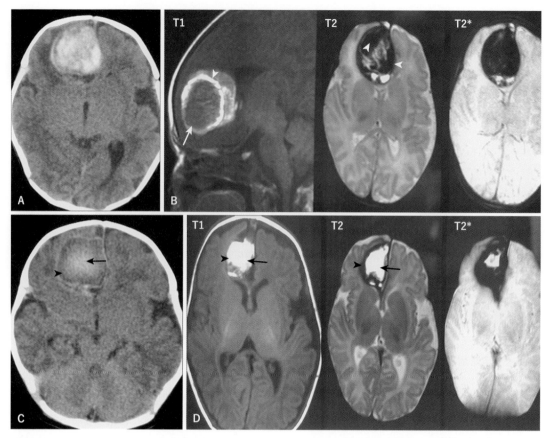

写真42-13 鈍的外力損傷後に脳内出血をきたした1歳幼児の，急性期および亜急性期のCT画像およびMRI画像。受傷から4時間後の単純CT画像（**写真A**）では，右側前頭葉に高吸収値を示す血腫が確認された。**写真B**は，受傷48時間後に実施されたMRIの各種シークエンスである。T1強調画像の矢状断（左）で，血腫の中心は等信号を呈しており，デオキシヘモグロビンの存在が示唆される。血腫の中心部（矢印）は上の白質に比べ低強度である。一方で血腫の辺縁（矢頭）は細胞内メトヘモグロビンに合致して，高信号を呈している。T2強調画像（中央）およびT2*強調画像（右）では，血腫は著明な低信号を呈している。受傷7日後の頭部CT画像（**写真C**）では，血腫の辺縁（矢頭）は等吸収を呈し，中心部（矢印）は高吸収を呈している。**写真D**は，受傷12日後に実施されたMRIの各種シークエンスである。T1強調画像（左）とT2強調画像（中央）では血腫は，細胞外メトヘモグロビンを反映して高信号を呈している。ヘモジデリンを含む辺縁部（矢頭）は，T2強調画像（中央）およびT2*強調画像（右）で低信号を呈している。

ンの酸素結合の程度，ヘモグロビン中の鉄の酸化の程度，赤血球膜の状態［形態を保っているか，崩壊しているかなど］）と，MRIの画像化に関連する技術的要因（どのシークエンスを選択したかや，スキャナーの磁場強度など）という，2つの要因に影響される[78-80]。慣例的にMRIにおける脳内血腫や硬膜下血腫の信号強度の経時的変化は，「急性期（出血後数時間～3日以内）」「早期亜急性期（およそ3日～1週間以内）」「後期亜急性期（1週間～1カ月以内）」「慢性期（1カ月以上）」の4段階に分類される。各時期における信号強度の変化については，表42-1にまとめて掲示している（写真42-13も参照）。急性期の段階では，血液凝固が始まっており，形態を保った赤血球内にはデオキシヘモグロビンが含まれている。この段階では，T1強調画像上で血

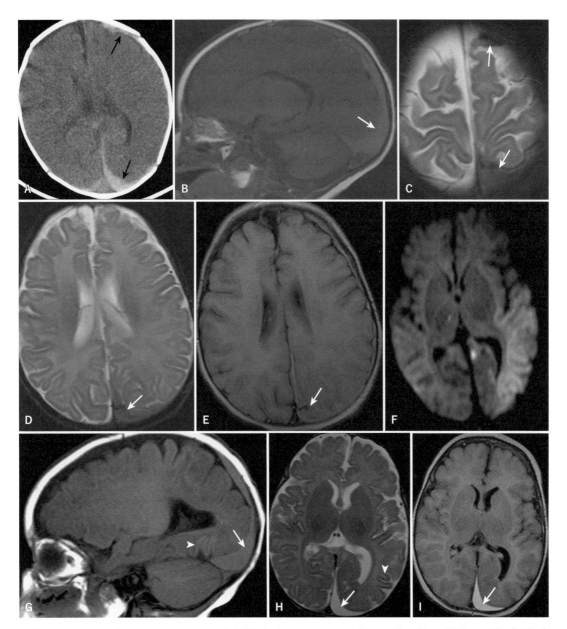

写真42-14 AHTに起因する硬膜下血腫と虚血性脳梗塞をきたした，生後10週齢の乳児。単純CT画像（**写真A**）では，左後頭頭頂葉と前頭葉に高吸収を呈する急性硬膜下血腫（矢印）が確認される。受傷2日後のMRIのT1強調画像の矢状断像（**写真B**）では，硬膜下血腫の信号強度が高くなっているが見て取れる（矢印）。T2強調画像の軸位断像（**写真C・D**）では，硬膜下血腫は低信号を呈している（矢印）。FLAIR画像（**写真E**）では，硬膜下血腫の信号強度は等信号を呈している（矢印）。拡散強調画像（**写真F**）では，他のMRIのシークエンスやCT画像では確認されない，左側の側頭頭頂部の高信号が確認された。受傷16日後の後期亜急性期のMRIのT1強調画像の矢状断（**写真G**）では，硬膜下血腫は相対的に高信号を呈しており（矢印），側頭部の皮質には層状をなす軽微な高信号像（矢頭）が確認された。T2強調画像の軸位像（**写真H**）やFLAIR画像（**写真I**）では，後期亜急性期の硬膜下血腫はいずれも高信号を呈している。左側側脳室が拡大し，局所性の脳軟化症によると推察される頭頂葉の脳萎縮（矢頭）にも注目していただきたい。

腫は正常な脳組織と同程度の信号強度（等信号）かやや低信号を呈し，T2強調画像ではデオキシヘモグロビンを含むために低信号を呈する。早期亜急性期の段階では血餅退縮が生じ，デオキシヘモグロビンは酸化されてメトヘモグロビンになる。この段階では赤血球（RBC）はまだ崩壊していないため，メトヘモグロビンは細胞内に存在する。T1強調画像ではメトヘモグロビンのために高信号を呈し，T2強調画像では低信号を呈する。約1週間経過すると，RBCは崩壊し始めメトヘモグロビンが細胞外に出て，後期亜急性期の段階となる。T1強調画像およびT2強調画像ともに，細胞外メトヘモグロビンは高信号を呈する。脳出血をきたしてから約1カ月経つと，異化したヘモグロビン由来の鉄が，収縮している血餅周囲の膠細胞に水溶性のフェリチンや不水溶性のヘモジデリンとして蓄積される。フェリチンもヘモジデリンもT2強調画像では著しい低信号を呈し，TI強調画像では等信号を呈する。

　硬膜下血腫のMRIの信号変化に関する研究は，脳実質内出血に比べると，いまだ少ないのが現状である。概して硬膜下血腫の信号強度の経時的変化は，脳内血腫の変化と似てはいるが，異なる点があることも報告されている（写真42-1参照）[75, 81-83]。Fobbenらによる初期の研究では，急性期の4名，早期亜急性期の4名，後期亜急性期の4名の硬膜下血腫は，それぞれ発生時期の同じ脳内血腫と同等の信号強度を呈していたものの，慢性期の硬膜下血腫の13名では，脳内血腫の場合と異なり，T2強調画像でヘモジデリンの存在を表す低信号を呈していた事例は1名のみであったと報告されている。その理由としては，硬膜下腔には脳-血管関門がないため，ヘモジデリンの再吸収が生じたためではないかとの考察がなされていた[82]。より最近の研究としてはVinchonらが，発症時期が判明している小児の外傷性硬膜下血腫20名の，単純CTとMRIの両者の経時的変化について検証

している。この研究では単一の外傷イベントであっても，その後に血腫の信号強度が不均一の事例も存在していたと報告されている。またTI強調画像で高信号を呈するのは受傷後3～14日であった事例が最も多かったが，早い事例では3日目までには高信号となった，とも報告されている[75]。成人の外傷性硬膜下血腫の検証であるが，Duhemらも，硬膜下血腫の経過中にMRIで不均一の信号強度を呈する事例の存在を報告し，「MRIにおける不均一の信号強度を呈する硬膜下血腫は，頭部外傷が反復したことを示唆する所見とは必ずしも言えない」と結論付けている[81]。またこの研究では，検証された18名のうち83%で，硬膜下血腫の信号の経時的変化は脳内血腫とは異なっていた，とも報告されている（表42-1）[81]。

鑑別診断

　第47章（「頭部外傷と誤診しうる病態」）で，AHTの疑いのある小児の評価を行う際に考慮すべき鑑別診断について，詳細な説明を行っている。これらの鑑別疾患の画像上の特徴についての知識は，鑑別を行っていく上で欠かすことが出来ない。

乳幼児期の良性脳実質外液体貯留（BEAF）

　乳幼児期の良性脳実質外液体貯留（BEAF：benign extraaxial fluid of infancy）は，乳児期良性くも膜下腔開大（BESSI：benign enlargement of the subarachnoid space in infansy）や乳児良性実質外液体貯留（BECI：benign extra-axial collections of infancy）やくも膜液体拡大貯留（expanded arachnoid collections of infang）とも呼ばれ，神経学的発達が正常で脳圧上昇の徴候のない，乳児期や幼児期早期の大脳半球間のくも膜下腔の開大を特徴とする。通常は乳児期に診断され，治療しなくてもおそくとも2歳までに

表42-1	1.5－テスラMRI画像における血液の信号強度の経時的変化					
病期	受傷後 経過時間	ヘモグロビンの状態	脳実質内出血		硬膜下血腫*	
			T1	T2	T1	T2
急性期	数時間～3日	デオキシヘモグロビン	↓／＝	↓	＝	↓
早期亜急性期	3～10日	メトヘモグロビン（細胞内）	↑	↓	↑	＝／↑
後期亜急性期	3週間以内	メトヘモグロビン（細胞外）	↑	↑	↑	↑
慢性期	3週間以上	ヘモジデリン	＝	↓	↓	↑

正常な脳組織と比較して，↑：高信号，＝：等信号，↓：低信号
*引用：Duhem R, Vinchon M, Tonnelle V, et al. Main temporal aspects of the MRI signal of subdural hematomas and practical contribution to dating head injury. Neuro-Chirurgie 2006:52:93-104.

は消失する。家族歴を有する事例が多い[84]。本事例の多くが，生後6カ月までに95パーセンタイルを越える頭囲増大を理由に，神経画像診断を受けている。神経画像検査では，シルヴィウス裂と前頭葉間やその周囲のくも膜下腔が左右対称性に拡大しており，圧排効果（mass effect）は認められない。側脳室や第三脳室の軽度拡大が認められることもある。MRIの撮影や，大泉門を音響窓（アコースティックウィンドウ）として実施したカラードップラー超音波を実施することで，BEAFと慢性硬膜下血腫とを鑑別することは可能である[85, 86]。くも膜下腔には通常多くの表在性の皮質静脈が存在しているが，硬膜下腔には血管は存在しない。さらに，拡大したくも膜下腔の液体は脳脊髄液（CSF）であるため，エコー輝度も信号強度も側脳室と同じはずである。ドップラー超音波検査の際，前頭葉円蓋部の脳実質外腔のエコー輝度の低い液体の中に，カラー符号化した静脈が確認されれば，BEAFであることの確定診断となる（写真42-15）。硬膜下の液体貯留が異常なものである場合，脳表の静脈は内側に偏位し，様々なエコー輝度を呈する硬膜下の液体によって脳表面沿いに圧排されているような状態として確認される（写真42-10）[85]。硬膜下に貯留した液体が亜急性期や慢性期の硬膜下血腫の場合，エコー上で

被膜が確認されることもある。

　BEAFが臨床上重要なのは，神経画像上で慢性硬膜下血腫と誤診されうるという可能性があるだけでなく，BEAFが存在することにより硬膜下血腫をきたしやすくなる可能性がある，との指摘が存在する点にある（写真42-15）[86, 87]。生体力学モデルでは，くも膜下腔の幅を正常の3mmから6mmに拡大すると，脳に過剰な並進性の運動が加わった際に，架橋静脈が剪断される可能性があることが示されている[88]。しかし近年の有限要素モデル[訳注b]による研究では，これとは全く反対の結論が導かれている。すなわち，このモデルによる検討では，脳実質外の液体が増加することにより架橋静脈はむしろ安定化し，頭部の回転加速に起因する架橋静脈の歪みは低減していた[89]。理論上は，BEAFの存在下で，直達外力が加わった際に局所性で少量の硬膜下血腫が生じる可能性は増加しうるが，AHT事例でしばしば認めるような重度のびまん性の脳症様所見をきたすことはおよそ考えられない。

[訳注b] 複雑な形状・性質を持つ物体を単純な小部分に分割することにより近似し，全体の挙動を予測しようとする方法。

第42章　虐待による頭部外傷の画像所見　**609**

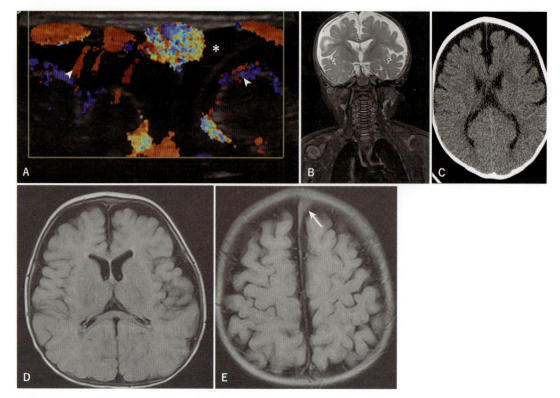

写真42-15 無症候性の頭囲拡大を主訴に神経画像検査を受け，良性脳実質外液体貯留（BEAF）と左前頭部の少量の硬膜下血腫が確認された，生後7カ月齢の男児。頭部のカラードップラー超音波の冠状断面（**写真A**）では，右側前頭部のくも膜下腔には血管が走行しているのが確認された（矢頭）が，左側の脳実質外腔（*）には血管走行が確認されない。STIR法による全身MRIの冠状断（**写真B**）では，拡大したくも膜下腔に沿って血管が走行しているのが見て取れる。単純CT画像（**写真C**）では，脳脊髄液（CSF）と同等の低吸収値を呈する，拡大した両側前頭部が確認され，大脳間裂部にはCSFに比しやや吸収値の高い脳実質外腔の拡大が確認される。MRIのFLAIR画像（**写真D・E**）では，CSFと同等の信号強度を呈する，拡大した両側前頭部のくも膜下腔が確認され，大脳間裂部にはCSFに比し高信号の硬膜下血腫が確認された。

事故による頭部外傷

　神経放射線学的根拠のみで事故による頭部外傷とAHTと鑑別することは，不可能とは言わないまでも，困難である。病因を最終的に決定するためには，養育者から語られた病歴と，神経放射線学的所見や臨床徴候や臨床症状とを比較する必要がある。とはいえ，鑑別に有用となるいくつかの特徴的な所見については，ここで言及しておく。AHT事例においては，事故による頭部外傷事例に比較して，硬膜下血腫とびまん性脳浮腫を認める事例の割合があまりにも高いことは，両者を鑑別する上の重要なポイントである[41, 43, 90, 91]。一方で，脳挫傷，びまん性軸索損傷，硬膜外血腫は，事故による頭部外傷，とりわけ自動車の衝突事故による頭部外傷に多い傾向にある[90, 92]。事故により生じる硬膜下血腫は片側だけの場合が多く，特に頭蓋骨骨折や頭皮下血腫といった直接的な接触外力が加わった損傷部位に隣接して確認されることが多い。神経画像上で混合吸収値（CTの場合）や混合性の信号強度（MRIの場合）の硬膜下血腫を認めることはAHT事例でより多いものの，このような状態は事故による頭部外傷でも観察されうる。また，かつては虐待による損傷の確定的所

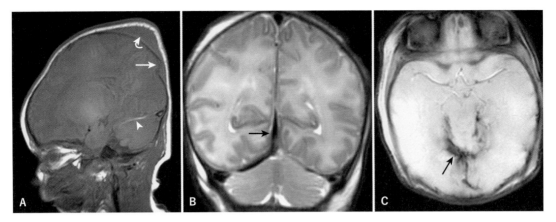

写真42-16 経腟分娩で出生した新生児。日齢5に軽度の筋緊張低下が確認されたために，頭部MRIが施行された。矢状断T1強調画像の矢状断（**写真A**）では，頭蓋骨の骨重積（矢印），頭皮下血腫（曲矢印），ならびに高信号を呈する少量のテント下の線状出血（矢頭）が確認された。T2強調画像の冠状断（**写真B**）では，低信号を呈する大脳半球間裂後部（矢印）とテント下の硬膜下血腫が示されている。T2*強調画像の軸位断（**写真C**）では，テント下（矢印）と後頭部の硬膜下血腫は，著明な低信号として確認される。

見と考えられていた大脳半球間裂の硬膜下血腫が，事故による頭部外傷後に生じる可能性もありうる（特に，分娩時の硬膜下血腫を「事故による損傷」と分類した場合には，その比率は高くなる）[68]。Dattaらは，AHTによる硬膜下血腫事例49名，事故による外傷性硬膜下血腫事例3名，その他の原因（髄膜炎，脳外科術後，新生児出血性疾患，良性硬膜下腔浸出液貯留など）による硬膜下血腫事例11名の画像所見につき検証し，AHT事例の53％（26名）にCT値や信号強度が様々に混在した硬膜下血腫が認められたが，AHT以外の原因による硬膜下血腫事例ではそのような混合性吸収値／信号強度を呈した事例は皆無であった，と報告している[92]。さらにAHT事例では，局所性やびまん性の脳浮腫が24％（12名）に確認され，硬膜下血腫に付随するびまん性脳浮腫に関しては，AHT事例のみに確認された，とも報告されている[92]。

分娩に伴う頭部外傷

合併症のない経腟分娩後や帝王切開後に無症候性の硬膜下血腫が生じる割合は8〜46％と報告されている[83,93,94]。Rooksらの研究では[83]，出産72時間後に頭部MRIを受けた無症候性の満期産児101名の検証を行い，その46％に硬膜下血腫が認められたと報告されている。全例がテント上，かつ頭蓋後半分の出血であり，うち43％の事例ではテント下にも出血が認められたが，ほぼ全例が画像上で確認される出血幅は3mm以下であったとのことである（写真42-16）。いくつかの研究によると，これらの少量の分娩関連性の硬膜下出血は出生後2−3カ月以内には消失すると報告されている[83,94]。

中枢神経系の感染症と炎症性疾患

細菌感染やウィルス感染に続発して，AHTに類する神経画像所見を呈することが稀にある。インフルエンザ桿菌や髄膜炎菌による乳児期髄膜炎の合併症として，髄液と同等の色調であったり，黄色調であったり，出血性であったり，化膿性の硬膜下腔液体貯留を呈したとの報告例は稀ではない[95]。タンパク質を豊富に含む硬膜下水腫や膿瘍は，CT画像上は慢性硬膜下血腫に類似するが，その臨床経過や実際の液体の性状は明らかに異なるはずである（写真42-17）。一部のヘルペス脳炎の事例では，AHTの神経画像所

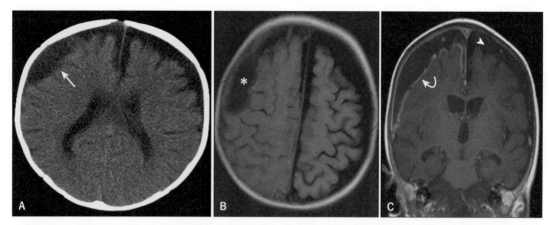

写真42-17 髄膜炎に続発した硬膜下膿瘍。頭部CT画像（**写真A**）では，右前頭葉に圧排効果（mass effect）のある，両前頭葉の脳実質外液体貯留が確認される（矢印）。頭部MRIのT1強調画像の軸位断（**写真B**）では，右側の硬膜下腔（*）は，左側のくも膜下腔に比して信号強度が高いのが確認される。造影MRIのT1強調画像の冠状断（**写真C**）では，右側硬膜下膿瘍の辺縁（曲矢印）と硬膜に，造影増強効果が認められた。左側くも膜下腔は拡大しているが，側脳室と同程度の信号強度であり，内側には血管の走行が確認される。
（事例提供：Kathleen McCarten, MD, Hasbro Children's Hospital, Providence, RI.）

見と類する所見を呈しうるが，ヘルペス脳炎ではMRIで皮質出血が描出されるにしても，硬膜下血腫を認めることはない[96]。ヘルペス脳炎は早期診断が重要であり，原因不明の脳症の症状を呈した乳児には，神経画像検査や髄液検査を行い，ヘルペス感染の鑑別も行う必要がある。

凝固異常症

遺伝性の凝固障害や，全身性疾患やその治療に続発する後天性の出血素因によって，自然に，もしくは軽微な外傷による頭蓋内出血を認めることはありうる。新生児出血性疾患，血友病A・B，von Willebrand病などの遺伝性凝固障害により，頭蓋内出血を起こすことは複数報告されている[97-101]。硬膜下血腫やその他の頭蓋内出血が，白血病，抗凝固療法や骨髄移植などの合併症，薬剤性や特発性の血小板減少性紫斑病，消費性凝固障害などの後天性凝固障害で発症したとの症例報告も複数存在している[102-106]。

代謝疾患

グルタル酸尿症1型（GAI）では，硬膜下血腫を合併することがある。この稀な代謝疾患は，稀ながら網膜出血を合併することもあり，AHTとの鑑別が問題となることがある[107-109]。GAIを示唆する神経画像所見は，側頭葉の低形成に起因するシルヴィウス裂開大，前頭葉から側頭葉にかけてのくも膜下腔の拡大等である。また，ニューロン減少や星状膠細胞の増殖の結果，被殻や尾状核の異常高信号を呈するのも特徴である[110]。

今後の研究の展望

頭部外傷の神経画像に関する今後の研究の方向性として最も重要なことの1つは，最新のMR画像化技術を用いた，乳幼児の外傷性頭部損傷の研究を促進することにある。頭部外傷を同定し，その特徴を正確に評価することで，さらに迅速で具体的な介入が可能になり，そのことが長期におよぶ合併症や死亡をも招くAHTの予防にも繋がることとなるであろう。従来のMRIの補強手段として，STIR法による全身MRI撮影

は，乳児のくも膜下腔拡大と硬膜下血腫とを鑑別する上で有益であり，また外傷による頭蓋骨や頭頚下損傷の同定にも有用である。CTや従来のMRIの撮影シークエンスでは正常に見えた脳組織の，構造上や機能上の欠陥が存在することを明示化する新たな画像診断技術も，臨床的に活用されるようになっている。最新の3次元勾配エコーシークエンスを用いた磁化率強調画像（SWI）などの撮影を行うことで，血液由来の磁性体を検出する感度を高めることが可能である。Tongらが小児事例7名を対象として行った研究では，磁化率強調MR画像（SWI）によって同定しえた出血性の剪断損傷の総数は，従来のT2*強調画像を用いた場合の6倍にのぼり，確認しえた出血量は2倍にのぼった，と報告されている[29]。また，MRS（MR spectroscopy）を施行することで，脳組織の主要な生化学的構成物の分析を画像上で行うことが可能である。軽傷の頭部外傷事例14例を対象としたある研究では，従来のMRIでは正常であった脳部位で，神経機能のアミノ酸マーカーであるN-アセチルアスパラギン酸濃度の低下，細胞膜修復のマーカーであるコリン値の上昇が検出された，と報告されている[111]。また別の研究では，AHTの被害児では脳内乳酸値上昇と臨床的な予後との間に，強い相関性が確認されたと報告されている[112]。

　拡散テンソル画像（DTI）は，白質の完全性を評価する方法であり，白質路（DTT：拡散－テンソルトラクトグラフィー）の精巧なマッピングを作成することが可能である。Huismanらによる研究によれば[113]，内包と脳梁膨大部の拡散テンソルの異常測定値を確認することで，軸索微細構造の損傷の存在を把握することができ，またこの値は従来のDWIよりも，頭部外傷の臨床上の評価との相関性が高いと報告されている。その他の研究者も，DTIを撮影することによって直達外力が加わった部位以外の頭部損傷の存在を検出しうるため，頭部外傷が引き起こす離れた部位の軸索への影響や，経シナプス

的な影響を研究する上で，非常に有益であると述べている[114]。これらの最新の各種シーケンス撮影が普及し，AHT事例の評価の際のルーチン検査に含めるように推奨していくためには，まずはこれらの有望な最新MR画像技術につき，しっかりと検証していく必要がある。

文献

1. Kraus JF, Fife D, Conroy C: Pediatric brain injuries: the nature, clinical course, and early outcomes in a defined United States' population. *Pediatrics* 1987;79:501-507.
2. Bruce DA, Zimmerman RA: Shaken impact syndrome. *Pediatr Ann* 1989;18:482-484, 486-489, 492-484.
3. Conway EE Jr: Nonaccidental head injury in infants: "the shaken baby syndrome revisited." *Pediatr Ann* 1998;27:677-690.
4. Duhaime AC, Alario AJ, Lewander WJ, et al: Head injury in very young children: mechanisms, injury types, and ophthalmologic findings in 100 hospitalized patients younger than 2 years of age. *Pediatrics* 1992;90:179-185.
5. Duhaime AC, Christian C, Moss E, et al: Long-term outcome in infants with the shaking-impact syndrome. *Pediatr Neurosurg* 1996;24:292-298.
6. American College of Radiology: *ACR Appropriateness Criteria*, 2005. Available at http://www.acr.org/SecondaryMainMenuCategories/quality_safety/app_criteria/pdf/ExpertPanelonPediatricImaging/SuspectedPhysicalAbuseChildDoc9.aspx. Accessed July 4, 2009.
7. Ghahreman A, Bhasin V, Chaseling R, et al: Nonaccidental head injuries in children: a Sydney experience. *J Neurosurg* 2005;103:213-218.
8. Krauss B, Green SM: Sedation and analgesia for procedures in children. *N Engl J Med* 2000;342:938-945.
9. Shellock FG: Magnetic resonance safety update 2002: implants and devices. *J Magn Reson Imaging* 2002;16:485-496.
10. Shellock FG, Spinazzi A: MRI safety update 2008: part 2, screening patients for MRI. *AJR Am J Roentgenol* 2008;191:1140-1149.
11. Suh DY, Davis PC, Hopkins KL, et al: Nonaccidental pediatric head injury: diffusion-weighted imaging findings. *Neurosurgery* 2001;49:309-318.
12. Huisman TA, Sorensen AG, Hergan K, et al: Diffusion-weighted imaging for the evaluation of diffuse axonal injury in closed head injury. *J Comput Assist Tomogr* 2003;27:5-11.
13. Holshouser BA, Ashwal S, Luh GY, et al: Proton MR spectroscopy after acute central nervous system injury: outcome prediction in neonates, infants, and children. *Radiology* 1997;202:487-496.
14. Haseler LJ, Arcinue E, Danielsen ER, et al: Evidence from proton magnetic resonance spectroscopy for a metabolic cascade of neuronal damage in shaken baby syndrome. *Pediatrics* 1997;99:4-14.

15. Caffey J: On the theory and practice of shaking infants. Its potential residual effects of permanent brain damage and mental retardation. *Am J Dis Child* 1972;124:161-169.
16. Caffey J: The whiplash shaken infant syndrome: manual shaking by the extremities with whiplash-induced intracranial and intraocular bleedings, linked with residual permanent brain damage and mental retardation. *Pediatrics* 1974;54:396-403.
17. Case ME, Graham MA, Handy TC, et al: Position paper on fatal abusive head injuries in infants and young children. *Am J Forensic Med Pathol* 2001;22:112-122.
18. Duhaime AC, Gennarelli TA, Thibault LE, et al: The shaken baby syndrome. A clinical, pathological, and biomechanical study. *J Neurosurg* 1987; 66:409-415.
19. Bandak FA: On the mechanics of impact neurotrauma: a review and critical synthesis. *J Neurotrauma* 1995;12:635-649.
20. Ommaya AK: Head injury mechanisms and the concept of preventive management: a review and critical synthesis. *J Neurotrauma* 1995;12:527-546.
21. Gennarelli TA: Mechanisms of brain injury. *J Emerg Med* 1993;11 (Suppl 1):5-11.
22. Kriel RL, Krach LE, Sheehan M: Pediatric closed head injury: outcome following prolonged unconsciousness. *Arch Phys Med Rehabil* 1988;69:678-681.
23. Adams JH, Graham DI, Gennarelli TA, et al: Diffuse axonal injury in non-missile head injury. *J Neurol Neurosurg Psychiatry* 1991;54:481-483.
24. Adams JH, Graham DI, Murray LS, et al: Diffuse axonal injury due to nonmissile head injury in humans: an analysis of 45 cases. *Ann Neurol* 1982; 12:557-563.
25. Ommaya AK, Gennarelli TA: Cerebral concussion and traumatic unconsciousness.Correlation of experimental and clinical observations of blunt head injuries. *Brain* 1974;97:633-654.
26. Adams JH, Doyle D, Ford I, et al: Diffuse axonal injury in head injury: definition, diagnosis and grading. *Histopathology* 1989;15:49-59.
27. Mittl RL, Grossman RI, Hiehle JF, et al: Prevalence of MR evidence of diffuse axonal injury in patients with mild head injury and normal head CT findings. *AJNR Am J Neuroradiol* 1994;15:1583-1589.
28. Sigmund GA, Tong KA, Nickerson JP, et al: Multimodality comparison of neuroimaging in pediatric traumatic brain injury. *Pediatr Neurol* 2007;36:217-226.
29. Tong KA, Ashwal S, Holshouser BA, et al: Hemorrhagic shearing lesions in children and adolescents with posttraumatic diffuse axonal injury: improved detection and initial results. *Radiology* 2003;227:332-339.
30. Lindenberg R, Freytag E: Morphology of brain lesions from blunt trauma in early infancy. *Arch Pathol Lab Med* 1969;87:298-305.
31. Calder I, Hill I, Scholtz C: Primary brain trauma in non-accidental injury. *J Clin Pathol* 1984;37:1095-1100.
32. Bruce DA, Alavi A, Bilaniuk L, et al: Diffuse cerebral swelling following head injuries in children: the syndrome of "malignant brain edema." *J Neurosurg* 1981;54:170-178.

33. Cohen RA, Kaufman RA, Myers PA, et al: Cranial computed tomography in the abused child with head injury. *AJR Am J Roentgenol* 1986;146:97-102.
34. Zimmerman RA, Bilaniuk LT, Bruce D, et al: Computed tomography of pediatric head trauma: acute general cerebral swelling. *Radiology* 1978;126:403-408.
35. Sharples PM, Matthews DS, Eyre JA: Cerebral blood flow and metabolism in children with severe head injuries. Part 2: Cerebrovascular resistance and its determinants. *J Neurol Neurosurg Psychiatry* 1995;58:153-159.
36. Geddes JF, Hackshaw AK, Vowles GH, et al: Neuropathology of inflicted head injury in children. I. Patterns of brain damage. *Brain* 2001;124:1290-1298.
37. Geddes JF, Vowles GH, Hackshaw AK, et al: Neuropathology of inflicted head injury in children. II. Microscopic brain injury in infants. *Brain* 2001; 124:1299-1306.
38. Punt J, Bonshek RE, Jaspan T, et al: The "unified hypothesis" of Geddes et al. is not supported by the data. *Pediatr Rehabil* 2004;7:173-184.
39. Han BK, Towbin RB, De Courten-Myers G, et al: Reversal sign on CT: effect of anoxic/ischemic cerebral injury in children. *AJNR Am J Neuroradiol* 1989;10:1191-1198.
40. Harwood-Nash DC: Abuse to the pediatric central nervous system. *AJNR Am J Neuroradiol* 1992;13:569-575.
41. Dashti SR, Decker DD, Razzaq A, et al: Current patterns of inflicted head injury in children. *Pediatr Neurosurg* 1999;31:302-306.
42. Gilles EE, Nelson MD Jr: Cerebral complications of nonaccidental head injury in childhood. *Pediatr Neurol* 1998;19:119-128.
43. Reece RM, Sege R: Childhood head injuries: accidental or inflicted? *Arch Pediatr Adolesc Med* 2000; 154:11-15.
44. Yamashima T, Friede RL: Why do bridging veins rupture into the virtual subdural space? *J Neurol Neurosurg Psychiatry* 1984;47:121-127.
45. Hobbs CJ: Skull fracture and the diagnosis of abuse. *Arch Dis Child* 1984;59:246-252.
46. Nimityongskul P, Anderson LD: The likelihood of injuries when children fall out of bed. *J Pediatr Orthop* 1987;7:184-186.
47. Tarantino CA, Dowd MD, Murdock TC: Short vertical falls in infants. *Pediatr Emerg Care* 1999;15:5-8.
48. Williams RA: Injuries in infants and small children resulting from witnessed and corroborated free falls. *J Trauma* 1991;31:1350-1352.
49. Friede RL, Schachenmayr W: The origin of subdural neomembranes. II. Fine structural of neomembranes. *Am J Pathol* 1978;92:69-84.
50. Campbell BG, Zimmerman RD: Emergency magnetic resonance of the brain. *Top Magn Reson Imaging* 1998;9:208-227.
51. Noguchi K, Seto H, Kamisaki Y, et al: Comparison of fluid-attenuated inversion-recovery MR imaging with CT in a simulated model of acute subarachnoid hemorrhage. *AJNR Am J Neuroradiol* 2000; 21:923-927.
52. Bakshi R, Kamran S, Kinkel PR, et al: MRI in cerebral intraventricular hemorrhage: analysis of 50

consecutive cases. *Neuroradiology* 1999;41:401-409.

53. Merten DF, Osborne DR, Radkowski MA, et al: Craniocerebral trauma in the child abuse syndrome: radiological observations. *Pediatr Radiol* 1984;14:272-277.

54. Shugerman RP, Paez A, Grossman DC, et al: Epidural hemorrhage: is it abuse? *Pediatrics* 1996;97:664-668.

55. Leggate JR, Lopez-Ramos N, Genitori L, et al: Extradural haematoma in infants. *Br J Neurosurg* 1989;3:533-539.

56. Loder RT, Bookout C: Fracture patterns in battered children. *J Orthop Trauma* 1991;5:428-433.

57. Skellern CY, Wood DO, Murphy A, et al: Non-accidental fractures in infants: risk of further abuse. *J Paediatr Child Health* 2000;36:590-592.

58. Billmire ME, Myers PA: Serious head injury in infants: accident or abuse? *Pediatrics* 1985;75:340-342.

59. Carty H, Pierce A: Non-accidental injury: a retrospective analysis of a large cohort. *Eur Radiol* 2002;12:2919-2925.

60. Meservy CJ, Towbin R, McLaurin RL, et al: Radiographic characteristics of skull fractures resulting from child abuse. *AJR Am J Roentgenol* 1987;149:173-175.

61. Lee HJ, Jilani M, Frohman L, et al: CT of orbital trauma. *Emerg Radiol* 2004;10:168-172.

62. Medina LS: Three-dimensional CT maximum intensity projections of the calvaria: a new approach for diagnosis of craniosynostosis and fractures. *AJNR Am J Neuroradiol* 2000;21:1951-1954.

63. Firsching R, Frowein RA, Thun F: Encapsulated subdural hematoma. *Neurosurg Rev* 1989;12(Suppl 1):207-214.

64. Scotti G, Terbrugge K, Melançon D, et al: Evaluation of the age of subdural hematomas by computerized tomography. *J Neurosurg* 1977;47:311-315.

65. New PF, Aronow S: Attenuation measurements of whole blood and blood fractions in computed tomography. *Radiology* 1976;121:635-640.

66. Norman D, Price D, Boyd D, et al: Quantitative aspects of computed tomography of the blood and cerebrospinal fluid. *Radiology* 1977;123:335-338.

67. Kaufman HH, Singer JM, Sadhu VK, et al: Isodense acute subdural hematoma. *J Comput Assist Tomogr* 1980;4:557-559.

68. Tung GA, Kumar M, Richardson RC, et al: Comparison of accidental and nonaccidental traumatic head injury in children on noncontrast computed tomography. *Pediatrics* 2006;118:626-633.

69. Vinchon M, Noizet O, Defoort-Dhellemmes S, et al: Infantile subdural hematomas due to traffic accidents. *Pediatr Neurosurg* 2002;37:245-253.

70. Dolinskas CA, Bilaniuk LT, Zimmerman RA, et al: Computed tomography of intracerebral hematomas. I. Transmission CT observations on hematoma resolution. *AJR Am J Roentgenol* 1977;129:681-688.

71. Dolinskas CA, Bilaniuk LT, Zimmerman RA, et al: Computed tomography of intracerebral hematomas. II. Radionuclide and transmission CT studies of the perihematoma region. *AJR Am J Roentgenol* 1977;129:689-692.

72. Bergstrom M, Ericson K, Levander B, et al: Computed tomography of cranial subdural and epidural hematomas: variation of attenuation related to time and clinical events such as rebleeding. *J Comput Assist Tomogr* 1977;1:449-455.

73. Moller A, Ericson K: Computed tomography of isoattenuating subdural hematomas. *Radiology* 1979;130:149-152.

74. Dias MS, Backstrom J, Falk M, et al: Serial radiography in the infant shaken impact syndrome. *Pediatr Neurosurg* 1998;29:77-85.

75. Vinchon M, Noule N, Tchofo PJ, et al: Imaging of head injuries in infants: temporal correlates and forensic implications for the diagnosis of child abuse. *J Neurosurg (Pediatrics 2)* 2004;101:44-52.

76. Wells RG, Sty JR: Traumatic low attenuation subdural fluid collections in children younger than 3 years. *Arch Pediatr Adolesc Med* 2003;157:1005-1010.

77. Zouros A, Bhargava R, Hoskinson M, et al: Further characterization of traumatic subdural collections of infancy. Report of five cases. *J Neurosurg* 2004;100:512-518.

78. Bradley WG Jr: MR appearance of hemorrhage in the brain. *Radiology* 1993;189:15-26.

79. Gomori JM, Grossman RI, Yu-Ip C, et al: NMR relaxation times of blood: dependence on field strength, oxidation state, and cell integrity. *J Comput Assist Tomogr* 1987;11:684-690.

80. Parizel PM, Van Goethem JW, Ozsarlak O, et al: New developments in the neuroradiological diagnosis of craniocerebral trauma. *Eur Radiol* 2005;15:569-581.

81. Duhem R, Vinchon M, Tonnelle V, et al: [Main temporal aspects of the MRI signal of subdural hematomas and practical contribution to dating head injury]. *Neurochirurgie* 2006;52:93-104.

82. Fobben ES, Grossman RI, Atlas SW, et al: MR characteristics of subdural hematomas and hygromas at 1.5 T. *AJR Am J Roentgenol* 1989;153:589-595.

83. Rooks VJ, Eaton JP, Ruess L, et al: Prevalence and evolution of intracranial hemorrhage in asymptomatic term infants. *AJNR Am J Neuroradiol* 2008;29:1082-1089.

84. Hellbusch LC: Benign extracerebral fluid collections in infancy: clinical presentation and long-term follow-up. *J Neurosurg* 2007;107:119-125.

85. Chen CY, Chou TY, Zimmerman RA, et al: Pericerebral fluid collection: differentiation of enlarged subarachnoid spaces from subdural collections with color Doppler US. *Radiology* 1996;201:389-392.

86. Wilms G, Vanderschueren G, Demaerel PH, et al: CT and MR in infants with pericerebral collections and macrocephaly: benign enlargement of the subarachnoid spaces versus subdural collections. *AJNR Am J Neuroradiol* 1993;14:855-860.

87. McNeely PD, Atkinson JD, Saigal G, et al: Subdural hematomas in infants with benign enlargement of the subarachnoid spaces are not pathognomonic for child abuse. *AJNR Am J Neuroradiol* 2006;27:1725-1728.

88. Papasian NC, Frim DM: A theoretical model of benign external hydrocephalus that predicts a predisposition towards extra-axial hemorrhage after minor head trauma. *Pediatr Neurosurg* 2000;33:188-

193.

89. Raul JS, Roth S, Ludes B, et al: Influence of the benign enlargement of the subarachnoid space on the bridging veins strain during a shaking event: a finite element study. *Int J Legal Med* 2008;122:337-340.

90. Ewing-Cobbs L, Prasad M, Kramer L, et al: Acute neuroradiologic findings in young children with inflicted or noninflicted traumatic brain injury. *Childs Nerv Syst* 2000;16:25-33.

91. Hymel KP, Rumack CM, Hay TC, et al: Comparison of intracranial computed tomographic (CT) findings in pediatric abusive and accidental head trauma. *Pediatr Radiol* 1997;27:743-747.

92. Datta S, Stoodley N, Jayawant S, et al: Neuroradiological aspects of subdural haemorrhages. *Arch Dis Child* 2005;90:947-951.

93. Looney CB, Smith JK, Merck LH, et al: Intracranial hemorrhage in asymptomatic neonates: prevalence on MR images and relationship to obstetric and neonatal risk factors. *Radiology* 2007;242:535-541.

94. Whitby EH, Griffiths PD, Rutter S, et al: Frequency and natural history of subdural haemorrhages in babies and relation to obstetric factors. *Lancet* 2004;363:846-851.

95. Vinchon M, Joriot S, Jissendi-Tchofo P, et al: Post-meningitis subdural fluid collection in infants: changing pattern and indications for surgery. *J Neurosurg* 2006;104:383-387.

96. Kurtz J, Anslow P. Infantile herpes simplex encephalitis: diagnostic features and differentiation from non-accidental injury. *J Infect* 2003;46:12-16.

97. Balak N, Silav G, Kilic Y, et al: Successful surgical treatment of a hemophiliac infant with nontraumatic acute subdural hematoma. *Surg Neurol* 2007;68:537-540.

98. Dietrich AM, James CD, King DR, et al: Head trauma in children with congenital coagulation disorders. *J Pediatr Surg* 1994;29:28-32.

99. Myles LM, Massicotte P, Drake J: Intracranial hemorrhage in neonates with unrecognized hemophilia A: a persisting problem. *Pediatr Neurosurg* 2001;34:94-97.

100. Rutty GN, Smith CM, Malia RG: Late-form hemorrhagic disease of the newborn: a fatal case report with illustration of investigations that may assist in avoiding the mistaken diagnosis of child abuse. *Am J Forensic Med Pathol* 1999;20:48-51.

101. Ziv O, Ragni MV: Bleeding manifestations in males with von Willebrand disease. *Haemophilia* 2004;10:162-168.

102. Colosimo M, McCarthy N, Jayasinghe R, et al: Diag-nosis and management of subdural haematoma complicating bone marrow transplantation. *Bone Marrow Transplant* 2000;25:549-552.

103. Kolluri VR, Reddy DR, Reddy PK, et al: Subdural hematoma secondary to immune thrombocytopenic purpura : case report. *Neurosurgery* 1986;19:635-636.

104. Lin CH, Hung GY, Chang CY, et al: Subdural hemorrhage in a child with acute promyelocytic leukemia presenting as subtle headache. *J Chin Med Assoc* 2005;68:437-440.

105. Seckin H, Kazanci A, Yigitkanli K, et al: Chronic subdural hematoma in patients with idiopathic thrombocytopenic purpura: A case report and review of the literature. *Surg Neurol* 2006;66:411-414; discussion 414.

106. Streif W, Andrew M, Marzinotto V, et al: Analysis of warfarin therapy in pediatric patients: A prospective cohort study of 319 patients. *Blood* 1999;94:3007-3014.

107. Bishop FS, Liu JK, McCall TD, et al: Glutaric aciduria type 1 presenting as bilateral subdural hematomas mimicking nonaccidental trauma. Case report and review of the literature. *J Neurosurg* 2007;106:222-226.

108. Gago LC, Wegner RK, Capone A Jr, et al: Intraretinal hemorrhages and chronic subdural effusions: glutaric aciduria type 1 can be mistaken for shaken baby syndrome. *Retina* 2003;23:724-726.

109. Osaka H, Kimura S, Nezu A, et al: Chronic subdural hematoma, as an initial manifestation of glutaric aciduria type-1. *Brain Dev* 1993;15:125-127.

110. Twomey EL, Naughten ER, Donoghue VB, et al: Neuroimaging findings in glutaric aciduria type 1. *Pediatr Radiol* 2003;33:823-830.

111. Govindaraju V, Gauger GE, Manley GT, et al: Volumetric proton spectroscopic imaging of mild traumatic brain injury. *AJNR Am J Neuroradiol* 2004;25:730-737.

112. Ashwal S, Holshouser BA, Shu SK, et al: Predictive value of proton magnetic resonance spectroscopy in pediatric closed head injury. *Pediatr Neurol* 2000;23:114-125.

113. Huisman TA, Schwamm LH, Schaefer PW, et al: Diffusion tensor imaging as potential biomarker of white matter injury in diffuse axonal injury. *AJNR Am J Neuroradiol* 2004;25:370-376.

114. Ptak T, Sheridan RL, Rhea JT, et al: Cerebral fractional anisotropy score in trauma patients: a new indicator of white matter injury after trauma. *AJR Am J Roentgenol* 2003;181:1401-1407.

43

子ども虐待事例における頸部損傷と脊髄損傷

Stephen C. Boos, MD, FAAP, Kenneth Feldman, MD

はじめに

　頸部は他の身体部位と比較して比較的小さいものの，生命にかかわる重要な構造物を数多く有しており，その多くが身体の他の部位との連続性を有している。虐待により頸部構造に損傷が生じることは稀ではないが，見逃されることが少なくない。Willgingらは，救急外来を受診した子ども虐待疑い事例につき検証し，4,342名中，105名（2.4％）に頸部損傷が確認された，との報告を行っている[1]。またNaidooは，被虐待児300名の計389カ所の損傷について精査し，頸部損傷が24カ所（6.2％）に，口腔損傷が41カ所（10％）に認められた，との報告を行っている[2]。頸部構造の損傷は，口腔を介して生じたり，頸部を絞められるなどの持続的に力が加えられたり，直達的な外力が加えられたり，頭部や体幹に加えられた暴力的な力が伝播することにより生じる。本章では，頸部の様々な構造物の損傷を，受傷機転ごとに整理して論じている（表43-1）。虐待による頸部損傷の臨床像や，その損傷をどのように認識するのか，そしてどのように診療録に記載をするのかや，さらに鑑別を要する病態につき言及しており，特に虐待による頭部外傷（AHT：abusive head trauma）と頸部損傷との関連についても，詳細に論じている。

口腔を介した損傷（経口腔的損傷）

　下咽頭，咽頭，気管，食道といった前頸部の構造物の多くは，口腔の延長上にあるため，これらの構造の損傷の多くは，口腔経由で生じる。指，陰茎，異物などを無理やり口に押し込まれることにより，機械的な損傷が生じる。異物が頸部に残った場合には，刺激物として炎症をきたし，気道が塞がれ窒息することもある。腐食剤を誤飲したり無理やり飲まされたりすることで，解剖学的構造物に化学的損傷が生じることもある。損傷所見は極めて多岐にわたり，外傷であるとの判断が即座にできるような場合もあれば，気道炎症，嚥下障害を主訴に受診し，精査により外傷の存在が判明する場合もある。診断を下すうえで放射線画像検査を行ったり，内視鏡検査によって直接損傷を目視することが，診断確定に欠かせない事例も多い。

下咽頭損傷

　下咽頭損傷は，口腔経由の外傷の典型例である。Thevasagayamらは，虐待により下咽頭損傷をきたした自験例につき，過去の症例報告24名の文献的考察を加え，報告している[3]。下咽頭損傷により呈した症状は，口腔出血，流涎，呼吸困難，嚥下傷害，発熱，敗血症，皮下気腫，項部硬直，頸部や上胸部の腫瘤，頸部・顔面・胸部腫脹など，極めて多様性に富んでいた。口

表43-1 受傷機転別の頸部構造物の損傷

受傷機転	報告されている虐待による損傷
口腔経由	下咽頭裂傷 皮下気腫 異物の誤飲・誤嚥 粒子（胡椒）の凝集 腐食剤の誤飲・誤嚥
頸部への直接的外力（絞頸）による損傷	頸部挫傷，擦過傷，裂傷 顔面点状出血 軟骨・舌骨骨折 軟骨，関節，筋肉の出血 頸椎骨折 声帯麻痺 気道・静脈・動脈閉塞 脳梗塞
絞頸／扼頸以外の原因による，頸部の鈍的外力損傷	挫傷，擦傷
頭部と胴体に外力や加速度運動が不均等にかかったことによる，間接外力性の頸損傷	ハングマン骨折（C3の亜脱臼を伴うC2関節間部骨折） 他の脊椎骨折 椎間板断裂 脊椎靱帯損傷 椎骨動脈・頸動脈損傷 脊髄のくも膜下・硬膜下・硬膜外出血 脊髄挫傷，腫脹，梗塞 脊髄・脊髄神経根軸索損傷 頸部筋組織出血

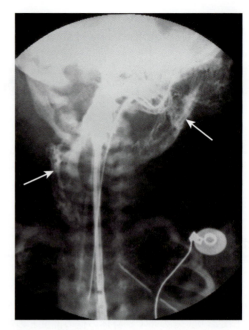

写真43-1 頸部を加害者の手で引っ張られたことにより造影X線検査が施行された，生後4週齢の乳児。喉頭蓋が周囲軟組織から裂離しているのが確認される。矢印は周囲軟部組織に浸透した造影剤である。

腔出血や皮下気腫は，外傷を強く示唆する所見であった。他にもこの文献では，口唇小帯・扁桃柱・口蓋・後咽頭壁などに，裂傷が視診で確認された場合，外傷性の病変が強く示唆された，と記載されている。頸部や口腔以外の損傷所見から外傷や虐待の可能性が持ち上がった事例も，わずかではあるが存在していた。しかし多くの事例では，症状が予想外に遷延したり，再発したり，増悪するまでは，明確に診断がなされぬまま，対症療法のみが行われていた，とも報告されている[3]。

下咽頭損傷の画像診断としては，単純X線撮影，CT，MRIが主要な方法である。咽頭後間隙・咽頭傍組織・縦隔の腫瘤性病変は，単純X線撮影やCT検査で気づかれることが多い。初回評価時の標準的な単純X線の撮影法は，軽度頸部伸展位・吸気時頸部側面撮影である。咽頭後間隙幅が隣接する椎体の半分を越える場合，ならびに組織内に空気が確認される場合，異常所見と判断される。造影X線撮影・CT・MRIを実施することにより，軟部組織腫瘤と軟部組織内の空気をさらに明確化することができる。裂傷が疑われる事例では，裂傷が疑われる部位に造影剤を投与したり，軟部組織に造影剤を貯留させたりすることにより，裂傷をきたしている部位を明確化できることもある（写真43-1）。この様な際には，水様性造影剤よりもバリウムが効果的である，との研究報告もいくつか存在している[3b]。

下咽頭裂傷の報告事例の多くで，画像診断だ

けではなく，内視鏡検査により直接的に損傷部位が確認されている。このような方法は診断を確実なものにできるだけではなく，写真記録を残すことになり，より詳細な損傷部位の精査ができ，そのまま治療することにも繋がる。内視鏡検査によって，頸動脈鞘にまで損傷が波及している重度の頸部損傷事例であることが判明したとの症例報告もある。口腔内の損傷事例や異物挿入事例では，唾液中アミラーゼ値が高値を示すこともありうる。

　医療器具によって，咽頭・下咽頭・喉頭部・頸部帯状筋群に医原性の損傷が生じることもあり，そのような場合には既に存在していた損傷であるのか，検査時に生じた損傷であるのかを明確化する必要がある[4]。

　下咽頭損傷が確認され，医原性損傷が否定される場合，速やかに虐待の可能性を探索する必要がある。Thevasagayam は[3]下咽頭損傷をきたした小児25名のケースシリーズ研究を行っているが，うち虐待ではないことが明確であった事例はわずか5名のみで，そのうち3名が編み針や歯ブラシを口腔内に入れたまま転倒したことによる損傷であり，残りの2名は尖ったものを食べている際に生じた刺通傷であった，と報告している。なおこのケースシリーズ研究では，病歴の欠如・病歴の矛盾・病歴の変遷や，他の身体部位に虐待による損傷所見を認めた場合に，虐待による下咽頭損傷事例と判断していた[3]。

異物の挿入

　虐待によって，異物を経口的に無理やり入れられたとの症例報告は，複数存在している[5-7]。そのような異物としては，硬貨等の金属物，割れたガラス，小さなゴムボール，おしり拭きなどが挙げられる。症状の発現は，入れられた異物の性質や，異物がどこにどのように留まったかにより，決定される。咽頭や食道に尖ったものが挿入された場合，前述したとおり穿孔する可能性がある。異物が咽頭や喉頭を覆ったり，気

管に入ったりした場合，気道が塞がれて，急性呼吸窮迫や無呼吸が出現しうる。異物により部分的閉塞が生じると，慢性咳嗽や断続的な喘鳴を生じることとなるが，このような事例では時に診断が困難な場合もある。食道に異物が引っかかった場合，痛み，流涎，嚥下障害，呼吸器症状が生じる可能性がある。稀な事例ではあるが，乳児の不詳死例で，虐待行為の一環として何度も硬貨を口に押し込まれていたことが判明した，との症例報告も存在している[5]。

　異物を誤嚥したという病歴が語られない場合，その診断は困難になりうる。時には，語られていなかった異物が，気道を確保する際の処置や，画像検査や，症状が持続するために施行された内視鏡検査で発見されることもある。小児期には事故として，異物を食べたり飲みこんだりすることはしばしばあるため，このような事例を診た際には虐待によるものか事故によるものかを見分けることは困難な場合も多い[8-11]。子どもが非常に幼い（生後3〜6カ月齢）ために，虐待による異物誤飲が疑われたとの症例報告も存在している。病歴で語られた子どもの行動が，その子どもの発達レベルに照らし合わせ，一致しているとは到底言えない場合，虐待の懸念が持ち上がることとなる。

　下咽頭の裂傷や擦過傷に加えて，他の身体部位に損傷を伴う場合，より虐待の可能性が高いことが判明している。また幼小児では例え「事故」による誤飲・誤嚥あっても，背景に監督ネグレクトが存在している可能性も考慮する必要がある。いずれにしろ誤飲・誤嚥事例では，包括的な病歴聴取・身体検査・画像検査に基づく慎重な評価は欠かすことができない。

腐食性物質や刺激物質の「誤飲」

　虐待としての，もしくは危険物質の不適切な保管を含む監督ネグレクトとしての，腐食性物質や刺激性物質による口腔内損傷事例の症例報告も複数存在している。腐食性物質の誤飲によ

る口腔内損傷のケースシリーズ研究報告が，2編存在している。うち1つの報告では，全例で腐食性物質はすべて家庭用薬品で，適切に保管されておらず，子どもへの適切な監視もなされていなかった，と報告されている[12]。もう1つの報告では，誤飲物質は全例，興奮剤（メタンフェタミン）の製造に使われていたものであった，と報告されている[13]。いずれの研究でも，受傷は子どもが自らこれらの化学物質を飲んだり吸引したりすることで生じており，全例がネグレクトに基づく受傷と分類されていた。

Cohleらは，黒コショウの吸引や誤飲により死亡した小児事例8名の病歴をまとめ，報告を行っている。8名中7名は，成人が懲罰目的で子どもにコショウを無理やり食べさせた事例であった。これらの事例は，気道内でコショウが凝固したり，二次的に軟部組織浮腫が生じたりしたことで窒息し，死亡に繋がっていた。いずれの事例も虐待が直接的に死亡に寄与したと判断され，死亡態様は「殺人」と分類されていた[14]。なお本報告では死亡に至らなかった事例の臨床症状も記載されており，咽頭・喉頭・食道の痛みや焼けるような感覚，腫脹などの症状を呈していたとのことである。喘鳴と嚥下障害を認め，呼吸困難により気管挿管された事例も存在していた。口腔咽頭には熱傷所見や損傷所見や炎症所見が認められ，顔面にこれらの症状を認める事例も存在していた。ネグレクトとして，コショウの誤飲・誤嚥をきたした事例も報告されていた。致死的事例では，「子どもが自分でコショウを飲みこんだ」との虚偽の病歴が語られることが多かったとのことである[14]。

致死的なコショウ誤飲事例の半数以上には，過去の身体的虐待を示唆する既往や身体所見が認められていた。このような事例では，子どもが自分で飲みこむことは到底困難な程に，咽頭・喉頭・食道，そして時には胃から極めて大量のコショウが発見されていた，とのことである。語られた病歴が偽りであることを証明するため

には，現場検証が欠かせない場合が多い。先のCohleらの地域の毒物管理局が把握した非致死的なコショウ誤飲・吸引事例を対象とした研究報告では，ほぼ例外なく口腔・咽喉・眼に軽度の炎症を認めるに過ぎなかったと報告されている。これらの損傷がネグレクトや虐待によるものか否かを判断するためには，慎重に病歴聴取，身体診察，現場検証を行うことが不可欠である。

頸部への直接的外力による損傷（絞頸／扼頸／縊頸）

頸部へ直接的な接触性外力が加わることによって，頸部の外表面や内部に損傷が生じることもある。手や紐を用いて首を絞める行為は，外因による頸部損傷のうち最多の理由である。絞頸により気道や血管構造の局所的な，あるいは全周性の圧迫が生じることで，頸部に損傷をきたすこととなる。目視で確認できる徴候には，手，物体，紐などが直接接触した頸部皮膚の陥凹（写真43-2），挫傷，擦傷等が挙げられる。頸部圧迫の際に静脈のみが閉塞し，動脈は閉塞しなかった場合には，血管が閉塞した部位より上部の頸部・顔面に点状出血が認められることが多い[15]。このような点状出血は，頭部への動脈血も遮断されたような完全閉塞の場合には認められない。時には被害者が閉塞を解除するために頸部を絞めているものを掴もうとした際に，被害者自身の爪により生じた，垂直方向の頸部の擦過傷が確認されることもある。絞頸の被害者の多くは，診察時には既に死亡している。被害者が生存していた場合には，大脳の低酸素性虚血性傷害，肺うっ血，気道損傷による気道内腫脹が認められることが多い[16, 17]。

成人では，咽喉頭の骨軟骨損傷，椎骨骨折，脊髄損傷などをきたすことも稀ではないが，小児ではこれらの損傷を認めることは稀である[16, 18]。一方でMaxeinerは，これらの損傷は剖検で見逃されがちであり，小児でこれらの損傷が稀とさ

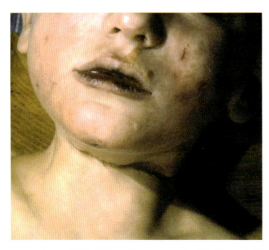
写真43-2　縊頸（首吊り）による死亡（縊死）の事例にみられる頸部の索状痕

れているのは解剖方法の問題である，との報告を行っている[19]。Vermaは18歳未満の絞殺事例28名につき検証し，5名に甲状軟骨（の上角や下角の）骨折，2名に舌骨骨折を認めたとの報告を行っている。骨折は年長の児により多く認められたが，これは軟骨の骨化が進行しているためと推察されている[20]。患者が生存している場合には，喉頭の骨軟骨損傷の精査にはCTスキャンが用いられる。MRIスキャンは成人の絞頸に伴う軟部組織損傷の検出感度に非常に優れた検査法である[21]。絞頸に伴って，反回喉頭神経損傷による声帯麻痺をきたした事例も報告されている[22]。

舌骨に圧迫が加わった場合，わずかな加圧であっても気道閉塞が生じうる[23]。気道閉塞を引き起こすのに必要な圧力は年齢によって異なり，個人差があるものの，乳児では平均1.6 lb，6歳未満の幼児では平均5lbの加圧により気道は塞がれる[24]。気道閉塞のみでも諸臓器（特に大脳）に低酸素性損傷は生じうるが，絞頸や扼頸の際に必ずしも気道閉塞のみが低酸素性損傷の原因となっているわけではない。実際，絞扼部位より下部に気管切開がなされている事例が致死的な経過を辿った，との症例報告も存在して

いる[25]。絞頸や扼頸中の頸動脈刺激の影響を強調している研究報告もあれば，その影響はほとんどないとする研究報告もあるが，理論上はこの刺激が徐脈，不整脈，心停止を引き起こす可能性はあり，低酸素障害にさらに虚血が加わることとなりうる。脳の虚血性障害は血管の圧迫や閉塞によっても生じうる[16]。小児では成人に比して血圧が低いが，このことはより少ない圧迫で大脳への動脈血供給が阻害されるということでもある。

絞頸事例や扼頸事例ではほとんどの場合，子どもが発見された状況や身体損傷所見から，原因の特定を行うことが可能である。ただ絞頸や扼頸による体表損傷は視診で確認し難い場合もあり，注意深い診察が必要であると記した研究報告もある。Cartyは，繰り返す無呼吸発作と重度の低酸素性虚血性脳損傷をきたし受診となった，生後3.5カ月齢の扼頸の被害女児例の報告を行っている。児には，両側の鎖骨上部に「ネックレス石灰化」と表現された皮下カルシウム沈着が認められ，絞頸により直接的にきたした皮下損傷に続発して，脂肪壊死が生じたことがその原因と推察された，とのことである[26]。Birdらは，片側性の脳腫脹と硬膜下出血をきたした小児事例の3例報告を行い，片側性脳腫脹の原因を「揺さぶられている間に頸の回りを掴まれ，頸を扼められた可能性がある」との考察を行っている。うち1名では剖検時に頸動脈壁内の出血が確認されたが，他の2名には頸部血管障害を示す直接の証拠は確認されなかったとのことである[27]。この報告以来，AHT事例で片側性脳腫脹を認める事例の存在が広く認識されるようになった。ただしその原因としてのBirdの扼頸説は，それほど広く受け入れられているわけではない[28]。

絞頸や扼頸による喉頭損傷と蘇生の際に生じた損傷とは，明確に区別される必要がある。Bushらは，心肺蘇生術を受けた12歳未満の死亡事例211名について検証し，うち15名に蘇生術

による頸部損傷が認められたが，喉頭損傷を認めた事例はなかったとの報告を行っている[29]。蘇生術施行後に喉頭部の所見のみを根拠に，絞頸や扼頸との診断を行うことは困難であろうと推察される[30]。

　虐待による絞頸や扼頸の発生頻度は，報告により様々である。FeldmanとSimmsの研究によると，233名の絞頸・扼頸の事例中，原因が虐待と確実に判断しえた事例はわずか1名のみであった，と報告されている[16]。ただし，233名中195名分のデータは消費者製品安全委員会（CPSC：Consumer Product Safety Commission）の報告データ（このデータでは定義上「虐待による傷害」を除外している）を基にしたものであり，これらを除いた38名で計算するならば，絞頸・扼頸の事例のうち虐待が占める割合は2.6%ということになる。また絞頸・扼頸の小児13名を検証した別のケースシリーズ研究では，1名（7.7%）の生存事例の受傷原因が繰り返し頸部を絞扼されたことによる受傷であった，と報告されている[17]。一方で，Vermaによるインドの絞頸・扼頸による死亡事例28名の検証では，93%が殺人であったと報告されている[20]。これらの研究報告はいずれも，絞頸・扼頸が故意であったとの判断を行った理由を明らかにしてはいないが，Vermaは報告の中で，咬傷，外性器肛門部損傷（性暴力被害の証拠），防御創の存在，などの他の身体損傷所見の合併についても言及を行っている[20]。MaxeinerとBockholdtは，紐を用いた絞殺事例63名と自殺としての縊死事例19名とを比較し，殺人事例の特徴として，より身体損傷所見が重度であり，紐の跡があるものの紐そのものは現場で発見できない，という点を挙げている。なお絞殺の被害者のうち12名が小児であったが，全例で喉頭部の骨軟骨部の骨折は認めなかったとのことである[31]。

　毛髪による絞頸の事例が，事故事例としても殺人事例としても報告されている[32]。長髪によって偶発的に乳幼児に絞頸が生じたとの報告

は，2名報告されており[33, 34]，うち1名では，「毛髪は束になることで，絞頸紐としての力を持つ」と記載されている。ただ，この事例では家族は不起訴となっており，裁判の場で両親が報告した出来事が真実であると認定されているわけではない。

絞頸・扼頸以外の原因による頸部の鈍的外力損傷

　絞頸・扼頸以外の機序による頸部の皮膚軟部組織損傷は，虐待被害児の頸部損傷の大部分を占めている。頸部は小さく，解剖学的にも守られている部位であり，頸部への拳や物による殴打に起因するパターン痕を認めることは稀であるものの，頸部は掴んだり握ったりしやすい場所であるため，握り痕（grip mark），挫傷，擦過傷，線状の点状出血などが認められることは多く，時には頭蓋内損傷に併発して頸部損傷が確認されることもある。Willgingらは，虐待による小児の頸部損傷105名を検証し，斑状出血が70名，擦過傷が32名，裂傷と熱傷がそれぞれ5名ずつ確認されたとの報告を行っている。この研究では，皮膚損傷以外の所見が確認されたのは2名のみであったとのことである[35]。

　ただし鈍的外力による喉頭部損傷というのは，損傷の一形態として，成人例も小児例もよく知られており，気道の挫傷や腫脹，喉頭の骨軟骨損傷，さらには外傷性気道破裂をきたした事例も報告されている。これらの損傷は通常は自転車や自転車に乗っている際の事故により生じ，直接的に喉頭に物がぶつかったり転落したりした際に損傷を負う場合もあるが，頸部が吊るされるような形で圧迫を受けて損傷を負うこともある。特に自動車事故の際にシートベルトによって，このようなclothesline mechanism（物干し網に吊るされるような機序）が働くことがあり，頸動脈や椎骨動脈が損傷したり，他の身体部位に衝撃が加わったりした場合でも，頸部

にエネルギーが加わって頸部挫傷をきたすこともある[36]。稀ではあるが，頸部への鈍的外傷により甲状腺が損傷し，大量出血や破壊性の甲状腺機能亢進症が生じる場合もある[37]。副甲状腺に鈍的外傷が生じることはさらに稀であるが，損傷した場合には，カルシウム調節異常が引き起こされうる。

間接的外力による頸部損傷

頸部は小さくて軽く，重い頭部とさらに重い胴体をつないでいる部位である。頭部と胴体に外力や加速度運動が不均等にかかった場合には，頸部の構造物にこの外力や加速度運動のエネルギーが加えられることになる。これが頸部損傷のメカニズムを理解する上で最も困難なポイントであり，現時点でも激しい議論がなされているポイントでもある。本セクションを読み進める前に，頸部の解剖学と生体力学を理解しておく必要がある。

頸部の解剖学

頸部の脊椎は，頭蓋後頭顆から第一胸椎の間の7つの椎骨で構成されている。下部の5つの頸椎（第三頸椎から第七頸椎）はどれも同じような構造をしており，それぞれ円柱状の椎体，脊髄を取り囲む椎弓，外側や後方に突出した突起（左右の横突起と棘突起），で構成されている。頸椎の横突起には，椎骨動脈を含む2つの血管が通る小孔が存在している。これらの椎骨は，3つの関節と様々な靭帯によって，隣接する上下の椎骨同士と連結している。椎体同士は椎体関節で繋がれており，ゲルで満たされた椎間板と周囲の関節包が，緩衝材と連結材の役目を果たしている。また隣接する椎弓同士は後方と側方で，椎間関節と呼称される小関節により連結されている。この小関節は関節包に包まれており，内部に有する関節液によって円滑に動くことが可能となっている。椎体の前面と後面，脊髄腔背側の内面，棘突起や横突起は，縦走性の靭帯（縦靭帯）によって補強されている。

各椎骨同士をつなぐ関節が3脚の役割を果たした状態となっており，さらに靭帯がそれを補強していることから，頸部は非常に解剖学的に安定した状態となっており，過度の屈曲，圧迫，横への運動，回転運動は生じにくくなっているが，乳幼児の場合には頸部の関節や靭帯は，いずれも非常に弾性に富むため柔軟に動かすことが可能な状態にある。そのために子どもの頸部は，成人の頸部に比べて，屈曲性が高い。成人の頸部の椎間関節は，角度が急峻となっており，椎骨がその下部の椎骨よりも前により滑りにくいような構造になっている。一方で子どもの頸部の椎間関節は成人よりも水平な関節面を形成しており，椎骨間の可動性が大きい。成人の頸椎は側面に鉤状突起があり，椎骨が横滑りや回転によりその下部の椎骨にぶつかるのを防いでいる。子どもの頸椎には鉤状突起が未出現であることも，頸部の可動性をより大きくしている。

第1頸椎（環椎）と第2頸椎（軸椎）は，下部頸椎（第3-7頸椎）とは構造が全く異なっている。第2椎骨（軸椎）の下部は，下部頸椎と同様に，椎体関節，後方の椎間関節，および靭帯で連結されているが，上部は上方に突き出ており，先端が歯のように延びた歯状突起を形成している。第1椎骨（環椎）には椎体がなく，この歯状突起と脊柱管を取り囲む完全な環を形成している。その「関節」はより大きな接合部を形成し，下部は軸椎と特殊な関節で連結し，上部は頭蓋後頭顆と連結している。そして歯状突起と環椎前弓とを，ならびに環椎と頭蓋底とを，特殊な靭帯がつないでいる。このような配列から，頭蓋-C1-C2系はより可動性が大きく，特に回転運動をすることが容易になっている。

脊椎／脊髄の生体力学的特性

　既に19世紀には，産科医療で生じる脊椎損傷が問題点として挙げられ，脊柱と脊髄の生体力学的特性に関心が寄せられていた。1874年にDuncanは[38]，胎児の死体を用いて，脊柱と頸部に損傷を生じさせる外力の測定を行い，脊柱は400〜654ニュートン（90〜146重量ポンド）の外力を持続的に加えたときに損傷が生じ，404〜724ニュートン（91〜163重量ポンド）の外力を持続的に加えた際に破断した，との報告を行っている。ただ加えられた外力が急速かつ短時間の場合には，頸部の耐久性は高くなる[39]。また，この耐久力は年齢が低いほど高いとされている。そのため産科処置中のような，ゆっくりと持続的にかかる外力（静的荷重）で判明した損傷閾値を，外傷のような急速に短時間外力が加わる状況のそのまま当てはめることはできない。1922年に，Crothersは乳児の死体の脊椎の張力特性の検証を行い，脊柱は完全な圧縮時と完全な伸長時とで長さが最大で2インチ（約5cm）違うことが判明した，との報告を行っている[40]。一方で，脊髄は完全に伸長させても脊柱ほどには伸長しない（4分の1インチほど短い）ため，乳児に全身が伸長するような外力が加わった場合には，頸髄とそれに連続している脳幹は，下方に引っ張られることになる。この研究の結果，骨盤位で分娩困難により牽引されて出生した新生児における，頸髄損傷が生じる機序が解明することとなった[40]。

　近年では，動物モデルや数学的モデルを用いて，小児の脊柱の動きに伴う特性をより詳細に把握するための取り組みが進んでいる。これらの研究の結果，年齢や解剖学的特性が小児期の脊椎の損傷耐性や運動範囲にどのように影響を及ぼしているのかが実証されてきた。2〜12歳の小児の脊椎の伸長力の限界に関する検証結果も，複数報告されている。ある研究では，剖検時に摘出された脊柱を用いた検証を行っているが，脊柱の支持機構は490〜920ニュートンの

伸長外力で機能しなくなり，この時点における脊柱の伸長は13.8〜23.6mmであった，と報告されている[41]。この研究では，年齢との相関性は確認されたものの，年齢だけで脊椎がどの程度，伸長外力が加わった際に機能しうるかを予測することは不可能であった，とのことである。ただこの研究もやはり，脊柱に加えた荷重は3〜5秒間かけた比較的ゆっくりとしたものであり，外傷に典型的な速度（ミリ秒単位）で荷重したわけではなかった。したがって実際の臨床における外傷性のエピソードを解釈する上で，この研究の有用性はごく限られたものである。

　乳幼児期には上部頸椎の損傷をきたしやすいが，年齢の長じた小児や思春期の子どもでは，成人と同様に下部頸椎や上部胸椎の損傷が多いとされている。乳幼児が上部頸椎を損傷しやすいのは，椎骨の強度というよりもむしろ解剖的特性によるものである。動物の脊椎の強度を区分ごとに検証した研究では，上部の椎骨は下部の椎骨よりも強度自体は強いと報告されている[42]。しかし，外力が加わった際の屈曲点は，年齢が低いほど高位に位置している（乳幼児ではC2-3間に位置し，年長の児ではC5-6間に位置している）。そのため乳幼児期には，より上部の頸椎が損傷をきたしやすいのである。

虐待事例における
頸部損傷と頸椎／頸髄損傷

頸椎と周辺靱帯の損傷

　放射線検査で最も明瞭な所見を呈する脊髄損傷は，脊椎骨とその配列を維持している組織に損傷が及んだ損傷である。虐待によりこれらの構造が破綻したとの症例報告は，数多くなされている。ハングマン骨折（C2-3の亜脱臼を伴う，軸椎の両側性の関節突起間［椎弓－椎体接合部］骨折）（写真43-3）が4名報告されており[43-46]，それ以外の報告事例としては，自然整復された

624　第VI部　虐待による頭部外傷（AHT：Abusive Head Trauma）

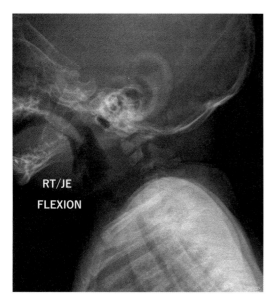

写真43-3 頸部単純X線側面像で確認された，「ハングマン骨折（C2-C3の亜脱臼を伴う，軸椎の両側性の関節突起間骨折）」

頸椎脱臼事例[47]，ハングマン骨折以外のC2骨折事例[48]，C4前部亜脱臼を伴うC5椎体圧迫骨折事例[49]，C5-C6の脱臼骨折事例[49]，椎間板前部破裂事例[50]が報告されている。環椎後頭関節の靱帯損傷・環軸椎亜脱臼・環椎横靱帯損傷・C1骨折を併発した乳児例や[51]，C2歯突起剥離骨折・C1-C2亜脱臼を認めた小児例も報告されている[52]。

頸部血管の損傷

虐待に起因する頸部血管損傷の症例報告も複数存在しており，例えば椎骨動脈圧迫により小脳延髄梗塞を伴う外膜周囲出血をきたした事例[53]，脊椎動脈解離をきたした事例[48,54]，内頸動脈解離により血栓形成をきたし，下流領域の梗塞をきたした事例[48]，などが報告されている。

頸髄の髄外出血

虐待事例における頸髄のくも膜下・硬膜下・硬膜外出血の存在は，特に剖検時に明らかとなる事例が多いが，画像検査によって明らかになることもある[48,50,53-57]。Oemichenらは，揺さぶりにより死亡したと思われるAHT事例（揺さぶり群）と，その他の原因（SIDS，非外傷性疾患，頭部以外の外傷など）により死亡した事例（対象群）とを比較し，揺さぶり群11名中4名に頸髄－胸髄接合部に硬膜外出血が認められたが，この所見は対照群9名には確認されなかった，と報告している[58]。Feldmanらは，頸部MRI（T1・T2シーケンス）を用いてAHT事例12名の検討を行い，MRIではいかなる損傷も確認されなかったが，剖検時に頸椎周囲硬膜下出血を1名に，頸椎くも膜下出血を3名に認めた，との報告を行っている[59]。

頸髄損傷

多くの症例報告やケースシリーズ研究で，虐待により生じた脊髄損傷事例が報告されている（写真43-4，43-5）。報告されている損傷には，脊髄腫脹[47,60]，脊髄挫傷[55,56]，脊髄裂傷[56]，頸髄や脊髄神経根の軸索損傷[58,61,62]，SCIWORA（spinal cord injury without radiologic abnormality：単純X線検査では異常を認めない脊髄損傷）[62-65]，などが挙げられる。SCIWORA事例では，併存する頭部外傷のために，脊髄損傷の診断が遅れる傾向にあった[65]。

Shannonらは，揺さぶりを受けて死亡したと思われる乳児11名と，非外傷性の低酸素性虚血性脳症で死亡した小児7名を対象として，頸髄のβ－アミロイド前駆体タンパク（β-APP）染色を行ったところ，前者では11名中7名で頸髄神経根と白質路でβ-APPが染色されたが，後者ではβ-APPで染色された事例は皆無であった，との報告を行っている[61]。

その他の頸部構造の損傷

虐待の際に頸部に間接的に働いた外力によって，棘間筋出血や胸鎖乳突筋出血を含めた，頸部の筋軟部組織損傷をきたした事例が報告され

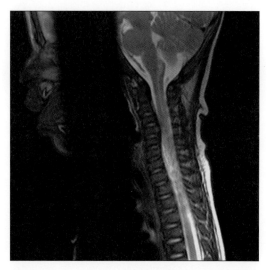

写真43-4　頸部MRIのT2強調画像の矢状断。C-4椎体の後部突出が認められ，脊髄中心出血が橋にまで広がっている。

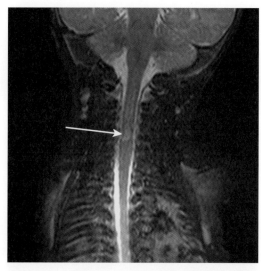

写真43-5　脊髄中心症候群の症状を認めた身体的虐待被害児の，STIR法による全身MRIの矢状断。C4椎体の後部突出による頸髄腫脹（矢印）が確認された。

ている[50, 58]。

虐待による頸椎損傷をきたした小児に認められる徴候・症状・随伴損傷

表43-2に，虐待による頸椎損傷をきたした小児に認められる，徴候・症状・随伴損傷の一覧を掲示した[47-54, 60, 62, 65]。この一覧には，頸髄損傷によると思われる症状や，随伴損傷によると思われる症状や，随伴症状により増強したと思われる症状も含まれている。

報告されている事例の受傷機転の多くは「揺さぶり」（加害者の自白や，所見から推察）であるが，受傷機転が不明の事例も少なくない[44, 48, 50, 51, 53, 55, 58, 60, 65]。近年報告された，フィラデルフィアで1995年から2003年までに起きた3歳未満児の殺人被害者全例の頸部所見を検証した研究では，被害者52名中41名（79％）がAHTによる死亡事例であり，この41名中29名（79％）に頸髄損傷が確認されていた（21名に実質性損傷，24名に髄膜出血，16名に神経根剥離や後根神経節出血が認められた。なおこの研究では脊椎骨折をきたした事例は皆無であった）[66]。この脊髄損傷事例29名中6名に頸部軟部組織損傷が，14名（48％）に脳幹部損傷が認められていた。AHTに併発した事例のうち6名では，頭部に衝撃が加わった証拠所見はまったく確認されなかったが，これら6名に認められた頸髄損傷はすべて一次性の損傷と判断されるものであった。頸髄損傷の有無と，低酸素性虚血性脳損傷・脳ヘルニア・脳梗塞との間には，有意な相関性はなかった，とのことである[66]。

虐待を受けた子どもの頸部損傷の見逃しを防ぐには

虐待を受けた子どもの頸部損傷に関しての研究結果をまとめるならば，子どもの呈する臨床所見のみからでは，診断が遅れることが多く，剖検時に初めて頸部損傷が確認されることも稀ではない。多くの症例報告やケースシリーズ研究報告から，頸部損傷が見逃されやすい2つの臨床的集団の存在が浮き彫りになっている。1つは頭部外傷を併発している集団であり，このよ

表43-2	虐待による頸椎損傷をきたした小児に認められる徴候・症状・随伴損傷 [43-54, 62]

神経学的症状

昏睡
けいれん
嗜眠
頸部硬直
跛行，四肢の筋緊張低下
下肢の痛みと屈曲
脊髄中心症候群

全身症状

心肺停止
徐脈
呼吸困難
易興奮性

付随する傷害

低酸素性虚血性脳損傷
頭蓋内硬膜下，硬膜外，くも膜下出血
脳浮腫
網膜出血
顔面打撲
肝臓裂傷
下咽頭穿孔の履歴
縦隔気腫
肺挫傷
多発骨折
股関節脱臼
骨幹端損傷
斜頸
治癒過程にある熱傷
脳梗塞
薬毒物誤飲

うな事例では虐待が原因であれ，事故が原因であれ，頸部の評価を行う上で様々な支障が生じる。外傷事例において頸部の放射線診断の適応を考慮すべき，高リスク集団を見出すための指標となる基準が，国際緊急放射線診断有用性調査（NEXUS：National Emergency X-radiography Utilization Study）によって開発されている [67]。この大規模研究の被験者のうち，18歳未満の放射線検査で異常が確認された事例はわずか30名のみであった。これらの事例は全てNEXUS基準（頸部圧痛あり，頸部の損傷をマスクする併存損傷あり，意識レベルの変化あり，神経学的所見あり，中毒症状あり）に照らして，頸部の放射線診断を適応すべき基準を満たしていた。GartonとHammerは，頸椎損傷ありとの記載が診療録に残されている小児190名のケースシリーズ研究を行い，8歳未満の事例の94%，8歳以上の事例の100%が，NEXUS基準を満たしていたと報告している [68]。しかしAHTの被害児はほとんどが8歳よりずっと下の乳幼児であり，多くの事例に頸部損傷をマスクしてしまうような，頭部損傷や意識レベルの低下を伴っている。また頸部症状や神経学的症状を正確に訴えることは，ほとんどない。それ故にAHTが疑われる事例の大部分には頸部の画像診断を行う必要があり，頸部損傷の存在が否定されるまでは，頸椎の保護が必要である。頸部損傷の確認は，単純X線写真のみでは不十分と思われる。全米小児外傷登録制度（NPTR：National Pediatric Trauma Registry）に登録された事例75,172名を検証したある研究では，うち1,098名に頸椎損傷が確認され，そのうち385名（35%）は単純X線上で異常を認めない脊髄損傷（SCIWORA）であったと報告されている [69]。GartonとHammerによる研究では，頸部損傷事例のうち単純X線撮影のみでその存在が確認しえたのは，8歳未満の75%，8歳以上の93%であったと報告されている [68]。単純X線検査で異常が確認されなかった事例は，CTスキャン，屈曲位と伸展位を組み合わせた単純X線検査，場合によってはMRI検査で，頸部損傷が明らかにされていた。これらの結果を受け，この研究では，乳幼児の場合には後頭部からC3までのCT撮影を，評価項目として加えることを推奨している [68]。

　神経学的診察を行うことが困難な小児の脊椎／脊髄の評価を行う際には，MRI検査が診断能力に優れ，費用対効果もよい方法であるとする研究者もいる [70]。その一方で，術中所見との比較研究の結果，MRIでは損傷の程度を過大評

価してしまう傾向にあるとの研究報告も存在している[71]。現段階では，推奨しうる唯一つの検査プロトコルというものは存在していない。

頸部損傷が見逃されやすいもう一つの臨床的集団は，一つ目の集団ともオーバーラップするものの，死亡した集団である。剖検時に頸部損傷を見つけるためには，頸髄－延髄接合部を傷つけずに一塊として摘出する特別な剖検手法が必要である。この接合部は従来の剖検方法では通常切断されてしまう[72]。また前述したとおり，β-APPを染色する免疫組織化学的染色法のような特別な染色をミクロ剖検時に施行することも，必須である。

虐待事例であれ事故事例であれ，頭頸部外傷を負った小児の対応に当たる医師は，頸部の正常変異所見を外傷と誤診しないよう注意する必要がある[73, 74]。ハングマン骨折とC2茎部の先天奇形との鑑別は難しく，特に注意が必要である。Van Rijnらは，当初はC2茎部骨折が疑われた，先天性骨化異常症の基礎疾患を持つ被虐待児例の症例報告を行っている[75]。

頸部損傷の虐待か事故かの鑑別

これまでの症例報告やケースシリーズ研究の報告からは，虐待に診断特異的な頸部損傷所見があるとはされていない。Oemichenら[58]やShannonら[61]が行った症例対照研究でも，虐待による頸部外傷と虐待によらない頸部損傷とを鑑別しうる明確な所見は見出されておらず，損傷所見だけではなく病歴なども含めた包括的評価の上で，虐待による損傷との判断がなされている。虐待による頸部損傷を負ったと判断された事例の多くが，揺さぶられた病歴を有しており，そのため揺さぶりと頸部損傷との関連性について着目がなされるようになっている。

頸部損傷と揺さぶりの関連性

乳幼児揺さぶられ症候群の病態は，初期の理論では，「頭部に回転運動が生じている間，大脳全体が力学的に歪むことにより，外傷性びまん性軸索損傷（tDAI）が引き起こされることによる」と推察されていた。しかしその後，これらの脳損傷は「無呼吸と徐脈による低酸素や虚血ストレスの2次的影響である」という仮説が示された[56]。心拍数と呼吸を調節する神経核は，脳幹下部から上部頸髄に延びているため，揺さぶられている間にこの部位に力学的歪みが生じることで，無呼吸と徐脈が引き起こされる，と説明された。Kochらが乳児199名を対象に行った，「脊柱指圧療法士が乳児の環椎後頭骨部位に軽度の刺激を加えた研究」では興味深いことに，およそ半数の事例が周期性呼吸をきたし，22％が無呼吸となったと報告されている[76]。この研究報告は，頸部への負荷により無呼吸が引き起こされることの証拠としてしばしば引用されるが，この研究では「これらの子どもに認めた呼吸の異常は10秒足らずのものであり，また子どもの顔面に息を吹きかけることで速やかに消失した」と記載されており，呼吸中枢への負荷により生じた無呼吸というよりも，痛みや驚きのために生じた反応である可能性が高いと推察される。しかしながら，この「頸部への物理的負荷による低酸素仮説」は，Geddesらが行ったAHT事例53名のケースシリーズ研究報告を契機に，広く受け入れられるようになった[62]。Geddesらは，AHTにより死亡した乳児に共通して観察された組織学的所見を，低酸素や虚血障害によるものである，との説明を行った。Geddesらによれば，脳に軸索損傷が見出された事例では，外傷性のびまん性軸索損傷とは異なるパターンを呈しており，真の外傷性軸索損傷と判断しえたのは3名のみで，8名が脳幹の局所性の外傷性軸索損傷で，3名が局所性の頸髄根の外傷性軸索損傷を呈していた，とのことである。しかしGeddesのこの「低酸素説」は，その

後にそれを追認する研究報告はなく，なんらの実証もなされていない状況にある[77]。

　揺さぶりだけで頸部に損傷が生じうるか，という生体力学的議論が活発に行われることでも，虐待による頸部損傷に着目がなされるようになった。Prangeらは[78]，ヒト乳児を模したダミーを揺さぶった時の頭部の動きを運動力学的に測定し，乳児の頭蓋頸部移行部の損傷閾値を超えうると報告し，乳児がダミー人形のように揺さぶられた場合，常にではないが，時に頸部損傷が起こりうると結論付けている。Bandakも同様の研究を行い，ほぼ全ての事例で脊椎に重度の形態学的損傷が生じうると報告している[79]。ただこのBandakの研究報告を掲載した編集者への書簡（letter to the editor）の中で，Margulies[80]やRangarajan[81]らは，Bandakの行った実験の再検証を行ったところ，そのパラメータはBandakが報告した値の10分の1未満に過ぎなかった，との報告を行っている。とはいえ彼ら自身も，頸部損傷は衝撃を加えなくても，激しい揺さぶりのみで生じうるとの見解を述べている。

　揺さぶりが加えられた際の頭頸部の生体力学に関しては，さらなる解明が求められる。近年では，頭部外傷と頸髄の軸索損傷との関係性を研究するための，動物モデルが開発されている[82]。ラットモデルを用いた研究では，頭部に衝撃を伴う加速減速運動を加えた結果，脊髄に軸索損傷が生じたと報告されている。この効果は頭蓋頸部接合部で最大であり，そこから離れるにつれ減弱したとも報告されている。Zhuらは，ヒトのインビボモデルを用いて，頸部の挙動に伴って頭蓋内の脳に転位が生じたことが確認された，との報告を行っている[83]。ただしこの研究結果は，頸部の動きに伴って損傷が生じることの直接的な説明になるわけではない。一方でFeipelらは，ヒトの死体を用いた研究では，頸部に揺さぶりを加えた際に硬膜の歪みは確認されなかった，との報告を行っている[84]。外傷

を引き起こしたエピソードと，頭部に揺さぶりや衝撃が加わった際に生じる一次性の損傷や，一次性損傷に引き続いて生じた影響や損傷（二次性損傷）との関係性については，今後もさらに深く研究がなされていく必要がある。

現時点の医学的証拠の確からしさ

　虐待による頸部損傷のほぼ全ての医学的証拠は，個々の症例報告，小規模の虐待事例のケースシリーズ研究，あるいは小児の外傷の大規模ケースシリーズのごく一部をなしている虐待事例に基づく，記述的なものである。虐待による頭頸部外傷による死亡と外傷によらない頭頸部損傷による死亡とを神経病理学的に鑑別する上で有用となる症例対照研究はごくわずかにしか存在しておらず，現時点ではこれらを鑑別しうる特定の損傷パターンというのは明らかになっていない。それ故に頸部損傷事例が虐待か否かを判断するためには，語られた病歴，併存する虐待性の損傷所見の有無，社会的状況などの間接的証拠などから，総合的に判断せざるを得ないのが現状である。

　頸部に関する生体力学的議論は，質の高い生体力学的データと解剖学的データと，方法論的に問題のある研究方法を用いた非常に古いデータが混在した状況にある。中には，非常に古い死体を用いた研究データが繰り返し引用されるうちに，当初の持つデータの意義が歪められてしまったようなケースも存在している。ただ頸部の運動特性に関する，質の高い動物実験や死体を用いた研究より得られた，有用な生体力学データは，年々増えつつある。今後は，頸部の運動特性に関する物理的・数学的モデルのデータが蓄積されていくにつれ，頸部損傷の存在を予測し，その存在を十分に同定できるようになっていくことが期待される。これまでに発表された生体力学モデルを用いた研究の結果は，不十分と言わざる得ないものから，参考になるもの，

第43章　子ども虐待事例における頸部損傷と脊髄損傷　**629**

再現不可能で誤解を招き易いものまで，その質
は様々である

　頸部損傷と無呼吸や低酸素性虚血性脳損傷と
の関連性についてのデータは，いまだ研究の余
地があるものではあるが，低酸素血症が脊髄硬
膜下出血の原因であるという説に関しては，十
分に棄却できるものである[76, 77, 85]。マクロ剖検
時に脳脊髄を摘出する手法や，ミクロ剖検時に
行うべき病理組織染色法などを最適化し，標準
化することで，新たな知見が得られていく可能
性は十分にありうる。小児の外傷事例における
適切な頸部画像診断法に関しても，改善の余地
が十分にある分野である。SCIWORAという言
葉の持つ意味は，今後CTやMRIやその他の画
像診断法が，小児を評価する上で標準的でより
洗練された方法となっていく中で，やはり変化
していくことであろう。

今後の研究の展望

　虐待症例の頸部損傷の発生頻度は稀である故
に，虐待事例と事故事例を含む外傷をきたした
小児事例の，詳細な情報を含めた大規模な多角
的データベースを構築することで，両者を鑑別
しうる所見を明らかにすることができるようにな
ると期待される。このようなデータベースは，子
ども虐待医学の分野のみならず，小児外傷事例
の脊椎／脊髄の放射線医学的評価の確立など，
他の外傷医療分野にも有用となるであろう。

　また生体力学的データを用いて，養育者から
語られた病歴の確からしさを評価するスキルを，
今後もますます高めていく必要がある。様々な
外傷をきたしうる条件下での，健常な小児の脊
椎／脊髄の運動特性を，適切にモデル化してい
く必要がある。年齢ごと，状況ごとの，頸部組
織の損傷閾値についても明確化していく必要が
ある。このような研究が進んでいくことで初め
て，臨床病歴に基づいた確実な頸部損傷の存在
の可能性予測が可能になる，ということが出来

よう。

　頭部損傷の病態生理学に関する基礎医学研究
分野は，低酸素・虚血・けいれん発作などの2
次的な神経学的イベントの影響や，頭部血流の
影響についても，これまで以上に積極的な研究
対象として発展させていく必要がある。頸髄・
頸部血管・頸椎の損傷を積極的に検索すること
は，今後ますます重要となっていくであろう。

文献

1. Willging JP, Bower CM, Cotton RT: Physical abuse of children, a retrospective review and an otolaryngology perspective. *Arch Otolaryngol Head Neck Surg* 1992;118:584-590.
2. Naidoo S: A profile of the oro-facial injuries in child physical abuse at a children's hospital. *Child Abuse Negl* 2000;24:521-534.
3a. Thevasagayam MS, Siemers MD, Debelle GD, et al: Paediatric hypopharyngeal perforation: child abuse until proved otherwise? *Int J Pediatr Otorhinolaryngol* 2007;71:665-670.
3b. Foley MJ, Ghahremani GG, Rogers LF. Reappraisal of contrast media used to detect upper gastrointestinal perforations: comparison of ionic water-soluble media with barium sulfate. Radiology. 1982; 144:231.
4. Raven KP; Reay DT; Harruff RC: Artifactual injuries of the larynx produced by resuscitative intubation. *Am J Forens MedPath* 1999;20:31-36.
5. Nolte KB: Esophageal foreign bodies as child abuse: potential fatal mechanisms. *Am J Forens Med Path* 1993;14:323-326.
6. Weintraub B: A case of airway obstruction: A rubber ball in a baby's throat didn't get there on its own. Is it abuse. *Am J Nurs* 2006;106:35-38.
7. Krugman SD, Lantz PE, Sinal S, et al: Forced suffocation of infants with baby wipes: a previously undescribed form of child abuse. *Child Abuse Negl* 2007;31:615-621.
8. Center for Disease Control and Prevention: Nonfatal choking-related episodes among children–United States, 2001. *MMWR Morb Mort Wkly Rep* 2002;51:945-948.
9. Ngo A, Ng KC, Sim TP: Otorhinolaryngeal foreign bodies in children presenting to the emergency department. *Singapore Med J* 2005;46:172-178.
10. Tomaske M, Gerber AC, Stocker S, et al: Tracheobronchial foreign body aspiration in children–diagnostic value of symptoms and signs. *Swiss Med Wkly* 2006;136:533-539.
11. Gregori D, Salerni L, Scarinzi C, et al: Foreign bodies in the upper airways causing complications and requiring hospitalization in children aged 0-14 years: results from the ESFBI study. *Eur Arch Otorhinolaryngol* 2008;265:971-978.
12. Friedman EM: Caustic ingestions and foreign body aspirations: an overlooked form of child abuse. *Ann Otol Rhinol Laryngol* 1987;96:709-712.

13. Farst K, Duncan JM, Moss M, et al: Methamphetamine exposure presenting as caustic ingestion in children. *Ann Emerg Med* 2007;49:341-343.

14. Cohle SD, Trestrail JD, Graham MA, et al: Fatal pepper aspiration. *Am J Dis Child* 1988;142:633-636.

15. Luke JL, Reay DT, Eisele JW, et al: Correlation of circumstances with pathological findings in asphyxial deaths by hanging: a prospective study of 61 cases from Seattle. *J Forensic Sci* 1985;30:1140-1147.

16. Feldman KW, Simms RJ: Strangulation in childhood: epidemiology and clinical course. *Pediatrics* 1980;65:1079-1085.

17. Sabo RA, Hanigan WC, Flessner K, et al: Strangulation injuries in children. Part 1. Clinical analysis. *J Trauma* 1996;40:68-72.

18. Sep D, Theis KC: Strangulation injuries in children. *Resuscitation* 2007;74:386-391.

19. Maxeiner H: "Hidden" laryngeal injuries in homicidal strangulation: how to detect and interpret these findings. *J Forensic Sci* 1998;43:784-791.

20. Verma SK: Pediatric and adolescent strangulation deaths. *J Forens Legal Med* 2007;14:61-64.

21. Yen K, Vock P, Christe A, et al: Clinical forensic radiology in strangulation victims: forensic expertise based on magnetic resonance imaging (MRI) findings. *Int J Legal Med* 2007;121:115-123.

22. Myer CM, Fitton CM: Vocal cord paralysis following child abuse. *Int J Pediatr Otorhinolaryngol* 1988;15:217-220.

23. Stevens RR, Lane GA, Milkovik SM, et al: Prevention of accidental childhood strangulation, a clinical study. *Ann Otol Rhinol Laryngol* 2000;109:797-802.

24. Brouardel, PCH: *La pendaison, la strangulation, la suffocation, la submersion.* Librairie J.B. Baillière et fils, Paris, 1897. Available at http://books.google.com. Accessed May 10, 2009.

25. Spitz WU, Fisher RS: *Medicolegal Investigation of Death.* Charles C Thomas, Springfield, 1965, pp 278-374.

26. Carty H: Case report: child abuse–necklace calcification–a sign of strangulation. *Br J Radiol* 1993:66:1186-1188.

27. Bird CR, McMahan JR, Gilles FH, et al: Strangulation in child abuse: CT diagnosis. *Radiology* 1987;163:373-375.

28. Duhaime AC, Durham S: Traumatic brain injury in infants: the phenomenon of subdural hemorrhage with hemispheric hypodensity ("Big Black Brain"). *Prog Brain Res* 2007;161:293-302.

29. Bush CM, Jones JS, Cohle SD, et al: Pediatric injuries from cardiopulmonary resuscitation. *Ann Emerg Med* 1996;28:40-44.

30. Raven KP, Reay DT, Harruff RC: Artifactual injuries of the larynx produced by resuscitative intubation. *Am J Forens Med Pathol* 1999;20:31-36.

31. Maxeiner H, Bockholdt B: Homicidal and suicidal ligature strangulation—a comparison of the postmortem findings. *Forens Sci Int* 2003;137:60-66.

32. Ruszkiewicz AR, Lee KA, Landgren AJ: Homicidal strangulation by victim's own hair presenting as natural death. *Am J Forens Med Pathol* 1994;15:340-343.

33. Chegwidden HJ, Poirier MP: Near strangulation as a result of hair tourniquet syndrome. *Clin Pediatr* 2005;44:359-361.

34. Milkovich SM, Owens J, Stool D, et al: Accidental childhood strangulation by human hair. *Int J Pediatr Otorhinolaryngol* 2005;69:1621-1628.

35. Willging JP, Bower CM, Cotton RT: Physical abuse of children, a retrospective review and an otolaryngology perspective. *Arch Otolaryngol Head Neck Surg* 1992;118:584-590.

36. Sliker CW, Shanmuganathan K, Mirvis SE: Diagnosis of blunt cerebrovascular injuries with 16-MDCT: accuracy of whole-body MDCT compared with neck MDCT angiography. *AJR Am J Roentgenol* 2008;190:790-799.

37. Delikoukos S, Mantzos F: Thyroid storm induced by blunt thyroid gland trauma. *Am Surg* 2007;73:1247-1249.

38. Duncan JM: Laboratory note: on the tensile strength of the fresh adult foetus. *Br Med J* 1874;2:763-764.

39. Pintar FA, Yoganandan N, Voo L: Effect of age and loading rate on human cervical spine injury threshold. *Spine* 1998;23:1957-1962.

40. Crothers B: The effect of breech extraction upon the central nervous system of the fetus. *Med Clin North Am* 1922;5:1287-1304.

41. Ouyang J, Zhu Q, Weidong Z, et al: Biomechanical assessment of the pediatric cervical spine under bending and tensile loading. *Spine* 2005;30:E716-E723.

42. Nuckley DJ, Ching RP: Developmental biomechanics of the cervical spine: tension and compression. *J Biomech* 2006;39:3045-3054.

43. Curphey TJ, Kade H, Noguchi TT, et al: The battered child syndrome. Responsibilities of the pathologist. *Calif Med* 1965;102:102-104.

44. McGrory BE, Fenichel GM: Hangman's fracture subsequent to shaking in an infant. *Ann Neurol* 1977;2:82.

45. Kleinman PK, Shelton YA: Hangman's fracture in an abused infant: imaging features. *Pediatr Radiol* 1997;27:776-777.

46. Ranjith RK, Mullett JH, Burke TE: Hangman's fracture caused by suspected child abuse. A case report. *J Pediatr Orthop B* 2002;11:329-332.

47. Swischuk L: Spine and spinal cord trauma in the battered child syndrome. *Radiology* 1969;92:733-738.

48. Agner C, Weig SG: Arterial dissection and stroke following child abuse: case report and review of the literature. *Childs Nerv Syst* 2005;21:416-420.

49. Rooks VJ, Sisler C, Burton B: Cervical spine injury in child abuse: report of two cases. *Pediatr Radiol* 1998;28:193-195.

50. Saternus KS, Kernbach-Wighton G, Oemichen M: The shaking trauma in infants – kinetic chains. *Forensic Sci Int* 2000;109:203-213.

51. Ghattan S, Ellenbogen RG: Pediatric spine and spinal cord injury after inflicted trauma. *Neurosurg Clin North Am* 2002;13:227-233.

52. Oral R, Rahhal R, Elshershari H, et al: Intentional avulsion fracture of the second cervical vertebra in a hypotonic child. *Pediatr Emerg Care* 2006;22:352-354.

53. Gleckman AM, Kessler SC, Smith TW: Periadventitial extracranial vertebral artery hemorrhage in a case of shaken baby syndrome. *J Forensic Sci* 2000;

45:1151-1153.

54. Nguyen PH, Burrowes DM, Ali S, et al: Intracranial vertebral artery dissection with subarachnoid hemorrhage following child abuse. *Pediatr Radiol* 2007; 37:600-602.

55. Hadley MN, Sonntag VKH, Rekate HL, et al: The infant whiplash-shake injury syndrome: a clinical and pathological study. *Neurosurgery* 1989;24:536-540.

56. Johnson D, Boal D, Baule R: Role of apnea in nonaccidental head injury. *Pediatr Neurosurg* 1995;23:305-310.

57. Sun PP, Poffenbarger GJ, Durham S, et al: Spectrum of occipitoatlantoaxial injury in young children. *J Neurosurg* 2000;93(1 Suppl):28-39.

58. Oemichen M, Schleiss D, Pedal I, et al: Shaken baby syndrome: re-examination of diffuse axonal injury as cause of death. *Acta Neuropathol* 2008;116:317-329.

59. Feldman KW, Weinberger E, Milstein JM, et al: Cervical spine MRI in abused infants. *Child Abuse Negl* 1997;21:199-205.

60. Piatt JH, Steinberg M: Isolated spinal cord injury as a presentation of child abuse. *Pediatrics* 1995;96:780-782.

61. Shannon P, Smith CR, Deck J, et al: Axonal injury and the neuropathology of shaken baby syndrome. *Acta Neuropathol* 1998;95:625-631.

62. Geddes JF, Hackshaw AK, Vowles GH, et al: Neuropathology of inflicted head injury in children I. Patterns of brain damage. *Brain* 2001;124:1290-1298.

63. Feldman KW, Avellino AM, Sugar NF, et al: Cervical spinal cord injury in abused children. *Pediatr Emerg Care* 2008;24:222-227.

64. Pang D: Spinal cord injury without radiographic abnormality in children, 2 decades later. *Neurosurgery* 2004;55:1325-1343.

65. Brown RL, Brunn MA, Garcia VF: Cervical spine injuries in children: a review of 103 patients treated consecutively at a level 1 pediatric trauma center. *J Pediatr Surg* 2001;36:1107-1114.

66. Brennan LK, Rubin D, Christian CW, et al: Neck injuries in young pediatric homicide victims. *J Neurosurg Pediatr* 2009;3:232-239.

67. Viccellio P, Simon H, Pressman BD, et al: A prospective multicenter study of cervical spine injury in children. *Pediatrics* 2001;108:e20.

68. Garton HJL, Hammer MR: Detection of pediatric cervical spine injury. *Neurosurgery* 2008;62:700-708.

69. Patel JC, Tepas JJ, Mollitt DL, et al: Pediatric cervical spine injuries: defining the disease. *J Pediatr Surg* 2001;36:373-376.

70. Frank JB, Lim CK, Flynn JM, Dormans JP: The efficacy of magnetic resonance imaging in pediatric cervical spine clearance. *Spine* 2002;27:1176-1179.

71. Goradia D, Linnau KF, Cohen WA, et al: Correlation of MR imaging findings with intraoperative findings after cervical spinal trauma. *AJNR Am J Neuroradiol* 2007;28:209-215.

72. Judkins AR, Hood IG, Mirchandani HG, et al: Technical communication: rationale and technique for examination of nervous system in suspected infant victims of abuse. *Am J Forensic Med Pathol* 2004;25:29-32.

73. Lustrin ES, Karakas SP, Ortiz AO, et al: Pediatric cervical spine: normal anatomy, variants, and trauma. *Radiographics* 2003;23:539-560.

74. Khanna G, El-Khoury GY: Imaging of cervical spine injuries. *Skeletal Radiol* 2007;36:477-494.

75. van Rijn RR, Kool DR, deWitt Harner PC, et al: An abused five-month-old girl: hangman's fracture or congenital arch defect? *J Emerg Med* 2005;29:61-65.

76. Koch LE, Biedermann H, Sternus KS. High cervical stress and apnoea. *Forens Sci Int* 1989;97:1-9.

77. Richards PG, Bertocci GE, Bonshek, RE, et al: Shaken baby syndrome. Before the Court of Appeal. *Arch Dis Child* 2006;91:205-206.

78. Prange MT, Meyers BS: Pathobiology and biomechanics of inflicted childhood neurotrauma – reponse. *In:* Reece RM, Nichols CE (eds): *Inflicted Childhood Neurotrauma.* American Academy of Pediatrics Press, Elk Grove Village, IL, 2003.

79. Bandak FA, Shaken baby syndrome: A biomechanics analysis of injury mechanisms. *Forens Sci Int* 2005;151:71-79.

80. Margulies S, Prange M, Meyers BS, et al: Shaken baby syndrome: a flawed biomechanical analysis. *Forens Sci Int* 2006;164:278-279.

81. Rangarajan N, Shams T: Re: shaken baby syndrome: a biomechanics analysis of injury mechanisms. *Forens Sci Int* 2005;151:71-79.

82. Czeiter E, Pal J, Kovesdai E, et al: Traumatic axonal injury in the spinal cord evoked by traumatic brain injury. *J Neurotrauma* 2008;25:205-213.

83. Zhu SJ, Dougherty L, Margulies SS: In vivo measurements of human brain displacement. *Stapp Car Crash J* 2004;48:227-237.

84. Feipel V, Berghe MV, Rooze MA: No effects of cervical spine motion on cranial dura mater strain. *Clin Biomech* 2003;18:389-392.

85. Byard RW, Blumberg P, Rutty G, et al: Lack of evidence for a causal relationship between hypoxic-ischemic encephalopathy and subdural hemorrhage in fetal life, infancy and early childhood. *Pediatr Devel Path* 2007;10:348-350.

44

子ども虐待における眼損傷

Alex V. Levin, MD, MHSc, FAAP, FAAO, FRCSC

はじめに

　虐待による頭部外傷（AHT：abusive head trauma）を引き起こした外力は，直達性であれ介達性であれ，眼損傷を引き起こしうる。顔面への直達性の外力が，眼球や眼窩，眼周囲組織への鈍的損傷を引き起こすこともあれば，頭部への鈍的外力が，頭蓋骨を介して視神経に伝わることもある[1, 2]。脳損傷に続発した頭蓋内圧亢進によって乳頭浮腫をきたすこともあり，また脳損傷時に視交叉や視索の損傷をきたしたり，脳実質損傷に起因する皮質性視覚障害（皮質盲）をきたすこともある。頭部への鈍的外力が加わらなくとも，強い加速減速力が繰り返し加えられることによって，眼内出血，眼内容物の断裂，視神経損傷が生じ得る（乳幼児揺さぶられ症候群 [SBS：Shaken Baby Syndrome]）[3]。

　AHTに併発する眼損傷の正確な発生率は不明である。SBSに限定すれば，被害児の約85％に網膜出血が生じるが，稀に硝子体出血，眼球萎縮，皮質盲をきたすこともあり，さらに稀には他の眼内容物の損傷が認められることもある[3-5]。単回性の衝撃外力で頭部外傷を負った小児事例を含めるなら網膜出血の発生率は低くなるが[6]，致死的なAHT事例に限ればその発生率は100％に近づく[7]。虐待を受けた後に速やかに眼科医の診察を受けられる子どもは4〜6％と推察されている[8]。また小規模な研究ではあるが，身体

的虐待を受けた小児の約25％に眼病変が確認された，との報告もある[9]。

直達的な鈍的外力による眼損傷

　頭部への虐待を生じさせた外力によって，眼にも様々な損傷が生じ得る。眼に生じうるすべての外傷を網羅的に説明することは，本章の守備範囲を超えており，本章では虐待や事故により生じやすい，様々な重症度の外傷性の眼徴候につき焦点を当てて論じている（表44-1参照）。外傷に起因することが明らかな眼徴候であっても，必ずしもそれが虐待によるとは限らないが，損傷を引き起こした受傷機転の説明が何ら語られることがなかったり，所見と生じている損傷とが矛盾する場合，養育者が虚偽の説明を行っている可能性が高い。通常外傷に起因するとされる眼損傷が，同様の所見を呈する稀な非外傷性疾患が原因のこともありうる。例えば前房出血は，稀に若年性黄色肉芽症や虹彩新生血管によっても生じ得る。若年性黄色肉芽腫症の場合，通常は特徴的な皮膚病変が生じ，虹彩には皮膚病変に相当する孤立性の淡黄色病変が，たいていは認められる。虹彩新生血管はほぼ例外なく，ぶどう膜炎などのように以前から発症を認めていた眼疾患に付随して生じるものであり，乳児に認めることは極めて稀である。

　眼窩周囲の斑状出血（black eye）は外傷が原

表44-1	外傷が疑われる眼所見

外傷であることが確定的な眼所見

角膜裂傷や強膜裂傷（眼球破裂等）
視神経剥離
硝子体基底部剥離
網膜挫傷（網膜震盪，ベルリン水腫等）
眼窩骨骨折

通常は外傷に起因する眼所見

前房出血
眼窩周囲斑状出血
結膜下出血

外傷の可能性が疑われる眼所見
（特に片眼のみの場合）

白内障
角膜瘢痕
水晶体偏位
網膜剥離
視神経萎縮

因の場合もあるが，白血病や神経芽腫の眼窩骨への転移による徴候の可能性もある。神経芽腫の場合は，眼球突出症や眼球運動制限が確認されることも稀ではない。白血病では，通常，血算に異常が確認される。また虐待や事故によって前額部に打撃が一回加わっただけでも，血液が帽状腱膜下腔と皮下組織内の下を流れ，その後に両眼に眼窩周囲斑状出血が生じることがある。この部位の皮膚の皮下組織は結合が緩く，皮下出血をきたした際に，時には劇的な血液貯留をきたすこともある。このような場合の受傷日時の確実な推定は困難であり，医師は，眼窩周囲出血の発生時期の判断を断定的に行わないように，注意する必要がある。

結膜下出血は，眼球への直接の鈍的外傷が原因の場合が最も多い。老人では自然に結膜下出血をきたすこともあるが，小児の場合には，おそらく結膜血管がより強固な結膜固有実質で支えられていることにより，血液凝固異常症を発症した場合であっても，結膜下出血が自然に生じることは極めて稀である。また，いかなる分

娩方法であれ，出生時に輪部（角膜−結膜接合部）に少量の，しばしば三角形状の結膜下出血をきたすこともありうるが，通常は生後2週間以内に消退する[10-12]。百日咳によって重度の両側結膜下出血が生じる場合もある。これは，咳に加えて，細菌が血管壁に侵入しその強度を低下させるためである。

窒息・絞頸・縊頸の際に，小児が呼吸しようとして強くいきむ（バルサルバ現象）ことによって結膜下出血をきたすこともあり，その場合，眼瞼の点状出血を合併していることも多い[13, 14]。このような結膜下出血は，医療的虐待（MCA：Medical Child Abuse［いわゆる代理によるミュンヒハウゼン症候群］）の一症状としても報告されている[15]。また，結膜下出血は乳幼児揺さぶられ症候群（SBS：shaken baby syndrome）を含む虐待による頭部外傷（AHT：Abusive Head Trauma）でも合併が報告されている[16, 17]。この出血の原因が，反復的な強い加速減速力（揺さぶり）が眼球に直接影響したためのものなのか，頭蓋内圧が高まったことによるものなのか，結膜血管に間接的影響を及ぼしたことによるものなのかは，明確にはなっていない。

表44-1に虐待による外傷の可能性を疑う必要のある眼所見の一覧を掲示した。ただしこれらの所見は，感染，ぶどう膜炎，遺伝子疾患などの様々な要因によっても生じうるものである。眼科医は診察を行ったり家族歴を聴取したりすることで，このような非外傷性の病態を判断するための有用な情報（小児白内障の家族歴，角膜ヘルペスの古典的樹枝状角膜病変の存在，網膜剥離をきたした小児患者におけるStickler症候群の合併の有無，眼球萎縮の小児患者の頭蓋咽頭腫の既往の有無，水晶体偏位を認める小児におけるMarfan症候群の全身徴候の有無，など）を得ることができるであろう。何らかの内因性疾患を考慮すべき要因が何も存在しない場合，外傷性の所見であることを強く疑う根拠となる。全例ではないものの，一般的には全身性疾患が

原因の場合，眼徴候は通常，両眼に出現する。所見が片眼にしか認められない場合にも，外傷性の所見であることを鑑別する必要がある。

AHTに関連する
介達外力性の眼損傷と視覚障害

　たとえ眼球に直接的に鈍的外力が作用していなくとも，AHTは様々な機序により視覚系に影響を及ぼしうる。第一に，事故であれ虐待であれ，後頭葉皮質の損傷（まれには視交叉や大脳白質内の視索を含めた脳損傷）により，視覚が損なわれうる。このような皮質盲（皮質性視覚障害）は，頭部損傷の急性期の一過性症状であることは稀であり，通常は顕著な身体的後遺症状に併発した慢性期症状として確認されるものである。SBS事例では，後頭葉の重度脳浮腫を伴った皮質梗塞や直達性脳実質挫傷（クー損傷）や反衝性脳実質挫傷（コントレクー損傷），さらには後頭葉の白質裂傷などに続発して，皮質性視覚障害が生じる[3]。AHTの結果として，長期の視力不良や失明を生じることは，現在では広く認識されている[18-22]。

　AHT後の視力喪失の原因として，次に多いのが視神経萎縮である[3]。これは反復的な加速減速外力（揺さぶり外力）によるAHTに併発することが最も多いが，前頭骨（稀ではあるが眼窩縁の側頭骨やその他の眼窩骨）への重度の直達的な鈍的外力が加わった際に，骨を介して視神経孔に外力が伝わることで生じると推察されている[1, 2]。ただ低所転落のような低エネルギー性の頭部外傷の際に，このような視神経萎縮をきたすことはまず考えにくく，脳挫傷や脳腫脹などの明らかな脳実質損傷所見を併発する事例が多いという点は強調しておきたい。さらに稀ではあるが，外側膝状体の後方に損傷をきたした際に，経シナプス性に逆行性の網膜神経節細胞壊死が生じることもある。このような損傷は，脳損傷の急性期には認められず，また脳損傷が

軽度であった場合には認められない。

　眼窩骨折は眼窩縁の鈍的外力損傷の際に生じ，特に頬骨弓骨折や前頭骨骨折をきたしている事例において，認められやすい。眼球に直達外力が加わり，エネルギーが眼窩後方へと伝わった場合，眼窩の骨壁（特に内壁と下壁）に「吹き抜け損傷（blow out injury）」が生じることもある。眼窩骨折は，受傷機転，損傷をきたした骨・眼窩周囲組織への影響に基づき，分類することが可能である。稀ではあるが，重度の直達外力損傷において，眼窩骨折が後方に及び，視神経損傷をきたすこともありうる。眼窩骨折の合併症として，眼窩内出血による外眼筋の機能障害をきたし，注視制限や眼球偏位を認めることは稀ではない。

　網膜出血は，眼球への直接の鈍的外力のみでも生じうるが，多くの場合，頭部と頸部への反復的加速減速外力（揺さぶり外力）が加わった結果，生じる。網膜出血により，視機能が長期に渡る影響を受けることは稀である。しかし，中心窩を覆い隠す程の広範性の網膜出血が生じた際には，それが消退するまで視力低下が継続するため，網膜出血の程度が両眼で差異がある場合，比較的網膜出血が軽度であった眼の視力が先に発達することになり，重度であった対側の眼は器質的弱視に加え，形態覚遮断弱視を形成する可能性がある[4]。それゆえに，中心窩の中あるいは上に網膜出血をきたした乳幼児は，両眼の視機能が左右差なく発達していることを確認するまでは，受傷後数カ月経過しても継続して経過観察を行う必要がある。稀ではあるが，AHT事例で黄斑変性を続発し，視力に長期的な影響が及ぶ場合もある[21]。

　最後に，非器質的な原因による視機能低下についても論じる。虐待を受けて育った子どもが一過性や永続性の視力喪失・視機能障害，瞬目，羞明を訴える，あるいは眼瞼を引っ張るといった行動異常など，様々な眼科的主訴で受診することがある。診察後に，これらの症状の原因と

なる器質的病変がないことが明らかになった場合，これらの症状は身体的虐待や性虐待などの，子どもの生活における様々な心理社会的ストレスの潜在が示唆される。眼に自覚症状がある子ども全てに，虐待の可能性の調査を行うことは適切とはいえないが，眼科医の診察後も症状が3カ月以上持続する場合や，経過観察中に新たな別の自覚症状が出現した場合などには，虐待を含めた心理社会的なストレス要因の潜在につき，検討を行う必要がある[23]。

網膜出血

発症率

網膜出血は，鈍的外力が加わった場合であれ加わらなかった場合であれ，反復的な加速減速外力（揺さぶり外力）によるAHT（いわゆる乳幼児揺さぶられ症候群［SBS］）の主要徴候である。一般的にAHTの被害児の約85％に網膜出血が認められるが，この発生率は年齢や，頭部への直達的な鈍的外力損傷の有無により，異なっている[4, 5]。頭部に加速減速外力が1回のみ加わったような，鈍的外力を主たる受傷機転としたAHTが対象事例に含まれている研究では，網膜出血の発生率は著しく低く報告されている。このことからも，網膜出血は反復的な加速減速力というのがその主たる成傷機序であることが示唆される。剖検を実施した事例のケースシリーズ研究では，特に眼球を摘出した上での網膜のミクロ剖検（顕微鏡的観察）まで施行された事例では，臨床的な診察で確認しえなかった網膜出血までも確認しうるため，網膜出血の発生率は，ほぼ100％に近いと報告されている。稀ではあるが，頭部MRIや頭部CTで脳実質損傷や頭蓋内出血が認められない事例において，網膜出血のみが確認されることもある[24, 25]。

網膜出血の種類とパターン

子ども虐待事例における網膜出血の診断的価値を理解し評価を行うために最も重要なのは，その種類・数・範囲・分布に基づいて，網膜出血を分類するように留意することである。そのためには，基本的な網膜の解剖学知識を備えておく必要がある。

網膜は眼内部の表面を覆っている組織であり，眼球後方から前方に広がり，虹彩のすぐ後方に鋸状縁（前方の網膜辺縁）が存在している。網膜全体の大きさはほぼ郵便切手程のサイズである。網膜は10層から成り，その最下層である網膜色素上皮（RPE：retinal pigmented epithelium）はその下の血管板層（脈絡膜）に固着している。網膜と眼球の外殻（強膜）の間にある脈絡膜は，拡散によって網膜の最深部に酸素と栄養素を運んでいる。網膜の残りの9層で，神経網膜は形成されている。網膜剥離では，RPEだけを残してこれら全ての層が剥がれてしまう。剖検の際の標本作成時に，神経網膜が人為的に剥離されてしまうことはしばしばあるが，網膜下に血液や滲出液が存在するか否かで，死亡前に生じていた真の網膜剥離であるのか，標本作成時の人為的な網膜剥離であるのかの鑑別は可能である。

視神経は眼球後方から眼球に入りこむが，その部位は黄斑中心窩より鼻側に観察され，視神経乳頭と呼称されている（写真44-1）。網膜中心静脈と網膜中心動脈は視神経内を走行しており，眼球に入ると網膜表面で上耳側動静脈，上鼻側動静脈，下耳側動静脈，下鼻側動静脈という主要な4本のアーケード血管に分かれていき，網膜血管として網膜表面上で分枝を続けながら，鋸状縁まで延伸している（写真44-1）。網膜の深層部方向へも分枝しており，最終的には網膜厚の約3分の2の深さまで分布している。網膜からの静脈血は視神経内の網膜中心静脈に集合するが，視神経が眼窩先端部の視神経管から頭蓋内へ入るよりも前に，視神経の後方約3分の1の部位で，視神経から離れていき，無弁眼窩静

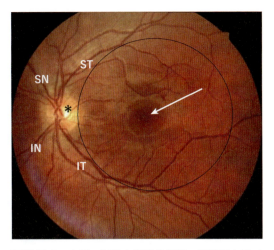 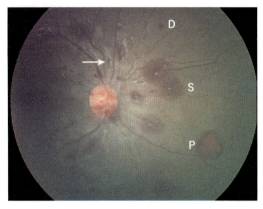

写真44-1　左眼の正常な網膜後極部。黄斑部を円で囲んで示している。
IN＝鼻側下部，IT＝耳側下部，SN＝鼻側上部，ST＝耳側上部，矢印＝中心窩，＊＝視神経乳頭

写真44-2　網膜出血の種類
D＝網膜内の点状出血，P＝網膜前出血，S＝網膜下出血，矢印＝網膜表層の火炎状の網膜内出血（網膜神経線維層の網膜出血）

脈やその他の静脈により形成される複雑な血管網に組み込まれていく。

　光が虹彩を通過し目に入った際には，角膜と水晶体により屈折を受け，眼内部の中心窩と呼ばれる特殊に分化した網膜に到達する。中心窩は視神経の耳側に存在する色調のやや暗い部位であり，ヒトの視力形成の中心的役割を司っている。中心窩周囲は様々に定義された領域があるが，おおまかには上下の耳側アーケード血管に囲まれた部位を「黄斑」と呼称する。黄斑，視神経および一部の傍乳頭部網膜を含む一帯は，後極部と呼称されている（写真44-1参照）。

　網膜出血は，網膜表面上（網膜前出血），網膜組織内（網膜内出血），神経網膜下（網膜下出血）のいずれかに認められる（写真44-2）。網膜前出血は硝子体下出血とも呼ばれ，血液は網膜と小児期の硬いゲル状の硝子体との間の出血である。血液がこのゲルに流れ込んだ状態が「硝子体出血」と呼ばれる状態である。網膜内出血のうち，火炎状出血（「線状出血」とも呼称される）は，網膜から視神経へと走行する何百万もの神経線維で形成されている網膜最表層における出血であり，特徴的な直線状の外見を呈するためこのように呼称されている。網膜内部のより深層からの出血は，点状出血あるいは斑状出血と呼ばれ，円形や不定形を呈する（写真44-2参照）。点状出血であるか斑状出血であるかを区別する厳密な定義はない。網膜出血の中心部に白栓を認めることがあり，この原因としては，敗血症性塞栓症，網膜出血中心部の局所的な融解，あるいは検査器具の光の反射といった様々な理由が挙げられている。ただし白血病の眼内浸潤といった状況でない限り，網膜出血の中心部に白栓が存在することを取り立てて言及することに，診断上の価値はない。

　網膜分離（retinoschisis）とは，神経網膜層が裂けて剥がれている状態を指す用語である。X染色体連鎖性若年性網膜分離症など，形態的に明らかな網膜分離が認められる病態もあるが，AHTにおいても外傷性の網膜分離が黄斑部に生じることがある。AHTの網膜分離は，時に網膜の硝子体側の最表層である内境界膜（ILM；inner limiting membrane）の下部に血液貯留が認められる出血性網膜分離を呈し，明白な状態

第44章　子ども虐待における眼損傷　637

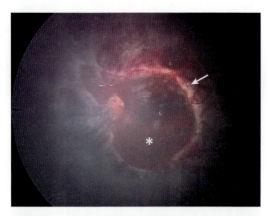

写真44-3 虐待による頭部外傷（AHT）事例に確認された，外傷性網膜剥離．矢印は黄斑周囲網膜ひだを示している．＊印は，内境界膜下の網膜分離腔内に貯留した血液である．この血液は硝子体内にまで広がっている．

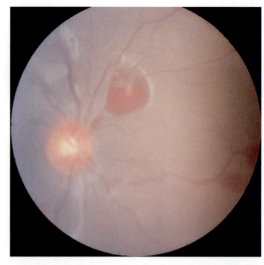

写真44-4 血管をまたぐ内境界膜下の血液（網膜分離）．これは非特異的所見である．

として確認される（写真44-3）．網膜分離の裂開腔内の血液はしばしば重力により，血球成分と血清との分離が生じ，倒像鏡による観察でもそれが確認される．内境界膜下の血液貯留が，網膜血管を跨いで観察されることもある（写真44-4）．これは，虐待に限らず様々な原因によって生じる非特異的な網膜出血所見であり，網膜大血管の機能不全や凝固障害に起因して生じる．稀ではあるが，AHTで網膜分離が，黄斑以外の場所に生じる場合もある[26]．黄斑部に生じた網膜分離の辺縁に沿って，出血性や色素脱失性の円周状の境界線が観察されることもある．この色素脱失は網膜下にある網膜色素上皮の外傷性断裂によって生じる．これらの境界線には，ときに網膜の襞（ひだ）や皺（しわ）の形成が確認される．文献では「黄斑周囲網膜ひだ：perimacular fold」，「傍黄斑ひだ：paramacular fold」などの，様々な名称で呼称されている（写真44-3）．剖検後にホルマリン固定された乳幼児の網膜には，通常，鋸状縁の円周ひだ（Lange's fold）を含む，多数のひだが確認される．外傷性に生じた網膜ひだは，ひだ形成がランダムで

多方向性で，ひだが短く，解剖学的構造との相関性は欠如していて，出血所見を併発することが多く，これらの非特異的な網膜ひだとの鑑別は十分に可能である．AHTにおいて生じる黄斑周囲ひだは，眼底の後極において，円弧状に確認されることもあれば，完全な円状の形に形成される．黄斑周囲ひだは，通常は網膜分離を伴っているが，網膜分離がない状態で確認されることもある．

剖検時の検索で，網膜分離でも黄斑周囲網膜ひだでも，ひだの先端に硝子体索の遺残物が付着していることがある．乳幼児では硝子体は，黄斑部，視神経，網膜表層血管，鋸状縁やその手前2-3mm程度の網膜（周辺部網膜）に強力に付着している．周辺部網膜と後極部網膜の間に存在する網膜は中間周辺部網膜と呼ばれ，AHTにおいて網膜出血の発症を比較的免れる領域である．

網膜出血を記録する際，医師は出血の数を，「0」から「数えきれないほど多い」までの範囲で表記する．網膜出血の評点方法を提案した研究もあるが，現在のところ一般的に広く使用さ

れている方法はない。いずれにしろ網膜出血を診察した際には出血の種類や，特に黄斑部の網膜分離の有無につき記載し，網膜分離が認められた場合には分離腔の境界線やひだの有無についても，明確に記録する必要がある。出血は両眼に対称性に認められる場合もあれば，非対称性の場合や，片眼のみに認められる場合もある。特殊な形態の出血が確認される場合もあり，例えば網膜血管炎や血液凝固障害では，出血は時として血管周囲のみに認められる。ただしこのような出血形態であっても，虐待の可能性が排除されるものではない。網膜中心静脈閉塞症では，静脈は拡張し蛇行しており，視神経から放射状に数えきれないほどの出血が確認されるが，そのほとんどが網膜内出血のみであり，非常に特徴的な外観をしている。ただ本症は，小児では極めてまれな疾患である。毛細血管腫（コーツ病）という特殊な網膜疾患もあるが，通常は黄白色の網膜内滲出物を合併していることから，網膜所見によって網膜出血との鑑別は可能である。高血圧が乳幼児期の網膜出血の原因となることはほぼないと言えるが，高血圧の存在自体は，そもそも網膜出血よりも滲出斑の出現に関連している。重要なことに，頭蓋内圧上昇による視神経乳頭浮腫に伴って網膜出血は生じうるが，このような場合の出血は，視神経乳頭直上か乳頭周辺部で乳頭を取り囲むように確認され，主として火炎状出血の形態をとるとされている（写真44-5）。虐待が疑われる事例の対応の際には，乳頭浮腫の有無についても常に診療録に的確に記録を残す必要がある。

　網膜出血の所見に基づいて，その発生日時を特定することは不可能である。同時期に生じた出血であっても，吸収される速度は様々であり，網膜出血が「新しい」か「古い」のかどうかの正確な判別自体，不可能とさえ言える。分娩時に生じた新生児網膜出血の吸収経過についてはよく知られており，火炎状出血はほぼ例外なく1週間以内，通常は3日以内に消失し，点状・斑

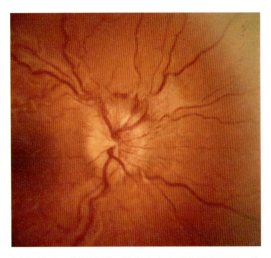

写真44-5　乳頭周囲の線状出血を伴う乳頭浮腫。乳頭縁がぼやけ，視神経乳頭表層の血管が見えにくくなっている。

状出血は最大でも4週間，通常は1週間以内に消退するとされている[3]。しかし，この新生児網膜出血の時間的経過に関する知見をAHTに起因する網膜出血に当て込むことは不可能である。これは両者の機序の違いと組織損傷の併発の有無の違いによると推察される。分娩時に生じた新生児網膜出血の吸収時期に関する知識が有用となるのは，網膜出血が分娩によるものか否かを判断するときのみである。AHT事例では，火炎状出血や点状・斑状出血は驚くほど速く消退していく。何百もの小規模出血が24時間内に消失することもある。ただし逆に常にそのように消失するとも限らない。網膜前出血や網膜下出血は消退するまでに時間がかかり，網膜分離腔内や硝子体内の血液は特に消退するまでに時間がかかる。硝子体出血は，特に網膜裂孔や網膜剥離が存在する場合には受傷後すぐに生じるが，通常は受傷後1〜3日後に，網膜前出血や網膜分離腔から血液が拡散することで生じる。脳損傷と網膜出血の程度には相関性があり，重症の網膜症ほど重傷の脳損傷が生じている傾向にあることが示唆されている。

第44章　子ども虐待における眼損傷　　**639**

いわゆるSBSを原因とするAHTでは，被害児の約3分の2に，数えきれないほど多数で，かつ多層性の出血（網膜上，網膜内，網膜下出血）が，網膜のほぼ全体に出血し，時には中間周辺部網膜および，鋸状縁にまで広がっている[5]。ただし網膜出血が認められない，あるいは出血箇所が少なく後極に限られているからといって，虐待の可能性が否定されるわけではない。黄斑部の網膜分離は約1/3の被害児に認められるが，片眼のみに認められる場合が多い[5]。網膜出血が両眼に認められるものの非対称性である場合や，片眼だけにしか認められない場合もある[4, 5]。

網膜出血の成傷機序

AHTにおいて網膜出血をきたす成傷機序としては，いくつかの理論が提唱されてきた。中にはいまだ十分に立証されていない理論もあるものの，それらの理論が提唱されたことによって，網膜出血の重症度に影響する様々な要因が明確化されることとなった。ただ，臨床的研究，剖検に基づく研究，動物モデル実験，コンピュータによる力学的モデル実験などの様々な分野の非常に多くの研究からは，直達的外力の併発はどうあれ，反復性の加速減速外力（揺さぶり外力）が働いた場合に網膜出血をきたす主要な機序としては，「揺さぶりにより硝子体が網膜を繰り返して牽引する」という機序（硝子体牽引説）が最も有力であることが示されている[3]。

その他に提唱されている理論として，「動脈供給が持続したまま，眼球からの静脈環流が低下するために網膜毛細血管が破たんし，それに伴い網膜出血が生じる」という機序（静脈還流低下説）も提唱されている。この静脈還流の低下は胸郭内圧や頭蓋内圧の高まりによるものと推察されている。胸郭内圧の上昇により網膜出血をきたす病態は，Purtscher（プルチェル）網膜症と呼称され，広く知られている[27-30]。Purtscher網膜症は，重度の事故により胸部圧挫損傷を負った成人事例で初めて報告されたもので，網膜出血全体を覆うように存在する，多角形の網膜白斑が特徴的である。これらの病変の発症機序は十分には判明していないが，長管骨骨折に伴って発生した梗塞や脂肪塞栓の関与が，可能性として挙げられている。確かにPurtscher網膜症は膵炎といった非外傷性の全身性疾患で認められたとの成人例の症例報告もあり，微小塞栓形成に伴う補体系の活性化が関与していることは，間違いなさそうである[27, 31]。AHT事例では肋骨骨折の合併率が高いこと，また新生児に頻繁に網膜出血が認められることから，この理論は当初仮説としてある程度，支持された。しかし実際にPurtscher網膜症がAHT事例で確認されることは稀であり[29]，報告された文献からも網膜出血と肋骨骨折の相関性を伺い知ることはできない[5]。また発作性咳嗽[32]・けいれん[33-35]・嘔吐[36]等の，息こらえにより胸腔内圧が高くなるような状況があったとしても，それが原因で小児に網膜出血が生じることはない。複数の研究が，心肺蘇生術（救急隊到着前に，養育者によって激しく行われる場合もある）の実施によって，稀に網膜出血が生じうることを示唆している。しかしこのような場合の網膜出血は通例，出血数が非常に少なく，後極に限定的に生じる[37-41]。このような「Valsalva網膜症」の臨床像は明確であり，通常は網膜前出血が一カ所のみ，あるいは後極に限局して数個確認されるというパターンであり，AHTの重度の網膜出血（出血性網膜症）の病像とは全く異なっている[42-44]。

またAHTの際に網膜出血をきたす原因として，成人のTerson症候群でしばしば観察されるように，「頭蓋内圧上昇に続発して，網膜静脈の還流量が低下する」ことが原因である（頭蓋内圧亢進説）と考えている研究者もいる。Terson症候群は，成人のくも膜下出血患者ではよく認められるもので，頭蓋内出血に併発して眼内出血が認められた場合，このように呼称される[45, 46]。

その因果関係は十分には解明されていないが，急激な頭蓋内圧上昇が関与している可能性や，頭蓋内から視神経鞘を通って血液が眼内へ向かうという可能性が指摘されている。確かに臨床的観察や動物実験では，頭蓋内圧の上昇に伴い視神経鞘が膨張することが知られている[47-50]。ただ先に論じた，乳頭浮腫に続発する乳頭周囲出血を除けば，このような機序で広範性の網膜出血をきたした事例は観察されていない。急性の頭蓋内出血後や視神経鞘出血後に，眼内出血をきたしたという症例報告は存在するものの[51]，このような所見は動物モデルでは再現されていない[52]。

　乳幼児ではこのような受傷メカニズムは働きがたいことを示唆する研究報告がいくつか存在しており，実際，頭蓋内出血を認めた小児を対象とした前方視的研究で，Terson症候群が観察されることは極めて稀である。たとえTerson症候群といえる網膜出血が確認されたとしても，観察される網膜内出血や網膜前出血の数は少なく，部位も後極に限られている。Schloffらの研究では，小児の頭蓋内出血事例におけるTerson症候群の発生率は最大8％であったと報告しているが，臨床経験に基づくならば，実際の発生率はこれよりもはるかに低いと思われる[53]。Schloffらの研究には，小児患者の平均年齢が高く，くも膜下出血をきたしていた事例が少ない，という明白な欠点が存在している。小児患者ではTerson症候群の発生が稀であることは，事故による頭部損傷後に網膜出血を負う小児患者の数は非常に少なく（3％未満），大多数の研究が発生率をゼロに近いと報告していることからも，実証されているといえる[3]。頭蓋内圧上昇説が真実であるとするならば，事故による頭部外傷後の小児患者の多くは，急激な頭蓋内圧上昇を認めていたはずであり，網膜出血の発生率はもっとずっと高いはずである。致死的な自動車事故を考えてみても，網膜出血の発生率は20％未満であり，また網膜出血を認めた場合にも，広範

性に網膜出血をきたしたとの症例報告はほとんど存在していない[54, 55]。AHTの被害児における網膜出血と頭蓋内圧上昇との間に相関性が認められたとする研究報告も皆無である[5]。さらには，頭蓋内圧に続発する網膜静脈の還流低下によって網膜出血が発症するのであれば，なぜ網膜静脈閉塞症で認められるような網膜出血の形態をとらないのかも不明であるし，なぜ解剖学的に網膜静脈流出路と合致していないのかも不明である。

　網膜出血の病因論におけるもう一つの仮説は，低酸素症が網膜出血の原因であるという理論（低酸素説）である。ただこの理論を提示した主要な文献では，眼球検査は全く行われておらず，また主要著者の1人は公判の際に，この概念を事実上撤回している[56, 57]。低酸素症の動物モデルでは，再還流を行った場合であれ行わなかった場合であれ，網膜出血は発生しない[58]。それ以外にも，無症状のビタミンC欠乏症が網膜出血の原因でありという理論（ビタミンC欠乏説）も提唱されており，その論拠としては「定期的な予防接種によりヒスタミン値が高まり，ビタミンC値が一時的に低下する」と主張されている。ビタミンC値自体は，1日の中でも主に食事によって大きく変動するものではあり[59]，この問題をさらに探るには，リンパ球のビタミンC値を計測する必要がある[60]。しかし，ビタミンCの顕性の欠乏症である壊血病においてさえも，顕著な眼内出血を認めたという信頼性の高い報告例はほぼ存在していない。

　AHTの被害児は，脳損傷の結果として軽度から中等度の血液凝固障害を認めることがある[61]。このことが網膜出血の外観を悪化させている可能性は否定はできない。また，凝固異常症と頭部外傷が併発した事例を系統立てて検証した研究報告はいまだに存在してはいないものの，実際には血友病等の重度の凝固異常症においても，網膜出血をきたすことは稀である[62]。血栓症や貧血といったその他の潜在的な修飾因

子に関しても，現時点での研究は不十分である。ただそもそも，小児における広範囲な網膜出血の原因疾患として，これらの病態が一般的なわけでは全くない。

硝子体網膜牽引説がAHTにおける網膜出血の主因であるとする理論を裏付ける証拠は，数多く存在している。特筆すべきは，黄斑部に網膜分離という特異症状が認められることである。頭部に重量物が激突し死亡した2例の症例報告と[63, 64]，自動車事故を検討したケースシリーズ研究で記載のあった1例を除き[54]，5歳未満児において事故により網膜分離をきたしたとの症例報告は存在していない。剖検時に黄斑周囲ひだに硝子体索が付着している所見が，組織学的に確認されるという事実は，硝子体牽引説をさらに根拠あるものとしている。最近では光干渉断層計（OCT：Optical Coherence Tomography）を用いて，AHT事例における網膜剥離についての研究が行われている[65]。硝子体を牽引することにより網膜分離が引き起こされるであろうという点も，この年齢群における網膜−硝子体の解剖学的特徴と一致している。先に引用した，頭部に重量物が激突し死亡した2症例において，なぜ網膜分離が認められたのかは明らかとはなっていないが[66]，成人においては，網膜の内境界膜での剥離が小児に比べ，より容易に生ずると推察されていて，内境界下腔に急性の出血をきたし，AHTの出血性網膜分離に酷似する所見を呈した成人例も報告されている[67]。おそらく，この致死的な衝突損傷の2症例では，網膜内に網膜分離を引き起こすような異常な出血性圧波が生じたか，衝突によって実際に眼球を圧縮するような力が生じたことで，硝子体−網膜牽引が引き起こされたと推察される[66]。眼窩骨折は，致死的な衝突損傷事例でよく認められる所見である。致死的衝突損傷に注目したあるケースシリーズ研究では，重度の出血性網膜症も網膜分離も確認されていない[68]。興味深いことに，致死的な交通外傷によって網膜分離と

重度の出血性網膜症をきたしたと報告されている幼小児例の事故態様は横転事故であり，反復的な加速減速外力が加わった可能性がある[54]。おそらく，AHTに特徴的といえる反復的な加速減速外力（揺さぶり外力）が加わることが，出血性網膜症の発生には必要なのであろう。医師は出血性網膜症を呈した事例を診察した際に受傷機転が不明の場合には，極めて稀であるとはいえ，直達外力性の衝突損傷や，交通外傷による受傷の可能性についても，念頭に置いておく必要はある。

硝子体が強固に付着している周辺部網膜において，網膜出血の発生率が高くなっているという事実は，網膜出血の原因が網膜−硝子体の牽引であることを示唆するもう一つのポイントである。統計上，この部位に網膜出血が認められるのは，事故による頭部外傷事例に比して，AHTである可能性がより高いとの研究報告もある[6]。中間周辺部網膜では，硝子体と網膜との付着は緩いが，この部位に網膜出血をきたすことが稀であることも，硝子体牽引説を裏付けるもう1つの根拠となっている。

動物モデルからも，興味深い知見が得られており，例えばAHTのネコモデルを用いた動物実験では，硝子体と網膜とを剪断させることで，血管の自己調節能の変化が誘発され，血管が拡張し血管壁の透過性が亢進すると報告されている[69]。このような自己調節能の失調は，生化学的な共通の変化を引き起こし，それにより網膜出血が引き起こされると考えられている。眼球への血液の自己調節には視神経も関係しているため，視神経鞘内に出血をきたした場合には，血流低下を引き起こす一因となりうる[70]。また近年の研究では，分娩時に網膜出血を引き起こす主要因の一つとして，血管自動調節に強力に作用するプロスタグランジンの影響があるとの報告がなされている[71, 72]。

ただし，反復的な加速減速外力に起因する網膜出血を実際に再現する上で，動物モデルはそ

れほど有用とは言えない。マウスとラットの揺さぶりモデルによって，中程度の出血性網膜症を生じさせることに成功したとの研究報告もあるが，この網膜出血の詳細なメカニズムに関しての十分な説明はなされていない[73-75]。我々が2003年に行ったラットモデルを用いた研究では，視神経鞘出血を再現することはできたが，網膜出血は再現できなかった（未発表データ）。げっ歯動物の眼球は質量も容積も非常に小さく，眼窩の境界線もあいまいなため，ヒト乳児のAHTを再現するために必要な負荷をかけた場合，この動物モデルの組織を著しく損なうこととなり，実際にヒト乳児のAHTを再現することは不可能だと推察されており，ラットはモデルとして適切とは言えない。仔ネコとウサギをイヌに揺さぶらせて死亡させた動物実験[訳注a]では，網膜出血を生じることはなかったと報告されている。その理由としては，おそらく頸部後方をつかんで揺さぶるというAHTと著しく異なる揺さぶり様式であったことに加えて，やはり実験動物の解剖学的特性がヒト乳児とは異なることによるものと推察される[76]。ヒト乳児のAHTを再現するためには，より大型の哺乳動物モデルが必要である[77]。最近行われている研究の1つに，衝撃を加えずに頭部に1回だけ加速減速外力を加えた仔ブタモデルを使った研究がある。そのほかに，モデルとして興味深い動物はキツツキである[78]。キツツキは，衝撃を伴う反復的な加速減速外力が頭部に加わる行動を生涯行う動物である。キツツキの眼球周囲には骨が密集しており，球体移動を可能にするような眼窩腔は存在していない。またキツツキの眼球は前方筋膜の付着によって眼窩内に動かないよう固定されており，眼瞼は叩く毎に閉じられる。また硝子体は網膜に付着していない。さらにキツツキの眼球は，緩衝力の高い頭蓋骨と頭部に比較して，

相対的に極めて小さい。このような解剖学的特性のキツツキの眼球に眼外傷を生じさせるには，おそらく木を口ばしで突く際に発生する外力よりも，ずっと強い外力を要すると考えられる。いつも同じペースで，そして必ず背腹方向に沿って木を突くという特性も，網膜出血をきたしにくくしていると推察される。どの鳥もこうした解剖学的特性を有してはいるが，ほかのすべての鳥はついばむのであって，キツツキのように強く打ち付ける動作をするわけではない。いずれにしろ，おそらくキツツキはこれらの身体特性により，この独特の行動様式を進化の過程で獲得したものと推察される。

　幾つかの研究チームが，コンピュータによる揺さぶりに伴う網膜出血の有限要素モデルの作成を行っている。このモデルでは既知の組織特性をパラメーターとして，コンピュータで仮想の眼球，眼窩，眼窩内容物を構築し，反復的な加速減速外力を加える再現を行うことが可能となっている[79-81]。コンピュータでどのような組織損傷をきたすのかを予測することは困難であるが，網膜のどこに最大のストレスが加わるかについての予測を行う事は可能である。本章の筆者らの研究チームや別の研究者チームからの研究では，ストレスが最大と予測される網膜部位は，臨床で観察されたのと同じ黄斑部と周辺部網膜であることが証明されている。このことも，硝子体－網膜牽引が網膜出血の主要因であるという仮説の重要な裏付けとなっている[81, 82]。

鑑別診断

　これまでに言及した疾患以外にも，網膜出血を引き起こす疾患は数多くある（表44-2）[3]。ただしこれらの疾患は，ほぼ例外なく既往歴，血液学的検査，眼底検査，その他の身体所見から容易に鑑別することが可能である。また，これらの疾患における網膜出血は，通常は眼底後極部に限局する少数の網膜前出血や網膜内出血である。このような非特異的な網膜出血（写真

[訳注a] イヌにこれらの小動物の殿部や背部を咬ませ，4-6回揺さぶることを確認する，という方法。

表44-2	網膜出血に関連する病態（一部の病態のみの抜粋で，完全な一覧ではない）

凝固障害
白血病
高／低ナトリウム血症
貧血症
一酸化炭素中毒
膜型人工肺
頭蓋内圧上昇
グルタル酸尿症 1 型
マラリア
髄膜炎
血管炎
骨形成不全症
事故による頭部損傷
心内膜炎

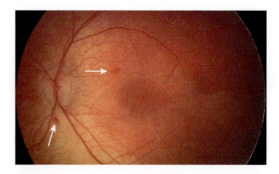

写真44-6　非特異的な軽度の網膜出血。矢印は少量の神経線維層出血による，火炎状出血を示している。

44-6）は虐待事例でも生じるが，この所見のみを根拠に，虐待に診断特異的であるという意見を述べることはできない。先天性白血病，致死的な直達外力性の頭部損傷や交通外傷を例外として，数えきれないほど多くの（特に鋸状縁まで出血するような）広範性で多層性の網膜出血（重症出血性網膜症）は，とりわけAHTに特異性の高い所見ということが出来る（写真44-3参照）。鑑別診断を考慮していく際に重要なことは，重症出血性網膜症の小児患者全てを被虐待児と見なし，別の診断の可能性を検討しようとしない，いわゆる「循環論法」的思考を回避することである。事故による重度の頭部外傷に起因する，低酸素症，頭蓋内圧上昇，貧血症，低血圧，血液凝固障害といった様々な併発症をきたした小児を対象として，網膜出血の発生率を含めた様々な観点からの研究がさらになされていく必要もある。ただし，厳密な研究の形で行われたものがないとはいえ，このような小児患者に対しては，何千人，何万人という単位でこれまでに眼底検査が行われているはずである。臨床経験のみに基づいて考察を行うのであるならば，これらのどの要因も，単独であれ複合であれ，広範性の出血性網膜症の原因とはならな

いということが出来よう。このような広範性の出血性網膜症を呈していながら，眼科医による散瞳下眼底検査を行っていない[83]，あるいは虐待の評価が不十分であるにも関わらず，「虐待以外の原因による」と結論付けている文献に目を通す際には，十分に注意を払う必要がある。最後に，他の全身的要因や既往歴を考慮することなく，眼底検査のみに基づいてAHTと診断することは避けなくてはならない，ということを改めて強調しておく。

診療録の作成と眼科医の役割

　AHTが疑われる全ての子ども，特に5歳未満の子どもの場合には，（神経障害により瞳孔散大が固定している場合を除き），点眼薬によって散瞳し，倒像鏡を用いて隅々まで眼底を観察する必要がある。可能な限りこの検査は，AHTやその網膜所見に精通し，かつ乳幼児の眼底検査にも習熟した小児眼科医や網膜を専門とする眼科医が行うべきである。時には開瞼器が必要とされる場合もある。周辺部網膜の観察をする際に必要があれば，眼球をある方向へ向けさせて強膜圧迫子で眼球壁を内側へこませて（内陥させて）観察を行う。この検査は局所麻酔のみで容易に行うことが可能である。網膜出血は，入院後数日で増悪する可能性があるため[84]（おそら

くは，最初の網膜出血後に血管透過性を変える
ような生化学的傷害カスケードや，脳損傷に誘
発された軽度の凝固障害やその他の各種要因に
よると思われる），入院後24時間内に，どんな
に遅くとも72時間以内には，必ず眼科医による
診察を行うことが望まれる。たとえ網膜出血が
増悪したにせよ，非特異的な「後極部の数箇所
の出血」が，より診断価値の高い重度出血性網
膜症に進行することはあり得ないが，いずれに
せよできるだけ早い段階で眼底検査を行う事が
望まれる。

　眼科医以外の医師が直像鏡を用いて網膜の観
察を行うことは，大いに推奨されるし，それに
より網膜出血の有無を80％以上の確率で正確に
判断することができるとも報告されている[85]。
ただ逆に，偽陽性や偽陰性となってしまう事例
も存在するわけで[4, 85]，このような形で行われ
た網膜出血の有無の判断を，正式な眼科医診断
の代用としてはならない。このような眼科医以
外の医師によって行われる直像鏡による検査は，
網膜出血が確認された場合に，虐待の疑いを強
める上では有効になるであろう。ただ，直像鏡
による検査で網膜出血が観察されなかったとし
ても，それ以外に虐待を疑うべき要因が存在し
ているのであれば，虐待の可能性を否定する根
拠にしてはならない。直像鏡による眼底検査で
は後極部周辺までの網膜しか観察しえず，また
眼科医でなければ，直像鏡下で網膜出血の種類
や型を見極めることは困難である[83, 85]。眼科医
以外の医師は，自身の行った直像鏡検査の結果
を診療録に記録する際には，「眼科医の診察を
必要とする予備検査である」という警句を付け
たうえで，記載を行うべきである。眼科医以外
の医師による眼底検査で網膜出血は確認されな
かったものの，その後の眼科医による眼底検査
で，多発性で広範性の網膜出血が発見された場
合，この出血は「初回検査から次の検査までに
生じた新たな出血」ではなく，「眼科医以外の医
師の観察による，偽陰性検査」として扱われる

べきである。

　眼科医がどうしても対応できない場合を除き，
眼科医の診察前にそれ以外の医師が散瞳薬の点
眼を行うことは，慎むべきである。散瞳薬を事
前に点眼して，眼科医による眼底検査を準備す
るのではなく，眼科医が直接に瞳孔検査を行っ
た後で，散瞳薬を点眼しなくてはならない。早
期の視神経損傷を示唆するマーカスガン瞳孔（入
力系瞳孔障害）の徴候や，前眼部の外傷（瞳孔
裂傷，外傷性散瞳，前房出血など）がないかど
うかを，眼科医が直接確認する必要がある。

　既知の散瞳薬アレルギーがある場合を除き，
散瞳薬使用への禁忌は実質的に存在しない。小
児の急性期の重症患者を治療する医師や脳神経
外科医が，薬剤による瞳孔散大をしないように
求めてくることもある。そのような措置にきち
んとした論拠があるのかどうかは討論されるべ
きであるとしても，こういった状況は実際よく
あることである。いずれにせよ眼科医の診察は
必須であり，いくつかの選択肢が考えられる。
フェニレフリン2.5％，トロピカミド1％といっ
た短時間作用型の薬剤では，最大径での散瞳は
不可能かもしれないが，通常は4〜6時間以内
に瞳孔反応の回復が見込める。もう1つの選択
肢は，まず片眼のみを散瞳し眼底検査を行い，
瞳孔反応の回復を待ってから，（通常は翌日に）
もう一方の眼を検査するやり方である。最後に，
あまり勧められない方法ではあるが，眼科医に
よって普通瞳孔下で眼底検査を行う方法が挙げ
られる。ただし通常，この方法で観察できるの
は後極部網膜のみである。この方法でしか観察
しえなかった場合，散瞳が安全に行えるように
なり次第，眼科医による再診を行う必要がある。

　眼科医は観察した所見を診療録に詳細に記載
する必要があり，これは治療の基本でもある。
全ての眼科医に絵心があるわけではないであろ
うが，簡略的で網膜出血箇所の全てを描き切れ
ていなくても，しっかりとスケッチの形で記録
に残すことが推奨される。ただし簡略的に記載

する場合には，ラベリングを行うか補足説明を行うなどの対応が必要である。診察を行った日時については，必ず記録しておく。このような対応は法医学的に重要な側面を持っており，臨床研修施設に指定されている病院では，医師が診察した内容を詳細に（場合によっては要点のみでも構わないが），的確な記録が出来るようになるための研修体制を整えておかなくてはならない。研修医が研修のためにこれらの小児患者の診察を行うことは重要なことではあるが，診療録に記載をする際には，各自の研修レベルを明記し，「指導医の確認を要する」と付記し，担当指導医は，当該症例における鑑別診断を含めて適切な指導を研修医に行い，診療録への正確な記載がなされるように配慮する必要がある。たとえ網膜出血を合併していなかったとしても，脳損傷を負った子どもは斜視，弱視，眼球萎縮，中枢性視覚障害等を生ずるリスクがある。眼損傷を全く認めなかったとしても，その後少なくとも4〜6カ月以内には経過観察を行い，このような続発症の発症の有無につき，スクリーニングを行う必要がある。中心窩におよぶ網膜（前）出血や，硝子体出血，網膜分離が認められた場合には，さらに診察間隔を短くしてのフォローアップ診察が必要である。

　診療録やスケッチの記載に加えて，眼底の画像記録を残すことが有益である。これは治療に限ってみれば必須なものとは言えず，場合によっては患者の評価を行う際の妨げにもなるかもしれない。特に未熟児の場合，眼底撮影を行う事で網膜出血が誘発されるなどの直接的な悪影響を引き起こすこともありうるし，間接的にはアーチファクトを含む画像記録や質の悪い画像記録を残したことにより，司法関係者に混乱がもたらされるという形で悪影響を及ぼすこともありうる。しかし，眼底の撮影を行う環境がある場合には，画像での記録を残すことが強く推奨される。現在網膜カメラは，様々な種類のものが市販されているが，年齢（月齢）が低すぎたり，

重篤な状態であったりして，患児が据え置き型眼底カメラの前で立位の姿勢を自ら取れないような場合に，仰臥位でも眼底撮影が可能なカメラは現在，主にNidek社のカメラ・Kowa社のカメラ・RetCamの3種類が存在しており，このうちRetCamの有用性に関しては前方視的研究が存在している（ただし，この研究には網膜出血事例は含まれていない）。この研究結果と，本章の著者自身の経験に基づき，それぞれのカメラにつき以下に説明を行う[86]。なおこれら各々のカメラについてはさらなる検証がなされる必要があり，眼底写真を撮影しても，眼科医の診察が必要であることにも変わりはないことを強調しておく。デジタル画像を用いた遠隔診断の可能性も模索されてはいるものの，現時点でのライブ画像の画質では，3次元画面の描出力も忠実な色の再現性も，実際の眼底カメラの精細さには遠く及ばないのが実情である。

　Nidek社のカメラ（Nidek Co., Ltd.［東京］，http://www.nidek-intl.com/fundus.html#nm200d）は，散瞳薬を用いることなく網膜を撮影できるカメラとして，最初に発売されたものである。このカメラは比較的操作が簡単であり，以下に述べる他の2つのカメラと比較して，最も安価である。ただし写真の質は他の2つに劣り，網膜周囲の像も鮮明とは言えない。Kowa社製のカメラ（Kowa Co., Ltd.［東京］，http://www.kowa.co.jp/e-life/products/fc/genesis_d.htm）は色の再現性に最も優れ（写真44-4，44-5参照），価格も手頃であるが，操作は他の2つのカメラより複雑である。またNidekカメラと同様，画角が限られている。RetCamカメラ（Clarity Medical Systems, Inc.［カリフォルニア州プレザントン］，http://www.claritymsi.com/us/contactclarity.html）は，操作が最も容易であり，鮮明な広画角撮影画像が得られる（写真44-1，44-3，44-6参照）。しかし3つのカメラの中で最も高価であり，持ち運びも不便である。RetCamカメラの撮影写真も，やはり画像の縁にアーチファクト

が生じ，網膜出血の画像が暗くなる。コントラストが弱ければ，色の薄い出血が，写真上写らないこともある。

網膜出血はMRIやCTで確認しうることある。しかしCTやMRIで描出可能なのは盛り上がるような出血（出血性網膜分離・網膜前出血など）や，網膜剥離，硝子体出血が生じている場合などに限られるため，網膜出血の検出手段としては甚だ不適切である。頭部画像検査によって眼底出血を正確に判断することは不可能であり，検眼鏡を用いた診察は不可欠である。眼の超音波検査（Bスキャン）は，MRIで検出しうる所見の検出に非常に有益ではあるが，網膜内出血を十分に識別できるわけではない。眼の超音波検査は，眼底の透見を遮る要因（白内障，硝子体出血等）が存在する場合に，使用されている。硝子体出血が網膜透見の障害となっている場合には，網膜出血はしばらくすると消退していくことを認識した上で，眼底が明瞭に透見できるようになるまで，1～2週間おきに眼科診察を繰り返す必要がある。

死亡児における眼底検査と，眼球の剖検所見

被害児が生前に眼底診察を受けずに死亡した場合，死後72時間内であれば倒像鏡による眼底観察が有用である。ただし，透見不良となるような角膜の混濁が，死亡直後から急速に進行する場合もある。死後診察の際に医師が倒像鏡による眼底検査に不慣れである場合に，直像鏡で代用しえたとの研究報告も存在している[87]。ただ，たとえ死後眼底診察を行ったとしても，眼球とその周囲組織を摘出し，病理組織学的検査を行うことは，依然として必要である。死亡後の眼内の内視鏡検査に関する研究報告もなされているが[88-90]，やはり眼球摘出の代用とすべきではない。眼内内視鏡によって，角膜混濁があっても網膜を観察することがある程度可能となる

が，この検査自体が網膜剥離といった医原性の網膜損傷を引き起こしうる。同様の理由で，薬毒物検査やその他の法医学的精査のためにルーチンに硝子体液を採取することは，AHTの疑いが強い事例には勧められない。

AHTの被害児の眼剖検事例に関する研究報告の全てを論じることは，本章の守備範囲を超えるが，2つの要点につき以下に言及する。1つ目は，脈絡膜出血，顕微鏡的網膜内出血，少量の網膜下出血といった出血は，眼底検査で直接確認することは困難である，という点である。網膜内のヘモジデリンを検出することは，組織切片の作成なしでは不可能である[7, 91, 92]。ただし，網膜内に確認されたヘモジデリンの診断的価値に関しては，いまだ明確ではなく，法的にも，生前のいずれかの時点で網膜出血が存在したという意義しかなく，その有用性に関しては限定的である[93, 94]。

2つ目の要点は，剖検の際に，視神経を含めた眼窩内組織の確認をすることが極めて重要であるという点である。眼窩前方からと頭蓋内からの両面からアプローチして，全ての眼窩内容物を含めた眼の全摘出を行うプロトールは，既に確立されている[95]。このような手法を用いることにより，眼窩内の脂質，外眼筋，視神経硬膜，視神経鞘，強膜内といった部位の出血の検出が可能となり，頭部外傷が事故によるものか虐待によるものかの判断に有用となりうる[96-100]。こういった所見は，通常の前方からのアプローチによる眼球摘出法を用いた場合には検出しえず，プロトコールに従った眼窩内容除去術による摘出法を用いることが強く推奨される。眼球と眼窩内容物は摘出後72時間以内にホルマリン固定を行う事が推奨される。粘性の高い硝子体により網膜剥離が生じやすいため，完全に固定する前に眼球を切断してはならない。剖検の際に確認されたすべての所見は，様々な方向や手段で，適切に写真記録に残す必要がある[100, 101]。

剖検時に眼球摘出を行う事に関しては，文化

第44章　子ども虐待における眼損傷　**647**

的・社会的制約がある場合もあり，虐待である
かはっきりしないような事例の場合はなおさら
である。通常の手術治療の際に生体の広範囲に
及ぶ組織摘出や外科的切開を行うことに対して
反対意見が出ることは稀であるが，剖検となる
と，多くの社会にこのような心理的問題が現実
的に存在している。これらの問題に適切に対処
するには，適切なインフォームドコンセントを
行い，専門家教育を行い，このような事例への
標準的対応のプロトコールを構築していくこと
が必要であろう。生来健康であった5歳未満の
小児の原因不明の突然死事例で，鑑別として虐
待が挙げられる場合には，すべての事例で眼球
と眼窩内容物の摘出を行う事をルーチン化する
ことも検討すべきである。眼球と眼窩内容物の
摘出によって，葬儀での遺体の外見が損なわれ
ることは決してないということを理解してもら
うことも，極めて重要である。眼球は死後ある
程度陥没するのが通常であり，眼球摘出などし
ていない場合であっても，死後に生前と同様に
眼瞼にハリをもたせるため，眼球の上にビニー
ル製の樹脂をのせて瞼をその上で閉じるように
することもあるのである。眼窩内容物を摘出し
た場合には，眼窩にさらにガーゼ等の材料を詰
めて膨らみを持たせてから樹脂をのせることで，
眼瞼を閉じた状態での正常な外見は再現可能で
ある。

現時点での
医学的証拠の確からしさ

　AHT事例では，頭部に直達外力が加わったか
否かにかかわらず，反復的な加速減速外力（揺
さぶり）が加わっていた場合に網膜出血を合併
するということは，数多くの臨床研究や剖検研
究で，極めて高いエビデンスレベルで実証され
ており，ほぼ議論の余地はない。硝子体による
網膜の牽引が網膜出血機序の主要な因子である
という理論に関しては，現在様々な研究で立証

されつつある。他の成傷機序を提唱し続ける研
究者もいるが，これまで論じてきたように，こ
れらの主張を反駁できるような強力な論拠が存
在している。ただしそれらの研究者が提唱して
いる要因が，網膜出血の外観に具体的に何らか
の修飾を加えているのかに関しては，現時点で
は明らかにはなっていない。

今後の研究の展望

　他のあらゆる医療分野と同様，AHTの眼徴候
に関しても，まだ大いに研究の余地がある。第
一に，臨床現場や剖検時に眼底記録を正確に残
すスキルを，医療者は高めていかなくてはなら
ない。そのためには，眼底出血の状態を標準化
し，スコアリングして評価しうるシステムを構築
する必要があり，それが実現できれば，今後の
調査研究において計り知れない価値を持つこと
となるであろう。このようなシステムを用いて，
小児を対象とした大規模なコホート研究を行う
事で，網膜出血の発症時期推定がある程度可能
となる可能性もある。もちろん，このような研
究を行うためには，適切な各種撮影システムを
慎重に開発し，評価を行っていく必要もある。

　鑑別診断の研究や，発症機序の解明研究も，
継続して行っていかなければならない。前者に
関して言えば，鑑別診断に挙がる可能性の高い，
低酸素症や凝固障害をはじめとするあらゆる疾
患において，網膜症状の発現が認められた場合
に，それを正確に記録する方法を確立したうえ
で，厳格な前方視的研究を行う必要がある。現
在，本章の著者らも参加した，急激な頭蓋内圧
の上昇が認められた小児に関しての多施設共同
の前方視的研究が実施中である。また事故事例
であれ虐待事例であれ，頭部外傷をきたした子
どもにおける血圧，リンパ球中のビタミンC濃
度，血栓症といった潜在的な修飾因子に関して
の研究も，慎重に進めていく必要がある。例え
ば米国の子どもの5%には，遺伝的に血栓形成傾

向の強い子どもがいるとされている。そのような要因がある子どもが，軽微な頭部外傷を負った場合に，そのような体質がなければきたすことがなかったであろう網膜出血をきたす可能性は本当にないのであろうか？　網膜出血の発症の修飾因子となりうる要因についての研究を促進していくことは，この病態への更なる理解を進めることとなるであろう。また，適切な動物モデルというものが開発されたならば，このような研究を行う上で極めて有益となるであろう。また動物実験以外の研究戦略としては，事故であれ虐待であれ，頭部外傷をきたした子どもにおいて，眼内の血管の自己調節能の破綻に関与している可能性のある化学伝達物質を，硝子体液を用いて明らかにしていく，などの戦略が考えられる。この自己調節能の破綻という概念に関しての更なる知見は，剖検の際に摘出した眼窩組織標本を用いて研究を行うか，頭部に衝撃を加えた条件や加えない条件で，実験動物に反復的な加速減速外力を加え，その後に眼神経を外科的に除去して検討を行うなどの動物実験を行う事によっても，得られるであろう。

文献

1. Goldenberg-Cohen N, Miller NR, Repka MX: Traumatic optic neuropathy in children and adolescents. *J AAPOS* 2004;8:20-27.
2. Lessell S: Indirect optic nerve trauma. *Arch Ophthalmol* 1989;107:382-386.
3. Levin AV: Retinal haemorrhage and child abuse. *In:* David TJ (ed): *Recent Advances in Paediatrics*, Vol 18. London, Churchill Livingstone, 2000, pp 151-219.
4. Kivlin JD, Simons KB, Lazoritz S, et al: Shaken baby syndrome. *Ophthalmology*. 2000;107:1246-1254.
5. Morad Y, Kim YM, Armstrong DC, et al: Correlation between retinal abnormalities and intracranial abnormalities in the shaken baby syndrome. *Am J Ophthalmol* 2002;134:354-359.
6. Bechtel K, Stoessel K, Leventhal JM, et al: Characteristics that distinguish accidental from abusive injury in hospitalized young children with head trauma. *Pediatrics* 2004;114:165-168.
7. Munger CE, Peiffer RL, Bouldin TW, et al: Ocular and associated neuropathologic observations in suspected whiplash shaken infant syndrome. A retrospective study of 12 cases. *Am J Forensic Med Pathol* 1993;14:193-200.

8. Friendly DS: Ocular manifestations of physical child abuse. *Trans Am Acad Ophthalmol Otolaryngol* 1971;75:318-332.
9. Hendeles S, Barber K, Willshaw HE: The risk of ocular involvement in non-accidental injury. *Child Care Health Dev* 1985;11:345-348.
10. Anteby II, Anteby EY, Chen B, et al: Retinal and intraventricular cerebral hemorrhages in the preterm infant born at or before 30 weeks' gestation. *J AAPOS* 2001;5:90-94.
11. Baum JD, Bulpitt CJ: Retinal and conjunctival haemorrhage in newborn. *Arch Dis Child* 1970;45:344-349.
12. Katzman GH: Pathophysiology of neonatal subconjunctival hemorrhage. *Clin Pediatr (Phila)* 1992; 31:149-152.
13. Hawley DA, McClane GE, Strack GB: A review of 300 attempted strangulation cases Part III: injuries in fatal cases. *J Emerg Med* 2001;213:317-322.
14. Ely SF, Hirsch CS: Asphyxial deaths and petechiae: a review. *J Forensic Sci* 2000;45:1274-1277.
15. Levin AV: Ophthalmic manifestations. *In:* Levin AV, Sheridan MS (eds): *Munchausen Syndrome by Proxy; Issues in Diagnosis and Treatment.* New York, Lexington Books, 1995, pp 207-212.
16. Bohnert M, Grosse Perdekamp M, Pollak S: Three subsequent infanticides covered up as SIDS. *Int J Legal Med* 2005;119:31-34.
17. Spitzer SG, Luorno J, Noël LP: Isolated subconjunctival hemorrhages in a nonaccidental trauma. *J AAPOS* 2005;9:53-56.
18. Han DP, Wilkinson WS: Late ophthalmic manifestations of the shaken baby syndrome. *J Pediatr Ophthalmol Strabismus* 1990;27:299-303.
19. Haviland J, Russell RI: Outcome after severe non-accidental head injury. *Arch Dis Child* 1997;77:504-507.
20. Makaroff KL, Putnam FW: Outcomes of infants with inflicted traumatic brain injury. *Dev Med Child Neurol* 2003;45:497-502.
21. McCabe CF, Donahue SP: Prognostic indicators for vision and mortality in shaken baby syndrome. *Arch Ophthalmol* 2000;118:373-377.
22. Case ME: Inflicted traumatic brain injury in infants and young children. *Brain Pathol* 2008;18:571-582.
23. Vrabec TR, Levin AV, Nelson LB: Functional blinking in childhood. *Pediatrics* 1989;83:967-970.
24. Morad Y, Avni I, Benton SA, et al: Normal computerized tomography of brain in children with shaken baby syndrome. *J AAPOS* 2004;8:445-450.
25. Morad Y, Avni I, Capra L, et al: Shaken baby syndrome without intracranial hemorrhage on initial computed tomography. *J AAPOS* 2004;8:521-527.
26. Greenwald MJ, Weiss A, Oesterle CS, et al: Traumatic retinoschisis in battered babies. *Ophthalmology* 1986;93:618-625.
27. Behrens-Baumann W, Scheurer G, Schroer H: Pathogenesis of Purtscher's retinopathy: an experimental study. *Graefes Arch Clin Exp Ophthalmol* 1992;230:286-291.
28. Kelley JS: Purtscher's retinopathy related to chest compression by safety belts. *Am J Ophthalmol* 1972; 74(2):278-283.
29. Tomasi LG, Rosman NP: Purtscher retinopathy in the battered child syndrome. *Am J Dis Child*

1975;129:1335-1337.

30. Agrawal A, McKibbin MA: Purtscher's and Purtscher-like retinopathies: a review. *Surv Ophthalmol* 2006;51:129-136.

31. Toshniwal PK, Berman AA, Axelrod AJ: Purtscher's retinopathy secondary to pancreatitis. Aspects of the topography of retinal abnormalities. *J Clin Neuroophthalmol* 1986;6:160-165.

32. Goldman M, Dagan Z, Yair M, et al: Severe cough and retinal hemorrhage in infants and young children. *J Pediatr* 2006;148:835-836.

33. Mei-Zahav M, Uziel Y, Raz J, et al: Convulsions and retinal haemorrhage: should we look further? *Arch Dis Child* 2002;86:334-335.

34. Sandramouli S, Robinson R, Tsaloumas M, et al: Retinal haemorrhages and convulsions. *Arch Dis Child* 1997;76:449-451.

35. Tyagi AK, Scotcher S, Kozeis N, et al: Can convulsions alone cause retinal haemorrhages in infants? *Br J Ophthalmol* 1998;82:659-660.

36. Herr S, Pierce MC, Berger RP, et al: Does Valsalva retinopathy occur in infants? An initial investigation in infants with vomiting caused by pyloric stenosis. *Pediatrics* 2004;113:1658-1661.

37. Fackler JC, Berkowitz ID, Green WR. Retinal hemorrhage in newborn piglets following cardiopulmonary resuscitation. *Am J Dis Child* 1992;146: 1294-1296.

38. Gilliland MG, Luckenbach MW: Are retinal hemorrhages found after resuscitation attempts? A study of the eyes of 169 children. *Am J Forens Med Pathol* 1993;14:187-192.

39. Goetting MT, Sowa B: Retinal haemorrhage after cardiopulmonary resuscitation in children: an etiologic evaluation. *Pediatrics* 1990;85:585-588.

40. Kanter RK: Retinal hemorrhage after cardiopulmonary resuscitation or child abuse. *J Pediatr* 1986;180:430-432.

41. Odom A, Christ E, Kerr N, et al: Prevalence of retinal hemorrhages in pediatric patients after in-hospital cardiopulmonary resuscitation: a prospective study. *Pediatrics* 1997;99:E3.

42. Duane TD: Valsalva haemorrhagic retinopathy. *Trans Am Ophthalmol Soc* 1972;70:298-313.

43. Jain AK, Gaynon M: Images in clinical medicine. Macular hemorrhage from bungee jumping. *N Engl J Med* 2007;357:e3.

44. Skorin L Jr, Keith JF. Valsalva retinopathy: examples of classic and secondary occurrences. *Clin Refract Optommol* 2008;19:36-40.

45. Khan SG, Frenkel M: Intravitreal hemorrhage associated with rapid increase in intracranial pressure (Terson's syndrome). *Am J Ophthalmol* 1975;80:37-43.

46. Medele RJ, Stummer W, Mueller AJ, et al: Terson's syndrome in subarachnoid hemorrhage and severe brain injury accompanied by acutely raised intracranial pressure. *J Neurosurg* 1998;88:851-854.

47. Galetta S, Byrne SF, Smith JL: Echographic correlation of optic nerve sheath size and cerebrospinal fluid pressure. *J Clin Neuroophthalmol* 1989;9:79-82.

48. Gangemi M, Cennamo G, Maiuri F, et al: Echographic measurement of the optic nerve in patients with intracranial hypertension. *Neurochirugia* (*Stuttg*) 1987;30:53-55.

49. Hansen HC, Helmke K: The subarachnoid space surrounding the optic nerves. An ultrasound study of the optic nerve sheath. *Surg Radiol Anat* 1996;18: 323-328.

50. Hansen HC, Helmke K: Validation of the optic nerve sheath response to changing cerebrospinal fluid pressure: ultrasound findings during intrathecal infusion tests. *J Neurosurg* 1997;87:34-40.

51. Vanderlinden RG, Chisholm LD: Vitreous hemorrhages and sudden increased intracranial pressure. *J Neurosurg* 1974;41:167-176.

52. Smith DC, Kearns TP, Sayre GP: Preretinal and optic nerve-sheath hemorrhage: pathologic and experimental aspects in subarachnoid hemorrhage. *Trans Am Acad Ophthalmol Otolaryngol* 1957;61:201-211.

53. Schloff S, Mullaney PB, Armstrong DC, et al: Retinal findings in children with intracranial hemorrhage. *Ophthalmology* 2002;109:1472-1476.

54. Kivlin JD, Currie ML, Greenbaum VJ, et al: Retinal hemorrhages in children following fatal motor vehicle crashes: a case series. *Arch Ophthalmol* 2008; 126:800-804.

55. Vinchon M, Noizet O, Defoort-Dhellemmes S, et al: Infantile subdural hematomas due to traffic accidents. *Pediatr Neurosurg* 2002;37:245-253.

56. Geddes JF, Tasker RC, Hackshaw AK, et al: Dural haemorrhage in non-traumatic infant deaths: does it explain the bleeding in "shaken baby syndrome"? *Neuropathol Appl Neurobiol* 2003;29:14-22.

57. R. v Harris and Others: Supreme Court of Judicature Court of Appeal (Criminal Division), United Kingdom, 2005.

58. Ozbay D, Ozden S, Müftüo lu S, et al: Protective effect of ischemic preconditioning on retinal ischemia-reperfusion injury in rats. *Can J Ophthalmol* 2004;39:727-732.

59. Fung EL, Nelson EA: Could vitamin C deficiency have a role in shaken baby syndrome? *Pediatr Int* 2004;46:753-755.

60. Emadi-Konjin P, Verjee Z, Levin AV, et al: Measurement of intracellular vitamin C level in human lymphocytes by reverse phase high performance liquid chromatography (HPLC). *Clin Biochem* 2005;38:450-456.

61. Hymel KP, TC Apshire, DW Luckey, et al: Coagulopathy in pediatric abusive head trauma. *Pediatrics* 1997;99:371-375.

62. Rubenstein RA, Yanoff M, Albert DM: Thrombocytopenia, anemia, and retinal hemorrhage. *Am J Ophthalmol* 1968;65:435-439.

63. Lantz PE, Sinal SH, Stanton CA, et al: Perimacular retinal folds from childhood head trauma. *Br Med J* 2004;328:754-756.

64. Lueder GT, Turner JW, Paschall R: Perimacular retinal folds simulating nonaccidental injury in an infant. *Arch Ophthalmol* 2006;124:1782-1783.

65. Scott AW, Farsiu S, Enyedi LB, et al: Imaging the infant retina with a hand-held spectral-domain optical coherence tomography device. *Am J Ophthalmol* 2009;147:364-373.

66. Levin AV: Retinal hemorrhages of crush head injury: learning from outliers. *Arch Ophthalmol* 2006;124:1773-1774.

67. Sadeh AD, Lazar M, Loewenstein A: Macular ring in a patient with Terson's syndrome. *Acta Ophthalmol Scand* 1999;77:599-600.

68. Gnanaraj L, Gilliland MG, Yahya RR, et al: Ocular manifestations of crush head injury in children. *Eye* 2007;21:5-10.

69. Nagaoka T, Sakamoto T, Mori F, et al: The effect of nitric oxide on retinal blood flow during hypoxia in cats. *Invest Ophthalmol Vis Sci* 2002;43:3037-3044.

70. Wygnanski-Jaffe T, Levin AV, Shafiq A, et al: Postmortem orbital findings in shaken baby syndrome. *Am J Ophthalmol* 2006;142:233-240.

71. Gonzalez Viejo I, Ferrer Novella C, Pueyo Subias M, et al: Hemorrhagic retinopathy in newborns: frequency, form of presentation, associated factors and significance. *Eur J Ophthalmol* 1995;5:247-250.

72. Schoenfeld A, Buckman G, Nissenkorn I, et al: Retinal hemorrhages in the newborn following labor induced by oxytocin or dinoprostone. *Arch Ophthalmol* 1985;103:932-934.

73. Bonnier C, Mesplès B, Carpentier S, et al: Delayed white matter injury in a murine model of shaken baby syndrome. *Brain Pathol* 2002;12:320-328.

74. Smith SL, Andrus PK, Gleason DD, et al: Infant rat model of the shaken baby syndrome: preliminary characterization and evidence for the role of free radicals in cortical hemorrhaging and progressive neuronal degeneration. *J Neurotrauma* 1998;15:693-705.

75. Bonnier C, Mesples B, Gressens P: Animal models of shaken baby syndrome: revisiting the pathophysiology of this devastating injury. *Pediatr Rehabil* 2004;7:165-171.

76. Serbanescu I, Brown SM, Ramsay D, et al: Natural animal shaking: a model for inflicted neurotrauma in children? *Eye* 2008;22:715-717.

77. Binenbaum G, Forbes BJ, Reghupathi R, et al: Animal model to study retinal hemorrhages in a non-impact brain injury. *J AAPOS* 2007;11:84-85.

78. Wygnanski-Jaffe T, Murphy CJ, Smith C, et al: Protective ocular mechanisms in woodpeckers. *Eye* 2007;21:83-89.

79. Cirovic S, Bhola RM, Hose DR, et al: A computational study of the passive mechanisms of eye restraint during head impact trauma. *Comput Methods Biomech Biomed Engin* 2005;8:1-6.

80. Cirovic S, Bhola RM, Hose DR, et al: Mechanistic hypothesis for eye injury in infant shaking: an experimental and computational study. *Forensic Sci Med Pathol* 2005;1:53-59.

81. Bhola RM, Cirovic S, Parson MA, et al: Modeling of the eye and orbit to simulate shaken baby syndrome. *Invest Ophthalmol Vis Sci* 2005;46:E-Abstract 4090.

82. Rangarajan N, Kamalakkannan SB, Hasija H, et al: Finite element model of ocular injury in abusive head trauma. *J AAPOS* 2009;13:364-369.

83. Levin AV: Fatal pediatric head injuries caused by short-distance falls. *Am J Forensic Med Pathol* 2001;22:417-419.

84. Gilles EE, McGregor ML, Levy-Clarke G: Retinal hemorrhage asymmetry in inflicted head injury: a clue to pathogenesis? *J Pediatr* 2003;143:494-499.

85. Morad Y, Kim YM, Mian M, et al: Nonophthalmologist accuracy in diagnosing retinal hemorrhages in the shaken baby syndrome. *J Pediatr* 2003;142:431-434.

86. Erraguntla V, Mackeen LD, Atenafu E, et al: Assessment of change of optic nerve head cupping in pediatric glaucoma using the RetCam 120. *J AAPOS* 2006;10:528-533.

87. Lantz PE, Adams GG: Postmortem monocular indirect ophthalmoscopy. *J Forens Sci* 2005;50:1450-1452.

88. Amberg R, Pollak S: Postmortem endoscopy of the ocular fundus. A valuable tool in forensic postmortem practice. *Forensic Sci Int* 2001;124:157-162.

89. Davis NL, Wetli CV, Shakin JL: The retina in forensic medicine: applications of ophthalmic endoscopy: the first 100 cases. *Am J Forensic Med Pathol* 2006;27:1-10.

90. Tsujinaka M, Bunai Y: Postmortem ophthalmologic examination by endoscopy. *Am J Forensic Med Pathol* 2006;27:287-291.

91. Marshall DH, Brownstein S, Dorey MW, et al: The spectrum of postmortem ocular findings in victims of shaken baby syndrome. *Can J Ophthalmol* 2001;36:377-384.

92. Emerson MV, Jakobs E, Green WR: Ocular autopsy and histopathologic features of child abuse. *Ophthalmology* 2007;114:1384-1394.

93. Elner SJ, Elner VM, Albert DM, et al: The medicolegal implications of detecting hemosiderin in the eyes of children who are suspected of being abused-Reply. *Arch Ophthalmol* 1991;109:322.

94. Gilliland MG, Folberg R, Hayreh SS: Age of retinal hemorrhages by iron detection: an animal model. *Am J Forensic Med Pathol* 2005;26:1-4.

95. Gilliland MG, Levin AV, Enzenauer RW, et al: Guidelines for postmortem protocol for ocular investigation of sudden unexplained infant death and suspected physical child abuse. *Am J Forensic Med Pathol* 2007;28:323-329.

96. Elner SG, Elner VM, Arnall M, et al: Ocular and associated systemic findings in suspected child abuse. A necropsy study. *Arch Ophthalmol* 1990;108:1094-1101.

97. Levin AV: Discussion: the spectrum of postmortem ocular findings in victims of shaken baby syndrome. *Can J Ophthalmol* 2001;36:383-384.

98. Lin K, Glasgow B: Bilateral periopticointrascleral hemorrhages associated with traumatic child abuse. *Am J Ophthalmol* 1999;127:473-475.

99. May K, Parsons MA, Doran R: Hemorrhagic retinopathy of shaking injury: clinical and pathological aspects. In: Minns RA, Brown JK (eds): *Shaking and Other Non-accidental Head Injuries in Children*. MacKeith Press, London, 2006, pp 185-207.

100. Gilliland MG, Folberg R: Retinal hemorrhages: replicating the clinician's view of the eye. *Forensic Sci Int* 1992;56:77-80.

101. Nolte KB: Transillumination enhances photographs of retinal hemorrhages. *J Forensic Sci* 1997;42:935-936.

45

AHTの神経病理学

Lucy B. Rorke-Adams, MD

はじめに

虐待による頭部外傷（AHT：abusive head trauma）は，ほとんどが2歳未満の乳幼児に発生する。生後1カ月以降から生じやすく[1-3]，概して年齢（月齢）が低いほど，揺さぶり外力や鈍的外力によって損傷を負いやすい傾向にある[4]。頸部の筋肉と脊椎の靱帯は3歳までにある程度発達し，揺さぶられる際の子どもの抵抗性が増すため，3歳以上の子どもが揺さぶりにより致死的経過をたどることは稀である。新生児期にAHTを疑う損傷が認められた場合，分娩時外傷としての頭蓋内損傷や脊髄損傷との鑑別を行わなくてはならない[5-8]。

虐待との判断を行うことは重大な法的意味を有しており，加害者とされた人物の将来に著しい影響を及ぼすため，このような判断を行うことになった臨床医や病理学者の責務は重大である。このような際に専門家として行うべきことは，調査で明らかにされたことや臨床所見や法医／病理学的所見など，得られるすべての情報に基づいて結論を導くことである。

法医学者は，受傷に至った状況，入院の経緯，臨床経過，診断検査などの得られるすべての情報に精通していなければならない。内因死とはとても思われないような事例でも，客観的に評価を行う必要がある。法医学者の主な責任は，剖検結果を包括的に提示し，その情報と調査結果や臨床所見に基づく事実とを関連付けることにある。このような意味で法医学者は「アミカス・キュリエ（法廷助言者）」と位置付けることが出来よう。

Judkinsらにより，予期せぬ小児死亡事例における，中枢神経系（CNS）の剖検時の詳細なプロトコールが公表されている[9]。法医学者は，すべての体表損傷と臓器損傷とを観察して記録する必要があり，医学的な治療による医原性の損傷とを，明確に区別して記載する必要もある。

神経病理学的所見

事故や虐待による中枢神経の外傷性病変は，基本的には類似しており，その鑑別を行う際には，事例の病歴や臨床的側面や，認められた病変のパターンについて考慮する必要がある。重症となりうる事故の病歴が明白な場合には，事故による頭部外傷と判断する上で特に議論が生じる余地はないであろう。一方，これまで健康であった乳幼児が，突然命に関わるような循環虚脱状態に陥り，その経過があいまいであったり，養育者から語られた病歴と損傷の程度が合致しなかったりする場合には，外傷が事故によるのか虐待によるのかの困難な判断を行う必要性が生じる。事例が死亡した際には，法医／病理学者は軟部組織・骨・髄膜・脳・脊髄・神経・眼を含めた，顔面・頭部・頸部の詳細で包括的

な体表所見・内部所見の観察を行い，記録に残す必要がある。

体表所見の観察

致死的な中枢神経系損傷は，外表の軟部組織損傷が認められないこともありうる[10]。例えば，直達的外力が加わることなく，揺さぶりのみが加えられた死亡事例では，体表損傷は確認されない（AHTにおける揺さぶりと直達性外力の問題については，第41章「乳幼児揺さぶられ症候群」および第43章「子ども虐待事例における頸部損傷と脊髄損傷」を参照していただきたい）。

まだハイハイしたり歩いたりできない乳児の顔面，眼，耳，頭部，背部やその他のあらゆる身体部位に軟部組織の皮下出血，挫傷，裂傷が確認された場合，虐待により生じた外傷を疑う必要がある。熱傷（熱湯による液体熱傷，タバコ等），咬傷，何らかの成傷器によるパターン痕なども，虐待を強く伺わせる。ただ軟部組織損傷をきたした受傷日時を明確化することは困難であり，その詳細については本書の他の箇所で論じている[11, 12]。

身体内側の軟部組織損傷

体表損傷が確認されなくても，頭皮下出血・帽状腱膜下出血，骨膜深層出血などの身体内側の軟部組織損傷は起こりうる（写真45-1）。鈍的外力によって，側頭筋や頸部・背部の筋群の筋肉組織に出血することもあり，鋭的な外力が加えられた場合には，身体内部に裂傷が生じることもある。骨膜出血は骨折の有無に関わらず生じうる。

骨折

子どもの頭蓋骨骨折は，事故としての転落に伴なって生じることが多く，通常は重篤な臨床症状を呈することはなく，治療も不要である[13]。より複雑な頭蓋骨骨折をきたしている場合には，

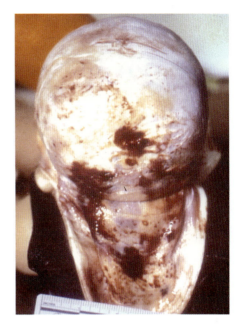

写真45-1　死亡時生後3カ月齢であったAHTの被害児。傍正中部ならびに左頭頂部から後頭部にかけて，帽状腱膜下出血と骨膜下出血が認められる。

重大な事故や虐待が原因であることが多い。虐待としての頭蓋骨骨折は，被害児の頭部を固い物で強く叩いたり，被害児の頭部を固い物にぶつけたりすることで生じる。乳児の場合には後者により骨折をきたすことが多い。頭蓋骨骨折は，身体的虐待の被害児のおよそ25〜40％に認められるとされている[14-16]。ヒト乳児の頭蓋骨と縫合線の物質特性につき検討したCoatsとMarguliesの研究では，乳児の頭蓋骨は骨折する前に著しく変形し，それによって大脳も著しく変形することが判明している[17]。

骨折部位としては，一般的に頭頂後頭骨に起こることが多いが，それ以外のどの部位でも生じうる。頭蓋底に達する骨折では，加わった外力が強大であったと結論づけることができる。頭蓋骨の全層に損傷が及ぶことが多いが，硬膜の剥離が生じなかった場合には，骨折が見逃される可能性がある（写真45-2）。縫合離開は重度の脳浮腫をきたした事例で生じ，揺さぶりを

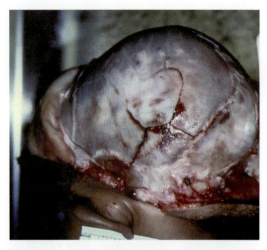

写真45-2　頭部を洗面台にたたきつけられ死亡した，死亡時生後4カ月齢であった乳児。左頭頂骨から後頭骨に及ぶ，卵殻状の複合骨折が認められる。

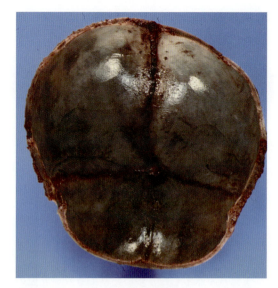

写真45-3　死亡時生後7カ月齢であったAHT被害児の，頭頂部の内部表面。重度の脳腫脹による頭蓋内圧上昇に起因した縫合離開が確認される。

主体とする事例で生じることが多いが，稀に鈍的外力によるAHT事例でも生じることがある。縫合離開を骨折と誤診することがあり，注意を要する（写真45-3）。

激しい揺さぶりを受けた事例でも，椎骨骨折をきたすことは稀であるが，骨折している場合には単純X線写真で，比較的容易に診断しうる[18]。激しく揺さぶられた場合には，椎骨の骨折よりもむしろ亜脱臼をきたすことが多いが，これは死後の剖検では確認することが不可能である。

頭蓋内出血

AHTをきたした乳幼児に最も多い病理学的所見は，出血である。出血は，脳や脊髄周囲の空隙や潜在腔で生じていることが多く，より頻度は少ないが脳実質内に生じることもある。出血部位が複数の場合もあれば，単発性の場合もある。大多数の事例では出血そのものが致死的要因となるわけではなく，むしろ出血は頭部に外傷が生じていることを示すマーカーに過ぎない場合が多い。もちろん，凝固障害，白血病，特定の代謝疾患，血管奇形の破裂など，外傷以外にも頭蓋内出血をきたす病態は複数存在している

る[19-24]。このような病態による出血は脳実質内に生じることが多いが，稀ではあるが脳実質外に生じることもある。

硬膜外血腫（EDH）

硬膜外血腫（EDH：Epidural Hemorrhage）は，後頭骨骨折を伴って後頭蓋窩に生じることが最も多い。被害児が激しく揺さぶられた場合，吻側頸部脊髄や大後頭孔の周囲に硬膜外血腫を認めることもあるが，同部位の硬膜外血腫は鈍的外力によっても生じうる。背部のより尾側に鈍的外力を受けることで，脊髄硬膜外血腫をきたすこともある。静脈還流圧の上昇に伴って，心肺機能不全の未熟児に脊髄硬膜外血腫が認められることもあり，このような硬膜外血腫を虐待による外傷性の硬膜外血腫と誤診しないように注意する必要がある。

テント上腔の硬膜外血腫は，矢状静脈洞沿いに生じることが多く，通常は硬膜下出血を伴う（写真45-4）。それ以外の部位としては，側頭骨骨折を伴って生じる事例が多いが，このような

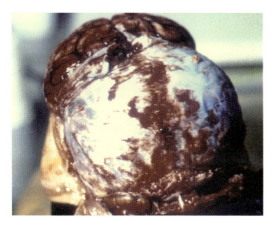

写真45-4 死亡時生後3カ月齢であったAHTの被害児の，硬膜の一部を除去した状態の，剖検時大脳所見（腹臥位の状態で頭頂部から撮影したところ）。硬膜外出血が矢状静脈洞を覆い，後側方へと広がっていることが確認される。著明な脳腫脹のために，硬膜の切開面から脳が突き出た状態となっている。右側の硬膜下は青味がかっており，硬膜下血腫の存在が示唆される。左前頭部の硬膜切開面近傍には，少量の硬膜下血腫も認められている。

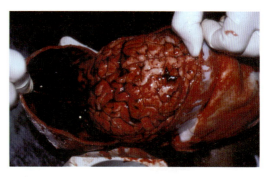

写真45-5 写真45-2で提示した，死亡時生後4カ月齢であった乳児の剖検時大脳所見。頭蓋頂部に広範囲にわたって存在し頭頂部からは両側面に斑状に広がる硬膜下血腫が認められる。くも膜下出血，ならびに重度の脳腫脹も併っている。

事例は乳幼児では稀である[25]。頭蓋骨内板の骨膜の機能を果たしている硬膜が骨から離れるには強い力が必要であり，硬膜外血腫が認められた場合，骨折を引き起こす程の強い力が頭部に加わったと類推することが出来る。

硬膜下血腫（SDH）

硬膜下血腫（SDH：Subdural Hemorrhage）は，AHTの被害児に特徴的な頭蓋内損傷である[14, 26-28]。硬膜下血腫は両側性の場合もあれば片側性の場合もあり，傍正中域に認められることが多く，後部大脳半球間裂に認めることが最も多い（写真45-5）。眼窩上部や中頭蓋底に硬膜下血腫が認められることもある（写真45-6）。AHTに伴う硬膜下血腫は，外科的ドレナージを要するほどの量ではないことが多いが，稀には広範な占拠性病変となることもあり，そのような場合，緊急開頭血腫除去を行わなければ頭蓋内圧上昇により，硬膜下血腫自体が原因で致死的経過をたどりうる。ガレン静脈洞が裂ける

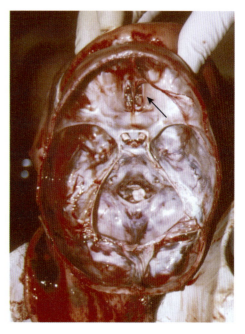

写真45-6 写真45-2，45-5で提示した，死亡時生後4カ月齢であった乳児の頭蓋底所見。左前頭部から側頭部にかけて，硬膜下血腫をきたしており，血液が貯留した状態となっている。両側の嗅溝にも急性出血の存在が確認される（矢印）。

第45章　AHTの神経病理学　**655**

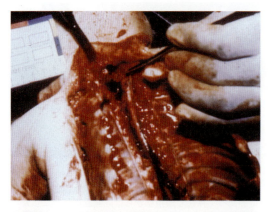

写真45-7 死亡時生後7週齢であった，AHTの被害児の剖検時の脊髄所見。広範囲に広がる急性の脊髄硬膜外・硬膜下出血が確認される。

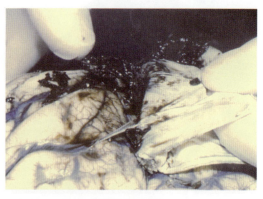

写真45-8 激しい殴打を受け死亡した，死亡時3歳であった幼児の剖検時の頭頂部所見。硬膜は後方に展開しており，矢状静脈洞に入る破断していない状態の架橋静脈が見て取れる。硬膜下の凝血塊は，より前方の大脳半球頭頂と大脳半球間溝に確認される。

とにより，四丘板から松果体にかけて大量の血液が貯留し，後頭蓋窩にまで達することもある。

外傷患者において，脊髄硬膜下に血液が脊髄を取り囲むように確認されることがあり，そのような場合に，その出血源が議論になることもある。一部の医療者によって，テント上部に硬膜下血腫が存在している場合，重力によりそれが流れ脊髄硬膜下に血腫として確認された，と主張されることもある。ただテント・脳幹・小脳により，テント上腔からの血液の流れはブロックされるため，血液が後頭蓋窩や脊髄硬膜下腔に流れ込むのは通常は不可能であり，このような考えは受け入れ難い。一方で硬膜下血腫，特に大脳頂部に生じた硬膜血腫は，重力によって前頭蓋窩や中頭蓋窩方向に流出していくのが，しばしば観察される（写真45-6参照）。また，後頭蓋窩に発生した硬膜下血腫は，脳幹浮腫や小脳扁桃ヘルニアにより大後頭孔がブロックされていなければ，容易に脊髄硬膜下腔に流出していく。つまりは，脊髄周囲の硬膜下に血腫をきたす原因は，背部に打撃を受けるなどにより脊髄局所の一次性外力性損傷をきたした場合か，後頭蓋窩に硬膜下血腫をきたした外力性損傷の場合のどちらかということが出来る（写真45-7）。

頭部外傷の診断や治療を行う専門家の多くが，硬膜下血腫は架橋静脈（くも膜の内側から起始し，硬膜を通過し静脈洞に至る静脈）の断裂による，と考えている（写真45-8）[29]。いずれの部位の架橋静脈も剪断外力に脆弱であるが，頭頂部の架橋静脈が最も断裂をきたしやすい。重症の頭部外傷では静脈洞そのものが断裂をきたすこともありうる。

大脳鎌は近接する2枚の硬膜から形成されていて，様々な程度の出血を貯留することができる。大脳鎌を構成する硬膜自体も2層から成り[訳注a]，外傷性の硬膜下血腫の際には，通常は髄膜層とDBCLの間にも出血が確認される。分娩の際に，新生児に大脳鎌部の硬膜下血腫や，テント部の硬膜下血腫をきたすことは稀ではない（写真45-9）[7]。一部の医師たちは，硬膜下腔の出血（硬膜下血腫）は，低酸素を主因として生

[訳注a] 硬膜は最外層の骨内膜層，中間層の髄膜層，最内層の硬膜境界細胞層（DBCL：inner dural border cell layer）の3層より成るが，大脳鎌部分では骨内膜層と髄膜層は離開し2層となっており，反転した髄膜層が静脈洞の内腔を形成している。

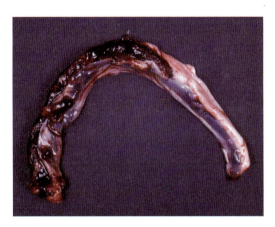

写真45-9 日齢3に横隔膜ヘルニアの合併症により死亡した新生児の大脳鎌。分娩時にきたしたと推察される出血を伴っている。

じた硬膜内出血や大脳鎌内出血が，硬膜下腔に漏れ出すために生じると主張している。しかし，このGeddesらにより提唱された新しい理論は[30]，論文発表から4年後に実質的に取り下げられた[31][訳注b]。Geddes以外の研究者で科学的にこの仮説を裏付けた研究者は存在していない。

　硬膜下腔などはそもそも存在しないと主張している研究者も一部に存在している[32]。仮にそうだとすれば，「硬膜下血腫」という概念そのものがありえないということになる。硬膜下腔がないとすれば，硬膜とくも膜は密着しているということになり，法医/病理学者は硬膜に包まれたままでなければ，脳を摘出することはできなくなるであろう。実際には，過去に髄膜炎などの炎症の既往あり硬膜とくも膜が癒着した状態になっていない限り，そのようなことはあり得ず，くも膜下腔と明確に区別される硬膜下の

[訳注b] Geddes自身が英国の法廷の反対尋問で，「この説は科学的な議論を深めるために提唱したに過ぎず，あたかも低酸素により硬膜下血腫をきたすということが事実のように取り上げられることは心外である」との発言を行っており，この説を実質的に撤回している（Arch Dis Child 2006;91:205-206)。

潜在腔が存在することに疑いの余地はない。

　硬膜下出血が生じるメカニズムの基盤となっている解剖学的・生体力学的要因としては，(1)硬膜は頭蓋骨の機能的骨膜であり，頭蓋骨内板に強固に付着しているため，硬膜のみが頭蓋骨から離れて移動することはない，(2)頭蓋の特定部位（大脳鎌や小脳鎌）では左右の硬膜が合わさって静脈洞を形成している（特に硬膜下血腫のメカニズムを考慮する上で，上矢状静脈洞は重要である），(3)脳の静脈系が静脈洞に還流するためには，静脈を覆っている軟膜から離れ，くも膜と静脈洞との間の空間（硬膜下腔）を貫通する必要がある，(4)通常の生活範囲内では，これらの構造が問題になることはないが，頭部に外力が加わると，脳は自由に動く一方で，静脈洞を構成する硬膜は固定されているため，静脈は引き延ばされることとなり，剪断閾値を超えた場合には，静脈は断裂しうる。実際，脳外科的手術の際に，架橋静脈が断裂している状態が確認されることは稀ではない。Maxeinerが剖検時に架橋静脈の断裂を同定する手法を概説しているので，ぜひ参照していただきたい[33,34]。

　硬膜下血腫のほとんどは静脈性の出血であり，出血直後の状態でも暗赤紫色を呈しており，「カラント（干しブドウ）ゼリー状血餅」と記述されることもある。動脈性の出血による硬膜下血腫もありうるが，実際には稀である[33]。揺さぶりの生体力学と硬膜下出血の成傷機序については，MorrisonとMinnsにより詳細な総説が発表されており，参考になる[35]。

　内科的な保存療法で対応された生存事例においては，血腫は内膜と外膜の二層構造より成る新生被膜により包み込まれるようになる。外膜は線維性肉芽組織から成り，硬膜に接している。一方，内膜は高密度の線維組織から成り，くも膜に接してはいるが癒着はしていない。この新生被膜の外膜を栄養する血管が破綻して，血腫内に再出血をきたすことはありうるが，そのような場合には臨床上問題となるような量の出血

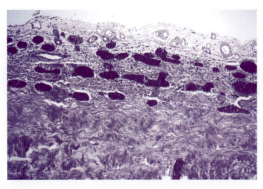

写真45-10 生後5週齢時にAHT被害を受け,その11カ月後に肺炎で死亡した幼児の,硬膜下の新生被膜の病理組織所見。秩序だって線維化がなされており,内部には新生血管も見て取れる。(HE染色:倍率100倍)。

が起こることはほぼない。しかしながら,これまで正常であった乳児が,突然に具合が悪くなり,硬膜下血腫が確認された際に,「児が急変したのは,このようなメカニズムで発生した出血のせいである」と主張されることは,あまりにも多すぎる(写真45-10)。特に法廷の場で被告人弁護人は,しばしば「児は医療機関を受傷する数日から数週間前に初回の出血をきたしていた可能性があり,その出血を取り囲むように形成された新生被膜が破断し,本児が急速に致死的な状況に落ちいった可能性は否定しえません」などと主張してくる。このような主張は,はなはだ不合理である。臨床症状をきたしうるような大量の再出血が新生被膜から生じたとすれば,極めて広範な被膜でなければ説明はつけがたく,当初の1次性の血腫が著しく多量でなければならない。このような血腫をきたしてもずっと無症状のままで,2次的に生じた再出血のみでショック症状に陥ったり,致死的経過をたどったりするようになることは,およそ考えられない。また通例の場合,新生被膜からの再出血はある程度の期間に渡り,じわじわと生じるために,急激な臨床症状をきたす前に,通常は何かしらの中枢神経症状で気づくはずであり,頭蓋内圧が上昇して不可逆的な合併症が生じる前に,たいていの場合には医療機関を受診することになるはずである。

剖検の際に,圧排効果(mass effect)をきたすほどの大量の硬膜下血腫やそれに伴う脳ヘルニア所見とともに,硬膜血腫を包むような新生被膜や被膜からの再出血の所見が確認される事例もたしかにあるが,実際にAHT疑い事例でこのような所見が認められることは極めて稀である。

また硬膜の菲薄化,硬膜や軟膜のヘモジデリン沈着所見など所見が孤発性に確認されることもあるが,これらの所見は必ずしもAHTに診断特異的なわけではない。硬膜下・硬膜内・大脳鎌・テント内・くも膜下のごく少量の血腫は,様々な病態でも確認しうる非特異的所見である。このような所見は分娩時にもしばしば認められる所見でもあり,やはりAHTに診断特異的な所見とは言い難く,臨床診断を下す上での意義は低い[6-8]。

くも膜下出血(SAH)

AHTによるくも膜下出血(SAH:Subarachnoid Hemorrhage)は通常は少量であるが,その量や分布は様々であり,硬膜下血腫に併発する場合が多い。くも膜下出血は,くも膜下腔の小動脈からの出血であり,急性期に死亡した事例では,剖検時に血腫が鮮血色である点で静脈由来の出血である硬膜下血腫と区別は可能である[26]。出血量が少量の場合には,頭部の画像検査で描出されないこともある(写真45-5参照)。

くも膜下出血は外傷以外にも,静脈洞血栓症,各種の凝固障害,各種の血管炎,血管奇形や動脈瘤(巨大動脈瘤や真菌性動脈瘤)の破裂などでも生じうる。硬膜下血腫の併発がなく,その他の身体部位にも外傷を疑わせる所見のないくも膜下出血は,内因性の病態に起因する場合が多い[19-24]。

脳実質内出血および脳室内出血

外傷に由来する脳実質内出血は，通常は少量であり，滑走性脳挫傷（脳実質裂傷），脳梁断裂，一次性脳幹損傷を併発することが多い。出血が孤発性であったり多量であったりした場合には，凝固障害，静脈洞血栓症，AVMなどの奇形血管の破裂が原因であることが多い。医療管理下に置かれた以降に，脳実質内出血を繰り返したり，他の身体部位に出血が生じたりした場合には，医師は外傷ではなく内因性疾患の潜在を第一義的に考える必要がある。

側脳室後角に出血が確認され，脳内に明らかな出血源が確認されなかった場合，椎骨動脈由来の出血の可能性を強く考え，精査する必要がある。この様な状況下では，脳幹の後端近傍や隣接する頸髄に少量の血液が確認されることが多い。この部位の血液や側脳室後角の血液は，損傷の原発部位から前方に血液が流出したことが示唆される。

脳挫傷および脳裂傷

定義上，脳の挫傷（contusion）や裂傷（laceration）（C/L）は外傷に起因するものである。理論的には，これらの損傷所見は脳の表層や深層のあらゆる部位に生じ，孤発性の場合もあれば多発性に認める場合もある。実際に，C/Lのほとんどは広く認識されている分布パターンに沿って確認されることが多いため，法医／病理学者はこの損傷がどのようにして生じたのかを類推ことが出来るであろう。C/Lが脳の表層にあれば，通常は出血を伴っているため，その存在は容易に確認される。C/Lは様々な深さで確認され，皮質に留まる場合もあれば，白質にまで達することもある。

C/Lは，直撃損傷（coup），反衝損傷（contrecoup），中間型衝撃損傷（intermediate coup）の3つに大きく分かれる。前2者は一般的に脳表層部に生じるが，後者は必ずしも著しい出血を伴うわけではなく，脳組織を切り出して顕微鏡検査を行わない限り診断するのは困難である。C/Lは一次性の脳実質損傷として生じる。

C/Lがどこに生じるのかは，生体力学的要因によって決定される。具体的には，後頭部を地面にぶつけるような単純転落の場合，衝撃が加わった部位の頭蓋骨直下の脳組織（すなわち後頭葉）の直撃損傷は軽度であるか，生じない場合が多い一方で，衝撃を受けた部位の対側線上の脳（すなわち前頭葉の眼窩面や側頭極）に反衝損傷が生じやすい。これに対し，動いている物が静止した頭部にぶつかった場合，衝撃部位の直下に起こる直撃損傷は，180度反対方向に生じる反衝損傷よりも，より重症となりやすい。いずれの状況でも，頭蓋骨骨折を伴う場合もあれば伴わない場合もある。中間衝撃損傷は，角加速度運動が加わるような外力でも，直線加速度が加わるような外力でも，生じうる。

浅表性の脳挫傷／脳裂傷

揺さぶりを主体としたAHTの被害乳幼児の場合には，浅表性の脳挫傷／脳裂傷（C/L）は，嗅球や嗅索の近傍に生じることが多い。一方，何か物で殴られたり固い表面にぶつけられたりするなどの直達外力を主体とした事例の場合には，C/Lの発生する部位は，どのような外力がどこに加えられたかによる。被害児が繰り返し頭部外傷を受けていた場合には，受傷時期の異なるC/Lが確認されることもある。

急性期の浅表性のC/Lは，出血を伴い表層の脳組織の破壊をきたしているため，剖検時に容易に確認することが可能である。周囲の脳腫脹の有無は，受傷後の生存時間によって異なっている（写真45-11）。亜急性期の段階になると，脳組織は萎縮をきたすとともに脳腫脹も消失し，ヘモグロビンがヘモジデリンに変化するために，病変部位の色調は茶褐色調を帯びた緑金色に変化する（写真45-12，写真45-13）。さらに慢性期の段階で死亡した場合には，脳萎縮がさらに明確化するとともに，ヘモジデリンはさらにヘ

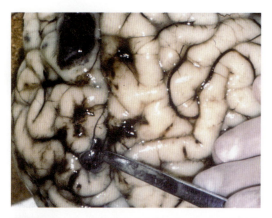

写真45-11　死亡時生後1カ月齢であったAHTの被害児。急性の脳挫傷（裂傷）とくも膜下出血が大脳回に確認された。

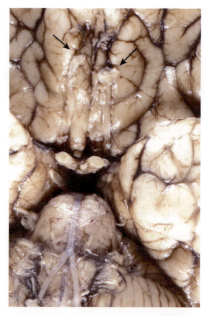

写真45-13　AHTで死亡した，死亡時18カ月齢であった乳児の，脳底部から見た脳所見。嗅球部に挫傷／裂傷が確認される（矢印）。

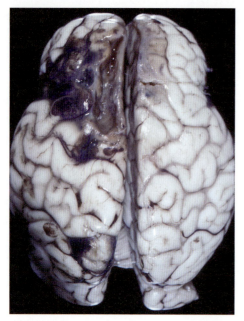

写真45-12　頭部に反復して鈍的外力を受け死亡した，死亡時生後8週齢であった乳児の，頭頂部から見た脳所見。両側の頭頂部（右＜左）に，脳挫傷／裂傷が一塊となって確認される点に注目していただきたい。急性の出血も併発していることが見てとれる。

マトイジンに変化したことを反映し，病変の色調は茶色よりもより金色に近くなる。

深在性の脳挫傷／脳裂傷

　脳の深部の損傷は，中間型衝撃損傷（intermediate coup）として発生する。このような損傷としは，側頭部に直達外力が加わった際に側頭葉や島皮質に起こることが多い。ただしこのような頭部外傷は，歩行中や自転車走行中に車と衝突するか，車から外に投げ出されて生じることが多く，乳幼児のAHTとして生じることは稀である。対照的に，AHTで生じる深部損傷は，角加速によって生じた剪断力が原因でとなり，特に大脳白質，脳梁，内包，ならびに様々なレベルの線維束，青斑核レベルの吻側橋部などに生じることが多い。小脳白質に深部損傷をきたすことは稀である。特に暴力的な外力による重度の事例では，上衣が断裂し脳組織片が脳室に入りこむこともある。組織片が中脳水道を閉塞す

ることもあり，ミクロ剖検（顕微鏡的観察）でそのような所見が確認できることもある。乳幼児の深部C/Lの多くは，滑走性脳挫傷か軸索損傷に分類することが可能である。

　滑走性の脳挫傷／脳裂傷（大脳白質裂傷）：浅表性の脳挫傷／脳裂傷（C/L）とは異なり，深在性のC/Lは通常大量の出血を伴うことはない。滑走性脳挫傷（大脳白質裂傷）[訳注c]は大脳白質の傍正中部の背腹方向の裂傷であり，前頭葉に認められることが多いが，極めて強い外力が加わった場合には，あらゆる部位で生じうる（写真45-14，写真45-15）。この病変はLindenbergとFreytagが[36]詳細な症例報告を行っており，乳児の髄消化されていないゼリー状の白質に剪断力が作用することで生じる，との推察がなされている。実際，発育中の乳児の脳の大脳白質は髄鞘化されていない部分が多く，成熟した脳に比べて水分含量が高く，断裂し易いと推察されている。

　乳児に滑走性脳挫傷が認められやすい前頭部の深部白質部位の損傷は，年長児や成人の交通外傷による頭部外傷でも認めやすい部位である。しかし，年長児や成人の場合には明確な出血を認めることが多く，また乳児とは異なり，脳組織が裂開し空洞形成を伴うようなことは，ごく限られた状況下でしか生じ得ない。ミクロ剖検（顕微鏡による組織観察）を行うことで，受傷をきたした時期の推察がある程度可能である。受傷直後には，裂開した組織の辺縁に沿って赤血球が認められ，小数の炎症細胞を伴っている（写真45-15参照）。受傷から24時間後には格子細胞（gitter cell）を中心とした炎症細胞が増加し（ヘモジデリンの沈着を伴う場合もあれば伴わない場合もある），組織辺縁では星状細胞（astrocyte）の増生が確認されるようになる。慢性期の段階で，損傷部位に境界の極めて明瞭な空洞が形成されることもある（写真45-16）。

[訳注c] 最近では脳実質裂傷と呼称することが多い。

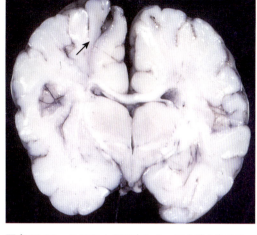

写真45-14　AHTにより死亡した，死亡時1歳であった女児の大脳中央部の冠状断面写真。上部脳回の表面から白質方向に滑走性挫傷（白質裂傷）が認められている。少量の出血を伴っている点に注目していただきたい。

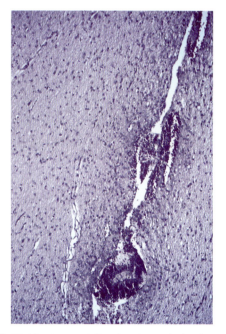

写真45-15　AHTにより死亡した，死亡時1歳であった幼児の，前頭葉の滑走性挫傷（白質裂傷）部の病理組織所見。脳組織が裂開し，少量の出血を伴っている点に注目していただきたい（HE染色：倍率100倍）。

第45章　AHTの神経病理学　**661**

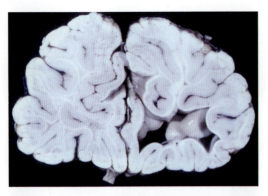

写真45-16　生後4カ月時にAHTの被害を受け，4歳時に死亡した乳児の，前頭葉の冠状断面写真。右側に境界明瞭な大きな空洞を形成している点に注目していただきたい。この空洞は同部位の白質が置換されたものである。

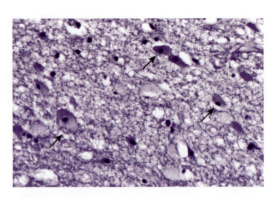

写真45-17　AHTにより死亡した乳児の，大脳の病理組織所見。白質の損傷に伴って脳浮腫をきたしていたが，病理組織学的には乏突起膠細胞の急激な膨化が確認される（HE染色：倍率100倍）。

軸索損傷を除くその他の大脳白質病変としては，乏突起膠細胞の急性膨張に伴う脳浮腫が挙げられる。このような際のミクロ所見（顕微鏡的観察）では，細胞内の核の濃縮や崩壊が認められる（写真45-17）。

びまん性の外傷性脳損傷に続発して，局所性や全般性の神経炎症反応の一環として，常在性マクロファージ（ミクログリア）の活性化や，末梢循環から取り込まれたマクロファージの活性化が起きるが，この変化はCD163やCD6の発現を免疫組織化学的方法で検出することにより，評価することができる[37]。利用可能な場合には，共焦点顕微鏡や電子顕微鏡を用いることで，より詳細に観察しうるが，AHTの被害児の多くは人工換気療法を受けたことにより様々な程度に脳の自己融解が生じており，そのような検査の適用外である。

中枢神経系の線維束の中で脳梁は最も損傷を受けやすい部位である。しかし脳梁の異常所見は，被害児が24時間以上人工呼吸器に繋がれた状態であった場合には，病変の確認が困難となる。脳梁の損傷所見としては，断裂や点状出血や比較的量の多い出血により特徴づけられ，部位としては脳梁体部の後部3分の1の部位と，脳梁膨大部に多い。剖検時にこのような損傷の全体像を明確化するためには，大脳半球をそのままの状態でそっと離開させるとよい。ただし繰り返しになるが，人工呼吸管理後で脳の自己融解が進んでいる場合には，剖検時に脳梁損傷を指摘することは不可能な場合も多い。

脳の冠状断面を作成して観察を行うことで，脳梁損傷の存在を確認しやすくなる。脳梁損傷は部分断裂から完全断裂までその程度は様々であり，隣接する帯状回の損傷を伴う場合もあれば，伴わない場合もある。部分断裂にとどまっている場合には，常に背側線維側に断裂が確認される（写真45-18，写真45-19）。受傷後一定期間生存していた事例では，断裂部の辺縁に沿って出血が確認されることが多い。一方で断裂とは無関係に，線状方向や水平方向の，もしくは不規則方向の出血が脳梁内に確認されることも稀ではない。脳梁損傷所見がミクロ剖検（顕微鏡検査）時に初めて確認されることも時に経験されるが，そのような微小損傷は脳梁に沿ったあらゆる部位や，卵円中心との接面上のあらゆる部位で確認されうる（写真45-20）。

繰り返して鈍的外力が加えられたり揺さぶられたりするなどの，暴力的な角加速度運動を頭

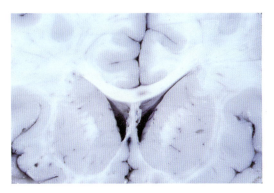

写真45-18 線条体レベルで小脳を通るように切断した，AHTで死亡した乳児の脳の冠状断面。脳梁右側の正中線近傍の少量の出血所見に注目していただきたい。

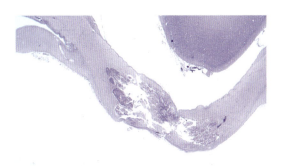

写真45-19 AHTによりCPAの状態で搬送され死亡が確認された，死亡時生後8週齢であった乳児の，脳梁の病理組織所見。脳梁の中央部には繊維離断が認められ，出血を伴っている。脳梁の背部に確認されるのは帯状回である（HE染色：倍率10倍）。

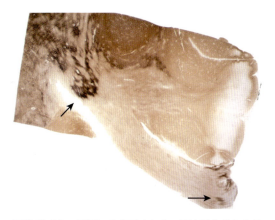

写真45-20 AHTにより死亡した，死亡時生後9カ月齢であった乳児の，側脳室と尾状核の直上の，脳梁と帯状回レベルでの脳断面像の病理組織所見。脳梁繊維の外側縁の半卵円中心と連続する部位（矢印），ならびに標本作成時に離断した脳梁繊維の中央部近傍に，暗茶褐色に不規則に染まるβ APP前駆蛋白の存在が確認される（β-APP染色：倍率10倍）。

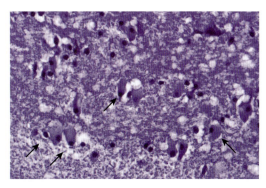

写真45-21 AHTにより死亡した乳児の，脳幹部の病理組織所見。橋腹外側の軟膜下部に急激に膨化した乏突起膠細胞が認められ，一部の細胞では核の濃縮が確認される（矢印）（HE染色：倍率100倍）。

部に受けた乳幼児において，脳幹の腹外側に脳挫傷に類する局所性の損傷（軟膜下組織の完全壊死や不完全壊死［不完全壊死の場合が，より多い］）が確認されることがある。病理組織学的には，神経線維網の断片化，様々な程度の退縮球（後述），脂質を含んだマクロファージの集積，膨張し時に壊死を伴う乏突起膠細胞（点状出血を伴う場合もある）を特徴とする（写真45-21）。ただこの様な損傷所見が，脳回部分の軟膜下に生じることは稀である。

軸索損傷：頭部外傷の結果生じる軸索損傷は，Strichによって50年以上前に初めて報告された[38]。軸索損傷は回転外力であれ直達外力であれ，強大な外力が加わることにより生じるが，心肺機能を調節する脳幹部に損傷が及ばなければ，必ずしも致死的経過をたどるわけではない。ただし，大脳に広範なびまん性軸索損傷が生じた場合には，被害児が生存しえた場合にも，精神運動機能に甚大な影響を及ぼすこととなる。

軸索損傷は通常，外傷としての一次性の脳実質損傷として生じ，その後進行していく[29]。ただし軸索損傷は，一次性の損傷としてではなく，続発する血管収縮や代謝障害などによる二次性の脳実質損傷としても生じうる[38-44]。乳児期に最も頻度の高い非外傷性の軸索損傷は，還流障害による白質壊死であり，未熟児に生じる「脳室周囲白質軟化症」として知られている[45]。この病変の臨床像や病理像は特徴的であり，外傷と混同されることはまずないであろう。

AHTに伴って軸索損傷が生じる場合，脳梁，大脳・脳幹・脊髄の線維束，脳・脊髄神経根に生じることが多い。血管損傷を伴う場合には，出血所見を併発する。青斑核レベルの橋上外側四半部の軸索損傷は，通常は出血と実質損傷を伴っており，マクロ剖検時にその存在を確認しうる場合が多い。

頭部外傷により致死的経過を辿った患者においては，軸索損傷は普遍的に確認されるとされている。しかし実際には，出血を併発していれば軸索損傷の存在の推測は可能であるが，受傷後少なくとも2時間以上生存していた期間がなければ，ミクロ剖検（顕微鏡的観察）を行っても診断を下すことは困難である[40]。受傷後18～24時間程度生存した後に死亡した患者では，通常のHE染色で退縮球と呼ばれる，小さな好酸性の円形構造体が通常は確認される（写真45-22）。HE染色のみでも軸索の腫脹を判断しうることも多いが，Bodian染色等の銀染色術を用いることで，軸索損傷をより正確に評価することが可能となる[46]。現在ではβ－アミロイド先駆体タンパク質（β-APP：β-amyloid precursor protein）の発現を確認する免疫組織化学染色を行うことが最も望ましい診断法とされている。また，軸索におけるニューロフィラメント・タンパク質の発現を見る抗体を利用した染色を行うことも有用である（写真45-22，写真45-23）[47, 48]。

虚血や代謝障害に続発して生じた軸索損傷所見と，外傷により生じた軸索損傷所見とを，ミ

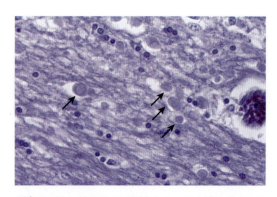

写真45-22　AHTにより死亡した，死亡時生後4カ月齢であった乳児の，半卵円中心レベルの大脳の病理組織所見。複数の退縮球（矢印）が確認される（HE染色：倍率40倍）。

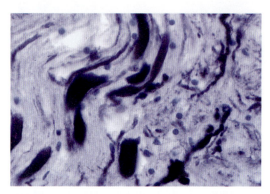

写真45-23　AHTにより死亡した，死亡時生後4カ月齢であった乳児の，中脳の病理組織所見。損傷を受け膨化した軸索が確認される（βAPP染色：倍率600倍）。

クロ剖検のみで鑑別することは困難である。大脳や小脳の白質病変の場合，両者の鑑別はとりわけ困難である[43, 44]。虚血性の脳壊死所見が，線維束（脳梁，大脳内包，脳幹下行路，脊髄白質，神経根など）に単独で，もしくは他の部位の梗塞所見を伴って確認された場合には，診断を下す上で問題となることは通常ないが，そのような所見が確認される事例は稀である。脳への有効な血液循環が停止した後に，人工呼吸管理で延命が図られた場合，脳組織自体の自己融解が生じる（レスピレーター脳と呼称される）が，レスピレーター脳自体で軸索損傷が生じる

わけではない。前述したように，CD163抗体を用いてマクロファージを検出することは，あらゆる部位の脳実質損傷の評価を行う上で有用となる。

脳幹損傷および脊髄損傷

乳幼児の頭部に故意に損傷を負わせる方法には様々な方法があるが，最も一般的な方法は「揺さぶる」ならびに「衝撃を与える（どこかにぶつける）」という方法である。衝撃を与える際には，先んじて揺さぶりを加えていることも多く，衝撃を加える場合には固いものに頭をぶつける，というのが典型的である。一方でAHTの死亡児の剖検時に，頭皮や頭蓋骨に鈍的損傷が加えられた証拠所見が確認されない場合も稀ではない。このような場合には，頭部を柔らかい表面（マットレスやクッション等）にぶつけた可能性もあれば，衝撃は加えておらず揺さぶりだけを加えた可能性もある[35]。加害者が自身の行為を自白する事例もあり，そのような自白事例の中には児に何らの衝撃を加えず「揺さぶっただけだ」と自白している事例も少なくなく[49]，揺さぶりだけで（「むち打ち現象」というメカニズムだけで），重度の損傷が生じ得ることは明らかといえる[26, 27, 50, 51]。

どの親でも知っていることであろうが，乳児の頭は重く，頸部構造が発達し自分で頭部をコントロールできるようになるまでは，頸部を支えてあげる必要がある。通常は少なくとも生後8－12カ月頃までには，乳児は支えなしで座れるようになる[52]。第一頸椎（環椎）と第二頸椎（軸椎）は，乳児では脊椎靱帯が未熟なため，特に移動しやすく，頸部を過伸展した際に同部位の頸髄損傷をきたし易い。実際，分娩困難事例で同部位の頸髄損傷をきたしたとの症例報告は複数存在している[53]。

外傷性のむち打ち損傷では，事故事例であっても虐待事例であっても，脳幹，吻側脊髄，神経根，脊椎動脈，軟部組織のいずれにも損傷を

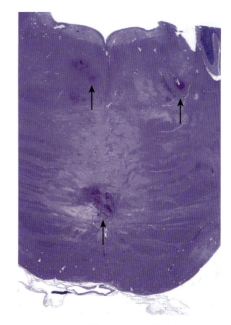

写真45-24 頭部に繰り返して鈍的外力を加えられて死亡した3歳女児の，橋吻側部の病理組織所見。被蓋部と橋底部に一次性損傷としての多病巣性の出血性挫傷が確認される（HE染色：倍率5倍）。

きたしうる。脊椎損傷をきたすことは稀であり，通常は骨折ではなく亜脱臼が生じる。軟部組織損傷をきたすことも一般的ではない。AHTの加害者であることが疑われる養育者が，「児は揺さぶった直後に急に呼吸困難に陥り，ぐったりした」との自白を行うこともあるが，たとえ自白がなかったとしても，このような症状の組み合わせは，脊髄性ショックの特徴とも一致する[54]。

むち打ち損傷をきたした事例では，通常は尾側脳幹と吻側脊髄に所見が確認されるため，剖検の際には必ずJudkinsらが提唱している脳と脊髄を一塊として摘出する剖検プロトコールに従って実施する必要がある[9]。そのような方法で確認を行わない限り，病変を見逃してしまう可能性がある。病変は典型的には出血を伴っており，脳幹，脊椎動脈，髄膜，神経根，神経節，脊髄などの複数の部位に多発して確認される（写真45-24，写真45-25）。出血は脊髄の硬膜

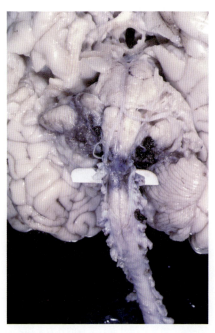

写真45-25 AHTにより死亡した乳児の，頸部延髄接合部所見。一次性損傷としての出血性挫傷／裂傷が確認される。

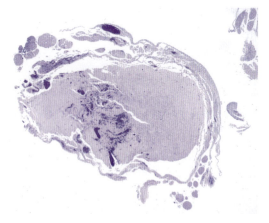

写真45-26 AHTにより死亡した乳児の，頸髄の病理組織所見。出血性の挫傷／裂傷の存在が確認される（HE染色：倍率5倍）。

外・硬膜内・硬膜下・くも膜下に認められることもある。神経根や脊髄の軸索損傷は，β-APPの発現を免疫化学染色で確認することにより，より明確に可視化することが可能となる。脊髄の挫傷や裂傷は，部分断裂にとどまる場合もあれば，完全離断に至る場合もある（写真45-25，45-26，45-27，45-28）。病理所見で確認されるのは，主に急性神経細胞壊死像や顕著な梗塞像であり，一次性の損傷というより心肺機能不全やショックに続発した損傷所見が伺われる場合が多い。

脊髄や周囲構造はどのレベルであっても，背部を思い切り叩かれたり，固い物に打ちすえられたりするなどの，むち打ち以外のメカニズムでも損傷をきたす可能性があるということを理解しておくことは重要である。稀ではあるが，頭頂部に垂直方向に強い外力を加えられることで，脊髄の中央に挫傷や裂傷が生じることもある。

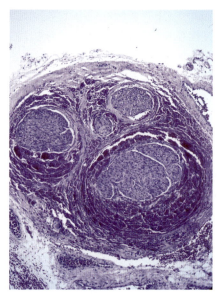

写真45-27 AHTにより死亡した，死亡時生後1カ月齢であった乳児の，頸髄の脊髄神経根の病理組織所見。硬膜下および硬膜内に多量の出血が確認される（HE染色：倍率40倍）。

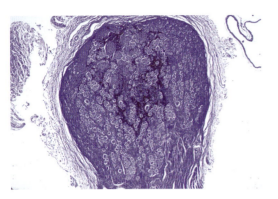

写真45-28　AHTにより死亡した，死亡時生後3カ月齢であった乳児の，後根神経節の病理組織所見。急性出血所見が確認される（HE染色：倍率40倍）。

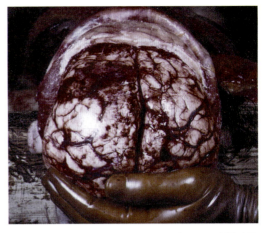

写真45-29　AHTにより死亡した3歳児の，剖検時脳所見（脳摘出前の自然位の状態で，頭頂部より撮影）。脳回が拡張し平坦化し，脳溝が狭小化しているのが確認される。大脳表面は高度にうっ血し，くも膜下出血も確認される点に注目していただきたい。

外傷性脳損傷および脳浮腫・脳腫脹

　神経細胞と血管の一次性の損傷は，十分な強度の機械的外力が加わることで生じるが，それに引き続く複雑なカスケードにより，細胞膜の変化と生化学的変化が起き，損傷は進行していく。明らかな脳挫傷／脳裂傷や軸索損傷だけではなく，細胞膜破裂，血管内皮損傷，脳血管関門障害も全て，全般的な脳機能不全を生じさせ，脳浮腫や脳腫脹の発症に重要な役割を果たすこととなる[29]。脳浮腫や脳腫脹は，受傷後も乳児が少なくとも数時間以上生存した場合に認められることが多い[55-58]。多くの要因のからんだこの複雑な病態に関しては，Blumbergsらの総説[29]やMinnsとBrownによる総説[59]に詳しく，参照していただきたい。

　乳児が死亡した場合，剖検時の脳腫脹は，脳回が広がり平坦化していることや，脳溝が消失していることが特徴的所見である（写真45-29）。乳児は頭蓋縫合がまだ閉じていないため，鉤回や海馬傍回がテント切痕へヘルニアをきたすことは稀である。一方で，乳児であっても後頭蓋窩は上部がテントであり，唯一の開口部が大後頭孔の，より狭い空間である。大後頭孔の直径は，乳児であっても脳腫脹に伴い変化することはない。なお言うまでもないが，テント切痕は

脳幹が通過している。一次損傷として脳幹が腫脹することもあり，血管圧迫によって脳幹や小脳が腫脹することもある。重症の場合には，小脳扁桃に壊死が引き起こされることもあり，被害児が人工呼吸器につながれた状態が続くと，自己融解して脊髄の硬膜下やくも膜下腔に流れ出すこともある。Durét出血（脳ヘルニアによる脳幹障害に続発する，二次的脳幹出血）が乳児に生じることはないため，幼児に脳幹出血が生じている場合，最も可能性の高い病因は外傷である。脳組織が既に細胞死をきたした後に人工換気療法が続けられた場合，脳の自己融解が進行していくが，剖検時にまったく顕微鏡検査がしえなくなるわけではない。

低酸素性脳脊髄損傷および脳梗塞

　AHTをきたした乳幼児の少なくとも75％が，脳や脊髄に低酸素性虚血性障害を併発するとの研究報告がある[58]。マクロであれミクロであれ，剖検時にこれらの病変を見つけるのは通常はそれほど難しくない。病態生理学的には共通点も多いが，以下のセクションでは低酸素性病

第45章　AHTの神経病理学　**667**

変と虚血性病変とを分けて概説を行う。

低酸素性病変

　動脈血の酸素分圧が臨界値以下まで下がった場合，脳組織への不十分な酸素供給の代償機構として，脳動脈が拡張し毛細血管床が開き，脳の血流を最大限保とうとする脳の自動調節能が働く[60]。しかし脳損傷が重度の事例の場合には，やはり酸素の供給が不足した心筋の機能も障害され，脳は虚血状態に陥る。神経細胞に壊死が生じ，脳実質損傷が顕著になると，脳腫脹が生じることとなる。前述した一次性脳実質損傷によっても修飾された状態ではあるが，この状態になれば神経画像検査を施行することで，脳腫脹の存在は診断しうるようになる[61-64]。

　原因が何であれ，重度の低酸素状態に陥って死亡した場合，脳の病理学的所見は顕著な所見が認められることが多い。これは自己調節により血管床が顕著に拡張したためであり，血管の拡張はくも膜下の血管と脳実質の血管の両方の血管で生じる。動脈血のpO_2値が低下しpCO_2値が上昇することにより，通常は淡いピンク色の灰白質は，低酸素が重度であった事例では桃色か紫色に変化する。これは動脈血中のpCO_2が，静脈血に近い値に近づくためである（写真45-30）。

　口鼻を塞がれて窒息死した乳児が，いわゆるSIDSと誤診されることは少なくない。法医/病理学者が低酸素の病態生理学，ならびに先に述べた脳の色調の変化に気付かない場合，このような誤診が生じ易くなる。いわゆる「ニアミスSIDS」事例を例外として，低酸素にさらされた時間の短い突然死事例では，年齢によらず，窒息脳に認められるうっ血や色調変化の所見は，通常は認められない。ミクロ剖検（顕微鏡的観察）においても，突然死事例では低酸素脳に認める各種の所見は通例は確認しえない。

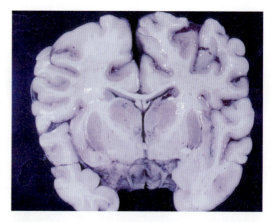

写真45-30　AHTで死亡した被害児の，大脳中部の冠状断面写真。灰白質が暗桃色を呈しているが，これは急性低酸素性脳症の典型的な所見である。

虚血性病変

　突然の心拍停止やショックに陥り，蘇生を受け，その後自己心拍が再開し，期間は異なれしばらくの間生存した後に死亡した患者では，Gillesらによって提唱され[65]，「低血圧性脳幹壊死」と名付けられた特徴的な病理像を示す。この状況では通常は脳に広範な壊死が生じるが，マクロ剖検時の脳幹部所見は特に印象的な所見を呈する。損傷部位への再還流によって血管が拡張しうっ血するために，下丘，橋／延髄被蓋，オリーブ状／歯状核は明らかに薄暗くなる（写真45-31）。低血圧性脳幹壊死は年齢に関わらず生じるものであり，このような所見を確認した場合には，一次性の脳幹損傷所見と誤診してはならない。

　重症の虚血に続発する梗塞は，脳や脊髄のあらゆる部位で生じる可能性があり，その広がりは虚血時間と重症度に相関する。AHTの被害児が1週間以上生存した後に死亡した場合，灰白質壊死部位の顕微鏡所見は，時として成人例に比し，極めて特徴的な所見を呈する。二次的に生じた梗塞部位には，たいてい脂肪が蓄積したマクロファージ（格子細胞）の異常増多が認められ，格子細胞の多核化も確認されるであろう（写真45-32）。

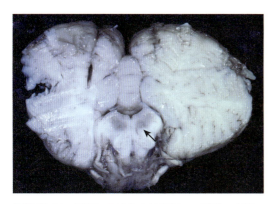

写真45-31　AHTで死亡した被害児の，髄質・小脳の軸位断面写真。低血圧性脳幹壊死の特徴である延髄被蓋部の暗茶褐色化に注目していただきたい（矢印）。

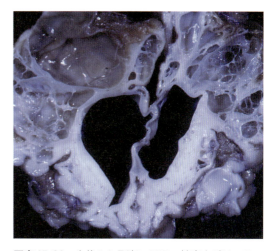

写真45-33　生後2カ月時にAHTの被害を受け，その10カ月後に死亡した幼児の前頭葉の冠状断面写真。正常の大脳皮質と灰白質が囊胞組織に置き換わり，特に左側では色調の黄金化が目立っている。

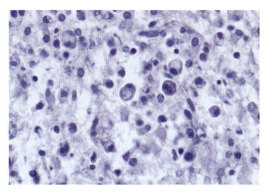

写真45-32　AHTの被害を受け，受傷から2週間後に死亡した，死亡時生後2カ月齢であった乳児の大脳の病理組織所見。梗塞をきたしていることが確認された（HE染色：倍率200倍）。

慢性病変

　AHTの被害児は，重症であったとしても，必ずしも全例が即死するわけではない。被害児が受傷後，数カ月～数年生存した後に死亡した場合，外傷による一次性の脳損傷所見と二次性の低酸素性虚血性脳損傷を区別することは極めて困難となる（写真45-33）。このような事例では，硬膜下の被膜が存在していることが多く，剖検時にはこのような被膜は容易に確認される。脳の浅表性の損傷や深在性であっても滑走性挫傷（白質裂傷）などは，すぐに確認しうるが，受傷後数カ月～数年生存した後に死亡した事例では，ミクロ剖検（顕微鏡検査）時に退縮球や軸索損傷が確認しえないことがほとんどである。

視神経損傷および網膜損傷

　視神経損傷や網膜損傷は，AHTの被害児にしばしば認められる[4, 10, 66-70]。一方で，これらの損傷の病態生理については，完全に判明しているわけではない（第44章「子ども虐待における眼損傷」参照）。

　事故であれ虐待であれ，外傷により死亡した乳幼児の剖検時には，眼（眼球，視神経，周囲髄膜，周辺軟部組織）に対しても詳細な検索を行うことが必須である。眼剖検時の最も顕著な所見としては，網膜出血に加えて，視神経周囲の硬膜内出血や硬膜下出血が挙げられる（ただし視神経周囲の硬膜外軟部組織やくも膜下腔に，出血が認められることも稀ではない）。視神経鞘出血は通常，神経と眼球の接点に生じ，脳方向に様々な程度（距離）に広がっている。ただしAHTの際には通常，視神経自体に損傷所見が認められることはない（写真45-34，写真45-35）。

　一方で，網膜はAHTの際に損傷を受けやす

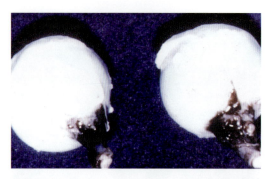

写真45-34　AHTにより死亡した，死亡時生後7週齢であった乳児の，眼球と視神経の所見。急性出血が眼球と視神経の境界面に生じていることに注目していただきたい。

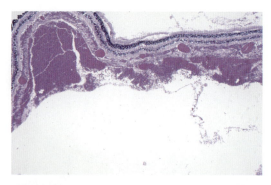

写真45-36　AHTにより死亡した，死亡時生後7週齢であった乳児の，網膜の病理組織所見。広範性の網膜出血，網膜前出血，硝子体出血が確認される（HE染色：倍率40倍）。

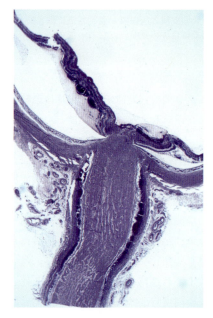

写真45-35　AHTにより死亡した，死亡時生後4カ月齢であった乳児の，視神経，視神経円板，網膜後部の病理組織所見。全層に渡る広範な硬膜下出血と網膜出血が確認される（HE染色：倍率10倍）。

く，その発生率は文献により50〜100％と様々に報告されているが，押しなべて80％程度と報告している文献が多い[10, 69, 71]。出血は片眼性の場合もあれば両眼性の場合もある。両眼性の場合，網膜出血は左右対称に確認されることも多く，視神経乳頭から鋸状縁に至るまでの様々な距離で広がり，網膜単層の出血の場合もあれば，多層性の場合もあり，全層に出血が及んでいる場合もしばしばである（写真45-36）。重症例では網膜ひだが生じる場合もあり，裂傷が生じ硝子体出血を併発する場合もある。ミクロ剖検用のスライドを準備する過程で，網膜が脈絡膜から剥離する場合もあるため，網膜ひだや網膜裂傷はマクロ剖検中に視診で確認する必要がある。被害児が受傷後しばらく生存した後に死亡した場合には，網膜出血の組織化（ヘモジデリンの沈着など），網膜の瘢痕化，視神経のワーラー変性などが確認される。

AHTに関する現時点の医学的証拠の確からしさ

　乳幼児に対する虐待は，厳しい現実であるが，有史以来絶えることのない現象であり，文化的に許容されていた虐待（神への貢物など）もあれば，現在でも地域により厳然と存在する飢えなどもあり，そのほかにも遺棄する，熱傷を負わせる，窒息させる，溺水させる，揺さぶる，強く叩く，建物や崖から転落させる，何かにぶつける，などその形は多種多様である。身体的虐待だけではなく，性虐待も蔓延しており，よ

り微妙で定義づけることが困難な心理的トラウマを受けたことは数知れず，現時点でもおびただしい数の子どもがそのような被害下に置かれている[72]。

1942年，John Caffey は外傷性の脳神経系損傷と網膜出血を併発した一連の事例に注目し，それらの事例を「むち打ち揺さぶられ児症候群（whiplash-shaken baby syndrome）」と呼称した[73, 74]。それから70年以上経た現在では，虐待を受けた疑いのある乳幼児の社会的・臨床的・法医／病理学的特徴について記載した数多くの文献を，我々は手に取ることができるようになっている。その多くは虐待により頭部外傷を負ったと思われる乳幼児例の症例報告が占めている。症例報告の規模は1例報告から複数例報告までさまざまであるが，このような症例報告も広義の「臨床研究」に分類される。臨床報告は，同じ分野の医師同士で医学的問題の観察結果を分かち合うという伝統的な方法であり，何世紀も前から医学的知識の拠り所とされてきたものである。実際に，各種の器官系に影響を及ぼす疾患を取り扱っている医学専門誌は，これまでにも症例報告の形の臨床研究を査読付きで掲載してきたし，今後もその方針は変わらないであろう。

虐待の医学的見地からの報告に関しても，世界中の医師が，Caffey が記述したような臨床的な問題に対処した自らの経験を報告し続けており，現在「乳児を激しく揺さぶったり衝撃を加えたりすることで生じる，独立した疾病単位が確かに存在する」という仮説を裏付ける医学的証拠は山のように存在している。さらに法医学分野でも，このような事例の死後所見の報告は豊富に存在しており，警察が収集した調査データによってもこのような事例が数多く存在することが裏付けられている[75]。

これまでに長年かけて蓄積された知見をまとめると，AHTの臨床像は現時点では以下のように要約される。

1. これまでに健康であった乳幼児が突然に呼吸困難をきたし，筋緊張は消失し，意識喪失に陥る。
2. 乳幼児はたいていの場合，一人の養育者と二人きりの状態である。
3. 救急隊員が蘇生に成功しても，乳幼児は無反応のままで，呼吸管理を要し，しばしば昇圧薬を必要とする。
4. 頭部の皮膚軟部組織損傷や頭蓋骨骨折を伴う場合もあれば，伴わない場合もある。
5. 頭部の画像検査では，典型的には後頭蓋窩や大脳正中部に少量の硬膜下血腫が確認され，重篤な深刻な低酸素性虚血性脳損傷を伴い，いわゆるBig Black Brain を呈する場合もある。
6. 経験豊富な眼科医による診察で，片眼性や両眼性の網膜出血の存在が確認されることが多い。
7. 剖検時に，以下に挙げる一連の症状の一部もしくは全ての存在が確認される：軟部組織損傷，頭蓋骨骨折，硬膜下血腫，くも膜下出血，脳腫脹，脳挫傷や脳裂傷（浅表性の場合もあれば深在性の場合もあり，大脳から脊髄に至るまで様々な部位で確認される），軸索損傷，低酸素性虚血性脳損傷，視神経出血や網膜出血

このリストは，AHT事例では全例これらすべての特徴が確認されるということを示したものではなく，この症例群に認められることが多い所見をまとめたものに過ぎない。もちろん個々の事例により呈する医学的状態は様々であるが，このような所見の組み合わせが診断根拠となる医学的病態は，虐待以外には存在していない。ここに挙げたリストにある一つや二つの所見はどれも，虐待以外の原因でも生じうるものであり，虐待との診断を下すためには，その事例の有するあらゆる側面を考慮しなければならない。

この分野の議論を行う際には，AHTなどは存

在しないと主張する少数の医師や工学者は必ず存在している。このような「専門家」は「AHTに特徴的とされる臨床的・病理所見は，実際には低酸素や虚血，頭蓋内圧上昇，血圧上昇，過度の咳嗽等の結果として生じたものである」との主張を行っている[30, 76-78]。このような考え方を支持するエビデンスレベルの高い医学的根拠は何ら存在していないものの，だからと言って彼らが主張を撤回することはないであろう。

　AHTの特徴的な臨床像や病理所見というものは既に明確化したということが出来るが，乳児を揺さぶった際の生体力学や網膜出血の病因の解明など，まだまだこの分野には明確にすべき問題点が多く残されている。AHTに特徴的とされる一連の症状は，低所からの転落でも生じるとの主張がなされることはしばしばであるが，現在ではこのような主張を棄却できるだけの医学的証拠は十分に集まっている[59]。

　虐待により脳神経系の損傷が生じるというのは，ヒトにしか見られない特有の病態ということができ，それ故に研究室でそれを客観的に再現することは不可能である。医療にとどまらず，福祉や司法が関与することとなる，この社会的にインパクトの大きい損傷の発症機序をさらに詳しく理解していくためには，可能な限りヒト乳幼児の状況に近づけたモデルを用いた実験が必須であるということは明白である。AHTに関する現時点での知見は，MinnsとBrownの編集した成書[79]やReeceとNicholsonが編集した成書[80]に，詳細にまとめられており，ぜひ参照していただきたい。

文献

1. Myhre MC, Grøgaard JB, Dyb GA, et al: Traumatic head injury in infants and toddlers. *Acta Paediatr* 2007;96:1159-1163.
2. Duhaime AC, Alario AJ, Lewander WJ, et al: Head injury in very young children: mechanisms, injury types, and ophthalmologic findings in 100 hospitalized patients younger than 2 years of age. *Pediatrics* 1992;90:179-185.
3. Keenan HT, Runyan DK, Marshall SW, et al: A population-based study of inflicted traumatic brain injury in young children. *JAMA* 2003;290:621-626.
4. Budenz DL, Farber MG, Mirchindani HG, et al: Ocular and optic nerve hemorrhages in abused infants with intracranial injuries. *Ophthalmology* 1994;101:559-565.
5. Nelson JS: Developmental and perinatal neuropathology. *In:* Nelson JS, Mena H, Parisi JE, et al *(eds): Principles and Practices of Neuropathology,* ed 2. Oxford University Press, New York, 2003, pp 24-44.
6. Looney CB, Smith JK, Merck LH, et al: Intracranial hemorrhage in asymptomatic neonates: Prevalence on MR images and relationship to obstetric and neonatal risk factors. *Radiology* 2007;242:535-541.
7. Schwartz P: *Birth Injuries of the Newborn.* Hafner Publishing, New York, 1961.
8. Rooks VJ, Eaton JP, Ruess L, et al: Prevalence and evolution of intracranial hemorrhage in asymptomatic term infants. *AJNR Am J Neuroradiol* 2008;29:1082-1089.
9. Judkins AR, Hood IA, Mirchindani HG, et al: Technical communication. Rationale and technique for examination of nervous system in suspected infant victims of abuse. *Am J Forens Med Pathol* 2004;25:29-33.
10. Morad Y, Kim YM, Armstrong DC, et al: Correlation between retinal abnormalities and intracranial abnormalities in the shaken baby syndrome. *Am J Ophthalmol* 2002;134:354-359.
11. Kornberg AE: Skin and soft tissue injuries. *In:* Ludwig S, Kornberg AE (eds): *Child Abuse. A Medical Reference,* ed 2. Churchill Livingstone, New York, 1992, pp 91-104.
12. Hobbs CJ, Hanks HGI, Wynne JM: *Child Abuse and Neglect. A Clinician's Handbook.* Churchill Livingstone, London, 2000, pp 73-75.
13. Meadows R. *ABC of Child Abuse.* BMJ Publications, London, 1989, pp 199-248.
14. Case ME, Graham MA, Handy TC, et al: Position paper on fatal abusive head injuries in infants and young children. *Am J Forensic Med Pathol* 2001;22:112-122.
15. Geddes JF, Hackshaw AK, Vowles GH, et al: Neuropathology of inflicted head injury in children. I. Patterns of brain damage. *Brain* 2001;124:1290-1298.
16. DiRocco C, Velardi F: Epidemiology and etiology of cranio-cerebral trauma in the first two years of life. *In:* Raimondi AJ, Choux M, DiRocco C (eds): *Head Injuries in the Newborn and Infants.* Springer Verlag, New York, 1986, pp 125-139.
17. Coats B, Margulies SS: Material properties of human infant skull and suture at high rates. *J Neurotrauma* 2006;23:1222-1232.

18. Kleinman PK, Shelton YA: Hangman's fracture in an abused infant: imaging features. *Pediatr Radiol* 1997;27:776-777.

19. Hoffman GF, Naughten ER: Abuse or metabolic disorder? [letter]. *Arch Dis Child* 1998;78:399.

20. Allison JW, Davis PC, Sato Y, et al: Intracranial aneurysms in infants and children. *Pediatr Radiol* 1998;28:223-229.

21. Weissgold DJ, Budenz DL, Hood I, et al: Ruptured vascular malformation masquerading as shaken baby syndrome. *Surv Ophthalmol* 1995;39:509-512.

22. Rutty GN, Smith CM, Malia RG: Late-form hemorrhagic disease of the newborn: a fatal case report with illustration of investigations that may assist in avoiding the mistaken diagnosis of child abuse. *Am J Forensic Med Pathol* 1999;20:48-51.

23. O'Hare AE, Eden OB: Bleeding disorders and non-accidental injury. *Arch Dis Child* 1984;59:860.

24. vonKries R, Gobel U: Vitamin K prophylaxis and vitamin K deficiency, bleeding (VKDB) in early infancy. *Acta Pediatr* 1992;81:655-660.

25. Bilmire ME, Myers PA: Serious head injury in infants: accident or abuse? *Pediatrics* 1985;75:340-342.

26. Brown JA, Minns RA: Non-accidental head injury with particular reference to whiplash shaking injury and medico-legal aspects. *Dev Med Child Neurol* 1993;35:849-869.

27. Duhaime AC, Christian CW, Rorke LB, et al: Non-accidental head injury in infants – the "shaken-baby syndrome." *N Engl J Med* 1998;338:1822-1829.

28. Feldman KW, Bethel R, Shugerman RP, et al: The cause of infant and toddler subdural hemorrhage: a prospective study. *Pediatrics* 2001;108:636-646.

29. Blumbergs P, Reilly P, Vink R: Trauma. *In:* Love S, Louis DN, Ellison DW (eds): *Greenfield's neuropathology*, ed 8, Vol I. Hodder Arnold, London, 2008, pp 733-832.

30. Geddes JF, Tasker RC, Hackshaw AK, et al: Dural hemorrhage in non-traumatic infants: does it explain bleeding in "shaken baby syndrome"? *Neuropathol Appl Neurobiol* 2003;29:14-22.

31. Richards PG, Bertocci GE, Bonshek RE, et al: Shaken baby syndrome. *Arch Dis Child* 2006;91:205-206.

32. Haines DE: On the question of a subdural space. *Anat Rec* 1991;23:3-21.

33. Maxeiner H: Detection of ruptured bridging veins at autopsy. *Forensic Sci Int* 1997;89:103-110.

34. Maxeiner H: Lethal subdural bleedings of babies—accident or abuse? *Med Law* 2001;20:463-482.

35. Morrison CN, Minns RA: The biomechanics of shaking. *In:* Minns RA, Brown JK (eds): *Shaking and Other Non-accidental Head Injuries in Children*. Mac Keith Press, Cambridge, 2005, pp 106-146.

36. Lindenberg R, Freytag E: Morphology of brain lesions from blunt trauma in early infancy. *Arch Pathol* 1969;87:298-305.

37. Kelley BJ, Lifshitz J, Povlishock JT: Neuroinflammatory response after experimental diffuse traumatic brain injury. *J Neuropathol Exp Neurol* 2007;66:989-1001.

38. Strich SJ: Diffuse degeneration of the cerebral white matter in severe dementia following head injury. *J Neurol Neurosurg Psychiatry* 1956;19:163-185.

39. LeClercq PD, McKenzie JE, Graham DI, et al: Axonal injury is accentuated in the caudal corpus callosum of head-injured patients. *J Neurotrauma* 2001;18:1-9.

40. Graham DI, Saatman KE, Marklund N, et al: The neuropathology of trauma. *In:* Evans RW (ed): *Neurology and Trauma*, ed 2. Oxford University Press, New York, 2006, pp 45-94.

41. Povlishock JT, Becker DP, Cheng CLY, et al: Axonal change in minor head injury. *J Neuropath Exp Neurol* 1983;42:225-242.

42. Yam PS, Takesago T, Dewar D, et al: Amyloid precursor protein accumulates in white matter at the margin of a focal ischemic lesion. *Brain Res* 1997; 760:150-157.

43. Dietrich WD, Kraydieh S, Prado R, et al: White matter alterations following thromboembolic stroke: a β-amyloid precursor protein immunocytochemical study in rats. *Acta Neuropathol* 1998;95:524-531.

44. Dolinak D, Smith C, Graham DI: Hypoglycemia is a cause of axonal injury. *Neuropath Appl Neurobiol* 2000;26:448-453.

45. Banker BQ, Larroche J-C: Periventricular leukomalacia of infancy. *Arch Neurol* 1962;7:386-410.

46. Bodian D: A new method for staining nerve fibers and nerve endings in mounted paraffin sections. *Anat Res* 1936;65:89-97.

47. Sherriff FE, Bridges LR, Gentleman SM: Markers of axonal injury in postmortem human brain. *Acta Neuropathol* 1994;88:433-439.

48. Dolinak D, Reichard R: An overview of inflicted head injury in infants and young children, with a review of β-amyloid precursor protein immunohistochemistry. *Arch Pathol Lab Med* 2006;130:712-717.

49. Starling SP, Patel S, Burke BL, et al: Analysis of perpetrator admissions to inflicted traumatic brain injury in children. *Arch Pediatr Adolesc Med* 2004; 158:454-458.

50. Hadley MN, Sonntag VKH, Rekate HL, et al: The infant whiplash-shake injury syndrome: a clinical and pathological study. *Neurosurg* 1989;24:536-540.

51. Munger CE, Peiffer RL, Bouldin TW, et al: Ocular and associated neuropathologic observations in suspected whiplash shaken infant syndrome. A retrospective study of 12 cases. *Am J Forensic Med Pathol* 1993;14:193-200.

52. Swaiman KF: Neurologic examination after the newborn period until 2 years of age. *In:* Swaiman KF, Ashwal S (eds): *Pediatric Neurology Principles & Practice*, ed 3, Vol I. Mosby, St Louis, 1999, p 32.

53. Adams JH, Cameron HM: Obstetrical paralysis due to ischemia of the spinal cord. *Arch Dis Child* 1965;40:93-96.

54. Nacimiento W, Noth J: What, if anything, is spinal shock? *Arch Neurol* 1999;56:1033-1035.

55. Hubschmann OR, Krieger AJ: The pathophysiology of head trauma. *J Med Soc N J* 1983;3:181-183.

56. McIntosh TK, Smith DH, Meaney DF, et al: Neuropathological sequelae of traumatic brain injury: relationship to neurochemical and biomechanical mechanisms. *Lab Invest* 1996;74:315-342.

57. David TJ: Shaken baby (shaken impact) syndrome: non-accidental head injury in infancy. *J Soc Med* 1999;92:556-561.

58. Aldrich EF, Eisenberg HM, Saydjari C, et al: Diffuse

brain swelling in severely head-injured children. A report from the NIH Traumatic Coma Data Bank. *J Neurosurg* 1992;76:450-454.

59. Minns RA, Brown JK: Neurological perspectives of non-accidental head injury and whiplash/shaken baby syndrome: an overview. *In:* Minns RA, Brown JK (eds): *Shaking and Other Non-Accidental Head Injuries in Children.* MacKeith Press, London, 2005, pp 1-105.

60. Toole JF: *Cerebrovascular Disorders,* ed 4. Raven Press, New York, 1990, pp 30-32.

61. Sane SM, Kleinman PK, Cohen RA, et al: Diagnostic imaging of child abuse. Section on Radiology. *Pediatrics* 2000;105:1345-1348.

62. Lonergan GJ, Baker AM, Morey MK, et al: From the archives of the AFIP. Child abuse: radiologic-pathologic correlation. *Radiographics* 2003;23:811-845.

63. Tung GA, Kumar M, Richardson RC, et al: Comparison of accidental and nonaccidental traumatic head injury in children on noncontrast computed tomography. *Pediatrics* 2006;118:626-633.

64. Steinbok P, Singhal A, Poskitt K, et al: Early hypodensity on computed tomographic scan of the head in an accidental pediatric head injury. *Neurosurgery* 2007;60:689-695.

65. Gilles FH: Hypotensive brainstem necrosis. Selective symmetrical necrosis of tegmental neuronal aggregates following cardiac arrest. *Arch Pathol* 1969;88:32-42.

66. Andrews A: Ocular manifestations of child abuse. *Pa Med* 1996;995:71-75.

67. Greenwald MJ, Weiss A, Oesterle CS, et al: Traumatic retinoschisis in battered babies. *Ophthalmology* 1986;93:618-625.

68. Giangiacomo J, Khan JA, Levine C, et al: Sequential cranial computed tomography in infants with retinal hemorrhages. *Ophthalmology* 1988;95:295-299.

69. Kivlin JD, Simmons KB, Lazoritz S, et al: Shaken baby syndrome. *Ophthalmology* 2000;107:1246-1254.

70. Schloff S, Mullaney PB, Armstrong DC, et al: Retinal findings in children with intracranial hemorrhage. *Ophthalmology* 2002;109:1472-1476.

71. Levin AV: Ophthalmic manifestations of inflicted childhood neurotrauma. *In:* Reece RM, Nicholson CE (eds): *Inflicted Childhood Neurotrauma.* American Academy of Pediatrics Press, Elk Grove Village, Ill, 2003, pp 128-159.

72. Block H: Abandonment, infanticide and filicide. *Am J Dis Child* 1988;142:1058-1060.

73. Caffey J: Multiple fractures in the long bones of infants suffering from subdural hematoma. *AJR Am J Roentgenol* 1946;56:163-173.

74. Caffey J: On the theory and practice of shaking infants. Its potential residual effects on permanent brain damage and mental retardation. *Am J Dis Child* 1972;124:161-169.

75. Annerbäck E-M, Lindell C, Svedin CG, et al: Severe child abuse: a study of cases reported to the police. *Acta Paediatr* 2007;96:1760-1764.

76. Leetsma JE: Case analysis of brain-injured admittedly shaken infants: 54 cases, 1969-2001. *Am J Forensic Med Pathol* 2005;26:199-212.

77. Squier W: Shaken baby syndrome: the quest for evidence. *Develop Med Child Neurol* 2008;50:10-14.

78. Talbert DG: Paroxysmal cough injury, vascular rupture and "shaken baby syndrome." *Med Hypoth* 2005;64:8-13.

79. Minns RA, Brown JK (eds): *Shaking and Other Non-Accidental Head Injuries in Children.* MacKeith Press, London, 2005.

80. Reece RM, Nicholson CE (eds): *Inflicted Childhood Neurotrauma.* American Academy of Pediatrics Press, Elk Grove Village, Ill, 2003.

46

小児の頭部外傷のバイオマーカー

Rachel P. Berger, MD, MPH

はじめに

頭部外傷は米国の乳幼児の死亡や障害の発生の主因の一つある[1, 2]。頭部外傷のために毎年約3,000名が死亡し，50,000名が入院し，650,000名が救急診療部を受診している[3a, 3b]。小児の頭部外傷の主な原因は，患児の年齢によって異なっている。乳幼児期には転落によるものが最も多いが，重症頭部外傷は虐待によるものが最多の原因である。学童期では重症度にかかわらず，転落や遊びの最中の事故によるものが多い。思春期では自動車事故と暴力被害が重度頭部外傷の主な原因である。どの年齢群でも女児よりも男児の方が頭部外傷を負いやすい。

小児期の頭部外傷に関する標準的な定義というものは存在していない。そのため，研究対象とした病態の定義は研究毎に大きく異なっており，そのために各研究を比較したりメタアナリシスを行ったりすることは困難である。文献上で最もよく使われている用語としては，頭部外傷，外傷性脳損傷（TBI：traumatic brain injury），頭部損傷，閉鎖性頭部損傷，脳震盪などが挙げられる。研究によっては，コンピュータ断層撮影（CT）によって脳損傷が検出された小児症例のみをTBIとしているものもあれば，CT所見の有無にかかわらず頭部への外傷を負った全ての小児をTBIとしているものもあり，また頭蓋骨骨折のある子どもをTBI患者としている研究も

あれば，そうでない研究もある。ただ一般的には，頭部CTでの頭蓋内損傷所見の有無にかかわらず，頭部に外傷が生じたあらゆる事例を頭部外傷事例とすることが多い。本章では，（1）放射線学的な損傷所見の有無にかかわらず，頭部に外傷性損傷をきたした事例，かつ／または（2）外傷の既往はないが，全身の診察や放射線学的評価によって頭部外傷のあったことが明らかな事例を「頭部外傷事例」と呼称することとする。虐待やネグレクトにより頭部外傷を負った小児の場合には，養育者が受傷の理由を説明しなかったり，受傷の理由を把握していなかったりすることが多いため，外傷の病歴が明確であることを頭部外傷と判断する要件としないことは，とりわけ重要である。また本章では，TBIを「頭蓋骨骨折をきたしている事例」または「頭部CTで頭蓋内損傷所見が認められた事例」を指す用語として用いており，虐待による頭部外傷（AHI：abusive head trauma）を，虐待によってTBIをきたした事例を指す用語として用いている。

頭部外傷を負った患者の神経学的状態を臨床的に分類する基準としては，グラスゴー昏睡尺度（GCS：Glasgow Coma Scale）が最も代表的である（表46-1）。GCSは運動，開眼，言語反応に基づいて脳損傷の重症度を評価する尺度である。3〜15点で点数化し，GCSスコア8点以下は重度，9〜12点は中程度，13〜15点は軽度

表46-1	グラスゴー昏睡尺度（GCS）	
評価された応答		**評点**
開眼		
自発的に開眼		4
呼びかけにより開眼		3
痛み刺激により開眼		2
開眼せず		1
最良言語反応		
見当識あり		5
会話混乱		4
言葉混乱		3
理解不明の声を出す		2
発語なし		1
最良運動反応		
命令に従う		6
疼痛部位を認識し手足で払いのける		5
四肢屈曲反応，逃避行動あり		4
四肢屈曲反応，痛み刺激に対し緩徐な屈曲		3
四肢伸展反応，痛み刺激に対し緩徐な伸展		2
全く動かず		1

と判断する。GCSスコアは損傷の重症度評価の代表的な基準ではあるが，いくつかの限界点も存在する。特に重要な限界点としては，軽微な脳損傷に対する感度が比較的低いという点が挙げられる。そのため，実際には軽微の脳損傷が潜在していてもGCS値は低くならないため，患者のGCSスコアが15点であったとしても，長期的な後遺症が確認されるということもありうる。特に，幼児では言語反応のスコアを判定するのは困難であるため，GCSスコアは正確さを欠くことになり，重症度を過小評価したものになりやすい[4,5]。乳児フェイス・スケール（IFS：infant face scale）はこのような限界点に対処するために開発された尺度ではあるが[4]，その有効性に関してはまだ立証されてはいない。

GCSスコアが損傷の重症度分類の代表的な基準である一方で，頭蓋内損傷の評価を行う上で最も標準的な方法は，頭部CTの撮影である。ただ頭部CTは急性期の頭蓋内出血を検出する上では優れているものの，頭蓋内の点状出血，軽度の脳挫傷，軽度の軸索損傷などのその他の異常に対する感度はかなり低い。そのため，頭部外傷をきたした小児の多くで「頭部CTは正常」であったとしても，頭部CTでは可視化しえなかった頭蓋内損傷をきたしている可能性は十分ありうる。

解剖学的・機能的異常を検出するためのより感度の高い脳神経画像検査法の開発が進む中で，軽症頭部外傷後の転帰を予測するという観点からも，特にこの問題はより重要性を増している。磁気共鳴画像法（MRI）の拡散強調画像法，磁気共鳴分光法，拡散テンソル画像，陽電子放出断層撮影法（PET：proton emission technology）はどれも，頭部CTに比して軽微な頭蓋内損傷の検出感度に優れる[6-8]。ただしこれらの脳神経画像検査法は，頭部CTに比べ撮影のハードルが高く，コストも高く，検査に要する時間も長く，また鎮静を必要とすることも多く，現時点ではまだ標準的な検査になっているとは言い難い。頭部MRIは，CTに置き換わる画像診断法として最も普及し利用されているが，頭蓋骨骨折や急性期の出血を検出する上で，頭部CTよりも感度に劣るという重大な欠点がある[9-12]。

頭部外傷の重症度や予後予測の判断を行う上で，GCSと頭部CTのみでは限界があることから，近年ではバイオマーカーの利用につき着目され，研究が進んでいる。本章では，現状の頭部外傷事例の標準的評価基準をさらにレベルの高いものにするための，バイオマーカーの可能性につき焦点を当てて，概説を行っている。

小児の身体的損傷に対しての
バイオマーカーの活用

脳損傷の場合とその他の臓器損傷の場合の比較

医師は，脳以外の多くの臓器の損傷や疾病の診断・重症度評価・予後推定・治療効果の判定を行う際に，日常的にバイオマーカーを使用している（表46-2）。心筋梗塞の場合のクレアチンホスホキナーゼ（CPK）の場合などのように，細胞損傷や細胞死によって細胞からバイオマーカーが逸脱するか，腎不全の患者における血中尿素窒素（BUN）などのように，正常なら排出される化学物質が排出されずに体内に蓄積するか，のいずれかの機序により，特定のバイオマーカーの血中濃度は上昇する。脳が損傷を受けた場合には活発な生化学的な反応が生じる（図46-1）。脳のバイオマーカーに関する研究文献も年々増加してはいるものの（図46-2），他の臓器のバイオマーカーに比べ，脳の場合には血液脳関門（BBB：blood-brain barrier）が存在しており，BBBを越えて血清に流入しうる生化学物質の量やサイズは制限されてしまうため有用性の高いバイオマーカーを見出すことはより困難である。

脳のバイオマーカーの源泉としては，次の2つが考えられる。第1の，そして最大の源泉は，当然ながら脳そのものである。脳が損傷を受けると，バイオマーカーが脳組織から放出され，脳脊髄液（CSF）と血清に移動する。バイオマーカーはBBBとは無関係に移動する可能性を示唆する研究報告もあるものの，一般的には脳損傷後に一過性にBBBの透過性が亢進し，バイオマーカーはCSFや血清中に移動すると考えられている[13]。動物実験[14]や成人[15]を対象とした研究からの限られたデータではあるが，頭部外傷後にBBBの透過性が高まることが示唆されている。この増加の程度は研究により様々に報告されてはいるが，損傷の部位や重症度や損傷のタイプに関連していることが判明している。

表46-2	各種の器官系におけるバイオマーカーの使用
器官	バイオマーカー
心臓	トロポニン，クレアチンホスホキナーゼ（CPK）-MB分画
肝臓	アスパラギン酸アミノ基転移酵素（AST），アラニン・アミノ基転移酵素（ALT），アルカリフォスターゼ，γグルタミルトランスペプチダーゼ（γGPT）
すい臓	リパーゼ・アミラーゼ
筋肉	CPK-MM分画
腎臓	血液尿素窒素（BUN），クレアチミン（Cr）

脳損傷の生化学マーカーを評価する上での難点の1つとして，どの部位から検体を採取してその濃度を測定するか，という問題が挙げられる。脳から直接的にバイオマーカーを測定することは不可能であり，次善の策としては脳を灌流するCSFから検体を採取するという方法が挙げられる。しかしCSFにおけるバイオマーカーの推移を確認しうるのは，治療目的で脳室外ドレナージが装着されている重症の頭部外傷事例に限られてしまう。それ以外の頭部外傷患者ではCSFの採取をルーチンで行うことはなく，また頭蓋内圧が亢進している患者に頻回に腰椎穿刺を行うことには，脳ヘルニアを惹起してしまうリスクも存在している。これに対し末梢血管から採血して得られた血清を利用する方法では，検体を得ることが容易であり，頭部外傷後の診療の一環として採血はルーチンに行われている医療行為でもある。ただ血清中のバイオマーカーを測定する上での問題点として，バイオマーカー（インターロイキン等）の多くは脳に特異的なものではなく，他の臓器からも放出されるものである，という点が挙げられる。つまり血清での測定の場合には，脳から放出されたバイオマーカーの濃度を特異的に図ることはできず，元々の血清に存在するバイオマーカーの濃度の影響を受けてしまう可能性があり，脳

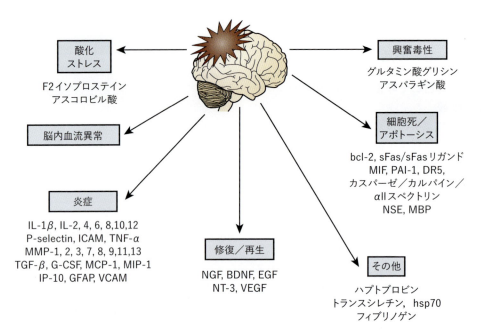

図46-1 脳の損傷に対する反応と，バイオマーカー放出の病態生理学的概略図

BDNF ＝（Brainderived neurotrophic factor：脳由来向神経性要因，DR ＝（death receptor：死受容体），EGF ＝（epidermal growth factor：上皮細胞増殖因子），G-CSF ＝（granulocyte colony stimulating factor：顆粒球コロニー刺激因子），GFAP ＝（glial fibrlllary acidic protein：膠細胞繊維性酸性タンパク質），ICAM ＝（intracellular adhesion molecule：細胞内接着分子），IL ＝（interleukin：インターロイキン），IP ＝（interferon inducing protein：インターフェロン誘導タンパク質），MBP ＝（myelin basic protein：ミエリン塩基性タンパク質），MCP ＝（monocyte chemoattractant protein：単球走化因子），MIF ＝（migration inhibitory factor：遊走阻止因子），MIP ＝（macrophage inflammatory protein：マクロファージ炎症性タンパク質），MMP ＝（matrix metallopeptidase：マトリクスメタロプロテアーゼ遺伝子），NGF ＝（nerve growth factor：神経成長因子），NSE ＝（neuron specific enolase：ニューロン特異的エノラーゼ），NT ＝（neurotrophin：ニューロトロハン），PAI ＝（plasminogen activator inhibitor：プラスミノーゲン活性化因子阻害剤），TGF ＝（transforming growth factor：形質転換成長因子），TNF ＝（tumor necrosis factor：腫瘍壊死因子），VCAM ＝（vascular cell adhesion molecule：血管細胞接着分子），VEGF ＝（vascular endothelial growth factor：血管内皮細胞増殖因子）

（引用：Kochanek PM, Berger RP, Bayir H, et al. Biomarkers of primary and evolving damage in traumatic and ischemic brain injury: diagnosis, prognosis, probing mechanisms, and therapeutic decision making. Curr Opin Crit Care 2008;140:135-141.) Copyright 2008 Wolters Kluwer Health. All rights reserved.

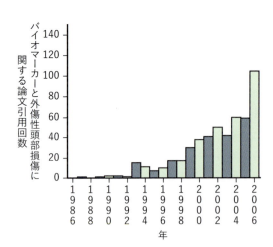

図46-2 頭部損傷のバイオマーカーに関する引用文献数（Patrick Kochanek医師の許可を得て掲載）

678 第Ⅵ部 虐待による頭部外傷(AHT：Abusive Head Trauma)

由来のバイオマーカーそのものを同定すること
は困難なのである。

脳損傷のバイオマーカーの第2の源泉は血清
である。頭部外傷後に脳から放出されるマー
カーだけではなく，頭部外傷に反応して周辺器
官から血流に直接放出されるような多くのシグ
ナル伝達分子やタンパク質もマーカーとなりう
る[16-18]。血清中に直接放出されるマーカーは，
BBBを通過するマーカーよりも高濃度で存在す
ることが多く，また損傷後より早期に検出でき
ることが多いという2つの重要な利点がある。
脳由来のマーカーにはかねてから関心が集まっ
ていたのに対し，これらの周辺組織由来の血清
マーカーが関心を集めるようになったのは，ごく
最近のことである。これらの周辺マーカーを評
価する研究が近年いくつか実施されており，そ
れらについては後のセクションで言及する[16-21]。

小児の頭部外傷診療におけるバイオマーカー
の潜在的役割につき論じる前に，まずはこれま
でに発表され注目を集めた脳由来のバイオマー
カーの生物学的特性につき，言及する。

脳損傷のバイオマーカーの各種候補：過去30年間の研究成果のまとめ（表46-3）

ミエリン中に最も多く含まれる2つのタンパ
ク質の1つ，ミエリン塩基性タンパク質（MBP：
myelin-basic protein）は，最初に評価された脳
由来のバイオマーカーの1つである[22, 23]。血
清MBPに関するいくつかの臨床研究による
と[22-24]，血清MBPは重度の頭部外傷や頭蓋内
出血後にのみ，増加する。血清MBP測定の適応
となる患者群は必然的に少なくなるため，なら
びにより広く適用できるバイオマーカーが開発
されているため，脳損傷の一般的なバイオマー
カーとしてMBPはもはやあまり積極的に研究さ
れることはなくなってきている。ただ，AHTの
存在を証明するという特定の臨床状況下では，
MBPはいまだ有用なバイオマーカーとなりう
るものである。損傷後直ちに上昇し始め，すぐ

に低下する他のバイオマーカーと異なり，血清
MBP濃度が上昇し始めるのは損傷から24〜48
時間経過してからであり，その後も受傷後2週
間ほどまで高値が続くとされている[22]。このよ
うに遅れて上昇するのは，おそらくMBPが外傷
性軸索損傷に伴って放出されるためと推察され
ている。軸索損傷そのものは頭部外傷を負った
時点で生じているものの，軸索のウォラー変性
が生じ，MBPの放出を認めるようになるのは，
受傷後数日経ってからなのである。このように
MBPは遅れて上昇するものの血清中に長期間存
在するため，他のバイオマーカーの血中濃度が
既に低下した時点の，非急性期の頭蓋内出血の
検出の一助となりうる。

上記のような理由からMBPへの関心が薄れて
いく一方で，クレアチンホスホキナーゼの脳特
異的画分（CPK-BB）が，脳損傷のバイオマー
カーとして注目されるようになっていった[25-28]。
ただし1990年代の初めには，CPKは感度と特
異度に問題があるために，脳損傷のバイオマー
カーとしての可能性が否定されることとなった。
その後に発表された研究報告は，ほぼ例外なく
ニューロン特異的エノラーゼ（NSE：neuron-
specific enolase）とS100Bという2つのバイオ
マーカーに焦点を当てている。NSEは糖分解酵
素の1つであり，主として神経細胞の細胞質に
局在しているが，血小板と赤血球細胞内にも少
量存在している。NSEは神経細胞死のマーカー
であり，重症度にかかわらず，すべての頭部外
傷後に増加する[24, 26, 29-33]。

S100Bは星状膠細胞に存在する主要な低親和
性カルシウム結合タンパク質で[34]，死滅したり
不可逆的に損傷したりした星状膠細胞から，放
出される。S100Bの血清中の半減期は100分足
らずであるため，頭部外傷後の血清S100B値の
上昇は一過性である。S100B濃度は，頭部外傷
以外の重症外傷（骨盤骨折等）でも上昇しうる
ため，多臓器外傷の場合，その有用性は限られ
てしまう[35-38]。さらに重要な制約として，2歳

第46章 小児の頭部外傷のバイオマーカー **679**

表46-3 最も広く研究されているバイオマーカーの特徴

バイオマーカー	略語	由来部位	血清中の半減期
ミエリン塩基性タンパク質	MBP	ミエリン	12時間
クレアチニンホスホキナーゼ−脳特異的分画	CPK-BB	脳，肺	1時間未満
ニューロン特異的エノラーゼ	NSE	ニューロン，血小板，赤血球，神経内分泌細胞	24時間
S100B	—	星状膠細胞，軟骨細胞，脂肪細胞	2時間未満
膠細胞繊維性酸性タンパク質	GFAP	グリア細胞	最長1週間
分割タウ蛋白	c-tau	中枢神経系ニューロン軸索（排出後タンパク質分解により分割されCタウを形成）	不明
α-IIスペクトリン／スペクトリン分解産物の各種断片（120kDa, 145kDa, 150kDa）	SBDP 120, 145, 150	皮質膜クレアチンタンパク質	不明
高リン酸化型神経フィラメント重鎖	pNFH	軸索	不明

未満の小児ではS100B濃度の基準値がもともと高い点が挙げられる[29, 39, 40]。そのため幼児の場合では，1回だけのS100B測定値で頭部外傷の可能性があるのかどうかの判断はできない。ただし本章後半で論じるように，同じ患者で連続して血中濃度を測ることで，損傷の進行や重症度に関する重要な情報が得られる可能性はある。

ほとんどの脳由来のバイオマーカーに関する研究は，NSEとS100Bに焦点が当てられているが，膠細胞繊維性酸性タンパク質（GFAP：glial fibrillary acidic protein）[41, 42]や，分割タウタンパク質（c-tau：cleaved tau protein）[43, 44]などの，他の脳由来バイオマーカーに関しての研究報告もいくつか存在している。近年では軸索損傷の構造マーカー，特にαIIスペクトリンとその分解産物，SBDP120・145・150[45-47]，高リン酸化神経フィラメント重鎖（pNFH：hyper-phosphoryIated neurofilament heavy chain）[48]に関心が集まっている。

これまで評価されてきたバイオマーカーの種類は多くはないが，ゲルを用いたプロテオミクス[49]やゲルフリーのプロテオミクス[20]のよう

な新しい技術が開発されてきた。このような新技術は血清にもCSFにも応用でき，患者の全ゲノムのスクリーニングも可能となっている。これらの方法は，技術的にも難しく，費用も非常に高額になるとはいえ，これまでに論じた各種のマーカーに比べて，感度も特異度も高いバイオマーカーのさらなる発見に繋がることであろう。Haqqaniらによる近年発表された予備調査研究では[20]，ゲルフリープロテオミクスを用いて小児の重症頭部外傷事例6名と成人のコントロール事例を比較し，特異的に発現されている95種類のタンパク質の存在を明らかにしている。これらのタンパク質のどれが脳由来で，どれがその他の器官由来であるかを判断することはできない。ただし，どこがマーカーの源泉であるのかや，なぜそれらのたんぱく質が頭部外傷後に増減するのかという生理学的説明よりも，それらのマーカーと頭部外傷との統計的な関連性の方がより重要である。今後さらに多くの研究が必要ではあるが，これらの新しい技術はバイオマーカーの開発や検証方法に，大きな変革をもたらす可能性がある。

680 第VI部 虐待による頭部外傷（AHT：Abusive Head Trauma）

血清の脳損傷バイオマーカーの持つ潜在的な有用性

　バイオマーカーの潜在的な役割について議論する上で，本セクションでは，（1）診断，（2）脳損傷を伴う頭部外傷と，伴わない頭部外傷の鑑別，（3）頭部外傷の重症度判定や予後予測，（4）治療介入法の開発，（5）治療の有効性の評価，という5つに分類して記載を行っている。しかし，この分類はやや恣意的なもので，かなりオーバーラップしているということはあらかじめ理解しておく必要がある。さらに，ある分類について着目して行われたバイオマーカーの研究の成果が，他の分類の今後の研究や臨床的ケアに影響を与えるものとなりうる。いずれにせよ，以降のセクションでは，小児の頭部外傷におけるバイオマーカーの持つ意義について，特にAHTに重点を置いて記載を行っている。ただし小児のみを対象とした研究データは少なく，成人を対象とした研究の成果に関しても，必要時には取り上げている。

頭部外傷の診断

　受傷した際の状況を伝えることのできる患者や目撃者がいる頭部外傷の患者では，診断のためにバイオマーカーは必要ではない。しかし乳幼児は意志を伝えることができず，また頭部外傷の原因が虐待であることも多く，養育者の語る病歴が正確でないことは少なくない。肝機能検査を行うことで患者の症状は肝臓に起因する可能性があることの把握が出来るのと同じように，頭部外傷の鑑別のためにバイオマーカーを使う場合，「脳に由来するものである」ことを指し示す指標とならなければならない。しかし，水頭症の乳児でもAHTの乳児でも，嘔吐症状やバイオマーカーの上昇というのは，同じように認められるものである。そのような意味では，血清由来のバイオマーカーは，脳損傷の病因の推察を行う上での情報源の役目は果しえないであろう。

　「外傷の病歴が語られない，非特異的な症状だけの乳幼児の頭部外傷を発見するために，バイオマーカーを利用できないか」というバイオマーカーの臨床応用に関しての研究は，これまでにも盛んに行われてきた。日常的なウイルス性疾患による乳児の嘔吐と，頭部外傷による乳児の嘔吐をどのように見分けたらよいのか，という臨床上のジレンマは，全米中の救急診療部や小児科医のクリニックで，毎年何十万回も起こっているのである。例えば頭部に外力が加わったのが病歴から明らかである場合や，外表所見から外傷の存在が明らかである場合には，子どもに神経画像検査を行う適応があることの判断は明確に行うことが出来る。しかし，外傷を考慮すべき病歴が語られず，体表面にも何らの所見も確認されない場合，嘔吐症状や不機嫌の鑑別としてAHTが考慮される可能性は低い。AHTの可能性が考慮されることなく見逃された場合，その乳児は再受傷したり殺害されたりしかねないような暴力的環境に戻ることになってしまう。医療機関におけるAHTの見逃しは，いくつかの研究の報告に基づくならば，少なくとも30～40％に及んでいるとされている[50-53]。1999年に報告されたJennyらによる画期的な診療録の後方視的研究によると，AHTと診断された小児の31.2％（173名中54名）はAHTと診断される前に他の医療機関を受診していたが，その時点ではAHTとは認識されていなかったことが判明している。注目すべきことに，この誤診の後から適切な診断が下されるまでの間に，AHT患者の27.8％が再受傷し，少なくとも4名の子どもが死亡した，とのことである[50]。AHTを見逃した場合には，多くの事例が再受傷する確率は高く，正確で迅速な診断が極めて重要であることが理解されよう。

　本症の筆者らは，ハイリスクの乳児を対象に，頭部外傷をスクリーニングするために血清バイオマーカーを使用できるか否かに関しての評価研究を行った[39]。この研究は，頭部外傷の病歴

第46章　小児の頭部外傷のバイオマーカー　**681**

は語られないものの，下痢のない嘔吐・突発性危急事態（ALTE）・易刺激性亢進・不機嫌・傾眠・けいれんなどのAHTの一徴候であるハイリスク症状を訴えて救急診療部を受診した，体温が38.3度未満の乳児を対象として実施した。

98名の乳児が登録され，入院時に凍結保存された血液やCSFを用いて，NSE，S100B，MBPの測定がなされた。頭部CTは研究プロトコルには含めなかったため，その実施は対応した医師の裁量に委ねられていた。そのため全例に頭部CTが施行しえたわけではなく，全ての事例は生後1歳時か受傷後6カ月時のどちらか遅い方までの間，診療録のレビューと電話により追跡調査を行い，その後に虐待を疑わせるエピソードが生じていないか否かを評価した（AHTが見逃されていた事例であれば，追跡期間中に再受傷して，再び医療機関を受診する可能性が高いとの推察を行った）。

登録事例は，退院時点での臨床診断と追跡調査の評価（その後の虐待の有無）に基づいて，(1) AHT群（登録時にAHTと診断された事例など），(2) 非脳損傷群（登録時にも追跡調査でも脳損傷が確認されなかった事例），(3) 未確定群（登録時には脳損傷が明らかでなかったが，追跡調査中に虐待の可能性があると診断された事例），(4) 非該当脳損傷群（脳損傷を認めたが，その原因がAHTではないと判断された事例）の4群に分類した。非該当脳損傷群を設けたことで，脳損傷の存在を表すバイオマーカーが陽性であったとしても，そのことだけで脳損傷の原因自体を特定することが出来ないという事実が強調されることとなった。つまり嘔吐症状で医療機関を受診し，バイオマーカーが上昇していたとしても，その原因が水頭症による場合もあれば，AHTによる場合もあるのである。バイオマーカーによるスクリーニング検査で異常が検出された場合，そのこと自体はさらなる追加検査として脳神経画像検査を行うべきである，ということを示唆するに過ぎないのである。

次に各事例を，バイオマーカーの値と臨床診断との一致性に基づいて，「真の陽性」，「偽陽性」，「真の陰性」，「偽陰性」に分類した。たとえば「真の陰性」に分類される事例とは，臨床診断で「非脳損傷群」と判断され，バイオマーカーも正常値であった事例を意味する。それらの分類を行った後に，AHT群とされた事例と非脳損傷群とされた事例のデータに基づいて，バイオマーカーの「感度」と「特異度」を算出した。

登録された98名のうち76％が非脳損傷群，14％がAHT群，5％が未確定群，5％が非該当脳損傷群に分類された。なおAHT群の全例，ならびに非脳損傷群のうちの28％に，頭部CT検査が施行されていた。各種のバイオマーカーの既報告の異常値をカットオフ値として用いた場合[29]，AHTに対するNSEの感度は76％，特異度は66％であり，MBPの感度は36％，特異度は100％であった。なおS100Bに関しては，非脳損傷群でも90％の事例で上昇が確認され，頭部外傷に関して特異性はないと判断された。追跡調査中に虐待の可能性が指摘された「未確定群」の5名のうち，4名は登録時の血清NSE濃度が高く，AHTが見逃されていた事例であることが示唆された。本研究結果に基づくならば，NSEとMBPを用いることで，AHTのリスクが高い，頭部CTでの評価が有用となる事例を同定しうる可能性が示唆された。

この研究を受けて我々はさらなる研究として，より複数の血清由来の脳損傷のバイオマーカーの濃度測定を実施した[17]。この研究では，マルチプレックスビーズ技術を用いて45種類の血清バイオメーカーを同時にスクリーニングし，軽症のAHT事例と判断した乳児例と，同様の症状（嘔吐など）で受診した非脳損傷乳児例のバイオマーカー濃度の比較を行った。スクリーニングした45種類のバイオマーカー中，血管細胞接着分子（VCAM），インターロイキン12（IL-12），マトリクスメタロペプチダーゼ9（MMP-9），細胞内接着分子（ICAM），エオタキ

シン，肝細胞増殖因子（HGF），腫瘍壊死因子受容体2（TNFR-2），インターロイキン6（IL-6），フィブリノゲンという9個のバイオマーカーで，両群間で濃度に有意差が確認された。これらのバイオマーカーの一部（MMP-9，IL-6，フィブリノゲン）は，成人の頭部外傷後に血清中で上昇するとの研究報告が既に存在していたものである[54-56]。血清中のバイオマーカー濃度の上昇が，血液脳関門（BBB）の機能不全により脳から血液中に漏出する量が増加したためであるのか，脳損傷に対する全身性反応の結果によるものであるのかは，判断しえない。ただバイオマーカーを脳損傷のスクリーニング手段として用いる際には，脳損傷が生じたことを明らかにすることだけが目的であるため，バイオマーカーの由来（脳か，脳以外の諸臓器か）を特定することは，大した問題ではない。ただしこれらバイオマーカーの中には，発熱した際に上昇するものもあり[57, 58]，またエンテロウイルス髄膜炎（IL-6）[59]，インフルエンザ（IL-6）[58]，ロタウイルス（IL-6, IL-10）[60]などの種々の病態によっても上昇することを認識しておく必要がある。つまり，熱性けいれんをきたした乳幼児や下痢をきたしている乳幼児に対し，これらのバイオマーカーを用いる際には，特異度が下がる可能性があるのである。

　これら2つの研究結果からは，AHTのスクリーニングに利用できそうな脳や諸臓器由来のバイオマーカーというのは，様々なものがあるということが出来る。これらのマーカーの妥当性を確立していくためには，前方視的な研究が積極的に行われていく必要がある。さらに，バイオマーカーの感度と特異度を正確に評価するためには，対象となった乳幼児全例に対し，標準的な方法としての頭部CT検査を行う研究を実施することが不可欠と言えよう。

頭部外傷事例において
脳損傷を併発している事例の鑑別

　頭部外傷事例において，脳損傷を併発している事例を鑑別するためにバイオマーカーを使用するという臨床的状況では，治療にあたっている医師は既に脳損傷が患者の症状の原因である可能性を認識している。臨床上のジレンマは，頭部CTによって頭蓋内損傷を見つける可能性が，患者へ与える放射線被曝リスクよりも優先されるか否かという点にある。前提条件として，頭部CTが必要になるのは，それによって脳損傷の存在を明らかにしうるという状況に限られる。これまでに報告されている脳損傷併発事例の鑑別のためのバイオマーカーに関しての研究は，ほとんどがS100Bを中心に検討したものである。

　脳損傷を鑑別するためのバイオマーカーの利用は，当初は非常に限定された臨床上の問題に対処するためであった。すなわち成人において，急性アルコール中毒事例と，アルコール中毒で脳損傷をきたした事例とを，全例に頭部CTを実施することなくどうやって鑑別しうるかということに主眼が置かれていた。この具体的な臨床的問題に対処した初期の研究の1つはMussackらのもので，その研究では2000年のミュンヘン・オクトーバーフェストの期間中に139名の事例が登録され，全例を対象にして頭部CTが施行され，NSEとS100Bの血清濃度の測定が行われた[61]。S100B濃度は非脳損傷群と比較して脳損傷群では有意に高かったものの，NSE濃度では両群間で有意差は確認されなかったと報告されており，この研究では，脳損傷を鑑別するためのS100Bの感度は100%，特異度は50%というカットオフ値が明らかとなった。

　同じMussackらの研究チームが最近行ったドイツの多施設共同研究では，軽症の頭部外傷の成人事例1,309名を対象として，検証が行われた。この研究では軽症の頭部外傷は「頭部外傷の現病歴を有し，GCSスコアが13～15点で，1

つ以上の臨床的な危険因子（嘔吐，原因不明の意識障害，重度の頭痛）がある症例」と定義され，全例に頭部CTが施行された。頭部CTで頭蓋内損傷が判明した事例を対象に，先行研究で明らかになったカットオフ値を用いて血清中のS100B濃度の感度と特異度を算出した結果，感度99％，特異度30％であったと報告された[62]。この研究では結論として，「S100Bをバイオマーカーとして用いることで，頭蓋内損傷をきたした事例を1例も見逃すことなく，頭部CTの実施率を30％減らすことが可能になる」との提言が行われている。成人を対象とした他の研究報告でも，同様の結果が報告されている[63-65]。Romnerらの研究では，血清S100B値が検出感度以下であった場合の陰性予測値は0.99，つまりS100B値が正常であった場合には頭蓋内損傷を認めない確率は99％であった，と報告されている[63]。

　小児を対象とした，頭部外傷事例における脳損傷の有無を鑑別するための血清バイオマーカーの有用性につき検証した研究は，1つだけ存在している。Fridrikssonらが2000年に発表したこのパイロット・スタディでは，頭部外傷を負った0～18歳の小児50名が対象とされ，うち45％の子どもに頭部CTで頭蓋内損傷が確認されていて，血清NSE濃度上昇の頭蓋内損傷に関する感度は77％，特異度は52％であったと報告されている[66]。ただ残念なことに，この研究では，感度を100％となるように設定した場合の特異度は報告されておらず，またその後に追跡調査研究も行われていない。

頭部外傷の重症度評価と予後予測

　頭部外傷後の予後は，損傷の重症度と直接的に関係している。重度の頭部外傷をきたした後の予後を予測することは，家族へのカウンセリングや，リハビリテーションサービスが有効であると思われる患者の選択や，どこまでの治療を行うかの意思決定や，治療を継続するか中止するかの意思決定のために，極めて重要である。

軽度の頭部外傷後であっても，後遺症をきたすリスクの高い患者を明らかにしたり，早期からリハビリテーションを行ったりすることが有用な患者を明らかにする上で，予後の予測は極めて重要である。軽度の頭部外傷の事例では後遺症をきたす割合は10～15％に過ぎず，全例にリハビリテーションを実施することは不可能であり，また適切でもない。バイオマーカーを用いて予後の予測を立てることができれば，AHTの被害児にとって重要な意味を持つといえる。里親養育下にある子どもがあまりリハビリテーションサービスを受けられていないということはよく知られている。リハビリテーションが有効である子どもをあらかじめ明確化することができれば，その子どもに向けた協力体制をより取りやすくなるであろう。また，医師は法廷で被害児の最終的な転帰について予測するようにしばしば求められる。AHT事例の予後を定量的に予測することは，法的な意味でも重要といえる。

　バイオマーカーと予後の予測に関しての成人例の研究報告は数多く存在しており，興味のある読者は，このテーマに関するレビュー文献をぜひ参照していただきたい[67]。ごく簡潔に述べるならば，これまでにNSE[68, 69]，S100B[41, 70]，MBP[22]，GFAP[41, 68]，分割タウタンパク質（c-tau）[71]などの数多くのマーカーが検証されてきており，全般的に見ると，これらの血清バイオマーカーの高値と予後の不良とは，常に相関関係にあることが示されている。

　小児に関する頭部外傷のバイオマーカーに関する文献は限定的であるが，これまでの報告文献のまとめを，表46-4に掲示している。この表からわかるように，対象を小児のAHTに絞った研究は1つだけしか存在していない[72]。この研究では，3歳未満のAHT群と事故による頭部外傷群とを対象に，受傷直後に測定した血清NSE，S100B，MBPと受傷6カ月後の神経的な認知予後との関連性につき評価されている。対象となったAHTの小児（15名）と事故による頭

表 46-4　小児患者の外傷性頭部損傷後の血清バイオマーカー値と予後の関連

研究者（年度）	予後の評価時期	結論	この研究の優れている点	この研究の重要な限界点
Spinella ら [101]	退院時と退院 6 カ月後の 2 つの PCPC スコア	予後不良群と予後良好群間の S100B 濃度に有意差あり	初めての小児患者研究	対象事例が少ない（n＝27）、単一のマーカーしか測定していない、予後測定値がおおまかである
Bandyopadhyay ら [30]	退院時の GOS	予後不良群と予後良好群間の NES 濃度に有意差あり	大規模研究である（n＝86）	単一のマーカーしか測定していない、予後測定値がおおまかである
Beers ら [72]	受傷後 6 カ月の GOS, VABS, IQ	NSE と MBP の頂値、および NSE の頂値に達するまでその時間は IQ や VABS の結果と逆相関している	より正確な予後基準を用いている。複数のバイオマーカーを、細かく複数回測定している	対象事例が少ない（n＝30）
Berger ら [102]	受傷から 0～3 カ月、4～6 カ月、7～12 カ月時の GOS, GOS-E Peds	NSE, S100B, MBP の頂値と予後は逆相関している。受傷初期の値よりも、頂値が、より強く逆相関関係にあった。また、初期の予後評価において、より強く逆相関関係にあることが確認された。	より大規模な研究である（n＝152）。複数のバイオマーカーを、細かく複数回測定している	予後測定値がおおまかである
Piazza ら [103]	受傷から 6 カ月後の GOS-E	S100B 濃度は予後とは相関しない	なし	対象事例が少ない（n＝15）、電話による予後調査である

引用：Berger R: The use of biotnarkers io predict outcome after traumatic brain injury in adults and children./Head Trauma & Wit 2006;21（4）:315-333.（Copyright 2006 Wolters Kluwer Health. All rights reserved）.
GOS＝（Glasgow Outcome Scale：グラスゴー予後尺度）, GOS-E＝（拡大 GOS：GOS Extended）, GOS-E Peds＝（GOS Extended-Pediatric：小児患者の拡大 GOS）, MBP＝（myelin-basic protein：ミエリン塩基性タンパク質）, NSE＝（neuron-specific enolase：ニューロン特異的エノラーゼ）, PCPC＝（Pediatric Cerebral Performance Category：小児脳遂行機能分類）, VABS＝（Vineland Adaptive Behavior Score：バインランド適応行動尺度）

部外傷の小児（15名）は，性別，民族，社会経済的状況，損傷の重症度をマッチさせて選択されている。予後はグラスゴー予後尺度（GOS：Glasgow Outcome Scale），バインランド適応行動尺度（VABS），年齢相応のIQ測定値を用いて評価され，バイオマーカー濃度は受傷5日後まで12時間毎に測定された。3つのバイオマーカーはすべて，初期値，ピーク値，受傷時からバイオマーカー濃度がピークに達するまでの時間，で評価された。AHT群では，受傷時は「診療を開始した時刻」と定義されていた。

全体的に見てAHT群の小児は，事故群の小児と比較して，損傷の重症度，社会経済的状態，性別，民族をマッチさせ，年齢調整を行った後でも，予後尺度は3つともより不良であった。NSE，S100B，MBPの「ピークに達するまでの時間」は，事故群と比較して，AHT群ではいずれも有意に長かった。この「ピークに達するまでの時間」の差異は，AHT群ではニューロン・膠細胞・軸索の損傷や死が，遷延して生じていることを示しており，これはバイオマーカー濃度と予後との間に中等度から高度の逆相関関係があること（すなわち，バイオマーカーが高いと予後不良である）とも合致したものである。NSE濃度のピーク値と「ピークに達するまでの時間」は，3つの測定値の中でも特に予後不良と強く相関関係していた，とのことである[72]。本研究結果からは，AHT事例の予後予測においてバイオマーカーの測定が有用であることが示唆される。ただし，実際の予後予測に用いるためには，さらなる研究が行われていく必要がある。

治療介入の発展

小児集中治療分野では過去20年間に数多くの改善がなされたが，頭部外傷による死亡率は実質的にはほとんど変わっていない[73]。そのような背景のもと，バイオマーカー測定を行う初期の目的の一つは，重度の頭部外傷を負った小児の脳内で起こるメカニズムを明らかにし，効果的な介入方法を開発しようというものであった。このような初期の研究では，バイオマーカーの測定は，頭蓋内圧亢進の治療のために留置された脳室外ドレーンからの脳脊髄液（CSF）を検体として用いていた。このような研究は，重症の頭部外傷後の2次的脳損傷の進行過程を明らかにし，外傷後の虚血，興奮毒性，エネルギー不全，脳浮腫，軸索損傷，炎症の重要性に焦点を当てる上で，有用であった[74]。さらにこれらの研究結果は，AHTによる脳損傷が事故による脳損傷とは異なっていることを示す，最初のエビデンスとなった[75-77]。たとえばいくつかの研究によって，AHT事例では事故による頭部外傷事例と比べて，神経毒性を持つ物質のCSF濃度が高く[75, 78]，神経保護物質の濃度が低いことが判明した[76, 79]。このような差異が生じる理由はまだわかっていないが，このような結果からは治療の標的とすべき領域が明確化しただけではなく，AHT事例と事故による頭部外傷事例とでは異なる治療が必要となる可能性が示唆される。

本章の筆者らは最近，CSFではなく血清中のバイオマーカーを評価した初めての研究を行い，その結果を報告している[80]。この研究では，急性低酸素性虚血性脳症（HIE）（n＝27），AHT（n＝44），事故による頭部外傷（n＝56）の計127名の小児から，経時的に血清検体を採取した。先に述べた研究と同様，採血は病院到着時から，12時間毎に5日後まで行い，NSE，S100B，MBP濃度の測定を行った。各バイオマーカーの正常値は，以前に報告されているもの[29]を参照とした。

HIE群のMBP濃度を除き，これら3つのバイオマーカーの濃度は，HIE群，AHT群，事故群の全てで基準値よりも有意に高値であった。HIE群のMBP濃度が高値とならなかったのは，HIEでは外傷性軸索損傷が生じていないと考えて矛盾はない。バイオマーカー濃度の経時的変化は，各群間で有意に異なり，またバイオマーカーによっても有意に異なっていた（図46-3）。

686　第Ⅵ部　虐待による頭部外傷（AHT：Abusive Head Trauma）

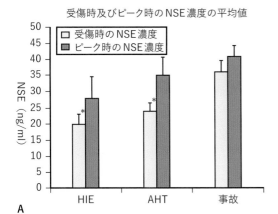

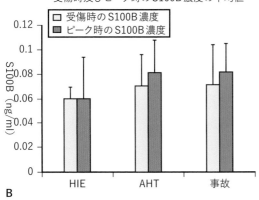

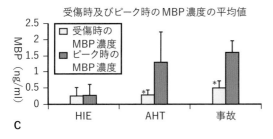

図46-3 低酸素性虚血性脳障害（HIE：hypoxic-ischemic encephalopathy），虐待による頭部外傷（AHT：abusive head trauma），事故による頭部外傷後の，各種バイオマーカーの受傷時の平均値とピーク時の平均値．それぞれ**A**はNSE濃度，**B**はS100B濃度，**C**はMBP濃度のグラフである．エラーバーは平均値の標準誤差を表している．

（引用：Berger RP, Adelson PD, Richichi Fi, Kochanek PM. Serum biomarkers after traumatic and hypoxemic brain injuries: insight into the biochemical response of the pediatric brain to inflicted brain injury. rev Neurosci 2006;28（4-5）:327-335.) Copyright 2006 S. Karger AG. Basel. All rights reserved

NSE濃度の初期値と頂値の差異は，HIE群とAHT群では有意に変化していたが，事故群では有意差は認められなかった（図46-3A）．NSE濃度の「ピークに達するまでの時間」はAHT群で最も長く，AHT後には神経損傷が広範で，長時間持続していることが示唆された．この結果からは，神経死をもたらす経路に何らかの保護的作用をもたらす，低体温療法のような治療が有効となりうる期間を考慮する上で，極めて重要な結果ということが出来る[81]．S100B濃度に関しては，いずれの群でも初期値と頂値との有意な濃度差は確認されなかった（図46-3B）．この結果からは，S100Bが最初の損傷時にのみ放出されたことが示唆される．さらにMBP濃度の初期値と頂値との濃度差は，AHT群と事故群でより顕著であり，これらの病態では，外傷後性の軸索損傷が重要であるということが示唆された（図46-3C）．また，MBP濃度が「ピークに達するまでの時間」は，AHT群では事故群と比べて長く，AHT群ではより重篤な外傷性軸索損傷が続いていることが示唆された[80]．

これらの研究結果は，AHT群，HIE群，事故群の病態生理は，それぞれ根本的な違いがあることを示したCSFを検体として用いた先行研究の結果とも合致するものであり，AHTに対する脳の生化学的反応というのは，HIEに見られるニューロン損傷と，事故による頭部外傷にみられる外傷性軸索損傷とが組み合わさったものである，ということを実証しているといえる．成人[3,82]や新生児[83]のHIEに低体温療法が有効であることを鑑みると，これらの研究結果は，AHTの小児は理論的に低体温の治療効果が十分に期待できることを示唆している．

治療の有効性の評価

バイオマーカーに期待される役割としては，治療効果の評価も挙げられる．これまでに患者の治療群と非治療群との予後を比較して治療効果を判定した，いくつかの介入研究がある[84-86]．

これらの介入研究で通常用いられてきたのは，全般的な予後評価（例 生存しえたか死亡したかや，GOSスコアによる評価など）だけであり，最も適切な評価である「受傷後数カ月から数年後の予後調査」はほとんどなされていない。AHTの被害を受けた乳幼児の予後評価は，（1）障害や機能的欠陥が受傷後何年も経ってから気付かれることもある，（2）乳幼児の神経心理学的・神経認知的研究を行うことがそもそも困難である，（3）GOS尺度などの定評ある予後評価基準は成人用に開発されたものである，などの様々な問題点があり評価が困難である。「受傷前の状態に復した」などの評価は，発達途上にある小児では，まったく適切な指標とはならない。バイオマーカーを用いることは，治療効果を判定する指標や介入に対する反応の早期評価を可能にし，少なくとも乳幼児期の評価における上述した困難性の一部の解消に資する可能性がある。たとえば成人の心停止後の研究では，受診直後から低体温療法を実施した患者群（低体温群）では，実施しなかった患者群（正常体温群）に比して，血清S100B濃度には有意差は確認されなかったものの，血清NSE濃度は低下することが示され，低体温療法群では，神経細胞死が少なかったことが示唆されている[87]。バイオマーカーを頭部外傷患者の治療効果の評価に利用したという研究報告は現時点ではほとんどなく，現状でバイオマーカーを使用することは，実践に基づいたものではなく，理論的なものに過ぎない。ただし，頭部外傷を負った子どもの治療上の選択肢が増えていくなか，治療効果の客観的かつ即時的評価手段としてのバイオマーカーの役割は，今後ますます重要になっていくであろう。

バイオマーカーとAHTの関連に関する特殊な問題

本セクションでは，先に述べたバイオマーカーに期待される臨床的用途の話だけではなく，子ども虐待分野特有のいくつかの問題点について，言及する。まず初めに，外傷性頭部損傷を負った子どもに対して，バイオマーカーを測定することで，その原因が虐待であったのか否かを明確にすることが可能であるのか，という問題が挙げられる。過去10年の間に報告された脳脊髄液（CSF）中や血清中のバイオマーカーに関する重要な研究からは，AHT群と事故による頭部外傷群との間では，受傷後の生化学的反応が明らかに異なっていることが示されている。しかしこれらの差異は概して統計的な差異であり，これらの差異を個々の症例に適応して，虐待か否かを判断することは不可能であるということを認識しておく必要がある。これまでに発表されたいずれの研究も，AHT群と事故群とを正確に区別できる特定のバイオマーカーの存在を示してはいない。このことは，AHTが均質的な病態ではないという事実に関係していると言えよう。AHTの事例は，損傷の種類（一次性脳損傷が主体か，二次性の低酸素性脳損傷が主体か，あるいはこれら2つが混在した状態であるか），受傷回数（1度だけであるのか，繰り返して損傷を受けていたのか），受傷してから治療を受けるまでの時間（受傷後直ちに受診したのか，あるいは時間が経ってから受診したのか）など，様々な点において事例ごとに異なる病態なのである。これらの要素の重症度も重要性も事例により様々であり，そのすべてがバイオマーカーの濃度に影響を及ぼすのである。将来的には，原因が虐待であることを強く示唆する特定のバイオマーカーが明確化したり，複数のバイオマーカーを組み合わせることにより虐待が原因であることが強く示唆される，などの研究成果が出されるかもしれないが，現時点では外傷

性頭部損傷の病因を，バイオマーカーによって明らかにすることは不可能である。

AHTとバイオマーカーに関する問題点としては，それ以外にも，受傷時期の推定を行う上でバイオマーカーを利用できるか，という問題が挙げられる。受傷時期を特定することができれば，加害容疑者を特定することが容易になり，被害児とその時間帯に一緒にいた人物を明確にすることで，加害容疑者を絞りこむことが可能となる。たとえばMBP濃度は受傷から48～72時間の間は上昇しないため，MBP濃度上昇が認められた場合には，児に認められた損傷が急性ではないと判断しうる。同様に，NSE濃度は受傷から24～36時間後に頂値となるため，救急診療部で治療を受けたAHT事例のNSEが高値であった場合に，入院後の繰り返す測定で，その後の上昇は確認されずに低下していった場合には，この事例の受傷が入院の6～12時間以内ではないとの判断を下しうる。これまでの研究報告では，AHT事例と事故による頭部外傷事例とでは，脳脊髄液（CSF）中のバイオマーカーの経時的変化は明らかに異なった動態を示すことが明らかにされているが[29, 74, 80]，これはあくまでも群間有意差にすぎず，現時点では個々の事例の解釈にそのまま適応させることが出来るわけではない。バイオマーカーは今後臨床の現場で広く活用されていく可能性を秘めてはいるが，そのようになるためにはさらに多くの研究が必要である。

その他にもバイオマーカーが有用となりうる場面として2つ臨床的状況を提示する。まず，バイオマーカーは頭部CTやおそらくはMRIよりも頭部外傷に対する感度が高いことが，複数のエビデンスレベルの高い研究から示唆されている[63, 88-90]。脳細胞の損傷閾値は，肝臓などの他の臓器の場合と同様，画像で異常を確認しうる閾値よりも著しく低いはずであり，このことは特段，驚くに値しない。今後研究が進んでいくことで，トランスアミナーゼなどの肝機能検査の上昇が腹部外傷の証拠所見として頻用されているのと同様に，何らかのバイオマーカーの上昇が脳震盪の証拠所見として活用されるようになる可能性もある。このような形で，バイオマーカーが潜在性の頭部外傷の診断に活用できるようになれば，顔面や耳に挫傷を認めるものの，頭部CTで何らの所見を認めない乳児例などの診断を行う上で，とりわけ重要なものになるであろう。事故による頭部外傷事例で，特に第三者の目撃があったような事例であれば，頭部CT画像で異常がなかったとしても，嘔吐等の症状が認められた場合には，通常は脳震盪と診断される。頭部外傷との診断を行う上では，このような病歴の存在が不可欠である。頭部に外力を受けたことが明らかでない場合，嘔吐や顔面挫傷が認められていたとしても，頭部CTが陰性の場合，脳震盪をきたしているとは診断しえない。頭部外傷の診断には病歴が必須であるとの観点から言えば，「虐待による脳震盪」の診断を行うことは，不可能とまではいわないが，極めて難しいのが実情である。乳児が顔面に挫傷を負っているというだけでは，児童相談所は当該の子どもを一時保護するという判断はなされないことが多いが，子どもがさらに脳震盪をきたしているとの診断がなされた場合，児童相談所はその子どもを一時保護し，今後の子どもの安全性を担保するための綿密な調査が実施されることとなるであろう。

もう一つの臨床状況としては，バイオマーカーが頭部CTよりも感度が高いとするならば，頭部CTが陰性であった場合にさらに頭部MRIを施行すべきであるのかの鑑別に，バイオマーカーが有用となりうる，という状況が挙げられる。頭部以外の身体部位に虐待による損傷が確認された乳幼児例の中には，頭部CTは正常であったが，頭部MRIを撮影することで異常所見が確認される事例もある。頭部CTが陰性であった乳幼児のうち，どの事例に対しMRIまで撮影を行うかの判断は，エビデンスに基づいているわ

けではない。頭部CTで何も所見が確認されない一方でバイオマーカー濃度が上昇していた場合に，小児ではMRIを実施するべきであるか否か（感度と特異度が十分であるか否か）を明確化していくための研究が，今後行われていく必要がある。

現時点における医学的証拠の確からしさ

エビデンスに基づいた医療（EBM：evidence based medicine）という概念は確立し，医学的証拠の強さを言及する方法論は確立している。観察された効果の質，量，一貫性，十分さ，規模はどれも重要な基準となる。現時点では，頭部外傷診療におけるバイオマーカーの利用に関するエビデンスの強さは，患者集団（成人か小児か）やバイオマーカーを利用する状況（頭蓋内損傷を伴うか否か，あるいは診断評価に用いるのか治療効果の評価に用いるのか，等）により著しく異なっている。概してこれまでの研究からは，頭部外傷分野においてバイオマーカーの測定は，小児であれ成人であれ，臨床的に重要な意義を有しており，今後バイオマーカーを活用していくことができると思われる状況は数多くあるということが出来るが，そのためには今後さらなる研究がなされていく必要がある。AHT事例におけるバイオマーカーの活用については，頭部外傷のバイオマーカーの活用に関する研究よりも，さらに細かな一分野ということが出来よう。バイオマーカーがAHT事例だけではなく幅広い分野で適用されるようになることで，医学的エビデンスはより強力で，より迅速性を持ったものとなるであろう。

今後の研究の展望

小児の頭部外傷の発症率や死亡率を考慮した場合，小児の頭部外傷後のバイオマーカーに関する研究論文がほとんど存在しないことには，驚かされる。その理由としては，小児領域は成人領域と比較して研究基盤が比較的不十分である，小児患者を対象とする臨床研究者が少ない，乳幼児例では同意を取得することが難しい，など様々なものが挙げられよう。AHTが乳幼児の重症頭部外傷の極めて重要な原因であるという事実もまた，研究の障害となっている。虐待事例において親権者の同意を得て追跡調査を行うことは元来難しく，施設内倫理委員会（IRB：institutional review board）も虐待の被害児が関わるプロトコルを承認したがらない実情がある。バイオマーカーに関する成人の研究データの一部を，小児分野の研究促進に利用しうるかもしれないが，それにしても小児に関してはさらに多くの研究を実施していく必要がある。小児の治療にあたる医師は十分認識しているであろうが，小児（特に頭部外傷を受けた小児）は，成人のミニチュアでは決してなく[91]，小児であっても特定の年齢群で判明した研究結果が，他の年齢群の子どもで当てはまるとは限らないのである。

バイオマーカーに関する医学的なエビデンスの量自体をさらに増やしていく必要は明らかであるが，バイオマーカーに関する研究を特定分野で集中的に行っていく必要もある。たとえば過去の研究の大部分は，単一のバイオマーカーを評価している。単一のバイオマーカーや複数のバイオマーカーを組み合わせた評価は他の器官には有効（例 心筋梗塞に対するトロポニン等）かもしれないが，脳はどの器官よりもはるかに複雑であり，均質ではないのである。脳の重要な部位の損傷は，損傷が極めて局所性にとどまりバイオマーカー濃度の上昇がわずかでも，神経や長期的予後に重要な影響を及ぼすことになる。

690 第Ⅵ部 虐待による頭部外傷（AHT：Abusive Head Trauma）

同様に，より広範な損傷であるがそれほど重要でない部位の脳損傷では，バイオマーカー濃度上昇は著しいが，神経学的所見や予後にはほとんど影響しない可能性もある。つまり，たった一つのバイオマーカーの感度や特異度が，あらゆる頭部外傷で高いということは原則的にあり得ない。したがって最も望ましいのは，完全なマーカーを一つ探すのではなく，神経損傷，膠細胞損傷，低酸素症，炎症といった脳損傷後の脳の二次的反応の重要な要素に関連する，複数のバイオマーカーのセット（パネル）を構築することであろう。

　また今後は，バイオマーカーと他の臨床的検査とを組み合わせて評価を行う研究も必要である。たとえばバイオマーカーが注目される以前には，集団的特性，臨床経過，放射線学的検査といった各種の変数が予後の予測に役立つか，という貴重な研究が成人や小児領域で行われていた[92-99]。これらの研究はほぼすべてが，特定の変数が予後と相関していると結論付けていたものであったが，これらの変数の陽性予測値や陰性予測値は，臨床現場の意思決定に有用となるほど高いものではなかった。これらの臨床的変数だけでは十分ではなくとも，バイオマーカーと組み合わせることによって，感度も特異度も大いに高まる可能性は十分にある。

　バイオマーカーが重要な臨床的情報を提供しうることを明確化するためには，さらなる研究が必要である。S100Bはヨーロッパでは標準的な病院であれば，検査室で直ちに測定可能であるが[100]，それ以外の各種の血清バイオマーカーは，いずれも現在のところ臨床の現場では利用することができず，FDAが承認しているベッドサイドでの迅速検査（POCT：point of care test）も，現時点では存在していない。バイオマーカーを救急治療の現場で活用できるようにしていくには，検査結果を得ることがより容易になるような改善が求められる。POCTでバイオマーカーが測定しうるようになれば，バイオマーカーは

実験室での測定にとどまらないで，臨床的に活用がなされるようになっていくであろう。

文献

1. Haller JA Jr: Pediatric trauma. The No. 1 killer of children. *JAMA* 1983;249:47.
2. Sosin DM, Sniezek JE, Waxweiler RJ: Trends in death associated with traumatic brain injury, 1979 through 1992. Success and failure. *JAMA* 1995;273:1778-1780.
3a. Bowman SM, Bird TM, Aitken ME, Tilford JM. Trends in hospitalizations associated with pediatric traumatic brain injuries. Pediatrics. 2008;122:988-993.
3b. Langlois JA, Rutland-Brown W, Thomas KE. Traumatic brain injury in the United States; emergency department visits, hospitalizations, and deaths. https://stacks.cdc.gov/view/cdc/12294

4. Durham SR, Clancy RR, Leuthardt E, et al: CHOP Infant Coma Scale ("Infant Face Scale"): a novel coma scale for children less than two years of age. *J Neurotrauma* 2000;17:729-737.
5. Hahn YS, McLone DG: Risk factors in the outcome of children with minor head injury. *Pediatr Neurosurg* 1993;19:135-142.
6. van der Naalt J, Hew JM, van Zomeren AH, et al: Computed tomography and magnetic resonance imaging in mild to moderate head injury: early and late imaging related to outcome. *Ann Neurol* 1999;46:70-78.
7. Hofman PA, Stapert SZ, van Kroonenburgh MJ, et al: MR imaging, single-photon emission CT, and neurocognitive performance after mild traumatic brain injury. *AJNR Am J Neuroradiol* 2001;22:441-449.
8. Umile EM, Sandel ME, Alavi A, et al: Dynamic imaging in mild traumatic brain injury: support for the theory of medial temporal vulnerability. *Arch Phys Med Rehabil* 2002;83:1506-1513.
9. Kleinman P: *Diagnostic Imaging of Child Abuse*, ed 2. Mosby, St Louis, 1998.
10. Sato Y, Yuh WT, Smith WL, et al: Head injury in child abuse: evaluation with MR imaging. *Radiology* 1989;173:653-657.
11. Morad Y, Avni I, Benton SA, et al: Normal computerized tomography of brain in children with shaken baby syndrome. *J AAPOS* 2004;8:445-450.
12. Chabrol B, Decarie JC, Fortin G: The role of cranial MRI in identifying patients suffering from child abuse and presenting with unexplained neurological findings. *Child Abuse Negl* 1999;23:217-228.
13. Banks WA, Kastin AJ, Broadwell RD: Passage of cytokines across the blood-brain barrier. *Neuroimmunomodulation* 1995;2:241-248.
14. Adelson PD, Whalen MJ, Kochanek PM, et al: Blood brain barrier permeability and acute inflammation in two models of traumatic brain injury in the immature rat: a preliminary report. *Acta Neurochir Suppl (Wien)* 1998;71:104-106.
15. Kushi H, Katayama Y, Shibuya T, et al: Gadolinium

DTPA-enhanced magnetic resonance imaging of cerebral contusions. *Acta Neurochir Suppl (Wien)* 1994;60:472-474.

16. Hergenroeder G, Redell JB, Moore AN, et al: Identification of serum biomarkers in brain-injured adults: potential for predicting elevated intracranial pressure. *J Neurotrauma* 2008;25:79-93.

17. Berger R, Ta'asan S, Rand A, et al: Multiplex assessment of serum biomarker concentrations in well-appearing children with inflicted traumatic brain injury. *Pediatr Res* 2009;65:97-102.

18. Kalsotra A, Zhao J, Anakk S, et al: Brain trauma leads to enhanced lung inflammation and injury: evidence for role of P4504Fs in resolution. *J Cereb Blood Flow Metab* 2007;27:963-974.

19. Rohlff C: Proteomics in molecular medicine: applications in central nervous systems disorders. *Electrophoresis* 2000;21:1227-1234.

20. Haqqani AS, Hutchison JS, Ward R, et al: Biomarkers and diagnosis; protein biomarkers in serum of pediatric patients with severe traumatic brain injury identified by ICAT-LC-MS/MS. *J Neurotrauma* 2007;24:54-74.

21. Sotgiu S, Zanda B, Marchetti B, et al: Inflammatory biomarkers in blood of patients with acute brain ischemia. *Eur J Neurol* 2006;13:505-513.

22. Thomas DG, Palfreyman JW, Ratcliffe JG: Serum-myelin-basic-protein assay in diagnosis and prognosis of patients with head injury. *Lancet* 1978; 1:113-115.

23. Thomas DG, Hoyle NR, Seeldrayers P: Myelin basic protein immunoreactivity in serum of neurosurgical patients. *J Neurol Neurosurg Psychiatry* 1984;47:173-175.

24. Yamazaki Y, Yada K, Morii S, et al: Diagnostic significance of serum neuron-specific enolase and myelin basic protein assay in patients with acute head injury. *Surg Neurol* 1995;43:267-270.

25. Karpman RR, Weinstein PR, Finley PR, et al: Serum CPK isoenzyme BB as an indicator of brain tissue damage following head injury. *J Trauma* 1981;21:148-151.

26. Skogseid IM, Nordby HK, Urdal P, et al: Increased serum creatine kinase BB and neuron specific enolase following head injury indicates brain damage. *Acta Neurochir (Wien)* 1992;115:106-111.

27. Hans P, Born JD, Chapelle JP, et al: Creatine kinase isoenzymes in severe head injury. *J Neurosurg* 1983;58:689-692.

28. Rabow L, Hedman G: Creatine kinaseBB-activity after head trauma related to outcome. *Acta Neurochir (Wien)* 1985;76:137-139.

29. Berger RP, Adelson PD, Pierce MC, et al: Serum neuron-specific enolase, S100B, and myelin basic protein concentrations after inflicted and noninflicted traumatic brain injury in children. *J Neurosurg* 2005;103(1 Suppl):61-68.

30. Bandyopadhyay S, Hennes H, Gorelick MH, et al: Serum neuron-specific enolase as a predictor of short-term outcome in children with closed traumatic brain injury. *Acad Emerg Med* 2005;12:732-738.

31. Karkela J, Bock E, Kaukinen S: CSF and serum brain-specific creatine kinase isoenzyme (CK-BB), neuron-specific enolase (NSE) and neural cell

adhesion molecule (NCAM) as prognostic markers for hypoxic brain injury after cardiac arrest in man. *J Neurol Sci* 1993;116:100-109.

32. Vazquez MD, Sanchez-Rodriguez F, Osuna E, et al: Creatine kinase BB and neuron-specific enolase in cerebrospinal fluid in the diagnosis of brain insult. *Am J Forensic Med Pathol* 1995;16:210-214.

33. Ross SA, Cunningham RT, Johnston CF, et al: Neuron-specific enolase as an aid to outcome prediction in head injury. *Br J Neurosurg* 1996;10: 471-476.

34. Xiong Z, O'Hanlon D, Becker LE, et al: Enhanced calcium transients in glial cells in neonatal cerebellar cultures derived from S100B null mice. *Exp Cell Res* 2000;257:281-289.

35. Pelinka LE, Toegel E, Mauritz W, et al: Serum S 100 B: a marker of brain damage in traumatic brain injury with and without multiple trauma. *Shock* 2003;19:195-200.

36. Anderson RE, Hansson LO, Nilsson O, et al: High serum S100B levels for trauma patients without head injuries. *Neurosurgery* 2001;48:1255-1258.

37. Romner B, Ingebrigtsen T: High serum S100B levels for trauma patients without head injuries. *Neurosurgery* 2001;49:1490.

38. Rothoerl RD, Woertgen C: High serum S100B levels for trauma patients without head injuries. *Neurosurgery* 2001;49:1490-1491.

39. Berger RP, Dulani T, Adelson PD, et al: Identification of inflicted traumatic brain injury in well-appearing infants using serum and cerebrospinal markers: a possible screening tool. *Pediatrics* 2006;117:325-332.

40. Portela LV, Tort AB, Schaf DV, et al: The serum S100B concentration is age dependent. *Clin Chem* 2002;48:950-952.

41. Pelinka LE, Kroepfl A, Leixnering M, et al: GFAP versus S100B in serum after traumatic brain injury: relationship to brain damage and outcome. *J Neurotrauma* 2004;21:1553-1561.

42. Pelinka LE, Kroepfl A, Schmidhammer R, et al: Glial fibrillary acidic protein in serum after traumatic brain injury and multiple trauma. *J Trauma* 2004;57:1006-1012.

43. Bazarian JJ, Cimpello LB, Mookerjee S, et al: Predicting post concussion syndrome after mild traumatic brain injury using serum S100B and cleaved-tau. *Acad Emerg Med* 2004;11:516.

44. Begaz T, Kyriacou DN, Segal J, et al: Serum biochemical markers for post-concussion syndrome in patients with mild traumatic brain injury. *J Neurotrauma* 2006;23:1201-1210.

45. Cardali S, Maugeri R: Detection of αII-spectrin and breakdown products in humans after severe traumatic brain injury. *J Neurosurg Sci* 2006;50:25-31.

46. Ringger NC, O'Steen BE, Brabham JG, et al: A novel marker for traumatic brain injury: CSF alphaII-spectrin breakdown product levels. *J Neurotrauma* 2004;21:1443-1456.

47. Brophy G, Papa L, Liu M, et al: Alpha-II spectrin breakdown product kinetics in acute brain injury. *J Neurotrauma* 2008;25:902.

48. Blyth B, Bazarian J, Shaw G: Differential patterns of release of UCHL-1 and PNFH into serum after severe traumatic brain injury. *J Neurotrauma*

2008;25:862.

49. Gao WM, Chadha MS, Berger RP, et al: Biomarkers and diagnosis; a gel-based proteomic comparison of human cerebrospinal fluid between inflicted and non-inflicted pediatric traumatic brain injury. *J Neurotrauma* 2007;24:43-53.

50. Jenny C, Hymel KP, Ritzen A, et al: Analysis of missed cases of abusive head trauma. *JAMA* 1999;281:621-622.

51. Laskey A: Shaken baby syndrome: a missed diagnosis. *In:* 1998 National Shaken Baby Conference, Salt Lake City, 1998.

52. Rubin DM, Christian CW, Bilaniuk LT, et al: Occult head injury in high-risk abused children. *Pediatrics* 2003;111:1382-1386.

53. Alexander R, Crabbe L, Sato Y, et al: Serial abuse in children who are shaken. *Am J Dis Child* 1990;144:58-60.

54. Suehiro E, Fujisawa H, Akimura T, et al: Increased matrix metalloproteinase-9 in blood in association with activation of interleukin-6 after traumatic brain injury: influence of hypothermic therapy. *J Neurotrauma* 2004;21:1706-1711.

55. Kossmann T, Hans VH, Imhof HG, et al: Intrathecal and serum interleukin-6 and the acute-phase response in patients with severe traumatic brain injuries. *Shock* 1995;4:311-317.

56. Conti A, Sanchez-Ruiz Y, Bachi A, et al: Proteome study of human cerebrospinal fluid following traumatic brain injury indicates fibrin(ogen) degradation products as trauma-associated markers. *J Neurotrauma* 2004;21:854-863.

57. Engel A, Kern WV, Murdter G, et al: Kinetics and correlation with body temperature of circulating interleukin-6, interleukin-8, tumor necrosis factor alpha and interleukin-1 beta in patients with fever and neutropenia. *Infection* 1994;22:160-164.

58. Kaiser L, Fritz RS, Straus SE, et al: Symptom pathogenesis during acute influenza: interleukin-6 and other cytokine responses. *J Med Virol* 2001;64:262-268.

59. Sato M, Hosoya M, Honzumi K, et al: Cytokine and cellular inflammatory sequence in enteroviral meningitis. *Pediatrics* 2003;112:1103-1107.

60. Jiang B, Snipes-Magaldi L, Dennehy P, et al: Cytokines as mediators for or effectors against rotavirus disease in children. *Clin Diagn Lab Immunol* 2003;10:995-1001.

61. Mussack T, Biberthaler P, Kanz KG, et al: Immediate S-100B and neuron-specific enolase plasma measurements for rapid evaluation of primary brain damage in alcohol-intoxicated, minor head-injured patients. *Shock* 2002;18:395-400.

62. Biberthaler P, Linsenmeier U, Pfeifer KJ, et al: Serum S-100B concentration provides additional information fot the indication of computed tomography in patients after minor head injury: a prospective multicenter study. *Shock* 2006;25:446-453.

63. Romner B, Ingebrigtsen T, Kongstad P, et al: Traumatic brain damage: serum S-100 protein measurements related to neuroradiological findings. *J Neurotrauma* 2000;17:641-647.

64. Savola O, Pyhtinen J, Leino TK, et al: Effects of head and extracranial injuries on serum protein S100B levels in trauma patients. *J Trauma* 2004;56:1229-1234.

65. Muller K, Townend W, Biasca N, et al: S100B serum level predicts computed tomography findings after minor head injury. *J Trauma* 2007;62:1452-1456.

66. Fridriksson T, Kini N, Walsh-Kelly C, et al: Serum neuron-specific enolase as a predictor of intracranial lesions in children with head trauma: a pilot study. *Acad Emerg Med* 2000;7:816-820.

67. Berger RP: The use of serum biomarkers to predict outcome after traumatic brain injury in adults and children. *J Head Trauma Rehabil* 2006;21:315-333.

68. Vos PE, Lamers KJ, Hendriks JC, et al: Glial and neuronal proteins in serum predict outcome after severe traumatic brain injury. *Neurology* 2004;62:1303-1310.

69. Lima JE, Takayanagui OM, Garcia LV, et al: Use of neuron-specific enolase for assessing the severity and outcome in patients with neurological disorders. *Braz J Med Biol Res* 2004;37:19-26.

70. Petzold A, Green AJ, Keir G, et al: Role of serum S100B as an early predictor of high intracranial pressure and mortality in brain injury: a pilot study. *Crit Care Med* 2002;30:2705-2710.

71. Shaw GJ, Jauch EC, Zemlan FP: Serum cleaved tau protein levels and clinical outcome in adult patients with closed head injury. *Ann Emerg Med* 2002;39:254-257.

72. Beers SR, Berger RP, Adelson PD: Neurocognitive outcome and serum biomarkers in inflicted versus non-inflicted traumatic brain injury in young children. *J Neurotrauma* 2007;24:97-105.

73. Pfenninger J, Santi A: Severe traumatic brain injury in children—are the results improving? *Swiss Med Wkly* 2002;132:116-120.

74. Kochanek PM, Clark RS, Ruppel RA, et al: Biochemical, cellular, and molecular mechanisms in the evolution of secondary damage after severe traumatic brain injury in infants and children: Lessons learned from the bedside. *Pediatr Crit Care Med* 2000;1:4-19.

75. Ruppel RA, Kochanek PM, Adelson PD, et al: Excitatory amino acid concentrations in ventricular cerebrospinal fluid after severe traumatic brain injury in infants and children: the role of child abuse. *J Pediatr* 2001;138:18-25.

76. Clark RS, Kochanek PM, Adelson PD, et al: Increases in bcl-2 protein in cerebrospinal fluid and evidence for programmed cell death in infants and children after severe traumatic brain injury. *J Pediatr* 2000;137:197-204.

77. Kochanek PM, Clark RS, Ruppel RA, et al: Cerebral resuscitation after traumatic brain injury and cardiopulmonary arrest in infants and children in the new millennium. *Pediatr Clin North Am* 2001;48:661-681.

78. Berger RP, Heyes MP, Wisniewski SR, et al: Assessment of the macrophage marker quinolinic acid in cerebrospinal fluid after pediatric traumatic brain injury: insight into the timing and severity of injury in child abuse. *J Neurotrauma* 2004;21:1123-1130.

79. Satchell MA, Lai Y, Kochanek PM, et al: Cytochrome c, a biomarker of apoptosis, is increased in cerebrospinal fluid from infants with inflicted brain injury from child abuse. *J Cereb Blood Flow Metab* 2005;25:919-927.

第46章 小児の頭部外傷のバイオマーカー **693**

80. Berger RP, Adelson PD, Richichi R, et al: Serum biomarkers after traumatic and hypoxemic brain injuries: insight into the biochemical response of the pediatric brain to inflicted brain injury. *Dev Neurosci* 2006;28:327-335.

81. Kochanek PM, Berger RP, Bayir H, et al: Biomarkers of primary and evolving damage in traumatic and ischemic brain injury: diagnosis, prognosis, probing mechanisms, and therapeutic decision making. *Curr Opin Crit Care* 2008;14:135-141.

82. Bernard SA, Gray TW, Buist MD, et al: Treatment of comatose survivors of out-of-hospital cardiac arrest with induced hypothermia. *N Engl J Med* 2002;346:557-563.

83. Shah PS, Ohlsson A, Perlman M: Hypothermia to treat neonatal hypoxic ischemic encephalopathy: systematic review. *Arch Pediatr Adolesc Med* 2007;161:951-958.

84. McIntyre LA, Fergusson DA, Hebert PC, et al: Prolonged therapeutic hypothermia after traumatic brain injury in adults: a systematic review. *JAMA* 2003;289:2992-2999.

85. Kochanek PM, Safar PJ: Therapeutic hypothermia for severe traumatic brain injury. *JAMA* 2003; 289:3007-3009.

86. Adelson PD, Ragheb J, Kanev P, et al: Phase II clinical trial of moderate hypothermia after severe traumatic brain injury in children. *Neurosurgery* 2005;56:740-754.

87. Tiainen M, Roine RO, Pettila V, et al: Serum neuron-specific enolase and S-100B protein in cardiac arrest patients treated with hypothermia. *Stroke* 2003;34:2881-2886.

88. Akhtar JI, Spear RM, Senac MO, et al: Detection of traumatic brain injury with magnetic resonance imaging and S-100B protein in children, despite normal computed tomography of the brain. *Pediatr Crit Care Med* 2003;4:322-326.

89. Berger R: Biomarkers or neuroimaging in central nervous system injury: will the real "gold standard" please stand up? *Pediatr Crit Care Med* 2003;4:391-392.

90. Ingebrigtsen T, Waterloo K, Jacobsen EA, et al: Traumatic brain damage in minor head injury: relation of serum S-100 protein measurements to magnetic resonance imaging and neurobehavioral outcome. *Neurosurgery* 1999;45:468-475.

91. Giza CC, Mink RB, Madikians A: Pediatric traumatic brain injury: not just little adults. *Curr Opin Crit Care* 2007;13:143-152.

92. Wagner AK, Hammond FM, Sasser HC, et al: Use of injury severity variables in determining disability and community integration after traumatic brain injury. *J Trauma* 2000;49:411-419.

93. Zafonte RD, Mann NR, Millis SR, et al: Posttraumatic amnesia: its relation to functional outcome. *Arch Phys Med Rehabil* 1997;78:1103-1106.

94. Cifu DX, Keyser-Marcus L, Lopez E, et al: Acute predictors of successful return to work 1 year after traumatic brain injury: a multicenter analysis. *Arch Phys Med Rehabil* 1997;78:125-131.

95. Keyser-Marcus LA, Bricout JC, Wehman P, et al: Acute predictors of return to employment after traumatic brain injury: a longitudinal follow-up. *Arch Phys Med Rehabil* 2002;83:635-641.

96. Feickert HJ, Drommer S, Heyer R: Severe head injury in children: impact of risk factors on outcome. *J Trauma* 1999;47:33-38.

97. Carter BG, Butt W: A prospective study of outcome predictors after severe brain injury in children. *Int Care Med* 2005;31:840-845.

98. Ong L, Selladurai BM, Dhillon MK, et al: The prognostic value of the Glasgow Coma Scale, hypoxia and computerised tomography in outcome prediction of pediatric head injury. *Pediatr Neurosurg* 1996;24:285-291.

99. McCullagh S, Oucherlony D, Protzner A, et al: Prediction of neuropsychiatric outcome following mild trauma brain injury: an examination of the Glasgow Coma Scale. *Brain Inj* 2001;15:489-497.

100. Mussack T, Kirchhoff C, Buhmann S, et al: Significance of Elecsys S100 immunoassay for real-time assessment of traumatic brain damage in multiple trauma patients. *Clin Chem Lab Med* 2006;44:1140-1145

101. Spinella PC, Dominguez T, Drott HR, et al: S-100 beta protein-serum levels in healthy children and its association with outcome in pediatric traumatic brain injury. *Crit Care Med* 2003;31:939-945.

102. Berger RP, Beers SR, Richichi R, et al: Serum biomarker concentrations and outcome after pediatric traumatic brain injury. *J Neurotrauma* 2007; 24:1793-1801.

103. Piazza O, Storti MP, Cotena S, et al: S100B is not a reliable prognostic index in paediatric TBI. *Pediatr Neurosurg* 2007;43:258-264.

47

頭部外傷と誤診しうる病態

Christopher S. Greeley, MD

はじめに

　虐待による頭部外傷（AHT：abusive head trauma）が疑われる事例を的確に診断するためには，AHTに類似する症状を呈する病態をよく理解しておくことが重要である。虐待の被害を受けた可能性のある子どもを臨床的に評価し，適切な病歴を聴取するための医療者向けガイドラインが作成されている[1]。AHTとの鑑別を要した病態の症例報告は多岐にわたるが[2,3]，それら病態の多くはAHTの真の鑑別疾患ではなく，その病態の呈しうる臨床症状の一つに，（その発症率は低くても）頭蓋内出血や網膜出血が含まれているに過ぎないことに留意することが重要である。本章では，頭蓋内出血や網膜出血を伴う可能性のある症状の全てに言及するのではなく，実際にAHTと誤診されやすい疾患について言及を行っている。

　AHTとの鑑別を要する病態は，大きく「AHTと完全に誤診してしまいうる，AHTの際に呈する各種の症状を認める，稀な病態」と「AHT類似の症状を稀にきたしうる，比較的一般的な病態」のいずれかに分類される。虐待との誤診をうけた子ども50名を恣意的に抽出し評価したある研究では，誤診の原因として最も多かったのは，正常所見や正常変異所見を虐待と誤認したものであり，具体的には，皮膚黒色症（蒙古斑），膿痂疹，血管腫，おむつ皮膚炎が多かったと報告

されている[4]。AHTと誤診しうる第3の分類としては，「AHTに類似する症状を病態的には呈しうるが，実際には臨床的にそのような報告事例はほとんどない病態」が挙げられる。このような分類に入る病態としては壊血病（ビタミンC欠乏症）がある[5]。ただし壊血病の臨床的特徴について，包括的に記載された文献を理解していれば，その鑑別は容易に行いうるであろう。

　AHTと誤診が生じる一因として，「硬膜下血腫」「網膜出血」「肋骨骨折」のような臨床的な専門用語が，より詳細な記述がなされぬまま，安易に用いられているという点が挙げられる。専門用語を的確に用い，詳細な記述を行うことで，AHTと誤診される事態を減らすことができる。例えば，多発多層性の網膜出血はAHTの極めて特異的な症状だが，網膜出血自体は様々な病態で認められ，その鑑別疾患は数多くある[3,6]。正確な専門用語の定義や病態生理を正確に理解したうえで，臨床文献を読み解くことで，AHTに類似する病態からAHTを正確に鑑別することができるようになるであろう。

血液凝固障害と止血障害

　多くの血液凝固障害をきたす疾病が，臨床的に頭蓋内出血（ICH：intracranial hemorrhage）を引き起こしうる。当初外傷によるICHと診断されたが，実際には血液凝固障害であったとの

695

症例報告は多数存在している[4, 7-14]。このような出血性疾患の代表例が，ビタミンK欠乏症と第XIII因子欠損症である。

ビタミンK欠乏症

ビタミンKは，ヒトの特定の血液凝固因子（II, VII, IX, X）のカルボキシル化に必要な脂溶性ビタミンである[15]。ビタミンK欠乏性出血（VKDB：Vitamin K deficiency bleeding）はAHTとの鑑別を要したと報告されている病態のうち，最も多く報告されているものの一つである[7, 9-12, 14]。VKDBは1894年に，Townsendにより初めて報告された[16]。出生時の新生児のビタミンKの備蓄は，ビタミンK由来凝固因子を産生するために必要な量に満たない。大多数の新生児では，ビタミンKの相対的欠乏による臨床症状を認めることはないが[15]，一部の新生児では，ビタミンK欠乏性出血症を生後1週間以内に発症する。1939年にビタミンK投与により，この致死的になりうる病態は劇的に抑制されることが実証された[17]。VKDBの臨床症状は発症時期により特徴があり，早期発症型（early onset form；出生後24時間以内に発症する），古典発症型（classical form；生後1～7日に発症する），遅発型（late onset form；生後2～12週に発症する）に大別される。典型的な症状は，消化管出血，出血斑，吐血，喀血である。新生児は主に哺乳によりビタミンKを摂取する。ビタミンK吸収障害を持つ母親の胎児や，その母親から生まれた新生児は，VKDBを発症する可能性がある[18, 19]。乳児にビタミンK吸収を阻害する，胆道閉鎖症，肝機能障害，嚢胞性線維症，α1アンチトリプシン欠乏症，吸収不良症候群，アラジル症候群などの病態があると，VKDB発症のリスクが増加する[20-23]。薬物療法や有害物質の曝露の影響によっても，VKDBを発症しうるため注意が必要である[24, 25]。

先進国では，乳児にほぼ例外なく経口か筋注によって，ビタミンKを補充している。経口のみでビタミンK製剤を与えた乳児で，VKDBによる頭蓋内出血をきたしたとの症例報告もあるため，筋肉内投与がより望ましいとされている[21, 27-29]。ビタミンK投与により，VKDBの発症[23, 30]やVKDBに起因する頭蓋内出血[27]を完全に予防することはできないまでも，その発症率を劇的に改善できることが証明されている[21, 26]。

母乳中のビタミンK含量は少ないため，乳児の必要量を満たすことはできない。乳児には母乳単独の栄養よりも牛乳ベースの粉ミルクを与える方が，VKDBの発症リスクははるかに低くなる。一方，ビタミンK製剤を補充せずに母乳のみを与えた乳児では，VKDBのリスクは高くなる[14, 23, 28, 31-34]。非経口のビタミンK製剤を投与され母乳で育った乳児と，ビタミンKを経口投与されミルクで育った乳児の血液凝固能を比較すると，ほぼ同様であったと報告されている[35]。ヨーロッパ諸国では一般的にビタミンKを経口投与しているが，非経口投与に比してVKDBの予防効果が低いとされている[27]。

出生直後にみられるVKDBの早期発症型では，致死的な広範囲の頭蓋内出血で発症する頻度が最も高い[12, 15, 36, 37]。最近の研究報告では，内科的疾患や肝疾患を発症している場合を除いて[11, 14, 20, 21, 28, 30, 31, 33, 34]，VKDBによる頭蓋内出血（最も多いのはくも膜下出血）の発症は生後12週以内に限られることが示されている[37]。VKDBによる頭蓋内出血をきたした乳児に，網膜出血を認めることは稀であるが，そのような事例も報告されている[11, 38]。一方で，VKDBによる頭蓋内出血をきたした乳児において，網膜分離や網膜ひだを認めたとの報告例はない。VKDBに起因する頭蓋内出血をきたした乳児では，ビタミンK欠乏状態で誘導される蛋白（PIVKA-II）の異常高値や，PT, aPTTなどの血液凝固能検査所見の異常が認められる[14, 27, 31]。PT, aPTT, PIVKA-IIが正常値を示した乳児において，VKDBに起因する頭蓋内出血をきたしたとの事例の報告は存在していない。

第XIII因子欠損症

第XIII因子は血漿中にも血小板にも存在する，血液凝固系／血栓形成系の最終段階で機能する酵素である。この因子は，フィブリンモノマーを架橋結合させ血栓形成に寄与するという機能と，フィブリンとα2-アンチプラスミンの架橋結合を形成し血栓の安定化に寄与するという機能の，二つの主要な機能を有している[39]。第XIII因子欠損症は1960年に初めて報告された[40]，小児の出血性疾患の中でもAHTと誤診されやすい疾患の一つである[8]。第XIII因子欠損症の「古典的」な事例では，新生児の臍帯断端からの出血が遷延し，臍帯脱落が遅延し，割礼後の異常出血が生じる[8, 39, 41, 42]。本症例の大部分（80％以上）では臍帯断端からの出血を認めるが，その症状が無いことを理由に本疾患を除外してはならない[43]。多くの遺伝子疾患と同様に，近親者間の結婚は第XIII因子欠損症のリスクを増加させる。第XIII因子欠損症の出血は皮下や軟部組織に多く生じるが，本症における頭蓋内出血の発症頻度は他の凝固因子欠損症に比較して高く[39]，その場合の致死率は，本症の出血性合併症で死亡する事例の30％を占める[43]。第XIII因子は，抗線溶作用によって血栓安定化にも貢献しているため，その欠損症では一度止血されても再出血し，出血が遷延するという特徴がある[43]。第XIII因子活性の低下が軽度（10-30％）であっても，頭蓋内出血を認めた事例は小児例も成人例も報告されているものの[13, 44]，通常は第XIII因子活性が5％未満となった際に，臨床症状は顕在化するとされている[39]。本症のために頭蓋内出血をきたした乳幼児例の報告によると，網膜出血をきたしたとの記載は無いか[8, 13, 41, 44]，認めなかったと記載されている[45]。第XIII因子欠損症は通常の血液凝固検査（PTとaPTT）では発見することができないので，特異的な検査が必要となる。

血友病A（第VIII因子欠損症）

古典的な血友病A（第VIII因子欠損症）は頭蓋内出血をきたす原因として最も頻度の高い遺伝性血液凝固異常症である[36]。分娩時に頭蓋内出血をきたす血友病Aの新生児が，本症の3％から8％を占めており，その死亡率は33％と高率である[36, 46, 47]。古い報告では，出血性疾患を有していない児において，分娩時に頭蓋内出血をきたす割合は約0.11％であると報告されている[46]。ただし，出血徴候の無い正常な新生児を対象にMRI検査を用いて頭蓋内出血の発症率を調査した最近の研究では，それよりもはるかに高い頻度で無症候性の頭蓋内出血は確認されることが証明されている[48, 49]。新生児に頭蓋内出血が確認された場合，血友病Aを基礎疾患にもつ乳児の主症状である可能性がある。血友病Aと診断された新生児の1.9％で，頭蓋内出血以外の随伴症状を全く認めなかった点に，留意する必要がある。新生児期以降の乳児の血友病Aにおいて，外傷の既往なく頭蓋内出血を発症する確率は約10％とされているが，その大部分は重篤な血友病である。本症の小児は血液凝固能検査（PT，aPTT）で明らかな異常値をきたすので，通常は診断に難渋することはない。

Von Willebrand病

Von Willebrand病（vWD）は，世界で最も頻度が高いとされている血液凝固異常症である[50]。他の出血性疾患ほど重症ではなく，多くの事例では通常のスクリーニング検査（例えば，手術前検査としての血液凝固能検査等）で，その存在が推測される。vWDはVon Willebrand因子［vWF］の量的減少症の1型，質的異常症の2型，完全欠損症の3型に大きく分類されており，1型が最も一般的で約80％を占めている。vWDの診断が時に複雑で容易でないのは，vWFの抗原量や活性値，フォン・ヴィレブランド因子リストセチン補因子（vWF:RCo），第VIII因子の相対的な評価を要することによる。vWFは

血小板機能にも重要であるため，血小板機能異常に関する検査からvWDが明らかになる場合もある[51,52]。

血友病Aと異なり，vWDは新生児や乳児の頭蓋内出血（や網膜出血）の原因となることは稀である。ある医学的文献研究によると，vWDによる頭蓋内出血の報告事例はこれまでにわずか23名に過ぎないと報告されている[53]。vWDの男児例42名のケースシリーズ研究によると，頭蓋内出血をきたした事例は1名のみであったと報告されている（生後15カ月齢の男児が走っている最中に転倒し，外傷性の硬膜下血腫をきたしていた）[54]。Wetzsteinらは，硬膜下血腫と横静脈洞血栓症を発症した満期産の新生児で，のちにvWD3型と診断された症例の報告を行っている。この症例では診察時にaPTTの延長が認められていた。ただし，この乳児には出生時にビタミンKが投与されていなかったとのことである[55]。vWDによる網膜出血の報告は3名のみであり[56,57]，年齢はそれぞれ13歳，19歳，33歳で，いずれも起因となるような外傷の既往はなかったとのことである。vWDの乳児や幼小児の事例で，網膜出血，網膜分離，網膜ひだを認めたとの症例報告は存在していない。

外傷に関連した血液凝固異常症

外傷性脳損傷（TBI：traumatic brain injury）の小児例や成人例において，血液凝固所見の異常を併発したとの報告は多い[58-61]。最近のTBIに関するメタ分析報告によると，TBI患者の32.7％に凝固異常が発見され，特に重度TBIにおける凝固異常の発症率は60％と高かったと報告されている[60]。さらに小児では，TBIに伴う血液凝固異常の発症率は77％と高いとの研究報告もある[61]。脳実質成分が血液循環に侵入することで，線維素溶解と血栓形成のカスケードが惹起されることが原因と考えられており，またTBIにともなう全身性の循環血液量の低下が増悪因子となっている可能性も挙げられている[62]。

この線維素溶解と血栓形成のカスケードの異常は，自然に治癒することもあれば，局所の臓器障害を引き起こすこともあれば，播種性血管内凝固症候群（DIC：disseminated intravascular coagulation）の原因になることもありうる。引き起こされた凝固線溶系の障害の程度は，脳損傷の重症度と相関するとされているが[59-61]，脳以外の全身性の損傷がその発症に影響を及ぼすことは無い[61]。TBIの成人例の前方視的研究では，TBIの重症度とフィブリン分解産物（FDP）の血清レベルは有意に相関することが明らかにされている[59]。すなわちFDP値が上昇するほど予後は悪化する。同様のデータは，AHTと診断された小児群でも報告されている[58]。例えば溺水のような病態など，血液還流が正常でTBIがない場合には，低酸素血症だけでDICを生じる可能性は低い。一方，全身性の循環血液量の低下を伴う遷延性低酸素血症では，DICを引き起こされることもありうる。DICは非特異的な網膜出血を生じさせうるが[63]，外傷を伴わずにDICのみで網膜分離や網膜ひだが生じることはない。

AHTに罹患した小児でも，血液凝固障害が生じることは報告されているが[58]，付随する病歴や骨損傷所見などから類推して，凝固異常は頭部外傷が原因であると考えられている。頭蓋内出血をきたした小児において，FDPが正常であれば，TBIに起因する凝固障害は存在しないことが示唆される[59]。

血小板疾患

血小板機能や血小板数に異常があると，日常生活で挫傷や出血をきたしやすくなる。血小板異常のある小児に認められる最も一般的な臨床所見としては，皮膚粘膜出血（鼻出血等），斑状出血，紫斑，出血性の外科疾患などが挙げられる[64,65]。血小板疾患の評価においては，血小板の機能と数の両方を考慮することが重要である。血小板数の基準値は，150,000～400,000/m³で

ある。血小板の大きさと形態は，血液末梢標本を顕微鏡的に評価することで確認できる。血小板の質的異常を評価するためには，この後のセクションに記す機能検査が有用である。各種の血小板疾患やその幅広い臨床像を網羅した，優れたガイドラインが公表されており，有効活用されることが望まれる[64]。

小児期の内因疾患に基づく挫傷の原因として最も頻度が高いのは，特発性血小板減少性紫斑病（ITP：idiopathic thrombocytopenic purpura）である。ITPは，血小板の破壊に基づく自己免疫性疾患であり，自然治癒傾向を有するが，虐待と誤診される最も頻度の高い凝固異常症である[4, 7, 10]。ITPの小児で激しい出血をきたすことは稀であるが，頭蓋内出血を起こすことがあり，特に血小板数が10,000/m^{3}未満の場合には要注意である[3, 66]。ITPの小児に網膜出血を発症したとの報告は極めて少ない[58, 67]。ITPを確定診断するための検査（血小板数の測定）は容易にできるもので，出血や挫傷を認める小児を診察した際の基本的な評価の一つとすべきであり，決してITPを虐待と誤診してはならない。

小児期に生じる二つの代表的な血小板機能異常症としては，グランツマン血小板無力症（GT：Glanzmann Thrombasthenia）とヘルマンスキー・パドラック症候群（HPS：Hermansky-Pudlak syndrome）が挙げられる。これらの疾患を虐待と誤診した症例報告もあるが[10, 68]，いずれの事例も血液凝固検査の結果で異常を示していた。GTでは，血小板表面フィブリノゲン受容体の欠損により，血小板－血小板の凝集（および血栓形成）が障害される。罹患した小児の多くに鼻出血，挫傷，歯肉出血，点状出血を認めるが，頭蓋内出血を発症することは稀である[64]。眼所見をきたすことも稀であり，網膜出血をきたしたとの報告例もない[69]。

HPSは小児期に網膜出血を引き起こしうる疾病として，しばしば言及される。乳児期に網膜出血と硬膜下出血をきたしたHPS事例はわずか1名のみ報告されている[68]。その乳児は生後7週齢で，けいれん発作のために受診し，後頭部に硬膜下血腫が確認された。右眼底の後極部には両手で数えられる程度の網膜出血が確認され，左眼底には黄斑部に網膜出血が1カ所のみ確認された，とのことである[68]。HPS事例に認める眼所見（斜視や眼振）は，網膜色素や黄斑部の機能障害によるものであり，網膜血管自体には異常は確認されない[70]。HPS事例は色素欠乏症（アルビノ）を併発するため，通常は鑑別診断上，問題となることはない。

虐待が疑われる事例で血液凝固障害を鑑別するために，どのような検査が必要か？

遺伝性の血液凝固障害は稀であるが，小児期に頭蓋内出血を引き起こす疾患として極めて重要である。ただ出血性疾患が認められたからといって，AHTの診断が除外されるわけではない。スコットランド，エジンバラの病院で虐待が疑われ，血液腫瘍科にコンサルトされた小児50名を対象としたある研究では，うち8名（16％）に血液凝固異常が確認されたと報告されている[9]。その8名を詳細に検討したところ，7名で虐待が確認され，さらにうち4名は血液凝固検査を繰り返したところ，異常値は正常化していったとのことである。虐待による損傷が疑われる事例に対して，どのような血液凝固検査を行うべきであるのかを示した包括的レビュー研究報告は複数存在している[9, 10, 71-74]。血液凝固障害の診断を確定するためには，詳細な病歴聴取と身体診察は欠かすことが出来ない。詳細な病歴聴取には，家族歴，薬物治療歴，過去の入院歴や手術歴，血族結婚の有無，食事歴，家族の反復性流産等なども含まれる。新生児例や乳児例では，ビタミンKの投与歴と投与方法の確認は極めて重要である。また臍帯断端出血の既往や臍脱遅延の既往の聴取も必須である。系統的に全身を診察し，原因不明の挫傷，遷延性の出血，

第47章　頭部外傷と誤診しうる病態　　**699**

鼻出血，歯肉出血，月経過多等を見逃さないようにする。病歴聴取と系統的全身診察を行った後に，出血性疾患の可能性の判断のために血液検査を実施する。

初回のスクリーニング検査で行うべき血液検査を，以下に列記する。

- 血小板数算定を含む全血球計算（CBC：Complete blood count）
- 末梢血塗抹標本（血小板の大きさと形態の評価）
- 活性化部分トロンボプラスチン時間（aPTT）
- プロトロンビン時間（PT）
- ビタミンK依存性凝固因子前駆体（PIVKA-II）（生後3カ月未満の乳児の場合）

この一連の初回スクリーニング検査で，重度の出血傾向も深刻な血液凝固因子欠損症も鑑別することが可能である[74]。しかし病態によっては，初回スクリーニング検査で異常がなくても，臨床的に問題が残る場合があり，そのような病態としては，軽症の血友病（AあるいはB），第XIII因子欠損症，軽症Von Willebrand病，血小板機能異常症などが挙げられる[64, 74]。臨床的に出血性素因の可能性が依然として残る場合には，2回目のスクリーニング検査として，以下の血液検査を実施する必要がある。

- 特異的凝固因子活性（特に第IX因子活性と第VIII因子活性）
- 第XIII因子活性
- vWD抗原量
- vWDリストセチン補因子アッセイ（vWD:RCo）
- 血小板機能検査（PFA-100など）
- トロンビン時間（TT）
- フィブリノゲン定量

PIVKA-II

かつてビタミンK欠乏症は，ビタミンK投与後にPT値が上昇（是正）されることによって診断していた。現在，ビタミンK欠乏症の検査には，血清ビタミンK濃度測定とビタミンK依存性凝固因子前駆体（PIVKA-II）値測定の2つの方法がある[15, 75]。ビタミンK値と血液凝固障害の病態は相関しないため，誤診する恐れがある。PIVKA-II検査は，ビタミンK欠乏小児の血清中の低カルボキシル化プロトロンビン蛋白値を測定する[75]。PIVKA-IIは，満期産児と早期産児を合わせた，全新生児の約25％に検出される[75]。臍帯血の約50％にPIVKA-IIは検出されるが，一方で臍帯血中のビタミンK濃度は極めて低い[76]。ビタミンK製剤を非経口的に投与することによって，PIVKA-IIは通常2週間以内に検出されなくなるが，ビタミンK投与で完全にPIVKA-II産生が抑制されるわけではない[27]。ビタミンK欠乏症では，PIVKA-IIはPTやaPTTの上昇よりも早期に上昇する[77]。食事からのビタミンK摂取量が正常であっても，薬物療法（ワーファリン等）や吸収不良（嚢胞性線維症，肝臓疾患等）の存在によって，PIVKA-II値が上昇する可能性もある。

PTが延長する疾患は他にもあるので，ビタミンK欠乏症のスクリーニングとしてPTの感度が高いとはいえないが，ビタミンK欠乏症に起因する血液凝固異常症のスクリーニングとしては有用である。なお小児で，PIVKA-II正常のVKDB事例の報告例は存在していない。

血小板機能検査

血小板機能不全に起因する臨床的な出血性素因を，スクリーニング検査では見逃す場合が稀にある。特異的な血小板疾患の病態や検査法についての，優れたレビュー文献が最近発表されている[64]。従来，血小板機能検査としてはIvy法による出血時間（BT：bleeding time）が用いられてきた[訳注a]。出血時間は，検査技師が被験

者の前腕皮膚に，長さ10mm深さ1mmの一定の切れ込みを入れて行う。ただしこの検査法は術者の技術に大きく依存するため，標準化することが困難である。出血性疾患の診断を確定するために出血時間の測定は，その感度も特異度も極めて低い[52, 78]。以上の理由ならびに感染や皮膚瘢痕化のリスクの存在から，もはや出血時間の測定を小児の凝固検査のルーチン検査とすべきではない。血小板凝集能検査は患者の全血や血清を用いた，一連の凝固誘発試験である。患者の検体に凝集作動薬（リストセチンやトロンビンなど）を加えて静置し，血小板が凝集するまでの時間を計測する。生体外における血管剪断損傷に対する血小板の反応は，血小板機能分析器（PFA-100）（ドイツ，マールブルグのDade Behring社）によって計測可能である[51, 74, 79]。この検査では，クエン酸塩が添加された患者血液が，コラーゲン膜上で活性化されて凝集塊を生成し血管損傷を複製しようとして流れが止まるまでの時間を測定し，この時間が遷延すれば異常と判定する[65]。この検査ではカラムを通る流れの停滞を測定するために，血小板減少や貧血がある場合には，検査結果に影響が生じうる。ただし報告されている正常値にはかなりのばらつきがあるために，血小板の軽微な質的異常症を見逃してしまう可能性はありうる[74]。PFA-100検査で異常を呈した事例では，真の血小板機能異常症であるかを明確にする必要がある。先述したようにVon Willebrand病では，血小板の機能異常も併発するため，本検査がvWDの診断契機となることもある[51, 52, 79]。血小板のフローサイトメトリーや血小板ヌクレオチドの測定も確定診断に有用であるが，その検査の解釈には小児血液科医へのコンサルトを要する。

[訳注a] 本邦では主にDuke法が用いられていた。

第XIII因子欠損症の検査

　第XIII因子は血栓形成と安定化に関与し，血液凝固系の最終段階で機能するため，第XIII因子欠損症では，重度の出血性素因があってもPTとaPTTのいずれも検査も正常となる[39, 42, 71]。第XIII因子欠損症の血液に5M尿素溶液を添加すると，凝血塊は溶解しその後に正常血清を加えると安定化する[41]。PT，aPTTとTTが正常で，凝血塊溶解試験で異常を示す患者は，暫定的に第XIII因子欠損症と診断することができる。凝血塊溶解試験は定性的な検査であるため，完全欠損例においてのみ陽性となる。遺伝性第XIII因子欠損症の大部分をこの方法で確認することができるが，事例によっては第XIII因子の定量的検査が必要である[39, 80]。病因不明の重度頭蓋内出血をきたした小児事例では，凝血塊溶解試験，第XIII因子定量検査を行うことで，稀なこの第XIII因子欠損症事例を発見できる可能性がある。なお第XIII因子欠損症ではフィブリン連鎖は形成されないため，フィブリン分解産物は形成されない点に留意していただきたい。つまり，フィブリン分解産物が存在する場合，典型的な第XIII欠損症は鑑別することが可能である。

AHTと誤診しうる外傷性イベント

事故

　AHT事例において，事実とは異なる説明を加害親が行う場合に，最も多い説明は家庭内の事故，とりわけ転落と説明されることが多い[81]。AHTによりきたした所見と，家庭内の日常生活の中で生じる事故によりきたしうる所見の相違を正しく評価するためには，転落による重篤損傷や致死的損傷の発症頻度を理解しておく必要や，家庭内の事故で生じやすい損傷の特徴につき理解しておく必要がある。

　家庭内での転倒・転落による重篤損傷や致死的損傷は，極めて稀ではあるが確かに生じる。しかし家庭内の事故で深刻な外傷が生じる割合

第47章　頭部外傷と誤診しうる病態　**701**

は，非致死的な軽微な外傷に比較して，はるかに低い。このことは米国における死亡者数の全国統計を読み解くことで確認が可能である。2004年に米国疾病予防管理センター（CDC：Centers for Disease Control and Prevention）が発表した「2001年度全米致死的外傷および非致死的外傷サーベイランス」の統計資料によると，2001年には全米の0～4歳の乳幼児2千万人中，55人が転倒・転落事故により死亡したと報告されている。一方，転倒・転落による非致死的外傷のために救急診療部に搬送された同年齢群の事例数は，1,039,275名であった[82]。平均的な幼児が1週間に4回の頻度で転倒・転落をすると仮定するならば（乳児はそれよりはるかに少なく，一方で学童ではそれより頻繁に転倒・転落する），2千万人の小児は累計で年間10億回以上転倒・転落していることになる。そのうち55人が死亡し，100万人以上が救急診療部に搬送されている。このように，転倒・転落による致死的外傷が少ないことは，乳児11,000名以上を対象としたもう一つの大規模研究の結果とも一致している[83]。

　目撃者のいる小児の転落事故につき検証した複数の研究からは，低所からの転落でも頭蓋骨骨折や鎖骨骨折をしうることが示されているが，重篤な損傷や致死的な損傷は報告されていない[84-87]。「転落」とは非特異的な用語であり，実際に小児が重篤な損傷をきたした複雑なメカニズムが働いた転落事故も確かに生じていることを認識しておく必要がある。最も頻度の高い複雑なメカニズムが働く転落事故としては，階段転落と乳児用歩行器の使用中の転落事故が挙げられる[88, 89]。階段転落では，四肢骨折をきたすリスクが高くなり，歩行器使用中の転落では重篤な脳損傷を負う可能性があると報告されている[90, 91]。

　DentonとMileusnicは，ベッドからの低所転落が目撃されていた，致死的外傷を負った生後9カ月齢の乳児例についての症例報告を行っている。ただこの乳児は転落後，約72時間の間，意識清明であったとのことである[92]。これは興味深い報告であるものの，致死的な頭蓋内損傷が目撃された落下のみに起因すると断定することはできない。目撃された転落事故から死亡するまで長時間が経過していたことから，その致死的な頭蓋内損傷をさらに悪化させるような，目撃されなかった何らかの虐待行為が加わっていた可能性があり，その加わった外傷こそが致死的となった可能性も十分に考えられる。

　Plunkettは，米国消費者製品安全委員会（CPSC：the U.S. Consumer Product Safety Commission）の全国傷害情報センター（National Injury Information Clearinghouse）に報告された死亡事例18名に関して検証し，その結果を報告している[93]。このデータベースには，公園等の遊具で外傷を負った小児75,000名分の情報が含まれていた。死亡した18名に乳児例はなく，2歳未満事例5名のうちわずか1名のみが，目撃者が存在していた。その1名は生後23カ月齢の幼児で，遊具からの転落がビデオテープに録画されていたが，転落後約5分の間は異常が認められず，その後に意識消失したとのことである。その女児は両側性の網膜出血が確認され（詳細な記載はないが，乳頭浮腫を認めたと記載されている），急性硬膜下血腫も認められたとのことである。報告された転落事故の大部分は，1.5メートル以上の高さから硬い床面へと転落した事例であった。CPSCの死亡データには，ブランコからの転落事例や，複雑な基礎疾患を抱える事例も含まれていた[93]。

　基礎疾患のない小児の落下事故に関する医学論文を総括すると，低所からの転落による致死的頭蓋内損傷は極めて稀であることが示されている[94]。この事実はChadwickらのレビュー文献研究でも立証されており，250万人の子どものうち低所転落により死亡したとされる事例は，わずか6名であったと報告されている[95]。

分娩関連の頭部外傷

　分娩過程において新生児に損傷をきたした事例は，古くから報告されている。分娩関連の致死的な損傷は分娩1,000件あたり3.1件生じていると報告されている[96]。また全妊娠の3.1%に分娩関連の外傷性頭部損傷が生じていると推察されている[97]。分娩過程で鎖骨骨折や頸随神経根麻痺が起こることもある。圧倒的多数の新生児は分娩過程で外傷を負うことはないが，時には分娩に伴って著しい損傷をきたすことも稀ながらありうる。分娩損傷の多くは一過性の症状を呈するだけで治癒していく。身体診察所見と併せ，病歴を詳細に聴取することで，AHTと分娩関連損傷とは容易に鑑別することができる。57,600件の分娩損傷事例を検証したあるケースシリーズ研究では，頭蓋内出血が17名に確認されたが，そのうち器械的方法を要さない分娩（鉗子分娩や吸引分娩ではない分娩）は2名のみであった，と報告されている[97]。頭蓋内出血の原因となるうる基礎疾患（ビタミンK欠乏症など）や解剖学的異常（くも膜囊胞など[98]）を認める新生児では，通常その病態は画像所見や神経学的所見によって，新生児期に明らかになるであろう。

　Whitbyらは，満期出産児111名に対し，出生後48時間以内に頭部MRIを施行し，その結果を報告している。111名中9名（8.1%）に硬膜下血腫が確認されたが，いずれの事例も臨床的には無症状であった。生後4週時点でMRI検査の再検を行ったところ，いかなる液体貯留も脳実質損傷も認めることはなく，頭蓋内出血は完全に消失していた。この結果を受けこの研究では「通常の分娩に起因する硬膜下血腫は，臨床上は重要ではない」と結論づけている[99]。この研究の結果は，Vinchonらによる研究[97]でも支持されている。Looneyらも，出生後平均3週齢の乳児88名を対象に，を3.0Tの頭部MRIによる評価を行い，うち17名（26%）に頭蓋内出血が，16名に硬膜下血腫が，2名にくも膜下出血が，6名に脳実質内出血が確認された，と報告している。この研究では「分娩に関連して起こる頭蓋内出血は，AHTにより生じる頭蓋内出血とは所見が異なるため，誤診する可能性は低い」と結論付けている[48]。Rooksらは最近，生後72時間以内に頭部MRIを施行した無症状の乳児101名について報告しているが，その61%に硬膜下血腫が確認され，いずれも後頭部の出血であった。全ての硬膜下血腫は生後3カ月までに消失していた。それらの子どもは2歳まで追跡調査されたが，全ての事例で頭部外傷の身体的所見も症状も認められなかった，とのことである[49]。

　分娩に伴う網膜出血は，新生児の3人に1人も認められ[100, 101]，また多層性の出血であると報告されている[101, 102]。分娩に伴う網膜出血は，正常経膣分娩において最も頻繁に確認される[99]。Hughesらの研究によれば，確認された出血はどれも網膜内出血で，新生児53名中51名では出生後16日以内に消失したと報告されている。他の2名は日齢31，ならびに日齢58に消失したが，この2名はいずれも吸引分娩であったとのことである[100]。Emersonらは，分娩に伴う網膜出血の86%が出生後2週間以内に消失し，網膜内出血は1カ月以内に全例で消失が確認されたとの研究報告を行っている。唯一，単発性の網膜下出血が生後4週を超えて遷延したが，その出血も生後6週目には消失したとのことである[101]。これらの研究結果からは，出生後1カ月以降に網膜出血が確認された場合，それが分娩に伴う網膜出血である可能性は低いということが出来る。

AHTと誤診されやすいその他の病態

頭蓋内液体貯留

　医師はしばしば，頭囲拡大を認める乳幼児を診察することがある。そのような事例の頭部画像検査では，前頭部に広範性の低吸収値，もしく

は混合性吸収値の液体貯留が認められる。このような場合の鑑別疾患としては，慢性硬膜下血腫，硬膜下水腫，乳児良性脳実質外液体貯留，大脳皮質萎縮が挙げられる。医学文献で用いられている用語の正確性に問題がある（様々な用語でこのような液体貯留が表現されている）ため，このような症状を正確に鑑別するための情報に制限が生じる事態となってしまっているが，明らかなことは，くも膜腔が通常よりも大きい乳児が確かに存在するということである[103-105] [訳注b]。

乳児良性脳実質外液体貯留（Benign extraaxial fluid collection of infancy：BEAF）は無症候性であり，頭部CTを撮影した際に偶発的に確認されることが多い。本病態は，脳脊髄液（CSF）の生成と吸収に一時的な不均衡が生じたことが原因である可能性が指摘されている[106]。頭部CT画像だけでは，液体貯留が硬膜下腔であるのかくも膜下腔であるのかを，正確には鑑別しえない。BEAFは外傷性の変化ではないため，硬膜下に新生被膜を形成することはない。硬膜下の新生被膜形成は，外傷や感染に続発した慢性硬膜下血腫の乳幼児に認められる[107, 108]。この新生被膜は，剖検時や，頭蓋内出血のドレナージ手術中や，造影CTの際に確認しうる。頭部MRIでは脳の微細な構造をより明瞭に捉えることが可能であり，このような新生被膜は非造影（単純）MRI画像でも確認しうる[109-111]。低吸収値の液体貯留が認められたとしても，新生被膜が存在する場合，BEAFではないことが示唆される。BEAFの存在が，日常の養育行動の際の

――――――――――
[訳注b] このような病態を示す医学用語として，乳児良性実質外液体貯留［BECI：benign extra-axial collections of infancy］，乳児良性頭囲拡大［benign macrocephaly of infancy］，良性外水頭症［BEH：benign external hydrocephalus］，外水頭症［external hydrocephalus］，くも膜下腔拡大症［arachnoidomegaly］などの用語が用いられてきた。本書では，乳児良性脳実質外液体貯留［BEAF：Benign extraaxial fluid collection of infancy］との用語で統一しているが，最近では乳児良性くも膜下腔拡大［BESSI：benign enlargement of the subarachnoid spaces in infancy］と呼称されることが多い。

軽微な事故でも，乳児に頭蓋内出血をきたしやすくしているのか否かについては，盛んに議論がなされている[112, 113]。最近のコンピューターによる有限要素解析モデルを用いた研究では，くも膜下腔に液体貯留が認められた場合には，架橋静脈の安定性はかえって高まり，軽微な外力が加わった際に硬膜下出血を生じる可能性は低くなるとの結果が示されている[114]。ただし，まったく逆の結果を示した研究報告もあり，この問題に関しては現時点では結論が出されていない。なお，BEAFに伴なって脳実質内出血や脳室内出血や多発多層性の網膜出血をきたしたとの事例は，報告がない。

乳児に頭部画像検査を実施した際に，硬膜下に混合性吸収値を示す液体貯留が確認されることがある。このような所見は従来，2つの異なる外傷や出血のエピソードを示唆する所見（慢性硬膜下血腫に急性硬膜下血腫が加わった所見）と考えられてきた。しかし実際には，混合性吸収値を示す液体貯留は，単一の重度外傷後に生じることもあれば，慢性硬膜下血腫内の自然再出血で生じることもある。単一の重度の外傷性イベントによって，急性の出血成分と脳脊髄液（CSF）とが混じり合い，慢性硬膜下血腫内に再出血をきたした際や，慢性硬膜下血腫に急性硬膜下血腫が併発した際と同様の所見にみえることはありうる[115-117]。CSFと血液の混合は，くも膜の裂傷を介して生じる可能性が指摘されている[117, 118]。超急性期の硬膜下血腫でも，頭部CT上，多層性病変のように描出されることがある。これはおそらく赤血球などの固形成分が沈殿し，血清が分離することによる[119]。

小児期の慢性硬膜下血腫は，急性硬膜下血腫から移行して生じることが多いが[107, 108]，超未熟児のフォローアップ中に確認されることもある[120]。新生児に慢性硬膜下血腫が認められたとの症例報告もあるが，これはおそらく子宮内損傷の結果生じたものと思われる[121, 122]。既に慢性硬膜下血腫を認めていた乳児に急性硬膜下

血腫が併発した場合には，再度出血をきたすような外力が頭部に加わったという懸念が生じることとなる。

慢性硬膜下血腫に軽微な再出血が起こることは，動物モデルや成人では詳細に報告されている[123]。このような再出血は硬膜下の新生被膜の外側から血液が滲出したためであり，再度外傷を負うことで悪化しうる[107, 108, 123, 124]。頭蓋縫合が開いているため，通常は少量の滲出性出血により神経症状が引き起こされることはない。慢性硬膜下血腫からの再出血は血腫内出血であるため，脳実質内出血，脳室内出血，あるいは慢性血腫から遠い部位の出血，網膜出血は既に存在していた慢性硬膜下血腫が原因であるとは見なされない。

壊血病

壊血病はビタミンC欠乏症の臨床像である。壊血病の典型的な所見は，全身の毛包周囲性点状出血で，通常は下肢に多い。歯肉肥大と出血を伴うことも多く[125-128]，また80％の事例で貧血が認められる[125]。下肢痛と浮腫に起因する仮性麻痺もしばしば認められる。壊血病ではコラーゲン形成が不十分であるため，罹患すると傷の治癒が遅れ，毛髪が切れやすくなり「らせん状毛髪」と呼ばれる状態が生じる[126]。毛髪異常はMenkes病と症状が類似している（Menkes病については後述する）。単純X線所見では，Pelkan骨棘（予備石灰化層を横走する骨折の治癒過程の所見）を伴う予備石灰化層の骨脱灰像（Frankelの白線）が特徴的である[125, 126, 128]。他にも特徴的な単純X線所見として，骨膜下出血による骨膜の隆起所見や，骨端に直線状のWimberger線と呼ばれる所見が認められることもある[126, 127]。壊血病で頭蓋内出血を認めることは稀である。GilmanとTanzerによるレビュー文献研究では，壊血病に伴う頭蓋内出血事例はわずか13名のみであった，と報告されている。うち7名が硬膜下血腫であり，さらにうち5名

が乳幼児例で，いずれの事例も壊血病に特徴的な所見を有していたとのことである[127]。

壊血病の眼科的所見は通常出血性のものである。出血は眼窩周囲や眼球に生じ，結膜出血は最も一般的な眼科的所見である[129-132]。壊血病の成人例では，網膜出血をきたしたとの報告も稀ながら存在している[133, 134]。成人で網膜出血を認めた事例では，長期に渡る異常な食事歴があり，皮膚出血，らせん状毛髪，出血を伴う歯肉増殖などの眼科的症状以外の壊血病に特有の症状も認められていた。壊血病の小児例で網膜出血をきたしたとの報告事例は，わずか1名のみ存在している[129]。この事例は3歳の食事性の壊血病例で，眼窩内骨膜下血腫のために片側性の眼球突出を併発しており，同側の眼底に網膜下出血と網膜剥離が認められたとのことである。この事例もまた，壊血病を特徴づける身体的・放射線学的徴候を伴っていたと報告されている[129]。

ビタミンC欠乏症の機能的検査はいまだ正確とは言えず，臨床的判断は困難であるため，主に臨床症状から疑い，ビタミンCを適切に補給することで急速に臨床症状が改善するという診断的治療が最も妥当な診断方法である[128, 129]。

乳幼児の壊血病例で，硬膜下出血をきたしたり，網膜出血を来したり，重症となったり致死的経過をたどった事例も報告されている。ただしそのいずれの事例も，壊血病としての臨床的特徴は明らかな事例であった[129, 135]。硬膜下出血と網膜出血をきたしていながら，皮膚挫傷，歯肉出血，骨・関節所見などの壊血病に特有の臨床所見・放射線学的所見が認められなかったとの症例報告は存在していない。これらの所見を欠く場合には壊血病との確定診断はしえない。

グルタル酸尿症1型

グルタル酸尿症1型（glutaric aciduria type I）はグルタル酸血症1型（glutaric acidemia type I）とも呼称し，いずれもGA Iと略記する。本症

は，グルタリルCoA脱水素酵素をコードする遺伝子の変異に起因する常染色体劣性遺伝の代謝障害であり[136]，酵素欠損により大脳基底核の神経細胞脱落が生じることで顕著な運動障害が生じる。その神経細胞脱落は，感冒などの軽微な感染症に伴って，急性脳症として発症することがあり，ほとんどの事例では2歳までに発症する。中枢神経障害を呈する以前には，明らかな症状を認めることは稀であり，大多数の乳児では出生時には認められなかった頭囲拡大が唯一の症状となる[136, 137]。本章の原因遺伝子の変異はあらゆる民族に認められるが，北ヨーロッパ種族で特に頻度が高い。

　GA Iで生じる脳神経細胞脱落に続発して，著しい脳萎縮が引き起こされる可能性がある。脳萎縮のパターンはほぼ一定しており，脳萎縮をきたした事例のほとんどにシルビウス裂拡大，側頭葉萎縮，大脳基底核の特徴的病変が確認される[136]。脳萎縮によりくも膜腔と硬膜下腔が拡大し，出血をきたすこともある。硬膜下血腫はGA Iの徴候の一つとされているが，GA Iによる硬膜下血腫の場合，前頭葉の萎縮は必発である[138]。網膜出血もGA Iの小児例の20％以上に確認されるが，網膜ひだや網膜分離をきたすことはない[136, 139, 140]。

　GA IがAHTと誤診されたとの症例報告は，複数存在している[136, 138, 141]。GA Iの小児は突然のショック状態で発症することも多く，何らの病歴が得られない中，急性や慢性の硬膜下血腫や網膜出血が確認されるため，AHTの可能性が疑われることとなる。一方で，GA I事例では骨折をきたすことはないため，骨折の存在はGA Iの可能性を除外する上で非常に重要である。GA Iは，定量的な尿中有機酸分析で診断することが可能である。GA Iに罹患した小児では尿中グルタル酸や3-ヒドロキシオキシグルタル酸が高値を示す。そのような事例に対し，特異的酵素アッセイにより酵素欠損を確認することで，確定診断を下すことが出来る。

Menkes病

　Menkes病もまた，AHTと誤診されたとの症例報告が複数存在する病態である[142, 143]。本症は「粗な縮れた毛髪（kinky hair）」症候群とも呼称されており，銅輸送酵素をコードする遺伝子の突然変異による，X連鎖性劣性遺伝疾患である[144]。銅輸送酵素欠損のため，全身性の銅欠乏となり，銅依存性酵素の広範な機能不全が生じる。その最も顕著な結果として，コラーゲンとエラスチンの形成不全が生じることとなる。Menkes病の臨床徴候としては，急激にかつ早期に（生後数カ月以内に）生じる中枢神経系病変，発育不全不良，骨異常所見，特徴的毛髪（捻転毛髪）などが挙げられる。本症では毛髪は短く切れやすく，また縮れて色素が薄いものの，胎児期には毛髪に異常はない。血管は蛇行し脆弱で，日常生活の中で破断して出血をきたしやすい。その結果，腹腔内出血や頭蓋内出血が生じることもありうる[142, 144]。骨格所見として，多数のウォーム骨（wormian bones：頭蓋骨縫合線に沿って認められる小さなモザイク状の骨。縫合骨）や典型的骨幹端損傷（CML：classical metaphyseal lesion）に類似した骨幹端異常が認められる[145]。長管骨の骨幹端の所見は，壊血病のそれとも類似している。頭蓋内出血と骨幹端異常とが両方とも存在する場合，AHTとの鑑別が問題になりうる。

　Menkes病の事例において最もよく認められる眼科的症状は，視力低下と，網膜や虹彩の色素沈着である。網膜出血はMenkes病で認めるとはされておらず，その存在はAHTと本症を鑑別する上で重要である[146]。本症の診断のための検査としては，顕微鏡でその特徴的毛髪を確認するだけでも下しうるが，血清中銅セルロプラスミン値の著明低値を確認することで確定診断できる。Menkes病の乳幼児では，高口蓋，扁平鼻，下顎骨形成不全などの特徴的顔貌が認められる。

結語

AHTは子どもとその家族に，極めて深刻な状況をもたらす。医療者がAHTの所見を見逃すこともあるが[81]，一方でAHTではない病態をAHTと誤診することもある。これまで述べてきた通り，AHTと誤診された症例は数多く報告されているが，誤診がどれほど生じているか，その実態は不明である。AHTの誤診を限りなく減らすために，医療者は，AHTに類似する所見を呈する病態や，AHTの確定診断を行うために除外すべき病態を熟知したうえで，AHTの可能性を自信持って鑑別できるようになる必要がある。

文献

1. Kellogg N and the Committee on Child Abuse and Neglect: Evaluation of suspected child physical abuse. *Pediatrics* 2007;119;1232-1241.
2. Fernando S, Obaldo RE, Walsh IR, et al: Neuroimaging of nonaccidental head trauma: pitfalls and controversies. *Pediatr Radiol* 2008;38:827-838.
3. David T: Non-accidental head injury—the evidence. *Pediatr Radiol* 2008;38:S370-S377.
4. Wheeler DM, Hobbs CJ: Mistakes in diagnosing non-accidental injury: 10 years' experience. *Br Med J* 1988;296:1233-1236.
5. Clemetson CAB: Is it "shaken baby" or Barlow's disease variant? *J Am Physicians Surg* 2004;9:78-80.
6. Levin AV: Retinal haemorrhages and child abuse. *In:* David TJ (ed): *Recent Advances in Paediatrics*, ed 18. Churchill Livingstone, Edinburgh, 2000, pp 151–219.
7. Harley JR: Disorders of coagulation misdiagnosed as nonaccidental bruising. *Pediatr Emerg Care* 1997;13:347-349.
8. Newman RS, Jalili M, Kolls BJ, et al: Factor XIII deficiency mistaken for battered child syndrome: case of "correct" test ordering negated by a commonly accepted qualitative test with limited negative predictive value. *Am J Hematol* 2002;71: 328-330.
9. O'Hare AE, Eden OB: Bleeding disorders and non-accidental injury. *Arch Dis Child* 1984;59:860-864.
10. Taylor GP: Severe bleeding disorders in children with normal coagulation screening tests. *Br Med J* 1982;284:1851-1852.
11. Wetzel RC, Slater AJ, Dover GJ: Fatal intramuscular bleeding misdiagnosed as suspected nonaccidental injury. *Pediatrics* 1995;95:771-773.
12. Fenton LZ, Sirotnak AP, Handler MH: Parietal pseudofracture and spontaneous ICH suggesting nonaccidental trauma: report of 2 cases. *Pediatr Neurosurg* 2000;33:318-322.
13. Gordon M, Prakash N, Padmakumar B: Factor XIII

14. deficiency: a differential diagnosis to be considered in suspected nonaccidental injury presenting with intracranial hemorrhage. *Clin Pediatr* 2008; 47:385-387.
14. Brousseau TJ, Kissoon N, McIntosh B: Vitamin K deficiency mimicking child abuse. *J Emerg Med* 2005;29:283-288.
15. Lane PA, Hathaway WE: Vitamin K in infancy. *J Pediatr* 1985;106:351-359.
16. Townsend CW: The haemorrhagic disease of the newborn. *Arch Pediatr* 1894;11:559-565.
17. Waddell WW, Guerry D: The role of vitamin K in the etiology, prevention, and treatment of hemorrhage in the newborn infant. *J Pediatr* 1939;15:802-811.
18. Hirose M, Akiyama M, Takakura K, et al: Active Crohn disease with maternal vitamin K deficiency and fetal subdural hematoma. *Obstet Gynecol* 2001; 98:919-921.
19. Sakai M, Yoneda S, Sasaki Y, et al: Maternal total parenteral nutrition and fetal subdural hematoma. *Obstet Gynecol* 2003;101:1142-1144.
20. Akiyama H, Okamura Y, Nagashima T, et al: Intracranial hemorrhage and vitamin K deficiency associated with biliary atresia: summary of 15 cases and review of the literature. *Pediatr Neurosurg* 2006; 42:362-367.
21. Ijland MM, Pereira RR, Cornelissen EAM: Incidence of late vitamin K deficiency bleeding in newborns in the Netherlands in 2005: evaluation of the current guideline. *Eur J Pediatr* 2008;167:165-169.
22. Vorstman EBA, Anslow P, Keeling DM, et al: Brain haemorrhage in five infants with coagulopathy. *Arch Dis Child* 2003;88;1119-1121.
23. Miyasaka M, Nosaka S, Sakai H, et al: Vitamin K deficiency bleeding with intracranial hemorrhage: focus on secondary form. *Emerg Radiol* 2007;14:323-329.
24. Babcock J, Hartman K, Pedersen A, et al: Rodenticide-induced coagulopathy in a young child. *Am J Pediatr Hematol Oncol* 1993;15:126-130.
25. Oswal K, Agarwal A: Warfarin-induced fetal intracranial subdural hematoma. *J Clin Ultrasound* 2008;36:451-453.
26. Matsuzaka T, Yoshinaga M, Tsuji Y, et al: Incidence and causes of intracranial hemorrhages in infancy: a prospective surveillance study after vitamin K prophylaxis. *Brain Devel* 1989;11:384-388.
27. Suzuki K, Fukushima T, Meguro K, et al: Intracranial hemorrhage in an infant owing to vitamin K deficiency despite prophylaxis. *Childs Nerv Syst* 1999;15:292-294.
28. Flood VH, Galderisi FC, Lowas SR, et al: Hemorrhagic disease of the newborn despite vitamin K prophylaxis at birth. *Pediatr Blood Cancer* 2008;50: 1075-1077.
29. Ekelund H: Late hemorrhagic disease in Sweden 1987-1989. *Acta Paediatr Scand* 1991;80:966-968.
30. Cekinmez M, Cemil T, Cekinmez EK, et al: Intracranial hemorrhages due to late-type vitamin K deficiency bleeding. *Childs Nerv Syst* 2008;24:821-825.
31. Behrmann BA, Chan WK, Finer NN: Resurgance of hemorrhagic disease of the newborn: a report of three cases. *CMAJ* 1985;133:884-885.
32. Demirören K, Yavuz H, Çam L: Intracranial hemor-

第47章 頭部外傷と誤診しうる病態　　**707**

rhage due to vitamin K deficiency after the newborn period. *Pediatr Hematol Oncol* 2004;21:585-592.

33. Per H, Kumandas S, Özdemir MA, et al: Intracranial hemorrhage due to late hemorrhagic disease in two siblings. *J Emerg Med* 2006;31:49-52.

34. Hubbard D, Tobias J: Intracerebral hemorrhage due to hemorrhageic disease of the newborn and failure to administer vitamin K at birth. *South Med J* 2006;99:1216-1220.

35. Jimenez R, Navarrete M, Jimenez E, et al: Vitamin K-dependant clotting factors in normal breast fed infants. *J Pediatr* 1982;100:424-426.

36. Mishra P, Naithani R, Dolai T, et al: Intracranial hemorrhage in patients with congenital haemostatic defects. *Haemophilia* 2008:14;1-4.

37. Chaou WT, Chou ML, Eitzman DV: Intracranial hemorrhage and vitamin K deficiency in early infancy. *J Pediatr* 1984;105:880-884.

38. Rutty GN, Smith CM, Malia RG: Late-form hemorrhagic disease of the newborn: a fatal case report with illustrations of investigations that may assist in avoiding the mistaken diagnosis of child abuse. *Am J Forensic Med Pathol* 1999;20:48-51.

39. Anwar R, Miloszewski KJA: Factor XIII deficiency. *Br J Haematol* 1999;107:468-484.

40. Duckert F, Jung E, Shmerling DH: A hitherto undescribed congenital hemorrhagic diathesis probably due to fibrin stabilising factor deficiency. *Thromb Diath Haemorrh* 1960;5:179-186.

41. Almeida A, Khair K, Hann I: Unusual presentation of factor XIII deficiency. *Haemophilia* 2002;8:703-705.

42. Bhattacharya M, Biswas A, Ahmed RPH, et al: Clinico-hematologic profile of factor XIII–deficient patients. *Clin Appl Thromb Hemost* 2005;11:475-480.

43. Vural M, Yarar C, Durmaz R: Spontaneous acute subdural hematoma and chronic epidural hematoma in a child with F XIII deficiency. *J Emerg Med* 2010;38:25-29.

44. Albanese A, Tuttolomondo A, Anile C, et al: Spontaneous chronic subdural hematomas in young adults with a deficiency in coagulation factor XIII: report of three cases. *J Neurosurg* 2005;102:1130-1132.

45. Larson PD, Wallace JW, Frankel LS, et al: Factor XIII deficiency and intracranial hemorrhages in infancy. *Pediatr Neurol* 1990;6:277-278.

46. Tarantino MD, Gupta SL, Brusky RM: The incidence and outcome of intracranial haemorrhage in newborns with haemophilia: analysis of the Nationwide Inpatient Sample database. *Haemophilia* 2007;13:380-382.

47. Stieltjes N, Calvez T, Demiguel V, et al: French ICH Study Group. Intracranial hemorrhages in French haemophilia patients (1991–2001): clinical presentation, management and prognosis factors for death. *Haemophilia* 2005;11:452-458.

48. Looney CB, Smith JK, Merck LH, et al: Intracranial hemorrhage in asymptomatic neonates: prevalence on MR images and relationship to obstetric and neonatal risk factors. *Radiology* 2007;242:535-545.

49. Rooks VJ, Eaton JP, Ruess L, et al: Prevalence and evolution of intracranial hemorrhage in asymptomatic term infants. *AJNR Am J Neuroradiol* 2008;

29:1082-1089.

50. Robertson J, Lillicrap D, James PD: von Willebrand disease. *Pediatr Clin North Am* 2008;55:377-392.

51. Harrison P, Robinson M, Liesner R, et al: The PFA-100: a potential rapid screening tool for the assessment of platelet dysfunction. *Clin Lab Haematol* 2002;24:225-232.

52. Triplett DA: Coagulation and bleeding disorders: review and update. *Clin Chem* 2000;46:1260-1269.

53. Mizoi K, Onuma T, Mori K: Intracranial hemorrhage secondary to von Willebrand's disease and trauma. *Surg Neurol* 1984;22:495-498.

54. Ziv O, Ragni MV: Bleeding manifestations in males with von Willebrand disease. *Haemophilia* 2004; 10:162-168.

55. Wetzstein V, Budde U, Oyen F, et al: Intracranial hemorrhage in a term newborn with severe von Willebrand disease type 3 associated with sinus venous thrombosis. *Haematologica* 2006;91:e163-e165.

56. Herrmann WA, Lohmann CP, Demmler-Hackenberg W, et al: Von Willebrand's disease type 1 as cause for subvitreal, retinal and subretinal hemorrhages. *Graefes Arch Clin Exp Ophthalmol* 2005; 243:383-385.

57. Shiono T, Abe S, Watabe T, et al: Viterous, retinal and subretinal hemorrhages associated with von Willebrand's syndrome. *Graefes Arch Clin Exp Ophthalmol* 1992;230:496-497.

58. Hymel KP, Abshire TC, Luckey DW, et al: Coagulopathy in pediatric abusive head trauma. *Pediatrics* 1997;99:371-375.

59. Olson JD, Kaufman HH, Moake J, et al: The incidence and significance of hemostatic abnormalities in patients with head injuries. *Neurosurgery* 1989;6:825-832.

60. Harhangi BS, Kompanje EJO, LeeBeek FWG, et al: Coagulation disorders after traumatic brain injury. *Acta Neurochir (Wien)* 2008:150:165-175.

61. Affonseca CA, Carvalho LFA, Guerra SD, et al: Coagulation disorder in children and adolescents with moderate to severe traumatic brain injury. *J Pediatr (Rio J)* 2007;83:274-282.

62. Cohen MJ, Brohi K, Ganter MT, et al: Early coagulopathy after traumatic brain injury: the role of hypoperfusion and the protein C pathway. *J Trauma* 2007;63:1254-1262.

63. Dinakaran S, Chan TKJ Rogers NK, et al: Retinal hemorrhages in meningococcal septicemia. *J AAPOS* 2002;6:221-223.

64. Bolton-Maggs PHB, Chalmers EA, Collins PW, et al: A review of inherited platelet disorders with guidelines for their management on behalf of the UKHCDO. *Br J Haematol* 2006;135:603-633.

65. Biousse V: Coagulation abnormalities and their neuro-ophthalmologic manifestations. *Curr Opin Ophthalmol* 1999;10:382-393.

66. Neunert C, Buchanan G, Imbach P: Severe hemorrhage in children with newly diagnosed immune thrombocytopenic purpura. *Blood* 2008;112:4003-4008.

67. Frankel CA, Pastore DJ: ITP with intracranial hemorrhage and vitreous hemorrhage. *Clin Pediatr (Phila)* 1990;29:725-728.

68. Russell-Eggitt IM, Thompson DA, Khair K, et al:

Hermansky-Pudlak syndrome presenting with sub-dural haematoma and retinal haemorrhages in infancy. *J Royal Soc Med* 2000;93:591-592.

69. Kamburo lu G, Kiratli H: Recurrent traumatic hyphema in a patient with Glanzmann thrombasthenia. *J AAPOS* 2006;10:186-187.

70. Izquierdo NJ, Townsend W, Hussels IE: Ocular findings in the Hermansky–Pudlak syndrome. *Trans Am Ophthalmol Soc* 1995;93:191-200.

71. Lee ACW: Bruises, blood coagulation tests and the battered child syndrome. *Singapore Med J* 2008; 49:445-449.

72. Thomas AE: The bleeding child; is it NAI? *Arch Dis Child* 2004;89:1163-1167.

73. Acosta M, Edwards R, Jaffe EI Yee, et al: A practical approach to pediatric patients referred with an abnormal coagulation profile. *Arch Pathol Lab Med* 2005;129:1011-1016.

74. Liesner R, Hann I, Khair K: Non-accidental injury and the haematologist: the causes and investigation of easy bruising. *Blood Coag Fibrinol* 2004;15:S41-S48.

75. Kumar D, Greer FR, Super DM, et al: Vitamin K status of premature infants: implications for current recommendations. *Pediatrics* 2001;108:1117-1122.

76. Greer FR, Costakos DT, Suttie JW: Determination of des-gamma-carboxy–prothrombin (PIVKA II) in cord blood of various gestational ages with the STAGO antibody: a marker of vitamin K deficiency? *Pediatr Res* 1999;45:283A.

77. Widdershoven J, van Munster P, De Abreu R, et al: Four methods compared for measuring des-carboxy-prothrombin. *Clin Chem* 1987;33:2074-2078.

78. Khair K, Liesner R: Bruising and bleeding in infants and children—a practical approach. *Br J Haemat* 2006;133:221-231.

79. Harrison P: The role of PFA-100 testing in the investigation and management of haemostatic defects in children and adults. *Br J Haematol* 2005;130:3-10.

80. Schroeder V, Durrer D, Meili E, et al: Congenital factor XIII deficiency in Switzerland: from the worldwide first case in 1960 to its molecular characterisation in 2005. *Swiss Med Week* 2007;137: 272–278.

81. Jenny C, Hymel KP, Ritzen A, et al: Analysis of missed cases of abusive head trauma. *JAMA* 1999;281:621-626.

82. Vyrostek SB, Annest JL, Ryan GW: Surveillance for fatal and nonfatal injuries—United States, 2001. *MMWR Surveill Summ* 2004;53:1-57.

83. Warrington SA, Wright CM, Team AS: Accidents and resulting injuries in premobile infants: data from the ALSPAC study. *Arch Dis Child* 2001;85:104-107.

84. Helfer RE, Slovis TL, Black M: Injuries resulting when small children fall out of bed. *Pediatrics* 1977;60:533-535.

85. Lyons TJ, Oates RK: Falling out of bed: a relatively benign occurrence. *Pediatrics* 1993;92:125-127.

86. Nimityongskul P, Anderson LD: The likelihood of injuries when children fall out of bed. *J Ped Orthop* 1987;7:184-186.

87. Williams RA: Injuries in infants and small children resulting from witnessed and corroborated free falls. *J Trauma* 1991;31:1350-1352.

88. Joffe M, Ludwig S: Stairway injuries in children. *Pediatrics* 1998;82:457-461.

89. Chiaviello CT, Christoph RA, Bond GR: Stairway-related injuries in children. *Pediatrics* 1994;94:679-681.

90. Chiaviello CT, Christoph RA, Bond GR: Infant walker-related injuries: a prospective study of severity and incidence. *Pediatrics* 1994;93:974-976.

91. Smith GA, Bowman MJ, Luria JW, et al: Babywalker-related injuries continue despite warning labels and public education. *Pediatrics* 1997;100:E1.

92. Denton S, Mileusnic D: Delayed sudden death in an infant following an accidental fall: a case report with review of the literature. *Am J Forens Med Pathol* 2003;24:371-376.

93. Plunkett J: Fatal pediatric head injuries caused by short-distance falls. *Am J Forens Med Pathol* 2001;22:1-12.

94. Case ME, Graham MA, Handy TC, et al: Position paper on fatal abusive head injuries in infants and young children. *Am J Forens Med Pathol* 2001;22:112-122.

95. Chadwick DL, Bertocci G, Castillo E, et al: Annual risk of death resulting from short falls among young children: less than 1 in 1 million. *Pediatrics* 2008;121:1213-1224.

96. Leestma JE: Forensic neuropathology. *In:* Duckett S (ed): *Pediatric Neuropathology.* Williams & Wilkins, Baltimore, 2002, pp 243-283.

97. Vinchon M, Pierrat V, Tchofo PJ, et al: Traumatic intracranial hemorrhage in newborns. *Childs Nerv Syst* 2005;21:1042-1048.

98. Gosalakkal JA: Intracranial arachnoid cysts in children: a review of pathogenesis, clinical features, and management. *Pediatr Neurol* 2002;26:93-98.

99. Whitby EH, Griffiths PD, Rutter S, et al: Frequency and natural history of subdural hemorrhages in babies and relation to obstetric factors. *Lancet* 2004;363:846-851.

100. Hughes LA, May K, Talbot JF, et al: Incidence, distribution, and duration of birth-related retinal hemorrhages: a prospective study. *J AAPOS* 2006;10:102-106.

101. Emerson MV, Pieramici DJ, Stoessel KM, et al: Incidence and rate of disappearance of retinal hemorrhage in newborns. *Ophthalmology* 2001;108:36-39.

102. Kaur B, Taylor D: Fundus hemorrhages in infancy. *Surv Ophthalmol* 1992;37:1-17.

103. Narli N, Soyupak S, Yildizda HY, et al: Ultrasonographic measurement of subarachnoid space in normal term newborns. *Eur J Radiol* 2006;58:110-112.

104. Raul J-S, Roth S, Ludes B, et al: Influence of the benign enlargement of the subarachnold space on the bridging vein strain during a shaking event: a finite element study. *Int J Legal Med* 2008;122:337-340.

105. Alper G, Ekinci G, Yilmaz Y, et al: Magnetic resonance imaging characteristics of benign macrocephaly in children. *J Child Neurol* 1999;14:678-682.

106. Fessell DP, Frankel D, Wolfson WP: Sonography of extraaxial fluid in neurologically normal infants

with head circumference greater than or equal to the 95th percentile for age. *J Ultrasound Med* 2000; 19:443-447.

107. Wolpert, SM, Barnes PD: *MRI in Pediatric Neuroradiology*. Mosby-Year Book, Philadelphia, 1992.

108. Schachenmayr W, Friede RL: The origin of the subdural neomembrane: fine structure of the dura-arachnoid interface in man. *Am J Pathol* 1978;92:53-68.

109. Freide RL, Schachenmayr W: The origin of the subdural neomembrane: fine structure of neomembranes. *Am J Pathol* 1978;92:69-84.

110. Wilms G, Vanderschueren G, Demaerel PH, et al: CT and MRI in infants with pericerebral collections and macrocephaly: benign enlargement of the subarachnoid spaces versus subdural collections. *Am J Neuroradiol* 1993;14:855-860.

111. Kleinamn PK, Ragland RL: Gadolinium dimeglumine-enhanced MR imaging of subdural hematoma in an abused infant. *AJR Am J Radiol* 1996;166:1456-1458.

112. Blitshteyn S, Mechtler LL, Bakshi R: Diffuse dural gadolinium MRI enhancement associated with bilateral chronic subdural hematomas. *Clin Imag* 2004;28:90-92.

113. Pittman T: Significance of a subdural hematoma in a child with external hydrocephalus. *Pediatr Neurosurg* 2003;39:57–59.

114. Hymel K, Jenny C, Block R: Intracranial hemorrhage and rebleeding in suspected victims of abusive head trauma: addressing the forensic controversies. *Child Maltreat* 2002;7:329-348.

115. Vinchon M, Noulé N, Tchofo PJ, et al: Imaging of head injuries in infants: temporal correlates and forensic implications for the diagnosis of child abuse. *J Neurosurg* 2004;101:S44-S52.

116. Dias MS, Backstrom J, Falk M, et al: Serial radiography in the infant shaken impact syndrome. *Pediatr Neurosurg* 1998;29:77-85.

117. Joy HM, Anscombe AM, Gawne-Cain ML: Blood-stained, acute subdural hygroma mimicking a subacute subdural haematoma in non-accidental head injury. *Clin Radiol* 2007;62:703-706.

118. Zouros A, Bhargava R, Hoskinson M, et al: Further characterization of traumatic subdural collections of infancy. Report of five cases. *J Neurosurg* 2004;100: 512-518.

119. Barnes PD, Robson CD: CT findings in hyperacute nonaccidental brain injury. *Pediatr Radiol* 2000;30: 74-81.

120. Lorch SA, D'Agostino JA, Zimmerman R, et al: "Benign" extra-axial fluid in survivors of neonatal intensive care. *Arch Pediatr Adolesc Med* 2004;158:178-182.

121. Powers CJ, Fuchs HE, George TM: Chronic subdural hematoma of the neonate: report of two cases and literature review. *Pediatr Neurosurg* 2007; 43:25-28.

122. Hadzikaric N, Al-Habib H, Al-Ahmad I: Idiopathic chronic subdural hematoma in the newborn. *Childs Nerv Syst* 2006;22:740-742.

123. Lee KS: Natural history of chronic subdural haematoma. *Brain Inj* 2004;18:351-358.

124. Wilberger JE: Pathophysiology of evolution and recurrence of chronic subdural hematomas. *Neurosurg Clin North Am* 2000;11:435-438.

125. Tamura Y, Welch DC, Zic JA, et al: Scurvy

presenting as painful gait with bruising in a young boy. *Arch Pediatr Adolesc Med* 2000;154:732-735.

126. Larralde M, Santos Muñoz A, Boggio P, et al: Scurvy in a 10-month-old boy. *Int J Dermatol* 2007;46: 194-198.

127. Gilman BB, Tanzer RC: Subdural hematoma in infantile scurvy: report of a case with review of literature. *JAMA* 1932;99:989-991.

128. Olmedo JM, Yiannias JA, Windgassen EB, et al; Scurvy: a disease almost forgotten. *Int J Dermatol* 2006;45;909-913.

129. Verma S, Sivanandan S, Aneesh MK, et al: Unilateral proptosis and extradural hematoma in a child with scurvy. *Pediatr Radiol* 2007;37:937-939.

130. Sullivan TJ, Wright JE: Non-traumatic orbital haemorrhage. *Clin Exp Ophthalmol* 2000;28:26-31.

131. Hood J, Hodges RE: Ocular lesions in scurvy. *Am J Clin Nutr* 1969;22:559-567.

132. Snow I: Eye symptoms of infantile scurvy. A case of infantile scurvy with extreme protrusion of the right eyeball, shown by autopsy to be due to a large retrobulbar hematoma. Transactions Am Pediatr Soc, 17th Session 1905:78-82.

133. Bloxham CA, Clough C, Beevers DG: Retinal infarcts and haemorrhages due to scurvy. *Postgrad Med J* 1990;66:687.

134. Adetona N, Kramarenko W, McGavin CR: Retinal changes in scurvy. *Eye* 1994;8:709-710.

135. Mimasaka S, Funayama M, Adachi N, et al: A fatal case of infantile scurvy. *Int J Legal Med* 2000;114:122-124.

136. Strauss KA, Puffenberger EG, Robinson DL, et al: Type I glutaric aciduria, part 1: natural history of 77 patients. *Am J Med Genet C Semin Med Genet* 2003;121C:38-52.

137. Hartley LM, Khwaja OS, Verity CM: Glutaric aciduria type 1 and nonaccidental head injury. *Pediatrics* 2001;107:174-175.

138. Morris AAM, Hoffmann GF, Naughten ER, et al: Glutaric aciduria and suspected child abuse. *Arch Dis Child* 1999;80:404-405.

139. Gago L, Wegner R, Capone A, et al: Intraretinal hemorrhages and chronic subdural effusions: glutaric aciduria type 1 can be mistaken for shaken baby syndrome. *Retina* 2003;23:724-726.

140. Kafil-Hussain NA, Monavari A, Bowell R, et al: Ocular findings in glutaric aciduria type 1. *J Pediatr Ophthalmol Strabismus* 2000;37:289-293.

141. Juul K, Andersen J, Basile Cvitanich V, et al: Case 2: Suspected non-accidental injury. *Acta Paediatr* 2006;95:1323-1325.

142. Nassogne MC, Sharrard M, Hertz-Pannier L, et al: Massive subdural haematomas in Menkes disease mimicking shaken baby syndrome. *Childs Nerv Syst* 2002;18:729-731.

143. Bacopoulou F, Henderson L, Philip SG: Menkes disease mimicking non-accidental trauma. *Arch Dis Child* 2006;91:919.

144. Jankov RP, Boerkoel CF, Hellmann J, et al: Lethal neonatal Menkes' disease with severe vasculopathy and fractures. *Acta Paediatr* 1998;87:1297-1300.

145. Pinto F, Calderazzi A, Canapicchi R, et al: Radiological findings in a case of Menke's disease. *Childs Nerv Syst* 1995;11:112-114.

146. Gasch AT, Caruso RC, Kaler SG, et al: Menkes' syndrome: ophthalmologic findings. *Ophthalmology* 2002;109:1477-1483.

48

AHTの予後

Linda Ewing-Cobbs, PhD, Mary R. Prasad, PhD

はじめに

　乳児への段打や揺さぶりと頭蓋内出血や精神遅滞が関連している，というCaffey[1]とKempe[2]らの画期的な研究報告以来，小児の中でもとりわけ脆弱な乳幼児における，AHTを引き起こす成傷機序と予後の予測因子を探る研究が，数多く実施されてきた。様々な臨床集団における予後の評価というのは，どこまで深く分析を行ったのか，あるいはどの時点まで事例を追跡したのかにより左右される。予後の評価をする上での重要な評価項目としては，一般的に6つのD（Death［死亡］，Disease［疾病］，Discomfort［不快］，Disability［能力障害］，Dissatisfaction［不満足］，Destitution［貧困］）が挙げられている[3, 4]。ある疾病の予後に関する研究では，通常急性期以降の機能障害（Disability［障害］）や健康に関するQOL（Dissatisfaction［不満足］）に注目することが多いが，急性期に着目した予後研究では，Death［死亡］とDisease［疾患］が指標として用いられる。本章では，AHTの小児患者における急性期以降の予後に関する医学文献につき言及する。なお予後の判断における経験的根拠の適切性を評価するために，研究手法についても検証を行って

謝辞：本章は国立神経障害卒中研究所の助成金（R01 NS 46308とR01 NS 29462）および教育省の助成金（H133G040279）の支援を受けて記載したものである。

いる。基本的には，前方視的に集められた小児のAHT事例の予後を，一定の評価尺度や認知・行動の標準化評価基準を用いて評価し，事故による頭部外傷（NHT：noninflicted head trauma）の予後や，社会人口統計学的に類似した小児集団（コントロール群）の予後と比較した，複数の研究の結果について言及している。また，後遺障害と機能不全の発症率に関しての，記述的研究の結果についても検証を行っている。昏睡評価尺度，生化学的マーカー，神経画像所見，家族要因を含めた，急性期以降の予後予測因子についても記述し，最後に乳幼児の頭部外傷の予後に関する今後の研究の方向性について論じている。

神経行動学的・神経心理学的予後

　AHTの予後についての研究は，外傷の原因をどのように評価するか，どのように事例をリクルートし追跡するのか，どのような領域について評価を行うかによって，影響を受けるものである。AHTの事例の多くは，病歴が得られないか，あるいは臨床像と矛盾する病歴が語られるため，確定診断を行うことが困難である。AHTとの確定診断を行うための方法論には様々なものがあるが，それぞれに長所と短所が存在しており，それに応じたバイアスが生じうる。AHTの疑い事例を，Duhaimeらが提案したような[5]，

確認された身体所見や病歴に基づいたアルゴリズムに基づいて抽出している研究も散見される[6-8]。ただしこの様な抽出方法は，虐待で認めやすい所見を虐待診断の根拠とすること自体がもつ循環論法の影響を受けてしまうものである。Hymelら[9]，「加害者が虐待行為を自白」「外傷によるCPAをきたした乳幼児」「発達段階と矛盾した病歴」「受傷機転に関しての説明が変化する」「頭部損傷以外に，虐待を強く疑わせる身体所見が少なくとも2つ以上確認される」などの基準を含めた，演繹的（推測的）診断基準を用いて，対象事例の抽出を行っている。この診断基準を用いた多施設共同研究では，AHTが疑われた事例の24％までもが，「未確定群」に分類されていたが，この未確定群の発達予後は，AHT群や事故による頭部外傷群（NHT群）に分類された小児よりもはるかに良好であったと報告されている[9]。このように，より軽症の事例ではAHTであるとの診断がより困難であるために，AHT群に含まれる子どもは，より重症の事例のみが含まれるようになるという，バイアスがかかることになる。このようなバイアスは，特に後方視的研究を行う際に，強い影響を及ぼすことになる。

　急性期以降の予後研究では，親などの養育者が自発的に参加するか否かというバイアスが，必然的に生じる。通例，受傷後半年〜1年以内に研究参加者はほぼ半減してしまう。長期予後に関する研究では，「加害者が近親者でない」「子どもが継続的な治療を要する，重度の後遺症を抱えている」などの研究に継続的に参加することを可能とする，何らかの要因が家族に存在する子どもが含まれている可能性が高くなる。

　亜急性期から慢性期の回復段階でのAHTの小児患者の予後評価には，神経学的所見の評価や，全般的な予後評価，標準化評価尺度を用いた特定の神経発達学的予後の評価が含まれる。表48-1に，全般的な予後評価尺度と標準化された精神・運動・適応行動予後尺度を用いてAHT患者の予後を検証した研究結果の一覧を掲示している。表中では，グラスゴー予後スケール（GOS：Glasgow Outcome Scale）[10] と小児用予後分類（POPC：Pediatric Outcome Performance Category）[4] では，予後を良好から死亡まで5段階から6段階で評価する[訳注a]。標準スコアの平均は100であり，標準偏差は15〜16である。表48-1では，予後を研究手法ごとにまとめているが，以下のセクションでも研究手法ごとに言及を行っている。

事故による頭部外傷群・コントロール群と比較したAHT群の予後

　初期に行われた前方視的追跡研究の1つとして，Ewing-Cobbsらによる研究があるが，この研究ではAHT群と事故による頭部外傷群（NHT群）のそれぞれ20名を対象に，外傷の重症度や神経画像所見と，予後との関係につき検証がなされている[7]。急性期の頭部外傷の重症度の評価基準として頻用されているグラスゴー昏睡尺度（GCS：Glasgow Coma Scale）[11] は，開眼機能，言語機能，運動機能の3つの尺度から構成されている。この研究では，AHT群とNHT群の初期のGCSスコアと意識障害の持続期間に関しては，有意差は確認されなかったが，年齢（月齢）に関してはNHT群がAHT群よりはるかに上であった。受傷後1カ月の時点でのGOSスコアでは，AHT群とNHT群で機能的予後が明らかに異なっていることが示された。重度の障害の発生率は両群で同程度であったが，中程度の障害の発生率はAHT群（65％）がNHT群（20％）よりも有意に高く，良好な回復を示した割合はNHT群が55％であったのに対しAHT群では20％であった。全般的な認知機能の予後

[訳注a] GOSでは，「good recovery」「moderately disabled」「severely disabled」「vegetative state」「dead」の5段階，POPCでは，「Normal」「Mild disability」「Moderate disability」「Severe disability」「Coma or vegetative state」「Brain death/death」の6段階で評価する。

表 48-1　各研究デザイン別の虐待による頭部外傷（AHT）事例の予後研究一覧

AHT事例と事故事例（や健常コントロール群）との比較研究

著者	サンプルサイズ	受傷時の月齢（幅）平均	研究デザイン	追跡調査間隔	Glasgow Outcome Scale または Pediatric Outcome Performance Category (%)				標準化された評価スコア (M)		
					良好軽度	中程度	重度	植物状態	精神機能	運動機能	適応能力
Beers (2007)	a＝15 n＝15	a＝5.8* n＝17.2	前方視的横断的なコホート研究	6カ月					a＝69.0* n＝97.3	—	95.9* 115.8
Ewing-Cobbs (1998)	a＝20 n＝20	(0-59) a＝10.6* n＝35.6	前方視的縦断的なコホート研究	1.3カ月	a：20 n：55	60 25	15 20	0* 0	a＝78.2* n＝87.7	80.3* 84.3	— —
Ewing-Cobbs (1999)	a＝28 c＝28	(0-42) a＝9.3 c＝9.4	前方視的縦断的なコホート研究	4.6カ月	a：25	61	14	0	a＝82.1* c＝97.7	81.9* 100.5	— —
Hymel (2007)	a＝11 n＝30 ?＝13	(0-35) a＝10.5 n＝9.0 ?＝11.5	前方視的縦断的コホート研究	a：4 n：16, ?：6 に対し 6カ月					a＝60.0* n＝94.4 ?＝107.3	59.8* 101.8 102.2*	— — —
Keenan (2004)	a＝62 n＝50	(0-23) a＝4.0* n＝7.5	前方視的、人口ベースのコホート研究	退院時	a：55 n：82	a：45* n：18 （良好/軽度と中程度/重度の二群に分類）					
Keenan (2006a)	a＝41 n＝31		前方視的、人口ベースのコホート研究の追跡研究		a：53 n：77	20 16	27 7	0* 0	—	—	96.4* mdn 100.0 mdn
Keenan (2007)	a＝25 n＝23 c＝31		前方視的縦断的な人口ベースのコホート研究の追跡研究	1-3年					a＝68* n＝84	a＝55* n＝92	a＝94 a＝100

注：＊＝統計上有意な群間比較　a＝AHT群, n＝事故群, c＝対照群, ?＝受傷機転不詳群, m＝平均値 mdn＝中央値

第48章　AHTの予後　　**713**

表48-1 各研究デザイン別の虐待による頭部外傷（AHT）事例の予後研究一覧（つづき）

AHT事例の記述的研究

著者	サンプルサイズ	受傷時の月齢（幅）平均	研究デザイン	追跡調査間隔	Glasgow Outcome Scale または Pediatric Outcome Performance Category (%)				標準化された評価スコア (M)		
					良好軽度	中程度	重度	植物状態	精神機能	運動機能	適応能力
Barlow (2005)	a = 25	(0-34) 2.3 mdn	横断的研究及び、前方視的縦断的研究	59カ月	48	16	36	—			
Bonnier (2003)	a = 23	(0-13) 4.2	後方視的コホート研究	6年 (2.5～13年)	4	35	48	12	a = 63.3		
Duhaime (1996)	a = 14	(1-24) 6.4	前方視的コホート研究の追跡研究	9年	14	36	43	7			
Ghahreman (2005)	a = 56	(0.5-46) 8.2	後方視的レビュー研究	mdn 20カ月	39	19	26	10			
Johnson (1995)	a = 28	5	後方私的レビュー研究	—	32	25	42	4			

注：＊＝統計上有意な群間比較　a＝AHT群，n＝事故群，c＝対照群，？＝受傷機転不詳群，m＝平均値 mdn＝中央値

も，両群で差異が確認され，受傷後1カ月時点でのスコアが2パーセンタイルより低かった割合は，AHT群では45％に上ったが，NHT群では5％に過ぎなかった。運動スコアは両群で有意差はなく，AHT群では平均9パーセンタイル，NHT群では平均14パーセンタイルであった[7]。

Ewing-Cobbsらは続いて，AHT群の小児28名を対象として，受傷後1カ月と3カ月の発達状況につき，ベーリー乳児発達スケール（Bayley Scales of Infant Development）[12]を用いて評価し[13]，社会人口統計的に類似する地域の対照群との比較を行い，AHT群の精神発達スコアの平均値は，追跡調査期間中に改善することはなく，対照群よりも有意に低いままであった，との報告を行っている[13]。この研究結果からは，AHT事例では精神発達機能が短期間では回復しないことが示唆される。またAHT群では，受傷後1〜3カ月間，運動発達スコアも対照群に比して，有意に低いままであった。また，受傷後3カ月時点の精神運動発達スコアの平均値から，AHT事例では重度の障害が継続していることが伺えた。行動評価スコアでは，運動の質，定位能力，課題への取り組み，情動調節能力のそれぞれにおいて，AHT群は対照群に比べて明らかに障害されている比率が高かった。また筋緊張，微細運動，粗大運動，運動の質のそれぞれにも障害が認められる可能性が高かった。さらに覚醒レベル，注意力のレベルと持続性，ならびに評価中の関心・自発性・探究性も著しく低下していた。評価期間中に，GOSスコアの改善は認められなかった。AHT群の多く（61％）は，中程度の以上の障害が確認された。また行動上の困難性を有する割合も，評価期間を通じて高いままであった。AHT群の乳幼児の約40％には，活動性の低下や，興味・関心の低下や，おもちゃに対する探索行動の低下が確認され，54％には筋緊張や協調運動の障害が，85％に注意力や覚醒レベルの障害が認められた。また情緒コントロール，フラストレーションへの耐性，変化へ

の適応性に関する問題を認めた割合も，48％に及んでいた，とのことである[13]。

AHT群の社会的能力評価に関するLandryらの研究では，早期の学習の土台や社会的相互作用の土台となる，社会的領域や認知領域のいくつかで著しい障害が確認された，と報告されている[14]。また社会的なやりとりの開始や反応，肯定的感情の表現，双方向性の社会的学習における集中力，互いに見つめ合う，要求に応じる，といったいくつかの主要な分野における能力が低かったとも報告されている[14]。AHTにより幼少期の社会的能力や認知能力が損なわれる場合，これらの能力は行動や感情の調整に欠かせない，より複雑な処理能力を発達させる際の基盤となるものであり，臨床的に大きな懸念事項となる[15]。本研究は，その後も5−8年の長期間にわたって縦断的追跡調査が行われ，その結果についても公表されているが，AHT群のIQスコア（平均：83.0, SD：14.0）は，対照群（平均：95.7, SD：10.5）よりも常に低かった。また，より早期にTBIを負っていた事例では，読解力・計算力・国語力の平均値が対照群に比して有意に低かった，と報告されている[16]。

Hymelらは前方視的に，主たる2つの医療機関とその他の計7つの医療機関における，死亡に至らなかった3歳未満の事故による頭部外傷事例とAHT事例計52名のうち，受傷後6カ月の時点で追跡調査を行い得た27名（事故群16名，AHT群11名）の検証を行い，その結果を報告している[9]。ベーリー乳児発達スケール[12]に基づく精神発達スコアは，AHT群のうち4名が，事故群よりも有意に低い結果を示していた。同様に，粗大運動能力の平均値は，事故群のうち11名が50パーセンタイルに入っていた一方で，AHT群では6名が1パーセンタイル未満であったとのことである[9]。

Keenanらは，研究デザインに優れた人口ベース研究を複数行っており，その一連の研究の中で，3歳未満の重度の事故事例とAHT事例の，

第48章　AHTの予後　**715**

急性期の予後と慢性期の予後について検討を行っている[8]。この一連の研究で対象とされたのは，2000年から2001年にかけてノースカロライナ州で頭部外傷を負った小児患者である。重度の外傷性頭部損傷（TBI）は「頭部の画像検査や病理学的検査で，頭蓋内損傷が明らかとなった事例」と定義された。対象となった事例の53％がAHT群に分類されていた。退院時の小児患者の状態はカルテで確認され，小児脳機能予後分類（POPC：Pediatric Outcome Performance Category）スコア[4]が決定された。受傷時の状態は事故群でより重症度が高かったにも関わらず，予後スコアはAHT群の方が有意に低かった，とのことである[8]。

　Keenanらは，その後同じ集団を対象として，受傷1年後[17]と2年後[18]の予後につき報告を行っている。1年後の追跡調査結果では，AHT群は事故群に比して引き続き，神経学的予後は不良の状態であった（表48-1参照）。AHT群の27％が重度の障害を負っていた一方で，事故群ではその割合は6.5％に過ぎず，AHT群の小児患者は事故群の小児患者よりも慢性的な健康問題を抱えている割合が高かった。神経学的予後が不良の事例では，神経学的な後遺症を認めない事例や障害が軽度の事例に比べて，リハビリテーションサービスを利用している割合が高かったが，このリハビリテーションを利用している割合はAHT群の方が事故群に比べわずかに高かった，とのことである[17]。

　受傷から2年後の追跡調査で，神経学的重症度が変化していない事例は66.7％であった。予後スコアが変化していた事例では，改善した事例と悪化した事例の割合は同程度であった。退院時と受傷後1年後・2年後のスコアを検証したところ，スコアが改善した事例はAHT群よりも事故群でより多かった。AHT群であれ事故群であれ，受傷1年後から2年後にかけては，慢性的な健康問題を抱える事例の比率は特に変化が認められなかった。全事例の4分の1の小児が

引き続きリハビリテーション療法を受けており，2年目には言語療法を受ける小児が増加していた，とのことである[18]。

　Keenanらはさらに同じ集団の3歳時点での予後を評価し，報告を行っている[19]。ミューレン早期学習尺度（Mullen Scales of Early Learning）[20]による評価がなされたが，AHT群は事故群に比べ総合点が有意に低く，特に視覚認識，微細運動，言語認識，言語表出という下位の構成要素が有意に低い状態にあった。総合スコアの中央値はAHT群で68点（1パーセンタイル），事故群で84点（14パーセンタイル）であった。AHT群では明らかに，認知機能や運動機能に関する後遺障害が遷延していた。適応行動に関するスコアの中央値はAHT群も事故群も同程度で，いずれも平均範囲内であったが，対照とした健康な小児群よりも明らかに低かった，とのことである[19]。

AHTの記述的研究

　表48-1から明らかなように記述的研究では，評価尺度を用いた研究に比べて，重度障害事例や永続的な植物状態となった事例が含まれている可能性が高い。Barlowらは，スコットランドの横断的研究や前方視的研究で集められたAHT事例25名を対象として，平均59カ月に及ぶ長期的予後調査を実施している[6]。全体的には48％の事例が後遺障害なく回復し，16％に中程度の障害が確認され，36％に重度の障害が確認されていた。皮質盲，視野欠損，視力低下を含めた視覚障害は48％の事例に確認されていた。標準的なスコアに比べ，総合的な認知スコアはほぼ全ての事例で低い状態であり，3分の1の症例では0.1パーセンタイル未満であるか，あるいは検査不可能の状態であった。適応行動スコアからも，AHTの既往のある子どもではコミュニケーション上，日常生活上，社会生活上の著しい困難を有していることが示唆された。52％の事例に行動上の問題が確認されていたが，問題行動

は2歳から3歳までに明らかになった事例が多かった，とのことである[6]。

　Bonnierらは，AHT事例23名の診療録を後方視的に検討する方法で，長期的予後の追跡調査を行っている[21]。対象事例の受傷時年齢は生後3週齢から13カ月齢で，受傷から3カ月時点で施行された神経画像検査で，硬膜下出血，くも膜下出血，脳実質の浮腫，灰白質と白質にわたる萎縮，動脈梗塞，皮質下グリア瘢痕などが確認されていた。全例が3歳以降の状況につき追跡調査がなされたが，60％の事例は神経学的予後が不良で，GOS尺度に基づいて重度障害あるいは永続的植物状態と評価された。また35％の事例は中等度の障害を有しており，後遺障害を認めなかった事例はわずか1名（4％）のみであった，とのことである[21]。Duhaimeらは，平均9歳時点まで長期的に追跡することが出来たAHTの生存例14名の神経学的予後につき報告しているが，同様に予後不良の事例の比率が高かった，とのことである[22]。この研究では中等度の障害を残していた事例が36％，重度の障害を残していた事例が43％であったと報告されている[22]。他の研究でも，重症のAHTをきたした事例の神経学的後遺症が不良であることが確認されており，小頭症，同名半盲や皮質盲を特徴とする視覚障害，片側不全麻痺，四肢不全麻痺を特徴とする運動障害を高率に認められることが示されている[23-26]。

　これらの研究が示しているように，一般的に幼少期のTBI（特にAHT）の結果は重大で永続的であり，認知・運動・行動といった様々な領域に後遺障害を残す。残念ながら，重度の後遺障害をきたしたAHT事例において，目覚ましい回復が認められたとの症例報告は存在していない。人生早期に重度のAHTをきたすことで，後遺障害が生じた場合，それが生涯続く可能性が高いということができよう。

予後を規定する受傷メカニズムと予後と関連する神経画像所見および生化学的バイオマーカー

　AHTをきたすメカニズムは完全に解明されているわけではないが，重症のAHT事例では通常，局所的脳損傷の所見とびまん性脳損傷の所見の両者が確認される。AHTの事例でびまん性の脳損傷が確認されることに議論の余地はないが，このびまん性の脳損傷をきたすメカニズムが，主に一次性の脳実質損傷によるものであるのか，それとも主に二次的に生じた低酸素性虚血性脳損傷によるものであるのかに関しては，盛んに議論がなされている[27-30]。小児の未成熟な脳は局所性の脳損傷後には比較的回復に優れるものの，感染・放射線・外傷などのメカニズムによるびまん性の脳損傷からの回復率は低いということが出来る[31-33]。

　神経画像所見と予後との関連について研究した文献は複数存在している。Hymelらは，受傷メカニズムと受傷後6カ月時点の予後との関連について検討するため，AHT事例4名と事故による頭部外傷事例16名を対象とした前方視的研究を行っている[9]。これらの事例の受傷機転には，直達外力性（接触外力）のもの（局所の脳挫傷や脳裂傷，帽状腱膜下血腫，頭蓋骨折，硬膜外血腫）もあれば，回転性外力を含む介達外力性（非接触外力）のもの（急性脳震盪，びまん性軸索損傷，半球間血腫）のものもあり，直達外力と介達外力がともに加わったものや，受傷メカニズムが不詳もの（くも膜下出血，脳挫傷，大脳半球間裂以外の部位の硬膜下血腫）も含まれている。標準化スコアによる認知予後と運動予後は，予測因子により様々であった。認知予後と運動予後の両者ともに，受傷原因（虐待か事故か），損傷の深度（頭部CT/MRI上で，確認しうる脳損傷の存在部位），急性心肺不全の有無，受傷早期のGCSスコア，と強い相関が確認された。運動スコアに関しては，意識障害を

きたしていた期間とも強い相関を有していた[9]。全体的な予後尺度と，受傷のメカニズム（直達外力の有無，揺さぶりの有無）との関連につき検証した研究は，このHymelらの研究以外に，現時点では存在していない。

　Bonnierらの AHT 事例23名の後方視的研究でも，脳実質損傷（脳萎縮，動脈梗塞，皮質下のグリア瘢痕，脳梁損傷，小脳損傷）の有無と予後には強い相関関係があることが確認されている[21]。特に損傷が広範に及んでいる事例では，著明な知能障害が生じていた。受傷早期のGCSスコア，網膜出血の存在，頭蓋骨折の存在と，グラスゴー予後スコア（GOS）との間にも有意な相関関係が確認された，とのことである[21]。GillesとNelsonによる後方視的研究でも，同様の結果が得られている。この研究では，急性期のCT所見に基づいて，事例を脳に広範におよぶ低吸収値が確認された群（びまん性低吸収群［n＝7］）と，低吸収値を示した部位が局所的であった群（局所性低吸収群［n＝7］）にわけ，退院後3カ月以上にわたり両群の追跡調査が行われた。全ての事例には，続発性の脳梗塞が確認されていた。びまん性低吸収群では，局所性低吸収群に比して，標準化スコアによる発達予後が，有意に不良であった，と報告されている[24]。幾つかの研究において，AHTの患児では，その多くに頭囲成長の遅れと小頭症を高率に認め，それらが脳皮質の萎縮と予後不良に関連していた，と報告されている[24, 34]。

　Prasadらは，虐待や事故による6歳未満の頭部外傷事例60名を対象とした前方視的な縦断的研究で，多様な臨床所見と神経画像と予後との関連についての検討を行っている[35]。この研究では，修正GCSスコア，意識障害をきたした期間，頭部のCT・MRIで認められた頭蓋内病変の数は，受傷時・受傷後3カ月時，受傷後12カ月時のいずれの時点においても，GOS，認知機能スコア，運動機能スコアと明確な相関を示していることが示された。また脳梗塞の有無も，神

経学的予後と有意に相関していることも示された[35]。脳梗塞をきたした事例をフォローアップしたコホート研究では，受傷時から受傷3カ月後までの身体発達スコアは非脳梗塞群と比較して明らかに低く，最適に行動を制御する能力が低い傾向が確認された[13]。

　またこの研究では，虐待が原因であった場合には，それ以外の原因で外傷性脳損傷をきたした事例以上に，運動機能予後と認知機能予後に強い影響を及ぼしうるのかについても検証がなされた[13, 35]。追跡調査期間を通じ，運動機能スコアは，外傷性脳損傷の重症度（意識障害の程度や期間）および瞳孔反応と明らかな相関関係を認めたものの，回帰分析の結果，受傷原因が虐待であることと損傷の重症度や運動機能予後との間には，明らかな有意差は確認されなかった。ただ一方で，受傷原因が虐待であることは，認知機能予後において，脳損傷の重症度の影響を上回る影響を及ぼしていることが確認された，とのことである。このような研究結果からは，認知機能予後は心理社会的要因の影響を受け易く，一方で運動機能予後は意識障害の程度や期間といった神経学的要因が直接的な影響を及ぼしていることが示唆された[13, 35]。

　第46章の「小児の頭部外傷のバイオマーカー」で言及したように，脳脊髄液（CSF）や血清のバイオマーカーは，頭部外傷後の予後を予測するうえで有用となる可能性が示唆されている。BeersらはAHTの乳幼児15名と事故による頭部外傷（NHT）の乳幼児15名を対象とした，前方視的な横断的研究を行い，AHT群では受傷から6カ月後のGOSスコアやIQスコアが有意に低下しており，適応的行動が減ることが確認されたとの報告を行っている[36]。この研究では，いずれの予後スコアも，ニューロン特異的エノラーゼ（NSE），S100B，ミエリン塩基性タンパク質（MBP）を含む血清バイオマーカーが頂値に達するまでの時間と有意な相関関係があった，とも報告されている[36]。一方でShoreらの研究で

は，CSF由来のNSEとS100Bは，4歳以上の小児のGOSスコアとのみ相関しており，AHT事例とNHT事例の識別には役立たないと報告されている[37]。

家庭環境要因

　AHTの予後に家庭環境が及ぼす影響については，驚くほど知られていない。Cicchettiらの行った被虐待児を対象とした研究では，虐待的な家庭環境が小児の心理的・社会的発達に不利な影響を及ぼすことが明らかにされている[38]。Prasadらは，身体的虐待により入院した，明らかな脳損傷の既往がない19名の小児（身体的虐待群）と社会経済的に類似した対照群を対象とした前方視的研究を行い，前者では認知機能，運動機能，言語機能のスコアが有意に低かったとの報告を行っている[39]。身体的虐待群と対照群の包括的認知機能スコアの平均値は，前者では16パーセンタイル，後者では37パーセンタイルであった。身体的虐待群で入院時に頭部損傷の徴候が認められた事例は皆無であったものの，頭部MRIを実施した15名中2名に，脳の異常所見（原因不明の重度の脳萎縮所見）が確認された。この脳委縮は，医療者に語られることがなく見過ごされてしまった潜在性のAHTであった可能性も存在している。この2名の認知機能の検査結果はいずれも平均範囲内であった。身体的虐待群の大部分が，MRIスキャンは正常であったが，対照群と比較して認知・運動転帰の測定値は有意に低かった，とのことである[39]。これらの知見からは，頭部外傷がなかったとしても，身体的虐待と家庭環境は小児の発達に有害な影響を及ぼしうることが示唆される。

　Keenanらによる頭部外傷事例の追跡調査では，未婚母子家庭の割合，社会的マイノリティーの割合，雇用状況に関し，AHT群の家族と事故による頭部外傷（NHT）群の家族は，特に差異は認められなかった，と報告されてい

る[17-19]。母親的役割の養育者と，その家族やコミュニティーとの社会的関係（ソーシャルキャピタル）も両群間で同等であった。一方，AHT小児群では長期的な薬物療法（通常は抗けいれん剤）を受けている割合が高く，受傷後1年の時点で在宅介護，理学療法，作業療法といったサービスを受けている確率が高かった。受傷から2年後[17]および3年後[19]の時点では，AHT群の世帯もNHT群の世帯も，多くが貧困世帯に該当しており，ソーシャルキャピタルも低い状況にあった。また，受傷から3年後の外傷後性けいれんの存在，GCSスコアが13未満，ソーシャルキャピタルの低さ，貧困が神経学的予後と相関していた，とも報告されている。

具体的症例の提示

　生後3カ月齢の女児。意識低下を主訴に，実母によって一次救急外来に連れてこられた。母親の話では，母のボーイフレンドが抱いている際に児を落としてしまった，とのことであった。救急外来への入院時点で，本児は刺激に対して正常に反応し，四肢の動きも活発で，GCSスコアは15点と評価された。しかしその後，翌日までに焦点発作が出現した。頭部MRIでは正中偏位を伴う広範な右側硬膜下血腫を認め，脳梁の著明な委縮が確認された（写真48-1A）。受傷から1年後の頭部MRIでは，右大脳半球の萎縮と右後頭頭頂部の脳軟化が確認された（写真48-1B）。受傷から5年後の追跡調査の際の頭部MRI検査では，脳実質喪失に伴った脳室拡大（ex-vacuo ventriculomegaly），右大脳半球の皮質／皮質下の著明な萎縮，右半球後部の脳軟化，および左大脳半球の軽度萎縮が確認された（写真48-1C）。

　この事例は児童相談所の係属対象となったが，その後，再統合となり自宅に返された。図48-2で示したように，本児の受傷当時の認知機能スコアは平均範囲内で年齢相当であり，運動機能は著しく損なわれていたことが見て取れる。受

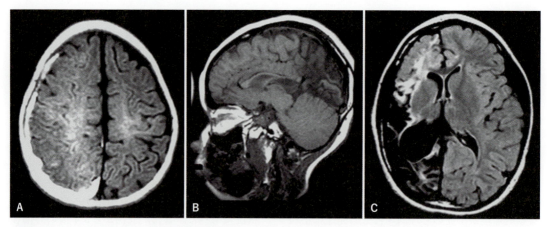

写真48–1 あるAHT事例の，MRI画像の変化
写真A：初回撮影時の頭部MRI。正中偏位を伴う広範な右側硬膜下血腫が確認された。写真B：受傷1年後の頭部MRI。右頭頂部の梗塞に続発した脳軟化症が確認された。写真C：受傷5年後の頭部MRI。右大脳皮質および皮質下の高度の萎縮，右大脳半球後部の脳軟化症，脳実質喪失に伴った脳室拡大（ex-vacuo ventriculomegaly）が確認された。

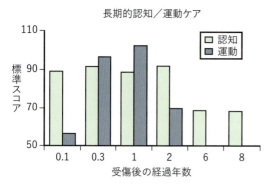

図48–2 写真48-1で提示した事例の，受傷から8年後までの認知機能と運動機能の変化

傷後1歳になるまでに，本児の認知機能と運動機能は平均範囲内となっているのも見て取れる。本児の粗大運動機能が著しく改善されたのは，1歳になるまで受けていた理学療法の影響が大きいと思われたが，このような改善を受けそれらのサービスは終了となった。しかし本児の認知機能スコアと運動機能スコアは2歳になるまでに低下し始め，6歳時点で不十分なレベルにまで低下していた。本児は幼稚園を2回留年しているいる[訳注b]。母親が安定した家庭環境を本児に提供することが出来ず，本児は学齢期に何度も引っ越すこととなっていた。9歳時点で本児は1年生のクラスに在籍し，特別支援学級のサービスを受けていた。

本事例は，重度のAHTの被害児が直面する課題を如実に表している。本児は入院時のGCSスコアが15だったにも関わらず，不可逆的な脳損傷を負っていたのである。本児の脳機能は成長するにつれ低下しており，このことからは，幼少期に脳損傷を負うことで累積的影響が生じる可能性が示唆される。すなわち，神経系の損傷によりその後の学習能力が損なわれ，それにより読み書きの能力が身に着けられないなどの，さらなる能力の獲得不全が生じてしまうのである[40]。不安定な家庭環境というのも，学習を一層困難にし，適切な教育や治療介入の妨げとなったものと推察される。

[訳注b] 米国では州により，幼稚園にも留年の制度がある。

現時点での医学的証拠の確からしさ

AHTの予後に関するエビデンスの構築は，まだ緒に付いたばかりである。近年では，AHT群と事故群・対照群と直接比較して，各群間での生理学的差異や神経画像上の差異を検証した上で，発達に関しての長期的な縦断追跡調査を行っている研究が，いくつか報告されてきている。これらの研究の受傷原因の分類法は一様ではなく，また認知・運動・行動に関する予後の評価方法も異なっているが，AHT後の小児患者では，長期に及ぶ後遺症が著明である，という点では一致している。

今後の研究の展望

AHTの予後に関する文献の少なさを補うため，今後の研究において探るべき分野というものがいくつか挙げられる。第1に，発達段階に応じた，外傷の重症度と意識障害の程度を評価する適切なスケールを開発し，検証を行っていく必要がある。既存のGCSのような昏睡尺度では，乳児の受傷早期の頭部外傷の重症度は過少評価されてしまいうる。第2に，急性期に適切に頭部外傷を評価するため，ならびに一次性脳実質損傷と二次性脳実質損傷の影響を評価しその後の神経予後を評価するために，どのようなタイミングでどのように撮影するのかを明確化した画像検査プロトコールを開発するための研究も求められる。全体的な発達予後を評価する上で，標準化された予後評価スコアを使用することは極めて重要であるが，より細かい様々な領域の機能発達予後を縦断的に追跡した研究が今後も積極的に行われる必要がある。

外傷性頭部損傷（TBI）の原因を明確にするための研究は今後もますます発展していく必要があるが，同時に外傷性のびまん性軸索損傷・低酸素性虚血性脳損傷・血管損傷が相互にどのように作用し合い予後を規定していくのか，それぞれの具体的な役割をさらに明確にする研究が促進される必要がある。明確に定義された様々な領域の機能予後に対し，個々の（そしてしばしば連関している）予後予測因子がどのように寄与しているのかを明確化していくためには，多変数モデル解析は欠かすことが出来ない。長期的な画像と発達のフォローアップを目的とした，大規模な前方視的な多施設共同研究を実施していくことで，画像・生理学検査・社会環境的状況などの様々な変数が，どのように予後に寄与しているのかを評価していく必要がある。

文献

1. Caffey J: Multiple fractures in the long bones of infants suffering from subdural hematoma. *Am J Roentgenol* 1946;56:163-173.
2. Kempe CH, Silverman FN, Steele BF: The battered child syndrome. *JAMA* 1962;181:17-24.
3. Lohr KN: Advances in health status assessment. Overview of the conference. *Med Care* 1989;27:S1-11.
4. Fiser DH, Long N, Roberson PK, et al: Relationship of pediatric overall performance category and pediatric cerebral performance category scores at pediatric intensive care unit discharge with outcome measures collected at hospital discharge and 1- and 6-month follow-up assessment. *Crit Care Med* 2000; 28:2616-2620.
5. Duhaime AC, Alario AJ, Lewander WJ: Head injury in very young children: mechanisms, injury types, and ophthalmologic findings in 100 hospitalized patients younger than two years of age. *Pediatrics* 1992;90:179-185.
6. Barlow KM, Thomson E, Johnson D, et al: Late neurologic and cognitive sequelae of inflicted traumatic brain injury in infancy. *Pediatrics* 2005;116:e174-e185.
7. Ewing-Cobbs L, Kramer L, Prasad M, et al: Neuroimaging, physical, and developmental findings after inflicted traumatic brain injury in young children. *Pediatrics* 1998;102:300-307.
8. Keenan HT, Runyan DK, Marshall SW, et al: A population-based comparison of clinical and outcome characteristics of young children with serious inflicted and noninflicted traumatic brain injury. *Pediatrics* 2004;114:633-639.
9. Hymel KP, Makoroff KL, Laskey AL, et al: Mechanisms, clinical presentations, injuries, and outcomes from inflicted versus noninflicted head trauma during infancy: results of a prospective, multi-centered, comparative study. *Pediatrics* 2007;119:922-929.
10. Jennett B, Bond M: Assessment of outcome after severe brain damage. *Lancet* 1975;1:480-487.
11. Teasdale G, Jennett B: Assessment of coma and impaired consciousness: a practical scale. *Lancet*

1974;2:81-84.

12. Bayley N: *Bayley Scales of Infant Development*, ed 2. The Psychological Corporation, San Antonio, 1993.

13. Ewing-Cobbs L, Prasad M, Kramer L, et al: Inflicted traumatic brain injury: relationship of developmental outcome to severity of injury. *Pediatr Neurosurg* 1999;31:251-258.

14. Landry SH, Swank PR, Steubing K, et al: Social competence in young children with inflicted traumatic brain injury. *Dev Neuropsychol* 2004;26:707-733.

15. Ewing-Cobbs L, Prasad M, Landry SH, et al: Executive functions following traumatic brain injury in young children: a preliminary analysis. *Dev Neuropsychol* 2004;26:487-512.

16. Ewing-Cobbs L, Prasad M, Kramer L, et al: Late intellectual and academic outcomes following traumatic brain injury sustained during early childhood. *J Neurosurg* 2006;105:S287-S296.

17. Keenan HT, Runyan DK, Nocera MA: Child outcomes and family characteristics 1 year after severe inflicted or noninflicted traumatic brain injury. *Pediatrics* 2006;117:317-324.

18. Keenan HT, Runyan DK, Nocera MA: Longitudinal follow-up of families and young children with traumatic brain injury. *Pediatrics* 2006;117:1291-1297.

19. Keenan HT, Hooper SR, Wetherington CE, et al: Neurodevelopmental consequences of early traumatic brain injury in 3-year-old children. *Pediatrics* 2007;119:e616-e623.

20. Mullen EM: *Mullen Scales of Early Learning*. American Guidance Service, Circle Pines, Minn, 1995.

21. Bonnier C, Nassogne M, Saint-Martin C, et al: Neuroimaging of intraparenchymal lesions predicts outcome in shaken baby syndrome. *Pediatrics* 2003;112:808-814.

22. Duhaime AC, Christian CW, Moss E, et al: Long-term outcome in infants with the shaking-impact syndrome. *Pediatr Neurosurg* 1996;24:292-298.

23. Ghahreman A, Bhasin V, Chaseling R, et al: Nonaccidental head injuries in children: a Sydney experience. *J Neurosurg* 2005;103:213-218.

24. Gilles EE, Nelson MD Jr: Cerebral complications of nonaccidental head injury in childhood. *Pediatr Neurol* 1998;19:119-128.

25. Johnson DL, Boal D, Baule R: Role of apnea in nonaccidental head injury. *Pediatr Neurosurg* 1995;23:305-310.

26. Kivlin JD: A 12-year ophthalmologic experience with the shaken baby syndrome at a regional children's hospital. *Trans Am Ophthamol Soc* 1999;97:545-581.

27. Taylor S, Eisenberger NI, Saxbe D, et al: Neural responses to emotional stimuli are associated with childhood family stress. *Biol Psychiatry* 2006;60:296-301.

28. Geddes JF, Hackshaw AK, Vowles GH, et al: Neuropathology of inflicted head injury in children I: Patterns of brain damage. *Brain* 2001;124:1290-1298.

29. Berger RP, Adelson PD, Richichi R, et al: Serum biomarkers after traumatic and hypoxemic brain injuries: insight into the biochemical response of the pediatric brain to inflicted brain injury. *Dev Neurosci* 2006;28:327-335.

30. Duhaime AC, Gennarelli TA, Thibault LE, et al: The shaken baby syndrome. A clinical, pathological, and biomechanical study. *J Neurosurg* 1987;66:409-415.

31. Anderson V, Smibert E, Ekert H, et al: Intellectual, educational, and behavioral sequelae after cranial irradiation and chemotherapy. *Arch Dis Child* 1994;70:476-483.

32. Ewing-Cobbs L, Fletcher JM, Levin HS, et al: Longitudinal neuropsychological outcome in infants and preschoolers with traumatic brain injury. *J Int Neuropsychol Soc* 1997;3:581-591.

33. Taylor HG, Barry C, Schatschneider C: School-aged consequences of Haemophilus influenzae Type b meningitis. *J Clin Child Psychol* 1993;22:196-206.

34. Bonnier C, Marique P, Van Hout A, et al: Neurodevelopmental outcome after severe traumatic brain injury in very young children: role for subcortical lesions. *J Child Neurol* 2007;22:519-529.

35. Prasad M, Ewing-Cobbs L, Swank PR, et al: Predictors of outcome following traumatic brain injury in young children. *Pediatr Neurosurg* 2002;36:64-74.

36. Beers SR, Berger RP, Adelson PD: Neurocognitive outcome and serum biomarkers in inflicted versus non-inflicted traumatic brain injury in young children. *J Neurotrauma* 2007;24:97-105.

37. Shore PM, Berger RP, Varma S, et al: Cerebrospinal fluid biomarkers versus Glasgow Coma Scale and Glasgow Outcome Scale in pediatric traumatic brain injury: the role of young age and inflicted injury. *J Neurotrauma* 2007;24:75-76.

38. Cicchetti D, Blender JA: A multiple-levels-of-analysis approach to the study of developmental processes in maltreated children. *Proc Natl Acad Sci U S A* 2004;101:17325-17326.

39. Prasad M, Kramer A, Ewing-Cobbs L: Cognitive and neuroimaging findings in physically abused preschoolers. *Arch Dis Child* 2005;90:82-85.

40. Ewing-Cobbs L, Barnes MA, Fletcher JM: Early brain injury in children: development and reorganization of cognitive function. *Dev Neuropsychol* 2003;24:669-704.

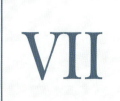

子ども虐待の心理学的側面

Lisa Amaya-Jackson, MD, MPH, and Judith A. Cohen, MD

PSYCHOLOGICAL ASPECTS
OF CHILD MALTREATMENT

49

子どもへの性虐待の心理的影響と治療

Brooks R. Keeshin, MD, David L. Corwin, MD

はじめに

　性虐待を受けた子どもは，幅広い心理的な続発症状や行動上の続発症状を経験する。その症状はほとんど認識できない程度から，さまざまな精神疾患や深刻な行動上の問題を呈するまで，多岐にわたる。最も多く認められる反応性の徴候としては，不安の高まり，うつ状態，心的外傷後ストレス障害（PTSD：Posttraumatic Stress Disorder），不適切な性化行動，悪夢，退行，学習障害，不信感の増大，恐怖，などが挙げられる。最近の調査研究によれば，性虐待被害を含む小児期逆境体験（ACE：Adverse Childhood Experiences）と，米国で死因トップ10に入るような極めて深刻な慢性疾患との間には，強い相関関連があることが明らかにされている[1]。性虐待の被害，養育者の対応，子ども個人の強みや脆弱性（生物学的にも，社会的にも），メンタルヘルスケアへのアクセスの容易さ，などには極めて多様性があり，そのことが，性虐待に対する子どもの反応が多様である原因と推察されている。Putnam が子どもへの性虐待に関する2003年の論文[2]で記したとおり，「小児期の性虐待とは複雑な人生経験であり，単なる診断名や病名ではない」のである。

　性虐待に対する子どもの心理学的反応や行動的反応には多様性があるがゆえに，性虐待の影響を緩和するとされる様々な治療法が示されて

きた。最近，性虐待の被害児に対する認知行動療法，プレイセラピー，支持的療法，グループセラピー，虐待に特化した療法，個人療法，家族療法についての効果を検証した28の研究に対するメタアナリシス研究の結果が報告された[3]。その結果については本章の後半で詳しく述べるが，この研究の筆者は①特定の症状に，より効果的に作用する療法があること，ならびに②子どもにとってどの治療が最も効果的であるかを判断するためには，性虐待が子どもに与える影響を注意深くアセスメントすることが最適な方法である，という点を強調している。また，時間をかけて実施した治療の方が，よりよい効果をもたらす傾向にあった，とも言及している。

性虐待の認識の歴史

　小児期の性虐待（CSA：Childhood Sexual Abuse）に関する我々の知識と理解の歴史は，発見と抑圧のサイクルを繰り返している。性虐待の持つ複雑性，心をかき乱されるような性質，性虐待と向き合うことへの強い懸念が，この発見と抑圧を繰り返してきた根底にある[4]。

　Sigmund Freud（ジークムント・フロイト）は，その経歴の早期に，Ambroise Auguste Tardieu などのフランスの医者の業績から影響を受けている。1850年代初頭の彼らの法医学的な記録には，これまでの常識に反し，性虐待はありふれ

725

たものであり，すべての社会経済的階級で生じていることが示唆されていた。19世紀の終わりにかけてFreudは，成人期発症のヒステリー・強迫症・慢性の妄想症，ならびにその他の性虐待被害体験による女性の精神病について論述した論文「ヒステリー原因論（The Aetiology of Hysteria）」を発表した[5]。なお同じ頃，Pierre Janetは，著しい心的外傷を経験した人物に観察される解離症状についての研究報告を行い，欧州の特に上流階級では広くヒステリー気質が認められていたことから，虐待や近親姦は，知的階級や宗教集団の間で認識され許容されてきたよりも，はるかに多いとの推察を行った。

Freudがこの論文で発表した誘惑理論（seduction hypothesis：受動的に他人［大部分の場合，大人］の側からの性的な口説きや駆け引きを受ける現実の場面あるいは空想的場面のことを誘惑と呼称し，このような誘惑［性的場面］が心的外傷となって，神経症発症の重要な病因的機能を成すという理論）は相当の反感を買うことになり，それを受けて数年で自説を完全に否定することになった[4]。そのうえで，ヒステリーの患者が訴えた性虐待の開示は，実際の体験ではなくて性的空想の記憶である，とした。さらに当時の精神医学では心的外傷は主要とされていなかったため，Janetの発見も何十年間も無視されることとなった[6]。1932年，Freudに最も近い弟子の1人であるSandor Ferencziは，子どもの頃に性虐待を受けた成人患者からの告白を元に，誘惑理論（seduction hypothesis）を再び主張した。彼の論文「成人と小児との間にある言葉の混乱（Confusion of tongues between adults and the child）」は，子どもの性虐待に関する発生と被害について，現代に通ずる最も洞察的で先見的な記述の1つである。ただ皮肉にもFreudは，Ferencziの見解に対して懐疑的な見方を表明し，主要な批判者の1人となった。そのような流れもあり，性虐待の問題と小児期のトラウマの問題は，再び医学界から軽視されることと

なった。

1960年代に米国でフェミニスト運動が盛んになり，小児期の強姦被害者が成人になり被害を打ち明ける機会が増加したことと，同時期に虐待が医学的に「再発見」されたことが相まって，子どもの性虐待の問題が再び注目を集めるようになった。子ども虐待の「再発見」の主導者であるC. Henry Kempe博士は，1977年に米国小児科学会で，子どもの性虐待についての講演を行っている[7]。その講演は，「医師には，性虐待被害児の早期発見を意識し，適切なケアの提供を行う職責を担う必要がある」という概念を明確にした，医学界にとっての転換点となるものであった。ここ数十年にわたり性虐待の研究は増加し，世間の耳目を集める事例が報道され，虐待の通告義務が徹底されたことなどが相まって，Freudが簡潔に理論化していた性虐待の多彩な徴候を伴うという特徴や，性虐待の子どもに及ぼす心理的影響とが，証明されることとなった。そのことにより，さらに性虐待の心理的影響・予防・治療への取り組みについての研究が促進されることとなった。心理的影響の記述はより具体的になり，研究は遥かに発展し，治療はエビデンスに基づいたものになっていった。ただ，最近の研究で明らかにされた性虐待の深刻な影響というものは，何十年も前に発表されたFreud，Janet，Ferencziの観察研究とほとんど変わりのないものといえる。

子どもの性虐待の特徴や
その影響を明確化するための取り組み

性虐待順応症候群（CSAAS）

子どもの性虐待に関する現象学として，最も強い影響をもたらしている書籍の一つとしては，1983年に出版されたRoland Summitの性虐待順応症候群（CSAAS：Child Sexual Abuse Accommodation Syndrome）が挙げられる[8]。Summitは「性虐待順応症候群という形で整理

して記すことで，子どもの性虐待に対する一般的な誤認から，裁判官と陪審員を解放しようと努めた」との説明を行っている。性虐待順応症候群には，「被害を秘密にする」「無力感を感じる」「罠にはめられた感覚を持つ」「性虐待被害を受けている状況に適応する」「開示が遅れたり，開示をしても一貫性がなかったり，説得力がなかったり，開示した後にその被害はなかったのだと撤回する」などの特徴が記されている。

性虐待順応症候群の第一の特徴は「秘匿性」である。性虐待は他の類型の虐待とは異なり，本質的に秘匿性というものが存在している[8]。通常目撃者というものは存在せず，加害者は脅しや罪悪感を利用して，子どもの口を封じる。子どもは通常，性的なことについて知識不足であるため，加害者の説明した性的な経験についての意味付けをそのまま信じてしまう。心理学的には，このことは子どもに責任を負わせることに繋がり，被害を開示しない状況を維持することに繋がる。子どもが体験した被害は「秘匿性」の性質をもつものであり，そのことから子どもは悪いこと・間違ったことをしたという罪悪感を植え付けられる。それだけでなく，加害者から直接的な脅し[訳注a]や，間接的な脅し[訳注b]を受けることで，被害を開示することが深刻なマイナスの結果をもたらす，と思い込まされているのである。さらに加害者は子どもに対し，「このことを誰かに話しても誰も信用してくれないし，信じたとしても『お前のせいだ』と責められるだけだ」と伝え，口封じを強化していることが多い。

性虐待順応症候群の第2の側面は，無力感である。ほとんどの大人は，「性虐待被害を受けた子どもは，話す機会さえあればすぐに虐待された事実を当然のように話すだろう」と考えている。しかしながら，このような考え方は，子ど

［訳注a］「このことを話したら殺してやる」など。
［訳注b］「このことを誰かが知ったら，家族は一緒にいられなくなるかもしれない」など。

もという存在は基本的に大人に依存しなくてはならないという点，とりわけ大多数の性虐待というのは，子どもにとって見知らぬ人物からではなく，子どもがよく知る人物が加害者であるという点を全く考慮していない。多くの場合，子どもたちは，家族の中で何らの権限も有しておらず，大人である養育者や権威ある人物たちに対し，嫌と言う事はできないのである。そのため，性加害行為を受けたとしても，蹴ったり大声を上げたりすることが出来ずに，寝ているふりをしたり，隠れたり，その体験から意識を切り離し解離する，というような方法をとるのが精一杯なのである。

「罠にはめられた感覚を持ち，その状況に適応する」というのは，性虐待順応症候群における第3の側面である。性虐待が一回限りであるという事はほとんどなく，子どもは既に秘匿性と無力感という感情に支配されているため，虐待のサイクルに嵌められた状況となり，精神的にそのような状況に適応することを強いられてしまう。この事が，子どもが成熟するか，第三者が発見するまで，被害が継続される原因の1つとなっている。多くの子どもは，性虐待が生じた状況を自分のせいであると考える。そうすることによって，自己のコントロール下にその状況があるという感覚を得ようとするのであるが，このことが，自己嫌悪や自己卑下に繋がってしまうのである。子どもはこのような状況に適応するために，自己の体験を分断し，解離を起こすようになるが，極端な場合には完全に別人格が生じ，解離性人格障害（DID：dissociative identity disorder）を発症してしまいうる。

「虐待被害の開示が遅れること，開示内容に矛盾があること，開示内容が説得力に欠けること」は，性虐待順応症候群の第4の側面である。各種の研究からは，子どもが性虐待の被害を開示するのが遅れることは，きわめて正常なことであることが示されている。しかし慢性的に繰り返されていた事例における被害開示は，被害

第49章　子どもへの性虐待の心理的影響と治療　**727**

が開始されてからずっと後になってからなされるため，説明が一貫していないように思われたり，説得力がないように思われたりしがちである。様々な研究で，子どもにとって性虐待被害の開示が遅れてしまうことは極めて一般的なことは明らかなのであるが，慢性的に繰り返されていた事例での説明の一貫性のなさや説得力のなさと相まって，子どもの開示した被害内容の真実味が疑われてしまうこととなってしまう。更に，良くも悪くも子どもが身につけた性虐待を生き抜くための対処方法は，「開示が虚偽である」という更なる証拠としても使われうる。つまり「適応」として，薬物の使用を始めてしまったり，自傷行為を行ったり，激怒しやすくなったり，非行に走ったり，解離をきたしてしまうようになると，「この子どもの話は信用できない」とみなされてしまうことも少なくないのである。反対に，良い成績を維持し，適切なソーシャルスキルを身につけており，成功体験を積んでいるように見える子どもも，虐待の被害者には見えず，大人から親身に考えてもらえないことが多い。どちらの状況であれ，「ステレオタイプの被害者」に期待されるイメージとの不一致や，被害開示の遅れと開示内容の矛盾とが，多くの大人たちの猜疑的な反応を助長してしまうのである。通告義務者として，性虐待がどのように開示されるものであるのかについてトレーニングを受けることで，これまでに抱いていた先入観を捨て去ることが出来るであろう。

撤回は性虐待順応症候群の最後（第5）の側面である。性虐待の開示をした後に，「開示したら起こるかもしれない」と恐れていたことが本当に起こったために，開示した内容を撤回してしまう子どもは少なくない。非加害側の親は，しばしば子どもが開示した内容を信用せず，加害親は行為を完全に否認し，子どもを非難する。性虐待が通告されたことが原因で，家族が分断されてしまうことも少なくない。そのような際に，子どもは再び自分自身を守るか，家庭を守

るか，という判断をしなくてはならなくなる。そうして家族を守る事を選んでしまう子どもがかなりいるのである。多くの大人たちにとってこの「撤回」という現象は，抱いた疑念や疑問を全てないことにでき，「子どもの家族が健全である」とみなすことが出来るようになるため，子どもが開示した内容を信じるよりも，「あの話（性虐待）は嘘だった」という撤回の方を説得力があるものとして取り扱ってしまうのである。

全般的に見れば，性虐待順応症候群という概念は，性虐待をうけた多くの子どもたち，とりわけ長期に及ぶ家庭内の性虐待に対する状況を説明するものとなっている。ただ性虐待順応症候群は，診断のためのチェックリストでもなければ，性虐待があったことを証明する証拠になるわけでもない。性虐待順応症候群の意義というのは，法的場面や捜査上・臨床上の対応において，子どもの開示が遅れたり，子どもが開示した内容を撤回したりすることを根拠に，子どもの行った詳細な被害のうち明けや司法面接での供述を無価値なものにしようとする加害者側の試みに，しっかりと反論することが出来るようになることにある。この症候群はさらに，子どもに対応する専門家や非加害側の親が，子どもの性虐待被害の打ち明けに直面化した際に経験する，逆転移や投影という心理プロセスについても，明確にするものとなっており，また性虐待被害を受けた子どもが持つこととなる，発達的に了解可能な信念について理解することや，そのような信念を子どもが持ってしまった場合にどのように対処したらよいのかを指南するものにもなっている。臨床医は子どもがトラウマ，とりわけ性虐待を経験した時の反応というのは，大人たちが一般的に想定する反応とはしばしば異なった反応をしてしまうことを，理解しておこなくてはならない。診療場面でこのようなことを常に頭の片隅に置いておくことは，性虐待の被害児に適切に対応する上で，必須ということが出来る。

トラウマに起因する精神力動（ダイナミクス）

　性虐待被害児にみられる様々な影響を整理するための概念モデルとして，FinkelhorとBrowneが提唱したモデルは最も頻用されている[9]。このモデルでは，性虐待により引き起こされる心理的な損傷として，性発達の歪化・裏切られ感・スティグマ・無力感という，中核となる4つのトラウマ起因性の力動が存在するとしている。FinkelhorとBrowneは，性虐待被害を受けた子どもが呈する心理的反応は，この核となる一つもしくは複数のダイナミクスに分類することが可能であり，これらのダイナミクスを理解することで，子どもの呈する徴候を予測し，理解することが出来るようになると指摘している。一方で，子どもたちの心理的素因・置かれてきた環境・受けた外傷のタイプによって，これらのダイナミクスにおける子どもの反応は様々となる。この概念モデルは，子ども時代に性虐待被害を受けたサバイバーの，その後の長期にわたる心理的後遺症に焦点化した各種の研究を行う上で，極めて有用となった。性虐待の影響を検討する際に，個々の子どもに，どのダイナミクスが最も顕著に影響が及んでいるのかを考慮することは，非常に重要である。

　トラウマに起因する性発達の歪化（traumatic sexualization）とは，性虐待被害を受けることにより，子どもの「性」やセクシュアリティに対しての捉え方が変化してしまうことを示した用語である。子どもが性虐待被害を受けた際に，「ご褒美」をもらったり，性行動に関して間違った考えを刷り込まれたりすることもあれば，逆に性行動というものを否定的に捉え，辛いものと認識してしまうこともある。いずれにしろ被害を受けることで，性的な事柄に関する知識が増大したり，時期尚早でゆがんだ性的な認知をしてしまったりすることになってしまう。性虐待被害を受けた子どもはしばしば，性的な興味が増して性的な行動が活発化したり，逆に性的に強い抑圧がかかり性に関する事柄を忌避した

りするようになってしまう。

　また性虐待被害児の多くは，以下に示す2つの体験をすることで「裏切られ感（betrayal）」を抱くようになる。1つ目の体験は，性虐待が家族内で発生している場合に，子どもが頼りきっている養育者が加害者となり，直接危害を加えられるという体験である。2つ目の体験は，性虐待が家庭内で行われた場合であれ，家族外の第三者から行われた場合であれ，子どもが被害を開示した際に，加害をしていない養育者（非加害親）が，その内容を信じてくれなかったり，開示をしたことを契機に子どもに対する態度を変えたりしてしまう，という体験である。このような体験をすることで子どもは，以前は自分を守ってくれて，一緒にいると安全で安心だと捉えていた人物から，裏切りを受けたように感じてしまうのである。養育者に対する信頼を失うことで，子どもは抑うつ，過度の依存性，不信感，怒りなどの感情的な問題を抱えるようになり，他者を信用する能力が奪われてしまうのである。

　性虐待の被害を受けた子どもは，被害を受けた責任の一端は子ども自身にあるような誤りを受け，また虐待された事実を秘密にしておくように加害者や，加害をしていない養育者（非加害親）から言われることによって，スティグマを経験するようになる。被害児は，直接的・間接的に自分が「傷物」であるという印象を持つようになる。子どもは性虐待の被害を受けた結果，恥の感情や罪悪感を持つようになり，しばしば自分は他の人とは違う存在になってしまったのだと自分自身をみなすようになり，他の人に受け入れてもらいたいという感覚が高まる一方で孤独感を強め，不適応な行為を行うようになったりする。著しいスティグマ感覚を抱いている子どもは，自傷行為を行ったり自殺企図を図ったりしてしまうこともある。

　「自分自身の体に侵害行為が加わることを防げなかった」「虐待を止めることが出来なかっ

第49章　子どもへの性虐待の心理的影響と治療　**729**

た」という感覚や，被害後に絶え間のない恐怖感を持つようになった結果，子どもは無力感（powerlessness）や自己コントロール感の欠如を経験するようになる。この無力感というダイナミクスは，被害の開示を試みたのに信じてもらえなかった場合に，増悪してしまいうる。無力感は不安，恐怖感，自己評価の低下を生じさせ，甘んじて加害者のコントロール下に置かれることや，「攻撃者との同一化」という心理力動が働くリスクとなってしまうのである。

リスク要因

米国では毎年12人に1人の子どもが性虐待の被害を受けているとされており[10]，そのような性虐待の普遍性を鑑みるに，あらゆる子どもが性虐待の被害者になりうるリスクを有しているということが出来る。ただし，これまでの様々な研究のデータを読み解くことで，より性虐待を受けやすいリスクを持つ子どもたちを同定することが出来よう。

第1の，そして最も十分に立証されているリスク要因は，子どもの性別である。家庭内か家庭外かを問わず，性虐待の被害を受ける割合は，男児に比し女児で圧倒的に高い。更に年齢でいうならば，8〜12歳の子どもが被害を受けるリスクが最も高いことが判明している[10]。

対立的な親子関係，親と離れて暮らすこと，親の精神疾患や薬物乱用，父母間の不和などの親側の問題は，全て子どもが性虐待の被害を受けるリスクを上昇させる[11]。身体虐待や心理的虐待などのその他の類型の虐待の重複被害児も，性虐待の被害を受ける高リスク下にある[12]。女児のみを対象としたある研究では，親に飲酒問題がある場合や，子どもが両親から拒絶を受けていると感じている場合，子どもが性虐待を受けるリスク要因になりうると報告されている[13]。母親が小児期に性虐待被害を有している場合も，その娘が性虐待被害を受けるリスク要

因となることが判明しており，心理的・環境要因が世代間伝達されているとの推察がなされている。また，母親に性虐待被害歴と薬物使用歴の両方の既往がある場合，相加的に子どもが性虐待被害を受けるリスクが高まる，とも報告されている[13]。

発達に障害を有する子どもは，性虐待被害を受けるリスクがより高い[14]。精神遅滞，行動上の問題，発達障害を有する子どもは性虐待被害を受ける確率がより高いことは，各種の研究結果から明白であるといえるが，心身に障害を持った子どもでは，受けた性被害を開示することが困難であったり不可能であったりする事を鑑みるに，真の性虐待被害の割合は報告されているよりも，さらに高いことは想像に難くない。心身に障害を有する子どもたちは，心身に障害を持っていない子どもたちに比べ，より早期から性虐待被害を受ける傾向にあることが知られている。また実際に，心身に障害を有する子どもが性虐待被害を受ける割合は，健常の子どもに比べて，およそ3倍にのぼることが判明している[14]。

社会経済的な地位や民族性と，子どもが性虐待被害を受けるリスクとの間には明らかな関連性がない点は注目すべきであり，子どもへの性虐待というものは民族や経済の境界線を超えるものである，ということを示していると言えよう[15]。

性的行動

子どもの性的発達というのは小児期早期から始まり，思春期を通じて継続するものである。子どもに異常な性的行動化がみられた場合，子どもに過度のストレスが加わっている一徴候である可能性がある。この過度のストレスというのは，生活上の大きな変化や，家庭機能不全，虐待の被害なども含まれるが，これらに限定されるものではなく，非常に多くの原因によって生じうるものである。子どもの性的発達という

730 第VII部　子ども虐待の心理学的側面

のは，両親を強く悩ましうる問題であり，子ど
もの性的な行動というのを主訴に，親が子ども
を連れて小児科を受診することも稀ではない。
子どもが性的な質問をした場合や，自慰などの
性的な行為を行っていたことが判明した場合に，
性虐待の被害を受けたのではないかとの懸念を
抱く親は少なくない。性的な行動の何が発達上
正常で，何が異常であるのかを認識しておくこ
とや，確かに性虐待被害を受けた場合に，約3
分の1の子どもでは性的な行動が増えるとされ
てはいるものの，子どもが早熟な性的行動をみ
せる背景は様々である，ということを臨床医が
理解しておく必要がある。

　William Friedrich の行った，性虐待被害児の
示す性的行動と健常な子どもの示す性的行動を
比較した研究[16]は，我々の子どもの性的発達
とそれに伴う性的な行動への理解を深める上で，
大いに貢献した。Friedrich は2～12歳の健康な
子どもと，精神疾患のある子どもと，性虐待被
害を受けた子どもの性的行動を比較するために，
子どもの性的行動リスト（CSBI：Child Sexual
Behavior Inventory）を開発している[16]。この
尺度を用いてそれぞれの子ども達を比較したと
ころ，正常な幼児であっても，しばしば性的行
動をとり，そのような性的行動は5～6歳頃ま
で増加するものの，それ以降，思春期直前まで
は著しく減少するということが示された。特に
2～5歳までの子どもは性的な問題に恥じらいが
なく，他人に過度に近づき，自分や他人の胸部
や性器を触ったり，他人の性器を見ようとした
りすることは，正常の性的発達行動としてしば
しば認められる行動であることが判明した。ま
たそれ以降の，性的発達の潜伏期であると考え
られている6～9歳では，全体的な比率は減少
するものの，男児であれ女児であれ20％以上の
子どもたちがこっそりと自らの性器に触れたり，
他人の裸を想像したりすることも判明した。さ
らに，子どもが10～12歳になる頃までには，性
的な恥じらいが生じて，あからさまな性的行動

というのはさらに大幅に減少し，唯一，異性へ
の強い関心が残るのみであった，と報告されて
いる[16]。

　一方で，年齢不相応な性的行動化は，性虐待
と強い相関があることが判明している。しかし
ながら，身体的虐待，ネグレクト，DVへの暴
露，過度の生活上のストレス，家族間の性交渉
の目撃[訳注c]といった問題も，不適切な性的行
動化をもたらす可能性がある[17]。就学前年齢の
子どもでは，性的な規範に関する理解が欠けて
いるために，上述の経験をした場合に性的行動
の変化はより高い頻度で認められる。ただ先に
述べたように，就学前に性被害を受けた子ども
で異常な性化行動を認める割合は，約3分の1に
過ぎない[18]。

　幼小児における年齢不相応な性的知識や情緒
的反応が，性虐待被害を受けたことを示す「特
異的マーカー」であることを示す研究報告も，
いくつか存在している[18]。子どもが，性虐待の
ような感情を強く揺さぶられる経験を通じて，
セックスやセクシュアリティについて学んだ場
合，性虐待の被害を受けていない未就学児では，
性的な知識を持たず，性の問題に付随して特に
情緒的反応を示さないこととは対照的に，その
後の発達過程でセクシュアリティを学んでいく
際に，被害体験が基盤の知識となってしまう。
通常，虐待を受けていない子どもであれば，外
性器や裸などの性的要素を帯びた話題につき質
問した場合や，性的な画像を見せた場合には無
邪気に反応する。しかし，性虐待被害児の場合
には，性的な行動や機能に関して，通常の年齢
相当の性的発達段階以上の知識を示す傾向にあ
る。子どもの性的行動リスト（CSBI）における
不適切な性知識の存在は，性虐待を受けている
子どもと，受けていない子どもとを区別する上
で，最も有用となる項目の一つである[17]。

[訳注c] 性的ネグレクトに該当する。

第49章　子どもへの性虐待の心理的影響と治療　**731**

性虐待被害の短期的影響

性虐待の被害児は，心理的に様々な短期的症状を認めうる。これらの症状は，年齢，性虐待の種類，継続期間，その他の類型の虐待の合併の有無，子どもと加害者との関係性など，様々な要因により極めて多様性のあるものとなる。支持的で安定した家族であること，安心感を得られる家庭であること，支援機関からの支援を得られやすいこと，などといった防御因子の存在も，性虐待による心理的影響の表出のされ方に影響を与えうる。ただし，性虐待被害を受けたことが確認された子どもであっても，最大40％までの子どもが，感情面や行動面で明らかに認識しうる症状を認めないと報告されている[19]。このように何らの症状も認められない状態は「スリーパー効果（sleeper effect）」と呼ばれ[20]，被害児には心理学的に何らの短期的影響が生じていないことを示しているわけではなく，このような子どもの20％では，12カ月から18カ月の観察期間ののちに，精神医学的病名が付くような病態を発症することが判明している[19]。この「スリーパー効果」という過程は，比較的性虐待が重篤ではなかった被害児に現れやすい傾向があるとされている[20]。

ニュージーランドにおける性虐待の被害者を対象として，小児期後期に何らかのトラウマ症状が発現した事例と，特に症状を認めなかった事例を分析し，どのような要因が症状の発現に寄与したのかについて検討した縦断的研究が行われている[21]。この研究では，挿入被害を伴っていたり身体拘束を伴っていたりするなど，性虐待の深刻度が重度なほど，心理的症状や行動上症状を呈する比率が増大するという直線的な相関関係が，実証されている。またこの研究によれば，虐待を受けた際の年齢が10歳未満で，父親の存在が希薄で，被害児の友人に薬物乱用者がいる場合に，適応障害の症状を呈する可能性が高くなることが，統計的に示されている。

興味深いことには，家庭内の性虐待であったか家庭外であったかや，被害児の性別や，母親や父親が保護的であったかや，仲間同士との結びつきの強さと，適応障害の症状を呈する割合には，相関関係は認められなかったとのことである。なおこのコホート研究では，性虐待の被害児の25％近くでは，18歳までに不適応症状が認識しえなくなった，と報告されている[21]。

母親と子どもとの関係性は，性虐待の被害児の呈する臨床的徴候に影響を及ぼしうるとされている。ある調査研究によれば，性虐待被害を受けた女児においては，母－娘関係と内在化障害や外在化障害に基づく各種症状の発現との間には，直接的な相関関係が確認されたと報告されている[22]。また，家族の適応能力や性虐待被害に対する父親の反応は，性虐待発覚後の子どもの行動上の問題の重篤度と相関していたとの研究報告も存在している[23]。本章の「治療」のセクションで詳述するが，親との関係性は性虐待の症状に影響を与えるだけではなく，治療の有効性においても重要な影響を及ぼすことが判明している。

Summitらによって，性虐待の被害児にはしばしば解離が認められることが言及されたが[8]，近年では解離は性虐待の一症状としてだけではなく，その他の性虐待に関連する精神医学的症状の促進要因にもなっていることが指摘されている。性虐待の被害児は小児解離体験尺度において年齢別の基準スコアよりも，高いスコアを呈することが明確に示されている[24]。このことは，性虐待被害児はたとえ解離性障害の診断基準を完全に満たさなかったとしても，意識・記憶・自己同一性・環境認知などを統合する機能に，混乱をきたしている，ということを意味している。身体的虐待とは異なり，解離と性虐待とは明らかに関連性があることが，様々な研究から示されている[25]。解離が存在することにより，内在化障害や外在化障害による各種症状の出現は増加し，精神疾患尺度のスコアは上昇

し，自殺傾向も増加することが示されており，逆に，解離症状が治療されることにより，性虐待による重大な症状は低減することも示されている[25]。このことからも解離というものは，性虐待に起因する症候を認める被害者における，一般的な適応の一種であることが示唆される。

幼児期（2歳〜6歳）

幼小児期に性虐待を受けた子どもは，様々な行動上の変化を認めることが判明しており，またそれらの変化は，一般的に加害者が家族内の人物であっても家族外の人物であっても，同様と考えられている[21]。この年代の性虐待被害児は，不適切な性化行動を認める比率が高く，性虐待を受けていない同世代の子どもと比べ，知的能力が低く，PTSD症状が認められることが多い[26]。3歳から6歳にかけての性虐待被害児は，性虐待を受けていない同世代の子どもと比べ，より抑うつ症状や不安症状を呈しやすく，社会的ひきこもりの症状を呈する傾向にある[26]。またこの年代の性虐待被害児は，自身の社会的能力を同世代の子どもと比べて，過大評価する傾向にあるとも報告されている[27]。またこの年代の性虐待被害児は，父親のアルコール乱用や母親の小児期の性虐待被害の既往などのストレッサーが家庭内に存在していない場合には，非性的な行動異常の割合は増加しないとされている[26]。

学童期（7歳〜12歳）

心理学的に潜伏期と呼ばれる学童期の性虐待被害児においても，抑うつ，不安，PTSD症状を示す頻度は一貫して高い状態にある[28]。加えてこの年代では，自殺念慮を認める比率が増大することが知られている。この年代では，性的な不安を抱える子どもの割合や，不適切な性的行動を行う子どもの割合が高くなることも指摘されており[28]，中には性的な攻撃性が高まる子どももいることが示されている[25]。また，この

年代の性虐待被害児では，子どものもつストレス対応能力（コーピングストラテジー）や家族や友人から支援が得られるか否かが，心理学的な症状の表出に強い影響を及ぼしていると考えられている[21]。また幼小児とは異なり，この年代の性虐待被害児は，自身の社会的能力を過小評価してしまう傾向にある[27]。この年代の性虐待被害児において，摂食障害を認める割合が増加するか否かについては，現時点では医学的に明らかなエビデンスが存在していない状況ではあるが，この年代の性虐待被害児の中には，体形や体重に対する不満を抱えるようになり，下剤使用や食餌制限を始める子どもたちもいるとする研究報告も存在している[29]。

思春期（13歳〜18歳）

様々な発達段階の中でも，思春期の子どもの性虐待の心理的影響については，最もよく研究されている。これまで言及してきた発達段階の子どもたちと同じく，この年齢層においても抑うつ，不安，PTSDが認められることは，十分に実証されている[21,30,31]。思春期の子どもにおいては，低年齢の子どもに比べて，抑うつ症状を経験する割合が高く，自尊心が低下したり気分障害に罹患するリスクと，性虐待の深刻度との間には強い関連性が認められるとされている。自殺念慮や自殺既遂の事例も増大するが，中でも女児よりも男児の方がその割合が高いようである[28]。思春期女児においては，自傷の割合が対照群と比較して4倍にのぼるとも報告されている[32]。

自分自身に対する否定的な信念や情動は，性虐待被害児のPTSD症状の発生やその深刻度と強く相関していることが示唆されている。特に，怒り，恥，屈辱という感情は，性虐待と直接的に関連している[33]。この情動に関する否定的な内的システムは，「攻撃され，打ち負かされた」という感覚に基づいており，そのことが自尊心や自己効力感の欠如につながっていると考

えられている。性虐待の被害児では否定的な内的情動が長期化し，低い自尊心を強化するために行動化が促進されてしまう傾向にある[9]。この年齢集団における性的行動化は，もはや子どもの性的行動リスト（CSBI）では評価できず，NATSAL（National Survey of Sexual Attitudes and Lifestyle）などを用いた，成人期に準じた評価を行う必要がある。性虐待を受けた思春期の子どもは，性虐待を受けていない同年代の子どもに比べ，性的にアクティブである可能性が高く，より早い年齢に性交を始め，より高頻繁に性交をする傾向にあると報告されている[32, 34]。更に，HIVを含む性感染症に罹患する割合や，十代で妊娠に至る割合が高いとも報告されている[32]。性と関連する併存疾患の多くは，性的行動の増大やリスクの高い性行動と関連しているが，妊娠の増加に関しては多因子性のものであり，性虐待の被害児の中には早期の妊娠を希望した結果，妊娠に至るものもいると推察される[34]。思春期に妊娠に至った性虐待の被害児の妊娠経過では，早産を含む妊娠合併症を起こす危険性が高い[32]。また性虐待の被害児は，同世代の仲間との良好な関係を築き維持することが困難である，とも報告されている[34, 35]。

睡眠障害は，性虐待の被害児では対照群と比べ，より多く認められる。睡眠障害（不眠症，過眠症）は，PTSDやうつ病のような精神疾患においてよく認められる症状ではあるが，思春期の性虐待被害児に認められる睡眠の問題はそれとは無関係で，被害と関連したものである可能性が示唆されている[36]。

性虐待被害を受けたティーンエイジャーは，反社会的な行動やその他の非性的な問題行動を認める割合が高く[37]，とりわけ家出[38]や非行集団へ加入する傾向[39]が強いと報告されている。思春期の子どもにおいて，性虐待と摂食障害の関連を示唆する研究報告は複数存在している。性虐待の被害児の示す行動異常として，頻繁なダイエット，過食，体重へのこだわりなど

も挙げられている[40]。

性虐待の既往のある思春期の子どもでは，薬物乱用の問題も多く認められる[37]。大量飲酒を含むアルコール乱用も，性虐待被害児に多いとされている。性虐待の被害児では，より早期かつ頻繁に薬物を使用し，使用薬物の種類も多岐にわたる傾向にあり，また薬物を使用してしまう理由についても，同世代の子どもたちに比べ，より多くの理由を申告する傾向にある。思春期の子どもが身体的虐待と性虐待の両方を受けている場合，薬物乱用のリスクがさらに高まる。トラウマ記憶や情緒的問題への対処手段として，薬物乱用をしてしまうこともある。一般的に，性虐待の既往歴のある薬物乱用者では，虐待経験のない薬物乱用者に比べ，薬物を乱用する理由をより具体的に話す傾向にあるとされている[37]。

精神疾患や行動異常の発生と性虐待の関係性が明確な場合もあるが，一般的にこれらの相関のしかたは，極めて複雑である。研究で同定された関係性を再現することが困難であることも，このことを強く裏付けている。身体的虐待や家庭機能不全のような小児期逆境体験（ACEs）は，精神的予後を不良とするリスク要因となりうる。家族の強い支えや内的なレジリエンスの強い子どもの中には，性虐待被害の影響が最小限度に留まったり，明らかな精神的影響が確認されなかったりする子どももいる。そのため，この分野に関与している人の中にも，性虐待が精神的な問題を引き起こしやすいということに疑義を持っている人もいる。それゆえに，性虐待に関連する精神医学的な予後の予測を行うために有用となる，共通する特徴について関心が高まるようになり，コルチゾール値やACTH値のような心理的苦痛と関連したホルモンのような血清マーカーを用いた生物学的研究や，画像技術を用いた脳容量・脳血流量・脳機能の研究などが盛んに行われるようになってきている。性虐待に関連する心理的苦痛を増減させる要因の分類

を試みる理論的・心理学的モデルの開発も行われ始めている。

子どもの性虐待と精神医学的診断

1980年台半ばに行われた，性虐待被害を受けた子どもの特性を類型化する試みは，性虐待被害を受けていない子どもとの違いを知る上で有用となり[41]，DSM-IIIの精神医学的診断における，性虐待被害児に観察される多様な心理的・行動的変化を適正に類型化する上での限界点を浮き彫りにした。その後の研究では，子どもの性虐待・強姦・親密パートナー間暴力（IPV，いわゆるDV）を含む対人間暴力や性的搾取の被害者における，一般的な反応について焦点が当てられた。Van der Kolk らは[42]，これらの集団の呈する諸症状をよりよく説明するために，複雑性PTSDという概念を提唱した。対人間暴力の被害者に生じる，より広範なこれらの精神的病態は，DSM-IV の PTSD の「関連する徴候と疾病（Associated Features and Disorders）」のセクションでは，以下のように記されている：

> 「以下に提示した一連の関連徴候[*]は，小児期の性虐待・身体的虐待・家庭内暴力などの対人的ストレッサーにより生じうるもので，頻度の高いものである。
>
> *感情調節障害，自己破滅的・衝動的行動，解離性症状，身体化症状，無効力感，羞恥心，失望，希望の喪失，永続的に傷ついたという感覚，これまで信じていた事柄への信頼感の喪失，敵意，社会的ひきこもり，恐怖心の常態化，対人関係障害，人格特性の変化」[43]

小児期の性虐待の及ぼす長期的影響

性虐待被害を受けた子どもに心理的徴候や行動異常が観察されるように，小児期に性虐待被害を受けた成人にも，様々な心理学的影響が高率に観察される。このような成人期であっても

やはり，心的外傷の深刻度，被害者の生物学的素因，全体としての家族機能不全，併存疾患，その他の心的外傷となるエピソードの併存，など多くの要因が症状の発現に影響を与えている。恥の感覚，対人関係の困難性，対処戦略としての「回避」など，成人期の心理的予後に影響を及ぼす要因についても，様々な研究がなされている[44]。また，時とともに症状を認める被害者の割合は増加しても，心的外傷に関連した所見を何ら症状として呈さない成人も存在している事にも留意する必要がある。

性虐待被害児に対しての治療は，有望な成果も報告され始めてはいるものの，いまだ開発の初期段階という状況にある。小児期のトラウマ由来の心理的症状を低減するために，認知行動療法（CBT）をはじめとした，様々な治療法が提案されている。ただし，子ども時代に治療を行うことで，成人期以降の精神症状の発症を抑えられるか，発症しても重症化を防ぐことが出来るのか否かは，いまだ実証されてはいない。

成人期以降の性虐待の影響につき，長期的に観察した縦断的研究はほとんど存在してない。そのため，性虐待被害の長期的な予後について我々が有している情報の多くは，あくまで横断的な後方視的研究の結果に基づいたものである。医療者にとってこのような情報を有効に活用するのは，両親に子どもが成長した際にどのような状態になりうるのかを説明するためではなく，むしろ，虐待被害が止まったとしてもその後，何年間も苦しむことになるであろうこの問題について，包括的な枠組みを提供することにある。

心的外傷後ストレス障害（PTSD）

PTSD（Posttraumatic Stress Disorder）は性虐待の被害者において，より高率に認められる長期的影響の一つである。遅発性のPTSDとして最も典型的な症状としては，フラッシュバック，侵入思考，過覚醒，認知の歪み，対人交流における正常なやりとりを脅迫的なものとして

誤解してしまうこと，虐待を想起させる可能性のある状況や刺激を回避すること，が挙げられる。PTSDは，性虐待の被害を受けてから1カ月以内に開示することが出来た被害者よりも，開示が遅れてしまった被害者により高率に発現するとされている[45]。

PTSDは不安障害の一種であり，性虐待のサバイバーがPTSDに限らず，多種類の不安障害を発症しやすいことは道理に適っているということが出来る。性虐待の既往を有し不安障害を呈する患者では，不安障害の程度がより重度で，うつ病を併発している頻度が高い[46]。深刻な性虐待の既往を有する女性では，全般性不安障害と社会恐怖症のリスク高いことが示されている[47]。

うつ病

うつ病は，性虐待の既往を有する成人に認める頻度の高い，もう1つの精神病態である[45]。遺伝的・環境的にコントロールされた双子研究の結果によれば，性虐待は自殺企図とともに，成人期のうつ病の独立したリスク要因であることが示されている[48]。抑うつ症状は当初，女性被害者において認められると報告されていたが[49]，後に続く研究で，性虐待被害者は男女共に抑うつ症状を呈することが証明されている[50]。性虐待の既往を有するうつ病患者は，性虐待の既往のないうつ病患者に比べて，自記式のうつ病評価尺度の点数が高い傾向にあり，人格の偏りや境界型人格障害の傾向を示すことが多いとされている[51]。

DVやその他の暴力への再被害化

DV[52, 53]，その他の暴力的な人間関係，深刻な暴力問題，女性による暴力的な人間関係などの発生は，性虐待被の既往を持つ人物で頻度が高いと報告されている[35]。挿入を伴う性虐待被害を受けた既往のある女性は，DVの被害者となる割合が4倍にのぼるとされている[53]。一方，接触を伴う性虐待被害を受けた既往のある男性

では，DVの加害者になってしまう割合は3倍に上り，一般的な人間関係においても攻撃的行動をとってしまうリスクが上昇している[53]。性虐待の既往を有する成人では，新たな強姦被害を受ける割合が増加しているとの研究は数多くなされており，ある研究ではその被害は3倍にのぼると報告されている[54]。暴力問題によらない結婚生活の破綻[55]や離婚についても，性虐待被害の既往を持つ成人では，既往のない成人に比し，はるかに頻度が高いと報告されている。

摂食障害

性虐待の被害者は様々な摂食上の問題を抱えるが，DSM-IVの診断基準を満たすような典型的な摂食障害を呈することは稀である。一般的には過食を認める傾向にあるとされていて[54]，深刻な性虐待被害の既往を有する女性は，被害既往のない女性に比し，過食症に苦しむ可能性が高いと報告されている[56]。

一般的な精神的健康度

性虐待被害の既往のある女性，特に深刻な性虐待被害を受けた女性では，自覚的な精神的健康度と自尊心が全体的に低いレベルとなっていると報告されている[54, 57]。性虐待の既往のある女性では，精神科への入院率も高いと報告されている[57]。精神的健康度を定量化する尺度を用いた研究でも，男女を問わず，性虐待の既往のある成人では，被害妄想や精神病質傾向や敵愾心といった徴候が有意に多く認められると報告されている。症状を伴う問題が性虐待の既往がある人たちにおいて明らかに多く見られる[50]。

薬物乱用／薬物依存

性虐待被害の既往を有する女性では，アルコール依存症の比率が高いとされている[58]。それだけではなく，喫煙率や違法物質への依存の比率も高いとされている[58]。性虐待の既往のある薬物乱用者では，その依存度も強く，治療プ

ログラムにおいて依存薬物を絶った状態を保つのが困難とされている[59]。性虐待が挿入を伴う被害であった場合，アルコールや薬物への依存率は更に高い傾向にある。

育児上の問題

子ども時代に性虐待被害を受けた人物が親になった際に加害者になってしまうリスクについて，強い関心が払われている。実際，女性のサバイバーは親になった際に自分自身に対して否定的な見方をしてしまう傾向が強く，子どもに体罰を行う可能性が高いと報告されている[60]。さらに性虐待の被害歴のある人物は，おむつ交換などのような，より密着度の高い育児行動を行う際に，苦痛を感じる傾向にあるとされている[61]。性虐待被害の既往のある母親は，養育中に児童相談所が関わることになる割合が高いとの報告もある[62]。しかしながら，性虐待の既往歴があること自体が，親になった際に虐待やネグレクトを行うことに直接的な関連があるわけではなく，抑うつや自己統制感の欠如などの性虐待の潜在的な長期的影響によって，子育てが困難になっていると考えられている[63]。つまり，このような後遺症がなければ性虐待被害の既往を持つ人物であっても，他の親となんら変わることなく，育児を行うことは可能なのである。

身体医学的問題

性虐待の既往のある成人において，心理学的問題に関連して長期的な身体医学的問題が認められることもある。性虐待の既往のある成人の医療機関への受診は全体的に増加しているとされており[64, 65]，非特異的骨盤痛，性交時痛[66]やその他の性に関する全般的な問題[55, 58]，尿閉，過敏性腸症候群，線維筋痛症[65]，月経前症候群，月経過多や月経痛を含む月経障害[66]，出産前の体重増加不全や体重増加過多，妊娠中の抑うつや不安の増加[67]，妊娠中絶率の増加[55]，性感染症の罹患率の増加，HIVのリスクのある

行動の増加[68]，などの報告が増えている。性虐待のサバイバーの医療受診や医療費は増加しているものの，子宮頸癌健診に受診して子宮頸部細胞診を受ける頻度は低下していると報告されている[69]。

小児期逆境体験（ACE：Adverse Childhood Experiences）の研究により，性虐待を含むいくつかの小児期逆境体験と，多くの深刻な長期的健康問題との間には，用量依存的な強い相互連関があることが示唆されている[1]。ACE研究の第一人者であるFelittiとAndaは，カリフォルニアを拠点とする保健維持機構（HMO：Health Maintenance Organization）に登録された17000名の成人を対象にした，小児期の体験についてのコホート調査を行っている[12]。この研究では，性虐待・身体的虐待・心理的虐待・ネグレクト・DV目撃・家庭内の薬物乱用者や精神疾患患者の存在・両親の失踪や投獄など，子どもの身に起こりうる9つの逆境体験の既往について，スクリーニングがなされ，このうち一つ以上の小児期逆境体験（ACE）を有する事例の87％までもが，他のACEを少なくとも1つ以上，既往として有していた，と報告されている[12]。この事実はACEの相互連関性を示唆するものであり，研究の際に唯一つのACEを有する対象者を選定することが困難であることを如実に表している。ACE研究では，肥満・慢性閉塞性肺疾患・心臓疾患・肝臓疾患といった，一般的な疾病と，性虐待を含むACEとの関連性に関しても調査が行われている。性虐待のような小児期のトラウマ体験が，成人してからの健康に大きな影響を及ぼしていることを明らかにした点で，この研究は極めて重要である。

性虐待の影響における性差

　男児が性虐待の被害に遭う確率は，女児に比してはるかに低い。性虐待について，女児に与える影響の方に目が向きやすい主な理由はここにある。多くの専門家は男児の性虐待の生涯有病率は，およそ10%～15%程度と見積もっている。男児であれ女児であれ，性虐待の被害を受けた場合には，被害後に呈する有害な影響はほぼ同様で，種々の内在化症状（抑うつや不安障害など）や外在化症状（行動上の問題や性的逸脱行動）が認められる。ただし男児の場合は女児に比して，自殺企図や過度の飲酒のような外在化症状をより認めやすい傾向にある[31]。さらに男児では，性虐待被害を受けた際に，同性愛に対しての懸念をより強く抱きやすいとされている[70]。ただこの違いは，被害児が男児であれ女児であれ，加害者の大半は男性が占めているために，女児にとっては異性が加害者となり，男児にとっては同性が加害者となるという，性虐待の性質の違いによる可能性もある。実際，男児が被害者となる性虐待は，概してより身体的であり，挿入を伴う被害となることが多く，また女児に比して，身体的虐待と併存する可能性がより高い。男児の場合，加害者は家族外の人物であることが多く，虐待の継続期間は女児に比して短いことが多い。子どもが被害を開示する流れも，性別により大きく異なる。男児は女児に比べて，性虐待の被害を開示しようとはせず，ジェンダーのアイデンティティーに混乱が生じることが多く，性虐待被害を受ける際に抵抗したかどうかを曖昧に開示することが多く，被害を受けたのは自分の弱さのせいであると捉える傾向がより強い[70]。

　性虐待の加害者の大多数は男性であるため，男児が性虐待の被害者だったことと，後に加害者になる可能性との相関についての情報は，非常に少ない不完全な情報しかないことを認識しておくことは重要である。性虐待やその他の性犯罪の加害者は，自らが性虐待の被害の既往を有している比率が高いことは，よく知られている[71]。ただし性犯罪者の多くは，身体的虐待やネグレクトなどの他の小児期逆境体験（ACE）を有していたり，家族に重大な病理が存在する機能不全家族で育っていたりする場合が多く，実際に性虐待被害を受けた男児が，自らがより小さい子どもに対して性的な加害行為を行うようになることは，極めて稀である[72]。

性虐待被害の開示

　性虐待の被害児の診察時に，身体的に診断確定的な所見を有していることは稀であり，性虐待の被害の認知の端緒となるのは，ほとんどの場合には被害児自身の被害開示である。2005年に性虐待と認定された事例のうち，医療者からの通告の割合はおよそ10%であったと報告されている[73]。

　医療者の最重要の責務は子どもの健康を守っていくことにあるが，そのためには家族全体との関係性を維持する必要がある。ただしこの関係性の維持は，子どもが性虐待被害の開示を行ったような，高度なストレスが生じる場面（性虐待事例の50%以上は両親のどちらか一方か，その他の家族成員による）では，困難となるであろう。医療は虐待の調査を行うことを職責とする機関ではないが，1970年代後半以降，全米の50の州法で通告義務者（教師・医師・保育士などの，子どもと頻繁に接する立場の成人）に，虐待の疑いがある事例を発見した場合には，全例に児童虐待ホットラインなどを通じて，児童相談所などの適切な行政機関に通告することが義務付けられている。虐待が疑われる事例では全例で法的に通告義務があることを，家族に対して正直に説明することが，オープンなコミュニケーションを維持し，家族との関係性を保つ最善の方法である。児童相談所の調査がどのような過程で行われるのかにつき，医師が丁寧に

説明する時間を取ることで，一般的には，医師と家族の関係性のダメージは最小限で済むようになるであろう。

子どもが性虐待の被害を開示するタイミングや状況には，多くの要因が関与している。子どもが幼い場合や，性虐待被害が複数回に及んでいる場合や，加害者が家族成員である場合，性虐待の被害を受けてから開示されるまでの期間は長期間になりやすい，と報告されている[74]。加害者が第三者であった場合には，より早く開示がなされることが多い。様々な研究において，虐待の深刻さと開示のタイミングとは，ほとんどもしくは全く関連性がないことが示されている[74]。子どもの性被害の開示が遅れてしまうのは，例外的なことではなく，一般的なことであることを理解しておくことは，極めて重要である。特に性虐待の被害が慢性的であった場合，たいていの親は「なぜ子どもが自分たちや，その他の信頼できる大人に被害を打ち明けるのに，こんなにも時間を要したのであろうか？」と疑問に思うであろう。このような開示の遅れは一般的なことであり，子どもが打ち明けた被害内容の信頼性が損なわれることは全くないことを説明し，親を安心させるのは，小児科医や院内虐待対応チーム（CPT）メンバーの重要な仕事である。電話による全国調査の結果，18歳までに一度でも性虐待の経験をしたと回答した女性の75％は，他の人に被害を話すことが出来るようになるまで少なくとも5年を要していたと報告されている。また，すべての被害者のおよそ25％が，初めて虐待を受けた機会は，この電話調査であったと回答した，とのことである[74]。

医療者はまた，子どもが性虐待被害を開示した場合には，被害児だけではなく家族全体に影響が及びうることをよく認識していなければならない。子どもが性虐待被害を開示した場合，親が感情的になることは極めて普通のことである。表出される感情のパターンは，親自身のキャラクターや親子の関係性だけではなく，親自身の人生経験や親自身の抱える問題により，様々である。性虐待被害を受けた子どもの予後は，非加害親の反応や非加害親になされた支援と関連するものであり，医師が親と時間を取ったうえで，差し迫った懸案事項について傾聴し，診察が終わった後にも様々な支援の選択肢が親には与えられるということを認識してもらうことは，極めて重要である。

児童相談所への通告

性虐待事例の対応を行う際に最も大切な目的は，適切な医学的精査を確実に行った後に，非加害親とともに，子どものために安全で適切な環境を整えることにある。子どもがまだ外来や救急診療部にいる間に，親の薬物乱用歴・身体的虐待やDVの既往やその疑いなどの，家庭の安全に関する問題につき，非加害親に対してスクリーニングの質問を行い，子どもの安全を確認する事が重要である。子どもの年齢・性虐待の深刻度・加害者の可能性のある人物と子どもとの関係性・その他の子どもの身体的なリスクを増加させるような要因の有無などにより，家庭訪問の予定を取り付けたうえで帰宅させるか，安全な親族里親に子どもを委託するか，一時保護所に保護するか，通告後の児童相談所の判断は変わりうる。医療機関が通告をした際には，たいていの事例では児童相談所の児童福祉司は当座の子どもの処遇についての見通しを伝えてくれるため，それをもとに医療者は非加害親に対して，情報提供を行うことが出来るであろう。しかしながら，児童相談所の役割は子どもの安全を確実に担保することにあり，収集された情報に基づいて，当初の見通しは変わり，介入のレベルは変化しうる。医療者は自らの職責の範疇を超える約束を家族としないことは，極めて重要である。

通告義務を履行する際に，考慮すべきいくつかの事項につき，以下に述べる。第一に，虐待

事例の際の通告や診療録の記載に関しての必須要件につき詳記している（自施設の属する）州法の記載内容につき，精通しておく必要がある。虐待疑い事例に関する診療録を記載する際には，子どもや養育者に行った質問の内容とそれに対する回答につき記載し，診療中や診察外で観察された特記すべき行動や，親子関係の様子についてや，診察中に確認された全ての身体所見の詳細につき，記載する必要がある。第二に，米国小児科学会（AAP）から病歴・身体所見・検査所見を包含したガイドラインが公表されており[75]，虐待疑い事例の疑いの軽重の判断を行う際や通告を行う際には，このようなガイドラインを参照することが望まれる。

医学的診察と院内虐待対応チーム（CPT）との連携

児童虐待分野のほとんどの専門家は，子どもに身体診察，特に外性器肛門部診察を行う際には，子どもに優しいやり方でなされるべきであるということに賛同している。医学的診察は決して強制したり，拘束を伴ったりしてはならない。性虐待歴のない未就学児を対象としたGullyらの研究では，外性器肛門部は耳腔や口腔の診察に比べ明らかに大変なものではあるが，外性器肛門部診察が苦痛であったと回答した子どもは7.7％にとどまっていた，と報告されている[76]。ある研究によれば，特に性虐待被害を開示し医学的診察を受けることになった子どもであれば，コルポスコープを用いた診察の際に，ビデオで診察の様子を子どもが確認できるようにすることは，子どもの負担の低減となりうると報告されている。専門医の下で適切な準備がなされた診察であれば，子どもの外性器肛門部診察の負担を軽減しうることは，複数の研究で示されている。Dubowitzは，1998年の研究報告で，経験を積んだ小児科専門医による診察によって，長期的な心的外傷が残ることを裏付ける研究報告

は皆無である，と報告している[77]。

Gullyは，外性器診察苦痛尺度（GEDS：Genital Examination Distress Scale）を開発し，外性器診察による小児の精神的苦痛の程度の数値化を試み，その結果を報告している[76]。GEDSは，診察中の1歳から17歳までの子どもの苦痛を，言語化反応と生理的反応により評価する簡易的な尺度である。外性器診察の長期的予後に関してGEDSを用いて評価した研究は現時点で存在してはいないものの，子どもの権利擁護センター（CAC）などの外来型虐待評価センターは被虐待児の医学的評価における苦痛の低減を継続的な検討課題にしており，このような尺度を用いた検証は臨床目的であれ，研究目的であれ有用となりうるであろう[78]。最近の研究によれば，医学的診察の際に医師から非加害親に，エビデンスに基づく心理療法の存在について情報提供を行うことは，養育者が利用可能なオプションについて認識することに繋がるとともに，医学的診察についての全体的な満足度の向上に寄与することとなり，非加害親にとっての性虐待被害児への法医学的診察の価値を向上せしめる，という期待の持てる結果が示されている[79]。

子どもの被害事実開示と司法面接

医療者が，自分たちが行う子どもへの問診と，司法面接との違いを理解しておくことは，極めて重要である。子どもと家族から必要十分な情報を得て，子どもの最善の利益のために最適な臨床的判断を下すことは，医療者に課せられた職責である。性虐待を疑うべき最小限度の情報（「Who」did「What」：「誰」が「何」をしたのか）が得られたならば，医療者は児童相談所に通告を行う義務がある。医療者が収集すべきこれ以上の追加情報は，治療のため，および現時点での子どもの安全を確認するための情報に限られるべきである。性虐待の被害が疑われる子

どもの面接は，トレーニングを受けた専門の面接調査担当者（通常は児童福祉司か警察官であるが，大都市では専門の司法面接士が用意されている）により行われるが，このような面接は司法面接と呼称される。司法面接で得られた内容は，以降の司法プロセスで使用される可能性があるため，可能な限り自由回答形式で，非誘導的な方法で情報を収集することが，面接調査担当者の職責である。医療者の職責は，子どもの医学的評価と治療を提供するとともに，子どもの安全担保を目的として，得られた病歴と診察所見を余すことなく，文書として記録することにある。

治療

　性虐待の被害者のための効果的な治療モデルの開発は，いまだ初期の段階にある。現在様々な治療法が提唱されてはいるものの，被害者の呈する症状が多様であることが，治療効果を評価する上での，飛躍的進歩の妨げとなっている。また性虐待被害の深刻度や背景，ならびに被虐待者に併存する様々な病態は，症例数の少ない研究として扱うには，難しい交絡因子であり続けてきた。治療効果の同定のために治療前後の状態をスコアリングする試みは，1980年代中盤から始まった。しかし報告された研究全てに，適切な対照群が置かれているわけではなく，また対照群を置いた研究であっても，治療を行わなくとも子どもの症状は時間とともに改善していく傾向があるという事実が妨げとなり，治療の効果を明らかなものとして示すことを困難にしている。ただし報告された研究の数の増加に伴い，研究結果のメタアナリシスが可能になり，研究の成果に関してのエビデンスレベルは向上しつつある。現在では，ある特定の治療に参加した子どもたちでは，目標とされた領域における困難感の改善や，性虐待被害に続発する行動上の問題・社会的機能・自己概念の低さ・

心理的な困難性などの「二次的問題」の改善が認められる傾向が，明確になりつつある[3]。一般的に，十分に長く治療を行えば行うほど，子どもに生じている二次的な問題は改善する傾向にある。以下のセクションでは，単独または他の治療法との組み合わせによって，性虐待に関連する二次的問題に効果を有することが研究で確認されている，各種治療について簡単な説明を行っている。

プレイセラピー（遊戯療法）

　プレイセラピーとは，遊びという子どもにとっての健全な活動を通じて，虐待に関連する感情を自然に表現することを促進する治療法である。この治療法では，子どもが発達的に自分自身の葛藤を言葉で表現できなかったとしても，子どもが自分自身を表現し，内的葛藤を克服できるための快適な環境を提供している。この治療をグループで行うことで，同様の経験をした他の子どもたちとの安全な関係性の構築を促進することもできる。ただ性虐待被害者を対象とした，プレイセラピーの治療効果につき報告した研究はごくわずかしか存在していない。それらの研究のほとんどは，幼小児を対象としたもので，対象となった子どもの数も少ないものである。ただしメタアナリシス研究がなされることで，プレイセラピーは社会的機能の低下に関して，かなりの効果を有することが判明しつつある。個別セッションであるかグループセッションであるのかを問わず，遊びという行為に本来備わっている社会性の形成という機能によって，このような良い影響がもたらされていると考えることが出来るであろう[3]。

　トラウマ焦点化プレイセラピー（Trauma-focused play therapy）は，トラウマ体験を有する子どもに使われる治療手法の一つである。Eliana Gilが開発したこのプログラムは，平均して数カ月の継続的なセッションで構成されており，子どものトラウマ体験に基づいて選択された玩具

が用いられる[80]。子どもは自分のペースで遊ぶことが許容されており，適切と判断された場合には，遊びを通じて自分自身のトラウマ体験を表現し（トラウマ・ナラティブ），トラウマに対する段階的脱感作を測ることも試みられる。この治療法の目的は，トラウマに起因する不安や恐怖を取り除くことにある。

虐待に特化した心理療法

虐待に特化した心理療法（Abuse Specific Therapy）の目標は，被害に関連して，子どもの安全・支援・教育を提供することにあり，安全感を増大し再虐待を防ぎ，性虐待の心理的後遺症を低減するために行われる。Abuse Specific Therapyに関して，小規模ではあるものの，対照群と比較した研究や，個人治療とグループ治療を比較した研究が，いくつか存在している。メタアナリシス研究でも，Abuse Specific Therapyは精神的苦痛や，行動上の問題や，自己概念上の問題に関して有効な治療であることが実証されている[3]。Abuse Specific Therapyの効果を評価した研究のほとんどが，グループ治療での研究であるため，この治療法による効果がプログラム自体によるものであるのか，グループ療法というプロセスによるものかは，判然としていない。いずれにしろ，虐待の被害体験を直接扱うことによって，被害者には治療効果があるようである。

William Friedrichにより開発されたトラウマ焦点化統合折衷療法（IET：Trauma-focused integrative-eclectic therapy）は，これまで治療経験がなく治療に拒否的な家族を対象に実施されてきた[80]。この治療法では，子どもに影響を及ぼしているトラウマにだけではなく，家族と子どもとの関係性についても焦点を当てている。IETは非加害親と子どもとのアタッチメントに着目し，養育における過敏さや子どもと親の遊びの質を改善すること，ならびに子どもの肯定的な部分に着目することによって，侵入的な親

の行動を減らすことを意図している。トラウマにより生じた自己の調節不全や，自己に対する誤ったイメージというのは，もう一つの主要な治療上の焦点である。子どもの思考・感情・情動を統合するために，主に認知行動療法の手法などの治療も併用して，患者の諸問題に対する対処能力を強化すること，ならびに親の適切な子どもの行動管理を強化することは極めて重要である。

徴候に焦点化した治療法
(Symptom-Focused Therapy)

性虐待被害児の治療の中には，被害者によく認められる症状や行動を対象にしたものもあるが，そのような治療は必ずしも性虐待に特化した治療ではない。「性的問題行動のある子どもとその養育者のための，認知行動療法と力動的プレイセラピー併用療法」は，12のセッションからなるプログラムであり，認知行動療法（CBT：Cognitive-Behavioral Therapy）とプレイセラピーの両方の技法を組み込んだものである[80]。この治療法では，性的な行動を行う際のルールの作成，衝動コントロールの理解，年齢に応じた性教育，などが行われる。プレイセラピーの部分では，子どもは安全な環境の中で，感情について内省・解釈・表現を行い，子どもの不適切な性的行動によってしばしば険悪なものとなっている，同世代の仲間との関係性の改善を促進することを目的としている。

深刻な解離症状を認める性虐待被害者に対しては，「解離症状の治療のための統合開発モデル」が有益と思われる[80]。このモデルは，自己認識や感情調節を強化し，無意識的な解離症状の出現を低減することを目的としている[80]。この治療法では家族も対象としており，家族のコミュニケーション能力・寛容性・感情受容を向上させ，子どもが解離状態にあるときでも，適切な行動管理が出来るような技術を伝え，親としての存在に自信を持たせることを目的としている。

742 第VII部 子ども虐待の心理学的側面

支持療法

支持療法（Supportive Therapy）は，患者の自尊心を維持・改善し，症状や苦痛の慢性化を最低限に留め，子どもの逆境に対する対応能力をつけさせることを目的に行われる。理論的には，この目標を達成することは性虐待被害者の治療にとって高い価値があり，実際にほとんどの治療法では，このような目的のために患者への一定のサポートが提供されている。その他の治療法と併用した場合や，全く治療をしない場合と比べた場合，支持療法は子どもの行動上の問題の低減に効果的であることが示されている[3]。しかしながら支持療法は単独の治療法としては，認知行動療法（CBT）のような他の治療法ほどの成果は確認されていない。

認知行動療法

認知行動療法（CBT：Cognitive-Behavioral Therapy）は，性虐待の被害者集団に対し，最も大規模に研究されている治療法である。CBTは，感情的統制の機能不全の大部分は，患者の学習された行動と思考パターンに根付いたものである，という理論をその根幹においている。CBTの目的は，不適応的な思考や行動を同定する方法を学び，それを防止することにある。認知行動療法は単独でも，薬物療法との併用でも，様々な精神疾患を対象として研究がなされ，その有効性が実証されている。CBT自体はマニュアル化されてはいるが，多くの治療者は自分たちの行っている治療にCBTのいくつかの要素や側面を用いており，その実践は極めて多様性のある状況となっている。メタアナリシス研究でも，CBTは性虐待被害者の行動上の問題や心理的苦痛や自己概念の低下に対しての有効性が実証されている[3]。

認知処理療法（CPT：Cognitive processing therapy）は，12〜16週間という短い治療期間で行われる治療法であり，性暴力被害を含む心的外傷体験を経験した被害者において，その効果が実証されている[80]。このCBTを基盤とした治療法は，「心的外傷となる体験をした後に，被害者に生じる同一化や過剰適応という不適切な対処法が，新しい情報を習得し処理することを妨げてしまい，抑うつ・自己非難感，罪悪感，恥の感情につながってしまう」という前提に対処する治療法である。CPTでは，適切な適応や外傷体験の処理を学ぶことで，これらの認知歪みを修正する作業を行っていく。

トラウマ焦点化認知行動療法（TF-CBT：Trauma-focused CBT）は，CBTの中でも最も研究されており，最も幅広く利用可能な，マニュアル化された治療法である。TF-CBTは，急性または慢性の心的外傷を負い，それによる精神医学的合併症や行動学的な合併症に苦しむ個人に対する，段階的アプローチによる治療法である[81]。TF-CBTが有効な患者には，単回性のトラウマや繰り返すトラウマにより生じた，PTSD・不安障害・抑うつ行動・自己イメージの変化を呈する患者などが挙げられる。性虐待の被害を受けた子どもを治療する上で，TF-CBTは被害を受けた内容に特化した性教育や年齢に応じた性教育を提供し，リラクゼーションの方法を教え，子どもが自身のトラウマ体験を表現する（トラウマ・ナラティブ）ことを通じてトラウマによりよく対処することが出来るように支援し，トラウマを処理していく。それらの過程を段階的に踏んでいくことで，TF-CBTはトラウマ記憶を脱感作していく。治療者は，子どもと非加害親と連携しながら，性虐待被害に伴って生じている誤った認知に対処するのを助けるとともに，トラウマ・ナラティブを共有することが出来るような構造や安全な環境を提供することで，心的外傷について互いに意思疎通ができるようにしていく。TF-CBTを行う治療者は，治療の際に用いる資料や，子どもに与える課題を，子どもの発達水準に合わせて最適化することが出来るため，3歳から17歳までの子どもにとり，有効性があることが，複数の研究で実証されている。

TF-CBT は，心理教育，リラクゼーション・テクニック，感情の表出，認知の対処，トラウマ・ナラティブ，認知処理，養育スキル，親子セッション，の主要構成要素から成っている[81][訳注d]。TF-CBT の手法はマニュアル化されてはいるが，厳密に適用することは意図されてはいない。治療者は，子どもに主導権を握らせ，子どもや親が著しい困難を抱えている領域・スキルの段階に多くの時間を費やすように推奨されている。被害児とその家族に敬意を表すること，個人のニーズに適応させること，適切な場合には家族の参加を促進すること，強固な治療的関係性を構築すること，子どもと養育者の両方の自己効力感を育てることなどの本質的な価値が，この治療のあらゆる面に織り込まれている。以下のセクションでは，TF-CBT の主要な構成要素を簡潔に記している。

心理教育

心理教育（Psycho-Education）は，TF-CBT の初期の段階で，被害児が心的外傷とそれに関連する症状について理解することを助けるために，行われる。かなりの頻度で，被害児は自分の感情や行動が奇妙で異常な状態に変化してしまったという経験をしているが，トラウマを経験した子どもでは，そのような反応はごく自然に認められることであるということを，治療者は被害児に教える必要がある。また性虐待の被害児の多くは治療について無知であり，そのプロセスに対して恐れを抱いている可能性がある

([訳注d] 頭文字を取り PRACTICE と表記される。P: Psychoeducation（心理教育）／Parenting skills（養育スキル），R: Relaxation（リラクセーション），A: Affective expression and modulation（感情の表出と調節），C: Cognitive coping and processing（認知の対処・処理），T: Trauma narrative（トラウマ・ナラティブ），I: In vivo mastery of trauma reminders（現実上のトラウマ・リマインダーの統制），C: Conjoint child-parent sessions（親子合同セッション），E: Enhancing future safety and development（将来の安全感と発達の促進）。

ため，この初期の段階で，親も子どももこれからどのように治療が進行していくのかについて，十分に説明を受ける必要があるであろう。

リラクゼーション・テクニック

治療者が子どものトラウマ体験を扱う前に，子どもを悩ませる思考や感情に対処する上で必要なスキルを子どもに提供することは，極めて重要である。治療者は子どもとともにセッションを行い，「セルフ・リラクゼーション・テクニック」（例えば，呼吸をコントロールする方法［呼吸法］など）やマインドテクニック（例えば，思考を停止させる方法）などを教えていく。これにより子どもは，自分の対処可能な能力以上の情動を経験した際にそれを自分でコントロールできるという感覚を得ることが出来るようになる。

感情の表山

情動や不安をうまく調節するためには，特にそれがトラウマと関連している際には，子どもの発達段階に応じた方法で，子どもが自分の感情を分類し，感情の強さのレベルを同定することが出来るように支援する必要がある。

認知の対処

トラウマを負った子どもは，トラウマやトラウマの影響に関し，役に立たない不正確な考えや信念を持っていることが多い。子どもも親も，このような「思考の誤り」を有している可能性がある。治療者が子どもと親に対して，思考・感情・行動の関係性（認知の三角形）を教育することは極めて重要である。最初に治療者は，トラウマとは全く関係のない出来事を例示して，この認知の三角形につき理解してもらう必要がある。そうすることで子どもや親は，トラウマの問題を取り扱う際に，思考・感情・行動の関係性について，よりよく考察することが出来るようになるであろう。

トラウマ・ナラティブ

　詳細なトラウマ・ナラティブを作ることは，子どもがトラウマ体験を克服することを可能にする重要な段階である。トラウマ・ナラティブの目的は，子どもがトラウマに関連する侵入思考をコントロールし，トラウマに関連する事柄からの回避を減らし，トラウマのリマインダーになりうる事柄に関し，備えることが出来るようにすることにある。子どもが経験した強烈な否定的な感情と，自身の思考やトラウマのリマインダーについて話すことを切り離すことによって，その目的は達成可能となるのである。最終的には，子どもは治療者の助けを借りて，自身のナラティブ（物語）を親と共有する。

認知の処理

　認知の処理の段階は，子どもが自分の思考に向き合い，その考えを修正していくことを目的としている。この目的は，トラウマ体験というものは人生の一局面に過ぎず，決して人生を決定づけてしまうものではないという視点を持てるように，子どもの考え方を徐々に広げていくことでなしえるものである。

養育スキル

　トラウマとなった出来事の後に，親は罪の意識を感じてしまい，しばしば子どもの行動をコントロールすることが困難になる。これらのスキルを確立するセッションは，子どもの行動に対してポジティブに管理することが出来るようになるだけではなく，子どもが性虐待の被害を受けたことについての親自身の苦悩に対処することで，親子の関係性を改善することも目的としている。

親子合同セッション

　親子合同セッションは，子どもと親がトラウマとなった出来事についてうまく理解しあい，親が適切な対処方法のモデルを示し，子どもへの支援を行うことが出来るようにすることを目的としている。このステップは，治療終了後に子どもが，親やその他の支援してくれる大人に対し，効果的に感情を伝えることができるようになるために，極めて重要なステップである。

グループ・セラピー（集団療法）

　グループ・セラピーは，性虐待の被害者の治療に用いた場合にも，多くの利点のある治療法である。第一に，集団療法は多くの治療者が育成されている治療法であり，広くサービスが提供されていて，一般的な認知度も高く，簡単に治療の機会を得ることができる。第二に，リソースに乏しい地域，特にメンタルヘルスの人材がほとんどいない地域では，集団療法は，多くの被害者に対して効率よくサービスを提供する上で，実践的な方法である。集団療法については，他の被害者の話を聞くことによる二次被害の懸念があるものの，実際に二次被害について実証している研究報告は存在していない。グループ治療は，その性質自体が治療的であると考えられており，他の被害者とともに取り組みを進めることによって孤立感や，性虐待の被害者であるというスティグマに対して対処ができるようになることを目的としている。この目的を達成するため集団は通常小規模で，概ね同じ年代の子どもたちで構成される。Reeker らは，グループ・セラピーに関し，何らかの尺度を用いて治療前後の交換判定を行っていた，15の研究を対象としたメタアナリシスを行い，その結果を報告している [82]。認知行動療法（CBT）やプレイ・セラピーを主に用いてグループ・セラピーを行っていた集団もあったものの，ほとんどのグループは多様な方法で治療を行っていた。全体として，グループ・セラピーの平均効果量（mean effect size）は0.79であり，性虐待の治療として有効であることが示唆された，と結論づけられている [82]。

非加害親の子どもの治療への参加と
非加害親自身の治療

　子どもが性虐待を開示したときの親の反応に関しては，過去25年間以上にわたり，かなりの注目を集めて来た。1982年にAdams-Tuckerは，非加害親から心理的なサポートが得られた場合，性虐待を受けた被害児の症状は低減される，との観察結果を報告している[83]。受けてしまった虐待のタイプや深刻度を変えることはできないが，子どもの開示を促し，適切な保護を行うことは可能である。子どもが被害を開示した際に，非加害親がいかに子どもを守るための行動をとったのかは，性虐待被害児に与える影響が極めて大きなものである。

　非加害親（たいていは母親）の肯定的で支持的な情緒的反応が，性虐待を受けた子どもの行動的な問題や症状を緩和するのと同様に，母親の否定的な反応は子どものより深刻な行動的問題へと繋がることが，種々の研究から実証されている。特に家族が団結しておらず，家族からの支援が得られない場合には，子どもの性的な行動の問題が生じる可能性が高く，またそれが深刻化しやすいことが判明している[84]。子どもの治療に親がどの程度参加するのかは，治療法によっても大きく異なるものの，後方視的な研究成果からは，子どもの治療に親が参加したほうが，治療の効果はより得られやすいとされている[85]。

　母親自身が子ども時代に虐待を受けていた場合には，性虐待を受けた自分の子どもに対してあまり支持的に関われず，また子どもの被害開示に対して，不安・抑うつ症状を呈する可能性がより高い[86]。そのため，医師が性虐待被害児の心理学的予後を不良としうるリスク要因について評価しようとする際に，家族の性虐待の包括的な既往歴を得ることは有用となるであろう。このように家族のヒストリーを把握することで，医師はその家族の機能不全の状況や，非加害親が被害児を情緒的に支える能力について

評価する手掛かりを得ることが可能となる。このような情報は，子どものトラウマだけではなく，家族システムの改善に対処するために最適な治療法の選択を行う上で，不可欠である。

　非加害親の虐待の既往というものは，子どもが性虐待を開示した際に，その親がどのように反応するのかを決定づける一要因になりうる。研究によってそのパーセンテージは大きく異なるものの，多くの専門家は母親が虐待，とりわけ重度の虐待を小児期に経験している場合に，その子どもも虐待を受ける可能性が高いと見なしており，この現象は「虐待の世代間連鎖」と呼称されている。親が自分の子どもが性虐待被害にあったことに気が付くことは，それだけでも非加害親としての長期にわたる心理的影響を生じさせうる[87]。児童相談所は子どもの安全を最優先としているため，通告された性虐待事例の親が加害をしていなかった場合でも，子どもを守れなかった背景にネグレクトの存在がないかや，共謀していた可能性がないかといった観点での調査対象になるという事実に直面化させられることとなる。母親の話は信用できないとみなされたり，子どもに虚偽の申告をさせている可能性があるとの，非難の目線が向けられたりすることもあり，偽の申し立てをさせたと非難されることもある。時には，虐待がみすみす起こることを許容していたとの過失責任を負わされることもあり，このようなケースを扱うために作られたシステム全般に対し，母親が不満を抱くことは少なくない[88]。警察や児童相談所が関わることの不安が，潜在的なフラストレーションをさらに増悪させることもありうる。

　防御的になっている養育者は，しばしばこのシステムに飲み込まれてしまうという感覚を抱くために，このような経験をした養育者の多くには，弁護士からの助言を得ることや，家族や友人や専門家からの精神的な支援を受けることが重要であることが指摘されている。子どもが性虐待の被害を開示した際に，親がどのように

反応するのかや，親が精神的に不安定になってしまうか否かは，子どもの心理的予後に大きな影響を及ぼすものである。安全で支援的な環境を提供すべき医療者が，児童相談所との対応を行う必要性に迫られた母親が抱く困難感を理解し，被害児の予後を可能な限り良いものとするために，多機関が連携することを重視し，そのような体制構築を進めていくことが重要である。

被害児の心理的予後は，親の反応によってかなり影響を受けるため，非加害親に対して支援と治療を施すことは，子どもにとっても極めて有益となることは明らかである。トラウマ焦点化認知行動療法（TF-CBT）は，構造化した段階的アプローチの中で，非加害親に対して教育や支援を提供することを前提としている。英国では，親のニーズに沿ったグループ・セラピーや，支援グループの有用性について，現在複数の研究者が積極的に研究を進めている。これらの研究結果からは，被害児の母親で構成されるグループ・セラピーは，罪悪感・怒り・信頼感の欠如といった陰性の感情の処理に有益であることが示されている[87]。近親者からの挿入を伴う性虐待被害を受けた子どもの母親に対象を絞ったグループ・セラピーでは，共通する感情の変化が確認されており，最初に母親たちは，加害者に対しての怒りの感情を表出するが，その後には，自分自身の育った機能不全家族での生育歴につき話すことが出来るようになり，また子どもが性虐待を受けたことが判明した際の自身の反応に，そのような生育歴がどのような影響を及ぼしたのかについて話すことが可能となった，と報告されている[89]。また自分の過去の体験が，どのように子どもの虐待に影響を及ぼしているのかを理解することで，母親は子どもが虐待の再被害にあうことを防止する自分の力に，自信を持つことができるようになった，とも報告されている[89]。

家族療法

家族療法の一つとしてのFRT（Family resolution therapy）は，既に虐待の被害児向けのプログラムや加害者向けのプログラムを受講し，ある程度の進展が認められている，身体的虐待や性虐待被害児の家族向けのプログラムである[80]。このプログラムの到達目標は，安全で，機能的で安定した家族力動を構築することにある。この目標を達成するために，このプログラムでは6～18カ月にわたり，「虐待の体験と，その反応について」，「家族構造の改善の方法」「虐待を成立せしめる境界線とは」「家族のあり方・関係性・序列を変えるための，認知的・行動的な技術について」などの心理教育が継続して行われる。FRTでは，治療の反応性を評価するために，詳細なモニタリングと周辺情報の収集が行われる。最終的な予後は，治療を通して家族がどのように変化したかによって，家族再統合や家族関係の維持が出来た事例から，親子分離や親権喪失となった事例まで幅広い。

集中的治療介入（FTI：Focused treatment interventions）という家族療法プログラムは，親が子どもの安全に最終的な責任を負うという前提に基づいて，構築されている[80]。虐待との認定は，詳細な社会的ヒストリーのみならず，法医学的な診察や面接を含む総合的評価によって行われ，合わせて再虐待のリスクとなる社会的要因（親のアルコール乱用，精神疾患など）の同定も行われる。このプログラムでは，虐待の再発リスクとなる要因を減らし，子どもの安全を高める要因を増やす作業を両親とともに進めていく。

集中的家族保護サービス（IFPS：Intensive family preservation services）は，虐待事例や，虐待のリスクの高い事例において，親子分離となる比率を減らすために作られた，主に認知行動的アプローチをもとにした在宅でのプログラムである[80]。このプログラムは，親の育児能力の欠如，子どもの行動上の問題，家族の機能不全や暴力的な関係性に焦点を当てている。この

治療プログラムでは，子どもが家庭外に措置されるリスクを減らすことはできていないようであるが，その後の再虐待を減らし，家族再統合となる時期が早まる傾向にあると報告されている。

薬物療法

現時点で，性虐待被害児に対して推奨されている薬物療法は存在していない。成人のPTSD治療では第一選択薬である抗うつ剤のセルトラリンを，子どもに使用した研究報告が一編あるのみである[90]。この研究では，トラウマ焦点化認知行動療法（TF-CBT）を受けている子どもを2つのグループに分け，そのうち1グループにだけセルトラリンが投与された。どちらのグループも治療後に症状の改善が認められたこと，ならびに選択的セロトニン再取り込み阻害薬（SSRI）の薬効の発現は通常，内服開始後4週間〜12週間であるため，症状の改善にSSRIがどのように寄与したのかは不明瞭であったとのことである。この研究では，性虐待被害児に対する第一選択の治療法は，TF-CBTであると結論づけられている[90]。

多くの性虐待被害児は著明な併存疾患を有しており，それらの中には心理療法だけでは十分には対処できないものもある。そのような事例では，児童精神科医への紹介が必要となる。精神疾患のある子どもに対し，薬物療法を用いるかどうかの判断は，現在の症状，病気の重症度，病気の継続期間を考慮して選択することとなるであろうが，判断が困難なことも多い。性虐待によるトラウマを負っている子どもの場合，薬物療法を用いて治療するか否かの判断は更に複雑になる。医師は自分たちのこれまでしてきた治療に固執することが多く，特に長期的な効果についてのデータに乏しい場合や，SSRIなどの向精神薬の多くで，自殺念慮の増加のような，稀であってもよく知られているリスクがある場合には，子どもへの薬物療法をしたがらない。しかしながら注意欠如多動性障害（ADHD），う

つ病，不安障害，PTSDなどの病態を併発している虐待のサバイバーでは，発達の遅れを伴い，関係性に問題を抱え，学業の遅れが生じていて，生活の質（QOL）も低下していることが多く，それゆえに自殺念慮や自殺のリスクは必然的に増加している。児童精神科医は，このような複雑な患者の治療に対処するためのトレーニングを受けている，最も適した存在である。

現時点での医学的証拠の確からしさ

2004年に，Saunders・Berliner・Hansonらにより[80]，米国立犯罪被害者研究治療センター（NCVRT：National Crime Victims Research and Treatment Center）の子どもの身体的虐待および性虐待の治療ガイドライン（Child Physical and Sexual Abuse：Guidelines for Treatment）が改訂された。この改訂作業に際し，身体的虐待や性虐待の被害児に実施され，公表されているあらゆる治療法につき調査がなされたうえで，各々の治療の公表データがすべてが検証され，エビデンスに基づいたスコアリングが行われた。性虐待だけに特化しているわけではないものの，このガイドラインは，エビデンスのある様々な治療法についての最も包括的な総説となっている。このガイドラインでは，トラウマ焦点化認知行動療法（TF-CBT）だけが，スコア1（多くの研究から，治療効果があると判断される治療法）との評価が下されている[80]。性化行動を認める小児向け心理力動的認知行動療法（PSB-CBT：Children with Problematic Sexual Behavior–Cognitive Behavioral Therapy），認知処理療法（CPT），眼球運動による脱感作および再処理法（EMDR：Eye Movement Desensitization and Reprocessing），レジリエント能力に優れた同級生とのプレイセラピー（Resilient Peer Treatment），治療的小児発達プログラム（TCD：Therapeutic Child Development Program），トラウマ焦点化統合折衷療法（IET：Trauma-Focused

Integrative-Eclectic Therapy），などのほとんど
の治療法は，スコア3（一定の研究があり，治療
効果が期待できる）との評価となっている[80]。

今後の研究の展望と
適切な治療法の開発

　性虐待の被害児たちは様々な形で自身のトラ
ウマに反応する，決して均質的ではなく一人ひ
とり異なった存在である。ただ，性虐待被害者
の症状発現に介在している可能性のある共通す
るリスク要因についての知識は，ますます増え
つつある。残念ながら，そもそも性虐待の長期
的な影響についてや，性虐待以外のどのような
要因が性虐待被害児の短期的・長期的予後に影
響を及ぼすのかを調査した研究は，ほとんどな
い。理想的には大規模な縦断的研究がなされれ
ば，そのような予後に影響を及ぼしうる要因や
性虐待そのものの長期予後について，地域ごと
のデータが得られることになるであろう。

　マニュアル化された様々な治療プログラムが
開発されたことで，子どもの性虐待の治療に関
するエビデンスの量は顕著に増加してきている。
これまでの研究は，症例数が少なく，対照群が欠
如し，予後の判定を行うための尺度が曖昧なも
ののことが多かった。今日では，理論的には有
望な多くの治療法が存在しているが，それらの
治療法の効果を裏付ける研究報告の数は，まっ
たく不足している。性虐待の影響は極めて広範
なため，予後の評価尺度は，包括的で専門的で
ある必要があり，一方で医師個人の力量の向上
やマニュアル改善のために，経時的に変更でき
るものである必要がある。さらには，医療者・
警察／検察・行政機関だけでなく，一般社会に
も性虐待の被害者に生じうる深刻な病態や効果
的な治療法について，広く啓発をしていくこと
で，子どもたちの利用可能な治療の裾野は広が
り，今後の研究の妥当性は強化されていくであ
ろう。

　米国小児トラウマティックストレス・ネッ
トワーク（NCTSN：National Child Traumatic
Stress Network）は，米国薬物乱用精神衛生管
理庁（SAMHSA：Sabstance Abuse and Nental
Health Service Administration）が設立した国家
的プログラムであり，その任務・使命はトラウマ
を受けた子どもたちや家族が，エビデンスに基
づいた治療を受けられるようにすることにある。
TCTSNのウェブサイト（*www.NCTSN.org*）は，
医療者にとっても，家族にとっても，有用な情
報が満載であり，ぜひ参照していただきたい。

文献

1. Felitti VJ, Anda RF, Nordenberg D, et al: Relation-ship of childhood abuse and household dysfunction to many of the leading causes of death in adults. The Adverse Childhood Experiences (ACE) Study. *Am J Prev Med* 1998;14:245-258.
2. Putnam F: Ten-year research update review: child sexual abuse. *J Am Acad Child Adolesc Psychiatry* 2003; 42:269-278.
3. Hetzel-Riggin M, Brausch A, Montgomery B: A meta-analytic investigation of therapy modality out-comes for sexually abused children and adoles-cents: An exploratory study. *Child Abuse Negl* 2007; 31:125-141.
4. Olafson E, Corwin DL, Summit RC: Modern history of child sexual abuse awareness: cycles of discovery and suppression. *Child Abuse Negl* 1993;17:7-24.
5. Masson J: *The Assault on Truth*. Random House, New York, 1984.
6. van der Kolk BA, van der Hart O: Pierre Janet and the breakdown of adaptation in psychological trauma. *Am J Psychiatry* 1989;146:1530-1540.
7. Kempe CH: Sexual abuse, another hidden pediatric problem: the 1977 C. Anderson Aldrich lecture. *Pediatrics* 1978;62:382-389.
8. Summit R: The child sexual abuse accommodation syndrome. *Child Abuse Negl* 1983;7:177-193.
9. Finkelhor D, Browne A: The traumatic impact of child sexual abuse: A conceptualization. *Am J Orthop-sychiat* 1985;55:530-541.
10. Finkelhor D, Ormrod R, Turner H, et al: The vic-timization of children and youth: A comprehensive, national survey. *Child Maltreat* 2005;10:5-25.
11. Finkelhor D, Hotaling G: Sexual abuse in the National Incidence Study of Child Abuse and Neglect: an appraisal. *Child Abuse Negl* 1984;8:23-32.
12. Edwards VJ, Holden GW, Felitti VJ, et al: Relation-ship between multiple forms of childhood maltreat-ment and adult mental health in community respondents: results from the adverse childhood experiences study. *Am J Psychiatry* 2003;160:1453-1460.
13. Vogeltanz N, Wilsnack S, Harris T, et al: Prevalence

and risk factors for childhood sexual abuse in women: national survey findings. *Child Abuse Negl* 1999;23:579-592.

14. Sullivan P, Knutson J: Maltreatment and disabilities: A population-based epidemiological study. *Child Abuse Negl* 2000;24:1257-1273.

15. McCloskey L, Bailey J: The intergenerational transmission of risk for child sexual abuse. *J Interpers Violence* 2000;15:1019-1035.

16. Friedrich W, Fisher J, Broughton D, et al: Normative sexual behavior in children: a contemporary sample. *Pediatrics* 1998;101:e9.

17. Friedrich W, Fisher J, Dittner C, et al: Child Sexual Behavior Inventory: Normative, psychiatric and sexual abuse comparisons. *Child Maltreat* 2001;6:37-49.

18. Brilleslijper-Kater S, Friedrich W, Corwin D: Sexual knowledge and emotional reaction as indicators of sexual abuse in young children: theory and research challenges. *Child Abuse Negl* 2004;28:1007-1017.

19. Finkelhor D, Berliner L: Research on the treatment of sexually abused children: a review and recommendations. *J Am Acad Child Adolesc Psychiatry* 1995;34:1408-1423.

20. Trickett P, Noll J, Reiffman A, et al: Variants of intra-familial sexual abuse experiences: implications for short- and long-term development. *Dev Psychopathol* 2001;13:1001-1019.

21. Lynskey M, Fergusson D: Factors protecting against the development of adjustment difficulties in young adults exposed to childhood sexual abuse. *Child Abuse Negl* 1997;21:1177-1190.

22. Hazzard A, Celano M, Gould J, et al: Predicting symptomatology and self-blame among child sex abuse victims. *Child Abuse Negl* 1995;19:707-714.

23. Mannarino A, Cohen J: Family-related variables and psychological system formation in sexually abused girls. *J Child Sex Abuse* 1996;5:105-119.

24. Putnam F: *Dissociation in Children and Adolescents—A Developmental Perspective.* Guilford Press, New York, 1997.

25. Kisiel C, Lyons J: Dissociation as a Mediator of Psychopathology among sexually abused children and adolescents. *Am J Psychiatry* 2001;158:1034-1039.

26. Mian M, Marton P, LeBaron D: The effects of sexual abuse on 3- to 5-year-old girls. *Child Abuse Negl* 1996;20:731-745.

27. Black M, Dubovitz H, Harrington D: Sexual abuse: developmental differences in children's behavior and self-perception. *Child Abuse Negl* 1994;18:85-95.

28. Tyler K: Social and emotional outcomes of childhood sexual abuse—A review of recent research. *Aggress Violent Behav* 2002;7:567-589.

29. Wonderlich S, Crosby R, Mitchell J, et al: Relationship of childhood sexual abuse and eating disturbance in children. *J Am Acad Child Adolesc Psychiatry* 2000;39:1277-1283.

30. Silverman A, Reinherz H, Giaconia R: The long-term sequelae of child and adolescent abuse: A longitudinal community study. *Child Abuse Negl* 1996;20:709-723.

31. Garnefski N, Arends E: Sexual abuse and adolescent maladjustment: differences between male and female victims. *J Adolesc* 1998;21:99-107.

32. Noll J, Horowitz L, Bonanno G, et al: Revictimiza-

tion and self-harm in females who experienced childhood sexual abuse: results from a prospective study. *J Interpers Violence* 2003;18:1452-1471.

33. Negrao C, Bonanno G, Noll J, et al: Shame, humiliation, and childhood sexual abuse: distinct contributions and emotional coherence. *Child Maltreat* 2005;10:350-363.

34. Fergusson D, Horwood L, Lynskey M: Childhood sexual abuse, adolescent sexual behaviors and sexual revictimization. *Child Abuse Negl* 1997;21:789-803.

35. Dilillo D, Giuffre D, Tremblay G, et al: A closer look at the nature of intimate partner violence reported by women with a history of child sexual abuse. *J Interpers Violence* 2001;16:116-132.

36. Noll J, Trickett P, Susman E, et al: Sleep disturbances and childhood sexual abuse. *J Pediatr Psychol* 2006; 31:469-480.

37. McClellan J, Adams J: Clinical characteristics related to severity of sexual abuse: a study of seriously mentally ill youth. *Child Abuse Negl* 1995;19:1245-1254.

38. Kaufman J, Widom C: Childhood victimization, running away, and delinquency. *J Res Crime Delinq* 1999;36:347-370.

39. Thompson K, Braaten-Antrim R: Youth maltreatment and gang involvement. *J Interpers Violence* 1998;13:328-345.

40. Ackard D, Neumark-Sztainer D, Hannan P, et al: Binge and purge behavior among adolescents: associations with sexual and physical abuse in a nationally representative sample: the Commonwealth Fund survey. *Child Abuse Negl* 2001;6:771-785.

41. Corwin DL: Early diagnosis of child sexual abuse: diminishing the lasting effects. *In:* Wyatt G, Powell G (eds): *The Lasting Effects of Child Sexual Abuse.* Sage Publications, Newbury Park, Calif, 1988, pp 251-270.

42. Van der Kolk B, Roth S, Pelcovitz D et al: Disorders of extreme stress: the empirical foundation of a complex adaptation to trauma. *J Trauma Stress* 2005; 18:389-399.

43. American Psychiatric Association: *Diagnostic and Statistical Manual of Mental Disorders* (ed 4 rev). American Psychiatric Association, Washington, DC, 2000, p 465.

44. Whiffen V, MacIntosh H: Mediators of the link between childhood sexual abuse and emotional distress: a critical review. *Trauma Violence Abuse* 2005;6:24-39.

45. Ruggiero K, Smith D, Hanson R, et al: Is disclosure of childhood rape associated with mental health outcome? Results from the National Women's Study. *Child Maltreat* 2004;9:62-77.

46. Mancini C, Van Ameringen M, MacMillan H: Relationship of childhood sexual and physical abuse to anxiety disorders. *J Nerv Ment Dis* 1995;183:309-314.

47. Kendler K, Bulik C, Silberg J, et al: Childhood sexual abuse and adult psychiatric and substance use disorders in women. *Arch Gen Psychiatry* 2000; 57:953-959.

48. Nelson E, Heath A, Madden P, et al: Association between self-reported childhood sexual abuse and adverse psychosocial outcomes. *Arch Gen Psychiatry* 2002;59:139-145.

49. Browne A, Finkelhor D: Impact of child sexual abuse: a review of the research. *Psychol Bull* 1986; 99:66-77.

50. Young M, Harford K, Kinder B, et al: The relationship between childhood sexual abuse and adult mental health among undergraduates: victim gender doesn't matter. *J Interpers Violence* 2007; 22:1315-1331.

51. Gladstone G, Parker G, Wilhelm K, et al: Characteristics of depressed patients who report childhood sexual abuse. *Am J Psychiatry* 1999;156:431-437.

52. Coid J, Petruckevitch A, Feder G, et al: Relation between childhood sexual and physical abuse and risk of revictimisation in women: a cross-sectional survey. *Lancet* 2001;358:450-454.

53. Whitfield C, Anda R, Dube S, et al: Violent childhood experiences and the risk of intimate partner violence in adults. *J Interpers Violence* 2003;18:166-185.

54. Fleming J, Mullen P, Sibthorpe B, et al: The long-term impact of childhood sexual abuse in Australian women. *Child Abuse Negl* 1999;23:145-159.

55. Dube S, Anda R, Whitfield C, et al: Long-term consequences of childhood sexual abuse by gender of victim. *Am J Prev Med* 2005;28:430-438.

56. Rayworth B, Wise L, Harlow B: Childhood abuse and risk of eating disorders in women. *Epidemiology* 2004;15:271-278.

57. Mullen P, Martin J, Anderson J, et al: The long-term impact of the physical, emotional, and sexual abuse of children: a community study. *Child Abuse Negl* 1996;20:7-21.

58. Nelson E, Heath A, Lynskey M, et al: Childhood sexual abuse and risks for licit and illicit drug-related outcomes: a twin study. *Psychol med* 2006; 36:1473-1483.

59. Pirard S, Sharon E, Kang S, et al: Prevalence of physical and sexual abuse among substance abuse patients and impact on treatment outcomes. *Drug Alcohol Depend* 2005;78:57-64.

60. Banyard V, Williams L, Siegel J: The impact of complex trauma and depression on parenting: an exploration of mediating risk and protective factors. *Child Maltreat* 2003;8:334-349.

61. Douglas A: Reported anxieties concerning intimate parenting in women sexually abused as children. *Child Abuse Negl* 2000;24:425-434.

62. Dilillo D, Damashek A: Parenting characteristics of women reporting a history of childhood sexual abuse. *Child Maltreat* 2003;8:319-333.

63. Mapp S: The effects of sexual abuse as a child on the risk of mothers physically abusing their children: a path analysis using systems theory. *Child Abuse Negl* 2006;30:1293-1310.

64. Arnow B, Hart S, Scott C, et al: Childhood sexual abuse, psychological distress, and medical use among women. *Psychosom Med* 1999;61:762-770.

65. Finestone H, Stenn P, Davies F, et al: Chronic pain and health care utilization in women with a history of childhood sexual abuse. *Child Abuse Negl* 2000; 24:547-556.

66. Sack M, Lahmann C, Jaeger B, et al: Trauma prevalence and somatoform symptoms. *J Nerv Ment Dis* 2007;195:928-933.

67. Lang A, Rodgers C, Lebeck M: Associations between maternal childhood maltreatment and psychopathology and aggression during pregnancy and postpartum. *Child Abuse Negl* 2006;30:17-25.

68. Bensley L, Van Eenwyk J, Simmons K: Self-reported childhood sexual and physical abuse and adult HIV-risk behaviors and heavy drinking. *Am J Prev Med* 2000;18:151-158.

69. Farley M, Golding J, Minkoff J: Is a history of trauma associated with a reduced likelihood of cervical cancer screening? *J Fam Pract* 2002;51:827-831.

70. Romano E, DeLuca R: Male sexual abuse: a review of effects, abuse characteristics, and links with later psychological functioning. *Aggress Violent Behav* 2001;6:55-78.

71. Holmes W, Slap G: Sexual abuse of boys—definition, prevalence, correlates, sequelae, and management. *JAMA* 1998;280:1855-1862.

72. Whitaker D, Le B, Hanson R, et al: Risk factors for the perpetration of child sexual abuse: a review and meta-analysis. *Child Abuse Negl* 2008;32:529-548.

73. Gaudiosi JA: *Child Maltreatment 2006*. U.S. Department of Health and Human Services, Washington, DC, 2006.

74. Smith D: Delay in disclosure of childhood rape: results from a national survey. *Child Abuse Negl* 2000;24(2):273-287.

75. Kellogg N and the American Academy of Pediatrics Committee on Child Abuse and Neglect: The evaluation of sexual abuse in children. *Pediatrics* 2005;116:506-512.

76. Gully K, Fenheim G, Myhre A: Non-abused preschool children's perception of an anogenital examination. *Child Abuse Negl* 2007;31:885-894.

77. Dubowitz H: Children's responses to the medical evaluation for child sexual abuse. *Child Abuse Negl* 1998;22:581-584.

78. Gully K, Britton H, Hansen K, et al: A new measure for distress during child sexual abuse examinations: The Genital Examination Distress Scale. *Child Abuse Negl* 1999;23:61-70.

79. Gully K, Price B, Johnson M: Increasing abused children's access to evidence-based treatment: diffusion via parents as consumers. *Child Maltreat* 2008;280-288.

80. Saunders BE, Berliner L, Hanson RF (eds): *Child Physical and Sexual Abuse: Guidelines for Treatment* (Revised Report: April 26, 2004). National Crime Victims Research and Treatment Center, Charleston, SC, 2004.

81. Cohen JA, Mannarino AP, Deblinger E: Treating Trauma and Traumatic Grief in Children and Adolescents. Guilford Press, New York, 2006.

82. Reeker J, Ensing D, Elliott R: A meta-analytic investigation of group treatment outcomes for sexually abused children. *Child Abuse Negl* 1997;21:669-680.

83. Adams-Tucker C: Proximate effects of sexual abuse in childhood: a report on 28 children. *Am J Psychiatry* 1982;139:1252-1256.

84. Leifer M, Kilbane T, Grossman G: A three-generational study comparing the families of supportive and unsupportive mothers of sexually abused children. *Child Maltreat* 2001;6:353-364.

85. Hill A: Patterns of non-offending parental involvement in therapy with sexually abused children: a review of the literature. *J Soc Work* 2005;5:339-358.

第49章　子どもへの性虐待の心理的影響と治療　**751**

86. Paredes M, Leifer M, Kilbane T: Maternal variables related to sexually abused children's functioning. *Child Abuse Negl* 2001;25:1159-1176.

87. Hill A: "No-one else could understand": women's experiences of a support group run by and for mothers of sexually abused children. *Br J Soc Work* 2001;31:385-397.

88. Plummer C, Eastin J: System intervention problems in child sexual abuse investigations: the mothers' perspectives. *J Interpers Violence* 2007;22:775-787.

89. Hildebrand J, Forbes C: Group work with mothers whose children have been sexually abused. *Br J Soc Work* 1987;17:285-304.

90. Cohen J, Mannarino A, Perel J, et al: A pilot randomized controlled trial of combined trauma-focused CBT and sertraline for childhood PTSD symptoms. *J Am Acad Child Adolesc Psychiatry* 2007; 46:811-819.

50

身体的虐待の心理的影響とその治療

David J. Kolko, PhD, ABPP, and Rachel P. Kolko, BA

はじめに

　本章では，身体的虐待を受けた子どもの心理的影響の評価法や治療法の現状や，その転帰について概説するとともに，ある特定の経験に基づいた診療法の評価にも繋がる，適切なエビデンスに基づく治療法（EBT：Evidence-Based Treatment）についても言及している。また医療者が身体的虐待事例をよりよく理解し，心理的問題に対する治療介入を行う一助となる情報を話題の中心としている[1-3]。身体的虐待を受けている子どもやその養育者が，子どもの虐待経験やそれにより生じたトラウマ症状について自発的に語ることはほとんどない。医療者は，このような問題を抱える子どもたちを見つけだし，必要な支援につなげることが可能な最適なポジションにいるということが出来る。それゆえに医療者は，身体的虐待には様々なタイプや特徴があることを把握することと，その被害を受けた疑いのある子どもやその加害行為を行った可能性のある養育者を臨床現場でいつでも評価できるように準備をしておくこと，そしてこの問題に対応するために，エビデンスに基づいた心理的治療を行うリソースについて，情報を提供できるようにしておくことが，極めて重要である[1]。このことの理解を促進するため，本章では身体的虐待の定義・罹患率・特徴・転帰・心理的問題のスクリーニング法や評価法・紹介す

べきサービスやそのアクセス方法・介入法や治療法・予防について，各セクションで概説している。最後にまとめとして，研究成果を臨床現場に還元するための提言や，今後取り組まれるべき研究のトピックについて記載している。

子どもの身体的虐待の性質やその広がり

定義

　身体的虐待の性質や広がりにつき言及する際に，現状は様々な定義が用いられている。全米虐待・ネグレクト発生率調査（NIS：National Incidence Study）の第三回報告書（NIS-3）[4a]では，身体的虐待は「18歳未満の児童が，親やその他の養育者によって，手や他の物体を用いて殴られたり，蹴られたり，揺さぶられたり，投げられたり，熱傷を負わされたり，刺されたりして損傷をきたした状態（損傷基準），あるいは損傷を負うリスクが生じた状態（危険基準）」と定義されている。一方で，全米子ども虐待・ネグレクトデータシステム（NCANDS：National Child Abuse and Neglect Data System）の年次報告書における身体的虐待の定義は州ごとに異なってはいるものの，身体的虐待事例として報告を行う条件としては，「身体的損傷を起こしたか起こす可能性のあった，身体的な加害行為による被害児の数」と定義づけられている[5]。本章では身体的虐待の分類を明確化する意味で

753

も，関係のあるトピックスであるいわゆる体罰に関する文献も含めて，概説を行っている。体罰の定義としては「子どもの行動を正したり，コントロールしたりするために，子どもに損傷を負わせない程度に，痛みを伴うような有形力を意図的に行使すること」としている[6]。

ここでいくつかの定義を提示したのは，何をもって身体的虐待とするのかは，地域の基準や公的な定義によって異なり，また評価しようとしている行為が行われた際の状況によっても異なり，定義を実践で用いる場合の厳密さなどによっても異なるということを強調するためである。身体的虐待は，通告者が誰であるかはさておき，行われた行為の種類，頻度，子どもに発生した医学的状態の重症度，経時的な子どもの安全性などにより，取るべき対応は異なるものである。身体的虐待とは極めて多様性があり，様々なタイプ，様々な定義が存在している。より重篤な症状を呈し身体的虐待であることが明確な事例から，身体所見自体は重度ではないが明らかに身体的虐待として対応すべき事例や，体罰といえる身体的暴力事例や，有形力をともなうしつけまで，子どもの身体に加えられる力には連続性があるということを理解しておくことは重要である[7]。

疫学

米国において身体的虐待は，身体的・精神的な健康に大きな負の影響を与え続けている。2005年の州および米国保健社会福祉省（DHHS）の統計によれば，身体的虐待は通告事例の16.6％を占めており，これはネグレクト（62.8％）に次ぐ頻度である[8]。虐待やネグレクトが疑われ児童福祉が関わることとなった小児・思春期の子どもに関する統計資料としては全米小児思春期児童福祉概要（NCSAW：National Survey of Child and Adolescent）という資料も存在する[9]。2005-2006年の統計を取りまとめた最新の全米虐待・ネグレクト発生率調査（NIS）の第四回

報告書（NIS-4）では，損傷基準（損傷をきたした状態）に該当する子どもは32万3,000人，危険基準（損傷を負うリスクが生じた状態）に該当する子どもは47万6,000人と推察されている[4b]。この数値は，前回のNIS-3の調査[4a]と比較して，損傷基準で23％，危険基準で29％減少している。なお全ての虐待通告のうち，身体的虐待は過半数（58％）を占めていた。これらの数値が示すように，身体的虐待は依然として最多の，日常的に生じている類型の虐待である。

当然のことながら，身体的虐待の有病率や発生率の推定値は，用いられた定義により影響を受けるが，その定義については明確なコンセンサスが存在していない。一般的な身体的疾患や精神的疾患の診断とは異なり，子ども虐待の認定は，子どもの置かれている環境（リスク要因が存在するか，子どもの安全は担保された状態であるか）や，子どもの身体的・医学的所見の有無やその重症度とを総合的に評価したうえで，下されるものである[10]。子どもに対し，養育者から何らかの身体的な外力が加えられた場合に，それが実際に身体的虐待であるのか行き過ぎたしつけ（激しくたたいたのかお尻をたたいただけなのか，平手打ちなのか，など）であるのかを区別することは難しく，虐待か虐待的か非虐待かの境目は極めて曖昧である。虐待の通告割合はそれぞれの群や州の定義により変動し，さらにその他のケース属性（関係機関の関与した前歴があるか否か），ケースワーカー属性（経験したケース数，トレーニング歴など），社会システム要因（地域の見守り・監督の程度，地域の人口規模），などによっても変動する[11]。

ある個人が通告を行うか否かは，様々な要因の影響を受けるものであるが，なかでも子どもへ体罰を行うことに対する文化的・個人的なとらえ方というものが，最も大きな影響を及ぼしているということを，保健行政機関やその他の機関はよく認識している。体罰が成長発達に好ましいという研究報告は極めて限られている

が[12, 13]，お尻をたたくなどの体罰については，多くの人々がしつけとして適切で効果がある方法とみなしているのが現実である。実際，米国人全体の62％，子どもを持つ親の61％で，お尻をたたくことはしつけとして好ましいやり方であるとみなしている，との報告も存在している[14]。さらに，親の90％以上が幼児を頻繁に叩いている国は数多く存在している，との研究報告も存在している[15]。

体罰はすべて虐待であるとまでは言えないが，虐待と適切な範囲のしつけとの境界線は明瞭でないことが多い。Strausが指摘したように[15]，身体的虐待事例のおよそ3分の2の事例は，体罰を契機として虐待行為へとエスカレートしたものである。ある特定の親の行為，もしくは一連の親の行為が，通告すべき身体的虐待に該当するのかを判断することは複雑で様々な要因が絡むものであり，子どもに加えられる外力というものがスペクトラムを持った連続性のあるものである（つまり体罰と虐待との境界線は不明瞭である）ことを共通理解としておくことは重要である。養育者による体罰についてどのように判断をするのかは，米国内でも州により様々である[16]。

子どもにとって行き過ぎた有害で無益な懲戒や体罰には様々な形態があり，単純明快に定義づけることが困難で，簡単にそのように認識することもできないことを，臨床現場の医療者はよく認識している。身体所見や症状がはっきりしていたとしていても，生じている身体所見や痛みの原因について質問された際に，子どもや親が真の理由を説明しないことも多い。医療者が，身体的虐待と判断した場合に生じる混乱を危惧し，「しつけ」だということにして身体的虐待との判断を行わないことも十分にありうる。

第2章「身体的虐待の疫学」では，虐待の可能性を高める，子ども・親・家族・環境の各種の要因につき概説を行っている。ある事例の評価を行う際に，身体的虐待の発生するリスク要因がどの程度存在しているのかを明確にするこ

とは，過去に生じていた虐待や現在生じている虐待の判断をより容易なものとし，また将来生じうる虐待を予防することにもつながる。

身体的虐待の特徴と転帰

身体的虐待を受けた子どもの現時点での医学的所見や健康への影響を評価することに加え，その子どもに今後生じるであろう様々な影響や転帰について考察することは，医療者にとって極めて重要である。体罰が有益な結果をもたらすことはほとんどないのは言うまでもなく，これまでの研究からは体罰を受けることによって発達上様々な不利益が生じることが判明している[1]。体罰や身体的虐待を受けた小児・思春期の子どもは，様々な問題行動に発展していく外在化障害（極端な反抗，暴力，家出，反社会的犯罪行為など）や内在化障害（不安，気分の落ち込み，強迫症状，対人恐怖，引きこもりなど）を認めることが少なくない[17]。これらの行動上の問題や情緒的な問題の多くは，小児期後期から思春期にかけて出現してくるが，中にはより早期に出現する子どももいる[17]。

被虐待児の認知・学習と原因帰属

身体的虐待は子どもの原因と結果の関係性の理解に影響を及ぼし，誤った原因帰属[訳注a]を形成することが多い。例えば虐待を受けた女児では，自分は親よりも無力であるとの認知を形成し，一方で成人し親となった際には，自分は子どもよりも無力であると捉える傾向にあると報告されている[18]。身体的虐待の被害児は，社会の図式に対し誤った認知を発展させていることが多く，その後の人間関係の中で，暴力を容認してしまっていることが多い[19]。

――――――――
［訳注a］人は成功したり失敗したりするとそれがどうして起こったかを知りたがる心性をもっている。事象とその背後にある原因を結びつける心的過程を「帰属（attribution）」と呼称する。

最近の神経生理学的研究では，虐待を受けて育った子どもは情緒に関する情報処理が，受けていない子どもとは異なることが示唆されている[20]。虐待を受けて育った子どもたちは，視覚的・聴覚的な怒りのきっかけや潜在的な脅威に，より気を取られやすく，不安を抱えるリスクがずっと高くなるとされており[20]，うつ症状が生じる可能性もより高いとされている[17]。

身体的虐待は，子どもの適応能力にも有害な影響を及ぼす。様々な逆境的状況を併せ持った子ども（例えば，社会経済的地位が低い家庭に生まれ育った，マイノリティーの子ども）の中でも，虐待を受けて育った子どもは，受けていない子どもに比べ，適応能力が低いことが判明している[21]。子どもを虐待する親の中には，自身も子ども時代に身体的虐待を受けていた者も多い。親になり自分の子どもを虐待してしまうようになるリスクが高まることは，身体的虐待の最も深刻な影響の一つということができる[6, 22]。

行動上の問題およびメンタルヘルス上の問題

小児・思春期に身体的虐待の被害を受けた子どもでは，外在化障害（攻撃性や反社会的行動）を認める割合が極めて高く，それよりは頻度はやや低いものも，内在化障害（うつや不安）を認める割合も高い[2, 17]。そのような機能不全的な行動パターンは，時には放火のような重大で危険な反社会的行動に発展することもある[23]。身体的虐待の被害児に認めやすい外在化障害としては，攻撃的・反社会的な行動[24]，反抗性挑戦性障害[25]，薬物・アルコール乱用[26]，などが挙げられる。身体的虐待の被害児では，おそらくは不適応的行動から派生した感情的な困難や行動上の困難性が相まって，問題行動が悪化しやすい。例えば，身体的虐待の被害体験を持つ若年の放火犯では，虐待を受けていない同種の刑法犯に比べ，重度の行動上の問題を抱えている割合が高いと報告されている[23]。また身体的虐待の被害児では飲酒開始時期が早いと報告されているが，この飲酒行為は楽しみや社会的理由というよりは，困難感への対応としての場合が多い[27]。身体的虐待に関連する外在化障害は，早ければトドラー期（よちよち歩きの時期）後期から出現してくる[17]。

身体的虐待の被害の結果生じてくる内在化障害として最も多いのは，抑うつ症状である[26, 28]。その他にも身体的虐待の被害体験は，自傷[29]や自殺企図の他，さまざまなメンタルヘルス上の問題を引き起こすリスクを高める[30]。

社会的能力と対人関係スキル

身体的虐待の既往のある人物は，既往のない人物に比べて，対人関係が苦手な傾向にある。身体的虐待は，対人関係機能に障害をきたし[32]，対人関係における暴力や攻撃的行動が生じるリスクを高める[31]。マルトリートメントを受けて育った子どもたちは，そうではない子どもに比べて，会話が少なく，温かみに欠け，対人関係に葛藤していることが多く[21]，友人や親と対立した状態にあると感じる経験が多いと報告されている[33]。ただし，身体的虐待の被害児が必ず攻撃的になるとは限らない。身体的虐待を経験した人物は，経験していない人物に比べ，その後の人間関係において暴力を受け入れやすいと報告されている[19]。本質的に，身体的虐待を経験した人物は，虐待の悪循環に陥るリスクが高く，暴力の加害者になる確率も高く，家族生活に強い影響が及んでしまう。

心的外傷後ストレス障害（PTSD）

身体的虐待を受けた子どもの中には，特定のトラウマ体験や繰り返すトラウマ体験にさらされた結果として，PTSD（Posttraumatic Stress Disorder）を発症する確率が高い[34]。PTSDは5つの主要な要素から構成される病態である[35]。まずPTSDをきたしている子どもは，重大なトラウマ性のストレス・イベントを経験している。

そして自覚している場合もあれば自覚していない場合もあるが，身体の統合性が損なわれ，生きにくさを抱えた状態にある[36, 37]。その結果，再体験（トラウマ体験の記憶がよみがえったり，思い出させられたりするような刺激［トラウマ・リマインダー］に直面した際に，強い心理的苦痛が生じる），回避／感覚鈍麻，過覚醒という3つの主要な症状が生じる。PTSDの診断は，少なくとも1つの再体験症状（出来事に対する嫌な記憶や考えが繰り返し浮かぶ，トラウマ・リマインダーに対して身体的に反応する，など），3つの回避症状（例 トラウマ体験に関係する思考や感情や会話を避けようとする，トラウマを思い起こさせる行動や場所や人物や状況を避ける），2つの過覚醒症状（入眠困難，睡眠状態の持続困難，易怒性，感情爆発）を満たすことで，下される[35]。さらに，これらの症状は1カ月以上持続し，社会生活・学校生活・家族関係・健康状態などの日常生活機能を損ねる原因になっていることも診断に必須の項目である[35] [訳注b]。子どもがPTSD症状の一部しか呈していなくても，その症状により重大な機能障害が起きている場合には，さらなる精査を行うために専門医に紹介を行う必要がある[38]。

その他の健康問題

　成人女性を対象とした大規模な電話インタビュー調査では，もっとも健康状態が悪かったのは，小児期に性虐待と身体的虐待の両方のヒストリーがある女性であり，そのような女性には重度の抑うつ症状，各種の身体的症状，関節痛，嘔気・嘔吐などを認めることが多く，一般的な健康状態が低下した状態であることが多かった，と報告されている[39]。

[訳注b] 最新のDSM-5の診断基準については，成書等を参照のこと。

まとめ

　身体的虐待は子どもにストレスフルな環境を形成し，内在化障害や外在化障害を生じやすい状態となる[40]。医療者は，内在化障害や外在化障害を疑わせる徴候，特に攻撃性や非社会的行動や抑うつ症状が認められた際には，子どもが体罰や身体的虐待に暴露されていないかを丁寧に探索する必要がある。さらに，身体的虐待はしばしば心理的虐待・性虐待・薬物依存などの他の問題となる状況を伴っている可能性が高い点についても，認識しておく必要がある[41]。身体的虐待や行き過ぎた体罰の体験は，子どもにもその家族にも重大な身体的・心理的・認知的な負の影響を及ぼすため，医療者は身体的虐待や行き過ぎた体罰に関連する様々な要因やその転帰について，臨床の場で考察する必要がある。身体的虐待事例を通告し介入することは，子どもやその家族を救うことになるのである。身体的虐待のリスク要因，転帰，そして身体的虐待に関連する様々な問題や病態につき理解することによって，医療者は身体的虐待を受けている可能性のある子どもを認識し，支援を行うことができるようになり，そのことがさらなる虐待を防ぐことに繋がるのである。

身体的虐待のスクリーニングと評価

体罰や身体的虐待の可能性を探索するための問診法

　子どもに潜在する虐待経験について明確化するための，標準化されたプロトコール（対応方法や質問のセット）は現時点では存在していない。しかし居心地悪く感じることがないような場面設定を行い，シンプルで分かりやすく非誘導的な面接を行い，正確で有用な情報を可能な限り得られやすくするような問診状況を構築することは，個々の施設の努力次第で可能である[42]。このように建設的なやり取りを行うための状況を設定するためには，子どもの発育歴や家族の

第50章　身体的虐待の心理的影響とその治療　**757**

置かれている状況を理解し，家族の話に慎重に耳を傾けることができることが前提であり，子どもや親の返答をじっくりと待つ忍耐力も求められる。面接の際には，面接を行う人物（主に子どもや養育者）に，面接の目的や，守秘義務の及ぶ範囲について正確に伝えることも極めて重要である。

体罰を行っている家庭は非常に多い。体罰に関しての医療者の陰性感情を伝えるのではなく，様々な種類のしつけの方法も含め，オープンエンドな質問を行うことが重要である。まず初めに，おしりをたたく・平手打ちをする・手をつかむ・押すなどのしつけと称されやすい行為を含めた体罰があるかどうか（どのくらいの頻度で，どのようなことがなされているのか）を尋ねるとともに，より程度の重い体罰があるのかについても情報を収集していく。事例によっては，親が手が付けられなくなることを子どもが恐れていたり，身体的に損傷を負わされる可能性を子どもが恐れていないか，尋ねる必要がある。

マルトリートメントとして通告されたすべての出来事については，その詳細を詳しく把握する必要がある。一般的に尋ねるべき問題項目としては，加害者と子どもの関係性，出来事の引き金になった事象，行われた加害行為・行動・状況，子どもに生じた徴候（例 痛み，損傷，医療機関受診），加害者の行った事後の行動（例 秘密を保つために脅しを行った）や反応などが挙げられる。出来事のきっかけについて，子どもが大まかにどのように捉えているのかも明確にする必要がある。一般的には，オープンエンド形式の質問で聞くことが有用で，より詳細な情報を引き出すことができるが，被質問者（子どもや親）が話すことをためらい，乗り気ではない場合には，より直接的な形で聞いた方がいい場合もある[訳注c]。このように注意深く質問す

─────────
[訳注c] この場合でもYes／Noで答えられる質問は可能な限り行わない。

るのは，もちろん，子どもや親の話を丁寧に記録する必要があるためであり，起こった出来事について児童相談所に通告しなければならなくなる可能性があるからである。さらには，子どもの置かれている危険度の評価を行い，危険があるとすればどのようなセーフティー・プランが必要なのかを，迅速に考える必要がある。

医療者の中には，子どもに身体的虐待やその他の被害体験について，躊躇なく子どもに質問をできる者もいるであろうが，たいていの場合には医療者はそのような質問を行う際にストレスを感じている。一般的には，子どもと親とを別々にした上で，この後に通告する可能性に配慮しながら，プライバシーが担保された状況で質問を行う必要がある。例えば「最後にお会いしてから，お子さんの生活や様子に，何か気になる大きな変化はありますか？」，「お子さんに何か普通とは違う出来事はありましたが？」，「子どもの行動や物事の捉え方（認知機能）に大きな変化はありましたか？」，「子どもの行動や気分の急激な変化について，見聞きした人はいましたか？」など，子どもが何らかのトラウマ性イベントに晒された可能性について聞くことを目的とした，一般的な質問を行う事は有用となるであろう。これらの質問は，子どもが何らかの非対人的なトラウマ（例 重大事故，疾病への罹患，自然災害）や対人的トラウマ（例 身体的暴力，身体的虐待，性虐待，家庭内暴力，複雑グリーフ化した近親者の死亡）やその他の恐怖体験（例 誘拐，テロ行為に巻き込まれる）を経験したかどうかを確認するためにも使用可能である[38]。

PTSD症状が認められる子どもを評価する際には，呈する症状と特定のストレス要因との関連づけを考察することが大切である。医療者が子どもと面接する際には，「今までに経験してきたことで，とても混乱したり怖かったりしたことはあるか」と尋ねる必要がある。子どもが一つでも「辛かった」と回答した出来事があっ

たとしたら，最もトラウマの強い出来事はどれ
かを見極め，先に述べたようなPTSD症状の有
無につき評価を行う。しかし，子どもにPTSD
症状の有無につき聞くことは難しく，特に回避
症状について明確化することは困難である。理
想的には，子どもの症状についての最良の情報
を得るためには子どもと親と別々に問診を行う
必要がある。親との面接の結果を加味すること
で，正しく診断を下すことができる可能性が高
まるのである[37]。

　たいていの場合，日常診療の時間的制約から，
医師はPTSDを評価するための個別の面接を子
どもに行うことができていない。次のセクショ
ンで言及するように，トラウマ体験について調
査を行うための自記式の質問紙を使用すること
もできる。

形式化されたスクリーニング用の質問紙

　身体的虐待のスクリーニングや評価のための
質問紙は，これまで様々なものが報告されてお
り，中には臨床現場で医療者が活用しやすいも
のも存在している。そのような質問紙の中には，
虐待に続発して生じたPTSD，うつ，不安，行
動問題などを評価するものも存在している[43]。
子どもの臨床上のニーズを評価したり，心理社
会的状態を評価したりするためには，複数の質
問紙を必然的に組み合わせて使用する必要があ
るであろう。事例によっては，身体的虐待以外
に，他のトラウマ体験をしたことで臨床症状を
呈し，親がそれに気づき受診に繋がるような場
合もある。以下の各セクションでは，虐待に関
連する心理学的特性を適切に評価するための各
種ツール（質問紙）について，それぞれ簡潔に
述べている。

外傷性イベント／日常的な虐待被害について，ならびにそのような被害を受ける高リスク群をスクリーニングするための質問紙

　トラウマ性イベントスクリーニング表（TESI：
the Traumatic Events Screening Inventory）は，
子どもが最近トラウマ体験をしたか否かを調べ
るための，スクリーニング検査法である[44]。こ
の方法は，対人的トラウマ及び非対人的トラウ
マの両者の体験の有無について，直接的に確認
する方法である（例 重大な事故にあったりそれ
を目撃した，疾病に罹患した，自然災害に被災
した，家族やコミュニティ内の対立や暴力に巻
き込まれた，性暴力被害を受けたりそれを目撃
した，など）。この方法は心理統計学的に優れた
方法であり，トラウマを受けた可能性のある子
どもとの面接の際のツールとして使用すること
が推奨される。この方法が特に優れるのは，ト
ラウマ体験が確認された場合に，より詳細を引
き出すためにデザインされたフォローアップ質
問法も用意されている点にある。

　より身体的虐待に焦点を絞るならば，子ども
の治療を行う医療者は，子どもが重大な損傷に
繋がりかねない親のハイリスクな行動に晒され
たかどうかを確認するために，子どもや養育者
にいくつかの簡単な質問を行う事が求められ
る。虐待性イベント週次報告用紙（WRAI：the
Weekly Report of Abuse Indicator）は，子ども
に損傷をきたしうる親のリスク行動を確認し，
リスクレベルがどれくらいであるのかを評価す
ることができ，虐待事例の治療過程のモニタリ
ングとしても使用することが可能である[45, 46]。
この質問紙は，「両親の怒りの強さ（1－5ポイ
ントで評価）」，「両親の脅しや腕づく／体罰の行
使（1－3ポイントで評価）」，「家庭問題の重度
（1－3ポイントで評価）」，の3つの要素から成
り立っている。この質問紙法では，両親に実際
に行使はしていなくとも，例えば腕づくで対応
しようと考えたか否かについても質問を行う事
となっている。

簡易式虐待可能性評価票（B-CAPI：the Brief Child Abuse Potential Inventory）は，リスクを有する養育者に対し，身体的虐待やその他の養育過誤の潜在につきスクリーニングを行うための，最近開発された効果的なツールである[47]。B-CAPIは24項目からなる虐待リスク評価尺度と，9項目からなる妥当性評価尺度から構成されており，推奨されるカットオフ値は12と設定されている。評価尺度の合計点数は，その後に児童相談所に通告される割合と強い相関関係性があることが示されており，医療者が「親が身体的虐待をするリスクが高い」という懸念を抱いた際に，それを関係機関に伝える際に有用となる。

医療者は，子どもとその養育者に対し福祉機関が関与したか否かや，関与していた場合どのように評価され，どのような転機となっていたかについて，福祉機関に公的記録（虐待・ネグレクトに関する記録，身体的損傷をきたした既往の記録，裁判記録，居住の安定性に関する記録，など）の情報提供を求めることもできる。そのような情報はたいていの場合，マルトリートメント分類システム（MCS：Maltreatment Classification System）により，虐待のタイプ・頻度・重症度や加害者が誰であるのか，などのパラメーター毎に分類されており，出来事の重要な詳細について容易に検索できるようになっている[48, 49]。「中等度〜高度の常習性あり」などの情報を入手することで，子どもが継続的な虐待・ネグレクトを受けているリスクを，臨床現場でより判別しやすくなる[50, 51]。ただし地域によっては，病院などの外部機関との情報共有を行う事に拒否的な機関もあることは，認識しておく必要がある。

臨床的な徴候や問題を評価するための質問紙

子ども用トラウマ症状チェックリスト（TSCC：Trauma Symptom Checklist for Children）は，詳細は不明なものの何らかのトラウマを負って多岐にわたる症状を呈している小児・思春の子ども評価を行うために作成された，数少ない臨床ツールの一つである[52]。TSCCの尺度には，PTSD・怒り・不安・うつ・性に関する懸念や先入観・解離などの諸症状についての評価が含まれている。子どもはそれぞれの尺度につき，どのくらいの頻度で生じるのかを，0＝決してない（never），1＝しばしば（sometimes），2＝多くの時（lots of times），3＝ほぼいつも（almost all the time），の4つで評価を行うように指示される。TSCCの優れた点は，身体的虐待に続発したPTSDの諸症状について，十分な評価を行う事ができる点にある（PTSDに関する尺度は10項目［トラウマ性イベントの煩わしい想起，感覚的再体験，悪夢，解離性の回避，恐怖など］からなっており，心理統計学的に優れている）。TSCCは，多様な民族・多様な社会経済的状況の，多様な居住実態（都市部・郊外など）の被検者から膨大なデータを収集して標準化されており，臨床的なカットオフ値だけではなく，各年齢別・性別に標準的なカットオフ値が規定されている。

9項目よりなる簡便版UCLA-PTSDインデックス（UPID：UCLA PTSD Index for DSM）[53][訳注d]は，PTSDの症状を簡便に評価することが可能である。スコアが20点を超えた場合，PTSDの診断が高度に示唆されるとされているが[53]，スコアが8〜10点でも，臨床的に機能不全の徴候がみられる場合には，臨床的にはPTSDを十分疑う必要があり，より詳細な評価のために専門機関に紹介することを考慮する[37][訳注e]。UPIDは，2001年9月11日のテロ被害や自然災害などの際の被災時の学校対応などで，その有効性が証明されている[36]。

［訳注d］DSM-5に準拠したUPID-5は*www.reactionindex.com*から，日本語版の購入が可能。

［訳注e］回避症状が強い場合，症状について語りたがらず点数が上がらないこともある。

関係性の機能不全を評価するための質問紙

医療者が，子どもや親の4領域（家族関係，友人関係，仕事における人間関係，学校における人間関係）の機能不全を大まかに捉えるためには，13項目よりなるコロンビア障害尺度（CIS：Columbia Inpairment Scale）[54] が有用である。それぞれの項目が5点法のリッカート尺度（0＝問題なしから　4＝非常に問題である　まで）で評価される（総得点は0〜52点になる）。この尺度は，臨床現場での使用における高い内部正当性・再現性・信頼性を有していることが証明されている。

家庭環境上の問題を評価するための質問紙

子育てに消極的である，もしくは積極性がないことが懸念される状況では，アラバマ・ペアレンティング質問表（APQ：Alabama Parenting Questionnaire：APQ）[55] を用いることが推奨される。APQは6領域の親業（関与の程度，積極性，監督状況，しつけの一貫性の程度，体罰行使の程度，その他の懲罰の実行の程度）を評価し，子どもの種々の行動に対し，普段どのように対応しているのかを把握することが可能である。本尺度は，心理統計学的に優れた方法であることが証明されている。

親子対立対応尺度（CTSPC；The Parent-Child Conflict Tactics Scales）[56] は，より懲罰に焦点を絞った尺度であり，親が行う中等度から重度の言葉による懲罰および精神的懲罰，身体的懲罰（暴力的とはいえない懲罰および身体的虐待というべき懲罰）について包括的に評価を行うもので，いくつかの項目は，重度な身体的損傷に繋がりうる親の行動（例 ナイフや銃で脅す）を反映するものとなっている。この尺度は，信頼度が高く，子どもに使用しても，親に使用しても，有効であることが証明されている[57, 58]。

家族環境尺度（FES-A：The Family Environment Scale）[59] は，家族全体の関係性を示す指標となる3つのサブスケール（結束，表現性［言いたいことを言えるか］，対立）より構成されている。この尺度は，多くの臨床現場で民族背景の異なる様々な患者に使用され，信頼性，再現性，予測妥当性に優れていることが証明されており，特に対立・結束サブスケールは，厳しく威圧的な親子関係性を評価する上で，とくに有用性が高いとされている。

思春期の子どものいる家庭では，ネガティブなコミュニケーションと身体的虐待とが関連していることが多く，子どもの敵意や不調和を評価するため，20項目からなる対立行動質問票（CBQ：Conflict Behavior Questionnaire）を用いることが推奨される[60]。得点は，標準カットオフ値を参照したうえで，解釈を行う。CBQは，信頼度・内的妥当性・治療への感受性が高いことが証明されている[60]。

児童相談所やその他の機関の介入歴や治療歴を評価するための質問紙

これまでに家族が虐待に関連する心理的治療を受けたり，他の福祉サービスを利用したりしたか否かを知る上で，両親に小児・思春期児サービス歴評価（SACA：the Service Assessment for Children and Adolescents）を用いることが有用である。この評価法は，子どものこれまでのサービス利用につき，様々な領域別（入院対応，外来対応，学校での対応など）に確認を行い，併せて関連するパラメーター（有用性など）や障壁（支援機関の方針など）といった，子どもの現在の状況に影響を与える要因につき評価を行うものである[61]。家族がどのようなサービスを同時期に受けているのかを知ること（医療と児相のケースマネージメントなど）は重要であり，適切な評価に応じてより集中的なサービス（危機介入や一時保護）を行う可能性の有無につき判断することは極めて重要である。

まとめ

　医療者が身体的虐待を疑う事例の対応に当たる頻度は高い。本セクションではこのような子どもたちを認識し評価する上で，有用で推奨される方法につき，概説を行った[38]。ただし，必ずしもそのような事例が全例，公共機関に通告されているわけでもなければ，通告の必要条件を満たしていると認識されているわけでもないことを認識しておくことは，極めて重要である[62]。医療者に対して教育や支援を行うことは，身体的虐待を認識し通告する障壁を少なくするために，ある程度の効果を発揮するのである。

治療サービスへの紹介，アクセス，およびその利用法

　身体的虐待の被害児に対する様々な介入法や治療法の本質やその効果について概説するのに先立ち，専門的治療サービスへの紹介とそのアクセス・利用について，ならびに虐待家庭のサービスへの参加・治療コンプライアンス・ドロップアウトなどの問題点についても触れておきたい[63, 64]。残念ながら身体的虐待の被害児の多くは専門的サービスへの紹介がなされておらず，必要とされるメンタルヘルスケアを受けられない家族が数多く存在することは，根本的に解決していかなければならない問題である[65]。紹介がうまくいかない理由の一つには，児童福祉司が短時間でリスクアセスメントを行う事が困難であり，時宜を得た紹介がなかなか困難である点が挙げられる。このことを指摘したある研究によれば，児童福祉司によるリスクアセスメント評価内容と，研究者により収集された臨床的評価結果とは合致していなかったと報告されており，子どもを適切にメンタルヘルスサービスに紹介する基盤となるはずのニーズがきちんと評価されていなかったことが示唆される[49]。

　身体的虐待の被害児とその家族は，専門的なサービスの利用率が低いことがよく知られてい

る。行政記録を後方視的に検証したある研究によると，虐待・ネグレクトと認定された事例の40～60％は，その後に専門的な心理的治療サービスを全く受けていなかった，と報告されている[66]。また専門職を対象としたある調査では，身体的虐待被害児とその家族は，精神的な予後改善のための治療セッション（平均計23回）のうち，ごく一部（平均7回）しか受けていなかったと報告されている[67]。また別の研究でも，対象事例数は少ないもの，身体的虐待事例の半数以上は身体的損傷に関する包括的医学的診断評価を受けていたが，その後の心理面に対しての治療的ケアを受けた事例はほとんど存在していなかったと報告されている[68]。研究対象とされた事例のおよそ半数は家庭裁判所による聴聞を受けたが，聴聞を受けた事例のうちメンタルヘルスサービスを受けた子どもは半数以下であり，研究時点で加害を行った養育者と同居をしていない子どもの方が，サービスを受けている割合が高く，また虐待行為を認めた家庭の子どもの方がサービスを受けている割合が高かった，とも報告されている[68]。スウェーデンで実施された，身体的虐待の被害児126名の診療録を後方視的に検証した研究でも，同様の結果が報告されている[69]。この研究では，対象となった身体的虐待児のおよそ半数が通告前から何らかの専門的サービスを受けていたが，このうち4分の1の事例では診療録上に身体的虐待に関する記載がなく，また対象とした126名中，個別的な治療がその後に行われた事例は，わずか6名であったと報告されている。興味深いことにこの研究では，虐待との認定がなされる前から児童相談所の介入が行われていた事例では，虐待との認定がなされた4年後にも児童相談所との係属関係がある割合が高かった，とも報告されている[69]。

　身体的虐待や性虐待により児童相談所に通告された子どもとその養育者家族を対象として，初回介入時の状況と，6カ月後の治療状況につ

いて，標準化された評価法を用いて検証を行っ
たある研究では[49]，（1）養育者と子どもの30%
に，精神科入院歴が認められた，（2）家族カウ
ンセリングを受けていた割合は，介入時47%・
6カ月後39%，親カウンセリングを受けていた
割合は，介入時33%・6カ月後48%と比較的高
かったが，子どもの心理的治療実施率は介入時
17%，6カ月後19%とともに低かった，と報告
されている[49]。初回治療時に家族のサービス利
用の高さを予測する因子としては，白人である
こと，子どもの不安が少ないこと，親が困難感
を抱えていること，親の子ども時代の被虐待経
験，の4つが挙げられていた[49]。本研究の結果
は，身体的虐待や性虐待の事例のサービス介入
率は低く，サービスに繋がる促進因子をすべて
有している事例は非常に少ないことを浮き彫り
にした。

　虐待・ネグレクトやその疑いにより，児童相
談所に通告された子どものサービス利用状況に
関する全国調査は数少ない。そのうちの一つの
研究では，調査が行われた2－14歳の子どもの
約半数に，臨床的に明らかに行動・感情の問題
が認められ，調査時点から1年以内に何らかの
メンタルヘルスサービスを受けていた事例は多
かったものの，うち専門的な施設によるサービ
スが提供されていた割合は4分の1に過ぎなかっ
た，と報告されている[9]。これらの研究結果
からも，児童相談所に通告された子どもに対し
ルーチンにスクリーニングを行う事と，特に臨
床的なニーズが高い子どもを治療へつなげるた
めに紹介を行う事の重要性が示唆される。多く
の親が専門家によるカウンセリングを子どもに
行うことを希望しているものの，実際には希望
通りに受けられているわけではないことを鑑み
るに，医療者が積極的に紹介を行うことは，と
りわけ重要である。実際，犯罪被害にあった未
成年者の20%しか，専門機関によるメンタルヘ
ルスサービスを受けられていないのが実情であ
る[70]。親の援助希求というのは周囲からの助

言による影響を受けるものであり，医療者がメ
ンタルヘルスの専門家への受診の必要性を説明
し，それを勧めることは，子どもの利益につな
がりうるといえる。

　家族が紹介を受け，治療プログラムに登録さ
れたとしても，その参加率は様々である。例えば
45家族を対象とした，あるプログラムの効果に
ついての評価研究では，家庭訪問の予約が急遽
反故にされた割合は38%，クリニックの予約が
急遽反故にされた割合は66%，そしてプログラ
ムからドロップアウトした割合は36%であった
と報告されている[71]。専門的な家族療法の効果
に関するまた別の研究でも，同様のドロップア
ウト率（44%）であったと報告されている[72]。
さらに子どもが治療に参加することは，必ずし
も臨床的な効果をもたらすわけではなかった，
との研究報告もある[73]。この研究は，身体的虐
待や性虐待によって児童相談所に通告となった
68名の子どもを対象としていたが，通告1年後
と2年後のフォローアップ時に子どもが治療を受
けていた割合は，それぞれ19%と50%であった
と報告されている[73]。通告後早期に子どもに治
療を開始したことは，子どもの予後改善にはほ
とんど影響を及ぼしていなかったとも報告され
ていて，予後の改善と関連があったのは，PTSD
の存在と初期の適応不全のエピソードであった，
と記載されている。また通告後早期に子どもに
治療を行った事は，2年後のフォローアップ時
点の再虐待の頻度や家庭外措置の頻度との関連
性も確認されなかった，とのことである[73]。子
どもに対して治療を行う効果に関しては，他に
もいくつかの報告があるが，研究者間で見解の
一致はみられていないのが現状である[68]。

　現在，専門サービスへのアクセスと利用を改
善する様々な方法が検討されているが，新しい
方法として，専門家によるエビデンスに基づい
た治療法（EBT：Evidence-based treatment）を
親がなぜ受けようとしないのか，その障壁を検
討するという方法がある[74]。この障壁を明確

第50章　身体的虐待の心理的影響とその治療　**763**

化するためのプロトコールは，障壁と考えられる29項目のチェックリストを用いた評価を行った後に，EBTに参加することのメリットを親に伝え，両親のEBTへの期待を高めるというものである。このプロトコールを実施した結果，親の知識は向上し，医学評価を行う際の親とのラポール形成も促進され，プロトコール終了後の診療満足度も向上した，と報告されている[74]。専門家と親との短いコミュニケーションを基盤としたこの方法は，コミュニティ内でEBTを広め利用度を上げる，実現可能性の高いアプローチとして脚光を浴びている。

介入と治療

身体的虐待を受ける子どもは，人口統計的にも臨床的にも極めて多様性があり，被害児とその家族のニーズに応じた介入法や治療法は，数多く存在している[75]。そして，それらはクライアントの特性の違い（親や家族に焦点を当てた治療か，子どもに焦点を当てた治療か），主たる目的の違い（子どもへの対応を目的としているのか，怒りのコントロールを目的としているのか），内容や方法の違い（ペアレント・トレーニングか，ピア・サポートか），プログラムの違い（認知行動療法［CBT］か，家族療法か）に応じて，それぞれ特徴のあるものとなっている。以下のセクションでは，治療効果の得られている介入法につき可能な限り，その予後に関する研究結果を含め，簡潔に記載する。より詳細な情報については，オンラインでそれぞれのプログラムのホームページにアクセスしていただきたい[76-78]。

虐待を受けた子どもとその家族を対象とした治療や専門サービスに関する情報元の一つに，米国小児心的外傷性ストレスネットワーク（NCTSN：the National Child Traumatic Stress Network）が挙げられる[76]。これは各地域で治療や専門サービスを提供している全米の60の拠点を繋ぐネットワークであり，トラウマを負っ

た小児・思春期の子どもやその家族への標準的ケアの提供状況を改善するために，2001年に米国薬物乱用精神衛生管理庁（SAMHSA：the Substance Abuse and Mental Health Services Administration）によって設立された。NCTSNは，虐待・ネグレクト・PTSDに関する，ダウンロードして印刷することが可能な各種の情報を載せたウェブサイトを提供しており，臨床の現場で子どもや親にそれを手渡すこともできる。ウェブサイトには，身体的虐待に関するよくある疑問に対応するように作られた「Q & A集」や，専門サービスに興味を持った専門家や養育者向けのハンドアウト，そしてその他のトラウマを負った子どもに関する情報提供用の資料など，身体的虐待に関する新しい資料も適宜掲載されている。全米中のメンタルヘルスサービスの提供先への紹介は，このサイトを通じて行うことが可能である。NCTSNのより詳細な情報についてはウェブサイトのアドレス（http://www.nctsnet.org/）にアクセスすることで，入手することが可能である。

子どもに焦点化した介入治療

身体的虐待を受けた子どもたちは，心理的介入治療サービスに参加することで様々な恩恵が得られる。しかし子どもの心理的治療やその評価に関する情報は，現時点では限られているのが実情である[2, 79]。一般的に子どもへの介入治療は，より大きな枠組みである家族や両親に対しての介入治療サービスの一部として対応されていることが多い[50]。

通院や入院による集中的な心理的介入治療プログラムは，主に未就学児向けのものであり，子どもの発達段階に応じた様々な治療（リクリエーション，学習，プレイなど）が様々な方法（グループでのプレイセラピーの場合もあれば，家族カウンセリングの場合もある）で実施され，かつそれぞれのグループにはトレーニングを受けたスタッフがすぐ傍で指導を行うという形の

764 第VII部 子ども虐待の心理学的側面

ものが多い[80, 81]。このような活動をもとに作成された臨床レポートは，様々な領域で発達予後の改善のために活用されてきた。例えば，プレスクールや家庭訪問から構成されるオーストラリアの未就学児向けプログラムの治療効果に関する研究では，一年間の治療後に知的能力と受動的言語能力の改善が認められたと報告されている[82]。

プレイセラピー・スピーチセラピー・理学療法を組み合わせた，子どもが自身の身体感覚を向上させ，友人同士の関係性を構築することを支えるための，より集中的なグループ治療プログラムも存在している[83]。このプログラムは，家族療法や個人療法，サポートグループ・カウンセリング，ペアレント・トレーニング，命の電話などの，その他の家族向けサービスと組み合わせて実施されている。この治療プログラムを受けた子どもたちは，対照群と比べて，自己肯定感が高く，友人や母親から受け入れられていると感じている傾向にあり，標準的検査による発達指数がより高い傾向にあったと報告されている。大半の子どもたちの成績は，ほとんどの領域で正常範囲の下限であったものの，教師たちからも「子どもたちには改善が認められた」と評価されていた[83]。ソーシャルスキルトレーニングや実体験を組み合わせた，通所や入院での介入治療プログラムの実施は，重度の家庭機能不全下で育つ被虐待児とその家族の多様な社会心理学的問題の改善に有用と考えられる。

他にも子どもに焦点化した介入治療プログラムとして，レジリエント能力に優れた同級生とのプレイセラピー（RPT：Resilient Peer Treatment）と呼ばれるプログラムがある[84]。このプログラムは，行動学習と社会的学習を応用し，被害児が同世代の仲間との関係性の構築や社会適応を改善することを目的としており，引きこもりがちな被虐待児と，レジリエント能力に優れた同級生（オブザーバーが選定した「学校のクラスで他の子とポジティブな遊びを高いレベ

ルで行っている子ども」）とともに遊ぶセッション（play-buddy session）を複数行うことで，社会に参加する際のテクニック（social initiation techniques）を学んでいく[84]。これまでの研究によると，RPT は成人に近い年齢の子どもよりも，より年少の子どもの方が，社会性が改善したり，仲間に溶け込むことができるようになったりする効果が認められた，と報告されている[85, 86]。また RPT は，攻撃的な子どもよりも，社会性に欠け，内にこもりがちな子どもにおいて，より効果を発揮し[84-86]，治療終了後2カ月の時点でもその効果は持続していた，とも報告されている[87]。

まだ予備的研究の段階ではあるが，身体的虐待の被害を受けた子どもたち6名に対し，計16週間にわたるグループでの認知行動療法を実施したある研究では，うち4名が治療を完遂したと報告されている[88]。このプログラムはトラウマ特異的ワーク，怒りのコントロール，ソーシャルスキルの3つを重視したプログラムである。子どもからの報告に基づいた予後評価では，全員ではないが複数の子どもに，怒りの反応やPTSD の症状に改善が認められたが，親からの報告に基づくならば，何人かの子どもでは，治療後に情緒的問題や行動的問題が悪化していた。またグループワークの利点として，グループで経験や問題を共有できることが挙げられるが，いつも適切なグループメンバーが揃うわけではなかった点が問題点として挙げられていた[88]。

親に焦点を当てた介入治療プログラム

おそらく，身体的虐待に対してもっともよく実施されている介入治療プログラムは，両親に対してポジティブで暴力を振るわない育児法をトレーニングするプログラムである[63, 79]。このようなトレーニングでは，親が子どもの行動を客観的に観察し，明確で効果的な指導を行う事，心配したり無視したりをうまく使い分けて対応を行う事，前向きな発言をしたり明るい見通し

を伝えたりすること（正の強化），体罰の代わりにタイムアウトやレスポンスコスト（負の減弱化）を用いる事が出来るように支援することを目的としており，さらにこのような行動プログラムを，自宅で行えるようになることと，それが継続的に実行されるようになることを目標としている。このような育児の原則をトレーニングする介入治療プログラムを行う事で，親が行う育児対応のレパートリーが増え，親子関係が改善する（例 より社会的な人間関係性を構築できるようになる，衝突を回避できるようになる，など）こと，ならびにその改善効果はフォローアップ期間中にも持続することが，研究で示されている。例えば，親の育児状況に合わせて個別化したペアレント・トレーニングと，親子間刺激トレーニングを組み合わせた方法は，家族関係性の課題はあまり改善しなかったものの，解決すべき親側の課題（例 潜在的に虐待を行う可能性，うつ状態，など）や子ども側の課題（例 問題行動など）には改善が確認された，と報告されている[50]。

　親への介入治療は，親が育児を行う際の認知行動学的なレパートリーを広げる目的のみならず，その他の様々な臨床的問題に対処するべく，その適用範囲は広がってきている。親への介入治療の中には，親のゆがんだ育児観や親の在り方への思い込みや，問題解決スキルの稚拙さや，怒りに対しての増幅的な反応性などの，親の攻撃性を高めている認知的機能不全の状況を変化させることを目的として，認知行動療法（CBT）の手法を取り入れているものもある[89]。このような方法は，親が自身の否定的な自己認知に気づき，より社会的な自己認知に変化させていくことで，子どもの成長に関する期待を現実的なものとし[90]，養育中の自己認知に自信を持ち，リラックス法のスキルを身に着け[91]，適切なコミュニケーションと問題解決スキルを用いて，親子交流を持てるようになることに繋がる[92, 93]。両親がストレスマネジメント法を学習すること

に加えて，認知を再構成し，問題解決能力を養うことで，子どもへの暴力や怒りが減り，共感的に接することができるようになり，子どもの問題行動に対する愚痴が少なくなることも判明している[92, 94]。ただ，このように認知行動療法（CBT）は臨床的には様々なメリットが報告されているものの，これらの研究は無作為化されていないものが多く，またその後のフォローアップ後の効果の継続や，虐待の再発割合について言及している報告は一つもない。

　虐待のリスクのある親や，その親に養育されている幼小児に対する介入治療としては，その他にも親教育プログラムや親支援プログラムというものがある[95]。例えば，あるプログラムでは地域のコミュニティーセンターで，いくつかのサービス（レスパイト，サポートグループ，しつけ法や発達年齢的に子どもに期待してよいレベルに関する教育，親子合同セッション）を提供しているが，そのプログラムを実施することにより社会的支援の状況や子どもの行動上の問題はあまり改善が認められなかったものの，親の抑うつやストレスは低減した，と報告されている[95]。このような虐待家庭への介入治療の効果を判断するためには，適切な対照群を置いた研究が求められる。このような比較対照研究が行われた介入治療プログラムとしては，効果的育児のための系統的トレーニング（STEP：Systematic Training for Effective Parenting）というプログラムがあり，受講した養育者においては対照群と比較して，子どもに対してのポジティブな認識が増し，虐待リスクの低下が確認されたと報告されている[96]。

親子関係性や家族に焦点を当てた介入治療プログラム

　多くの介入プログラムは親の要因の改善と子どもの要因の改善の両者を目的としており，さらに親子間の要因の相互関係性についても焦点を当て家族の状態の改善を目指している。その

ために初期の研究でも，家族を対象とした個別ケースワーク（例 それぞれの家庭ごとに家族治療計画を話し合う，親業としての育児法をトレーニングする，など）を行っており，そのようなケースワークを行う事で，虐待家庭に潜在する抑圧を減らす効果がある，と報告されている[72]。

親子関係性トレーニング（PCIT：Parent-Child Interaction Training）[97] は，幼小児の問題行動に対する治療法として歴史の古いものであるが，身体的虐待にも応用されている[98]。PCIT は親の苛烈で非効果的なしつけと，それにより深刻化した子どもの行動障害の問題に対処する方法であり，親子関係を観察しながらコーチングを行い，両親が子どもとのポジティブな関係を構築することを促進し，適切な育児方法を身に着ける機会を与えることを目的としている。最近の介入治療の効果に関する研究報告では，PCIT プログラムは他の家庭サービスを組み合わせたプログラムや，地域で提供している定期的なペアレント・トレーニングクラスの受講と比較して，公的記録上の虐待再発率が低くなったと報告されている[51]。PCIT プログラムは，初期評価を行ったり子どもとの遊びのスキルを学んだりする段階から，育児法のトレーニングやブースターセッション（プログラム終了者向けのフォローアップ・セッション）の段階まで，治療過程が様々な段階に分かれていて，各段階に応じた細やかな配慮がなされているという点で，注目に値する。

小児・思春期の子どもとその養育者の両者を対象とした介入治療プログラムも，いくつか存在している。例えば，家族のための代替案：認知行動療法（AF-CBT：Alternatives for Families：A Cognitive-Behavioral Therapy）は，親への CBT と子どもへの CBT を組む合わせ，家族システムという概念を取り入れたものであり，身体的虐待や威圧的な養育に結びつく養育者や家族のリスク要因を低減し，身体的虐待による子どもへの負の影響を低減することを目的として実施さ

れている[3]。AF-CBT のそれぞれの治療要素は，子どもの問題行動や養育者の虐待リスクとなる行動を低減し，家族の衝突を回避し団結力を改善するために構成されており，治療効果に関する研究でも実際にフォローアップ時の虐待再発率が低かったと報告されている[45, 46]。20〜23％の子どもと親とがそれぞれ，介入治療の初期から後期にかけて，重度の体罰が行われたことや，親の怒りや家族問題の悪化が認められたとの報告を行っていることは極めて重要な点であり[45]，介入治療時に親子の結びつきやしつけと称した有形力の行使について改善を図ることの重要性が，ここからも示唆される。

親子統合認知行動療法（CPC-CBT：Combined Parent-Child Cognitive Behavioral Therapy）も，同じく CBT を基本とした介入治療プログラムであり，親・子それぞれに対しての CBT と，親子合同セッションで，治療要素が構成されている[99]。このような CBT を基本とする介入治療法は，特に子どもに何らかの PTSD 症状が認められているケースにおいてとりわけ有用となる。まだ十分なエビデンスがある介入治療法とまでは言えないものの，これらのプログラムに参加した家族には様々な改善が確認されている，との証拠が集積されつつある。

これまでに述べてきた介入治療法は，ほとんどがクリニック・ベースで実施されているが，なかには対象者の自宅で行ったり，入院で集中的に行ったりする場合もある。また親子だけではなく，拡大家族（親子に加え，二親等以上の親族を含む）にまで対象を広げて実施されている場合もある[100]。このような，家族を中心としつつも周辺環境の改善も視野に入れた介入治療は，一般的には虐待に関連するリスク因子の低減・育児能力の改善・個人の適性の改善を，主たる目的として実施されている。例えば，集中的な家族再統合サービスを行うことで，通常の家族再統合サービスに比べて，家族再統合に至る比率が高くなることが判明している[101, 102]。その理

第50章　身体的虐待の心理的影響とその治療　　**767**

由としては，集中的な認知行動療法（CBT）を通じて，問題解決能力やコミュニケーション能力などの親の内的な変化がもたらされたためと推察される。ただし，家族維持プログラムや家族支援プログラムが将来的なマルトリートメントの発生を予防しうる効果があるのか否かは，現時点ではエビデンスがないのが実情である[103]。

他にも，個人や家族や家・地域システムなどの多様な問題の改善を目的とした，多元的な治療介入プログラム存在している。例えば多系統体系的療法（MST：multisystemic therapy）は，ピア・トレーニング，子どものしつけの方法の教育，家族間コミュニケーションの促進などの，子ども・親・家族・社会の広範な問題を対象とした治療を組み合わせた治療法であり，家族に対し個別評価を行った後に，治療の基本原則に沿って居住環境の改善を含めた様々な対応が個別的・集中的に行われる[104]。初期の研究で，MSTは，確認されている社会的問題の改善に関して，ペアレント・トレーニングに及ばないものの，親子関係性の改善（囫 親の養育意欲の改善，子どものコンプライアンス［親の言いつけに従う割合］の改善）をもたらすプログラムであると報告されている[104]。

その他にも，個々の家族の問題を改善するための各種のスキルのトレーニング（囫 育児法のトレーニング，社会的支援，アサーション［自己の適切な表現］改善のためのトレーニング，職業訓練，家庭内を安全に保つトレーニング，家計を適切にやりくりするためのトレーニング，など）を行う，子どもの環境改善プログラムも存在しており，その代表例として安全養育プロジェクト（Project Safe Care）が挙げられる。Project Safe Care は 3 つの主要要素と 12 の支援計画よりなる介入治療プログラムで，虐待親によく認められる不十分な行動の改善（乳幼児や小児の健康増進のための関わり，家庭内を安全に保つ対処，子どもへの適切な刺激と愛着形成，親間の関係性の構築）を目的としてデ

ザインされたものである。本プログラムの成果に関する研究では，虐待の再発率に関しては，変化がなかったとする報告[105]と改善したとする報告[106]が混在した状況にあるが，親が設定した目標については，明らかな改善が確認されている。また注意深いアセスメントに基づいた個別化したトレーニングを家庭内で実践できることが，このプログラムの強みであることが明確化している。このような包括的介入治療プログラムの成果に関する研究からは，虐待が発生した家族の多くは家庭機能不全状態にあり，家庭環境の安定化や親子間の関係性の改善を促進することが重要であることが強調される。

他にも，DV に暴露された子どもへの治療と，DV の渦中にあるその両親への治療を統合した独自の試みとしての親子心理療法（CPP：child-parent psychotherapy）が注目されている[107]。CPP は親子間の遊び，発達への理解促進，トラウマに焦点化した介入，親の養育能力や保護能力を高め子どもの健康や福祉を増進するための具体的な助言，などの複数の治療要素から構成されている。例えば，親は子どもの情緒的ニーズや発達上求められるニーズへの適切な対応について学び，安全な家庭環境の構築法について学んでいく。従来の単なるケースマネージメントや，地域の治療機関に個別に事例を紹介することと比較して，CPP を実施した家庭では，子どもの問題行動や母親の一般的な葛藤が大幅に低減したことが，各種の研究で示されている[108]。CPP は虐待被害によりトラウマを受けた幼児と母親を対象とする，数少ないエビデンスに基づく治療法（EBT；Evidence based treatment）の1つである。

ここで，性虐待・身体的虐待，家庭内や地域内の暴力への暴露，複雑グリーフ化した親しい人物との死別，自然災害などのトラウマイベントに晒され，PTSD やそれに関連する徴候を認めている小児・思春期の子どもに対しての治療法につき，紹介する。このような子どものトラウ

マへの治療法として，トラウマ焦点化認知療法（TF-CBT）は，おそらく最もよく知られている治療法である。TF-CBT は，特に性虐待被害を受けた子どもを対象として，詳しく研究がなされており，それらの研究報告では総じて PTSD・抑うつ症状・不安症状の低減が認められたと報告されている[109]。

TF-CBT は，いくつかの核となる要素（トラウマ・ナラティブ［トラウマ体験の語り］，心理教育，リラクゼーション，子どもの安全感とサポートの促進，など）から構成されたプログラムに沿って，トラウマ性の反応につき整理していく。同様の介入治療としては，学校トラウマに対する認知行動療法（CBITS：cognitive behavioral intervention for trauma in schools）がある。CBITS は主に学校現場でグループ療法として行われていて，暴力に暴露された思春期の子どもたちの PTSD 症状の改善をもたらしている[110]。CBITS は，地域社会の暴力への暴露に対応するために開発されたプログラムではあるが，身体的虐待後の PTSD にも適応可能と考えられている[111]。

まとめ

本セクションでは，介入治療プログラムとその効果について言及したが，そこからどのようなことが言えるであろうか？ 第一にこれらのプログラムの概要は，現時点ではその効果に関するエビデンスは限定的とはいえ，身体的虐待被害児の個別治療・グループ治療・家族治療の今後の発展に繋がる新たな可能性を示したものといえる。第二に，これらのプログラムの概要は，養育者が育児を行う上で，より効果的なしつけのレパートリーを増やしていくことの重要性を強調するものである。第三に，これらのプログラムの概要は，虐待を受けた子どもとその親・家族の有する広範な臨床像を標的とした複合的な介入治療が予後を改善する一助となりうる可能性を示している。臨床的アプローチ法と

して，多くのプログラムでは認知行動療法（CBT）を応用しており，また特定の能力の向上や臨床上の問題への対処として，ペアレント・トレーニングも活用している[1]。被虐待児とその家族向けの介入治療プログラムは，一般的なトラウマ治療としての CBT において推奨されている，トラウマとなった出来事に触れていくこと，ストレスマネジメント法やトラウマを思い出した際の対処法につき学ぶこと，トラウマとなった出来事に対する誤った認知を見つけ修正すること，子どもと両親との合同セッションを設ける事，という4つの対処法を，同じように行うものである[112]。親に対しては，子どもに対するネガティブな考え方や子どもの発達段階に不釣り合いな過度の期待を修正し，自己コントロール感を向上させ，愛着を再形成し，ストレスマネジメントを高め，前向きなしつけ法を実践できることを目標にし，合わせて社会的な支援を行っていく。子どもに対しては，同世代の子どもとのやり取り（peer play activities）やその他のプログラムを通じて，錯誤帰属（misattribution）[訳注f]を修正し，怒りの感情の同定とコントロールをできるようにし，リラクゼーション法を学び，学習能力や問題解決能力を高めることを目標として，治療が行われる[2]。

第四に，これらのプログラムの概要からは，自宅などのいつもの環境で行うプログラムであれ，安全で居心地のよいクリニックで行うプログラムであれ，同じように効果を発揮するということが示唆される。どのような状態で治療を行うかは，プログラムによって，ならびに親の考え方によって決まるが，例えば田舎であるか都会であるかといった，地理的な要件などの様々な要因にも影響されうる[113]。第五に，これらのプログラムの概要からは，タイミングによっては危機介入対応が必要であり，危機介入対応

［訳注f］自分に起きている感情や出来事などの原因を勘違いしてしまうこと。

を要さない場合にも，具体的で指導的なサービスが望ましい場合もあれば，支援的なサービス（ホームビルダー®[訳注g]）が望ましい場合もあるなど，家族がいろいろなサービスを必要とするタイミングがそれぞれあることが示唆される[114]。介入治療プログラムの治療効果の持続に関しては，研究によって変化がなかったとする報告と改善したとする報告が混在した状況にあるため[50, 106]，プログラムの適応範囲を広げ，効果を確認するための研究（継続的な電話による効果確認など）を行っていく必要がある。虐待による後遺症の低減や再虐待被害の発生リスクの低減のためにデザインされた心理社会的な介入治療法の開発・応用・評価のためには，まだまだ行っていかなければならないことがたくさんあるといえよう[63]。

予防

　一次予防のための新しいプログラムや活動につき取り上げた報告は数多い[115, 116]。これらのプログラムの多くは虐待のリスク要因を低減することを目的としている（「第64章：子ども虐待の予防」参照）。KlevensとWhitakerは，これらの一次予防プログラムが，個人レベル・家族レベル・地域レベルの，どのリスク要因の低減を目的としているのかや，どのように評価されているのかを把握するために，文献レビュー研究を行い，およそ半数のプログラムは，プログラムを受ける家庭の自宅やコミュニティースペースで実施されており，残りの半数は病院や学校で実施されていたとの報告を行っている[115]。3分の1のプログラムは3つ以上の複数のリスク要因の低減を目的としていたが，初期の愛着形成不全を対象としたプログラムもあれば，子ども虐待の知識啓発を対象としたものや，子ども

[訳注g] 不要な親子分離を減らすための家族・地域向けの集中的介入プログラム。

へのケアの欠如や過度のしつけや貧困や非雇用状態の対応を目的としたプログラムもあるなど，その種類にはかなりのバラツキが認められていた。詳細にその効果について評価が行われていたプログラムは，4分の1にとどまっていた。プログラムが効果を上げた点としては，虐待行為につながるいくつかの要因（低い就学率，薬物乱用，不安症状，親業の稚拙さ，ストレス，孤立）についての低減が認められたことが挙げられる。しかし，予防プログラムでもっと注目されるべき，体罰に関する社会常識，貧困，パートナーの暴力，若年親などの多くのリスク要因はしばしば考慮されていなかった，とのことである[115]。これらの要因は，プログラム開始前のガイダンスや，一次診療の現場での短いやり取りで，ある程度気づくことができるものである。

　その他の一次予防法として，新しく子どもが出来た家庭への家庭訪問プログラムも，広く研究が行われている方法である。初期の家庭訪問プログラムは，保健師が家庭に訪問して様々な教育や支援やカウンセリングを行うことで家族との関係を構築し，一定の期間が経過した場合には，適切な紹介先の情報を提供するというものであった。対照群を置いた比較研究によると，家庭訪問プログラムを実施することで母親と子どもにとって，マルトリートメントの発生率の低下を含む良好な結果がもたらされることが判明していて，フォローアップ期間も徐々に延長し，その期間は4年から15年に及んでいたと報告されている[117]。興味深いことに，保健師資格を持たない行政職の訪問の場合には，保健師訪問の場合のおよそ2分の1の効果であったとも報告されている[117]。実際，保健師以外の職員が訪問することを前提とした家庭訪問プログラムも存在しているが，このようなプログラムの臨床的問題や虐待行為に対しての効果は短期的効果にとどまり，公的な虐待通告の減少にはつながらないと報告されている[116]。ただ，保健師の訪問したプログラムであっても，その効

770　第Ⅶ部　子ども虐待の心理学的側面

果については変化がなかったとする報告と改善したとする報告が混在した状況にある点にも注意が必要である[118]

　ペアレント・トレーニングプログラムは，親が自分の育児能力に自信を持ち，育児に満足感が持てるようにするために，実施されている[119]。たいていのプログラムは，育児スキルや子どもとのコーピングスキルのトレーニングを行うものであるが，その他の教育法（セミナーなど）を取り入れたり，別のスキルの獲得（ストレスマネジメントなど）を目的に組み入れているプログラムもある。これらの方法により養育態度や情緒的な健康度の改善が認められることが示されているものの，マルトリートメントの発生予防に関しては，ほとんどエビデンスがないのが実情である。ただし最近実施された3歳児をもつ母親を対象とした，体罰に発展するほどの強い反応を引き起こした出来事に関するインタビュー調査の結果からも，上述したスキルの獲得が極めて重要であることは明白である[120]。この研究では，体罰が起こる予測因子としては，体罰に対する母親の認識，子どもの誤った行動の程度，子どもが誤った行動を行った意図についての母親の認識，子どもの誤った行動に対する母親の怒りの反応，などが挙げられていた[120]。この研究結果からは，母親の認知と感情のレパートリーをペアレント・トレーニングの対象とすることが，母親が体罰を行うという意思決定を行う事を減らすうえで効果があると推察される。

医療者は何ができるであろうか？

　診療所であれ病院であれ医療者は，養育者の身体的に威圧的で不適切な，虐待を疑わせる行動を早期に発見し，通告し，介入する上で，独特な立場にいるということができる。身体的虐待の問題に対処するために必要な最初のステップは，虐待が生じやすい状況をより早期に察知

するために，虐待の原因・リスク・特徴・転帰・治療について，よりよく知ることである[3]。身体的虐待の徴候や症状をしっかりと捉えられるようにトレーニングを受け，通告を要する事例を適切に児童相談所に繋げていく必要がある[121]。

　医療者は，虐待が疑われる事例を最初に発見する立場となることが多く，そのような場合に医学的精査を行うとともに，虐待行為がエスカレートしないように対応を行う職責をも担っている。「当事者による出来事モニタリング（PEM：Participant Event Monitoring）」という面接法は[122]，子どもに生じた外傷について養育者に尋ね，さらにそれに対し養育者がどのように対処したのかを把握するための，構造化された質問プロセスであり，医療者がそのような質問を日常臨床で行う際に有用となる。PEMは，面接を行う際の糸口となる一連の質問集（例「そのケガを負ったとき，子どもは何をしていましたか？」「ケガの重症度はどの程度でしたか？」「ケガを負った後，子どもに対しどのような対応をしましたか？」「お母さまはその出来事をどのように受け止めましたか？，など）であり，出来事そのものと出来事に対する親の反応を系統的に質問し把握することで，子どもへの新たな危害が発生することを防止しうる面接法である。子どもに生じた外傷の重症度に関わらず，さらなる外傷予防のための糸口を見つける上で，この構造化した面接アプローチ法は医療者にとっても，極めて有用となるであろう。

　体罰を辞めさせるように医療者が働きかけることの予防効果に関しては，様々な国が政策として行った体罰禁止の効果に関する研究報告が参考となるであろう[21, 123]。体罰の法的禁止による虐待の予防効果に関しては，効果的であったとする研究結果と，効果的ではなかったとする研究結果が混在した状況にあるものの[116]，親が育児の悩みについて語った際や，親が実際に体罰を行っている旨を話した際には，医療者は育児法のレパートリーについてや，体罰の子ども

第50章　身体的虐待の心理的影響とその治療　　**771**

に与える影響について話をするチャンスであり，このようなやり取りを通じて，より効果的な育児法や暴力的・恫喝的な方法以外の対応方法につき，親に啓発・教育を行う事が可能となる。

医療者は両親に，介入治療プログラムに参加することを勧めることもできるであろう。学校は虐待などの被害を受けた子どもを，メンタルヘルス・サービスに繋げるうえで最も重要な場所の一つであり[70]，医療者は日頃から学校職員や教師と連携して，そのようなプログラムへの参加を家族に勧めることもできる。さらに，子どもの権利擁護センター（CAC：Child Advocacy Center, 外来型虐待評価センター）は，かかりつけ医のサポートを行う事が可能である[124]。明快なエビデンスがあるとまでは言えないが，CACのサポートを受けることで，サポートのない場合と比較して，専門的な医学的診察の機会は増え，警察との連携は進み，事例に対し適切な司法プロセスやケアが進むと報告されている[125]。CACは多機関連携での虐待事例の調査・管理・治療・訴追を行う機関であり，医療者が情報を得たり，医学的な協力を行ったりする上で有用な地域のリソースである。子ども虐待の予防のために，かかりつけ医の能力を直接増強させるアプローチ法として，「安全な実践（Practicing Safety）」[126]などの医療者向け安全教育プログラムが最近開発されている。このプログラムは，組織改革アプローチと特別な評価法を組み合わせることで，診療を刷新させることを目的としている。このような虐待予防に特化した安全ツールを，小児科の日常診療の中で活用することで，患者との新しいパターンのコミュニケーションをとることが可能となることが判明している。このような実践レベルの介入を行う事で，身体的虐待やその他のマルトリートメント全般の問題についての，新たな小児医療提供体制を構築することが可能となるであろう。

最後に，医療者は，重篤な身体的損傷を負い，PTSD症状を呈する子どもに対し，最初に共感

的な対応を行いうる立場にある点を強調しておきたい[38]。親と子を分離し，子どもにルーチンとしての理学所見を取りながら，同時に子どもが何をいつどのように経験したのかを尋ね，同時並行で行った親への問診内容も加味することで，子どもがトラウマ性の出来事を経験したことを示す身体的証拠所見や症状の有無を，明確に確認することができるであろう。また医療者は，子どもがトラウマとなりうる暴力を受けていると思われたり，その高いリスク下にある状態（例 初めて子どもを持った親が育児に圧倒された状態にある，親が子どもへの威圧的な行為をエスカレートさせている，育児やしつけを行う事にフラストレーションが溜まり子どもに手を挙げることが増えていると親が打ち明けている，親が薬物やアルコールを乱用した状態にある，など）と判断される場合に，虐待に発展したり，子どもにPTSDが生じないようにするために，親に支援的に関わり，そのことを認識してもらうようにすることができる立場にある。医療者は，家庭の内外で子どもがハイリスクな状況に暴露することを最小限にするように親に助言を行い，子どもの安全をモニタリングし，促進することができるのである。

現時点における医学的証拠の確からしさ

近年の様々な研究の成果によって，身体的虐待に対する理解は深まり，多くの介入・治療法も開発されているが，それぞれのトピックのエビデンスレベルは，分野ごとに様々な状況下にある。例えば，身体的虐待の特定のリスク要因や予後に関する研究は，治療や予防に関する研究よりも，はるかに厳密に実施されている。虐待被害歴のない子どもや，身体的虐待以外の類型の虐待被害児に比べて，身体的虐待の子どもの予後につき調査した研究は，これまでに非常に多くなされている。より最近では，厳格な方法論を用いて神経心理学的・神経生理学的・神

経解剖学的な予後を明らかにする研究が実施されており，これらの研究により身体的虐待の被害を受けることにより生じる，極めて重要な機能的・構造的問題が判明しつつある[127]。

一次診療の医療者向けの，虐待を疑った場合のスクリーニング法や，親や子どもへの面接法に関する研究や，医療者が虐待が疑われる事例を同定する際の役割や，その後の対応における役割に関する研究は，ほとんど行われていないのが実情である。専門家証人としての医療者の役割や，医療者が児童相談所に通告するとの意思決定を行う根拠について明確化するための研究が，いくつか実施されていて，少しずつではあるが，医療者の経験的評価による介入アプローチに関する知見が増えつつある状況にある。これらの研究から，育児法のレパートリーを増やし，親子間や家族の関係を改善することの治療効果はかなり期待できるということが，判明してきている。さらに，その他の介入治療法の効果に関しての比較対照研究も，わずかであるが実施されるようになってきている。親が虐待行為を否定する割合は高く，「何がどうして起きたのか」を話したがらないという点を鑑みるに，虐待という出来事を引き起こした動機やプロセスをいかにして親から引き出すのかという方法論についても，研究を深めていく必要がある。子どもが虐待被害を受けた際の体験世界やその予後については，いまだに不明な点も多く，この点の理解を深める研究を行うこと自体が，子どもと親の状況を改善することに繋がると期待される。臨床的問題と再虐待被害率について同時に評価を行った研究は，例外的にいくつか存在しているのみである[45, 50]。

また，保健師の訪問などの身体的虐待の予防の取り組みに関しては，マルトリートメントの発生率の低下という観点から，非常に効果的であったと報告している研究もあれば，有用性は限定的であったとの研究報告や，有用性は確認されなかったとの研究報告もあり，エビデンスとしては，現状では非常に曖昧な状況にある。これらの研究の限界点（limitation）としては，参加者の定着率や参加率が低いこと，介入プログラムが複雑で，かつ研究に長期間かかること，効果測定やアウトカムの評価を行うことが困難であること，などが挙げられる。特に，虐待・ネグレクトの再発を直接評価項目に挙げている研究は極めて少ないのが現状である。そのため虐待の発生予防には，保健師訪問などの包括的で集約的なアプローチが必要なのか，それとも例えばスキルトレーニングのような，もう少しテーマを絞った介入が必要なのかも，まだはっきりとはしていない。

今後の研究の展望

医療者が身体的虐待に対し，経験則として行ってきた診察・検査による評価の価値をより高めるために，今後行われることが大いに期待される研究の重要な方向性につき，以下にいくつか記す。医療者は，これまで気付かれていなかった新たな事例を発見・評価する最初の専門家となりうるため，子どもや親に問診を行い虐待の可能性をスクリーニングする上で，どのような面接法が最も効果的であるのかを明確にする研究や，そのような問診時に親や子どもが実際の出来事をどのように語るのかを明確にする研究が行われることが必要である。そのような研究の成果は，これまで行政に係属することのなかった新規の事例に対し，医療者が見張り番（sentinel）として効果的に機能し，適切に児童相談所への通告を行うための，有用な知見となるであろう。親が虐待行為に至ってしまう原因や，虐待関係が続いてしまう原因を明確化する上でも，このような研究の成果が有用となるであろう。

身体的虐待の発達に及ぼす影響や，心身の健康に及ぼす影響に関する研究の積み重ねにより，身体的虐待の医学的転帰や長期的影響について

第50章 身体的虐待の心理的影響とその治療　**773**

の理解は，これからもますます深まっていくであろう。そのような知見は，この虐待という問題に対し一般医療者や虐待専門医が果たすべき重要な役割を明確化し，心理学的介入や教育的介入を行うべき親子を選択する上で，大きな影響を及ぼすこととなるであろう。早期に身体的虐待の問題に気付いたとしても，その後にほとんどの家庭では機能不全状態が遷延して存在しているという事実は，この問題に対しての医学研究が継続的に必要であることを裏付けるものである。

　多くの子どもやその親は，介入治療サービスに紹介がなされないか，紹介されたとしても十分な期間治療を継続することができていない。身体的虐待の被害を受けた子どもの，広範に及ぶ漠然とした精神医学的な機能不全についての研究報告を詳細に行うよりも，むしろ被害児とその親の医学的ニーズや非医学的なニーズを明確化すような研究を推進していく必要がある。

　Staudtらが提言しているように[128]，子どもや親の精神医学的ニーズを明確にし，非公式的な方法や従来的な方法とは異なる方法も含め，そのニーズに合う適切なサービスと治療を勧奨していく必要が，我々医療者にはある。いずれにしろ，治療期間・参加者・治療の主たる目的・予後・治療を行う上での障壁などの様々なパラメーターを用いて，提供する介入治療サービスの評価研究を積極的に行っていく必要があることは，言うまでもない。

　家族への介入という観点からも，多くの医学的根拠のある治療（EBT）を，臨床症状の改善・家族の安定化や支援状況・虐待の再発生率などの主要なアウトカムで比較し，効果判定を行う事を通じて，現在のエビデンスをさらに拡張しレベルの高いものにしていく必要がある[1]。介入治療サービスにうまく繋がり続けることができる予測因子や，治療による予後の改善が期待できる予測因子に関しては，現状はほとんど判明しておらず，治療の成功に関わる調整因子や介

在因子についてもほとんど判明していない[129]。

　子どもが繰り返し身体的虐待の被害や威圧的な体罰を受ける比率を低減していくために，このような暴力の発生にどのような背景因子や治療要因が関与しているのかを明確にする研究も求められる。最近の治療は多くの構成要素から成っているものも多く，構成要素の少ない介入治療と多くの構成要素から成る介入治療の，それぞれの利点や欠点を明確化するための研究も実施されることが望まれる。おそらく一般医療者にとっては，「両親向けのガイドラインを提供する」，「虐待の子どもに及ぼす影響につき心理教育を行う」，などの簡潔で焦点を絞った介入治療は，最も参加しやすく，そのために予後改善効果も期待ができる。ただ，一次診療場面における医療者の虐待事例への介入研究は，ここ10年間ではほとんど実施されていないのが現状である。

　小児の一次診療の現場で医師が行う虐待の予防アプローチについて，評価研究を行う事が強く求められている。このような予防アプローチでは，体罰や苛烈で威圧的なしつけ，ならびに親の年齢不相応な子どもへの期待といったものが，研究対象となるであろう。一次診療の現場において，家庭訪問プログラム・多職種が連携した家族サポート・インターネットを活用した教育プログラム・地域の子どもの権利擁護センター（CAC）との協力体制などを組み合わせた，より包括的な虐待予防のための公衆衛生学的アプローチを行いうる体制を整備することは，極めて重要である[125]。

総まとめ

　本章では，医療者も積極的に関与することとなりうる体罰や身体的虐待の有病率・予後・評価法・治療・予防に関する，最近の経験的研究につき概説を行った。医療者は，特に被害の初期の段階にある幼少の子どもたちと接触する立

場にあり，このような身体的な被害を受けた子どもを認識し，通告などの適切な対応を行い，専門的な治療機関に紹介をするという特別な立場にある。さらに医療者は，身体的被害をうけた後に，種々の程度のトラウマ反応を呈している子どもに最初に接触する立場の大人（かつ専門職）となる頻度も高く，このような事例に対応するためのトレーニングを積むことで，子どもたちが被害を受けたことを示唆する徴候を見逃さずに認識する能力を高めることが可能となる。本章で記した身体的虐待の心理学的治療に関して，医療者がより深く理解をすることで，より効果的に虐待の可能性を認識し，情報を収集することができるようになり，適切な介入治療先に事例を紹介することができるようになるであろう。さらに，そのような経験を積むことで，苛烈で虐待的な体罰を行う親に対して，支援的でありながら指導的な関わりを行う事ができるようになるであろう。本章で述べた様々な介入治療法の知識は，医療者が身体的虐待の被害を受けた子どもとその家族に対し，専門家として時宜を得た適切な対応を行う上で，非常に有用なツールとなるであろう。

文献

1. Kolko DJ: Child physical abuse. *In:* Meyers JEB, Berliner L, Buckley JA, et al *(eds): APSAC Handbook of Child Maltreatment,* ed 2. Sage Publications, Thousand Oaks, Calif, 2002, pp 21-54.
2. Kolko DJ, Swenson CC: *Assessing and Treating Physically Abused Children and their Families: A Cognitive Behavioral Approach.* Sage Publications, Thousand Oaks, Calif, 2002.
3. Stirling J, Amaya-Jackson L., and the American Academy of Pediatrics Committee on Child Abuse and Neglect: Understanding the behavioral and emotional consequences of child abuse. *Pediatrics* 2008;122:667-673.
4a. Sedak A, Broadhurst DD, *Third National Incidence of Child Abuse and Neglect (NIS-3).* U.S. Department of Health and Human Services, Washington, DC, 1996.
4b. Sedlak AJ, Mettenburg J, Basena M, et al: *Fourth National Incidence Study of Child Abuse and Neglect (NIS-4): Report to Congress.* U.S. Department of Health and Human Services, Washington, DC, 2010.
5. Child Maltreatment 1998: *Reports from the states to the National Child Abuse and Neglect Data System.* U.S. Department of Health and Human Services, Washington, DC, 2000, Appendix B, p 8.
6. Straus MA: *Beating the Devil Out of Them: Corporal Punishment in American Families.* Lexington Books, Lexington, Mass, 1994, p 4.
7. Cousins J: Macrotheories: child physical punishment, injury and abuse. *Community Pract* 2005;78:276-279.
8. Gaudiosi JA: *Child maltreatment 2005.* U.S. Department of Health and Human Services, Administration on Children Youth and Families, Washington, DC, 2007.
9. Burns BJ, Phillips SD, Wagner HR, et al: Mental health need and access to mental health services by youth involved with child welfare: a national survey. *J Am Acad Child Adolesc Psychiatry* 2004;43:960-970.
10. Emery RE, Laumann-Billings L: An overview of the nature, causes and consequences of abusive family relationships: toward differentiating maltreatment and violence. *Am Psychol* 1998;53:121-135.
11. Levine M, Doueck HJ: *The Impact of Mandated Reporting on the Therapeutic Process.* Sage Publications, Thousand Oaks, Calif, 1995.
12. Gershoff ET: Corporal punishment by parents and associated child behaviors and experiences: a meta-analytic and theoretical review. *Psychol Bull* 2002;128:539-579.
13. Smith JR, Brooks-Gunn J: Correlates and consequences of harsh discipline for young children. *Arch Pediatr Adolesc Med* 1997;151:777-786.
14. What grown-ups understand about child development: A national benchmark survey. DYG, Danbury, Conn, 2000. Available at http://www.eric.ed.gov/?id=ED44899.
15. Straus MA: Commentary: The special issue on prevention of violence ignores the primordial violence. *J Interpers Violence* 2008;23:1314-1320.
16. American Humane Fact Sheet. Child Physical Abuse. American Humane, Denver, 2003. Available at http://www.prandicenter.org/files/45432467.pdf. Accessed March 30, 2009.
17. Mulvaney MK, Mebert CJ: Parental corporal punishment predicts behavior problems in early childhood. *J Fam Psychol* 2007;21:389-397.
18. Bugental DB Shennum W: Gender, power, and violence in the family. *Child Maltreat* 2002;7:56-64.
19. Ponce AN, Williams MK, Allen GJ: Experience of maltreatment as a child and acceptance of violence in adult intimate relationships: mediating effects of distortions in cognitive schemas. *Violence Vict* 2004;19:97-108.
20. Shackman JE, Shackman AJ, Pollak SD: Physical abuse amplifies attention to threat and increases anxiety in children. *Emotion* 2007;7:838-852.
21. Flores E, Cicchetti D, Rogosch FA: Predictors of resilience in maltreated and nonmaltreated Latino children. *Dev Psychol* 2005;41:338-351.
22. Medley AN, Sachs-Ericsson N: Predictors of parental physical abuse: The contribution of internalizing and externalizing disorders and childhood experiences of abuse. *J Affect Disord* 2009;113:244-254.
23. Root C, Mackay S, Henderson J, et al: The link

between maltreatment and juvenile firesetting: correlates and underlying mechanisms. *Child Abuse Negl* 2008;32:161-167.

24. Grogan-Kaylar A: Relationship of corporal punishment and antisocial behavior by neighborhood. *Arch Pediatr Adolesc Med* 2005;159:938-942.

25. Steiner H, Remsing L, and Work Group on Quality Issues: Practice parameter for the assessment and treatment of children and adolescents with oppositional defiant disorder. *J Am Acad Child Adolesc Psychiatry* 2007;46:124-141.

26. Schilling EA, Aseltine RHJ, Gore S: Adverse childhood experiences and mental health in young adults: A longitudinal survey. *BMC Public Health* 2007;7:30.

27. Rothman EF, Edwards EM, Heeren T, et al: Adverse childhood experiences predict earlier age of drinking onset: Results from a representative sample of current or former drinkers. *Pediatrics* 2008;122:298-304.

28. Fogarty CT, Fredman L, Heeren TC, et al: Synergistic effects of child abuse and intimate partner violence on depressive symptoms in women. *Prev Med* 2008;46:463-469.

29. Salzinger S, Rosario M, Feldman RS, et al: Adolescent suicidal behavior: Associations with preadolescent physical abuse and selected risk and protective factors. *J Am Acad Child Adolesc Psychiatry* 2007; 46:859-866.

30. Fergusson DM, Boden JM, Horwood J: Exposure to childhood sexual and physical abuse and adjustment in early adulthood. *Child Abuse Negl* 2008; 32:607-619.

31. Finzi R, Ram A, Har-Even D, et al: Attachment styles and aggression in physically abused and neglected children. *J Youth Adolesc* 2001;30:769-786.

32. Harkness LH, Lumley MN, Truss AE: Stress generation in adolescent depression: The moderating role of child abuse and neglect. *J Abnorm Child Psychol* 2008;36:421-432.

33. Egeland B, Yates T, Appleyard K, et al: The long-term consequences of maltreatment in the early years: A developmental pathway model to antisocial behavior. *Child Serv Soc Policy Res Pr* 2002;5:249-260.

34. Kolko DJ, Brown EJ, Berliner L: Children's perceptions of their abusive experience: measurement and preliminary findings. *Child Maltreat* 2002;7:42-55.

35. American Psychiatric Association: *Diagnostic and Statistical Manual of Mental Disorder, ed 4-TR.* American Psychiatric Association, Washington, DC, 2000.

36. Applied Research and Consulting, LLC: *Effects of the World Trade Center Attack on NYC Public School Students: Initial Report to the New York City Board of Education.* Columbia University Mailman School of Public Health, New York State Psychiatric Institute, New York, 2002.

37. Scheeringa MS, Wright MJ, Hunt JP, et al: Factors affecting the diagnosis and prediction of PTSD symptomatology in children and adolescents. *Am J Psychiatry* 2006;163:644-651.

38. Cohen JA, Kolko DJ: Transforming trauma:

recognizing and responding to posttraumatic stress disorder symptoms in children and adolescents, *In:* McInerny TK, Adam HM, Campbell DE, et al *(eds): American Academy of Pediatrics Textbook of Pediatric Care.* American Academy of Pediatrics, Elk Grove Village, Ill, 2009.

39. Bonomi AE, Cannon EA, Anderson ML, et al: Association between self-reported health and physical and/or sexual abuse experienced before age 18. *Child Abuse Negl* 2008:32:693-701.

40. Turner HA, Finkelhor D: Corporal punishment as a stressor among youth. *J Marriage Fam* 1996:58:155-166.

41. Felitti VJ, Anda RF, Nordenberg D, et al: Relationship of childhood abuse and household dysfunction to many of the leading causes of death in adults. The Adverse Childhood Experiences (ACE) study. *Am J Prev Med* 1998;14:245-258.

42. Kolko DJ: Treatment research in child maltreatment: clinical and research directions. *In:* Ward SK, Finkelhor D (eds): *Program Evaluation and Family Violence Research.* The Hawthorne Press, Binghamton, NY, 2000, pp 139-164.

43. Kilpatrick DG, Ruggiero KJ, Acierno R, et al: Violence and risk of PTSD, major depression, substance abuse/dependence, and comorbidity: results from the National Survey of Adolescents. *J Consult Clin Psychol* 2003;71:692-700.

44. Ford JD, Racusin R, Daviss WB, et al: Trauma exposure among children with oppositional defiant disorder and attention deficit-hyperactivity disorder. *J Consult Clin Psychol* 1999;67:786-789.

45. Kolko DJ: Clinical monitoring of treatment course in child physical abuse: psychometric characteristics and treatment comparisons. *Child Abuse Negl* 1996;20:23-43.

46. Kolko DJ: Individual cognitive-behavioral treatment and family therapy for physically abused children and their offending parents: a comparison of clinical outcomes. *Child Maltreat* 1996;1:322-342.

47. Ondersma SJ, Chaffin MJ, Mullins SM, et al: A brief form of the child abuse potential inventory: development and validation. *J Clin Child Adolesc Psychol* 2005;34:301-311.

48. Manly JT, Cicchetti D, Barnett D: The impact of subtype, frequency, chronicity, and severity of child maltreatment on social competence and behavior problems. *Dev Psychopathol* 1994;6:121-143.

49. Kolko DJ: CPS operations and risk assessment in child abuse cases receiving services: initial findings from the Pittsburgh Service Delivery Study. *Child Maltreat* 1998;3:262-275.

50. Wolfe DA, Edwards B, Manion I, et al: Early intervention for parents at risk of child abuse and neglect: a preliminary investigation. *J Consult Clin Psychol* 1988;56:40-47.

51. Chaffin M, Silovsky JF, Funderburk B, et al: Parent-child interaction therapy with physically abusive parents: efficacy for reducing future abuse reports. *J Consult Clin Psychol* 2004;72:500-510.

52. Briere J: *Trauma Symptom Checklist for Children: Professional Manual.* Psychological Assessment Resources, Odessa, Fla, 1996.

53. Steinberg AM, Brymer MJ, Decker KB, et al: The University of California at Los Angeles Post-trau-

matic Stress Disorder Reaction Index. *Curr Psychiatry Rep* 2004;6:96-100.

54. Bird HR, Shaffer D, Fisher P, et al: The Columbia Impairment Scale (CIS): pilot findings on a measure of global impairment for children and adolescents. *Int J Methods Psychiatr Res* 1993;3:167-176.

55. Shelton KK, Frick PJ, Wootten J: Assessment of parenting practices in families of elementary school-age children. *J Clin Child Psychol* 1996;25:317-329.

56. Straus MA, Hamby SL, Boney-McCoy S, et al: The Revised Conflict Tactics Scales (CTS2): development and preliminary psychometric data. *J Fam Issues* 1996;17:283-316.

57. Straus MA: Measuring intrafamily conflict and violence: the Conflicts Tactics (CT) Scales. *In:* Straus MA, Gelles (eds): *Physical Violence in American Families. Risk Factors and Adaptations to Violence in 8145 Families.* Transaction Publishers, New Brunswick, NJ, 1990, pp 29-47.

58. Kolko DJ, Kazdin A, Day BT: Children's perspectives in the assessment of family violence: Psychometric characteristics and comparison to parent reports. *Child Maltreat* 1996;1:156-167.

59. Moos RH, Insel PM, Humphrey B: *Family Work and Group Environment Scales.* Consulting Psychologists Press, Palo Alto, Calif, 1974.

60. Robin AL, Foster SL: *Negotiating Parent-Adolescent Conflict: A Behavioral-Family Systems Approach.* The Guilford Press, New York, 1989.

61. Horowitz LA, Putnam FW, Noll JG, et al: Factors affecting utilization of treatment services by sexually abused girls. *Child Abuse Negl* 1997;20:35-48.

62. Lazenbatt A, Freeman R: Recognizing and reporting child physical abuse: a survey of primary healthcare professionals. *J Adv Nurs* 2006;56:227-236.

63. Chaffin M, Schmidt S: An evidence-based perspective on interventions to stop or prevent child abuse. *In:* Lutzker JR (ed): *Preventing Violence: Research and Evidence-Based Intervention Strategies.* American Psychological Association, Washington, DC, 2006, pp 49-68.

64. Cohn AH, Daro D: Is treatment too late: What ten years of evaluative research tell us. *Child Abuse Negl* 1987;11:433-442.

65. Kaplan SJ, Pelcovitz D, Labruna V: Child and adolescent abuse and neglect research: a review of the past 10 years. Part I: Physical and emotional abuse and neglect. *J Am Acad Child Adolesc Psychiatry* 1999;38:1214-1222.

66. English DJ: The extent and consequences of child maltreatment. *Future Child* 1998;8:39-53.

67. Greenwalt BC, Sklare G, Portes P: The therapeutic treatment provided in cases involving physical child abuse: a description of current practices. *Child Abuse Negl* 1998;20:71-78.

68. Swenson CC, Brown EJ, Sheidow AJ: Medical, legal, and mental health service utilization by physically abused children and their caregivers. *Child Maltreat* 2003;8:138-144.

69. Lindell C, Svedin CG: Mental health services provided for physically abused children in Sweden. A 4-year follow-up of child and adolescent psychiatric

charts. *Nord J Psychiatry* 2005;59:179-185.

70. Kopiec K, Finkelhor D, Wolak J: Which juvenile crime victims get mental health treatment? *Child Abuse Negl* 2004;28:45-59.

71. Warner JD: *An examination of demographic and treatment variables associated with session attendance of maltreating families.* Annual Conference of the Association for the Advancement of Behavior Therapy, San Francisco, November, 1990.

72. Nicol AR, Smith J, Kay B: A focused casework approach to the treatment of child abuse: a controlled comparison. *J Child Psychol Psychiatry* 1988; 29:703-711.

73. Kolko DJ, Baumann BL, Caldwell N: Child abuse victims' involvement in community agency treatment: service correlates, short-term outcomes, and relationship to reabuse. *Child Maltreat* 2003;8:273-287.

74. Gully KJ, Price BL, Johnson MK: Increasing abused children's access to evidence-based treatment: diffusion via parents as consumers. *Child Maltreat* 2008;13:280-288.

75. Barlow J, Johnston I, Kendrick D, et al: Individual and group-based parenting programmes for the treatment of physical child abuse and neglect. *Cochrane Database Syst Rev* 2006;3:CD005463.

76. The National Child Traumatic Stress Network. Available at http://www.nctsnet.org/nccts/nav.do?pid=hom_main. Accessed March 31, 2009.

77. National Association of Cognitive-Behavioral Therapists: NACBT Online Headquarters. Available at http://www.nacbt.org/whatiscbt.htm. Accessed March 31, 2009.

78. Child Welfare Information Gateway. Administration for Children and Families, U.S. Department of Health and Human Services, Washington, DC. Available at http://www.childwelfare.gov/. Accessed March 31, 2009.

79. Azar ST, Wolfe DA: Child physical abuse and neglect. *In:* Mash EJ, Barkley RA (eds): *Treatment of Childhood Disorders.* Guilford Press, New York, 2006, pp 595-646.

80. Culp RE, Heide JS, Richardson MT: Maltreated children's developmental scores: treatment versus nontreatment. *Child Abuse Negl* 1987;11:29-34.

81. Sankey CC, Elmer E, Halechko AD, et al: The development of abused and high-risk infants in different treatment modalities: residential versus in-home care. *Child Abuse Negl* 1985;9:237-243.

82. Oates RK, Bross DC: What have we learned about treating child physical abuse? A literature review of the last decade. *Child Abuse Negl* 1995;19:463-473.

83. Culp RE, Little V, Letts D, et al: Maltreated children's self-concept: effects of a comprehensive treatment program. *Am J Orthopsychiatry* 1991; 61:114-121.

84. Fantuzzo JW, Stovall A, Schnachtel D, et al: The effects of peer social initiations on the social behavior of withdrawn maltreated preschool children. *J Behav Ther Exp Psychiatry* 1987;18:357-363.

85. Davis S, Fantuzzo JW: The effects of adult and peer social initiations on social behavior of withdrawn and aggressive maltreated preschool children. *J Fam Violence* 1989;4:227-248.

86. Fantuzzo JW, Jurecic L, Stovall A, et al: Effects of

adult and peer social initiations on the social behavior of withdrawn, maltreated preschool children. *J Consult Clin Psychol* 1988;56:34-39.

87. Fantuzzo JW, Sutton-Smith B, Atkins M, et al: Community-based resilient peer treatment of withdrawn maltreated preschool children. *J Consult Clin Psychol* 1996;64:1377-1386.

88. Swenson CC, Brown EJ: Cognitive behavioral group treatment for physically abused children. *Cogn Behav Pract* 1999;6:212-220.

89. Mammen OK, Pilkonis PA, Kolko DJ, et al: Anger and anger attacks as precipitants of aggression: What we can learn from child physical abuse. *In:* Cavell TA, Malcolm KT (eds): *Anger, Aggression and Interventions for Interpersonal Violence.* Lawrence Erlbaum Associates, Mahwah, NJ, 2007, pp 283-311.

90. Barth RP, Blyth BJ, Schinke SP, et al: Self-control training with maltreating parents. *Child Welfare* 1983;62:313-324.

91. Egan KJ: Stress management and child management with abusive parents. *J Clin Child Psychol* 1983;12:292-299.

92. Acton RG, During SM: Preliminary results of aggression management training for aggressive parents. *J Interpers Violence* 1992;7:410-417.

93. Nuris PS, Lovell M, Edgar M: Self-appraisals of abusive parents: a contextual approach to study and treatment. *J Interpers Violence* 1988;3:458-467.

94. Whiteman M, Fanshel D, Grundy JG: Cognitive-behavioral interventions aimed at anger of parents at risk of child abuse. *Soc Work* 1987;32:469-474.

95. Whipple EE, Wilson SR: Evaluation of a parent education and support program for families at risk of physical child abuse. *Fam Soc* 1996;77:227-239.

96. Fennell DC, Fishel AH: Parent education: an evaluation of STEP on abusive parents' perceptions and abuse potential. *J Child Adolesc Psychiatr Nurs* 1998;11:107-120.

97. Eisenstadt TH, Eyberg S, McNeil CB, et al: Parent-child interaction therapy with behavior problem children: relative effectiveness of two stages and overall treatment outcome. *J Clin Child Psychol* 1993;22:42-51.

98. Herschell AD, McNeil CB: Theoretical and empirical underpinnings of parent-child interaction therapy with child physical abuse populations. *Educ Treat Child* 2005;28:142-162.

99. Runyon MK, Deblinger E, Schroeder CM: Pilot evaluation of outcomes of combined parent-child cognitive-behavioral group therapy for families at risk for child physical abuse. *Cogn Behav Pract* 2009;16:101-118.

100. Corcoran J: Family interventions with child physical abuse and neglect: a critical review. *Child Youth Serv Rev* 2000;22:563-591.

101. Fraser MW, Walton E, Lewis RE, et al: An experiment in family reunification: correlates of outcomes at one-year follow-up. *Child Youth Serv Rev* 1996;18:335-361.

102. Walton E, Fraser MW, Lewis RE, et al: In-home family-focused reunification: an experimental study. *Child Welfare* 1993;72:473-487.

103. Chaffin M, Bonner BL, Hill RF: Family preservation and family support programs: child maltreatment outcomes across client risk levels and program types. *Child Abuse Negl* 2001;25:1269-1289.

104. Brunk M, Henggeler SW, Whelan JP: Comparison of multisystemic therapy and parent training in the brief treatment of child abuse and neglect. *J Consult Clin Psychol* 1987;55:171-178.

105. Lutzker JR, Bigelow KM, Doctor RM, et al: An ecobehavioral model for the prevention and treatment of child abuse and neglect. History and applications. *In:* Lutzker JR (ed): *Handbook of Child Abuse Research and Treatment.* Plenum Press, New York, 1998, pp 239-266.

106. Wesch D, Lutzker JR: A comprehensive 5-year evaluation of Project 12-Ways: an ecobehavioral program for treating and preventing child abuse and neglect. *J Fam Violence* 1991;6:17-35.

107. Lieberman AF Van Horn P: *Psychotherapy with Infants and Young Children: Repairing the Effects of Stress and Trauma on Early Attachment.* Guilford Press, New York, 2008.

108. Lieberman AF, Ippen CG, Van Horn P: Child-parent psychotherapy: 6-month follow-up of a randomized controlled trial. *J Am Acad Child Adoles Psychiatry* 2006;45:913-918.

109. Cohen JA, Deblinger E, Mannarino AP (eds): *Treating Trauma and Traumatic Grief in Children and Adolescents.* Guilford Press, New York, 2006.

110. Stein BD, Jaycox LH, Kataoka SH, et al: A mental health intervention for schoolchildren exposed to violence: a randomized controlled trial. *JAMA* 2003;290:603-611.

111. National Child Traumatic Stress Network: Empirically supported treatments and promising practices. 2008. Available at http://www.nctsnet.org/nccts/nav.do?pid=ctr_top_trmnt_prom. Accessed March 31, 2009.

112. Cohen JA, Mannarino AP, Murray LK, et al: Psychosocial interventions for maltreated and violence-exposed children. *J Soc Issues* 2006;62:737-766.

113. Paul LA, Gray MJ, Elhai JD, et al: Promotion of evidence-based practices for child traumatic stress in rural populations: identification of barriers and promising solutions. *Trauma Violence Abuse* 2006;7:260-273.

114. Whittaker J, Kinney JK: *Reaching High-Risk Families: Intensive Family Preservation in Human Services.* Aldine de Guyter, New York, 1990.

115. Klevens J, Whitaker DJ: Primary prevention of child physical abuse and neglect: gaps and promising directions. *Child Maltreat* 2007;12:364-377.

116. Krugman SD, Lane WG, Walsh CM: Update on child abuse prevention. *Curr Opin Pediatr* 2007; 19:711-718.

117. Olds DL, Robinson J, O'Brien R, et al: Home visiting by paraprofessionals and by nurses: a randomized controlled trial. *Pediatrics* 2002;110:486-496.

118. MacMillan HL, Thomas BH, Jamieson E, et al: Effectiveness of home visitation by public-health nurses in prevention of the recurrence of child physical abuse and neglect: a randomised controlled trial. *Lancet* 2005;365:1786-1793.

119. Sanders MR, Cann W, Markie-Dadds C: The Triple-P Positive Parenting Programme: a universal population-level approach to the prevention of child

abuse. *Child Abuse Rev* 2003;12:155-171.

120. Ateah CA, Durrant JE: Maternal use of physical punishment in response to child misbehavior: implications for child abuse prevention. *Child Abuse Negl* 2005;29:169-185.

121. Vandeven AM, Newton AW: Update on child physical abuse, sexual abuse, and prevention. *Curr Opin Pediatr* 2006;18:201-205.

122. Straus MA: Corporal punishment and primary prevention of physical abuse. *Child Abuse Negl* 2000; 24:1109-1114.

123. Peterson L, Brown D, Bartelstone J, et al: Methodological considerations in participant event monitoring of low-base-rate events in health psychology: children's injuries as a model in health psychology. *Health Psychol* 1996;15:124-130.

124. Hornor G: Child advocacy centers: providing support to primary care providers. *J Pediatr Health Care* 2008;22:35-39.

125. Smith DW, Witte TH, Fricker-Elhai AE: Service outcomes in physical and sexual abuse cases: a comparison of child advocacy center-based and standard services. *Child Maltreat* 2006;11:354-360.

126. Abatemarco DJ, Kairys SW, Gubernick RS, et al: Expanding the pediatrician's black bag: a psychosocial care improvement model to address the "new morbidities." *Jt Comm J Qual Patient Saf* 2008;34:106-115.

127. Watts-English T, Fortson BL, Gibler N, et al: The psychobiology of maltreatment in childhood. *J Soc Issues* 2006;62:717-736.

128. Staudt MM: Mental health services utilization by maltreated children: research findings and recommendations. *Child Maltreat* 2003;8:195-203.

129. Silverman WK, Pina AA, Viswesvaran C: Evidence-based psychosocial treatments for children and adolescents exposed to traumatic events. *J Clin Child Adolesc Psychol* 2008;37:156-183.

51

ネグレクトの心理的影響とその治療

Maureen Black, PhD, and Sarah E. Oberlander, PhD

はじめに

ネグレクトは，マルトリートメントの様々な類型の中でも，最も多いタイプの被害である。児童相談所（CPS：child protective service，より正確には「子ども保護局」）へ通告された子どもに関しての，主要な情報源である全米子ども虐待・ネグレクトデータシステム（NCANDS：National Child Abuse and Neglect Data System）[1] の2005年のデータでは，約899,000件の通告相談事例のうち62.8%（564,765件）は，ネグレクト単独の事例であったと報告されている（第5章「子どものネグレクトの疫学」参照）。連邦政府児童虐待防止法（CAPTA：Federal Child Abuse, Prevention, and Treatment Act）[2] の定義では，ネグレクトとは「子どもの基本的ニーズを満たさないこと」とされている。専門的には，ネグレクトは身体・教育・心理・医療の4つに分類するのが一般的である（第55章「子どものネグレクトの定義と分類」参照）。

ネグレクトの大半を占める身体的ネグレクトは，食事・衣類・住まいなど基本的に無くてはならないものを与えないことを指す。遺棄・監督不全・保護の欠如も身体的ネグレクトに該当する。教育ネグレクトとは，適切な学校に入学させない，教育的な活動に参加させない，無断欠席を続けさせる，などによって子どもの教育上のニーズが満たされていないことを指す。心理的ネグレクトとは，頻繁に子どもを叱責する，子どもにとって必要な働きかけをしない，無視する，言葉で攻撃する，他の人から孤立させる，脅す，非合法的な活動をさせるなどにより，子どもを心理的に傷つけたり著しく低い自己像が作り上げられうる行為を指す。医療ネグレクトとは，適切な身体・精神的な医療ケア・治療を受けさせないことを指す。本章では，（1）ネグレクトの予測因子，（2）ネグレクトの精神的影響，（3）ネグレクトと子どもの精神的機能とが連関するメカニズム，（4）ネグレクトの悪影響から子どもの精神機能を改善させるためのプログラムや政策，（5）ネグレクトの長期的影響，（6）子どもの精神機能に対するネグレクトの悪影響を減らすために今後推奨される研究・プログラム・政策，につき記している。

ネグレクトの予測因子

ネグレクトの予測因子は，発達－生態学理論をもとに導かれたものであり，この理論は，「発達に影響する要因は，子ども自身の要因という狭い要因から，コミュニティレベルといった幅広い要因まで，極めて多様性のある要因が関与している」という原則のもと，子どもの発達を概念化したものである [3]。ネグレクトの予測因子を同定する目的でなされた研究の多くは横断的調査であるため，結果と予測因子とを完全

に弁別してとらえることが困難である。たとえば，引きこもりはネグレクトの予測因子とされてはいるが[4]，いつも不適切な衣類や汚い洋服を着ている子どもは，仲間から無視されやすく，結果として引きこもりになりやすいのである[5]。

貧困

ネグレクトは他の類型のマルトリートメントと比較し，より直接的に貧困の影響を受ける[6,7]。貧困のない地域に暮らす子どもと比較して，貧困地域の子どもがネグレクトを受ける割合は6倍にのぼる[8]。貧困地域は失業率が高く，空き家が多く，マルトリートメントの発生率が高い[9]。貧困地域の人口減少は，社会的接点の減少やサポートレベルの低下につながり，このことがネグレクトの発生にも寄与している[9]。とくに人口減少が病院・学校・公園・移動手段などのサービスの減少に繋がっている場合，貧困地域の家庭では中間所得地域に暮らす家族と比較して，子どものニーズを満たせる機会が少なくなってしまう。また貧困地域に暮らす家庭では，栄養・衣類・衛生といった子どもの身体的ニーズを満たすための十分なリソースを有していないことも多い[10]。貧困は，食糧不足・母親の低栄養・母親のうつ病・ストレスフルなライフイベントなど，他のネグレクトの予測因子を増強させることにもなっている[11]。

食料不足

食料が満たされた状態とは，「家族全員が活動的で健康的な生活を行うのに十分な食事が得られること」と定義されており，逆に食糧不足とは，「家族の基本的ニーズを満たす十分な食事を得る機会が常に制限されている，または不確実な状態」と定義されている[12,13]。この定義には，食糧確保が不安定であることに加えて，十分確保できないことへの不安や懸念という側面も捉えたものである。3歳までの時期の食糧不足は様々な有害事象と関連しており，養育者の申告による健康度は低下し，入院頻度が増え[14]，発達上の問題を抱えるリスクや[15]，行動上の問題が増加するリスクとなる[16]。食糧不足と有害事象の発生との間には，栄養系（食事の量・質ともに損なった状態）のメカニズムと，非栄養系（食事がコンスタントに得られないことによって増える不安やストレス）のメカニズムの，2つのメカニズムが関与している[17]。食糧不足は子どもの心身の健康を脅かし，身体的・心理的ネグレクトの両者の形成に寄与しうる。

母親の栄養不足

最近の研究では，母親の栄養状態というものが養育行動，とくに子どもへのネグレクトに関係している可能性が示唆されている。たとえば，世界で最も多い単一栄養素欠乏である鉄欠乏症は[18]，作業能力の低下，免疫機能の低下，認知・感情・行動の変化を引き起こす。鉄欠乏症に関する研究のほとんどは幼児を対象としたものである。生殖年齢の女性における鉄欠乏に伴う認知・行動の変化に関して研究した報告もいくつか存在している[19]。鉄欠乏に関連した行動上の問題としては，易怒性・虚無感・疲労感・抑うつ症状・活動性の低下などが挙げられる。南アフリカから，貧血の母親と貧血のない母親とを出産10週後と9カ月後に評価した，二つの研究の結果が報告されている[20,21]。この研究では，鉄欠乏の有無は単独では認知・不安・ストレス・抑うつ尺度との相関は確認されなかったものの，貧血の母親に鉄剤を与えた際には，プラセボ群と比較して，認知・抑うつ・ストレスの各尺度において，25%の改善が認められた，と報告されている（p < .05）[21]。さらに，貧血の母親から出生した子どもには生後10週の時点で発達遅延が認められ，鉄剤による治療を行ったにもかかわらず，その状態は生後9カ月後にも持続していた。また貧血の母親は貧血の無い母親に比べて，子どもが9カ月の時点で，子どもに対する否定的な感情をより明確に抱いてお

り，目標を決めたり責任を持ったりする割合が低かったとも報告されている。一方で，鉄剤による治療を行った貧血の母親は，行動観察スコアが貧血の無い母親と同等であり，鉄剤投与には母親の養育行動を守る作用があることが示唆された[21]。これらの研究結果からは，鉄欠乏症の母親はわが子にネグレクトを行うリスクを有すると推察される。

母親の抑うつ

母親の抑うつは，ネグレクトの予測因子であることが判明している[22, 23]。出産後の女性の10－15％に抑うつ症状を認めるが，このような産後うつもネグレクトの予測因子であることが判明している[24]。うつ病は，母親が子どもに一貫して優しく働きかける能力に影響を及ぼす。うつ病が重度のケースでは，母親はわが子のニーズに全く応えられなくなってしまう[25]。Lovejoyらのメタアナリシス研究では，母親のうつ病と不適切な養育行動との関係は，うつ病の病期によって異なり，過去ではなく最近発症したうつ病の場合に，最も影響が強かったと報告されている。さらに低所得家庭の母親や，乳幼児の母親で，その影響が最も強かったとも報告されている[26]。つまり，特に貧困地域の家庭では，女性が新しく母親という役割を担うことになる時期に，適切なサポートが得られにくく自信を持てずにいることで，乳幼児期に不適切養育に発展しやすいリスクとなるのである。

ストレスフルなライフイベント

ストレスフルなライフイベントも，ネグレクトの予測因子である[27]。Kotchらの研究では，ストレスと社会的支援との間には相関関係があり，高ストレス下にある一方で社会的支援を得られにくい家庭の子どもは，マルトリートメントの被害を受けるリスクが最も高かった，と報告されている[23]。家計が苦しいこと，薬物依存に陥っている事，慢性的な疾病に罹患している

事，そして日々のストレスというものは，家庭に負担をかけ，家族間の摩擦を悪化させ，ネグレクト発生に寄与してしまいうるのである[28-30]。

家族間暴力

家族間の対人暴力は，一貫してネグレクトの予測因子となるライフイベントであることが示されている[31]。ネグレクトとして通告された子どもの家庭の3分の1以上（35％）に対人暴力の存在が確認されたとも報告されている[32]。暴力の加害者は子どもの身体的・心理的ニーズに注目することは無いであろうし，暴力の被害者は恐れを抱いていて子どものニーズに適切に応える力が奪われた状態にあると推察される[33]。

子どもの気質

子どもの気質というのも，ネグレクトの予測因子であることが確認されているが，どのような気質が促進因子になり，どのような気質が防御因子になるのかは，明確になっているわけではない。ただ母親が自身の子どもを「難しい気質である」と申告する事と，ネグレクトの発生との間には相関関係が確認されている[34, 35]。例えば，乳児を「難しい気質」と申告した母親の家庭の子どもは，2年後までにネグレクトとして通告される頻度が高かったとの研究報告がある[34]。Harringtonらの研究によると，「難しい気質」という母親の申告は心理的ネグレクトと関連しているものの，身体的ネグレクトとの関連は確認されなかった，と報告されている[35]。ネグレクトをしてしまう母親が，子どもを難しい気質と感じやすいのか，それとも難しい気質を持った子どもが，母親に心理的・身体的ニーズに応じるのを困難にしているのか否かは，明らかではない。

子どもの発達上・行動上の問題

障碍を持つ子どもはネグレクトを受けるリスクが高いということは，多くの研究者によって

指摘されている[36]。その理由として，子どもの障害というものは家族に困難でストレスフルな状況を突きつけることになるため，と推察されている[37,38]。イリノイ州で2000年から2006年に医療保険を使用した6歳未満の子ども10万人以上を対象とした最近のある調査では，慢性疾患や，行動・感情の問題を有する子どもは，虐待・ネグレクトを受ける確率が高く，特にマルトリートメントの被害歴を有する子どもではとりわけその可能性が高かった，と報告されている[39]。ただしこの研究では，発達遅滞や精神遅滞の診断を受けているだけでは，マルトリートメントのリスクは統計学的には上昇していなかった，とも報告されている[39]。対照的にまた別の研究では，生後9カ月の時点で精神・運動発達指数が低い乳児は，健常対照群に比べて，2歳までにネグレクトを受ける頻度が高かった，と報告されている[34]。この2つの研究結果の違いは，部分的には，データの出どころの違いにより説明可能である。つまり，子どもが精神・運動発達上の問題を抱えていることに，養育者はたいていの場合気付いているが，行政の記録上は診断を受けて初めて問題として記録される，という違いがあるのである。

ネグレクトの及ぼす
子どもへの重大な心理精神的影響

子どもの精神発達におけるネグレクトの影響については，子どもの発達の一般理論に照らし合わせて評価すると非常に分かりやすい。子どもは乳児期から思春期を通じ，連続した発達課題に取り組み続ける[40]。これらの段階は，生まれて最初の一年目のアタッチメント（愛着）の課題，すなわち強固で予測可能な関係性を，養育者とともに作り上げるという課題から始まる。続く1歳・2歳の2年間は，自律性と自己調節能の獲得が主たる課題であり，この時期に機能的スキル（食事，排泄）や対人関係性スキル（言

語）の両面において，自身の独立に寄与するスキルを獲得する。その後の幼小児期には，同年代の子どもたち（友達）との関係性の獲得が主たる課題であり，このスキルは子どもが幼稚園・小学校に通うにつれ，重要になってくる。学童期にこれまでの発達課題の統合し，より複雑な対人関係スキルを獲得することは，より複雑な思春期の対人関係を充足する上で極めて重要となる[41]。これらの課題は特定の年齢幅と結びついているものではあるが，その時期のみに獲得が限られるわけではなく，乳児期から思春期までの小児期を通じ，継続して獲得されてゆくものである。

乳児期および幼児期

乳児期に生じるマルトリートメントとして最も多い類型はネグレクトであり，このことは乳児が依存的な存在であることと関連している。乳児とその第一養育者（主に母親であるため，以降，母親と表記）との間の相互依存関係性については，数多くの報告がなされている[42]。乳児期は，まずは母親に完全に依存した状態から始まり，母親との交流を通じ社会的−感情的環境について学習していく。互いに見つめ合い，情緒的な行動刺激と反応を出し合うという過程を通じて，乳児と養育者とは相互に成長し，互いに次の反応を期待しながら刺激するといった同調的な反応を発達させていく[42]。理想的な状況下では，乳児と養育者は互いが互いを身体的・精神的に充足させるパターンを発達させていき，乳児の健全な身体的・心理的発達は促進されていく。

予想できる行動刺激に伴って自分のニーズが満たされることを乳児は学び，自身の養育者を信頼するようになる。養育者の反応に一貫性がない場合には，乳児は上記の信頼に基づくモデルを否定せざるを得ない状況に置かれ，自分のニーズが満たされるというループを学習することが出来なくなる。母親との十分な交流が無い

場合には，乳児は母親との間に信頼感や安定したアタッチメントを作り上げることが困難になり，それが更なる心理的な問題や人間関係上の問題を生じるリスクとなってしまう[43]。

　1940年代の乳児院入所児を対象とした研究で，乳児期には十分な食事が与えられたとしても，しばしば重篤で永続的な健康上の問題や発達上の問題を抱えることが既に明らかにされている[44]。つまり，愛情のこもった世話や必要な刺激というものが欠乏した場合，子どもの認知的・精神的発達は阻害されるのである。ルーマニアの乳児院[訳注a]のデータからは，ごく少数の職員が限られた時間しか世話や働きかけが出来ない環境では，3歳までに多くの子どもたちが成長障害や，認知能の発達遅滞や複数の精神的問題を抱えることとなり，アタッチメント障害・自閉症様行動・社会的スキルの低下などの問題を呈していたことが判明している[45]。これらの研究を通じ，乳幼児期の重度の心理的ネグレクトが，子どもの精神機能に及ぼすネガティブな影響というものが浮き彫りになった。

　貧困下でスラム街に暮らす乳幼児の家族に発達－生態学理論を適用させたある研究では，ネグレクトと子どもと家族機能との関係は，ネグレクトのサブタイプによって異なっており，例えば心理的ネグレクトは，家族が子どもの気質をどう捉えるかという家族機能と関係していた，と報告されている[35]。家族機能，支援状況，ストレスフルなライフイベントは，心理的ネグレクトとの直接の相関関係は確認されなかったものの，健全な家庭に暮らす母親は子どもの気質を「扱いやすい」と考える傾向があり，比較的扱いやすいと思われている子どもでは，実際に

[訳注a] チャウシェスクの落とし子たち——旧共産主義時代の独裁者であるニコラエ・チャウシェスクは避妊及び人工妊娠中絶を禁じた。結果，多くの子どもが育児放棄を受けることになり，ルーマニアには無数の劣悪な孤児院が建設され，子どもたちはそこでの生活を余儀なくされた。

心理的ネグレクトを受けにくかった，とも報告されている[35]。これらの研究結果は，子どもと家族の気質の組み合わせという，発達－生態学的観点でネグレクトを捉える重要性を示したものといえる。子どもの気質に対する母親の捉え方とネグレクトとの関連性は，ネグレクトを構成する重要な要素であり，介入戦略に組み込んで考察を行う必要がある。一方で，身体的ネグレクトに関しては，子どもの気質と家族背景との関連性については明確化されてはいない。このことからは，身体的ネグレクトと心理的ネグレクトとでは，異なる要因が関与しているものと推察される。

学童期

　ネグレクトを受けた子どもはネグレクトを受けていない子どもと比較して，発達・感情・行動上の問題を呈しやすいことがいくつかの研究で示されている[46]。ただしネグレクトを受けた子どもの行動上の問題は多様であり，ある時は消極的・内向的であったとしても，別のある時には攻撃的になると報告されている[47]。ネグレクトを受けた子どもは，社会的交流のワーキングモデルの機能不全があり，友達との日常の遊びの場面で内向的行動と攻撃的行動との両方を表出するとされている。

　Egelandらは，母子の組み合わせを4つのグループ（虐待群，ネグレクト群，心理的支援欠如群，健常対照群）に分けて調査を行ったところ，ネグレクト群と心理的支援欠如群では，健常対照群と比較して，愛着の不安定性を認める傾向にあった，と報告している[46, 48]。主たる養育者との間で安定した愛着形成がない場合には，自律性や自己発達の課題や，友達との間で信頼を形成する能力が脅かされることとなる[49]。ネグレクトを受けた子どもは，ネグレクトの無かった子どもと比較して，友達と良好な社会的交流を持ちにくく，自己への信頼感も低いことが多いとの研究報告もある[50]。

ネグレクトを受けた子どもの脆弱性については，縦断的な追跡研究でも明らかにされている。ネグレクトを受けた子どもは，学童期早期から認知能力，学業成績，クラス内での行動，同級生や大人との個人的な社会的交流の点において，ネグレクトを受けずに育った子どもに比べて劣っていた，と報告されている[47]。ネグレクトを受けた子どもは肯定的な感情を表出することが稀であり，その他のマルトリートメントを受けたサブグループの子どもと比較しても，多くの発達上の問題が見出されており，欠席が多く[51]，単位不認定が多く，成績が低い[52]との研究報告も存在している。

リスク要因やそれを補償する要因の存在も，ネグレクト環境への適応に影響する。たとえば，子どもの知的能力が高い，魅力がある，または才能がある場合，知的能力が低く魅力がなく自己肯定感の低い子どもと比較すると，ネグレクト的な環境に耐えられる可能性がより高まる[53]。しかしFarberとEgelandは，防御因子はネグレクトに伴なう負の影響をいくらか和らげるかもしれないが，マルトリートメント（特にネグレクトや心理的支援欠如）という環境上の困難は，これらの防御因子を凌駕する傾向にある，との指摘を行っている[53]。

思春期

思春期は，小児期の他者（大人）に依存した関係から，成人としての独立した関係（持ちつ持たれつの関係）へと発展する重要な移行期である。思春期の重要な獲得課題は複数の人物と信頼関係を形成すること，倫理基準を内在化すること，自分の行った行為への責任性を身につけることにある[54]。ネグレクトを受けて思春期を迎えた子どもが，それより前の発達課題を習得できていない場合，感情・行動の問題を抱えるリスクが高まる。

思春期の子どもの独立と親の責任との間の境界は不明瞭であり，思春期の子どもに対し，どのような状況がネグレクトであるのかを定義することは極めて困難である。子どもの年齢が長じるにつれて，親の影響力というのは，同世代の影響力やコミュニティの他の関係性の影響力に置きかわっていく。幼児に対するような手厚い監督は思春期の子どもには不要とはいえ，親の助言や監督の必要性はこの時期にも継続して必要なものである[38]。暖かく，公平で，互いを尊重した形でなされる親からの要求というのは，思春期の子どもにとって有益なものとなる[40]。思春期には親からの手厚い養育や監督から遠ざかっていくために，子どもたちはこの時期に行動上や心理上の問題を呈したり，危険な行動（例えば，ローティーンでの性交渉，薬物依存）を冒したりするリスクは高まってしまう。

ネグレクトが子どもの心理精神的機能に影響を及ぼすメカニズム

ネグレクトと子どもの精神機能との関連性については，生物学的ストレス理論や心理社会的発達理論など，いくつかのメカニズムが想定されている。

生物学的なストレス反応

動物実験では，母性の剥奪されたネグレクト環境というものが，生物学的ストレス反応の発達を阻害することが示されている[55]。DeBellisは，「子どもはネグレクトを強烈な不安やストレスとして処理するため，それが神経伝達系・神経内分泌系・免疫系を活性化させる」との説明を行っている[56]。脳における主要なカテコラミン系神経伝達物質は，セロトニンとドパミンである。セロトニンは気分や行動の制御に重要な役割を担っている。セロトニンが低レベルや不規則なレベルにある場合には，抑うつ・攻撃性・衝動性・自殺のリスクが高まるとされている。霊長類を用いた動物実験では，慢性のストレスにさらされた場合，脳の他領域ではセロ

第51章　ネグレクトの心理的影響とその治療　**785**

トニンが増加したにもかかわらず，前頭前野の
セロトニンレベルは低下した，と報告されてい
る[56b]。ストレスに反応して，前頭前野の機能
はドパミンにより増強され，ストレスに備える
ようになる。しかしながら慢性のストレスでは，
ドパミンの過剰産生がもたらされることがあり，
前頭前野機能は増強せずにむしろ低下し，注意
力低下・過覚醒・認知障害・妄想などが引き起
こされる。

　最近の行動神経科学の発展により，ネグレク
トのような体験が脳の発達に果たす重要な役割
が解明されてきた。脳の発達は，ニューロンの
産生過剰状態にある胎生期に始まり，学童期を
通じて続いていく[57]。脳の発達は脳細胞の形成
に始まり，続いて細胞の遊走，分化が生じ，細
胞間伝達を可能にするシナプスの発達，神経細
胞を保護し伝達を促進する支持組織である髄鞘
の発達が生じていく[58]。4歳までには，髄鞘化
の進行と並行して，シナプスの選択的刈り込み
が生じる[59]。

　シナプスの形成と除去の過程は，個人的体験
に影響される[58]。Greenough らは，学習には，
感受性期での「体験予期型学習（experience-
expectant learning）」と，年齢や時期に影響を受
けない「体験依存型学習（experience-dependent
learning）」の2つのタイプが存在していると述
べている[59]。体験予期型学習とは，生物種に特
異的な感覚・運動系などの発達に関係しており，
適切な養育などの予期される体験をすることで，
発達を導く成熟作用が機能するようになる[訳注b]。
体験予期型学習は，細胞間に化学的変化をもた
らし，細胞の機能・構造を変えることで脳に影
響を及ぼす[58]。

　対照的に，体験依存型学習による発達は，個
人特有の体験に基づいて生じる。この発達形式
により，子どもは独特の文化や環境の求めに適

───────────
[訳注b] 反対に，生まれた直後から猫に目隠しをして育て
ると目が見えなくなるなど，予期される適切な体験が無
い場合には，その機能は成熟しない。

応できるようになる。ネグレクトなどによっ
て，子どもがこのような体験が得られない場合
には，理想的な機能に必要なシナプスが発達す
ることが出来ない。シナプス形成における構造
変化は神経化学受容体に依存すると考えられて
おり，これは基本的な養育体験に影響されるの
である[58]。

　発達初期に，適切なタイミングでしかるべき
体験を得ることは，行動神経科学研究の中心課
題である。臨界期・感受性期仮説に基づくなら
ば，ネグレクトのような出来事が特定の時期（通
常，急速に発達を遂げる時期）に存在した場合，
生物学的に特有の影響が生じうる[60]。なお中
枢神経系の各部位は異なったスケジュールで発
達していくものであるため，脳の各部位によっ
て，感受性期の始まる時期やその期間は非常に
多岐にわたっている。

　行動神経科学の分野は，神経画像検査の進歩
により，子どもに対しても安全に検査をおこなう
ことが可能になったことで，近年急速に発展し
ている（第53章「虐待とネグレクトの脳発達に
及ぼす影響」参照）。DeBellis による最近の総説
文献の中で，ネグレクトを受けた子どもの脳構
造について，MRIを用いたいくつかの研究が紹
介されている[56a]。ネグレクトによる脳構造への
負の影響は，特にPTSDに発展した男児において
顕著であることが判明している。今後は，機能
性MRI（fMRI）などの新たな技術を用いた研究
で，ネグレクトに関連する特異な脳活動パター
ンについての理解が深まることが期待される。

発達システム理論

　発達システム理論（DST：Developmental
Systems Theories）[3, 61] という概念も，ネグレ
クトが精神機能に及ぼす複雑なメカニズムを理
解する上で有用である。DSTは生態学的理論
（ecological theory）に基づくものであり，基礎
となる生物学的プロセスから，個人・家族・学
校・地域社会・文化社会レベルのプロセスへと

786　第Ⅶ部　子ども虐待の心理学的側面

拡大して，それぞれのレベルにまたがって及ぼしあう影響というものを概念化した理論である。他のシステムモデルと同じく，及ぼしあう影響というのは双方向性のものであり，システムの一部が変化した影響を受けて，システム全体の関係性やプロセスは変化しうると考えられている。

ネグレクトの直接的影響

ネグレクトの直接的影響モデルでは，ネグレクトというのはリスク要因を増強し，防御因子を減弱して，発達に適切な刺激を制限し情操構築の機会を奪うことで，子どもの精神機能へ直接的に負の影響を及ぼすと考えられている。ネグレクトの負の影響の多くは，家庭が低所得であるなどの随伴するリスク要因に影響を受けることが，多くの研究で示唆されている。低所得家庭では学歴が低く，技術獲得のための投資はなされていないことが多いため，子どもへの就職の機会は制限されてしまう[62]。また低所得家庭では，子どもに丁寧に説明したり詳しく述べたりする代わりに，命令や簡単な表現で話がなされることが多く，子どもの言語環境が制限された状況にある[63]。加えて，低所得家庭では，感情を育んだり社会的適性を促したりするような相互的・双方向性の養育スタイルではなく，親のコントロールに基づいた厳しい養育スタイルが用いられる傾向がある[64]。

ネグレクトにおける緩和的影響

ネグレクトにおける緩和的影響（moderated effect）とは，家庭や子どもの特性によって，ネグレクトの及ぼす影響というものが変化しうる，ということを意味している。たとえば，教育水準が低く判断能力が低い家庭では，教育水準が高く理論的判断能力が高い家庭と比較して，ネグレクトの影響から子どもを守ることが難しくなる[65]。防御因子の授与によっても，ネグレクトの効果は影響を受ける。たとえば，家族投資モデル（Family Investment Model）[66] では，

教育レベルの高い親や金融資産を有している親は，教育を豊かにする物（本など）や活動（読書など）に投資を行うため，たとえ子どもがネグレクト状況に陥ったとしても，その負の影響を受けずに跳ね除けうる可能性が高まるとしている。

家庭の特性も「社会的淘汰」という過程を通じて，ネグレクトが子どもの精神機能に及ぼす影響に寄与している[67]。社会的淘汰という概念は，親個人の資質の差異というものが養育の差異を生み，それが子どもの精神機能に影響を及ぼすとみなすものである。たとえば，正直・誠実・他者を頼ることができるなどの社会に適応的な特性を持っている親は，その価値を子どもに伝える。そのため，たとえ子どもがネグレクト状況に陥ったとしても，その影響を最小化するようなレジリエンスを子どもが発揮できる可能性が高まるのである[68]。

ネグレクトの介在的影響モデル

ネグレクトの介在的影響モデル（mediated model）では，ネグレクトの負の影響は家庭機能不全を通じてもたらされ，子どもへの負の影響を引き起こすとしている。このモデルは，家族成員や子どものうつ病への影響に関する1930年代の研究から発展したものである[69]。経済的困窮が家庭のストレスを生み，親の健全な精神状態に悪影響を及ぼし，養育行動を損ない，厳しく支配的な養育やネグレクト的な養育に繋がりやすくする，というこの概念は，家庭ストレスモデル（Family Stress Model）[70] にも合致するもので，結果として子どもに行動上・発達上の問題が引き起こされることとなる。言いかえるならば，ストレスを抱え貧困のプレッシャーに圧倒されている親は，子どもの感情・認知・養育上のニーズを満たすことができない可能性が高まるのである。

ネグレクトの相互影響モデル

　ネグレクトの相互影響モデル（transactional model）では，ネグレクトの負の影響というのは，様々な調節過程や介在過程を挟みながら，家庭と子どもとの関係性の中で相互に影響を及ぼしあって生じるとしている。親の特性というのが子どもの精神機能におけるネグレクトの負の影響を緩和しうるのと同様，子どもの特性によっても，ネグレクトの負の影響は緩和されうる。たとえば，穏やかな気質の子どもの親に比べて，気難しい気質の子どもの親は，子どもに対し共感的できめ細やかな養育を行うことが困難になりやすく，抑うつ的な症状を訴えやすくなる[71, 72]。気難しい気質の子どもを養育するにあたって，母親の抑うつ症状はネグレクトと同様に，子どもの精神機能に負の影響を及ぼす[73]。また家庭投資モデル（Family Investment Model）[66]では，たとえ生活が苦しく十分な養育が出来ない時期にあっても，「子どもが聡明で，学問の資質がある」と親が子どものことを捉えている場合には，養育者は積極的に教育的投資をする傾向にあるとみなしている。

　つまり，養育者の体験するストレスというものはメンタルヘルス上の種々の問題を生みだし，子どもとの相互作用の質を損ない，ネグレクトを生み出すことになりうるが，養育者自身が子どもの能力や行動をどのように捉えるのかによっても影響を受けるのである。同様に，子どもも多くの要因から影響を受けている。種々の資源不足やその他のネグレクトの発生の可能性を高めるリスク要因による直接的作用に加え，親からの一貫性のない養育や厳しいしつけなどの養育行動によっても，負の影響は及ぼされる。そして，子どもの行動に養育者が反応する限り，このサイクルは続いていくのである。

地域社会の及ぼすネグレクトへの影響

　発達システム理論（DST）では，ネグレクトにおける隣人・地域社会・文化の影響について

も，強調されている。ネグレクトのリスクのある低所得家庭は，低所得世帯が集まる地域で暮らしている傾向にあり，そのような地域は人口が密集し，犯罪が多く，地域社会による教育的な関わりというものがほとんどない[74]。このような地域の学校は資金不足のことが多く，風紀の問題に常に悩まされており，研修が不十分な教師が従事し，義務教育の充実も困難な状況にある[75]。このような地域社会の状況はネグレクトに関連しており，子どもの学業成績にも影響を及ぼしている（教育ネグレクトの状況下にあることもしばしばである）。ただし，このような地域社会のレベルの差異というのは，家庭のレベルの差異に比べれば影響は軽微であることがほとんどである[76]。しかしながら，家庭ストレスモデル（Family Stress Model）の観点からは，地域社会の状況というのは，家族の関係性というものにも影響を及ぼし，ネグレクトの負の影響を強化する因子になりうるのである。

ネグレクトに関するプログラムや政策

　虐待・ネグレクトに対する介入プログラムは，数多く報告されている。しかしその効果について詳細に評価を行った研究報告はほとんどなく，ネグレクト事例の介入プログラム実施によるアウトカムについての報告事例に絞れば，その報告はさらに少なくなる。本セクションでは，プレイセラピー・家族介入プログラム法・家庭訪問プログラムなどの，試験的にデザインされたいくつかの介入法について言及する。

プレイセラピー（遊戯療法）

　Allinらは，1980年から2003年にかけて，ネグレクト事例への治療に関する文献の系統的レビュー研究を行い，その結果を報告している[77]。このレビュー研究では，（1）ネグレクトを体験した子どもと親がともに含まれている，（2）介入法が明記されている，（3）アウトカムが評価

されている，といった選択基準に合致した54編の文献が抽出された。うち対照群を置いて実施された観察研究や実験研究の報告文献はわずか14編のみであり，エビデンスレベルとして，2編の文献が「優れている」，3編の文献が「妥当性がある」と判断されるものであったが，9編の文献は「不十分」と評価されるものであり，「優れている」と評価された2編の文献は，いずれもネグレクトを受けた子どもに対するプレイセラピーについて研究したものであった，とのことである[77]。

1編目はFantuzzoらによる，「レジリエント能力に優れた同級生とのプレイセラピー（resilient peer treatment）」のRCT（無作為対照化研究）の報告である[78]。対象はヘッドスタートセンター[訳注c]が関わっている，孤立した状況下にある46名のアフリカ系アメリカ人の子ども（うち22名には身体的虐待やネグレクト，あるいはその両者の被害歴を有していた）で，対象者の人選は教師やその他の中立的なオブザーバーが行ったとのことである。介入群に選定された子どもには，それぞれレジリエント能力に優れた同級生（オブザーバーが選定した，「学校のクラスで他の子とポジティブな遊びを高いレベルで行っている子ども」）が友達としてマッチングされた。ヘッドスタート事業の対象となっている家庭の親の中から，ボランティアとして募られたプレイサポーターが，教室に作った区画で2人の遊びを観察し，2人に支持的な言葉かけをし，2カ月間にわたって15セッションの遊び（プレイセラピー）が行われた。一方で対照群は，平均的な遊びのレベルの友達とマッチングされ，15セッションの間，プレイサポーターは観察をするだけで，言葉かけを行うことは無かった。状況を知らされていないオブザーバーが，介入開始2週間目に採点を行ったところ，介入群で

はマルトリートメントの被害の有無にかかわらず，対照群と比較して，よりポジティブな遊びをするようになり，一人遊びが少なくなったと評価された。介入2カ月後には，学校の教師から介入群の子どもたちは，対照群と比較して，内在化障害としての症状や外在化障害としての症状を表出することが少なくなったと評価された，と報告されている[78]。

2編目はUdwinによる，ネグレクトや虐待やその両者を体験し，親子分離された未就学児34名を対象とした，想像遊びに関するRCT（無作為対照化研究）の報告である[79]。対象者の半分が介入群に選定され，ファシリテーターとともに10－30分の想像遊びのセッションが実施された。もう半分の対象者は対照群に選定され，想像遊びのセッションは行われず，代わりに10－30分のプレイセッションが実施された。介入4週間後に，中立的な学生が観察者としての採点を行い，対照群と比較して介入群では友達と交流・協調・創造・陽性感情・発散思考（様々な視点から考える）の点で良好なスコアを示し，攻撃的な遊びが少ないと評価されたとのことである[79]。

家族介入プログラム

Brunkらは，虐待・ネグレクトの治療場面における，マルチシステミックセラピー（MST：multisystemic therapy，主として非行少年を対象とした親と子の関係を見据えたシステム的な介入方法）とペアレントトレーニング（PT）との比較を行い，その結果について報告を行っている[80]。養育者が子どもに虐待やネグレクトを行い，法廷からカウンセリングの受講命令が下った家庭を対象に，この調査への参加の機会が与えられ，その半数にあたる43家庭が参加に同意する形で，この研究は行われた。参加家庭は無作為にMST群とPT群に割りつけられ，両群とも1.5時間のセッションが週1回，計8週間にわたり行われた。

[訳注c] 米国の低所得者層向けの包括的支援センター。ヘッドスタート事業には，連邦政府が行っている事業としては宇宙開発に次ぐ多額の予算が付いている。

MST群は自宅またはクリニックで，個別の治療を受けた。MSTは家庭のニーズを満たすように設計されており，例えばネグレクトを行った養育者に対しては，実行すべき責任を果たすためのトレーニングが提供された。ほとんどの家庭に，子どもの取り扱い方法や子どもの発達上期待してよい行動という事項について，教育が行われた。約半数の家庭ではセラピストは，外部機関に対しての家庭の権利擁護者としての役割も担っていた。一方，PTはクリニックで実施された。PTを実施している期間，複数のセラピストが治療に関わり，ヒトの発達過程や子どもの取り扱い方法などについての教育に焦点化したセッションが提供された。家族自身が，家庭内や子どもの特定の問題行動を同定し，セラピストはそのような行動をどのように管理していくべきかについてのプログラムを提供し，話し合いを行った。

治療開始前と終了後1週間以内の2回，家族に対しての評価が行われた。親は自記式の質問紙に回答を行うとともに，ブロックを使った課題を子どもと一緒に行う様子をビデオ撮影した動画も評価に用いられた。その結果，MST群とPT群のどちらの治療群も全般的なストレスが低減し，家庭内の問題の深刻度も低減した，と報告された。親子間の観察項目の内容を個々に評価した場合には，介入によってMST群の親は子どもの行動をコントロールしようとした際に，よりうまく対応が出来るようになっており，またMST群の子どもは積極性が増していた。またネグレクトを行っていた親は，MSTの実施により，子どもの行動へより反応するように変化していた，とのことである[80]。

MeezanとO'Keefeは，マルトリートメント家庭を対象にして，複数家庭に同時に行われるグループセラピーと個別の家族療法との比較を行い，その結果について報告を行っている[81, 82]。この研究は，ロサンゼルス子ども家庭サービスが，虐待・ネグレクト家庭として継続的に関わりを持っていた81組の親子を対象として実施された。この研究で介入群に実施された，Family-to-Famlyと名付けられた複数家庭を対象としたグループセラピーは，マルトリートメントの予防・改善のために，家族内の交流パターンを変化させ，親の反応性を促進させるためにデザインされたもので，（1）身体・感情／社会性・認知の発達について，（2）しつけ・親の責任・自己制御について，（3）価値感・個性の確立・自尊感情について，（4）感情の同定について，（5）自分自身・パートナー・親・その他の人物について，（6）建設的なコミュニケーションと関係性の確立について，の6つのテーマを取り扱うものであった。プログラムは個々の家庭のニーズに応じるように，適宜調整がなされた。またこのプログラムでは，食糧配給所などのコミュニティのリソースに家族をつなげるケースマネージメントも行われた。介入群（Family-to-Familyプログラムの実施対象となった家族）は，4名の医師より成る治療チームと，週2.5時間ずつ面接を行い，このような面接が8カ月間にわたり続けられた。

一方で対照群の家庭に対しては，マルトリートメント家庭として認定し，継続的な関わりを行っているケースに対し通常行っている構造化家族療法，行動変容療法，認知行動療法などの家族療法と，一般的なケースマネージメントが実施された。個々の家庭には，平均約1時間の治療が計10セッション行われた。この研究の主要なアウトカムは，子ども虐待の潜在可能性の評価としつけの適正化の有無であり，虐待潜在尺度（CAP：Child Abuse Potential Inventory）[83]により評価が行われた。質問紙に家族が自記式で回答する形式で，介入前と介入後の2回，この評価が行われた。介入群・対照群ともに介入前の段階では，CAPスコアは臨床的カットオフ値を越えるスコアを示していた。介入後には，介入群のCAPスコアは著明に減少し，臨床的カットオフ値以下となった。一方で，対照群ではス

コアはやや減少したものの，依然としてカットオフより高い値にとどまっていた，とのことである[81, 82]。

家庭訪問プログラム

Olds らが考案した保健師家庭訪問プログラム（Nurse Home Visitation Program）は，初めて子どもを持つ母親たちを対象とした，虐待・ネグレクトを含む諸問題の発生予防のためのプログラムであり，長期間の経過観察を含む無作為化臨床試験として実施された，最も有名なプログラムの一つである[84, 85]。オリジナルのサンプルは妊娠30週以前にリクルートされた初めて母親になる400名の妊婦で，うち85％は未婚・10代・貧困家庭で育った妊婦であった。それぞれの家庭は（1）出生後に2歳まで乳児健診を行う群，（2）（1）のサービスに加え，出産前健診と家庭訪問を行うとともに，健診受診のための無料とタクシーチケットを配布する群，（3）（2）のサービスに加え，妊娠期に2週ごとの保健師の家庭訪問を行う群，（4）（3）のサービスに加え出生後も頻回の家庭訪問を行う群，の4群に無作為に割り当てられた。家庭訪問を行う保健師は，家庭支援と胎児期・乳児期の発達に関する教育を行い，必要時にその他の行政サービスと家庭とを結び付ける働きを行った。

行政のソーシャルサービス部門の記録を基に検証が行われた結果，2歳までの間に虐待・ネグレクトとして通告・認定された事例の発生比率は，対照群の中でも最もハイリスク（貧困・未婚の10代）のグループでは19％に達していたのに対し，保健師が訪問した群では最もハイリスクのグループでも，その発生は4％にとどまっていた。保健師訪問がなかった群の分析では，マルトリートメントの発生と母親の自己統制能力の低さとの間には強い相関が確認されたが，この相関性は保健師訪問が行われた群では統計的に有意差は認められなかった，とのことである[84, 85]。

セーフケア・プロジェクト（Project SafeCare）は，ネグレクトの発生と密接にリンクする（1）家庭の安全性，（2）乳幼児のヘルスケア，（3）親子の関わり（stimulation）・絆（bonding）・交流（interaction）の3つの要因を考慮してデザインされた家庭訪問プログラムである[86, 87]。このプログラムの有用性に関する研究では，虐待・ネグレクトの通告を受けた児童相談所や，地域の病院の母子保健部門からの依頼をもとに，対照となる家族がリクルートされた。後者からの依頼は，親が若年・片親・貧困などの理由でマルトリートメントのハイリスク家庭としての介入依頼があったものであった。この研究に参加した家庭の40％以上は，スペイン語しか話せない家族であった。またこの研究では，児童相談所がその他の理由で介入した，社会的属性をマッチングさせた家族が，対照群として設定された。

このプログラムは，5週間隔で15週にわたり，看護師やその他の研究アシスタントが1対1で集中して，子どもの発達に適した養育スキルや遊び方，安全性に関する問題，清潔に関する問題，防犯の問題，子どもが病気になった際の対処法などについて啓発教育を行うというものである。この研究の主要なアウトカムは介入後の虐待・ネグレクトの発生率であったが，介入を行った家庭では，介入期間中や介入後2年までの間にネグレクトの発生が低下した，と評価されている[86, 87]。

「ファミリー・コネクション（ネグレクトに特化した予防プログラム）」

これまでにネグレクトの予防に特化したプログラムはほとんど存在しておらず，これまで述べてきた予防プログラムが，なぜ複数の類型のマルトリートメントに効果があるのかが，明確となっているわけではない。我々の知る限り，ネグレクトに焦点を当てて開発されたとする予防プログラムは，ファミリー・コネクション（Family Connections）[88] が始めてである。このプログ

第51章　ネグレクトの心理的影響とその治療　**791**

ラムの有用性に関する研究では，ボルチモアの
メリーランド西部の貧困・失業・経済的困難に
あえぐ権限委譲区域に暮らす住民の中から，144
組の家庭がリクルートされ，3カ月間のプログラ
ムを受ける群（FC3群）と9カ月間のプログラ
ムを受ける群（FC9群）のいずれかに，無作為
に割りつけられた。この研究にリクルートされ
た家庭は，（1）児童相談所に通告するほどでは
ないが，軽度のネグレクトが生じているために
市町村が通告・相談を受けていた，（2）子ども
の障害や行動上の問題，養育者や家族の薬物依
存やホームレスの問題など，ネグレクトのリス
クとなる要因を2つ以上有していた，（3）研究
参加時点で，児童相談所には係属していなかっ
た，（4）研究への参加意欲があった，という特
徴を有していた。ただ以前に児童相談所の係属
歴があることは，この研究では除外基準とはし
ていなかった。市町村への通告・相談は学校・
地域の機関・病院や診療所・行政機関からなさ
れるか，養育者自ら行っていた。家族に対して
の基本的なアセスメントが行われた後に，無作
為に治療群と対照群とに割りつけられ，介入者
であるソーシャルワークの実習生との引き合わ
せが行われた。両群ともに1週間に約1時間，こ
れらの介入者からの啓発教育が行われた。オー
ディオ・コンピューターを用いたセルフインタ
ビュー形式で，養育者から回答を得る形で，デー
タ収集は行われていた[88]。

　ファミリー・コネクション・プログラムは，
Bronfenbrennerの社会生態学理論[3]をもとに開
発されたものであり，地域ベースのアウトリーチ
を行うこと，個々の家庭それぞれに個別的に評
価を行うこと，個々の家庭に合わせた介入を行
うこと，家族のネットワークごと支援を行うこ
と，家族の力を引き出すアプローチであること，
家族の持つ強み（ストレングス）を見極めるこ
と，家族の文化を最大限に尊重すること，子ど
もの発達に応じた対応を行うこと，結果（アウ
トカム）を重視した支援計画であること，とい

う9つの原則から成り立っている。プログラム
は，4つの基本的対応を核としている。基本的対
応の1つ目は，立ち退き命令を受けるなど，家
庭が危機的な状況にある場合には，直ちに家庭
にとり最重要のニーズを評価し，必要な資源を
提供するように，介入者が緊急の支援を行うこ
と，である。支援は具体的に，支援リソースの
情報提供，現物支給・緊急資金援助の形で提供
された。基本的対応の2つ目は，家庭特有のリ
スク要因を同定した後に，個々の家庭のニーズ
に合わせて介入・支援を行うこと，である。基
本的対応の3つ目は，家族がサービスを受けられ
るように支援を行う立場の介入者が，サービス
のコーディネートを行うこと，である。基本的
対応の4つ目は，複数の家庭が参加する形式の，
地域・文化に即した支援的なレクリエーション
の催しを，年に最低4回は開催すること，であ
る。プログラムに参加する家族には，ニュース
レターを用いて子育て情報や，無料もしくは低
価格の家族向けイベントの情報が提供された。
卒業後のソーシャルワーク研修生のトレーニン
グと地域サービスとを融合したという点で，こ
のプログラムは極めて独創性に富むプログラム
ということが出来る。研修生は学部教官からの
スーパービジョンを受けながら，介入者として
このプログラムに参加することとなっている[88]。

　このプログラムの有用性に関する研究では，
養育者の抑うつ症状・育児ストレス・日々のス
トレスという3つのリスク要因につき，介入前
後で評価が行われた。あわせて，養育への姿勢・
自身に子育ての能力があるという実感（PSOC：
parenting sense of competence）・家族機能・得
られている社会的支援，という4つの防御因子
につても評価がなされた。子どもの安全や子ど
もの行動は，養育者からの自己申告の形で評価
がなされた。一方，家族が虐待・ネグレクトと
して通告を受けたか否かは，公的記録を検索す
る形で評価がなされた[88]。

　ファミリー・コネクション・プログラムの介

入前には，対象家族154組のうち87組に対し，のべ274件の児童相談所への通告・相談が行われていた。介入前になされた児童相談所への通告内容に関しては，3カ月間のプログラムを受ける群（FC3群）と9カ月間のプログラムを受ける群（FC9群）の間に，特に差異は認められなかった。介入期間中に，対象家族17組にのべ24件の通告・相談が児童相談所に行われ，介入終了後6カ月までに，11組にのべ11件の通告・報告がなされていた。FC3群とFC9群との間に，通告相談件数に差異は認められなかった，とのことである[88]。

　介入によって，養育者の抑うつ症状や養育ストレス尺度は，FC3群・FC9群の両者で低下が確認された。社会的支援が得られている割合・養育への姿勢・自身に子育ての能力があるという実感（PSOC）については，軽度ではあるが改善が確認された。一方で両群ともに家族機能については，変化が確認されなかった。第三者の観察者による評価では，家庭内の密集度や衛生面での改善が認められていた。子どもの行動上の問題は両群で減少したが，養育者の自己申告では，FC3群に比べFC9群の方が，子どもの内在的行動化の改善が認められた，とのことである[88]。

　リスク要因や防御因子の変化に関しては，FC3群・FC9群の両群間でほとんど差異は確認されなかった[88]。満足度に関する自己申告では，FC9群の家族はFC3群の家族に比べて満足度が低く，またFC9群の方がプログラム完了例も少なかったと報告されている[88]。この研究報告の著者であるDePanfilisとDubowitzによるならば，参加期間が9カ月というのが家族にとって負担が重かったことがその一因と考えられた。一方で，FC3群の参加期間は3カ月と短く，介入側がより熱心に関わった可能性もありうる。

　一般的にマルトリートメントの高リスク群の家庭が，予防プログラムを完了する割合は，30−80％の範囲とされているが[89]，この研究でファミリー・コネクション・プログラムを完了した家族の割合は，FC3群で89％，FC9群で46％であった[90]。Girvinらは，家族がこのプログラムを完了しうる予測因子の抽出を行っている[90]。多変量解析の結果では，プログラム期間が短い方がプログラムを完了する可能性が高まる傾向があったが，その他にも参加養育者の抑うつ症状が軽度であることと，介入者である研修生への満足度が高い場合には，プログラムを完了する可能性が高かった，と報告されている[90]。プログラムのスタッフは，初回面接時に具体的なニーズに焦点を当て，以降の面接ではマルトリートメントのリスクを減らすためのテクニックを徐々に高いレベルにまでもっていくような関わりをした場合に，うまく行ったと自己分析していたとのことである[90]。今後の研究では，「モチベーション」や「関わり方」などの，プログラムのアドヒアランスに関係する有形的ではない要因についての研究を深めていく必要があるであろう。

　DePanfilisらは，ファミリー・コネクション・プログラムの経済的効果についての評価を行っている[91]。1カ月間のスタッフの介入時間は，FC3群では平均20.9時間，FC9群では平均15.9時間であった。54家庭に対し，1カ月間で計28,955ドルのコストが発生していた。その内訳は，研究スタッフ3名の給料（13,923ドル），ソーシャルワーク研修生12名の謝金（13,206ドル），利用設備の賃貸料（722ドル），雑費（物品・コピー代など）（298ドル），交通費（163ドル），研究対象となった家族への対応のための支出（643ドル）であった。1家族の一月ごとのコストは，FC3群で平均607ドル（3カ月間で1,821ドル），FC9群で平均477ドル（9カ月間で4,197ドル）であった。介入により得られる効果がFC3群とFC9群でほぼ同様であることから，FC3群の方が費用対効果はより高いことが示唆された。子どもの問題行動スコア（child behavior score）はFC9群でより高かったと報告されているが，こ

のスコアを1点低下させるのにかかったコストはFC3群で337ドルであった一方で, FC9は276ドルと若干ではあるがより低かった, と報告されている[91]。

ファミリー・コネクション・プログラムは, 専門家教育と家族支援サービスとを融合した, 理論的根拠に基づいた, 厳密な実証を行ったプログラムという点で, 模範的なプログラムということが出来る。ただし本プログラムの効果研究には対照群が置かれていなかったために, 時間とともに生じた家族と子どもの変化が, プログラムにより生じたものか否かを判断することは困難である。ファミリー・コネクション・プログラムは現在, 追加で5年間の多施設共同での追試研究を施行中である。多施設にまたがる評価がおこなわれることにより, このプログラム関する更なる実証的データが示されることが期待される。

長期的なフォローアップ

虐待事例やネグレクト事例に対し長期的なフォローアップを行った研究は複数存在しているものの, ほとんどの研究ではこれら二つを弁別して評価をしているわけではない。虐待やネグレクトの被害の既往のある子どもは, 暴力的な触法行為を行うリスクであるとされているが[92], 虐待やネグレクトが幼小児期より始まっていた事例では, 成人してから不安障害や抑うつ症を発症するリスクが高まり, 学童期より始まった事例では, 成人してから行動上の問題を呈するリスクが高くなるとされている[93]。これらの事実は発達生態学理論と一致しており, 子どもの発達を考慮することの重要性をよく表しているということが出来る。

虐待・ネグレクトに直面したときのレジリエンス(困難に打ち勝つ力)についても, 様々な調査が行われている。ある研究では, ネグレクトを受けた子どもの22%が成人期までにレジリ

エンシーを発揮していた, と報告されている[94]。この研究では, レジリエンスを「精神疾患に罹患していない」「雇用された状態にある」「高等教育を受けるに至っている」「ホームレス状態にない」「社会的に活動状況にある」「薬物依存に陥っていない」「逮捕歴がない」「自己申告で犯罪を犯していない」の8領域のうち6領域以上を満たした状態と定義された。虐待やネグレクトの被害歴のある子どもは, 対照群の子どもに比して, この8領域のうち6領域でネガティブなスコアを呈していたと報告されているが, レジリエンスの検討を行ったところ, 虐待・ネグレクトの被害歴のある女性の27%, 男性の33%がレジリエンシーを発揮していた(経過中にレジリエンスの定義を満たすようになった), と報告されている。

Widomが示したように, ネグレクトの被害を受けた子どもは, 後に暴行や強姦の被害を受けるリスクが高いことが知られている[95]。ただしWidomの研究ではネグレクトの被害歴とPTSD症状の発症にも相関関係が確認されたものの, 行動上の問題の既往・離婚や親子分離の既往・アルコールや薬物依存歴などを組み込んだうえで共分散解析を行ったある研究では, PTSDの生涯発症率とネグレクトとの間に明らかな相関関係は確認しえなくなった, と報告されている[95]。つまり, ネグレクトとPTSDとは直接的に結びついたものではなく, 子ども側の要因・家庭側の要因・ライフスタイルの要因といったものと結びついて, 関係するようになるものなのである。

臨床実践における推奨事項・将来の研究の実践への提案・今後の研究の展望

ネグレクトに関する文献では, 現在の状況はネグレクトを『ネグレクト』した状態にあることが繰り返し述べられている。この分野の研究領域は, ネグレクトの定義について各管轄区によって異なる児童相談所の基準を準用したのか,

子どものニーズに焦点を当てたのか，養育者の行動に焦点を当てたのか，不明確で混乱した状況にある。またネグレクトは，その他の類型の虐待と併発していることが多く，実践の場でも研究においても，これらが複雑に絡み合っている。ネグレクトの被害を受ける頻度は子どもが幼少であるほど高く，子どもたちは実際に起きたことと起きていないことについて，報告や説明を行うことは通常ほぼ不可能である。ネグレクトに焦点を当てた研究はわずかしかないことも，極めて問題である。ここ15年の間，ネグレクトの影響・予防・介入や加害者に関しての，厳密な研究が求められてきている[96]。ネグレクトの心理社会的影響や，ネグレクトを受けた子どもの治療に焦点を当てた各種の推奨事項を，以下に列記する。

1. 包括的評価を行う必要がある：ネグレクトが疑われた場合，子どもには精神的な問題が生じているリスクがある。したがって，ネグレクトを受けた子どもの評価を行う際には，精神的評価や発達評価を含めた，包括的な評価を取り入れる必要がある。

2. 子どもの安全を担保する必要がある：子どもの安全を保証することは最優先事項である。各州には必要に応じて評価・介入を行う際に，サポートを行う児童相談所が必ず存在している。地域で利用可能なサービスを知る上で，地域の児童相談所と協働することは極めて有用となる。

3. 多機関連携による継続的なフォローアップを行う：ネグレクトは，身体医療分野や精神医療分野に加えて，社会学やその他の複数の分野にまたがる問題であり，複数の領域をカバーした介入を行う必要がある。

4. 明確な定義を用いる必要がある：ネグレクトの精神的影響を理解するためには，定義の明確化は不可欠である。介入を行う専門職は，自分たちが用いる用語の定義を明確

にしておかなければならない。児童相談所の定義を準用する場合には，地域におけるネグレクトの発生率を含む，詳細につき明記する必要がある。

5. 研究は理論に基づいたものである必要がある：たった一度の出来事でも，身体的虐待の場合には虐待となりうる。一方でネグレクトの場合には，基本的ニーズが満たされないという状況が慢性化していることをもって，認定されうるものである。発達理論に基づく視点でネグレクトの精神的影響を解釈することで，支援が欠如した場合の子どもの発達に与える負の影響を理解することができ，介入をする際に発達に関しての情報を提供したり，啓発指導を行ったりすることの重要性につき理解することができるようになるであろう。発達システム理論（DST）は，子ども－家庭－地域－文化を融合した理論であり，ネグレクト事例の支援を考慮する上で，非常に適した理論体系である。

6. 間接的影響について考察する必要がある：DSTは，直接的影響と間接的影響の両者を包含したモデルであることが強調されている。例えば，ネグレクトの影響は他の脅威が併発した時に強まることが多い。複数の問題に晒されている子ども（ネグレクトに加えて，成長障害をきたしている，など）は，問題がないか問題が1つだけの子どもに比べて，予後がより不良となる[97, 98]。

7. 予防に関する研究を推進する必要がある：ネグレクトの予防に焦点を当てた研究は現時点でほとんど存在していない。起きていない物事を研究することが困難であることは，確かである。しかし一方で，ネグレクトに発展しうる家庭を特定するための，ネグレクトのリスク要因というものはよく知られている。予防的研究は，予防研究学会（SPR：Society of Prevention Research）[99]

第51章　ネグレクトの心理的影響とその治療　　**795**

のアウトラインにあるように，適切な対照群や比較群を置くなど，予防科学の指針に準拠し，厳密にデザインされたものである必要がある。待機リストを管理したり，2つの介入法を比較したりする研究手法は，研究に参加する全ての家族に治療的介入をすることを保証しつつも比較検討を可能にしうる方法といえる。

8. 治療に関する研究を推進する必要がある：ネグレクトの被害を受けた子どもへの有効な治療法に関しては，理解が進んでいるとは言い難い状況にある。治療プログラムの効果を評価する際にも，厳密な科学的手法に基づいた研究が必要である。

また，幼小児のいるハイリスク家庭の対応を最前線で行なっている医療者にとって求められる，臨床実践に関する原則を以下に列記する。

1. 既に公表されているガイドラインに則り，子どもの発達段階に応じた適切な養育方法を奨励することで，子どものネグレクトを予防し，子どもの健康と福祉の増進を図る[100]。

2. カウンセリングを要する子どもや親に対して，書面で推奨事項やガイドラインを提供する[100]。

3. チャイルドシートに関する疑義については，米国小児科学会（AAP）などの情報源を活用し，最新の安全情報を提供する[101]。

4. 食糧配給所・Parents Anonymous（虐待を行ってしまった親のサポートグループ）・中毒センターなど，地域で緊急でも利用可能な各種サービスの情報を，家庭に提供する。

5. 貧困・食糧不足・母親のメンタルヘルス上の問題や栄養不足・ストレスフルなライフイベント・子どもの気質や発達特性や行動特性などの，ネグレクトの予測因子のスクリーニングを行う。

6. 食糧不足の可能性につきスクリーニングを行

う。米国農業局は食糧不足のスクリーニングのための6つの質問項目を作成している[102]。

7. 子どもが生活習慣（歯みがき，決まった時間に寝るなど）を確立できるように，親がモデルを示すことについてサポートを行う。

8. 母親の抑うつ症状につき，スクリーニングを行う。KemperとBabonisにより，抑うつ症状を同定するための，3つの質問項目よりなるスクリーニング方法が提唱されている[103]。もちろん，他にもより多項目の尺度から成るスクリーニング方法も，様々に存在している。

9. 子どもの発達上のリスクのスクリーニングを行う。10の項目よりなる，親による子どもの発達段階評価尺度（PEDS：Parent's Evaluation of Developmental Status）[104] は，学校における問題の同定や，発達障害や行動上の問題の同定に有用である。

10. 小児・思春期の子どもであれば，直接的に情報を収集する。子どもに衛生ネグレクトやヘルスケアネグレクトといえる状況がないか，丁寧な観察を行う。成長曲線をプロットしたうえで，成長の評価を行う。

11. 家族の持つストレングス（強み）を同定し，支援に生かす。拡大家族（親類縁者を含めた広義の家族）などの家族リソースにつき，聴取を行う。

12. 提供しうる各種サービス（医療扶助，居住支援，婦人児童向け栄養強化計画［WIC：Women, Infants and Children］，食料配給券［Food Stamp］など）の利用条件に付き理解したうえで，適応があれば支援を依頼する。支援依頼後にもフォローアップを続け，状況を確認する。

13. 米国のすべての州では，虐待・ネグレクトが疑われる子どもを発見した際の通告義務が，医師には課されている。通告の方法や地域で利用できる家庭機能サービスにつき理解しておき，児童相談所と適切に協働する。

文献

1. Child Maltreatment 2006. U.S. Department of Health and Human Services, Administration for Children and Families, Washington, DC, 2008. Available at http://www.acf.hhs.gov/programs/cb/pubs/cm06/cm06.pdf. Accessed April 9, 2009.
2. Child Abuse Prevention and Treament Act, 42 U.S.C. 5106g, §Sec. 111-2.
3. Bronfenbrenner U (ed): *The Ecology of Human Development.* Harvard University Press, Cambridge, Mass, 1979.
4. Brown J, Cohen P, Johnson JG, et al: A longitudinal analysis of risk factors for child maltreatment: findings of a 17-year prospective study of officially recorded and self-reported child abuse and neglect. *Child Abuse Negl* 1998;22:1065-1078.
5. DePanfilis D: How do I determine if a child is neglected? *In:* Dubowitz H, DePanfilis D, (eds): *Handbook for Child Protection Practice.* Sage Publications, Thousand Oaks, Calif, 2000.
6. Garbarino J, Sherman D: High-risk neighborhoods and high-risk families: the human ecology of child maltreatment. *Child Dev* 1980;51:188-198.
7. Pelton CL: Family violence—child abuse and neglect. *S D J Med* 1981;34:23-28.
8. Lee BJ, Goerge M: Poverty, early childbearing, and child maltreatment: a multinomial analysis. *Child Youth Serv Rev* 1999;21:755-768.
9. Coulton CJ, Korbin JE, Su M, et al: Community level factors and child maltreatment rates. *Child Dev* 1995;66:1262-1276.
10. Ernst JS, Meyer M, DePanfilis D: Housing characteristics and adequacy of the physical care of children: an exploratory analysis. *Child Welfare* 2004;83:437-452.
11. Slack KS, Holl JL, McDaniel M, et al: Understanding the risks of child neglect: an exploration of poverty and parenting characteristics. *Child Maltreat* 2004;9:395-408.
12. Nord M, Andrews M, Carlson S: Household Food Security in the United States, 2004. U.S. Department of Agriculture, Washington, DC, 2005. Available at https://www.ers.usda.gov/webdocs/publications/45655/29206_err29_002.pdf?v=41334. Accessed April 4, 2009.
13. Nord M, Andrews M, Winicki J: Frequency and duration of food insecurity and hunger in U.S. households. *J Nutr Educ Behav* 2002;34:194-200.
14. Cook JT, Frank DA, Berkowitz C, et al: Food insecurity is associated with adverse health outcomes among human infants and toddlers. *J Nutr* 2004;134:1432-1438.
15. Rose-Jacobs R, Black MM, Casey PH, et al: Household food insecurity: associations with at-risk infant and toddler development. *Pediatrics* 2008;121:65-72.
16. Whitaker RC, Phillips SM, Orzol SM, et al: The association between maltreatment and obesity among preschool children. *Child Abuse Negl* 2007;31:1187-1199.
17. Zaslow M, Bronte-Tinkew J, Capps R, et al: Food security during infancy: implications for attachment and mental proficiency in toddlerhood. *Matern Child Health J* 2009;13:66-80.
18. United Nations Administrative Committee on Coordination: 4th Report on The World Nutrition Situation. World Health Organization, Geneva, 2000. Available at https://www.unscn.org/web/archives_resources/files/rwns4.pdf. Accessed April 11, 2010.
19. Murray-Kolb LE, Beard JL: Iron treatment normalizes cognitive functioning in young women. *Am J Clin Nutr* 2007;85:778-787.
20. Beard JL, Hendricks MK, Perez EM, et al: Maternal iron deficiency anemia affects postpartum emotions and cognition. *J Nutr* 2005;135:267-272.
21. Perez EM, Hendricks MK, Beard JL, et al: Mother-infant interactions and infant development are altered by maternal iron deficiency anemia. *J Nutr* 2005;135:850-855.
22. Chaffin M, Kelleher K, Hollenberg J: Onset of physical abuse and neglect: psychiatric, substance abuse, and social risk factors from prospective community data. *Child Abuse Negl* 1996;20:191-203.
23. Kotch JB, Browne DC, Ringwalt CL, et al: Risk of child abuse or neglect in a cohort of low-income children. *Child Abuse Negl* 1995;19:1115-1130.
24. Reck C, Hunt A, Fuchs T, et al: Interactive regulation of affect in postpartum depressed mothers and their infants: an overview. *Psychopathology* 2004;37:272-280.
25. Crittendon PM: Child neglect: causes and contributions. *In:* Dubowitz H (ed): *Neglected Children: Research, Practice, and Policy.* Sage Publications, Thousand Oaks, Calif, 1999.
26. Lovejoy MC, Graczyk PA, O'Hare E, et al: Maternal depression and parenting behavior: a meta-analytic review. *Clin Psychol Rev* 2000;20:561-592.
27. Goldman J, Salus MK, Wolcott D, et al: *A Coordinated Response to Child Abuse and Neglect: The Foundation for Practice.* Department of Health and Human Services, National Center on Child Abuse and Neglect, Washington, DC, 2003.
28. Gaines R, Sandgrund A, Green AH, et al: Etiological factors in child maltreatment: a multivariate study of abusing, neglectful, and normal mothers. *J Abnorm Psychol* 1978;87:531-540.
29. Rycus JS, Hughes RC: *Field Guide to Child Welfare: Volume I. Foundations of Child Protective Services.* CWLA Press, Washington, DC, 1998.
30. Williamson JM, Bordin CM, Howe BA: The ecology of adolescent maltreatment: a multilevel examination of adolescent physical abuse, sexual abuse, and neglect. *J Consult Clin Psychol* 1991;59:449-457.
31. Crosson-Tower C: *Understanding Child Abuse and Neglect.* Pearson, Boston, 2008.
32. Shepard M, Raschick M: How child welfare workers assess and intervene around issues of domestic violence. *Child Maltreat* 1999;4:148-156.
33. Bancroft L, Silverman JG (eds): *The Batterer as Parent: Addressing the Impact of Domestic Violence on Family Dynamics.* Sage Publications, Thousand Oaks, Calif, 2002.
34. Brayden RM, Altemeier WA, Tucker DD, et al: Antecedents of child neglect in the first two years of life. *J Pediatr* 1992;120:426-429.

35. Harrington D, Black MM, Starr RH Jr, et al: Child neglect: relation to child temperament and family context. *Am J Orthopsychiatry* 1998;68:108-116.
36. Little L (ed): *Victimization of Children with Disabilities.* American Psychological Association, Washington, DC, 2004.
37. Hibbard RA, Desch LW, American Academy of Pediatrics Committee on Child Abuse and Neglect, et al: Maltreatment of children with disabilities. *Pediatrics* 2007;119:1018-1025.
38. Sullivan PM, Knutson JF: Maltreatment and disabilities: a population-based epidemiological study. *Child Abuse Negl* 2000;24:1257-1273.
39. Jaudes PK, Mackey-Bilaver L: Do chronic conditions increase young children's risk of being maltreated? *Child Abuse Negl* 2008;32:671-681.
40. Steinberg L: Cognitive and affective development in adolescence. *Trends Cogn Sci* 2005;9:69-74.
41. Cicchetti D: *How Research or Child Maltreatment Has Informed the Study of Child Development: Perspectives from Developmental Psychopathology.* Cambridge University Press, New York, 1984.
42. Belsky J, Rovine M, Taylor DG: The Pennsylvania Infant and Family Development Project, III: the origins of individual differences in infant-mother attachment: maternal and infant contributions. *Child Dev* 1984;55:718-728.
43. Ainsworth MD: Infant–mother attachment. *Am Psychol* 1979;34:932-937.
44. Spitz RA: Hospitalism: An inquiry into the genesis of psychiatric conditions in early childhood. *Psychoanal Study Child* 1945;1:53-74.
45. O'Connor TG, Rutter M: Attachment disorder behavior following early severe deprivation: extension and longitudinal follow-up. English and Romanian Adoptees Study Team. *J Am Acad Child Adolesc Psychiatry* 2000;39:703-712.
46. Egeland B, Sroufe A: Developmental sequelae of maltreatment in infancy. *New Dir Child Adolesc Dev* 1981;1981:77-92.
47. Erikson MF, Egeland B, Pianta R (eds): *The Effects of Maltreatment on the Development of Young Children.* Cambridge University Press, New York, 1989.
48. Egeland B, Sroufe LA, Erickson M: The developmental consequence of different patterns of maltreatment. *Child Abuse Negl* 1983;7:459-469.
49. Sroufe LA, Waters E: Attachment as an organizational construct. *Child Dev* 1977;48:1184-1189.
50. Hoffman-Plotkin D, Twentyman CT: A multimodal assessment of behavioral and cognitive deficits in abused and neglected preschoolers. *Child Dev* 1984;55:794-802.
51. Wodarski JS, Kurtz PD, Gaudin JM Jr., et al: Maltreatment and the school-age child: major academic, socioemotional, and adaptive outcomes. *Soc Work* 1990;35:506-513.
52. Eckenrode JJ, Laird M, Doris J: School performance and disciplinary problems among abused and neglected children. *Dev Psychol* 1993;29:53-62.
53. Farber FA, Egeland B. *Invulnerability among Abused and Neglected Children.* Guilford, New York, 1987.
54. Lamborn SD, Mounts NS, Steinberg L, et al: Patterns of competence and adjustment among adolescents from authoritative, authoritarian,

indulgent, and neglectful families. *Child Dev* 1991; 62:1049-1065.
55. Sanchez MM, Ladd CO, Plotsky PM: Early adverse experience as a developmental risk factor for later psychopathology: evidence from rodent and primate models. *Dev Psychopathol* 2001;13:419-449.
56a. DeBellis MD: The psychobiology of neglect. *Child Maltreat* 2005;10:150-172.
56b. Holmes A. Genetic variation in cortico-amygdala serotonin function and risk for stress-related disease. Neurosci Biobehav Rev. 2008;32:1293-1314.
57. Thompson RA, Nelson CA: Developmental science and the media. Early brain development. *Am Psychol* 2001;56:5-15.
58. Shonkoff JP, Phillips DA (eds): *From Neurons to Neighborhoods: The Science of Early Childhood Development.* National Academy Press, Washington, DC, 2000.
59. Greenough W: The nature and nurture of behavior: developmental psychobiology. *In:* Freeman WH (ed): *Readings from Scientific American,* W.H. Freeman, San Francisco, 1973.
60. Bornstein MH: Sensitive periods in development structural characteristics and causal interpretations. *Psychol Bull* 1989;105:179-197.
61. Sameroff AJ: Developmental systems and psychopathology. *Dev Psychopathol* 2000;12:297-312.
62. Coleman J: *Equality and Achievement in Education.* Westview Press, Boulder, Colo, 1990.
63. Hart B, Risley TR: *Meaningful Differences in the Everyday Experience of Young American Children.* Paul H. Brookes Publishing, Baltimore, MD, 1995.
64. Steinberg L, Dornbusch SM, Brown BB: Ethnic differences in adolescent achievement. An ecological perspective. *Am Psychol* 1992;47:723-729.
65. Shipler DK: *The Working Poor: Invisible in America.* Knopf Publishing Group, New York, 2004.
66. Yeung WJ, Linver MR, Brooks-Gunn J: How money matters for young children's development: parental investment and family process. *Child Dev* 2008;73:1861-1879.
67. Conger RD, Donnellan MB: An interactionist perspective on the socioeconomic context of human development. *Annu Rev Psychol* 2007;58:175-199.
68. Mayer M, Dufour S, Lavergne C, et al*: Comparing Parental Characteristics Regarding Child Neglect: An Analysis of Cases Retained by Child Protection Services in Quebec.* Centres of Excellence in Child Well-Being, Montreal, 2003.
69. Elder GH, Caspi A: Economic stress in lives: developmental perspectives. *J Soc Issues* 1988;44:25-45.
70. Conger RD, Wallace LE, Sun Y, et al: Economic pressure in African American families: a replication and extension of the family stress model. *Dev Psychol* 2002;38:179-193.
71. Hyde JS, Else-Quest NM, Goldsmith HH, et al: Children's temperament and behavior problems predict their employed mothers' work functioning. *Child Dev* 2004;75:580-594.
72. Wachs TD: The what, why and how of temperament: a piece of the action. *In:* Balter L, Tamis-Lemonda C (eds): *A Handbook of Contemporary Issues.* Psychology Press, Philadelphia, 1999, pp 23-44.

73. Black MM, Baqui AH, Zaman K, et al: Depressive symptoms among rural Bangladeshi mothers: implications for infant development. *J Child Psychol Psychiatry* 2007;48:764-772.

74. Black MM, Krishnakumar A: Children in low-income, urban settings. Interventions to promote mental health and well-being. *Am Psychol* 1998; 53:635-646.

75. Murnane RJ, Steele JL: What is the problem? The challenge of providing effective teachers for all children. *Future Child* 2007;17:15-43.

76. Leventhal T, Brooks-Gunn J, McCormick MC, et al: Patterns of service use in preschool children: correlates, consequences, and the role of early intervention. *Child Dev* 2000;71:802-819.

77. Allin H, Wathen CN, MacMillan H: Treatment of child neglect: a systematic review. *Can J Psychiatry* 2005;50:497-504.

78. Fantuzzo J, Sutton-Smith B, Atkins M, et al: Community-based resilient peer treatment of withdrawn maltreated preschool children. *J Consult Clin Psychol* 1996;64:1377-1386.

79. Udwin O: Imaginative play training as an intervention method with institutionalised preschool children. *Br J Educ Psychol* 1983;53 Pt 1:32-39.

80. Brunk M, Henggeler SW, Whelan JP: Comparison of multisystemic therapy and parent training in the brief treatment of child abuse and neglect. *J Consult Clin Psychol* 1987;55:171-178.

81. Meezan W, O'Keefe M: Evaluating the effectiveness of multifamily group therapy in child abuse and neglect. *Res Soc Work Pract* 1998;8:330-353.

82. Meezan W, O'Keefe M: Multifamily group therapy: impact on family functioning and child behavior. *Fam Soc* 1998;79:32-44.

83. Milner JS: Applications and limitations of the CAP inventory. *Early Child Dev Care* 1989;42:85-87.

84. Olds DL, Henderson CR Jr, Chamberlin R, et al: Preventing child abuse and neglect: a randomized trial of nurse home visitation. *Pediatrics* 1986;78:65-78.

85. Olds DL, Henderson CR Jr, Kitzman HJ, et al: Prenatal and infancy home visitation by nurses: recent findings. *Future Child* 1999;9:44-65, 190-191.

86. Lutzker JR: *Handbook of Child Abuse Research and Treatment.* Plenum Press, New York, 1998.

87. Lutzker JR, Bigelow KM: *Reducing Child Maltreatment: A Guidebook for Parent Services.* Guilford Press, New York, 2002.

88. DePanfilis D, Dubowitz H: Family connections: a program for preventing child neglect. *Child Maltreat* 2005;10:108-123.

89. Lundquist LM, Hansen DJ (eds): *Enhancing Treatment Adherence, Generalization, and Social Validity of Parent-Training with Physically Abusive and Neglectful Families.* Plenum Press, New York, 1998.

90. Girvin H, DiPanfilis D, Daining C: Predicting program completion among families enrolled in a child neglect preventitive intervention. *Res Soc Work Pract* 2007;17:674-685.

91. DePanfilis D, Dubowitz H, Kunz J: Assessing the cost-effectiveness of Family Connections. *Child Abuse Negl* 2008;32:335-351.

92. Widom CS: The cycle of violence. *Science* 1989; 244:160-166.

93. Kaplow JB, Widom CS: Age of onset of child maltreatment predicts long-term mental health outcomes. *J Abnorm Psychol* 2007;116:176-187.

94. McGloin JM, Widom CS: Resilience among abused and neglected children grown up. *Dev Psychopathol* 2001;13:1021-1038.

95. Widom CS: Posttraumatic stress disorder in abused and neglected children grown up. *Am J Psychiatry* 1999;156:1223-1229.

96. National Research Council: *Understanding Child Abuse and Neglect.* National Academy Press, Washington, DC, 1993.

97. Kerr MA, Black MM, Krishnakumar A: Failure-to-thrive, maltreatment and the behavior and development of 6-year-old children from low-income, urban families: a cumulative risk model. *Child Abuse Negl* 2000;24:587-598.

98. Mackner LM, Starr RH Jr., Black MM: The cumulative effect of neglect and failure to thrive on cognitive functioning. *Child Abuse Negl* 1997;21:691-700.

99. Flay BR, Biglan A, Boruch RF, et al: Standards of evidence: criteria for efficacy, effectiveness and dissemination. *Prev Sci* 2005;6:151-175.

100. Hagan JF Jr, Shaw JS, Duncan P: *Bright Futures Guidelines for Health Supervision of Infants, Children, and Adolescents*, ed 3. American Academy of Pediatrics, Elk Grove Village, Ill, 2008.

101. American Academy of Pediatrics: Car Seat Safety: A Guide for Families. American Academy of Pediatrics, Elk Grove Village, Ill, 2009. Available at https://www.aap.org/en-us/about-the-aap/aap-press-room/pages/aap-updates-recommendation-on-car-seats.aspx. Accessed April 4, 2009.

102. Bickel G, Nord M, Price C, et al: Guide to Measuring Household Food Security. United States Department of Agriculture, Washington, DC. Available at http://hungerfreecommunities.org/wp-content/uploads/2011/04/USDA-guide-to-measuring-food-security.pdf. Accessed April 4, 2009.

103. Kemper KJ, Babonis TR: Screening for maternal depression in pediatric clinics. *Am J Dis Child* 1992;146:876-878.

104. Glascoe FP: Collaborating with Parents: Using Parents' Evaluation of Developmental Status to Detect and Address Developmental and Behavioral Problems. Ellsworth & Vandermeer Press, Nashville, 1998.

52

DV目撃の子どもへの心理的影響ならびに
その治療

Patricia Van Hom, JD, PhD, Alicia F. Lieberman, PhD

はじめに

ドメスティック・バイオレンス（DV）に晒されること（DV暴露）が子どもの感情・社会性獲得・認知機能に影響を及ぼし，学習能力を低下させるなど，子どもの成長に対して強い負の影響をもつことは，様々な研究成果から明らかである。子どもは，早ければ乳児期から，このような暴力的な環境に晒されることとなる。子どものDV暴露に関する研究報告は，30年以上にわたりなされてはいるが，ここ10年でその数は劇的に増加している。子どもの認知・感情・行動に及ぼす暴力の目撃の影響に関しては，おびただしい数の成書や総説や研究報告が存在しており，その媒介因子（mediator）や調整因子（moderator）についても様々に報告されている[1-6]。この領域には膨大な量の資料が存在しており，かえって観念的にも方法論上も，理想的な研究方法というものが存在していないということを浮き彫りにしている。用いられている用語の定義に関しても，専門者間で一致しておらず，その意味するところに曖昧さが残り，膨大な研究はあれど，明確な結論を導き出すことは困難な状況にある[7, 8]。研究者によって研究対象とした集団は異なっており，貧困・親の精神疾患・親の薬物依存・子どもへのマルトリートメントの併存状況，といった研究対象としての属性が異なるなどの方法論の違いも，研究者間

でコンセンサスを得ることが困難な理由となっており，これらが独立して子どもの機能に影響を与えるのか，それとも調節因子として働いているのかのかも判然としていない[9-11]。このような研究上の限界点（limitation）があるにしても，子どもの環境におけるその他の陰性要因と比較して，DVへの暴露は子どもに独立して負の影響をもたらすことは十分に立証されていると言うことができる。

本章では，子どものDVへの暴露という状況の発生率や有病率につき概説し，それぞれの研究で用語の定義が一貫していないという課題についても，いくばくかの言及を行っている。さらに，DVへの暴露による子どもへの負の影響を媒介（mediate）したり調整（moderate）したりする生態学的背景を検証し，発達段階ごとに異なるその影響につき概説している。DVに暴露された子どもにとり効果的とされる複数の介入プログラムについても言及し，これらの介入プログラムに共通する特徴について概説する。また最後に，子どものDVへの暴露に関する現時点におけるエビデンスの強さにつき評価を行い，今後研究すべき方向性につき言及している。

用語の定義と分類法

14年の間隔を置いて，2つの優れた評論が発表されたにも関わらず[7, 8]，DVの目撃や暴露とは何を意味するのか，そしてDVとは何を指すかについてのコンセンサスは得られておらず，議論が絶えない状況にある。このような用語や概念の不一致は，この問題の解釈を困難にしているといえる。Holdenは，『目撃した（witnessed）』という用語や『確認された（observed）』という用語ではなく『暴露された（exposed）』という用語を使用することで，暴力の影響を受けるのは子どもが実際に目にしたときだけであるという決めつけをすることなく，子どもが体験する様々なタイプのDV影響下の体験を包含させることができる，と述べている[8]。ただ多くの研究報告では，子どもがどのような形でDVに暴露されたのか，そのタイプについては詳記されておらず，1987年から1997年に公表された22編の研究報告を検証したレビュー研究では，DVへの暴露のタイプが記されていた事例は43%のみであったと報告されている[12]。

DV暴露のタイプが明確に報告されるように，Holdenは，（1）胎児期のDV暴露，（2）子どもが言葉で，もしくは体を張って父母間の暴力の仲裁を行っている状況にある，（3）DVが生じている際に，子どもにも身体的暴力または言葉の暴力の被害が生じている，（4）強いられた場合であれ自発的な場合であれ，父母間の暴力に子どもが参加した状況にある，（5）父母間の暴力を直接目撃する，（6）父母間の暴力の問題が生じていることを聞かされるが，直接は見ていない，（7）父母間にDVの問題が発生した直後の生々しい有様を子どもが見ている，（8）暴力の影響による生活の変化を子どもが体験している，（9）暴力に関しての話を聞かされる，または暴力に関する会話を漏れ聞く，（10）表向きには家庭内には暴力の問題がないとの立場をとらされている，という10種の分類法を提案している[8]。

2つ目の定義に関する難点は，何をもってDVが構成されるか，文献により一貫していない点である。HoldenのDVに関するレビュー文献研究の考案では，DVを構成する9つの側面からDVを定義付けし，研究報告を行う際にはこの定義を用いるように提案している[8]。第1の側面は，身体的な暴力であるか精神的暴力であるか[13]，軽度であるか重度であるか[14]，暴力は男性側からの一方的なものであるのか双方向性のものであるのか[15]などの「生じた暴力のタイプ」である。第2の側面は，暴力は加害者が被害者を傷つけようとして振るった暴力であったかどうかという，「暴力の背景の意図性」である。第3の側面は「生じた損傷の性状（とその重症度）」である。第4の側面は，暴力事象の頻度，1回の暴力事象における暴力の持続時間，子どもが暴力に暴露されるようになった時点の年齢（暴力への暴露期間はPTSD症状の発症と強く相関する[16]），暴力事象と暴力事象との間隔などの「時間的構成」である。第5の側面は，「経時的に暴力の頻度・強度がエスカレートしていく程度」である。第6の側面は「加害者のタイプ」であり，Holtzworth-MunroeとStuart[17]が提案した『暴力は家族に対してのみ』『反社会的人格障害』『境界型人格障害』『不安障害』のような加害者分類法を用いて評価を行う。第7・8・9の側面は，それぞれ「加害者と子どもとの関係性」「暴力が発生している際の，被害者の役割」，「暴力の収まり方」である[78]。

上述したDV暴露のタイプおよびDVを構成する要件からのDVの定義付けは，多くの調査研究の結果に基づいたものではあるが，その妥当性の検証が求められるものである。研究者がこのような統一された分類を用いて研究データを集約し報告することができれば，DV暴露の子どもの認知・行動・感情に与える影響に関しての，より明確な結論が導き出されるようになり，最も効果が高いと思われる介入法の選択が可能に

なるであろう。

本章では母親と，現在もしくは過去の男性パートナー（婚姻状況は問わない）との間のDVへの暴露と子どもの精神的影響に関する研究文献のみを対象とし，議論を行っている。子どもが家庭で晒されうる，きょうだい間虐待や，子どもへの直接的な暴力に関しては，本章では対象としていない。

暴力的な家庭で養育されている子どもの頻度

前述したとおり，研究者によってDVの定義やデータを集める尺度や方法論が異なるため，DVに暴露されている子どもの頻度を正確に評価することは困難である。FieldとCaetanoによる米国におけるパートナー間の暴力行為の実態についての全国調査では，DVについての質問を行う前に自記式調査で自身が犯罪の被害者であると認識しているのかの評価を行った場合，その割合は非常に低い比率（＜1％）であったが，犯罪としての観点からではなく，家庭環境としての観点から暴力行為につき評価を行った所，その割合は12〜20％に急増した，と報告されている[18]。しかしながら，この割合というのは，調査の対象や方法によって一貫したパターンを呈するわけではなく，たとえば行動評価としての観点で質問がなされた女性に対する暴力の全米調査（NVAWS：National Violence Against Women Survey）では，DVの頻度は1.4％と報告されていて，犯罪としての観点からの調査の場合から，わずかに高いだけであった[19]。

1984年のCarlsonによる暴力的家庭に暮らす子どもの実数調査報告[20]は，現在でも研究者や政策決定者に頻繁に引用されている。この調査報告では，1975年の全米家庭内暴力調査（National Family Violence Survey）[21]と米国国勢調査を検証した結果，米国では年間約330万の子どもがDVに暴露されていると試算されて

いる。ただこの調査は古い文献をもとに試算したものであり，検証に用いられたデータも限られており，Carlson自身が認める通り，方法論上にいくつもの問題を抱えている。第1にこの調査報告では，各家庭のDVの有無を，一方の当事者からの自己申告をもとに評価している。DV行為があったかどうかについて，パートナー間で意見が食い違うのは良くあることであり[22]，片方の当事者のみの自己申告から得たデータの信頼性には，疑義が残ってしまう。第2にこの調査報告では，3歳から17歳の子どもがいる家庭しか評価されていない。一般的にDV家庭の子どもは5歳以下であることが多い点を考えると，このような対象の選定には問題があると言わざるを得ない[23, 24]。第三にこの調査報告では，「殴る」・「蹴る」・「武器を用いた脅迫」・「武器を実際に用いる」などの重大な暴力のみにつき検討しており，より頻度の高い「押す」・「叩く」・「握る」などの軽度の暴力については対象としていない。軽度な暴力であっても，子どもがそれに暴露され続けた場合には，子どもの行動に問題が生じうることは疑いの余地がない[25]。このような多くの方法論上の問題があるため，この初期の調査報告[20]では，DVの頻度は低く見積もられることとなってしまっている。

人口ベース調査による，DVに暴露されている子どもの正確な頻度の試算の取り組みが，最近いくつか実施されている。McDonaldらの試算によれば，年間1,550万人（29.4％）の子どもがDVに暴露されており，そのうち700万人（13.3％）は家庭内での重度の暴力に暴露されている，と報告されている[26]。この研究調査は，結婚もしくは同棲をしているカップル1,615組を対象に，自宅での面談の形で実施された。面談時点を起算とし過去1年間に，軽微なものも重度なものも併せて，何らかの暴力行為を行ったか，もしくは何らかの暴力行為の被害を受けたのか，カップルの両者に問診がなされた。この研究から，子どものいる家庭の方がDVが発

802　第Ⅶ部　子ども虐待の心理学的側面

生しやすいことが判明した。しかし，この研究では子どもの年齢の詳細については記載がなされておらず，「DVに暴露されている子どもは6歳未満が多い」とする初期の調査報告[23, 24]を裏付けることはできていない。またこの研究では，発生した暴力事象の数，頻度，背景にあるリスク要因（囫居住地域における暴力や虐待の発生比率や貧困率など）についても言及されていない。

Finkelhorらは，米国に暮らす2歳から17歳までの2,030名の子どもについて，多様な暴力被害の一つとしてのDV暴露の頻度を調査した[27]。この調査では年間子ども1,000人あたり71，総計で毎年219万人の子どもがDVに暴露されている，と試算している。女児は男児よりDVに暴露される頻度が高く，またDVの暴露を受ける頻度は，13歳未満の子どもでより高かった，と報告されている[27]。

McDonaldの報告[26]とFinkelhorの報告[27]とを比較した際に，後者でDVへの暴露を受ける子どもの発生頻度が低かった理由としては，いくつかの調査の方法上の違いが挙げられている。第1に，Finkelhorの調査では，生後2歳までの子どもは調査対象から除外されていた。第2に，Finkelhorの調査ではDVの定義がより狭義に定義されており，養育者に対し「この一年間の間に，あなたがパートナーから暴力（囫平手打ちされる，突き飛ばされる，殴られる，めった打ちにされる，など）を受けるのを，子どもが目撃したことはありましたか？」，という単一の質問を用いていた。つまりFinkelhorの調査では，直接的な暴力の目撃以外のDVへの暴露体験については除外されていて，すべての身体的暴力が含まれているわけでもなかった。武器を用いた暴力の直接的な目撃，子どもと関係性の近い人物が殺害された，などの経験については，別項目として質問されていた。このタイプの被害もDV暴露に該当する可能性もあるが，DV事例としては計上されていなかった。

Fantuzzoらは，刑事事件として警察が捜査したDV事例を調査するという形で，公衆衛生学的に，DVに暴露された子どもの頻度の評価を行っている[24]。警察が捜査したDV事例の44％に子どもが存在しており，調査期間にDVに暴露されていた子どもの数は1,000人をやや上回る規模であった（ただし，6歳以下の子どもは過大評価された可能性がある）。DV家庭に子どもがいた場合その81％が，捜査対象となり，その結果，子どもたちの4％に身体的損傷が確認された，とも報告されている[24]。

最近報告されたこれらの3つの研究は異なる方法論で実施されたものであり驚くには値しないが，結論として出されたDV暴露を受けた子どもの発生率はかなり異なっている。とはいえ，いずれにしろ年間に莫大な数の子どもたちがDVに暴露されていることに疑いの余地はない。

生態学的理論とDV暴露

子どもの発達は，莫大な要因により影響を受け形成されるものであり，通常はDVというのは単独のストレス要因ではない。このことは，ある子どもが認知・感情・行動上の問題を表出しているときに，その原因を理解する上で，単に家庭内に暴力の問題があるか否かを尋ねればよいわけではない，ということを明確に示すものである。DVへの暴露は重要な要因ではあるが，評価しなければならない数多くの要因の一つにすぎないのである。Bronfenbrenner[28, 29]やその他の研究者[30]により提案された，子どもの発達を理解するための生態学的環境−交流理論は，子どもの発達を「子どもの置かれた環境と複数のシステムとの連関を通じて形成されるものである」ことを概念づけたものである。この理論では，子どもと直接的に関わる仕組みをマイクロシステム（microsystems）と呼称し，これらのマイクロシステムと直接的に相互連関する要因をメソシステム（mesosystems）と呼称

し，子どもがそのつながりを感知しえないが発達に重要な影響を与える，行政や親の職場などの要因をエクソシステム（exosystems）と呼称する。たとえば，幼小児の養育費を低減するための基金の法案通過などのエクソシステムの変化は，マイクロシステムである子どもの家族の経済的ストレスを低減する，というように多大な影響を及ぼすのである。

　子どもの発達における環境−交流分析を行う際に，複数のレベルでシステムを連結する中心部に位置付けるべきは「子ども」であり，比喩的に表せば，子ども自身がマイクロシステムの核を成しているのである。子どもの気質や性格・親子のアタッチメントのパターン・子どもの自己調整能や認知能は全て，子どもがもって生まれた遺伝的な素因と，それを表出する環境との間の相互作用の結果ということができる。発達というのは，細胞レベルでさえも，経験依存的に形成されていくものであり[31]，影響を及ぼす環境背景の全てが，直接的にも間接的にも，子どもが将来何者になるのかを決定づける役割を有しているのである。

子ども側に内在する要因

　Pynoosらは，「DV暴露などの心的外傷ストレスとなりうる問題に子どもがどう反応するか」ということに影響する内的要因が，子どもに数多く内在していることを示している[32]。このような要因としては，子どもの遺伝的素因・子どもの気質・親子のアタッチメントの質・子どもの対処コーピング戦略のレパートリー・子どもが獲得している発達上の能力・子どものストレス反応システムの調整に関連する特性，などが挙げられる（第53章「虐待とネグレクトの脳発達に及ぼす影響」参照）。しかし「内的」要因と呼称されてはいるが，このような要因は養育者との関係性の中で発達していくものであり[33]，子どもの発達における環境世界の中心には親が位置している。特に幼い子どもでは，親という

のは直接的（親が直接的に子どもに行う行動）にも，間接的（親子関係の中に持ち込まれた，家庭外の環境の影響）にも，子どもの発達のあらゆる側面に影響を及ぼす存在ということができる。

養育者の持つ「力（パワー）」

　親というのは，子どもの発達への直接的影響力が絶大である一方で，親自身は個人としての機能と養育者としての機能が咬み合うように調整して行動している。Belskyは，暴力が存在する家庭において育児の質を低下させる，互いに影響を及ぼしあう3つの要因について提唱している[34]。1つ目の要因は親の精神的資質である。育児の質というのは親個人の精神的資質と結び付いているが，夫婦間の暴力が存在する家庭では，被害者[35, 36]と加害者[33, 34, 37]の双方が精神的健康を損なっている状態にある。2つ目の要因は子どもの行動である。子どもの行動は親の育児戦略を形成する上で強い影響を及ぼす。暴力に暴露されて育った子どもが示す行動上の問題というのは，親のさらなる権威的な育児戦略（「力」で押さえつける）を引き出してしまう事となりうる[38]。3つ目の要因は，父母の関係性である。父−母間の充実した関係性というのは，良好な育児行動を支える上で最も重要であるが，暴力的家庭ではこのような関係性というものを欠いた状態にある。親の養育行動を決定する要因モデルとしては，他にも親のソーシャルネットワーク，親の子ども観（親が子どもをどのような存在とみなしているのか）などが挙げられるが，いずれの要因モデルも，子どもの発達に影響を及ぼす中核は，親の機能や行動であると位置づけている[39-41]。これらの理論的モデルは，暴力に暴露された子どもの予後の媒介因子（mediator）や調節因子（moderator）として，親子の関係性の質というものが極めて重要である，ということを，豊富な経験的エビデンスによって示したものということができる。

804　第Ⅶ部　子ども虐待の心理学的側面

家族外の要因：社会および文化

　James Garbarino は，子どもの学習の機会や成長の機会を奪う社会的・文化的状況を「社会的毒性（socially toxic）」という言葉で表している[42]。社会的毒性には，経済的不安定，人種差別，地域における暴力，マスメディアの攻撃性や暴力の正当化，などが含まれる。これらの社会的なリスク要因というのは相互に作用しあい，民族的マイノリティの子どもはより貧困の状況に陥りやすく，家庭内や地域において暴力や攻撃の対象となり易く，支援に繋がる機会は少なくなる[43]。DVの発生率は，社会経済的な状況により明らかに異なっているが，社会的毒性の影響は社会経済的な状況ほどには，DVの発生に及ぼす影響が明確ではない。家庭が低所得な場合には，DVの発生率は増加する傾向にあり，年収が75,000ドル以上の家庭におけるDVの発生率は3％程度であるが，年収が7,500ドル未満の家庭では発生率は20％にまで上昇する，と報告されている[44]。

　このような社会的な要因は，子どもの発達に直接的な影響を及ぼすと同時に，間接的にも子どもの発達に作用する（親の生活する地域・親の勤める職場というのは，親の機嫌・守られ支えられているという安心感・子育てへの意欲に影響を及ぼす）。親が子どもにかかるストレスを低減し[32]，暴力や不平等という社会毒の影響から守っていく上で，親は社会に全面的に依存した状態にあるのである。もし社会が家族の負担になる状況であるとするならば，その影響は子どもの発達のあらゆるレベルに及んでいくのである[45]。

　家庭における子どもの役割，子どもが経験する出来事の意味づけ，そして地域社会の中での親が支援を受けることの意味や，親が抱えるストレス要因の意味というものは，文化的要因により規定される。生態学的モデルで期待される文化の力を理解するためには，現在の家庭を取り巻く環境の評価を行うだけではなく，家族と

いうものはいつから，どこから，どのようにして成立したのか，そして文化という文脈の中で，ストレスフルでトラウマとなりうる体験はどのように捉えられてきたのか，という難しい問いについても考察する必要がある[46]。

ストレス要因の併存

　DVは一般的に，家族や子どもが対処しなければならない複数のストレス要因の一つとして生じている。前述したように，DVに暴露されている子どもは，同時に貧困や人種差別の問題にも晒されていることが多い[43, 44]。加えて，DVの問題のない家庭の子どもと比較して，DV家庭の子どもはマルトリートメントの被害にあうことも多い[9, 47, 48]。Kitzmann らの行ったDVに暴露されている子どもを対象とした研究のメタアナリシスでは，DVに暴露されている子どもでは，50％までもがマルトリートメントの重複被害を受けていた，と報告されている[9]。これらが高率に併発する理由として，以下の2つの理論モデルが提唱されている[48]。1つ目の理論モデルは，加害者個人の人物特性がDVと虐待の両タイプの攻撃の原因となっているというものである。この特性は，ある部分は加害者の内在性のもの（衝動性や敵対心などのパーソナリティ・攻撃性に関連する遺伝的特性やストレスへの身体的反応性などの生体的特徴・精神機能・生育歴上のリスク要因）であるが，環境要因やその他の背景要因（ストレスフルな出来事，経済的危機，社会的サポートのなさ）もいくばくかは包含したものである。2つ目の理論モデルは，スピルオーバー仮説（波及仮説）であり，一つのタイプの攻撃が他に影響する（被害者となった親が，被害の影響によって子どもにマルトリートメントを行う確率が高まってしまう，など）というものである。

　DVとマルトリートメントだけが子どもに併発するストレス要因ではない。Finkelhor らは[27]，子どもが晒される，DV暴露を含む暴力の多様性

について調査し，暴力被害歴のある子どもでは，年間で平均して3つのタイプの重複被害にあっていた，との結果を報告しており，また貧困下にあるマイノリティの子どもは，暴力の被害や目撃の報告が多い傾向にあったとも報告されている[27]。暴力の影響下にあった子どもは小児期だけではなく[49,50]，成人期以降も[51]，精神的予後や行動学的予後が不良となるリスク下にあることは数多くの研究で確かめられており，そのことを理解しておくことは，極めて重要である。

子どもの発達上の困難性や脆弱性の発生に寄与する要因は膨大で，互いに複雑に連関しあっているため，DVへの暴露の影響のみを分析することが困難であることは，当然ともいえる。方法・対象・時期は異なるものの3編のメタアナリシス研究報告で，DVへの暴露は子どもの発達予後を増悪させることが明確に示されており，さらにその影響はその他の要因を凌ぐものであることが明確化したといえる[9-11]。

DV暴露の心的外傷発生のメカニズム：愛着とトラウマの「二重のレンズ」

DV暴露が個々の子どもにとってトラウマ的な出来事となるかどうかは，複数の生来的要因と経験的要因により決定される[32]。ただDVへの暴露は，通常はトラウマ的となるレベルのストレスであることが多く，このことは就学前の子どもであれ[52]，小児・思春期の子どもであれ[53-55]，DVの暴露を受けた子どもでは高い比率で心的外傷後ストレス障害（PTSD）の基準を満たすという事実からも明らかである。4歳未満の幼児では，自分自身が暴力を受けることを含む，その他の形態のトラウマを受けるよりも，母親への暴力を目撃する方がより多くの症状を呈する，と報告されている[56]。DVへの暴露を受けた子どもにおいてPTSDが高率に認められるという事実からは，あらゆる年齢層の子どもにおいて両親間の暴力というのは，圧倒さ

れるような不安・恐怖をもたらすもので，定義上からもDVへの暴露がトラウマ的な出来事であることは疑いの余地がない[57]。家庭内におけるこのような暴力の発生は，圧倒されるような光景・音・臭いでさえも，子どもが発達的に抱く「養育者は痛みや損傷から自分を守ってくれるはず」という期待を粉々に打ち砕くものとなる。特に自分自身で危険を判断したり防御行動をとったりする備えの無い年齢である幼児においては，なおさらである[32,58]。

幼児はアタッチメント（愛着）の対象者との関係性に基づいて，不安や危険への反応の仕方を調整し，脅威を感じた時にはその対象者へ保護を求める。そのため，幼児のDVへの暴露体験の影響は「愛着」と「トラウマ」という二重のレンズを通して見る（考察する）必要がある[59-62]。子どもにとってアタッチメント対象者は，最も強力なストレス緩衝手段になりうる。これは，著明な発達上の困難を抱えた子どもであっても同様である。危険やストレスのある状況で，子どもがアタッチメント対象者に依存することができるのならば，アタッチメント対象者は子どものトラウマへの反応を，身体的にも[63]，感情的にも[64,65]，緩衝することができ，トラウマ的事象に暴露された後の子どもの回復を助けることとなる。対照的に，アタッチメント対象者が子どもへ同調することができない人物で，子どもを安心させることができない場合や，そもそも子どもが不安を感じる原因となっている場合には，トラウマ的事象を経験した子どもの反応を増悪させうる[63,66]。アタッチメントとトラウマは子どもの発達に対して個々に作用すると同時に，互いが絡み合って作用しているにも関わらず，近年までこれら二つの領域は，相互の影響をほとんど考慮されずに，研究や臨床的考察が推し進められてきた[61,62]。

愛着のレンズ

アタッチメント理論は，乳幼児という発達の初期段階では，母親（もしくは母親像の人物）が子どもの発達の中心に位置づけられているとする理論であり，養育の質やそれにより形成される愛着パターンというものが，子どもの感情的発達と強く連関しているとしている[67]。この理論を構築した元々の研究では，様々な生態学的状況下での乳児の行動を注意深く観察するという手法によって，アタッチメントの質と乳児のメンタルヘルスとの関連性を明確化している[59, 67]。Mainらは，純粋な行動観察研究を発展させ，大人と子どもの両者のアタッチメントに関連する心理状態を概念化することで，アタッチメント理論の臨床への適応に貢献した[68, 69]。彼らは，子どもの無秩序な行動や精神的障害のリスクを増す養育行動の特徴である，親のおびえたような行動やおびえさせるような行動（Frightened / Frightening Behavior）は，親自身の子ども時代のトラウマ的体験が未解決な心理状態にあることで生じている，と提唱している。幼児の呈する心理的・行動的な徴候をアタッチメント理論に基づいてとらえれば，親のおびえたような養育行動やおびえさせるような養育行動は，一貫せず矛盾したアタッチメントの形成を親から子に伝達している状態ということができる。この「保護を求める人物を同時に恐れる」という相反する状況への解決の試みとして，矛盾した心理状態は無秩序行動という形で子どもに現れる。

Lyons-Ruthら[70]は，DVのようなトラウマ的事象に子どもが直接暴露された状況に特化してこの理論をさらに押し進め，不安の調整に焦点を当てた「関係－素因モデル（relationship diathesis model）」を提唱し，それを親子関係性の文脈に当てはめて概説を行っている。関係－素因モデルでは，ストレスに伴って機能不全に陥りやすいかどうかは，最低でも「ストレッサー（ストレス源）の性質」「遺伝的なストレス感受性」「ストレスにより高まった過覚醒の状態を調整するアタッチメントシステムの能力」の3つの要因に規定される，としている。加わったストレスが過剰なものであったり，ストレッサーに対する子どもの過剰反応をアタッチメントにより調整することができなかったりする場合には，子どもに感情や行動上の徴候が出現することとなる。子ども時代のトラウマ的経験に由来した未解決の状態の「怖れ」を潜在的に抱いている親は，自身の幼少期のトラウマ的反応が再喚起されることがないように，子どもの怖れのシグナルに注目をせず，抑えこんでしまうなどの対応をしてしまい，子どもの「怖れ」という強い感情を調整することが困難となる。子どもの「怖れ」のシグナルに注意が払われることはなく，関係性の中で何ら調整されることがないため，子どもはトラウマ的体験を解決することができないまま，取り残された状態となってしまう。

以上，アタッチメント理論にもとづいて，幼児が心理的・行動的な問題を呈した場合の，2つの理論的な説明につき紹介を行った。1つ目の説明は，親のおびえたような行動ならびにおびえさせるような行動（frightened / frightening behavior）は，親の未解決な小児期のトラウマ的体験から発生しており，子どもの反応というものはそのような親の行動に根ざしたものである，というものである。2つ目の説明は，「関係－素因モデル」として展開されたもので，親自身が子ども時代に経験したトラウマが，現時点でストレスが加わった際の子どもをなだめる能力を損なわせ，それが子どもの感情／行動の機能不全を引き起こしている，というものである。この「関係－素因モデル」は，ストレス事象を子どもが体験することが，子どもに症状を引き起こしていると解釈するもので，トラウマ理論にも繋がる考え方と言うことができる。

トラウマのレンズ

トラウマ理論とは，個人が圧倒されるようなストレッサー（ストレス源）に直接暴露されたときに生じる反応についての体系的な理論である。トラウマに暴露された後に，子どもがどのような症状や発達上の問題を呈するかは，併存する種々の要因にもよるが，主に暴露時の発達段階に依存している[32]。トラウマは小児期の発達のあらゆる局面に影響を及ぼすが，乳児期から就学前児童にかけては，特に負の影響が大きくなる。乳幼児期には，「アタッチメントの体系付けを行い，他者との親密な関係を形成する」，「様々な感情を体験し，調整・表現する能力を身に着ける」，「周囲の探索行動を行い，学習を積み上げる」という3つの不可欠な発達課題が存在している。この時期にトラウマに暴露された場合，複数の甚大な陰性の感情が引き起こされることにより，感情調整能力の発達が損なわれうる。トラウマを受けた時に，なんらの保護も受けなかった体験をしたり，今後も他者と関わることで同様のトラウマ性の痛み・不安が繰り返されたりするかもしれないという予期を強めることにより，愛着関係を基盤とした安全感覚を維持する能力が発達し難くなってしまう[71]。更には，トラウマにより怯えきってしまい，過剰な警戒をするために，同じ遊びに固執し繰り返すようになり，周囲を探索し学習する能力が損なわれてしまうこともある。子どもが成長したとしても，トラウマの記憶がネガティブな感情を呼び覚まし，継続的に発達を阻害することとなる[32]。

二重のレンズ

トラウマ理論では，幼児期だけでなくあらゆる発達段階において，トラウマ反応の一部である感情調整障害・関係性の障害・探索の抑制を基盤として，子どもの症状が生み出されると推察している。一方アタッチメント理論では，養育者と同調することのない養育パターンから子どもの症状は生み出される（おびえたような行動やおびえさせるような行動を行う親が，「安心したい」という子どもの要求に応えられず，その代わりに子どもの恐怖の原因になってしまう）としている。子どもの愛着の状態とトラウマ的出来事への反応というものは密接に絡み合っており，子どもの問題の原因を個別に理解し効果的に介入するために，臨床家は愛着というレンズとトラウマというレンズの二つのレンズを用いて，評価を行う必要があることを改めて強調したい。そのトラウマ的体験がDVへの暴露であれそれ以外のものであれ，子どもが体験時に安心を求めようとする愛着対象者との関係性がどの程度安定しているかを理解し，その関係性が子どものトラウマからの回復を助ける性質のものであるか逸脱させる性質のものであるかを把握するために，トラウマ以前の養育関係の質を調べることは，極めて重要である。また，トラウマとなりうるストレス要因の性質・子どもが体験した出来事そのもの・子どもの持つ習得的あるいは生得的な対処能力・トラウマ性の出来事の生じた背景となっている社会文化的要因，などについて理解することも非常に重要である。

子どものDVへの反応

子どもへのDVの影響を理解するのは非常に複雑な課題であり，暴力の性質や程度，子どもが暴力をどのように受け止めたのか，親子関係の質，暴力に併発したその他のストレッサーの大きさ，暴力が生じた環境や文化的背景，などへの理解は不可欠である。DV暴露の子どもへの影響を検証するに当たり，本章では主に（1）他のストレッサーの影響を調整した後にも，DVへの暴露は子どもの予後に負の影響を及ぼしているのか？（2）暴力への暴露により生じる影響を媒介・調節する可変因子は，すべての子どもに共通するものであるのか，特定のグループの子どもに限定して存在するものであるのか？

（3）子どもの発達段階によって，暴力への暴露により生じる影響に違いがあるのか？　という3つの疑問に焦点を当てている。

　暴力に暴露された子どもは，一般的に，暴力への暴露のない子どもに比べ，様々なメンタルヘルス上の予後が不良となることは，種々の研究報告からも明らかである。一般的に暴力の影響を明らかにする質の高い方法としてはメタアナリシス，すなわちある集団における分散（効果の大きさ）を決定するため，対象領域に関する複数の研究を解析する方法が挙げられる。DV暴露に関する影響につき調査した3つのメタアナリシス研究の結果が，最近報告されている[9-11]。Kitzmannらは，シェルターに入所したDV事例，医療機関に受診したDV事例，地域におけるDV事例をそれぞれ対象とし，子どもへの影響に関してのメタアナリシスを行い，サンプル間でDV暴露の影響に有意差は無く，DVに暴露された子どもの63%が生活に問題があった，と報告している[9]。この知見は，「シェルターの子どもの3分の1は暴力への暴露のない子どもと同じように機能している」という，シェルターに入所したDV事例を対象とした，初期の研究結果とも一致している[72, 73]。この研究と他の2つのメタアナリシス研究[10, 11]では，年齢と性別が子どもの内在化障害（不安・抑うつ・引きこもり行動）や外在化障害（攻撃的・破壊的行動）の調節因子であるかどうかについても検証されているが，年齢も性別も特に明らかな調節因子とは判断されなかった，とのことである。しかし，DVに暴露された就学前の女児では，暴露のない子どもに比べ，社会適応尺度が低く，大人同士の衝突に対して大きな苦痛を感じているということが示唆されていて，このような知見は，就学前の男児や学童期の女児には認められなかったとのことである。

　PTSD症状の発生に関してのDV暴露の影響につき検証した2つのメタアナリシス研究[9, 11]の結果からは，内在化障害や外在化障害に加え，DV暴露との間で最も顕著な相関が確認されたのはPTSD症状であったことが確認されている。この結果からは，これまでDV暴露後の子どもの機能不全を表す徴候として，内在化障害と外在化障害が一般的な尺度として用いられてきたものの，それが最も妥当性のあるアウトカム値としてよいのか，という疑義が生じることとなった。

　Kitzmannらは，子どもへの身体的暴力に加え，その他の逆境的体験の子どもに及ぼす影響についてメタアナリシス研究を行い，その結果を報告している[9]。この研究では，家庭内の身体的な暴力に暴露された子どもの予後は，暴力のない暴言虐待のみであった子どもに比して，より不良であったと報告されており，一方で，両親間の暴力に暴露された子どもの予後は，自身が身体的虐待の被害を受けた子どもの予後や，両親間の暴力の目撃と自身の身体的虐待被害の重複被害を受けた子どもの予後と，ほとんど変わりはなかったとも報告されている[9]。一方で，このメタアナリシス研究では，DVに暴露された子どもの家庭の複数のストレス要因を調整した後には，DV暴露の子どもへの影響の効果量は低減したとも報告されている[9]。これらの知見からは，DV家庭では複数のストレッサーが累積して子どもの発達に負の影響を及ぼす，ということができよう。

　これらの3つのメタアナリシス研究の結果は，「DVに暴露されている子どもは暴露のない子どもに比べ，より劣悪な状況下で暮らしている」といういう意見を強く支持するものである。これらの研究からは，DV暴露の影響はあらゆる年齢層で男女等しく受けるものであることや，内在化障害や外在化障害に基づく問題行動よりも，PTSD症状の出現が予後予測因子としてより適切であることが判明した。本セクションの冒頭で提示した3つの疑問のうち最初の疑問（「他のストレッサーの影響を調整した後にも，DVへの暴露は子どもの予後に負の影響を及ぼしているのか？」）は，これら3つのメタアナリシス研究

のうち一つの研究で[9]，調整後に弱められはするものの，DVへの暴露は単独で負の影響を及ぼすことが明確化している[9]。ただし残り2つの疑問（「暴力への暴露により生じる影響を媒介・調節する可変因子は，すべての子どもに共通するものであるのか，特定のグループの子どもに限定して存在するものであるのか？」，「子どもの発達段階によって，暴力への暴露により生じる影響に違いがあるのか？」）に関しては，いまだ結論は出ていない。これらのメタアナリシス研究では年齢・性別以外の調節因子は解析されておらず，また暴力には発達段階により違なる効果を及ぼす可能性があることも考慮されていない。

発達精神病理学[74]もトラウマ理論[32]も，小児期の発達課題という観点から，暴力への暴露の影響を考慮することを重視している。子どもは発達段階ごとに異なる課題に対峙しているが，暴力に暴露された場合，各々の課題を克服するための能力を獲得することが困難になる[75, 76]。本章の以下のセクションでは（1）乳幼児期，（2）学童期，（3）思春期，という3つの異なる発達段階におけるDV暴露の影響に関する研究の結果について概説している。

乳幼児期の子どもにおけるDV暴露の影響

子どもによっては，乳児期から暴力の暴露の影響を受ける者もいる。乳幼児期は身体的に脆弱であり，暴力を受けた際に身体的損傷をきたすリスクが高い。さらに，このような暴力を受けた際に，正に恐怖の原因である養育者に保護を求めなければならないという解決不可能な問題に直面することとなる。乳幼児期の基本的な発達課題の一つは，愛着（アタッチメント）対象者との間に信頼できる安全な人間関係を形成することにある。乳幼児は，様々な危険から愛着対象者に守ってもらうことで，世界は安全で危険は予期できるものであるという感覚を形成することができるようになる。家庭内にDVが存

在することで，乳幼児が本来的に養育者に抱くべき発達途上にある信頼感覚は打ち砕かれ，親子の愛着不全だけではなく，生きていくうえで必要な他者との人間関係の不安定性をも引き起こされることとなってしまう[77]。乳幼児期は，愛着の形成に加え，養育者が突然いなくなってしまう不安・養育者からの愛情を失う不安・身体的な損傷を負うのではないかという不安・社会のルールを知らないためにルールを破ったり恥をかかされたりするという不安，などの発達過程で次々と現れる不安感を乗り越えていかなくてはならない[75]。DVの目撃は，このような乳幼児期に発達上当たり前に生じる不安感にも強い影響を及ぼす。乳幼児が養育者への暴力を実際に目撃すると，子どもの内的な恐怖感は余りにも現実的なものとして，発達上の不安感を増強し，そのことがいらだち・なだめ難さ・睡眠障害・感情的な苦痛・身体的愁訴・一人でいることへの恐怖・言語的な退行や排泄の退行といった臨床症状の根幹となる[78-80]。幼児早期の最も大切な発達課題の一つとして，独立・自立に向かいたいという衝動と愛着対象者の近くで保護されたいという願望との間の葛藤への対処が挙げられる。このような発達段階にある子どもが愛着対象者から暴力を受けると，本来安全の源である愛着対象者に子どもが強い不安を抱くため，自立に向けた発達がうまくいかなくなってしまう。

家庭内にDVが存在することによる乳幼児へのリスクは，既に胎生時から始まっていることは，様々な研究から明らかである。DV被害を受けている妊婦は自身のおなかの中の子どもに対して緊密なむすびつき（bonding）を形成し難く[81]，虐待の加害者になるリスクが高く[82]，実際に子どもを虐待したり懲罰的なしつけを行ったりする比率が高まるとされており，特に若年のマイノリティの母親においてリスクが高いと報告されている[83, 84]。

このリスクは，子どもの出生後にも継続され

ていく。アタッチメント理論に一致するように，DVの乳幼児への影響についての研究のほとんどは，子どもの予後と養育者の養育行動や親子関係の質が関連していると結論付けている。203組の生後12カ月齢の幼児とその母親を対象として，DVへの暴露・母親の養育行動・母親のメンタルヘルス上の問題・母親の社会的支援の状況などの，子どもへの直接的・間接的なリスク要因や防御要因と，外在化障害としての問題行動との関連につき調査を行ったある研究では，過去にDVを受けていた場合も，現在DVを受けている場合も，DVと母親のメンタルヘルスの問題との関連性が確認されたが，母親の負の養育行動との関連は，現在DVを受けている場合にのみ確認された，と報告されている[85]。なおこの研究では，DVの存在を妊娠後期の時点と，子どもが生後12カ月の時点の2ポイントで評価し，前者のポイントで，妊娠前および妊娠中にDVが存在していたと判断された場合に「過去にDVを受けていた」事例と定義し，後者のポイントで，子どもの出生後の1年間にDVが存在していたと判断された場合に「現在DVを受けている」事例と定義された。現在DVの被害を受けている女性（母親）は，自身の子どもに対し暖かく敏感な反応を取り難く，子どもに敵意を表しやすく，母子関係において感情的に子どもを遠ざけてしまう傾向にあった。また，乳児の外在化障害としての問題行動とDVとの間にも関連性が確認され，これは過去にDVを受けていた場合も，現在DVを受けている場合も，それぞれ独立して確認されたと報告されている[55]。ただ，妊娠中に生じていた過去のDVがストレス誘発性のコルチゾールの変化を通じて胎児に影響を及ぼし，それが1歳時点での外在化障害を引き起こした可能性もありうる[86]。

乳児の内在化障害による問題行動と，DVの関係性についての研究もいくつか存在している。Crockenbergらは，父母間の争いに反応して乳児の内在化障害やそれに伴う行動異常はどのようにして生じるのか，その考えうるメカニズムについて提唱している。この論文の中で，父親の暴力に暴露された乳児は，新規の刺激に対し苦痛を表しやすく，すくんでしまう傾向にあることを指摘し，この反応は，DVを行っている父親が子どもの養育に積極的に関わっている場合に特に強い傾向にあった，との指摘がなされている[87]。

DV暴露の影響は，幼児期後期にも明確に確認されている。Levendoskyらの研究では，幼児期後期には子どもの全般的な機能障害というよりは，母親との関係性においての問題行動がより確認されやすい，と報告されている[88]。この研究では，母親との交流における子どもの行動が観察され，子どもにはDV暴露の負の影響が確認されたものの，母親自身は子どもの行動に問題があるとは認識していなかった，とのことである。この研究結果を受け，Levendoskyらは，「DVの初期の影響は子どものメンタルヘルスの問題としてよりも，関係性の問題として出現する」との考察を行っている。またこの研究ではDV被害を受けている母親の養育法についての観察も行っているが，DV被害にあった母親の養育の質と母親のメンタルヘルスとの間に関連性が確認されていた，とのことである。母親の抑うつやPTSD症状が強い事例では，高率に養育上の問題が確認された。メンタルヘルス上の問題を認めなかった母親では，効果的で反応性の高い関係性を子どもと築くことで，父親（や男性パートナー）からの暴力の影響を打ち消す傾向にあった，とも報告されている[88]。

Libermanらは，DVに暴露されている未就学児とその母親を対象として，母子関係性の状況についての研究を，それぞれ異なる方法（method）で2つ実施し，その結果につき報告している[89, 90]。一つ目の研究では，子どもの外在化障害や内在化障害と，臨床医の評価による母子関係の質や，子どもの悲しみや怒りの感情に対しての母親の同調性，母親の自己申告に基づ

第52章　DV目撃の子どもへの心理的影響ならびにその治療　**811**

くDVの重症度との関連性について調査された。子どもの外在化障害としての問題行動の発生には，これら3つの要因はそれぞれ独立して寄与しており，これら3つのバリアンスにより，外在化障害としての問題行動を示す子どもの55%は説明可能であった，と報告されている。一方で，子どもの内在化障害としての問題行動の発生と，これら3つの要因との間には明らかな相関関係は確認しえなかった，とも報告されている[89]。2つ目の研究では，子どもの問題行動と母親の生活上のストレスとの関連性について調査され，これらの間には強い相関関係が存在しており，特に母親にPTSD症状がある場合には，母子関係の質は著明に低下する傾向にあった，と報告されている[90]。

DVへの暴露は子どもの認知能の発達にも負の影響を及ぼす。子どもの年齢・性別・人種，母親の年齢と学歴，家庭の年収をマッチさせ，DVのある家庭とない家庭の未就学児を比較したある研究では，DVに暴露されている子どもでは言語知能の尺度が著明に低かった，と報告されている[91]。この研究で対象とされた地域の子どもは，家庭内のDVの有無にかかわらず，地域社会における暴力を同じように受けていたことからは，認知能への予後を低下させる単独要因として，DVへの暴露は他のストレス要因を凌駕していることが示唆されたと考察されている[91]。遺伝的要因が調整されている双生児を対象とした大規模研究では，小児期にDVに暴露されることでIQが8点少なくなることが示されている。この研究では，養育関係の質も認知能が低下する一要因となっている可能性がある，と推察されている[92]。また，さらに別のある研究ではDVへの暴露は未就学児の記憶課題への能力を低下させることが示されており，暴力の程度が上がるほど成績が低くなると報告されている。ただこの相関性は，母親の望ましい養育行動によって調節されうることも併せて示されている[93]。

また，未就学期（幼児期後期）に暴力に暴露された子どもは，家庭外の人間関係でも困難を抱えやすいとの研究報告は複数存在している。子ども同士のグループ遊びの様子の観察や，幼稚園／保育園の保育士による子ども同士の関係性を評価したある研究では，DVに暴露された子どもは，陰性の感情を表出しやすく，状況に適切に反応することが少なく，友達に攻撃的であり，養育者との関係性が両価的で矛盾した状況である傾向が確認された，と報告されている[94]。この研究では，子どもの適応能力を低下させる最も明確な予測因子は，母親に対する心理的DVの存在と母親の自尊感情の低さであった，と結論付けられている[94]。

DVへの暴露と乳幼児の心理・行動上の問題との関係性は非常に複雑であり，本セクションで示した知見だけでは解決していない多くの疑問点がいまだ存在している。しかし養育者と子どもとの関係性や，養育者のメンタルヘルスは，心理・行動上の問題を抱える乳幼児を評価する際に最も重要なパズルの一ピースであることに疑いの余地はなく，DVに暴露された子どもを評価する際には必ず考慮しなければならない。

学童期の子どもにおけるDV暴露の影響

学童期の子どもの主要な発達課題は，環境や家族外の人間関係への適応である。この課題を達成するために，学童期の子どもは感情の制御，共感の表出，複雑さを増す認知課題について克服していかなければならない。よりはば広い世界（環境）に飛び出していくにあたり，もし子どもがまだ安全の課題にとらわれた状態にあるとしたら，または，もし子どもが危険・脅威に敏感になりすぎていてわずかな行動を捉えては敵意とみなすような社会的情報の解釈を行い行動したとしたら，子どもはこの時期の発達課題を克服することはできないであろう[76]。この年代の子どもにとって最も圧倒的な不安は，幼児帰りへの切望や衝動の出現であり，今の自分は赤ん坊のように依存的であるという感覚を持ち，

適応し自立しているという自覚を喪失すること
にある[75]。

　学童期の子どものDV暴露への反応に関する
研究には，このような発達課題にも関連した，
DV暴露の影響を媒介・調節する要因と子どもの
特性についての研究も含まれているが，大部分
の研究はDVに暴露された子どもと暴露のない
子どもの心理学的予後を比較したり，養育の質
や親のメンタルヘルスなどの家庭の差異の影響
につき検討したものである。

　学童期の子どもの問題行動は，この時期の子
どもを対象としたDV暴露の影響についての研
究の関心の中心であり続けている。ただ，学童
期にDVの暴露を受けた子どもにおけるPTSD症
状の重症度について検証した研究も複数存在し
ており，DVへの暴露のない子どもと比較する
と，DVに暴露された学童期の子どもは内在化
障害や外在化障害に基づく重度の問題行動[95-98]
やPTSD症状を認める割合が高い，とおしなべ
て報告されている[99-103]。

　McCloskeyらは，DVの被害を受けている母親
のメンタルヘルス・家庭環境・子どもの心理学
的予後についての関連性につき研究し，DVの被
害を受けている女性（母親）は，DV被害のない
女性に比べ，より多くのメンタルヘルス上の問
題を抱えていたが，母親がメンタルヘルスの問
題を抱えているという事実は，子どものDVへ
の反応の媒介因子とはなっていなかった，との
報告を行っている[98]。さらに暴力的な家庭で
は，暴力的ではない家庭に比べ，社会的な支援
があったとしても，きょうだいや親の優しさに
乏しく，DV暴露後の子どもの問題行動の緩衝
（低減）要因にはなっていなかった，とも報告さ
れている[98]。ただその他の研究では，家庭に関
連する要因というのは子どもに強い影響を及ぼ
していると報告されており，このMcCloskeyら
の報告は特異ということができる。

　Margolinらは，DVの問題を抱える家庭の養
育の違いが，子どもの予後にどのように影響を
及ぼすのかについて，大規模な研究を行ってい
る[104]。この研究の優れている点は，DVの問題
を抱える家庭とDV問題のない家庭に対し，自己
申告式ではなくコード化した観察記録を用いて
親と子のデータを収集した点にある。観察デー
タは子どもと一方の親の二者間の実際の会話，
ならびに子どもと両親の三者間の実際の会話を
もとにコーディングされた。その結果，父親か
ら母親への身体的暴力は，父親の絶対権威主義
的な態度や，逆に父親の毅然とした行動の少な
さと，父親と息子との2者間の会話での息子へ
の否定的な感情の多さと関連していた，と報告
されている[104]。このような父親は，母を含む3
者間の会話でも，支配的な言動を行うことが多
かったとも報告されているが，このようなパタ
ーンは娘との会話では見いだされることはなかっ
た，とのことである[104]。この研究では他にも，
父親から母親への攻撃と母親の否定的な養育態
度との間には何らの関係性もないこと，ならび
に母親から父親への攻撃と，子どもに対しての
敵意や怒りに基づく行動や子どもへの支配的行
動との間には相関性は確認されなかった，とい
う新たな2つの知見が得られている。Margolin
らは，また別の2つの研究でも，両親間の暴力
の存在と特定の養育行動との間に相関関係が確
認され，うち一つの研究では両親間の暴力の存
在と子どもの機能との間にも相関関係が認めら
れたと報告している。1つ目の研究では，両親
と子どもの3者交流における親の子どもに対す
る敵意と，男児の不安感や当惑感の増加との間
に相関関係が確認されたと報告されている[105]。
2つ目の研究では，両親間の暴力と，父子の2
者間交流における共感レベルの低さ，ならびに
母子の2者間交流における否定的感情の強さと
の間に，相関関係が確認されたと報告されてい
る[106]。これらの研究結果を総合すると，両親
間の暴力が存在する家庭では，親たちは子ども
にとって感情的に頼れる存在ではなく，親たち
の否定的感情に繰り返し暴露されており，その

ことによって子ども自身の感情的反応や行動は影響を受けてしまうということができよう。このような傾向は，女児に比べ男児により強いようである。

　MargolinとJohnの行ったまた別の研究では，DVに暴露されている子どもに，暴露されている暴力の性質を尋ねるとともに，両親に自身の行動や精神的な健康度について尋ねるという，独特の方法（method）が用いられた[107]。この研究は，8歳から11歳までの計108名の地域の子どもを対象として実施され，3つの大きな知見が得られることとなった。1つ目の知見は，両親間の攻撃性は養育行動と直接的な関係性があることが確認されたが，その傾向は男児と女児とで異なっていた，というものである。子どもからの回答によれば，男児・女児ともに，両親間の攻撃性と否定的・支配的・懲罰的な養育行動との間に関連性が確認されたが，女児に比して男児の方がその関連性がより強かったことが判明した。女児からの回答によれば，両親間の攻撃性と肯定的な養育行動との間にも関連性が確認されていた。2つ目の知見は，DV家庭では，男児であれ，女児であれ，子どもに高いレベルの敵意・不安・抑うつが確認された，というものである（なお女児にのみ，子どもへの敵意と否定的養育ならびに両親間の攻撃性との間に関連性が確認された）。男児・女児ともに，同年齢の子どもよりも機能的に劣る状況というのは，ほとんどが否定的な養育により媒介（mediate）されていた。つまり，ひとたび否定的な養育が当たり前になってしまうと，子どもの問題行動に対するDVの影響の程度というものは，かなり分かりにくくなってしまうということができる。3つ目の知見は，両親間の暴力と否定的な養育は，女児よりも男児においてより関連性が強く確認された，というものである[107]。

　母親の優しさというのは，DVの子どもに及ぼす影響の防御因子となることが判明している。7－9歳の学童を対象としたある研究では，DV

家庭の子どもは男児・女児ともに，母親の優しさが低い家庭においてのみ，顕著な外在化障害に基づく問題行動が確認された，と報告されている[108]。つまり母親が優しさ溢れる家庭の子どもは，DVの問題が存在していたとしても，外在化障害に基づく問題行動は確認されなかったのである。一方でこの研究においては，父親の優しさと子どもの問題行動と間には逆相関性が確認されていた。つまり暴力的な父親が優しさを子どもに示している家庭の場合には，むしろ子どもに問題行動が確認される頻度が高かったのである。この結果について，この研究では社会学習理論[109]を用いて「子どもに暴力的な父親が子どもに優しさを示した場合，子どもは暴力に対して肯定的な視点を持ちやすく，自分自身も攻撃的に行動するようになる」との考察を行っている[108]。

　シェルターに入所した母子を対象とした，養育法の差異に関しての研究も複数存在している。ある研究では，母親の自己回答による養育ストレスの高さと，子どもの行動上の問題との間に相関関係が確認された，と報告されている[110]。この研究では，シェルターに入所した7－12歳の子どもの母親と，同じ地域のシェルターに入所していない家庭の母親を対象として，身体的DVや心理的DVの存在と，養育ストレスの状況について，自記式で回答を求めていた。興味深いことに，シェルターに入っていない対照群の家庭においても，およそ3分の1の家庭でDVがあるとの回答が得られていた。この研究では，養育ストレスと子どもの問題行動の両者に対し，DVが顕著な影響を及ぼしていることが確認されている。養育ストレスはシェルター入所中の母親と対照群の母親との間で，有意な差異は確認されなかったものの，暴力を連続変量として用いた場合，暴力の存在は母親の高い養育ストレスの存在の予測因子となった，とのことである[110]。さらにこの研究では，身体的・精神的の2つのカテゴリーのDVについて，子どもの機

814　第Ⅶ部　子ども虐待の心理学的側面

能に及ぼす相対的効果が試算されていて、両タイプのDVともに養育ストレスの増大に著明な影響を及ぼしていたが、子どもの機能に対しては精神的DVの方がより強い予測因子であった、と報告されている。さらにDV暴露以上に、母親の養育ストレスは子どもの機能的予後の強い予測因子であったと報告されており、高レベルの養育ストレスを感じている母親の子どもは、内在化障害や外在化障害に基づく種々の問題行動を呈している割合が高かった、とも報告されている[110]。

シェルターに入所中の母親を対象にしたまた別の研究でも、育児ストレスと暴力との関係性について、対照群と比較した調査が行われている[111]。この研究では2-8歳の子どもとその母親が対象とされたが、より年長の子どもでは幼児に比して行動上の問題を有する割合が高く、また男児よりも女児に行動上の問題を有する割合が高かったと報告されている。またDV被害群と対照群の女性の両者で、養育ストレスと子どもの行動上の問題との間には相関性が認められていた。DV被害群では、過去1年間のDVの発生件数が多いほど子どもの問題行動が多いという傾向が確認されたが、DV被害群・対照群ともに育児ストレスの影響はそれを凌駕し、最も強力な子どもの機能の予測因子であった、と報告されている[111]。

DV家庭の学童期の子どもに関する医学文献のほとんどは、親のDVの子どもへの影響や、子どもの機能の健全性につき調査を行ったものであるが、親と子は相互に影響しあうという発達における生態学的モデルを裏付ける知見が、シェルターに入所した母親とその子どもを対象とした、また別の研究で示されている[112]。この研究では、両親間の身体的暴力の程度と子どものPTSD症状・問題行動・DVに対する介入の有無、母親の抑うつ・不安・怒りといった変量との関係性につき、調査がなされた。子どものPTSD症状は身体的暴力の発生頻度と関連して

いたが、子どもの行動上の問題は、母親の不安・怒りと関連していた。母親の抑うつ症状は、DVが発生している際に子どもにも暴力が及んだか否かや母子関係の質と関連していた。母親の不安症状は、子どもへの虐待行為の目撃・子どもの年齢・子どもの内在化障害の出現と関連していた。また母親の怒りは、暴力により損傷が生じたか否か、家庭内で暴力が発生する頻度・子どもの内在化障害に基づく問題行動の発現、とそれぞれ関係していた、とのことである[112]。本研究はサンプル数が少なく、結果の解釈には注意が必要であるが、DV被害女性と子どもの感情機能の結びつきに関しての価値ある予備的な情報が提示されており、更なる調査で検証がなされるべきといえよう。

DV暴露後に子どもが他者との関係性を構築する機能と、子ども自身の特性との関連につき検証を行っている研究はごくわずかしか存在していない。5歳時にDV暴露のあった事例が9歳時に同世代との関係性を構築し肯定的な遊びを行うことができるようになるためには、感情的な反応を制御する能力を獲得する必要がある[113]。このような能力が獲得されていない場合には11歳時点で、①同世代の友人との交流が否定的なものになる、②社会性に問題を抱える、③内在化障害や外在化障害に基づく問題行動が出現する、などのリスクとなることが判明している[114]。子どもが暴力をどう見なすかも、その子どもの予後に影響を及ぼす。暴力を恐ろしいと感じたり、両親間に暴力が存在するのは自分が悪い子だからであると自己を責めたりする子どもでは、適応上の問題が確認されやすい[115]。別の研究でも、子どもが暴力に脅威を感じ、自己を非難する傾向にある場合、他者との関係性を構築する上で、内在化障害としての内的葛藤を抱えやすい傾向があった、と報告されている[116]。

思春期の子どもにおけるDV暴露の影響

思春期は，生物学的にも心理精神的にも社会機能的にも，劇的な変化を迎える時期である。思春期に子どもの内面的緊張が高まりやすいことは，この時期の子どもたちが親から自立を目指し，家庭外の新たな人間関係性をより重視し，親との衝突を増やしていくことからも明らかである[75]。思春期の子どもたちは世界を広げ，新たな人間関係を作りつつあることから，研究を行うことが困難であり，乳幼児期の子どもと比べて，この時期の子どもへのDV暴露の影響につき調査した研究報告は少ない。思春期の子どもに関する暴力の影響に関する調査研究は，両親間のDV暴露の影響というよりも，デートDVやその他の若者同士の暴力の影響について調査したものが多い。

デートDVに関するある研究では，DVへの暴露・暴力的な対人コミュニケーション・ジェンダーの役割に関するステレオタイプの認知・DVを容認する態度というものは，人種的マイノリティ・親の低学歴・13－19歳におけるデートDVの発生と関連していた，と報告されている[117]。またDVや地域社会における暴力の影響について分析したところ，思春期に暴力行為を行った子どもの約半数に，暴力への暴露とPTSD症状が確認された，とも報告されている[118]。公営住宅や近郊に住むアフリカ系アメリカ人を対象としたサンプルサイズの大きいある研究では，思春期の子どもの暴力行為と暴力への暴露は強い相関関係が確認されたが，子どもの抑うつ症状が軽度で，生きる目的意識が明確な場合，これらの相関関係は低減していた，と報告されている[119]。

DVへの暴露の影響と地域社会における暴力への暴露の影響を別々に検討した研究では，ハイリスク下にある思春期の子どもの機能に影響を及ぼしたのはDVへの暴露体験のみであり，またその影響は子どもが社会的サポートを受けていると自己申告した事例では低減していることが確認されている[120]。ただし，この研究結果

を一般化するには限界もある。この研究で対象とされた13－17歳の思春期の子ども65名は，全例が入院患者であった。また3分の2の事例の入院理由は自殺企図であり，残りの3分の1の事例の入院理由は，殺人衝動・自殺企図と殺人衝動の併存・暴力行為であった。また65名中12名は，入院前に情緒障害児短期療育施設などの治療施設に入所していた[120]。重篤な情緒的問題のない思春期の子どもでは，ストレス要因としての地域社会における暴力や，緩衝要因としての社会的支援に対し，本研究の対象とされた子どもたちとは異なる反応をする可能性は十分にありうる。入所型の治療施設やシェルターに入所しているハイリスクの思春期児（13－18歳）を対象にしたまた別の研究では，両親間のDVに暴露された思春期の子どもは，DV暴露のない子どもに比べて，抑うつ症状・家出・親といると暴力的になる傾向がより強かった，と報告されている[121]。またDVに暴露された思春期の子どもは同世代の恋人に対して暴力を振るうと脅したり，実際に暴力を振ったりすることが多かったが，この傾向は男児において顕著であった。この研究では，暴力を目撃することの影響は男児にのみ現れ，女児の心身の健康や行動には影響は及ぼしていなかった，とも報告されている[121]。

暴力への暴露の思春期の子どもに及ぼす影響についての研究のほとんどは，もっぱら子どもの内在化障害・外在化障害・PTSD症状を中心に，調査を行っている。思春期の子どもを対象とした人口ベース研究では，内在化障害や外在化障害に基づく問題行動の発生に最も深刻な影響を与えるのは，身体的暴力や性的暴力の被害を受けたりそれを目撃したりすることではなく，心理的なマルトリートメントであり，DVの目撃による影響は男児に限定して，中等度の影響が確認されたのみであった，と報告されている[122]。思春期早期（11－15歳）の子どもを対象としたある研究では，父親が母親に身体的DVや暴言

などの心理的DVを行っていると回答した家庭の子どもは，男児・女児ともに内在化障害や外在化障害に基づく社会的問題行動や認知機能の問題が，学校の教師から指摘されている割合が高かったと報告されている[123]。一方でこの研究では，母親から父親へのDVの頻度は，父親から母親へのDVの頻度と同程度であったにもかかわらず，母親が父親に身体的DVや暴言などの心理的DVを行っていると回答した家庭の子どもでは，男児・女児ともに特に負の影響は確認されなかった，とも報告されている[123]。また別の研究では，思春期早期の子どもでは，DV目撃の影響による自尊感情の低下や，外在化障害に基づく行動異常の出現や，・抑うつ症状の出現は，ソーシャルサポートを受けることにより緩衝された（低減した），と報告されている[124]。男児であれ女児であれ，暴力の目撃とPTSD症状との間には相関関係があることは明白となっているが[125]，一方で，内在化障害や外在化障害に基づく問題行動の出現は女児にのみ高いとする研究報告も存在している[126]。

暴力に暴露されている子どもへの介入治療

DVに暴露された子どもへの発達段階にそった介入治療モデルが，いくつか提案されている。本セクションでは，そのモデルにつき概説しながら，DVに暴露された子どもと非加害親に対しての介入の基本原則について言及する。

親子心理療法

親子心理療法（CPP：Child-Parent Psychotherapy）はDVに暴露された3歳から5歳までの幼児を対象とした，精神分析や愛着理論やトラウマ理論を基礎とした親子関係性に根差した介入治療プログラムであり，一部にはソーシャルスキル・トレーニングや認知行動療法の理論も含まれている[127, 128]。幼児はストレスや危険に

対する反応を，養育関係にある人物との関係性をもとに形成していく。CPPはこのような理論に基づいて，DVに由来するトラウマによって歪められてしまった親子関係の修復を促進する介入治療法である。CPPは週1回の治療セッションより成っており，プレイセラピーを通じて子どもの内的世界を理解すること，まだ体系化されていない子どもの発達をどのようにして導いていくかを理解すること，心理的なサポートを行うこと，生活上の問題への具体的な助言を行うこと，子どもの行動や子どもの表出する感情をどのように解釈すべきであるのか，などを親が学習していく。CPPは幼児とその親が感情を制御することを学ぶ場であり，DVの被害体験を語り客観的なものとして再構築し，両親間の関係性を修復し，有害な事象から子どもを守るという本来の親の能力を子どもが再び信頼できるように，支援を行っていく場でもある。CPPと従来の介入法（通常の児童福祉司によるケースマネージメントに，地域の保健師の介入を行ったもの）とを比較したRCT（無作為化比較対象試験）では，対照群に比べ，CPP実施群では子どもの行動上の問題やPTSD症状や母親の回避症状の低減に効果が確認され[52]，その効果は治療後6カ月に行ったフォローアップの時点でも持続していた，と報告されている[128]。フォローアップの時点では，母親・子どもともにPTSD症状の詳細な評価は行われていないものの，CPPを受けた母親の全般的な機能の改善はプログラムが終了した後にも継続していた一方で，対照群ではそのような改善は確認されなかった[128]。注目すべきことに，この研究では，対象となった子どもと母親に対する暴力は，父親（もしくは男性パートナー）から母親への身体的暴力のみならず，すべての子どもと母親が，複数の身体的虐待や性虐待・性暴力被害などのトラウマ的出来事を体験していた，と報告されている[52]。

SUPPORTプロジェクト

SUPPORTプロジェクトは，DVシェルターを退所する4歳から9歳の子どもと，その母親向けのプログラムである。このプログラムの効果を検証した研究は，行為障害・反抗挑戦性障害の子どもとその母親を対象とし，RCT（無作為化比較検討試験）として行われた。このプログラムでは，セラピストが毎週母親のもとに出向き，しつけ法に関しての助言を行うとともに，トレーニングを受けた専門補助職が母親の意思決定支援（アドボカシー）を行い，ロールモデルを提供するとともに，子どもに対しては支援的な助言者が毎週面接を行う。介入治療は平均8週間継続され，一家庭に対しての訪問回数は平均23回であった。介入群・対照群ともに外在化障害に基づく問題行動は改善したが，介入群の子どもではより回復が早かった。介入群の母親は対照群に比較して，子どもを扱うスキルが改善し，その治療効果は24カ月間持続していた[129]。治療終了時は，介入群と対照群との間に，内在化障害に基づく問題行動の改善の程度の差異に有意差は確認されていなかったが，フォローアップの際には，対照群と比較して介入群では，内在化障害に基づく問題行動を認める割合は，明らかに低下していた，と報告されている[130]。

キッズクラブならびに
未就学児向けキッズクラブ

これらのプログラムは，DVに暴露された5－13歳の子どもを対象とした，グループ介入治療プログラムであり，DVシェルターで実施される場合もあれば，地域のそれ以外の場所で実施される場合もある。このプログラムでは，母親と離れて子ども同士でグループが形成され，毎週1回，計10週にわたり，心理教育が行われる。このプログラムは，子どもたちのDV暴露によるトラウマの影響からの回復を支援し，感情に関してや暴力に対する考え方について話し合い，コーピングスキル（ストレス事象への対応技術）を向上させ，暴力に対する歪んだ認知や思い込みを認識し，将来の様々な問題の発展を予防すること目的としている。一方で，子どもたちの母親同士もグループを形成し，養育の支援・エンパワーメントを行うとともに，暴力が及ぼす子どもへの影響についての情報を提供している[131]。このプログラムの有効性に関する研究では，子どものみに治療を行った群（子ども治療群）・母親と子どもの両者に治療を行った群（親子治療群）・待機リストにあり研究時に未治療であった群（未治療群）に分け，その効果について検証が行われ，治療群は両者ともに対照群と比較して，プログラム終了後の子どもがPTSDとの診断を受ける割合が低下した，と報告されている[132]。さらに親子治療群のみが，外在化障害に基づく問題行動の改善と暴力に関する歪化した認知の改善が認められた，とも報告されている[133]。

学習クラブ

このプログラムはシェルターを退所する母親の意思決定を支援するサービスの提供と，7-11歳の子どもに対してのメンタリング支援サービスを計16週間にわたり行うもので，子どもに対してはさらに10週間にわたるグループ教育プログラムが提供される。家族との接触は積極的に行われ，一家族につき毎週平均9時間に及ぶ支援が実施される。子どものメンターが，子どもをグループ教育に送り出し，グループに子どもがなじむような配慮がなされている。このプログラムの有効性に関する研究では，対照群より介入群の家庭では，子どもの自己信頼感が改善し，母親のソーシャルサポートを受けている実感が増したと報告されていて，実際に介入群の家庭では子ども虐待が少ない傾向にあることが確認されている。この効果はプログラム終了後6カ月間のフォローアップ期間中も持続していた，とのことである[134]。

若者向け関係性構築支援プロジェクト（Youth Relationships Project）

このグループ介入治療プログラムは，暴力への暴露歴や虐待のリスク要因を有する思春期の子どもを対象として開発されたものではあるが，一般の生徒や学生にも広く行われている。このプログラムは，親密なパートナーへ暴力を振るったり振るわれたりすることを予防し，健康的な人間関係を促進することを目的としている。プログラムでは，心理教育・ソーシャルスキルトレーニング・コミュニティへの参画，などのグループ・アクティビティーが行われる。子どもたちは，暴力というのは「振るう側が下した選択である」ということを学び，カップル間の暴力が生じ維持されてしまうダイナミクスについて学んでいく[135]。このプログラムの有効性の検証はRCT（無作為化比較対象試験）として行われ，DV暴露を含むマルトリートメント被害歴のある14－16歳の子どもにおいて，対照群と比較してPTSD症状が減少することが示されている[136]。

その他の介入法

これまで言及した介入治療プログラムは，すべてDV暴露後の子どもを対象とした無作為化比較対象研究（RCT）で有効性が示されたものであるが，この他にも，トラウマに焦点を当てた介入治療プログラムも有効となりうる。多くの子どもにとってDVはトラウマとしての性格も兼ね備えており，実際，複数の研究で高率にPTSDを併発することが報告されている。DVに暴露された子どもへの介入治療プログラムに関する最近の2つのレビュー文献[137, 138]，この集団に介入治療を行う際に必要な条件として，（1）DVの暴露を受けた環境を明確化し，家族一人ひとりのニーズや併存するリスク要因・防御因子に関し，配慮を行うこと，（2）PTSDの治療に有効性が示されている，持続エキスポージャー療法やその他の介入治療法につき，導入

を検討すること，（3）暴力に関しての教育と，暴力への適切な対応に関しての教育を行うこと，（4）自身の感情を同定するスキルや，自身の感情を制御するスキルについてトレーニングを行うこと，（5）社会的問題の解決や対人交流に必要なソーシャルスキル・トレーニングを行うこと，（6）子どもや被害親の，セーフティプランの構築や暴力への対処法（coping）について焦点を当てること，（7）子どもだけではなく，親も参画してもらうこと，などのいくつかの条件が提示されている。これまで概説してきた有効性が実証されている介入治療プログラムはすべて，これらの一部もしくは全部の条件を満たしたものである。

医療者への推奨事項

両親間の暴力を目撃することが子どもに負の影響をもたらすのは明らかであるが，どのような子どもだと影響が大きくなるのかや，暴力目撃後の子どもの情緒的な苦痛を生み出したり増幅させたりする要因は何であるのかや，子どもへの暴力の影響を緩衝（低減）する要因は何であるのかを予測することは，現時点では不可能である。各種の研究報告から現時点で明らかにされているのは，発達途上の子どもへのDV暴露というのは複雑な性質のものであるということのみである。個々の子どもがDVへの暴露により受ける影響は，暴力事象の性質，子どもが暴力を感覚的にどのようにとらえたのか，子どもの性別・性格・既往歴・家庭内外の人物との関係性，他の併存するストレス要因，家族の居住する地域社会の状況や地域社会としての防御要因，子ども・家庭・地域社会の文化が暴力の責任を誰にあると見なすかや暴力を正当なものと見なしているかどうか，などの要因に依存している。これらの要因をすべて理解しなければならないとしたら，個々の子どもや家庭と向き合う臨床医にとっては，とてつもないハードル

であるといえるが，臨床医の立場で効果的な介入を行う上で，すべての機微につき完全に把握する必要性はない。

　各発達段階の子どもの健康診断時に家庭内のDVのスクリーニングをすることが望ましいことを示す，複数の研究成果が存在している。内在化障害や外在化障害による問題行動やPTSD症状の出現は，暴力に暴露された子どもの苦痛を示すSOSということができる。臨床家がDV問題に苦しむ親子に行いうる具体的な支援活動は，決して少なくはないのである。

　子どもの家族がDVの問題を抱えていることが判明した場合には，子どもが受診するたびに，子どもの気分や行動の変化につき問診を行う。子どもに困難が生じているとの回答があった場合には，学校・家庭・コミュニティにおける子どもの生活上のストレス要因について，さらに問診を行う。親には，子どもの回復に親がどれほど重要な役割を果たすのかについて丁寧に説明を行い，思いやりのある態度で，子どもの言葉に耳を傾け，子どもの質問に答える能力を身に着け，子どもが混乱した際に自分自身で落ち着かせることができるように支えることが，子どもの回復に極めて有用であることを理解してもらう。家族が暮らす地域社会のDV被害者支援のリソースに精通しておき，そのようなリソースに家族を繋ぐ機会を積極的に持つことが重要である。

　子どもが暴力などのトラウマ事象に暴露された際に，おびえる子どもにとって最も重要な安全基地は親であるということを，親に理解してもらう必要もある。特に幼い子どもでは，自分のすぐ隣に親がいることで安心・安全感を得るものであり，トラウマ事象を体験した後には，親から離れた状態になることにとりわけ強く不安を感じるということを親に説明する必要がある。また子どもがおびえている際には，子どもに何が起きたのかを丁寧に伝え，これから何が起きる可能性があるのかの見通しを伝えること

が有用となることも，親に説明する。「出来事には一貫性があり，予測することができる」と子どもが感じることができれば，子どもは安心感を得ることが可能となる。生活の中で起きた出来事につき，親が積極的に子どもに伝えることで，子どもは自分を気にしてもらっているという意識を持ち，世の中は予測可能なのだという感覚を強めることができるのである。

　親が子どもの年齢・発達段階に合わせて，子どもに選択肢を与えることで，子どもは自身が状況をコントロールできるという感覚を持つことができるようになる。親や里親を含むその他の養育者が，暴力やその他のトラウ事象に子どもが暴露されることが，子どもの行動に様々な影響を及ぼすということを十分に理解していない可能性を，我々は意識しておかなくてはならない。子どもが無作法で幼児のようにふるまうことや，まとわりつくことに対して，親がいら立ちを覚えているからと言って，その親をひどい親と非難したところで，状況は何も好転しない。医療者は親子と積極的にかかわり，親が子どもにとって有用となる養育ができるように十分な情報提供を行う必要がある。

　トラウマを受けた幼児期や学童期の子どもの親や里親などの養育者と接する際には，「養育者自身の心身の健康が重要である」ということも伝える必要がある。必要がある場合には，親自身が精神科治療やカウンセリングを受けることができるように支援を行う。またDV被害を受けた親が子どもに，「暴力が起こったことに，子どもには何らの落ち度もないこと，ならびに親は安全になる方法を探している所である」ということをしっかりと伝えることを後押しし，子どもが恐怖を感じた際に，どこに行き何をすべきかを子どもとともに考え，適切なセーフティプランを立案できるように支援する必要がある。親が子どもの気分や行動の変化を気にかけることができ，必要な場合に支援が得られることが出来るように，親を励まし続ける必要がある。

特に子どもが幼い場合には，子どもが先の見通しを立てることができるために，規則正しい生活を送ることが重要であること，そして身体的に近くに親がいて，不安を感じた際になだめることが重要であることを，親や里親などの養育者に説明する。就学前の幼児期後期の子どもには，本を読み聞かせる・歌う・遊ぶなどの活動を親子で行うことが，一体感や安全感の回復に有用であることを説明し，それを励行する。

思春期の子どもには，社会的サポートが特に重要である。暴力の問題に暴露された思春期の子どもに対しては，自身が抱えるジレンマを理解することのできる他者と繋がるための，グループ介入治療が有用である。暴力に暴露された思春期の子どもの親に対しては，彼／彼女らが自身を危険にさらす行動を行うリスクを有していること，そのために彼／彼女らの気分や行動の変化を良く観察することが大切であることを理解してもらうことが重要である。

現時点の医学的証拠の確からしさおよび今後の研究の展望

DVへの暴露が，ほとんどの子どもに重大な影響を及ぼすということは，数多くの研究論文で示されているが，DV暴露を受けた子どもがどのようなパターンの転帰をたどるのかについては，各研究間で結論が一致しているわけではない。DV暴露が子どもに及ぼす影響に関しての研究論文を評価する際には，子どもの予後に影響を及ぼした可能性のある併存するリスク要因を研究者が考慮していなかったために，DV暴露の子どもへの影響が過大評価になってしまっている可能性について，留意しなくてはならない。DV暴露の子どもへの影響について検証した3つのメタアナリシス研究では[9-11]，いずれの研究でもDV暴露の影響は軽度から中等度であったと結論付けられている。併存するストレス要因についても検証したある研究では，他のストレ

ス要因の影響を調整した場合，子どもの機能予後に対するDVの影響は，男児ではゼロに低下したと報告されている[139]。一方で，貧困・民族的マイノリティー・シングルマザー・地域社会での暴力への暴露といったリスク要因を調整したまた別の研究では，DVの影響は依然として確認されたと報告されており[91]，結果は一致していない。Rutterの研究から得られた，「重度のストレス要因であっても，単一のストレスであれば子どもは機能低下をきたすことなく耐えることができたとしても，2つのストレス要因が重複した場合には，子どもに機能低下が生じるリスクは4倍にまで上昇する」という結果は[140]，研究者の間では広く認識されている。Felittiらの研究でも，小児期逆境体験が4つ以上重なった場合には，身体的・精神的健康に及ぼす負の影響が大きくなり，その影響は成人期以降にまで及ぶ，と報告されている[51]。併存するリスク要因を調整した研究が増えることで，研究者や臨床医は「DVへの暴露体験は，子どもの発達に負の影響を及ぼす」と断言できるようになるであろう。

本章の冒頭で，DVの暴露の影響に関する研究を行う際の問題点として言及したように，DVの定義や，「子どもの暴力への暴露」という用語の定義は，研究者間で一貫していない状況にある。今後の研究では，Holdenが提唱したように[8]，子どもが暴露された暴力のタイプを明記し，研究対象とした子どもが暴力をどのように受け止めたかについても明記することが望まれ，そのことでより意義のある研究報告となるであろう。親の自己回答から得られたデータではなく，複数の報告者からの観察に基づいたデータを用いた研究は信頼性が高く，このような研究が増えることで「子どもが暴力を目撃することは，子どもに確実に負の影響を及ぼすものである」というエビデンスを確立することになるであろう。また子どもの呈する多様な予後や転帰を広範に調査することでも，DV暴露の影響をよ

り明確化することにつながるであろう。暴力に暴露された子どもにはトラウマ反応性の症状が広範に認められるという事実があるにもかかわらず，研究の中で症状の程度が明記されていたり，PTSDと診断されていたか否かが明記されている研究報告は，比較的少ない。質の高い研究が増えることで，DV暴露を受けた子どもに生じうる問題行動やPTSD症状だけではなく，それ以外の様々な諸問題に関する影響が明らかになることが期待される。子どものストレス反応系統にDV暴露が与える影響を究明していくうえで必要な身体機能上のデータは，年々入手しやすくなってきている（第53章「虐待とネグレクトの脳発達に及ぼす影響」を参照）。また同胞間での暴力の暴露（きょうだい間虐待）の子どもに及ぼす影響に関する研究は，比較的少ない。端的に言って，研究者が十分な人数の研究に参加してくれる子どもを確保し，併存するストレス要因の効果を調べ，リスク要因と防御要因の影響を評価し，多岐にわたる子どもの予後の調査を行っていかない限り，暴力への暴露の子どもへの影響を真に理解することはできないのである。

　上述した，現時点では脆弱な医学的エビデンスを強化するための研究を推進することに加え，これまでほとんど顧みられることのなかった4つの領域に焦点を当てる必要がある。第1に，DVに暴露された子どもの機能的な転帰に関しての縦断的研究が必要である。治療効果のフォローアップ研究を除き，DV暴露の子どもへの影響に関する研究はほとんどが横断的研究であり，子どもの機能の研究時点での「スナップショット」に過ぎない。時間が経過したり発達段階が変化したりすることにより，DV暴露の子どもへの影響が改善されるのか増悪するのか，現時点では明らかになっていない。

　第2に，DV暴露を受けた子どもの背景要因は非常に複雑であるため，ストレス要因がDV暴露のみの子どもであっても，複数のストレス要因が併存する子どもであっても，同様に効果的な介入治療を確立するための研究を進めていく必要がある。

　第3に，DV暴露の子どもへの影響についてより豊富な情報を得ることを目指して，質的データと量的データの双方を統合した包括的な研究を実施していく必要がある。第4に，子どもによっては両親間の身体的DVよりも，心理的DVに暴露される方がより甚大な影響を受ける，との研究報告も存在しており，心理的DVの影響に関しての，多様なグループを対象とした大規模な研究を実施する必要もある。

文献

1. Jaffe PG, Wolfe DA, Wilson SK: *Children of Battered Women.* Sage Publications, Newbury Park, Calif, 1990.
2. Geffner RA, Jaffe PG, Sudermann M (eds): *Children Exposed to Domestic Violence: Current Issues In Research, Intervention, Prevention, and Policy Development.* Haworth, New York, 2000.
3. Graham-Bermann SA, Edleson JL (eds): *Domestic Violence in the Lives of Children.* American Psychological Association, Washington, DC, 2001.
4. Holden GW, Geffner R., Jouriles EN (eds): *Children Exposed to Marital Violence: Theory, Research, and Applied Issues.* American Psychological Association, Washington, DC, 1998.
5. Rossman BBR, Hughes HM, Rosenberg MS: *Children and Interparental Violence: The Impact of Exposure.* Brunner/Mazel, Philadelphia, 2000.
6. Jaffee PG, Baker LL, Cunningham AJ: *Protecting Children from Domestic Violence: Strategies for Community Intervention.* Guilford, New York, 2004.
7. Fantuzzo JW, Lindquist CU: The effects of observing conjugal violence on children: A review and analysis of research methodology. *J Fam Violence* 1989;4:77-94.
8. Holden GW: Children exposed to domestic violence and child abuse: terminology and taxonomy. *Clin Child Fam Psych* 2003;6:151-160.
9. Kitzmann KM, Gaylord NK, Holt AR, et al: Child witnesses to domestic violence: a meta-analytic review. *J Consult Clin Psychol* 2003:71:339-352.
10. Wolfe DA, Crooks CV, Lee V, et al: The effects of children's exposure to domestic violence: a meta-analysis and critique. *Clin Child Fam Psych Rev* 2003;6:171-187.
11. Evans SE, Davies C, DiLillo, D: Exposure to domestic violence: a meta-analysis of child and adolescent outcomes. *Aggress Viol Behav* 2008;13:131-140.
12. Mohr WK, Noone Lutz MJ, Fantuzzo JW, et al: Children exposed to family violence: a review of empirical research from a developmental-ecological perspective. *Trauma Violence Abuse* 2000;1:264-283.
13. Shepard M, Campbell JA: The Abusive Behavior

Inventory: a measure of physical and psychological and physical abuse. *J Interpers Violence* 1992;7:291-305.

14. Straus MA: Measuring intrafamily conflict and violence: the Conflict Tactics (CT) Scales. *J Marriage Fam* 1979;41:75-88.

15. Johnson MP, Ferraro KJ: Research on domestic violence in the 1990s: making distinctions. *J Marriage Fam* 2000:62:948-963.

16. Rossman BRR: Time heals all: how much and for whom? *J Em Abuse* 2000;2:31-50.

17. Holtzworth-Munroe A, Stuart GL: Typologies of male batterers: three subtypes and the differences among them. *Psych Bull* 1994;116:476-497.

18. Field CA, Caetano R: Intimate partner violence in the U.S. general population: progress and future directions. *J Interpers Violence* 2005;20:463-469.

19. Tjaden P, Thoennes N: Prevalence and consequences of male-to-female and female-to-male intimate partner violence as measured by the National Violence Against Women Survey. *Violence Against Women* 2000;6:142-162.

20. Carlson BE: Children's observations of interpersonal violence. *In*: Roberts A (ed): *Battered Women and Their Families*. Springer, New York, 1984, pp 147-167.

21. Straus MA, Gelles RJ, Steinmetz SK: *Behind Closed Doors: Violence in the American Family*. Doubleday Press, Garden City, NY, 1980.

22. Caetano R, Schafer J, Field C, et al: Agreements on reports of intimate partner violence among White, Black, and Hispanic couples in the United States. *J Interpers Violence* 2002;17:1308-1322.

23. Fantuzzo JW, Boruch R, Beriama A, et al: Domestic violence and children: prevalence and risk in five major U.S. cities. *J Am Acad Child Adolesc Psych* 1997;36:116-122.

24. Fantuzzo JW, Fusco RA: Children's direct exposure to types of domestic violence crime: a population-based investigation. *J Fam Viol* 2007;22:543-552.

25. Fantuzzo JW, DePaola LM, Lambert L: Effects of interparental violence on the psychological adjustment and competencies of young children. *J Consult Clin Psychol* 1991;59:258-265.

26. McDonald R, Jouriles EN, Ramisetty-Mikler S, et al: Estimating the number of American children living in partner-violent families. *J Fam Psychol* 2006;20:137-142.

27. Finkelhor D, Ormrod R, Turner H, et al: The victimization of children and youth: a comprehensive, national survey. *Child Maltreat* 2005;10:5-25.

28. Bronfenbrenner U: *The Ecology of Human Development: Experiments by Nature and Design*. Harvard University Press, Cambridge, 1979.

29. Bronfenbrenner U: Ecology of the family as a context for human development: resarch perspectives. *Dev Psychol* 1986;22:723-742.

30. Cicchetti D, Lynch A: Toward an ecological/transactional model of community violence and child maltreatment: Consequences for children's development. *Psychiatry* 1993;56:96-118.

31. Schore AN: The effects of early relational trauma on right brain development, affect regulation, and infant mental health. *Infant Ment Health J* 2001; 22:201-269.

32. Pynoos RS, Steinberg AM, Piacentini JC: A developmental psychopathology model of childhood traumatic stress and intersection with anxiety disorders. *Biol Psychiatry* 1999;46:1542-1554.

33. Greenspan SI: *The Growth of the Mind and the Endangered Origins of Intelligence*. Perseus Books, Reading, Mass, 1997.

34. Belsky J: The determinants of parenting: A process model. *Child Dev* 1984;55:83-96.

35. McCloskey LA, Aurelio JF, Koss MP: The effects of systemic family violence on children's mental health. *Child Dev* 1995;66:1239-1261.

36. Straus MA, Gelles RJ (eds): Physical Violence in American Families: Risk Factors and Adaptions to Violence in 8,145 families. Transaction Press, Brunswick, NJ, 2000.

37. Doumas D, Margolin G, John RS: The intergenerational transmission of aggression across three generations. *J Family Violence* 1994;9:157-175.

38. Lieberman AF, Van Horn P: Attachment, trauma, and domestic violence: implications for child custody. *Child Adoles Psychiatri Clin North Am* 1998; 7:423-443.

39. Rutter M: Intergenerational continuities and discontinuities in serious parenting difficulties. *In*: Cicchetti D, Carlson V (eds): *Child Maltreatment: Theory and Research on the Causes and Consequences of Child Abuse and Neglect*. Cambridge University Press, New York, 1989, pp 317-348.

40. Dix T: The affective organization of parenting: adaptive and maladaptive processes. *Psychol Bull* 1991;110:3-25.

41. Maccoby EE: The role of parents in the socialization of children: an historical overview. *Dev Psychol* 1992:28:1006-1017.

42. Garbarino J: *Raising Children in a Socially Toxic Environment*. Jossey-Bass, San Francisco, 1995.

43. Mental Health: Culture, Race, and Ethnicity. A Supplement to Mental Health: A Report of the Surgeon General. U.S. Dept Health Hum Serv, SAMHSA, Rockville, Md, 2001. Available at http://www.surgeongeneral.gov/library/mentalhealth/cre/. Accessed April 5, 2009.

44. Greenfeld LA, Rand MR, Craven D, et al: Violence by Intimates: Analysis of Data on Crimes by Current or Former Spouses, Boyfriends, and Girlfriends. U.S. Dept Justice, Washington DC, 1998. Available at http://bis.gov/content/pub/pdf/vi.pdf. Accessed April 5, 2009.

45. Harris WW, Lieberman, AF, Marans S: In the best interests of society. *J Child Psychol Psychiatry* 2007; 43:392-411.

46. Lewis ML, Ghosh Ippen C: Rainbows of tears, souls full of hope: cultural issues related to young children and trauma. *In*: Osofsky JD (ed): *Young Children and Trauma: Intervention and Treatment*. Guilford, New York, 2004, pp 11-46.

47. Osofsky JD: Prevalence of children's exposure to domestic violence and child maltreatment: implications for prevention and intervention. *Clin Child Fam Psych Rev* 2003;6:161-170.

48. Knickerbocker L, Heyman RE, Smith Slep AM, et al: Co-occurrence of child and partner maltreatment: definitions, prevalence, theory, and implications for assessment. *Euro Psychol* 2007;12:36-44.

49. Rutter M: Resilience reconsidered: conceptual considerations, empirical findings, and policy implications. *In:* Shonkoff JP, Meisels SJ (eds). *Handbook of Early Childhood Intervention.* Cambridge University Press, New York, 2000, pp 651-682.

50. Turner HA, Finkelhor D, Ormond, R: The effect of lifetime victimization on the mental health of children and adolescents. *Soc Sci Med* 2006;62:13-27.

51. Felitti VJ, Anda RF, Nordenberg D, et al: Relationship of childhood abuse and household dysfunction to many of the leading causes of death in adults: the adverse childhood experiences (ACE) study. *Am J Prev Med* 1998;14:245-258.

52. Lieberman AF, Van Horn P, Ghosh Ippen C: Towards evidence-based treatment: child-parent psychotherapy with preschoolers exposed to marital violence. *J Am Acad Child Adolesc Psychiatry* 2005;44:1241-1248.

53. McCloskey LA, Walker M: Posttraumatic stress in children exposed to family violence and single-event trauma. *J Am Acad Child Adolesc Psychiatry* 2000;39:108-115.

54. Kilpatrick KL, Williams LM: Post-traumatic stress disorder in child witnesses to domestic violence. *Am J Orthopsychiatry* 1997;67:639-644.

55. Jarvis KL, Gordon EE, Novaco RW: Psychological distress of children and mothers in domestic violence emergency shelters. *J Fam Violence* 2005:20:389-402.

56. Scheeringa MS, Zeanah C: Symptom expression and trauma variables in children under 48 months of age. *Infant Ment Health J* 1995;16:259-270.

57. American Psychiatric Association: *Diagnostic and statistical manual of mental disorders (ed 4, text rev).* American Psychiatric Association, Washington, DC, 2000.

58. Freud S: Inhibitions, symptoms and anxiety. *In:* Strachey J (ed and trans): *The Standard Edition of the Complete Psychological Works of Sigmund Freud.* Hogarth Press, London, 1926/1959 (vol 4, pp 87-156).

59. Bowlby J: *Attachment and Loss. Vol 1: Attachment.* Basic Books, New York, 1969/1982.

60. Lieberman AF: Traumatic stress and quality of attachment: reality and internalization in disorders of infant mental health. *Infant Ment Health J* 2004;25:336-351.

61. Lieberman AF, Amaya-Jackson L: Reciprocal influences of attachment and trauma: using a dual lense in the assessment and treatment of infants, toddlers, and preschoolers. *In:* Berlin LJ, Ziv Y, Amaya-Jackson L, et al *(eds): Enhancing Early Attachments: Theory, Research, Intervention, and Policy.* Guilford, NY, 2005, pp 100-124.

62. Lieberman AF, Van Horn P: *Psychotherapy with Infants and Young Children: Repairing the Effects of Stress and Trauma on Early Attachment.* Guilford, New York, 2008.

63. Gunnar MR, Quevedo K: The neurobiology of stress and trauma. *Annu Rev Psychol* 2007;58:145-173.

64. Bowlby J: *Attachment and loss. Vol 2: Separation.* Basic Books, New York, 1973.

65. Bowlby J: *Attachment and loss: Vol 3: Loss.* Basic Books, New York, 1980.

66. Lieberman AF, Van Horn P: Attachment, trauma, and domestic violence: implications for child custody. *Child Adolesc Clin N Am* 1998;7:423-444.

67. Ainsworth MD, Blehar M, Waters E, et al*: Patterns of Attachment: A Psychological Study of the Strange Situation.* Erlbaum, Hillsdale, NJ, 1978.

68. Main M: Metacognitive knowledge, metacognitive monitoring, and single (coherent) versus multiple (incoherent) models of attachment: findings and directions for future research. *In:* Parkes CM, Stevenson-Hinde J, Marris P (eds): *Attachment Across the Life Cycle.* Tavistock/Routledge, London, 1991, pp 127-160.

69. Main M, Hesse E: Parents' unresolved traumatic experiences are related to infant disorganized attachment status: Is frightened and/or parental behavior the linking mechanisms? *In:* Greenberg M, Cicchetti D, Cummings EM (eds): *Attachment in the Preschool Years: Theory, Research, and Intervention.* University of Chicago Press, Chicago, 1990, pp 161-184.

70. Lyons-Ruth K, Bronfman E, Atwood G: A relational diathesis model of hostile-helpless states of mind. *In:* Solomon J, George C (eds): *Attachment and Disorganization.* Guilford, NY, 1999, pp 35-69.

71. Pynoos RS: *The transgenerational repercussions of traumatic expectations.* Paper presented at the Southern Florida Psychiatric Society/University of Miami School of Medicine, Miami, Fla, February 1997.

72. Hughes HM, Luke DA: Heterogeneity in adjustment among children of battered women. *In:* Holden GW, Geffner R, Jouriles EN (eds): *Children Exposed to Marital Violence: Theory, Research, and Applied Issues.* American Psychological Association, Washington, DC, 1998, pp 289-334.

73. Grych JH, Jouriles EN, Swank PR, et al: Patterns of adjustment among children of battered women. *J Consult Clin Psychol* 2000;68:84-94.

74. Cicchetti D: Developmental psychopathology: reactions, reflections, and projections. *Dev Rev* 1994;13:471-502.

75. Marans S, Adelman A: Experiencing violence in a developmental context. *In:* Osofsky JD (ed): *Children in a Violent Society.* Guilford, New York, 1997, pp 202-222.

76. Margolin G, Gordis EB: The effects of family and community violence on children. *Ann Rev Psychol* 2000;51:445-479.

77. Janoff-Bulman R: *Shattered Assumptions: Toward a New Psychology of Trauma.* Free Press, New York, 1992.

78. Osofsky JD: The effects of exposure to violence on young children. *Am Psychol* 1995;50:782-788.

79. Osofsky JD, Scheeringa MS: Community and domestic violence exposure: effects of development and psychopathology. *In:* Cicchetti D, Toth SL (eds): *Rochester Symposium on Developmental Psychopathology, Vol. 8. Developmental Perspectives on Trauma: Theory and Research.* University of Rochester Press, Rochester, NY, 1997, pp 155-180.

80. Zeanah CH, Scheeringa MS: The experience and effects of violence in infancy. *In:* Osofsky JD (ed): *Children in a Violent Society.* Guilford, New York, 1997, pp 97-123.

824　第Ⅶ部 子ども虐待の心理学的側面

81. Zeitlin D, Djanjal T, Colmsee M: Maternal-foetal bonding: the impact of domestic violence on the bonding process between a mother and child. *Arch Womens Ment Health* 1999;2:183-189.

82. Casanueva CE, Martin SL: Intimate partner violence during pregnancy and mothers' child abuse potential. *J Interpers Violence* 2007;22:603-622.

83. Jasinski JL: Pregnancy and domestic violence: a review of the literature. *Trauma Viol Abuse* 2004;5:47-64.

84. Roberts D: *Shattered Bonds: The Color of Child Welfare.* Basic Civitas Books, New York, 2002.

85. Levendosky AA, Leahy KL, Bogat GA, et al: Domestic violence, maternal parenting, maternal mental health, and infant internalizing behavior. *J Fam Psychol* 2006;20:544-552.

86. Blackburn ST, Loper DL: *Maternal, Fetal, and Neonatal Physiology: A Clinical Perspective.* WB Saunders, Philadelphia, 1992.

87. Crockenberg S, Leerkes EM, Lekka SK: Pathways from marital aggression to infant emotion regulation: the development of withdrawal in infancy. *Infant Behav Dev* 2006;30:97-113.

88. Levendosky AA, Huth-Bocks AC, Shapiro DL, et al: The impact of domestic violence on the maternal-child relationship and preschool-age children's functioning. *J Fam Psychol* 2003;17:275-287.

89. Johnson VK, Lieberman AF: Variations in behavior problems of preschoolers exposed to domestic violence: the role of mothers' attunement to children's emotional experiences. *J Fam Violence* 2007;22:297-308.

90. Lieberman AF, Van Horn P, Ozer EJ: Preschooler witnesses of marital violence: predictors and mediators of child behavior problems. *Dev Psychopathol* 2005;17:385-396.

91. Ybarra GJ, Wilkens SL, Lieberman AF: The influence of domestic violence on preschooler behavior and functioning. *J Fam Violence* 2007;22:33-42.

92. Koenen KC, Moffitt TE, Caspi A, et al: Domestic violence is associated with environmental suppression of IQ in young children. *Dev Psychopathol* 2003;15:297-311.

93. Jouriles EN, Brown AS, McDonald R, et al: Intimate partner violence and preschooler's explicit memory functioning. *J Fam Psychol* 2008;22:420-428.

94. Graham-Bermann SA, Levendosky AA: The social functioning of preschool-age children whose mothers are emotionally and physically abused. *J Em Abuse* 1997;1:59-84.

95. Jouriles EN, McDonald R, Norwood, WD, et al: Knives, guns, and interparent violence: relations with child behavior problems. *J Fam Psychol* 1998;12:178-194.

96. Jouriles EN, Norwood WD, McDonald R, et al: Physical vilence and other forms of marital aggression: links with children's behavior problems. *J Fam Psychol* 1996;10:223-234.

97. Fantuzzo JW, Lindquist CU: The effects of observing conjugal violence on children: a review and analysis of research methodology. *J Fam Viol* 1989;4:77-94.

98. McCloskey LA, Figueredo AJ, Koss MP: The effects of systemic family violence on children's mental

health. *Child Dev* 1995;66:1239-1261.

99. Rossman BRR: Descartes's error and posttraumatic stress disorder: cognition and emotion in children who are exposed to parental violence. *In:* Holden GW, Geffner R, Jouriles EN (eds): *Children Exposed to Marital Violence: Theory, Research and Applied Issues.* American Psychological Association, Washington, DC, 1998, pp 223-256.

100. Graham-Berman SA, Levendosky AA: Traumatic stress symptoms in children of battered women. *J Interpers Viol* 1998;13:111-128.

101. Lehmann P: The development of post-traumatic stress disorder (PTSD) in a sample of child witnesses to mother assault. *J Fam Violence* 1997;12:241-257.

102. Kilpatrick KL, Litt M, Williams LM: Post-traumatic stress disorder in child witnesses to domestic violence. *Am J Orthopsychiatry* 1997;67:639-644.

103. Kilpatrick KL, Williams LM: Potential mediators of post-traumatic stress disorders in child witnesses to domestic violence. *Child Abuse Negl* 1998;22:319-330.

104. Margolin G, John RS, Ghosh C, et al: Family interaction process: an essential tool for exploring abusive relations. *In:* Cahn DD, Lloyd SA (eds): *Family Abuse: A Communication Perspective.* Sage Publications, Thousand Oaks, Calif, 1997, pp 37-58.

105. Gordis EG, Margolin G, John RS: Marital aggression, observed parental hostility, and child behavior during dryadic family interaction. *J Fam Psychol* 1997;11:76-89.

106. Margolin G, Gordis EB, Oliver PH: Links between marital and parent-child interactions: moderating role of husband-to-wife aggression. *Dev Psychopathol* 2004;16:753-771.

107. Margolin G, John RS: Children's exposure to marital aggression: direct and mediated effects. *In:* Kantor GK, Jasinski JL (eds): *Out of the Darkness: Perspectives on Family Violence.* Sage Publications, Thousand Oaks, Calif, 1997, pp 90-104.

108. Skopp NA, McDonald R, Jouriles EN, et al: Partner aggression and children's externalizing problems: maternal and partner warmth as protective factors. *J Fam Psychol* 2007;21:459-567.

109. Bandura A: *Social Learning Theory.* Prentice-Hall, Englewood Cliffs, NJ, 1977.

110. Levendosky AA, Graham-Bermann SA: The moderating effects of parenting stress on children's adjustment in woman-abusing families. *J Interpers Violence* 1998;13:383-397.

111. Holden GW, Ritchie KL: Linking extreme marital discord, child rearing, and child behavior problems: evidence from battered women. *Child Dev* 1991;62:311-327.

112. Jarvis KL, Gordon EE, Novaco RW: Psychological distress of children and mothers in domestic violence emergency shelters. *J Fam Violence* 2005;20:389-402.

113. Leary A, Katz LF: Coparenting, family-level processes, and peer outcomes: the moderating role of vagal tone. *Dev Psychopathol* 2004;16:593-608.

114. Katz LF, Hessler DM, Annest A: Domestic violence, emotional competence, and child adjustment. *Soc Dev* 2007;16:513-538.

115. Skopp NA, McDonald R, Manke B: Siblings in

domestically violent families: experience of inter-parent conflict and adjustment problems. *J Fam Psychol* 2005;19:324-333.

116. Grych JH, Fincham FD, Jouriles EN, et al: Interparental conflict and child adjustment: testing the mediational role of appraisals in the cognitive-contextual framework. *Child Dev* 2000;71:1648-1661.

117. Foshee VA, Karriker-Jaffe KJ, Reyes HLM, et al: What accounts for demographic differences in trajectories of adolescent dating violence? An examination of intrapersonal and contextual mediators. *J Adolesc Health* 2008;42:596-604.

118. Song L, Singer MI, Anglin TM: Violence exposure and emotional trauma as contributors to adolescents' violent behaviors. *Arch Pediatr Adolesc Med* 1998;152:531-536.

119. DuRant RH, Cadenhead C, Pendergrast RA, et al: Factors associated with the use of violence among urban black adolescents. *Am J Pub Health* 1994; 84:612-617.

120. Muller RT, Goebel-Fabbri AE, Diamond T, et al: Social support and the relationship between family and community violence exposure and psychopathology among high risk adolescents. *Child Abuse Negl* 2000;24:449-464.

121. Carlson BE: Adolescent observers of marital violence. *J Fam Violence* 1990;5:285-299.

122. McGee RA, Wolfe DA, Wilson SK: Multiple maltreatment experiences and adolescent behavior problems: adolescents' perspectives. *Dev Psychopathol* 1997;9:131-149.

123. Kempton T, Thomas AM, Forehand R: Dimensions of interparental conflict and adolescent functioning. *J Fam Violence* 1989;4:297-307.

124. Rogers MJ, Holmbeck GN: Effects of interparental aggression on children's adjustment: the moderating role of cognitive appraisal and coping. *J Fam Psychol* 1997;11:125-130.

125. Howard DE, Feigelman S, Li X, et al: The relationship among violence victimization, witnessing violence, and youth distress. *J Adolesc Health* 2002; 31:455-462.

126. Sternberg KJ, Lamb ME, Greenbaum C, et al: Effects of domestic violence on children's behavior problems and depression. *Dev Psychopathol* 1993; 29:44-52.

127. Lieberman AF, Van Horn P: *Don't Hit My Mommy!: A Manual for Child-Parent Psychotherapy with Young Witnesses of Family Violence.* Zero to Three, Washington, DC, 2005.

128. Lieberman AF, Ghosh Ippen C, Van Horn P: Child-Parent Psychotherapy: six month follow-up of a randomized control trial. *J Am Acad Child Adolesc Psychiatry* 2006;45:913-918.

129. Jouriles EN, McDonald R, Spiller LC, et al: Reducing conduct problems among children of battered women. *J Consult Clin Psychol* 2001 69:774-785.

130. McDonald R, Jouriles EN, Skopp N: Reducing conduct problems among children brought to women's shelters: intervention effects 24 months following termination of services. *J Fam Psychol* 2006;20:127-136.

131. Graham-Bermann SA: *The Kids' Club: A Preventive Intervention Program for Children of Battered Women.* University of Michigan Press, Ann Arbor, 1992.

132. Graham-Bermann SA, Hughes H: Intervention for children exposed to interparental violence (IPV): Assessment of needs and research priorities. *Clin Child Fam Psychol Rev* 2003;6:189-204.

133. Graham-Bermann SA, Lynch S, Banyard V, et al: Community-based intervention for children exposed to intimate partner violence: an efficacy trial. *J Consult Clin Psychol* 2007;75:199-209.

134. Sullivan CM, Campbell R, Angelique H, et al: An advocacy intervention program for women with abusive partners: six-month follow-up. *Am J Comm Psychol* 1994;22:101-122.

135. Wolfe DA, Wekerle C, Gough R, et al*: The Youth Relationships Manual: A Group Approach with Adolescents for the Prevention of Woman Abuse and the Promotion of Healthy Relationships.* Sage Publications, Thousand Oaks, Calif, 1996.

136. Wolfe DA, Wekerle C, Scott K, et al: Dating violence prevention with at-risk youth: a controlled outcome evaluation. *J Consult Clin Psychol* 2003; 71:279-291.

137. Graham-Bermann SA, Hughes HM: Interventions for children exposed to interparental violence (IPV): assessment of needs and research priorities. *Clin Child Fam Psychol Rev* 2003;6:189-204.

138. Vickerman KA, Margolin G: Posttraumatic stress in children and adolescents exposed to family violence: II. Treatment. *Prof Psychol Res Pr* 2007;6:620-628.

139. Spaccarelli S, Sandler IN, Roosa M: History of spouse violence against mother: correlated risks and unique effects in child mental health. *J Fam Violence* 1994;9:79-98

140. Rutter M: Psychosocial resilience and protective mechanisms. *In:* Rolf J, Masten AS, Cicchetti D, et al *(eds): Risk and Protective Factors in the Development of Psychopathology.* Cambridge University Press, New York, 1990, pp 181-214.

53

虐待とネグレクトの脳発達に及ぼす影響

Joseph C. Crozier, MD, PhD, Elizabeth E. Van Voorhees, PhD,
Stephen R. Hooper, PhD, Michael D. De Bellis, MD, MPH

はじめに

　虐待とネグレクト（以降，マルトリートメントとして総称する）は，子どもの心理社会的発達に永続的な影響を与えうる対人暴力の一つである。マルトリートメントを受けた子どもは，心的外傷後ストレス障害（PTSD：posttraumatic stress disorder）・気分障害などの行動・情緒面での問題が生じるリスクが高まるが，特に注意欠如多動性障害（ADHD：attention deficit hyperactivity disorder）の徴候[1]や薬物乱用[2]といった破壊的行動障害を認めるリスクも高まる。マルトリートメントは，小児期・成人期に精神疾患や身体疾患を引き起こす単独要因として，最も介入しやすく防止しやすいものと考えられている[3]。マルトリートメントが精神病理の進行のリスクを高めることは明白であるが，虐待と精神病理の関係を仲介する神経生物学的基盤についてはあまり分かってはいない。虐待とネグレクトは慢性的となりやすく，しばしば併存するものである。マルトリートメントにより引き起こされる一連の負の心身的状態というのは，特定可能

───────────
本章は米国国立精神保健研究所（NIMH：National Institute of Mental Health）の研究費助成のもと，記載されたものである［K24 MH071434（主任研究者：De Bellis医師），およびR01 MH063407（主任研究者：De Bellis医師）］。

な神経生物学的器質化を伴った，様々な要因が絡み合う環境誘発性の複雑な発達障害と言うことが出来る[4]。

　本章の主な目的は，発達トラウマ学という枠組みで，この神経生物学的器質化に関する文献を統合し，簡潔に記載することにある。最初に発達トラウマ学分野の知見につき言及した後，関連する生物学的ストレス反応システムについて述べる。次に，健常児とPTSD症状を伴う被虐待児の，生物学的ストレス反応システムの違いと脳発達の違いについて，話を進める。本章の最後には，現時点における医学的証拠の強さや，虐待被害児のもつレジリエンスと治療との関連性について言及する。

発達トラウマ学

　発達トラウマ学とは，発達過程にある子どもに対して持続的に対人暴力が行われた際の，神経生物学的影響を系統的に検討した学問体系である。この分野は，発達精神病理学，発達神経学に加え，ストレス・トラウマに関する研究から得られた知見を統合した新しい分野である。この分野における研究では，測定できるトラウマ要因（例えば，トラウマのタイプ・トラウマとなった出来事を初めて体験した年齢・トラウマとなった出来事の継続期間など）や生物心理

827

社会的要因（例えば，子どもの気質・子どもと家族への社会的支援の有無など）は独立変数としてとらえられ，行動・認知・感情・神経生物学的尺度は従属変数としてとらえられている[5]。

　虐待やネグレクトは，機能不全家族の中の対人機能不全の表れとして生じ，折り重なる逆境的体験として，しばしば併発する。よって，脳の成熟と生物学的ストレス反応機構の発達において，不利な社会経済的状況・養育者の精神疾患・養育者の飲酒や薬物依存・社会からの支援の不足などの影響と，持続的な虐待によるストレスの影響とを，完全に弁別することはおよそ困難である。発達トラウマ学の主たる目標の一つは，経験依存的な神経生物学的・心理的発達の臨界期を考慮しつつ，個々人の遺伝子・神経生理学的反応と個別性の高い心理社会的環境との間の複雑な相互作用を紐解くことにある。また，マルトリートメントを受けて育った子どもでは，その予後には極めて大きな幅があるのは明らかであり，被害を受けたリスクについてだけでなく，被害を受けてもそれを弾き返す「レジリエンス」に寄与するプロセスにつき研究を深めていくことも求められる[6-8]。最終的には，発達トラウマ学の分野の研究を推進することで，マルトリートメントの被害児におけるリスクとレジリエンスについての知見を深め，そのような被害を受けた子どもへのより良い介入を可能にすることが望まれる。

生物学的なストレス反応機構

　マルトリートメントによるトラウマ体験としては，具体的には慢性ネグレクト，愛情剥奪，身体的虐待，性虐待，心理的虐待，医療的虐待（MCA，いわゆる代理によるミュンヒハウゼン症候群を含む），DVへの暴露などが挙げられる（DVは，家庭内に恐怖の環境を作り出す）。トラウマ体験は，身体の生物学的ストレスシステムを活性化することで，個人の発達に影響を及ぼ

す。外的刺激が感覚器を通じて脳の視床を通過し，扁桃体の恐怖探知回路を活性化することで，ストレス反応は惹起される（扁桃体から前脳基底部［basal forebrain］の仲介接続部［intermediary connection］や視床下部傍室核［PVN：paraventricular nucleus］，脳幹に信号が送られる）[9, 10]。扁桃体は主にストレス回路の活性化に関与しているが，海馬と内側前頭前皮質（mPFC：medial prefrontal cortex）は，主にストレス反応の活性化を抑制に関与している[11]。生物学的ストレス反応自体は，視床下部－下垂体－副腎系（HPA-axis：hypothalamic-pituitary-adrenal-axis），青斑核のノルアドレナリン神経伝達物質（LC/NA：locus coeruleus/noradrenergic）系，自律神経系（ANS：autonomic），免疫システムの4つの相互作用によって調節されている[12]。ストレス反応の目的は，①環境における脅威への注意喚起と，②環境からの予測不能な脅威に対応〈「闘争（fight）」か「逃走（flight）」か「凍喪（freeze）」か〉するために，代謝機能を通常の「思考する」「消化する」というホメオスタシス機能から切り替えること，の2つの段階への対応を行うことにある[13-15]。

　HPA-axisは，ストレスに反応する際に生理学的機能を調節する主要な役割を担っている。ストレス反応の活性化により，下垂体からコルチコトロピン［副腎皮質刺激ホルモン］放出ホルモン（CRH：corticotrophin-releasing hormone, CRFとも呼称する［FはfactorのF］）が分泌される。CRHは神経伝達物質としても神経内分泌物質としても，作用する。脳内における受容体と結合することで，不安を惹起する作用を引き起こすだけでなく[16]，下垂体前葉に存在する受容体に特異的に結合することで，副腎皮質刺激ホルモン（ACTH：adrenocorticotropic hormone）の分泌を促す。そして，このACTHは副腎皮質の受容体と結合することにより，副腎皮質ホルモンであるコルチゾールを分泌する。

　コルチゾールは体内の至る所，特に中枢神経

（CNS：central nervous system）に存在する受容体と結合する，糖質コルチコイドホルモンである。コルチゾールの分泌増加の主な働きは，免疫機構の抑制，糖新生，そしてストレス反応システムの調節である[12]。内側前頭前皮質（mPFC）においては，コルチゾールはストレス反応を抑制する役割を有しており，一方，扁桃体においてはストレス反応を活性化する，という逆の作用を有している[11]。コルチゾールは，視床下部におけるCRHと，下垂体におけるACTHの両方の分泌を抑制することにより，自身の分泌をネガティブフィードバックという形で調節している。

ストレス反応の活性化，ならびに下垂体からのCRH放出は，LC/NAシステム（脳内でノルアドレナリン[NA]を生合成する青斑核［LC：locus coeruleus］と，ノルアドレナリンの影響を受ける部位の総称）も活性化する。LCは脳の広範囲にわたる部位を刺激し，ノルアドレナリンの放出増加を引き起こす。その結果，過覚醒，緊張，不安の亢進が生じる[15, 17, 18]。LC/NAシステムとHPA-axisは共に興奮性の回路であり，ストレス反応を維持・強化するポジティブ・フィードバックを行う[13]。LC/NAシステムはまた，いわゆる『闘争（fight）か逃走（flight）か』反応に古典的に関係している自律神経系の一系統である交感神経系（SNS：sympathetic nervous system）も活性化する。さらに，SNSは副腎髄質を刺激し，アドレナリン・ノルアドレナリンの分泌を促進する。SNSの活性化と血漿内アドレナリン・ノルアドレナリンの上昇により，心拍・血圧の上昇や発汗促進や筋トーヌス亢進が引き起こされ，腎Na排泄は低下し，人体が活動に移れるように，皮膚・内臓・腎から脳・心臓・骨格筋への血液の移行が促進される。さらに，LC/NAシステムは過緊張を亢進させ，環境の中の脅威となりうるヒントに注意を向けるように仕向ける[18]。生物学的ストレス反応機構の詳細について知りたい読者は，DeBellisの総説

を参照していただきたい[18]。

マルトリートメントの被害児における生物学的なストレス反応機構

マルトリートメントの被害児における視床下部−下垂体−副腎系（HPA-axis）

動物実験によれば，生後早期のストレス暴露によって成獣期のHPA-axisの活性が亢進し[19]，CRHの上昇が認められるとする報告がいくつも存在している[20]。マルトリートメントの被害児におけるHPA-axis調節に関する研究報告では，複雑なパターンを取ることが示されている。多くの研究では，不安・抑うつを示すマルトリートメント被害児の安静時のコルチゾール値は，健常児に比して高値であると報告されている。PTSDを伴ったマルトリートメント被害児や[21]，性虐待被害を受けた女児において[22]，24時間尿の遊離コルチゾール値は亢進しており，またマルトリートメント被害を受け内在化症状を認める子どもでは，唾液内コルチゾール値は，平均値・早朝時・日中時において上昇が確認された，との研究報告もある[23]。さらに別の研究では，PTSDの診断基準を満たさない事例でも，マルトリートメントの被害を受けている子どもでは，唾液内コルチゾールの平均濃度の上昇が認められる，とも報告されている[24]。同様に，1歳までの1年間のうち8カ月以上をルーマニアの孤児院で育てられた6-12歳の子ども[訳注a]は，乳児早期に里親に引き取られ過ごした子どもたちと比べて，唾液内コルチゾールの高値が認められた，と報告されている[25]。

過去に虐待を受けた児においては，HPA-axis

[訳注a] チャウシェスクの落とし子たち──旧共産主義時代の独裁者であるニコラエ・チャウシェスクは避妊及び人工妊娠中絶を禁じた。結果，多くの子どもが育児放棄を受けることになり，ルーマニアには無数の劣悪な孤児院が建設され，子どもたちはそこでの生活を余儀なくされた。

の慢性の代償的順応が起きていることが種々の研究から判明している。性虐待を開示した事例を対象としたある研究では，開示後数年経った段階でも，ヒツジ血清CRHを投与した際の血漿ACTH反応の低下が確認された，と報告されている[26]。この性虐待の既往を持つ被検者たちは，コントロール群と比べて，ヒツジ血清CRHの投与により誘発させた夜間の血漿ACTH濃度や，時間平均での血漿ACTH濃度の低下が確認されたとのことであるが，一方で，2群間でヒツジ血清CRH刺激に対する血漿総コルチゾール値・遊離コルチゾール値に違いは確認されなかった，とも報告されている。つまり，性虐待被害の既往のある女性（女児）では，CRH刺激に対するコルチゾール分泌は正常であっても，HPA-axisの調節不全により，外因性CRHに対する下垂体の反応性低下が生じることが示唆される。その機序としては，戦争体験によるPTSDを持つ成人と同様に，ストレスによるCRHの過分泌によって，下垂体後葉にあるCRH受容体の反応性のダウンレギュレーションに至る，との推察がなされている[27]。

トラウマ暴露後，慢性的な代償性順応反応としてHPA-axisのプライミングが生じうる。HPA-axisは，CRHと相乗的に働くアルギニンバソプレシンやカテコラミンのようなストレス性物質によっても，影響を受ける[28]。そのような状況下で，さらなる急性ストレスが加わった場合，いわゆる『過剰反応』が生じることとなる（ストレスに反応して，ACTHが高値になり，24時間コルチゾール濃度も上昇する）。CRH負荷試験で「過剰反応」を認めた事例としては，うつ症状を伴う被虐待児・心理社会的な逆境状況にある子ども[29]・小児期に性虐待被害を受け，その後も継続した逆境的環境にあり大うつ症状に苦しむ女性[30]，などが報告されている。ネグレクトの被害を受けた子どもにも，虐待被害を受けた子どもと同様に，HPA-axisへの影響が認められうる。ラットを使用した動物実験では，母

ラットとの短期間の離別や乳児期における短期間のネグレクトであっても，HPA-axisの機能や海馬・前頭皮質における糖質コルチコイド受容体遺伝子発現に影響が認められた，と報告されている[31]。これらの研究結果からは，虐待後に何らかの内在性の精神病理を呈した子どもでは，安静時やストレス時にコルチゾール値が上昇していることが示唆される。ただし，HPA-axisの調節不全が，マルトリートメントの被害児に認められる脳や認知機能の変化に影響を与えているかは，いまだ解明途上の状況にある[21]。

マルトリートメントの被害児における青斑核−ノルアドレナリン神経伝達系と自律神経系

マルトリートメントの被害児において，心拍上昇や血小板α_2アドレナリン受容体の低下などのLC/NA系活性化を認めたとの研究報告や[32]，性虐待をうけた女児において，24時間カテコラミン代謝産物の分泌上昇を認めたとの研究報告や[22]，虐待によるPTSDを認める子どもでは24時間カテコラミン分泌上昇を認めたとの研究報告が[21]，数は少ないものの存在している。後者の研究では，PTSD症状とカテコラミン濃度との間に正の相関も認められていた。これらの変化は，戦争参加体験による成人のPTSD患者における変化と同様のものである[18-20]。

マルトリートメントの被害児における免疫システム

HPA-axisやLC/NAシステムの長期にわたる活性化は，高血圧・動脈硬化の亢進・メタボリック症候群・成長障害・免疫反応の抑制，などのホメオスタシス機能に有害な影響を引き起こす[15,33]。小児期の逆境的体験は，成人期における重複する重度の健康問題と関連している[3]。例えば健康な成人女性と比較して，性虐待被害を受けた女児では抗核抗体価が高いとの報告がある[34]。性虐待という重度のストレスにより，

抗核抗体産生リンパ細胞（Bリンパ細胞）を抑制する機能（サプレッサーT細胞）が低下し，結果として抗核抗体陽性率が上昇する，と推察されている[34]。それによるマルトリートメントの被害児の身体への影響に関しては，今後もさらなる研究が待たれる。

健全な脳発達概論

出生してから成人に至るまで，身体・行動・認知・情動というのは常に発達している。この発達段階と並行して，脳の成熟による変化というものは生じる。10歳までは頭蓋内容量は徐々に増加するが，5歳までにほぼ成人の頭蓋内容量に接近する[35]。脳発達は，胎内でニューロンが過剰産生され，小児期にはシナプス神経線維網が増加（ニューロンのサイズやシナプス数が増加）し，思春期から青年期においてはミエリン化の進行と共に多くのニューロンの選択的排除（アポトーシス）が生じる[36]。

灰白質は，思春期発来以前に部分ごとに容積が増加していき，思春期発来以降に減少がみられる[37]。年齢と共にニューロンは増大し，軸索の髄鞘化は進み，厚みを増しながら神経ネットワークを構築する。この事象は，学習機能と関与していると推測されている。乏突起膠細胞（oligodendrocyte）による髄鞘化は，5-18歳の間に最も活発であり，この間の髄鞘化の程度が，脳容量や脳機能に影響を及ぼす[38]。ミエリン化の増大が最も顕著なのは脳梁（左右の大脳半球をつなぐ交連線維の太い束）であり，主たる髄鞘化は生後6カ月時から3歳までに生じるが，その後30歳代まで継続して生じている[39]。情動の調節や記憶に関与する皮質下灰白質や辺縁系構造（海馬や扁桃体など）は，年齢とともに階段状に容量が増加し，16.6歳で最大となる[40]。高次認知機能やストレス反応を調節する前頭前野皮質の発達は30歳代まで継続する[41]。

興味深いことに，性ステロイドホルモンは生涯を通じて，神経発達に影響を及ぼす（詳細はMcEwenによる総説[42]を参照していただきたい）。ヒトにおける性別の違いによる脳成熟の差異については，いまだ十分に研究されてはいないものの，健常児を対象としたある脳画像研究では，女児に比べて男児では有意に灰白質の容量は少なく，白質・脳梁の容量は多かったと報告されている[43]。この研究結果からは，小児期における脳白質・灰白質の発達に男女差が存在することが示唆される。以上まとめると，脳発達は小児期早期の体験・遺伝的要因・ホルモン・成長因子・栄養・環境による刺激，などにより影響を受けるのである。

マルトリートメントの被害児の脳発達

被虐待児における脳および脳梁

発達過程にある脳では，カテコラミンとコルチゾールの上昇によりニューロンの「早熟化」やニューロン喪失（ニューロンの新陳代謝）の促進[44-47]・髄鞘化の遅延[48]・「発達過程の正常な刈り込み」の異常[49]・ニューロン形成の抑制[50]，などの機序を通じて脳発達の異常が生じうる。またストレスは，脳由来神経栄養因子（BDNF：brain-derived neurotrophic factor）の発現を減少させる[51]。マルトリートメントの被害によるストレスは，小児の脳の成熟に有害な影響を及ぼすといえる。

脳の髄鞘化部位は，小児期早期のストレス性の生化学物質の暴露に，とりわけ影響を受けやすいとされている。MRIは，子どもの脳白質・灰白質の構造，脳発達，脳機能を確認する上で，非侵襲的で安全な方法である。MRIの発展により，健常児とマルトリートメント被害児との間の脳構造の比較が可能となった。この分野における研究はまだ日が浅く，現時点では被害児の中でもPTSD症状を呈する子どもに対象はほぼ限定されている。いくつかの報告によれば，マルトリートメントの被害により脳発達への悪影

響が生じ，PTSDや，PTSDとまでは診断できないものの多彩な症状（不安，抑うつなどの非特異的な症状）を呈するに至ることが示唆されている[52]。

小児期早期のトラウマにより脳梁（脳の左右半球を解剖学的かつ機能的につなぐ脳の一部分）の発達に有害な影響が生じることを示唆する研究報告が，Teicherらによって初めて報告されている[53]。この研究では，精神科に入院している小児事例のうち，虐待やネグレクトの既往がある子どもでは，その既往のない精神科入院小児事例と比べ，脳梁の中心部の容量低下が認められた，と報告されている。その影響の度合いには性差も確認されており，男児においてより顕著であったとのことである[53]。Sanchezらは，母ザルから分離し孤独な状況下で生育したアカゲザルを用いて，MRIによる脳全体の構造についての研究を行い，このような環境で育ったアカゲザルでは，脳梁の矢状断面の容量減少に加え，前頭前野，頭頂野皮質の白質の容量減少（灰白質は正常）も確認された，と報告している。これらの部位の容量減少と認知機能低下との間には，相関性が確認されたとのことである[54]。

PTSDを有するマルトリートメント被害児群44名と，年齢・性をマッチさせた61名の健常対照群を対象として，画像検査による脳構造の比較を行った，また別のある研究では，対照群と比較してPTSD群では，矢状断における脳梁の総容量の低下，左右の側脳室拡大が認められた，と報告されている[21]。なお，この研究におけるマルトリートメントの被害児の多くは，性虐待被害児であり，その次に多かったのはDV目撃（心理的虐待）であったとのことである。またPTSDを有する男児では，PTSDを有する女児に比べ，脳梁が小さく総脳容量もより低下していたとも報告されている[21]。本研究結果からは，強いストレスは性別に関わらず脳構造に望ましくない影響を与えるものの，女児と比べて男児では，より強い影響を受けることが示唆される。

また対照群に比べてPTSD群では，頭蓋内容量は7％，総脳容量は8％の減少が認められたことも特記すべき点である。なお，虐待が開始された年齢の低さと虐待持続期間の長さは，頭蓋内容量の減少と相関関係にあることも確認されている。さらに，頭蓋内容量や脳梁サイズの減少と，PTSDの再体験・回避・過覚醒・解離症状の増加との関連性も確認されている[21]。これらの研究結果からは，マルトリートメント被害によるPTSD患者では脳発達上の有害事象が確認されるだけでなく，被害がより早期に開始された場合に，この影響がより強まることも示唆された。虐待の期間の長さと頭蓋内容量減少との間に相関性が確認されていることからも，長期にわたる反復性の虐待は，脳発達に累積的な悪影響を及ぼす可能性が示唆される。

PTSDとの診断を受けた子どもと，診断には至っていないがトラウマ関連症状を認めた子ども，ならびに性・年齢をマッチさせた健常児とを比較したまた別の研究では，前者では総脳容量と大脳容量の減少が認められた，と報告されている[24]。加えて，PTSD症状を持つマルトリートメント被害児においては，前頭葉の容量減少は非対称性であったとも報告されていて，既報告の研究成果[21]とも合致していた。

DeBellisらは，マルトリートメントの被害によりPTSDを呈しているものの，抗精神病薬の処方を受けていない28名の小児思春期の子ども（PTSD群）と，66名の社会的状況や年齢・性別をマッチさせた健常児（対照群）を対象とし，この研究を再現した[55]。その結果，PTSD群では健常群に比べ，頭蓋内容量・大脳皮質・前頭前野皮質・前頭前野皮質白質・右頭頂葉容量の減少が確認された。総脳容量をもとに調整を行った以降も，PTSD群では脳梁（特に脳梁の第2・4・5・6・7部位）の容量減少および前頭葉の脳脊髄液量の増加が認められた（なおMRIによる脳梁の正中部矢状断面での区分は，第1部位［脳梁吻］：眼窩前頭前皮質から下運動前野

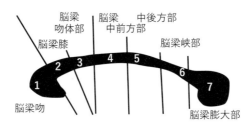
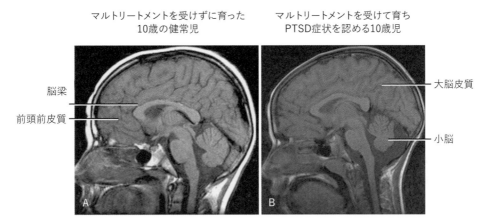

図・写真53-1 上段は脳梁の正中部矢状断面のシェーマ，下段Aは10歳の健常児のMRI画像，下段Bはマルトリートメントを受けて育ちPTSD症状を認める10歳児のMRI画像である。写真Bにおいて，脳面積・脳梁・小脳虫部の容積が減少していることが確認できる。

まで，第2部位［脳梁膝］：前頭前皮質，第3部位［吻体部］：運動前野・補充運動皮質，第4部位［中前方部］：皮質運動野，第5部位［中後方部］：体性感覚野と関連後頭頂野，第6部位［峡部］：上側頭回と関連後頭頂野，第7部位［膨大部］：眼窩，下側頭回と皮質下辺縁系，に分けられる[21]）。またPTSDの原因となったトラウマエピソードの開始年齢と総脳容量との間には相関関係が確認され（早期発生であればあるほど脳容量が小さい），虐待の持続期間の長さの間にも相関が確認された（虐待期間が長いほど脳容量が小さい）。また，やはり明らかに性差が存在しており，PTSDを認めるマルトリートメントの被害男児では，被害女児と比較して脳室の容量が大きかった，とのことである（図・写真53-1）[55]。

De Bellisらの研究データでは，性別をマッチングさせた健常児と比較して，マルトリートメントに起因するPTSDを認める子どもでは，男児・女児共に前頭葉前部の脳脊髄液の増量と脳梁第7部位（膨大部）の減少が確認されている[52]。この結果は，PTSD症状を持つマルトリートメントの被害児では，成人PTSD事例のデータ[55]と同様に，前頭前野の容量が減少することを示唆している。またこの研究では，PTSDを認める子どもでは健常児と比較して，一般的な成長に伴ってみられる総脳梁量や脳梁第7部位（膨大部）の増量が確認されなかったとも報告されている[52]。このことは，マルトリートメントの被害児ではミエリン化の障害が生じることを示唆している。なお類人猿による動物実験でも，これらの研究結果と同様の結果が確認されている[54]。

興味深いことに，PTSD事例における，通常の成長期の脳梁部の容量増加の欠如が，男児においてより著明であることが示唆されている[52]。つまり性別で分けると，マルトリートメントの被害による脳成熟への有害な影響は，女児よりも男児に顕著に確認されている。このような性差は，経験したマルトリートメントのタイプや被害期間に差異がないにも関わらず認められている[52]。同様に，被ネグレクト児を対象とした，ある社会学的な前方視的研究でも，女性よりも男性の方が，成人後に脆弱な状態であることが確認されている[6]。いずれの研究でも，フォローアップ期間中に男性は反社会的行動を示す確率が，より高かったと報告されている。

一方で，抗精神病薬の投薬を受けていない，マルトリートメント被害によるPTSD症状を認める58名の小児（PTSD群：このうち13名は全般性の不安障害との診断を受けていた）と，DSM-IVの診断基軸Aの心的外傷体験のない98名の健常児（対照群）とを比較したある研究では，PTSD群において小脳容量の減少が確認された，と報告されている[57]。小脳は運動機能の発達や情動・認知機能の発達に関与しており，とりわけ高次実行機能に関与している[58]。これらの研究結果からは，PTSDを引き起こしたトラウマ事象の開始年齢と小脳容積との間に相関関係がある（小児期早期から被害を受けているほど，小脳容積が小さい）ことと，マルトリートメントの継続期間と小脳容量との間に逆相関関係がある（被害を受けている期間が長いほど，小脳容積が小さい）ことが示唆される。一方で，小脳容積に関しては性別による有意な違いは確認されていない。虐待やネグレクトの被害を受けた小児における性差の解明は複雑ではあるものの，これらの研究結果はこの分野への我々の理解を深める上で，極めて貴重なものと言えよう（図・写真53-1参照）。

被虐待児の脳辺縁系

辺縁系とは一般に，情動や記憶に重要な役割を担う皮質・皮質下の脳領域全般を指す用語である。一般的に辺縁系に含まれる脳領域としては，扁桃体・海馬・視床前部・前帯状回が挙げられる。前述したように，扁桃体はストレス反応を活性化する上で重要な役割を担っている。マルトリートメントの被害児では，健常児に比較して，扁桃体容量は小さかったとの報告もあるが，総脳容量で調整した場合には有意差はないとも報告されている[21, 55]。

今日までに，マルトリートメントの被害児の扁桃体機能に関して検討した研究報告は，存在していない。しかしながら，トラウマ体験を持つ成人の行動特性は，扁桃体機能を反映する課題を用いた研究結果と合致していて，過剰驚愕反応[59-62]や一定の条件下での恐怖反応の増強[63, 64]が認められる。小児期に性虐待被害を受けた成人PTSD患者では，コントロール群に比べて，古典的な条件の下での恐怖反応の際の，扁桃体の活動が顕著であり，さらにPTSD症状の重症度で分類したところ，症状の重症度と扁桃体の活動との間に相関関係が認められた，と報告されている[65]。身体的・性的な暴力被害後のPTSDを有する成人を対象として，トラウマに関連する言葉と関連しない言葉を聞かせ，その際の脳活動の差異を機能的MRI（fMRI）で検証したある研究では，PTSDの重症度と左扁桃体の活動に相関性が確認された，と報告されている[66]。扁桃体が新奇性や恐怖・情動的記憶を担うことを考えると，マルトリートメントの被害児を対象としたこの分野の研究が，さらに実施されていく必要がある。

海馬にはコルチゾール受容体が密に含まれている[33]。海馬が健常な機能を保つためには，コルチゾールが一定量以上必要である[67]。しかし動物を用いた基礎研究では，過剰な外的・内的な（ストレス性の）コルチコステロイドへの暴露により，樹状突起の退化・ニューロン形成の障

害・損傷に対するニューロンの回復力の低下を含む海馬への障害が起こり，暴露が過剰になりすぎれば神経細胞死も発生しうる[33, 68]。すべての研究で全く同一の結果が出ているわけではないが[77]，戦争参加・小児期の性虐待被害などの様々なトラウマにより生じた慢性PTSDを有する成人（男・女両方を含む）を対象としたいくつかの神経画像研究では，これらの患者では健常者と比較して，海馬容量が減少していた，と報告されている[69-76]。これらの形態学的なMRI研究結果と合致するように，脳内のニューロンの生化学的マーカーを検出可能なMRSを用いた研究でも，PTSDの成人では対照群と比較して，N-acetylaspartate/creatine比（NAA/Cr）が低下しており，慢性PTSD患者においては，海馬における神経統合性の障害が存在する可能性が示唆された[78-82]。

　成人の研究報告とは対照的に，マルトリートメント被害によるPTSDを有する小児・思春期の子どもでは，対照群と比較して，海馬の容量の低下は認められないとの研究報告が多い[5, 21, 24, 55]。PTSDを有する9名の小児と，各種条件を十分に合致させた9名の健常児とを2年間にわたり追跡調査したあるパイロット研究では，海馬の容量は研究開始時にも2年後のフォローアップ時にも，両群間で差異は確認されなかった，と報告されている[5]。また既報の幾つかの研究を組み合わせたある追跡研究では，成人での研究報告とは対照的に，PTSDを有する小児・思春期の子どもでは，健常対照群と比較して，総脳容量を調整した場合，海馬の容量の相対的増加が認められた，と報告されている[83]。興味深いことに，PTSDの原因となったトラウマエピソードの開始時年齢と海馬容量，ならびに養育者の記載した子どもの問題行動と海馬容量との間には，予想に反し，共に正の相関関係が確認された，とも報告されている。

　マルトリートメントの被害児において，脳容量を調整した後に海馬容量が増加しているという

これらの研究結果からは，発達段階にある子どもの脳は，成熟した成人の脳よりもストレスに対して全体的に敏感であることが示唆される。トラウマ直後に海馬容量が大きくなるのは，損傷直後には治癒反応としてグリア細胞の微細突起状構造の増大が生じるためで，成熟に伴ってこれらの余分なグリア構造が刈り込まれていくことで海馬容量の減少が生じると推察されている。生物学的なストレス反応機構や記憶，特に文脈的記憶において，海馬は欠かすことの出来ない部位である。小児と成人における研究報告の差異を鑑みるに，小児期の海馬の発達とPTSDとの関連性について明確にするための縦断的研究がさらに行われていくことは，必須ということが出来よう。

マルトリートメントの被害児の内側前頭前皮質

　内側前頭前皮質（mPFC：medial prefrontal cortex）は，扁桃体の活性化やその他のストレス反応に抑制的に働く。MRIやfMRIの研究成果からは，マルトリートメントの被害や戦争参加によるPTSDは，内側前頭前皮質，特に前帯状回の機能不全と関連していることが示唆されている。

　PTSD症状，とりわけトラウマの再体験は，条件付け的な恐怖学習から生じていると推測されている[16]。時が経っても繰り返して症状が持続するのは，恐怖消去学習の障害に起因すると考えられている。動物実験やヒトを対象とした研究から，消去学習は前帯状皮質（ACC：anterior cingulate cortex）と内側前頭回を含む，内側前頭前皮質の活動と関連していることが示唆されている[84, 85]。PTSDを有する成人に対し，トラウマに関連するシナリオを録音したテープを聞かせる[86-91]，トラウマ記憶を想起させる有害刺激を加える[92-94]，などにより症状誘発を行い，その際の脳の働きをPET・SPECT・fMRIなどの機能画像で評価した各種の研究では，健常対

第53章　虐待とネグレクトの脳発達に及ぼす影響　**835**

照群に比べて，内側前頭前皮質の相対的な活動低下が認められた，と報告されている。また小児期の性虐待被害によるPTSDを有する女性を対象としたある研究でも，条件付け恐怖学習の消去学習中に，相対的な内側前頭前皮質の活動低下が確認された，と報告されている[65]。同様に，小児期の性虐待被害によるPTSDを有する成人を対象に，情緒的ストループ課題（ESE：Emotional Stroop Effect）——意味の異なる刺激が同時に呈示され，どちらか片方の刺激に反応して答えてもらう課題であり，情緒刺激が簡易認知課題にどのような妨げになるかをみるもの。前帯状皮質の活動を鋭敏に反映する[95]——を使った機能画像研究では，前帯状皮質の活動低下が確認された，と報告されている[96]。PTSDの有無や重症度別に検討を行ったいくつかの研究では，PTSDの重症度と内側前頭前皮質の活動性との間には負の相関が確認された（PTSDが重度であるほど，内側前頭前皮質の活性が低い），と報告されている[90]。

PTSDにおいて，相対的な前帯状回の反応低下が生じる機序の一つとして，同部位のストレスに関する神経系の統合障害の可能性が挙げられる。MRSを用いたある研究では，マルトリートメントに起因するPTSDを有する小児・思春期の子どもでは，健常対照群と比較して，前帯状皮質においてNAA/Crの低下が確認されたと報告されており[97]，この部位のニューロンが喪失している可能性が示唆される。成人のPTSD患者においても，MRSでNAA/Crの低下を認めたとの研究報告や[80]，MRIで前帯状前膝（pregenual anterior cingulate）[98]・右前帯状回[99]・左前帯状回[100]の容量減少を認めたとの研究報告もあり，成人でもPTSDにより前帯状回の神経系の統合障害が生じている可能性が示唆される。以上まとめると，マルトリートメントの被害児では，問題解決や将来的な見通しを立てる・情動や行動を抑制する・ストレス反応機構を抑制する，などの高次脳機能に重要で

ある内側前頭前皮質（mPFC）という脳の重大な部位が障害されている，と推測することができる。

マルトリートメントの被害児の認知機能

マルトリートメントの及ぼす，知的障害・言語障害・学業不振などを含む子どもの神経認知発達への有害な影響に関しては，膨大な論文で裏付けられている。子ども虐待の結果，低いIQスコアという形で現れる知的能力の低下が生じうることは，様々なレビュー文献でも示されている。PTSDと診断されていない被虐待児でも，学業不振を示すことが報告されており，言語IQと虐待の重症度とは負の相関を示す（虐待が重度であればあるほど，言語IQが低くなる）との研究報告もある（これらのトピックに関する詳細に関しては，De Bellisらのレビュー文献[4]を参照していただきたい）。11歳以前から虐待・ネグレクトの被害を受けていた子どもを対象とした，研究手法に優れたある前方視的研究では，虐待サバイバーの成人の多くにIQの低下と読解能力の低下が確認された，と報告されている[101]。マルトリートメントに起因するPTSDを認めた子どもを対象としたあるパイロット研究では，健常対照群と比較して，集中力・理論的推理能力・執行機能に障害がみられた，と報告されている[102]。これらの子どもは，前頭葉の執行機能を評価するために作成された尺度（ウィンスコンシンカード分類課題［WCST：Wisconsin Card Sorting Test］，統制口頭単語連想検査［COWAT：Controlled Oral Word Association Test］など）において障害が確認され，注意の欠如を認めやすく，衝動性が高く，集中力維持に問題がある，という傾向も確認されたとのことである[102]。マルトリートメントの被害児を対象としたある脳画像研究では，PTSDの原因となった被害の期間（長さ）と，言語性IQ・動作性IQ・全検査IQとの間には，負の相

関関係が認められたと報告されている[21]。

Koenenらは同様の研究を，DVへの暴露に焦点を当てて実施している[103]。この研究は，5歳の1116組の一卵性・二卵性双生児を対象とした大規模なもので，環境因子としてのDVが，幼児の知的能力にどのような影響を及ぼしているのかが調査された。その結果，DVへの暴露の程度と，子どものIQとの間には容量依存性の負の相関関係が確認された，と報告されている。DVへの暴露の程度が強い子どもでは，健常対照群と比較して，幼児用のウェクスラー式知能検査である改訂版WPPSI（Wechsler Preschool and Primary Scale of Intelligence Revised）の簡略版検査で評価したIQが8点低く，また男女差は認められなかった，とも報告されている[103]。この研究は，遺伝的影響とは独立して，環境因子としてのDVへの暴露が子どものIQを抑制することを明確に示したものである。なおこの研究では，その他の虐待による影響という環境因子を統計学的に調整した後にも，DVはIQを低下させる独立した要因であることが示されている[103]。マルトリートメントの被害児の認知機能を理解し，このような子どもたちに特化した療育的介入（教育など）を行うことは極めて重要である。

マルトリートメントの被害児の予後に寄与する遺伝的要因：遺伝−環境相互作用について

なぜマルトリートメントの被害を受けた子どもたちの中で，心理的異常や行動異常をきたす子どもたちと，そのような異常を認めない子どもたちがいるのかを明らかにするため，近年研究者らは，小児期早期のストレスと遺伝的因子の関連についての研究を盛んに行っている。ここ10年の間，モノアミン酸化酵素A（MAOA：monoamine oxidase A）遺伝子と，セロトニントランスポーター（5-HTT）遺伝子の，2つの遺伝子が注目されるようになってきている。これら2つの遺伝子の遺伝子多型（活性の低いS型アレルと，活性の高いL型アレルの組み合わせで，SS型・SL型・LL型に分類される）が，抑うつや反社会的行動における遺伝−環境相互作用（G×E）を調べる際の，研究の焦点となっている[104]。

セロトニンは，ストレス反応における必須の酵素であり，情動（気分など）や行動（攻撃性，衝動性など）の調節に重要な役割を担っている[18]。セロトニントランスポーター蛋白は，シナプスからのセロトニン再取り込みに関与しており，ゆえに脳内でのセロトニン調節には欠かせない蛋白である[4]。セロトニントランスポーターのプロモーター領域（5HTTLPR）のS型アレルの遺伝子多型は，マルトリートメント被害を受けた際にうつ病を発症しやすいことが判明している。Kaufmanらは，5HTTLPRのS型アレルがホモ接合（SS型）である子どもでは，マルトリートメント被害のある状況においてのみ，うつ病への脆弱性がみられる，との報告を行っている[105]。また5HTTLPRのS型アレルを持つ個体では，マルトリートメント被害を受けた場合に，早期にアルコール摂取を行う高リスク群となる，との研究報告もある[106]。

MAOA遺伝子は，シナプス間隙から生体アミンであるドーパミン・セロトニン・ノルアドレナリンを選択的に分解する酵素をコードしており，行動調節に影響を及ぼしている[107]。最近報告された5つの研究を対象としたメタアナリシス文献報告では，小児期早期に身体的虐待やネグレクトなどの家庭問題を有していた場合に，子どもが反社会的行動に至るリスクは，MAOA遺伝子のS型アレルの遺伝子多型をもつ男児に有意に高かったことが示されている[108]。このことからも，MAOA遺伝子多型はマルトリートメント被害を受けた場合の個体の脆弱性に寄与することが示唆される。7歳の男児の集団を対象として，身体的虐待とMAOA遺伝子多型の関係につき，より詳細に検討した研究では，MAOA

遺伝子のS型アレルの遺伝子多型を有する個体では，より広範にメンタルヘルス上の問題を有しており，とりわけ集中力と多動の項目に強い関連性が確認された，と報告されている[108]。さらに，マルトリートメント被害を受けたり，家族の関係性が極めて希薄な家庭で養育された思春期男児を対象に，MAOA遺伝子多型とメンタルヘルス上の問題の発生につき検討した研究では，LL型の遺伝子多型の子どもと比較して，SS型の遺伝子多型の子どもでは，アルコールに関連する問題がより生じやすい，との報告もされている[109]。さらに，小児期に性虐待の既往のある女性とMAOA遺伝子多型の関連について検討したまた別の研究でも，LL型の遺伝子多型の女性と比較して，SS型の遺伝子多型の女性では，アルコールの嗜癖問題や，反社会的な人格障害を認めるリスクが高い，と報告されている[110]。

以上まとめると，5HTTPLR遺伝子やMAOA遺伝子のS型アレルをホモ接合にもつ個体（SS型）では，虐待やネグレクトに暴露された場合により脆弱であり，メンタルヘルス上の問題を抱える高リスク群であるといえる。このような遺伝的脆弱性を有するリスクの高い子どもに対して，早期の介入や防止を行うべきか否かは，発達トラウマ学の分野においてのみならず，公衆衛生学的側面からも重要な倫理的論題である。

現時点における医学的証拠の強さ

子ども時代のマルトリートメントの被害が，小児期にも成人期にも様々な精神病理を引き起こしうることは，これまでの研究で明確に示されている。多くの研究で，マルトリートメント被害の開始年齢や被害を受けていた期間と，様々な心理学的予後・生態学的ストレス指標の上昇・脳機能や認知機能の低下とが，容量依存性に関連していることが示唆されており，医学的エビデンスの強さは揺るぎないということが出来る。遺伝的に脆弱な個体の存在も示唆されているも

の，この脆弱性というのは虐待やネグレクトの被害経験の有無に左右されるものであり，脆弱性が既定されているわけではない[103, 105]。

マルトリートメントの被害児の 神経生理学的な予後改善への期待

本章ではここまで，マルトリートメント被害が生物学的ストレス機構や脳発達にどのような影響を及ぼすのかにつき明記し，抑うつ・解離・精神的無感覚・薬物依存・共感性欠如をきたしうることを示し，またこのような問題が未解決の場合には，世代を超えてマルトリートメントが連鎖する点についても言及した。しかし社会支援や介入を行うことで，マルトリートメントの被害者のトラウマを癒し，レジリエンスに彩られた人生を送ることは可能である。PTSDのスクリーニングは医療者により簡単に行うことができ，エビデンスに基づいたPTSDの治療を行うことで，抑うつ症状や外在化症状は改善しうる[111]。たとえPTSDに特化した心身医学的治療ではなくても，生物学的ストレス機構の調節不全の影響を改善し，個人・社会に及ぼすトラウマの影響を低減することに繋がりうる[112]。

また，マルトリートメントの被害に対し遺伝的に脆弱な子ども（例えば，5HTTLPR遺伝子のSS型遺伝子多型を持つ子ども）に積極的な社会的支援を行うことで，抑うつ尺度の値が，同じ遺伝子多型をもつマルトリートメントの被害既往のない子どもよりも，わずかに高い程度にまで改善した，という研究報告には特に期待が持てる[105]。この報告を行った研究者たちは，5HTTLPR遺伝子のSS型遺伝子多型に加えて，脳由来神経栄養因子（BDNF：brain-derived neurotrophic factor）遺伝子のVal66Met機能多型がある場合には，相互作用をきたすことで，マルトリートメント被害児の抑うつへの脆弱性は，最も重くなるとの報告も行っているが，このような事例であっても，社会支援を行うこと

838　第VII部　子ども虐待の心理学的側面

によって予後を十分に改善しうるとも言及している[113]。このように，早期介入によりPTSDの影響を最小化し，暴力の世代間連鎖を減らすことが可能であるとするエビデンスはますます増えつつある。

今後の研究の展望

マルトリートメントの被害を受けて育った成人は，親になった際におよそ3分の1が，自身の子どもに虐待やネグレクトをしてしまうと報告されている[114]。このことは，マルトリートメントの被害児の親の大半が，子ども時代に虐待やネグレクトを受けた既往を有することからも裏付けられているといえる[115]。このことを鑑みるに，小児期にマルトリートメント被害を受けた親の元で育つ子どもにおける，神経生物学的なリスクやレジリエンスへの理解をさらに深める研究が行われていく必要があることは明らかである。リスクを有する子ども（つまりは，小児期にマルトリートメント被害を受け，精神病理を抱える親をもつ子ども）に焦点をあてた適切な介入法を開発することは，費用対効果に優れた対応策ということが出来る。今後の研究は，遺伝子や画像検査のみに焦点をあてるのではなく，自身の子どもを虐待するリスク下にある将来親となる人たちに対しての，適切なスクリーニング方法や対処方法や効果的な介入に焦点を当てて研究を行う必要がある。

文献

1. Kaplan SJ, Pelcovitz D, Labruna V: Child and adolescent abuse and neglect research: a review of the past 10 years. Part I: physical and emotional abuse and neglect. *J Am Acad Child Adolesc Psychiatry* 1999;38:1214-1222.
2. De Bellis MD: Developmental traumatology: a contributory mechanism for alcohol and substance use disorders. *Psychoneuroendocrinology* 2002;27:155-170.
3. Felitti VJ, Anda RF, Nordenberg D, et al: Relationship of childhood abuse and household dysfunction to many of the leading causes of death in

adults—the adverse childhood experiences (ACE) study. *Am J Prev Med* 1998;14:245-258.
4. De Bellis MD: Developmental traumatology: the psychobiological development of maltreated children and its implications for research, treatment, and policy. *Dev Psychopathol* 2001;13:539-564.
5. De Bellis MD, Hall J, Boring AM, et al: A pilot longitudinal study of hippocampal volumes in pediatric maltreatment-related posttraumatic stress disorder. *Biol Psychiatry* 2001;50:305-309.
6. McGloin JM, Widom CS: Resilience among abused and neglected children grown up. *Dev Psychopathol* 2001;13:1021-1038.
7. Flores E, Cicchetti D, Rogosch FA: Predictors of resilience in maltreated and nonmaltreated Latino children. *Dev Psychol* 2005;41:338-351.
8. Masten AS, Wright MOD: Cumulative risk and protection models of child maltreatment. *J Aggress Maltreat Trauma* 1998;2:7-30.
9. De Bellis MD, Van Dillen T: Childhood post-traumatic stress disorder: an overview. *Child Adolesc Psychiatry Clin North Am* 2005;14:745-772.
10. LeDoux J: Fear and the brain: where have we been, and where are we going? *Biol Psychiatry* 1998;44:1229-1238.
11. Herman JP, Ostrander MM, Mueller NK, et al: Limbic system mechanisms of stress regulation: hypothalamo-pituitary-adrenocortical axis. *Prog Neuropsychopharmacol Biol Psychiatry* 2005;29:1201-1213.
12. Glaser D: Child abuse and neglect and the brain—a review. *J Child Psychol Psychiatry* 2000;41:97-116.
13. Chrousos GP, Gold PW: The concepts of stress and stress system disorders—overview of physical and behavioral homeostasis. *JAMA* 1992;267:1244-1252.
14. Porges SW, Doussard-Roosevelt JA, Maita AK: Vagal tone and the physiological regulation of emotion. *Monogr Soc Res Child Dev* 1994;59:167-186, 250-283.
15. Tsigos C, Chrousos GP: Hypothalamic-pituitary-adrenal axis, neuroendocrine factors and stress. *J Psychosom Res* 2002;53:865-871.
16. Charney DS, Deutch AY, Krystal JH, et al: Psychobiologic mechanisms of posttraumatic-stress-disorder. *Arch Gen Psychiatry* 1993;50:294-306.
17. Lang PJ, Davis M, Ohman A: Fear and anxiety: animal models and human cognitive psychophysiology. *J Affect Disord* 2000;61:137-159.
18. De Bellis MD: The neurobiology of PTSD across the life cycle. *In:* Soares JC, Gershon S (eds): *The Handbook of Medical Psychiatry*. Marcel Dekker, New York, 2003, pp 449-466.
19. Sanchez MM, Ladd CO, Plotsky PM: Early adverse experience as a developmental risk factor for later psychopathology: evidence from rodent and primate models. *Dev Psychopathol* 2001;13:419-449.
20. Bremner JD, Licinio J, Darnell A, et al: Elevated CSF corticotropin-releasing factor concentrations in posttraumatic stress disorder. *Am J Psychiatry* 1997;154:624-629.
21. De Bellis MD, Keshavan MS, Clark DB, et al: A.E. Bennett Research Award. Developmental traumatology: II. Brain development. *Biol Psychiatry* 1999;45:1271-1284.

22. De Bellis MD, Lefter L, Trickett PK, et al: Urinary catecholamine excretion in sexually abused girls. *J Am Acad Child Adolesc Psychiatry* 1994;33:320-327.

23. Cicchetti D, Rogosch FA: The impact of child maltreatment and psychopathology on neuroendocrine functioning. *Devel Psychopathol* 2001;13:783-804.

24. Carrion VG, Weems CF, Eliez S, et al: Attenuation of frontal asymmetry in pediatric posttraumatic stress disorder. *Biol Psychiatry* 2001;50:943-951.

25. Gunnar MR, Morison SJ, Chisholm K, et al: Salivary cortisol levels in children adopted from Romanian orphanages. *Devel Psychopathol* 2001;13:611-628.

26. De Bellis MD, Chrousos GP, Dorn LD, et al: Hypothalamic-pituitary-adrenal axis dysregulation in sexually abused girls. *J Clin Endocrinol Metab* 1994; 78:249-255.

27. Baker DG, West SA, Nicholson WE, et al: Serial CSF corticotropin-releasing hormone levels and adrenocortical activity in combat veterans with posttraumatic stress disorder. *Am J Psychiatry* 1999;156:585-588.

28. Chrousos GP, Gold PW: The concepts of stress and stress system disorders: overview of physical and behavioral homeostasis. *JAMA* 1992;267:1244-1252.

29. Kaufman J, Birmaher B, Perel J, et al: The corticotropin-releasing hormone challenge in depressed abused, depressed nonabused, and normal control children. *Biol Psychiatry* 1997;42:669-679.

30. Heim C, Newport DJ, Wagner D, et al: The role of early adverse experience and adulthood stress in the prediction of neuroendocrine stress reactivity in women: a multiple regression analysis. *Depress Anxiety* 2002;15:117-125.

31. Francis DD, Meaney MJ: Maternal care and the development of stress responses. *Curr Opin Neurobiol* 1999;9:128-134.

32. Perry BD, Giller EL, Southwick SM: Altered platelet alpha-2-adrenergic binding-sites in posttraumatic-stress-disorder. *Am J Psychiatry* 1987;144:1511-1512.

33. McEwen BS: The neurobiology and neuroendocrinology of stress. Implications for post-traumatic stress disorder from a basic science perspective. *Psychiatr Clin North Am* 2002;25:469-694.

34. De Bellis MD, Burke L, Trickett PK, et al: Antinuclear antibodies and thyroid function in sexually abused girls. *J Trauma Stress* 1996;9:369-378.

35. Pfefferbaum A, Mathalon DH, Sullivan EV, et al: A quantitative magnetic resonance imaging study of changes in brain morphology from infancy to late adulthood. *Arch Neurol* 1994;34:71-75.

36. Jernigan TL, Sowell ER (eds): *Magnetic Resonance Imaging Studies of the Developing Brain*. Cambridge University Press, Cambridge, UK, 1997.

37. Thompson PM, Giedd JN, Woods RP, et al: Growth patterns in the developing brain detected by using continuum mechanical tensor maps. *Nature* 2000;404:190-193.

38. Giedd JN, Snell JW, Lange N, et al: Quantitative magnetic resonance imaging of human brain development: ages 4-18. *Cereb Cortex* 1996;6:551-560.

39. Paus T, Collins DL, Evans AC, et al: Maturation of white matter in the human brain: a review of magnetic resonance studies. *Brain Res Bull* 2001;54:255-266.

40. Giedd JN, Vaituzis AC, Hamburger SD, et al: Quantitative MRI of the temporal lobe, amygdala, and hippocampus in normal human development: ages 4-18. *J Comp Neurol* 1996;366:223-230.

41. Alexander GE, Goldman PS: Functional development of the dorsolateral prefrontal cortex: an analysis utilizing reversible cryogenic depression. *Brain Res* 1978;143:233-249.

42. McEwen BS: Neural gonadal steroid actions. *Science* 1981;211:1303-1311.

43. De Bellis MD, Keshavan MS, Beers SR, et al: Sex differences in brain maturation during childhood and adolescence. *Cereb Cortex* 2001;11:552-557.

44. Edwards E, Harkins K, Wright G, et al: Effects of bilateral adrenalectomy on the induction of learned helplessness. *Behav Neuropsychopharm* 1990; 3:109-114.

45. Sapolsky RM: Glucocorticoids and hippocampal atrophy in neuropsychiatric disorders. *Arch Gen Psychiatry* 2000;57:925-935.

46. Simantov R, Blinder E, Ratovitski T, et al: Dopamine induced apoptosis in human neuronal cells: inhibition by nucleic acids antisense to the dopamine transporter. *Neuroscience* 1996;74:39-50.

47. Smythies JR: Oxidative reactions and schizophrenia: a review-discussion. *Schizophrenia Res* 1997;24: 357-364.

48. Dunlop SA, Archer MA, Quinlivan JA, et al: Repeated prenatal corticosteroids delay myelination in the ovine central nervous system. *J Matern Fetal Med* 1997;6:309-313.

49. Todd RD. Neural development is regulated by classical neuro-transmitters: dopamine D$_2$ receptor stimulation enhances neurite outgrowth. *Biol Psychiatry* 1992;31:794-807.

50. Tanapat P, Galea LA, Gould E. Stress inhibits the proliferation of granule cell precursors in the developing dentate gyrus. *Int J Dev Neurosci* 1998;16: 235-239.

51. Smith MA, Makino S, Kvetnansky R, et al: Effects of stress on neurotrophic factor expression in the rat brain. *Ann NY Acad Sci* 1995;771:234-239.

52. De Bellis MD, Keshavan MS: Sex differences in brain maturation in maltreatment related pediatric posttraumatic stress disorder. *Neurosci Biobehav Rev* 2003;27:103-117.

53. Teicher MH, Ito Y, Glod CA, et al: Preliminary evidence for abnormal cortical development in physically and sexually abused children using EEG coherence and MRI. *Ann A Y Acad Sci* 1997;821:160-175.

54. Sanchez MM, Hearn EF, Do D, et al: Differential rearing affects corpus callosum size and cognitive function of rhesus monkeys. *Brain Res* 1998;812:38-49.

55. De Bellis MD, Keshavan MS, Shifflett H, et al: Brain structures in pediatric maltreatment-related posttraumatic stress disorder: a sociodemographically matched study. *Biol Psychiatry* 2002;52(11):1066-1078.

56. Rauch SL, Shin LM, Segal E, et al: Selectively reduced regional cortical volumes in post-trau-

matic stress disorder. *Neuroreport* 2003;14:913-916.

57. De Bellis MD, Kuchibhatla M: Cerebellar volumes in pediatric maltreatment-related posttraumatic stress disorder. *Biol Psychiatry* 2006;60:697-703.

58. Schmahmann JD: Disorders of the cerebellum: ataxia, dysmetria of thought, and the cerebellar cognitive affective syndrome. *J Neuropsychiatry Clin Neurosci* 2004;16:367-378.

59. Orr SP, Roth WT: Psychophysiological assessment: clinical applications for PTSD. *J Affect Disord* 2000; 61:225-240.

60. Orr SP, Lasko NB, Metzger LJ, et al: Psychophysiologic assessment of women with posttraumatic stress disorder resulting from childhood sexual abuse. *J Consul Clin Psychol* 1998;66:906-913.

61. Keane TM, Kolb LC, Kaloupek DG, et al: Utility of psychophysiological measurement in the diagnosis of posttraumatic stress disorder: results from a Department of Veterans Affairs cooperative study. *J Consult Clin Psychol* 1998;66:914-923.

62. Orr SP, Pitman RK, Lasko NB, et al: Psychophysiological assessment of posttraumatic-stress-disorder imagery in World-War-II And Korean combat veterans. *J Abnorm Psychol* 1993;102:152-159.

63. Orr SP, Metzger LJ, Lasko NB, et al: De novo conditioning in trauma-exposed individuals with and without posttraumatic stress disorder. *J Abnorm Psychol* 2000;109:290-298.

64. Peri T, Ben-Shakhar G, Orr SP, et al: Psychophysiologic assessment of aversive conditioning in posttraumatic stress disorder. *Biol Psychiatry* 2000;47: 512-519.

65. Bremner JD, Vermetten E, Schmahl C, et al: Positron emission tomographic imaging of neural correlates of a fear acquisition and extinction paradigm in women with childhood sexual-abuse-related post-traumatic stress disorder. *Psychol Med* 2005;35:791-806.

66. Protopopescu X, Pan H, Tuescher O, et al: Differential time courses and specificity of amygdala activity in posttraumatic stress disorder subjects and normal control subjects. *Biol Psychiatry* 2005;57:464-473.

67. Diamond DM, Bennett MC, Fleshner M, et al: Inverted-U relationship between the level of peripheral corticosterone and the magnitude of hippocampal primed burst potentiation. *Hippocampus* 1992;2:421-430.

68. Sapolsky RM: Atrophy of the hippocampus in posttraumatic stress disorder: How and when? *Hippocampus* 2001;11:90-91.

69. Stein MB, Koverola C, Hanna C, et al: Hippocampal volume in women victimized by childhood sexual abuse. *Psychol Med* 1997;27:951-959.

70. Bremner JD, Vythilingam M, Vermetten E, et al: MRI and PET study of deficits in hippocampal structure and function in women with childhood sexual abuse and posttraumatic stress disorder. *Am J Psychiatry* 2003;160:924-932.

71. Bremner JD, Randall P, Scott TM, et al: MRI-based measurement of hippocampal volume in patients with combat-related posttraumatic-stress-disorder. *Am J Psychiatry* 1995;152:973-981.

72. Gurvits TV, Shenton ME, Hokama H, et al: Magnetic resonance imaging study of hippocampal

volume in chronic, combat-related posttraumatic stress disorder. *Biol Psychiatry* 1996;40:1091-1099.

73. Schuff N, Marmar CR, Weiss DS, et al: Reduced hippocampal volume and *N*-acetyl aspartate in posttraumatic stress disorder. *In:* Yehuda R (ed): *Psychobiology of Posttraumatic Stress Disorder.* New York Academy of Sciences, New York, 1997, pp 516-520.

74. Bremner JD, Randall P, Vermetten E, et al: Magnetic resonance imaging-based measurement of hippocampal volume in posttraumatic stress disorder related to childhood physical and sexual abuse—a preliminary report. *Biol Psychiatry* 1997; 41:23-32.

75. Lindauer RJL, Vlieger EJ, Jalink M, et al. Smaller hippocampal volume in Dutch police officers with posttraumatic stress disorder. *Biol Psychiatry* 2004;56:356-363.

76. Lindauer RJL, Olff M, van Meijel EPM, et al: Cortisol, learning, memory, and attention in relation to smaller hippocampal volume in police officers with posttraumatic stress disorder. *Biol Psychiatry* 2006;59:171-177.

77. Fennema-Notestine C, Stein MB, Kennedy CM, et al: Brain morphometry in female victims of intimate partner violence with and without posttraumatic stress disorder. *Biol Psychiatry* 2002;52: 1089-1101.

78. Brown S, Freeman T, Kimbrell T, et al. In vivo proton magnetic resonance spectroscopy of the medial temporal lobes of former prisoners of war with and without posttraumatic stress disorder. *J Neuropsychiatry Clin Neurosci* 2003;15:367-370.

79. Freeman T, Cardwell D, Karson CN, et al: In vivo proton magnetic resonance spectroscopy of the medial temporal lobes of subjects with combat-related posttraumatic stress disorder. *Magn Reson Med* 1998;40:66-71.

80. Mahmutyazicioglu K, Konuk N, Ozdemir H, et al: Evaluation of the hippocampus and the anterior cingulate gyrus by proton MR spectroscopy in patients with post-traumatic stress disorder. *Diagn Interv Radiol* 2005;11:125-129.

81. Menon PM, Nashrallah HA, Lyons JA, et al: Single-voxel proton MR spectroscopy of right versus left hippocampi in PTSD. *Psychiatry Res Neuroimaging* 2003;123:101-108.

82. Schuff N, Neylan TC, Lenoci MA, et al: Decreased hippocampal *N*-acetylaspartate in the absence of atrophy in posttraumatic stress disorder. *Biol Psychiatry* 2001;50:952-959.

83. Tupler LA, De Bellis MD: Segmented hippocampal volume in children and adolescents with posttraumatic stress disorder. *Biol Psychiatry* 2006;59:523-529.

84. Milad MR, Quirk GJ: Neurons in medial prefrontal cortex signal memory for fear extinction. *Nature* 2002;420:70-74.

85. Phelps EA, Delgado MR, Nearing KI, et al: Extinction learning in humans: role of the amygdala and vmPFC. *Neuron* 2004;43:897-905.

86. Britton JC, Phan KL, Taylor SF, et al: Corticolimbic blood flow in posttraumatic stress disorder during script-driven imagery. *Biol Psychiatry* 2005;57:832-840.

第53章 虐待とネグレクトの脳発達に及ぼす影響 **841**

87. Lanius RA, Williamson PC, Densmore M, et al: Neural correlates of traumatic memories in posttraumatic stress disorder: a functional MRI investigation. *Am J Psychiatry* 2001;158:1920-1922.

88. Lanius RA, Williamson PC, Hopper J, et al: Recall of emotional states in posttraumatic stress disorder: an fMRI investigation. *Biol Psychiatry* 2003; 53:204-210.

89. Shin LM, McNally RJ, Kosslyn SM, et al: Regional cerebral blood flow during script-driven imagery in childhood sexual abuse-related PTSD: a PET investigation. *Am J Psychiatry* 1999;156:575-584.

90. Shin LM, Orr SP, Carson MA, et al: Regional cerebral blood flow in the amygdala and medial prefrontal cortex during traumatic imagery in male and female Vietnam veterans with PTSD. *Arch Gen Psychiatry* 2004;61:168-176.

91. Lindauer RJL, Booij J, Habraken JBA, et al: Cerebral blood flow changes during script-driven imagery in police officers with posttraumatic stress disorder. *Biol Psychiatry* 2004;56:853-861.

92. Bremner JD, Narayan M, Staib LH, et al: Neural correlates of memories of childhood sexual abuse in women with and without posttraumatic stress disorder. *Am J Psychiatry* 1999;156:1787-1795.

93. Bremner JD, Vythilingam M, Vermetten E, et al: Neural correlates of declarative memory for emotionally valenced words in women with posttraumatic stress disorder related to early childhood sexual abuse. *Biol Psychiatry* 2003;53:879-889.

94. Shin LM, Wright CI, Cannistraro PA, et al: A functional magnetic resonance imaging study of amygdala and medial prefrontal cortex responses to overtly presented fearful faces in posttraumatic stress disorder. *Arch Gen Psychiatry* 2005;62:273-281.

95. Hamner MB, Lorberbaum JP, George MS: Potential role of the anterior cingulate cortex in PTSD: review and hypothesis. *Depress Anxiety* 1999;9:1-14.

96. Bremner JD, Vermetten E, Vythilingam M, et al: Neural correlates of the classic color and emotional stroop in women with abuse-related posttraumatic stress disorder. *Biol Psychiatry* 2004;55: 612-620.

97. De Bellis MD, Keshavan MS, Spencer S, et al: *N*-acetylaspartate concentration in the anterior cingulate of maltreated children and adolescents with PTSD. *Am J Psychiatry* 2000;157:1175-1177.

98. Rauch SL, Shin LM, Segal E, et al: Selectively reduced regional cortical volumes in post-traumatic stress disorder. *Neuroreport* 2003;14:913-916.

99. Kitayama N, Quinn S, Bremner JD: Smaller volume of anterior cingulate cortex in abuse-related posttraumatic stress disorder. *J Affect Disord* 2006;90:171-174.

100. Yamasue H, Kasai K, Iwanami A, et al: Voxel-based analysis of MRI reveals anterior cingulate gray-matter volume reduction in posttraumatic stress disorder due to terrorism. *Proc Natl Acad Sci U S A* 2003;100:9039-9043.

101. Perez C, Widom CS: Childhood victimization and long-term intellectual and academic outcomes. *Child Abuse Negl* 1994;18:617-633.

102. Beers SR, De Bellis MD: Neuropsychological function in children with maltreatment-related posttraumatic stress disorder. *Am J Psychiatry* 2002; 159:483-486.

103. Koenen KC, Moffitt TE, Caspi A, et al: Domestic violence is associated with environmental suppression of IQ in young children. *Devel Psychopathol* 2003;15:297-311.

104. Cicchetti D, Rogosch FA, Sturge-Apple ML: Interactions of child maltreatment and serotonin transporter and monoamine oxidase A polymorphisms: depressive symptomatology among adolescents from low socioeconomic status backgrounds. *Devel Psychopathol* 2007;19:1161-1180.

105. Kaufman J, Yang BZ, Douglas-Palumberi H, et al: Social supports and serotonin transporter gene moderate depression in maltreated children. *Proc Natl Acad Sci U S A* 2004;101:17316–17321.

106. Kaufman J, Yang BZ, Douglas-Palumberi H, et al: Genetic and environmental predictors of early alcohol use. *Biol Psychiatry* 2007;61:1228-1234.

107. Shih JC, Chen K, Ridd MJ: Monoamine oxidase: from genes to behavior. *Ann Rev Neurosci* 1999;22: 197-217.

108. Kim-Cohen J, Caspi A, Taylor A, et al: MAOA, maltreatment, and gene–environment interaction predicting children fs mental health: new evidence and a meta-analysis. *Mol Psychiatry* 2006;11:903-913.

109. Nilsson KW, Sjoberg RL, Wargelius HL, et al: The monoamine oxidase A (MAO-A) gene, family function and maltreatment as predictors of destructive behaviour during male adolescent alcohol consumption. *Addiction* 2007;102:389-398.

110. Ducci F, Enoch MA, Hodgkinson C, et al: Interaction between a functional MAOA locus and childhood sexual abuse predicts alcoholism and antisocial personality disorder in adult women. *Mol Psychiatry* 2008;13:334-347.

111. Cohen JA, Kelleher KK, Mannarino AP: Identifying, treating, and referring traumatized children: the role of pediatric providers. *Arch Pediatr Adoles Med* 2008;162:447-452.

112. Osuch E, Engel CC: Research on the treatment of trauma spectrum responses: the role of the optimal healing environment and neurobiology. *J Altern Complement Med* 2004;10(Suppl 1):S211-S221.

113. Kaufman J, Yang BZ, Douglas-Palumberi H, et al: Brain-derived neurotrophic factor-5-HTTLPR gene interactions and environmental modifiers of depression in children. *Biol Psychiatry* 2006;59:673-680.

114. Widom CS: The cycle of violence. *Science* 1989; 244:160-166.

115. Kaufman J, Zigler E: Do abused children become abusive parents? *Am J Orthopsychiatry* 1987;57:186-192.

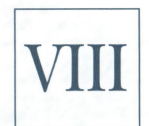

特別な論題

Christine E. Barron, MD, and Carole Jenny, MD, MBA

SPECIAL TOPICS

54

養育者の薬物乱用と子ども虐待

Rizwan Z. Shah, MD, Kenneth McCann, MD, FAAP

歴史的背景

子ども虐待と親の薬物乱用との関係性については，Henry Kempe医師が「被殴打児症候群 (battered child syndrome)」とタイトルづけた最初期の報告で[1]既に注意喚起がなされているが，今日，100万人以上の子どもがその影響下にあるこの深刻な問題は，それよりも遥か以前のシェークスピアの作品や18世紀初頭の石版画にも垣間見ることができる。アルコール中毒[2,3]や薬物乱用[4-7]の親に育てられた子どもたちの社会心理的問題に関する医学文献は膨大な数に上っている。子ども虐待に関する初期の文献でも，親がオピオイド依存症である機能不全家庭では，非常に高率に虐待やネグレクトの問題が発生することが報告されている[5]。オピオイド依存者を母親に持つ乳児に関するLoretta Finneganの論文は，多くの州が児童虐待に関する法律を制定する上で，大きな影響を与えた[8]。ここ20年間の研究により，子どものマルトリートメントと薬物依存症との関係についての理解は飛躍的に深まっている。妊娠可能年齢の若い世代において，薬物乱用は増加傾向にある。米国保健福祉省（DHHS：the U.S. Department of Health and Human Services）は，1999年の連邦会議への報告書のなかで，児童福祉サービスを受けている子どもの3分の1から3分の2が，親の薬物乱用の影響下にある，と記載されている[9]。

ここ5年間で，連邦法に基づいた薬物依存症治療を受ける親は増加しており，児童保護システムが介入する機会も増えている[10]。同様に，全米麻薬撲滅対策室（ONDCP：the Office of National Drug Control Policy）による，薬物の危険にさらされた子ども（DEC：the Drug Endangered Children）への発議によっても[11]，児童保護システムが関与する家庭数は増加している。

問題の広がり

子育て世代における薬物乱用

2006年に違法薬物を使用している11歳以上の米国人は2,040万人と推定されており，18～20歳が最も高頻度で[12]，このうち8%強を占めていた。18～25歳のほぼ20%が違法薬物を使用した経験があると回答しており，このうちマリファナが16.3%，処方薬が6.4%，コカインが2.2%，幻覚薬が1.7%を占めていた。11歳以上全体では，男性の方が女性に比し，より多く違法薬物を使用していた（10.5% vs. 6.2%）が，12～17歳の年齢群では，男女差はほとんど認められなかった（9.8% vs 9.7%）。教育水準と違法物質使用の有無には相関関係が確認されており，全日制の大学に通う大学生では，同年齢の他の集団よりも違法薬物の頻度が低かった（19.2% vs 22.6%）とも報告されている[12]。

845

違法薬物使用と妊娠

薬物使用と健康に関する全国調査（NSDUH：the National Survey on Drug Use and Health）の2006年の報告書によれば，調査時からさかのぼって1カ月の間に，妊婦の4%が違法薬物を使用し，9%が飲酒を行っていた，と報告されている[12]。また，15〜44歳の妊婦のうち，11.8%が調査時点で飲酒していると回答しており，そのうち2.9%が痛飲（短時間の大量飲酒［2時間以内に5杯以上を立て続けに飲む行為］）を行っており，さらに0.7%が暴飲（痛飲を過去1カ月に5回以上行っている事）を行っていると回答していた[12]。Chasnoffらは，妊婦7800名以上を調査し，約3分の1がアルコールスクリーニング検査で陽性を示し，スクリーニング陽性の妊婦のうち，15%が妊娠を知った後も物質使用を続けていたと回答していた，と報告している[13]。NSDUHの概算では，新たに母親になった女性と，非妊娠女性の過去1カ月の違法薬物使用や飲酒の程度はほぼ変わりがないと報告されている[12]。このことは，新たに母親になったばかりの女性は薬物やアルコールの乱用の影響下にありながら，新生児を養育するという責任とストレスを抱えているということを示唆しており，非常に憂慮すべき事態ということが出来る。

入手可能なデータの限界点

薬物やアルコールの乱用の頻度のデータは，自己申告に頼る部分が大きく，『氷山の一角』しか示していないという限界点（limitation）がある。薬物やアルコールの乱用というのは，社会的なレッテルを張られるリスクや法的処罰されうるリスクを併せ持っているため，報告は過少となってしまいやすい[14]。たとえば，3,000名を超える新生児を対象としたある前方視的研究では，新生児の43%が違法薬物検査で陽性反応を示したが，このうち母親が違法薬物使用の自己申告を行ったのはわずか11%であった，と報告されている[15]。子宮内の薬物暴露の頻度のデータに関するもうひとつの限界点としては，新生児薬物スクリーニングを実施する基準が定まっていない点が挙げられる。現在新生児は，病院スタッフの判断で違法物質スクリーニング検査を受けているが，施設によりこのスクリーニングの実施頻度にはかなりの違いがあることが判明している[14]。また，スクリーニングを行う基準に一貫性がないために，少数民族や貧困層の女性において，より高頻度に行われるという不平等が生じてしまっていることも報告されている[13]。

乱用されることが多い違法薬物

マリファナ

マリファナは大麻（Cannabis sativa）の葉から抽出されるものとされるが，実際には花・幹・種・葉を細かく刻んだもので，緑と茶が混じた色をしている[16]。マリファナの有効成分はdelta-9-tetrahydrocannabinol（THC）であり，THCは肺を経由して血流にのり，脳を含む全身臓器に分布する。マリファナは米国で最も乱用されている違法物質であり[12, 16]，2006年には違法物質の使用者の72.8%がマリファナを使用しており，そのうち52.8%はマリファナだけを使用していた，と報告されている[12]。

マリファナは脳の特定のレセプターに作用し，その反応カスケードが使用者に「ハイ」な体験をもたらす。このレセプターは，脳の喜び・記憶・思考・集中・感覚や時間の認知・協調運動に関わる支配野に位置している。国立薬物乱用研究所（NIDA：the National Institute on Drug Abuse）のHPから引用するならば，「マリファナ中毒は認知障害・協調障害・思考能力や問題解決能力の低下・学習や記憶の問題を引き起こす」ことになる[16]。

マリファナの常用は日常生活を損ない，他の諸問題を悪化させる。マリファナの常用は心身の健康・認知機能・社会生活・職業的地位といっ

た，人生の成果を示す重要な尺度を悪化させる
との研究報告もある。こういった問題が生じる
こととなる原因の一つとしては，学習・記憶への
悪影響が挙げられ[16]，NIDAによれば，この様
な影響は急性の薬理作用が消失した数日から数
週間後にまで及ぶとされている。その結果，マ
リファナ常用者は常に知的レベルが低下した状
態で活動するしかなくなってしまっている[16]。

　多くの研究で，マリファナ常用は不安・うつ・
自殺企図の増加を引き起こすことが証明されて
いる。最近の研究では，マリファナと統合失調
症との関係性が示唆されており，特に生物学的
に脆弱な人物が大量にマリファナを使用した場
合に急性精神病反応をきたしやすいことが指摘
されている。マリファナの常用と精神疾患の因
果関係は，現時点では完全に明確化はしておら
ず，マリファナが精神疾患を作るのか，精神的
に病んでいる人物がマリファナを自己治療薬と
して用いるのかどうかは疑問のままである[16]。

　マリファナ常用後の離脱症状としては，いら
だち・不眠・食欲不振・不安・薬剤の渇望など
が挙げられる。これらの症状はマリファナを最
後に使用してから1日たてば出現し，症状のピー
クは2−3日頃にあり，1−2週の禁断症状を経
て消退していくとされている[16]。

コカインとメタンフェタミン

　コカインはコカの葉から抽出された強力な覚
醒剤である。コカインは塩酸塩の粉末状の形態
と，無色透明の結晶状の「クラック」と呼ばれ
る形態の2つの形態をとる[17]。「クラック」は
あぶるとパチッ（crack）という音がするために
そう呼ばれている。薬物使用と健康に関する全
国調査（NSDUH）によれば[12]，2006年には12
歳以上でコカインを初めて使用した人物は年間
97万7,000名（1日約2,700名）に達していたと
報告されている。初めてコカインを使用した年
齢の平均は20.3歳で，コカインの常用者は240
万人であった，とも報告されている[12]。

　コカインは，喜びや運動に関係する化学伝達
物質であるドパミンの再取り込みを阻害する強
力な中枢神経系刺激剤である[17]。コカイン使
用者がいう多幸感はドパミン受容ニューロンの
絶え間ない刺激によるものである。コカインの
使用によりもたらされる「ハイ」な状態は薬物
の吸収速度に影響され，吸収が急速であれば薬
物作用時間は短くなる。コカインを鼻から吸引
するとハイな状態は15−30分持続するが，あ
ぶって煙で吸収した場合は5−10分しか続かな
い[17]。コカインの急性の作用としては，このほ
かにも食欲減退による体重減少や睡眠要求の減
少が挙げられる。

　コカイン乱用とは，「繰り返しコカインを使
用し，徐々に使用量が増えていく状態」を意味
し，このような乱用者では，いらだち・落ち着
きの無さ・被害妄想といった症状が現れる。も
しコカイン乱用を続ければ，完全な妄想性精神
病が発症する。コカイン常用による身体症状と
しては，慢性的な食欲不振による低栄養・心疾
患・鼻からの吸引を繰り返すことによる鼻中隔
損傷などが挙げられる[17]。

　コカインと他の物質，特にアルコールを同時
に使用すると，更に有害性が増す。コカインと
アルコールはヒトの肝臓で結合しコカエチレン
（cocaethylene）という第三の物質が生成される
ことが判明している。コカエチレンはコカイン・
ハイによる多幸感を増す一方で，突然死のリス
クを高める可能性があると推察されている。

　コカインと同じようにメタンフェタミンも強
力な中枢神経刺激剤である。メタンフェタミン
はコカインと同様の作用を持つが，効果が長く
コストが安い。そのために，メタンフェタミン
は「貧乏人のコカイン」と称されている。メタ
ンフェタミンは一般的に白く無臭の粉末状であ
るが，使用法によって外観は異なる。鼻から吸
入する・煙で吸う・注射・経口など様々な形で
摂取される。

　メタンフェタミンは，日常的に入手可能な物

質から生成することができる。メタンフェタミンを密造する施設は「メスラブ（meth lab）」と呼称されている。2006年の米国における12歳以上のメタンフェタミン使用者は73万1,000名にのぼり、人口の0.3%を占めていると報告されている[12]。メタンフェタミンは女性で多く使用される傾向がある。ある研究ではメタンフェタミン乱用に対する治療目的の入院患者の45%が女性であった、と報告されている[19]。2005年には、12歳以上の年齢群の約130万人が過去1年間にメタンフェタミンを使用した経験を有しており、そのうち55万6,000人（42%）が女性であったとの研究報告もある[19]。アイオワ州薬物事例管理プロジェクト（ICMP：the Iowa Case Management Project）の分析では、薬物依存症として治療を行った患者1,095名中、女性ではアンフェタミン中毒者が14%で、男性における頻度の2倍に上ったと報告されている[20]。この研究では、メタンフェタミン中毒者は20代の白人女性に多かったとも報告されている。

メタンフェタミンはコカインと同様、脳でのドパミン再取り込みを阻害し、覚醒度が増した感覚や多幸感をもたらす。さらに、メタンフェタミンにはシナプス間隙にドパミンを放出させる作用も有している[21]。コカインと同じくメタンフェタミンは疲労感や食欲を減退させる。食欲減退は体重減少を引き起こし、睡眠要求を自覚しなくなり睡眠障害を引き起こし、薬物が切れた時に急速に疲労感を感じるようになる。メタンフェタミン使用者は薬効が切れた時に長期間睡眠することがあり、何日もの間、子どもを放置したり、虐待するかもしれない人物に世話を任せてしまったりする可能性がある。メタンフェタミンは喉の渇きを抑えるために脱水を引き起こすこともある。

メタンフェタミンは性欲を増進するため、安全でない性交渉を誘発する[20]。米国犯罪被害者支援局（OVC：the U.S. Office for Victims of Crime）によれば、メタンフェタミン使用者と暮らす子どもはポルノグラフィーを目にする頻度や、あからさまな性行為に巻き込まれる頻度が高いと報告されている[22]。メタンフェタミンによるネガティブな作用を打ち消すために、マリファナ等の鎮静剤が併用されることが多いなど、メタンフェタミン乱用者は複数の薬物を併用する頻度が高いとされている。ただメタンフェタミンとアルコールを同時に使用すると不愉快な味がするため、アルコールと併用されることは少ないとされている[20]。

メタンフェタミンの使用者は同時にメタンフェタミンの製造者であることも多い。そのため、薬物に対しての依存に加え、製造中の副産物に対しての中毒症状を呈することも少なくない[23]。メタンフェタミンそのものと、その製造副産物による毒性によって、心筋梗塞・脳梗塞が引き起こされることもある。メタンフェタミン常用者は、様々な身体症状を併発し、中毒者であることが診察上明らかなことも多い。例えば、メタンフェタミンが誘発する幻覚性の寄生虫（メスバグ：meth bug）をむしり取ろうとして[21, 23]、皮膚に擦過傷を認めたり、メスマウス（meth mouth）と呼ばれる口腔疾患や齲歯が認められたりする[21]。このような歯病変は、交感神経系過剰刺激による慢性のドライマウス、糖の過剰摂取、歯ぎしりなど、いくつかの機序が組み合わさり出現する。

米国司法省によれば、メタンフェタミン依存症の養育者は、注意散漫で苛立っており暴力的で、子どもを養育する能力を喪失した状態であることが多い[22]。メタンフェタミンの影響下では、思考が急速に変化するために、会話が無秩序で理解困難となる[20]。常用者では記憶障害や学習能力障害も出現する[20, 21]。この認知的障害は意思決定を必要とする場面で、極めて明瞭に確認される。またメタンフェタミン常用者は正常の睡眠パターンが障害され、偏執的となり、その影響で暴力的事件を起こすこともある。ひどい抑うつ症状から多幸感に及ぶような、気分

848 第Ⅷ部　特別な論題

の不安定性も生じる[20]。これらのネガティブな作用は，メタンフェタミン依存が進むにつれて強まり，1－3週間のサイクルで「無茶うち－潰れ（binge-crash）」を繰り返ようになっていく。

Srisurapanont らは，英国・オーストラリア・日本・フィリピン・タイにおけるメタンフェタミン精神病者168名についての調査を行い，最も多い精神症状は被害妄想（77％）で，続いて幻聴（44％），奇妙または異常な思い込み，思考伝播（思考を読まれる）妄想であった，と報告している[24]。総じてネガティブな症状は21％以上の患者に認められており，この結果は他の文献[21]とほぼ一致している。

メタンフェタミンの離脱症状は急性期症状と亜急性症状の2つに分けられる。急性期症状としては過眠・食欲増進・抑鬱が挙げられ，不安・いらだち・メタンフェタミンの渇望症状を伴うことも多い。亜急性期症状としては著しい嗜眠（「眠り込む：the crash」）に続く不眠が挙げられる[21]。「眠り込む時期：crash period」は，薬物を中止して3日後から始まり，不眠期はそれに続き，薬物中止6日目頃から始まり12日目頃まで続く。メタンフェタミンの禁断症状にさいなまれている最中は，当然子どもを養育するどころではない[21]。

ヘロイン

ヘロインは，アジア・メキシコ・コロンビアに自生する，ケシの種子鞘から抽出されるモルヒネから生成される違法薬剤である[25]。ヘロインは褐色または白色の粉末で，通常は注射で用いられるが，鼻から吸引することも出来る。2006年に米国では，ヘロイン使用者は33万8,000人にのぼり，これは2005年に概算された13万6,000人の倍にのぼる[12]。有症率としては，この期間に0.006％から0.14％へと増加したこととなる。

ヘロインの効果は使用直後に出現し，数時間で消失する[25]。ヘロインを注射すると，多幸感の急激な高まり（ラッシュ：rush）とともに皮膚のほてり・口腔内乾燥・四肢の重感が出現する。初期の多幸感に続いて，目覚めと眠気が代わる代わる現れる状態（going on the nod）が出現する[25]。

ヘロイン静注の常習者では，静脈が虚脱することもあり[25]，加えて心内膜炎・膿瘍・蜂窩織炎・肝疾患のリスクが増加する。路上で入手されるヘロインは不純物や添加物が含まれており，簡単には溶解しない。これらの不純物が肺・肝・腎・脳の循環を詰まらせることとなる[25]。ヘロインは中枢神経抑制剤であり，そのような慢性的な中枢神経系の抑制が続くと，適切な精神機能の発揮が阻害されることにもなる。

ヘロインの離脱症状は最後の使用から，早くて数時間後から出現しうる。薬物の渇望・落ち着きの無さ・筋や骨格の疼痛・不眠・下痢・嘔吐などの離脱症状は，薬剤の中止から2－3日がピークで，約1週間続く。離脱症状にはその他にも，鳥肌を伴う瞬間的な冷感（「鳥肌：cold turkey」）や「蹴るような動き：kicking the habit」などが典型的である[25]。

乱用されることが多い合法的薬物

アルコール

薬物使用と健康に関する全国調査（NSDUH）によれば，2006年に米国では，12歳以上の年齢層の半数以上（15,900万人）がアルコールを飲酒していており[12]，内訳としては16－17歳の29.7％，18－20歳の51.6％，21－25歳の68.6％，26－29歳の63.5％が飲酒をしていた[12]（18－25歳の年齢群においては，女性の57.9％，男性の65.9％が飲酒をしていた），と報告されている。飲酒者のうち5分の1以上（23％）が，調査時点から30日以内に痛飲（短時間の大量飲酒［2時間以内に5杯以上を立て続けに飲む行為］）を行っており，そのピークは21－23歳であった，とも報告されている[12]。

アルコールが行動に及ぼす影響は複雑であり，

第54章　養育者の薬物乱用と子ども虐待　**849**

様々な神経伝達物質や神経ネットワークを介して，多くの複雑な作用を発揮する。コカインやメタンフェタミンと同様に，アルコールは神経伝達物質ドパミンを増やし，このことが報酬系に作用し，アルコール摂取の動機となっていく[26]。アルコールの鎮静効果は，脳における主要な抑制系の神経伝達物質γアミノ酪酸（GABA：gamma-aminobutyric acid）の作用を増強することによる。アルコールの急性摂取は，脳の前頭葉の正常な抑制機能を阻害する事で，それまで抑制していた行動を開放し，飲酒者の衝動的で不適切なふるまいを惹起する。他にも，感情表現に不可欠なセロトニンや，「ハイ」状態の形成や飲酒要求状態を作り出す主要因であるエンドルフィンなど，多くの神経伝達物質が影響している[26]。ブラックアウト（Blackout）とも呼称されるアルコール性健忘症は，記憶を含むいくつかの脳機能が障害された結果生じると考えられている。

アルコール常習の影響は，消費アルコール量・飲酒開始年齢・栄養の状態・うつや不安障害などの精神疾患の合併の有無や程度，などにより極めて幅広い[26]。アルコールは脳にとって有害であると見なされており，アルコールの神経毒性は脳を萎縮させると推察されている[26]。衝撃的なことに，米国のアルコール中毒者約2,000万人のおよそ半数が，軽度から重度まで程度は様々であるが，神経学的・精神的な異常を有しているとされている。認知機能の障害を例にとれば，アルコール性持続性健忘症（Wernicke-Korsakoff症候群として知られる）や認知症が挙げられる。栄養不十分な食習慣を持つアルコール中毒者では，ビタミンB1欠乏が引き起こされ，脳障害や重度の認知障害を呈することもある[26]。

アルコールの常習は行動と認知の両面に影響を及ぼす。アルコール依存により感情的な反応が少なくなり，「感情が無い」ように見えることもある。さらに，アルコール中毒者は感情処理に支障が生じ，非言語的な感情のサインを解釈することや表情を認識することがうまくいかなくなることもある[26]。

アルコール乱用が長期間に及んだ場合，GABA（抑制性の神経伝達物質）受容体が減少する。その状態でアルコールを中断すると，GABA受容体欠損による抑制が不可能な状態となっているために脳全体の過剰興奮が生じ，中断後1〜2日以内に，離脱性のけいれんが誘発されうる[26]。

処方薬

国立薬物乱用研究所（NIDA）は，「処方薬剤の不適切な使用が公衆衛生上，深刻な問題となっている」との報告を行っている[27]。2006年に米国では，500万人が処方された鎮痛剤の診療外使用を行っており，乱用された薬剤の3大グループは，オピオイド剤・中枢神経抑制剤・中枢神経刺激剤であったと報告されている[27]。オピオイド剤の例としては，モルヒネ・コデイン・オキシコドン・メサドン・フェンタニルなどが挙げられる。疼痛治療などに使用する薬剤ではあるが，これらは脳の喜びを司る領域に影響するため，多幸感を引き起こす。中枢神経抑制剤の例としては，精神安定剤と鎮静剤が挙げられる。

これらは脳の活動を抑制するように働くため，感覚は鈍麻し，鎮静効果を発揮する。中枢神経抑制剤の主要な2つのグループとしては，バルビツレートとベンゾジアゼピンが挙げられる。バルビツレートには，メフォバルビタールとペントバルビタールナトリウムなどがあり，ベンゾジアゼピンにはジアゼパム，クロルダイアゼポキサイド，アルプラゾラムなどがある[27]。

中枢神経刺激剤は，使用者の活力・覚醒度・注意力を向上させるが，これらの薬剤も多幸感を引き起こす[27]。ただし処方された量よりも大量・短期間に繰り返し用いることで，逆説的に偏執症や敵意などの望ましくない感情が生じることもある。

親の薬物乱用が子どもに及ぼす影響

同居している両親の少なくともどちらかが，アルコール・処方薬剤・違法物質の乱用者や依存者であった子どもの数は，2001年には600万人以上（5歳以下の子どもの10％）であったと報告されている[28]。薬物乱用状況にあるのは，母親よりも父親に多かった（38％ vs 62％）[28, 29]。18歳未満の子ども一人以上と暮らす成人のうち，アルコール依存症の患者は，2002年には約500万人であったと報告されている[29]。アルコールの乱用状態にあることは，他の薬物依存の存在の否定材料になるわけではなく，むしろ他の薬物依存の併在の可能性が示唆されるものである[29]。

薬物依存と妊娠

前述のように，7,800名の妊婦を対象とした研究では，3分の1の妊婦が薬剤スクリーニング検査で陽性反応を示し，陽性者の15％は妊娠を知った後も薬物を使用し続けていた，と報告されている[13]。薬物依存症の妊婦のうち，出産前に妊婦健診を受けていたのはわずか25％であり，そのほとんどが初診時に既に妊娠第三期であったとの研究報告もある[30]。メタンフェタミンの乱用者は非使用者に比べて妊婦健診の受診が少なかったとも報告されている（89％ vs 99％）。出生前の保健師訪問（プレネイタルビジット）を受けている回数もより少なく（11回 vs 14回），その開始時期もより遅かった（妊娠15週 vs 9週）[31]。メタンフェタミンとコカインは空腹感や口渇感や睡眠欲求を低減するため，これらの依存症の妊婦では低栄養・体重減少・脱水が生じる。ヘロインを使用することにより正常の月経周期は障害されるため，女性の依存者が妊娠に気づくのは遅れがちとなり，医療機関への受診も遅くなる[30]。

妊婦のヘロイン依存者は，ヘロインの過剰摂取と摂取の中断を繰り返す傾向にあり，胎児死亡が引き起こされやすい[30]。オピオイドを常用していた妊婦が突然に摂取を中断すると，筋緊張・代謝率・酸素消費量が増加する。胎児の活動が増える時期，特に妊娠第三期になると，胎児への酸素供給が追いつかなくなり，胎児死亡が誘発されうる[30]。

幼児期は，子どもと養育者との密接な結びつきが重要な時期である。安定した愛着（アタッチメント）の形成などの重要な発達課題を達成できるかどうかは，子どもと親とが「うまく寄り添うことができている」かどうかに依存している。胎児から思春期に至るまで，子どもには良好な養育環境というものが求められる。薬物依存の状態にある妊婦は，出生前のケアの欠如・低栄養・薬剤やアルコールの使用そのものによる影響・併存する疾患の存在などの付随する様々な問題により，胎児を医療的・精神社会的な様々な合併症に晒すことになってしまっている。薬物依存症の妊婦は，十分な妊婦健診を受けておらず，胎児に必要な栄養を満たさず，合法・違法を問わず様々な薬物を使用し，HIV感染や肝炎などの慢性疾患に罹患しているリスクが高い。ヘロインなどのオピオイドを使用している妊婦から生まれた新生児は，哺乳不良・易刺激性・睡眠障害・甲高い声を特徴とする，薬物離断症候群が生じるリスクが高い[8]。このような新生児の養育には困難を伴うが，とくに母親自身が薬物依存症やうつ病などの問題を抱えている場合には，なおさらである。

胎児期のアルコールへの暴露は，特徴的な先天奇形・発達遅滞やその他のアルコールの影響による諸症状を呈する，疾病概念として明確に定義された病態を引き起こす[32]。胎児期のアルコール暴露による神経発達障害・先天奇形を伴う胎児アルコール症候群や，明らかな先天奇形を認めない胎児アルコールスペクトラム疾患の子どもには，集学的な医療・リハビリテーションが必要となるなど，養育上の特別なニーズが生じた状態であり，子育てを行う上で忍耐や理

解は不可欠である[33]。これらの不可欠なケアサービスが提供されない場合，既に異常をきたしている子どもに，重大な二次的障害がもたらされうる[34]。

薬物依存症の女性が複数の薬剤を使用していることはしばしばであるが，胎児が暴露を受けた複数の薬剤の薬理作用を，個々に分けて考察を行うことはおよそ困難である。コカインとメタンフェタミンの併用は薬物依存症の妊婦に最も多く認められる併用パターンである。コカインの子宮内暴露を受けた乳児に関する初期の論文では，乳児の発達予後の不良さについて警告を発しており，生涯に渡って施設入所を要する回復不能の脳損傷をきたしうる，と報告されている。この意見は確かな科学的根拠に欠いた状態であったものの，結果として政策を誤った方向に導いてしまい，コカイン使用妊婦への懲罰的対応を助長する動きに繋がってしまった。米国立衛生研究所（NIH）の出資による国家的な前方視的縦断研究である「妊娠期の女性のライフスタイル調査（MLS：the Maternal Lifestyle Study)」は1990年に開始され，この研究を通じて，薬剤暴露後の子どもの発達に関してのより正確なデータが提供され，「クラック（コカイン）ベビー（crack baby)」に関する多くの迷信が誤りであることが証明された[35]。

MLSによって1,388組の母児を対象とした調査が行われ（658組が暴露群，730組が非暴露群），低出生体重・体重に比しての頭囲減少[36]・覚醒度の低下・運動能や自己調節能の低下・易興奮性・筋緊張亢進・反射低下などの薬物暴露による影響は，5％程度と限定的な結果であったと報告された[35]。生後1カ月時点での母児の授乳時の観察を行ったある研究では，コカイン使用の母親は乳児のサインに反応することが少なく対応の柔軟性を欠いていたが，オピオイド使用の母親では過活動を呈していたと報告されている[37]。ただしこれらの傾向と乳児の哺乳力との間には，相関関係は認められなかった。コカ

インとオピオイドを併用している母親では，喫煙率が高く，授乳中の乳児への無関心や柔軟性のなさを示す高リスク群であったとのことである[37]。

授乳の際の母親の易刺激性の亢進・授乳回数を少なくするなどの母親の授乳コントロールは，乳児の摂取カロリーの減弱に繋がり，母子間の葛藤を生みだすことになることが判明している[38]。

メタンフェタミンの乱用は，ここ10年で蔓延といえる状況に達している。1999年の薬物使用と健康に関する全国調査（NSDUH）では，妊婦と非妊娠女性との間でメタンフェタミンの使用率は同等であった，と報告されている[39]。米国立衛生研究所（NIH）の出資による「乳幼児の発達環境やライフスタイルに関する研究（IDEAL：the Infant Development Environment and Lifestyle Study)」で，母親の妊娠中のメタンフェタミン使用の影響が調査されている[40]。この研究では，米国の4つの医療圏の計7つの病院から1,632名の母親が抽出された。自己申告制のメタンフェタミンの使用割合は，対象者の6％に上っていた。メタンフェタミンに暴露された乳児は，暴露されていない乳児と比較して，低出生体重の割合がおよそ3.5倍であった[41]。また，妊娠第三期のメタンフェタミン使用と，出生児の運動能力の低下と相関していた。胎児期にメタンフェタミンに暴露されていた新生児は覚醒度が低く，中枢神経系への影響は明らかに用量依存性があった，とも報告されている[42]。

薬物暴露後の乳児のこれらの問題や，その他の軽微であるが確認することが可能な神経学的・行動学的な特徴は，薬物依存の状態の親の養育ストレスを増強させることとなる。胎児期に薬物に暴露された乳児は，親のうつ病・反社会的行動・偏執症・過去の未解決の被虐待体験や家族間暴力・家庭サポートの欠如，といったリスクが混合する不安定な環境下で暮らし続けていることが多い。これらすべての要因が，養育スキルの欠如や愛着の形成不全に繋がりうる

もので[43]，子どもにネグレクトや虐待が生じるリスクとなる。子どもと家庭の安全維持法（The Keeping Children and Families Safe Act of 2003）[Public Law 108-36] では[10]，胎児期に薬物の暴露を受けた新生児を児童相談所に確実に知らせることを可能とする政策や手段の設立や，症状を呈した新生児の退院後の安全を担保するプランの確立を，州に求めている。

薬物乱用者のいる家族の家庭環境

薬物依存者がいる家庭は，貧困下にあり，生活環境が危険で，過密居住など環境ストレスが高く，社会的に孤立しているなど，子どもにとってリスクのある状況の場合が多い[44]。子どもがメタンフェタミンを製造し，使用している家庭で暮らすことも，深刻なリスクとなる。米国薬物情報センター（NDIC：the National Drug Intelligence Center）による2006年度の薬物脅威に関する米国内調査（NDTS：National Drug Threat Survey）では[45]，家庭内でメタンフェタミンを製造している環境下に置かれている子どもは2004年には2,474名おり，このうち3名の子どもが致死的虐待をうけた，と報告されている。その手軽さや材料の入手のしやすさから，メタンフェタミンを密造する「メスラブ（meth lab）」は米国の中西部から西部にかけ，蔓延した状態にある。このような子どもは危険な家庭環境から，安全な環境へと移す必要があり，里親養育の需要は年々高まっている。「メスラブ」のような害悪となる環境での家庭生活が発達へ及ぼす影響については，完全には明らかにはなっていないが，逆に重篤なネグレクト事例の多くは，そのような家庭から通告されている。さらに，「偶発的」に子どもがメタンフェタミンを摂取してしまい中毒に至った事例は数多く報告されている[46]。メタンフェタミン製造中に火事を起こし子どもが熱傷を負ったり，製造中に発生した毒性化学物質により中毒をきたしたりすることもある[47]。メスラブを持つ家庭では，

警官が入ってきた際の防御策のため，武器を備蓄していたり，番犬を飼っていたり，罠が仕掛けられていることが多い。思春期の子どもが密造や密売を手伝わされるなどの，犯罪行為に巻き込まれることもある。そのような場合に，販売をめぐって「商売敵」とのトラブルに発展して，暴力被害を受けることも稀ではない[20]。

多くの州では子どもの虐待・ネグレクトに関する法令の対象範囲を拡大し，家庭内での薬物乱用もその対象としている。州が子どもを介入的な方法で保護する必要があるとみなしうる状況としては，以下のような状況が挙げられる[48]。

- 子どもが過ごす場所や居住する家屋内で違法薬物の製造が行われている場合
- 違法薬物の製造に用いる化学物資・薬剤・機器の使用場所や保管場所に，子どもが出入りしている状況にある場合
- 子どもに薬物を販売したり，提供したりする状況が発生している場合
- 養育者が違法薬物を使用しており，子どもを養育することが出来なくなる状況が発生している場合
- 子どもの手の届く範囲に，違法薬物関連の器具が存在している場合
- 子どもが違法薬物の販売や提供に巻き込まれている場合
- その他の違法薬物関連の活動に，子どもが巻き込まれている場合

薬物乱用と社会的ストレス要因

虐待・ネグレクトの被害児の親を対象とした数多くの研究で，潜在的な問題として，親のうつや薬物乱用が存在する可能性は様々に指摘されている。薬物依存の問題を抱える家庭には，コミュニケーション，他者との境界線の曖昧さ，問題解決スタイルや問題解決能力，親と子どもの役割の逆転，など多くの問題を抱えていることが指摘されている[49]。さらに薬物やアルコー

第54章　養育者の薬物乱用と子ども虐待　**853**

ル依存の問題を抱える家庭では，生活習慣（食事や入浴の時間など）や生活様式（平日と休みの区別など）が全く不規則であることも多く，そのことも子どもの社会的発達や健康に大きな影響を及ぼす。

　ストレスは親の対処能力を低減させるが，薬物依存症の問題を抱える家庭では，既に余力のない状態にあることが多く，子どもへの虐待的行動に発展するリスクが高い。経済的に困窮しており，十分な社会的サポートを受けられずにいる薬物依存症の家庭が，子どもの高い養育上のニーズを満たそうとする際には，高いレベルでのストレスが生じることとなる。教育水準が低く，無職やホームレスの状態に陥っていれば，なおさら子どものニーズを満たすことは困難になる。

　就労困難と違法薬物乱用との間には相関関係があるようで，薬物使用と健康に関する全国調査（NSDUH）では，違法薬物の使用者ではフルタイム勤務（8.8%），パートタイム勤務（9.4%）よりも，無職（18.5%）の状態にあることが多かった，と報告されている[12]。Conner らの研究では，公的基金による約50の薬物依存回復プログラムに参加している母親を対象とした調査研究を行い，ほとんどの母親は無職（88.9%）で，高校を卒業していないか高卒認定（GED：General Educational Development）を受けておらず（51.7%），生活保護などの公的資金援助を受けていた（70.6%），と報告されている[44]。加えて，32%が治療開始前2年以内にホームレスを体験していたとも報告されている。この研究では，子どもの父親から育児に関するサポートを受けていた母親はたった13%であったとのことである[44]。

　薬物依存症のいる家庭では，父親の実質的不在が顕著である。前述の研究では，30%の子どもは治療開始前1年間に父親と一度も会っておらず，15%は1－2回しか会っていなかったと報告されている[44]。またこの研究では，母親の

申告に基づくならば，子どもの父親の半数以上（51%）が違法薬物の使用歴のある人物であった，とのことである[44]。

薬物乱用と親のメンタルヘルス

　Conners の研究では，薬物依存症の治療を行っている母親の病歴についても報告されており，うつが最も頻度が高く40.1%の母親に認められ，精神的トラウマ（10.7%），双極性障害（6.7%），自殺企図（29.8%）と続いていた[44]。薬物使用と健康に関する全国調査（NSDUH）によれば，深刻な精神的問題のある成人は，精神的問題のない成人に比べて，違法薬物を使用する頻度が高く（27.2% vs. 12.3%），痛飲をする頻度も高い（28.8% vs. 23.9%），と報告されている[12]。加えて，大うつ症状を体験した成人でも，うつ病のない成人に比して，違法薬物を使用する頻度が高く（27.2% vs. 12.9%），痛飲をする頻度も高い（8.6% vs. 7.3%），とも報告されている[12]。

　Walsh らは，オンタリオ州に居住する15歳以上の8,472名を対象に，身体的虐待・性虐待と，親の違法薬物やアルコールへの依存症歴との関係性につき，人口統計調査を実施している[50]。回答者の19%は15－24歳の年齢層であった。自身の親が薬物乱用者であった群では，男性では身体的虐待を受けていた頻度は1.5倍，性虐待被害を受けていた頻度は3倍多く，女性では身体的虐待を受けていた頻度は2倍，性虐待被害を受けていた頻度は2.5倍多かった，とのことである[50]。

薬物依存症と子育て

　薬物依存症は親としての役割を果たす上で大きな影響を及ぼすものであり，親は薬物への渇望（やその他の違法行動）にとらわれてしまうため，養育に費やせる時間はごく僅かとなり，深刻なネグレクトを引き起こすこととなる[18]。たとえば，メタンフェタミン使用者は深い眠り

に陥るが，これは時に数日間に及び，この期間，子どもは環境上の危険から守られることなく放置され，家庭にいる他の薬物乱用者からの虐待にさらされるリスクが高まる[22]。Coyerは，回復期にある11名のコカイン依存症の母親に，コカイン使用中の養育状況につきインタビューを行い，以下の5つのリスクパターンが見出されたとの報告を行っている[51]。

養育スタイルの欠如──薬物依存の母親が子どもに提供する養育スタイルは，子どもを叩くなどの体罰が基軸となってしまっている。

放棄──母親は薬物使用中の自分は頼れる存在でないということを自覚しており，そのような際の養育を，無差別に他人に任せてしまう。同様に，メタンフェタミン依存症の養育者は，自分がハイな状態から落ちて潰れている間に，子どもが「安全」に過ごすことが出来るように，子どもに抗ヒスタミン薬やベンゾジアゼピンの投与を行って寝かせたりする。

易刺激性と怒り──薬物依存の母親の中には，薬物の使用により子どもへの暴力性向が増してしまうものもいる。

子育て知識の欠如──胎児期にコカインに暴露されたことにより生じる，子どもの成長発達上のハンディキャップを認識させるためには，母親への支援が不可欠である。

世代を超えて繰り返される家庭機能不全の文化──薬物乱用が世代を越えて受け継がれることは，珍しいことではない。

薬物使用と健康に関する全国調査（NSDUH）によれば，アルコール依存症の養育者は，依存症のない養育者に比して，家族間で互いに暴力をふるったり，はげしい罵り合いをしたりすることが多い[12]。Millerらは，アルコールや薬物の依存症を抱える母親（依存症群）とそのような問題のない母親（対照群）それぞれ170名を対象にしつけのスタイルの違いにつき調査を行い，依存症群の方が，子どもに対して懲罰的な躾を行う頻度がより高いことが示唆されたとの報告を行っている[52]。DVの被害歴や子ども時代の被虐待歴といった要因も，懲罰的なしつけの頻度を高める要因であった。

親の薬物乱用と子どもの行動

親の薬物乱用の影響は，子どもの行動にも現れる可能性がある。子宮内でコカインに暴露された新生児は，易刺激性の亢進や振戦が認められ，ブラゼルトン新生児行動評価（NBAS：Neonatal Behavioral Assessment Scale）[30]で，状態系（state）の不安定性が認められる。この神経行動学的作用はカテコラミン活動性の亢進による，と考えられている。養育者が自身の依存症にとらわれた状態の場合，乳児の基本的ニーズに対応することが出来ないことが多く，対応できたとしても予測不可能な状態となる。このような状態は，子どもに愛着形成上の問題を引き起こす[22]。

年長の児であれば，親が薬物依存の状態にあることを知っている。ほとんどの子どもは7−8歳までに，家庭内に薬物依存の問題があることの意味を正確に理解するようになる[49]。さらに，親が薬物依存の問題を抱える家庭の年長の子どもは，親の役割を担わざるを得ない状況となっているために，更なるストレスが加わる状態となる[22]。

Scannapiecoらは[53]，薬物依存症の問題を抱える家庭で，虐待・ネグレクトの問題に発展した家庭と，発展しなかった[訳注a]家庭との比較検討を行い，虐待・ネグレクトに発展した家庭では，養育に対するリソースが少なく，養育能力が低く，養育上のテクニックを持たず，子どもの発達に関する知識に乏しい傾向にあったと

[訳注a] ここでは親という立場で薬物を使用するという行為以外の養育上の作為・不作為が確認されなかった，という意味。

の報告を行っている[53]。また子ども自身も，影響を受けやすく脆弱である傾向にあった。さらには，子どもに提供された身体的・情緒的ケアの質は低く，子どもへの共感や愛着が欠如した状態にあったとも報告されている[53]。

薬物乱用と親の収監

薬物乱用により親が収監された場合，子どもが置き去りになってしまうことで有害な影響が生じうる。米国は有期刑を受けて収監されている成人の数は世界一である。1999年の推定では，未成年の子どもを持つ受刑者は，連邦刑務所の63％，州立刑務所の55％を占めていると報告されている。このような子どもの合計数は149万8,800名にのぼっており，全米の子ども人口7,200万人の2％弱に該当する。米国司法統計局の報告によれば，連邦刑務所の未成年の子どもを持つ受刑者の67％は薬物関連の犯罪者である[54]。

Wilbur らは，父親の収監の有無による子どもの行動の差異についての検討を行い，父親が収監されている子どもでは小児抑うつ尺度の点数が高く，うつ症状を認める頻度も高かった，との報告を行っている[55]。年齢・性別・胎児期のコカインやマリファナへの暴露・学校での暴力被害などの影響を統計的にコントロールした以降でも，父親が収監されている子どもにおいては，注意欠陥，攻撃性などの外在化問題行動もより高頻度に認められた，とも報告されている[55]。

薬物治療と家族の分断

2006年の薬物使用と健康に関する全国調査（NSDUH）によると，12歳以上の米国人の400万人がアルコールや違法薬物の使用に関連する健康問題で，治療を受けていると報告されている[12]。カリフォルニア州における研究では，アルコールや薬物依存に対するリハビリテーショ

ンとして15,000人以上の入院があり，そのうちの約60％が未成年の子どもをもつ親であったと報告されている[56]。このうち27.1％の親は，最低でも一人の子どもの親権が制限されており，さらにこのうち36％の事例では親権が剥奪されていた。外来治療が選択された事例に比べ，入院治療を受けることとなった事例において，親権が制限される頻度が高かった（29％ vs 53％）。親権が剥奪される頻度が最も高かったのは，麻薬依存症で治療を要する事例で，そのような事例では80％で親権が剥奪されていた[56]。このように，親が治療に取りかかるに至ることが出来た事例でさえも，子どもには生活が脅かされる苦難な状況が続くのである。

18歳から49歳までのアルコール・薬物依存の女性患者が必要な治療を受けない理由として頻度の高い理由は以下の様なものである[57]。

1. 止めようという気持ちになっていない。
2. 費用・保険の問題から，治療することができない。
3. 依存症患者という社会的な烙印が押されることを恐れている。
4. 治療をしなくとも，なんとかなると考えている。

小児医療の現場における，養育者への薬物乱用スクリーニング

薬物乱用が及ぼす家族機能への壊滅的な影響を鑑みたうえで，子どもを守り家庭を支援するために，医療スタッフはこの問題に対してどのようなアプローチができるであろうか？　問題に気付かなければ，介入を行うことはできないため，まずもってスクリーニング検査を行うことが重要となる。スクリーニング検査で陽性反応が確認された場合，薬物乱用の確定的所見とまでは言えないが，何らかの問題が潜在する可能性を探索する必要が生じる。一人の人間が生

856　第Ⅷ部　特別な論題

まれ18歳に至るまでの間に，医療機関で少なくとも20回の健康診断を受けるため，それだけの回数，家庭内の薬物乱用スクリーニングを行うチャンスがあるといえる。このような場合には，医療スタッフはこの件につき親と話し合うことを厭わないようにする必要がある[49]。親が依存症としての治療を求めていなくても，他の家族成員がアラノン（Al-Anon）グループ（身近な人のアルコール依存の影響を受けた人たち向けの自助グループ）や，アラティーン（Alateen）グループ（10代向けのアラノングループ）などの支援を受けることが可能である[58]。

胎児期

　妊婦健診の際に，医療スタッフは胎児の健康にも焦点を当て，薬物乱用についても問診を行う必要がある。警戒心を抱かせないために，初めは妊婦の育った家庭内での薬物乱用の有無について問診し，その後に食事や喫煙などの生活習慣について問診した後に，妊婦自身の薬物乱用につき話し合う。親のライフスタイルが，いかに胎児・乳児・児童・思春期の各段階で子どもに影響を与えうるのかにつき話題にしながら，話し合いを行うのも良い方法である[49]。

乳幼児期

　乳幼児健診は，家庭内の薬物乱用問題をスクリーニングする良い機会である。健診の際には，薬物乱用がいかに親の意思決定に影響を及ぼし，家庭内のストレスや夫婦間の問題を悪化させ，安全でない家庭を作り出し，子どもが薬物乱用に陥る行動モデルになりうる，という点につき強調すると良い[49]。

学童期

　子どもが，健康問題について誰から教わる機会が多いかといえば，最初に挙がるのが母親であり，次が医師である[49]。薬物乱用についての心理教育は，家庭環境を受容して負の適応をし

てしまう前に，学童期の早期から始めることが必要である。医療者は子どもに，学校や家庭で薬物乱用について話し合う機会があるかどうか尋ね，あると答えた場合には，どのような話し合いがなされたのかや，話し合いを子どもがどのように理解したのかを尋ねることにより，議論を深めることが出来るであろう。

思春期

　思春期は成人への移行期であり，好ましいライフスタイルや好ましくないライフスタイルを選択する時期である。薬物乱用のリスクを早期に見つけ出すことは，思春期の薬物の継続的な乱用を防止するために，極めて重要である[49]。たとえば，14歳未満でマリファナを吸い始めた人物が薬物乱用の問題を抱えるリスクは，18歳までにマリファナを吸わなかった人物の3倍にのぼると報告されている（12.9% vs. 2.9%）[12]。同様の傾向は，アルコール開始年齢と将来のアルコール依存症になる割合としても，確認されている。

　子どもの年齢が長じた際に，子どもがアルコールや薬物の乱用についてどのように認識しているのかを確認することは，極めて重要となってくる。アルコールや薬物の依存症患者のいる家庭で育った子どもは，将来，乱用者になるリスクが高い。年長の子どもや思春期の子どもの診察を行う際に，親や他の家族成員についての悩みを持っているか否かについて積極的に尋ねることが必要である[49]。

親の薬物乱用問題の解決策

　親の薬物乱用が発見された際には，親だけに焦点を当てるのではなく，子どもの気質・親のストレングス・家庭環境・社会的環境・家庭で生じている養育不全のパターンについても評価を行う必要がある[53]。コカイン乱用を行っている母親への介入の際には，嗜癖・依存症として

の病理と精神病理の両者に焦点を当てる必要がある[59]。親が妊娠をきっかけに薬物依存症と診断され，治療を受けて回復したとしても，子どもの養育は乳児期で終わるわけではなく，その後も長期にわたるサポートが必要と認識しておくことは極めて重要である。

薬物依存症の妊婦への治療

薬物依存症から回復状態にある妊婦は，特別なニーズを有している。HeustisとChooは，「薬物乱用の妊婦の治療は，批判的や懲罰的であってはならず，保護的で教育的なものでなければならない。（中略）。治療の際には多剤併用が有効であり，合法薬物（アルコール・ニコチン）や違法薬物による様々な影響・性感染症・家族計画・養育スキル・職業訓練などの教育に加え，併存する精神疾患に対しての治療を行う必要もある」との見解を述べている[31]。

薬物依存症の親への介入の際には，懲罰的な対応よりも治療的サポートの方がより効果的である。そのような治療サポートの一例として，ロードアイランド脆弱乳幼児プログラム（VIP-RI：Rhode Island Vulnerable Infants Program）が挙げられる[60]。このプログラムでは，複数のスタッフが異なる役割を持ち母親のサービスにあたり，父親が望む場合には，父親にもこのプログラムが提供される。VIP-RIを実施することで，薬物に暴露された乳児の入院期間を短縮し，第三者の里親養育に移行する割合を減らし，親族との安定的な縁組となる割合が増加した，との効果が報告されている。

家庭薬物治療裁判所（FTDC）

多くの地域で，家庭薬物治療裁判所（FTDC：family treatment drug court）が設立されるようになってきており，親の薬物乱用に対する治療に，司法が介入する機会が増えている。この特別法廷は，親・行政機関・薬物乱用治療プログラムやその他の支援機関が協力関係を構築する

ことを目的として，開廷されるものである[61]。FTDCは，親が子どもの養育権を取り戻すことを支援するために，親が適切な治療に乗り，断薬を継続することを支援している。

薬物依存への効果的な治療

Sunは薬物依存症の治療がなされた女性を対象とした35の実証的研究につき，レビュー研究を行い，治療を効果的とする要因として，（1）男女を混成しない男女別に構成されたプログラムであること，（2）集中的な強化プログラムであること，（3）プログラム中の保育の場を用意すること，（4）ケースマネージメントを中心としたプログラムで，一つのプログラムで様々なサービスがすべて提供できる包括的なプログラムであること，（5）支援的なスタッフによる，個人的なカウンセリングを提供するプログラムを含むこと，の5つの要因が同定されたと報告している[62]。

Stewartら，薬物依存症で治療中の患者1075名を対象とした研究を行い，その結果を報告している[63]。患者のうちおよそ半数（46%）は，未成年の子どもをもつ親であった。子どもを持つ患者，とりわけ母親は，入院治療でなく，外来での治療が選択されていた。このレビュー研究によって，治療期間中に子どもの養育を行っている母親は，適切なサービスを利用することが困難で，精神症状の改善が少ないことが判明しており，「治療プログラムの場に保育の場を提供することが有用である」と結論付けられている[63]。

Coyerはコカイン依存症から回復過程にある母親を対象とした調査を行い，母親たちは胎児期のコカイン暴露の影響・適切なしつけの方法・乳児の発達上のニーズについての知識を欲していることが判明した，との報告を行っており，母親の治療プログラムには，養育に関する情報を含める必要がある，と結論付けている[51]。

薬物依存症の女性において，そのような状態に陥る要因は，子ども時代にさかのぼることが

でき，多くの患者では性虐待の被害歴があり，親の薬物乱用の影響にさらされており，子ども時代に抑うつ症との診断がつけられている。例えば，コカイン使用歴のあるアフリカ系アメリカ人105名を対象としたある研究では，17歳未満で性虐待の被害体験を有する割合は61％にのぼっており，44％の事例では複数回の性虐待の被害体験を有していた，と報告されている[64]。うつ病の有病率も高く（74％），このうちの31％の事例は15歳までにうつ病と診断されていた。対象となった女性のほとんどは，16歳前後に違法薬物の乱用を開始しており，家族に薬物乱用者が存在している割合も極めて高かった，と報告されている[64]。家族成員に薬物乱用者の数が多いほど，より年少の時期より違法薬物を使用していた，とも報告されている。115名のコカイン依存症の母親と105名の対照女性とを比較したまた別の研究では，コカイン依存用の母親では，子ども時代に受けた心理的虐待・性虐待・心理的ネグレクトの程度がより重度で，PTSD症状・反社会的行動・怒り・敵意を認める頻度や程度がより強かった，と報告されている[59]。これらの研究結果からは，薬物依存症の母親の治療計画には，小児期に受けたトラウマやメンタルヘルス上の問題への治療を組み込むことが必須であるといえる。小児期の性虐待・心理的ネグレクトの被害や併存していた精神疾患というものが，薬物乱用やその継続に強く相関しているということを治療者が認識していない場合，治療は奏功しにくく，このような体験を持つ集団の回復は困難となるであろう。

薬物依存症の治療に対する無効なアプローチ

薬物依存状態の妊婦に対し，治療の提供ではなく，処罰を強調したり叱責したりするといったアプローチをした場合，よりニーズが高まっている妊娠期の妊婦が一般的な支援や，薬物をやめるための支援を受ける気持ちを形成することが，困難となるであろう[30]。ただでさえ妊娠した女性は，妊娠中に薬物を乱用者として見られることを恐れ，生まれる子どもの親権を奪われてしまうという懸念からも，医師やその他の支援者に対し，自分の薬物依存を隠そうとする傾向にある。ただ残念ながら，薬物依存の妊婦が治療を望んだとしても，多くのドラッグ治療プログラムは妊婦やHIV陽性の女性を受け入れていないなど，扉が閉ざされた状態であることが少なくない[30]。

親が薬物依存者の子どもへの効果的な介入

薬物依存症の母親が長期間の入所治療を始める時期には，既に子どもが貧困やその他の健康上や衛生上のリスクにさらされてきた場合が多く，その影響により身体的に弱く，学業が不振で，様々な社会的問題を抱えていることも稀ではない[44]。通常，子どもは7－8歳までには，アルコールや薬物の依存症とは何たるかということを正確に理解するようになっている。このような環境下で育つ子どもたちの多くが愛着障害としての特徴を備えており[22]，子どもたちの中には親の収監によるストレスを経験している者もいる[55]。これらのニーズの高い子どもに対しては，これらの子どもたち特有の問題点に焦点を当てた特別な介入を行い，身体的・精神的な健康を取り戻していく必要がある。親の薬物乱用の治療に加え，子どもに対する直ちに必要なニーズ・過渡期のニーズ・長期的なニーズのそれぞれに対応したプログラムも，組み込まなくてはならない[44]。ただし，このような子どもたちのニーズに応えるための最適な方法に関しては，現時点では研究が限られているのが実情である。

第54章　養育者の薬物乱用と子ども虐待　**859**

文献

1. Kempe EH, Silverman FN, Steele BF, et al: The battered-child syndrome. *JAMA* 1962;181:17-24.
2. Lieberman DZ: Children of alcoholics: an update. *Curr Opin Pediatr* 2000;12:336-340.
3. Leonard KE, Eiden RD: Marital and family processes in the context of alcohol use and alcohol disorders. *Annu Rev Clin Psychol* 2007;3:285-310.
4. Besinger BA, Garland AF, Litrownik AJ, et al: Caregiver substance abuse among maltreated children placed in out-of-home care. *Child Welfare* 1999;78:221-239.
5. Kelley SJ: Child maltreatment within the context of substance abuse. *In:* Meyers JEB, Berliner J, Briere JN, et al: *The APSAC Handbook on Child Maltreatment.* Sage Publications, Thousand Oaks, Calif, 2002, pp 105-117.
6. Kelley SJ: Parenting stress and child maltreatment in drug exposed children. *Child Abuse Negl* 1992;16:317-328.
7. Wasserman DR, Leventhal JM: Maltreatment of children born to cocaine-dependent mothers. *Am J Dis Child* 1993;147:1324-1328.
8. Finnegan LP, Connaughteon J, Schut J: Infants of drug dependent women*: In: Practical approaches for management. Problems of Drug Dependence.* National Academy of Sciences, Washington, DC, 1975, pp 489-517.
9. Blending Perspectives and Building Common Ground. A Report to Congress on Substance Abuse and Child Protection. U.S. Department of Health and Human Services, Washington, DC, 1999. Available at https://aspe.hhs.gov/execsum/blending-perspectives-and-building-common-ground-report-congress-substance-abuse-and-child-protection. Accessed April 9, 2009.
10. Keeping Children and Families Safe Act of 2003. Public Law 108-136. Available at https://www.congress.gov/108/plaws/publ36/PLAW-108publ36.pdf. Accessed April 9, 2009.
11. Drug Endangered Children. Office of National Drug Control Policy, Washington, DC, 2008. Available at https://obamawhitehouse.archives.gov/ondcp/dec-info. Accessed April 5, 2009.
12. National Survey on Drug Use and Health Report. SAMHSA-Substance Abuse and Mental Health Service Administration. 2006. Available at http://www.icpsr.umich.edu/icpsrweb/NAHDAP/studies/21240. Accessed April 10, 2009.
13. Chasnoff IJ, McGourty RF, Bailey GW, et al: The 4P's Plus screen for substance abuse in pregnancy: Clinical application and outcomes. *J Perinatol* 2005;25:368-374.
14. Sun AP, Freese MP, Fitzgerald M: An exploratory study of drug-exposed infants: case substantiation and subsequent child maltreatment. *Child Welfare* 2007;86:33-50.
15. Ostrea EM, Brady M, Gause S, et al: Drug screening of newborns by meconium analysis: A large-scale, prospective, epidemiologic study. *Pediatrics* 1992;89:107-113.
16. Marijuana. Drug InfoFacts. National Institute on Drug Abuse, Washington, DC, 2008. Available at https://www.drugabuse.gov/drugs-abuse/marijuana. Accessed April 10, 2009.
17. Cocaine. Drug InfoFacts. National Institute on Drug Abuse, Washington, DC, 2008. Available at https://www.drugabuse.gov/drugs-abuse/cocaineAccessed April 10, 2009.
18. Altshuler SJ: Drug-endangered children need a collaborative community response. *Child Welfare* 2005;84:171-190.
19. *Methamphetamine Use.* The National Survey on Drug Use and Health Report, Substance Abuse and Mental Health Services Administrations, 2007. Available at http://datafiles.samhsa.gov/study-publication/methamphetamine-use-nid14245. Accessed April 10, 2009.
20. Cretzmeyer M, Sarrazin MV, Huber DL, et al: Treatment of methamphetamine abuse: research findings and clinical directions. *J Subst Abuse Treat* 2003;24:267-277.
21. McGuinness TM, Pollack D: Parental methamphetamine abuse and children. *J Pediatr Health Care* 2008;22:152-158.
22. Swetlow K: Children at Clandestine Methamphetamine Labs: Helping Meth's Youngest Victims. Office for Victims of Crime Bulletin. U.S. Department of Justice, Washington, DC, June, 2003, pp. 1-11. Available at https://www.ovc.gov/publications/bulletins/children/197590.pdf. Accessed April 10, 2009.
23. Lineberry TW, Bostwick JM: Methamphetamine abuse: a perfect storm of complications. *Mayo Clin Proc* 2006;81:77-84.
24. Srisurapanont M, Ali R, Marsden J, et al: Psychotic symptoms in methamphetamine psychotic in-patients. *Int J Neuropsychopharmacol* 2003;6:347-352.
25. Heroin. Drug InfoFacts. National Institute on Drug Abuse, Washington, DC, May 2006. Available at https://d14rmgtrwzf5a.cloudfront.net/sites/default/files/drugfacts_heroin.pdf. Accessed April 10, 2009.
26. Oscar-Berman M, Marinokovic K: Alcoholism and the brain: an overview. *Alcohol Res Health* 2003;27:125-133.
27. Prescription and Over-the-Counter Medications. Drug InfoFacts. National Institute on Drug Abuse, Washington, DC, July, 2008. Available at http://https://d14rmgtrwzf5a.cloudfront.net/sites/default/files/rxandotcdrugfacts_final_12152015.pdf. Accessed April 10, 2009.
28. Children Living with Substance-Abusing or Substance-Dependent Parents. The National Survey on Drug Use and Health Report, Washington, DC, June 2, 2003. Available at http://datafiles.samhsa.gov/study-publication/children-living-substance-abusing-or-substance-dependent-parents-nid16847. Accessed April 10, 2009.
29. Alcohol Dependence or Abuse among Parents with Children Living in the Home. The National Survey on Drug Use and Health Report, Substance Abuse and Mental Health Services Administration, Washington, DC, February 13, 2004. Available at https://datafiles.samhsa.gov/study-publication/alcohol-dependence-or-abuse-among-parents-children-living-home-nid14346. Accessed April 10, 2009.
30. Lester BM, Derauf C, Arria AM, et al: Methamphetamine exposure: a rural early intervention challenge. *Zero to Three* 2006;26:30-36.
31. Huestis MA, Choo RE: Drug abuse's smallest victims: In utero drug exposure. *Forensic Sci Int* 2002;128:20-30.

32. Jones KL, Smith DW, Ulleland CW, et al: Pattern of malformations in offspring of chronic alcoholic mothers. *Lancet* 1973;1:1267-1271.

33. Institute of Medicine, Committee to study Fetal Alcohol Syndrome: *Fetal Alcohol Syndrome. Diagnosis, Epidemiology, Prevention and Treatment.* National Academy Press, Washington, DC, 1996, pp 4-7.

34. Streissguth A, Kanter J (eds): *The Challenge of Fetal Alcohol Syndrome: Overcoming Secondary Disabilities.* Washington Press, Seattle, 1997.

35. Lester BM, Tronick EZ, Lagasse LL, et al: The Maternal Lifestyle Study: effects of substance exposure during pregnancy on neurodevelopmental outcome in 1-month-old infants. *Pediatrics* 2002;110:1182-1192.

36. Shankaran S, Dag A, Baur CR, et al: Association between patterns of maternal substance use and infant birth weight, length and head circumference. *Pediatrics* 2004;114:e226-234.

37. LaGasse LL, Messenger D, Lester BM, et al: Prenatal drug exposure and maternal and infant feeding behavior. *Arch Dis Child Fetal Neonatal Ed* 2003;88:F391-F399.

38. Platzman KA, Coles CC, Lynch ME, et al: Assessment of the caregiving environment and infant functioning in polydrug families: Use of a structured clinical interview. *Infant Ment Health J* 2001;22:351-373.

39. National Survey on Drug Use & Health. Substance Abuse and Mental Health Services Administration, Washington, DC, 1999. Available at https://www.samhsa.gov/data/sites/default/files/NSDUH%20Report_RxDrug%20NonmedicalTrends.pdf. Accessed April 8, 2009.

40. Lester BM, LaGasse L, Smith LM, et al: Parental exposure to methamphetamine and child development. *Proceedings of the Community Epidemiology Work Group* 2005;22:1-4.

41. Smith LM, LaGasse L, Derauf C, et al: The infant development environment and lifestyle study: Effects of prenatal methamphetamine exposure, poly drug exposure and poverty on intrauterine growth. *Pediatrics* 2006;118:1149-1156.

42. Smith LM, LaGasse LL, Derauf C, et al: Prenatal methamphetamine use and neonatal neurobehavioral outcome. *Neurotoxicol Teratol* 2008:30:20-28.

43. Das Eiden R, Chavez F, Leonard KE: Parental interactions among families with alcoholic fathers. *Dev Psychopathol* 1999:11;745-762.

44. Conners NA, Bradley RH, Mansell LW, et al: Children of mothers with substance abuse problems: an accumulation of risks. *Am J Drug Alcohol Abuse* 2004; 30:85-100.

45. National Drug Threat Assessment 2006. National Drug Intelligence Center, U.S. Department of Justice, Johnstown, Pa, 2006. Available at https://www.justice.gov/archive/ndic/pubs11/18862/index.htm. Accessed April 10, 2009.

46. Matteucci MJ, Auten JD, Crowley B, et al: Methamphetamine exposures in young children. *Pediatr Emerg Care* 2007;23:638-640.

47. Farst K, Duncan JM, Moss M, et al: Methamphetamine exposure presenting as caustic ingestions in children. *Ann Emerg Med* 2007;49:341-343.

48. Faller KC, Ziefert M: Causes of child abuse and Neglect. *In:* Faller KC: *Social Work with Abused and Neglected Children.* Free Press, New York, 1981, pp 32-52.

49. Werner MJ, Joffe A, Graham AV: Screening, early identification, and office-based intervention with children and youth living in substance-abusing families. *Pediatrics* 1999;103:1099-1112.

50. Walsh C, MacMillan H, Jamieson E: The relationship between parental substance abuse and child maltreatment. Findings from the Ontario Health Supplement. *Child Abuse Negl* 2003;27:1409-1425.

51. Coyer S: Mothers recovering from cocaine: factors affecting parenting skills. *J Obstet Gynecol Neonatal Nurs* 2001;30:45-49.

52. Miller BA, Smyth NJ, Mudar PJ: Mother's alcohol and other drug problems and their punitiveness toward their children. *J Stud Alcohol* 1999;60:632-642.

53. Scannapieco M, Connell-Carrick K: Assessment of families who have substance abuse issues: those who maltreat their infants and toddlers and those who do not. *Subst Use Misuse* 2007;42:1545-1553.

54. Mumola C: Incarcerated Parents and Their Children. Bureau of Justice Statistics. U.S. Department of Justice, Washington, DC, 2000. Available at https://www.bjs.gov/content/pub/pdf/iptc.pdf. Accessed April 10, 2009.

55. Wilbur MB, Marani JE, Appugliese D, et al: Socioemotional effects of father's incarceration on low-income, urban, school-aged children. *Pediatrics* 2007;120:e678-e685.

56. Substance Use Treatment among Women of Childbearing Age. The National Survey on Drug Use and Health Report, Washington, DC, October 4. 2007. Available at http://www.oas.samhsa.gov/2k7/womenTX/womenTX.pdf. Accessed April 13, 2009.

57. Young NK, Boles SM, Otero C: Parental substance use disorders and child maltreatment: Overlaps, gaps, and opportunities. *Child Maltreat* 2007;12:137-149.

58. Information on Al-Anon and Alateen is available at https://al-anon.org. Accessed April 9, 2009.

59. Eiden RD, Foote A, Schuetze P: Maternal cocaine use and caregiver status: group differences in caregiver and infant risk variables. *Addict Behav* 2007;32:465-476.

60. Lester BM, Twomey JE: Treatment of substance abuse during pregnancy. *Womens Health (Lond Engl)* 2008;4:67-77.

61. Green BL, Furrar C, Worciel S, et al: How effective are Family Treatment Drug Courts? Outcomes from a four-site national study. *Child Maltreat* 2007;12:43-59.

62. Sun AP: Program factors related to women's substance abuse treatment retention and other outcomes: a review and critique. *J Subst Abuse Treat* 2006;30:1-20.

63. Stewart D, Gossop M, Trakada K: Drug dependent parents: childcare responsibilities, involvement with treatment services, and treatment outcomes. *Addict Behav* 2007;32:1657-1668.

64. Boyd CJ: The antecedents of women's crack cocaine abuse. Family substance abuse, sexual abuse, depression and illicit drug use. *J Subst Abuse Treat* 1993; 10:433-438.

第54章 養育者の薬物乱用と子ども虐待 **861**

55

子どものネグレクトの定義と分類

Christine E. Barron, MD, Carole Jenny, MD, MBA

はじめに

　今日，小児科の新たなサブスペシャリティーとして子ども虐待小児科学が立ち上がり[1]，専門医制度の運用が開始されたが，ヘンリー・C・ケンプ医師が医学的問題として子ども虐待の問題を最初に提起したのは，わずか50年程前であったということを思い起こすと非常に感慨深いものがある[2]。ケンプ医師が金字塔といえる論文を書いたその当時，多くの臨床医たちが医学診断名として「子ども虐待」という診断名を用いることの正当性について疑問を投げかけていたということは，今日からすれば考え難いことである[3]。ケンプ医師の報告以来，子ども虐待小児科学の分野は目覚しい発展を遂げてきた。この発展には，身体的虐待，性虐待，心理的虐待などの虐待類型の定義づけも含まれている。しかし，子どものネグレクトに関しては，いまだ定義付けが十分ではなく，その予防や治療に関しての効果的な研究を困難なものとさせている。

　ネグレクトは，子ども虐待の類型の中でも最も一般的なものである。子どものネグレクトは，報告された全てのマルトリートメント事例の50％以上を占めており[4]，また全てのマルトリートメントによる死亡の少なくとも半数を占めている[5-7]。その高い発生率にも関わらず，ネグレクトの明確な定義付けに関する研究や，ネグレクトに特化した研究というものは，極めて

不十分な状況にある[8]。ネグレクトの明確な定義が必要であるというコンセンサスは存在するものの，ネグレクトを定義付けるという課題は，非常に手ごわいものでもあり続けている。

　子ども虐待の様々な類型のうち，身体的虐待に関しては，「身体的損傷を生じることとなった作為的行為」という十分な定義付けがなされている。身体に生じた損傷は可視化することができ，損傷を引き起こした可能性のある受傷機転を推察することも可能であり，医師が短期的予後や長期的予後を予測し，説明することも可能である。一方でネグレクトは，"不作為"によって定義づけられ，明確な損傷を引き起こさないことがしばしばである。損傷所見が生ずるか生じないかは，極めて複合的な要因により決定づけられるものであり，臨床医にとっても，短期的／長期的に起こりうる子どもへの悪影響については，漠然とした見解を述べることしかできない。あらゆる臨床的状況にも応用しうるネグレクトの定義を策定し適用していくことは，他の子ども虐待の類型と比して，極めて困難であるといえる。

　ネグレクトの定義を明確化するためには，政策上や実務上や研究上における，各々の定義の不一致を解消することが求められる[9-14]。10年以上にわたり，様々なネグレクトの定義が提案されているが，普遍的な同意を得ることができたものはないのが実情である。提案された定義

の多くは，子どもの養育者のみに，ネグレクトが発生した責任を限定したものとなっている。例えば，児童虐待の予防と治療に関する連邦法（CAPTA：U. S. Government's Child Abuse Prevention and Treatment Act）では，児童虐待とネグレクトは「18歳未満の子どもの健康や福祉が損なわれるか脅かされている状況下で，子どもの福祉に責任をもつ人物によって行われる，子どもを身体的・精神的に傷つける行為や，性的な行為，ならびに養育の怠慢や過誤」[15]と定義されている。各州や各機関で実際に採用されている養育者のみに責任を限定した定義としては，他にも「養育者による，著しい害悪となる，あるいは著しい害悪を引き起こすリスクとなる，世話の怠慢」[16]や，「経済的に行うことができるにもかかわらず，あるいは経済的な支援やその他の支援が提供され行うことが出来る状態であるにもかかわらず，養育者が年齢相応の必要なケアを子どもに提供しない形態の，マルトリートメントの一類型」[17]といった定義が挙げられる。より広義の定義としては，「子どもの基本的なニーズが十分に満たされていない場合」[18]をネグレクトと定義しているものもある。この定義は養育者のみに責任を限定することが回避されており，代わりにネグレクトの生じる要因を，子ども，養育者，家族，コミュニティなどの各種因子に帰すると位置付けたものである[19]。

ネグレクトを明確に定義づけるために様々な試みが行われている一方で，一部の臨床医たちはしばしば，「ネグレクトされている子どもなんて診ればすぐにわかる！」と言い放っている。ネグレクトの明確な操作的定義を確立できないというのは，自己矛盾的な言い方であるが，「ネグレクト問題に対する専門家のネグレクト」というべき状況なのである[8, 20]。

ネグレクトは多因子的・多元的なものであり，その原因や結果というのは極めて多岐にわたる[21-23]。子宮内で胎児が薬物の影響に晒されて

いるといった状況や，適切な栄養の不足に基づく発育不全の乳幼児，年齢・発達に応じた適切な監督を欠いて放置されている幼い子ども，親の薬物問題やDVの問題に晒される子ども，などのネグレクトと判断されうる多様な臨床的状況のすべてに適用することが可能な，普遍的定義を作り出すことは，極めて困難である。普遍的に通用されるネグレクトの定義というのは，ネグレクトと判断されうるあらゆる局面につき，対応できるものでなければならない。

ネグレクトを定義づける上での障壁の一つとして，"視点の問題"というものが挙げられる。ネグレクトの定義というものは，子どもの視点を基準として，特定の満たされないニーズというものに焦点を当てるべきであろうか，それとも親の視点を基準として，子どものニーズに対応し損ねた責任に焦点を当てるべきなのであろうか？　ネグレクトの定義における視点の相違の問題というものは，1980年代に提案された2つの概念モデルというものに帰着する問題ともいえる。Belsky[24]は，子どものマルトリートメントは社会学的－心理学的現象であるという観点に基づき，その原因論を理解するための枠組みにつき，提唱している。このモデルは，個人・家族・コミュニティ・子どもへのマルトリートメントが生じることを許容する文化，などマルトリートメントが生じる原因となった特定の要因を明確にするものである。一方で，CicchettiとRizleyは，子どものマルトリートメントの原因や結果，発生機序を理解するための相互関係性モデルというものを発展させた[25]。このモデルは各種因子を，マルトリートメントの可能性を増加させる増強因子と，マルトリートメントの可能性を減少させる補償因子のいずれかに分類して，分析を行うものである。その上で，マルトリートメントというのは増強因子が補償因子を凌駕する場合に生ずる，との説明がなされている[25]。

個人レベル・家族レベル・コミュニティレベ

第55章　子どものネグレクトの定義と分類　　**863**

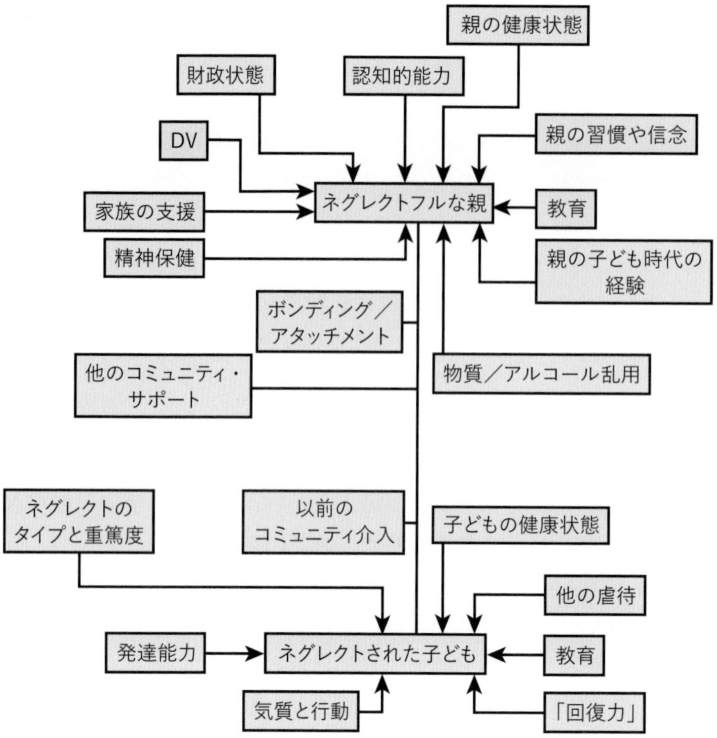

図55-1 子どもネグレクトの発生と結果に影響する各種要因

ルの様々な要因が，子どもネグレクトの発生や，その結果というものに影響を及ぼしている（図55-1）。個人レベルの要因は，養育者側の因子と，子ども側の因子の二つに分けられる。ネグレクト的な養育者というのは，不適切な親の役割モデル・精神保健上の問題・身体上の問題・アルコールなどの物質乱用・知的な問題・教育レベル・DV・衝動性の問題・怒りのコントロールの脆弱性・失業・子どもの基本的ニーズに関しての知識不足・社会的孤立，といった影響下にある可能性がある。一方，子どもに影響を及ぼし，ネグレクト被害を受けることと関連する要因としては，年齢・身体的な健康状態・精神的な健康状態・特別なニーズ・被虐待歴・教育レベル・レジリエンス（逆境へ打ち勝つ力）の不足・気質・行動上の問題，などが挙げられる。これらの子ども特有のリスク要因は，子どもの世話をより困難にし，ネグレクトを生じさせるサイクルを作り出し，それによるニーズの充足の

欠如が，ますます問題行動や不適切なボンディング（心の触れ合い）を惹起することとなるため，家族のリスク要因としても同定されることとなる。他に考慮すべき重要な家族要因としては，ひとり親家庭・大家族・経済的問題・不適切な食事状況・DV，などが挙げられる。コミュニティレベルの要因（社会的な影響）としては，貧困・治安の悪さ・頻繁な転居・精神的問題や身体的問題に関する医療ケアへのアクセスの悪さ・長期間にわたる地域の財源の不足，などが挙げられる[18, 25-33]。

各レベルにはそれぞれ補償因子も存在している。補償因子の例としては，適切な親役割モデルの存在・十分な収入の得られる就労状況・適切なサポートシステムの存在・子どもに強いレジリエンスが備わっている，等が挙げられる。

理論的には，増強因子と補償因子との間のバランスというものを確認することで，ネグレクトが起こる可能性というものを同定することが

可能である。

　しかしこのような概念的モデルの重大な限界点（limitation）として，特定の要因の存在に注目することは重要ではあるものの，それが常に児童虐待の発生へと帰結するわけではない，という点が挙げられる。例えば，貧困はネグレクトの顕著なリスク要因として同定されているが，すべての貧困家族が，自分の子どもをネグレクトするとは限らず，一方で裕福で十分に利用可能な資源がある家庭の中で生活する子どもたちも，ネグレクトの被害者となり得るのである。

　これまで述べたネグレクトのリスク要因のほとんどは，他の類型のマルトリートメントの発生にも影響を及ぼしているが，それらの要因自体がネグレクトの定義づけを困難にしているわけではない。例えば，脆弱な親モデルしか持たず，貧困状況にあり，薬物乱用の問題やその他のストレス源となりうる問題を抱えている養育者から身体的虐待を受けた子どもは，やはり明確な定義に基づいて，身体的虐待の被害児と診断されているのである。子どもの安全を担保しつつ，かつ子どもの最大の福祉にかなうような対応を行うためには，どのような介入が最適であるのかを判断する必要がある。そのような判断を行う際には，マルトリートメントの発生や結果に影響しうる要因につき，十分に考察する必要がある。ネグレクトの被害児に対しても，標準化された方法論により対応が行われるようになることが求められており，そのような方法論に基づいて，ネグレクトの発生や結果に影響を及ぼし得る要因を同定し，その上でネグレクトが発生した際には，必要な介入法を決定するために，その方法論が活用される必要がある。その一方で，同定した各種の要因自体が，ネグレクトの診断を下すうえでの妨げとなってはならない。

　概念的モデルというものは，ネグレクトの発生に影響する複雑に入り組んだ交絡因子について，より幅広く豊かに理解することを可能とす

るものであり，それによって子どもの置かれている状況への理解が深まり，ネグレクトの予防や，ネグレクトが発生した場合の介入戦略の改善につながることとなる。ただし，ネグレクト事例を臨床的に評価し，研究を進め，ネグレクトの発生そのものの予防を推進していくために必要な，明確で一貫したネグレクトの定義付けを確立していく上で，これらの概念的モデルというものがその妨げとなってはならない。概念的モデルというものは，ネグレクトの定義に取って代わることができるものではない。CicchettiとLynchは，地域社会における暴力問題がマルトリートメントの発生にどのような影響を及ぼしているかにつき理解を深めるために，環境－交流モデルを適用させた研究を実施し，その経験から，概念的モデルというものはマルトリートメントの定義に取って代わるものではないということを実証した[34]。彼らは，「概念的モデルはマルトリートメントの予防や，マルトリートメントが発生した場合の介入に関しての枠組みを提供するものではあるが，暴力それ自体はより明確に定義づける必要性がある」と結論付けている[34]。

　ハスブロ小児病院の子ども保護プログラムは，DSM-IV[35]における精神疾患の診断システムからヒントを得て，多元的アプローチを組み込んだネグレクトの定義というものを，公表している。このネグレクトの定義は，ネグレクトの様々な局面に焦点を当てたものであり，ネグレクトのタイプ，ネグレクトの程度，ネグレクトによる結果，という3つの軸から構成されている。

ネグレクトのタイプ

　ネグレクトのタイプとは，「子どものニーズが満たされていない各種の状況」と定義される。1つのタイプのネグレクトのみを受けている子どももいれば，様々なタイプのネグレクトを重複して受けている子どももいる。ネグレクトのタ

イプとしては，以下のものが挙げられる：

- 身体的ネグレクト──衣・食・住のニーズや適切な衛生状況の維持というニーズが満たされていない状態
- 医療ネグレクト──時機に応じて適切な医療ケアを求めず，指示された医療ケアを行う責務を果たしていない状態
- 歯科ネグレクト──適切な歯科的ケアや治療を受けさせる責務を果たしていない状態
- 監督ネグレクト──年齢に応じた適切な監督を行う責務を果たしていない状態
- 情緒的ネグレクト──適切な慈しみと愛情を与えない，必要とする心理的サポートを与えないといった状態や，子どもが薬物やアルコールを用いることを許容している状態
- 教育ネグレクト──子どもを学校に入学させない，適切な家庭学習を行わない，推奨される特別な教育を受けさせない，慢性的な不登校を許容している，という各種状態
- その他のネグレクト──「その他のネグレクト」には，上記のカテゴリーには該当しないが，ネグレクトに該当すると判断される様々な行為が含まれる。例えば，子どもをDVに晒す，子どもを万引きや麻薬取引などのような違法な活動に関与させる，関与することを助長する，といった行為が該当する。他にもこのカテゴリーに該当するネグレクト行為として，社会的役割を果たしていくために必要な，価値観や考え方を子どもに伝えない，「モラル・ネグレクト」というネグレクトも挙げられる

監督ネグレクトは身体的ネグレクトの一部に分類されうる。ただし，監督ネグレクトは最もありふれたタイプのネグレクトであり，身体的ネグレクトの一部には分類せず，独立して分類すべきであると主張している研究者も存在する[36, 37]。またタイプ別に分類したネグレクトは，個々の子どもの基本的ニーズや年齢や能力に応じて，さらに細分化される必要性がある。例えば，求められる適正な監督というものは，子どもの年齢や能力によって異なるものである。小児期の損傷と監督ネグレクトが，どの程度の頻度や程度，関連しているかを研究で明らかにしていくためには，監督ネグレクトとその他の類型のネグレクトとを，明確に区別することが必要である[38-40]。

ネグレクトの程度（重症度）

ネグレクトというのは，慢性的で常態化した場合に問題となる，という考え方がある（しかし多くの事例では，たった一回の出来事であっても，深刻な結果をもたらすものであり，ネグレクトと判断されうるのである）。例えば，責任感があり普段子どもの世話をよく焼いている2歳児の母親が，一瞬目を離した隙に子どもが道路に飛び出て事故にあった場合，いくら母親が他の点では模範的な親であったとしても，監督ネグレクトによる事故と見なされうる。すなわち，子どもに深刻なリスクをもたらす単一の行為もまた，ネグレクトを構成しうるのである[41]。ネグレクトを定義づける際には，ネグレクトのタイプだけではなく，ネグレクトのパターンや頻度についての概念が含まれている必要がある。

ネグレクトの定義の第二の軸として，本章の筆者らは「ネグレクトの程度」という用語を用いている。ネグレクトの程度は，以下の3つの段階別に定義づけている。

- 第一級ネグレクト──ネグレクトであることが明白な，慢性進行性の，常態化したネグレクト

- 第二級ネグレクト——単発性で常態化してないネグレクト，もしくは子どもが有害となりうる状況下に置かれることへの無関心の状態
- 第三級ネグレクト——保護者の監督が及ばない状況下に子どもが，単回もしくは頻回に置かれることとなった状態。例えば，母親が他の子ども（きょうだい）の健康上の緊急事態に対応している間に，幼児が家からさまよい出た場合，それは第三級ネグレクトに該当することになるであろう。他にも，病気の子どもをもつ無職の両親が，子どもを医師のもとに連れてゆくか，子どもに食べ物を与えるか，経済的にどちらかを選択せざるを得ず，時機に応じた医療を受けさせることができていない場合なども，第三級のネグレクトに該当する。また，友人や家族のサポートの得られない状況下で，知的障害を持つ母親が新生児を養育している際に，調乳を不正確に行い，その赤ん坊が体重増加不良を起こしたという場合も，この第三級ネグレクトに該当する。第三級ネグレクトに関する注意点としては，「養育者が，子どもに有害となりうる状況を改善するための様々な社会的・経済的資源の提供の申し出を受けた際に，その提供を拒んだ場合，第三級ネグレクトではなく第一級ネグレクトに該当することになる」という点である。例えば，慢性的疾患を持つ子どもの母親が，「家庭に訪問看護師が訪問する」という提案を拒否し，不適当なケアが継続している場合などが，このような事例に該当する

ネグレクトの結果

ネグレクトの結果，身体的な損傷を生じることはあるが，ネグレクトにより生ずる子どもへの有害事象というものは，生じた急性の身体的損傷自体よりもはるかに重大な影響を，子どもに及ぼすものである。ネグレクトは，子どもの社会心理的・認知的・情緒的発達に悪影響を及ぼす[42-46]。またネグレクトは，著しい情緒的問題，行動上の問題，愛着障害を引き起こし[47-53]，場合によっては，身体的虐待や性虐待以上に子どもに負の影響を及ぼすこととなる[54,55]。ネグレクト事例の多くは，思春期を通り越して成年期以降にまで，精神的問題や身体的問題を引き起こすこととなる[56-65]。ネグレクトは，少年非行や成人の犯罪行為，親になってからの養育困難などにも強い影響を与えている[16]。

ネグレクトを定義づける際には，「ネグレクトのタイプや程度と，ネグレクトの結果との間には，直線的な関係性は存在しない」ということを認識しておくことが不可欠である。例えば，乳児をベビーベッドに寝かしたままで1人家に置き，毎週土曜にパーティのためクラブ通いをしている母親は，著しくネグレクト的な養育者であるといえる。しかし，その子どもが夜間のケアを何ら必要とせず，決して夜中に目を覚まさなかったとしたならば，子どもには長期間に及ぶネグレクトの影響は残らないかもしれない。一方で，完璧に近い養育を行っている親が，ある時，プールのゲートに鍵をかけ忘れ，子どもがプールに落ちる状況を作り出したという場合，ほんの一瞬だけ子どもをネグレクト環境下に置いただけではあっても，子どもに生じる結果は，致死的なものとなりうる。すべてのタイプのネグレクトは，全く心身への影響を起こさない場合から，致死的損傷を引き起こすか，重度の精神疾患を引き起こす場合まで，幅広く連続したスペクトルを形成している。養育者の監督のない場面では，あらゆる乳児が重大な損傷を負う

潜在性を有しているということは，誰しもが想定できるであろう。初めに提示した，毎週土曜日に一人きりにされている子どもは，何らの影響がなかったからと言って，重篤なネグレクト事例でないと見なしてよいのであろうか？

慢性的で複合的なネグレクト事例の場合には，個々のネグレクトのタイプに特有の影響だけではなく，複数のタイプのネグレクトが組み合わさった際の複合的要因というものが，短期的にも長期的にも影響を及ぼすこととなる。特定のタイプのネグレクトが組み合わさることで，累積的な影響を長期間にわたって及ぼしうる[66]。心理的ネグレクトは行動学的な問題と関連しているが，複数のタイプのネグレクトへの暴露は，子どもの様々な内的問題の増加に関連していることも判明している[67]。近年，「身体的ネグレクト・身体的虐待・情緒的ネグレクト・言葉の暴力（暴言虐待：verbal abuse）が併存している状況」というものが，ネグレクトの予後に影響を及ぼす最悪の組み合わせである，との研究報告がなされた[68]。またネグレクトの発生と，子どもの発達年齢との間には関連性があるということを理解しておくことは，極めて重要である。例えば，生後2歳までにネグレクトされた既往と，小児期の攻撃性の亢進との間には有意な相関性があることが判明している[69]。

ネグレクトを考慮する際に，結果について着目することは重要であり，本章の筆者らのネグレクトの定義付けでは，これを第三軸に位置付けている。この軸には，以下の4つの可能性のオプションが存在する：

- 子どもに現在被害が生じておらず，将来的にも被害が生じることが予測されない
- 子どもに現在被害が生じていないが，将来的には被害が生じることが予測される
- 子どもに現在被害は生じているが，将来的には被害が生じることは予測されない
- 子どもに現在被害が生じており，将来的にも被害が生じることが予測される

この分類システムを用いることの問題点としては，将来的な被害を予想するための客観的データというものが限られている，という点が挙げられる。それゆえあらゆるケースにおいて，これらの分類のどれかにあてがうという行為は推論的なものであり，分類を行う人物によって，どの分類に該当するかという判断は異なったものとなりうる。

我々の経験では，ネグレクトの定義づけに三軸を適用することは，直面しているネグレクト事例について，多職種からなる虐待対応チーム（CPT：Child Protection Team）のメンバーが，互いに事例について検討する際に，極めて効果的な機能を発揮してきた。このような定義付けを用いることは，ネグレクトやネグレクトが子どもに及ぼし得る影響についての研究を推進していくための，基本的な枠組みを提供することにもなっている。

ネグレクトの予防

これまでネグレクトそのものは，他の類型の虐待の前駆的徴候としての扱いがなされてきた[68]。ネグレクトの有病率の高さや，死亡事例が決して稀ではない（致死率が高い）という事実を鑑みるに，ネグレクトを予防することは極めて重要である。児童福祉制度に関する各種研究によって，ネグレクトは極めて再発率が高いマルトリートメントの一類型であることが判明している[70]。ネグレクトの予防戦略は，一次予防から三次予防まで，幅広い範囲で取り組みを進めていく必要がある。

ネグレクトの発生に影響しうる，多面的・多元的で複雑な交絡因子に関する，最近の概念的モデルというものが，ネグレクトの予防プログラムの策定に応用されてきた[71]。ハイリスク家族に提供される画一的なプログラムの有効性

868　第Ⅷ部　特別な論題

は実証されているが[72]，一方でネグレクトの
複雑さと多様さを考慮すると，個別化された付
加的な介入もまた必要ということが出来る[73]。
連邦政府によって資金援助をうけた，ネグレク
ト予防のためのプロジェクト研究の結果からは，
家族をエンパワーすること，家庭への訪問サー
ビスや家庭外で展開するサービスの両者を提供
すること，そして地域のリソースを活用した協
力的な多機関連携チームで対応をおこなうこと
こと，の重要性が改めて認識されることとなっ
た[74]。広く受け入れられたネグレクトの定義を
策定することは，予防プログラムを確立し，実
践し，評価するための，極めて重要な役割を果
たすこととなるであろう。

文献

1. Block RW, Palusci VJ: Child abuse pediatrics: a new pediatric subspecialty. *J Pediatr* 2006;148:711-712.
2. Kempe C, Silverman E, Steele B, et al: The battered child syndrome. *JAMA* 1962;181:17-24.
3. Jenny C: Medicine discovers child abuse. *JAMA* 2008;300:2796-2797.
4. U.S. Department of Health and Human Services, Administration for Children and Families. *Child Maltreatment 2006*. U.S. Department of Health and Human Services, Administration on Children, Youth and Families, Washington, DC, 2008. Available at https://www.acf.hhs.gov/sites/default/files/cb/cm06.pdf. Accessed February 22, 2009.
5. Burkowitz CD: Fatal child neglect. *Adv Pediatr* 2001;48:331-361.
6. Isaac R, Jenny C: The relation between child death and child maltreatment. *Arch Dis Child* 2006;91:265-269.
7. Crume TL, DiGuiseppi C, Byers T, et al: Underascertainment of child maltreatment fatalities by death certificates, 1990-1998. *Pediatrics* 2002;110;e18.
8. Wolock I, Horowitz B: Child maltreatment as a social problem: the neglect of neglect. *Am J Orthopsychiatry* 1984;54:530-543.
9. Dubowitz H, Black M, Starr RH, et al: A conceptual definition of child neglect. *Crim Justice Behav* 1993;20:8-26.
10. Tyler S, Allison K, Winsler: Child neglect: developmental consequences, intervention, and policy implications. *Child Youth Care Forum* 2006;35:1-20.
11. McSherry D: Understanding and addressing the 'neglect of neglect': why are we making a mole-hill out of a mountain? *Child Abuse Negl* 2007;31:607-614.
12. Zuravin SJ: Issues pertinent to defining child neglect. *In:* Mortaon TD, Salovitsz B (eds): *The CPS Response to Child Neglect: An Administrators Guide to Theory, Policy, Program Design and Case Practice.*

National Resource Center on Child Maltreatment, Duluth, GA, 2001, pp 1-22.
13. Barnett D, Manly JT, Cicchetti D: Defining child maltreatment: the interface between policy and research. *In:* Cicchetti D, Toth SL (eds): *Child Abuse, Child Development, and Social Policy.* Ablex Publishing, Norwood, NJ, 1993, pp 7-73.
14. McGee RA, Wolfe DA, Yuen SA, et al: The measurement of maltreatment: a comparison of approaches. *Child Abuse Negl* 1995;19:233-249.
15. Child Abuse Prevention and Treament Act, 42 U.S.C. 5106g, §Sec. 111-2.
16. Dubowitz H: Preventing child neglect and physical abuse: a role for pediatricians. *Pediatr Rev* 2002;23: 191-195.
17. Helfer RE: The neglect of our children. *Pediatr Clin North Am* 1990;37:923-942.
18. Dubowitz H, Giardino A, Gustavson E: Child neglect: guidance for pediatricians. *Pediatr Rev* 2000;21:111-116.
19. U.S. Department of Health and Human Services, Administration for Children, Youth, and Families. *Child Maltreatment 2005*. U.S. Department of Health and Human Services, Administration on Children, Youth and Families, Washington, DC, 2007. Available at https://www.acf.hhs.gov/sites/default/files/cb/cm05.pdf. Accessed February 22, 2009.
20. Dubowitz H: Neglecting the neglect of neglect. *J Interpers Violence* 1994;9:556-560.
21. Polansky B, Gaudin J, Ammonds P, et al: The psychological ecology of the neglectful mother. *Child Abuse Negl* 1985;9:265-275.
22. Brown J, Cohen P, Johnson JG, et al: A longitudinal analysis of risk factors for child maltreatment: findings of a 17-yearprospective study of officially recorded and self-reported child abuse and neglect. *Child Abuse Negl* 1998;22:1065-1078.
23. McGuigan WM, Pratt C: The predictive impact of domestic violence on three types of child maltreatment. *Child Abuse Negl* 2001;25:869-883.
24. Belsky J: Child maltreatment: an ecological integration. *Am Psychol* 1980;35:320-335.
25. Cicchetti D, Rizley R: Developmental perspectives on the etiology, intergenerational transmission, and sequelae of child maltreatment. *New Dir Child Dev* 2006;198:31-55.
26. Wise PH, Meyers A: Poverty and child health. *Pediatr Clin North Am* 1988;35:1169-1186.
27. Gaudin JM, Polansky NA, Kilpatrick AC, et al: Family functioning in neglectful families. *Child Abuse Negl* 1996;20:363-377.
28. Coohey C: Neglectful mothers, their mothers, and partners: the significance of mutual aid. *Child Abuse Negl* 1995;19:885-895.
29. Coohey C. Child maltreatment: testing the social isolation hypothesis. *Child Abuse Negl* 1996;20:241-254.
30. Ethier LS, Lacharite C, Couture G: Childhood adversity, parental stress, and depression of negligent mothers. *Child Abuse Negl* 1995;19:619-632.
31. Kotch JB, Browne DC, Ringwalt CL, et al: Stress, social support and substantiated maltreatment in the second and third years of life. *Child Abuse Negl* 1997;21:1025-1037.
32. Drake B, Pandey S: Understanding the relationship

第55章 子どものネグレクトの定義と分類 **869**

between neighborhood poverty and specific types of child maltreatment. *Child Abuse Negl* 1996;20:1003-1018.

33. Kinard EM: Social support, self-worth, and depression in offending and nonoffending mothers of maltreated children. *Child Maltreat* 1996;1:272-283.

34. Cicchetti D, Lynch M: Toward an ecological/transactional model of community violence and child maltreatment: consequences for children's development. *Psychiatry* 1993;56:96-118.

35. American Psychiatric Association: *Diagnostic and Statistical Manual of Mental Disorders DSM-IV-TR*, ed 4. American Psychiatric Publishing, Washington, DC, 2000.

36. Coohey C: Defining and classifying supervisory neglect. *Child Maltreat* 2003;8:145-156.

37. Hymel KP, Committee on Child Abuse and Neglect: When is lack of supervision neglect? *Pediatrics* 2006;118:1296-1298.

38. Garbarino J: Preventing childhood injury: developmental and mental health issues. *Am J Orthopsychiatry* 1988;58:25-45.

39. Saluja G, Brenner R, Morrongiello BA, et al: The role of supervision in child injury risk: definitions, conceptual and measurement issues. *Inj Control Saf Promot* 2004;11:17-22.

40. Peterson L, Ewigman B, Kivlahan C: Judgments regarding appropriate child supervision to prevent injury: the role of environmental risk and age. *Child Dev* 1993;64:934-950.

41. Dubowitz H, Black MM: Child Neglect. *In:* Reece RM, Christian CW (eds): *Child Abuse: Medical Diagnosis & Management,* ed 3. American Academy of Pediatrics, Elk Grove Village, IL, 2009, pp 427-463.

42. APSAC Practice Guidelines: *Challenges in the Evaluation of Child Neglect*. American Professional Society on the Abuse of Children, Chicago, 2008.

43. Campbell FA, Ramey CT: Effects of early intervention on intellectual and academic achievement: a follow-up study of children from low-income families. *Child Dev* 1994;65:684-698.

44. Greenough WT, Black JE, Wallace CS: Experience and brain development. *Child Dev* 1987;58:539-559.

45. Perry B: *Neurobiological Sequelae of Childhood Trauma: Post-Traumatic Stress Disorders in Children*. American Psychiatric Press, Washington, DC, 1994.

46. Frank DA, Klass PE, Earls F, et al: Infants and young children in orphanages: one view from pediatrics and child psychiatry. *Pediatrics* 1996;97:569-578.

47. Erickson MF, Egeland B, Pianta R: The effects of maltreatment on the development of young children. *In:* Cicchetti D, Carlson V (eds): *Child Maltreatment*. Cambridge University Press; Cambridge, 1989, pp 579-619.

48. Gaudin JM: Child neglect: short-term and long-term outcomes. *In:* Dubowitz H (ed): *Neglected Children: Research, Practice and Policy*. Sage Publications, Thousand Oaks, CA, 1999, pp 89-108.

49. Hilyard KL, Wolf DA: Child neglect: developmental issues and outcomes. *Child Abuse Negl* 2002;26:679-695.

50. Rutter M, English and Romanian Adoptees (ERA) study team: Developmental catch-up and deficits following adoption after severe global early privation. *J Child Psychol Psychiatry* 1998;39:465-476.

51. Chugani H, Behen M, Muzik O, et al: Local brain functional activity following early deprivation: a study of postinstitutionalized Romanian orphans. *Neuroimage* 2001;14:1290-1301.

52. Egeland B, Sroufe LA, Erickson M: The developmental consequences of different patters of maltreatment. *Child Abuse Negl* 1983;7:459-469.

53. Kendall-Tackett K, Eckenrode J: The effects of neglect on academic achievement and disciplinary problems: a developmental perspective. *Child Abuse Negl* 1996;20:161-169.

54. Gararino J, Collins CC: Child neglect: the family with a hole in the middle. *In:* Dubowitz H (ed): *Neglected Children: Research, Practice, and Policy*. Sage Publications, Thousand Oaks, CA, 1999, pp 1-23.

55. Erickson M, Egeland B, Pianta R: The effects of maltreatment on the development of young children. *In:* Cicchetti D, Carlson V (eds): *Child Maltreatment: Theory and Research on the Causes and Consequences of Child Abuse and Neglect*. Cambridge University Press, Cambridge, 1989, pp 203-253.

56. Clark DB, Thatcher DL, Maisto SA: Adolescent neglect and alcohol use disorders in two-parent families. *Child Maltreat* 2004;9:357-370.

57. Bolger KE, Patterson CJ, Kupersmidt JB: Peer relationships and self-esteem among children who have been maltreated. *Child Dev* 1998;69:1171-1197.

58. Kurtz PD, Gaudin JM Jr., Wodarski JS, et al: Maltreatment and the school-aged child: school performance consequences. *Child Abuse Negl* 1993;17:581-589.

59. Kaufman JG, Widom CS: Childhood victimization, running way, and delinquency. *J Res Crime Delinquency* 1999;36:347-370.

60. Widom CS, Kuhns JB: Childhood victimization and subsequent risk of promiscuity, prostitution, and teenage pregnancy: a prospective study. *Am J Pub Health* 1996;86:1607-1612.

61. Dube SR, Felitti VJ, Dong M, et al: Childhood abuse, neglect, and household dysfunction and the risk of illicit drug use: the adverse childhood experiences study. *Pediatrics* 2003;111:564-572.

62. Hussey JM, Chang JJ, Kotch JB: Child maltreatment in the United States: prevalence, risk factors, and adolescent health consequences. *Pediatrics* 2006; 118:933-942.

63. Schilling E, Aseltine R, Gore S: Adverse childhood experiences and mental health in young adults: a longitudinal survey. *BMC Public Health* 2007;7:30-40.

64. Johnson JG, Smailes EM, Cohen P, et al: Associations between four types of childhood neglect and personality disorder symptoms during adolescent and early adulthood: findings of a community-based longitudinal study. *J Pers Disord* 2000;14:171-187.

65. Grogan-Kaylor A, Otis MD: The effect of childhood maltreatment on adult criminality: a tobit regression analysis. *Child Maltreat* 2003;8:129-137.

66. Dubowitz H, Pitts SC, Black MM: Measurement of three major subtypes of child neglect. *Child Maltreat* 2004;9:344-356.

67. Dubowitz H, Papas MA, Black MM, et al: Child neglect: outcomes in high-risk urban preschoolers. *Pediatrics* 2002;109:1100-1107.

68. Ney PG, Fung T, Wickett AR: The worst combina-

tions of child abuse and neglect. *Child Abuse Negl* 1994;18:705-714.

69. Kotch JB, Lewis T, Hussey JM, et al: Importance of early neglect for childhood aggression. *Pediatrics* 2008;121:725-731.

70. DePanfilis D: Child Neglect: A Guide for Prevention, Assessment, and Intervention. U.S. Department of Health and Human Services. Administration for Children, Youth and Families, Washington, DC, 2006. Available at https://www.childwelfare.gov/pubPDFs/neglect.pdf. Accessed on February 22, 2009.

71. DePanfilis D, Dubowitz H: Family connections: a program for preventing child neglect. *Child Maltreat* 2005;10:108-123.

72. Olds DL, Henderson CR Jr, Chamberlin R, et al: Preventing child abuse and neglect: a randomized trial of nurse home visitations. *Pediatrics* 1986;78:65-78.

73. Dubowitz H, Pitts SC, Litrownik AJ, et al: Defining child neglect based on child protective services data. *Child Abuse Negl* 2005;29:493-511.

74. U.S. Children's Bureau: https://www.childwelfare.gov/pubPDFs/evaldemo.pdf. U.S. Department of Health and Human Services, Administration for Children and Families, Washington, DC, 2005.

56

歯科ネグレクト

Rhea M. Haugseth, DMD

はじめに

米国小児歯科学会（American Academy of Pediatric Dentistry）は，歯科ネグレクト（デンタルネグレクト）を「親などの養育者による，小児の口腔が十分に機能するために口腔衛生状態を維持することへの意図的な不履行や，疼痛や感染を消失させるために必要な治療を受けさせたり，医療者の指示に従ったりすることへの意図的な不履行」と定義づけている[1]。歯科ネグレクトは，さらに以下の3タイプに分けることが可能である。

- 積極的ネグレクト（陽性ネグレクト）——親などの養育者の，養育義務の意図的な不履行や放棄
- 消極的ネグレクト（陰性ネグレクト）——親などの養育者の無知・心身の不調・経済事情のほか，地域社会が提供している支援制度への認識不足などによる，養育義務の不履行や放棄
- セルフネグレクト——子どもの心身障害や発達障害などが原因で，自分自身のニーズに対応することが出来ずに問題が生じた状態

ネグレクトは「意図的もしくは非意図的な不作為により，より弱い立場の者に危害が生じた状態」とも定義しうる。

虐待の認知

乳幼児に，ランパントカリエス（多発性う蝕）をはじめとする歯科疾患が認められた場合，歯科ネグレクトが疑われる。米国では医療者に対し，疑い事例を含め，虐待・ネグレクト事例に対応した場合には，通告することを義務付けている。それぞれの州は，連邦法に定められた標準的な子ども虐待・ネグレクトの定義を基盤として，独自の定義付けを行っている。米国保健社会福祉省（DHHS：Department of Health and Human Services）は，2006年の米国内では約905,000名の子どもがマルトリートメントの被害を受けた，と発表している[2]。虐待やネグレクトとして通告を受け，子どものニーズに対応していくことは児童相談所（米国では正確には児童保護局［CPS：Child protective services]）の仕事である[2]。DHHSの報告によれば[2]，マルトリートメント被害を受けていると通告され，児童相談所がそのように認知した事例のうち，64.1%がネグレクト事例であったと記載されている（第5章「子どものネグレクトの疫学」参照）。

ネグレクトを発生させる原因やリスク要因

家族の孤立・経済的困窮・親の無知・親の口腔衛生の重要性の認識不足など，多くの要因が歯科ネグレクトのリスク増加に寄与している[3]。この他にも，親が子どもの「かかりつけ歯科医」を決めておくことができないことも，リスク増加の一因となっている。米国小児歯科学会ではこのかかりつけ歯科医の“かかりつけ”という言葉について，「包括的で，継続して利用でき，家族のことを中心に考え，さまざまな口腔衛生ケアを受けることができる，歯科医師と患者の関係」と定義している[4]。

歯科ネグレクトの具体的徴候

歯科ネグレクトが，ネグレクトの一徴候であることも稀ではない。子どもを診察した際に何らかのネグレクトの徴候が認められた場合には，歯科ネグレクトの合併の可能性も疑わなければならない。ネグレクトの徴候としては，口腔衛生不良，子どもが損傷を負った後のケア不足や放置，低栄養（子どもにとって不適切な飲食物を選択している場合を含む）などが挙げられる。親が，薬物やアルコールの嗜癖問題を抱えている場合もある。子どもをネグレクトしている親や養育者は，医療者が治療を勧めても，それを無視する事が稀ではない。このような親の性質は，適切に対応していれば予防しえた歯科的疾患の治療を行っていく上で，特に問題となりうる。

幼児期う蝕（ECC；Early Childhood Caries）は，かつて「哺育う蝕，もしくは哺乳瓶う蝕」と呼ばれていたものであり，ネグレクトされている幼児においてよく見受けられる所見である。米国小児歯科学会はECCを「6歳未満児における，1歯もしくはそれ以上のう蝕，（う蝕による）歯の欠損，乳歯平滑面の修復の存在」と定義付けている[5]。ECCは，欲しがるたびに母乳を与

えられている乳幼児にも認めうるが，その他にも，夜間に牛乳や清涼飲料，ジュースやスポーツドリンクなどの非常にう蝕を起こしやすい飲料を哺乳瓶で与えられていた乳幼児にしばしば認められる。親が，子どもたちに口腔衛生（ブラッシングやフロッシング）を行うことを怠っている場合には，特に発生しやすい。前歯にプラーク（歯垢）が蓄積している所見（写真56-1）は，親などの養育者による口腔衛生ケアが不足している証拠所見である。

歯の表面の白斑（写真56-2）は，ECCの初期病変であり，これが最初に現れるのは，上顎切歯であることが多い。下顎切歯は哺乳の際の舌の動きにより，う蝕の原因となる液体が長時間付着しがたく，保護された状態にある。水以外の飲料を哺乳瓶で与えられながら寝かしつけられたり，夜中，欲しがるたびに母乳を与えられたりする状況では，う蝕の原因となる液体は，上顎切歯の周囲に貯留することになる。養育者が歯を磨いたり，拭き取ったりすることで，この液体が除去されなければ，う蝕になる可能性が高まる。

ECCが治療されなければ，その状態は増悪していき，ランパントカリエス（多発性う蝕）や膿瘍形成（写真56-3）へと発展することがある。医療機関でう蝕を確認し，親などの養育者に必要な治療を勧めたのちには，その子どもを継続的にフォローアップし，歯科治療を完遂することができたか，親がその後に継続して適切な口腔衛生管理を行っているか，かかりつけ歯科医を決めたかなどを確認していく必要がある。親が治療の勧めに応じない場合，医療機関はその事例を市町村や児童相談所など，しかるべき機関に通告することを考えなければならない。未処置のランパントカリエス（多発性う蝕）は，通例は歯科ネグレクトの徴候である。

口腔外傷に対して必要な治療を行っていない場合（写真56-4）も，歯科ネグレクトの徴候である。口腔内損傷の既往所見の存在に気付いた

第56章　歯科ネグレクト　**873**

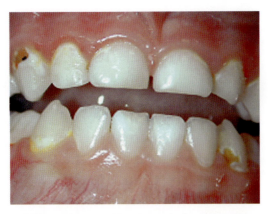

写真56-1 歯みがきが行われておらず，著明なプラーク（歯垢）が認められている。オレンジ色の沈着物の存在も確認される。

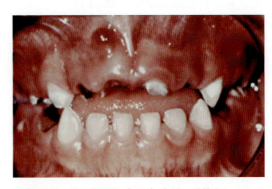

写真56-3 幼児期う蝕（ECC）事例。重篤化しランパントカリエス（多発性う蝕）と呼ばれる状態となり，歯肉膿瘍を伴っている。

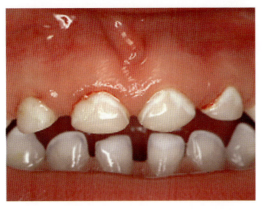

写真56-2 上顎切歯に，初期う蝕を示す白斑が認められている。

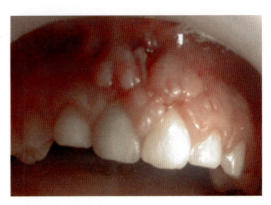

写真56-4 治療されないまま治癒状態に至った上唇小帯断裂の事例。上顎中切歯の変色を伴っている。

場合，いつ，何があったのかにつきしっかりと問診を行うことを心掛けなければならない。

障がい児における歯科的問題

米国では連邦法でも州法でも，身体障がい者や精神障がい者に対してのネグレクトに関し，言及されている。障がいがある場合には，健常者に比べて，養育者からネグレクトを受けるリスクが高くなる。障がいのある子どもの両親などの養育者は，自身にかかる責任に圧倒されているため，結果として子どもがネグレクト状態に陥っていることも稀ではない。個別の対応が必要な障がい児は，家族や訪問介護者からだけではなく，施設の医療従事者から虐待・ネグレクトを受けることもあり，セルフネグレクト状態に陥っている場合もある。

現在では，知的障がい児や身体障がい児を普通学級に通わせる傾向にあるが，グループホームで暮らしている障がい児も多い。障がいがある子ども達は，一般に身体的・精神的な制約があるために，歯科的な問題の発生率が高い[6]。

認知機能に障がいのある子どもでは，口腔衛生の必要性を理解していないこともしばしばである。障がい児のなかには，身体的制約があることにより口腔衛生を維持するために必要な作業を行い得ない子どももいる。なかには養育者がどんなに努力をしても，歯を磨くなどの口腔衛生管理の基本的事項すら行うことの出来ない重度の障がいがある子どもも存在している。専門職は，障がいを持つ子どもを評価するにあたって，このような観点からも細心の注意を払う必要がある。

医療専門職として介入すべき事項

専門職として行うべき第一段階は，家族や家庭生活に関する情報を含む，詳細な患者の既往を把握することである。包括的な検査はこれらの情報を分析したのちに，実施することとなるであろう。歯科疾患の診断が下されたならば，治療を行う必要があることを丁寧に説明し，適切な歯科医療機関を紹介する。必要時には，家族がかかりつけの歯科医を決めるための支援も行う必要がある。治療を行うべきとの勧告に従っているかどうかを確認するために，患者を定期的にフォローアップすることが望まれる。さらなる教育・援助・支援を提供する制度があればそれを紹介し，親がそれを利用できるように支援する。子どもと家族に関心を持ち，支援したいとの気持ちを表すことで，ネグレクト家庭であったとしても，ケースワークはスムーズにいくはずである。

全ての医療者は，自身の勤務地の州法につき把握しておき，ネグレクトが疑われる事例を経験した場合の通告方法にも精通している必要がある。医療者が誠意をもってネグレクトが疑われる事例を通告した場合，たとえ最終的にその事例がネグレクトではないと判明したとしても，通告を行った医療者はいかなる法的責任も問われることはない。ネグレクトが疑われる事例を通告することは，子どもや障がい者を支援に繋げるための行為なのである。

警察や児童相談所に通報や通告を行う際には，通告者は自身の感じた懸念や，ネグレクトを疑った理由（証拠となる画像や文面を用意しておくとよい）に加え，関係者全員の氏名，住所，電話番号を伝える必要がある。ほとんどの州では，第一報は電話で行えばよく，書面による通告書はその後に提出すればよいことになっている。

今後の展望

歯科ネグレクトはあらゆる社会経済的集団で認められるものであり，養育者の学歴や年齢といった背景も様々である。歯科ネグレクトをはじめ，ネグレクトとして通告される事例の件数は，実際のネグレクトの発生件数を明らかに下回っていることは周知の通りである。歯科ネグレクトを受けている子どもは，その他の形態のネグレクトも併せて受けていることが多い。

すべての医療者は，子どもを診察する際に歯科疾患の合併の有無を確認すると共に，今後，歯科疾患に発展しうるリスクについても評価を行う必要がある。う蝕の経過には，さまざまな要因が交絡している。う蝕は，バイオフィルムによって媒介される，酸による歯のエナメル質や象牙質の脱灰である[7]。歯学は，う蝕の原因因子を検討し，遺伝的問題を調査し，予防法を探求し続ける学問であり，今後も継続的な研究が推進されていく必要がある。初期の段階で歯科疾患を発見し治療することは，最も脆弱な存在である子どもに，う蝕や歯の崩壊による衰弱が生じてしまうことを予防するための鍵となる。

第56章　歯科ネグレクト　**875**

文献

1. American Academy of Pediatric Dentistry, Child Abuse Committee: Definitions, Oral Health Policies and Clinical Guidelines. Definition of Dental Neglect, 2008. Available at http://www.aapd.org/media/Policies_Guidelines/D_DentalNeglect1.pdf. Access November 23, 2008.
2. U.S. Department of Health and Human Services, Administration for Children and Families. *Child Maltreatment 2006.* Available at https://www.acf.hhs.gov/sites/default/files/cb/cm06.pdf. Accessed December 27, 2008.
3. Kellogg N, Block RW, Hibbard RA, et al: Oral and dental aspects of child abuse and neglect. *Pediatrics* 2005;116:1565-1568.
4. American Academy of Pediatric Dentistry, Council on Clinical Affairs: *Definitions, Oral Health Policies and Clinical Guidelines.* Definition of Dental Home. 2008. Available at http://www.aapd.org/media/Policies_Guidelines/D_DentalHome1.pdf. Accessed November 23, 2008.
5. American Academy of Pediatric Dentistry, Council on Clinical Affairs: *Definitions, Oral Health Policies and Clinical Guidelines.* Definition of Early Childhood Caries (ECC). 2008. Available at http://www.aapd.org/assets/1/7/d_ecc.pdf. Accessed November 23, 2008.
6. Glassman P, Subar P: Improving and maintaining oral health for people with special needs. *Dent Clin North Am* 2008:52:444-461.
7. Garcia-Godoy F, Hicks MJ: Maintaining the integrity of the enamel surface: the role of dental biofilm, saliva and preventive agents in enamel demineralization and remineralization. *J Am Dent Assoc* 2008;139(Suppl):25S-34S.

57

発育不全
(FTT：Failure to Thrive)

Deborah E. Lowen,

はじめに

　発育不全（FTT：Failure to Thrive）の子ども
を診るということは，多くの臨床医にとって，
強い不安を感じたり，気持ちが高ぶったり，さ
まざまな感情が去来するものである。強い不安
というのは，このような子どもの評価や管理が
複雑で時間を要し，明確な診断がなかなかつか
ないことにより生じる。一方で気持ちの高ぶり
は，診断に至る複雑な臨床的推論や介入による
変化が期待できること，長期的に好ましい結果
が得られるものであってほしいという気持ちか
ら生じる。本章ではFTTを，概念の変遷の歴史，
定義，病因，治療法，予後という点から言及し，
複雑な病態であることが多いこの疾患について，
臨床家が明確に理解できるように試みている。
　米国の古い小児科の教科書の中には，栄養不良
（malnutrition），乳児消耗症（infantile atrophy），
無栄養症（athrepsia）という用語の記載があり，こ
れが今日でいうところのFTTに相当するものであ
る[1-3]。病因についての考察では，「成長障害を引
き起こすような器質的疾患が明確に確認しえない
事例もある」との記載が既になされていた。René
Spitzは1940年代に，「施設病（hospitalism）」や
「依存性うつ病（anaclitic depression）」という用
語を用いて，乳児院に入所し，主たる養育者がい
ない乳児に認められる心身の影響につき，概説を
行っている[4, 5]。彼はこれらの用語を，単に成長
障害を認めるだけの事例ではなく，より複雑な問
題が背景にある事例を言及する際に用いており，
環境が成長発達に及ぼす影響や，乳児の生活に
おける主たる養育者の存在の重要性を強調し，精
神障害の起源は小児期の初期にある，とすでに指
摘していた。
　Spitzのこの総説には，自宅で生活しながら
も，さまざまな理由から母親が子どものニーズ
を満たすことが出来ずに生じた発育不全と定義
される「愛情剥奪症候群（maternal deprivation
syndrome）」という用語に通じる概念が包含され
ている[6]。この概念は，子どもの置かれている
情緒的・社会的な環境が，子どもの成長・発達
に大きく影響を及ぼすということを明確化したも
のである。ただし愛情剥奪症候群という用語は，
養育者，特に母親に有責性があると非難する概
念が含まれた用語であり，複数の病因が絡み合っ
ているFTTにおいて，他に存在しうる病因の検
索を中断し，養育者に対し不当なレッテルを貼
りかねない用語である。20年前には，既にこの
ように養育者の責任にばかり目を向ける用語を
使用することは誤りであるとの報告がなされた
ものの[7]，「愛情剥奪症候群」という用語は，非
器質性のFTT（NOFTT：non-organic FTT）と
同義語として，いまだに用いられている[8]。
　NOFTTという用語は，急性・慢性の器質的

877

疾患のない成長障害を表す包括的な用語である。しかしSpitzの研究報告を背景として，FTTの子どもを診た場合に，直ちに社会心理学的環境，特に養育環境に問題があるであろう，との懸念が抱かれる事態が生じる状況ともなっている。このような拙速で不適切な判断に安易に至らぬよう，FTTは横断的な疾病概念であることや[9]，FTTの原因はいずれにしろ栄養状態の不良に起因している[10]という事実を強調するために，これまで「小児栄養不足（pediatric undernutrition）」，「成長不十分（inadequate growth）」，「成長不良（growth failure）」，「成長不全（growth deficiency）」，「成長不安定（growth faltering）」，「体重増加不良（failure to gain weight）」など，いくつもの用語が提案されてきた。Failureという用語には，軽蔑的な意味合いが包含されているため，このような言葉は可能であれば他の用語に置換することが特に望ましいという意見もある[11]。「不安定成長（faltering growth）」という用語ならば重症度，永続性ともにFTTほど強い意味合いはない，との意見もある[12]。

定義

　用語における懸念について言及したばかりではあるものの，本章ではfailure to thrive（FTT）という用語のほか，言及したいくつかの用語についても使用している。FTTの定義については，どの医学文献をみても納得のいく標準的な定義というものは，現時点では存在していない[13]。FTTという用語が用いられる以前の初期の用語には，「依存性うつ病」のようなその定義に成長と発達の両面の要因が包含されている用語もあったが，FTTという用語はほぼ例外なく「成長」のみを表す用語として定義されており，基本的には出生後の身体の成長が，標準から外れることを意味している。FTTの診断を行う際に身体計測の各種指標を用いることは極めて重要であるが，その基準値は特に明確化されていな

いのが現状である。一般的に用いられている基準としては，「体重（もしくは身長相当体重）が年齢・性別の-2SDを下回る」というものと，「成長曲線が安定した成長パターンを示していた所から標準成長曲線上の主要パーセンタイル曲線と2本以上と交差して低下する」というものの2つがある[14]。いずれも明確で，わかりやすい定義であるが，その判断を行う上では解釈が求められる。またこれら2つの基準は，それぞれ子どもの成長の評価を行う際に，異なる側面を評価するものである。前者は成長の到達度（静的尺度）を診るものであり，1回の測定結果で評価可能である。一方，後者は成長速度（動的尺度）を診るものであり，評価には経時的な記録が必要となる。

　ある一時点での子どもの成長を評価する際に，様々な研究者・臨床医が複数の定義を用いて静的尺度の評価を行っているが，それぞれの定義には各々限界点（limitation）が存在している。年齢・性別に応じて体重を評価する際には，成長曲線上の5パーセンタイル，もしくは3パーセンタイルのいずれかをカットオフとして用いることが通例である。標準偏差に基づくZスコアの使用も，同様の方法である。しかし，ある年齢や性別において，これらの基準を満たす低体重の子どもをすべて異常とみなすのは，行き過ぎである。このような子どもの多くは，実際にはただ小さいだけであり成長不良というわけではない。また栄養不足であることが明らかな子どもの評価をする際に，年齢相当体重の中央値の百分率で体重を表し（肥満度%），その値を栄養不良の重症度評価として用いることもできる[15]。ただし，一部の栄養不足の子どもでは，肥満度のみを用いて評価するのではなく，身長相当体重の5パーセンタイルまたは3パーセンタイル以下であることも確認する必要がある。本指標もまた，正常でありながら小柄な子どもが不当なレッテルを貼られる可能性があるとともに，慢性栄養不良のために身長の伸びが停滞し

ている子どもを特定することができないため，単独の測定法として理想的とはいえない。

　例えば，蛋白質不足による浮腫を認めるクワシオルコルの患児では，肥満度自体は正常範囲に収まってしまう。なお米国疾病対策センター（CDC）から2000年版の成長曲線が公表されていて，体格指数（BMI：body mass index）曲線も掲載されているが，この曲線が成長障害を評価する手段としてふさわしいか否かについては，現在検討がなされている[16, 17]。

　2ポイント以上の測定結果を基に成長速度を評価することで，子どもの成長をより動的に把握する事ができる。2ポイント以上の測定結果があれば，FTTの子どもの成長曲線や肥満度曲線が，2本の主要パーセンタイル曲線を跨ぐ形で減少していることを確認することもできるであろう。さらに繰り返し測定を行い，Guoらが考案したような，月齢ごとに分けたより詳細な成長曲線にプロットすることで，成長率をきめ細かく評価することが可能となる[18]。成長速度は，暫定的な体重増加を基にして調整する（平均回帰という正常な統計的処理を行う），ことが可能である。このような，体重の最高値や最低値が曲線上で極端にはならない調整を行ったとしても，一部の子どもに対し不当な成長障害との診断が下されかねない状況は生じてしまうために，暫定基準表というものが考案されている[19]。出生時体重とその後の体重のZスコアの変化を平均回帰に基づいて調節した「成長指数」を用いることで，暫定的な体重増加を計算することも可能である[20]。このような方法や暫定基準表を用いた方法は，標準偏差を基にしたZスコアと同様，主として英国などで用いられている（なお米国ではZスコアではなく，主にパーセンタイルを用いた評価が行われている）。

　現代は人の移動がきわめて多い社会であるとともに，養育者は複数の医療施設の中から自由に受診する医療施設を選択可能であることから，一つの施設で繰り返し身体測定を行い，成長を評価することは，しばしば困難であり不可能な場合すらある。厳密に成長評価を行うためには，同じ医師ができれば同じ測定機器を用い，毎回子どもの服を脱がせた状態で，身体測定を実施することが理想的である。

　身体測定値のみを用いてFTTを定義することの問題点について，2つの総説が明確に示している。Wilcoxら[21]，ならびにOlsenは[22]，文献レビュー研究を行い，FTTには標準の定義がないことを明らかにしている。またOlsenはまた別の研究として，コペンハーゲンで出生した子ども6,090名を対象として，7つの異なる身体測定指標を用いてFTTの評価を行い，これらの7つの指標でそれぞれFTTを定義した場合，FTTとの診断一致率は低く，またFTTと診断された子どもの中で，7つの指標をすべて満たしていた子どもはいなかった，との報告を行っている[23]。この研究からも，1つの測定値のみでは，成長が定型的ではない事例を全例診断するには不十分であるということが出来る[23]。小児期の栄養不全の事例が様々な方法で報告されてしまっているのは，臨床医および研究者らの見解が一致していないからではなく，このように標準的定義がないためである。FTTに関する既存の文献を評価する際，特に方法が異なる複数の研究を比較する際には，必ずこの点を踏まえておく必要がある。

　FTTの子どもを評価・特定する上で，成長曲線にはさまざまな用途があるが，子どもの体重が順調に増加していない事例では，いくつかの典型的な曲線を描くことが多い。例えば外来中に測定した体重が，前回の測定時よりもパーセンタイルが低下していたとする。その子どもの体重増加が単に止まっていただけではなく，体重減を伴っている場合，成長曲線では急降下として確認される。急性疾患に罹患したわけでも，治療としての食事療法を行ったわけでもないのに体重が減少した場合，何らかの器質的疾患の存在が示唆され，特に幼い子どもの場合，それ

は常に異常であると考える必要がある[10]。重症度にもよるが，栄養不良の状態の子どもは，体重増加不良が数週間から数カ月間続くと身長の増加が低下する（なお頭部は最後に影響を受ける）。このようなパターンと異なる，成長パラメーターの推移が確認された場合，遺伝的素因や体質的素因など，栄養不良以外に原因がないかの精査を行う必要がある[14]。

急性の栄養不良（身長に比し体重が極端に低い状態）は，消耗状態と表現される。このような状態が長期間にわたると，身長の増加も低減し，肥満度は正常になるため，体重身長比（肥満度）を測定するだけでは，成長不良かどうかを明確化する上では不十分となってしまう。そのような子どもは身体のプロポーションは均整がとれているため，一見して栄養失調状態にあるとは判断し難い。暦年齢における標準の状態と比較した身長と体重の両方を評価することによって，そのような子どもの中から，成長不良の状況にある子どもを正確に発見することが可能となる。

明確で一貫性のあるFTTの定義がないことはさておき，あらゆるFTTの事例の根底には，栄養不良が存在している。つまりFTTは単に子どもの状態を表す用語であって，診断名とは言えない。この栄養不良を引き起こしている病因（多因子性であることも多い）を明らかにすることは臨床医の責務であり，単に子どもが成長障害であることを明らかにするだけでは，まったく不十分である。このことは，腹痛という言葉で例えれば理解できよう。腹痛はあくまで一つの症状であって，臨床医はその原因を診断し，治療する義務がある。腹痛に苦しむ患者に「腹痛ですね」とだけ言って，その原因を究明しないのは，およそ適切ではない。FTTという用語を用いることについては否定的な見解も多いが，この「成長（thrive）」という用語を使用することには，いくつかの利点も存在している。Thriveは一般に，「繁茂すること」という意味や，「順調にいっている状態にある」という意味を包含している[24]。栄養失調状態にある子どもの多くは，身体計測上の成長が遅いだけではなく，成長がまさしく「順調にいっている状態」ではなく，thriveという用語はこの状態をより的確に表現しているということもできる。小児科の初期の教科書における栄養失調児に関する説明においてさえ，筋力低下・発達遅滞・不機嫌・無感情，などの計測上の成長障害以外の症状の記載は既になされている[1-3]。FTTの子どもは，「成長不安定」や「栄養不足」といった用語では表現しきれない，成長障害以外の形の，何らかの徴候が認められることが多いのである。

病因

FTTの原因はこれまで，器質性か非器質性の2つに分類されてきた。器質性とは疾病や臓器機能不全に起因する栄養不良状態を指し，非器質性FTTは「施設病」や「愛情剥奪症候群」と呼称されてきたような，環境が原因となって生じるものとされてきた[10]。1981年にHomerとLudwigにより，FTTの中には器質的な問題と，環境・心理的な非器質性の問題の両方に原因があるとの認識が示された[25]。しかしFTTを研究対象とする臨床医や研究者が増えていき，このような分類法は時代遅れのものとなっていった[10]。FTTの病因は複雑であり，様々な因子が関与して発生することが多く，この様な単純な分類では，子どもや家族に性急で不適切なレッテルが貼られかねない。また，さまざまな因子が複雑に相互作用しているという認識が医療者側になければ，治療はますます困難になり，時間がかかり，上手くいかない可能性が高くなる。このような二項分類法には上記のような問題があるにも関わらず，医療者や児童福祉司や警察職員といった多分野の専門家らに，このような分類法は今でも教えられ続けている[26]。これらの専門家らに対して，FTTは単なる症状に過

ぎず，栄養不良の原因を探求する必要があることを啓発する必要がある。本章でも「非器質性FTT」という用語を用いているが，基本的に，考察の対象とした文献が特にこの用語を用いている場合のみに，使用を制限している。

生物心理社会モデル

1977年にGeorge Engelは，疾患を理解する方法として「生物心理社会モデル」というものを提言した[28]。このモデルは，患者の疾病の生物医学的因子のみならず，社会的・心理学的側面を理解する必要性を明確に示したものである。FTTにつき考察する際にも，生物心理社会モデルを用いることは，極めて重要である。生物学的・心理学的・社会的側面はいずれも，子どもの成長や発達に大きな影響を及ぼしうるものである。

生物学的領域

急性か慢性かはさておき，疾病は成長不全の原因となる。表57-1（FTTの原因分類）を一瞥すればわかる通り，FTTを引き起こす病態は数多く存在している。医療者は，FTTの診察時に重大な疾患がないかどうかにばかり気が向いてしまいがちであり，個々の子どもの成長の問題を，既知の医学的原因だけに帰することのないように留意する必要がある。成長不全の背景には，心理社会的問題が存在していることも十分考えられる。たとえば，修復術を行っていない先天性心疾患を持つ乳児は，基礎疾患によりカロリー所要量が多くなるという理由だけではなく，養育者が適切な投薬を行わない・特殊なミルクを買う余裕がない・特殊なケアが必要になる子どもとの間に十分な愛着形成ができていない，といった理由によっても成長障害をきたしうる。この場合，単に生物医学的問題に対処しただけでは，成長の問題が十分に解消されることはない。

FTTを引き起こす生物学的領域には，軽微な医学的異常も含まれうる。たとえば，軽微な神経学的機能異常であっても，その子どもの摂食嚥下機能に影響することで，FTTに至る場合がある[30, 31]。摂食嚥下というのは三相に分けられる複雑な過程である。第一相は空腹を認識し，食物を獲得し，それを口に運ぶ過程である。第二相は，食物を口に入れて飲み込み，誤嚥することなく安全に食道までその塊を届ける過程である。第三相は，食物の塊を食道から胃，胃から腸へと送りつつ，消化して吸収する過程である[32]。このいずれの段階に支障を来しても，成長不良が引き起こされうる。神経学的機能異常以外にも，消化管に問題があってもこのプロセスが妨げられることとなる。また社会心理的な要素が強い「神経性嘔吐症」や「反芻症」といった病態で，頻回の嘔吐が生じても体重は増加しなくなる[33]。このような病態も，分類としては「生物医学的領域」に分類されるものである。

FTTを引き起こすような出生前のリスク要因が存在する事例の多くは，生物学的領域に分類されることとなる。地域の健常の子どもを対象としたコホート研究からは，親の低身長や，多産は，FTTのリスク要因となることが明らかになっている[34]。また，FTTの原因となりうる器質的異常が存在する子どもを除外した初期の研究においても，妊娠期や周産期の合併症の存在は，その後のFTTの発生と有意に相関していることが明らかにされている[35]。なおこの妊娠期・周産期合併症としては，妊娠中の妊婦の体重増加不良，各種の妊娠合併症，早産，哺乳困難，退院時に何らかの解決していない健康問題に対する疑問が存在する，などが挙げられている[35]。

低出生時体重そのものはFTTのリスク要因であり，均整型（symmetric）の子宮内胎児発育遅滞（IUGR：intrauterine growth retardation）は，非均整型（asymmetric）のIUGRよりも，成長・発達予後が不良である[36]。未熟児であることによる低出生時体重は，臨床医にとっては混乱の

第57章 発育不全(FTT：Failure to Thrive) **881**

表57-1　発育不全の分類

カロリー摂取不足

栄養の質が低い，もしくは摂取カロリー量が少ない
- 授乳の問題：吸啜力不足，母乳の出が悪い，ミルクの補給が不十分
- 調乳の問題：誤った調製，ミルク量不足
- 栄養素含有量の低い食品の多量摂取：過度のジュースや水の投与，食事内容の異常，誤った信念
- 菜食主義
- 食事量の不足：貧困，食糧不足，ネグレクト，意図的な食事の手控え
- 医療的虐待（いわゆる代理によるミュンヒハウゼン症候群を含む）

授乳困難
- 口腔運動機能不全
- 神経障害
- 胃食道逆流症±食道炎
- 食道狭窄
- vascular ring（血管輪）／vascular sling（左肺動脈の右肺動脈起始症）
- 歯列不良
- その他の原因による食欲不振
- 対立的親子関係：気質，自立葛藤

栄養の吸収不全，過度の喪失

持続性嘔吐
- 幽門狭窄
- 中枢神経系疾患
- 消化管閉塞
- 反芻
- 心因性嘔吐

消化管疾患
- セリアック症
- 嚢胞性線維症
- タンパク質アレルギー
- 乳糖不耐
- 感染：ジアルジア鞭毛虫症，サルモネラ（Salmonella），ディフィシル菌（Clostridium difficile）
- 肝疾患
- 短腸症候群

カロリー必要量の増加

心肺疾患
- 先天性心疾患
- 後天性心疾患
- 慢性肺疾患
- 嚢胞性線維症
- 閉塞性睡眠時無呼吸

慢性感染症
- HIV/AIDS
- 結核
- 尿路感染

その他
- 悪性疾患
- 甲状腺機能亢進症
- 過活動

利用に問題がある
- 先天性代謝異常
- 糖尿病
- 先天性副腎過形成

Krugman SD, Dubowitz H: Failure to thrive, *Am Fam Physician* 2003;68:879-884 [27] および Careaga MG, Kerner JA, Jr: A gastroenterologist's approach to failure to thrive, *Pediatr Ann* 2000;29:558-567.[29] より改編

元となりうる。未熟児出生した子どもに対しては，体重は生後24カ月まで，身長は生後40カ月まで，頭囲は生後18カ月まで，修正月齢での評価を行う必要がある[37]。未熟児出生の既往のある乳幼児では，修正月齢では問題がないにもかかわらずFTTとの誤診をしたり，逆にFTTが生じているにもかかわらず，安易に既往のせいに帰したりすることがないように，成長曲線を記載したうえで分析を行うことが特に重要である。

る。未熟児は神経，肺，心臓および消化管に問題を抱えていることが多く，例え医学的に重篤ではないにしても，そのことが成長障害をきたすリスクになっている。

出生後の体重増加不良の生物学的リスク要因として，生後8週までの吸啜力の弱さ・母乳哺育の期間・離乳困難に加え，急性・慢性を問わず疾病への罹患が高リスクとして挙げられる[11]。感染を繰り返すことでFTTをきたす可能性はあ

るものの，感染自体が栄養不良による免疫系の機能不全に続発する形で生じている可能性もある。感染をきたすたびに，食欲の低下，経口摂取量の減少，代謝の亢進，嘔吐や下痢によるカロリー喪失の増大が引き起こされ，それが原因で体重減少や成長不良が引き起こされる[36]。このように，成長不良が免疫機能不全を引き起こし，それがさらに感染の再発を引き起こし，さらに成長不良が進むという悪循環が発生するのである。

鉛の血中濃度が高いことも発育不全と相関しうる。このような子どもの中には，鉛の吸収が促進される要因となる貧血やその他の栄養素欠乏を伴っている子どもも少なくない。鉛の血中濃度亢進によって経口摂取不良となり，カロリー摂取が抑えられることもある。行動面の問題が出現し，養育者にとってはさらに困難感が増すことになる。鉛の血中濃度が高い子どもは，遊びの際に心理社会的な問題が確認され，そのこと自体が成長不良，栄養不全，鉛暴露の原因に繋がる悪循環となりうる。

心理学的領域

FTTの心理学的要因は通常，養育者のメンタルヘルスの問題に焦点が当てられ，特に母親が研究・評価の対象となることが最も多い。しかし，子ども自身の心理学的要因の影響について評価しないのは不適切であり，治療の失敗にも繋がりかねない。親はその子どもに影響を及ぼすが，子どももまた親に影響を及ぼすのである。一つ一つのやりとりが，善きにつけ悪しきにつけ，その後の親子の関係性に影響を及ぼすことになる。SameroffとChandlerが発表した母子相互作用モデルは，この複雑な相互作用と，それが子どもの最終的な発達に及ぼす影響とを考慮したものである[9]。この母子相互作用モデルを認識することによって，FTTの原因は愛情剥奪症候群であるという，過度に単純化された思考に陥ることから離れて，最近の成長不全に関

しての考え方に至ることができるであろう[38]。FTTの生物心理社会モデルにおける心理学的領域を考察する際には，子どもと親の両方について考慮をすることが重要である。

母子相互作用モデルの中で，子どもが親に影響を及ぼす重要な要素として，子どもの気質が挙げられる。この，子どもの行動様式を規定する気質というのは，幼小児期には生まれ持ったものではあるが，成長するにつれて環境の影響を受けて変化するものである[39]。子どもの気質を構成する要因としては，活動レベル・適応力・律動性（子どもの行動の予測可能性の度合い）・気の散りやすさ・刺激に対する初期の反応性・反応閾値・激情性・粘り強さ，などが挙げられる[39, 40]。食事や睡眠が規則正しく，刺激に対して予測通りの反応を示し，なだめるとすぐに落ち着く乳幼児は「育てやすい子ども」という言い方をするが，逆に直ぐに興奮し，行動の予測がつかず，なだめてもなかなか落ち着かない乳幼児は，親にとって「育てにくい子ども」となる。両親と気質の「相性が悪い」子どももいる。例えば，よく寝てミルクを与える際には起こさなければならない乳児の母親がうつ病の場合，ひたすら寝ていたい母親にとって理想的な子どもといえる。しかしこのような場合，乳児からすれば本来必要な食事が与えられないということになってしまう。また親が子どもの気質に合わせてしまった場合にも，子どもの行動上の問題に発展しうる。

発育不全の乳児の気質について検討したいくつかの研究では，これらの子どもたちの多くが「育てにくい子」に分類されると報告されているが，相反する結果を報告している研究も存在している。DarlingtonとWrightは[41]，乳児75名を体重増加率別に「遅い」，「平均的」，「速い」の3グループに分け，既に有効性が示されている調査票を用いて，母親に回答させる形で，子どもの気質を6領域に分けて検討を行い，体重増加が遅い乳児では，新しい人や物への拒否を示す

「おそれ」の領域のスコアが，他のどのグループよりも有意に高かった，と報告している[41]。一方で，体重増加の速い乳児では，他のどのグループよりも「制限が課せられることへの苦痛」に関するスコアが高かったとも報告されている。つまり，体重増加の早い乳児群では負の状況に対する情動性が高く，満足できない状況に対しての反応が大きいことが示された[41]。苦痛を声に出して表現する子どもほど，それに反応して母親はよく授乳することから，体重増加が早いのはもっともなことと言え，逆にあまり苦痛を声に出さない乳児であれば，授乳が必要であってもそれを表現しないために授乳量が少なくなり，相対的に栄養不足になってしまいうるのであろう。一方で体重増加不良の乳児を対象とした，ある後方視的な症例対照研究では，両グループ間の気質に有意差は認められなかった，と報告されている[42]。ただ，母親に回答させる形で実施した気質に関する研究は正確であるとは言い難く，一方で研究者が観察する形で実施した研究で得られるのは，日々の子どもの行動ではなく限られた一時の行動のみである，という点に注意する必要がある。

　母子相互作用モデルにおいて子どもの気質は，成長不良の原因になることもあれば，成長不良の結果で形成されることもある。成長不良に特異的とはいえないが，哺乳障害の子どもは一般に消極的で引っ込みがちであったり，無関心であることもあれば，逆に騒いだり扱いにくかったりすることもある，との研究報告も存在している[43]。また，成長不良の子どもは授乳パターンが不規則であるのに加えて，睡眠パターンも不規則であるとの研究報告もある[44]。ただし，この研究は被験者数も少なく，いずれも重大な基礎疾患を有していたなど，サンプリングに問題があり，交絡因子が摂食行動や睡眠パターンに影響していた可能性は否定できない。

　カロリー摂取量の計算値だけではなく[46]，親の評価による子どもの食欲の評価も[45]，FTT児

では有意に低いことが判明している。食欲のない子どもが必ずしも成長に問題があるわけではないが，成長に問題のある子どもは生まれつき食習慣に何らかの問題を有していることがある。もちろん，何らかの栄養欠乏状態にある子どもは，症状として食欲不振を呈しうるため，FTTに陥った場合には悪循環に陥る可能性がある。

　親に心理的問題が存在する場合に，それが親子関係に悪影響をもたらし，子どもの成長・発達に多大な影響を及ぼしうることは直感的に理解できるであろう。このような可能性について認識することは，親を責めるためにではなく，しかるべき治療を提供するために，極めて重要である。

　養育者の心理的状態がFTTに及ぼす影響に関する研究は，ほとんどが母親を中心としたものである。「愛情剥奪症候群」という用語が幅広く使われている点からも，生物学的病因のないFTT児というものの存在を臨床医や研究者が認識していることは明白である。初期の研究では，FTT児の母親の精神病理は相当に重度であると記載されているものが多いが，そのいずれの研究も方法論に問題があり，その結論は現在では疑問視されている。BoddyとSkuseは，これらの研究の問題点につき詳細に考察を行い，1994年に総説を発表している[31]。問題点のひとつとして，研究デザインが後方視的研究であったことが挙げられている。これでは，子どもが非器質性発育不全（NOFTT）と診断されてはじめて，その母親が評価対象になることになる。母親の呈している特徴は，部分的には，子どもに成長不全が生じたために呈している可能性も十分に考えられる。この他にも，研究対象となったFTT児の多くが，重症度の高い入院を要する事例であった点も，問題点として挙げられている。そのような事例の母親のなかには，特に児童相談所に既に係属している場合にはなおのこと，研究参加に際して参加の意思表明を示さない可能性が高く，参加したとしても語られた病歴に信頼が置けない可能性がある[35]。また家

族機能に関する評価の一部は，妥当性が検討されていない「親との面談に基づいてなされたもの」であり[47]，教育水準の低い両親には適切とはいえないものも含まれていた[31]。さらに，特に病院という状況下で母子関係の観察を行った場合，入院中は平時と比べて行動が変容する者も多く，その解釈を誤りかねないという問題点も内包している[31, 48]。

FTT児の家族成員の顕性の精神疾患への罹患率は，対照群と比較してとりわけ高くはなかったと報告されている[38]。しかし方法論に疑問が残る前出の研究の中には，FTT児をもつ両親は精神疾患を有する割合が極めて高かったと報告しているものもあり[49]，母親の93％および父親の38％が，子どもの入院から1週間の間に第I軸の精神疾患であることが明らかとなったと結論付けている。またこの研究では，「両親に親子関係に的を絞った心理療法を実施したところ，入院3カ月後および12カ月後の再評価時には，父親・母親ともに精神疾患を有する頻度は有意に低下した」と報告されている[49]。原因と結果の因果関係というものは，極めて重要である。親の精神疾患はどの程度，成長不良の要因や寄与因子となったのであろうか？　また逆に子どもの成長不良は，親の精神疾患にどの程度寄与したのであろうか？　両親に改善が認められたのは，心理療法を実施したためであろうか，それとも子どもに改善が認められたためであろうか，それともその両方であろうか？

周産期うつ病は頻度の高い病態であり，その有病率は全産婦のおよそ10％にも上ると推察されており，特に低所得層やマイノリティーの産婦に多いとされている[50]。ある症例対照研究では，母親に抑うつ症状を認めた割合は，対照群で11％であった一方で，成長曲線を下回る子どもの母親では21％に上っていた，と報告されている[12]。この研究では，成長に問題を抱える子どもの母親のうち，明らかに抑うつ状態にある母親は除外されており，このような選択バ

イアスの存在を鑑みるに，この研究結果は過小評価されている可能性があるということが出来る。乳児の体重増加不良と母親の産後うつとの間に関連性があることは，前方視的研究でも確認されている[51]。しかし，母親の産後うつが体重増加不良の原因であるとは限らず，子どもの成長に問題があるために母親の気分障害が悪化した可能性もありうる。その他にも，栄養失調に陥った乳児の母親では，健常乳児の母親に比べ，抑うつ症状や情動障害の比率が高いとの研究報告は，複数存在している[36]。

両親の子ども時代のヒストリーを聴取することで，様々な問題点が明らかになることもある。ある前方視的研究では，母親が小児期に身体的虐待を受けていたり，自らの小児期に対してネガティブなイメージを抱えていたりする場合，子どもが成長障害をきたしている割合が有意に高かったと報告されており，そうした母親は，自らの親をロールモデルとして見ようとはしない傾向も強かったとも報告されている[35]。このような研究結果は，その母親に対する小児期の社会的・感情的サポートが十分ではなかったことを反映したものと推察される。また別の症例対照研究でも，発育不全をきたした乳幼児の母親では，小児期に虐待やネグレクトを受けていた割合が有意に高かったと報告されている[52]。ただ母親自身の小児期の経験とFTTとの間にはこのような相関関係が確認されてはいるものの，その関係は直接的なものではなく，小児期の迫害体験がある母親の子どもにFTTが必ず生じるわけでもない[31]。

成長障害の子どもの評価を行う際に，その母親に重度のるい痩を認めることは，臨床現場では決して稀ではない。中には母親自身が摂食障害であるということもある。哺乳不良や体重増加不良を認めた乳幼児の母親が，神経性食欲不振症や神経性過食症であったとのケースシリーズ報告が2編存在している[53, 54]。McCannらは，非器質性発育不全（NOFTT）の評価を受けるた

めに受診した子ども26名の母親の食習慣や食に対する姿勢につき検討し，その結果を報告している[55]。神経性食欲不振症や神経性過食症の診断基準を満たした母親はいなかったものの，NOFTT事例の母親は，対照群と比べ，食事にたいして自制的であった。子どもは全例で低体重であったが，母親の半数は子どもに甘いものを与えることを制限し，3分の1は太っていると考え，食事制限を行っていた，とのことである[55]。この研究報告の他にも，同様の前方視的研究報告がもう一つ存在しているが，こちらの研究では母親の食事制限と乳児の体重増加との間には関連性は認められなかったと報告されている[45]。ただし，この研究で用いられた母親の食に対する姿勢を評価する尺度は，McCannらの研究で使用された尺度とは異なったものが用いられていた。

養育者が意図的に子どもの食物摂取量を制限する理由として，その他の心理学的問題が潜在している場合もある。かつて代理ミュンヒハウゼン症候群（MSBP）と呼称されていた，医療的虐待（MCA）を受けている子どもに，発育不全を認めることがある。このような場合には，親はしばしば精査を希望するが，様々な角度から精密検査を実施しても，器質的原因は特定不可能である[56, 57]。他にも，「我が子は複数の食物アレルギーを持っており，極端な食事制限が必要である」という固定観念にとらわれ，それが原因で成長不良に陥ることもある[58]。この様な場合は，十分な医学的管理のもとで，二重盲検下での食物負荷試験を実施することで，両親を納得させるプロセスが必要になるであろう。湿疹などの疾患と食物との関連を気にするあまり，親が子どもに与える食事が栄養学的に不十分なものになってしまっていることもある[59]。両親がよかれと思って，本来成人を対象に行われるべき肥満や心血管疾患の予防を目的とした食事療法を行ったり，単に自身が子ども時代に肥満であったという理由だけで，食事制限を行った

りしている場合もある[60]。

体重増加不良の子どもを評価する際には親の適性（parental competence）に関する疑問も沸いてくる。成長不良の子どもの家庭では，食事中も会話や交流がほとんどないなどの，ネグレクトの様な育児パターンを認める割合が高いことは，これまでにも明らかにされている[61, 62]。子どもの食事量が少ない事に対する母親の反応は，実に様々である[45]。このような子どもの親は高い問題解決能力を持っている必要があるものの，37名の母親を対象にしたRobinsonらの研究では，FTT児の母親は問題解決能力の評価が健常対照児の母親よりも有意に低く，解決に必要な対処方法のレパートリーが少なく，問題に対する反応自体も乏しかったと報告されている[63]。ここでもやはり，子どもが成長障害になるのは母親の育児能力によるものなのか，それとも，その子の成長不全が原因で母親の問題解決能力の欠落が生じるのか，という因果に関する疑問が再び浮上することとなるのである。

ほかにも，親の適性に関する問題として言及しておくべき事項として，母親のIQが挙げられる。古い研究で研究方法（method）にいくばくかの問題点はあるものの，FTTにより入院した3歳児58名の家庭を対象として，母親のIQを調査した研究が存在している。この研究では対象を3群に分けて異なる介入が行われたが，それぞれのグループで家庭環境の質の評価スコアには有意差は認められなかった，と報告されている。ただし，対象となったFTTの子どもの母親のIQの平均値はかなり低く（80.8），家庭環境の質を評価するスコアのばらつきをもたらした主たる要因は母親のIQであった，とのことである[64]。

知能が標準値を下回る親でも健康な子どもを育てることはもちろん可能である。しかし，この研究ではIQが低いことが家庭環境における，子どもの成長不良を含めた諸問題発生のリスク要因となっている可能性はきわめて高い事が示唆されている。

社会的領域

FTTの生物心理社会モデルの中で，成長障害の最も頻度の高いリスク要因は，貧困である[14]。貧困の程度が，食糧も手に入らないほど深刻である場合もある[36, 65]。急速に成長する時期で適切な栄養を必要とする幼小児を持つ家族にとって，適切な財政的支援基盤がないために，社会的セーフティーネットとして饑餓を回避するだけの十分な食料を調達することができないこともしばしばである[36]。また貧困家庭が，公的扶助等を利用するのが難しいこともある。移民という立場から，行政の支援プログラムの恩恵を受けられずにいることも稀ではない。経済状況が悪化すると地域福祉への寄付も減り，非営利団体による貧困世帯を援助する活動にも影響が出てしまう。

貧困およびFTTについて，触れておかねばならない重要なポイントが3つある。第一のポイントは，FTTが発生するのは，「愛情剥奪症候群」に関する初期の研究で認識されていたような，経済的に困窮した家族だけではないという点である[6, 65]。第二のポイントは，貧困は成長障害のリスク要因ではあるが，貧困家庭の子どもにFTTを認めることは，どちらかというと少数派であるという点である。ただし，そのような状況下で暮らしている子どもの数を正確に把握することは不可能であり，それ故にそのような状況下の子どもが成長障害をきたしているかどうかを評価することも困難であるため，厳密な割合を求めることは不可能である。そのような家庭では，健康保険がないために予防的医療をほとんど受けることが出来ないこともあり，成長障害を早期に発見して治療する機会も限られてしまう[36]。受診のための交通手段がないために一次医療機関への受診が困難であったり，またそもそも地域で一次医療を提供している医療施設も十分でなかったりすることが，この問題をさらに複雑にしている。

第三のポイントは，親の社会経済的階層とFTTとは関係がないという点である。この知見は，貧困とFTTとの関係性に対するかねてからの前提に疑問を呈し行われた，Blairらによる最近の大規模コホート研究の成果から得られたものである[34]。この研究では，大規模コホートを用いて，親の社会経済的階層とFTTとは無関係であることが示されている。Wrightらも，前方視的な出生コホート研究を行い，体重増加不良は社会経済的状況とは無関係に認められる，との結果を報告している[45]。ただし両研究とも英国で実施されたものであり，子どものいる世帯に対し給付金を支給するという，この国ならではの政策や食費の安さから，上記のような結果が得られた可能性も考慮する必要がある[34]。

事例によっては，世帯所得とFTTとが直接的に結びついていることもあるが，一般的に経済的問題というのは，FTTのリスクとなりうる他の要因と結びついているとされている。DrotarとSturmの実施した研究では，家庭環境の質と世帯所得との間に相関関係があることが明らかにされている[64]。子どもの成長障害と経済的問題に関しても，どちらが原因でどちらが結果であるのか，という因果に関する疑問が再び浮上することとなるのである。

FTTをきたした子どもの家族が抱える問題としては他にも，家族におけるその他のストレス要因，社会的援助の欠如，社会的孤立，対人関係の質の低さ，などが挙げられる[14, 36]。Altemeierらは，FTTの親のストレス要因に関して，前方視的な検討を行っている[35]。母親のストレス要因として，4つの項目がFTTの発生と有意に相関していたと報告されており，うち3つは父母間での口論・別離・調停という，母親と父親との関係性に関する項目であり，もう1つは過去1年以内の友人の死というものであった。一方，父親の生活ストレス要因として2項目がFTTと有意に相関しており，1つは過去1年以内の次の職が未定のままの離職で，もう一つは逮捕歴であった，とのことである[35]。

家族ストレスは解決が困難な問題の一つであるが，子どもが成長不良であることが確認されることは，ほとんどの家庭にとって，それ自体がさらなるストレスを引き起こすと考えられる。ここでも，原因と結果とを切り離すことは困難なのである。ストレスというものは，年齢や人格を含めた個人の特徴によって決定され，親自身の認知に依存しているものである[31]。貧困が家族ストレスを増やすうえで担っている役割は非常に大きい。

社会的に孤立し，社会的援助が受けられない状態は，両親のストレスが大きくなるばかりでなく，ほかのストレス要因に直面したときに対応する力をも奪うものでもある。さらに，社会的に孤立することによって，家族以外の人の目も届かなくなるため，重篤化するまで子どもの栄養状態の悪化にも気付かれにくくなる。

対人関係に問題があることによっても，親のストレスが大きくなるのは言うまでもなく，社会的孤立を深め，援助が不足した状態も助長されてしまう。Drotarらは，FTT児の家族を対象とした研究を実施し，対照群と比較してFTT児の家族では，家族関係に問題を抱えていることが多かった，との報告を行っている[47]。FTT児の家庭では標準化された家族関係尺度のスコアは，診断時も診断からおよそ4年経た後にも，治療の過程で実施した介入方法とは無関係に，対照群と比較して低かったとのことである。Westonらは，対照群の母親と比較して，非器質性FTT児の母親では，小児期に虐待を受けていた頻度だけでなく，成人して以降もDV被害を受けている頻度が高い，との報告を行っている[52]。ただこの被害は，母親の主観に基づいた回答であり，小児期に虐待被害を受けていた客観的証拠や成人以降にDV被害を受けていた客観的証拠を，この研究で直接確認したわけではない点に注意は必要である。しかし，DVとしての親密なパートナーからの暴力が親としてのストレスレベルに悪影響を及ぼし，FTTを引き起こしうる

ということは直感的にも十分に推認される。

明らかな生物学的病因が確認しえないFTTの事例では，背景にネグレクトが存在している可能性が高い。しかし，成長障害をきたす原因には様々なものがあるため，「この家庭は貧困の状態で，愛情離断の状況も背景にあり，それが積み重なったことがFTTの原因であることに疑いの余地はない」などと決めてかからないことは，極めて重要である[48]。そういった状況にあるFTT児の多くに，ネグレクトの要因が関与していることは十分に考えられるが，子どもに意図的に食物を与えなかったり，治療等を勧めても家族が拒否したり[14]，指示を守らずに平然としている養育者に対して，安易に「ネグレクトをしている親である」というレッテルを貼ってしまうことには慎重である必要がある。ネグレクト以外にも，FTTの背景に虐待が潜在している事例も少なくない。虐待を受けている乳児では，FTTを発症するリスクは極めて高くなる[66]。子どもに長期間十分な栄養が与えられていない，飢餓状態にあると判断されるケースでは，刑事事件として立件されることもある[67]。

医学的評価

成長障害の子どもを医学的に評価する際には，本章ですでに言及した原因となりうる様々な病態につき慎重に考察しながら，FTTの症状を引き起こしている単一もしくは複数の診断病名の存在の有無を明らかにする必要がある。以下のセクションでは，生物心理社会的モデルに基づいた，FTT児の医学的評価につき，論じている。

成長曲線

FTTの医学的評価を行う際には，まずその子どもの身体測定を実施し，得られたデータから成長曲線を作成する必要がある。評価の信頼性を損ねないように，体重・身長・頭囲を正確に測定し，その値を用いて丁寧に成長曲線を作成

する。連続して成長記録を測定する際には，経時的な変化を正確に評価することができるように，必ず同一の方法で測定する必要がある。測定する担当者が変わったり，乳児が入院中に毎日違うスタッフが測定したり，測定に用いる器具が毎回異なったりしている状況下では，上記の条件を満たすことは困難である。

成長曲線にはさまざまな種類が存在する。米国においては，米国疾病予防管理センター(CDC：Centers for Disease Control and Prevention)が2000年に，全米健康栄養調査(NHANES：National Health and Nutrition Examination Survey）が収集したデータに基づいた新しい成長曲線を公開している（http://www.CDC.gov/GrowthCharts より入手可能である）。この成長曲線は，これまで使用されてきた全国保健統計センター(NCHS：National Center for Health Statistics）が1977年に公開した成長曲線に代わるものである。新しい成長曲線は，サンプル数が多く，人種や民族についても幅広くサンプリングされ，母乳哺育児の数も増え，BMI曲線が追加され，データ分析の統計手法も改良されているなど，多くの面で1977年版から改善されている。英国でも，1990年に新しい成長曲線が公開されている[68]。

世界保健機関（WHO）は，NCHSの1977年版成長曲線を国際標準に指定していたが，2006年に独自の成長曲線を公開している。この成長曲線は，生後4カ月間は母乳でのみ育児することに同意した，非喫煙者の母親のみを対象に，6カ国でデータを収集してとりまとめるという，何年にもわたるプロジェクトの集大成である[68]。その目的は，母乳哺育が生物学的に望ましいことを証明すること，ならびに母乳哺育下での標準的な成長標準を確立することにあった[69]。この成長曲線は，人種，社会経済状態，授乳法に関係なく，あらゆる国の子どもでも用いられるようにと意図されたものである。英国の小児科医および栄養士らは，英国の生後2週間以降の子どもに，WHOの2006年版の成長曲線を用いることを推奨している[70]。

ダウン症候群，ターナー症候群，22q11.2欠失症候群など，特殊な健康問題を抱えている小児用の成長曲線も存在している。子どもが有する健康問題によっては，一般的な成長曲線を用いても正確な成長評価を行うことができず，無用な検査を行うことに繋がりうる。

病歴聴取

徹底した病歴聴取を行うことにより，FTT事例の大半は正確に診断することが可能である。病歴聴取を行う際には，妊娠期（胎児期），新生児期，乳児期と順を追って問診を進めていくことが最善の方法である。生物心理社会モデルを用いて，様々な原因からなるFTTの鑑別を行うために，どのような情報を収集すべきかを表57-2から57-5まで，順を追って例示している。心理学的領域と社会的領域については，互いに連関しているため，同一項目にまとめて掲示している。

表57-2は胎児期における，情報収集すべき項目の一覧である。病歴を漏らさずに把握するためには，母親の分娩記録を確認することが重要である。一つの成因のみが子どもの成長障害の原因であることは稀である。たとえば，予想外の妊娠で母親が中絶を考えていた事例では，生まれた子どもがその後に成長障害を呈した場合には，社会心理的問題が寄与していると思われるが，他の病因を無視して，これが主因であると考えることはできない。

表57-3は出生時に関しての，情報収集すべき項目の一覧である。出生記録を参照できるようにしておくことは有用であるが，両親の出生に関する認識と記録とが異なっていることもあり，両親の認識を確認することもFTTの診断の際に必須である。診療録に残っている看護記録やソーシャルワークの記録からは，たいていの場合，出生に対する父親（または母親の男性パー

表57-2	生物心理社会モデルを用いた，発育不全の事例を評価する際に考慮すべき，出生前の各種要因

出生前の既往

生物学的領域
- 母親の病歴
- 母親の出産歴
- 出生前に受けたケア
- 妊娠中の感染症および疾病への罹患
- 妊娠合併症（早産，出血，羊水過少，羊水過多など）
- 胎児の子宮内発育遅滞
- 妊娠中の外傷（故意の場合もあれば，事故の場合もある）
- 妊娠中に投与された薬剤
- 妊娠中の飲酒・喫煙歴
- 妊娠中の違法薬物の使用歴
- 妊娠中の母体の体重増加

社会心理的領域
- 妊娠が計画的であったのか計画外であったのか
- 計画外だった場合，妊娠発覚の際の母親と父親の反応
- 出生前ケアを受けた時期や一貫性
- 受けている社会的支援の種類や程度
- 妊娠前や妊娠中の母体の精神疾患
- 妊娠中のストレス因子
- IPV（いわゆるDV）
- 出産への準備状況

表57-4	生物心理社会モデルを用いた，発育不全の事例の評価を行う際に考慮すべき，出生後の各種要因

新生児室における経過と退院直後の状況

生物学的領域
- 母乳かミルクか
- 初回授乳の成否
  - 母乳哺育の場合の母親の理解力
  - 吸啜力の強弱
  - 母乳哺育を継続するための支援の有無
- 生後数日間の医学的異常の有無
- 新生児室にいる期間中の検査実施の有無
- 新生児室にいる期間の体重減少の程度
- 入院の期間
- 退院後に再検査する必要性の有無
- 退院後初めてのフォローアップ予約の状況
- 初回フォローアップ時の医学的状態と，体重

社会心理的領域
- 母親育児を続けられる時間的余裕の有無
- 母子間の密着（bonding）の状態
- 新生児の健康に対する母親の認識
- 入院中および退院直後の社会的支援の種類や程度
- 入院中に子育てに関する教育を受けたか否か
- 母親の入院期間
- 自宅に適切な乳児用品があるか否か
- 退院後の保健師訪問に対する反応や，保健師との約束の履行の状態

表57-3	生物心理社会モデルを用いた，発育不全の事例の評価を行う際に考慮すべき，出生時の各種要因

誕生

生物学的領域
- 妊娠期間
- 分娩方法
- 分娩合併症
- 体重，身長および頭囲
- 妊娠期間に対して大きい・適正・小さい
- 形態異常や先天奇形の有無

社会心理的領域
- 母親の分娩合併症
- 母親の分娩という体験に関する認知
- 子どもの誕生に対する父親（または男性パートナー）の反応

トナー）の反応についての客観的な評価が記載されている。ただし，出生のような大きな出来事に対する他者の反応について客観的に評価することは難しく，今後の行動を予測するためにこの情報を用いることは適切とは言えない。

　表57-4は，出生後から新生児室に入室し，退院してしばらくの期間に関しての，情報収集すべき項目の一覧である。Altemeierらによる[35]，FTTの前段階に関する前方視的研究では，新生児室にいたときから授乳が上手くいっていなかったり，退院時に健康に関する疑問が解決されていなかったりすることと，後のFTTの発生との間には相関関係があった，と報告されてい

| 表57-5 | 生物心理社会モデルを用いた，発育不全の事例の評価を行う際に考慮すべき，新生児期以降の生後数カ月間の各種要因 |

新生児期以降の生後数カ月間

生物学的領域
- 日常的な医療を受ける頻度と利用先
- 成長に関する測定値
- 免疫状態
- 内科的疾患の有無
- 入院の有無
- 投薬の有無
- アレルギー：薬剤や食品など
- 手術思考の有無
- 外傷の有無（皮膚挫傷を含む）
- 授乳の問題—母乳がよく出るか出にくいか
- 母乳哺育：
  - 母乳の減少
  - 満腹感／空腹感
  - 授乳の頻度およびそれにかかる時間
  - 乳児が飲んでいる様子を母親はどのように見ているかを観察
  - 母乳哺育中の母親の食事状況，および疾患への罹患など
- ミルク
  - 種類
  - 調乳方法（濃度）
  - 授乳の頻度や，それにかかる時間
- 生後数週間の間に与えたその他の飲食物：
  - 水
  - ジュース
  - お茶

- 炭酸飲料
- シリアルなど
- 睡眠スケジュール
- 乳児の気質
- 発達の各種マイルストーン（寝返り，お座り，つかまり立ちなど）の状況
- 代替医療や補完医療の利用の有無

社会心理的領域
- 乳児への哺乳を行っている人物
- 母親の睡眠の中断状況
- 産後うつなどの精神病の有無
- 社会的支援の種類や程度
- 母親が少しは休むことができているか否か
- 父親（やボーイフレンド）との関わり
- IPV（いわゆるDV）の有無
- 乳児用品にかかる費用などを拠出するための収入源
- 行政の助成プログラムへの登録の有無
- 乳児が騒いだり泣いたりした際の親の反応
- 同居者の有無，および同居の場合，その同居者との関係性
- 乳児に対する，同居者の反応
- 親の就労状況
- 保育園やベビーシッターの利用状況
- 乳児の体重増加や全身の外観についての，養育者の認識

る。健康に関する重大な懸念事項の有無につき診療録に記載されていない場合でも，母親は，自身の経験や知識の不足による場合にしろ，医療者とのコミュニケーション不足や意見の相違による場合にしろ，養育への疑問が解消されていないと感じていることは十分にある。

　表57-5は，生後2-3カ月の間に関する，情報収集すべき項目の一覧であり，この時期に特に重要となる生物学的領域に関する問診事項は，おおむね含まれている。ただ一部の項目については問診のみではなく，過去の診療録を検証して情報収集することが求められる。乳児の栄養摂取状況について，細かく問診を行わなければならないことは言うまでもない。ただ複数の人物が養育を行っていて，それらの人物が授乳状況に関してコミュニケーションを十分にとっていない場合や，養育者の知的な能力に問題があり，授乳量を計算することが困難である場合や，細かく質問されることによって養育者が身構えてしまうなどの理由により，このような質問に対して養育者が答えに窮すことも多い。また，養育者が故意に嘘をついたり，不適切であると知りながら誤った方法で授乳していたりすることもある。早期乳児の授乳状況を正確に把握するには，質問の仕方を変えたり，批評的ではない態度で，複数の質問を行ったりすることが必要

第57章　発育不全(FTT：Failure to Thrive)　**891**

となる。早期乳児の両親に対しても，固形食品の摂取について質問することが必要である。早期乳児であれば，母乳か人工乳のみしか与えていないと決めつけるのは間違いであり，評価の妥当性を損なうことにもつながる。

乳児期後期から幼児期の子どもの食事について質問する場合には，聴取する範囲を広げ，下記の項目を含めて情報収集を行う。

- どこで食事を食べさせているか（子ども用の食事椅子，床，テーブル，ベッドなど）
- 子どもに誰が食事を食べさせているか
- 子どもが自分で食べているのか，それとも養育者が食べさせているのか
- 食事の時間はどうなっているか
- 子どもの食事の時間と家族の食事の時間とを，どのように調整しているのか
- 子どもはどのようなものを，どの程度食べているか
- 子どもの食欲につき，養育者はどのように見立てているのか
- 食欲があまりない，食べたがらない，自分で食べたがる，などの子どもの反応に対して親はどのように対応しているのか
- どれくらいの量の水分を，どの程度の頻度で摂取しているのか
- 異食があるか否か

上記のようなことを質問しても，通常はカロリー計算を行うために十分な栄養情報は得られないことが多いものの，その家庭ではどんなふうに食事をしたり栄養補給をしたりしているか，子どもに与える食事に乱れがないかどうか，などについて感触をつかむことはできる。例えば，スナック菓子をしょっちゅう食べさせていたり，飲み物をボトルのまま，あるいは蓋つきマグカップに入れて1日中飲んでいたりするような子どもでは，食事の時間に食欲があまりわかず，総カロリー摂取量が減少してしまいうる。そのような問題点を見つけ出すことによって，その場ですぐに摂食習慣の改善に取り組むことができる。

病歴聴取の際には，次のような詳細な家族歴やおよび臓器別系統レビュー（ROS：Review of Systems）を必ず盛り込む必要がある。

家族歴

- 両親およびきょうだいの身長・体重
- 両親およびきょうだいの成長に関する病歴の有無
- 両親，きょうだいおよびその他の家族の健康状態
- 血縁者の神経疾患の既往の有無
- 血縁者の先天代謝異常症の既往の有無
- 乳児突然死の家族歴
- 近親婚の有無
- 家族の精神疾患の既往の有無
- 親の薬物乱用歴の有無

臓器別系統レビュー（ROS）

- 一般的所見：全身状態の変化，活動レベル，他者との関わりの状態，機嫌について
- 呼吸器：呼吸器感染症，喘鳴，頻繁な咳嗽，呼吸窮迫，いびきの有無について
- 心臓：授乳時の発汗，チアノーゼ，低い活動耐性の有無について
- 消化管：消化不良，嘔吐，便の特徴，下痢または便秘，明らかな食物不耐性　の有無について
- 腎／泌尿器：多尿，排尿困難，頻尿の有無について
- 感染：真菌感染を含む反復性の感染症の有無について
- 神経系：嚥下困難，異常な動き，けいれん，発達遅滞，退行の有無について
- 皮膚：皮疹，黄疸，挫傷の有無について
- 筋骨格系：骨折，骨変形の有無について

身体的診察

　包括的な身体的診察を行うことは重要であり，成長不良に寄与している要因や原因となる疾患を明らかにし，重症度や栄養不良の影響について評価したり，ネグレクトや虐待の徴候の有無について評価することにもなる。成長障害を引き起こしうるあらゆる疾患の身体所見をひとつひとつすべて挙げるのは，本章の目的を逸脱している。ここでは，成長障害の際に認められる一般的な徴候のほか，栄養不良の重症度や影響を示す徴候，ネグレクトや虐待の徴候につき，以下に示す。

- 一般所見－情動・反応性に乏しい，皮下脂肪がない，筋肉量が少ない，皮膚がたるんでいる
- バイタルサイン－高血圧または低血圧，頻脈または徐脈，頻呼吸，低体温，低酸素（酸素飽和度測定法で確認する）
- 頭部，眼，耳，鼻，喉－髪質，脱毛，体位性斜頭，特異顔貌，口蓋裂（粘膜下口蓋裂を含む），歯列不良，扁桃肥大，甲状腺腫瘤
- 胸部－呼吸仕事量の増大，ラ音または喘鳴，ばち指変化
- 心臓－病的心雑音，末梢灌流不良，チアノーゼ，ばち指変化
- 腹部－肝腫大，腹部腫瘤，腹水
- 泌尿生殖器，肛門－奇形，痔瘻，外傷の徴候
- 皮膚－皮疹，不衛生，皮膚緊張感，瘢痕，挫傷
- 神経系－筋緊張亢進または筋緊張低下，反射亢進，吸啜不良，嚥下協調障害，発達遅滞

追加の評価および他職種との連携

　FTT児を包括的に評価するためには，多職種が協働することが強く望まれる。FTTは栄養不良の現れであることから，カロリー摂取量を客観的に評価することが必要である。両親に対して，問診時から24時間以上さかのぼって，その間に子どもが口にしたものを正確に思いだすように尋ねても，子どもの真の経口摂取状況を正確に知ることができるとは限らない。3日間の食事日誌を両親に渡し，問診直後から記入させることで，さらに詳しい情報を得ることができるとともに，日誌をつけること自体がその子どもの食事を変えることにもなりうる。両親には，子どもの水分も含めた総摂取量を，できる限り量を推定して書き留めてもらうように指示する。また，日誌の中に記載された食品を食べさせた時間，子どもに食べさせた人，食べさせた場所といった情報も，家族が普段どのように食事を与えているかを把握するための貴重な情報である。チームに栄養士がいれば，記入済みの食事日誌から，カロリー量のみならず，脂質，タンパク質および重要な栄養素の摂取量を分析することができるであろう。親が読み書きできない家庭では，食事日誌をつけてもらうことは不可能である。そうした家庭では，食べたもの思い出してもらうしか方法はない。子どもを入院させた場合には，カロリー計算はより容易であるが，家庭とは環境が異なっており，その子に食事を与える人物が何人もいるほか，食べ物の種類，調理法および消化吸収率が異なるため，その子の入院前の摂取量を正確に評価することができるわけではない。

　母乳育児中のFTTの乳児について，母乳育児の問題を特定しそれを解決する上で，母乳外来の相談員はとても頼りになる。早期乳児期から母乳育児が全く上手くいかない場合には，とりわけ有効である。乳児期後期や幼児期の問題としては，離乳にまつわるものや，ミルクの量が少ない，だらだら食い（少量ずつ何度も口にする）といったものが多く，このような問題に関しては，栄養士または医師が対応する方がよい。

　授乳の様子と親子の関わりの様子は同時に観

察することができるが，授乳とは関係のない場面における親子の関わりを観察することも有用である。家庭での授乳の様子や親子の相互交流の様子を観察すれば，医療施設等ではなかなか得られなかった情報を得ることが可能となる。Frankが指摘している通り，そのような観察を実施することで「授乳過程の母子間の感情的な関わりの様子が明らかになるほか，授乳中に何度も口を拭くことが授乳の妨げになっていたり，子どもが自分で飲もうともがいていたり，子どものあやし方が不適切であったり，子どもを恫喝していたりするなど，親子の関わりとして上手く機能していない現象を特定することも可能となる」のである[36]。そのような機能不全状態が続くことで陰性感情が強化され（負の悪循環となり），またその他の親の行動も原因となり，授乳の問題が早期に解決されずに遷延してしまうことがあるものの，そのような事実は授乳状況を観察しなければ明確化することは不可能である[71]。こうした観察を実施することによって，その子どもが発する合図，その子どもの気質や養育者に対する反応などの問題や，ひいては親子関係性の問題が早期解決されずに明確化するのである[28]。

家庭内評価を実施することによって，両親が話したがらない様な重要な情報が得られることもある。家に水道がなく，食物を安全に調理することができない状況であったとしても，親がそれを認めないこともある。実際，食物を調理したり保管したりすることができるかどうかは，電気やガスが通っているかどうかや，それを利用する設備があるかどうかによって決定される。買い物は一カ所でしかしないとか，冷蔵庫に食品以外のものを入れているなどの，あまり一般的とはいいがたい行為は，質問しても明かしてくれるものではない。医療機関を訪れることのない他の同居中の成人が，子どもに関する重要な情報や，その人物が担っている独特の家庭内での役割についての情報を有している可能性もある。

児の栄養不良事例の評価の際に何をなすべきかについてのトレーニングを受けた児童相談所の児童福祉司や保健師であれば，このような家庭に関する情報を入手することができるであろう。

児童福祉司はほかにも，子どもの成長および発達に影響を及ぼしうる心理社会的要因について，包括的な評価を実施することが可能である。臨床医が，FTTに影響する心理的および社会的な領域について必要な質問をするうえで，知識も自信も時間も持ち合わせていない場合も少なくはない。治療は多職種で多面的に進めることが多いため，児童福祉司がその調整役を担う必要がある。

発達評価は，FTT事例を評価する上で重要な項目の一つである。発達の問題はしばしば栄養不良と連関しており，発達の問題そのものが栄養不良の原因となっている事もある。標準化された小児の認知機能評価を行うことで，養育者にその子どもの持つ強み（strength）と弱み（weakness）を知ってもらうこととなり，その上で治療計画を立てることが可能となる。しかし，栄養不全の診断初期の段階で実施した評価の結果は，栄養不良による子どもの反応低下が反映されてしまっている場合もあり得るため，慎重に解釈する必要がある。このような初期の評価結果を予後の評価に用いることは不適切であり，栄養リハビリテーションが実施された後に，再度評価を実施することが望まれる[36]。

行動科学者，心理士，作業療法士の三者も，成長不良の子どもの評価を行う上で重要な役割を担いうる[14]。行動科学者は，子どもの行動が成長障害に対してどのように寄与しているかを明らかにし，両親が問題行動に上手く対応できるように支援を行うことが可能である。心理士は，親の精神病理を分析し，それが子どもに及ぼす作用を評価したうえで，治療計画をたてる手助けをしてくれるであろう。事例によっては，作業療法士による口腔運動機能の評価も有用となるであろう。

臨床検査および放射線医学検査による評価

FTTの原因となる生物学的要因は数多く存在するため，医師は複数の臨床検査をオーダーし，原因疾患を探しだそうとする傾向にある。しかし臨床検査は，病歴や身体的所見に従って項目を絞りつつ実施するべきである。急性疾患であれ慢性疾患であれ，成長障害を引き起こす疾患が何らの症状も呈さないことはむしろ稀である[10]。病歴や症状に基づかない臨床検査や放射線検査が診断上，意味をなさないことを明確に示した研究報告が2編存在する。Sillsは，FTTを主訴として入院した子ども185名の診療録を後方視的に検討し，その結果を報告している。このうち器質的疾患が原因であったことが判明した18名では，病歴や身体所見から強く疾患であることが伺われており，全例に対して行われた計2,607回の検査項目のうち，診断に有用となったのはわずか36項目のみ（1.4％）であった，とのことである[72]。一方Berwickは，明らかな基礎疾患のないFTTで入院した子ども122名の診療録を後方視的に検討し，これらの子どもが受けた診断的検査は計4,827項目にのぼり，入院費用全体の24％を占めていた，との報告を行っている。このうちFTTの成因を明らかにする上で有用であった検査は，わずか39項目（0.8％）のみであったとのことである[73]。

FTTについての医学的評価を受けている子どもは，急性や慢性の異常を示唆する所見や徴候が認められなかった場合でも，不要で高額で，場合によっては有害でもある臨床検査や放射線検査を受けていることが多い。これは従来，発育不全を器質性か非器質性の二つに分類してきたことの影響もあるのであろう。またFTTの子どもを評価することとなった医師が，自身のもつサブスペシャリティー分野（小児消化器科，小児神経科など）の精査を尽くそうとしてしまうという影響もあると推察される。さらには，最近増加している医療訴訟を念頭に置いての防衛的医療としての検査機会の増加，ならびに医学的には不要な検査であっても，両親がインターネットで検索したり，知人らに相談したりしたことで，検査を要求することが増えたことによる検査機会の増加も影響しているのであろう。またこの問題の一部には，治療に当たる臨床医の成長障害に対する認識の不一致が関わっている可能性も高い。臨床医というのは，特に鑑別診断が多岐にわたる場合，稀な病態の診断を突き詰めることにやりがいを感じてしまう特性がある。FTTの原因はたいていの場合は社会心理的要因であり，原因が器質的なものである時よりも臨床医の気持ちが高ぶらない上に，対応を行ってもなかなかすぐには改善が見られないのが普通である。食料が手に入りにくかったり，母親が産後うつであったりといった「ありきたりの」問題がFTTの原因であると臨床医が納得するためには，医学的に複雑な問題を解決する医学的探究者であるという自己イメージとの間での葛藤が生じうるのである。

検査から得られる有用な情報はあまりにも少ないため，病歴や身体所見から必要性が示唆されない限り，臨床検査も放射線検査も一切実施しないことを推奨している専門家もいる[28]。一方で，まずは臨床検査によるスクリーニングを行い，その結果と病歴・身体所見とに基づいて，さらなる精査を行う事を推奨している専門家もいる。実際，重度の栄養不良の子どもでは，血清蛋白質の状態を評価して，臨床管理の一助とすることが必要な場合もある[36]。全員ではないが，多くの専門家が一般的に推奨しているFTTのスクリーニング検査項目は以下のとおりである。

- 血算
- 血清電解質
- 血中BUNまたはクレアチニン
- アルブミンおよびプレアルブミン
- 赤血球沈降速度またはCRP
- 血中鉛濃度

- 尿検査
- 尿培養

限られた特定の事例に対しては，ヒト免疫不全症候群や結核の検査を行う事も推奨される。

成長障害を引き起こしうる疾患の中で，病歴聴取や身体的診察を行っても何らの所見や徴候も確認されないようなものは極めて稀である。そのような例外的な病態としては，無症候性の尿路感染症や尿細管性アシドーシスなどが挙げられる。血液検査や尿のpH測定と培養とを同時に実施すれば，このような例外的な病態の可能性も否定しうる。血清電解質濃度とともに重炭酸濃度を測定しアシドーシスが確認された際には，静脈血または動脈血のpHを確認することで，尿細管性アシドーシスであれば確定診断ができるであろう[74]。そのほかの検査を行うのであれば，病歴や身体所見やスクリーニングの検査から，必要がある場合に限って実施することが望ましい。たとえば成長障害を呈する子どもに，呼吸症状や慢性下痢やその両方が認められた場合であれば，囊胞性線維症の診断を確定／除外する検査は必須である。胃食道逆流症や口腔運動機能障害や虐待の可能性が疑われる事例の場合には，放射線画像検査を行う必要がある場合もある。

検査項目によっては，栄養不全の影響につき評価可能なものもある。たとえば血清中のアルブミン，プレアルブミン，亜鉛，アルカリホスファターゼ値は，食生活の質により影響を受ける。手部の単純X線写真を撮影し子どもの骨年齢を評価することで，成長の遅れを客観的に示すことが可能となる。血清ビタミンD値と単純X線像との間には相関関係があり，長期にビタミンDが欠乏している場合には，くる病所見を単純X線で確認することができるであろう。

入院

子どもを入院させてFTTの評価や治療を行う必要があるか否かの決定は，次の7項目に基づいて行われる。

- 栄養不良の重症度
- 重度脱水が存在する場合
- 感染症の合併など，重大な併存疾患が存在する場合
- 子どもの安全が担保されていない場合
- リフィーディング症候群をきたしうる場合
- 多機関が関わる必要性の高い事例で，診断を行う上で入院をすることが最も望ましいと判断される場合
- 外来で密な患者管理が行う事が出来ない場合[36, 38]

FTTの事例を入院させる目的は，環境を変えることで体重増加が正常に認められるかどうかを観察するためであることが多い[48]。ただし，Berwickが行ったFTTにより入院した子どもの診療録の後方視的検討では，入院後に体重が増加した子どもが多かったものの，FTTの原因が社会環境的問題によるものであった子どもでは，むしろ入院後に体重が減少する傾向にあったと報告されている[73]。この研究結果からは，入院による経過観察は最終的な診断の指標にするには信頼度に欠けると言わざるを得ない。成長障害を引き起こすか，成長障害発生に影響を及ぼしうる重大な器質的疾患を有する子どもを入院させた際に，体重が増えることは稀ではない。一方で，FTTの原因が主として自宅での授乳が少なかった結果である子どもであっても，入院後に体重がなかなか増えないこともありうる。非器質性FTT（NOFTT）の子どもを入院させる有効性について評価したあるメタアナリシス研究では，NOFTTの子どもでは入院中に成長のキャッチアップが持続的に認められる可能性

が高かった，との結果が示されている[75]。

入院の基準として栄養不良の重症度を用いる際には，FTTの定義の問題が再び浮上する（何をもって重症のFTTと判断するのかが問題となる）。栄養不良の分類法としてしばしば用いられる方法としては，Gomezによる分類法（年齢相当体重の中央値の百分率に基づく分類）[15]，Waterlowによる分類法（身長相当体重の中央値の百分率に基づく分類）[76]，McLarenとReadによる分類法（体重の中央値／年齢相当体重の中央値の百分率に基づく分類）[77]の3つの方法が挙げられる。Wrightらは[20]，多職種が連携して対応する体制を整備している地域のFTT専門の診療所に紹介された子ども258名を対象に，上記3つの分類法を用いて評価を行いその結果を比較しているが，栄養失調に分類される子どもの数にも栄養不足の程度にも，それぞれの分類法で大きなばらつきがあった，と報告されている。

治療

FTTの病因が多岐に及ぶことを鑑みるに，理想とされる唯一の万能な治療法というものが存在しないことは理解できるであろう。一部にはFTT全般に共通する対応法も存在するものの，基本的にFTTの治療は各々の子どもと家族の状況に応じて，オーダーメイドで行う必要がある[36]。生物心理社会モデルを用いて評価を行う事で，オーダーメイドの治療を組み立てやすくなる。FTT事例では，評価を行う際と同様に，治療においても多職種による対応が必要となることが多い。米国の一部の地域では，FTTの子どもの管理を行うことを目的とした専門性の高いクリニックが存在している。このようなクリニックのチーム構成は極めて多様であり，その理想的な構造は未だ輪郭が定まってはいない状況にある[78]。

生物学的要因への治療

栄養不良の重症度にもよるが，治療の第一歩は，まず子どもに必要な急性期治療を行う事となるであろう。重度であればまずはバイタルサインを安定させ，補液による脱水の補正を行い，低血糖に対しブドウ糖投与を行う。感染症を併発していれば，その治療が必要になる。栄養不良による免疫機能の低下に伴う感染症をそれ以上起こさないよう，予防的対応が必要になることもある。感染を予防することによって，栄養不良→感染→栄養不良という悪循環を断ち切ることができ，そのためには予防接種，感染管理対策（感染者との接触を防止するなど），抗生剤の投与，などが有用である。

基礎疾患による成長障害であれば，その解決にはその疾患を管理することが何よりも重要である。病状につき精査を行い，治療計画を立案する上で，各病態のサブスペシャリストに関与してもらう必要がある場合も多い。例えば消化管に関する障害であれば小児消化器科医に診てもらう必要がある。ただしFTTは必ずしも消化管の問題があるわけではないため，消化管疾患としての臨床徴候がない場合には，流れ作業的に小児消化器科医に診てもらう必要はない。

栄養補給のペースや強度は，栄養不良の重症度によって決定される[14]。個々の子どもに必要となる栄養補給量を計算する際には，栄養維持量に加え，成長のキャッチアップに必要なカロリーを計算する必要がある。このような場合には，栄養士にカロリー必要量を計算してもらうことが多い。成長障害を有する乳児の対応ガイドラインでは，以下の式で必要なカロリーを計算するように推奨されている。

$$\text{栄養必要量 kcal/kg/day} = \frac{\text{年齢（月齢）別の RDA（kcal/kg）} \times \text{身長相当体重の理想値}}{\text{体重の実測値}}$$

（RDA＝推奨される栄養所要量）

タンパク質の必要量も，同様の式を用いて計算することが可能である[14]。子どもの年齢（月齢）・栄養不良の重症度・哺乳や嚥下の問題の有無・その他の医学的問題の有無にもよるが，年齢（月齢）相当の通常の食事量では，カロリーやタンパク質の必要量が満たされない可能性がある。経口摂取量を増大させて，その子どもの栄養必要量を満たす方法としては，調乳の濃度を上げる，高カロリーの補助食品を与える，食事から栄養価の低い飲食物を順次省いていく，通常の食事に高カロリーの添加物を加える，などの方法が挙げられる。乳児の場合には，経鼻胃管栄養という選択肢も考慮される。夜間のみ経管栄養を併用する形で，日中は経口での食事摂取とすることも可能である。一日中「何か口にしている」習慣がついている乳幼児では，日中は時間を空けて食事を与えるようにすることで，正常な空腹感⇔満腹感のサイクルを取り戻したり，維持させたりすることが可能となる。経鼻胃管を用いた経管栄養は，固有のリスクや合併症があるため，一時的に実施するに留める必要がある。長期にわたって栄養補給を行う必要がある場合には，胃瘻増設術の適応となる[29]。

母乳哺育に困難性が生じている場合には，授乳間隔・授乳時間を調節する，搾乳を与える，母乳強化サプリメントを用いる，母体に母乳の出を良くする薬剤を投与する，などの方法が考慮される。母乳哺育をサポートする助産師に相談することもよい方法である。

重度の栄養失調児の食事開始に際しては，リフィーディング症候群（re-feeding syndrome）という合併症を来す可能性があるため，最大限の注意を払わなくてはならない。リフィーディング症候群とは，栄養失調の患者に急速に栄養投与を行った場合に，体液や電解質の急激な変化が生じ，致死的ともなりうる病態である。全身が消耗状態となっているときに血糖値が急激に上昇することで，インスリン過分泌が生じ，リン酸が細胞に急速に取り込まれ，低リン血症

をきたすこともある。同様の機序により，低カリウム血症が生じることもある。脱水補正後の炭水化物負荷により，進行性のうっ血性心不全や肺水腫を含む溢水症状が引き起こされることもある[79]。リフィーディング症候群を予防するためには，(1) 重症度の高い栄養失調児にはそのリスクがあることを認識し，(2) そのような子どもの栄養補充は，初日から数日間は少量からはじめ，(3) 開始に際して臨床検査を実施し，以後も栄養補充を進めながら検査値をこまめにモニタリングし，(4) 栄養補充の初期には繰り返し臨床状態を評価し，(5) 電解質補充の適応があれば早期にそれを実施する，という5つのステップが重要である。

重症の栄養失調児に対しては，検査上や臨床所見上の鉄欠乏性貧血の有無や亜鉛欠乏症の有無にかかわらず，全例に鉄と亜鉛の両者を含む総合ビタミン剤の投与を行う必要がある[14]。血清中の亜鉛濃度は，必ずしも体内の真の亜鉛量を示すわけではない。特に前思春期の重症の成長障害児では，亜鉛補給によって身長・体重の増加が促進されることが示されている[80]。鉄欠乏性貧血が確認されている事例では，鉄分を適宜追加補充する必要があるほか，ビタミンD欠乏症が確認されれば，やはりビタミンDを追加補充する必要がある[36]。

口腔運動機能に問題があったり，食物を正しく口に運べなかったりするFTTの子どもの治療には，言語療法士や作業療法士が関わることが有用となる。運動発達上に何らかの問題があれば，それに対応することも重要である。栄養不良とその基礎疾患の治療を進めながら，発達の専門家に関与してもらうことは，子どもの発達状況をモニタリングする上で有用となる。外来フォローを行っている事例であっても，必要に応じて，可能な限り早期に理学療法・作業療法・言語療法などを実施する必要がある。

治療の進捗状況を明確化する上で，治療開始時から子どもの写真を経時的に撮影することが

望まれる。子どもの年齢（月齢）や栄養不良の重症度にもよるが，週1回の撮影でも，子どもの外観がかなり変化していくことが確認できるであろう。そうすることで，治療チームに後から加わったメンバーでも，その改善の状況を共有することが可能となる。このような経時的な写真撮影は，両親にとっても我が子の変化を認識することが容易となるため，治療計画に積極的に参加しようという動機付けにもつながる。そしてそのような写真があることは，裁判の際にも有用となる。

FTT児の健康管理を行う際には，こまめに経過観察を行うことが極めて重要になる。外来で経過観察を行う際にも，こまめに受診をさせ，成長以外に健康上の問題や発達上の問題がないかどうかを，評価する必要がある。交通手段がなかったり，交通費が負担になったりするなどの問題がある場合，保健師や訪問看護師が自宅訪問を行って体重を測定し，その結果を主治医に連絡するという方法もある。

心理社会的問題への治療的対応

FTTの心理社会的側面への治療的対応は，医学的側面に対応するよりもさらに幅が広い。FTTの治療成果は，評価の中で明らかになった心理社会的問題への対応に大いに依存している。心理社会的な問題に取り組む上で，いくつかの問題は取り組むことが容易な場合もあるであろう。いずれにせよ，このような問題への対応は，医療機関のみでは限界があり，多職種が連携したチーム体制を組むことが必要な場合が多い。プライマリケア医（かかりつけ医）は，様々なさまざまなサービスや支援者と家族を繋ぐコーディネーターの役割を担うことができるはずである[38]。FTTの心理社会的問題を扱う際に頼りになる専門家としては，行動科学者，児童福祉司，社会福祉司，訪問看護師，保健師，精神科医などが挙げられる。

心理社会的側面への具体的な対応は，各家庭の状況に合わせて決定されるものである。以下にその具体例につき提示する。

自宅にきちんとした食べ物を十分に用意されていない状況であれば，発育不全の子どもの回復は望めない。両親に対し，WICプログラム（Special Supplemental Nutrition Program for Women, Infants, and Children）[訳注a]や，SNAPプログラム（栄養補助支援プログラム：Supplemental Nutritional Assistance Program）や，学校給食補助プログラムなどの，国が提供している各種食料補助プログラムに登録するための支援が必要なこともある。公共交通機関の整備が十分でない地域では移動が困難であるため，宅食（食べ物の宅配）を利用したり，医療機関を受診した際に食料を持って帰れるように手配することが必要となる。家族に社会事業者の存在を知らせたり，家族の許可を得て，地域の関係機関に家族のニーズを知らせたりすることも有用である。食べ物をしっかりと保管し，必要時にいつでもすぐに利用できるようにするためには，家族の絆を取り戻し，家族本来の機能を維持するように支援することが必要な場合も多い。

家族は経済的支援を求めたり，その他の子どもを適切に成長させるために必要な物品の供給援助を求めたりする権利がある。タクシー・バスのチケット配給，ガソリン購入補助や，移動サポートを提供する社会事業の紹介を行うなどの支援を行う事で，子どもが診察予約日時に確実に受診出来るようにする必要がある。子ども用の食事椅子や発達に応じた玩具・絵本などを子どものために購入する経済的余裕が到底ない家族も存在している。このような場合にも，社会事業者や場合によっては宗教団体が手を差し伸べてくれることもある。

全てのFTT事例において，親に対しての教育を行う事は重要な役割を担っている。家族へ

[訳注a] 低所得者層の女性とその5歳以下の子どもに対する食料補助の教育プログラム。

「FTTについて」「単に小柄であることと栄養失調との違い」「支援者が心配をしている理由」などを丁寧に説明する必要があることも多い。治療は，親の同意なしには成功することはなく，責任を問うような言葉を用いたり，治療チームからのコミュニケーションが不明瞭であったり，両親の懸念に対しチームが傾聴することなく，拒絶的な対応を行う事は，子どもへの治療の大きな妨げとなる[36]。正しい調乳の方法，年齢（月齢）に応じた食事摂取量など，小児期の正しい栄養について両親に指導する必要もある。また成長のキャッチアップのために必要な食事の補い方や，これまで家族が行っていなかった新たな食物の調理法についても，教える必要がある。子どもが発するサインの解釈の仕方や，そのようなサインへの適切な対応法のほか，発育不全の発生に寄与しうる，気質の問題を抱える子どもの行動を管理する方法を指導することが必要な家族もいる。子どもの発達段階に応じた適切な刺激について，ならびに適切な親子の相互交流について，家族に教育を行う事も有用となるであろう。残念ながら，炭酸飲料やジャンクフード，または新しいテレビやビデオゲームなどのぜいたく品のように，特に必要ではない物で心を満たす前に，子どもに必要な食物を購入するように，両親の消費行動パターンを見直すための，個別の指導が必要になることもある。

子どもの年齢が進むにつれ，体重増加不全に寄与していると思われる行動に対しての行動療法が重要となっていく。両親に子どもへの対応法を教えるという対応で済む場合もあれば，トレーニングを積んだ専門家による，さらに踏み込んだ治療を実施することが必要となる場合もある。このような例としては，食事を食べたがらない子どもへの対応が挙げられる。このような問題を克服するためには，食事の際の行動に対し，正の強化をもたらすだけでは十分とは言えない。行動科学者がチームにいれば，子どもが食事を摂る場面から逃げ出さないようにする

ための，様々な「脱走撲滅法（escape extinction procedures）」を伝授してくれるであろう。この正の強化と脱走撲滅法を組み合わせた対応は，このような厄介な事例であっても，摂食量を増やしていく一助になるであろう[81]。

既にこれまでに言及したが，適切な成長が認められない子どもの評価を行う際には，自宅の環境を評価することも重要である。しかし治療目的での正式な家庭訪問プログラムの有益性は，複数の比較対照研究で相矛盾する結果が出ており，現時点での評価は困難である[82-84]。ただし家庭訪問は，ほかの同居家族の治療計画への参加を促すこととなり，また家庭環境のプラスの変化とマイナスの変化とを継続的に評価する上でも有用となるであろう。

両親のメンタルヘルスの問題を扱うことは，困難ではあるが必要な事項である。口の重い養育者とそのことについて話し合い，FTTの子どもを抱えていることの大変さに共感し，医療者として，「両親の不安を和らげるのに有用となるカウンセリングを受けることを勧める」との声かけをするとよい。中立的な立場から，カウンセリングの受講を勧奨するのは，両親に欠陥があるという意味合いではなく，子どもの成長に対して親のメンタルヘルスというものが強く影響を及ぼしうるからである，ということを必ず伝える。両親間に親密パートナー間暴力（IPV，いわゆるDV）の問題がある場合には，専門的に対応する行政部門があることを知らせる。DVケースとして紹介を行う際には，細心の配慮が求められるが，このような問題を取り扱うことは極めて重要である。

FTTの子どもを持つ家族は，コミュニティー内に支援をしてくれる人がいないことがほとんどであり，治療に当たっては治療者側が，両親を励まし正のフィードバックを与えるための支援チームを実際に結成して対応に当たることが多い。家族が潜在的に有している支援のリソースを明確化していくためのプロセスの手助けを

することも重要であり，この支援リソースの中に地域で推奨されている援助を盛り込むことも可能である。成長不全の子どもやその同胞の保育先を見つけるという単純な支援であっても，ストレスフルな状態の養育者にとって，短時間でも息抜き（レスパイト）ができることに繋がる。FTTの子どもが保育を受けている間を利用して，質の高い子どものケアの方法，わかりやすい摂食指導，こまめなフォローアップを行う事は，いずれも必要かつ重要な対応である。状況によっては，保育の現場で二食分，食事をさせることを担保する方が，自宅で食事をさせるよりも，その子どもの年齢（月齢）にあったカロリーをしっかりと摂取させることとなるであろう。

理想的には，子どもの成長障害に寄与したすべての要因に対し，包括的な対応を行う事が望まれる。実際にそのような対応を行う事は困難な場合が多いが，それらの要因を部分的に解決するだけでも大きな意味がある[38]。ただ事例によっては，子どもの栄養不良の状態があまりにも重度であったり，FTTに寄与する要因の数があまりに多すぎたり，解決のために時間がかかりすぎると判断され，自宅ではその子どもの安全が担保しえないと推察される場合もあるであろう。そのような場合には，児童相談所に事例の通告を行わなくてはならない。その他にも子どもに虐待を疑わせる徴候が確認されたり，家庭内の薬物・アルコール乱用の問題や重度の精神障害・認知障害の問題があり，子どもが重大な安全上のリスクに晒されたりする状態がある場合や，親が子どもの成長にどのような影響をもたらしうるのかを知りながら，故意に食事を与えないような場合にも，児童相談所に関与してもらう必要がある[36]。ネグレクトはFTTの寄与因子であることが多いが，親が意図的に起こしていたネグレクトであるのか，親は意図しておらずにネグレクトの状態に陥ってしまったのかの判断は，時に困難である。意図的なネグレ

クトは児童相談所通告の絶対適応であるが，親が意図しておらずにネグレクトに至ってしまった事例では，通告されることもあればされないこともある。それは，そのような状況をチームが介入することによって立て直しが期待できるか否かによって決まってくる。

これといった病因が特に明確ではない事例のケアを行う際に，FTTの原因はネグレクトである可能性が最も高い，と決めてかかってはならない[66]。同じく子どもの成長障害の背景に，物質的な資源の乏しさがあり，情緒的な交流の少なさが存在していると判断されたとしても，必ずしも親のネグレクトが成長障害の原因であるとは限らない[48]。治療に対しての著しいコンプライアンス不良も，ネグレクトとしての通告対象となりうるが，その場合，両親に対して適切な指示を行っていることやその指示内容につき診療録に明記し，さらに指示に従わなかった場合に子どもに生じうるリスクを説明し親がそれに対し理解を示したこと，かつ，そのうえで医療者側の指示が全く守られていないことを，明確に診療録に残しておく必要がある[85]。もちろん，児童相談所への通告は決して「非難されるべき親への最後通牒」ではなく，子どもと家族が安定して過ごせるようにし，医療機関への受診を適切に果たすことができるように支援するために行うものである。

児童相談所に通告された子どものすべてが一時保護に至るわけではなく，多くの家庭は在宅指導の形で，自宅で支援を受けることとなる。一方で，親子分離が適切と判断された場合，子どもをしかるべき場所に保護することは何よりも重要である。その場合，FTTに関しての教育機会，適切な栄養補給手段，適切な医療機関への紹介，健康保険証の発行など，問題解決のための手段等を里親がすでに有しているかを確認し，ない場合にはそれらを用意する必要がある[36]。家庭機能不全があり家庭環境が安定しないことがFTTの要因の一つとなっている子ども

第57章　発育不全(FTT：Failure to Thrive)　**901**

に対し，児童養護施設や里親を転々とすること
は有害となりうる。医療者は子どもにとり安定
した適切な環境を提供できるように努力をしな
くてはならない。FTT事例の場合，通常は里親
委託となる期間は永続的ではなく，両親が我が
子を成長障害に至らしめた状態を修正していく
間の一時的なものである。ただ両親が我が子を
成長障害に至らしめた状態が修正可能であるこ
とが明らかであり，かつ通告される前から両親
がその問題の修正に既に取り組んでいる場合で
あったとしても，子どもの年齢（月齢）や栄養
不良の重症度によっては，家族の問題が解決さ
れるのを待つ余裕がないこともありうる。

予後

　FTTに関する初期の論文では，「栄養失調児で
は初回評価時に発達遅滞が認められることが多
い」と記載されている[1-3]。乳幼児期の脳が急
速に成長していくことを鑑みるに，栄養不良も
含めて，この時期に受ける生物学的な身体への
ダメージは，原因が何であれその後に栄養状態
が回復したとしても，子どもの発達や認知的予
後に影響を与えうる。ただし，ネグレクトFTT
に陥った子どもの，その後の発達的な予後に関
しては，明確化することが困難な問題であった。
　FTTの予後に関する初期の研究では，FTTの
子どもは身体的にも知的にも，発達の遅れが認
められた，と報告されている[86]。それ以後も，
さまざまな方法を用いて成長障害の既往のある
子どもの認知能力を評価する研究がいくつも実
施されているが，その結果は相矛盾した状態に
ある。CorbettとDrewettは，31の研究論文を対
象にしたメタアナリシスの結果を含めた，秀逸
な総説を発表している[87]。この報告では，「対
照群をある程度適切に設定していたエビデンス
レベルの比較的高い研究で，乳幼児期のFTTの
既往は，その後の知的発達との関連性（有害な
影響）が確認されている」と指摘されていて，

具体的には「乳幼児期のFTTの既往のある場合，
将来のIQが平均4.2下がると推定されている」
と記載されている[87]。RudolfとLoganは，彼
らが設定した選択基準を満たした13の研究を対
象に系統的レビュー文献研究を行い，FTTの既
往を有する子どもでは将来のIQが平均3低下す
る，との報告を行っている[88]。またこの文献で
は，FTTの既往のある子どもは，対照群に比較
して体重は軽く，身長は低かったが，大半の事
例は体重も身長も3パーセンタイル以上であっ
た，とも報告されている[88]。さらにEmondら
による最近の研究では，出生から生後8週間ま
での体重増加は，8歳時のIQと正の線形相関を
することが示されている[89]。FTT事例に対す
る介入治療の結果については，系統的レビュー
を実施するほどには十分な数の研究が実施され
ていないものの，現在までに報告されている研
究結果に基づくならば，介入による子どもの認
知機能の発達予後の改善に関しては，相矛盾す
る結果が示されている[82, 84, 90-92]。
　FTTの子どものその後の予後が明確とはなっ
ていない理由には，各研究間で，FTTの定義，
除外基準，観察期間が異なり，実施した発達検
査の種類や行った介入法も大きく異なっている
など，複数の問題が寄与している。初期の研究
の多くが，対照群を設けていない入院患児を対
象とした症例研究であり，選択バイアスという
問題が潜在していたことは明らかである。FTT
の既往のある子どもの発達評価を行う際のその
他の主たる問題点としては，FTTそのものが多
様性のある病態であること，親の知性・学歴・
メンタルヘルス・社会経済的地位や，その他の
類型の虐待・ネグレクトの併発など，様々な交
絡因子が存在していて，そのいずれもが単独で
も累積的にも，最終的な認知的予後に影響を及
ぼしている点が挙げられる。Macknerらは，ネ
グレクトとFTTとは子どもの認知機能に相乗的
な累積効果をもたらす，との研究結果を報告し
ている[93]。

902　第Ⅷ部　特別な論題

以上まとめると，現時点では一部相反する結果を示した研究はあるものの，乳幼児期の成長障害の既往は，長期的な成長・発達を遂げる上での潜在的なリスク要因となりうるということができる[38]。そのような状況に陥らないためにも，FTTを認める子どもに対しては，その原因を少なくとも一つは解消するために治療を行うとともに，併発する発達上の問題に対しても，積極的な支援を行っていく必要がある[36]。

現時点での医学的証拠の確からしさ

本章の冒頭で概説した通り，FTTの定義はあいまいな状況にある。このために，FTTの問題に関して一貫性や均質性をもって論じることはできず，診断に関してのエビデンスの強さについて論じることも不可能な状況にある。重要なのは，FTTはそれ自体は診断というよりも，あくまでも徴候であるという点である。一方でFTT事例の診断・治療・予後に関する医学的研究のエビデンスレベルの評価は徴候ではなく「診断」を基軸としてなされるものである。このような相矛盾する状況にあるため，FTTに関する医学研究は理想的な二重盲検化した無作為化比較対照研究（RCT）として行われたものはほとんど存在していない。FTTという病態の不均一性（病態が多様で複雑であること）もまた，診断・治療・予後に関する医学的証拠を示すうえでの困難さに繋がっている。

FTTに関する初期の研究で不足している点については，本章でも折に触れ指摘した。初期の研究ではFTTを器質的・非器質的の2つの病態に分け，主に後者を対象としたものが多かったが，今となってはもう古いそれらの研究の精度が適切であったのかを推し量ることは不可能なことが多い。ここ30年間で実施されたFTTの研究の多くは症例研究であるが，わずかではあるが症例対照研究も存在している。完全に二重盲検化されたRCT研究はないが，何編かは前方視

的な研究として実施されている。FTTの予後に関する系統的レビューやメタアナリシス研究の結果は極めて参考になるものであり，それぞれの研究結果は極めて類似している[87, 88]。

今後の研究の展望

簡潔で明瞭なFTTの定義を策定することは困難な目標ではあるが，それができれば事例の正確な診断が可能となり，研究の均一性も向上することとなる。FTTの成因は多岐に及ぶため，単に器質性か非器質性かという区別を行うよりも，適切な分類体系を明確化することが，治療の適切性や予後に関する研究を行う上で極めて有用となるであろう。FTTの症状を呈し受診した子どもの正確な評価を阻む要因を評価し，無用な検査を可能な限り減らしていく取り組みも進めていく必要がある。また新しい治療プログラムを開発し，評価する必要があることも言うまでもない。

結語

身体計測値に基づいた明確で一貫性のある定義は，現時点でコンセンサスを得られたものはないものの，FTT児に認められる正常の成長パターンからの逸脱は，臨床的に栄養不良を示す徴候であることに疑いの余地はない。FTTを引き起こした病因（単独の場合もあれば複数の場合もある）を明らかにするためには，子どもと家族の生物学的・心理学的・社会的な側面を慎重に考慮する必要がある。FTTの事例に対しては，詳細な病歴聴取や身体的診察を行った後に，精密検査に進む必要がある。その治療に際しては，単に栄養的に改善させるのではなく，FTTを引き起こした原因について目を向ける必要がある。多職種が連携して対応を行う事で，最も容易かつ効果的に評価や治療を行うことが可能となる。乳幼児期の成長障害は，その後の適切

な成長・発達に問題が生じる潜在的なリスク要因であり，適切かつ時宜を得た治療を行うことが，そのようなリスクを軽減することとなりうる。FTTの背景にある複雑な状況というのを理解することで，医師はこの病態に対し熱心に，かつ自信をもって対応することができるようになるであろう。

文献

1. Holt L: The derangements of nutrition. *In*: Holt L (ed): *The Diseases of Infancy and Childhood*, D. Appleton & Company, New York, 1897, pp 192-209.
2. Griffith J: Infantile atrophy. *In*: Griffith J (ed): *The Diseases of Infants and Children*, WB Saunders, Philadelphia, 1919, pp 610-615.
3. Griffith J: Malnutrition. *In*: Griffith J (ed): *The Diseases of Infants and Children*, WB Saunders, Philadelphia, 1919, pp 615-620.
4. Spitz R: Hospitalism. *Psychoanal Study Child* 1945;1:53-74.
5. Spitz R: Anaclitic depression. *Psychoanal Study Child* 1946;2:313-342.
6. Patton R, Gardner L: Influence of family environment on growth: the syndrome of "maternal deprivation." *Pediatrics* 1962;30:957-962.
7. Skuse DH: Non-organic failure to thrive: a reappraisal. *Arch Dis Child* 1985;60:173-178.
8. O'Reilly D. Maternal deprivation syndrome. Available at http://www.nytimes.com/health/guides/disease/maternal-depriration-syndrome/overview.htlm
9. Sameroff AJ, Chandler MJ: Reproductive risk and the continuum of caretaker casualty. *In*: Horowitz F (ed): *Review of Child Development Research*, University of Chicago Press, Chicago, 1975, pp 187-243.
10. Frank DA, Zeisel SH: Failure to thrive. *Pediatr Clin North Am* 1988;35:1187-1206.
11. Emond A, Drewett R, Blair P, et al: Postnatal factors associated with failure to thrive in term infants in the Avon Longitudinal Study of Parents and Children. *Arch Dis Child* 2007;92:115-119.
12. O'Brien LM, Heycock EG, Hanna M, et al: Postnatal depression and faltering growth: a community study. *Pediatrics* 2004;113:1242-1247.
13. Argyle J: Approaches to detecting growth faltering in infancy and childhood. *Ann Hum Biol* 2003;30:499-519.
14. American Academy of Pediatrics Committee on Nutrition: Failure to thrive (pediatric undernutrition). *In*: Kleinman R (ed): *Pediatric Nutrition Handbook*, American Academy of Pediatrics, Elk Grove Village, IL, 2004, pp 443-457.
15. Gomez F, Galvan RR, Cravioto J, et al: Malnutrition in infancy and childhood, with special reference to kwashiorkor. *Adv Pediatr* 1955;7:131-169.
16. Cole TJ, Flegal KM, Nicholls D, et al: Body mass index cut offs to define thinness in children and adolescents: international survey. *Br Med J* 2007; 335:194.
17. Olsen EM, Skovgaard AM, Weile B, et al: Risk factors for failure to thrive in infancy depend on the anthropometric definitions used: the Copenhagen County Child Cohort. *Paediatr Perinat Epidemiol* 2007;21:418-431.
18. Guo SM, Roche AF, Fomon SJ, et al: Reference data on gains in weight and length during the first two years of life. *J Pediatr* 1991;119:355-362.
19. Cole TJ: Conditional reference charts to assess weight gain in British infants. *Arch Dis Child* 1995; 73:8-16.
20. Wright JA, Ashenburg CA, Whitaker RC: Comparison of methods to categorize undernutrition in children. *J Pediatr* 1994;124:944-946.
21. Wilcox WD, Nieburg P, Miller DS: Failure to thrive. A continuing problem of definition. *Clin Pediatr (Phila)* 1989;28:391-394.
22. Olsen EM: Failure to thrive: still a problem of definition. *Clin Pediatr (Phila)* 2006;45:1-6.
23. Olsen EM, Petersen J, Skovgaard AM, et al: Failure to thrive: the prevalence and concurrence of anthropometric criteria in a general infant population. *Arch Dis Child* 2007;92:109-114.
24. Hughes I: Confusing terminology attempts to define the undefinable. *Arch Dis Child* 2007;92:97-98.
25. Homer C, Ludwig S: Categorization of etiology of failure to thrive. *Am J Dis Child* 1981;135:848-851.
26. Pagliacelli L: Dealing with failure to thrive in children. *In: Infectious Disease in Children*, Thorofare, NJ, 2007, p 3.
27. Krugman SD, Dubowitz H: Failure to thrive. *Am Fam Physician* 2003;68:879-884.
28. Borell-Carrio F, Suchman AL, Epstein RM: The biopsychosocial model 25 years later: principles, practice, and scientific inquiry. *Ann Fam Med* 2004; 2:576-582.
29. Careaga MG, Kerner JA Jr: A gastroenterologist's approach to failure to thrive. *Pediatr Ann* 2000;29:558-567.
30. Goldson E: Neurological aspects of failure to thrive. *Dev Med Child Neurol* 1989;31:821-826.
31. Boddy JM, Skuse DH: The process of parenting in failure to thrive. *J Child Psychol Psychiatry* 1994;35:401-424.
32. Rudolph CD: Feeding disorders in infants and children. *J Pediatr* 1994;125:S116-124.
33. Fleisher DR: Functional vomiting disorders in infancy: innocent vomiting, nervous vomiting, and infant rumination syndrome. *J Pediatr* 1994;125:S84-94.
34. Blair PS, Drewett RF, Emmett PM, et al: Family, socioeconomic and prenatal factors associated with failure to thrive in the Avon Longitudinal Study of Parents and Children (ALSPAC). *Int J Epidemiol* 2004;33:839-847.
35. Altemeier WA, 3rd, O'Connor SM, Sherrod KB, et al: Prospective study of antecedents for nonorganic failure to thrive. *J Pediatr* 1985;106:360-365.
36. Frank D, Drotar D, Cook J, et al: Failure to thrive. *In*: Reece RM, Ludwig S: *Child Abuse: Medical Diagnosis and Management*. Lippincott, Williams & Wilkins, Philadelphia, 2001, pp 307-337.
37. Brandt I: Growth dynamics of low birthweight infants with emphasis on the prenatal period. In: Falkner F, Tanner J: *Human Growth, Neurobiology and*

904 第Ⅷ部 特別な論題

Nutrition. Plenum Press, New York, 1979, pp 557-617.

38. Bithoney WG, Dubowitz H, Egan H: Failure to thrive/growth deficiency. *Pediatr Rev* 1992;13:453-460.
39. Turecki S: The behavioral complaint: symptom of a psychiatric disorder or a matter of temperament? *Contemp Pediatr* 2003;20:111-117.
40. Thomas A, Chess S: The role of temperament in the contributions of individuals to their development. In: Lerner R, Bush-Rossnagel N: *Individuals as Producers of Their Development. A Life-span Perspective.* Academic Press, New York, 1981, pp 231-255.
41. Darlington AS, Wright CM: The influence of temperament on weight gain in early infancy. *J Dev Behav Pediatr* 2006;27:329-335.
42. Wilensky DS, Ginsberg G, Altman M, et al: A community based study of failure to thrive in Israel. *Arch Dis Child* 1996;75:145-148.
43. Feldman R, Keren M, Gross-Rozval O, et al: Mother-child touch patterns in infant feeding disorders: relation to maternal, child, and environmental factors. *J Am Acad Child Adolesc Psychiatry* 2004;43:1089-1097.
44. Stewart KB, Meyer L: Parent-child interactions and everyday routines in young children with failure to thrive. *Am J Occup Ther* 2004;58:342-346.
45. Wright CM, Parkinson KN, Drewett RF: How does maternal and child feeding behavior relate to weight gain and failure to thrive? Data from a prospective birth cohort. *Pediatrics* 2006;117:1262-1269.
46. Parkinson KN, Wright CM, Drewett RF: Mealtime energy intake and feeding behaviour in children who fail to thrive: a population-based case-control study. *J Child Psychol Psychiatry* 2004;45:1030-1035.
47. Drotar D, Pallotta J, Eckerle D: A prospective study of family environments of children hospitalized for nonorganic failure-to-thrive. *J Dev Behav Pediatr* 1994;15:78-85.
48. Marcovitch H: Failure to thrive. *Br Med J* 1994;308:35-38.
49. Duniz M, Scheer PJ, Trojovsky A, et al: Changes in psychopathology of parents of NOFT (non-organic failure to thrive) infants during treatment. *Eur Child Adolesc Psychiatry* 1996;5:93-100.
50. Dossett EC: Perinatal depression. *Obstet Gynecol Clin North Am* 2008;35:419-434.
51. Wright CM, Parkinson KN, Drewett RF: The influence of maternal socioeconomic and emotional factors on infant weight gain and weight faltering (failure to thrive): data from a prospective birth cohort. *Arch Dis Child* 2006;91:312-317.
52. Weston JA, Colloton M, Halsey S, et al: A legacy of violence in nonorganic failure to thrive. *Child Abuse Negl* 1993;17:709-714.
53. van Wezel-Meijler G, Wit JM: The offspring of mothers with anorexia nervosa: a high-risk group for undernutrition and stunting? *Eur J Pediatr* 1989;149:130-135.
54. Stein A, Fairburn CG: Children of mothers with bulimia nervosa. *Br Med J* 1989;299:777-778.
55. McCann JB, Stein A, Fairburn CG, et al: Eating habits and attitudes of mothers of children with non-organic failure to thrive. *Arch Dis Child* 1994; 70:234-236.

56. Moldavsky M, Stein D: Munchausen Syndrome by Proxy: two case reports and an update of the literature. *Int J Psychiatry Med* 2003;33:411-423.
57. Bools CN, Neale BA, Meadow SR: Co-morbidity associated with fabricated illness (Munchausen syndrome by proxy). *Arch Dis Child* 1992;67:77-79.
58. Roesler TA, Barry PC, Bock SA: Factitious food allergy and failure to thrive. *Arch Pediatr Adolesc Med* 1994;148:1150-1155.
59. Listernick R: Accurate feeding history key to failure to thrive. *Pediatr Ann* 2004;33:161-166.
60. Pugliese MT, Weyman-Daum M, Moses N, et al: Parental health beliefs as a cause of nonorganic failure to thrive. *Pediatrics* 1987;80:175-182.
61. Black MM, Hutcheson JJ, Dubowitz H, et al: Parenting style and developmental status among children with nonorganic failure to thrive. *J Pediatr Psychol* 1994;19:689-707.
62. Heptinstall E, Puckering C, Skuse D, et al: Nutrition and mealtime behaviour in families of growth-retarded children. *Hum Nutr Appl Nutr* 1987;41:390-402.
63. Robinson JR, Drotar D, Boutry M. Problem solving abilities among mothers of infants with failure to thrive. *J Pediatr Psychol* 2001;26:26-32.
64. Drotar D, Sturm L: Prediction of intellectual development in young children with early histories of nonorganic failure-to-thrive. *J Pediatr Psychol* 1988; 13:281-296.
65. Drotar D: The family context of nonorganic failure to thrive. *Am J Orthopsychiatry* 1991;61:23-34.
66. Spencer NJ: Failure to think about failure to thrive. *Arch Dis Child* 2007;92:95-96.
67. Kellogg ND, Lukefahr JL: Criminally prosecuted cases of child starvation. *Pediatrics* 2005;116:1309-1316.
68. Wright CM: Growth charts for babies. *Br Med J* 2005;330:1399-1400.
69. World Health Organization. Nutrition Media Centre Launch of the WHO Child Growth Standards. 2008 Available from: http://www.who.int/nutrition/media_page/en/. Accessed September 1, 2008.
70. Wright C, Lakshman R, Emmett P, et al: Implications of adopting the WHO 2006 Child Growth Standard in the UK: two prospective cohort studies. *Arch Dis Child* 2008;93:566-569.
71. Piazza CC, Fisher WW, Brown KA, et al: Functional analysis of inappropriate mealtime behaviors. *J Appl Behav Anal* 2003;36:187-204.
72. Sills RH: Failure to thrive. The role of clinical and laboratory evaluation. *Am J Dis Child* 1978;132:967-969.
73. Berwick DM, Levy JC, Kleinerman R: Failure to thrive: diagnostic yield of hospitalisation. *Arch Dis Child* 1982;57:347-351.
74. Adedoyin O, Gottlieb B, Frank R, et al: Evaluation of failure to thrive: diagnostic yield of testing for renal tubular acidosis. *Pediatrics* 2003;112:e463.
75. Fryer GE Jr: The efficacy of hospitalization of non-organic failure-to-thrive children: a meta-analysis. *Child Abuse Negl* 1988;12:375-381.
76. Waterlow JC: Classification and definition of protein-calorie malnutrition. *Br Med J* 1972;3:566-569.
77. McLaren DS, Read WW: Classification of nutritional status in early childhood. *Lancet* 1972;2:146-148.

第57章 発育不全(FTT：Failure to Thrive)　**905**

78. Puntis JW: Specialist feeding clinics. *Arch Dis Child* 2008;93:164-167.

79. Mehanna HM, Moledina J, Travis J: Refeeding syndrome: what it is, and how to prevent and treat it. *Br Med J* 2008;336:1495-1498.

80. Brown KH, Peerson JM, Rivera J, et al: Effect of supplemental zinc on the growth and serum zinc concentrations of prepubertal children: a meta-analysis of randomized controlled trials. *Am J Clin Nutr* 2002;75:1062-1071.

81. Piazza CC, Patel MR, Gulotta CS, et al: On the relative contributions of positive reinforcement and escape extinction in the treatment of food refusal. *J Appl Behav Anal* 2003;36:309-324.

82. Wright CM, Callum J, Birks E, et al: Effect of community based management in failure to thrive: randomised controlled trial. *Br Med J* 1998;317:571-574.

83. Black MM, Dubowitz H, Hutcheson J, et al: A randomized clinical trial of home intervention for children with failure to thrive. *Pediatrics* 1995;95:807-814.

84. Raynor P, Rudolf MC, Cooper K, et al: A randomised controlled trial of specialist health visitor intervention for failure to thrive. *Arch Dis Child* 1999;80:500-506.

85. Block RW, Krebs NF: Failure to thrive as a manifestation of child neglect. *Pediatrics* 2005;116:1234-1237.

86. Glaser HH, Heagarty MC, Bullard DM Jr, et al: Physical and psychological development of children with early failure to thrive. *J Pediatr* 1968;73:690-698.

87. Corbett SS, Drewett RF: To what extent is failure to thrive in infancy associated with poorer cognitive development? A review and meta-analysis. *J Child Psychol Psychiatry* 2004;45:641-654.

88. Rudolf MC, Logan S: What is the long term outcome for children who fail to thrive? A systematic review. *Arch Dis Child* 2005;90:925-931.

89. Emond AM, Blair PS, Emmett PM, et al: Weight faltering in infancy and IQ levels at 8 years in the Avon Longitudinal Study of Parents and Children. *Pediatrics* 2007;120:e1051-1058.

90. Black MM, Dubowitz H, Krishnakumar A, et al: Early intervention and recovery among children with failure to thrive: follow-up at age 8. *Pediatrics* 2007;120:59-69.

91. Hutcheson JJ, Black MM, Talley M, et al: Risk status and home intervention among children with failure-to-thrive: follow-up at age 4. *J Pediatr Psychol* 1997;22:651-668.

92. Casey PH, Kelleher KJ, Bradley RH, et al: A multi-faceted intervention for infants with failure to thrive. A prospective study. *Arch Pediatr Adolesc Med* 1994;148:1071-1077.

93. Mackner LM, Starr RH Jr, Black MM: The cumulative effect of neglect and failure to thrive on cognitive functioning. *Child Abuse Negl* 1997;21:691-700.

58

乳幼児・小児における薬物同定

Kevin P. Kent, MD, and Kavita M. Babu, MD

はじめに

　薬物スクリーニングを行うことで，生体内に生体異物が存在しているか否かを正確に評価することが出来る。ただし薬物スクリーニングは，詳細な病歴聴取や身体診察や経験を積んだ臨床医の判断に取って代わるわけではなく，また代わるべきものでもない。とはいえ，子どもの安全についての考察を行う必要がある場合に，薬物スクリーニングを行うことで，薬物暴露の可能性についての重要な情報を得ることが出来るし，スクリーニングツールとして多集団を対象として実施することが出来，陽性患者を対象として集中的な介入対応を行うこともできる。

　薬物スクリーニングとは，処方薬，違法薬物，様々な環境物質などの存在の有無を特定するために用いられる検査を指す用語である。単一のスクリーニング方法ですべての物質を同定することは不可能であり，それぞれの施設・検査室で行える検査は異なっている。臨床医は，自施設でオーダーできる検査の内容につき，精通していることが重要である。臨床医にとっては，次々に開発される新しい検査方法についてのアップデートの知識を得ることや，特定の地域で蔓延している薬物（メタンフェタミン，ケタミン，ガンマヒドロキシ酪酸塩など）を把握し，それを標的とする迅速検査法を用いることも，極めて重要といえる。このようなことを成し遂げるためには，地域の研究ラボや中毒学者とのコンサルテーション体制を整えることが重要である。

　子どもの安全のために薬物スクリーニングを行う意義は，新生児・小児・思春期の特定の母集団における薬物暴露を同定することにある。妊娠中の女性が薬物使用の自己申告することもしばしばあるが，新生児期やそれ以降の小児期の健康や成長に多大な影響を与えうる薬物も少なくはない。一方で薬物乱用をしている妊婦は，親になる資格はないと思われ，生まれた子どもを取り上げられるのではないかという不安や，強制的な矯正治療を受けさせられることを恐れて，その事実を隠してしまうことも稀ではない。母親の自己申告による子宮内薬物暴露の有病率は，常に過小評価されていると思われる。母集団によっても異なるが，その頻度は0.4％から27％と推定されている[1, 2]。妊娠中の母親の薬物使用は，早産・子宮内発育不全・先天奇形・死産・新生児薬物離脱症候群など，時に重大な影響を及ぼす[3]。適切な薬物スクリーニングの実施は，ハイリスク乳幼児の特定に繋がり，また薬物の影響に対しての早期介入も可能となる。一般的に薬物スクリーニングを実施する基準としては，母親の薬物乱用歴，早産児出生の既往，胎盤早期剥離の既往，妊婦検診未受診，院外出生の既往，などが挙げられる[4]。

　一方，乳幼児・小児を対象とした薬物スク

リーニングの実施は，家庭内における薬物への偶発的暴露を引き起こす監督ネグレクトの存在，家庭内の違法薬物の存在，医療的虐待（いわゆる代理によるミュンヒハウゼン症候群），鎮静剤や薬物を悪用した性的暴行（第15章参照）などを同定することが可能となる。思春期の子どもにおいても，これらの問題が同定されうるが，この世代ではさらに子ども自身の薬物乱用の問題や，薬物に促進された危険を顧みない行動などの問題も加わる。

薬物スクリーニング検査の結果の解釈は，複雑で困難な場合もあり，養育者や子どもから得られた病歴や身体所見，検査の方法，ターゲットとした薬物，検査に用いた検体の出所，など様々な要因にも依存するものである。検知可能な薬物やその代謝応答時間などの知識があることで，各々の臨床現場において最適な検査を選択できるようになるであろう。

薬物検査の各種方法

一般的な薬物や一般的ではない薬物を含め，数千に及ぶ生体異物を定性的・定量的に測定する方法には様々なものがある。児童保護分野において最もよく使われる検査方法としては，薬物スクリーニングのための免疫学的測定法（イムノアッセイ）と，薬物の乱用の確認と定量のためのクロマトグラフィー／分光法が挙げられる。

免疫学的測定法と薬物迅速診断スクリーニング検査

初回の薬物スクリーニング法としては，酵素免疫測定法，蛍光偏光免疫測定法，放射免疫測定，標識イムノソルベント法など，いくつかの方法が挙げられるが[5]，多くの臨床現場や救急部では，迅速薬物スクリーニング法として免疫学的測定法が頻用されている。抗体反応を基盤とするこの測定法は，一般的に標的薬物に対しての感度も特異度も高い方法である。免疫学

的測定法使用は，家庭での妊娠検査と同様，簡便で比較的費用も安く，反応時間も短いため，広く利用されている。ただしこの方法には，交差反応（類似の構造を有する物質に対し，抗体が反応してしまう）の問題がある。例えば数世代前の検査キットでは，治療として使用したプソイドエフェドリンが交差反応を示し，メタンフェタミン・スクリーニングが陽性となってしまう。新しい世代の免疫学的測定法は，交差反応がより少なく，はるかに特異度が高い。最新の検査キットでは，プソイドエフェドリンが過量投与されていた場合にのみ，メタンフェタミンの測定に影響する。すべての検査室には，採用している検査キットの検査方法や，主たる薬物との交差反応をきたしうる可能性を記した添付文書が保管されているはずである。交差反応に関する疑義を明確にするためには，使用する検査キットに関する正確な知識が必要なため，疑問がある場合にはまず現場の検査技師に相談を行うべきである。

クロマトグラフィー分析

最近の迅速薬物スクリーニング検査は，特異度がかなり向上してはいるものの，臨床の現場や法医学や犯罪捜査での使用に耐えうるために，ほとんどの検査室では，スクリーニング陽性者に対して，偽陽性の可能性を除外するための二次検査（確認検査）を実施している。確認試験は，古くからクロマトグラフィー分析や分光法によって行われている[5]。クロマトグラフィー分析や分光法は，物理的に個々の物質を分離し，次にそれらを特定する，というプロセスで行われるため特異度が極めて高い。加えてこの方法では，多くの薬物の血清中の濃度を定量的に測定することが可能である。定量的な濃度測定を行うことで，薬物に暴露された時間の推定，血中薬物濃度の経時的モニタリング，毒性の予測，治療方針の決定，などが可能となる。薄層クロマトグラフィー（TLC），ガスクロマトグラ

908 第VIII部 特別な論題

フィー／質量分析法（GC/MS），液体クロマトグラフィー／質量分析法（LC/MS）などの様々な技術が，免疫学的測定法によって得られた定性的結果の確認検査法として，頻用されている。ただクロマトグラフィー法は，コストが高く，検査に時間を要し，専門技師の確保が必要なため，広く普及させるには限りがある。

生物学的検体試料

薬物スクリーニングには，様々な組織サンプルや体液サンプルを用いることができるが，収集が容易で検査前の調整がほとんど必要とされないため，尿検体が好んで用いられる。しかし尿検体による薬物スクリーニング検査は一般的には定性的検査であり，薬物を摂取してから検出限界時間を超えてしまった場合には，ほとんど情報は得られない。マリファナを例外として，多くの乱用薬物は薬物暴露から72時間以上たった尿では検出されない（代表的な薬剤の検出限界時間については，表58-1を参照していただきたい）[2]。他人の尿を検尿カップに入れる，尿を希釈する，混ぜ物を混入させるなどの，尿薬物スクリーニングの際の不正を見抜く対策に，

多くの時間や労力が費やされてきた。専門的な薬物検査の場では，不正防止のために尿比重の特性や尿温などの確認を行っており，現在では，このような不正が成立することは稀である。

薬物検査の検体としては，血清などの血液サンプルもしばしば用いられる。血清検体を用いた場合，最も正確に定量的検査を行うことが可能であり，またアルコールなどの特定の薬物は，血清検体でなければ正確な測定が不可能である。血清検体を用いた検査の明らかな利点の1つとして，多くの薬物ではその測定結果が既に判明している用量反応曲線に沿うことが挙げられる。多くの事例において，とりわけ複数回の検査を繰り返すことで，薬物を摂取した日時や，摂取した量を同定することが可能となる。ただし血液検体を採取するためには，採血を行う医療スタッフや適切な各種測定機器が必要であり，検査コストが高くなってしまう。また，採血する際の針刺し事故による血液感染性病原体への暴露といったリスクも生じる点が，問題点として挙げられる。

薬物スクリーニング検査を行う対象が新生児の場合，胎便は非常に重要な検体試料となる。胎便は，脱落した胎児産毛，消化管粘膜の落屑

表58-1　代表的薬物の尿中残存時間	
薬物名	尿中残存期間
アンフェタミン	2-3日
コカイン代謝物資（ベンゾイルエクゴニン）	2-3日
オピエイト 　ブプレノルフィン 　コデイン 　6-MAM（ヘロイン代謝物質） 　メタドン 　モルヒネ	 48-56時間 24時間 2-4時間 7-9時間 48時間
マリファナ代謝物質（テトラヒドロカンナビノール）	2-5日；ヘビーユーザーにおいては10日以上
メタンフェタミン	2日

出典：Wolff K. Farrell M, Marsden j, et al. A review of biological indicators of illicit drug use, practical considerations and clinical usefulness. *Addiction* 1999; 94: 1279-1298.

物，羊水，妊娠第二期（妊娠4カ月以降）より形成され始める，腸内分泌物などが混じたものである。母親が摂取した薬物は，妊娠第二期以降，胎児の胎便内に蓄積し続け，分娩時や分娩直後の胎便内に保持された状態にある。一般的には4〜5gの胎便があれば検査室で分析可能であるが，検査室によっては2g程度の量でも十分検査可能である。胎便は長期に渡る母体の薬物乱用を反映するため，胎便を検体とした場合，違法薬物使用のスクリーニングの検出感度が高くなる点が利点となる。ある研究では，胎便は新生児尿を用いた薬物スクリーニングと比較して，胎児期のコカイン暴露の検出感度は2倍にのぼった，と報告されている。胎便で薬物反応が陽性で，新生児尿では陰性であった場合，分娩の数日前に母親が断薬したということが示唆される。胎便は簡単に採取可能であることも利点として挙げられる。ただし，次第に出生後の便が混じるようになるため，胎児期の薬物暴露のスクリーニング検査目的で採取する場合，採取に適した時期は，出生後約24時間以内に限られる。民間の検査室では，胎便を用いた薬物スクリーニング検査を，大規模に実施しうる。どのような薬物に検査実績があるか，確定診断のためにどのような二次的検査を行うのか，通常はあまり行わない薬物検査を実施可能であるのか，などについては各々依頼する検査室や検査会社に問い合わせを行う必要がある。

　新生児期や小児期の違法薬物への暴露を特定するために，毛髪も検体としてしばしば用いられる。毛髪の検査には，ほとんどの検査法で，2〜5mgの毛髪が必要とされ，たいていの場合，外的な汚染物質を完全に取り除くために，検査の前処置として毛髪を洗浄する必要がある[6]。毛髪検体は収集されると，機械的に細断し，様々な有機溶剤で溶解したうえで，薬物の測定が行われる。胎便検査とは対照的に，新生児の毛髪を用いたコカインの薬物検査では，妊娠第三期（妊娠7カ月〜9カ月）における薬物暴露が同定

される。薬物乱用のある母親が妊娠に気付き医療機関に受診するのは，この期間であることが多く[6]，児童保護の観点からは，新生児の毛髪検査は極めて重要な意味を持つ。毛髪検査は収集が容易である点や，生後3カ月経ても陽性反応を確認しうる点が利点として挙げられる。薬物暴露によると思われる遅発性の症状を呈した乳幼児においては，この検出期間の長さは非常に有用となる[6]。毛髪検査の欠点としては，外的な汚染を受けやすいことや，検査室間で検査方法が標準化されていないことが挙げられる[7]。放射性免疫測定（RIA）法やELISA法では，非常に低い測定限界（0.02ng/g）で新生児の毛髪中のベンゾイルエクゴニン（コカインの第一代謝産物）を検出することが可能であり，その検出感度は84%と報告されている[6]。

　胎便と毛髪検査を比較した場合，違法薬物の同定のためには胎便検査の方が測定感度に優れる。ある研究では，同一患者におけるコカイン代謝産物の検出は，毛髪検体で78%，胎便検体で95%であった，と報告されている[6]。この研究では大麻やモルヒネについても検討されており，大麻の検出は毛髪検体で71%，胎便検体で95%であり，モルヒネの検出は両検体で同程度（87%）であったとも報告されている[6]。これらの相違は，胎便では長期に渡る期間の母体の薬物乱用を反映するため，と推察されている（胎便は妊娠第二期以前からの母体の薬物乱用を反映し，一方で毛髪検査は妊娠第三期以降の母体の薬物乱用を反映する）。

個々の薬物（各論）

アンフェタミン

　合法的に入手可能な薬物から合成できるという理由から，米国ではメタンフェタミンの乱用は1990年代に急増した。出産適齢期の女性の間でのメタンフェタミンの乱用は，コカイン乱用よりも多いと考えられており，米国では妊婦

の5%ほどがメタンフェタミンを乱用している
とされている[8]。アンフェタミン、デキストロ
アンフェタミン、エフェドリンなどのフェニル
エチルアミン系の他の薬剤は、20世紀から臨床
的に利用されるとともに、乱用薬物としても蔓
延している。メタンフェタミンは、臨床的には
ADHD、肥満症、ナルコレプシーなどの治療薬
として使用されている。

「アイス」「クリスタル」「スピード」などと
も呼称されているメタンフェタミンは、喫煙、
鼻からの吸入、血管内注射、経口摂取のいずれ
の方法でも急速に吸収される。メタンフェタミ
ンに特徴的な臨床的効果は、モノアミンオキシ
ダーゼ阻害とシナプス前ニューロン由来のドパ
ミン・セロトニン・ノルエピネフリンの広範囲
の放出により生じ、多幸感、敏捷性の増加、幻
覚、中枢神経系興奮、食欲減退、頻脈、けいれ
んなどをもたらす。

米国内で使用される違法なメタンフェタミン
の大半は、秘密裏に家庭内で製造され、家庭内
で生活する子どもを、試薬の引火による熱傷、
鉛への暴露、高濃度の酸や有機溶剤などの腐食
性薬品による皮膚損傷のリスクに晒すことにな
る。加えて、大量のメタンフェタミンの摂取に
より、養育者が子どもに食事を与えることが
出来なくなったり、適切な監督が出来なくなっ
たりするなどのネグレクトが生じうる。子ども
をおとなしくさせるために、親が子どもをメタ
ンフェタミン中毒にさせた事例も報告されてい
る[9]。さらにそのような環境下で育つ子どもた
ちは、武器による脅しや、ポルノグラフィの製
作を目撃したり、その被写体にされたりするな
どの性的搾取に晒されるリスクがより高いとさ
れている[9]。

メタンフェタミンは容易に胎盤を通過し、子
宮内発育遅延、胎盤剥離、早産などを引き起こ
しうる[4]。妊娠期のメタンフェタミン暴露によ
る低出生体重などの合併症は、妊婦が定期的に
メタンフェタミンを摂取している場合には、薬

物の食欲抑制効果と相まってさらに増悪する。
母体のメタンフェタミンの薬物乱用スクリーニ
ング検査は、尿、血清、胎便のいずれの検体で
も実施可能である。

メタンフェタミンが確認検査で陽性となった
としても、血管収縮剤、食欲抑制剤、中枢神経
興奮剤などの使用頻度の高い合法アンフェタミ
ン製剤の使用でも陽性となりうるために、法医
学的にしばしば論争となってしまう。

抗パーキンソン病薬であるセレギリンは、D-
メタンフェタミンに代謝され、また、よく使わ
れている非定型抗うつ薬であるビュープロピオ
ンもメタンフェタミン検査で偽陽性となり得る。
さらには、日常よく処方されるVicksなどの吸
入式点鼻薬も、L－メタンフェタミンを含有し
ているため、メタンフェタミンのスクリーニン
グ検査で偽陽性を呈しうる。ガスクロマトグラ
フィー／質量分析でさえも、これらの物質を完
全に区別できないため、違法に使用されたメタ
ンフェタミンとこれら薬剤を区別するためには、
陰イオン化学的イオン化GC-MS検査などの、よ
り洗練された方法が必要である[10]。

マリファナ

マリファナ（「草」「ポット」とも呼称される）
は、米国で乱用されることが最も多い違法薬物
である。たいてい煙草のように煙を吸うか、水
キセル（「bong」）によって吸引される。ハシシ
は、大麻樹脂を濃縮したものである。マリファ
ナの活性化合物であるデルタ9テトラヒドロカ
ンナビノール（THC：delta-9-tetrahydrocannab-
inol）が、多幸感や不安緩解などの薬理効果を
引き起こす[11]。マリファナは現在、連邦法（米
国規制物質法）においてスケジュールI薬剤（医
療価値がなく乱用の危険性がある）に指定され
ており、所持も栽培も違法である。しかし、一
部の州法では、医療目的でのマリファナ使用が
認められている[訳注a]。現在、思春期の子どもの
間でマリファナ使用が広がっており、2005年

第58章 乳幼児・小児における薬物同定 **911**

の研究では，中学2年生で16.3％，高校生の44.8％がマリファナを使用したことがあると報告されている[12]。

妊婦の約5％が，妊娠中にマリファナを吸引したと報告されている[13]。妊娠中のマリファナ使用の影響についてはかなりの議論がなされてきたが，多くの研究で，出生前のマリファナ暴露は在胎月齢に関わりなく低出生体重を引き起こし，早産のリスクを増大させる可能性があると結論付けられている[14-16]。また，出生前のマリファナ暴露は，長期間にわたって子どもの認知能力に影響を及ぼし，思春期以降でのマリファナ使用のリスクを増大させる可能性があると報告されている[17]。

基本的にあらゆる体液検体が，マリファナの検査に使用可能である。スクリーニング検査は，尿，血液，唾液，胎便，毛髪，爪で行うことが可能である。マリファナは脂肪組織に蓄積されるため，ヘビー・ユーザーであれば7〜10日までは，尿中に排泄されうる。妊娠中のマリファナ使用に関するスクリーニング検査は，通常は，新生児が排泄した胎便で実施される。

コカイン

コカインは様々な種類が存在し，米国で最も蔓延している違法薬物の1つである。2007年の薬物使用と健康に関する全国調査（NSDUH：National Survey on Drug Use and Health）による報告では，240万人の米国人が過去1カ月間にコカインを使用しており，さらに70万人がクラックコカインを使用していた，と報告されている[18]。妊婦におけるコカインの使用頻度は人種，社会経済的地位，地理的背景により異なるが，2.6％から11％と報告されている。ただし，この調査結果は妊婦の自己申告によるものであり，正確性に欠くことが指摘されている[19, 20]。

[訳注a] 現在ではいくつかの州で，限定条件下での嗜好用大麻の使用が認められている。

妊婦のコカイン使用の，胎児の成長に及ぼす影響は極めて特徴的であり，甚大である。コカイン使用による血管運動神経の慢性的な緊張増加は，胎盤灌流を損ない，子宮内の発育遅滞と低出生体重を引き起こす。同様に，コカインに起因するカテコラミンの過剰分泌は，胎盤剥離や予定日前の陣痛発来などを引き起こし得る。コカインに反復暴露された状態で出生した乳児は，吸啜力低下，摂食異常，過敏性，筋緊張亢進，あくび，くしゃみなどの症状を特徴とする，新生児薬物離断症候群を発症しうる。

ヘロインやメタンフェタミンなどの乱用性の高い他の物質とは異なり，コカインは米国規制物質法で，スケジュールⅡ薬物（医療的価値はあるが，依存性が非常に強い）に分類されており，主に耳鼻咽喉科領域で局所麻酔剤や粘膜血管収縮剤として，医学的使用が許可され続けている。過去数十年間に比べて使用頻度は低下しているものの，臨床医学における継続的な使用が，合法的な暴露によるスクリーニング・テスト陽性や，医薬品の横流しなどの問題を引き起こしている。

粉末化したコカインは，自然界に自生するアルカロイドであるベンゾイルエクゴニンの塩酸塩である。コカの木（コカ属）の葉を収穫した後に，硫酸あるいはベンゼンなどの溶液を用いて抽出することで，コカインは精製される。クラックコカインは塩酸塩を重炭酸ナトリウム溶液内に溶解し，合成塩基を抽出して作成する。コカインは，鼻からの吸引や経口摂取，粘膜からの吸収，静脈注射，喫煙などにより摂取され，単体で使用されることもあれば，オピオイドなどの他の薬物と併用されることもある。違法に販売するために，体内に隠す目的で巧妙に作られたパケット（包み）にコカインが入れられていることもある。このようなパケットを診断や司法対応の目的で取扱う際には，医療者は可能なかぎり触れないなど，細心の注意が必要である[21]。

コカインはどのような投与法であれ迅速に吸

収され，主に３つの代謝経路によって代謝される。吸収されたコカインの約５％は，肝臓での脱メチル化を受け，活性代謝物ノルコカインとなる。これは血液－脳関門を通過することが可能であり，コカインに特徴的な効果を生み出す。吸収されたコカインの残りの95％は，血漿コリンエステラーゼによって化学的・酵素的に加水分解され，非活性代謝物ベンゾイルエクゴニンとエクゴニンメチルエステルになる。これらの代謝産物は臨床的にはほとんど効果を示さないが，長く体液中や組織中に残存するため，薬物検査を行う際の信頼できる標的物質となる。

コカインの迅速薬物スクリーニング検査は，200～300ng/mlの検出限界でベンゾイルエクゴニンを同定するものであり，このスクリーニング検査の精度はGC/MS法に匹敵する。オピオイド（アヘン），カンナビノイド（大麻），アンフェタミン（覚醒剤）などの乱用薬物スクリーニング検査法と比較して，コカインのスクリーニング検査では偽陽性は極めて少ない。コカイン代謝物は尿，血液，毛髪，爪，胎便から検出可能である。放射免疫測定（RIA）法によるスクリーニング検査とGC/MSによる確定検査を併用することで，感度約96％，50ng/gの検出限界で，胎便内のベンゾイルエクゴニンを検出可能である[6]。

エタノール

アルコールは，多くの保護を要する子ども虐待・ネグレクト事例に，複雑に関与している。新生児における胎児アルコールスペクトラム疾患は，最も予防可能な出生異常の一つである[22]。この胎児アルコールスペクトラム疾患の有病率は，出生1,000人中0.5～2人と推察されており，年間97億ドル以上の経済的損出をもたらしていると試算されている[23, 24]。胎児アルコール症候群は，子宮内で深刻かつ慢性的なアルコール暴露を受けた子どもに起こる最重度の一群であり，特徴的な顔貌異常，成長障害，中枢神経機能障害を呈する[25, 26]。一方，胎児アルコールスペクトラム疾患は，出生前にアルコールに暴露された子どもたちに生じ，広範な神経発達異常を呈するが，古典的な顔貌所見を欠くものである。臨床医は，妊婦の自己申告や，妊娠経過中に妊婦が酩酊をきたして受診し，アルコール摂取から数時間以内に行われた血中アルコール検査などから，出生前の胎児へのアルコール暴露に気づく事となる。妊婦の血液や呼気中のアルコール検知器を用いた妊婦のアルコール・スクリーニング検査は，アルコールは急速かつ完全に排泄されることを考慮すると，実用性は限られる。さらには，胎児アルコール症候群としての典型的な顔貌を認める新生児は少ないため，胎児期のアルコール暴露のスクリーニング検査は，実際にはほとんど実施されず，数カ月経ってから疑われるなど，その診断には様々な困難が伴う。ただし，胎児へのアルコール暴露を評価するためには，特定のバイオマーカーが利用可能である。

脂肪酸エステル（FAE）は，胎便に堆積するエタノールの非酸化代謝物であり，出生前のアルコール暴露の指標として用いられている。少なくとも１つの研究で，胎便中のFAEの値と，神経発達障害とは関連性があることが実証されている[27]。FAEの一部は，GC/MSを用いて検出可能である[28]。

乳児期や幼児早期の子どもがアルコールに暴露された場合の，特徴的でありかつ懸念すべき病態としては，低血糖症が挙げられ，時に致死的となりうる[29]。乳児期や幼児早期の子どもが急性アルコール中毒であることが疑われる場合，頻回の血糖測定が必要であり，かつ監督ネグレクトの可能性について，慎重な調査が行われる必要がある。

思春期の子どものアルコール飲用は，傷害，自殺，危険な性行動，デートレイプなどと関連性があるとされている[30]。加えて，若年齢での飲酒を開始した場合には，アルコール依存症に

表58-2	血中のアルコール濃度と臨床症状の関係性

血中アルコール濃度（mg/dL）	臨床症状
20-50	正常の自動車運転能力の減退
50-100	協調能や意思決定能力の低下
100-150	歩行困難
150-200	姿勢保持困難，傾眠
300	アルコールに耐性のない人物では昏睡
400	呼吸困難

出典：McMicken DO, Finnell JT : Aleoliol-related disease. Int Marx JA, Hockberger RS, Walls RM, et al.eds）: *Rosen's Ernogeney Medicine. Concepts and Clinical Practice*, ed 6, Mosby £6cvier, Philadelphia, 2006, p 2859.

表58-3	臨床現場でしばしば遭遇する乱用物質としてのオピオイド

モルヒネ
ヘロイン
コデイン
メタドン
ヒドロモルフォン
ヒドロコドン
オキシコドン
ブプレノルフィン
トラマドール
メペリジン
プロポキシフェン

罹患するリスクが高まる。思春期の子どもが急性アルコール中毒の症状を呈し受診した場合には，アルコールの血中濃度の検査は必須である。ただし，症状を認めない患者に対しては，アルコールの血中濃度の測定を行う意義は限定的である。酩酊状態で受診した事例の血中アルコール濃度と，急性アルコール中毒の臨床症状とは，一般的に相関関係が認められる（表58-2）。ただしこのような相関関係は，慢性的なアルコール飲用者でアルコールに耐性ができている場合には，必ずしも該当しなくなる。アルコールは，だいたい15-30mg/dL/時の割合で排泄されていくが[31]，急性アルコール中毒で受診した未成年者は，アルコールが血中で検出されなくなるまで，もしくは適切な成人の監督が得られ，十分に「しらふ」となり退院しても問題がないと判断されるまでは，医療監視下に置く必要がある。急性アルコール中毒で受診してきた未成年者に対しては，全例にアルコール乱用のカウンセリングを受講させる必要がある。

オピオイド

　オピオイドの依存症は，米国だけではなく諸外国でも公衆衛生上の大きな問題となっている。

ヒドロコドンからヘロインまで様々な薬物が，このクラスに分類される（表58-3）。これらの薬物の暴露の程度は患者により様々である。合法的に長期間の疼痛管理のための処方を受けている患者もいれば，違法薬物乱用者もいる。オピオイド暴露を正確に特定することは，子どもの安全を確認するうえで，極めて重要である。出生前にオピオイドに暴露された胎児は，子宮内発育遅延，未熟児，低出生体重などに加え，出生時の呼吸抑制をきたしうる。母親がオピオイド依存状態の場合には，出生後に不機嫌，振戦，嘔吐，食欲不振，甲高い泣き声などを特徴とする，新生児薬物離断症候群を呈することもある[32]。オピオイドによる薬物離断症候群との診断がつけば，オピオイド（通常は硫酸モルヒネ）を暫減しながら投与することによって，この症候群から安全な離脱を図ることが可能である。小児がオピオイドを偶発的に摂取した場合，致死的となり得る。経験豊富な臨床医であれば，典型的な症状である昏睡，呼吸抑制，針先大瞳孔（縮瞳）によりオピオイド暴露を疑うことが出来るであろう。長時間作用型のオピオイド（メタドンや持続放出性のオキシコドンなど）を摂取していた場合であれば，経過観察目的で入院をさせる必要がある。思春期の子どもが薬物スクリーニング検査で陽性反応を示した

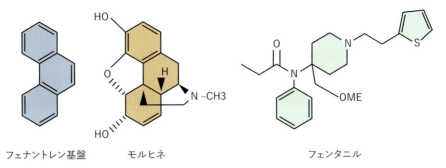

フェナントレン基盤　　　モルヒネ　　　　　　　　　　フェンタニル

図58-1　フェナントレン基盤，モルヒネ，フェンタニルの各構造
引用：Gustav E：United Nations Office on Drugs and Crime. Some new analgesics and antispasmodic.（http://www.unodc.org/unodc/en/data-and-analysis/bulletin/bulletin_1956-01-01_1_page006.html.）。1956年1月1日発刊。2008年9月30日アクセス）

場合，処方薬としての麻薬を内服した可能性もあれば，フェンタニル，ヒドロコドン，オキシコドン，ヘロインなどの違法薬物を使用した可能性もある。

　オピオイドの薬物スクリーニング検査は，違法薬物のスクリーニング検査の中でも，最も解釈が困難な薬物検査の一つである。どのようなオピオイドがスクリーニング検査で陽性となりうるのかや，どのようなオピオイドが見逃されうるかについて理解するためには，薬理学的に二つの事象につき把握しておく必要がある。一つ目は，オピオイドの構造に関してである。オピオイドの典型的な基盤構造はフェナントレン核である（図58-1）。この構造を含有するオピオイドとしては，モルヒネ，コデイン，6-Monoacetylmorphine（ヘロインの最初の代謝物質）などが挙げられる。一方で，フェンタニルなどの半合成オピオイドや合成オピオイドは，際立って異なる基盤構造をしており，多くの迅速薬物スクリーニング検査キットでは，これらのオピオイドを正確に同定することができない。メタドン，ブプレノルフィン，ヒドロモルフォン，フェンタニル，メペリジン，トラマドール，プロポキシフェンなどの同定のためには，GC/MS法などによる特定の薬物を標的とした検査が必要となる。薬物スクリーニングを行う立場となりうる臨床医は，迅速薬物スクリーニングでどのような薬物が検知できるかや，どのような薬物であれば個別に同定が可能であるかについて，自施設の検査室に確認をとることが重要である。

　二つ目は，オピオイドの代謝についてである。オピオイドは，市販されている他の薬剤に代謝されうる。例えば，コデインは生体内でモルヒネに代謝される。このことを知らない医師は，患者が2つの異なる薬物を摂取したと誤判断しうる。よく知られているオピオイドの代謝経路を表58-4にまとめ，掲示している。

　オピオイドは，尿，血清，胎便から検出が可能である。一般的にオピオイドは，暴露後2〜3日は尿中や血中に残存し，胎便であれば妊娠第二期後期から出生までの暴露を反映する。スクリーニングの検出限界は，ケシの実の摂食程度で偽陽性を生じてしまうほど低い。一方，確認試験の感度は一般的に高い測定限界に設定されており，真のオピオイド暴露とコンタミネー

表58-4　オピオイド代謝の例

ヘロイン→6-モノアセチルモルフィン（6-MAM）→モルヒネ（しばしばコデインも混じた状態となる）
モルヒネ→コデイン
ヒドロコドン→ヒドロモルフォン

ションとを十分に区別することが可能である。オピオイドの薬物スクリーニングにはこのような複雑な問題をはらんでいるため，臨床検査室のスタッフや臨床中毒学者と積極的に連携することが求められ，そうすることでより適切な検査法の選択や結果の解釈が可能となるであろう。

医療的虐待（MCA）

薬物スクリーニング検査は，養育者が意図的に薬物を摂取させる形態の医療的虐待（MCA，いわゆる代理によるミュンヒハウゼンを含む）が疑われる事例でも実施されることとなる。サルチル酸塩やアセトアミノフェン，さらにオピオイドやベンゾジアゼピンなどは，一般的な病院で実施されているルーチンの薬物スクリーニング検査でも検出可能である。しかし，トコン剤，スルホニル尿素剤，インスリン，ワーファリンやスーパークマリン（一般的な殺鼠剤の原料）は，それを標的とする特異的検査のみで検出が可能な薬剤であり，通常の薬物スクリーニング検査では同定不可能である。特定の薬物をターゲットとした検査は，検査室のスタッフや地域の中毒学者と適切な連携を行うことで，より適切な選択が可能となるであろう。包括的な薬物スクリーニングを実施可能な施設はいくつかあり，そのような施設では特定しうる薬物の種類は数千の規模にのぼる。いずれにしろ，どのような薬物スクリーニング検査であれ，疑われる薬物やその系統の薬物を検出するための最適な方法は，検査室スタッフと連携を取ることでより適切に見つけることが出来るであろう。

薬物を悪用した性的暴行（DFSA）

DFSAで頻用される薬物の多くは，通常の迅速薬物スクリーニング検査では検出不可能なため，薬物特異的な検査を行うことが必要となる。多くの病院では，院内の検査室で実施不可能で

あり，外部の検査会社に委託することとなるため，結果が判明するまでに数日間を要する。巷に流通しているデートレイプ・ドラッグについての詳細な情報や適切な検査法については，「第15章：薬物を悪用した性的暴行（DFSA）」を参照していただきたい。

薬物検査のピットフォール

検体を処理する間に，様々なエラーは生じうる。そのようなエラーが検体処理のどの段階で生じたかによって，それぞれ分析前エラー・分析中エラー・分析後エラーに分類されるが，一番多いのは，臨床医がオーダーを行う段階で生じる分析前エラーである。臨床医が誤った検査をオーダーしたり，帰ってきた結果を誤解釈してしまったりすることは，稀ではない[33]。

証拠の一連の保全方法（COC：chain of custody）は，後の訴訟で薬物スクリーニングの結果の証拠能力を担保するための重要な要因である。COCは，検体の収集，運搬，保管，分析，結果の報告までの全過程において，患者由来の検体であるという同一性を証明するために不可欠である[34]。どのような薬物であれ，どのような規模のスクリーニングであれ，虐待が疑われる事例やその他の司法対応が求められる事例において，検出対象となったすべての検体は適切なCOCプロトコルが遵守されていなければならない。検体の保管にも，最大限の注意を払う必要がある。薬物スクリーニング検査の結果が陽性として返ってくるまでに，提出した検体は利用不可能である。また，多くの薬物は体内から迅速に消失してしまうために，後になって患者から検体を再採取することには，ほとんど意味がないといえる。検査室は，検査伝票を受け取ってから少なくとも1週間から1カ月の間は，検体を別に適切に保管している可能性があるが，必要時には臨床医の方が検体の保存を申し出る必要がある。

現在の科学的証拠の確からしさと
将来の研究の展望

　個々の薬剤の検査方法の感度や特異度に関するデータは，検査を開発した検査会社と認可を行った医療行政担当部局に文書で的確に保管されている。あらゆる発達段階における小児期の違法薬物暴露の影響についても，完全とは言えないまでも，根拠となる医学文献は数多く存在している。現時点では小児期の薬物暴露の長期的影響に関する医学文献は限定的であり，今後の研究は，大規模な一般集団を対象とした薬物スクリーニングの研究や，スクリーニング検査で陽性を示したハイリスクの子どもたちへの介入研究に，注力されていくこととなるであろう。

文献

1. Lester BM, ElSohly M, Wright LL, et al: The maternal lifestyle study: drug use by meconium, toxicology and maternal self-report. *Pediatrics* 2001;107: 309-317.
2. Rayburn WF: Maternal and fetal effects from substance use. *Clin Perinatol* 2007;34:559-571.
3. Ostrea EM Jr, Brady M, Gause S, et al: Drug screening of newborns by meconium analysis: a large-scale, prospective, epidemiologic study. *Pediatrics* 1992; 89:107-113.
4. Smith L, Yonekura ML, Wallace T, et al: Effects of prenatal methamphetamine exposure on fetal growth and drug withdrawal symptoms in infants born at term. *J Dev Behav Pediatr* 2003;24:17-23.
5. Wolff K, Farrell M, Marsden J, et al: A review of biological indicators of illicit drug use, practical considerations and clinical usefulness. *Addiction* 1999; 94:1279-1298.
6. Bar-Oz B, Klein J, Karaskov T, et al: Comparison of meconium and neonatal hair analysis for detection of gestational exposure to drugs of abuse. *Arch Dis Child Fetal Neonatal Ed* 2003;88:F98-F100.
7. Wennig R: Potential problems with the interpretation of hair analysis results. *Forensic Sci Int* 2000;107:5-12.
8. Arria AM, Derauf C, Lagasse LL, et al: Methamphetamine and other substance use during pregnancy: preliminary estimates from the Infant Development, Environment, and Lifestyle (IDEAL) study. *Matern Child Health J* 2006;10:293-302.
9. Agnew A, Ammerman A: Methamphetamine and the pediatric patient. *Calif Pediatrician* 2006;Spring:1-3, 20.
10. Peters FT, Samyn N, Lamers CT, et al: Drug testing in blood: validated negative-ion chemical ionization gas chromatographic-mass spectrometric assay for enantioselective measurement of the designer drugs MDEA, MDMA, and MDA and its application to samples from a controlled study with MDMA. *Clin Chem* 2005;10:1811-1822.
11. U.S. Drug Enforcement Administration. Hashish. Available at https://www.dea.gov/pr/multimedia-library/publications/drug_of_abuse.pdf#page=76. Accessed September 1, 2008.
12. Johnston LD, O'Malley PM, Bachman JG, et al: *Monitoring the Future: National Results on Adolescent Drug Use: Overview of Key Findings, 2005*. National Institute on Drug Abuse, U.S. Dept of Health and Human Services, Bethesda, MD, 2005.
13. Fergusson DM, Horwood LJ, Northstone K, et al: Maternal use of cannabis and pregnancy outcome. *BJOG* 2002;109:21-27.
14. Gibson GT, Baghurst PA, Colley DP: Maternal alcohol, tobacco and cannabis consumption and the outcome of pregnancy. *Aust N Z J Obstet Gynaecol* 1983;23:15-19.
15. Zuckerman B, Frank DA, Hingson R, et al: Effects of maternal marijuana and cocaine use on fetal growth. *N Engl J Med* 1989;320:762-768.
16. Hatch EE, Bracken MB: Effect of marijuana use in pregnancy on fetal growth. *Am J Epidemiol* 1986; 124:986-993.
17. Day N, Goldschmidt L, Thomas C: Prenatal marijuana exposure contributes to the prediction of marijuana use at age 14. *Addiction* 2006;101:1313-1322.
18. Results from the 2007 National Survey on Drug Use and Health: National Findings. Substance Abuse and Mental Health Services Administration Office of Applied Studies, U.S. Dept of Health and Human Services, Rockville, MD, 2007.
19. Birchfield M, Scully J, Handler A: Perinatal screening for illicit drugs: policies in hospitals in a large metropolitan area. *J Perinatol* 1995;15:208-214.
20. Bauer CR, Shankaran S, Bada HS et al: The Maternal Lifestyle Study: drug exposure during pregnancy and short-term maternal outcomes. *Am J Obstet Gynecol* 2002;186:487-495.
21. Traub SJ, Hoffman RS, Nelson LS: Body packing—the internal concealment of illicit drugs. *N Engl J Med* 2003;349:2519-2526.
22. Floyd RL, O'Connor MJ, Sokol RJ, et al: Recognition and prevention of fetal alcohol syndrome. *Obstet Gynecol* 2005;106:1059-1064.
23. May PA, Gossage JP: Estimating the prevalence of fetal alcohol syndrome. A summary. *Alcohol Res Health* 2001;25:159-167.
24. Harwood HJ, Napolitano DM: Economic implications of the fetal alcohol syndrome. *Alcohol Health Res World* 1985;10:38-43.
25. Chudley AE, Conry J, Cook JL, et al: Fetal alcohol spectrum disorder: Canadian guidelines for diagnosis. *CMAJ* 2005;172:S1-S21.
26. Sokol RJ, Delaney-Black V, Nordstrom B: Fetal alcohol spectrum disorder. *JAMA* 2003;290:2996-2999.
27. Peterson J, Kirchner HL, Xue W, et al: Fatty acid ethyl esters in meconium are associated with poorer neurodevelopmental outcomes to two years of age. *J Pediatr* 2008;152:788-792.
28. Bearer CF, Jacobson JL, Jacobson SW, et al: Valida-

第58章　乳幼児・小児における薬物同定　**917**

tion of a new biomarker of fetal exposure to alcohol. *J Pediatr* 2003;143:463-469.

29. Vogel C, Caraccio T, Mofenson H, et al: Alcohol intoxication in young children. *J Toxicol Clin Toxicol* 1995;33:25-33.

30. Donovan JE: Adolescent alcohol initiation: a review of psychosocial risk factors. *J Adolesc Health* 2004; 34:480-492.

31. Scott-Ham M, Burton FC: A study of blood and urine alcohol concentrations in cases of alleged drug-facilitated sexual assault in the United Kingdom over a 3-year period. *J Clin Forensic Med* 2006;13:107-111.

32. Johnson K, Gerada C, Greenough A: Treatment of neonatal abstinence syndrome. *Arch Dis Child Fetal Neonatal Ed* 2003;88:F2-F5.

33. Laposata M, Dighe A: "Pre-pre" and "post-post" analytical error: high-incidence patient safety hazards involving the clinical laboratory. *Clin Chem Lab Med* 2007;45:712-719.

34. Jaffee WB, Trucco E, Teter C, et al: Focus on alcohol & drug abuse: ensuring validity in urine drug testing. *Psychiatr Serv* 2008;59:140-142.

59

転落損傷

David L. Chadwick, MD, Gina Bertocci, PhD, and Elisabeth Guenther, MD, MPH

はじめに

　低所転落による軽微な損傷は，乳幼児期や小児期には頻繁に生じる。より重度の損傷を引き起こす高所転落も，稀ではない。子どもが虐待により重度の損傷を負った際に，養育者が低所転落との虚偽の説明を行うことはしばしばである[1]。

　二足歩行はヒトに本質的な特徴であるが[2]，その進化の代償としてヒトの乳幼児は転倒による衝突外傷や打撲傷を負いやすい。特に始歩後には子どもはよく転ぶ。また幼児になれば，しばしば高いところに登り，転落する。しかしながら，もしこのような転倒・転落がしばしば致死的となるのであれば，ヒトという種は生き残ることはできなかったはずである。

　Kravitz は1960年代に，子どもが転落事故を起こした母親を対象として，インタビュー調査を行い，その結果を報告している[3]。この報告では2種類のインタビュー調査が行われている。一つは，彼のクリニックを受診した生後10カ月齢から2歳までの乳幼児の母親を対象として，自身の子どもを転落させてしまったか否かを尋ねた調査で，この調査では受傷後数カ月がたってから，子どもが転落した際の詳細に関してのインタビューを母親に行っている。もう一つの調査は，1歳未満の乳児336名を対象とした同様の調査であるが，この調査では転落事故を起こした直後に，母親にインタビューを行ってい

る。いずれの調査とも，地面の高さからの転倒事例は対象とせず，高さのある場所からの転落事故を対象としていた。調査の結果，転落事故は生後6カ月から8カ月齢がピークであることが判明したが，いずれの調査でも生後1カ月齢の事例を含め，全ての月齢で転落事故は生じていた。調査期間中に計538名の乳児が調査を受け，のべ328回の転落事故を経験しており，調査対象となった全ての乳児のうち，約半数の事例が少なくとも1回の転落事故を経験していた。このうち18名の乳児が入院となっていたが，死亡事例は皆無であった。3名の乳児が頭蓋骨骨折をきたし，2名が脳震盪を，1名が硬膜下血腫をきたしていた。四肢骨の骨折を認めた事例は皆無であった。なおこの研究報告では，「これらの事例のうち虐待事例はいなかった」と記載されていたが，どのように虐待を除外したのかについては，説明はなされていない。転落事故の状況として最も多かったのは，子どもがベビーベッドに登って転落したというものであったとのことで，この研究では「転落事故を防ぐための改良因子として，ベビーベッドのデザインが最も重要である」と結論付けられている[3]。

　Warrington と Wright は，現在も進行中の英国エイボン州親子縦断的研究（ALSPAC：Avon Longitudinal Study of Parents and Children）のデータを用いた研究を行っている[4]。ALSPACは14,000組の新生児の家族を登録し，子ども

919

の疾病と損傷に関連するリスク因子を前向きコホート研究の手法で明確化することを目的として，立ち上げられたものである。彼らは，子どもたちが6カ月時になった時点で，登録するすべての家庭の親たちに，子どもの転落の経験の有無とそれに伴い生じた損傷の有無について質問を行った。11,466名の登録児分の回答があり，うち2,554名が，高所からのべ3,357回の転落をきたしていた。ベッドや長いすからの転落が53％を占め，10％が誰かの腕から転落していた。残りは，椅子，おむつ替え用テーブル，ベビーカー，バウンサー，テーブルからの転落であり，5.6％が「つまずいた（この用語の定義は記載されていない）」ことによる転落と記載されていた。437名が損傷をきたしており，脳震盪や頭蓋骨骨折などの中等度以上の損傷をきたした事例は21名（転落事例の1％未満）おり，18名は入院していた。死亡事例や致死的となりうる事例は皆無であり，この研究では「生後6カ月未満の乳児の転落事故は驚くほどよく起こるものではあるが，損傷をきたすことは稀であり，損傷が生じたとしてもほとんどがごく軽微なもので，ほぼすべての損傷は頭部に限局する」と結論付けられている[4]。

写真59-1は，ある保育所で記録されたトドラー期（よちよち歩き期）の幼児の転倒の連続写真だが，この年齢の子どもが地面の高さで転倒した場合に，ほぼすべての事例が損傷をきたさないか軽傷で済む理由が見て取れるであろう。低所転落の際に挫傷・頭蓋骨（頭頂骨）の単純線状骨折・鎖骨骨折・四肢骨折をきたすことはありうるが，致死的となりうる損傷を負うことは，極めて稀である[5]。

外傷の受傷機転について合理的な議論を行うためには，用語の定義の標準化を行う必要がある。このような定義は，Christoffelの研究や[6]，ICD-9[7]・ICD-10[8]などより提供されている。本章で用いた用語の定義につき，表59-1に掲示している。

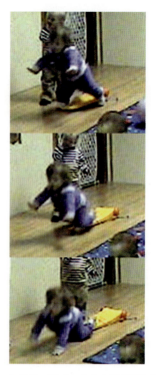

写真59-1　トドラー期（よちよち歩き期）幼児の転倒時の連続写真。これら3枚の画像は，ビデオ動画から静止画をキャプチャーして，トドラー期幼児にしばしば認める転倒事故を画像化したものである。トドラー期幼児は，前方に倒れ込む際に，両膝，両手など多数の部位でエネルギーを吸収するため，通常は重度の損傷が生じることはまずない。

転落損傷のタイプ
転倒・転落と語られた頭部外傷

致死的な頭部外傷を負った子どものほとんどは，意識障害を呈し，時に呼吸停止や心肺停止をきたして受診となる。現場で，あるいは病院到着時に，既に死亡していることもある。本章では，そのような病院到着時に既に死亡していて死亡時検索を要する事例ではなく，包括的な医学的診断を行いうる状況にある病院到着時には生存した状態にある子どもに関して，言及している。転倒・転落によって頭部外傷をきたした子どもでは，頭部に明らかな打撲傷が認められることもあるが，そうでないことも多い。しかしながら，打撲傷のパターンによっては，転

表59-1	本章で使用した各種用語の定義
高くなった場所（elevated surface）	地面や床面よりも高い場所
転落（fall）	重力によって一挙に下方に引き下ろされること
転落高（fall height）	転落開始時から終了時までの，重心が変化した高さ（通常は，転落面（床）の高くなった場所から計測する）
転倒（ground level fall）	地面の高さで始まり，地面の高さで終わる転倒で，通常は立位の状態から腹臥位・背臥位・座位に至る
乳児（infant）	出生後から，生後1歳の誕生日前日までの子ども
傷害（injury）	1．人体の一部にダメージをきたした状態 2．何らかの出来事をきっかけとして生じた，損傷や病変
意図的損傷（intentional injury）[訳注a]	危害を加えることを意図して行われた行為によって生じた，各種の損傷（例 暴行，殺人，自傷，自殺）
高所転落（long fall）	1.5メートルを超える高さからの転落
非偶発的損傷（nonaccidental injury）[訳注b]	偶然発生した出来事による，傷害を加えようとする明白な意図が存在せずに発生した，各種の損傷
転帰／予後（outcome）	事例の医学的病態が進行した時点，あるいは固定した時点での状態
認識した時点（point of recognituon）	低所転落と語られた小児の損傷事例を診察している際に，医療者が「偶発的な事故以外で子どもの損傷が生じた可能性がある」との合理的な疑いを抱いた時点
低所転落（short fall）	1.5メートル未満の高さからの転落（二段ベッドの上段を除く，あらゆる家庭用家具からの転落など）
幼児（young children）	1歳の誕生日から5歳の誕生日を迎えるまでの期間の子ども

倒・転落によって引き起こされたとはとても言い難いような場合もあり，このような場合には，臨床医が虐待の可能性を捉える端緒となるであろう。そのような損傷の1例として，写真59-2に耳介部に挫傷が認められた乳児例を提示している（本章の補足事項のセクション参照）。

院内で発生した転倒転落事例などの第三者が客観的に状況を把握している状況下で頭蓋骨の複合骨折や離開骨折（本章の補足事項の写真59-3参照）が生じた事例は，これまでに1例も確認されていない。このようなパターンの頭蓋骨骨折が確認された場合には，かなり大きな外力が加わったことが示唆されるものであり[9]，

[訳注a]本書では「虐待」と翻訳している箇所も複数ある。
[訳注b]本書では「虐待」と翻訳している箇所も複数ある。

初診時に親からは，「家庭内の低所からの転落であった」などと語られた場合，虐待による頭部外傷が強く疑われる[10]。

低所転落によって引き起こされうる重度の頭部外傷のパターンとしては，硬膜外血腫が挙げられる（本章の補足事項の写真59-4参照）。

硬膜動脈が裂傷をきたした場合には，硬膜と頭蓋骨との間に出血が引き起こされ，空間占拠性の多量の出血が急速に引き起こされうる。このような状況が生じた場合に，急激な頭蓋内圧亢進が引き起こされ，深昏睡をきたし致死的となりうる。硬膜外血腫は頭部CTを施行することで容易に診断可能であり，診断後に速やかに外科手術が行われた場合には，予後は良好である[11]。事例によっては，頭蓋骨骨折部位で，硬膜外血腫と帽状腱膜下血腫が交通していることもある。

第59章 転落損傷　**921**

転倒・転落と語られた腹部外傷

腹部損傷が致死的となるのは，たいていの場合（1）損傷直後に生じる循環血液減少性ショック，もしくは（2）管腔臓器の穿孔が生じた数時間から数日後に生じる敗血症や腹膜炎，のどちらかである。腹壁皮膚に，挫傷が認められる場合もあれば，認められない場合もある。背部の棘突起直上の皮膚に挫傷が確認されることもあるが，これは子どもが固い床面に仰臥位で寝た状態で，腹部が深く凹むような意図的な鈍的外力が加えられたことを示唆するものである（本章の補足事項の写真59-5参照）。

子どもが循環血液量減少性ショックの状態で受診した際に，その原因が腹部外傷であると気づくためには，臨床医としての経験の他に，積極的に疑うことが必要である。循環血液量減少性ショックは，臓器損傷や血管損傷によって腹腔内へ血液が失われることで生じる。親からは低所転落の病歴が語られ，診察上，腹部が柔らかかった場合，臨床医は診断をミスリードしてしまうかもしれない。重大な腹腔内出血をきたした子どもは，一時的にはほとんど正常に見えたとしても，程なく急速に状態が悪化することがある。虐待による腹部外傷の可能性を評価する方法について論じている有用な論文は，いくつか存在している[12-21]。これまで健康であった乳幼児が，低所転落が原因で致死的な腹部損傷が生じる可能性はほとんどない[15]。

転倒・転落と語られた胸部外傷

虐待が疑われた乳児やトドラー期（よちよち歩き期）幼児に全身骨撮影を行った際に，時に原因不明の肋骨骨折が確認されることがある（本章の補足事項の写真59-6参照）。高所転落や複雑な転落事故で生じることはありうるものの，肋骨後部骨折や肋骨側部骨折，肺挫傷，血胸などが確認された場合，低所転落ではなく虐待により生じた損傷であることが強く示唆される[22]。乳幼児や学童に心膜血腫などの胸部損傷が認め

られることは稀であるが，このような所見が認められた場合も，家庭内での低所転落できたすことは考えがたく，虐待による損傷であることが強く示唆される[23]。転落に続発した心室細動（心臓震盪）の症例報告は，わずか一例ではあるものの存在している[24]。子どもが生存している場合に，このような病態を診断することは困難であり，正確な病歴が語られない限り，死後に診断することもほぼ不可能である[25]。

転倒・転落と語られた その他の非致死的損傷

四肢骨骨折や頭蓋骨（頭頂骨）の単純線状骨折は，転落により生じることもありうるが，病院内で複数の人々によって目撃された低所転落でこれらの損傷が生じる頻度はおよそ1％程度と稀である[26-29]。脳震盪などの軽度から中等度の損傷が確認された場合も[3, 4]，低所転落との病歴には強い疑義が残る。Pierceらは大腿骨骨折が確認され，その原因が低所転落であるとの病歴が語られた際の診断アルゴリズムについて，Leventhalらによって提唱された診断基準[31]を参考に，（1）得られた病歴の質（詳細を語ることが出来るか，など），（2）骨折のタイプ（形態学的な状態）と生体力学的な適合性（語られた損傷でそのような骨折をきたしうるか，など），（3）医療的なケアを求めるまでの時間経過（受傷後すぐに受診させているかどうか，など），（4）その他の部位の損傷の併存の有無，という4つのカテゴリーで考慮すべき，と指摘している[30]。

虐待の可能性を探索する際に「語られた病歴に対し，損傷の程度が重度である」という要因を考慮するべきであるという概念の普及は，疫学的な不調和を生み出すこととなった。疫学的に，非意図的な損傷と比べ，虐待による損傷の致死率が圧倒的に高いのは，このような概念が普及した影響も関与していると推察される。軽度や中等度の損傷であっても，それが虐待によるものであった場合に，その子どもがその後に

より重度の損傷をきたすリスクは極めて高い。軽度や中等度の損傷が確認された際にも，虐待による損傷の可能性を認識することが出来るようになることは，極めて重要である。

虐待を認識することならびに虐待の通告

「虐待を認識した時点」とは，医療者が損傷をきたした子どもを診察した際に，「親の説明（低所転落など）では生じ得ない損傷であり，合理的に考えて虐待によりきたした損傷の可能性がある」と認識した時点を指す。この段階で，通常は児童相談所などの福祉機関に対し，通告が行われることとなり，それ以降に医学的な評価を進め，虐待の可能性を確定したり除外したりすることとなる。この「虐待を認識した時点」は，早ければ最初に医療者が子どもを診察した時点ということになるが，遅ければ剖検時やCDR（チャイルド・デス・レビュー）が実施された時点の場合もありうる。ほとんどの事例では，医療者は虐待を認識し児童相談所への通告を行った時点で，子どもの親などの養育者に通告を行った事，ならびに今後調査・捜査が開始される可能性があることを，告知する必要がある。虐待を疑った場合の通告義務は，州により詳細は異なるものの，すべての州で法的に課せられている[32]。虐待を疑いながら通告を行わなかった場合には，刑法による罰則の他，民事上の責任を課せられる可能性もある。

「認識した時点（Points of recognition）」というものは，深刻な病態を可能な限り迅速に診断（あるいは除外）すべきと臨床医が自覚した時点を指すものであり，虐待に特異的なものではなく，医学的診断を行うあらゆる状況で，発生するものである。しかしながら虐待が疑われる事例では，その他の通常の医学的病態とは異なり，児童相談所への通告が行われることとなり，養育者が自己防衛的な態度を取ったり，語った病歴を変更したりするということが生じることも稀ではない。

転倒・転落と語られた事例の虐待の可能性の探索（医学的評価）

損傷をきたし救急外来に運ばれ，転倒・転落との病歴が語られた小児に対しては，詳細な評価を行う前に，迅速な医学的状態の評価を行い，バイタルサインの安定化を図る必要がある。子どもの医学的状態の初期評価とバイタルサインの安定化の後には，児に生じた損傷が事故によるのか，虐待によるのか，ネグレクトを背景にしたものであるのかの鑑別を行う。損傷をきたし救急外来に運ばれ，転倒・転落との病歴が語られた小児に身体的虐待やネグレクトの疑いがある場合に実施すべき医学的精査の詳細については，本章の補足事項を参照していただきたい。

放射線画像検査

CTなどの放射線画像は，損傷のタイプや重症度を決定する上で有用であり，患者の年齢が低く，身体所見のみから判断することが困難な事例や，複数の損傷があり身体的所見の判断が困難な事例や，頭部外傷を示唆する非特異的な所見や症状が認められるような場合に，真価を発揮する[33, 34]（第33章「被虐待児にみられる骨損傷の画像所見」，第34章「小児期の外傷性骨損傷を評価する際の断層画像の有用性」，第35章「長管骨骨折の生体力学」，第46章「小児の頭部外傷のバイオマーカー」を参照）。

コンサルテーション

診断のための精査，医学的管理，適切な診療録への記載などについて，さまざまなサブスペシャリティーの専門医へコンサルトを行い，関わってもらう必要があるかどうかは，損傷の重症度，損傷のタイプ，子どもの年齢，診察時に確認された所見，などによってさまざまである。現在多くの病院で，医学的・心理学的・社会的・法的に複雑な症例にうまく対応していくために，

多職種が連携した院内虐待対応チーム（CPT：Child Protection Team）が整備されている。

鑑別診断

　生じた損傷が転落によるものであるのか虐待によるものであるのかを考慮する際に，臨床医にとって重要な情報源となる，特徴的な損傷所見や病歴上の特徴というものが，いくつか存在している。表59-2は，そのような特徴というものを一覧としてまとめたものである。

語られた転倒・転落のヒストリーに対しての生体力学的評価

　養育者の語った低所転落のエピソードを生体力学的に評価することは，損傷が虐待によるものか否かを鑑別する際の，付加的な客観的情報となる。生体力学的評価を行う際には，臨床医と工学者からなる多職種連携チームで取り組むことが最良である。もし工学者をチームに参画してもらうことが困難な場合，臨床医が工学者の代わりに，いくつかの基本的原則に準拠した方法で，評価を行うことも可能である。とりわけ，「現場検証」のセクションや「生体力学的適合性」のセクションで概説した方法で評価を行うことは，臨床医でも可能である。一方で，生体力学的実験に関しては，適切なトレーニングを受けた専門知識を有する工学者の下で行われる必要がある。

生体力学的評価を行うための現場検証

　現場検証を実施する場合，現場全体を見通せる箇所から複数枚の写真を撮影し，転落が生じたとされる場所の状況の特徴を，詳細に記録することが不可欠である。記録には，転落に関与したとされるあらゆる物体（ベッドやソファなど）の位置関係の写真などの，現場写真を含める必要がある。また現場全体を見渡すことのできる場所からも，複数枚の写真を撮影しておく必要がある。損傷に関連した可能性のあるあらゆる物体の写真の撮影も必須であり，動かすことができる物体に関しては，その旨をわかるようにしておく。各物体の位置関係が分かるようにした平面図として現場を表したスケッチを作成する必要があり，そのスケッチに物体の可動性の有無などを書き込むことも重要である。

　平面（上からの）図や，それぞれの相対的位置関係も分かるようにした，動かすことのできる物体や固定された構造物の図など，現場のスケッチも必要である。現場の一部である構造物や物体の計測（高さ，幅，長さをすべて含める）を行うことも必須であり，計測した寸法もスケッチに書き加える必要がある。そのようにして作成したスケッチは，コピーを取ったうえで転落前と転落後に子どもがどのような位置関係にあったかの情報を書き加える。その際には，床面から子どもの足までの高さを合わせて記載するとともに，子どもがとっていた姿勢（立位であったか座位であったかなど）も情報として書き加える必要がある。また「目撃者」が供述したとおりに，落下した後の現場の物体や構造物と子どもとの位置関係についての情報も追記する。

　可能なかぎり，衝突面の材料サンプルの入手を試みる必要もある。例えば，子どもがパッドの入ったカーペットを敷いた床面に転落したと語られたのであれば，床面の性状の情報を確定するためにはカーペットとパッドのサンプルの入手は必須である。同様に，転落の際に子どもが何らかの物体に衝突したと語られた場合には，その物体を構成する材料についての情報も正確に記載し，記録に残しておく必要がある。衝突によって身体が受ける加速度や外力などの生体力学的パラメーターというのは，衝突面の影響を強く受けるため，衝突面の特性に関する情報というのは，分析を行う際の鍵となる情報ということが出来る[58-61]。

表59-2	養育者が転倒・転落との説明を行ったものの，虐待による損傷の可能性がある事例における，各種理学所見とその鑑別診断	

身体部位／損傷の種類	虐待との関連	鑑別診断
頭部 硬膜下血腫 くも膜下出血 脳浮腫 頭蓋骨骨折 頭頂部骨折 多発性や両側性の頭蓋骨骨折	被虐待児の20%には，中枢神経系の外傷が確認される 虐待による頭部外傷の7〜30%が致死的経過をたどる 虐待による頭部外傷の30〜50%には，後遺症が残る 虐待による死亡事例の75%を，脳脊髄系の損傷が占めている 致死的虐待事例の50%に，硬膜下血腫が認められる 硬膜下血腫は，乳幼児揺さぶられ症候群で最も高頻度に認める損傷所見である 致死的虐待事例の66%に，脳浮腫が認められる 頭蓋骨骨折事例では，陥没骨折，離開骨折，頭頂骨以外の骨折は，虐待の可能性が高い 虐待による頭蓋骨骨折の80〜90%は，頭頂骨骨折である [31, 35] 高エネルギー性の事故でない場合には，多発性・両側性の頭蓋骨骨折が認められた場合，虐待が原因である可能性が極めて高い	1型グルタル酸尿症（大頭，硬膜下血腫，孤発性の網膜内・網膜前出血，前頭側頭部の萎縮を特徴とする）や新生児出血性疾患（リスク要因：自宅出生，ビタミンK予防内服の欠如，母乳栄養児） 3フィート（90cm）未満の高さからの転落で，頭蓋骨骨折が生じたとしても単純線状骨折にとどまる。骨折を認めた事例では，通常は局所の皮膚挫傷や腫脹を伴う トドラー期（よちよち歩き期）の幼児が，立位から転倒した際に頭頂骨に単純線状骨折を来たすことはありうる
皮膚 被覆部位や解剖学的に損傷し難い部位（頸部，顔面，耳，体幹，手部）の挫傷	「高速性」の損傷（例 平手打ち，コードによるむち打ちなど）では，点状出血を呈したり，物体の輪郭を残したパターン痕となったりすることが多い [36] 「低速性」の損傷や，押し付けるような力で生じた損傷では，挫傷が認められるが，このような挫傷は生後0〜8カ月齢の乳児に多い 解剖学的に守られた部位の挫傷は，虐待により生じた可能性が高い [36-39]	生後6カ月未満の乳児に挫傷が認められた場合，事故による確率は1%未満である ハイハイ前の乳児で事故による挫傷を認める割合は3%未満である [37] 挫傷の原因には虐待のほか，事故，凝固障害（特発性血小板減少性紫斑病，ビタミンK欠乏症，von Willebrand病）や血管炎（Henoch-Schonlein紫斑病）などが挙げられる
頭部，眼球，耳，鼻咽頭 頭皮 眼球 鼻 耳 口 頸部	虐待と認定された事例の50%には顔面や口腔内の外傷が確認される 毛髪を牽引されることで，頭皮に脱毛領域が確認されることがある 重度栄養不良になると，体毛は細くなる 後極から鋸状縁に及ぶ，広範性の多層性網膜出血は，加速／減速外力により生じ [40]，低エネルギー性の衝突外傷ではまず起こりえない [41] 乳児突発性危急事態の事例において，口鼻出血が認められた場合，窒息の可能性を考慮する必要がある [42] 硬膜下血腫に，耳介挫傷，網膜出血，脳浮腫を併発した病態は「ブリキ耳症候群（tin ear syndrome）」と呼称されている [43] 鼓室内出血が認められた場合，脳底部骨折や側頭骨骨折が疑われる 口唇が直接的に殴打されたり，口の中に無理やり食べ物などをねじ込まれたりした場合，口唇小帯の断裂を認めることがある 多発広範性のう歯は，歯磨きをさせていない証拠である 絞頸事例の場合，縛りつけたり締めつけたりした紐や指の痕が残っていることもある	頭皮白癬・円形脱毛症により脱毛斑が生じることがあり，幼い乳児では背臥位が推奨されていることから，後頭部脱毛が生じることもある 出生時網膜出血は，広範性で多層性となりうるが，通常は2-3週間以内に消失する 白血病の合併症として，鼓室内出血を認めることがある トドラー期（よちよち歩き期）幼児の転倒・転落で，上口唇の小帯断裂が認められることがある

第59章 転落損傷　**925**

表59-2	養育者が転倒・転落との説明を行ったものの，虐待による損傷の可能性がある事例における，各種理学所見とその鑑別診断（つづき）		

身体部位／損傷の種類	虐待との関連	鑑別診断
胸部 肋骨	胸部外傷は，事故事例よりも虐待事例で高頻度に確認される [44] 3歳未満の肋骨骨折は，虐待によることがほとんどである [45, 46]	これまでは，心肺蘇生術が肋骨骨折の原因となるとはされていなかったが，乳幼児への胸部圧迫で肋骨骨折をきたすことはありうる [47] [訳注c]。骨膜を剥離して観察すれば，潜在性の肋骨骨折を確認しうる
腹部 肝臓 十二指腸 膵臓	腹部損傷は虐待事例の1〜10％を占めているが，認められた場合の致死率は40〜50％と高い 腹部損傷をきたしている場合，胆汁性嘔吐を認めることもある AST > 450，ALT > 250であれば，肝損傷の可能性を疑う必要がある [48] 虐待による実質臓器損傷の中では，肝損傷の頻度が最も高い 虐待による肝損傷では，肝左葉を受傷する頻度が高い 虐待事例では，事故事例に比し，管腔臓器損傷を認める頻度が高い [49] 虐待事例では，年齢がより低く，受診までの経過時間がより長く，死亡率がより高い傾向にある 明白な外傷のヒストリーがなく，膵損傷が確認された場合，虐待が強く疑われる [50] 膵損傷をきたした後に，膵仮性嚢胞を認めることがある	事故による肝損傷では，右葉損傷の頻度が高い
四肢 典型的骨幹端損傷（CML） 骨幹部骨折 上腕骨骨折 上腕骨顆上骨折 鎖骨骨折 棘突起骨折 胸骨骨折 肩甲骨骨折 椎体骨折，椎体亜脱臼 手指骨骨折 新旧混在する複数骨折	被虐待児の11〜55％に四肢の骨折がみられる 虐待による骨折事例の80％は，生後18カ月未満児である [52] 事故による骨折事例のうち，生後19カ月未満児の占める割合は，わずか2％である 乳児の未熟な骨では，骨幹端の予備石灰帯を横走する平面骨折（CML）が生じやすい [54] CMLは単純X線写真上，「バケツの柄骨折（bucket handle fracture）」や「角骨折（corner fracture）」のパターンで確認されることが多い 生後15カ月未満児の上腕骨骨折が，虐待が示唆される [55] 鎖骨骨折が，虐待が原因である確率は相対的に低い [56] 棘突起骨折は，虐待に診断特異的な骨折であり，脊椎が過屈曲や過伸展することによって生じる 胸骨骨折は，虐待に診断特異的な骨折である 肩甲骨骨折は，虐待に診断特異的な骨折である 椎骨骨折は虐待に比較的特異的な骨折であり，垂直方向に負荷が加わった際の過屈曲や過伸展により生じうる 手指骨骨折は，虐待に比較的特異的な骨折である 骨疾患の基礎疾患がなく，新旧混在する多数骨折が認められた場合，虐待の疑いが極めて高い	エクサソーサー（動かない歩行器）の使用により，乳児に偶発的に下肢骨骨折が生じた事例が報告されている [53] よちよち歩きをはじめたばかりの幼児が，偶発的機序で脛骨のらせん骨折や斜骨折を来たすことはありうる 年齢の長じた小児が走っていて転倒した際に，大腿骨にらせん骨折が生じることはありうる 虐待が疑われる場合に，代謝性骨疾患や遺伝性骨疾患の可能性を除外することは重要である 骨幹部骨折は，虐待に特異的なものではない 腕を広げた状態で転倒・転落することで，上腕骨の顆上骨折を来たすことがある 腕を広げた状態で転倒・転落することで，鎖骨骨折を来たすことがある

[訳注c] ただし極めて稀であり，また認められたとしても肋骨前方骨折である。

926　第Ⅷ部　特別な論題

表59-2	養育者が転倒・転落との説明を行ったものの，虐待による損傷の可能性がある事例における，各種理学所見とその鑑別診断（つづき）	

身体部位／損傷の種類	虐待との関連	鑑別診断
外性器肛門部	原因不明の挫傷，裂傷は虐待による可能性を考慮する必要がある[51] 虐待により妊娠や性感染症が生じることもある	跨ぎ損傷（straddle injury）は，虐待と誤診しうる
その他の虐待を懸念すべき病態 乳幼児のけいれん発作 無呼吸や呼吸停止 乳幼児突然死症候群（SIDS）	生後8カ月齢以降の無呼吸やALTE（乳幼児突発性危急事態）は，AHT（虐待による頭部外傷）を強く疑う必要がある SIDS事例の最大10％は，実際には致死的虐待とされている[57]	

養育者から語られた病歴と生じている損傷との生体力学的適合性

生体力学的適合性について評価する目的は，子どもに生じている各種の損傷が，養育者の語った受傷機転と生体力学的に合致しているか否かを判断することにある[30]。つまり，親の説明した通りの状況で，転落の際に生じた生体力学（子どもの身体が転落前後でどのように動いたのかや，どのように転落したのか）が，実際に子どもに認められる急性損傷のすべてを説明しうるのかを判断することにある。致死的経過をたどった事例の評価を行う際には，死亡の原因となった損傷のみを評価するのではなく，挫傷・打撲傷・擦過傷などの健康状態に特段の影響を与えない損傷も含め，関連するすべての急性期損傷が，養育者の語った転落で生じうるのかどうかを判断する必要がある（ただし言うまでもなく，診療行為によって生じた皮膚軟部組織損傷については，生体力学的適合性の評価を行う対象から除外しなくてはならない）。もし転落によって皮膚軟部組織損傷が生じたとするならば，それらの損傷の一つ一つすべてが，養育者の説明した転落で衝撃を受けたであろう部位と合致しており，生体力学的に説明しうるもの

であるはずであり，子どもに生じた各種の損傷自体が，どのような外力が加わったのかを示す「ロードマップ」となるであろう。例えば，養育者からの説明が「12インチ（約30cm）の高さの椅子の上に立った状態から，パット入りのカーペット敷きの床に転落した。転落中に他のところに頭をぶつけたことはない」というものであった場合に，子どもに硬膜下血腫，側頭部・前頭部・後頭部の皮膚挫傷，殿部挫傷，胸部上面の擦過傷が複合的に認められたならば，子どもに生じている損傷を合理的に説明することはできないと判断される。単純な低所転落であれば，身体の一部位への衝突による損傷痕しか生じないはずである。例えば子どもが椅子から後方に転落したと語られた場合には，身体後面に衝突の証拠所見が残ることは予想されるものの，同時に身体前面に衝突の証拠所見が生じるとは考えられない。生じている一連の損傷を「ロードマップ」として，語られた受傷機転ですべて説明しうるか否かを分析する方法は，生じた損傷と語られた受傷機転との生体力学的適合性を決定付ける上での客観的な優れた方法である。

第59章 転落損傷　**927**

転倒・転落と語られた事例に対する
生体力学的再現実験

生体力学的適合性の評価は定性的評価といえるが，訴追された事例の中には，さらに広範な生体力学的再現実験が求められる事例も存在する。生体力学的再現実験は，典型的には，養育者が語った受傷機転によって生じる加速度，速度，外力などを計算することを目的として行われる。損傷の生じるリスクと相関するこれらの生体力学的指標は，特定の身体部位を対象として計算することもできるし，部位を特定せずに全身を対象として計算することも可能である。例えば，頭部にかかった角加速度を計算し，既報告の硬膜下血腫の生じうる損傷閾値と比較する，ということが可能である[62-65]。加速度や速度などの生体力学的指標を計算するためには，子どもに関する詳細なデータと転落時の詳細なデータを得ることが不可欠であり，実験を行う前には仮説を立てる必要もある。子どもに関する詳細なデータとしては，子どもの体重・身長などの各種計測値，成長のパーセンタイルなど情報は欠かすことが出来ず，それらの計測値の正確性が生体力学的指標の計算に影響を及ぼすのである。

目撃者のいない転落事例では，転落によりどのような力学が加わったのか（転落の間に，子どもの身体はどのように動き，どのような体勢で衝突面とぶつかったのか）の仮説を立て，転落前の子どもの体勢と転落後の子どもの体勢を分析に組み込むことは，欠かすことが出来ない。衝突直前の子どもの体勢に関する情報や仮説は，分析を行う際には極めて肝要となる。例えば，子どもが頭部から床面にぶつかった場合と，足からぶつかった場合とでは，頭部の加速度を算出する方法はおのずと異なる。

生体力学的分析には，手計算，子どもを模したダミー人形を使用した転落実験，コンピューターシミュレーション・モデルなど，様々な方法論を用いることが可能であるが，その方法は

物理学の原則に基づいていることが大原則である[66]。生体力学的再現実験を行う目的は，養育者が語った転落により生じる加速度，速度，外力などの主要な評価項目を算出することにあり，そのような算出を行った後に，既知の損傷閾値と比較し，子どもに生じている損傷がそのようなことで起こりえた可能性を評価することにある。手計算，ダミー人形，コンピューターシミュレーション・モデルの3つの方法論の長所と短所を表59-3にまとめ，掲示している。

物理学の理論や法則（エネルギー保存の法則，運動量保存の法則など）に基づいた手計算を行う際には，転落する被害児を「同じ質量と長さ（剛体の場合）を持つ，単純な質量塊や剛体」とみなして行う。一般的には，子どもの代用としての剛体は，胴体と下肢を表現する棒状の部分と，頭部を表現する振り子から成る倒立振り子モデルを用いる。推測される（もしくは観察された）転落前の子どもの体勢・転落の力学・衝突した床面の性状を組み込んで，物理学をもとにして演算を行い，加速度や速度などの主要評価項目の算出が行われる。

このような，転落により発生する生体力学的評価項目を算定する際に，ダミー人形を用いた計算も行われるようになってきている[67-69]。このようなダミー人形による実験は，市販品を用いて行われることもあれば，被害児の体格に合わせて特注で作製したものを用いることもある。用いられたダミーの生物学的忠実性（それらが，どれほど実際のヒトを正確に模しているのか）は，想定された状況下において実際に被害児に生じたことを正確に予測する上で，極めて直接的に影響を与えうる要因となる。例えば，頭部外傷の事例の調査を行う際には，ダミー人形の頸部のデザインや構造は，外力が加えられた際に生体と同じように反応するものでなくてはならない。ダミー人形の身体各所は，被害児の身体計測値・質量分布（慣性特性）を再現したものである必要があり，すべての関節部の応答性

表59-3	生体力学的分析を行う際の各種方法の利点と欠点	

分析法	利点	欠点
物理法則に基づいた，手作業による計算	必要な時間が比較的短くてすむ 工学の基礎的知識があれば十分に分析を行うことが出来る	小児の体格を大幅に単純化している 転倒・転落の力動を大幅に単純化している 計算の基礎となる理論や法則に，仮定が含まれてしまう
ダミー人形実験	人体の複数の部位ごとに，評価を行うことが可能である 転倒・転落の際のダイナミクスを視覚的に提示することが可能である 特定の転倒・転落で起こりうる事態を，一つ一つ評価することが可能である	ダミー人形のコストが高く，入手する手段も限定されている ダミー人形の精度という制約を受ける 加速度計や荷重セルなどの装置を装備し，そこからデータを収集する必要がある
コンピューターシミュレーション・モデル	仮定に基づいて，各種のパラメーターを変更しながら分析を行うことが可能である 転倒・転落の際のダイナミクスを視覚的に提示することが可能である 特定の転倒・転落で起こりうる事態を，一つ一つ評価することが可能である	時間と費用がかかる 妥当性の検証が困難である モデルの開発に必要なソフトウェアにコストがかかる モデルを開発し，妥当性を検証するためには，特殊分野の専門知識を必要とする 小児および環境は，単純なデジタルデータ化される 小児のダミー人形には，精度的な限界もある

も生物学的に忠実なものでなくてはならない。ダミー人形には，様々な身体部位からの主要評価項目を算定するために，たいていは加速度計や荷重セルなどの装置が装備されている。そして，養育者から語られた転落の状況を再現した模擬落下実験が実施され，装備された計器からデータが収集される。転落前の子どもの体勢・転落の力学についての情報というのは，模擬実験を行う際にはとりわけ重要であり，そのような情報があれば，ダミー人形をより適切な位置に配置させることが可能となり，実験から得られた転落の生体力学的評価というものが，より正当なものとなるのである。

コンピューターシミュレーション・モデルは，転落による損傷や揺さぶりによる損傷が生じるリスク要因についての分析に用いられてきた[70-72]。小児期の転落のコンピューターシミュレーション・モデルは，子どもに関するデジタル化情報と，転落に関する状況のデジタル化情報から構成される。物理原則に則った方程式に基づいて動きの数値計算を行う特別なソフトウェアを用いて，転落の際にたどった子どもの軌道を表すことが出来，また身体各部位に加わる加速度・速度・外力などの評価項目のほとんどを算出することが可能である。物理原則に則ったシミュレーション・ソフトは，物理原則に則る必要のないアニメーション・ソフトとはまるで操作方法が異なるもので，それ故に算出された数値（結果）はまるで異なることもありうる，ということを理解しておくことは重要である。アニメーション・ソフトを用いる場合，プログラマーは物理の原則を無視して，自分の思い通りに物体を動かすことができる。それゆえ，子どもの転落を，力学を視覚的に描写したグラフィックスを用いる場合に，用いられたソフトウェアが，物理学の原則に基づいたものであるのか否かについて明確にする必要がある。アニメーション・ソフトを用いて作成された，コンピューターシミュレーション・モデルの生体力学的結果は科学的とは言えず，正確な生体力学

第59章 転落損傷　**929**

的分析であると見なすべきではない。物理学の原則に基づいたコンピューターシミュレーション・モデルから得られた結果であれば，損傷リスクを理論的に予測することが可能となるが，まず前提として，用いられたモデルが正確に物理学の原則を反映したものであるのかを検証する必要がある[70-72]。コンピューターシミュレーション・モデルは，ダミー人形を用いた再現実験から得られた膨大なデータが反映されたものである必要があり，コンピューターシミュレーション・モデルで得られた生体力学的な主要評価項目は，ダミー人形を用いた実験結果と一致していなければならない[70]。モデルの正当性が明確に示されていることを確認できた場合に限り，得られた結果を損傷リスクの予測に使用するべきである。ただし，コンピューターシミュレーション・モデルの開発時に用いたダミー人形と，個々の事例の子どもでは全く条件が同じわけではなく，外力への反応も全く同じわけではないため，コンピューターシミュレーション・モデルから得られた結果については，批判的に検証を行うことが極めて重要である。生体力学的分析，とりわけ目撃者がおらず仮定に基づいて分析する場合には，本質的に得られた結果に対して思い込みが包含されてしまう可能性があることに注意する必要がある。転落の力学に関する不正確な思い込みは，生体力学的指標（加速度，速度など）を過大もしくは過小に評価してしまい，損傷が生じる可能性について間違った結論へと導いてしまいうる。さらに，これまで述べてきた各種の方法というのは，子ども・転落の力学・転落の生じた環境を単純化したものである。生体力学的分析を行う工学者は，自分たちの分析の限界点（limitation）についてや，思い込みやその限界点が結果の解釈に及ぼす影響について，明確にしておく必要がある。少なくとも，工学者は作成する報告書の中に，分析を行う際に用いた仮定の部分について，リストアップし提示する必要がある。生体力学的分析の目的が，たとえさらなる客観的データを追加することにあっても，その客観性というのは思い込みや限界点という枷により，混乱をもたらすことにもなりうる点に注意しなくてはならない。生体力学的分析によって得られたデータというのは，注意深い解釈が求められるものであり，あくまで包括的評価の一要素に過ぎないのである。

低所転落により重度後遺症や死亡が発生する可能性

一般的に医学，とりわけ疫学は，ある現象に関して言及する際に，年次の異なる場合や母集団の異なる場合であってもその定量的確率を比較することが出来るように，統計解析という手段を用いてきた。現時点でも，刑事事件化した子ども虐待事例の専門家証言を行う際に，医療者は「幼児の短距離落下に起因する死亡は稀である」などの，半定量的な供述のみを行うことが多い。確率を定量的に表すためには，異なるイベント間での比較を要する（例えば，落雷による死亡や癌による死亡の確率と，低所転落で死亡する確率を比較して言及する，など）。

最近，本章の筆者らは，疫学的な死亡率を用いて，低所転落した幼小児の死亡率の最尤推定値を算定したが[5]，出生直後から5歳までの小児における，低所転落による死亡率は，年間100万人あたり0.48人未満であった。法廷における証言を行う際には，可能な限りこのような定量的な確率を用いて証言を行うことが望まれる。

正確な観察が行われているとは言い難い低所転落事例の症例報告が，いくつかの医学雑誌に公表されており，問題となっている[73-75]。これらの文献の著者らはすべからく，「低所転落によって致死的な損傷をきたしうる」と結論付けている。何人かの著者らは，「起こったとしても極めて稀である」と結論付けているが，いずれにしろ彼らは定量的どころか，半定量的な評価

でさえも行おうとはしていない。損傷をきたしたとされるエピソードがどのように目撃されたのかについては，常に注意深く記述し，批判的に分析する必要がある。通常，病院内で発生した転落事例は，第三者の目撃のある信頼のおける事例と考えられる[26-28]。幼稚園・保育園で複数の人物により転落が目撃された事例も，体系的に前方視的に観察・記録され，生体力学的に分析された場合には，より信頼のおける事例ということが出来る。そのような研究は，それほどの労力を割くことなく実施することが可能であり，実施されることが大いに求められている。

　子どもを虐待した可能性のある人物による観察事項は，研究目的の場合であれ，一般論を導くための目的であれ，信頼のおけるデータと見なすべきではない。自白というのは様々な観点から重要であるとはいえ[76]，そのすべてが真実であるとはみなすことが出来ず，その正確性を評価することは困難である[77]。

低所転落に起因するとされる死亡事例や重篤後遺障害事例における証言の信用性

　米国医学会（AMA：the American Medical Association）から，信用できる証言を行うためのガイドラインが提唱されている[78-80]。信用のおけない証言として最も多いのは，「これまでに経験したことのない事象に関して行われる証言」であるが，「独自の原因論に基づく証言」というのもしばしば行われており，明らかに真実と異なる証言が行われる原因になってしまっている。専門性のある証言とは，「机上の理論」や文献上の知識だけでなく，実際の臨床経験というものに裏打ちされている必要がある。子ども虐待の分野に関して言えば，専門性とは臨床経験に基づいて獲得されたり，研究室での研究を通じて獲得されたり，臨床研究を通じて獲得されるものであり，様々な専門家が，様々な方法で専門

性を獲得している。臨床医は患者との関わり合いを通じて学び，法医学者であれは解剖を通じて学ぶのである。法廷の場では，自らの専門性を超えて証言を行うことは慎むべきである。

　AMAの代議員議会では，「専門家証言は医学業務の一部であり，他の業務と同様，専門家同士の批評を受け，医学会や政府事業体による規制を受けるべきものである」と規定されている。しかしながら，専門家証言の検証を行うことは，多くの時間と高い専門性を必要とする労力のかかるものであり，実際に実施していくことは非常に困難なのが実情であり，ほとんど実施されていない。英国では近年「医師免許承認機関による専門家証言の規制」という誤った政策がとられ，同国の児童擁護上，深刻な影響が生じるという予期せぬ事態が生じたと報告されている[81]。

文献

1. Chadwick DL, Chin S, Salerno C, et al: Deaths from falls in children: how far is fatal? *J Trauma* 1991; 31:1353-1355.
2. Kramer PA, Eck GG: Locomotor energetics and leg length in hominid bipedality. *J Hum Evol* 2000;38:651-656.
3. Kravitz H, Driessen G, Gomberg R, et al: Accidental falls from elevated surfaces in infants from birth to one year of age. *Pediatrics* 1969;44(Suppl):869-876.
4. Warrington SA, Wright CM, Team AS: Accidents and resulting injuries in premobile infants: data from the ALSPAC study. *Arch Dis Child* 2001;85:104-107.
5. Chadwick DL, Bertocci G, Castillo E, et al: Annual risk of death resulting from short falls among young children: less than 1 in 1 million. *Pediatrics* 2008;121: 1213-1224.
6. Christoffel KK, Scheidt PC, Agran PF, et al: Standard definitions for childhood injury research: excerpts of a conference report. *Pediatrics* 1992;89:1027-1028.
7. International Classification of Diseases, Ninth Revision, Clinical Modification. National Center for Health Statistics, Washington, DC, 2002.
8. International Statistical Classification of Diseases and Related Health Problems, 10th Revision. World Health Organization, Geneva, 2006.
9. Hobbs CJ. Skull fracture and the diagnosis of abuse. *Arch Dis Child* 1984;59:246-252.
10. Duhaime AC, Partington MD. Overview and clinical presentation of inflicted head injury in infants. *Neurosurg Clin North Am* 2002;13:149-154, v.
11. Schutzman SA, Barnes PD, Mantello M, et al:

Epidural hematomas in children. *Ann Emerg Med* 1993;22:535-541.

12. Trokel M, Discala C, Terrin NC, et al: Patient and injury characteristics in abusive abdominal injuries. *Pediatr Emerg Care* 2006;22:700-704.

13. Wood J, Rubin DM, Nance ML, et al: Distinguishing inflicted versus accidental abdominal injuries in young children. *J Trauma* 2005;59:1203-1208.

14. Cooper A, Floyd T, Barlow B, et al: Major blunt abdominal trauma due to child abuse. *J Trauma* 1988;28:1483-1487.

15. Huntimer CM, Muret-Wagstaff S, Leland NL: Can falls on stairs result in small intestine perforations? *Pediatrics* 2000;106:301-305.

16. Barnes PM, Norton CM, Dunstan FD, et al: Abdominal injury due to child abuse. *Lancet* 2005;366:234-235.

17. Gaines BA, Shultz BS, Morrison K, et al: Duodenal injuries in children: beware of child abuse. *J Pediatr Surg* 2004;39:600-602.

18. Lemburg P: [Diagnosis and clinical aspects of child abuse]. *Monatsschr Kinderheilkd* 1986;134:319-321.

19. Sibert JR, Payne EH, Kemp AM, et al: The incidence of severe physical child abuse in Wales. *Child Abuse Negl* 2002;26:267-276.

20. Sivit CJ, Taylor GA, Eichelberger MR: Visceral injury in battered children: a changing perspective. *Radiology* 1989;173:659-661.

21. Trokel M, DiScala C, Terrin NC, et al: Blunt abdominal injury in the young pediatric patient: child abuse and patient outcomes. *Child Maltreat* 2004;9:111-117.

22. Bulloch B, Schubert CJ, Brophy PD, et al: Cause and clinical characteristics of rib fractures in infants. *Pediatrics* 2000;105:E48.

23. Cohle SD, Hawley DA, Berg KK, et al: Homicidal cardiac lacerations in children. *J Forensic Sci* 1995; 40:212-218.

24. Tibballs J, Thiruchelvam T: A case of commotio cordis in a young child caused by a fall. *Resuscitation* 2008;77:139-141.

25. Link MS, Wang PJ, Maron BJ, et al: What is commotio cordis? *Cardiol Rev* 1999;7:265-269.

26. Helfer RE, Slovis TL, Black M: Injuries resulting when small children fall out of bed. *Pediatrics* 1977; 60:533-535.

27. Nimityongskul P, Anderson LD: The likelihood of injuries when children fall out of bed. *J Pediatr Orthop* 1987;7:184-186.

28. Levene S, Bonfield G: Accidents on hospital wards. *Arch Dis Child* 1991;66:1047-1049.

29. Lyons TJ, Oates RK: Falling out of bed: a relatively benign occurrence. *Pediatrics* 1993;92:125-127.

30. Pierce MC, Bertocci GE, Janosky JE, et al: Femur fractures resulting from stair falls among children: an injury plausibility model. *Pediatrics* 2005;115:1712-1722.

31. Leventhal JM, Thomas SA, Rosenfield NS, et al: Fractures in young children. Distinguishing child abuse from unintentional injuries. *Am J Dis Child* 1993;147:87-92.

32. Flaherty EG, Sege RD, Griffith J, et al: From suspicion of physical child abuse to reporting: primary care clinician decision-making. *Pediatrics* 2008;122:611-619.

33. Kellogg ND, American Academy of Pediatrics: Evaluation of suspected child physical abuse. *Pediatrics* 2007;119:1232-1241.

34. Campbell KA, Bogen DL, Berger RP: The other children: a survey of child abuse physicians on the medical evaluation of children living with a physically abused child. *Arch Pediatr Adolesc Med* 2006; 160:1241-1246.

35. Meservy CJ, Towbin R, McLaurin RL, et al: Radiographic characteristics of skull fractures resulting from child abuse. *AJR Am J Roentgenol* 1987;149:173-175.

36. Feldman KW: Patterned abusive bruises of the buttocks and the pinnae. *Pediatrics* 1992;90:633-636.

37. Sugar NF, Taylor JA, Feldman KW: Bruises in infants and toddlers: those who don't cruise rarely bruise. Puget Sound Pediatric Research Network. *Arch Pediatr Adolesc Med* 1999;153:399-403.

38. Carpenter RF: The prevalence and distribution of bruising in babies. *Arch Dis Child* 1999;80:363-366.

39. Maguire S, Mann MK, Sibert J, et al: Are there patterns of bruising in childhood which are diagnostic or suggestive of abuse? A systematic review. *Arch Dis Child* 2005;90:182-186.

40. Levin AV: Ophthalmology of shaken baby syndrome. *Neurosurg Clin North Am* 2002;13:201-211.

41. Morad Y, Kim YM, Armstrong DC, et al: Correlation between retinal abnormalities and intracranial abnormalities in the shaken baby syndrome. *Am J Ophthalmol* 2002;134:354-359.

42. Southall DP, Plunkett MC, Banks MW, et al: Covert video recordings of life-threatening child abuse: lessons for child protection. *Pediatrics* 1997;100:735-760.

43. Hanigan WC, Peterson RA, Njus G: Tin ear syndrome: rotational acceleration in pediatric head injuries. *Pediatrics* 1987;80:618-622.

44. DiScala C, Sege R, Guohua L, et al: Child abuse and unintentional injuries. A 10-year retrospective. *Arch Pediatr Adolesc Med* 2000;154:16-22.

45. Barsness KA, Cha E, Bensard D, et al: The positive predictive value of rib fractures as an indicator of nonaccidental trauma in children. *J Trauma* 2003;54:1107-1110.

46. Bulloch B, Schubert CJ, Brophy PD, et al: Cause and clinical characteristics of rib fractures in infants. *Pediatrics* 2000;105:e48.

47. Dolinak D: Rib fractures in infants due to cardiopulmonary resuscitations efforts. *Am J Forensic Med Pathol* 2007;28:107-110.

48. Puranik SR, Hayes JS, Long J, et al: Liver enzymes as predictors of liver damage due to blunt abdominal trauma in children. *South Med J* 2002;95:203-206.

49. Ledbetter DJ, Hatch EI, Feldman KW, et al: Diagnostic and surgical implications of child abuse. *Arch Surg* 1988;123:1101-1105.

50. Servaes S, Haller JO: Characteristic pancreatic injuries secondary to child abuse. *Emerg Radiol* 2003;10:90-93.

51. McAleer IM, Kaplan GW: Pediatric genitourinary trauma. *Urol Clin North Am* 1995;22:177-188.

52. Kleinman PK: Skeletal trauma: general considerations. *In*: Kleinman PK: *Diagnostic Imaging of Child Abuse*, ed 2. Mosby, St Louis, 1998, pp 8-25.

53. Grant P, Mata MB, Tidwell M: Femur fracture in infants: a possible accidental etiology. *Pediatrics* 2001;108:1009-1011.
54. Kleinman PK, Marks SC Jr, Blackbourne B: The metaphyseal lesion in abused infants: radiologic-histopathologic study. *AJR Am J Roentgenol* 1986; 146:895-905.
55. Strait RT, Siegel RM, Shapiro RA: Humeral fractures without obvious etiologies in children less than 3 years of age: when is it abuse? *Pediatrics* 1995;96:667-671.
56. Worlock P, Stower M, Barbor P: Patterns of fractures in accidental and non-accidental injury in children: a comparative study. *Br Med J (Clin Res)* 1986;293:100-102.
57. Emery JL: Child abuse, sudden infant death syndrome, and unexpected infant death. *Am J Dis Child* 1993;147:1097-1100.
58. Deemer E, Bertocci G, Pierce MC, et al: Influence of wet surfaces and fall height on pediatric injury risk in feet-first freefalls as predicted using a test dummy. *Med Engl Phys* 2005;27:31-39.
59. Lallier M, Bouchard S, St-Vil D, et al: Falls from heights among children: a retrospective review. *J Pediatr Surg* 1999;34:1060-1063.
60. Mott A, Rolfe K, James R, et al: Safety of surfaces and equipment for children in playgrounds. *Lancet* 1997;349:1874-1876.
61. Macarthur C, Hu X, Wesson DE, et al: Risk factors for severe injuries associated with falls from playground equipment. *Accid Anal Prev* 2000;32:377-382.
62. Lowenhielm P: Tolerance level for bridging vein disruption calculated with a mathematical model. *J Bioeng* 1978;2:501-507.
63. Ommaya AK: Head injury mechanisms and the concept of preventive management: a review and critical synthesis. *J Neurotrauma* 1995;12:527-546.
64. Klinich K, Hulbert G, Schneider L: Estimating infant head injury criteria and impact response using crash reconstruction and finite element modeling. In: 46th Stapp Car Crash Conference, SAE Paper 2002-22-0009; 2002.
65. Sturtz G: *Biomechanical data of children.* Proceedings of the 24th Stapp Car Crash Conference, Society of Automotive Engineers, Warrendale, PA, 1980, pp 513-559.
66. Pierce MC, Bertocci GE: Injury biomechanics and child abuse. *Annu Rev Biomed Eng* 2008;10:85-106.
67. Prange MT, Coats B, Duhaime AC, et al: Anthropomorphic simulations of falls, shakes, and inflicted impacts in infants. *J Neurosurg* 2003;99:143-150.
68. Bertocci GE, Pierce MC, Deemer E, et al: Using test dummy experiments to investigate pediatric injury risk in simulated short-distance falls. *Arch Pediatr Adolesc Med* 2003;157:480-486.
69. Bertocci GE, Pierce MC, Deemer E, et al: Influence of fall height and impact surface on biomechanics of feet-first free falls in children. *Injury* 2004;35:417-424.
70. Bialczak K, Bertocci G, Pierce MC, et al: *Pediatric bed fall computer simulation model development and validation.* ASME Summer Bioengineering Conference, June 2006, Amelia Island, FL.
71. Bertocci GE, Pierce MC, Deemer E, et al: Computer simulation of stair falls to investigate scenarios in child abuse. *Arch Pediatr Adolesc Med* 2001;155:1008-1014.
72. Wolfson DR, McNally DS, Clifford MJ, et al: Rigid-body modeling of shaken baby syndrome. *Proc Inst Mech Eng [H]* 2005;219:63-70.
73. Gardner HB: A witnessed short fall mimicking presumed shaken baby syndrome (inflicted childhood neurotrauma). *Pediatr Neurosurg* 2007;43:433-435.
74. Denton S, Mileusnic D: Delayed sudden death in an infant following an accidental fall: a case report with review of the literature. *Am J Forensic Med Pathol* 2003;24:371-376.
75. Reiber GD. Fatal falls in childhood. How far must children fall to sustain fatal head injury? Report of cases and review of the literature. *Am J Forensic Med Pathol* 1993;14:201-207.
76. Starling SP, Holden JR, Jenny C: Abusive head trauma: the relationship of perpetrators to their victims. *Pediatrics* 1995;95:259-262.
77. Kassin SM, Meissner CA, Norwick RJ: "I'd know a false confession if I saw one": a comparative study of college students and police investigators. *Law Hum Behav* 2005;29:211-227.
78. Brent RL: The irresponsible expert witness: a failure of biomedical graduate education and professional accountability. *Pediatrics* 1982;70:754-762.
79. Brent RL: Improving the quality of expert witness testimony. *Pediatrics* 1988;82:511-513.
80. Chadwick DL, Krous HF: Irresponsible expert testimony by medical experts in cases involving the physical abuse and neglect of children. *Child Maltreatment* 1997;2:315-321.
81. Chadwick DL, Krous HF, Runyan DK: Meadow, Southall, and the General Medical Council of the United Kingdom. *Pediatrics* 2006;117:2247-2251.

▶補足

虐待と転落損傷を鑑別するための 医学的検査

初期評価とバイタルの安定化

　損傷をきたし救急外来に運ばれ，転倒・転落との病歴が語られた小児に対して最初期に行うことは，虐待の可能性の有無はさておき，迅速な医学的な状態の評価と，バイタルサインの安定化を図ることである。外傷対応チームや小児科専門医は，しばしばそのような状況に遭遇する[1]。迅速な医学的評価と蘇生は，通常同時に行われる。初期評価の間に，頚椎の固定を行い，気道の確保を行う。蘇生行為を行いながら，一次評価（気道，呼吸，循環，中枢神経，外表・体温の評価：いわゆるABCDE）に続き，二次評価を行う。二次評価の際には，包括的な全身

診察，完全な形の現病歴聴取，可能であるならば既往歴聴取を行い，適切な初期検査や画像検査を行う。全てを完璧に記録に残すことは，超急性期には不可能かもしれない。このような記録は，蘇生行為の後にバイタルサインの安定化が図られた後に行えばよい。

病歴の聴取

子どものバイタルサインが安定した後には，注意深く詳細な病歴を聴取することは，その語られた内容が正確なものであれそうでない場合であれ，医学的な評価を行う際に極めて重要な要素となる[2]。乳幼児や小児が，転落の病歴で病院を受診することは，しばしばである。低所転落では，皮膚挫傷，頭頂骨の単純線状骨折，鎖骨骨折，四肢骨骨折などの軽微な外傷をきたすことはあるものの，致死的な損傷を負うことは極めてまれである[3]。虐待による外傷である可能性を認識する臨床能力は，極めて重要であり，そのような認識があることによって，即座の介入に繋がり，その他に潜在している外傷の発見や，さらなる虐待を受ける予防に繋がり，また家庭内のその他の子どもの評価の端緒ともなる[4-6]。病歴などの情報を収集する際には詰問調で行ってはならず，可能な限り詳細に聴取する[2][訳注d]。養育者から語られた，外傷に関するあらゆる発言は，引用符を用いて（「　」という形で），語ったそのままを正確かつ完全な形で記録する。小児科医は，確認されたあらゆる損傷について，養育者の受傷機転に関する発言をすべて記録し，養育者により受傷させられたと推察した損傷について，その旨を詳細に記載する必要がある。またどのようにして発症したのかや，どのように症状が進行したのかも聴取し，子どもの発達段階についても確認を行うことが重要である[2, 7]。病歴聴取を行う際に録音録画を行うことは，内容の保証を行うことにもなり，

[訳注d] ただしあくまでオープンエンドに聞くことが重要。

教育的な資料としても価値が高いが，現時点では法廷でそこまで要求されることは通常ない[2]。

受傷の前・中・後の，哺乳や食事の際の様子や反応性など，子どもの行動面での様子も十分に確認する必要がある。重度の損傷を負った被害児では，通常は行動上の異常が確認されるはずである。受傷する前，中，後に子どもが何をしていたのか，そして養育者は子どもにどのように対応していたのかは，極めて重要な情報であり，必ず記載する必要がある[2, 7]。もし子どもが話をすることが出来る年齢や状態であれば，親と子どもから別々に話を聞くことが有用となりうる[2]。もし子どもから話を聞くことが出来たならば，面接中の子どもの様子も診療録に記載しておく必要がある。虐待されていた可能性があるか否かについて回答する際に，加害養育者をかばおうとして，もしくは「チクった」ことによる懲罰への恐れから，非言語的に強い不安感やためらい感を表出する子どもも少なくない。子どもによっては，虐待者をあからさまに恐れている子どももいる。これらの反応は，子どもの安全プランを作成する際に極めて重要な情報となる[2]。

養育者からの受傷機転の説明が以下のような場合には，虐待である懸念が強くなる[2, 7, 8]。

1. 子どもが重度の損傷を負っているにもかかわらず，受傷機転の説明がない，もしくは受傷機転があいまいである
2. 受傷機転の肝心な部分が，大きく変化する
3. 語られた受傷機転の説明が，生じている外傷のタイプや，推察される受傷時期，重症度と一致していない
4. 語られた受傷機転の説明が，子どもの発達能力と一致していない
5. 目撃したとされる養育者（父・母など）の説明が，個々人（父母間など）で著しく異なる

身体的虐待が疑われる事例の医学的評価において，以下の情報は極めて重要である[2, 7, 8]：

既往歴：在胎周生歴（分娩時損傷の既往），入院歴，先天異常の有無，慢性疾患の有無

家族歴：特に家族の出血性疾患・骨疾患・代謝疾患・遺伝性疾患の有無。家族間暴力の既往の有無

妊娠歴：母の年齢[9]，望まない出産であったか否か，計画外妊娠であったか否か，妊娠中のケアの有無，産後の合併症・産後うつの有無，病院外での出産であったか否か

発達歴：言語発達，粗大運動発達[10]，微細運動発達，心理社会的発達

社会歴：家庭内のしつけのパターン，子どもの気質，子ども・同胞・親の小児期の虐待の既往の有無，養育者やその他の家庭内に住む薬物乱用者の有無，社会的・経済的なストレス要因や収入源，家族間暴力の有無：これらすべてが虐待のリスクを上げることとなる[2]。

身体診察

身体診察には，身体スケッチや写真記録を含めて，観察された所見を詳細に記録することも含まれる。損傷局所だけではなく包括的に全身を診察しその他の損傷所見の有無を確認する。併発する損傷の存在は，受傷機序としての虐待の可能性を考察する上で極めて重要である。

全身状態の評価

子どもの全身状態の評価（意識状態の変化，表情，グラスゴー昏睡尺度［GCS］の点数）も，診療録に残しておく必要がある。全身状態は神経学的状態を反映したものであり，GCSなどの尺度を用いて記載することで，不快や痛みに対しての反応の程度を客観的に記録に残すことができる。全身の包括的評価を行うことで，ネグレクトの被害を受けていた身体的証拠所見を確認

することもできる。特に広範性の多発齲歯，重度のオムツ皮膚炎，受傷後放置されていたと推察される損傷が確認された場合，それについても損傷とは別に，明確に記載を行う必要がある。

中枢神経系（CNS：Central Nervous System）

中枢神経系の外傷は，小児期の外傷死の最大の要因であるとともに，予後を規定する最大の要因でもあるため，虐待が疑われる事例において，詳細で包括的な神経学的診察を行うことは必須である。GCSは外傷後の意識レベルを素早く評価するために，世界的に用いられているスケールである。言語と運動についての評価項目を修正した小児用GCSは，乳幼児の意識レベルの評価に有用となるように開発されたものである[11]。GCSと小児用GCSはいずれも，（1）運動，（2）言語，（3）開眼の3領域に関し，観察された最大の反応に基づいて3-15点の間で評価する（3-8点：重症，9-12点：中等症，13-15点：軽症）。初診時にGCSを記載するのと同様に，患児の状態が変化した際にもGCSを記載することが非常に重要である。

反射検査，中枢神経検査，感覚検査，粗大運動評価，微細運動評価を含む，包括的な神経学的評価を行う必要がある[12]。頭蓋内損傷の症状・徴候は非特異的であり，認識することが困難な場合もあり，中枢神経系の損傷を負っている可能性を疑う感度（IOS：index of suspicion）を，常に高く持っておく必要がある[13, 14]。反射の異常，筋緊張の異常，触覚刺激に対する反応性の異常などの，脊髄損傷の可能性を示唆する所見についても，注意深く診察する必要がある。さらに診察時に認められた所見は，今回の中枢神経系の損傷を反映した所見であることもあれば，以前の損傷を反映した所見であることもある。被虐待児は，家庭環境における愛情遮断やその他の理由から，発達上の異常を認めることもしばしばである。

第59章 転落損傷　**935**

頭部・眼・耳・鼻・喉の損傷

虐待による損傷が見逃されやすい部位として，耳介（特に耳介後面），頸部，顎角部，頭蓋部，口唇小帯や舌小帯，などが挙げられる[15, 16]。

頭部

頭蓋部を触診し，ぶよぶよした感じがしたり，段差があるような感じがしたりした場合には，頭蓋骨骨折をきたしている可能性がある。頭皮部分に頭血腫や斑状出血を認めたり，乳児で大泉門膨隆をきたしたりしている場合には，頭部外傷の可能性が懸念される[14]。さらに脱毛部位が確認された場合，外傷性の抜毛や低栄養の可能性も示唆されるため，確実に記載しなくてはならない。

眼

瞳孔の大きさと対光反射の評価を行い，眼球運動についての記載も行う。網膜出血を確認するための眼底検査は，身体的虐待が疑われる子どもに対しての必須の検査の一つである。虐待による頭部外傷が疑われる場合には，可能な限り早期に小児の診察経験の豊富な眼科医によって，間接鏡を用いて詳細に眼底を診察し，写真撮影を行うか，詳細な注釈を加えたスケッチを記載する。網膜出血の位置，深さ，出血の広がりを正確に評価することは，頭部外傷が虐待か否かを判別する上で有用となる[17]。

耳

中耳の鼓膜腔の血液の存在（鼓膜内出血）は，ほとんどの場合，外傷によるものである。耳介や耳介後部の挫傷が確認された場合，虐待の可能性を強く疑う必要がある（写真59-2）[18, 19]。

鼻

鼻中隔の偏位や鼻中隔血腫は，急性や慢性の虐待が疑われる[15]。鼻出血が認められた場合，特に乳児例では，外傷により生じた可能性が高い[20]。

咽頭部

口腔咽頭部損傷とは，様々な部位の損傷の総称である。歯槽損傷が認められた場合には，歯科医に治療のコンサルトを行う必要がある[21, 22]。顔面中央部の不安定性，咬合不全，耳下腺損傷，顔面神経損傷の懸念がある場合，専門的な治療が求められる。

頸部

超急性期には早急に気道を確保することが第一であるが，可能性が除外できるまでは，頸椎損傷の存在を想定しておかなくてはならない[23]。重度の喉頭気管部外傷があり，喘鳴，拍動性出血，血腫増大を認める場合には，緊急手術が必要となる。虐待を行った養育者は，自らの加害により生じた損傷について何も語らないことも多い。単純X線写真を行い，頸部の骨折の有無について評価がなされるまでは，頸部を動かさないなどの特別な対応が求められる。

心臓

虐待による心臓外傷は稀ではあるが，しばしば重篤となる。心臓外傷としては，心臓震盪や心臓破裂が挙げられるが，この限りではない[24, 25]。胸部へ殴打や圧迫により生じるその他の心臓外傷としては，心嚢血腫や心臓挫傷などがある。

胸部

乳幼児期の肋骨骨折は，ほとんどの場合，虐待が原因である。鑑別としては，高エネルギー性の事故・分娩時損傷・骨脆弱性疾患，ならびに心肺蘇生としての胸部の前後方向の圧迫も可能性として考慮する必要がある[26-28]。肋骨骨折の急性期には，痛みにより浅表呼吸となりうる。重症例では，骨折した肋骨が肺に刺さることもある。呼吸の変化は，併発する中枢神経系の損傷による場合もある。胸管損傷により，まれに乳び胸を呈することもある[29]。

936 第Ⅷ部 特別な論題

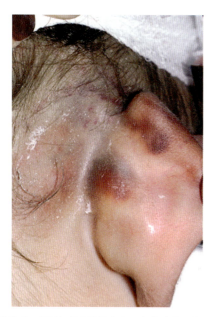

写真59-2 低所転落と語られた，意識障害を伴う重度の頭部外傷で搬送された乳児。耳介部に確認された疑わしい挫傷の存在が，身体的虐待の診断を行う一助となった。

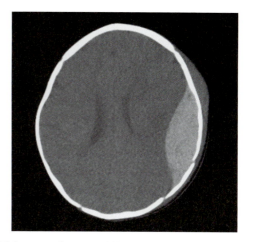

写真59-4 乳児の硬膜外血腫。脳実質を圧迫しているのが見て取れる。
（写真提供：Karen Hansen医師）

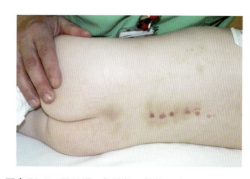

写真59-5 風呂場で仰臥位の状態で踏みつけられたことで十二指腸離断を呈し，救急搬送となった2歳児の背部。脊椎に沿って多発性の挫傷が認められる。なお本児の腹部には，挫傷は確認されなかった。
（写真提供：Lori Frasier医師）

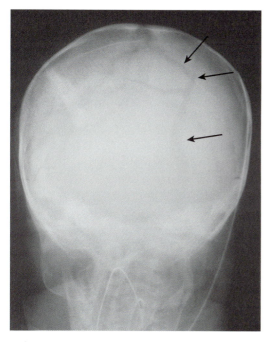

写真59-3 骨折線の離開を伴う複合性の頭蓋骨骨折（矢印）。このような骨折が低所転落で生じたとの症例報告は1例もない。

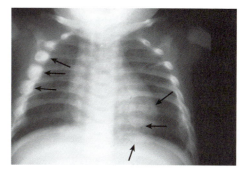

写真59-6 AHT（虐待による頭部外傷）の疑いで精査となった乳児。全身骨撮影の一環として行われた胸郭の単純X線写真で，多発性の肋骨骨折が確認された。矢印は骨折をきたしている部位である。

第59章 転落損傷　937

腹部

意識清明の患者においては，腹部外傷の最も信頼できる臨床症状は，腹痛・消化管出血・低血圧・腹膜刺激症状である。しかし，明らかな医学的所見を呈さずとも，腹膜腔や骨盤腔には大量の血液を貯留することが可能である[30, 31]。腹部の挫傷は，たとえ重度の腹部外傷事例でも，通常は認められない[32,33]。もし腹壁に挫傷が認められた場合には，所見として重要な意味を持つ。腹壁挫傷は，通常は高エネルギー性の交通外傷におけるシートベルト痕として認めることが多いが，身体的虐待としての重度腹部外傷事例で認めることもある。腹腔の実質臓器損傷がない事例において，腹部CTで腹水が認められた場合には，管腔臓器の鈍的外力損傷の可能性を考慮しなくてはならない。

胃損傷

子どもに腹膜刺激症状や血性胃残が認められた場合には，胃損傷を考慮する必要がある。腹部単純X線写真では，時に気腹が認められる。

十二指腸損傷および膵損傷

小児期の十二指腸損傷や膵損傷は，腹部深くにまで鈍的外力が加えられたことにより発症し，しばしば虐待がその原因となっている[34, 35]。膵損傷をきたした事例の多くは，採血で血清アミラーゼの上昇を認めることが，診断の端緒となっている。ただ血清アミラーゼは膵損傷のマーカーとしては，感度・特異度ともに低く，とりわけ受傷後3時間以内では，上昇が認められないことも稀ではない[36]。

肝損傷

小児の重症腹部外傷646名を後方視的に検討したある研究では，肝損傷（40.5％）は最も多い腹腔内損傷であり，脾損傷（26％），管腔臓器損傷（17.9％），膵損傷（8.6％）と続いていたと報告されている[35]。肝損傷をきたした事例

では，右上腹部痛，筋性防御，反跳痛，血行動態の不安定，などが認められる。

脾損傷

脾損傷は，小児の重症外傷事例では比較的頻度が高く，左上腹部痛，筋性防御，反跳痛を認めた場合，脾損傷を考慮する必要がある。原因不明の失血が確認された場合，脾損傷が原因の可能性がある。このように脾損傷や肝損傷では，血行動態の不安定性が認められることもあり，原因不明の失血状態の事例では，これらの損傷の可能性を十分に考慮する必要がある。

腎損傷

小児期の泌尿生殖器損傷として，腎臓は最も頻度の高い臓器であり，中でも腎挫傷が最も多い。一過性の捻転に続発して，腎盂尿管移行部破裂をきたしたり，腎実質損傷をきたすこともある[37]。

外性器肛門部損傷

肛門直腸損傷は，直腸粘膜や肛門の表層の損傷から，深部損傷や内括約筋の損傷まで，そのスペクトラムは幅広い。直腸損傷は，偶発的な穿通損傷，性虐待，鈍的外力損傷のいずれかで生じることがほとんどである[38, 39]。もし直腸外傷が初診際に確認された場合，鎮静下でさらなる精査を行うことが必要である。

筋骨格系の評価

包括的な全身診察の際には，下肢・上肢・手部・肋骨・頭部を注意深く触診し，骨変形の存在や骨折の可能性を除外することは必須である。もし骨折の可能性が疑われた場合，同部位の体表面の握り痕（grab mark）などのパターン損傷の有無につき，注意深く確認する。そのような皮膚挫傷は，加害者が手で子どもに骨折を負わせた際に，強く握って引っ張られたり，捻じられたりした際に生じた可能性がある。皮膚挫傷

の有無にかかわらず，軟部組織腫脹が存在している場合，損傷はごく最近生じたものであると判断される。

　肋骨骨折や骨幹端骨折を含む多くの骨折は，臨床症状からは確認しえない。そのため明らかな臨床症状がなくとも身体的虐待が疑われる場合，特に2歳未満の子どもの場合には，全身骨撮影は必須である[2]。

皮膚損傷

　あらゆる挫傷・裂傷・熱傷・咬傷・その他の皮膚損傷は，位置・大きさ・形を高機能のカメラで写真撮影すると共に，診療録に記載する必要がある。損傷の視診は，頸部，頭部，口腔内，四肢末端，外性器，肛門，体幹，背部を含めて，全身を包括的に行う必要がある。皮膚深部の挫傷の場合には，受傷後数時間は視診で見て取れないこともある。触診で痛みを訴える部位に関しては，1-2日後に診察を行うことが重要であり，そうすることで挫傷の存在を明確に確認できる。皮膚損傷のサイズを測定することは，受傷機転の推定や成傷器の推定に有用となる[40]。

　咬傷は法的に重要な情報をもたらしうるものである。法的証拠としうるためにどのように対応し，採取した証拠をどのように管理していくべきかについて，専門家の助言を仰ぐことが強く推奨される。咬傷は，受傷後間もないものであれ，瘢痕化した古いものであれ，注意深く測定を行い，写真撮影を行う必要がある。犬歯間距離が3cm以上の場合には，一般的に成人による咬傷であることが疑われる。いくつかの司法管轄区では，咬傷に対しての特別な診察法や写真撮影法に精通している法歯科医の協力を得ることがすぐにできる体制が取られている。受傷後ほどない咬傷であれば，生食で湿らせた滅菌綿球で損傷部位をふき取ることで，遺伝子解析に用いるための唾液を採取できる可能性がある[41, 42]。

　挫傷がいつ形成されたかを正確に推察する方法は，いまだ確立していない。皮膚軟部組織腫脹は，受傷直後に認める頻度が高いが，受傷後数日間は確認可能である。挫傷の疫学的な受傷頻度を考慮する上で，子どもの年齢や発達能力の情報は重要である。

　熱傷は，熱源（沸騰した水や，熱された物体など）による場合が多いが，化学物質や電気により生じることもある。熱傷をきたした際に，子どもが着用していた衣服は，熱傷の原因に関する情報を得る為に重要であり，収集を行う必要がある。熱した物体と接触して生じた熱傷では，熱源をトレースしたパターンを呈するが，接触した原因が虐待によるのか，偶発的な事故によるのかを鑑別することは困難なこともある。養育者の受傷機転の説明，生じている熱傷の数，身体の湾曲面でも熱傷辺縁のパターン形成が連続しているか否か，などを考察することで，虐待の可能性の高低について判断することは可能であろう（第28章「虐待による熱傷」参照）。

検査所見

　子どもの外傷の評価の一環として，血算，肝機能検査のような臨床検査を実施することが，強く推奨される。虐待の可能性がある事例では，養育者からの病歴をあてにはできず，身体診察のみで生じている損傷のすべてを完全に確認することは困難なため，詳細な検査を実施することがしばしば必要となる（表59補-1参照）。すべての検査がすべての事例に必須であるわけではなく，検査の選択は注意深くなされる必要がある。

表59補-1	身体的虐待の疑い事例の医学的評価の際に用いられる各種診断的検査と鑑別すべき疾患

損傷や状態	診断的検査	コメント
骨折	上腕骨，前腕の骨，大腿骨，下腿の骨，手部，足部，頭蓋骨，頸椎，胸郭（含，斜位像[43]），腰椎，骨盤[44]	1. 虐待が疑われる骨折を認めた全ての子ども，および虐待が疑われる損傷を認めた2歳未満の全ての子どもに行うことが推奨される 2. ハイリスクの事例では，2週間後に再撮影を行う 3. 一枚で複数の骨を含めるような撮影法は不可である
	骨シンチグラフィー	1. 急性期の肋骨骨折の診断や，転位を伴わない軽微な骨折を同定する能力に優れる
	コラーゲン分析のための線維芽細胞培養目的での皮膚生検，DNA分析のための静脈血検査[45]	1. 骨形成不全症が疑われる際に実施
	骨密度測定，血清Ca, P, ビタミンD, PTH測定	1. 骨代謝異常症やクル病が疑われる際に実施
挫傷	血液疾患の鑑別のための検査：血算，PT, APPT, INR, 出血時間，その他の追加検査（凝固因子など），PIVKAは初期スクリーニングに有用な可能性がある	1. 臨床所見や家族歴から凝固異常症が疑わる場合に実施 2. 脳実質損傷を負った場合，凝固系検査の変容を認めることが多く，頭蓋内損傷事例では，DICのスクリーニング検査を行う[46] 3. PFa-100（血小板機能活性）検査は，実施することが可能な場合，血小板機能を確かめる上で，出血時間よりも有用である
肝損傷	肝酵素：AST, ALT	1. 潜在的肝損傷の診断に有用[47]
膵臓損傷 膵仮性嚢胞	膵酵素：アミラーゼ，リパーゼ	
腎泌尿器	尿検査	血尿があれば，追加の画像検査を行うことを考慮
頭部（頭蓋外，頭蓋内）損傷	頭頚部のCT, MRI	1. 手術適応の判断のため，CTは速やかに行う必要がある 2. MRIの拡散強調画像（DWI）は，脳浮腫の広がりをみる上でCTより優れる 3. MRIは受傷時期推定を行う上で有用 4. MRIは軽微な頭蓋内損傷の検出に優れており，CTが正常にもかかわらず神経学的異常を認める事例には必須の検査である 5. MRIは頸髄損傷や頸椎骨折を診断する上で，CTや単純X線検査よりも優れている 6. 頭蓋骨X線検査と合わせ，頭部CTを行うことで，頭蓋骨骨折の検出率を上げることが出来る
	尿中有機酸検査	グルタル酸尿症1型のスクリーニングとして
腹腔内損傷	腹部CT	可能であれば，造影も行う
心臓外傷	心臓酵素：トロポニンやCK-MB	
	放射性核種骨スキャン	

参考文献

1. Levene S, Bonfield G: Accidents on hospital wards. *Arch Dis Child.* 66:1047-1049 1991.
2. Kellogg ND: American Academy of Pediatrics Committee on Child Abuse and Neglect: Evaluation of suspected child physical abuse. *Pediatrics.* 119:1232-1241 2007.
3. Chadwick D, Bertocci G, Castillo E, et al.: The annual risk of death from short falls of young children: less than one in a million. *Pediatrics.* 121:1213-1224 2008.
4. Jenny C, Hymel KP, Ritzen A, et al.: Analysis of missed cases of abusive head trauma. *JAMA.* 281:621-626 1999.
5. King WK, Kiesel EL, Simon HK: Child abuse fatalities: are we missing opportunities for intervention?. *Pediatr Emerg Care.* 22:211-214 2006.
6. Campbell KA, Bogen DL, Berger RP: The other children: a survey of child abuse physicians on the medical evaluation of children living with a physically abused child. *Arch Pediatr Adolesc Med.* 160:1241-1246 2006.
7. Limbos MA, Berkowitz CD: Documentation of child physical abuse: how far have we come?. *Pediatrics.* 102:53-58 1998.
8. Maguire S, Mann MK, Sibert J, et al.: Are there patterns of bruising in childhood which are diagnostic or suggestive of abuse? A systematic review. *Arch Dis Child.* 90:182-186 2005.
9. Mersky JP, Berger LM, Reynolds AJ, et al.: Risk factors for child and adolescent maltreatment: a longitudinal investigation of a cohort of inner-city youth. *Child Maltreat.* 14:73-88 2009.
10. Sugar NF, Taylor JA, Feldman KW: Bruises in infants and toddlers: those who don't cruise rarely bruise. Puget Sound Pediatric Research Network. *Arch Pediatr Adolesc Med.* 153:399-403 1999.
11. Morray JP, Tyler DC, Jones TK: Coma scale for use in brain-injured children. *Crit Care Med.* 12:1018-1020 1984.
12. Alexander RC, Levitt CJ, Smith W: Abusive head trauma. Reece RM Ludwig S *Child Abuse: Medical Management and Diagnosis.* ed 2 2001 Lippincott, Williams & Wilkins Philadelphia 47-80.
13. Laskey AL, Holsti M, Runyan DK, et al.: Occult head trauma in young suspected victims of physical abuse. *J Pediatr.* 144:719-722 2004.
14. Greenes DS, Schutzman SA: Clinical indicators of intracranial injury in head-injured infants. *Pediatrics.* 104:861-867 1999.
15. Crouse CD, Faust RA: Child abuse and the otolaryngologist: part I. *Otolaryngol Head Neck Surg.* 128:305-310 2003.
16. Leavitt EB, Pincus RL, Bukachevsky R: Otolaryngologic manifestations of child abuse. *Arch Otolaryngol Head Neck Surg.* 118:629-631 1992.
17. Morad Y, Kim YM, Armstrong DC, et al.: Correlation between retinal abnormalities and intracranial abnormalities in the shaken baby syndrome. *Am J Ophthalmol.* 134:354-359 2002.
18. Reece RM: Unusual manifestations of child abuse. *Pediatr Clin North Am.* 37:905-921 1990.
19. Feldman KW: Patterned abusive bruises of the buttocks and the pinnae. *Pediatrics.* 90:633-636 1992.
20. McIntosh N, Mok JY, Margerison A: Epidemiology of oronasal hemorrhage in the first 2 years of life: implications for child protection. *Pediatrics.* 120:1074-1078 2007.
21. Naidoo S: A profile of the oro-facial injuries in child physical abuse at a children's hospital. *Child Abuse Negl.* 24:521-534 2000.
22. Jessee SA: Physical manifestations of child abuse to the head, face and mouth: a hospital survey. *ASDC J Dent Child.* 62:245-249 1995.
23. Feldman KW, Avellino AM, Sugar NF, et al.: Cervical spinal cord injury in abused children. *Pediatr Emerg Care.* 24:222-227 2008.
24. Baker AM, Craig BR, Lonergan GJ: Homicidal commotio cordis: the final blow in a battered infant. *Child Abuse Negl.* 27:125-130 2003.
25. Cohle SD, Hawley DA, Berg KK, et al.: Homicidal cardiac lacerations in children. *J Forensic Sci.* 40:212-218 1995.
26. Bulloch B, Schubert CJ, Brophy PD, et al.: Cause and clinical characteristics of rib fractures in infants. *Pediatrics.* 105:e48 2000.
27. Betz P, Liebhardt E: Rib fractures in children—resuscitation or child abuse?. *Int J Legal Med.* 106:215-218 1994.
28. Dolinak D: Rib fractures in infants due to cardiopulmonary resuscitation efforts. *Am J Forensic Med Pathol.* 28:107-110 2007.
29. Holmes JF, Sokolove PE, Brant WE, et al.: A clinical decision rule for identifying children with thoracic injuries after blunt torso trauma. *Ann Emerg Med.* 39:492-499 2002.
30. Holmes JF, Sokolove PE, Brant WE, et al.: Identification of children with intra-abdominal injuries after blunt trauma. *Ann Emerg Med.* 39:500-509 2002.
31. Canty TG Sr, Canty TG Jr, Brown C: Injuries of the gastrointestinal tract from blunt trauma in children: a 12-year experience at a designated pediatric trauma center. *J Trauma.* 46:234-240 1999.
32. Thompson S: Accidental or inflicted? Evaluating cutaneous, skeletal, and abdominal trauma in children. *Pediatr Ann.* 34:372-381 2005.
33. Lutz N, Nance ML, Kallan MJ, et al.: Incidence and clinical significance of abdominal wall bruising in restrained children involved in motor vehicle crashes. *J Pediatr S urg.* 39:972-975 2004.
34. Barnes PM, Norton CM, Dunstan FD, et al.: Abdominal injury due to child abuse. *Lancet.* 366:234-235 2005.
35. Trokel M, Discala C, Terrin NC, et al.: Patient and injury characteristics in abusive abdominal injuries. *Pediatr Emerg Care.* 22:700-704 2006.
36. Takishima T, Sugimoto K, Hirata M, et al.: Serum amylase level on admission in the diagnosis of blunt injury to the pancreas: its significance and limitations. *Ann Surg.* 226:70-76 1997.
37. Buckley JC, McAninch JW: The diagnosis, management, and outcomes of pediatric renal injuries. *Urol Clin North Am.* 33:33-40 2006 vi.
38. Beiler HA, Zachariou Z, Daum R: Impalement and anorectal injuries in childhood: a retrospective study of 12 cases. *J Pediatr Surg.* 33:1287-1291 1998.
39. McCann J, Voris J: Perianal injuries resulting from sexual abuse: a longitudinal study. *Pediatrics.* 91:390-397 1993.

40. Johnson CF: Inflicted injury versus accidental injury. *Pediatr Clinic North Am.* 37:791-814 1990.
41. Vale GL: Dentistry, bite marks and the investigation of crime. *J Calif Dent Assoc.* 24:29-34 1996.
42. Jessee SA: Recognition of bite marks in child abuse cases. *Pediatr Dent.* 16:336-339 1994.
43. Hansen KK, Prince JS, Nixon GW: Oblique chest views as a routine part of skeletal vurveys performed for possible physical abuse—is this practice worthwhile?. *Child Abuse Negl.* 32:155-159 2008.
44. Nimkin K, Kleinman PK: Imaging of child abuse. *Radiol Clin North Am.* 39:843-864 2001.
45. Byers PH, Krakow D, Nunes ME, et al.: Genetic evaluation of suspected osteogenesis imperfecta (OI). *Genet Med.* 8:383-388 2006.
46. Hymel KP, Abshire TC, Luckey DW, et al.: Coagulopathy in pediatric abusive head trauma. *Pediatrics.* 27:743-747 1997.
47. Coant PN, Kornberg AE, Brody AS, et al.: Markers for occult liver injury in cases of physical abuse in children. *Pediatrics.* 89:274-278 1992.

60

法歯科学

John P. Kenney, DDS, MS, D-ABFO

はじめに

法歯科学（歯科法医学）とは，「口腔顔面に関する法的な問題につき研究する学問」と定義される。これまで歯科的証拠というのは，火災による焼死，腐乱死体，爆発による爆死，交通事故，災害被災者など，外見からは人物確認ができない場合の身元確認に活用されることが中心であった。米国で初めて歯科的に個人識別を行ったのは，「真夜中の騎行」[訳注a] でも知られる，銀細工師に加え理髪師／口腔外科医でもあったPaul Revereである。彼は，革命軍を指揮しバンカーヒルの戦いで戦死したJoseph Warrenの歯科補綴物を作製していた。Revereは自分が作製した補綴物をもとに，Warrenの遺体を同定し，それによりWarrenを英雄として葬礼することが可能となった，と伝えられている [1]。

大規模災害における個人識別が最初に行われたのは，1897年に起きたパリのチャリティーバザーにおける火災である。パリを訪れたキューバ人歯科医師のOscar Amoedoが，犠牲者の特定のために，歯科記録の利用を提案した。彼の，火災および個人識別に関する論文 "Lárt Dentaire Medecine Legale" は，法歯科学に極めて大きな影響を及ぼした [1]。アメリカで初めて咬傷（bite

[訳注a] 彼が真夜中に伝令として走り回ったことに由来する。愛国者の象徴としてアメリカ合衆国中に知れ渡っている言葉。

mark）が裁判で扱われた判例は，1692年の植民地時代の，セイラム魔女裁判である。この裁判でGeorge Burroughsは有罪となり，魔法使いであるとして絞首刑に処された [2]。

近代に入り，歯科医師として初めて米国法科学会（AAFS；American Academy of Forensic Sciences）の会員になったのは，1966年に加入したDavid Scottであった。1972年を迎えるころには，15名の歯科医師会員が集まってAAFSの歯科部門が設立された。一方，1970年に米国法歯科学会（ASFO；American Society of Forensic Odontology）が設立され [3]，1976年には，この分野で高水準の能力を有していることを保証するための認定試験を実施する，米国法歯科学委員会（ABFO；American Board of Forensic Odontology）が設立された。今日，米国とカナダには，約100名のABFO認定医が存在している。

C. Henry Kempe医師が医学的観点から虐待に再び光を当てて以来，子ども虐待と歯科に関する文献が歯学分野からも報告されるようになり [4-7]，家庭内における暴力問題への関心は，子ども虐待のみならず，DVや高齢者虐待の研究も含めて発展していった。1980年にASFOが出版した法歯科学のワークブックの初版は，ルーズリーフタイプのものであったが，その中には「子ども虐待とネグレクト」の章立ても含まれていた。これらの努力の積み重ねにより，法歯科学者および歯科の専門家における子ども虐待の

943

認識は広がり，介入に対する体系的な取り組みが構築されていった。このワークブックは，さらに発展して「法歯科学マニュアル（Manual of Forensic Odontology)」として，現在も出版されている[8]。法歯科学の生涯教育に関しては，1964年に米軍病理学研究所が法歯科学の生涯教育課程を設けたのが最初である[9]。子ども虐待やDVの問題は，今やその課程における主題の一つとなっている。米国初の法歯科学の専門教育が始まったのは，テキサス州サンアントニオにあるテキサス大学健康科学センターにおいてであった。

子ども虐待における歯科医師の役割に関する論文は，1970年にNew York State Dental Journal誌にArthur Hazlewoodの論文が掲載されたのを皮切りに，多くの学術誌に掲載されている[7]。1971年のThe British Journal of Oral Surgery誌には，5名の虐待・ネグレクト事例につき記載された論文が掲載されている[6]。1973年にはBernard Simsらによって Medicine, Science and the Law誌に「Bite Marks in the'Battered Baby Syndrome'」が掲載されているなど[10]，1970年代には既に多くの論文が報告されている[11-15]。

米国小児歯科学会（AAPD：the American Academy of Pediatric Dentistry）は，歯科医師に主導的役割を担っている学術団体であり，米国小児科学会（AAP）とも積極的に協力し，子ども虐待をはじめとする多領域が関連する分野に対応している。現在では，小児歯科の教科書に，子ども虐待疑い事例の診断と管理の方法は，ほぼ標準的に記載される項目となっている[16-18]。

子ども虐待に関する歯科医師を対象とした，教育プログラムも開発されている。PANDA（Prevent Abuse and Neglect through Dental Awareness；歯科の気付きによる虐待やネグレクトの防止）プログラムは，州歯科医師会，デルタ・デンタル社および児童福祉機関が協力し，Lynn Moudenが1992年に共同で創設した教育プログラムである（Lynn Mouden私信，2008年）。このプログラムは，参画する州歯科医師会に対して，教材や訓練プログラムを提供している。現在45の州および米国陸軍歯科司令部のほか，10カ国がこのプログラムに参加しており，歯科の専門家に総合的な教育を提供している[19]。

子ども虐待における口腔顔面損傷

過去40年間にわたる研究から，子ども虐待事例の43.5%～65%に頭頸部領域の損傷が認められることが示されている[20-22]。歯科の専門家は，日常的な診療や口腔衛生管理の一環で，患者の頭頸部を診ている。子ども虐待による頭頸部・口腔損傷は，DVや高齢者虐待における頭頸部・口腔損傷のパターンと基本的には何ら変わりない[23]。口腔顔面の損傷としては，パターン損傷（写真60-1），口唇裂傷，顔面の平手打ち痕，口角部のさるぐつわ痕，挫傷，咬傷，電気・化学物質・熱による熱傷などが挙げられる[19]。口腔内の損傷としては，上顎骨や下顎骨の骨折，歯の破折や脱臼，小帯裂傷，その他の口腔内裂傷，強制的なオーラルセックスによる硬口蓋や軟口蓋の挫傷（写真60-2），性感染症による口腔病変，などが挙げられる[19]。

法歯科学者やPANDAプログラムを受講した歯科医師が，子ども虐待事例に協力できることは少なくない。第一に，口腔周囲や歯の損傷の

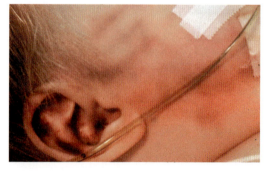

写真60-1 子どもの顔面に認められた，ベルトのバックルによる「パターン損傷」

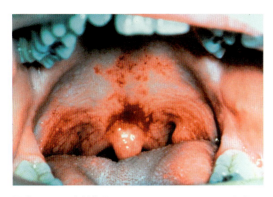

写真60-2　強制的なオーラルセックスによりきたした，口蓋の点状出血

原因，治療方針，その後の予後についての評価を行うことができる。そしておそらく，子ども虐待において法歯科学者が最も重要な役割を果たす領域は，咬傷（bite mark）の記録と分析であろう。司法管轄区域によっては法歯科学者が，咬傷のみならずその他のパターン損傷について分析し，証言を行っている所もある。

法歯科学者は，一般の病院勤務歯科医師や開業歯科医師よりも，法制度や法医学的証拠収集における必要条件に精通している。法歯科学者は，通常，検視官や監察医のように，州警察や州法医学機関などの法執行機関と積極的に提携している。歯科医師は殺人事件や傷害事件やその他の犯罪事案の証拠の収集や取り扱いのトレーニングを受けており，子ども虐待対応チームにとっても，貴重な一員として位置付けられている。

咬傷（bite mark）とパターン損傷

咬傷の評価においては，4つの「R」（認識［Recognition］，報告［Reporting］，記録［Recording］，コンサルテーション［Referral］）が重要である。法歯科学者に加え，子ども虐待専門小児科医，法医学のトレーニングを受けた小児認定看護師（PNP：pediatric nurse practitioner），性暴力対応看護師（SANE：sexual assault nurse examiner）など，特別なトレーニングを受けた医療者も，咬傷の診断と証拠採取に際し，病院に協力することが可能である。

認識

皮膚に認められる典型的なヒト咬傷は，個々の歯で形成される歯列に沿った直径2～4cmの半月状の損傷痕である。ABFO（米国法歯科学委員会）では，ヒトによる咬傷を「U字型の歯列弓が空隙で分離され，2つの対向した（向い合った）対称形となった円形または楕円形（ドーナツ状またはリング状）のパターン損傷であり，歯列をなす個々の歯により擦過傷，挫傷，裂傷が形成されていてそれが列をなし，加害者の歯列の大きさや形や配列等の分類特徴を反映したもの」と定義している[24]。

子どもが互いに咬みつき合うなどの行為によって咬傷がついた場合，（つまり加害者が子どもの場合）かなり鮮明な上下歯列弓の痕跡を残すことが多いが，成人によりつけられた咬傷の場合には，上下いずれか一方の歯列弓痕のみであることが多い（写真60-3，写真60-4）[25]。歯列の大きさや配列，ならびに歯列を形成する個々の歯の痕跡の特徴から，咬傷が成人によるものか，子どもによるものか，それとも動物によるものかを識別することは可能である。歯科医師であれば，ヒトの咬傷と，それに類似する皮膚病変を評価し，鑑別を行うことも可能であろう。法医病理学者を含む非歯科医師の医療者が咬傷を1カ所みつけるところを，トレーニングされた歯科医師であれば，別のもっとかすかな痕跡をも見つけることができるということを，歯科医師の多くが経験的に知っている。パターン認識のトレーニングを受け，三次元空間分析に長けた医療者は，咬傷をはじめとするパターン損傷の認識や分析において，優れた職責を発揮できるであろう。

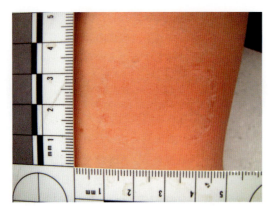

写真60-3 子どもが加害者の，咬傷。子どもによる咬傷は，上下の歯列弓痕がはっきり残るのが特徴である。

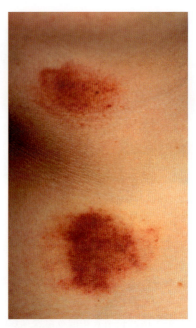

写真60-5 頸部に認められた「キスマーク」（吸引痕）。咬痕周囲の皮膚は，歯が強く押し当たったことにより，微小血管の破壊が生じている。

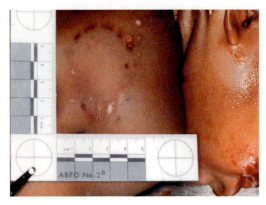

写真60-4 成人が加害者の咬傷。成人の咬傷は，上下いずれか一方の歯列弓痕のみが明確に残ることが多い。

キスマークと吸引痕

　咬傷は，中心に斑状出血を伴うことがある。これは，咬んだ領域の周囲皮膚に歯の陽圧が加わることや，咬傷の存在する領域で微小血管の破綻が起こること（写真60-5）や，その領域に吸引や舌の押しつけにより陰圧が加わること，などによって起こる[23, 25]。

咬傷（bite mark）

　ヒトの歯列弓は，中切歯2本，側切歯2本，犬歯2本，小臼歯4本，大臼歯6本からなる。多くの場合，最前方歯4〜6本のみが皮膚に特徴的な痕跡を残す。上顎中切歯は通常，側切歯より幅広く（上顎中切歯約約8.5mmに対し，側切歯は約6.5mm），いずれも直線形か長方形の痕跡になる。犬歯は通常，その長さと形状から，最も明瞭な痕跡（三角形または点状）を残す。また時に，小臼歯の頬側咬頭頂が咬傷の一部を成していることある。永久歯列の下顎中切歯と側切歯の幅は，ほぼ同じ長さである（下顎中切歯が5.0mmに対し，側切歯は5.5mm）。混合歯列や乳歯列の歯の幅はより小さく，上顎乳中切歯は約6.5mm，乳側切歯は5.1mmである。下顎乳切歯は上顎よりやや小さく（4.2mm），乳中切歯も乳側切歯もほぼ同じ大きさである[26]。

　咬傷の特徴分類から，ヒト，動物，魚，その他の種のいずれであるかは，特定可能である。咬まれた皮下組織の生活反応によって，歯の痕跡ははっきりと残る。被害者が生存していれば，数日間連続して咬傷を撮影することが，歯科医師が分析を行う際に，極めて有用となる。通常，上顎

歯列弓は下顎歯列弓より大きく，上顎の犬歯間距離（犬歯と犬歯との距離）の平均値は約33mmである。上顎の咬痕の全幅の平均は3.5～4.0cmであり，下顎の平均は25mm程度である[24]。乳歯列（6歳未満）によるバイトマークの犬歯間距離は，一般に3.0cm未満である。歯列には軽度の人種差や性差を認めるとされているが，BarsleyとLancasterの研究によれば，12歳以上になると年齢差や人種差はわずかになる[27]。

歯列弓は，咬傷を引きおこした加害者の歯の配列パターンにより特徴づけられる。たとえば，捻転歯，歯牙の頬側・舌側転位や近心・遠心移動および水平配列等が歯列中に確認されれば，その組み合わせは個人を識別する上で極めて有用となる。咬傷における歯科的特徴とは，「珍しい摩耗や切痕，角形成や破折など，個々の歯の変異を表す咬傷内の特徴または特性」と定義される。

これら歯列弓や歯の特徴の数，特異性を評価するとともに，歯列を正確に再現することによって，咬傷を付けたのは誰であるかを総合的に評価することが可能である[24]。

動物が咬んだ際には，通常は肉を裂くか剥離する。イヌ科やネコ科の歯型は，各歯列弓に切歯が6本，犬歯が2本存在している。またヒトの歯列弓に比べ，はるかに幅が狭く，前後に長いという形態を示す（写真60-6，写真60-7）。

報告

病院は，警察への通報の基準と州の児童保護機関への通告の基準をあらかじめ用意しておく必要がある。咬傷が認められるか，咬傷の疑いのある病変が認められた場合には，速やかに法的な対応を行う必要がある。致死的な損傷を負った小児が病院に搬送された際に，その体に咬傷が認められるか，咬傷の疑いのある病変が認められた場合には，剖検時に的確な証拠収集がなされるように，検視官や監察医にあらかじめ知らせておく必要がある。

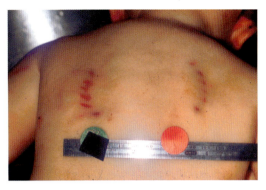

写真60-6　イヌによる咬傷

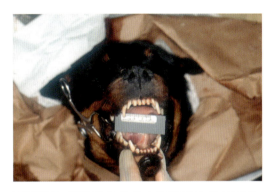

写真60-7　写真60-6で示した乳児を咬んだイヌの歯。このような撮影を行う事で，歯列弓と咬傷との比較が可能となる。

記録

人体図は医療記録の一部であり，初診時の記録として，咬傷と思われる損傷痕やその他の損傷，治療の侵襲による痕跡（心電図のリード痕，静脈穿刺痕，除細動器のパドル痕など）の位置をすべて記録しなければならない。これらの医療機器や医学的処置の痕跡が，咬傷と混同されることもありうる[28]。また，このようにすべての損傷につき詳細に記録しておくことは，事例が裁判となった際に極めて有用となる。被害児の写真が被告人への偏見を過剰に助長するとの判断から，場合によっては裁判官が写真の持ち込みを認めないことや，証拠採用が咬傷や他のパターン損傷の該当部位のみが写った写真に限

定されることもありうる。そのような場合，小児科医，法歯科学者，法病理学者が専門家証人として証言を行う際に，すべての損傷につき詳細に記録を残した人体図があることは，極めて重要となる。

写真撮影

おそらく，咬傷が認められた事例においてその所見を記録に残す場合に，最も重要な証拠となるのは，明瞭で正確な損傷の写真である。ABFO（米国法歯科学委員会）によって，咬傷の撮影に用いる「L型」スケールであるABFO No.2マクロ撮影用スケール（写真60-8）が考案されているが，今日このスケールは，損傷の正確な実寸を記録に残すために，警察や病院で頻用されている。このスケールを用いて写真撮影を行うことで，拡大された証拠写真でも実寸がわかり，適正な評価を行う事が可能となる。ABFO No.2スケールに油性ペンで印をつけ，それをそのまま患者の記録物として医療診療録とともに保存するという方法もある。そのようにして保存したスケールは，事例の分析や法廷証言を行う際に，証拠物の一部として取り扱うことが可能である。

写真撮影は，使用するカメラ／レンズ／フラッシュの構成についての知識や経験が豊富な者が行う必要がある。技術的に優れた写真撮影は，救急治療部や病棟の緊迫した空気のなかで，即席でできるものではない。可能であれば，院内でカメラに熟練したスタッフに撮影してもらうことが望まれる。紫外線（UV）や赤外線（IR），波長域450nmの光源などの代替光源（ALS）による写真撮影の方法や知識を持つ院内カメラマンがいたとしたら，極めて貴重である。近年では，35mmアナログフィルムに取ってかわって，デジタル記録媒体が写真の記録や保存に用いられている。デジタル一眼レフカメラは，マクロフォーカスレンズやUVレンズ，IRレンズ，ALS写真撮影用フィルター付きレンズなど，用途に応じてレンズを交換することが可能である。高

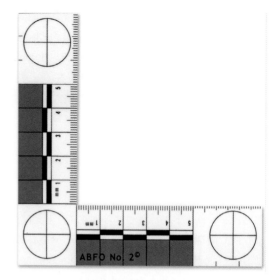

写真60-8 米国法歯科学会（ABFO：American Board of Forensic Odontology）が考案した，L型スケール

解像度カメラやレンズは，司法対応が必要とされる事例では特に有用である。かつては証拠用のポラロイド写真が「最高水準」のものとみなされていたが，それをはるかに凌駕する高解像度の写真撮影をデジタルカメラで行うことが可能となっており，現在ではポラロイド写真はほとんど用いられることがなくなった。院内に専門の写真撮影者がいない場合，救急治療部や院内子ども虐待対応チーム（CPT：Child Protection Team）のメンバー内に，証拠記録用の性能の高いカメラを所持するメンバーが複数いるようにしておくことが望まれる。

唾液の採取（swabbing）

咬傷を認めた事例では写真撮影後に，滅菌綿棒を用いたダブルスワブ法で，証拠となり得るDNA試料を採取する必要がある。1本目の綿棒は滅菌蒸留水に10秒ほど浸し湿らせ，円を描くように損傷部の上を滑らせる。2本目の綿棒は乾いたまま，すぐに同じ部分を転がす形で検体採取を行う。2本のスワブとも完全に風乾させた後に，同じエビデンスボックス（法医学的証

拠を保存する容器）に入れて保管する[29]。レイプキットと同じく，検体が汚染されないように細心の注意を払い，証拠の連続性（COC：chain of custody）を保ちつつ，警察に提出し，分析をしてもらう。唾液の特定を行う新しい検査キットとしてイリノイ州ヒルサイドに本社を置く Independent Forensics 社の Rapid Stain Identification［RISD］シリーズの使用が推奨される（http://www.ifi-test.com/）。この検査で陽性が確認されれば，識別のための短鎖縦列反復配列（STR；Short Tandem repeat）による DNA 分析を実施するに足る十分な細胞成分があることを示す。DNA 試料採取のためのスワブによる拭き取り（スワビング）は，皮膚洗浄などの医療行為を行う前に実施しなければならない[29]。

被写体となる子どもがどのぐらい動いてしまうのかは，証拠としての写真撮影の質に重要な影響を及ぼす。咬傷を評価するための質の高い写真撮影を行うためには，被写体が静止している必要がある。損傷の部位によっては子どもが動いてしまい，有用な写真撮影や三次元的印象採得（歯型を取ること）が行えないこともある。ほかの処置のために子どもに鎮静や麻酔を行うのであれば，合わせて歯科医師が有用な証拠を収集し，理想的な写真撮影を行う事ができるように，調整を行う必要がある。場合によっては，歯科検査のためだけに鎮静を行うことを考慮する必要がある。個々の歯の特徴がバイトマークに反映されている場合に子どもが協力的であれば，数日間にわたって連日の写真撮影を行い，治癒経過を記録に残すことで，さらに詳しいことが判明する。咬傷や咬傷付近の損傷に対し治療が必要な場合であっても，可能な限り治療前に，スケールを入れた正確で明瞭な写真を撮影し，記録に残す必要がある。

損傷部位の印象採得

損傷の状態によっては，三次元的印象採得が可能な場合がある。もし可能であった場合，歯科医師が咬傷やパターン損傷の判断（具体的に使用された物や，用いた手段の特定）を行う上で，大きな助けとなる。可視し難い薄い擦過傷や圧痕であっても，所見の記録や印象採得が可能な場合もある。咬傷を認めるか，咬傷が疑われる所見を確認した際には，熟練した歯科医師に速やかに電話でのコンサルトを行う事で，一般の医師や看護師であっても，可能な限りの証拠を採取するための適切な対応方法を助言してくれるであろう。

今日，多くの歯科医師は，咬傷やパターン損傷の表面の特徴を記録するために，ポリビニルシロキサン印象剤かポリエーテル印象剤を使用している。この材料は，通常，歯科補綴物の印象材として口腔内で使用するものである。材料が硬化するのに時間がかかるため，印象が歪まないよう，患者はしばらくじっとしていなければならず，被害者を眠らせるか，鎮静させる必要があるかもしれない。ポリビニルシロキサン印象の裏打ち材には，歯科用硬質石膏（プラスター）や Aquaplast（WFR/Aquaplast 社，Wyckoff NJ）（http://www.q-fix.com）のいずれかを，ポリエーテル印象の裏打ち材には，3M 社の整形外科用模型材 Scotchcast II を用いるとよい。

市場にでている比較的新しい Aquaplast は，放射線治療のための頭部固定に使用される熱可塑性のメッシュ材料である。これは，ポリビニルシロキサンが硬化するためのよい基盤にもなり，硬質であるために印象をはずすときに変形を引き起こすことがない（写真60-9）。Scotchcast II は，素材表面のガラス繊維樹脂を完全に洗浄しなければ，ポリエーテルに付着しない。また，Scotchcast II は高濃度のシリコーン印象材であるポリビニルシロキサンには十分に付着しない点にも留意する必要がある。経験豊かな歯科医師であれば，証拠採取に際し，適切な材料を選ぶことが出来るであろう。

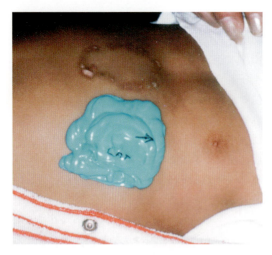

写真60-9　被害者の胸部の咬傷部位におかれた，ポリビニルシロキサン印象材

侵襲的分析法

　被害者が虐待によって死亡した場合には，歯科医師は，検視官や監察医の許可を得て，咬傷の損傷領域を固定するために，アクリル製のリングを接着し，体に縫合することができる。それを切除し，皮下組織をさらに分析することでより詳細な評価が可能となる。このような透照診（transillumination）といわれる手法により，挫傷や擦過傷との鑑別を要する歯痕がより明瞭な形で確認することが可能になる[30]。

コンサルテーション

　おそらく，咬傷分析を行う上で最も重要なことは，法歯科学専門医へ，コンサルテーションを行う事である。地域の検視官や監察医は，助けになる法歯科学者を少なくとも1人は知っているはずである。咬傷やパターン損傷の証拠収集は，資格のある専門家によって実施がなされる必要がある。咬傷を認めたすべての事例は，裁判前に法歯科学者にセカンドオピニオンを求めることが望まれる。経験豊かな法歯科学者がすぐにみつからない場合には，ABFOのウェブサイトに有資格者一覧とその連絡先が地域別に掲載されているので参照するとよい（www.ABFO.org）。地域に学会認定されている法歯科学者がいない場合でも，ABFO認定医であれば，評価を行う上で一助となる経験豊かな歯科医師を知っていて，紹介してくれるはずである。虐待や性暴力被害などの事例が発生した場合に備えて，前もって地域の専門家を把握しておくことは，極めて有用となるであろう。

　多くの法歯科学者は開業の個人事業主であって，公務員ではない。そのため，事例ごとに業務を依頼されることが多い。業務の権限を与え，報酬を支払うために，法的機関や児童福祉機関の手続きが必要となる場合もある。業務が実際に必要となる前に，あらかじめ協定を交わしておけば，専門家である法歯科学者に適時，相談することが可能となるであろう。

法歯科学のその他の側面

歯科的年齢推定

　司法プロセスを進めるにあたり，被害者の「歯科的年齢推定」が重要になることがある。21歳頃までは，歯の発生，発達に基づき，かなり正確な年齢推定が行える。特に，被疑者が起訴を免れようとして，「本児についていた咬傷は本児の兄によりつけられたものである」などのように，子どもの歯であると主張するような場合には，歯科的年齢推定を行うことは，加害者の年齢を判定するために有用となりうる。臨床的に歯科的年齢推定を行うためには，歯科用パノラマX線撮影などの，詳細な歯科検査が必要になる。

咬傷事例における歯科的な証拠の確からしさ

　子ども虐待事例における歯科的な証拠は，きわめて説得力があるものである。咬傷の存在は，子どもに対して暴力を加えた人物がいることの確実な証拠である。家庭にいて乳幼児に近づく

ことができる人数は限られているため，犯人の可能性がある人物はほぼ決まってくる。通常，トレーニングを受けた法歯科学者であれば，歯列や咬傷の分析に基づいて，被疑者を絞り込むことが可能である。歯列弓の大きさ，配列，歯列を形成する個々の歯の特徴といったものすべてが，初期診断の判断材料となる。ABFO（米国法歯科学委員会）では現在，咬傷と被疑者との関連性についての最終判断を歯科医師が下す際に，「確実性の合理的な程度」を示す言葉として，「咬んだ本人と判断される」，「咬んだ本人の可能性が高い」，「咬んだ本人の可能性を否定できない」，「咬んだ本人の可能性は否定される」，「不明」の5段階で判断を行うことを推奨している[24]。近年，唾液のDNA分析と，咬傷の証拠所見との間で矛盾した結果が出る例が散見されている。しかし，これらすべてが成人の殺人事件であり，対象となる被疑者が不特定多数であった事例である。現在のところ，子ども虐待事例において，咬傷の証拠としての正当性が疑われた判例は皆無である。

研究

ヒトの歯列には個別性がある（つまり指紋のようにすべての人間で異なっている）ということを証明しようとした研究報告は数多い。UCLA歯学部のReidar Sognnaesによる一卵性双生児を対象とした小規模研究では，乳歯列からも双生児のどちらであるのかを十分に識別しうる，と報告されている[31]。一般集団を対象とした研究[32]や最近行われたより大規模な研究でも，歯列で個人識別ができるという十分な証拠が示されている[33]。ABFOは1984年以降，咬傷分析を学問的に発展させることに寄与してきた[34]。この分野で最も信頼のおける包括的な教科書として，Robert B.J. Dorion編集による"Bitemark Evidence"がある[35]。

病院の子ども虐待対応チーム（CPT）への法歯科学者の参加

CPT（Child Projection Teams）は，ほとんどの子ども病院に存在している。CPTのチームリーダーは，チームの一員として歯科医師がいることがいかに重要であるかを知っている。法歯科学者や小児歯科医がメンバーとしてチームに参加し，その職責を発揮することは極めて重要である。

文献

1. Barker BR: The history of forensic dentistry. *In*: Cottone JR, Standish SM (eds): *Outline of Forensic Dentistry*. Year Book Medical Publishers, Chicago, 1982, p 24.
2. Vale GL: The history of bitemark evidence. *In*: Dorion RBJ (ed): *Bitemark Evidence*. Marcel Dekker, New York, 2005, p 2.
3. Scott DB: The United States. *In*: Hill IR, Keiser-Nielsen S, Vermylen Y, et al *(eds): Forensic Odontology: Its Scope and History*. Alan Clift Associates, Solihull, UK, 1984, p 228.
4. Teuscher GT: The battered child, a social enigma (editorial). *J Dent Child* 1974;41:5-6.
5. Laskin DM: The battered-child syndrome (editorial). *J Oral Surg* 1973;31:903.
6. Tate RJ: Facial injuries associated with the battered child syndrome. *Br J Oral Surg* 1971;9:41-45.
7. Hazelwood AI. Child abuse: the dentist's role. *N Y State Dent J* 1970;36:289-291.
8. Herschaft EE, Alder ME, Ord DK, et al *(eds): Manual of Forensic Odontology*, ed 4. American Society of Forensic Odontology, Impress Printing and Graphics, Albany, NY, 2006.
9. Luntz LL: History of forensic dentistry. *Dent Clin North Am* 1977;21:7-17.
10. Sims BG, Grant JH, Cameron JM: Bite marks in the 'battered baby syndrome.' *Med Sci Law* 1973;13:207-210.
11. Grauerholtz J: The role of the dentist under the child abuse and neglect reporting law. *RI Dent J* 1977;10:12-13.
12. tenBensel RW, Bastein SA: Child abuse and neglect. History, identification and reporting. *Dent Hyg* 1977;51:119-125.
13. Benusis K: Child abuse: what the dentist should know. *Northwest Dentist* 1977;26:230-263.
14. tenBensel RW, King KJ: Neglect and abuse of children: historical aspects, identification, and management. *J Dent Child* 1975;42:348-358.
15. Sopher IM: The dentist and the battered child syndrome. *Dent Clin North Am* 1977;21:113-122.
16. McDonald RE, Avery DR: Examination of the mouth and other relevant structures. *In*: McDonald RE, Avery DR (eds): *Dentistry for the Child and Adolescent*, ed 4. Mosby, St Louis, 1983, pp 19-22.

17. Braham RL, Morris ME: *Textbook of Pediatric Dentistry*. Williams & Wilkins, Baltimore, 1980, pp 80-95.
18. American Academy of Pediatrics Committee on Child Abuse and Neglect, American Academy of Pediatric Dentistry, American Academy of Pediatric Dentistry Council on Clinical Affairs: Guideline on oral and dental aspects of child abuse and neglect. *Pediatr Dent* 2008-2009;30(7 Suppl):86-89.
19. Kenny JP, Clark DH: Child abuse. *In*: Clark DH (ed): *Practical Forensic Odontology*. Wright-Butterworth-Heinemann, Boston, 1992, pp 138-148.
20. Becker DB, Needleman HL, Kotelchuck M: Child abuse and dentistry: orofacial trauma and its recognition by dentists. *J Am Dent Assoc* 1978;97:24-28.
21. Cameron JM, Johnson HR, Camps FE: The battered child syndrome. *Med Sci Law* 1966;6:2
22. Kenney JP: *The Incidence and Nature of Orofacial Injuries in Child Abuse Cases Reported by Selected Hospital in Cook County, Illinois. [Master's thesis]*. Chicago, Loyola University of Chicago, 1979.
23. Alder ME, Herschaft EE, Kenney JP, et al: Human abuse and neglect. *In*: Herschaft EE, Alder ME, Ord DK, et al *(eds): Manuel of Forensic Odontology*, ed 4. The American Society of Forensic Odontology, Albany, NY, 2006, pp 210-243.
24. ABFO bitemark terminology guidelines. In: *Diplomates Reference Manual*. The American Board of Forensic Odontology, 2009, pp 124-127. Available at http://abfo.org/wp-content/uploads/2012/08/ABFO-DRM-Section-4-Standards-Guidelines-Mar-2017.pdf. Accessed April 20, 2010.
25. Bernstein ML: Nature of bitemarks. *In*: Dorion RBJ (ed): *Bitemark Evidence*. Marcel Dekker, New York, 2005, pp 59-80.
26. Kraus BS, Jordan RE, Abrams L (eds): *A Study of the Masticatory System Dental Anatomy and Occlusion*. Williams & Wilkins, Baltimore, 1969.
27. Barsley RE, Lancaster DM: Measurement of arch widths in a human population: relation of anticipated bite marks. *J Forens Sci* 1987;32:975-982.
28. Dorion RBJ, Souviron RR: Patterns, lesions, and trauma mimicking bitemarks. *In*: Dorion RBJ (ed): *Bitemark Evidence*. Marcel Dekker, New York, 2005, pp 389-413.
29. Sweet D: Bitemarks as biological evidence, noninvasive analysis. *In*: Dorion RBJ (ed): *Bitemark Evidence*. Marcel Dekker, New York, 2005, pp 183-201.
30. Dorion RBJ: Tissue specimens—invasive analysis. *In*: Dorion RBJ (ed): *Bitemark Evidence*. Marcel Dekker, New York, 2005, pp 237-239.
31. Sognnaes RF, Rawson RD, Gratt BM, et al: Computer comparison of bitemark patterns in identical twins. *J Am Dent Assoc* 1985;105:449-452.
32. Rawson RD, Ommen RK, Kinard G, et al: Statistical evidence for the individuality of the human dentition. *J Forensic Sci* 1984;29:245-253.
33. Johnson LT, Blinka DD, VanScotter-Asbach P, et al: Quantification of the individual characteristics of the human dentition: methodology. *J Forensic Sci* 2008;58:409-418.
34. Dorian RBJ: Research projects and recent developments. *In*: Dorion RBJ (ed): *Bitemark Evidence*. Marcel Dekker, New York, 2005, pp 565-591.
35. Dorion RBJ (ed): *Bitemark Evidence*. Marcel Dekker, New York, 2005.

61

医療的虐待（MCA：Medical Child Abuse, いわゆる代理によるミュンヒハウゼン症候群を含む）

Thomas A. Roesler, MD

はじめに

医療的虐待（MCA：Medical child abuse）は，「養育者が意図して，子どもに不必要で有害な，もしくは有害になりえる医療的ケアを受けさせている状態」と定義される[1]。MCAは，身体的虐待，心理的虐待，性虐待と同じく，子ども虐待の一類型である。MCAは，他の類型の虐待と共通する特徴を持ち，際立った特徴はほんの少ししかない[2]。

一般的に，子ども虐待（child abuse）は作為的な行為と定義され，ネグレクト（child neglect）は不作為と定義される。医療ネグレクト（medical neglect）は，「大人の都合で，必要とされる医療ケアが子どもに提供されていない状況」と定義されるのに対して，医療的虐待（medical child abuse）は「大人の都合で，過剰な医療的ケアを子どもが受けている状況」と定義される。養育者が子どもに不十分な，もしくは過剰な医療的ケアを与える理由を知る事は重要ではあるが，「子どもに現時点で危害が加わっているか否か」を判断するためには必須な事ではない。医療ネグレクトと医療的虐待の関係は身体的虐待と身体的ネグレクト，心理的虐待と心理的ネグレクトの関係に類似している。

医療的虐待（MCA）と他の子ども虐待との類似点と相違点

身体的虐待，性虐待，心理的虐待と同様，子どもの受ける医療的虐待（MCA）の被害は様々である。例えば身体的虐待では，物で殴られる，部屋の反対側まで投げ飛ばされる，熱傷を負わされる，長時間不快な姿勢で立つことを強要される，などの様々な方法が存在する。性虐待でも同様に様々な方法が存在する。MCAでは，子どもは必要のない検査・採血・診察・手術（小規模なものから全身麻酔を要するものまで）・薬物治療など様々な医学的方法で，虐待を受けることとなる。

他の類型の子ども虐待と同じく，MCAも軽症から重症まで重症度の幅広いスペクトラムを形成している。例えば，親が不必要に裸でいる事で子どもに悪影響が及んでいる場合，それは性虐待の軽症例となる。ポルノグラフィーを見させられたり，ポルノグラフィーに参加させられたりする状況はより重症の性虐待である。同様の連続性は身体的虐待や心理的虐待にも存在する。MCAであれば，不必要に様々な小児科医を受診して回るだけなら軽症例といえるが，養育者が提供した虚偽の情報のために子どもの膵臓が摘出される場合には重症のMCAである，という事は容易に理解できるであろう[3]。

すべての類型の虐待において，子どもを養育

者から保護しなければならないと思う閾値を越えるラインが，軽度から重度の連続性の中に存在する。その閾値は社会規範によって規定されるもので，時代や共同体によっても変化するものである。例えば50年前の米国では，皮膚に痕が残っても，棒やベルトで子どもを叩くしつけは，親の振る舞いとして常識的な範疇と捉えられていた。現在米国のほとんどの地域では，皮膚に痕跡を残すようなしつけは，虐待と見なされる。ヨーロッパの多くの地域では，皮膚に痕跡が残らなくとも体罰自体が，法律により禁止されている。いずれにせよ，子どもを守る閾値というのは，状況によっても異なるものである。

子どもを保護する立場にある各種の団体は，MCAを評価することに慣れていないため，MCAの被害を受けた子どもを保護すべき閾値というものが不明瞭な状況となっている。子どもが不必要な大規模の手術を受けさせられる状況は典型的なMCAと見なす事が出来るが，これほど重症でない場合，MCAと見なされないこともあり得てしまう。しかしMCAは，他の類型の虐待と，診断基準の重要な点に関しては，共有しているものなのである。

MCAと他の類型の虐待との比較研究の結果が積み上げられ，MCAは他の類型の虐待と類似した長期的な精神的影響を残す事が判明している。例えば性虐待のサバイバーでは，うつ病，不安神経症，対人関係性障害などを発症するリスクが増加し，薬物やアルコールの乱用の問題を抱えるリスクも上昇している[4]。MCAの被害者に対する縦断的研究でも，同様の心理精神的な問題を発症するリスクが上昇していることが示されている。

MCAの加害者にも，他の類型の虐待の加害者と多くの共通した特徴が認められる。加害者の多くは，子どもをどのように傷つけたのかを語ることはなく，傷つけたこと自体を否定する。そして子どもに生じている所見について様々な説明を行う。例えば硬膜下血腫と重篤な網膜出血と脳損傷を呈した子どもを受診させてきた養育者は，ソファーからカーペット敷きの床に転落した，などと説明する。もし子どもを強く揺さぶっているところを第三者により目撃されていた場合であっても，養育者は「子どもが何かを喉に詰まらせたかと思って，それを取り出すために行った」などと説明する。性虐待の加害者の多くは，行為を直接目撃されてさえも，虐待をしている事を決して認めず，悪意を否定することはよく知られている。MCAの加害者も，不必要な医療的ケアによって子どもを傷つけようとする意図を否定し，「自分が存在すると考えている病気から子どもを守るためだ」と主張し続ける。身体的虐待，心理的虐待，性虐待，医療的虐待（MCA）の加害者に共通して認める特徴として，不幸せな子ども時代を送っているという点が指摘されている[5, 6]。

MCAと他の類型の虐待とが一番異なる点は，受けるマルトリートメントの態様である。身体的虐待の被害児は，切創，挫傷，熱傷，骨折，致死的暴行といった身体的被害を受ける。心理的虐待の被害児は屈辱，見捨てられ不安，自尊心への攻撃，などの被害を受ける。MCAの被害児は，自身の健康に対して有害もしくは有害になりうる医療的ケアを受けさせられる，という被害を受ける。性虐待の発生率は，様々な文化圏や国境を越えて一定と推察されているのに対して，MCAの発生は，医学的資源の豊富な先進国でより高いとされている[7]。

各類型の虐待（身体的虐待，性虐待，MCA）の加害者には多くの共通点があるが，一つ大きな違いがある。文献的にMCAの加害者は，医学的な方法で感情を表現する傾向があることが指摘されている。加害者は自分の子どもに対してだけではなく，自らも不必要な医療的ケアを受ける傾向があり，様々な身体的徴候を訴える事が多い[6]。また性虐待の加害者のほとんどが男性であるのに対し，MCAの加害者のほとんどは女性である。

医療的虐待（MCA）という専門用語の整理

MCAという用語は，これまで代理によるミュンヒハウゼン症候群（MSBP：Munchausen syndrome by proxy）と呼称されてきた用語に置き換わる物である。MSBPという概念に関して，数十年にわたって問題点が指摘されてきたにも関わらず，より直接的に虐待であることを明確にするために，MSBPという用語を用いるべきではないというコンセンサスが得られ始めたのは，ごく最近の事である[1, 8-14]。この問題が30年以上も解決されなかった理由は，この虐待が医療現場を巻き込んで成立する，という点にある。全く気付かなかった場合であれうすうす気付いていた場合であれ，親が子どもを傷つける道具として，医療者が巻き込まれるという事態は，医学界にとって都合の悪いことなのである。

MSBPという用語が初めて用いられた論文で言及されている2事例のうち，1例は母親による食塩を用いた中毒の作出事例であった[15]。この論文が出版された当時，医学界は身体的虐待への理解すら極めて乏しい状況にあった。ただ虐待の一形態として子どもを意図的に中毒にさせた症例報告は，既に数多く発表されていた。例えば，DineとMcGovernは，自験例48例をまとめ[16]，報告を行っていた。激しく子どもを叩く親が，子どもを中毒にしたり不必要な医療的ケアを受けさせたりしても何ら不思議はない。現在でも特に状況が劇的に改善されているわけではないが，当時MSBPという概念を提唱した医療者にとって最も困難となったのは，子どもを守るための行動を起こすことの妨げとなりうる，期せずして加害行為に加担させられた医療者の感情的反応への対応であった。

今日でさえ，MCAという類型の虐待の存在を初めて知った医療者は決まって「なぜ母親はそんなことをするのですか？」という質問を行う。子どもの気道を閉塞させて，けいれんを引き起こさせたような行為は，身体的虐待に該当する行為である。しかしその後に続く，作出されたけいれんに対して行われた医療ケアこそが，MCAを成立させる行為なのである。子どもが受けた医療ケアは，親が気道を閉塞させる行為をせず，かつ子どもに起こった出来事に対する虚偽の説明が行われなかったならば，受ける必要がなかったものである。無呼吸を作出した親からの虚偽の説明に基づき，「原因不明」の無呼吸発作に対して気管支鏡を行う時，その行為は有害もしくは有害になりうる医療ケアであり，その治療が虐待行為となるのである。

医療者が本当に聞きたい事は「なぜこの親は不必要な医療ケアに私を巻き込むのか？」である。性虐待については，医療者が加害行為に巻き込まれることはないため，加害者に対して医療者がそのような質問をすることはない。子どもへの加害行為に加担させられるということは，感情的で苦痛に満ちた経験であり，恥，罪の意識，悲嘆，怒りを伴う。「加害者は何故このようなことをしたのか」と質問する医療者は，「子どもに有害となりうる医療ケアをしてしまった」という意図的ではなかった自身の共犯行為について理解しようとしているのである。

残念ながらMSBPという用語は，子どもが何をさせられたのかや，不必要な虐待行為を止めるために何が必要なのかではなく，何故親は医療者をこのようなつらい状況に追い込んだのか，に焦点を当ててしまう用語である。このようなMSBPという用語の病名の欠点を補う為に考えられた新たな用語である「小児科学的状況偽装（PCF：pediatric condition falsification）[17]」や「養育者による小児作出性疾患（induced illness in a child by a caretaker）[18]」も，MSBPという用語より改善されているとはいえ，子どもに対する焦点の当たり方については不足してしまいうる用語である。MSBPの問題が語られる際に，「母親はMSBPに罹患している」などと表現されることもあるが，ネグレクトを受けた子ど

もを表現する際に，「『子どもネグレクト症候群』に罹患した親を持つ子ども」と表現することはない[9]。医療者は「Why?」と質問するよりも，「What?」や「How?」と質問するべきなのであり，「子どもに何が起こったのか？」，「必要でないケアはどうやったら止められるのか？」を追求しなくてはならないのである。様々な理由があるのではあろうが，確かに医療者が養育者から得た虚偽の情報を根拠に治療行為を行う，ということは頻回に起きているようである。MCAの被害者を対象としたある研究では，89.7%の事例で親は実際の症状を過剰に報告し，73.6%の事例で実際にはない症状を偽装していた，と報告されている[1]。

偽装された情報が医学的診断の過程に入りこんでしまうと，決断を誤ってしまい，その決断は有害なものとなりうる。養育者による偽装された情報によって悲惨な結果が引き起こされた事例は，数多く報告されている。ある症例では，親が報告した症状に応じて不必要な小腸移植が行われている。この事例は，後方視的な調査により，親からの情報が正確でないことが判明したとのことである[19]。

医学報告がなされている「MSBP」の事例は，重症な事例ばかりといえる[20]。本章の筆者らの提唱するMCAの定義は，「不必要で有害な，もしくは有害になりうる医療的ケアを受けさせられている子ども」というものである。このように定義することで，MCAの診断や対応の過程は，その他の類型の虐待と同じように考えることが可能となるであろう。この新たなアプローチ方法では，先述した不必要な小腸移植がなされた事例ほど極端ではないものの，養育者の行動から子どもを守る必要が十分にある事例を，臨床スペクトラムとしてMCA事例に含めることが明確となり，対応は促進されることとなるであろう。

医療的虐待（MCA）の治療

MCAの対応は，他の類型の虐待と同様に，（1）虐待を認識する，（2）虐待を止める，（3）虐待行為が繰り返されない事を担保する，（4）子どもの身体的・精神的被害を治療する，（5）子どもの安全を担保するため，出来うる限りのことを行なう，という5つのステップからなる。

虐待を認識する

MCAの対応の最初の，そして最も重要なステップは，虐待が生じている事を認識することである。ほとんどの子ども虐待は隠された状況で発生するため，明らかになるのに時間がかかることが一般的である。近親姦やその他の家族内性虐待は，それを止める立場の人間が知るところとなるまで，何年も続く事がある。心理的虐待，身体的虐待，医療的虐待でも同様に，子どもが数年に渡って被害を受け続けていることもある。

MCAでは，虐待を認識した時点で，子どもが受けてきた医療ケアを慎重に調査することが必要となる。加害者以外の家族や学校関係者が，不適切な医療ケアを受けているのではないとか疑問を持つ事もあるが，医療者こそが子どもが過剰に治療を受けていると気づく最適な立場にあるといえる。過去にMSBPやそれに類する用語のフレームワークで動いていた際には，養育者が「そのようなことをしてしまいうる人物か否か？」という感情的構造を調査する傾向があった。しかし医療ケアを過剰に受けることこそがMCAを成立させる要件であり，親からの情報が不正確である可能性はさておき，子どもに医療ケアを要する疾病の徴候や症状はあるのかや，子どもが受けている医療ケアが適切であったかどうかを判断することこそが，MCAを認識するために適切な方法なのである。

他の類型の虐待では，養育者から得られた病歴と子どもに認められた診察所見とを慎重に比

べた上で診断を行うが，MCAの場合であっても同様なのである。子どもが24時間にわたって嘔吐し続けているという病歴が養育者から得られた場合，子どもの全身状態は悪く，脱水が著明で，救急外来や病院でも吐き続けているはずである。それにも関わらず，子どもの全身状態が良好で，脱水がなく，医療機関では嘔吐が確認されていないのであれば，医療者は病歴に疑問を持って，客観的に治療の必要な徴候と症状を認めるまでは，積極的な治療は差し控えるべきなのである。

上記は，適切な医療行為の例であるが，実際にはMCAの加害親は，このような状況でも善良な医療者を操作して治療を始めさせる能力を有している。適正な医療行為の実践こそがMCAの第一の予防になるとは言うものの，善良な医療者の特徴とは，患者と家族に対して共感的で，熱心で，性善説の性格であり，その特徴ゆえに「自分の子どもが病気であり治療が必要である」としつこく主張する親の格好の的になりやすい[21]。子どもの症状や状態についての情報源が養育者しかおらず，その情報に基づいて生死に関わりうる意思決定をしなければならないことは，しばしばである。

重症のMCA事例では，子どもが不必要で有害な医療ケアを年余にわたって受け続けており，ほとんど適応のない手術が行われる事もある。このような状況に対し，虐待専門小児科医が診療録を検証することで，虐待の可能性が認識されることがある。SandersとBurschらは[22]，この過程を的確に描写している。医療者でない人物がMCAを発見できるかどうかについては，文献上で様々な議論がなされてきた[23]。しかし，子どもが受けている医療ケアの妥当性について理解可能な人物であれば，MCAの診断は可能である，という点については議論の余地はほとんどないとされている。つまり，子どもの受けている医療ケアが，「治療に当たった医師が入手した症状や徴候に基づいて行ったものである」と

判断できるだけの医学的知識がある人物であれば，MCAの診断を行うことは可能なのである。

隠しビデオによる調査（CVS：Covert video surveillance）が，MCAの加害行為の同定に果たす役割については，多くの議論がある。CVSを行うためには，母親の加害を疑っている個人や病院が，母親が子どもの世話をする姿を観察できるように，遠隔操作可能なカメラを母親に知られることなく設置する必要がある。もし養育者が子どもを窒息させるなどの虐待行為を行ったことが証明されれば，その画像は，裁判でも使用しうる証拠となり，親を起訴するための有力な手段となる[24]。ただ，CVAに批判的な立場の専門家は，親が知らない間や親の同意がない状況で，ビデオ撮影を行う事は，インフォームドコンセントの条項に違反する事であり[25-27]，おとり捜査に該当し，親のプライバシー権の侵害である，との反対意見を表明している[28, 29]。一方，CVSを支持する立場の専門家は，CVSはその有効性が立証された有効な診断手段であり，子どもが安全で健康に生きる権利は親のプライバシー権に優先され，法的に問題はないと主張している[30]。Hallは，虐待の有無の証明を行うため，すべての子ども病院はCVSが出来るように準備をしておくべきである，との勧告を行っている[31]。

診断技術としてのCVSの有効性は，身体的虐待に関しては明白となっており，かつその使用に関しての倫理的妥当性を主張しやすいといえるが，他の類型の虐待ではCVSが有効であることを示すことは困難で，子どもを保護するための一手段であるとも考えられてはいない。例えば，子どもが性虐待を受けるかもしれないと分かっていながら，そのポケットに録音機を忍ばせて，加害が疑われる人物のアパートに向かわせることは誰もが良しとしないであろう。

要約すると，MCAが疑われる事例の対応の最初のステップである「虐待を認識する」という過程は，子どもが受けている医療的ケアが適切

でないという事に関係者が気付く事にある。通常、それは「養育者から得られた病歴が、臨床像と一致していない」と気付くことから始まる。

虐待行為を止める

MCAの対応の第二段階は、「養育者の虐待を認識したら、その行為を止める事」にある。MCAの事例の場合には、その過程は、有害な医療ケアをすべて中止する事にある。今までの医療ケア計画は再評価される必要があり、不必要なケアを中止して、本当に必要なケアを再開する必要がある。このことは言うのは簡単であるが、実際に実行することは難しい。医療ケアは、養育者による誤った情報に基づいて1人の医師が決定した場合もあるが、複数の医師、看護師、その他のコメディカルを含めた医療チームが、医療ケアに巻き込まれている事例の方がより多い。ケアを中止するためには、ちょうど手術チームが手術前に行うような「タイムアウト（time out）」を行なう必要があり、これによりチーム全体が進もうとする方向が適正かどうかを判断することが可能となりうる。医療チームは、入手した情報を再検証し、新たな治療方針を立てるために必要な追加検査を行ない、判断を行う必要がある。ただこの「すべての医療者からケアプランを変更するコンセンサスを得る事」がMCA治療のなかで一番難しい点であると指摘されている[32]。

今まで行なっていた治療を変更して新たな治療計画を立てるためには、養育者やその家族へ、その治療計画の説明と今までの治療がなぜ不適切であったかについて説明することは不可欠である。これは迅速に実行できる事が多く、軽症である場合は、地域の多機関連携チームの介入を要さない事が多い。この時点で虐待を止めることにはなるが、有害な医療ケアを始めた養育者に対し、それをやめさせるために法的介入の検討を要する事例もあるであろう。

虐待を認識するステップにおいて加害者の協力は不要であろうが、その次のステップである「虐待を止めて子どもの安全を確保する」ためには、加害者の協力、もしくは地域の多機関連携チームによる介入は不可欠である。多機関が連携して介入することで、虐待を止め、再発を防止しうる可能性はより高まる。このことは、MCAであれその他の類型の虐待であれ、変わるところではない。

加害者の加害動機の考察は、この時点であれば行うことが有効となる。子どもが被害にあっていた家庭に戻すことが出来るか否かの判断を行うためには、危害を加えている際に加害者が何を考えていたのかを知ることは、MCA事例においても身体的虐待、心理的虐待、性虐待と同程度には重要である。それぞれの事例で加害動機は異なるであろうが、それを知ろうとすることは、子どもの安全を考察上で欠かすことが出来ない。

虐待行為が繰り返されない事を担保する

MCAの被害児の安全を担保するためには、子どもが不要で有害となりうる医学的治療を受けることがない新たなケアプランを、家族が受け入れた状態である必要がある。そのためには親、とくに母親が医学的判断に関わらないようにする必要があるであろう。場合によっては、母親が子どもに接触すること自体を制限する必要がある。しかし、母親が医療チームと協力しながら子どもを養育することが子どものためになると考えられ、MCAが再び起こることがないようなセーフティープランが講じられていれば、他の類型の虐待と同様に、家族再統合の選択を行う場合もありうる。その決定を行う要因としては、MCAの重症度に加え、加害者が自身の加害行為を認めることが出来、今後同様なことを行わないでいられるかどうかによる。加害者が比較的容易にこれを達成しうるのか、全く不可能であるのかはある程度は明確であり、もし後者の事例であり同胞に対しても安全であるとの確

信が得られないのであれば，その対策を地域の多機関連携チームは講じる必要がある。

子どもの身体的・精神的な被害を治療する

MCAにより生じた身体的影響に対する治療は，これまで受けてきた医療ケアによって様々である。例えば，不必要な免疫グロブリン療法を受けていた事例の場合，まずはその治療をやめ，外科的に中心静脈カテーテルを抜去する。同様に，不要な人工肛門増設をされていた場合には，外科的修復術を行う必要があるが，時に不可逆的な影響が及んでいる事例も存在する[33]。一般的に，最も侵襲的で危険な治療から中止し，その後に危険度が低い治療をやめていくことになる。例えば，子どもに不必要な埋め込み型中心静脈ポートや胃瘻が増設されていた場合，至急それらを除去し，その後，より侵襲や危険が少ない治療を中止することになるであろう。

MCAの被害児に対する心理的治療は，他の類型の虐待の被害児に対するものと同様である。これらの子どもにしばしば認められる症状としては，心的外傷後ストレス障害（PTSD），抑うつ，不安障害，などが挙げられる。虐待の治療で必須とされる最も大切な事柄は，危険から子どもを守る事を期待できる養育者やその他の人々への信頼を回復することにある。Brykは，長期間に及びMCAの被害を受けていた被害児に対して行った心理的治療の経験につき，報告を行っている[33]。

MCAの被害児への治療として特異的な点は，不必要であったにもかかわらず，何年にもわたって「病気で医療ケアが必要である」と説明されてきたことにより生じている認知の歪みを同定する必要がある点にある。Libowは，小児期にMCAの被害を受けていた10名の成人サバイバーへ，社会適応状況と成人としての医療ケアに対する姿勢についてのインタビュー調査を行い，その報告を報告している[34]。その他にも同様の研究もあるが，MCAの被害を小児期に受けることで，ティーンエイジャー以降になっても不適切な受療行動が身についてしまっているなど，成人してからも医療資源を誤用する可能性が高くなる，と指摘されている[35]。

子どもの安全が担保されるのであれば家族の再統合を行う

子どもと親を分離することなく家族形態を保持することは，価値のあるゴールである。しかし他の類型の虐待と同様，子どもの安全を犠牲にして，単純に一つ屋根の下で家族全員が過ごすということは，まったく適切とは言えない。このような背景はありつつも，BergとJonesは，重度のMCAの被害を受けた子どもを家族再統合したケースについて，報告を行っている[36]。慎重に状況を選択するならば，家族への集中的支援とケアを行うことで，家族再統合を果たすことは可能である，とこの報告では結論付けられている。

院内虐待対応チーム（CPT）

他の類型の虐待と同様に，経験豊富な子ども虐待専門小児科医を中心とした病院内の虐待対応チーム（CPT：child protection team）の関与があると極めて有用である。そのような組織からのサポートなく，個人でMCA事例の対応を行なおうとする医師は，家族と新たな治療について提案をする時に，わき上がってくる感情の扱いにとても苦労することになってしまうであろう。一般的な虐待であれMCAであれ，虐待の発見や対応の経験の豊富な医療者にコンサルテーションをすることは極めて有用である。

他の虐待同様にCPTが関わることにより，医療機関はMCAの診断や治療に習熟するようになっていくであろう。MCAの極端な事例しか経験した事がなかったり，まったくMCAを経験した事がなかったりする地域が多いのが実情であり，チームメンバーは子どもを保護する基

準に達しないような事例であっても，積極的にケースカンファレンスを行い，MCAの対応に慣れていく必要がある。MCAの可能性がある患者やその家族の対応を行った経験のある小児科医は限られている。実際に重篤な，保護を最優先で考えざるを得ない事例に対応する状況に備えて，CPTはこのような準備しておくことが推奨される。

法的問題

法廷で母親たちを訴追する上で，この新たな医療的虐待（MCA）という概念は，うまく適合することとなり，加害者の動機に関する議論を避け，裁判官と陪審員はケースの事実だけに向き合い，親によってもたらされた不必要な医療ケアによって危害を受けたかどうかについて判断することが可能となってきている。Trentは，子どもに不必要な手術を受けさせた親を裁判にかけるプロセスについて，詳細な報告を行っている[37]。

医療ネグレクトという単語は，「医療チームが子どもに対し，ネグレクトをしている」という意味を持たない。しかし医療的虐待（MCA）という単語は「医療チームが子どもに虐待をしている」と言う側面に関心が強く抱かれがちである。MCAの定義には「不必要なケアは養育者の強い勧めによって行なわれる」という条件が含まれるが，それによって医療者の持つ「批判の的にさらされるのではないか？」という不安を軽減する事にはならない。医療者の意志により行なわれた有害な医療ケアに該当する用語は，あくまで「医療過誤（malpractice）」である。MCAにおいて施行された医療ケアとは，誠意と善意を持って，適切な力量のある医師がその社会の医療水準に沿って行なわれたものであり，他の医師が診察した場合であっても，同様な状況であれば，基本的に同じ事をしたであろうと判断されるものである。このような医療ケアを「有害である」と判断することは適切ではない。その医療ケアの根拠となる情報が間違っていたことが根本の原因であり，その責は虚偽の情報を提供した人間が負うべきものである。

医療的虐待（MCA）の予防

医療者には，不必要な治療を最小限にするように努力する職責がある。医療者は患者やその養育者と連携して，医療ケアを提供する立場にある。お互いの信頼などの前提に基づいて，その連携は成立している。信頼関係が正当なものであるかを判断することも，医師の職責の一部である。医療者は必要なケアのみを実施する責任があり，養育者から提供された医学的情報の質に注意を払いつつ，質の高い医療を実践する必要がある。

過剰な医療をさせようとする圧力に医療機関は囲まれている状況とも言え，そのことが医療費を高騰させ，かえって医療を利用しづらくさせてしまっている。医療過誤に対する訴訟への恐れも，このような圧力の一つである。ある試算によると，防衛的医療のコスト（訴訟などへの恐れがなければオーダーされなかったであろう検査，「可能性のすべてを調査しておく」という後日の検討に備える事を第一とした検査）は，米国の医療費の5～9％にのぼるとされている[38]。

医学的処置や治療の技術が進歩し続けていることも，過剰医療につながるもう一つの要因である。一般に進歩した医療ケアの方が良いと思われがちではあるが，新たな治療方法の存在が，より物事を悪化させうることもある，という医学報告は数多く存在することも事実である[39,40]。3つ目の要因としては，数十年前には全く考えられなかったことではあるが，患者が治療の選択に大いに関わるようになったことが挙げられよう。製薬会社は「医師に聞きましょう！」という勧告を処方薬に表示し，医師は患者へより多くの選択肢を提供しているのが現在の医療現

場である。患者の要求に応じて，治療過程にほとんど影響を及ぼさない医学的検査を行うことが倫理的か否かについて，医療倫理の専門家は現在盛んに議論を行っている[41]。

　こうした状況を背景に，ごく一部の親ではあるものの，医療者が不必要で有害，もしくは有害になりえる医療ケアを行なうように，医療者に虚偽の情報を提供し，子どもに対する治療を熱心に求め，その治療を正当化する者がいるのである。医療者は日常診療の場でMCAという虐待の可能性がありうるということを認識して，MCAが生じないような対策を講じることが重要となる。このように，医療者がその存在を認識するだけで予防可能な虐待は，MCAだけである。子どもが不必要で有害，もしくは有害になりうる医療を受けていることを医療がしっかりと認識し，その啓発を進め，この気づきに適切に対応するスキルを上昇させることで，医療現場を巻き込む形で成立する，このMCAという虐待行為を行う親が減る事を期待することが出来るようになるのである。

文献

1. Roesler TA, Jenny C: *Medical Child Abuse: Beyond Munchausen by Proxy*. American Academy of Pediatrics Press, Elk Grove Village, IL, 2008.
2. Roesler TA: Defining, diagnosing and treating medical child abuse. *Brown U Child Adolesc Behav Ltr* 2007;23:1,5-6.
3. Caruso M, Bregani P, Di Natale B, et al: [Induced hypoglycemia. A unusual case of child battering]. *Minerva Pediatr* 1989;41:525-528.
4. Beitchman JH, Zucker KJ, Hood JE, et al: A review of the long-term effects of child sexual abuse. *Child Abuse Negl* 1992;16:101-118.
5. Fisher GC: Etiological speculations. *In*: Levin AV, Sheridan MS (eds): *Munchausen Syndrome by Proxy: Issues in Diagnosis and Treatment*. Lexington Books, New York, 1995, pp 39-57.
6. Bools C, Neale B, Meadow R: Munchausen syndrome by proxy: a study of psychopathology. *Child Abuse Negl* 1994;18:773-788.
7. Feldman MD, Brown RM: Munchausen by Proxy in an international context. *Child Abuse Negl* 2002;26:509-524.
8. Boros SJ, Ophoven JP, Andersen R, et al: Munchausen syndrome by proxy: a profile for medical child abuse. *Aust Fam Physician* 1995;24:768-769, 772-763.
9. Fisher GC, Mitchell I: Is Munchausen syndrome by proxy really a syndrome? *Arch Dis Child* 1995;72:530-534.
10. Morley CJ: Practical concerns about the diagnosis of Munchausen syndrome by proxy. *Arch Dis Child* 1995;72:528-529; discussion 529-530.
11. Davis PM, Sibert JR: Munchausen syndrome by proxy or factitious illness spectrum disorder of childhood. *Arch Dis Child* 1996;74:274-275.
12. Donald T, Jureidini J: Munchausen syndrome by proxy. child abuse in the medical system. *Arch Pediatr Adolesc Med* 1996;150:753-758.
13. Eminson M, Jureidini J: Concerns about research and prevention strategies in Munchausen syndrome by proxy (MSBP) abuse. *Child Abuse Negl* 2003;27:413-420.
14. Wilson RG: Fabricated or induced illness in children. Munchausen by proxy comes of age. *Br Med J* 2001;323:296-297.
15. Meadow R: Munchausen syndrome by proxy. The hinterland of child abuse. *Lancet* 1977;2:343-345.
16. Dine MS, McGovern ME: Intentional poisoning of children—an overlooked category of child abuse: report of seven cases and review of the literature. *Pediatrics* 1982;70:32-35.
17. Ayoub CC, Alexander R, Beck D, et al: Position paper: definitional issues in Munchausen by proxy. *Child Maltreat* 2002;7:105-111.
18. Bools C: *Fabricated or Induced Illness in a Child by a Carer: a Reader*. Radcliffe Publishing, Oxford, 2007.
19. Kosmach B, Tarbell S, Reyes J, et al: "Munchausen by proxy" syndrome in a small bowel transplant recipient. *Transplant Proc* 1996;28:2790-2791.
20. Rosenberg DA:Web of deceit: a literature review of Munchausen syndrome by proxy. *Child Abuse Negl* 1987;11:547-563.
21. Jenny C, Barron C, Roesler T: *Munchausen Syndrome by Proxy [Audiotape]*. American Academy of Pediatrics, Elk Grove Village, IL, 2002.
22. Sanders MJ, Bursch B: Forensic assessment of illness falsification, Munchausen by proxy, and factitious disorder, NOS. *Child Maltreat* 2002;7:112-124.
23. Bursch B, Schreier HA, Ayoub CC, et al: Further thoughts on "Beyond Munchausen by proxy: identification and treatment of child abuse in a medical setting." *Pediatrics* 2008;121:444-445; author reply 445.
24. Southall DP, Plunkett MC, Banks MW, et al: Covert video recordings of life-threatening child abuse: lessons for child protection. *Pediatrics* 1997;100:735-760.
25. Evans D: Covert video surveillance in Munchausen's syndrome by proxy. *Br Med J* 1994;308:301-302.
26. Evans D: The investigation of life-threatening child abuse and Munchausen Syndrome by proxy. *J Med Ethics* 1995;21:9-13.
27. Evans D: Covert video surveillance—a response to Professor Southail and Dr. Samuels. *J Med Ethics* 1996;22:29-31.
28. Morgan B: Covert surveillance in Munchausen's Syndrome by proxy. *Br Med J* 1994;308:1715-1716.
29. Morgan B: Spying on mothers. *Lancet* 1994;344:132.
30. Yorker BC: Covert video surveillance of Munchausen syndrome by proxy: the exigent circumstances exception. *Health Matrix Clevel* 1995;325-346.

31. Hall DE, Eubanks L, Meyyazhagan LS, et al: Evaluation of covert video surveillance in the diagnosis of Munchausen syndrome by proxy: lessons from 41 cases. *Pediatrics* 2000;105:1305-1312.

32. Griffith JL, Slovik LS: Munchausen syndrome by proxy and sleep disorders medicine. *Sleep* 1989;12:178-183.

33. Bryk M, Siegel PT: My mother caused my illness: the story of a survivor of Munchausen by proxy syndrome. *Pediatrics* 1997:1001-1007.

34. Libow JA: Munchausen by proxy victims in adulthood: a first look. *Child Abuse Negl* 1995;19:1131-1142.

35. Libow JA: Beyond collusion: active illness falsification. *Child Abuse Negl* 2002;26:525-536.

36. Berg B, Jones DP: Outcome of psychiatric intervention in factitious illness by proxy (Munchausen Beyond Munchausen by proxy: identification and treatment of child abuse in a medical setting. *Prosecutor* 2008;38:1-3.

37. Trent M: A horrific case of "medical child abuse." *The Prosecutor* 2008;38:1-3.

38. Kessler D, McClellan M: Do doctors practice defensive medicine? *Q J Econ* 1996;111:353-390.

39. Fisher ES, Welch HG: Avoiding the unintended consequences of growth in medical care: how might more be worse? *JAMA* 1999;281:446-453.

40. Emanuel EJ, Fuchs VR: The perfect storm of overutilization. *JAMA* 2008;299:2789-2791.

41. Quill TE, Brody H: Physician recommendations and patient autonomy: finding a balance between physician power and patient choice. *Ann Intern Med* 1996;125:763-769.

62

チャイルド・デス・レビュー

Patricia G. Schnitzer, PhD, Theresa M. Covington, MPH

米国におけるチャイルド・デス・レビュー（CDR）の目的と対象

小児死亡登録検証制度であるチャイルド・デス・レビュー（CDR：Child Death Review）とは，同様の小児死亡の発生を予防するための施策を促進することを目的とした，なぜ，どのように，子どもが死亡したのかを包括的に検証するプロセスである。CDRでは，多機関の専門家らが集結し，子どもの死に関連する事例特異的な状況についての情報が共有される。CDRチームのメンバーは通常，警察代表者，監察医（法医学者）／検視官事務局代表者，公衆衛生学者，医師，児童福祉司，裁判官，救急救命士をはじめとする初動対応者，メンタルヘルスの専門家，その他小児に関連する種々の機関の代表者から構成される。検証時には，チームメンバーそれぞれが持つ死亡児・家族・地域・死に至った事象に関する情報が共有される。CDRではチームメンバーが，集積された子どもの死亡に寄与した可能性のあるリスク要因につき，協議を通して理解・把握したうえで，そのようなリスク要因を今後最小化するための戦略についても協議を行う [1, 2]。

米国で最初にCDRチームが結成されたのは，1970年代の終わりから1980年代初頭にかけてのことであった。当初のCDRは，虐待およびネグレクトによる死亡が疑われる状況を評価し，そのような事例の把握精度を高めることを主たる目的として結成されていた [3]。1990年代を通じ，様々な連邦機関や国家組織がたゆまぬ努力を重ね，州レベルや群レベルでのCDRが全米中に広がることとなった [4-7]。1993年にミズーリ州の小児死亡事例研究（Missouri Child Fatality Study）が発表されたのを受け，このような取り組みに拍車がかかることとなった [8]。この研究は，ミズーリ州における5歳未満の外因死全例を，4年間にわたって検証したものである。その結果，5歳未満児の致死的外傷のほとんどは調査が不十分で，報告されているよりも虐待・ネグレクトにより死亡した子どもはずっと多く，また予測可能かつ予防可能な小児死亡が数多く存在していることが明らかになった。この研究の考察では，「子どもの死亡の状況の理解を怠れば，予防策を誤り，政策決定に不備が生じ，犯罪行為を訴追することもできず，生き残った兄弟姉妹を危険にさらすことになる」，と記載されている。本研究の結果を受け，ミズーリ州では，ミズーリ州小児死因検証プログラム（Missouri Child Fatality Review Program）を立ち上げ，15歳未満の全ての子どもの死亡事案を多機関連携で検証することを義務付ける法案が可決された。このプログラムは現時点でも，米国で最も包括的なCDRプログラムのひとつであり，長年にわたりほかの州のCDRプログラムのモデルであり続けている。

963

2002年には，それまでの数10年間に及ぶ努力が，連邦政府の基金による「施策立案と実践のための，国立CDRリソースセンター（national CDR Resource Center for Policy and Practice）」（以下，国立センター）の設立という形で，結実した。このセンターの使命は，CDRの設置を促進・支援し，郡レベル・州レベル・国家レベルでのCDR活動の実施方法の標準化を進めることにある。

2010年時点で，米国49州およびコロンビア特別区にCDRプログラムが整備されている[訳注a]。CDRプログラムは州ごとに，どこまでの機能を担うか，どのレベルで実施するか（州レベルか郡レベルか），検証する死亡の種類，担当部局，財政基盤，検証が州法で義務づけられているか努力義務であるのかにそれぞれ違いがある[9]。2002年に国立センターがトレーニングやガイダンスの提供を開始して以来，各州間でのCDRの目的・機能・成果に関しての統一化が進んでいる。各州のCDRプログラムの詳細は，国立センターが実施する調査を経て，毎年webサイト上（www.childdeathreview.org）で更新され，提示されている。本センターでは，全米各地へのトレーニングや技術的助言を実施している。

なおチャイルド・デス・レビュー（CDR）実施のためのオンライン上の事例報告ツールが，国立センターのHP上から入手可能である（http://www.childdeathreview.org/toolsforteams.htm）。このオンラインシステムでは，CDRチームがデータを入力・編集することが可能である。30名分のデータをまとめて印刷することもでき，さらなる分析のためにデータをダウンロードすることもできる。多方面からのレビューを可能とするために，このツールには以下のような情報が含まれている。

- ●子ども・家族・監督者・加害者の氏名等の詳細情報
- ●マルトリートにより死亡した可能性と，死亡に寄与したと思われる人物により行われた全ての言動の一覧
- ●死亡事例調査の際に行われた，全ての事項の一覧
- ●死亡を受けて提供された，もしくは提供すべきサービスの一覧
- ●死因や死亡態様を特定するための，同定されたあらゆるリスク要因の一覧
- ●CDRチームが行った，施策提言を含む小児死亡を防ぐための実践的活動の一覧
- ●検証の質に影響を及ぼした要因の一覧

なおネバダ州では，州の児童福祉制度の不備に関し，立法府からの照会に対応する形で検証を行うという，特殊な形での検証体制を敷いている。

ネバダ州のCDRの報告書は以下のサイト（http://www.dcfs.state.nv.us/DCFS_ChildFatalities_BlueRibbon.htp）から入手可能である。

マルトリートメントによる死亡であることを確認する上でのCDRの役割

人口動態統計や児童福祉データではマルトリートメントによる死亡は過少報告されている，ということを示す研究は数多い[8, 10–13]。これらの公式統計では，年間約1300人の小児がマルトリートメントによって死亡していると推計している[14, 15]。しかし，この推計値は実際のマルトリートメントによる死亡事例よりもずっと少なく，特定されていない事例は数多く存在することは，周知の事実である。CDRプログラムは当初，主として各機関の連絡体制を強化することによって，マルトリートメントによる死亡事例の特定精度を改善することを目的に設置された。

[訳注a] 現在ではすべての州で整備がなされた。

実際，現在ではCDRは致死的なマルトリートメント事例を同定する精度を向上させる上で効果的な方法であることが示されている[13]。

CDRは当初，事故と誤判断された意図的外傷（身体的虐待）の見逃し防止に焦点が当てられていたが，現在では多くの州のCDRプログラムで，すべての外因死や予防可能な内因死（喘息発作や糖尿病による死亡など）まで，対象を広げている。CDRチームが対象とする死亡を広げたために，ネグレクト的状況下で死亡していたことが検証により判明する事例が増加している。

幼小児の事故死の原因として多いのは，自動車事故，窒息，溺水，熱傷，中毒であるが，いずれも警察による捜査下におかれ，検視官や監察医が検視を行い，事故に分類されるのが通例である。ただし，外傷死に繋がった状況を包括的に検証することが，不十分な監護状況，養育者の薬物乱用，チャイルドシート・救命胴衣・プールフェンス・煙探知器といった安全装置等の不使用，乳児への安全な睡眠環境の提供の欠如，などの潜在する養育過誤の存在を同定することに繋がる。ミシガン州の州レベルのCDRチームは，2000年から2001年にかけての0-9歳の事故死とされた事例を対象とし，ネグレクトが死亡の寄与因子となっていたか否かについて検証を行っている[13]。結果は極めて印象的で，これら事故死とされた事例の30％以上が，親などの養育者が州の児童相談所に係属歴がある事例であった。さらなる検証の結果，これらの「事故」事例のうち82名では，少なくとも部分的には養育者のネグレクトが死亡に寄与していると判断された。この数字は州のマルトリートメントによる死亡事例の43％を占めていた。複数の情報を統合することで，この2年間でマルトリートメントによる死亡と判断される事例は，75％増加したと報告されている[13]。

同様の後方視的検証の研究報告がネバダ州クラーク郡からなされている。この研究では，児童相談所に通告歴のなかった事例のうち47％で，死亡に寄与した可能性のあるネグレクト状況が確認された，と報告されているが，いずれの事例も児童相談所に通告されていれば，ネグレクト事例として対応されていたであろうと推察されていた。ミシガン州であれネバダ州であれ，医療者や警察官や検視官／監察医（法医学者）や群の調査担当者が，児童相談所に通告を行わなかった，あるいは死亡診断書／死体検案書の死因に「ネグレクト」と記載しなかった理由として，「親は危害を与えるつもりがあったわけではない」，「私もわが子に同じことをしてきたし，私の身にも起きていた可能性もある」，「親はすでに十分苦しんでいる」などと回答した，と報告されている。このような感情的な対応が，ネグレクト状況下で生じた事故死が，マルトリートメント関連死と分類する上での障壁となっている。事故に分類されていた外因死のうち，検証の結果ネグレクトであることが判明した事例の一部を表62-1にまとめ，掲示した。ミシガン州やネバダ州では，これらの検証結果を受けて，事故死と判断された事例に対しても詳細を包括的に調査し，ネグレクトが背景にあると判明した事例に関して適切な通報／通告と対応を行う必要がある旨を明確化するために，州や群の施策が変更された。両州からの報告は，事故死事例であっても全例でCDRを実施する必要があることの，説得力のある裏付けとなっている。

事故死とネグレクトとの関連性についてこれまでにも数多くの研究報告があるが，自然死（内因死）とネグレクトとの関連性に関しては，いまだ研究報告はほとんどない。ネグレクトが内因死に寄与している状況としては，下記のような例が挙げられる。

● コカイン中毒の母親から生まれ，早産・低出生体重で死亡した新生児。子宮内で薬物暴露を受け，新生児コカイン中毒もきたしていた。コカインの使用が早産の一因になったと推察される。

表62-1	チャイルド・デス・レビュー（CDR）により背景にネグレクトの存在が確認された，事故死とされていた外因死の例

死亡時に把握された病歴	CDRチームにより把握された追加病歴
1歳児。プールで溺死。午後2頃，鍵の掛かっていない網戸を開けて裏庭に入り，プールに転落した	家族へのグリーフケアを担当した保健師からの情報により，本児の世話を4歳の同胞に任せ，親は昼寝をしていたことが判明した
5歳児。居住しているトレーラーハウスの近くにある，囲いのない池で溺死した	児童相談所が本児の児童票を精査したところ，本児が誰も監督のない状況で，池で一人で遊んでいることが多く，隣人らから何度も通告されていたとが判明。これまで寄せられていた通告に対して，児童相談所は一度も調査をしていなかったことも判明した
トドラー期（よちよち歩きの時期）の乳幼児。暑い日に車内に3時間取り残され，死亡しているところを発見された。本児の親は，食料品の片づけをしていて，その後に電話に出て，そちらに気が取られてしまい，本児のことを忘れていたとのことであった	調査時に左記の情報が確認された。CDRチームが検討し，子どもを生命にかかわる危険にさらしたとして，警察による捜査がなされ，検察による訴追が検討された
生後2カ月の乳児。両親と一緒のベッドで就寝中に死亡。親が覆いかぶさったことによる窒息死と判断された	精査により，両親は就寝前に大量に飲酒した上にマリファナも吸っており，このため眠りが深くなって，乳児が自分達の身体の下敷きになったことに気付かなかったことが明らかになった
1歳児。自動車事故で車内から放り出された。本児はチャイルドシートに座らされていたものの，ベルトは使用されておらず，チャイルドシート自体も固定されていなかった（自動車事故の原因自体は，相手方の自動車にあった）	精査により，子どもを車に乗せた父親は当時酒に酔っていたことが明らかになった。この父親がハンドルを握っていたわけではなかったが，子どもを正しく固定しなかったことが死につながった（正しく固定されていれば，車外に投げ出されることはなかったものと推察された）
自宅の火災により幼児4人と祖父が死亡。火災は子どもがライターで遊んでいて発生した。当時祖父が子守りをしていたが，車いす生活だったため，助けを呼ぶことも，自ら避難することも，子どもたちを避難させることも出来なかった	CDRチームによる精査の結果，両親がかつてネグレクトで児童相談所に通告された既往があり，再発防止指導の際に，祖父が身体が不自由であることと，子どもたちの年齢を考慮し，祖父に監護をさせることは不適切であると指導されていたことが判明した

- 喘息発作による呼吸不全で死亡した児。受診の遅れが死亡の一因になったと推察される。
- 重度心身障がい児。親が適切なケアを長期間怠ったことが，死期を早めた可能性がある。

このような死亡事例とマルトリートメントとの関連について議論を行うことの重要性への認識は今後高まると思われ，またそのようにして

いくことが，マルトリートメントの存在を特定し，適切に分類する能力を改善することとなり，対応能力の改善にも繋がっていくと思われる。

予防可能死を減らすための施策提言を行うことを目的とした事例検証の在り方

米国の多くのCDRチームがモデルプログラムを利用し，検証したデータを関係機関のシステムの改善や予防策の実施に繋げている。モデル

プログラムの一部を以下に示す。

　システム改善に焦点を当てる：ミシガン州の CDR プログラムも，ネバダ州の CDR プログラムも，システムの改善に焦点を当てている。ミシガン州では，マルトリートメント事例の検証は州の専門委員会により実施されている。ネバダ州では，州の児童福祉制度の不備に関し，立法府からの照会に対応する形で検証を行うという，特殊な形での検証体制を敷いている。両州ともに（1）様々な報告源を利用し，マルトリートメントにより死亡した可能性のある死亡事例を同定し，（2）個々の死亡事例に特異的な追加情報の入手を行い，（3）各死亡事例について，多機関連携による包括的な検証を実施し，（4）表62-2 のようなテンプレートを用いて，システム上の問題につき同定し，施策提言を作成し，その施策提言に基づき対策を講じる，というプロセスを踏んでいる。両州とも，このプロセスによりシステム上の問題の洗い出しが迅速になり，検証チームの施策提言に対して，回答が得られる比率も高まることとなった。両州の当局が，回答を正式な書面で行うことになったことや，その後に施策の進捗状況についても適宜情報が更新されて提供されるようになったことも，特筆に値する。表62-2 に提示したテンプレートは，同定された問題点，チームによる施策提言，実際に実施された施策を記入するためのもので，あらゆる CDR チームでシステム改善のために活用することが可能である。

　防止プログラムの実施に焦点を当てる：ほとんどの CDR プログラムは，チームで行う検証の内容に，小児の新たな死亡を防ぐことを目的とした，検証体制や施策や法律を改善するための施策提言を具体的に行うことを定めている。しかし，州 CDR の年次報告書に記載された 1,000 項目を超える施策提言を分析したところ，多くの提言が一般論にとどまり，個々の死亡事例からの経験に基づいたものとはとても言えない内容で，実際に行った検証との関連性がない提言

も数多く認められていたことが明らかになった（S. Wirtz，カリフォルニア公衆衛生局，2008年7月21日付私信）。その結果，CDR で入手したデータを活用し施策提言を効果的に行い，予防可能死を減らすための効果的な戦略を推し進めていくために，トレーニングを行う必要性の認識が高まることとなった。郡が CDR チームを主導する場合には，提言された施策提言の実施率は高まり，またそのような成功体験は，州の諮問委員会に共有され，全米規模での政策改善や CDR プログラム改善につながっている。

　各地の検証チームが医学的根拠に基づいた予防可能死を減らすための施策提言を行いやすくするために，ワシントン州シアトルにある Harborview 傷害研究センター（http://childinjuryprevention.org/）により，オンライン・ツールが開発されている。現在，このツールは国立 CDR リソースセンターが管理している。オンライン・ツールで提供されている施策提言案の一部を以下に提示する。

- 10代のドライバーの運転による小児の死亡事故を防ぐための道路交通法の改正や，乳児の遺棄を減らすための「セーフヘブン法 [訳注b]」の新規制定
- 煙報知器の配布や，初めて子どもを授かった親を対象とした家庭訪問強化プログラムなどの，新規の児童の健康・安全・保護プログラムの策定
- 危険な道路を補修するなどの，環境内のリスクを排斥するための環境修正プログラムの策定
- 安全な睡眠環境を促進するキャンペーンや，溺水防止キャンペーンなどの，安全教育普及キャンペーンの実施

[訳注b] 生後一定期間であれば，何一つ質問されることなく，新生児を病院か交番に手渡すことができることを定めた法律

表62-2	マルトリートメントによる死亡事例に際し，児童保護システムの問題を突き止めるためのテンプレートとその記載例	

問題点	施策提言	具体的に実施された施策
虐待を早期に同定するための，情報共有の在り方に関して		
同胞がいなかったため，マルトリートメントによる死亡が疑われた事例であったが，児童相談所への通告はなされなかった	同胞の有無にかかわらず，児童相談所への通告を義務付けるように，州法および州の政策を改正する	提言から60日以内に，州法に提言が採用され，州の政策がただちに変更された
フリーダイヤルの通告ホットラインがつながり難かったため，通告義務者（法執行機関，医師など）による虐待・ネグレクトの通告は，最長1週間遅れてしまうことも当たり前になっていた	1-800ホットライン通告システムを整備し，通告義務者に，養育過誤が疑われる事例を通告するための専用回線を用意する	電話回線数が2倍になり，人員を増やし，ホットライン従事者の訓練が実施された
児童相談所の調査に関して		
第三者からの聴取内容（「親は危害を与えるつもりはなかった」，「犯意はなかった」，「死亡は事故によるものである」，「親はすでに十分苦しんでいる」など）を根拠に，児童相談所はネグレクトによる死亡の可能性のある事例に対し，調査を行っていなかった。調査がなされなかった事例の中には，以前に重度のネグレクトであると認定されていた事例や，重度のネグレクトの十分な証拠がある事例も多数含まれていた	児童相談所内に，マルトリートメントによる死亡の可能性のあるとされた全ての死亡事例に対し，そのような事例への対応や調査を行うためのトレーニングを受けた，24時間365日対応の特別調査チームを置く	提言にある特別調査チームが新設され，トレーニングが開始された。現在では，警察や検察などと共同で，多機関連携による包括的な調査が実施されている
児童相談所に通告されたマルトリートメントによる死亡が疑われる事例が，児の両親の居場所が特定しえなかったという理由で，調査がされなかったり，調査が打ち切られたりしていた	政策を変更し，単に親の居場所がわからないという理由で調査を打ち切ることを禁止し，州の枠を超え，警察と協働するなど鋭意努力して，親の居場所を突き止めるように求める。	CDR調査のカテゴリーに，親の居場所が突き止められなかった場合の対処法を新しく加えるとともに，多機関連携チームが児童相談所と連携して親の居場所を突き止める責任を負うことが明記された
警察による捜査に関して		
乳児の不詳死事例に対して，警察が捜査を行っておらず，乳児の養育者の犯罪歴も調べていなかった。確認さえしていれば，養育者が過去にこの乳児に対し身体的虐待を行っていた既往が速やかに判明していたはずであった	事故死であれ不詳死であれ，小児の死亡時には警察が必ず犯罪歴を確認することを標準業務とする必要がある	全ての小児死亡事例を調査するための計画策定のために，多機関連携調査チームが召集された。現在では，全ての事故事例と不詳死事例に対し，養育者の犯罪歴の確認が実施されている
子どもが目撃者の事例に対して，しかるべき面接技法による司法面接が実施されていなかった	子どもが目撃者の事例において，推奨されているプロトコールの司法面接を実施することを，標準業務とする必要がある	子どもの死亡の調査を担当する全ての警察官，検視官，児童相談所の福祉司などを対象とした，系統的なトレーニングが提供された。

968　第Ⅷ部　特別な論題

表62-2	マルトリートメントによる死亡事例に際し，児童保護システムの問題を突き止めるためのテンプレートとその記載例（つづき）		

問題点	施策提言	具体的に実施された施策
検視官／監察医（法医学者）による調査に関して		
ほぼ同様の状況で死亡した事例の死因や死亡態様の判断が，監察医（法医学者）により大きく異なっていた	全ての小児死亡事例に対して検討会を実施し，死因や死亡態様についての見解を一致させていく	監察医（法医学者）は現在，全ての小児死亡事例について検討会を開催している。このほか，取扱い件数の需要に見合うように，監察医（法医学者）のポストを増やしている
死亡児の親が加害行為を自白した事例であっても，検視官／監察医に照会されず，臨床医が死亡診断書を記載していた	主任監察医（法医学者）により，病院小児科医を対象に，死亡診断書／死体検案書を記載する上での法的要件についてトレーニングを実施する必要がある	現在は，病院の精度管理部門が，内因死以外の死亡事例全件について，すみやかに検視官事務局に調査を依頼するように各医師に求めており，病院の医師がその過程を踏まずに死亡診断書を書くことは認められていない
児童相談所による情報の収集		
死亡児に対する児童相談所による調査は包括的に行われたとは言えない状態で，入手しえた全ての機関の記録を確認し，他機関の情報を加えたとしても，事実認定をするうえでの証拠が不十分であった	調査をする必要のある事例の明確な選別標準を設定し，その基準に該当する死亡事例は全例，十分な調査がなされなければ，調査を終結させてはならない	選別基準は文書化され，該当事例に対しての調査が不十分な場合に調査を終結させてはならない旨が，正式な施策となった
児童相談所の提供するサービスに関して		
特に親の薬物乱用の問題や精神疾患の問題に対し，何らのサービスも提供されていないか，提供されていても有効なサービスとは言えない状況であった。また，サービスを提供することが必要な旨も，事例の記録には記載されていなかった	必要なサービスを同定し，提供するまでの追跡システムを構築し，サービス提供しえない場合にはその障壁を同定する。また，それらの情報を，裁判所への申立て文書には必ず盛り込む必要がある	ニーズに見合うように予算増額がなされ，児童相談所の心理職が増員された。また新たなコンピューター追跡システムが導入された
児童相談所が事例の調査を行い，母親に有責性があると判断しても，生存している同胞がいない場合には，例えその母親が妊娠していたとしても，調査を終結させていた	児童相談所は，有責性のある母親が妊娠している場合，生まれる予定の新生児の安全が担保されるまで，調査を終結してはならない	有責性のある母親が妊娠している場合，生まれる予定の新生児の安全が担保されるまで，調査を終結しないように，施策が変更された
民事裁判および刑事裁判の判断に関して		
検察は，ほかに目撃者がいない場合，加害者の自白がなければマルトリートメントによる死亡事案を起訴することはなかった	多機関連携調査チームが検察官と協働し，起訴に持ち込めるだけの証拠を収集しうる質の高い調査をする必要がある	事故事例と不詳死事例の検証を行うために，検察官を議長とする多機関連携チームの召集がなされた
父親からの身体的虐待により子どもが死亡した事例。本児と父親との再統合を認めないように，児童相談所が家庭裁判所に申立てを行っていたが，家庭裁判所がその申立てを棄却していた	子どもの健康と安全に大きな悪影響を及ぼした判決を下した裁判官に対し，その情報をフィードバックし，相互評価（peer review）する仕組みを構築する	現在，相互評価（peer review）の仕組みを構築中である

第62章　チャイルド・デス・レビュー　　**969**

チャイルド・デス・レビュー（CDR）を行うことの利点

CDRのプロセスは，年々洗練されてきており，当初の「子どもが危害を被ったかどうか」「危害を加えた責任は誰にあるか」といった懲罰的な検証の在り方から離れ，子どもが死に至る事となった状況やリスク要因を把握し，それに対し幅広い対応を行うことに焦点を当てるようになっている。州レベルであれ郡レベルであれ，CDRを実施することにより数々の利点があることは，もはや明白となっている。

1. **関係諸機関のコミュニケーションの促進と，それによる連携体制の強化**：CDRの真髄は，多岐に及ぶ専門分野をひとつにまとめ，機関を超えた連携体制を強化することにある。子どもの死をとりまく様々な状況に関する情報を共有し，効果的な検証を行い，システムやプログラムを改善するための戦略を話し合うことを通じ，機関間のコミュニケーションや協力体制は強化されることとなる[2, 16]。

2. **小児死亡の死因特定，死因分類の精度向上**：CDRにより小児の死亡調査の精度が向上し，死因や死亡態様の正確性が増すことが，ケーススタディーから証明されている。Scripps Howard新聞社の最近の調査でも，CDRを実施することは，乳児の窒息死事例を正確に診断する上で，重要な役割を担っていたと報道されている[17]。この報道によれば，CDRのない州に比べ，CDRのある州においては，睡眠環境下で生じた乳児の予期せぬ突然死症例の原因を不慮の窒息死と判断する比率が高まり，不詳死と判断する比率が低下したとされている[17]。

3. **データ収集の一貫性と標準化**：全50州およびコロンビア特別区を対象に実施した2005年の調査により，44州が一定のデータ収集フォームを利用して，検証した小児死亡データをまとめており，39州がCDRの年次報告書の提出を求めていることが明らかになった[18]。国立CDRリソースセンターは，オンライン上のデータ入力システムであるCDR事例報告システム（CDR Case Reporting System）の標準化を進めており，現在，30以上の州で使用されていて，米国の小児（0〜18歳）死亡全体の80％超がこの登録システムを用いてデータ収集が行われている（章末の補足情報を参照）

4. **子どものマルトリートメントに対する，公衆衛生学的なサーベイランスの強化**：CDRは米国におけるマルトリートメントによる死亡の規模を測るための最も有用な方法である。子どものマルトリートメントによる死亡の公衆衛生学的サーベイランスの効果的な方法を明らかにするために，複数年度にわたる複数の州の取り組みにつき精査した研究では，死亡診断書・児童相談所の児童票，警察の統一犯罪白書，州内部のマルトリートメント監査システムと比較して，CDRはマルトリートメントによる死亡事例を特定する上の最も効果的な単一の情報源であることが明らかになった，と報告されている[13]。国立CDRリソースセンターが開発し保守管理しているCDR事例報告システム（Case Reporting System）は，致死的マルトリートメント事例の全国規模のサーベイランスシステムになりうるものである。

チャイルド・デス・レビュー（CDR）を行う上での課題

CDRのプロセスは，我々のマルトリートメントによる死亡や外傷死への理解を深めることや，システムを改良し，新たな同様の死亡を防ぐうえで，有用であり続けている[19]。しかし，マルトリートメントをよりよく理解するためにCDR

を実践する上での課題は，複数存在している。

「マルトリートメント」の統一定義の確立

CDRに参加している各機関には，州ごとにわずかな違いがあるとはいえ，犯罪を訴追する立場からの定義，市民啓発や公衆衛生学的観点からの定義を含め，虐待やネグレクトに対し明確な定義が存在している。関係機関によって定義や視点が異なるために，「マルトリートメントによる死亡」に関して，チーム内で統一したコンセンサスに基づく定義を策定することは極めて困難である。そのため，マルトリートメントによる死亡を統一した見解に基づきカウントする上でも，影響が生じてしまっている。

連邦政府の財政援助の下，マルトリートメントの公衆衛生学的サーベイランスを行う上での，定義を統一するための取り組みが，米国疾病予防対策センター（CDC：the Centers for Disease Control and Prevention）によりなされ，その定義は既に公表されている[20]。このCDCによる定義がどの程度の事例に適用しうるのかを検証するため，3つの州のCDRチームによる予備プロジェクトを実施したところ，諸機関のマルトリートメントの定義を満たしていなくても，公衆衛生学的な取り組みの観点からは十分に有用であった，と報告されている。たとえば，自動車事故で死亡した乳児がシートベルト未着用であった場合，公衆衛生学的にはネグレクトの定義を満たすことに検察官も同意するであろうが，検察内部では定義を満たす事例とは判断されず，起訴に持ち込むことは不可能であろう。

カリフォルニア州では州内の全郡のCDRチームが，マルトリートメントの統一分類体系を構築することに力を入れている。CDCによるマルトリートメントの統一定義を手始めにして，カリフォルニア州公衆衛生局は，各郡のCDRチームが「マルトリートメンによる死亡」と事例を分類する際のコンセンサス形成を支援するための，「意思決定マトリクス」を作成している[21]。

ただし，マルトリートメントと分類するための広く受け入れられる単一の定義の確立には，いまだ解決すべき問題が多いのが実情である。

提言を具体的な施策に移す

49州の全てのCDRプログラムは現在，子どもの同様の死亡を防ぐことを，第一の目標に掲げている。しかしCDRでの施策提言を活かして，効果的な予防施策を実現してもらうためのリソースのないチームは少なくない。検証の結果を具体的な行動に移すことに対する数々の障壁は，次の通りはっきりとしている。

- チームが，すぐにでも予防活動や施策介入に移せるような，具体的かつ行動指向型の施策提言を打ち出すことが出来ていないことが多い。
- チームのメンバーは大部分が基本的にボランティアで参加している。検証から行動へ移行させるのに必要な時間を割くことが出来ず，そのリソースもないことが多い。
- チームには，効果的な予防可能死の防止戦略を考案し，実施するための専門知識も資金源もないことが多い。

ここ数年間の間，国立CDRリソースセンターに寄せられた技術的支援要請で最多であったのは，予防可能死を減らしていくためのシステム改善に向けた施策提言をどのように行っていくべきであるのか，というものであった。現在，CDRチームが行動指向型の施策提言を行う上で有用となるツールが，オンライン上で入手可能である。いくつかのCDRチームは，子どもの死の予防を主たる活動内容としていて，児童虐待防止連合，セーフキッズ傷害防止連合，州や群の傷害予防公衆衛生プログラムとパートナーシップを結び，活動を行っている[22]。

第62章　チャイルド・デス・レビュー　**971**

検証対象を広げ，
予防可能な内因死の検証を行う

自然死（内因死）にまで検証の対象を拡大することによって，実際にはマルトリートメントによる死亡であったと判明する事例が増加すると推察される。

検証対象を広げ，
死亡に準ずる重度外傷事例の検証を行う

マルトリートメントによる死亡は稀であるが，マルトリートメントにより重篤な外傷をきたす事例は稀ではない。CDRチームでの検証を行う権限を重度の外傷にまで，拡大する必要があり，それにより重度外傷を負った子どもに，さらなる危害が加わることを防ぐための議論を行う機会が提供されることとなる。検証対象となる重篤外傷事例を定義付け，特定するために有用となるガイドラインを策定していくことが求められる。

検証の標準化，財政支援，および
国家的なデータベースの構築

国立CDRリソースセンターの連邦予算はこれまで，全米レベルでの事例登録やデータ収集システムの開発と実施を支えてきた。こうした努力を経て，CDRの方法論の標準化は目覚ましく進歩した。このような取り組みが続くことで，CDRプログラムを実施するための州予算や国家予算を拡大する必要性が出てくることが予測される。

結語

子どもは元来，死ぬべき存在ではない。子どもの死は周囲に痛みを伴う「なぜ」という疑問を提起する。CDRチームに属する専門家メンバーは，地域の子どもの死亡に向き合い，その子どもがなぜ死ぬこととなったのか，そのリスク要因を明確にしなくてはならない。答えは複雑で，混乱を来すこともしばしばである。質の高い検証を行うことにより，子どもの死に寄与したと思われる，危険な行為や，社会システムや関係機関のシステム上の不備や，環境上の危険が明確化されることになる。虐待・ネグレクトによる死亡状況を検証することにより得た知見に基づいて施策が提言され，実行に移されることは，悲劇的な子どもの死を，新たな死亡を防ぐための希望に転換することに繋がる。CDRチームが子どもの死に向き合い，効果的な検証を行うことを誓うことで，その子の死が新たな死を防ぐことに繋がったものとして，その子どもの生きた足跡を残すことに繋がるのである。

文献

1. Covington TM, Foster V, Rich SK: A Program Manual for Child Death Review. National Center for Child Death Review, Washington DC, 2005. Available at https://www.ncfrp.org/wp-content/uploads/NCRPCD-Docs/ProgramManual.pdf. Accessed April 21, 2010.
2. Covington TM, Rich SK, Gardner JD: Effective models of review that work to prevent child deaths. *In*: Alexander R (ed): *Child Fatality Review: An Interdisciplinary Guide and Photographic Reference*. GW Medical Publishing, St Louis, 2007, pp 429-457.
3. Durfee MJ, Gellert GA, Tilton-Durfee D: Origins and clinical relevance of child death review teams. *JAMA* 1992;267:3172-3175.
4. Kaplan SR: *Child Fatality Review Legislation in the United States*. American Bar Association, Chicago, 1991.
5. Maternal and Child Health Bureau: *Recommendations of the Child Fatality Review Advisory Workgroup*. Dept of Health and Human Services, Public Health Service, Washington DC, 1993.
6. Association of State and Territorial Health Officials. *State Efforts to Improve Child Death Review*. Dept of Health and Human Services, Public Health Service, Washington DC, 2004.
7. Healthy People 2000: National Health Promotion and Disease Prevention Objectives. U.S. Dept of Health and Human Services, Public Health Service, Washington DC, 1991.
8. Ewigman B, Kivlahan C, Land G: The Missouri Child Fatality Study: Underreporting of maltreatment fatalities among children younger than five years of age, 1983 through 1986. *Pediatrics* 1993;91:330-337.
9. Webster RA, Schnitzer PG, Jenny C, et al: Child death review: The state of the nation. *Am J Prev Med* 2003;25:58-64.
10. Crume TL, DiGuiseppi C, Byers T, et al: Underascer-

tainment of child maltreatment fatalities by death certificates, 1990-1998. *Pediatrics* 2002;110:e18.

11. Herman-Giddens ME, Brown G, Verbiest S, et al: Underascertainment of child abuse mortality in the United States. *JAMA* 1999;282:463-467.

12. Overpeck MD, Brenner RA, Cosgrove C, et al: National underascertainment of sudden unexpected infant deaths associated with deaths of unknown cause. *Pediatrics* 2002;109:274-283.

13. Schnitzer PG, Covington TM, Wirtz SJ, et al: Public health surveillance of fatal child maltreatment: Analysis of 3 state programs. *Am J Public Health* 2008;98:296-303.

14. U.S. Dept. of Health and Human Services, Administration on Children, Youth and Families. *Child Maltreatment 2006.* U.S. Government Printing Office, Washington DC, 2008.

15. McClain PW, Sacks JJ, Froehlke RG, et al: Estimates of fatal child abuse and neglect, United States, 1979 through 1988. *Pediatrics* 1993;91:338-343.

16. Sidebothom P, Fox J, Horwath J, et al: *Preventing Childhood Deaths. (Research Report DCSF-RR036)* Department for Children, Schools and Families, London, 2008.

17. Hargrove T, Bowman L: *Thousands of babies die of preventable suffocation each year.* Scripps Howard News Service, 2007.

18. National Center for Child Death Review. *2005 Survey on the Status of CDR in the United States.* National Center for Child Death Review, Washington DC, 2006 (unpublished work).

19. Hochstadt NJ: Child death review teams: A vital component of child protection. *Child Welfare* 2006;85:653-670.

20. Leeb RT, Paulozzi L, Melanson C, et al*: Child Maltreatment Surveillance: Uniform Definitions for Public Health Surveillance and Recommended Data Elements.* Centers for Disease Control and Prevention, National Center for Injury Prevention and Control, Atlanta, 2008.

21. Wirtz S, Lob S, Rose DA, et al: *Improving California's Surveillance System for Fatal Child Abuse and Neglect.* Presented at the 136th Annual Meeting of the American Public Health Association, San Diego, 2008.

22. National Center for Child Death Review. 2007 Survey on the Status of CDR in the United States. National Center for Child Death Review, Washington DC, 2008 (unpublished work).

63

宗教と子どものネグレクト

Rita Swan, PhD

はじめに

宗派によっては，医学と宗教とが相いれないものもある。Pediatrics誌に掲載されたある研究によると，1975年から1995年の間に米国で宗教上の理由から医療を受けられなかったために死亡した子どもは172名存在しており，このうち140名（80％）は，医療を受けていれば，少なくとも90％の確率で助かっていたものと思われた，と報告されている[1]。

クリスチャンサイエンスは，「祈祷により治癒が得られる」ことを信義とする宗教としてよく知られている。この宗教では，物質と精神とは相反するものであり，物質世界やそれに付随する罪，病，貧困，戦争，死亡は，幻想にすぎないと説いている。クリスチャンサイエンスでは，「人は神の完全な精神を鏡に映し出した像であって，物質となって生まれてくるものでもなければ，死ぬことも決してない」とも説いており[2]，「病の原因は罪，恐怖，神を無視することによるものであり，治癒や予防効果のある唯一の方法は，神に近付くことである」としている。指導者は医学的な治療に関し，「神は病を創造しない，ゆえに病は現実ではない」と説明し，「そのことを信じている信者は『患者』と言われようが完璧な存在であり，決して死ぬべき運命の肉体を有していると考えることはない」と説く[2]。

「繁栄の神学（the theology）」は，大人であれ子どもであれ，あらゆる医学的な治療や診断に異を唱えている。また物質的方法により疾患を評価・治療・予防するものであるという理由から，薬物に対しても異を唱えるだけではなく，衛生管理，予防接種，健康増進食，カイロプラクティック施術，ビタミン類の内服，医学的診断，検診の全てに異を唱えている[2]。教団は信者に対し，教団創設者が容認したごく一部の特例とされる処置以外に，スピリチュアルトリートメントを含むあらゆる医学的医療を自らの意思で受けることを禁止している[3, 4]。

その他の小規模なカルト宗教にも，医療に異を唱えるものがいくつかある[5]。それらの宗教の教義は，「積極的告白神学論（positive confession theology）」（「明示し主張せよ（Name It and Claim It）」，「健康と富の福音（Health and Wealth Gospel）」，「信仰の言葉（Word Faith）」とも呼称される）を根拠とするものが多い。このような教えでは，「イエス・キリストの十字架刑は，病や罪を償うための身代わりであり，病も罪も悪魔の誘惑である」と説いている。イエス・キリストに救われるためには，信者は「積極的告白」を行わなければならず，そうすることによって病は消え去るとされる。積極的告白は宗派によっては「血の懇願（pleading the blood）」とも呼称され，その教義は「既にキリストが十字架刑にかかったことによって，信者は病にならないように救われている」という律法主義[訳注a]に

基づいたものであり，「キリスト教徒が積極的告白をすれば，その者は必ず治癒することを悟り，病の症状は気にならなくなるはずである」とする。この集団の教義は，物質的繁栄を促してもおり，「神はクリスチャンに対して，物質を保有する権利を約束しており，求めればそれが得られる」とも説いている[5]。

カルト的な信仰療法を行う宗教には，自宅出産を推奨している所もある。そのような宗教では，神が任命した司祭と夫を引き離してしまう存在として，医師を非難している。元看護師のCarol Balizetは[6]，医療を受けない「シオン出産（Zion Births）」を提唱する複数の著作を出版している。Balizetは，妻が病院に行きたがってもベッドに戻るよう指示する夫や，妻の腰に手を当て，「子どもが出てきやすいようここを大きく開かせたまえ」と神に強く請う夫を賞賛している[6]。

病は超自然現象によるものであり，儀式により治癒すると信じている民族集団や文化的集団は多い。祈祷師（シャーマン）に頼って，病んだ人とその地域の人々を催眠状態にし，瞑想させて精神世界に入る集団も多い。このような人々は，病は人・自然・精神のバランスが崩れたり，精神力が失われたりすることにより起きるものであると考えている。モン族の民間信仰では，病は怒りや，体から魂が抜けることにより起こるものである，とされている[7]。

これらの集団は宗教を背景としたものであれ文化を背景としたものであれ，「病は身体的・生化学的なものではなく，道徳律や精神的な要因に起因するもので，儀式によって治癒する」と信じている。特にキリスト崇拝を背景とする宗教の場合，身体の治癒を祈ることの律法主義的な賛否が，議論になっている。

サイエントロジー教も，一部の医療行為に反

[訳注a] 戒律さえ守っていれば神から罰を受ける事はないとする考え方

対をしている。その考えは生化学的な根拠に基づくと主張しているが，教祖であるL. Ron HubbardのSF小説の内容が混ざったものである。サイエントロジー教は，精神医学に対しても辛辣な批判を行っている[8]。この宗教では，全てのメンタルヘルス上の問題は，患者の「エングラム（記憶痕跡）」を解明する「聞き手」が実施する高額なセッション「ダイアネティックス」で治癒する（「反発する心」をかき消し，「澄みきった状態」に到達する）と主張している[9]。

サイエントロジー教信者は，「出産は静かにする」べきものであり，生後1週間はいかなる不快感を与えても，いかなる言語にもさらしてもならないと考えている[9]。言葉や不快感は「邪悪な脳」（＝反発する心）に記録され，その後，同じ感覚を覚えたり言葉を見聞きしたりすると，新生児期のトラウマが邪悪な脳によみがえってくると考えている。Hubbardは，母子の「健全さ」を守るには，出生時に全く音をたてないことが必要であるとの主張を行っている[9]。サイエントロジー教信者が，生後1週間を過ぎるまで子どもへの代謝検査や予防接種などの注射や検査を拒むのはそのためである[10]。この宗教の食に関する信条も，乳幼児を危険にさらすものである。Hubbardは，「ガーンジー牛のような母親」は今日ではほとんどいないため，母乳は与えないようにと説いていて，乳児には代わりに「大麦の重湯」を与えるよう推奨している。Hubbardはさらに，大麦の重湯の製法は「2200年ほど前の遠い過去の記憶から，ローマ軍が大麦を踏んで進行した際のことを思いだし，見出した」ものであると述べ，その製法は「……作りやすく人の母乳に最も近い方法である」と主張している[11]。

エホバの証人は，輸血という医療形態に執拗に反対する最大教派である。輸血に反対している理由は，「血液を断ち，生命に必要な血液を含んだままの肉を断つ」ように求める聖書の数節に基づくものである。エホバの証人の神学では，

第63章　宗教と子どものネグレクト　**975**

魂は血液にあり，キリストは血を流すことによって，あらゆる罪に対し完全な贖罪をした，と考えられており，輸血を受けるというのは血液を食べることになり，キリストの犠牲を踏みにじることになるとされている[12]。この宗派の方針を決める「ものみの塔聖書冊子協会」では，全血輸血のほか，4つの成分（赤血球，白血球，血小板，血漿）の成分輸血を禁じている。協会ではこのほか，血液を地面にまき散らすよう指示している聖書の数節を理由に，自家輸血用に血液を保存することも禁じている。ただ，この宗教の会員数は数百万人にも上るようになり，輸血に関する禁止事項にいくつかの例外を認めるようになってきている。例えば，血友病患者が凝固因子VIIIやIXの輸血を受けることに対しては，比較的早期から容認されてきた。その理由として教会は，これらの凝固因子は血漿の成分として微々たるものにすぎないため，との説明を行っている。エホバの証人はその後，アルブミンと免疫グロブリンも容認するようになった。この理由も，同じく血漿の「一成分」に過ぎないためであり，なおかついずれも胎盤関門を通過して母体から胎児へと移行するものであり，その成分輸血を受けるのは身体の自然な過程のひとつであるため，と説明されている[13]。赤血球・白血球・血小板に由来する成分についても使用が禁止されていたが，2000年に「血液主要分画に由来する全ての成分を容認する」との声明が発表され[14]，これによりエホバの証人であっても，白血球由来のインターフェロンやインターロイキンの投与や，血小板由来のフィブリノゲンの成分輸血を行うことも可能となった。

　未熟児の動脈ラインからの血液ガス分析も，自家輸血と同じように身体から血液を抜き取ってまた戻すものではあるが，協会はこれも容認している。しかし依然として，エホバの証人の神学としては，もっとも一般的な輸血，すなわちバッグに詰められた赤血球輸血に関しては，禁じている。エホバの証人は，信心により治癒

がもたらされると説く宗教ではなく，その教義には輸血を必要とするものは神が治癒してくれる，とも書かれていない。信者は医師に血液の代用となるものを使うように懇願するが，それを用いても治療経過が芳しくなかった場合には，「輸血を受けるぐらいなら死んだ方がよい」と主張する者が多い。

　宗教上の理由から反対される医療行為としては，他にも予防接種が挙げられる。米国では何十万人もの親たちが，宗教上や信念上の理由から，自分の子どもへ予防接種を行うことを拒んでいる。予防接種を拒む理由として，実際には麻疹，流行性耳下腺炎，風疹のワクチンによる自閉症の発症を怖れていることが多いが，予防接種の実施を州に免除してもらうために，宗教上の理由でワクチン接種に反対する必要がある。中には宗教上，「人体は神が宿る神聖な場所であり，異物を注入してはならない」との理由から，予防接種を拒否する者もいる[15]。いくつかの国に存在しているシュタイナー学校（ウォルドルフ学校）で推奨されている，オカルト宗派の一つである人智学では，「自然に感染症に接すれば強い免疫が得られるため，子どもはワクチン接種をする必要がない」と考えている[16]。

　保守的なカトリック教徒のなかには，中絶胎児の組織を用いて開発された狂犬病，A型肝炎，水痘，風疹の予防接種に同意しない者もいる。しかし，カトリックの指導者らは，代替ワクチン製剤がない場合には，これらのワクチン接種を受けるように信者に勧奨している[17]。カトリックやプロテスタントの原理主義団体のなかには，性感染症でもあるB型肝炎や新型ヒトパピローマウイルスのワクチンの接種を勧奨することは，混乱を招き，その団体が子どもたちに説いている道徳律を汚すものであると非難する所もある[18]。信仰療法を行う宗教の多くは，病を予防するにはワクチン接種ではなく，神を信じなければならないと主張している。クリスチャンサイエンスの創始者Mary Baker Eddyは，

976　第VIII部　特別な論題

ウイルスや細菌は病を引き起こさないと主張している[19]。この教団は依然として，予防接種ではなく，日々の「形而上学的作業」により「神は唯一の創設者であり病は実在しない」ことを教えることで，親は病から子どもを保護するべきであると説いている[20]。

ワクチンで予防可能な疾病の大流行は，宗教的に予防接種に反対している団体内で，これまでに幾度となく起きている。1992年以降に起きた米国最大規模の麻疹の流行は，クリスチャンサイエンス学校の学生が発端であった[21]。公衆衛生当局には往々にして，複数の州だけでなく国境をこえてまで接触者を追跡する必要が生じる。いずれの大流行も，蔓延を食い止めるために膨大な費用を要した。

米国小児科学会（AAP）をはじめとする各種団体は，宗教上の理由で予防接種などの医学的処置に反対している親と医療者がどのようにコミュニケーションをとるべきかについて，提言を行っている[22, 23]。

公共政策

クリスチャンサイエンス教には，各州に有給のロビイストが存在しており，この団体だけで数百件もの子どもの医療の免除を勝ち取っている。多くの州が，州法で宗教上の理由から，予防接種，代謝検査，血中鉛濃度検査，新生児聴覚検診，感染症予防のための出生時点眼剤投与，ビタミンKの注射や点滴，視力検査，歯科検査をはじめとするあらゆる予防・検診対応を拒否できる，と定めている。クリスチャンサイエンス教は他にも，「教団の子どもたちが学校で疾病について学ばなくてもよい」という免除の獲得に向けても積極的に活動している[24]。

オレゴン州とペンシルバニア州では，子どもが自転車に乗る際のヘルメットの着用義務を，宗教上の理由で免除できることが州法で定められている。このような要望は，シーク教徒から

繰り返し寄せられていたとのことである。

エホバの証人が立法機関でロビー活動することは稀である。実際この集団は，自分たちは神の王国の住人であるという信条から，官公庁に出向くことはほとんどなく，投票に行くことすら稀である。ただし，法廷で自らの利害を防衛することに関しては積極的であり，実際彼らは，米国の最高裁判所から，家宅を一軒一軒回って改宗を説く権利，兵役を拒否する権利，国旗に敬礼すること（忠誠を誓うこと）を拒否する権利などを勝ち取っている[25, 26]。

一方で，児童を労働させることについて争われた「プリンス対マサチューセッツ」裁判で[27]，最高裁はこの宗教の訴えを退ける裁決をし，「信仰の自由という権利には，地域や子どもたちを伝染病にさらす自由や，子どもの健康を損ねたり死亡させたりする自由などは含まれない」と明言された。この判例は，児童福祉の危機に際し信仰の自由を制限する裁決の際に，これまで何度も引用されている。

法律の適用範囲

疾病に罹患したり損傷をきたしたりした子どもへの医療の，宗教上の理由による免除に関しては，解釈の幅がきわめて広い。いくつかの州では，虐待やネグレクトの定義や通告義務に関する法律の中で，宗教上の理由による免除に関する条文を明記している。刑法犯に対しての宗教上の理由による減免について記載がある州は33州あり，子どもに対する重大犯罪の際の減免について記載のある州が19州で，残る14州は軽犯罪の際の減免について記載がなされている。このような州法の中には，戦慄を覚えるようなものもあり，例えばウエストバージニア州の州法では，子どもの殺人に関する定義の中で「宗教上の理由から我が子に対して必要な医療を受けさせなかった親には適用されるものではない」と明記されている[28]。またアーカンソー州の州

法では，明らかに人命を無視した状況下で，子どもを死に至らしめた極刑に値する殺人者に対しても，宗教上の理由による罪の減免が認められている[29]。これに対してロードアイランド州の州法では，重罪に対する宗教上の理由による罪の減免が認められてはいるが，「子どもが被害者のケースにおいて，苛烈な身体的虐待やネグレクトを行った親などの養育者は減免の対象にはならない」と明記している[30]。ロードアイランド州では，医療を受けさせなくても子どもに実際に危害が生じていない限りは，親に治癒を祈りに託す権利を認めている。

宗教上の理由による減免を認めている33州の中で，この点が裁判で争点になった事例もいくつかあったが，これまでのところ「宗教上の減免に該当する事例ではない」という主張や「減免すべき事例ではない」という主張が認められ，実際にこのような減免が認められる事態には，幸いなっていない[31, 32]。1988年以来，米国最高裁判所は，宗教上の理由によって生命を救うための医療行為を我が子に受けなさせかった親に有罪判決が下されたケースに対しての再審請求を2度にわたって棄却している[33, 34]。このことからは，決定的とまでは言えないものの，最高裁判所は本質的にこの問題は既に解決済みであると考えていることが伺える。またいくつかの裁判所は，宗教上の理由があっても，「子どもに予防接種や代謝スクリーニングを受けさせるように親に求める権利」を州が有していることを認める判決を行っている[35, 36]。

米国の裁判所で，親が子どもを虐待したりネグレクトしたりする権利を有するとの判決が下されたことは，一度もない。しかし立法機関が親に対し，宗教上の理由で必要な医療を受けさせない権利を法的に認めるか否かについては，いまだ未解決のままである。ほかの親であれば当然のように我が子に受けさせるであろう医療を，一部の親が受けさせない権利を法的に認めることは，憲法に規定されている子どもが「等し

く法の保護を受ける」という権利に背くことになる。現在4つの州立裁判所が，宗教上の理由による罪の免除を違憲であるとの判断を下しているが，このうち1州では控訴審でも審議され，同じく違憲判断が下されている[37-40]。米国医師会（AMA：the American Medical Association），米国小児科学会（AAP），米国児童虐待防止協会（Prevent Child Abuse America），全米地区検事協会（NDAA：National District Attorneys Association），米国監察医協会（NAME：National Association of Medical Examiners），小児への治療の義務化を求める会（CHILD：Children's Healthcare Is a Legal Duty）など，宗教上の理由による罪の減免を撤回するように求め続けている組織は数多い。

思春期児に関する問題

いくつかの州では未成年者に，親に知らせることなく，精神疾患や薬物依存の治療や，とりわけ性感染症などの性に関する医療を行う権利を認めている。一部の有識者は「このような法律は，思春期の子どもは十分に同意することが出来ることを認めているものであり，あらゆる治療を拒否する権利にまで拡大するべきである」との見解を述べていて，「成人が宗教的信条に基づいて，自身の体のことを自分で決めることが出来るように，思春期の子ども達にも行動の自由，自己決定権，秘匿権が与えられるべきである」と主張している[41, 42]。

宗教上の理由から医学的治療を拒否する未成年者は，少なくとも3つのカテゴリーに分類される。第一に，信仰療法を行う宗教に属する未成年の子どもは，疾病に罹患した場合であっても，治療を受けに受診に連れて行ってもらえないことが多い。第二に，本人も親も医学的診断を受けることが有益とは思っておらず，治療を拒んだ場合に身体がどうなるのかも知らないし，疾病に対してどのような医学的治療法があ

978 第VIII部 特別な論題

るのかも知らない状況にある。第三に，物心が
つく前から宗教に帰依している子どもは，きわ
めて信仰心が厚く，病を治すには神に頼るしか
ないと強く信じていると思われ，医学的な情報
を与えられたとしても，治療を受けるという決
断を下すことはまずない。特定の宗派に属して
いなくても，医学的治療を拒否する事例もある。
例えば，ヴァージニア州のStarchild Abraham
Cherrixというホジキンリンパ腫に罹患した少年
のケースでは[43]，当初決められた化学療法を完
遂したが，その後2カ月も経たないうちに再発
し，医師が再度化学療法を行うことを推奨した
際に，少年と両親が化学療法を受けることを拒
否して「特別な食事で治癒する」という治療を
選択し，医療ネグレクトとして法廷で争われる
こととなった。法廷は，一時的に少年が化学療
法を見合わせることを認め，その代わりに，放
射線科専門医による放射線治療と栄養療法を受
け，身体の状態を3カ月ごとに裁判所に報告す
るように義務付けられた。

　エホバの証人に属する子どもたちは，輸血を
拒むことを徹底的に教え込まれている。エホバ
の証人は，「子どもたちは医学的治療を拒んで
いるのではなく，血液を利用しない最良の医学
的治療を望んでいるのだ」との主張を行ってお
り，医療者や裁判所に対し「我々はほとんどの
医学的治療を受けていて，殉教することを望ん
でいるわけではなく，生きることを望んでいる」
とも主張している。しかし教団内部の連絡文書
では，「輸血を拒むことによって死ぬべき運命
の人生を乗り越え，地上の楽園での永遠の生命
を選んだ子どもたち」を褒めたたえている。同
教団の発行している「Awake誌」の1994年5月
22日号の表紙には，輸血を拒んで死亡した子ど
もたち26名の写真が掲載されており，見出しに
は「Youth Who Put God First（神を最優先した
若者たち）」と記載されている。

　エホバの証人の子どもたちは，医療自体は受
けており，医学的診断名や，輸血を拒むことの危

険性に関する情報や，輸血を伴う治療を行った
場合の成功率に関する情報はもっている。14〜
17歳のエホバの証人の子どもたちは，「成熟し
た未成年」であり，自らの命を犠牲にしてでも，
輸血を拒むことは認められるべきであると主張
する有識者も存在している[44]。

　各州の児童保護法ではいずれも，18歳未満の
者を児童と定義しており，教義に拘束されてい
る未成年者を保護するために，18歳の誕生日を
迎えるまでは，州が介入することを許可してい
る。本人と親が宗教上の理由から輸血を拒否す
る権利を退け，治療を受けるように命令する判
決は，これまでにも多数出されている[45-47]。

　「成熟した未成年者に対する原則（Mature
minor doctrine）」は，判例法（習慣法ともいう）
を通じて発展した概念とされている。第一審で
未成年者が救命治療を拒否することを認める判
決が下されたこともある。少年審判においては，
裁判官の意見は機密事項とされているため，そ
の具体的な理由は不明である[48]。未成年者が，
自らが成熟した存在であることを根拠に必要な
治療を拒むことを認めた控訴審判決は，米国で
は2件のみである。ただ，これら二つの判決は
「成熟した未成年」ということのみが争点となっ
たわけではない。ひとつ目の事例はイリノイ州
で1989年に争われた，E.G.というイニシャルの
女児の裁判である[49]。この女児は18歳の誕生
日までわずか数カ月前の時点で，5年生存率がわ
ずか20%〜25%であるタイプの，急性非リンパ
性白血病を発症した。控訴審で高等裁判所はこ
の女児に対して，「信仰の自由を根拠に輸血を拒
む権利がある」との判断を下した。ただし裁判
所は，この判決で「信仰の自由」に関して明言
したわけではなく，その代わりに「もし第一審
で『当該の未成年者が十分成熟していて，大人
としての判断ができ，かつ自らの行動がどのよ
うな結末を迎えるかがわかっている』ことを示
す明白かつ有力な証拠が確認され，当該の未成
年者の自己決定権と，当該州の抱く人命救助に

関する強い懸念や，未成年者の保護義務と，両親や親族の懸案と，救命の職責を負う医療者の意見とを十分に斟酌した上で判断が下された場合には，習慣法として未成年が医療を拒む権利を認めうる」との判断を行っている。なおこの裁判では，このE.G.というイニシャルの女児が実際に「成熟した未成年者」であるかどうかについては明言していない[49]。

不可思議なことに，この判決では親やその他の第三者の懸案が，州の抱く懸念よりも重要視されている。また裁判所は「もし当該の未成年者の両親が，本児が輸血を拒否したことに強固に反対したとするならば，その拒否の表明は『未成年者が治療を拒否する権利』よりも優先されるべきであったであろう」との見解も述べている。つまりは，この判決は未成年者に自己決定権を与えたとは言い難いものなのである。この裁判ではさらに，「未成年者は，成人に準じて処罰されるべき」と定めている，未成年者の福祉に反していると言わざるを得ない刑法の一部を支持した判例が，参照されたことも明らかにされている。

もう一つの事例も，17歳のエホバの証人の信者のケースである[50]。この女児は，脾臓損傷をきたし入院となったが，病院側は「脾裂傷の治療には輸血を実施する必要がある」と主張し，裁判所に保全命令を求め，その命令が下された。結局，女児は輸血の必要もなく無事に手術は成功し退院したものの，その後に両親が「不当な命令であった」との訴えを起こした。マサチューセッツ州立控訴裁判所は，「当該未成年者にとっての『最善の利益』とは何かを明らかにするために，第一審は様々な要因を勘案して，当該未成年者が成熟しているかどうかを検討する必要があったと言え，そのためには少なくとも本人に直接，審問を行う必要があった」との判断を下した。

医療を拒む未成年者にとっての「最善の利益」とは何かを明らかにするために，裁判所が考慮する要因としては，本人の成熟度，本人の宗教的信念，本人の家族の姿勢，提案された治療法の有効性，有害な副作用のリスク，治療しない場合の予後，治療を遅らせても大丈夫かどうか，提案された代替療法の有効性，などが挙げられる。

Jessica Penkowerが言及しているように[51]，「成熟した未成年に対する原則」というものは，未成年者に治療を拒む自己決定権を与えるものでは決してなく，「子どもにとっての最善の利益は何か」を追求するという原則が，依然として適用される性質のものである。両親が受けて欲しいと願っている治療を，未成年者が拒否することを認めた判例は存在していない。また，子どもが死を選択しようとした際に，何をもって「成熟」と見なすのかについて明確化した判例も存在していない。Penkowerは，未成年者では成人に比して，慢性疾患や重症疾患に罹患した際に，不安感や絶望感をより強く感じやすいという研究結果についても，強調している[51]。そのような疾患に罹患することによって，未成年者にとって極めて重要な，社会的関係性の構築や同世代との人間関係の構築は阻害されることになる。また思春期の発来が遅れたり，発来パターンが変容したりもする。さらに，この時期の子どもには，自責感や不適応状態はしばしば認めるが，疾病への罹患はその状態を悪化させることとなる。親離れを果たすべき時期に，親への依存度も増してしまうことにもなる。慢性疾患に罹患している成人にとってあまり関係がないこれらの心理社会的要因は，思春期の子どもの治療拒否の判断に，強い影響を及ぼしているものと推察される。

未成年者の「宗教上の理由により治療を拒む権利」の評価を行うことには，多くの理由から問題がある。Jonathan Willは[52]裁判所に，ティーンエイジャーが根本的かつ永続的な「宗教的高潔さ」という価値観を持ち，それを基盤として自己決定権にもとづいて判断する能力があるかどうかの調査を行うように求めている。本来思

春期というのは親の価値を切り下げて新しい価値観を育てていく時期であるが，宗教というのは，社会的に，親の姿を見て，何の疑問も無く傾倒していくものである。

カナダの Ian Mitchell と Juliet Guichon は，ティーンエイジャーが必要な医療を拒否する権利を認める以前に，彼／彼女らの「他者からの強制・拘束・支配などを受けない自由」が確立されていなくてはならない点を強調している[53]。彼らは，エホバの証人では，入院中の信者に付きまといを行い，輸血を受けたことを理由に避けられたり，仲間はずれにされたりすることになるという脅しをかけている点を指摘している。また親たちが，子どもが輸血を拒否するように仕向けるためにはどのような声掛けをするのが良いかについて，ロールプレイを含めたコーチングを行うように強いられることも指摘している。輸血を拒否する子どもを，エホバの証人の機関誌では「殉教者」として賞賛している。Mitchell と Guichon は，「エホバの証人の子どもたちの輸血拒否の意思表示は，いったいどのようにすれば真の自発的意思であると考えることができるのか？」との疑問を投げかけている[53]。

さらに信仰自身が一般的には，合理性とは相反する信念に基づくものである。人類学者の Boyer と Walker は，人類は進化の過程で宗教というものを持つようになったことを指摘し，「子どもは7歳頃に概念的能力を獲得し，大人が持つような宗教的概念を理解するようになっていく。その宗教的概念とは合理性とは相反する信念であり，フィクションとは明確に異なるものである」との見解を述べている[54]。法廷が，未成年者が自分の宗教について説明できる能力というものを根拠に救命治療を拒否することを認めるとするならば，既に7歳で成人と同様の能力を持ちうるということになってしまう。

未成年者を死なせないための方法論を考慮する上で，Dennis Lindberg のケースは教訓的な事例ということが出来よう[55]。この少年は，おば

の家で暮らすことになった2003年に，初めてエホバの証人の教義に触れた。2007年に，おばはこの少年の法定後見人になった。14歳の誕生日を迎えて2カ月も経たない2007年11月8日に，Dennis はシアトル子ども病院で急性リンパ性白血病の診断を受け，5年生存率が75％であることを知らされた。入院後，親戚でも何でもないエホバの証人の信者たちが，24時間体制で少年の病室に出入りをするようになった。おばは他の血縁関係者に対し，輸血が必要であることを本人には伝えないように口止めを行なっていた。少年の祖母は1日に何度も少年に電話をしたが，病院側は「後見人の希望により，祖父母には少年と話す権利がない」として，少年に取り次ぐことをしなかった。

ワシントン州の法律では，子どもへの虐待やネグレクトが確認された場合，通告義務者に対し48時間以内に児童相談所に通告するように定めているにもかかわらず，病院の顧問弁護士は「Dennis は治療を拒む法的権利を有する『成熟した未成年』である」との判断を行い，病院は11月20日におばに対して，その旨の通達を行っている。一方で病院は，11月21日に「不測の事態に備えるため，並びにおばを守るため」に，ネグレクト事例として，Dennis の件を児童相談所に通告を行った。ただし通告の際に病院側は，「病院としては，この少年が主張する輸血を拒否する権利を認めるべきである」との見解を，児童相談所側に述べている。児童相談所には医師が支持していようがいまいが，裁判所に保全命令の申立を行う法的権力を有しているが，児童相談所側は「医師側は輸血を行うことを支持しておらず，輸血を行うことを認める裁判所命令を求めに，裁判所に行くことは不可能である」との内部文書を回覧している。

11月26日に，アイダホ州に居住しているこの少年の両親から児童相談所に連絡があり，「息子に輸血を受けさせたい」との要望が伝えられた。児童相談所は，翌日に法廷審問を開いても

らうように依頼し，証言をしてもらうために，両親をシアトルに飛行機で呼び寄せた。法廷の場で，Dennisの治療に当たっている医師は，「輸血をすれば回復する可能性はまだ70％はある」との証言を行ったが，この医師も同病院のその他の医師らも，「この少年は『成熟した未成年』であると考えられ，救命治療を拒む権利がある」との証言も行っている。ただこの医師は，「エホバの証人の子どもに対し，これまでも輸血を拒否した場合には，輸血を行わずに対応していたが，心情的には今ではそのことを後悔している」とも話している。Dennisはその時すでに昏睡状態であったため，裁判官は少年を見ることも，話を聞くこともなかった。出廷していたメディアによれば，翌日裁判官は，「この少年には輸血に反対する宗教的信念があること，ならびにこの少年が輸血を拒否するということが，自分に対しての死刑宣告を意味することを十分に理解できるまでに成熟している」という理由から，Dennisには輸血を拒む権利があるとの裁決を行ったとのことである。この裁判を傍聴していた，エホバの証人でない友人や縁者たちの話によれば，裁判官は，自らの裁決の根拠として何らの判例法も法令も引用していなかったとのことである。児童相談所がこの裁決に対し異議申し立てをすることはなく，結局この少年はその日遅くに死亡した。審理および裁決の記録は非開示情報とされており，その詳細を知ることが出来ない。

　少年の両親に示された児童相談所の記録からは，Dennisが成熟し，自身の考えを言葉にすることが出来，輸血には断固反対していたことは大まかに判断できるものの，本児の心理学的評価に関しては一切実施されていないことも判明している。またこの記録には，本児にはかり知れないほどの社会的圧力がかかっていることには，一切記載がなされておらず，世界中のエホバの証人の信者たちが公共のウェブページでこの少年が輸血を拒否したことを賞賛していたこ

とや，後見人によって親族・友人たちから孤立させられ，エホバの証人の親族以外とは一切接触できなかった点についても触れられていない。

　子どもに宗教的信仰を説明する能力や，提案された治療法の利益とリスクとを理解する能力や，治療を拒んだ先にあるものを理解する能力があったことをもって，回避できた子どもの死というものを正当化することは決してできない。実際，「治療を受けなければ死ぬ」ということへの未成年の理解は，その子どものしたいようにさせてよい，ということの根拠となるほど十分とは言えない。また生死に関わる決定を未成年が行うことのハードルは，州法により規定されているその他の非致死的な医学的問題の意思決定権よりも，相当程度に高くしておかなければならないことは明白である。「成熟した未成年の原則」は，未成年者に自己決定権を付与するためのものではなく，実際には脆弱な子どもたちを守るための社会的な取り決めを弱体化させるための戦略と，いつの間にか結びついてしまっている。

　少なくとも，治療しさえすれば死亡を避けられる状況における，子どもが治療を拒否する権利を有するか否かの決定を，病院が独自に判断すべきではない。通告義務者である医師は，必要な医療を家族が拒否している状況を確認した場合，速やかに児童相談所に通告する必要がある。児童相談所は通告を受理次第，子どもに及んでいる社会的－心理的圧力の評価を行うこととなるであろう。州は直ちに，裁判所に医療を行うことを命令するように申立を行い，仮に裁判所が「未成年者が成熟しており，宗教的信条に基づき治療を拒否できる」との判断を下したならば，速やかに控訴審に申し立てる必要がある。現時点では，裁判所が子どもの成熟度をどのように評価し，未成年の治療を拒否する権利をどのように認めるのかに関しては，明確な基準を示した公的な記録は存在していない。

　多くの州では，未成年者に喫煙，飲酒，賭博，

982　第Ⅷ部　特別な論題

自動車免許の資格取得，法的強制力のある契約書への署名を認めていない。また最近，米国最高裁判所は，未成年時代に罪を犯した者の死刑の執行を行っていない[56]。これらの事実は，社会が未成年者には十分な意思決定能力が形成されていないと認識していることを表しているといえる。我々は未成年者たちの決定が有害かつ非可逆的な結末に至らないように，保護を行う必要があるのである。一方で，延命できる可能性のない治療，エビデンスのない実験的治療，利益を上回るリスクや副作用の出現する可能性が高い治療など，年齢に関係なく州が治療を強いるべきではない場合もある。しかし本章の筆者らの見解を述べるならば，未成年者が18歳になるまでの間は，州は親に対して，救命の可能性や永続的危害の予防可能性が高く，QOLの大幅な改善が十分に見込める治療であることが明確な場合には，医学的治療やその他の生活に必要なあらゆるものを未成年者に提供するように強く求めていかなければならないのである。

パレンス・パトリエ（国親思想：国家権力が保護に欠ける児童の親として振る舞い，その実親の権限を剥奪することを指す）という観点からのみならず，子どもを保護すべきであるという社会のニーズからも，これを確実に実行する必要があるといえる。先に述べた「プリンス対マサチューセッツ」裁判で米国最高裁判所が指摘したように，「民主主義の存続というのは，子どもが成長し市民として十分成熟できるかどうかにかかっている」のである。

文献

1. Asser S, Swan R: Child fatalities from religion-motivated medical neglect. *Pediatrics* 1998;101:625-629.
2. Eddy MB: *Science and Health with Key to the Scriptures*. Trustees under the Will of MBG Eddy, Boston, 1934.
3. Christian Science Board of Directors: Concerning use of drugs and medicine. *Christian Sci J* 1945; 63:469.
4. Lowen M: First Church of Christ Scientist, Boston: Letter to Fellow Practitioner, April 1977.
5. Hughes R: *The Judge and the Faith Healer*. University

Press of America, Lanham, MD, 1989, pp 19-22.
6. Balizet C: *Born in Zion*. Perazim Press, Grapevine, TX, 1996, pp 9-11, 25, 66, 87, 147.
7. Fadiman A: *The Spirit Catches You and You Fall Down*. Farrar, Straus & Giroux, New York, 1998.
8. Kent SA: The globalization of Scientology: influence, control, and opposition in transnational markets. *Religion* 1999;29:147-169.
9. Hubbard LR: *Dianetics: the Modern Science of Mental Health*. Bridge Publications, Los Angeles, 2007.
10. Spiering *v.* Heineman, 448 F.Supp.2d 1129 (Neb. 2006).
11. Hubbard LR: *The Second Dynamic*. Bridge Publications, Los Angeles, 1988.
12. Watchtower Bible and Tract Society: *How Can Blood Save Your Life?* Watchtower Bible and Tract Society, New York, 1990, pp 3-5, 24-25.
13. Franz R: *In Search of Christian Freedom*. Commentary Press, Atlanta, 1991, p 287.
14. Anon: Answer to "Do Jehovah's Witnesses accept any medical products derived from blood?" *Watchtower*, New York, June 15, 2000.
15. McCarthy *v.* Boozman, 212 F.Supp.2d 945 (W.D. Ark. 2002).
16. Allen A: Bucking the herd. *Atlantic Monthly* Sep. 2002:40, 42.
17. Furton EJ: Vaccines originating in abortion. *National Catholic Bioethics Center Ethics & Medics* 1999;24:3-4.
18. Lindenberger M: An STD vaccine for all girls? *Time* Jan 17, 2007.
19. Eddy MB: *First Church of Christ, Scientist, and Miscellany*. Trustees under the Will of MBG Eddy, Boston, 1925, p 344.
20. Roegge B: Safe 'in the secret place.' *Christian Science Sentinel*, Nov 14, 2005; pp 8-9.
21. MMWR: Outbreak of measles among Christian Science students—Missouri and Illinois. *MMWR* 1994;43:463-465.
22. Diekema D and AAP Committee on Bioethics: Responding to parental refusals of immunization of children. *Pediatrics* 2005;115:1428-1431.
23. Swan R: Children, medicine, religion, and the law. *Adv Pediatr* 1997;44:522-527.
24. Policy and Legal: Available at http://childrenshealthcare.org/?page_id=24. Accessed December 21, 2008.
25. West Virginia State Board of Education *v.* Barnette, 319 U.S. 624 (1943).
26. Watchtower Bible and Tract Society of New York, Inc. et al. *v.* Village of Stratton, et al., 556 U.S. 150 (2002).
27. Prince *v.* Massachusetts, 321 U.S. 166,167 (1944).
28. WV Code 61-8D-2(d).
29. Ark. Code 5-10-101(a)(9)(B).
30. RI General Laws 11-9-5(b).
31. People *v.* Rippberger, 231 Cal. App. 3d 1667 (Calif. 1991).
32. Bergmann *v.* State, 486 N.E.2d 653 (Ind. 1985).
33. Commonwealth *v.* Barnhart, 497 A.2d 616 (Penn. 1985), cert. denied, 488 U.S. 817 (1988).
34. Funkhouser *v.* State, 763 P.2d 695 (Okla. 1988), cert. denied, 490 U.S. 1066 (1989).
35. Douglas County *v.* Anaya, 694 N.W.2d 601 (Neb. 2005); Anderson v. State, 65 SE2d 848 (Ga. 1951).
36. Anderson *v.* State, 65 SE2d 848 (Ga. 1951).

第63章　宗教と子どものネグレクト　**983**

37. Brown *v.* Stone, 378 So.2d 218 (Miss. 1979).
38. People *v.* Lybarger, No. 82-CR-205 (Colo. 1982).
39. State *v.* Miskimens, 490 N.E.2d 931 (Ohio 1984).
40. State *v.* Miller, Mercer City. Common Pleas Ct., Ohio #86-CRM30 and 31 (1986).
41. Orr R and Craig D: Old enough. *Hastings Center Report* 2007;37:15-16.
42. Derish M and VandenHeuvel K: Mature minors should have the right to refuse life-sustaining medical treatment. *J Law Med Ethics* 2007;28:109-124.
43. Bishop S: Court lets teen forego chemotherapy. *Richmond Times Dispatch,* Aug 17, 2006; A1, A10.
44. In the Matter of Berkley Ross Conner, Jr., 140 P.3d 1167 (Ore. 2006).
45. Bodnaruk ZM, Wong CJ, Thomas MY: Meeting the clinical challenge of care for Jehovah's Witnesses. *Transfus Med Rev* 2004;18:105-116.
46. E.G. *v.* Baum, 790 S.W.2d 839 (Texas 1990).
47. In re J.J., 582 N.E.2d 1138-1142 (Ohio 1990).
48. Driggs A: Mature minor doctrine: Do adolescents have the right to die? *Health Matrix* 2001;11:687-717.

49. In re E.G., 549 N.E.2d 322 (Illinois 1989).
50. In re Rena, 705 N.E.2d 115 (Mass. 1999).
51. Penkower J: Potential right of chronically ill adolescents to refuse life-saving medical treatment—fatal misuse of the mature minor doctrine. *DePaul Law Rev* 1996;45:1165-1213.
52. Will J: My God, my choice: the mature minor doctrine and adolescent refusal of life-saving or sustaining medical treatment based upon religious beliefs. *J Contemp Health Law Pol* 2006;22:233-300.
53. Mitchell I, Guichon J: Medical emergencies in children of orthodox Jehovah's Witness families. *Paediatr Child Health* 2006;11:655-658.
54. Boyer P, Walker S: Intuitive Ontology and Cultural Input in the Acquisition of Religious Concepts. *In:* Rosengren KS, Johnson CN, Harris PL (eds): *Imagining the Impossible: Magical, Scientific, and Religious Thinking in Children.* Cambridge University Press, Cambridge, UK, 2000, pp 130-156.
55. Swan R: Boy dies after refusing blood. Children's Healthcare Is a Legal Duty, Inc. Newsletter, Number 4, 2007; 1-12.
56. Roper *v.* Simmons, 543 U.S. 551 (2005).

64

子ども虐待の予防

Karyn M. Patno, MD

はじめに

　虐待・ネグレクトの影響は，計り知れないものである。虐待が既に発生してしまい強い生きづらさを抱えてしまった人に治療を行っていくよりも，虐待の発生を予防する活動を行うことがはるかに好ましいということに，異論を唱える人は誰もいないであろう。一般的に，予防活動は3段階に分類される。「一次的予防活動」は，特定のハイリスクグループを対象とするわけではなく，一般集団を対象に実施するプログラムや介入を指す。「二次的予防活動」は，特定のリスクを有するハイリスク集団を対象として実施される，プログラムや介入を指す。「三次的予防活動」は，既に虐待の発生したことが判明している集団を対象に，再発予防を目的として実施される，プログラムや介入を指す[1, 2]。

　子ども虐待の予防が難しいのはなぜであろうか？　一つ目の理由としては，全ての虐待・ネグレクトを予防しうる単一のプログラムというものが存在せず，今後もそのようなプログラムを策定しうる見込みもない，という点が挙げられる。虐待の問題は，多要因性の問題であり，それぞれの要因に応じて，プログラムはパッケージングされる必要がある。例えばAHT（虐待による頭部外傷）の予防は，性虐待の予防とははるかに異なる戦略が必要である。同様に，同じ性虐待であっても幼児への性虐待の予防と，小学校中学年の子どもへの予防では，まったく異なるアプローチが必要になる。

　二つ目の理由としては，子ども虐待の予防は，子どものみをケアすればよいわけではない，という点が挙げられる。虐待を予防するために我々は，虐待を行う加害者を理解し，直接的に加害者に介入を行わなければならない。子どもを痛めつけることを良しとする反社会的な親と，子育て能力がなく赤ちゃんを揺さぶってはいけないことを知らない親とでは大きな違いがあり，同じ虐待者であっても，それぞれに必要とされる介入戦略は異なるものである。

　三つ目の理由としては，財源の問題が挙げられる。虐待の予防には少なからず費用がかかる。かつては，虐待の予防に関して州や連邦政府は予算を今よりも潤沢につけていたが，最近ではその財源は急速に緊縮されつつある。政府の財源が減った分，一部の財源は民間で賄っている状態であるが，経済的に厳しい現在，それすらも窮している状況にある。虐待の予防に予算を割くことには大きな価値があることを，州政府や連邦政府に知ってもらうには，どうすればよいであろうか？　虐待予防施策を進める最大の難点は，ほとんどの場合，すぐには効果が得られない点にある。介入を開始しても，虐待の状況の変化が統計上で目に見える形になるまでには，相当な時間がかかってしまう。立法者側からすれば，自身の在職中に結実する見込みの薄

985

いものにお金をつぎ込む法案を支持する気には
なかなかなれないであろう。立法者らはすばらし
い結果を出し，それで再選を果たしたいと考え
ているか，退任するにしても，少なくとも「違
いを出した」という名誉を残して引退したいと
考えている。

　虐待の予防に関するもうひとつの問題は，科
学的データによって有効性が裏付けられたプロ
グラムや介入法が，最近まであまり多くはなかっ
た，という点が挙げられる。最近になって，エ
ビデンスというものが虐待予防プログラムの開
発における重要な側面であると認識がなされる
ようになり，現在では，有効性に関するデータ
が十分にあるプログラムが増えてきている。こ
のことは，効果的な予防策を模索するなかで，
大きな追い風になると期待される。

　本章の目的は，個々のプログラムに焦点を当
てたリソースガイドを提示しつつ，効果的な予
防に関する実践的な方法を提示することにある
（本章の補足事項参照）。

被虐待児に関して考察すべき事項

　最大限の効果が見込まれるプログラムを選択
する際には，考慮しなければならない要因がい
くつかある。

年齢（月齢）

　最初に考慮すべき要因は被虐待児の年齢（月
齢）である。最も小さい被虐待児は，胎内にいる
段階から健康に有害なものにさらされる胎児で
あるといえよう。最も典型的な事例は，胎児ア
ルコール症候群（FAS：fetal alcohol syndrome）
である。妊娠中の飲酒の危険性については，一
般大衆への啓発の努力は様々に行われてはいる
ものの，米国のみならず世界中で数百万人とい
う子どもが，胎内でアルコールにさらされ続け
ている。これほどの努力が，なぜ報われないの
であろうか？　アルコール業界は，若い男女や

未成年が飲酒をすることを当たり前であるかの
ような販促・広告戦略によって市場シェアを創
出し[3]，それを維持するのに長けており，飲酒
量には安全水準があるという思い込みや，胎児
に障害を負わせるのはアルコール中毒の女性だ
けである，といった思い込みを作り出すことに
なってしまっている。医師は妊婦に対して，「た
まにワインをグラス1杯飲む程度であれば，気
にしなくていいですよ」とは言うものの，その
際に上のような俗説を一蹴するような教育を行
うことはない。たまにワインをグラス1杯飲む
ことを許可することは，アルコール摂取の容認
につながってしまう。現在では，いかなる種類
のアルコール飲料であれ，妊娠中には一切摂取
しないことが推奨されている[4]。すべての医療
者は，妊娠中の飲酒が重大な問題であることを，
妊婦にきちんと理解させる必要がある。

　出生後に最も虐待・ネグレクトの被害を受け
やすい時期は，出生直後から生後12カ月齢まで
の乳児期である。この時期に子どもは大きく成
長するが，養育者は大きく変化する生活に適応
することを迫られる時期でもある。養育者は睡
眠を妨げられることが多くなるが，そのような
「親としての務め」の準備が出来ていない養育者
は少なくない。新生児室に子どもがいる間に，
虐待に繋がりうるリスク要因が家族に存在して
いるかどうかを明確化しておくことは，きわめ
て重要である。早産児や多産児として出生した
り，同胞が児童相談所との関わりを持っていた
りする場合や，親が若年であること，社会的な
サポート体制に乏しいこと，産後うつ，家族間
の暴力の存在などは，いずれも虐待のリスク要
因である。リスク要因が確認された場合，保健
師の訪問サービスや親支援プログラムなどを受
ける体制を整えることが，強く推奨される。か
かりつけ医が早期からフォローアップすること
も，重要である。この時期にありがちな虐待によ
る損傷として，AHT（虐待による頭部外傷）が
挙げられる。新生児室にいるうちに乳児の「泣

き」に関する予防的なガイダンスを開始し，生後6カ月健診まで，健診毎に実施することが必要である。乳児を揺さぶってしまった動機としては，子どもが泣き止まなかったというのが最も多く，乳児の「泣き」について啓発を行うことは，極めて重要である。

乳児が生後10〜13カ月齢になり「動き回る」ようになると，次のリスクが待ち構えている。移動運動が可能な乳幼児は，探索行動中にどこかによじ登ってしまったり，どこかに嵌まり込んでしまったりするようになる。監督が不十分な場合には，子どもは転倒・転落したり，異物を誤飲したり，熱傷や裂傷などを負ってしまう可能性がある。トドラー期（よちよち歩き期）の幼児は発達的に動きが活発であり，対処能力がなかったり忍耐力のない親が，挫折感を味わったりいらいらしたりしてしまいやすい。親が子どもをしつけ，子どもの活動をコントロールしようとした結果，虐待に発展してしまいうる。

子どもが学校へあがると，もう親の目が届く範囲の中だけにいさせることは不可能となり，一日の大半を他人の監督下で過ごすことになる。ただ託児所に預けられる子どもの数は増加傾向にあり，このような，親ではない他人に監督者が移る年齢は，年々低くなりつつある。親は自宅の中にひそむ危険からわが子を守るだけでなく，家の外の危険からも守るという役割を担っており，我が子をあずける人物が本当に信頼できる人であることを確認する必要性が生じている。育児能力に劣っていたり，社会的支援がなかったりする親は，託児業者やベビーシッターの選択を誤る可能性が高い。

学童期には，子どもたちに安全について教育する必要もある。「良いタッチや悪いタッチ」のような授業は，好ましくない身体接触が必ずしも嫌なタッチであるとは限らないため，混乱を招くだけである。むしろ，自分では自分の体のどこに触れてもよいが，水着で隠れる部分は誰にも触らせてはいけない（同じく，自分も他人のそのような部分に触ってはいけない）と具体的に教えることが，教育法としては有益である。子どもが言い出しにくくならないようにどれだけ努力をしたとしても，子どもは実際にはなかなか虐待を打ち明けないものである。

思春期に入りかける年齢になると，洞察力や判断力が未熟でありながら，自立に向けた実践を積んでいる状態となるため，虐待被害を受けないようにするための課題も違ってくる。仲間からの圧力でリスクのある行動をとるようになり，思春期が進んでいくにつれ，そのような傾向が強くなっていく。この集団を対象にした被害の防止策は，仲間同士で実施する（集団でのアクティビティーとして行って，仲間同士で助言しあったりする）ことで最も効果が高くなる。この年代は，あらゆる子どもが被害者にも加害者にもなりうることを考慮することが重要であり，この時期の子どもには，虐待の被害と加害の両方の防止を目的としたプログラムを行うことが最も有用となる。予防プログラムが効果を発揮するには，プログラムを受けた子ども本人が，メッセージと自らの経験とを結びつけて，メッセージを「信じる」ことが不可欠である。

思春期の子どもは，"自分は何でも知っている"と見せたがる。そして，大人は自分たちのことを分かってはくれず，自分たちがやろうとすることを知ろうともしてくれない，と信じている。今風の言葉で仲間から伝えられた言葉は，より効果的な予防メッセージとなりやすい。ある架空の出来事に対して理論的なディスカッションを行うよりも，子どもの実体験を共有し，彼らが自発的に発言を行うことで，心に残りやすいプログラムとなる。思春期の子どもは，「誠意に満ちた情報」はあまり受け入れようとしない。そのため，子どもたちがリアルと感じる身体的・心理的な傷を「見て・感じる」必要がある。

発達段階

虐待予防プログラムでは，子どもの年齢のほか，発育レベルを考慮することも重要である。運動発達上の問題を抱える子どもでは，親・教師・保育者などの世話を任されている者にとって，余分な負荷が増えるため，虐待リスクが高くなると推察されている[5, 6]。発達障害を持つ子どもでは，他人の行動の意味を見抜くことができず，相手の言ったことをそのまま信じてしまうことも多い。これらの子どもでは，特定の出来事の報告をあまりうまくできなかったり，怖いことが起きても逃げられなかったりすることもある。

運動発達に問題を有する子どもに性虐待が発生する割合は，文献によっても頻度が様々に報告されているが，25%〜83%と推察されている。運動発達に問題を有する人物が，生涯のうちに何らかの性被害を受けるリスクは90%にのぼるとの研究報告もある[7]。小児期全体を通じて性虐待を経験する女児は30%から40%，男児は13%であるとされているが，運動発達に問題を有することで，それよりもはるかにリスクが高くなるということが出来る[8]。

障害の程度と虐待が起こる確率との間には，明白な相関はないと考えられている。しかし，軽度の精神障害のある人物は虐待を受けるリスクが高いことを示唆する研究報告は，いくつか存在している[7]。そのような障害者は社会に参加する割合が高く，健常の仲間に受け入れてもらいたいという願望が，リスク要因になってしまっていると推察される。精神障害を有する子どものおよそ80%が，少なくとも1回の虐待被害を受けており，そのうちの92%から99%は，見知った人物から虐待を受けていて，被害の圧倒的多数は，被害者の居住する場所で起きていた，とも報告されている[7]。

いくつかの要因が，この子ども集団（発達の問題や精神的な問題を抱えている子ども）をさらに虐待のリスクに晒すことになってしまっている。ひとつは，これらの子どもは日常生活を含むさまざまな場面で，他者の助けを必要としているという点が挙げられる。世話を行っている人物が子どもに性的に不適切なことをしたとしても，子どもがそうとは認識できないこともある。そのような不適切な行為は日常的に繰り返されることもあり，被虐待児には「あたりまえ」のようになってしまっていることもある[5]。さらに，精神障害を有する小児期や思春期の子どもは友人がいないことも多く，受け入れてもらおうとするあまり，相手（小児・思春期の子どもだけではなく大人を含む）を優位な立場に置かせてしまうこともある。このような子どもたちは，自分を虐待する者の真の意図を理解することなく，性的な搾取を愛情や友情と解釈してしまう可能性が高い[6]。このほか，このような子どもたちが性虐待被害を受けてしまう一因となる重要な要因として，性教育を受けていないという点が挙げられる[6, 9]。親や教師は，障害を有する子どもは性とは無関係であると思いがちであるため，性教育の必要性はないと判断してしまいやすい。障害のある子どもにも性的欲求はあるという認識を周囲の大人が持った時点が，妊娠してしまっていたり，性行為感染症を発症していたりする時点であることも稀ではない。精神障害のある思春期の子どもにも，（障害の原因にもよるが）二次性徴がやや遅れはしても，固有の性ホルモンの変化は生じ，最終的には性的成熟は起こるのが通例である。このような子どもたちに対して，身体発達，性的成熟および性の安全に関する教育を提供することは，極めて重要である。ダウン症の子どもに対しても，性教育は間違いなく必要である。しかし，普通学級の小学六年生の時点で画一的に性教育を行うことは，適切な環境とはいえない。本人が理解でき，かつ性が生活のなかに入ってくる段階で教育を行うことが重要である。

虐待の発生場所

　虐待防止プログラムを選択する際には，対象とする虐待が起きうる場所を考察することも重要である。虐待は自宅で起こる場合もあれば，学校，保育園，地域社会のなかで起こる場合もある。地域社会で虐待が発生する場所としては，公園，教会，子ども会などの会合，図書館など公的な建物の中，などが挙げられる。いつでもどこでも親が直接わが子を監視することは不可能である。効果的な虐待予防プログラムとは上記のようなあらゆる場所を考慮したものであり，そのそれぞれについて虐待の発生リスクを評価する必要がある。リスクは地域によっても異なり，ある地域ではリスクの高い状況であると評価される要因も，所変わればその順位は大きく下がることもありうる。

　虐待予防プログラムに影響を及ぼす場所の一例として，神父が教会内で性加害を行ったカトリック教会の悲劇が挙げられる。告発が相当な件数に上っていることが明らかになり，カトリック教会は介入する必要性を認めている。現在では，カトリック教組織のほとんどが，学生らに被害を受けないための方法や知識を授けることを目的とした，カリキュラムを実施している。

　虐待・ネグレクトは常に乳幼児期に発生が多いことから，初めて子どもを授かった親の自宅を訪れて教育を行ったり，親業のトレーニングを提供したりする試みとして，保健師訪問プログラムが開始されている[10]。このプログラムはいずれも，トレーニングを活用する環境（すなわち自宅）で，乳幼児と一緒に親がトレーニングを受けられるようにするものである。

　虐待予防のための介入を行う上で，場所を考慮することの重要性を示す例としては他にも，運動発達に問題を抱えた子どもの居住型ケア施設に対しての介入が挙げられる。発達に問題を抱えた子どもは虐待を受けるリスクが高く[7]，虐待の大半は子どもが居住する場所で起きている

ことは既に明らかであることから，子どもが居住型施設にいる場合には，その場で介入することが必要となる。居住型施設に勤務している全ての人から詳細な聞き取りを行う，職員同士で頻繁に話し合いを行う，防犯カメラを設置する，運動発達に問題を抱えた子どものケアや療育についてオンザジョブでトレーニングを行う，などの対応はこのような環境下にある子どもたちの安全を担保していく上で有用となるであろう。

　学校は，子ども虐待の予防を検討する上で，極めて重要な場所である。子ども同士の性加害・被害の報告数は，増加の一途をたどっている。子どもたちが被害者にも加害者にもならないようにするための方法や知識を授けるカリキュラムが，授業の一環として行われる機会は確実に増えてきている[11]。

　最後に，虐待が起きる重要な場所として，インターネットを挙げておく。インターネットは思春期以降の子どもや若者にとっての素晴らしき情報源ではあるが，性犯罪者にとってはターゲットを見つける格好の場となってしまうのである[12]。子どもたちがインターネットを利用する際の危険性，ならびに搾取の被害にあわないようにする方法について，指導していく必要がある。電子的方法による搾取を防ぐための，予防ツールが現在利用可能である[13]。

虐待の加害者に関して考察すべき事項

　全く認識なく子どもを虐待してしまっている人々には，特に防止プログラムが有用となる。そのような人々は，子どもを安全にケアする方法や，子どもを適切にしつける方法も知らないために，結果として，自分の子どもに虐待を行っている状態になってしまっている。子どもに怪我を負わそうとは思っていないのにも関わらず，子どもに損傷が生じてしまうこともある。自らの行為により子どもに損傷が生じるということを経験し，ひどく後悔することも多い。このよ

第64章　子ども虐待の予防　　**989**

うな養育者に対しては，教育やトレーニングを行うことによって問題は解決し，それ以後の虐待を防ぐことができる。

AHT（虐待による頭部外傷）は，加害親が意図せずに幼いわが子を傷つけてしまう好例である。養育者は乳児を泣きやませようとしたり，してはいけないことを教えたりするしつけのつもりで，子どもを揺さぶってしまっていることが多い。John Caffey は [14]，1972年に発表した論文「乳児を揺さぶることの理論と実際について（On the Theory and Practice of Shaking Infants）」のなかで，「鞭をしならせるように乳幼児を繰り返し揺さぶる動機として最も多いのが，『ほんのちょっとした無作法を正すため』というものである。このような揺さぶりは一般に，親も医師も無害であると考えている」と記述している。養育者は，特にはじめての子である場合，子どもが泣き叫んだとしても，その要求にどのように応えていいのか分らないことも少なくない。なだめようと頑張っているのにいっこうに泣きやまないわが子に対し，イライラしたり腹が立ったりするようになる。このイライラが「限界点」に達すると，乳児をつかんで思い切り揺さぶってしまうという行為に及んでしまいうるのである。Caffey は「揺さぶり行為は，意図的な攻撃として行われるもので，怒った大人が本能的かつほぼ反射的にとる暴力行為である」とも記載している [14]。さらには，「幼い我が子を叩こうとはつゆほども思っていない大人が，子どもを揺さぶることに関しては，まったく無頓着である」とも記載している。揺さぶることの危険性を親に教える教育プログラムを実施することで，乳幼児揺さぶられ症候群の発生率は低下することが，既に判明している [2]。

自身もマルトリートメント環境で養育された養育者は，虐待の加害者となるリスクが高い。C. Henry Kempe は 1962年に発表した報告の中で，「親が攻撃的な家庭に認められる最も重要な要因のひとつは，『自身が過去に受けたことと同じこ

とを，他人にすること』のようである」と記述している [15]。リスクの高い親を対象に，育児法や養育法を教える防止プログラムを選択することは，暴力の循環を断ち切る上で有用である。

全く認識なく我が子を虐待してしまう親としては，その他にもメンタルヘルス上の問題を抱えた人々が挙げられる。そのような人々の好例が，産後うつを患った初産婦である。このような状況に陥った母親は，慎重に行動していたつもりであっても，自分が何をしているか理解できていないこともありうる。抑うつが重症化して，自らの行動を理解できなくなり，我が子に対する心の絆も感じられなくなってしまうこともある。このような場合のもっともよい介入は，産後うつを早い時期に認識し，ただちに治療することにある。

養育者が，意図的に子どもを虐待している場合には，虐待を予防することは遥かに難しくなる。意図的に子どもを虐待する者たちは，認識なく子どもを虐待する場合と比べ，はるかに多様性のある集団であり，加害者が子どもを身体的に虐待する場合，性的に虐待する場合，心理的に虐待する場合，意図的にネグレクトを行う場合など，その状況や関連する問題は様々である。

性虐待者

Finkelhor は [16]，4つの前提条件から構成される性虐待の発生モデルを提案している。なお，4つの前提条件とは，（1）性虐待を行う動機が存在すること，（2）加害者自身の中にある，加害を行うことを踏みとどまらせる内的抑制因子が働かないこと，（3）加害者以外の制約による，加害を行うことを踏みとどまらせる外的抑制因子が働かないことと，（4）被害に遭う子どもの抵抗力の乏しさ，の4項目である。これらの前提条件を理解することは，性虐待の発生を予防しうる特定の要因を絞り，介入を行うことを可能とする。

加害者には，子どもと性的関係をもつことに

よって何らかの欲求が満たされるという動機が存在しているが，子どもが性欲を引き起こした（子どもが誘ってきた）と認知していることが稀ではない。時には，性的満足を得る方法が他になく，「その子を選ぶしか方法がなかった」と認識している場合もある。

　加害者に動機が存在した場合，次に加害者は，行為を踏みとどまらせようという，内なる自分の声を黙殺しなくてはならない。加害者は子どもと性交することは悪いことだとは分っているが，そのような考えを遮断する手段を有している。そのような手段が，アルコールや薬物などの物質を利用することの場合もある。何らかの精神障害や衝動性の障害を抱えている人物であれば，より容易に内なる自分の声を黙殺することが出来る。

　加害行為を踏みとどまらせる外的抑制因子とは，通常，子どもを守ることとなる要因でもある。母親がいない，もしくはいたとしても子どもとの情緒的繋がりに乏しい子どもでは，そうでない子どもに比べ，性虐待に対しはるかに脆弱となる。社会的に孤立した家庭の女児は，家族成員やその知人から性虐待を受ける可能性がはるかに高くなる。そのような女児ほど支援を得られる機会が少なく，加害者になりうる人物が身体的に接触することが可能な状況下にある。育児能力を欠いた親が，我が子を十分に監視することができない場合，子どもは加害者となりうる人物の手の届く距離に置かれたままになってしまいうる。

　最後の前提条件は子どもの抵抗，すなわち子ども自身が自分で性虐待から身を守る能力である。情緒的に不安定な子どもや，親の愛情に飢えている子どもは，加害者からの不適切な誘いを無防備に受け入れてしまいやすい。知的障害のある子どもでは，大人が自分に悪いことをしているということを理解できず，その行為を許してしまうことに繋がってしまう。大人から言われるがままにするように，強要されている場合もある。性虐待の予防戦略を考える際には，このFinkelhorのモデルの4条件のいずれかに該当することになるであろう。それ故にこの4条件を理解しておくことは極めて重要である。

その他の虐待者のタイプ

　子ども虐待の加害者には，多様性がある。たとえば，反社会的人格障害の人物は他人のことなど考えることなく，自らの異常な欲求を満たすために行動する。このような人物の行動を直接変化させることに主眼を置いた予防策を構築しようとしても，失敗に終わることが多い。このような人々に対する最善の方法は，外的な抑制因子を強化したり，子どもにうまく逃げる方法を授けたりすることである。このようなグループに属する虐待者のタイプとしては，子どもを傷つけようと意図してけがを負わせる大人の存在も挙げられる。このような大人は，子どもが無作法をした際に，子どもを叩くなどの体罰を加えることを何とも思っていない。子どもの被害は軽傷に留まることも多いが，重傷となったり死亡したりすることもありうる。子どもに意図的に損傷を負わせる虐待者には他にも，配偶者が「浮気」をしたことの復讐行為で気を引こうとして我が子を殺害したりする人物や，障害のある子が将来，残酷かつ不当な世界に直面しなければならないと悲観してその子を殺害したりするなど，憐みの行為としてわが子を殺害する母親などが挙げられる[17]。

　意図的に子どもを虐待する人物の説明として，これらの説明は包括的とは言えないが，このような人物の特徴は実に様々であり，虐待予防のための介入は極めて困難であることは理解していただけるであろう。虐待の発生予防には，加害者の内的抑制因子や外的抑制因子を強化して行動を変化させたりするほか，被害に遭う子どもが被害から免れたり，加害者の元から逃げ出す能力を身につけさせるための努力も重要なのである。

反応性の虐待加害未成年
（18歳未満の加害者）

　反応性の小児思春期の虐待加害者とは，自らが幼少期に虐待の被害を受け，他の子どもを虐待するようになった18歳未満の特殊な加害者を指す用語である。統計上は，13歳未満の未成年が虐待の加害者である事例は，児童虐待通告相談件数全体の18％を占めていると推察されている[18]。18歳未満で区切った場合，加害者が未成年である割合は40％と高くなる。子どもは，自分よりも年齢が下の人物に対して犯行に及ぶ傾向にあり，加害児の平均年齢は6〜8歳，被害児の平均年齢は4〜6歳とされている。加害者となる未成年が必ずしも過去に性虐待被害を受けているとは限らないが，性虐待の被害体験は加害者に転じるリスク要因であることに疑いの余地はないことを認識しておくことは重要である。その他のリスク要因としては，家庭内のDVなどの困難な問題の存在，家族や親族に性加害者が存在，身体的虐待被害の存在，親の逮捕歴や収監歴，家族や親族による他の子どもへの性加害行為とその問題への責任放棄，などが挙げられる[18]。これらの虐待加害者グループに対応する際には，家族が抱えるリスク要因を特定することが重要である。これらの子どもが再び加害行為を行わないようにするためには，しつけの問題，薬物乱用の問題，適切な監督の問題，などの周辺事項の助言から開始するとよい。子どもや家族を対象としたカウンセリングだけではなく，家庭内のDVの問題を解決するためのカウンセリングなど，包括的な支援を行うことが虐待の連鎖を断ち切る上で有用である。

科学的エビデンスが示されている
虐待予防プログラムならびにその転帰

　虐待予防プログラムの中には，有効性を裏付ける優れたデータのあるものもある。有効性に関してのデータがほとんど存在しないプログラムもごく一部にはあるが，そのようなプログラムは，そのデザインや対象選定の点で有効性が期待されるものである。ただ実際には，虐待予防を目指して実施されているプログラムは数多いものの，入念に検討がなされたプログラムはほとんどない。幸いなことに，この傾向は変化しつつあり，最近では多くの予防プログラムがデータ収集を行い，有効性に関しての分析を行っている。将来的には，医学的根拠に基づく，効果の高い予防プログラムが広く広まっていくことが期待される。

結語

　虐待の予防プログラムを選ぶ際には，さまざまな要因を考慮する必要がある。最初に，望まれる転帰（例えば，AHT［虐待による頭部外傷］が減るなど）を選定し，対象となる集団を明確化する必要がある。AHTの例では，対象者は乳幼児の養育者ということになるであろう。次には，プログラムの焦点を決める必要がある。そのプログラムは，乳幼児の養育者全員を対象とした「一次的予防活動」であるのか，それとも高リスクの養育者のみを対象とした「二次的予防活動」であるのかを明確化する必要がある。望まれる転帰を選定し，対象とする集団を決めれば，それに応じた最も効果的な介入プログラムを選ぶことが可能となる。

　いくつかの具体的な虐待予防プログラムについて，本章の補足事項で簡単に紹介しているので，参照していただきたい。

文献

1. Barron C: Prevention of abusive head trauma in infants. *Med Health RI* 2003;86:383-384.
2. Dias MS, Smith K, deGuehery K, et al: Preventing abusive head trauma among infants and young children: a hospital-based, parent education program. *Pediatrics* 2005;115:e470-477.
3. Glik D, Prelip M, Myerson A, et al: Fetal alcohol prevention using community-based narrowcasting campaigns. *Health Promot Pract* 2008;9:93-103.

4. American Academy of Pediatrics. Committee on Substance Abuse and Committee on Children with Disabilities: Fetal alcohol syndrome and alcohol-related neurodevelopmental disorders. *Pediatrics* 2000;106:358-361.
5. Tharinger D, Horton C, Millea S: Sexual abuse and exploitation of children and adults with mental retardation and other handicaps. *Child Abuse Negl* 1990;14:301-312.
6. McCabe M, Cummins R, Reid S: An empirical study of the sexual abuse of people with intellectual disability. *Sex Disabil* 1994;12:297-306.
7. Levy H, Packman W: Sexual abuse prevention for individuals with mental retardation: considerations for genetic counselor. *J Genet Couns* 2004;13:189-205.
8. Bolen RM, Scannapieco M: Prevalence of child sexual abuse: a corrective metanalysis. *Soc Serv Rev* 1999;73:281-313.
9. Lumley V, Miltenberger R: Sexual abuse prevention for persons with mental retardation. *Am J Ment Retard* 1997;101:459-472.
10. Olds DL, Henderson CR Jr, Kitzman HJ, et al: Prenatal and infancy home visitation by nurses: recent findings. *Future Child* 1999;9:44-65, 190-191.
11. Dake JA, Price JH, Telljohann SK, et al: Teacher perceptions and practices regarding school bullying prevention. *J Sch Health* 2003;73:347-512.
12. Wolak J, Ybarra ML, Mitchell K, et al: Current research knowledge about adolescent victimization via the Internet. *Adolesc Med State Art Rev* 2007;18:325-341, xi.
13. Wolak J, Finkelhor D, Mitchell KJ, et al: Online "predators" and their victims: myths, realities, and implications for prevention and treatment. *Am Psychol* 2008;63:111-128.
14. Caffey J: On the theory and practice of shaking infants: its potential residual effect of permanent brain damage and mental retardation. *Am J Dis Child* 1972;124:161-169.
15. Kempe CH, Silverman F, Steele B, et al: The battered-child syndrome. *JAMA* 1962;181:17-24.
16. Finkelhor D: *Child Sexual Abuse: New Theory and Research*. The Free Press, New York, 1984, pp 53-61.
17. Rouge-Maillart C, Jousset N, Gaudin A, et al: Women who kill their children. *Am J Forensic Med Pathol* 2005;26:320-326.
18. Worley K, Church J: When children abuse other children. *J Ark Med Soc* 2007;103:205-208.

▶補足

性虐待の予防プログラム

　性虐待の予防を考える際には，いくつかの効果的となりうる領域に労力を注ぐことを考える必要がある。Finkelhorによって提案された「性虐待の4つの前提条件」を基軸に考えると[1]，まずは虐待者の性的欲求を変容させる介入や，虐待者の内的抑制を強化する介入を行うことが考えられる。また，有効な刑事司法制度の導入

のような外的抑制を強化するという介入や，虐待者が行う子どもの手懐け（グルーミング）の方法を親に教えるという介入も考えられる。性虐待から逃れる力を子どもたちにつけさせるという介入も挙げられる。

性虐待の動機を低減させるプログラム

「性虐待のない環境のためのティーン向けプログラム（セーフTプログラム）」Safe T：The Sexual Abuse Free Environment for Teens Program

　このプログラムは，バーモント州子ども虐待予防協会（PCA-V：Prevent Child Abuse-Vermont）によって作成された中学生を対象としたプログラムで，性虐待の被害を受けるリスクや性虐待を行ってしまうリスクのある要因を認識できる力をつけることを目的とした健康教育プログラムである。男児も女児も対象としたプログラムで，ロールプレイを多く盛り込んだ対話型のプログラムである。

　詳細については，電話でPCA-Vに問い合わせていただきたい（電話番号：802-229-5724）。

　HPアドレスは，http://www.pcavt.org/index.php?id=643である。

内的抑制因子や外的抑制因子を強化するプログラム

「子どもの性的行動の理解と，それに対する適切な対応を行うためのプログラム」URSBC：Understanding and Responding to the Sexual Behavior of Children

　このプログラムはKempe Children's Center[訳注a]のGail Ryanにより設計されたもので，子どもの示す性的行動の意味につき大人が理解することを促し，性虐待が発生していく過程のより早期に，介入を開始することが出来るようになることを目的としたプログラムである。この

[訳注a] 虐待防止活動を行っているNPO。

プログラムは主に通告義務者（子どもに日常的に接し，虐待の被害により早期に気付く立場の専門家）や，親に子育てについて助言を行う立場の専門家を，その対象としている。

詳細については，Kempe Children's Center に電話で問い合わせていただきたい（電話番号：303-864-5252）。

HP アドレスは，http://www.pcavt.org/index.php?id=155である。

「健全な性的発達の促進プログラム」
NHSD：Nurturing Healthy Sexual Development

このプログラムは，参加者が子どもの性的発達についてよりよく理解し，子どもの性的行動や性的疑問に対し，健全な性的発達を促進ために，どのように対応すればよいかを学ぶことを目的としている。

詳細については，電話でバーモント州子ども虐待予防協会（PCA-V）に問い合わせていただきたい（電話番号：802-229-5724）。

HP アドレスは，http://www.pcavt.org/index.php?id=148である。

「暗闇に光を」
From Darkness to Light

このプログラムは，サウスカロライナ州チャールストンで開発されたもので，大人や親に対して良識的なメッセージ（common sense message）を伝え，性虐待を予防する責任を，子どもから大人に移行していくことを目的としている。公共の場でサービスを広報・伝達し，性虐待の発生を予防する状況の作り方や，発生した場合のその徴候の捉え方や，責任のある対応方法につき伝えている。

詳細については，843-965-5444に電話で問い合わせていただきたい。

HP アドレスはhttp://www.darkness2light.org/である。

子どものレジリエンスを強化するプログラム
「性虐待のない環境のためのティーン向けプログラム（セーフTプログラム）」

性虐待の動機を低減させるプログラムとしても紹介したこのプログラムは，子ども間での性暴力の発生を予防するだけではなく，子どもたちが被害を受けるリスク要因を理解し，危険から自分自身を守る要因を増やし，防御要因を強化し，レジリエンスを強めることも目的としている。このプログラムは，中学校によってはカリキュラムの一部に位置付けられている。

詳細については，電話でPCA-Vに問い合わせていただきたい（電話番号：802-229-5724）。

HP アドレスは，http://www.pcavt.org/index.php?id=643である。

「子どもの養育力強化プログラム」
Care for Kids

このプログラムはカナダのオンタリオで開発されたものであるが，米国内における版権はバーモント州子ども虐待予防協会（PCA-V）が有している。このプログラムは，地域密着型の包括的な性虐待予防プログラムであり，幼稚園や保育園の保育士や両親やその他の専門家に，幼小児期の子どもに性に関する健全なメッセージを明確に伝えるための情報や啓発資料やその他の資源を広く提供している。プログラムでは，自尊感情を高め，共感的に他者に接し，性別・性差に対し肯定的な態度を身に着け，プライベートパーツを十分に理解し，自分にも他者にも尊重の念を持つことを促進するため，テーマ別に分かれた6つのカリキュラムで構成されている。

詳細については，電話でPCA-Vに問い合わせていただきたい（電話番号：802-229-5724）。

HP アドレスは，http://www.pcavt.org/index.php?id=671である。

「安全の環」
The Ring of Safety

このプログラムはDave Hingsburgerによって考察された[2]，発達障害のある人々をターゲットとしたプログラムである。発達障害を持つ子どもや大人が，自分を守る能力を増強させるようなテクニックを身に着けられるよう，一緒になってプログラムを進める構成になっている。

詳細はHP（http://www.ualberta.ca/~jpdasddc/bulletin/articles/hingsburger1994.html）を参照していただきたい。

身体的虐待を予防するプログラム
「ペンシルバニアAHT（虐待による頭部外傷）予防プログラム」
Pennsylvania Abusive Head Trauma（AHT） Prevention Program

このプログラムは，Mark Diasらによってニューヨークで開発された[3]。新たに親になるすべての人に対し，赤ちゃんを揺さぶることの危険性と赤ちゃんが泣いた時の適切な対応を伝えることは，病院に求められる主要な一次予防戦略である。分娩施設から帰宅する前に親たちは，このプログラムを受けて理解したことを確認する誓約書に，自発的に署名するように求められる。ニューヨークでの，コントロール群をおいた5年半におよぶパイロット研究では，被検者（プログラム参加者）の家庭におけるAHTの発生を47%減らすことができた，と報告されている[3]。

詳細は，https://clinicaltrials.gov/ct2/show/NCT00727116を参照していただきたい。

「パープル・クライング期[訳注b] の泣きを理解するためのプログラム」
The Period of Purple Crying Program

このプログラムは，乳幼児揺さぶられ症候群ナショナルセンター（NCSBS：The National Center on Shaken Baby Syndrome）が提供している。この教育プログラムは，冊子やDVDが両親やその他の養育者に提供され，彼／彼女らが，正常な乳児の泣き声が大人をイライラさせる特徴を持つことを理解する上で有用となる。このプログラムは，米国疾病対策センター（CDC）とDoris Duke財団の協力により，現在無作為対照化試験（RCT）が実施されている。

詳細はhttps://www.dontshake.org/purple-cryingを参照していただきたい。

「米国虐待防止協会の，乳幼児揺さぶられ症候群予防プログラム」
Shaken Baby Syndrome Prevention Programs

米国虐待防止協会（Prevent Child Abuse America）からも，（1）乳幼児揺さぶられ症候群の基本の「き」プログラム（Shaken Baby Syndrome 101）：両親，祖父母，保育関係者，一般市民に対して，乳幼児を揺さぶることの危険性と泣き止まない場合の適切なケアを教えるプログラム。（2）分娩施設向け教育プログラム：新生児を安全にケアする方法を養育者に伝えることが出来るようになるために，医療者を教育する病院向けプログラム。（3）中高生向け教育プログラム：SBSについて学生に教育することが出来るようにするための，教員を対象とした学校向けカリキュラム，（4）父親の基本の「き」プログラム（Dad's 101）：父親になったばかり，もしくはこれから父親になる男性を対象とした，新生児を安全にケアする方法について学ぶプログラム，などの複数のプログラムよりなる，SBS予防プログラムが提供されている。

詳細は http://www.pcavt.org/shaken-baby-syndromeabuse-head-trauma-prevention.html を参照していただきたい。

[訳注b] Purple Cryingとは，乳幼児の泣き方の特徴（Peak of crying, Unexpected, Resists soothing, Pain-like face, Long Lasting, Evening）の頭文字を取った造語である。

「より良い親になるためのプログラム」
Nurturing Parents Programs

　このプログラムは，既に虐待的状況に至ってしまった親向けの，二次予防プログラムであり，年齢毎の正常な発達や行動についての理解を深めることを目的としている。虐待やネグレクトと判断されるようなしつけ法や養育法の代わりに，より望ましい子育てスキルを伸ばすように設計された，家族中心志向のプログラムとなっている。このプログラムの最終的な目標は，(1) 子育てスキルの向上により，虐待の世代間連鎖を止める，(2) 福祉サービスを受けている家族内における，虐待・ネグレクトの再発生率の低下，(3) 高リスク下にある子どもたちの非行率の低下，(4) ハイリスク家族のアルコール乱用率の低下，に置かれている。子どもの年齢ごとにカリキュラムの異なる，複数のセッションからプログラムは構成されている。

　詳細は http://www.nurturingparenting.com を参照していただきたい。

「親支援グループ」
Parents Support Groups

　親支援グループの存在は，虐待の一次予防にも二次予防にもなりうる。確立された親サポートグループの一つとして，Parents Anonymous というグループがあり，有限会社ともなっている。Parents Anonymous の提供するプログラムは，米国で最も歴史のある子ども虐待予防プログラムであり，親のリーダーシップ，相互支援，リーダーシップの共有，個人の成長，という4本の柱より構成されている。現時点では少数の研究しかないものの，Parents Anonymous の提供するプログラムは，家族を強化し，子ども虐待を予防するための有益なアプローチであることが示唆されている[4]。

　詳細については，電話で Parents Anonymous, Inc. に問い合わせていただきたい（電話番号：909-621-6184）

HP は，http://parentsanonymous.org/programs/overview/ である。

「親サークル」
Circle of Parents

　親サークル（Circle of Parents）は，文化的背景に配慮し，参加者がエンパワーメントされることに焦点を当て，幅広い参加者のニーズに答え，育児中に経験する課題に対応する親支援グループである。2006年現在，米国内の28の州や地域に Circle of Parents のネットワークが存在している[5]。

　詳細は HP（http://parentsanonymous.org/programs/overview/）を参照していただきたい。

「ニュージャージー子ども虐待予防協会」
New Jersey Child Assault Prevention（NJCAP）

　本協会は，子ども虐待を防止し個人の安全を促進するために，学校職員，保護者，学生が協働するプログラムやファシリテーターの州全体のネットワークである[6]。このプロジェクトは，ニュージャージー州全体で利用可能な総合的な一次予防プログラムである。

　詳細については，電話で NJ CAP の地域トレーニング・センターに問い合わせていただきたい（電話番号：856-582-7000）。

　HP は http://njcap.org である。

「ファーストステップ」
First Steps

　このプログラムは，ジョージア州虐待防止協会（Prevent Child Abuse-Georgia）により開発されたもので，病院で分娩したすべての親を対象にしたプログラムである。このプログラムでは，(1) トレーニングを受けたサービス提供者による初回訪問面談，(2) 乳幼児の成長と発達を紹介する「赤ちゃんの初めての年カレンダー」，(3) 最短でも生後3カ月までの電話によるフォローアップ，(4) 親からの疑問に24時間回答す

第Ⅷ部　特別な論題

る「warm－line」の紹介，（5）育児をサポートする社会資源の紹介，（6）適切で利用可能な場合に，家庭訪問サービスの提供，（7）様々なトピック（産後ケア，脳の発達，乳幼児揺さぶられ症候群，父性，乳幼児突然死症候群など）に焦点を当てた情報の提供，などを行っている。このプログラムは費用対効果に優れていることが証明されている[6]。

詳細については，電話でPrevent Child Abuse Georgiaに問い合わせていただきたい（電話番号：404-870-6565）。

HPはhttp://preventchildabusega.orgである。

「パパママ同士の励ましあい」
Parents Encouraging Parents

アイダホ州グランジビルで開発されたこのプログラムは，インターネットを利用して，講義を受講したり，プレゼンテーション資料や講義資料を参照したり，質問したりすることが出来る，オンライン・クラスを提供している。関心のある親すべてが対象となる。適切なしつけとポジティブな育児をどのように行うかを両親に教えることによって，子ども虐待予防を促進することを目的としている。

詳細については，電話でParents Encouraging Parentsに問い合わせていただきたい（電話番号：208-983-1620）。

HP は https://www.cde.state.co.us/cdesped/pepである。

「看護師と家族とのパートナーシップ」
Nurse-Family Partnership

このプログラムはもともとニューヨーク州エルミラで試験的に実施され，その後テネシー州メンフィスとコロラド州デンバーで正式に稼働されることとなった。若年のハイリスク初産婦を対象としたプログラムで，登録看護師によるプロトコールに沿った訪問が，出生前から子どもが2歳までの間，継続される。このプログラ

ムは，子どもや家族の成長に関しての様々な側面をカバーしており，介入を受けた子どもに対しての身体的虐待の発生率を減少させる事が証明されている[7]。

詳細についてはHP（https://www.nursefamily partnership.org）を参照していただきたい。

「子育てパートナーシップ」
Parenting Partnership

このプログラムはワシントン州タコマのマリーブリッジ小児病院（Mary Bridge Children's Hospital）で開発された，基礎疾患を持つ子どもを抱えるハイリスク家庭を対象とした，家庭訪問プログラムである。週1回の家庭訪問と月1回のグループミーティングを実施しており，虐待関係に陥った家族の問題解決を支援し，基礎疾患を持つ子どもの今後の医学的見通しをわかりやすく説明し，子どもへの適切な養育方法を育み，社会的孤立を改善し，問題解決能力を高めることを目的としている。

詳細については，電話でマリーブリッジ小児病院に問い合わせていただきたい（電話番号：253-403-1478）。

「アリゾナ州健康家族プログラム」
Healthy Families Arizona

このプログラムは，子ども虐待のリスクが高い家庭が多い地域で出産した母親を対象とした，家庭訪問を核としたプログラムであり，医療制度，金融サービス，食糧・住宅補助サービス，保育，職業訓練，家族支援センター，薬物乱用治療プログラムなどと連携したサービスを提供している。

詳細については，電話でアリゾナ州生活保護課虐待予防家族支援室事務局（the Office of Prevention and Family Support, Arizona Department of Economic Security）に問い合わせていただきたい（電話番号：602-542-1563）。

HP は https://dcs.az.gov/services/prevention-

第64章 子ども虐待の予防

and-family-support/healthy-families-arizona で
ある。

「こんにちはお父さんプログラム」
Hui Makuakane（ハワイ語）
　このプログラムはハワイ州ホノルルで開発され
た。父親の育児参加を促し，親としての務めを
果たしポジティブなロールモデルになることが
出来るようにすることを目的としている。家庭
訪問，危機発生時の相談対応，家族レクリエー
ションプログラムなどから構成されている。

　詳細については，電話で問い合わせていただ
きたい（電話番号：808-841-2245）。

「気難しい赤ちゃん対応プログラム」
Fussy Baby Program
　このプログラムは，ミシガン州ポンティアッ
クで開発された。感情調節が難しく問題行動を
伴う乳幼児を対象としている。サービスを必要
とする家族を特定し，虐待のリスクになり得る
子どもの行動や要求，およびそれにより引き起
こされる親のストレスの両者に焦点をあてた支
援を提供している。

　詳細については，電話でオークランド家族支
援室（Oakland Family Service）に問い合わせて
いただきたい（電話番号：248-858-7215）。

「親育てプログラム」
Nurturing Parents Program
　このプログラムはすべての年齢の子どもの親
を対象としているが，子どもの年齢毎にグルー
プ分けがなされる（例えば0-3歳の子どもの親の
グループ，4-7歳の子どもの親のグループ，等）
とともに，同年齢群のサポートグループにも所
属することとなる。親は，子どもの発達段階に
応じて，どこまで出来ることを期待することが
適切なのか，子どもの望ましくない行動にどう
対処するか，望ましい行動をどう増やすのか，
などについて学ぶ。

　詳細については，電話で問い合わせていただ
きたい（電話番号：1-800-688-5822）。

　HP は http://www.nurturingparenting.com で
ある。

「サクラメント緊急保育所」
Sacramento Crisis Nursery
　このプログラムは，新生児から5歳までの子
どもを持つ要支援家庭を対象としており，子ど
もを緊急に預かることで，親にレスパイトを提
供し，子ども虐待を防ぐことを使命としている。
このプログラムでは，親の養育者としての役割
を支援し，強化し，安定した養育環境を提供す
ることも目的としている。

　詳細については，電話で問い合わせていただ
きたい（電話番号：916-679-3606）。

　HP は http://www.kidshome.org/what-we-do/
crisis-nursery/ である。

「今どきのひとり親家庭を支えるためのプログラム」
Today's Single Parent
　シカゴ発のこのプログラムは，ひとり親家庭
を対象として，親になるための努力を支えるこ
とに特化したプログラムであり，ドメスティッ
ク・バイオレンス被害を受けた親に対する養育
支援プログラムも組み込まれている。

　詳細については，電話で問い合わせていただ
きたい（電話番号：773-768-5055）。

　HP は http://todayssingleparent.com/301.html
である。

「家族と保育施設を支えるプログラム」
Families and Centers Empowered Together (FACET)

デラウェア州ウィルミントンで開発されたこのプログラムは，虐待の発生のリスクの高い地域にある保育施設を支援して家族に適切なサポートを行うことが出来る環境を整え，保育施設で家族に一連のサービスを提供できるようにするためのプログラムである。対象となる家族には，都市部に住む家族，リスクの高い家族，低所得地域に住む家族が含まれる。

詳細については，電話で問い合わせていただきたい（電話番号：302-479-1659）。

HP は http://www.familyandworkplace.org/providers/provider.facet.asp である。

「家族の絆プログラム」
Family Connections

メリーランド州ボルティモアで開発されたこのプログラムは，家族サービスや地域サービスを提供する機関に，研究や評価を行うための専門的な教育やトレーニング訓練を行い，それを通じて子どもや家族の安全と福祉を促進することを目的とした，地域ベースのプログラムである。このプログラムは，5歳から11歳までの子どもがいる要支援家庭を対象としている。

詳細については，電話で問い合わせていただきたい（電話番号：410-706-3637）。

HP は http://www.family.umaryland.edu/fcb-home/ である。

「安全の輪プログラム」
Circle of Security

ワシントン州スポケーンで開発されたこのプログラムは，Head Start/Early Head Start [訳注c] の支援を受けている家族を対象としている。20

[訳注c] Head Start: 米連邦政府の低所得家庭や身体障害児を対象とした育児支援施策の一つ。

週間のグループ単位での親教育と心理療法からなり，虐待リスクの高い親子の子育てパターンを，発達段階に応じたより適切な子育て方法にシフトさせるように，デザインされている。

詳細については，電話で問い合わせていただきたい（電話番号：509-455-7654）。

HP は https://www.circleofsecurityinternational.com である。

「プラグイン・プログラム」
Plugged In

このプログラムは，インターネット上で子どもを安全に保つことを目的として，バーモント州子ども虐待予防協会（PCA-V）によって開発されたプログラムである。このプログラムは，親，子どもと一緒に働く専門家，この問題に危機感を抱いている地域住民を対象として，小児・思春期の子どもがインターネットを利用するリスクとメリットについてよりよく理解してもらうことを目的としている。開発されて程ないプログラムであり，その有効性に関するデータは集積中であるものの，現時点での収集データでは，その有用性が示唆されている。

詳細については，電話で問い合わせていただきたい（電話番号：302-229-5724）。

HP は http://www.pcavt.org/assets/files/Materials/Technicool ％ 20brochure ％ 203-10.pdf である。

「クールなネット利用プログラム」
Technicool

このプログラムは，米国司法省少年司法および非行予防局（OJJDP：Office of Juvenile Justice Delinquency Prevention）からの助成金による新たな取り組みである。バーモンド州に住む小学4年生から中学2年生の子ども，親，教師を対象として，インターネットの安全性について技術的に高めることを目的としている。

詳細については，電話で問い合わせていただ

第64章　子ども虐待の予防　**999**

きたい（電話番号：802-229-5724）。

HP は http://www.pcavt.org/assets/files/Materials/Technicool ％ 20brochure ％ 203-10.pdf である。

参考文献

1. Finkelbor D: Child Sexual Abuse: New Theory and Research. 1984 The Free Press New York pp 53-61
2. Hingsburger D: Just Say, Know. 1995 Diverse City Press Richmond Hill, Ontario pp 61-91
3. Dias MS, Smith K, deGueheryK, et al.: Preventing abusive head trauma among infants and young children a hospital-based, parent education program. Pediatrics. 115:e470-477 2005 FMID L5805350
4. Rafael T, Pion-Berlin L: Parents Anonymous: Strengthening Families. April 1999 U.S. Office of Juvenile Justice and Delinquency Prevention Bulletin Washington, DC
5. Falconer MK: Mutual self-help parent support groups in the prevention of child abuse and neglect. The Ounce of Prevention Fund of Florida. Available at h.ttp://www_ounce.orglp df/Mutual_Self_Help_Support_Group_White_Paper.pdf Accessed October 22, 2007
6. Thomas D, Leicht C, Hughes C, et al.: Emerging Practices in the Prevention of Child Abuse and Neglect. U.S. Children's Bureau's Office on Child Abuse and Neglect, Washington, DC. Available at http://www_childwelfare.gov/preventingiprogramsf whatworksfreportireport,pdfig Accessed October 25, 2008
7. Olds DL, Henderson CR Jr, Tatelbaum R, Chamberlin R: Improving the delivery of prenatal care and outcomes of pregnancy: a randomized trial of nurse home visitations_ Pediatrics, 77:16-28, 1986

65

里親養育中の里子のケア

Kristine Fortin, MD, MPH

はじめに

ユニセフの児童の権利に関する条約（子どもの権利条約）では，子どもには可能な限りの最高水準の健康・医療サービスを利用する権利があることが明記されている[1]。2006年の米国では，里親養育下にある里子は50万人を超えているとされている[2]。一般に里子は通常養育の子どもに比べ，健康上の問題を有する可能性が高いことが指摘されている。里親委託となる前に受けた虐待・ネグレクトの影響に加えて，実の家族から離されたストレスも，里子たちに高い確率で身体的・精神的・発達的な健康問題を生じさせる要因となっている。医療を利用する上での多くの障壁というものも，里子が最適な健康状態でいることを困難にしている。政府や米国小児科学会（AAP）からは，里子の健康状態を改善することを目的とした政策方針やガイドラインが公表されている。里親養育下にある子どもたちへの医療提供の在り方に関しては，その予後の研究を含め，様々なモデルが検討されてきた。また里親養育から離れる年齢に達した年長の子どもには，多くの困難な課題が山積しており，特別な考慮を要する。

里子にみられる健康問題の頻度やその性質

ネグレクト・育児放棄・虐待が，里親養育委託となる主たる要件である[3]。身体的虐待・性虐待・ネグレクトによる身体的・精神的な影響と同様，家族と分離させられるトラウマは，身体的・心理的・発達的な問題を引き起こしうる。また虐待を受けてきた子どもには，医療を十分に受けられない，貧困，ホームレス，家族間暴力，親の薬物乱用，親の精神疾患，未熟児出生などの心身両面での医学的なリスク要因を有していた子どもが少なくない[3]。

里子の健康問題の有病率に関しては，里親委託時期の違いなどを基に，様々な予後測定法を用いて様々な調査がなされている。Chernoffらは，1,407名の里親養育となった子どもの里子登録時の健康状態の評価を行い，経過観察だけでよいのはわずか12%であり，残りの88%の子どもは医療・歯科・精神医療ケアのうち，少なくともひとつ以上の紹介を要する状態であり，実際に専門の診療科に受診をした里子の92%に，少なくとも一つの身体的異常があることが確認された，との報告を行っている[4]。また25%近くの子どもは3科以上の診療科の受診を要する状態であった，とも報告されている[4]。その他の研究でも，慢性的な医学的病態を抱えている子どもの里子全体に占める割合は30%〜80%と

報告されており[5, 6]，里子の25％が3種類以上の慢性的な医学的病態を抱えている，と推察されている[5]。里子の健康問題は複数かつ複雑であり，身体的・精神的・発達的な健康状態に強い影響を及ぼしているということが出来る。

またサンフランシスコ児童保護センターの調査では，病歴上・身体診察上・スクリーニング検査上，60％の里子に医療的問題が見つかった，と報告されている[7]。これらの研究では，喘息や上気道感染といった呼吸器異常のほか，アレルギー性・感染性の皮膚疾患の頻度が高かったと報告されている[4, 7]。その他にも齲歯，アタマジラミ，貧血，予防接種の未施行，視力検査や聴力検査の未受診，などの問題の多さも指摘されている[4, 5, 7-10]。また身長・体重・頭囲が5パーセンタイル未満の里子の割合は，不自然なほど高いことも指摘されている[4, 5, 8]。里子の診察を行う際には，虐待による損傷の有無について評価を行う必要性がある[8]。また垂直感染症の有無や性感染症の有無についての評価も行われなければならない。思春期の里子は，同年代の子どもに比べ，ハイリスクな性的行動をとりやすいことも指摘されている[11]。

里子の20％～60％には，発達上の課題が存在すると推察されている[5, 12, 13]。脳の成長発達は乳幼児期や小児期に特に活発であり，この時期の子どもの脳は環境上のリスク要因に対し，特に脆弱であるため，親の適切な関わりの欠如，家族間暴力への暴露，心的外傷，安定した愛着対象者の欠如という問題は，子どもの発達に悪影響を及ぼすこととなる[14]。母親の周産期の薬物使用，未熟児出生，栄養過誤といった生物学的リスク要因を有していた割合も，里子において優位に高い。虐待やネグレクトを受けて育った子どもでは，養育者との愛着形成が確立せずに，愛着障害の問題を抱えていることが多い。愛着障害を基盤として，食べ物を隠す，刺激を求める，自己刺激，大人に対しての無分別・無差別な行動，などの様々な行動異常を認めるこ

とも多い。粗大運動能や微細運動能の発達の遅延に加え，言語発達の遅延を認めることも多い。養育者からの適切な刺激の欠如は，言語能力やコミュニケーション能力の発達を困難としてしまう[14]。脳の発達過程におけるトラウマやネグレクトへの暴露は，過覚醒，多動，衝動性，無気力，睡眠障害のような行動障害に繋がっていく[14]。学童期の里子には学業不振が多く，Chernoffらのコホート研究では，学齢期の子どもの40％が留年していたと報告されている[4]。

里子たちには心理精神的な問題や行動上の問題を抱える比率が高いことも，明らかになっている[3, 4, 8, 13, 15-24]。Pilowskyらが行った，1974年から1994年に公表された医学文献のレビュー研究では，里子のメンタルヘルス上の問題の有病率は29％～96％と推察される，と報告されている[15]。里親養育下となる前の虐待やネグレクトの被害や，暴力の目撃経験は，メンタルヘルス上の問題抱える大きなリスク要因となっている。また里親養育となった際の，家から離される経験，兄弟姉妹との別離，転校，転居なども，トラウマ体験となりうる。Chernoffらのコホート研究では，里親養育下に置かれることとなった里子のおよそ75％には，精神疾患の家族歴があることが判明している[4]。トラウマ体験は，不安障害，過覚醒，心的外傷後ストレス障害の原因となる[3]。抑うつ，行為障害，注意欠陥障害，反抗挑戦性障害が出現することもある。Chernoffらのコホート研究では，里親養育下におかれることとなった時点で，3歳児以上の里子の15％に自殺企図が確認され，7％には殺人念慮が認められた，と報告されている[4]。

里子は小児期にとどまらず，青年期以降も就労困難，触法行為，薬物乱用，学業不振，ホームレス，精神疾患への罹患など，様々な身体的・心理的な健康問題を認めるリスクが高いことが判明している[25-28]。英国のコホート研究では，里親養育をかつて受けた成人では，対照群に比べ，健康状態に問題を抱えていると自覚してい

る比率が高かった，と報告されている[26]。また，里親養育をかつて受けた成人を対象としたある研究では，18%〜42%の事例が懲役刑を受けていた，と報告されている[28]。

　里子では心身の医学的問題を抱える割合が高いということは，里子にはそれだけコストがかかるということを意味している。メディキャル（カリフォルニア州におけるメディケイド［低所得者向け公的医療保険制度］）の申請に関するカリフォルニア州の調査では，通常の家庭での養育下にある子どもに比べ，里親養育下にある里子では，子ども一人当たり70%余分に費用がかかっていたと報告されている[29]。ペンシルバニア州のメディケイド受給者を対象とした調査では，里子のメンタルヘルスケアへの支出は，対照群の11.5倍にのぼったと報告されている[19]。またフロリダ州のメディケイド受給者を対象とした調査では，里子の行動異常にかかる医療費は，対照群の子どもの8倍にのぼったと報告されている[30]。里子の養育においては，短期的な直接医療費だけではなく，長期的な心身の問題に対する医療費も，よりかかる傾向にある。前述のとおり，里子は成人してから刑事犯罪に関わるリスクや，薬物乱用に関わるリスクも高く，その結果，間接的コストもよりかかる傾向にある[31]。生産性の喪失やそれに続発する税収の損失も，社会に対する損失となってしまう[31]。心理的・身体的な困難性にかかってくる人為的なコスト損失も計り知れない。

医療への受診を阻む障壁

　里子において短期的な健康問題や長期的な健康問題が高率で認められるということは，その対応にかかる人的・社会的コストを考慮すれば，里子に集中的に最適な医療を提供し，健康問題が発展していくことを予防することは，極めて重要であるといえよう。ただし残念ながら，様々な障壁が，里子が必要な医療を受けること

の妨げとなっている。里子には充分に御膳立てされた，質の良い包括的なサービスが必要であるにも関わらず，実際には子どもたちは十分なサービスを受けていない。ニューヨーク・カリフォルニア・ペンシルバニアの各州の，里親養育下で暮らす生後36カ月未満の乳幼児の1995年の医療サービスの検証では，必要な医療を受けていた里子の割合は半分に満たず，全く受けられていない里子が19%，ごくわずかしか受けられていない里子が32%であった，と報告されている[32]。さらに，里子の12%は乳幼児健診を受けておらず，34%は予防接種を受けていなかったとも報告されている[32]。Leslieらは，全米の2〜15歳の里子の事例の検討を行い，メンタルヘルスサービスを受ける必要がある里子の4分の1が，社会的養護下に置かれたおよそ12カ月後には，それらのサービスを受けていなかった，との報告を行っている[24]。さらに，それらのサービスを受ける必要性の高さがサービスを受けたか否かを予測する唯一の予測因子ではなく，幼小児およびアフリカ系アメリカ人の子どもではサービスを受ける機会が有意に少なかった，とも報告されている[24]。米国の児童福祉機関に関して検証したある研究では，対象となった機関の57%が，里親養育下にいる里子に対し，包括的な身体的・精神的・発達的評価を実施していなかった，と報告されている[5]。最近，里子たちへの向精神薬処方の動向について注目した研究の結果が報告されている[33, 34]。テキサス州で向精神薬の処方を受けている里子の41.3%が，3種類以上のクラスの薬剤を同時に処方されており，さらに向精神薬を併用している里子の22.2%では，同じクラスの薬剤が2種以上処方されていた，と報告されている[33]。ASD（自閉症スペクトラム障害）を有する里子に関する，向精神薬の内服状況に関する全米調査研究では，ASDを有する里子においては，向精神薬を二剤以上併用している割合が，コントロール群としての生活保護家庭の子どものおよ

第65章　里親養育中の里子のケア　**1003**

そ2倍であり，また併用されている向精神薬の使用パターンは，州ごとに著しく異なっていた，と報告されている[34]。

不安定な状況下に置かれることは，最適なヘルスケアを受ける妨げとなってしまう。委託先が頻繁に変化することはケアの継続を危うくし，行動学的予後や精神医学的予後を低下させてしまうことに繋がる[8, 16, 17, 22, 35]。里子の救急医療の利用に関して調査したある研究では，委託先の変更が複数回におよぶ里子では，救急外来診療に頼ることが多かったと報告されている[36]。Rubinらは，里子を委託先の不安定性のリスクに従って分類し，里親養育となってから18カ月後の時点における，委託先の安定性と子どもの行動予後との関係につき検証を行っている[16]。その結果，里親委託先の不安定性のリスクがどうあれ，実際に委託先が安定していなかった里子では，委託先が安定していた里子と比較して，里親養育開始から18カ月後の行動問題のオッズ比は2倍であった，と報告されている[16]。委託先の不安定性は，子どもたちに有害となるということを示す，定性的証拠も存在している。少なくとも一年間の里親養育を受けた経験のある思春期の子どもに焦点をあてたある研究では，養育家庭の変更は最もメンタルヘルスに関連していると報告されており，ある子どもはそのことを，「まるで小さなボールのようにたらい回しにされている」ようだと表現している[17]。

最適な医療を阻むもうひとつの障壁としては，子どものこれまでの病歴に関する情報が不足している点も挙げられる[4, 8, 37]。複数の医療者による断片的なヘルスケアは，医療情報の入手を困難にする[8]。情報がないために予防接種やスクリーニングなどを受け損なったり，二重に受けたりすることもある[4, 37]。行政サービス担当者，医師，里親，実親，里子の間で情報を共有することは困難な状況があり，そのことでコミュニケーション上の不備が生じてしまっている[8, 9]。里子に必要とされるヘルスケアの内容は複雑で

あり，子どものニーズを満たすために必要なリソースやトレーニングプログラムは，必ずしも利用が可能なわけではない。里子特有の問題点に対応するためのトレーニングを受けていない医療者は多い[3]。里子のケアを提供する医療者には，里子にしばしば認められる複雑なニーズに取り組むための時間がもっと必要である[3, 21]。里親に伝えられるヘルスケアに関しての情報は，極めて少ないのが現状である[21]。ある定性的な研究では，里親は里子に必要なサービスを受けさせることが困難な状況にあり，里子に必要とされる医療に関しての情報も十分に知らされていないことが明らかにされている[38]。現時点では，財源の援助も医療を提供するリソースもないために，里子にとって必要な医療を十分に与えてあげられにくい状況が続いている[5, 8]。

里親養育に関する政策やガイドライン

里子に必要な医療が複雑であること，ならびに適切なケアの提供を妨げる障壁が様々に存在することを受けて，里親養育に関する政策やガイドラインが策定されている。米国連邦政府の政策では，里親養育の永続性，便益性，財源，成果追跡，里親養育を卒業する際の移行期の問題，などに取り組んでいる[39]。連邦里親養育プログラムの第一号は，1961年に設立された要扶養児童家庭扶助（AFDC：the Aid to Families with Dependent Children）の里親養育プログラムである[39]。このプログラムは，社会保障法Title IV-Aに規定されており，実の家族といる限り安全が担保できない子どもの養育に対し，資金を提供するものであった。しかし，当時の児童福祉制度下では子どもの実の家庭における養育状況はほとんど評価がなされていない状況であり，多くの里子たちが親元に戻れずに永続的に児童養護施設で過ごす状況となっており，このことは財政的にも不都合であると判断された[39]。社会保障法Title IV-Eに基づいて1980年に施行さ

れた，養子縁組援助と児童福祉に関する法律
（AACWA：Adoption Assistance and Child
Welfare Act）では，元の家族から可能である限
りは分離を行わないようにするため，ならびに
いったん親から分離された子どもを可能である
かぎり再統合するための，「合理的努力（reason-
able efforts）」を行うことを行政に要求した[39]。
AACWA法によってもたらされたその他の変革
としては，連邦政府による養子縁組支援金の給
付やメディケイドの対象者として，里子が適格
であることが明記された点が挙げられる[39]。そ
の後1997年に施行された，養子縁組と家族の安
全に関する法律（ASFA：Adoption and Safe
Families Act）では，養育の永続性に焦点があて
られた[訳注a]。ASFA法では，里親養育が開始さ
れてから12カ月以内に，養育の永続性に関する
聴取を実施するように行政に求めているほか，特
例として，過去22カ月間のうち15カ月以上里親
養育下にある子どもにおいては，親権停止の申
立てをすることが可能であると定められた[39]。
ASFA法では里子の安全に関する取り組みがさら
に進められている。例えば里親養育下にある子
どものヘルスケアに関してのマニュアルの策定を
州に求めており，また里親家庭には連邦政府か
らの給付金を受け取る資格が十分にあることな
どが明記された[39]。ASFA法では親族との養子
縁組についても，永続的な措置の選択肢のひと
つとして認めている。ASFA法ではさらに，米国
健康福祉省（DHHS：the Department of Health
and Human Services）に対して，州の成果を追
跡し毎年報告するように求めている。

米国児童福祉連盟（CWLA：the Child Welfare
League of America）と米国小児科学会（AAP）
からは，「子どもの身体・発達・メンタルヘルス
に関する評価と治療のためのガイドライン」が

[訳注a] 子どもたちを実親に帰す努力はほどほどに続けて
いかなければならないが，子どもの安全とパーマネン
シーの早期確立がいちばん大切であると，連邦政府が方
針を変えた。

策定されている[9, 14, 21, 40, 41]。またAAPの里親養
育下にある子どもの医療に関する第Ⅱ区作業部
会（The Task Force on Health Care for Children
in Foster Care）からは，里子のヘルスケアに関
するガイドラインに関しての詳細なマニュアル
が発行されている[8]。

AAPでは里子に対して，初期の健康スクリー
ニング，包括的健康評価，発達評価およびメン
タルヘルスの評価，継続的な健康状態のモニタ
リングなどからなる，ヘルスケアサービスの提
供を行うことを勧奨している[9]。さらにAAP
の作業部会では，ただちに治療等を必要とする
健康問題を見極めることを目的に，親から分離
後，24時間以内に初回の健康スクリーニングを
終えるように推奨している[8]。初回健診の際に
は，バイタルサインの確認，身体測定，全身診
察，外性器肛門部診察に加えて，急性疾患の有
無やシラミなどの感染症の有無につき確認する
必要がある[8, 9]。慢性疾患がある場合には，病
勢が安定しているかどうかを確認し，必要な医
薬品が処方されていることを確認することが重
要である[8, 9]。初回評価の際には，発達の状態
や，希死念慮を含めたメンタルヘルス上の問題
の有無を確認する必要もある[8]。

AAPの推奨では，里親委託開始から1カ月以
内に，里子の包括的な健康評価を終えておく必
要があるとされている[8, 9]。包括的評価を行う
目的は，身体的問題，発達上の問題，メンタル
ヘルス上の問題を洗い出し，子ども一人一人に
応じた治療計画を策定することにある。現病歴
や既往歴および社会福祉関係の既往など，入手
しうる情報には全て目を通しておく必要がある。
包括的評価には，その子どもが新しい生活環境
に適応しうるかどうかも含められる。包括的な
身体診察の際には，子どもの歯の評価を行う必
要もある。身体診察に加え，AAPが推奨する全
ての臨床スクリーニング検査を実施しなくては
ならない[9]。性感染症検査や妊娠予防のための
カウンセリングを行う必要性についても評価を

第65章　里親養育中の里子のケア　**1005**

行う。AAPの小児期AIDS委員会が，里親養育を受けている乳児期・小児期・思春期の子どものためのHIV診断・治療ガイドラインを発行しているので参照していただきたい[41]。これまでの医療情報の入手が困難なために，里子の予防接種の接種状況を明確に把握することが出来ないことも多い。AAPの里親養育下にある子どもの医療に関する作業部会では，里親委託開始から60日以内に予防接種の記録がどこにあるかわからず万策尽きた場合には，AAPのキャッチアップスケジュールに従って予防接種を実施することを推奨している[8]。包括的評価を行った後には，個別の治療計画を作成し，必要なヘルスケアサービスを受けられるようにする必要がある[8]。

　包括的なメンタルヘルス上の評価や発達評価についても，里親委託開始から30日以内に実施することが推奨されている[8, 14]。微細運動能力，粗大運動能力，言語能力，認知能力，ソーシャルスキルについても評価する必要がある。メンタルヘルスを評価する際には，希死念慮，情動，薬物乱用，リスクのある性行動，トラウマについての評価を行わなくてはならない。またルーチンの小児科的ヘルスケアを初回に提供するだけではなく，初回評価時には現れていなかった問題を検知したり，里親養育に適応しているかどうかを評価したりするためには，継続的に健康状態のモニタリングを行うことが重要である[8, 9]。

里親養育のタイプと
ヘルスケアの提供について

　里親養育のタイプの違いと，健康予後との関連についての研究が様々に行われている。親族里親の里子が増大していることを踏まえ[14, 18]，親族ではない里親と比べて，血縁で元家族との結びつきが強い養育者に子どもを預けることのメリットやデメリットについて，議論は続いて

いる。これまで，親族里親の場合には行政からの支援やフォローアップがあまり受けられない，との指摘がなされてきた[10, 14, 18]。また親族里親による養育は，血縁関係のない里親養育に比べて，家族の再統合が遅れ[3]，ヘルスケアサービスを受ける機会も少なくなってしまう，とも指摘されてきた[10, 14, 18]。さらに親族里親は，非血縁の里親と比較して，年齢が高い，独身である，健康状態が悪い，社会経済的地位が低い，などの傾向にあるとの研究報告もある[3, 10]。一方で親族里親の利点として，安定性が重視されてきた。種々の研究の結果からは，親族に里親委託した場合，子どもの委託先を変更する可能性が低いことが示されている[10, 18]。親戚に預けられた子どもは，文化・宗教・家庭の価値観をほとんど変化させることなく[14, 18, 40, 42]，住む土地もあまり変わらないことが多い[18]。また親族里親のケースでは行動学的予後が改善する，との研究報告も複数存在している[10, 18]。里親委託先の安定性・家族再統合・ベースラインのリスクを調整し，転帰尺度として子どもの行動チェックリスト（CBCL：the Child Behavioral Checklist）を用いた，全米規模のある研究では，里親委託開始から3年後に行動問題が確認された割合は，早期から親族委託の下で養育を受けた子どもで32％，親族以外の里親養育を受けた子どもで46％であった，と報告されている[10]。

　社会的養護のタイプとしては，これらの里親委託の他に，集団委託（児童養護施設）および児童心理治療施設があり，後者は著明な行動上の問題や情緒上の問題のある子どもに有用となりうる[25]。民間組織からも，里親養育プログラムが開発されている。たとえばケーシー・ファミリー・プログラム（the Casey Family Programs）は，民間が出資した里親養育プログラムであり，サマーキャンプやカウンセリングなどの幅広いサービスを提供しており，ケースワーカーのケースロード（1人当たりの担当子ども数）の軽減を図ったり，子どもへの大学進学の奨学金を用

意するなどの活動も行っている[25]。公的な里親養育サービスを受けた若者と比較して，ケーシー・ファミリー・プログラムの下で里親養育を受けた若者は，里親養育修了から1〜13年後の面談の時点でのうつ病・不安障害・薬物乱用の発症頻度が少なかったと報告されている[25]。

里子へのヘルスケアの提供体制やコーディネート体制を改善するための方法は，これまで様々なものが提案されてきた。米国小児科学会（AAP）は，医療者・児童相談所・里親・実親らが医療情報を共有できるシステムを行政が確立することを，要請している[9]。連絡を円滑にし，ヘルスケアの継続がしやすくなるように，医療パスポートの作成や，電子カルテの共有という方法も提案されている[4, 14, 37, 43]。これまで様々なケアモデルが，里子のために用いられてきたが，地域の児童相談所の体制や，活用できるリソースによって，その実現可能性にはかなりのばらつきがある。里子のための専門医院の開設，児童相談所内への医院の開設などを含め，地域ベースでのヘルスケアの提供体制について，様々な提案がなされている[6, 21]。ただ地域ベースのヘルスケアの提供と，多機関連携体制での専門的な里親プログラムの提供とを比較した，コネチカット州からの研究報告では，後者のサービスを受けた里子の方がメンタルヘルス上の問題や，発達に関する問題の早期発見率が高く，何らかのサービスを受けるように紹介される比率や，その後に実際に紹介されたサービスを受ける比率が高かったと報告されている[43]。

里親養育を修了した若年成人（フォスターユース）

年齢が長じ，里親養育から卒業した若者（フォスターユース）には，特別な考慮が必要である。このような集団は，ホームレスであったり，低学歴であったり，メンタルヘルス上の問題があったり，薬物乱用に陥ったり，犯罪を犯し刑事裁判にかけられるリスクが高い，と報告されている[27, 28, 44-46]。米国中西部で行われたある研究では，里親養育を修了した若者は，半数以上が医療保険に未加入であったと報告されている[27]。社会的養護卒業生たちのニーズに取り組む政策として，1999年に社会的養護修了者自立支援法（Foster Care Independence Act）が施行されている[39, 44]。この法律に基づいて，ジョン・H・チェーフィー社会的養護修了者自立支援プログラム（John H. Chafee Foster Care Independence Program）が創設され，自立した生活を行うための資金が提供されるようになったほか，21歳以上に需給資格があるとするメディケイドの枠をフォスターユースに限って拡大する選択肢が州に与えられることとなった[39]。フォスターユースに対する教育，医療の利用，住居の確保，自立した生活への移行を進めるべく，引き続き改善の努力を行う必要がある。

今後の研究の展望

里子には身体的・精神的・発達的な問題を抱える子が多いことは，明らかである。里子に対する健康状態の評価がなされ始めたのは1970年代であるが，その後にHIVなどの新しい問題も浮上してきており，子どもたちへの継続的な評価のニーズは高まっていると言えよう。ヘルスケアの提供体制のモニタリングを継続するだけでなく，その利用状況の改善を目的とした政策・ガイドラインやその他の介入法の有効性を継続的にモニタリングする必要がある。また里親養育のタイプごとやヘルスケアのニーズごとの健康予後を，さらに評価していく必要もある。現時点でも政策やガイドラインは存在するものの，里子への医療提供体制には，いまだいくつもの障壁があり，既存の解決法と新規の解決法の有効性に関しての研究も同じく求められている。

社会的養護を必要とする子どもは現状増え続けているが，そのような子どもは様々な健康上

の問題を抱えやすいことはこれまで述べてきた
とおりである。困難な状況に遭遇する専門的支
援者は今後増えていくであろうし，そのための
人件費も上昇していくことが予想される。必要
なヘルスケアニーズが満たされていない里子の
割合の高さや，ニーズを満たしていくための障
壁の多さを鑑みるに，子ども一人一人に対して
十分に対応していくことと並行して，里親養育
全体としての体制を整備していく必要があると
いえよう。

文献

1. United Nations Children's Emergency Fund: Convention on the Rights of the Child. Available at http://www.unicef.org/crc/. Accessed September 16, 2008.
2. U.S. Department of Health and Human Services Administration for Children and Families, Children's Bureau: The AFCARS Report No. 14: preliminary FY 2006 estimates as of January 2008. Available at https://www.acf.hhs.gov/sites/default/files/cb/afcarsreport14.pdf. Accessed September 16, 2008.
3. Simms MD, Dubowitz H, Szilagyi MA: Health care needs of children in the foster care system. *Pediatrics* 2000;106:909-918.
4. Chernoff R, Combs-Orme T, Risley-Curtiss C, et al: Assessing the health status of children entering foster care. *Pediatrics* 1994;93:594-601.
5. Leslie LK, Hurlburt MS, Landsverk J, et al: Comprehensive assessments for children entering foster care: a national perspective. *Pediatrics* 2003;112:134-142.
6. Simms MD: The foster care clinic: a community program to identify treatment needs for children in foster care. *J Dev Behav Pediatr* 1989;10:121-128.
7. Takayama JI, Wolfe E, Coulter KP: Relationship between reason for placement and medical findings among children in foster care. *Pediatrics* 1998;101:201-207.
8. AAP District II Task Force on Health Care for Children in Foster Care: *Fostering Health: Health Care for Children and Adolescents in Foster Care*, ed 2. American Academy of Pediatrics, Elk Grove Village, IL, 2005.
9. American Academy of Pediatrics Committee on Early Childhood, Adoption, and Dependant Care: Health care of children in foster care. *Pediatrics* 1994;93:335-338.
10. Rubin DM, Downes KJ, O'Reilly AL, et al: Impact of kinship care on behavioral well-being for children in out-of-home care. *Arch Pediatr Adolesc Med* 2008;162:550-556.
11. Carpenter SC, Clyman RB, Davidson AJ, et al: The association of foster care or kinship care with adolescent sexual behavior and first pregnancy. *Pediatrics* 2001;108:E46.
12. Stahmer AC, Leslie LK, Hurlburt M, et al: Developmental and behavioral needs and service use for

young children in child welfare. *Pediatrics* 2005;116:891-900.
13. Leslie LK, Gordon JN, Meneken L, et al: The physical, developmental, and mental health needs of young children in child welfare by initial placement type. *J Dev Behav Pediatr* 2005;26:177-185.
14. American Academy of Pediatrics Committee on Early Childhood, Adoption and Dependent Care: Developmental issues for young children in foster care. *Pediatrics* 2000;106:1145-1150.
15. Pilowsky D: Psychopathology among children placed in family foster care. *Psychiatr Serv* 1995;46:906-910.
16. Rubin DM, O'Reilly AL, Luan X, et al: The impact of placement stability on behavioral well-being for children in foster care. *Pediatrics* 2007;119:336-344.
17. Ellermann CR: Influences on the mental health of children placed in foster care. *Fam Community Health* 2007;30:s23-s32.
18. Holtan A, Ronning JA, Helge Handegard B, et al: A comparison of mental health problems in kinship and nonkinship foster care. *Eur Child Adolesc Psychiatry* 2005;14:201-207.
19. Harman JS, Childs GE, Kelleher KJ: Mental health care utilization and expenditures by children in foster care. *Arch Pediatr Adolesc Med* 2000;154:1114-1117.
20. Zito JM, Safer DJ, Sai D, et al: Psychotropic medication patterns among youth in foster care. *Pediatrics* 2008;121:e157-163.
21. American Academy of Pediatrics Committee on Early Childhood, Adoption, and Dependant Care: Health care of young children in foster care. *Pediatrics* 2002;109:536-541.
22. James S, Landsverk J, Slymen DJ, et al: Predictors of outpatient mental health service use – the role of foster care placement changes. *Ment Health Serv Res* 2004;6:127-141.
23. Sawyer MG, Carbone JA, Searle AK, et al: The mental health and wellbeing of children and adolescents in home-based foster care. *Med J Aust* 2007;186:181-184.
24. Leslie LK, Hurlburt MS, Barth R, et al: Outpatient mental health services for children in foster care: a national perspective. *Child Abuse Negl* 2004;28:697-712.
25. Kesler RC, Pecora PJ, Willims J, et al: Effects of enhanced foster care on the long-term physical and mental health of foster care alumni. *Arch Gen Psychiatry* 2008;65:625-633.
26. Viner RM, Taylor B: Adult health and social outcomes of children who have been in public care: population-based study. *Pediatrics* 2005;115:894-899.
27. Kushel MB, Yen IH, Gee L, et al: Homelessness and health care access after emancipation: results from the Midwest evaluation of adult functioning of former foster youth. *Arch Pediatr Adolesc Med* 2007;161:986-993.
28. Tweddle A: Youth leaving care: how do they fare? *New Dir Youth Dev* 2007;113:15-31.
29. Halfon N, Berkowitz G, Klee L: Children in foster care in California: an examination of Medicaid reimbursed health services utilization. *Pediatrics* 1992;89:1230-1237.
30. Becker M, Jordan N, Larsen R: Behavioral health

service use and costs among children in foster care. *Child Welfare* 2006;85:633-647.

31. Conrad C: Measuring costs of child abuse and neglect: a mathematical model of specific cost estimations. *J Health Hum Serv Adm* 2006;29:103-123.

32. U.S. General Accounting Office: Foster care: health care needs of many young children are unknown and unmet. Available at http://www.gao.gov/assets/230/221275.pdf. Accessed February 28, 2010.

33. Rubin DM, Alessandrini EA, Feudtner C, et al: Placement stability and mental health costs for children in foster care. *Pediatrics* 2004;113:1336-1341.

34. Rubin DM, Feudtner C, Localio R, et al: State variation in psychotropic medication use by foster children with autism spectrum disorder. *Pediatrics* 2009;124:e305-e312.

35. Zito JM, Safer DJ, Sai D, et al: Psychotropic medication patterns among youth in foster care. *Pediatrics* 2008;121:e157-e163.

36. Rubin DM, Alessandrini EA, Feudtner C, et al: Placement changes and emergency department visits in the first year of foster care. *Pediatrics* 2004;114:e354-360.

37. DiGiuseppe DL, Christakis DA: Continuity of care for children in foster care. *Pediatrics* 2003;111:e208-213.

38. Lauver LS: Parenting foster children with chronic illness and complex medical needs. *J Fam Nurs* 2008;14:74-96.

39. Allen M, Bissell M: Safety and stability for foster children: the policy context. *Future Child* 2004;14:48-73.

40. Child Welfare League of America: *Standards for Health Care Services for Children in Out-of-Home Care.* Child Welfare League of America, Washington DC, 1988.

41. American Academy of Pediatrics Committee on Pediatric AIDS: Identification and care of HIV-exposed and HIV-infected infants, children and adolescents in foster care. *Pediatrics* 2000;106:149-153.

42. Barth RP: Kinship care and lessened child behavioral problems: possible meanings and implications. *Arch Pediatr Adolesc Med* 2008;162:586-587.

43. McCue Horwitz S, Owens P, Simms MD: Specialized assessments for children in foster care. *Pediatrics* 2000;106:59-66.

44. Pecora PJ: Providing better opportunities for older children in the child welfare system. *Arch Pediatr Adolesc Med* 2007;161:1006-1008.

45. Pecora PJ, Kessler RC, O'Brien K, et al: Educational and employment outcomes of adults formerly placed in foster care: results from the Northwest Foster Care Alumni Study. *Child Youth Serv Rev* 2006;28:1459-1481.

46. Courtney ME, Piliavin I, Grogan-Kaylor A, et al: Foster youth transitions to adulthood: a longitudinal view of youth leaving care. *Child Welfare* 2001;80:685-717.

66

子どものマルトリートメントに対応する
専門家団体，非営利団体

Robert W. Block, MD, FAAP, Tammy Piazza Hurley, BA

はじめに

　米国で児童虐待に対して初めて組織的に対応したのは，米国動物虐待防止協会（ASPCA：the American Society for the Prevention of Cruelty to Animals）である[1]。今では良く知られている1873年のメアリー・エレン事件を受けて，ASPCAは児童虐待事例の防止および介入に対し，対応すべき組織としての責任性を認識するに至った。しかし1960年代初頭までは，子どもへのマルトリートメントの問題は，医療機関があまり関心をもつものではなかった。それから45年間が経ち，マルトリートメントへの対応を優先課題として掲げる組織や，マルトリートメントに対応することを主目的に結成された組織が，今では数多く存在している。このような組織が行ってきた様々な継続的な取り組みが，児童虐待・ネグレクトという問題に取り組むための臨床活動・学術活動・研究活動・支援活動に対する新たな関心を生み出し続けてきた。

　多くの組織が互いに協力し合って，家庭内の暴力問題や虐待への対応能力の向上や，発生頻度の低減に大きく寄与してきた。本章では，そのような組織の中でも，特に医療の分野で大きな貢献をしてきた組織に焦点を当てて概説する。

米国小児科学会

　米国小児科学会（AAP：American Academy of Pediatrics）は，子どもの健康と福祉の向上を使命とした小児医学に関する最大の団体である。AAPは，子どものニーズに対応するために「小児科」という独立した公開討論の場を設けるニーズの高まりを受け，1930年に設立された。創立以来AAPは，小児科全般のみならず，児童虐待・ネグレクトの分野でも，子どもの権利擁護活動や研究・臨床実践を行う団体として，多大なる影響を及ぼしてきた。当時のAAPの理事会が，乳幼児問題対策委員会に対し，児童局や全米少年裁判所協議会をはじめとした関連機関と緊密に連携して，「被虐待児症候群」の問題に国家的レベルで取り組むよう勧告したことを受け，同委員会が児童虐待・ネグレクトの問題にはじめて取り組んだのは1962年のことである[2]。1970年代半ばには，米国保健教育・福祉健康研究局との契約のもと，AAPに児童虐待・ネグレクト問題につき議論するための対策部会が設置された。この対策部会で検討された様々な事項は，政府機関に報告され，各病院や医師，州・郡の福祉当局に通達されていった。この対策部会は，地域で使用可能な教材として，児童虐待・ネグレクトに関する自己学習プログラムを開発している。この対策部会の終盤には，乳

幼児委員会の下部に児童虐待・ネグレクトに関する分科会が設立された。この分科会は，AAPの職員や対策部会とともに，児童虐待に関するマニュアルである「The Visual Diagnosis of Non-Accidental Trauma and Failure to Thrive（虐待による外傷と発育不全の，視覚情報からの医学診断学）」（バートン D. シュミット編）を作成し，1979年に出版している[3]。

その後「乳幼児ならびに養子縁組・扶養に関する検討委員会」が，児童虐待・ネグレクトの問題を取り扱わないようになったため，再び児童虐待・ネグレクト問題を取り扱う調査特別委員会が設置されることとなった（現在では，これらの委員会は統合されている）。その特別委員会では，児童虐待・ネグレクトに関する幅広い問題に対応すること，ならびに急増した年少児への性虐待の問題に対応することが，命題とされた。新しい対策部会の第一回会合は，1986年5月18・19日に開かれたが，この対策部会は1988年には暫定委員会となり，1990年には正規の委員会（COCAN：Committee on Child Abuse and Neglect）となった。この委員会が正規の委員会になると同時に，委員会内に児童虐待・ネグレクト対応部門（SOCAN：Section on Child Abuse and Neglect）が設けられた。SOCANは，児童虐待およびネグレクトに関心を持つAAP会員からなる委員会の下部の対応部門であり，児童虐待・ネグレクトに関する問題点や，援助法や予防法について話し合う教育フォーラムを主催している。SOCANはその主な活動目的を啓発教育としており1990年以降，現在第四版が販売されている「Visual Diagnosis of Child Abuse：USB Flash Drive（視覚情報からの虐待医学診断学：USBフラッシュドライブ）」[4]や，絶版となった「Guide to References and Resources in Child Abuse and Neglect（児童虐待とネグレクトに関する文献・資料ガイド）」[5]などの，様々な教材を開発してきた。後者は児童虐待・ネグレクトに関する文献が注意点とともにまとめられており，小児科医

が子どもの権利擁護システムにおいて，何をするべきであるのかがチャートで理解できるように，各種資料がまとめられていた。このマニュアルには，米国・カナダで提供されている診断・治療プログラムに関する情報も，収載されていた。現在この改訂版が，SOCAN の web サイト（米国：http://www.aap.org/sections/childabuseneglect/MedicalDiagnostic.cfm，カナダ：http://www.aap.org/sections/childabuseneglect/Canada.cfm）に掲載されている。SOCANはまた，AAPの全米会議・展示会（NCE：National Conference and Exhibition,）や米国小児科学会学術集会（PAS：Pediatric Academic Societies）の年次総会における教育セッションの後援も行っている。SOCANは現在，会員数が600名となり，準会員として医師以外の医療職も入会している。

2003年，COCAN および SOCAN のメンバーはAAPを通じて，全米でより組織化された方法で児童虐待に関する教育・研究・援助を行う事ができるように，大学病院を中心とした虐待対応の拠点病院化を推し進めるために，連邦政府への補助金申請を行った。発達障害児に対しての大学病院を中心とした拠点病院化推進に対して，連邦政府からの補助金が拠出されたという成功例を踏まえ，「児童虐待に関する健全な研究，教育およびサービス（Health CARES：the Health Child Abuse Research Education and Services）ネットワーク」の提案書は，AAP職員の助けを借りてさらに洗練され，2004年の春にAAPの理事会承認が得られた。その後，ほどなくして米国児童青年精神医学会（AACAP：the American Academy of Child and Adolescent Psychiatry）および全米子ども病院／関連施設協会（NACHRI：the National Association of Children's Hospital and Related Institutions）の評議委員がこの提案を承認し，加えて米国医師会（AMA：the American Medical Association）からも，これを支援するという決議が行われた。AAPの連邦事務局の職員は，Health CARES ネット

第66章 子どものマルトリートメントに対応する専門家団体，非営利団体　**1011**

ワーク構築への支援を得るための各種連邦機関との会合の手配も含め，資金提供を得るために尽力した。COCANとの間に古くから太いパイプをもつ米国疾病予防管理センター（CDC：the Centers for Disease Control and Prevention）の暴力防止部門は，Health CARESネットワークの設立に関して，熱心に支援を表明しており，CDCの事業としても行うことができるように調整を行っている。現在，AAPの職員，COCANおよびSOCANの会員は，Health CARESネットワークに資金提供がなされるように提言を行っており，またCDCはこれまでに，米国の医療機関に提供されている現状の子ども虐待に関するプログラムに関しての報告書作成を行うため，資金提供を行っている。

過去18年間を振り返ると，児童虐待・ネグレクトの分野におけるAAPの果たしてきた役割というのはとてつもなく大きくなっている。COCANおよびSOCANが設立されて以来，約30の州で，虐待・ネグレクトに関する支部レベルの委員会が組織されている。各州とそのAAP支部は，支部の年次集会で虐待・ネグレクトの解決に向けた様々な提言を行うことによって，この分野の進展に大いに貢献してきた。そしてその提言を基として，児童虐待防止プログラムに関して，さらなる研究や支援が促進されることとなった。AAPはまた，連邦政府やその他の様々な基金から資金提供を受け，児童虐待の研究，防止活動に関して，飛躍的な発展を遂げてきた。また，米国医療研究・品質調査機構（AHRQ：the Agency for Healthcare Research and Quality）からの助成を受け，AAPは小児科診療所における研究支援（PROS：Pediatric Research in the Office Setting）プログラムを通じて，小児科医の虐待問題への認識や，医師の虐待通告行動に関する調査を実施した。その結果，一般小児科医は身体的虐待が強く疑われる損傷を認めた事例のうち，27%の事例を通告していないことが明らかになった[6]。その結果を

受けAAPは，子どもを虐待から保護するために，困難ではあるが極めて重要な役割を小児科医が発揮し，もって極めて脆弱な子どもや家族の健康・福祉を増進することができるように，小児科医の支援にも力を入れるようになった。具体的には，小児科医が通告を行う上での阻害要因を明確化し，それを取り除いていくための戦略を立てる多機関連携会議の開催を支援するなどの対策を行った。その成果は，2008年に学術誌「Pediatrics」に補遺として発表されている[7]。

子どものマルトリートメントの予防分野においても，これまでに極めて大きな進展があった。AAPは，CDCが主催した1999年の子どものマルトリートメント防止に関する会議における，主要参加団体として参加している。その後もAAPとCDCは緊密な連携を続けており，2005年にはCDCは性虐待や性暴力被害の防止に関しての小児科医の対応能力を高めるために，競争的資金制度を通じてAAPに助成金を提供している。資金提供を受けAAPは，小児・思春期の子どもや若年成人を診察する際に，彼／彼女らに性虐待や性暴力被害を防止するためのメッセージを伝えることができる医療者を育成するための，教育ツールキットを開発している[8a]。

1999年にCDCが主催した，子どもマルトリートメント防止に関する会議から程なく，ドリス・デューク慈善財団（DDCF：the Doris Duke Charitable Foundation）からの資金提供を受け，AAPは米国児童虐待防止協会（Prevent Child Abuse America）と協力して，小児科医が診療所において子どもマルトリートメントを予防するための最善策を明確化するための会議を主催した。DDCFからの150万ドルの追加融資に支えられ，その会議を通じてAAPは小児科クリニックのための，0～3歳児における虐待の可能性を認識しスクリーニングを行うための資料や，マルトリートメントを予防するための資料を開発している。このように，AAPは様々な努力を継続的に行っているわけではあるが[8b]，他の組織

1012 第Ⅷ部 特別な論題

や連邦機関と協力し，行なっていかなければならない事柄はまだまだ山積しているのが実情である。

米国小児医学委員会

米国小児医学委員会（ABP：the American Board of Pediatrics）が設立されたのは1933年のことである。米国に24ある専門医認定機構（ABMS：the American Board of Medical Specialties）のひとつとして，ABPは一般小児科専門医，ならびに承認された小児科のサブスペシャリティーの専門医の資格認定を一手に引き受けている。ABPは「……その認定基準を継続的に改善し，もって小児医学の科学としての側面を押し上げ，教育・研究・臨床を発展させるための組織」と位置付けられている[9]。

レイ・E・ヘルファー協会からの後援やAAPからの支援のもと，新たな小児科のサブスペシャリティーとして，「虐待小児科学」がABPにより2006年に認可された。ABPの承認後に，ABMSからの認可も受け，サブスペシャリティー制度設置委員会が設立され，2010年に晴れて専門医が誕生した[10]。新しいサブスペシャリティー制度を確立する上で，現在，卒後医学教育認定委員会（ACGME：Accreditation Council for Graduate Medical Education）と協働し，3年間のフェローシップ（専門医研修）の認定評価基準を設けており，将来的にはこのフェローシップ研修を受けることが，虐待専門医試験の受験資格として求められるようになる予定である。

ACGMEは，臨床初期研修や後期研修プログラムの評価・認定を行うための独立した認定機構が必要であるとの米国の医学会における議論を受けて，1981年に設立された民間の非営利的協議会である。ACGMEの使命は，「研修医教育プログラムの認定を通じて，研修医教育の質を評価・発展させていくことにより，医療の質を改善する」ことにある[11]。

2006年12月12日にABPの本部において，子ども虐待医学を新たなサブスペシャリティーとして許認可するための委員会の初会合が行われた。初会合では，AAPのCOCANおよびSOCAN，ならびにヘルファー協会から，指導的立場の医師7名と書記1名が選出された。この委員会により新しいサブスペシャリティーの専門医の認定要件が作成され，2009年11月に第一回の専門医認定試験の実施に至り，2010年には認定第一期の子ども虐待専門医が誕生した[10]。

この新しい専門医制度が構築された目的は，サブスペシャリストとしてのトレーニングを受けた小児科医により，児童虐待・ネグレクトの問題に対する研究・教育・臨床実践がなされていく流れを作っていくことにある。サブスペシャリストとしての専門性が評価されることとなれば，若い医師にとって研究・学術活動を継続的に行う励みになり，法廷場面における専門家証言の信頼性が増し，多機関連携での子ども虐待の予防・調査・治療対応に関しての議論を推し進めていくことにもなる。専門医の認定基準や取得した専門医資格を維持するための基準を課すことによって，専門医としての高い専門性を習得・維持し，虐待対応に求められる基本的知識を有する小児科医のみが，児童虐待専門小児科医として認定されることになる。さらに，認定を受けた子ども虐待専門医は各々の地域で，医学部教育プログラム，研修医教育プログラム，医師生涯教育プログラムなどのカリキュラムの推進者となっていくことが期待される。そして，子ども虐待専門医は，児童虐待・ネグレクトの可能性がある症例に直面した他の医師からの相談を受け，実際の紹介先になるという重要な役割を担うこととなるであろう。

レイ・ヘルファー協会

レイ・ヘルファー協会（The Ray Helfer Society）は，児童虐待・ネグレクトの防止，診断・治療技術の向上に努める医師らによって1999年に設立され，2001年に法人化された。子どものマルト

リートメントの問題に関心をもつ小規模の医師グループが，フィラデルフィアで会合を開き，話し合ったのが協会設立に至る第一歩であった。その会合では，児童虐待・ネグレクトに関する医学的側面の啓発教育・トレーニングの充実と，虐待・ネグレクトを受けた子どもの医学的評価ならびにケアのスキル向上について，重点的な話し合いがもたれた。ヘルファー協会の目的には他にも，子ども虐待・ネグレクト分野の研究活動を強化する目的で，研究助成を行うというものがある。協会員の間では，臨床医学・法医学における臨床・研究活動に対する高い倫理規範の普及，他の専門組織との協働関係の構築，児童虐待・ネグレクトが健康に及ぼす結果の重大性の啓発，といった事項の重要性が共通認識となっている。ヘルファー協会への入会が承認されたということは，子ども虐待・ネグレクトの被害児への心身の健康問題に関する入会申請者の取り組みが評価された，ということを意味する[12]。本協会は，将来の会員候補者である児童虐待専門のフェローシップ研修中の医師のみならず，救急医学・公衆衛生学・小児精神科・小児放射線科・予防医学などの関連領域の若い医師の支援も行っている。

　ヘルファー協会は正会員，会員候補者，非会員のいずれにも門戸を開いた，年次教育集会のスポンサー活動も行っている。この集会は，本分野に関心を示す医師同士のネットワーク作りの機会や，最新の研究成果の発表の場となっている。さらには教育・診療ガイドライン・法廷対応・フェローシッププログラムの現状など，この分野に重要なさまざまなテーマに関する研修機会の提供の場となっている。この会合は，新しい小児科サブスペシャリティーである虐待小児科学の専門医にとっての主要な学術集会でもあり，この集会中に会員同士が集まり，児童虐待領域における研修カリキュラムや研究活動に関する問題のほか，虐待小児科学のフェローシップトレーニングに関する諸問題などの重要課題についての取り組みも行われている。

米国児童虐待専門家協会（APSAC）

　米国児童虐待専門家協会（APSAC：the American Professional Society on the Abuse of Children）は，虐待や他の暴力の影響を受けた子どもとその家族に対しての，医療者の対応能力を強化することを使命とする全国組織である[13]。APSACは第一義的に，子どものマルトリートメントやその関連領域に従事する医療者に，教育をはじめとする様々な情報源を提供することを使命としている。その使命を果たすための貴重な情報源として，APSACは専門誌「Child Maltreatment」を発行している。

国際子ども虐待防止学会（ISPCAN）

　1977年，ヘンリー・C・ケンプ医師の呼びかけによって，児童虐待に携わる世界中の医師が会合を行い，この分野の仕事を支援し発展させるための国際組織である，国際子ども虐待防止学会（ISPCAN：the International Society for Prevention of Child Abuse and Neglect）が設立された[14]。ISPCANは子どもの虐待，ネグレクト，搾取の防止に献身する多領域にわたる専門家同士の，今日でも唯一の国際的・横断的な学術団体であり，その目的は設立時から変わらず一貫している。ISPCANの学術誌「Child Abuse and Neglect」は，児童虐待・ネグレクトの分野における卓越した専門誌である。隔年で開催されているISPCANの国際会議には，世界88カ国から1,000人もの専門家が集まる。

米国医師会（AMA）の全米暴力虐待問題諮問委員会（NACVA）

　1991年に，米国各地の暴力問題に対応している医師を支援することを目的に，米国医師会（AMA）が全米暴力虐待問題諮問委員会（NACVA：the National Advisory Council on Violence and Abuse）を設立した。この委員会の使命は，（1）医師が，あらゆる類型の暴力や虐待と，それによりもたらされる結果を，認

識し同定する能力を高める実践的な方法や指針を明確化し，それを促進する，（2）暴力や虐待という問題を医師が認識した場合に，しかるべき対応をとることができるようにする，（3）暴力や虐待の防止のために，医師がしかるべき役割を担えるように医学分野で啓発教育を行う，（4）その他の健康・保健分野の組織にも働きかけ，「暴力や虐待の問題を認識し，予防していく」という同じ目標に向かって協力しあうように促す，（5）同じ目標を持つその他の関連組織に対してリーダーシップを発揮し，その活動を支持・支援しガイダンスを提供する，という点にある[15]。1990年代の半ばからNACVAは，「*Diagnostic and Treatment Guidelines on Child Sexual Abuse*（子どもの性虐待の診断・治療ガイドライン）」「*Mental Health Effects of Family violence, Domestic violence, Child Physical Abuse and Neglect*（家族間暴力，DV，子どもの身体的虐待・ネグレクトが精神衛生に及ぼす影響）」および「*Strategies for the Treatment and Prevention of Sexual Assault*（性暴力被害の治療と防止のための指針）」など，暴力，虐待，性暴力などのさまざまな問題を扱った一連の論文を，計8編発表している。近年，AMAは経費削減を理由にNACVAを解散した。これまで存在していたAMAのNACVA会議は，作業を引き継ぐ新しい組織の立ち上げのための暫定作業部会（TWG：Transition Working Group）を設立し，現在，家庭内暴力防止基金（FVPF：the Family Violence Prevention Fund）によって仮事務所が提供され，少数ながらも職員が派遣されており，TWGが次に進むべき方向性を議論している段階にある。現在の移行期の組織の名称として，暴力・虐待に関する全国保健共同体（NHCVA：the National Health Collaborative on Violence and Abuse）という組織名が暫定的に使用されているが，AMAとの関連性については言及されてはおらず，その名前も冠してはいない。

暴力虐待学会（AVA）

　医師や看護師をはじめとする医療者の必修研修項目として，暴力・虐待の問題に焦点を置いたカリキュラムを増やすことが喫緊の課題であるということを，米国医師会（AMA）の全国暴力虐待諮問委員会（NACVA）の委員が認識し，暴力虐待学会（AVA：Academy on Violence and Abuse）というものの設立の必要性につき，提起された。設立を現実のものとするためには，この学会を信頼性の高いものにしなければならず，専門性の高い医療者が会員となる必要があった。米国医学研究所（the Institute of Medicine）は2001年の報告書「*Confronting Chronic Neglect : the Education and Training of Health Professionals on Family Violence*（慢性ネグレクトに適切に対応するために：家族による暴力に対峙する医療者向け啓発／トレーニング）に関する報告」[15]で，このようなトレーニングを支援するための必要なインフラを整備するには，このような組織が必要であるということを明記している。AVAの使命ならびに展望は，「本学会は，（中略）暴力および虐待の健康に及ぼす影響に関しての認識を広げ，治療および予防に関する保健分野の教育や研究を発展させること，そしてその活動を通して，あらゆる医療職のトレーニングに暴力および虐待に関する知識啓発を組み込み，すべての人々の健康を増進させ，脆弱な人々を保護し，健康政策および社会政策を発展させ，家族・職場・地域社会の安全を高めることにある」[16]としている。2008年には，AVAが初めての包括的報告書である「Building Academic Capacity and Expertise in the Health Effects of Violence and Abuse : A Blueprint for Advancing Professional Health Education（暴力・虐待問題の健康への影響に関しての学術的アプローチや専門性の構築に向けて：医療者の健康問題に対する教育体制の向上に向けた戦略に関する報告）」[17] を発行した。この報告書はAVAのサイト（http://avahealth.org/）から，閲覧可能である。

家族間暴力防止基金

　家族間暴力防止基金（FVPF：the Family Violence Prevention Fund）は，厳密にいえば医療者向け組織ではないが，子どものマルトリートメント防止に尽力し，保健医療分野の発展に多大な寄与をしてきた。FVPFは，家庭および地域社会における暴力の防止に尽力し，暴力により大きなダメージを受けた人々を支援することを使命としており，育児における父親の役割向上を目指すプログラムを含めた，子ども保護のための取り組みを数多く手がけている。多くの取り組みのうち，保健医療分野にとって重要なものとして，「National Consensus Guideline on Identifying and Responding to Domestic Violence Victimization in Health care Settings（医療施設における家庭内暴力被害の発見と対応に関する全国統一指針）」[18] が挙げられるが，これは子どものマルトリートメントの防止に資するものとして，AAPからも推奨されている。

子どもの権利擁護活動と研究活動

　これまで述べてきた様々な組織は，子どもの権利擁護，特に虐待を受けた子どもの権利擁護における重要な役割を担っている。過去40年間にわたって，米国小児科学会連邦事務局（DOFA：the AAP Department of Federal Affairs）の米国議会担当職員は，児童の健康問題への取り組みが，国家的な検討課題として継続的に議論されるように尽力してきた。DOFAはロビー活動，協力体制の構築，米国民への啓発活動を通じて，子どもの健康に関する国家的課題に対する学会の信頼性の向上と，透明性の担保に努めてきた。児童虐待に関する諸問題においてAAPは，児童虐待防止対策法（CAPTA：the Child Abuse Prevention and Treatment）の改正や，「the Safe and Stable Families Act（家族の安全と安定に関する法律）」などの法案通過を連邦議会に強く働きかける際に，中心的な役割を担ってきた。

AAPは支部による活動を通して，州レベルでも権利擁護運動上の大きな役割を担っている。たとえば，AAPのオクラホマ支部の取り組みによって，訴訟費用を値上げすることで拠出した州の特別基金を元手として，医師や子どもの権利擁護センター（CAC：child advocacy center）が，虐待の調査を行うための費用を受け取ることができるようになった。またAAPのイリノイ支部では，州内のほかの組織とともに取り組みを進めた結果，産後うつのスクリーニング評価を行う小児科医を対象に，メディケイドからの償還が受けられるようになった。子どものマルトリートメント分野の研究を発展させていく上で，組織というものはますます重要な役割を担うことが期待される。AAPやヘルファー協会からの支援の下，ABPとABMSから認定を受け誕生した子ども虐待小児科学の専門医制度は，今後，新しいフェローシッププログラムとして展開されていく予定である。これからの児童虐待・ネグレクトに関する研究は，多施設共同プロジェクトとして実施される機会が増えていくことが予想される。AVAやAAPのような，暴力・虐待の健康への影響に焦点を当てている組織は，政策決定に影響を及ぼしており，研究資金の獲得にも強い影響力を持っている。本章で言及した各種組織は，子どものマルトリートメント問題に焦点を当てているその他多くの組織とともに，「あらゆる形態の暴力や虐待の問題というものは，公衆衛生上極めて重大な影響を及ぼしている」ということを広く啓発する活動を，今後も支援することになるであろう。

結語

　医療者に対しての虐待対応研修，マルトリートメントが健康に及ぼす影響についての一般市民啓発活動，政策改善のためのロビー活動はいずれも，医療者（や組織職員）の組織的活動を通じた尽力によって，成し遂げられうるもので

ある。子どものマルトリートメントの問題に取り組む上で組織というものは，この問題の大きさを認識してもらう上での信頼性を高め，この問題に対しての介入の必要性についての信憑性を高めている。ある特定の問題に関心を持つ人々によって形成されたグループというのは，大きな影響力を持つ。本章で列記してきた組織のほかにも，米国児童虐待防止協会（Prevent Child Abuse America）[19]，乳幼児揺さぶられ症候群ナショナルセンター（the National Center for Shaken Baby Syndrome）[20]，子どものヘルスケア対応を法的義務とする会（Children's Healthcare is a Legal Duty [訳注a]）[21] などの組織は，真の最終目標といえるマルトリートメント根絶のために必要な，知識向上・政策改善・権利擁護を推進するための様々なフォーラムを，互いに協力し合いながら実施している。

文献

1. Lazoritz S: Whatever happened to Mary Ellen? *Child Abuse Negl* 1990;14:143-149.
2. American Academy of Pediatrics Committee on Infant and Preschool Child: Maltreatment of children. The physically abused child. *Pediatrics* 1966; 37:377-382.
3. Schmitt BD: *The Visual Diagnosis of Non-Accidental Trauma and Failure to Thrive.* American Academy of Pediatrics, Chicago, IL, 1979.
4. Lowen D, Reece RM: *Visual Diagnosis of Child Abuse on CD-ROM,* ed 3. American Academy of Pediatrics, Elk Grove Village, IL, 2008.
5. American Academy of Pediatrics Section on Child Abuse and Neglect: *A Guide to References and Resources in Child Abuse and Neglect.* American Academy of Pediatrics, Elk Grove Village, IL, 1998.
6. Flaherty EG, Sege RD, Griffith J, et al: From suspicion of physical child abuse to reporting: primary care clinician decisions-making. *Pediatrics* 2008;122: 611-619.
7. Flaherty EG, Sege RD, Hurley TP: Translating child abuse research into action: Improving primary care recognition and collaboration. *Pediatrics* 2008;122:S1-24.
8a. American Academy of Pediatrics: Preventing Sexual Violence. An Educational Toolkit for Health Care Professions (Web Version). American Academy of

[訳注a] 信仰に基づいた子どもへの医療ネグレクトの対策に焦点を置いて活動を行っている民間団体。

Pediatrics, Elk Grove Village, IL, 2009. Available at https://shop.aap.org/preventing-sexual-violence-educational-toolkit-for-health-care-professionals-cd-rom/. Accessed on March 3, 2010.
8b. American Academy of Pediatrics: Child Abuse Prevention. https://www.aap.org/en-us/advocacy-and-policy/aap-health-initiatives/Pages/Child-Abuse-Prevention.aspx
9. American Board of Pediatrics: Mission Statement. Available at https://www.abp.org/content/mission-statement. Accessed on March 3, 2010.
10. Block RW, Palusci VJ: Child abuse pediatrics: a new pediatric subspecialty. *J Pediatr* 2006;148:711-712.
11. Accreditation Council for Graduate Medical Education: Mission Statement. Available at http://www.acgme.org/About-Us/Overview/Mission-Vision-and-Values. Accessed on March 3, 2010.
12. The Ray Helfer Society: Mission Statement. Available at http://www.helfersociety.org. Accessed on March 3, 2010.
13. Available at https://www.apsac.org. Accessed on March 3, 2010.
14. Available at https://www.ispcan.org. Accessed on March 3, 2010.
15. Cohn F, Salmon MEW, Stobo JD: *Confronting Chronic Neglect: The Education and Training of Health Professionals on Family Violence.* National Academy Press, Washington, DC, 2002.
16. Available at http://www.avahealth.org/who_we_are/mission.html. Accessed on March 3, 2010.
17. Mitchell C (ed): *Building Academic Capacity and Expertise in the Health Effects of Violence and Abuse. A Blueprint for Advancing Professional Health Education.* Academy of Violence and Abuse, Eden Prarie, MN, 2008. Available at https://s3.amazonaws.com/core-products-s3/2b137058-043d-48a4-9b23-0bb1f59bec7f?response-content-type=application%2Fpdf&response-content-disposition=inline%3B%20filename%3D%22Blueprint%2520Final%2520%25281%2529.pdf%22%3B%20filename%2A%3DUTF-8%27%27Blueprint%2520Final%2520%25281%2529.pdf&X-Amz-Content-Sha256=e3b0c44298fc1c149afbf4c8996fb92427ae41e4649b934ca495991b7852b855&X-Amz-Algorithm=AWS4-HMAC-SHA256&X-Amz-Credential=AKIAJEJX3SFQYQNRCXMQ%2F20170901%2Fus-east-1%2Fs3%2Faws4_request&X-Amz-Date=20170901T113832Z&X-Amz-Signed-Headers=Host&X-Amz-Expires=604800&X-Amz-Signature=5aa15a11a3230a2fa4fa65ceea66fbeec94902c4acc1f38bf70a996a67ad436c. Accessed on March 3, 2010.
18. National Consensus Guidelines on Identifying and Responding to Domestic Violence in Health Care Settings. The Family Violence Prevention Fund, San Francisco, 2002. Available at https://www.futurewithoutviolence.org/userfiles/file/Consensus.pdf. Accessed on March 3, 2010.
19. Available at http://preventchildabuse.org. Accessed on March 3, 2010.
20. Available at https://www.dontshake.org. Accessed on March 3, 2010.
21. Available at http://childrenshealthcare.org. Accessed on March 3, 2010.

67

子どものマルトリートメントに関する国際的課題

Desmond K. Runyan, MD, DrPH, Adam J. Zolotor, MD, MPH

はじめに

　虐待やネグレクトは，世界中で普遍的に，高頻度で生じている現象であり，日常的な問題とさえ言える[1]。世界保健機関（WHO：the World Health Organization）では，医療的ケアや社会的ケアを要する程の虐待・ネグレクトを受けている15歳未満の子どもは，世界で年間4000万人いると推定している[2]。国連事務総長による「子どもに対する暴力に関する研究」では，親の幅広い育児上のふるまいを含め，広義に虐待が定義されているが，年間に80%〜98%の子どもが体罰を受けており，体罰を経験している子どもの3分の1以上が，道具を使った厳しい体罰を受けていると推定される，と報告されている[1]。虐待やネグレクトを受けている子どもは多いが，それが問題であると認識されるようになったのは，人類の歴史からすればつい最近のことであり，それまでと比べれば子どもは安全になったと言うことが出来よう[3]。これまでの様々な調査により，高所得国であれ低所得国であれ中所得国であれ，重大な虐待・ネグレクト事例や，長期間に及び多大な影響を及ぼす虐待・ネグレクト事例は同じように存在していることが示されている[2, 4-12]。虐待を認識するための臨床スキルは，既に虐待が社会問題化している国の医療者ですら，理想からは程遠く，この問題について最大の医学論文数を誇る米国でさえ

も，医学教育カリキュラムのなかで児童虐待に割かれている時間は極めて少ない[13]。低所得国およびや中所得国の医師の間では，この問題に対する認識は，さらに低い状態にある[14, 15]。

文化による虐待・ネグレクトの定義の違い

　異なる国々における虐待の発生割合を国際的に比較する際には，文化によって育児行動の規範が異なるという点を理解する必要がある。どのような育児行為が虐待やネグレクトにあたるのかは，国によって異なるばかりでなく，同じ国内であっても専門職間や地域間で定義が異なるものである。文化とは，「ある社会における，子育てや育児に関する信条および行動に対する共通の理解」であるといえる。文化には，育児として許容される範囲を決める価値観，規律，法的規制事項も含まれる。文化が違えば，そこで受け入れられている，あるいは受け入れられるようになった規律も異なっており，例えば24の国々では，親の体罰を具体的に法律で禁じている[16]。しかし文化が異なれども多くの人々が虐待の定義を共有しており，民族性の違いは虐待の概念形成の決定的な違いをもたらす重要な要因とはならないことが，膨大な研究データから示唆されている[17]。

　Korbinらは[18]，しつけに関する親の考え方に関するレビュー文献研究を行い，その結果を報

告している [18]。レビューされた文献には様々な文化圏のものが含まれていたが，子どもにとって有害な状況とはどのようなものであるかについての見解は，多くの国の様々な地域で基本的に一致していた。ただし，いくつかの点では，文化圏の違いによる注目すべき差異が確認されていた。ベトナムではしつけでアザが出来ることを虐待とは認識していない親が多かったと報告されている。また白人の親は尻を平手打ちすることと，その他の行為を区別しようとしていることも報告されている [18]。Korbinはそれ以前のまた別のレビュー文献報告でも，アジア人や太平洋諸国の親は，米国では子どもへの体罰が違法であることを知り驚いていた，との記載を行っている [19]。この報告では，親が子どもを監督する規範には，国や地域・民族や文化でかなりのばらつきがあったことが強調されている。例えば，年少児を一人で放っておいたり，他の子どもに面倒を見させておいたりしても，あまり問題とはとらえない国や地域も数多く存在していた。この文献では，虐待を定義する上で重視する事柄は，国や地域・民族や文化によって異なっていたことも明らかにしており，例えばアフリカ系アメリカ人ではネグレクトという行為に関して関心が高く，他方，ヨーロッパ系アメリカ人にとっては身体的虐待に関心が高かったとも指摘されている [19]。

　子育てに関する見方は文化によって大幅に異なることもあるため，習慣的に行っている育児行為の何が虐待やネグレクトに該当するのかについて，異文化間のコンセンサスを得ることは容易ではないと考えている研究者も多い [13, 20]。しかし，子どもへの虐待は根絶しなければならないこと自体は広く合意が得られており，行き過ぎたしつけや性虐待が虐待に該当するという点についても，ほぼ見解は一致している [17, 21]。世界保健機関（WHO：the World Health Organization）の1999年の児童虐待予防協議会において，参加各国の代表者間で合意が得られた定義は，「子ど

もへの虐待や不適切養育（マルトリートメント）とは，責任のある立場の成人，信頼関係のある成人，力関係の上位にある成人の，それらを背景にして行う，あらゆる形態の身体的・心理的あるいはその両方に該当する不適切な対応，性虐待，ネグレクトや過失と判断される扱い，商業目的の搾取行為であり，子どもの健康，生存，発達，尊厳に対する実害を生じさせるか生じさせうる行為」というものである [17]。

　文化間で生じうるばらつきだけではなく，子ども虐待を定義する上で，成人の振る舞いや行為を中心にする定義するという考え方もあれば，子どもに対して危害や脅威が生じることをもって定義するという考え方もあり，何を基盤として定義付けを行うべきであるのか，その概念的な部分についても見解は一致していない [22]。親の意図も定義の一部とするならば，子どもへの影響や子どもに生じた危害を虐待と見なすべきであるのかどうかは，さらに複雑になる。虐待を定義する際に，親の意図は問わないとしている研究者もいれば，親の意図を前提要件と考えている研究者もいる。国際雑誌でも，施設や学校で生じた子どもに対する暴力を子ども虐待に含めると明記しているものもあり，多国間での比較をさらに複雑なものにしている [7, 23, 24]。

マルトリートメントの各種類型

　本章では，結果的に子どもが危害を被ることになった親などの養育者による作為や不作為のみを扱い，商業的搾取や，学校などの施設や地域社会などで生じた子どもへの被害については取り扱わない。さらに，身体的虐待・性虐待・心理的虐待・ネグレクトの四類型別に，データ・原因・結果につき言及している。

　　身体的虐待：子どもに対して養育者がとる，一回または複数回の作為行為であり，身体の危害をもたらすか，そのような可能性が

ある行為を指す。

性虐待：養育者が性的満足を得るために子どもを利用する行為を指す

心理的虐待：養育者が子どもの発達に適した環境や発達を促す環境を提供しないこと，もしくは養育者の，子どもの情緒的な健康や発達に有害な影響をもたらしうる行為を指す。行動の制約，けなす，侮辱する，罪悪感を植え付ける，脅す，怖がらせる，差別する，あざけるなど，身体に有形力を行使する方法以外で，敵意をもって扱ったり拒絶したりすることは，いずれも心理的虐待に該当する。

ネグレクト・過失：ネグレクトとは，養育者が子どもに健康・教育・情緒的発達・栄養・住居・安全な生活状態を提供する立場にありながら，それをしないことを指す。ネグレクトというものは，親などの養育者が十分に利用可能な状態でありながら，子どもにはそれが与えられない状況に限られる点で，貧困とは区別される。

致死的虐待（Fatal Abuse）

年少の子どもは致死的な虐待の被害にあうリスクが最も高い。世界的に見て0～4歳児の虐待による致死率は，5～14歳の子どもの2倍を超えている。WHOは，1998年の15歳未満の虐待による死亡事例数は，全世界で85,000人と推察している[17]。4歳未満児の虐待による死亡率は，地中海東岸の低所得国や中所得国で最も高く，男児10万人当たり14.8，女児10万人当たり16.4であり，その次に高かったのがインドで，10万人あたり男児が10.1，女児が13.6であった。致死的虐待の頻度は，女児に高い傾向にある。その差が最も如実に表れているのが中国であり，0～4歳の女児の致死的虐待の頻度は10万人あたり15.7であり，男児（10万人あたり7.9）のほぼ2倍であった，と報告されている。国際的には，性別というのは乳幼児期の致死的虐待の最

も重要なリスク因子のようであるが，これまでの致死的虐待の研究では，フィジー，カメルーン，米国といった全く離れた国々で，乳幼児期の致死的虐待のリスク因子は，「貧しく，未婚の，若い母親」と，驚くほど画一的であることが示されている[5, 25]。

多くの国々では，乳児死亡に対してルーチンで詳細な調査が行われることはないため，致死的子ども虐待の頻度を正確に算出することが不可能な状態にある。利用可能な診断検査が限られていて，日常的に病理解剖や司法解剖をほとんど実施しない国における乳児期の死亡は，養育者や医療者の手によって，誤って感染症や栄養不良などが原因とされてしまうことも少なくない。米国のある州で実施された最近の調査では，乳児10万人あたり5人がAHT（虐待による頭部外傷）により死亡していた，と報告されている[26]。一方で，同地域の乳児の親の2.6%が，しつけの一環として乳児を揺さぶったことがある，と回答したとの研究報告も存在している[27]。低所得や中所得の国々の中には，満2歳になるまでに揺さぶられたことのある乳児の割合は25%を越えているとの研究報告もある[28]。低所得や中所得の国々における，原因不明の乳幼児死亡・精神発達遅滞・学習障害のうち，少なくない割合で揺さぶりが原因であった事例が存在していると推察されている。虐待による死亡事例は，乳児死亡事例が詳細に調査されている国々では，死亡診断書に基づく統計からの推定数よりもはるかに多いことが判明している[5, 29, 30]。虐待による死亡の主な原因は，多いものから順に「虐待による頭部外傷」，「腹部鈍的外傷」「窒息」となっている[30-33]。

非致死的虐待（Non-fatal Abuse）

子どもと暴力に関する最近の国連の調査により，虐待とネグレクトは調査対象となったどの国にも起きており，全世界的な問題であることがあらためて明らかになった[1]。体系的に実施

された調査研究の大半は身体的虐待や性虐待を対象としたものであり，低所得国や中所得国における，ネグレクト，心理的虐待，およびその他の類型のマルトリートメントの実態についてはあまり明らかにはなっていない。少なくとも26カ国では，虐待の通告事例に関しての公式な統計をとっていたものの[21]，大半の国々では，虐待とネグレクトへの対応やフォローアップの責任を負うべき社会的対応の整備や法整備は存在していなかった[21]。虐待に関する症例報告やケースシリーズ研究報告は多くの国々からなされており，この問題に関する専門家の意識も，社会一般の意識も高まっていることが示唆される[5, 25, 34-39]。最近一般集団を対象としたサーベイランス研究を行った国としては，オーストラリア，ブラジル，カナダ，チリ，中国，コスタリカ，エジプト，エルサルバドル，エチオピア，グァテマラ，ホンジュラス，インド，イスラエル，ケニア，メキシコ，ニュージーランド，ニカラグア，ノルウェー，フィリピン，ポルトガル，南アフリカ，北朝鮮，スペイン，ウガンダ，米国，ジンバブエなど多数の国々が挙げられる[4, 7, 8, 22, 24, 34, 38, 40-57]。

身体的虐待

　虐待やネグレクトを受け，医学的介入や社会的介入を要する子どもは，世界で約4,000万人いると推定されている[2]。米国では2006年に，77万7,000人の子どもが虐待やネグレクトの被害を受けており，そのうち14万2,000名が身体的虐待の被害を受けていたことが確認されており，頻度としては子ども10万人あたり1.9人であった。児童虐待は30年以上前から通告が義務付けられてはいるものの，統計的に確認される数字は，実際の虐待と比べて過小評価であることは，まず間違いない。1995年のGallup社（世論調査会社）は，全米からサンプル抽出した親に対し，過去1年間に自分の子に対して行ったしつけについて，質問を行っている。この研究

では，虐待を「子どもの尻以外の部分を物で打つ」，「蹴る」，「なぐる」，「ナイフまたは銃で脅す」ことと定義した場合に，子ども1,000人あたり49人の割合で虐待が発生していた，と報告されている。この調査と，2002年に2つの州で無作為抽出法により実施されたもう一つの同種の調査から虐待であると確認された実数と，親が報告した虐待との間には，20倍超の開きがあることが判明している[22, 27]。

　国際的な研究からは，身体的虐待の頻度は低所得国や中所得国の方がより高いことが示唆されている。エジプトで実施されたある横断的研究では，エジプトにおける虐待は，殴打や骨折の割合が高いと報告されている。被虐待児のうち，37％の子どもが殴られたり縛られたりした子どもであり，このうち26％の子どもは骨折・意識喪失・後遺症などの傷害が生じていた，とのことである[24]。韓国で行われたある研究では，小学4-5年生1,000人中69人が，激しい暴力（この研究では，1カ月に2回以上蹴る，殴る，咬みつく，投げる，ナイフまたは銃で脅す，と定義されていた）を受けていた，と報告されている[34]。児童相談所への通告は子ども自身からの場合も多いが，親自身からの通告がより多かった。韓国の親のおよそ3人に2人（67％）は子どもを鞭で打ったことがあり，2人に1人弱（45％）は殴ったり，蹴ったりしていた，とも報告されている[34]。

　東欧からの体罰や虐待に関する研究報告でも，子どもが被害を受ける頻度は同程度と推察されている。例えばルーマニアの子どもたちは，4.6％の割合で，物で叩く，熱傷を負わせる，食べ物を与えないといった激しい身体的虐待を頻繁に受けており，親のほぼ半数（47％）がわが子を「繰り返し何度も」殴っていると回答していたほか，16％の親はわが子を物で殴っていると回答していた[2]。グルジアからの最近の国主体の調査研究では，過去1年間に50％近くの親が，子どもを平手で叩いたり，揺さぶったり，

髪を引っ張ったり耳をつねったりしていた，と報告されている[41]。

性虐待

国により虐待の定義や調査方法や虐待の認定法は，大きなばらつきが存在している。このため，性虐待を含め，特定の類型のマルトリートメントの有病率や発生率を，国家間で比較することは極めて困難であるのが実情である。性虐待に関する研究のほとんどは，北米およびや西欧諸国からなされたものである。ほとんどの事例では，児童相談所に通告されるか，警察に通報されることによって，事例の発生が把握されることとなる[58]。性虐待のケースが，医療機関を受診した際に気付かれることもある。しかし性虐待という虐待は，それを知りうるのは加害者と被害児のみであるということがほとんどであり，このような方法のみで実数を把握することは困難である。米国で行われた，親を対象とした人口ベース研究では，わが子に性虐待をしたことを認めた親は，公式の通告で確認されている頻度の15倍にのぼることが明らかにされている[27]。親を対象として行われた，ある米国の代表的な性虐待の発生数調査では，過去1年間に性虐待の被害を受けた子どもは男女とも1.9%にのぼり，過去一年に区切らず被害を受けたことのある子どもは5.7%にのぼった，と報告されている[22]。公式な通告件数と調査に基づく推定件数との乖離は，通告されていない性虐待がある，性虐待が他の虐待・ネグレクトとして分類されている，性虐待の証拠がないため公式な通告事例として取り扱われていない，児童相談所ではない所で対応されている，などにより生じているものと推察される。ただし，このような調査に基づく推定件数すら，インタビューを受けた親が把握していて，かつ回答を行った性虐待事例が計上されているに過ぎず，実際の発生数に比べて過小であるということが出来る。思春期の子どもや成人から小児期の被害を聞き取った後方視的データからの性虐待の発生割合は，このような調査に基づく推定件数よりもはるかに高い。ただし，研究によっては生涯のどこかで経験した被害データを収集したものもあれば，過去1年に限って発生数を突き止めようとしたものもあり，研究結果同士を比較することにも困難がある。

思春期や成人期の人々を対象とした性虐待の被害歴調査は，世界中で数多く実施されている。任意健康保険の加入者のうち，壮年期成人（n＝17,337）を対象にした米国の大規模研究では，女性の24.7%，男性の16.0%が，（1）性的な部位を触られた，（2）性的な部位を触らされた，（3）口腔・肛門・膣へ挿入被害を受けそうになった（挿入未遂），（4）口腔・肛門・膣へ挿入被害を受けた，のいずれかの性虐待被害を受けたことがあると回答した，と報告されている[59]。全国規模で行われた研究ではないものの，ヨーロッパ・南米・アフリカでも同様の性虐待の疫学調査は行われていて，それらの研究結果と米国の研究の結果は，類似している[2]。ただし，ウガンダ・ケニア・エチオピアのアフリカ3カ国の都市部の若年成人を対象とした最近の調査では，望まぬ性的接触を受けた割合はウガンダで53%，ケニアで44%，エチオピアで42%と，極めて高い頻度であった。このうち挿入を伴う性被害の割合は，ウガンダで43%，エチオピアで30%，ケニアで26%と，驚くほど高い割合であったとのことである[57]。

思春期の子どもを対象とした，性虐待の被害歴に関するサーベイランス調査は，これまでに複数実施されている。思春期の子どもを対象にしたこのような方法は，学校の許可が得られ，校内で行うという協力が得られた場合，より低コストでより高い回答率が得られるという大きな利点がある。多くの国では思春期の子どもを義務教育の対象としているため，学校を通じたサンプリングを行うことで，一般化可能なサンプリングを行うことが容易に実施できるのであ

る。さらに重要な点として，思春期の子どもは被害を受けてからの年月が短いため，性虐待というトラウマ記憶がより正確であり，リコールバイアス（過去の事柄を思い出す場合に生じるバイアス）もより少ないという点が挙げられる。また思春期の子どもが重要なターゲットとなる理由は，子どもたちの受けた被害が最近の国の状況をより強く反映しているという点も挙げられる。例えば，中年女性が20〜40年前に起きた性虐待の報告を行ったとしても，公共施策や被害防止策を変えるべきであるという議論とはなりがたいであろう。性虐待の被害のピークは思春期にあるため[60]，現時点で生じている性虐待被害の実態を評価するためには，思春期の子どもを対象とした調査を行うことが最適であるといえる。

　最近，中国とスウェーデンから，思春期を対象とした性虐待被害歴の調査研究報告がなされている。河南省の研究では，専門学校に在籍する思春期の女子生徒に12項目の質問紙に回答を求めたところ，21.9%の女子生徒が16歳までに何らかの形で性虐待を受けていたことが判明した，と報告されている。この研究では性虐待を「子ども本人が望んでいなかった性的経験」と定義されている。なお，この調査では男子生徒は対象とされていなかった[47]。スウェーデンの研究では，性虐待に関する10項目の質問を含む調査票を用いて，全国規模での大規模サンプリングが行われた。この研究では，強要された性的行為についてのみ質問がなされたが，女児で11.2%，男児で3.2%が，望まぬ性的行為の強要の被害を受けていた，と報告されている[61]。ただしこの研究は，就学していない思春期の子どものみを対象とした研究である点に注意が必要である。スウェーデンでは就学していない思春期の子どもでは，生涯のうちに性虐待の被害を受ける割合は，就学している思春期の子どもの2倍近いとの研究報告もあり，全国的な推定値を算出する際には，その点を補正することは不可欠といえる[61]。ウクライナで実施された，子どもに関するある調査研究では，13歳〜19歳の20%近くが性虐待の被害体験を有していた，と報告されている[20]。ジュネーブで実施された，思春期の子どもに関する調査研究では，性虐待の生涯被害率は女児で34%，男児で11%であったと報告されている[62]。スイスで実施された思春期女児を対象としたまた別の調査では，質問項目が多岐に及ぶことで回答に示唆や誘導が入り込むことを考慮し，質問数を減らし定義の範囲を狭めて回答を求めたところ，性虐待被害の報告はやや少なく，18%であったと報告されている[63]。ただこれらの複数の研究を比較することは，定義が一致していないこと，評価方法が異なること，回答を求めた手順が異なること，サンプリングを行った対象が異なること，などから困難である[64]。

　性虐待に関しての成人の回答と子どもの回答との比較を試みた研究も，いくつか存在している。例えばルーマニアで行われたある研究では，1,500の家庭を対象に調査を行い，成人の回答と子どもの回答との比較を行っているが，子どもの9.1%が性虐待被害を受けたと回答した一方で，わが子に性虐待を行ったとの回答を行った親は0.1%にとどまっていた，と報告されている[2]。子どもと親それぞれに回答を求めるこのような調査を行う上で最も困難なのは，被害を受けた時間と，加害者に関しての回答を求める質問を行うか否かを決定することにある。この研究では，子どもに対して「誰から性虐待を受けたか」についても質問を行っていた。

　成人を対象とした，小児期の性被害の後方視的調査では，男児の性虐待の被害率は1%[65]から19%[50]と報告されている。成人を対象として小児期の性虐待被害歴を調査した国際的研究では，小児期に挿入被害を受ける割合は0.8%[6]，挿入を伴わない被害まで含めると45%[50]と報告されている。1990年代に国際学術誌に報告された研究報告をまとめると，小児期に性被害を

受けた経験をもつ成人の割合は，平均すると女性では19%，男性で7%にのぼる。研究によりその頻度にはばらつきが存在していたが，このようなばらつきは異なる文化圏による性虐待の実際の発生率の差異を表している可能性もあれば，行われた研究の調査方法の差異による可能性もある[64, 66]。

ネグレクト

多文化にまたがってネグレクトの調査を行うことは，何をもってネグレクトと見なすのかを定義づけることが困難であること，対照群をどのように置くのかが困難であること，などから極めて難しいのが実情である。親・政府・地域社会の状況というものへの責任追及という文脈はさておいて，子どもの基本的ニーズが満たされていないことをもってネグレクトとみなしている研究者もいれば，子どもの養育における親の意図的不作為に限定してネグレクトとみなしている研究者もいる[67]。米国においては，ネグレクトは法的には一般に，「親の養育上の不作為により，子どもに害が実際に生じた場合」と定義されている[67]。研究者の中には，親の養育上の不作為により子どもに損傷が生じた場合，ネグレクトではなく，虐待と定義しているものもいる[9, 25, 68, 69]。

子どもが環境中の有害物質にさらされることや，戦争という状況下に置かれるなどの社会的要件というのは，親の養育上の不作為に比べ，より子どもを危険にさらす可能性がある[69]。定義にばらつきがある上に，その他の類型の虐待に比べてネグレクトの研究自体あまり積極的になされていないため，この問題の世界的な傾向について推定することは困難なのが実情である。ケニアでは，「一般的に子どもへの虐待とは何を指すのか」と成人に尋ねた場合，遺棄やネグレクトと回答する者が多い，と報告されている[68]。米国では，不適切養育（マルトリートメント）として通告された事例の60%がネグレクトであ

り，ネグレクトの頻度は子ども1,000人あたり7人と報告されている[70]。

心理的虐待

文化的要因というものは，親がしつけを行う際に，心理的に子どもに有害となりうる方法を取るのかや，そのようなしつけを行う頻度に影響を及ぼすものである。ただし心理的虐待自体は，子どもの状況や年齢によってその意味合いが大きく異なってしまうために，定義づけることが極めて困難である。子どものしつけに関する国際的調査からは，親が子どもに対し叫んだりわめいたりすることは，多くの国々（80%超）で一般的に行われていたことが明らかになっている[41, 56]。親が子どもを罵ったり，悪態をついたりすることも広く行われており，そのようなことを行う頻度が最も低かった国でも，15%の親がそのようなことを子どもに行っていた，と報告されている[56]。一方，子どもに「捨てるぞ」との脅しを行ったり，屋外に閉め出したりする親の割合は，国によって大きな開きがあったとのことである[56]。

心理的虐待の実態を理解し，その効果的な防止方法や，効果的な介入方法を開発することは，国際的にも未解決の非常に重要な課題である。親が子どもを脅すことが一般的ではない国では，友人が友人の母親から罵倒を受けている状況を目撃した場合に，それが心的外傷体験になってしまう可能性も十分に考えられる。

環境的要因

虐待の発生というものは，家族間や地域社会間での社会的交流の状況と連関している。環境理論（ecological theory）というのは，マルトリートの発生を説明するモデルとして最も広く受け入れられているものである[3, 17, 71, 72]。このモデルでは虐待の発生に寄与する要因として，（1）子どもの特徴，（2）養育者と家族の特徴，

（3）地域社会の特徴，（4）所属する社会の社会的・経済的・文化的特徴，の4つが挙げられている。これらの要因が相互作用することにより，虐待に至る場合もあれば，虐待に至らず踏みとどまる場合もある。以下のセクションではこれら4つの要因について言及する。これら各要因は，少なくとも1つ以上の研究で，虐待・ネグレクトとの発生との繋がりが明確化している。ただしこれらの各要因は，虐待・ネグレクトの発生と統計的な関係性は明らになってはいるものの，このような要因があれば確実に虐待・ネグレクトが発生するわけではないという点に注意していただきたい[13]。

子ども側の要因

子どもの年齢の低さというのは，どの文化圏にも共通する身体的虐待のリスク因子であり[7, 24, 67, 73]，致死的虐待事例はあらゆる文化圏で乳幼児期に最も頻度が高い[5, 29, 32, 36]。ただ，各類型の虐待事例のピーク年齢というものは，国や文化により若干のばらつきがある。例えば米国では，身体的虐待は6〜12歳の子どもに最も多く，インドでも同様に6〜11歳に多いと報告されている。一方で中国では，身体的虐待のピークは3〜6歳にあると報告されている[55, 74]。また性虐待は，どの国でも思春期に最も頻度が高いことが判明している[22, 23, 66, 75]。

虐待の類型によっては，性別というものもリスク要因となりうる。一般的に女児は世界的にみれば，乳児期に殺害されるリスクが高く，性虐待を受けるリスクが高く，売春などの性的搾取の被害を受けるリスクが高く，教育を受けさせてもらえなかったり，栄養を与えられなかったりするネグレクトの被害を受けるリスクが高い。一方で男児は，米国ではAHT（虐待による頭部外傷）を受けるリスクが高く，激しい体罰を受けるリスクも高いことが判明している[13, 22, 26, 32]。

虐待のピーク年齢が国によって異なる理由や，子どもの性別によって虐待類型別に発生頻度が明確に異なる理由に関しては，まだ十分に検討がなされているわけではない。一部には，育児規範の違い，しつけ方法の違い，利用可能なリソースの違い，育児への親族の協力の得られるパターンの違いというものが関与していると推察される。文化によって女性の役割や価値が異なっていることも，性虐待や女児殺しの割合に影響を及ぼしている可能性がある。

養育者や家族の要因

加害親の性別に関する研究は，様々な国々で様々なタイプの研究がなされてきた。厳しい体罰を行う加害親は一般に母親が多く[22, 51, 52, 55]，身体的虐待を行った加害者は母親やその他の女性養育者が多いとの研究報告は数多い[76]。ほとんどの国々では，子育てに関する役割は母親が主に担うことが多く，それ故にしつけや養育に関する責任は母親が担っていることがほとんどである。子どもと一緒にいる時間が最も長いのも女性である。米国では，両親が揃っている家庭の母親と比較して，母子家庭の母親の方が，厳しい体罰を加えていると自己報告する頻度が高い傾向にある。一方で，重度の損傷を引き起こすような身体的虐待を行うのは，父親に多いとされている[77-79]。父親が子どもに重度の損傷を負わせるリスクが高いのは，男性のふるまいやしつけ方法によるものではなく，単に力の強さの問題であると推察されている。性虐待の加害者は，被害児の性別に関係なく，圧倒的に男性が多い[6, 8, 13, 23, 25, 46, 48, 57, 66, 80, 81]。女児が被害者の場合に，加害者が男性の割合は，92.0%[48]〜99.2%[46]と報告されている。一方，男児が被害者の場合に，加害者が男性の割合は，63.2%[82]〜85.7%[46, 48]と報告されている。

幼少時に虐待を受けた生育歴のある親は，わが子を虐待するリスクが高いことが判明している[13, 73, 76, 78, 83-85]。家族間暴力の存在と子ども虐待とは，いずれも環境リスク要因に数多くの共通項があり，極めて強い相関があることも分かっ

ている。コロンビア，中国，エジプト，フィジー，インド，メキシコ，および米国など，数多くの国で家族間暴力の存在は虐待のリスク要因であると報告されている[5, 24, 52, 53, 78, 86, 87]。虐待の被害児の家庭の実に半数に，家族間暴力の問題が同時に存在しているとも報告されている[37, 87]。多くの国々で，研究的な側面からも，政策論議の側面からも，家族間暴力の問題と子ども虐待との関係性についての関心が高まっている。虐待と家族間暴力の両方にさらされている子どもが受ける影響を理解するためには，今後もさらなる研究を積み重ねていく必要がある[88-90]。

支援が少なくストレスの大きい生活をしている親に養育されている子どもは，虐待を受けるリスクが高くなる[67, 72, 76, 91-93]。母親に精神的な問題，特に抑うつがある場合には，子どもが虐待を受けるリスクが高くなる[92-94]。親やその他の同居者に薬物乱用の問題のある子どもも，虐待を受けるリスクが高い[2, 13, 17, 52, 68, 76, 78, 94, 95]。家庭内の人口密度が高い子どもも，虐待を受けるリスクが高いことも判明している[24, 53, 76]。母親の精神的な問題，家庭内の薬物乱用，貧困，教育水準の低さ，家庭内の人口密度の高さなどのリスク要因はそれぞれ密接に連関しており，これらの要因が異なる文化圏でそれぞれどのような働きをしているのかを理解するためには，今後もさらに研究が行われていく必要がある。

地域社会の要因

貧困はあらゆる文化において，あらゆる類型のマルトリートメントの強力なリスク要因である[21, 46, 49, 52, 64, 66-68, 72, 74, 96-98]。ただし例外的に，都市部の高所得世帯では身体的虐待の発生する比率が高いとの研究報告も存在している[7, 51]。米国のある研究では，年収1万ドル未満の最貧層の世帯は，年収5万ドルを超える所得の世帯に比べて，身体的虐待や性虐待の発生する割合がおよそ3倍にのぼることが明らかにされている[74]。

高所得国で実施された2つの研究では，近所同士のつながりが強いことと，社会資本が充実していることは，マルトリートメント発生の防御因子であることが明確に示されている[98, 99]。社会資本の少ない地域の子どもでは，行動上の問題や心理的な問題を抱える割合が高いとの報告もある[91]。社会資本の一要素であるソーシャルネットワークも，マルトリートメント発生の防御因子であることが判明している[18, 19, 100]。

社会的要因

社会レベルでのマルトリートメントのリスク要因というものは重要であるが複雑な問題である。マルトリートメントの発生に関与する社会的な要因としては，教育，児童支援，児童労働，虐待の通告を義務化している法律，体罰に関する法律，刑事司法制度，子どもの価値と役割（特に女児），国の医療制度，家庭訪問サービス，医療者のマルトリートメントに関するトレーニングレベル，社会的な対立状況，戦争，などが挙げられる[1]。これらの要因は，虐待を理解しそれを予防するための環境理論に適合するものであるものの，これらの要因の中には，ほとんどの国で虐待との関連という観点からは検討されていないものもある[71, 100]。このような社会的要因の影響につき検討するためには，同一の尺度や定義を用いた，包括的な比較研究を行う必要がある。社会的要因には，家庭訪問や医療の利用しやすさといった親の育児能力強化につながるものもあれば，医療や教育の未整備など親の育児能力を低下させるものもある[1]。育児をしやすくし，家族の支援を強化するためには，社会的施策の変化の影響につき評価するための研究は不可欠である。社会施策の一例として，一部の国では，子どものいる家庭に子ども手当を支給したり，税額控除したりするといった方法を採用している。積極的な避妊施策の影響についても，今後さらなる研究が必要である。周産期に家庭訪問プログラムを行うという施策は，親に重要な支援や教育を提供する機会となる。

一部の家庭訪問プログラムは，無作為対照化研究（RCT）によって，子どもや家族の生活の質を改善するという重要な成果に加えて，虐待・ネグレクトの予防効果があることが示されている[101-103]。国際的な比較研究は，社会的背景が虐待のリスクをどのように増減させるかを探る方法として，最も説得力がある研究ということが出来る。

医療者への虐待に関する教育

　世界を見渡しても，虐待の事例を見極める技術も意思もない医療者は多い。米国は，子ども虐待という問題を認識することに関しては，他国に比べて比較的歴史が長いが，医療者が子ども虐待に立ち向かう準備が万全かといえばそうとも限らず，虐待対応に戸惑いを感じている医療者は決して少なくない。米国の医学部を調査したある研究では，米国内の医学部のほとんど（95％）は，卒前教育カリキュラムに子ども虐待に関する教育を盛り込んでいるが，子ども虐待に費やす講義時間の中央値は2時間に過ぎず，さらに実際に2時間の講義に参加し，子ども虐待の演習のレポート提出を行った学生は80％に過ぎなかった，と報告されている[104]。虐待を認識することの複雑さを鑑みれば，米国の医学生のほとんどがこの過酷な任務に十分に備えているとは言い難いことは明らかである。この準備不足をさらに裏付ける証拠として，最近実施された小児科医を対象とした調査で，「虐待について法廷で証言することは困難である」という回答は50％を占めており，「自らの専門家としての役割の一部として，子ども虐待の診断・治療に十分対応できる」という回答は30％に過ぎなかった，と報告されている[105]。最近の研究では，性虐待を示唆する医学的所見の解釈について，医師間での合致性が極めて低いことが示されており，またAHT（虐待による頭部外傷）は高い割合で誤診されている，ということが報告されている[77, 105]。同じく，また別の2つの研究では，虐待の臨床的シナリオの解釈において，一般医と子ども虐待専門医との間には，大きな開きがあることが明らかになっている[106, 107]。国際的な臨床疫学ネットワークに参加している低所得国や中所得国の医学部27カ所からの報告では，この問題は米国以外の地域ではより深刻な状態であるということが出来る。このネットワークには，アジア，アフリカ，南米などから名だたる医学部が参加しているが，子ども虐待が正式な医学部の講義の中で取り扱われている所は，ほとんどない。トルコからのある研究報告では，「全国会議の場で『きわめて稀な，社会的で非医学的な虐待という問題に，不必要に時間を費やすことなど言語道断である』と憤慨する小児科医もいた」と記載されている[37]。

　医師をはじめとする医療者は，説明困難な損傷をきたした子どもや，心理的な困難を抱えた子どもを診察した際に，虐待の可能性を考慮することが出来るよう，トレーニングを受けている必要がある。医療者は，子どもの発達段階を考慮したうえで親の語った病歴を解釈する必要や，子ども虐待の徴候や症状を認識し，虐待が疑われるか否かの判断を行う必要がある。虐待の医学的診断を行うためには，感度も特異度も高く上げなければならない。医療者の診断の感度が低いために，現に起きている虐待を見逃した場合，取り返しのつかない事態が生じかねず，最悪の場合，その子どもは死に至る。一方で医療者の診断の特異度が低いために，虐待ではない事例を虐待と診断した場合，家族にも子どもにも負担を与えることになり，子どもが必要性がないのにもかかわらず家庭から引き離される可能性もあり，法的にも社会的にも余分なコストが発生することとなってしまう[108]。児童相談所などの行政機関は，身体的損傷の虐待の可能性に関する医学的診断を行う立場にはなく，診断に関しては医療者の専門性に頼るしかない。医師が虐待である事例を誤診したり，診断を付けたりしたがらない場合，子どもを保護するた

第67章　子どものマルトリートメントに関する国際的課題　**1027**

めの社会的対応には多くの困難性が生じること
となってしまう。現時点での研究報告からは，
虐待対応のための一般医師の備えというものは
全く不十分であると言わざるを得ない [37, 104]。

今後の研究の展望

　子ども虐待に関する研究報告は，そのほとん
どは欧米諸国の専門誌で発表されていたため，
虐待は西洋の問題であると言及する専門家もい
た。しかし本章で提示した各種のデータからは，
この問題が低所得国や中所得国にも厳然として
存在しているどころか，むしろこれらの国々で
より深刻な状況にあることが示唆される。子ど
も虐待というのは，大規模な根絶プログラムが
整備されてきたような各種の感染症よりも，は
るかに世界中で蔓延している問題であることは
データからも明らかである。子どもの虐待・ネ
グレクトの問題というのは，子ども人口1,000
人あたり数例という限られた問題では決してな
い。虐待・ネグレクトが人々に影響を及ぼして
いる割合というのははるかに高く，社会的なコ
ストも甚大である。子どもの虐待・ネグレクト
は広く蔓延する深刻な世界規模の健康問題であ
り，この問題の影響を受けていない社会は存在
しない。

　ある特定の国の虐待・ネグレクトに関する
データを探す場合，子どもに対すると暴力に関
する国連事務総長報告書や，国際子ども虐待防
止学会（http://www.ispcan.org）発行の定期報
告書を調べるとよい。1996年に，当時の国連事
務総長は，先に国連が報告した「子どもに対す
る戦争に関する調査報告書」と同様の手法を用
いて，家庭や学校における子どもへの暴力につ
いて，世界的な研究が必要であると提起した。
ブラジルのパウロピニェイロ教授がこの研究の
責任者に指名され，ジュネーブに事務局が設置
され，2002年まで調査が続けられた。報告書は
2006年10月に公開され，インターネットから

も無料で閲覧可能である [1]。この報告書では，
「この問題に関しては継続した研究が求められ，
世界各国におけるこの問題の広がりやその状況
に関して，よりよいデータを収取する必要があ
る」との提言が行われている。また「この問題
の広がりを評価し，子どもに対しての政策や施
策を変更した場合の影響を適切にモニタリング
するためには，評価する方法論をより良いもの
とするための労力や，適切なサーベイランスを
行うための労力を惜しまないようにしなければ
ならない」，とも提言されている [1]。

　世界各国のマルトリートメントの状況をより
よく理解するためには，共通の定義や尺度を
改善して，調査を行う必要がある。国連の報
告書を受ける形で，国際子ども虐待防止学会
（ISPCAN）は，国連の児童緊急基金を用いた共
同研究として，親からの虐待を受けている子ど
もの割合，若年成人や別の子どもか他の暴力被
害を受けている子どもの割合につき，3種類の
新たな調査研究手法を開発し [109-111]，実地に各
国で調査が実施された [40, 41, 57]。この調査の報告
書でも，「子ども虐待を認識し，しかるべき対応
をとるためには，世界各国の医学部が，卒前教
育をもっと改善する必要がある」と提言されて
いる [1]。

　「多くの国々で，ほとんどの医療者が子ども虐
待を認識することができない」という国連事務
総長報告書の内容は，まさしくその通りである。
政府や学術集団は，虐待の疫学についてしっか
りと認識していなければならない。今後も効果
的な介入戦略を構築し，普及させていくための
努力を継続する必要がある。虐待施策は，虐待・
ネグレクトが発生する前，発生している最中，
発生後のいずれの段階に応じて，子ども・養育
者・環境に直接的に働きかけるものでなくては
ならない。医療者は，虐待・ネグレクトを認識
するための方法を学ばなくてはならない。医学・
心理学・教育学・社会福祉学・公衆衛生学を専
門とする多くの学部は，子ども虐待を減らし撲

減するための，全世界的な努力を実らせるための極めて重要な教育の場として，この分野に関するトレーニングをカリキュラムに取り入れなければならない。

文献

1. Pinheiro PS: World Report on Violence Against Children. United Nations, Geneva, 2006. Available at https://www.unicef.org/violencestudy/I.%20World%20Report%20on%20Violence%20against%20Children.pdf. Accessed on December 23, 2008.
2. Krug EG, Dahlberg LL, Mercy JA, et al (eds): *World Report on Violence and Health.* World Health Organization, Geneva, 2002.
3. Ten Bensel RW, Radbill S: The history of child abuse. *In:* Helfer ME, Kempe RS, Krugman RD (eds): *The Battered Child.* University of Chicago Press, Chicago, 1997.
4. Bendixen M, Muus KM, Schei B: The impact of child sexual abuse—a study of a random sample of Norwegian students. *Child Abuse Negl* 1994;18:837-847.
5. Adinkrah M: Maternal infanticides in Fiji. *Child Abuse Negl* 2000;24:1543-1555.
6. Choquet M, Darves-Bornoz JM, Ledoux S, et al: Self-reported health and behavioral problems among adolescent victims of rape in France: results of a cross-sectional survey. *Child Abuse Negl* 1997;21:823-832.
7. Ketsela T, Kebede D: Physical punishment of elementary school children in urban and rural communities in Ethiopia. *Ethiop Med J* 1997;35:23-33.
8. Krugman S, Mata L, Krugman R: Sexual abuse and corporal punishment during childhood: a pilot retrospective survey of university students in Costa Rica. *Pediatrics* 1992;90:157-161.
9. Sumba RO, Bwibo NO: Child battering in Nairobi, Kenya. *East Afr Med J* 1993;70:688-692.
10. Felitti VJ, Anda RF, Nordenberg D, et al: Relationship of childhood abuse and household dysfunction to many of the leading causes of death in adults. The Adverse Childhood Experiences (ACE) Study. *Am J Prev Med* 1998;14:245-258.
11. Anda RF, Croft JB, Felitti VJ, et al: Adverse childhood experiences and smoking during adolescence and adulthood. *JAMA* 1999;282:1652-1658.
12. Dietz PM, Spitz AM, Anda RF, et al: Unintended pregnancy among adult women exposed to abuse or household dysfunction during their childhood. *JAMA* 1999;282:1359-1364.
13. National Research Council: *Understanding Child Maltreatment.* National Academy of Sciences Press, Washington, DC, 1993.
14. Acik Y, Deveci SE, Oral R: Level of knowledge and attitude of primary care physicians in Eastern Anatolian cities in relation to child abuse and neglect. *Prev Med* 2004;39:791-797.
15. Al-Moosa A, Al-Shaiji J, Al-Fadhli A, et al: Pediatricians' knowledge, attitudes and experience regarding child maltreatment in Kuwait. *Child Abuse Negl*

2003;27:1161-1178.
16. Global Initiative to End Corporal Punishment of all Children. States with full abolition. Available at: http://www.endcorporalpunishment.org. Accessed on September 1, 2008.
17. Report of the Consultation on Child Abuse Prevention. World Health Organization, Geneva, 1999.
18. Korbin JE, Coulton CJ, Lindstrom-Ufuti H, et al: Neighborhood views on the definition and etiology of child maltreatment. *Child Abuse Negl* 2000;24:1509-1527.
19. Korbin JE: Cross-cultural perspectives and research directions for the 21st century. *Child Abuse Negl* 1991;15:67-77.
20. Facchin P, Barbieri E, Boin F, et al: *European Strategies on Child Protection.* University of Padua, Padua, Italy, 1998.
21. Hiatt S, Miyoshi TJ, Fryer GE, et al: *World Perspectives on Child Abuse: the Third International Resource Book.* Kempe Children's Center, Denver, 1998.
22. Straus MA, Hamby SL, Finkelhor D, et al: Identification of child maltreatment with the Parent-Child Conflict Tactics Scales: development and psychometric data for a national sample of American parents. *Child Abuse Negl* 1998;22:249-270.
23. Madu SN, Peltzer K: Risk factors and child sexual abuse among secondary school students in the Northern Province (South Africa). *Child Abuse Negl* 2000;24:259-268.
24. Youssef RM, Attia MS, Kamel MI: Children experiencing violence. I: Parental use of corporal punishment. *Child Abuse Negl* 1998;22:959-973.
25. Menick DM: [Problems of child sexual abuse in Africa or the imbroglio of a double paradox: the example of Cameroon]. *Child Abuse Negl* 2001; 25:109-121.
26. Keenan HT, Runyan DK, Marshall SW, et al: A population-based study of inflicted traumatic brain injury in young children. *JAMA* 2003;290:621-626.
27. Theodore AD, Chang JJ, Runyan DK, et al: Epidemiologic features of the physical and sexual maltreatment of children in the Carolinas. *Pediatrics* 2005;115:e331-337.
28. Runyan DK: The challenges of assessing the incidence of inflicted traumatic brain injury: a world perspective. *Am J Prev Med* 2008;34:S112-S115.
29. Kotch JB, Chalmers DJ, Fanslow JL, et al: Morbidity and death due to child abuse in New Zealand. *Child Abuse Negl* 1993;17:233-247.
30. Meadow R. Unnatural sudden infant death. *Arch Dis Child* 1999;80:7-14.
31. Alexander RC, Levitt CJ, Smith WL: Abusive head trauma. *In:* Reece RM, Ludwig S (eds): *Child Abuse: Medical Diagnosis and Management,* ed 2. Lippincott, Williams & Wilkins, Philadelphia, 2001, pp 47-80.
32. Kirschner RH, Wilson H: Pathology of fatal child abuse. *In:* Reece RM, Ludwig S (eds): *Child Abuse: Medical Diagnosis and Management,* ed 2. Lippincott, Williams & Wilkins, Philadelphia, 2001, pp 467-516.
33. Reece RM, Krous HF: Fatal child abuse and sudden infant death syndrome. *In:* Reece RM, Ludwig S (eds): *Child Abuse: Medical Diagnosis and Management,* ed 2. Lippincott, Williams & Wilkins, Philadelphia, 2001, pp 517-544.

34. Hahm HC, Guterman NB: The emerging problem of physical child abuse in South Korea. *Child Maltreat* 2001;6:169-179.
35. Larner M, Halpren B, Harkavy O: *Fair Start for Children: Lessons Learned from Seven Demonstrations.* Yale University Press, New Haven, CT, 1992.
36. Menick DM: [Psychosocial aspects of infanticide in black Africa: the case of Senegal]. *Child Abuse Negl* 2000;24:1557-1565.
37. Oral R, Can D, Kaplan S, et al: Child abuse in Turkey: an experience in overcoming denial and a description of 50 cases. *Child Abuse Negl* 2001;25:279-290.
38. Schein M, Biderman A, Baras M, et al: The prevalence of a history of child sexual abuse among adults visiting family practitioners in Israel. *Child Abuse Negl* 2000;24:667-675.
39. Shalhoub-Kevorkian N: The politics of disclosing female sexual abuse: a case study of Palestinian society. *Child Abuse Negl* 1999;23:1275-1293.
40. Zolotor AJ, Saralidze L, Goguadze N, et al: Violence to Children in Schools Perpetrated by Adults: A National Study in Georgia. *In:* Daro D (ed): *World Perspectives on Child Abuse.* International Society for the Prevention of Child Abuse and Neglect (ISPCAN) and United Nations' International Children's Emergency Fund (UNICEF), Chicago, 2008.
41. Lynch MA, Saralidze L, Goguadze N, et al: The national study on violence against children in Georgia: the nature and extent of violence experiences by children in the home. *In:* Daro D (ed): *World Perspectives on Child Abuse.* International Society for the Prevention of Child Abuse and Neglect (ISPCAN) and United Nations' International Children's Emergency Fund (UNICEF), Chicago, 2008.
42. Speizer IS, Goodwin M, Whittle L, et al: Dimensions of child sexual abuse before age 15 in three Central American countries: Honduras, El Salvador, and Guatemala. *Child Abuse Negl* 2008;32:455-462.
43. Fanslow JL, Robinson EM, Crengle S, et al: Prevalence of child sexual abuse reported by a cross-sectional sample of New Zealand women. *Child Abuse Negl* 2007;31:935-945.
44. Machado C, Goncalves M, Matos M, et al: Child and partner abuse: self-reported prevalence and attitudes in the north of Portugal. *Child Abuse Negl* 2007;31:657-670.
45. Pereda N, Forns M: [Prevalence and characteristics of child sexual abuse among spanish university students]. *Child Abuse Negl* 2007;31:417-426.
46. Barthauer LM, Leventhal JM: Prevalence and effects of child sexual abuse in a poor, rural community in El Salvador: a retrospective study of women after 12 years of civil war. *Child Abuse Negl* 1999;23:1117-1126.
47. Chen J, Dunne MP, Han P: Child sexual abuse in Henan province, China: associations with sadness, suicidality, and risk behaviors among adolescent girls. *J Adolesc Health* 2006;38:544-549.
48. Fergusson DM, Lynskey MT, Horwood LJ, et al: Childhood sexual abuse and psychiatric disorder in young adulthood: I. Prevalence of sexual abuse

and factors associated with sexual abuse. *J Am Acad Child Adolesc Psychiatry* 1996;35:1355-1364.
49. Frias-Armenta M, McCloskey LA: Determinants of harsh parenting. *J Abnorm Child Psychol* 1998;26:129-139.
50. Goldman JD, Padayachi UK: The prevalence and nature of child sexual abuse in Queensland, Australia. *Child Abuse Negl* 1997;21:489-498.
51. Hassan F, Refaat A, El-Sayed, H, et al: Disciplinary practices and child maltreatment among Egyptian families in an urban area in Ismailia. *Egypt J Psychiatry* 1999;22:177-193.
52. Hunter WM, Jain D, Sadowski LS, et al: Risk factors for severe child discipline practices in rural India. *J Pediatr Psychol* 2000;25:435-447.
53. Kim DH, Kim KI, Park YC, et al: Children's experience of violence in China and Korea: a transcultural study. *Child Abuse Negl* 2000;24:1163-1173.
54. Shumba A: Epidemiology and etiology of reported cases of child physical abuse in Zimbabwean primary schools. *Child Abuse Negl* 2001;25:265-277.
55. Tang CS: The rate of physical child abuse in Chinese families: a community survey in Hong Kong. *Child Abuse Negl* 1998;22:381-391.
56. Runyan DK, Shankara V, Hassan F, et al: International variations in harsh child discipline. Accepted for publication, *Pediatrics.*
57. Stavropoulos J: *Violence Against Girls in Africa: A Retrospective Survey in Ethiopia, Kenya and Uganda.* African Child Policy Forum, Addis Ababa, 2006.
58. World Perspectives on Child Abuse and Neglect: an International Research Book, ed 8. International Society for the Prevention of Child Abuse and Neglect, Chicago, 2008.
59. Dube SR, Anda RF, Felitti VJ, et al: Childhood abuse, household dysfunction, and the risk of attempted suicide throughout the life span: findings from the Adverse Childhood Experiences Study. *JAMA* 2001;286:3089-3096.
60. Finkelhor D, Moore D, Hamby SL, et al: Sexually abused children in a national survey of parents: methodological issues. *Child Abuse Negl* 1997;21:1-9.
61. Edgardh K, Ormstad K: Prevalence and characteristics of sexual abuse in a national sample of Swedish seventeen-year-old boys and girls. *Acta Paediatr* 2000;89:310-319.
62. Halperin DS, Bouvier P, Jaffe PD, et al: Prevalence of sexual abuse among adolescents in Geneva: results of a cross sectional survey. *Br Med J* 1996;312:1326-1329.
63. Tschumper A, Narring F, Meier C, et al: Sexual victimization in adolescent girls (age 15-20 years) enrolled in post-mandatory schools or professional training programmes in Switzerland. *Acta Paediatr* 1998;87:212-217.
64. Finkelhor D: The international epidemiology of child sexual abuse. *Child Abuse Negl* 1994;18:409-417.
65. Pedersen W, Skrondal A: Alcohol and sexual victimization: a longitudinal study of Norwegian girls. *Addiction* 1996;91:565-581.
66. Finkelhor D: *A Sourcebook on Child Sexual Abuse.* Sage, Thousand Oaks, CA, 1986.
67. Dubowitz H, Black MM: Child Neglect. *In:* Reece

RM, Ludwig S (eds): *Child Abuse: Medical Diagnosis and Management*, ed 2. Lippincott, Williams & Wilkins, Philadelphia, 2001, pp 339-363.

68. African Network for the Prevention and Protection Against Child Abuse and Neglect (ANPPCAN): *Awareness and Views Regarding Child Abuse and Child Rights in Selected Communities in Kenya*. ANPPCAN, Nairobi, Kenya, 2000.

69. Wolfe DA: *Child Abuse: Implications for Child Development and Psychopathology*, ed 2. Sage, Thousand Oaks, CA, 1999.

70. Children's Bureau: *Child Maltreatment 2006*. U.S. Department of Health and Human Services, Washington, DC, 2008.

71. Belsky J: Etiology of child maltreatment: a developmental-ecological analysis. *Psychol Bull* 1993;114:413-434.

72. National Research Council: *The Future of Public Health*. National Academy of Sciences Press, Washington, DC, 1988.

73. Hunter RS, Kilstrom N, Kraybill EN, et al: Antecedents of child abuse and neglect in premature infants: a prospective study in a newborn intensive care unit. *Pediatrics* 1978;61:629-635.

74. Straus MA, Hamby SL: Measuring physical and psychological maltreatment of children with the conflict tactics scale. *In:* Kantor GK, Jasinski JL (eds): *Out of the Darkness: Contemporary Perspectives on Family Violence*. Sage Publications, Thousand Oaks, CA, 1997.

75. Olsson A, Ellsberg M, Berglund S, et al: Sexual abuse during childhood and adolescence among Nicaraguan men and women: a population-based anonymous survey. *Child Abuse Negl* 2000;24:1579-1589.

76. Tadele G, Tefera D, Nasir E: *Family Violence Against Children in Addis Ababa*. African Network for the Prevention of and Protection Against Child Abuse and Neglect, Ethiopan Chapter, Addis Ababa, 1999.

77. Jenny C, Hymel KP, Ritzen A, et al: Analysis of missed cases of abusive head trauma. *JAMA* 1999;281:621-626.

78. Klevens J, Bayon MC, Sierra M: Risk factors and context of men who physically abuse in Bogota, Colombia. *Child Abuse Negl* 2000;24:323-332.

79. Starling SP, Holden JR: Perpetrators of abusive head trauma: a comparison of two geographic populations. *South Med J* 2000;93:463-465.

80. MacIntyre D, Carr A: The epidemiology of child sexual abuse. *J Child Centered Pract* 1999;6:57-86.

81. Levesque RJR: *Sexual Abuse of Children: A Human Rights Perspective*. Indiana University Press, Bloomington, IN, 1999.

82. Briere JN, Elliott DM: Immediate and long-term impacts of child sexual abuse. *Future Child* 1994;4:54-69.

83. Egeland B: A history of abuse is a major risk factor for abusing the next generation. *In:* Gelles RJ, Loseke DR (eds): *Current Controversies in Family Violence*. Sage Publications, Thousand Oaks, CA, 1993.

84. Ertem IO, Leventhal JM, Dobbs S: Intergenerational continuity of child physical abuse: how good is the evidence? *Lancet* 2000;356:814-819.

85. Gray JD, Cutler CA, Dean JG, et al: Prediction and prevention of child abuse. *Semin Perinatol* 1979;3:85-90.

86. Zolotor AJ, Theodore AD, Coyne-Beasley TC, et al: Intimate partner violence and child maltreatment: overlapping risk. *Brief Treat Crisis Interv* 2007;7:305-321.

87. Appel AE, Holdern GW: The co-occurrence of spouse and physical child abuse: a review and appraisal. *J Fam Psychol* 1998;12:413-434.

88. Casanueva C, Kotch JB, Zolotor A: Intimate partner violence and child abuse and neglect. *In:* Kendall-Tackett KA, Giacomoni SM (eds): *Intimate Partner Violence*. Civic Research Institute, Kingston, NJ, 2007.

89. Lee LC, Kotch JB, Cox CE: Child maltreatment in families experiencing domestic violence. *Violence Vict* 2004;19:573-591.

90. Johnson RM, Kotch JB, Catellier DJ, et al: Adverse behavioral and emotional outcomes from child abuse and witnessed violence. *Child Maltreat* 2002;7:179-186.

91. Runyan DK, Hunter WM, Socolar RR, et al: Children who prosper in unfavorable environments: the relationship to social capital. *Pediatrics* 1998;101:12-18.

92. Cadzow SP, Armstrong KL, Fraser JA: Stressed parents with infants: reassessing physical abuse risk factors. *Child Abuse Negl* 1999;23:845-853.

93. Kotch JB, Browne DC, Dufort V, et al: Predicting child maltreatment in the first 4 years of life from characteristics assessed in the neonatal period. *Child Abuse Negl* 1999;23:305-319.

94. Chaffin M, Kelleher K, Hollenberg J: Onset of physical abuse and neglect: psychiatric, substance abuse, and social risk factors from prospective community data. *Child Abuse Negl* 1996;20:191-203.

95. Cicchinelli LF: *Proceedings of the Symposium on Risk Assessment in Child Protective Services*. National Center on Child Abuse and Neglect, Washington, DC, 1991.

96. de Paul J, Milner JS, Mugica P: Childhood maltreatment, childhood social support, and child abuse potential in a Basque sample. *Child Abuse Negl* 1995;19:907-920.

97. Cawson P, Wattam C, Booker S, et al: *The Prevalence of Child Maltreatment in the UK*. National Society for the Prevention of Cruelty to Children, London, 2000.

98. Zolotor AJ, Runyan DK: Social capital, family violence, and neglect. *Pediatrics* 2006;117:e1124-1131.

99. Vinson T, Baldry E: *The Spatial Clustering of Child Maltreatment: Are Micro-Social Environments Involved?* Australian Institute of Criminology, Canberra, Australia, 1999.

100. Garbarino J, Sherman D: High risk neighborhoods and high risk families: the human ecology of child maltreatment. *Child Dev* 1980;51:188-198.

101. Daro D, McCurdy K, Harding K: *The Role of Home Visiting in Preventing Child Abuse: an Evaluation of the Hawaii Healthy Start Program*. National Committee to Prevent Child Abuse, Chicago, 1998.

102. Olds DL, Eckenrode J, Henderson CR Jr, et al:

第67章 子どものマルトリートメントに関する国際的課題 **1031**

Long-term effects of home visitation on maternal life course and child abuse and neglect. Fifteen-year follow-up of a randomized trial. *JAMA* 1997;278:637-643.

103. Olds DL, Henderson CR, Jr., Chamberlin R, et al: Preventing child abuse and neglect: a randomized trial of nurse home visitation. *Pediatrics* 1986;78:65-78.

104. Alpert EJ, Tonkin AE, Seeherman AM, et al: Family violence curricula in U.S. medical schools. *Am J Prev Med* 1998;14:273-282.

105. Theodore AD, Runyan DK: A survey of pediatricians' attitudes and experiences with court in cases of child maltreatment. *Child Abuse Negl* 2006;30:1353-1363.

106. Lane WG, Dubowitz H: What factors affect the identification and reporting of child abuse-related fractures? *Clin Orthop Relat Res* 2007;461:219-225.

107. Laskey AL, Sheridan MJ, Hymel KP: Physicians'

initial forensic impressions of hypothetical cases of pediatric traumatic brain injury. *Child Abuse Negl* 2007;31:329-342.

108. Runyan DK: Prevalence, risk, sensitivity, and specificity: a commentary on the epidemiology of child sexual abuse and the development of a research agenda. *Child Abuse Negl* 1998;22:493-498.

109. Runyan DK, Dunne MP, Zolotor AJ, et al: The development of the international screening tool for child abuse—the ICAST P (parent version). *Child Abuse Negl* 2009;33:826-832.

110. Dunne MP, Zolotor AJ, Runyan DK, et al: ISPCAN child abuse screening tools retrospective version (ICAST R): delphi study and field testing in seven countries. *Child Abuse Negl* 2009;33:815-825.

111. Zolotor AJ, Runyan DK, Dunne MP, et al: ISPCAN child abuse screening tool children's version: instrument development and multi-national pilot testing. *Child Abuse Negl* 2009;33:833-841.

68

効果的な児童福祉システムに
欠かすことが出来ない要件

Thomas L. Dwyer, MA

米国における児童保護施策の歴史

　米国における児童保護サービスの起源は，1874年にさかのぼる。1866年にHenry Berghにより，ニューヨーク市内の動物を人道的に扱うことを目的に，ニューヨーク動物愛護協会が設立された。この協会は主として，19世紀後半のニューヨークの通りで当たり前のように見られていた引き馬などの労働力として利用される家畜を対象として，活動を行っていた[1]。

　それから8年後の1874年に，Mary Ellen Wilsonという女児が，継母であるFrancis Connollyから苛烈な虐待を受けていることが判明し，メソジスト宣教師であったEtta Angell Wheelerの知るところとなった。Ettaらは行政機関にこの問題に介入してもらおうと努力したが全くの徒労に終わり，藁をも掴む思いでHenry Berghに相談が持ち掛けられた。Berghはニューヨーク州高等裁判所にこの事案を提訴し，子どもに危険が差し迫っており，自宅から保護する必要があることについて主張する機会を得ることに成功した。裁判官のAbraham Lawrenceは申立を認め，同日，Mary Ellenは自宅から保護され，法廷に出廷した。法廷でMary Ellenは，Francis Connollyから受けた虐待とネグレクトにつき，戦慄するような証言を行った。その後，彼女は家に帰されることはなく，「身寄りのない

女児の家（Woman's Aid Society and Home for Friendless Girls）」で暮らすこととなった。当時，年少者の問題はすべてニューヨーク州救済矯正局が担当しており，女児はホームレス，孤児，非行少女のいずれかに関係なく，全員が同等に扱われており，Mary Ellenは，その後，入所者のほとんどが非行少女である施設に移されることとなった[2]。

　Etta Wheelerは再び，裁判官のLawrenceとともにEllenを守るため，Henry Berghに相談し，ついにEllenはEtta Wheelerによって養育されることとなった。Ettaは，自身が布教活動をしていたニューヨークのスラムでこの子を養うことを望んでいなかったため，郊外に住む自分の母親のもとへ連れて行った。その後まもなくして，Ettaの母親が体調を崩したため，Mary EllenはEttaの妹夫婦に引き取られ，そこで健やかに成長した。その後，Ellenは健康と幸福に恵まれた状態で，92歳の生涯を終えた。

　初回の聴聞後にMary Ellenが自宅から保護されることとなった当時，Henry Berghが「子どもも動物の一種であり，それゆえにニューヨーク動物虐待防止協会に保護される資格がある」と発言したとの報道が大々的になされた。しかし，実際にはBergh自身はこのような発言をしておらず，「ある者が監禁または拘束されていることと，その者が回復不能の損傷を負わされること

になると考える十分な理由があることが，明確な証拠によって明らかとされた場合には，裁判所などの機関は『人身保護令状』や『移送命令書』を発行し，その者を速やかに救済するとともに，上級裁判所等に提訴し法に則って適切な対応がなされるようにしなくてはならない」という，当時の人身保護法の第65条を引用するなど，より説得力のある論を展開していた[2]。

この議論は幅広く応用が可能なものであったため，その後，虐待やネグレクトの発生している家庭から子どもたちを救うために，幾度となく用いられることとなった。Mary Ellen が保護され証言した法廷を傍聴していたある新聞記者は，そのときのことを，「あのとき私は確かに，子どもの権利の第1章が刻まれた場所にいた」と後に記述している[2]。

同年に，Henry Bergh はニューヨーク児童虐待防止協会（NYSPCC：the New York Society for the Prevention of Cruelty to Children）を創設した。1877年には，ニューヨーク動物愛護協会をはじめとするいくつかの動物権利擁護団体と合併し，アメリカ人道協会が形成された。この協会は今でも，子どもと動物の双方の保護に努めている[1]。

その時以来，米国内の数百万人もの絶望的な状況下にいる子どもたちに対する権利擁護意識が高まっていった。国，州，市町村に至るまで，虐待やネグレクトを受けている子どもたちの存在を意識しはじめたが，実際にそのような子どもに対応するのは，教会や慈善団体であることが一般的であった。このような状況は，政府が社会福祉事業に積極的に取り組み始めたルーズベルト大統領の時代まで，大きくは変わらなかった。1935年の連邦議会で，歴史的といえる社会保障法が可決された[3]。連邦予算が正式に児童福祉事業に割り当てられたのは，この時点が初めてであった。連邦議会は社会保障法を通じて，継続的に児童福祉事業に予算を配分するとともに，予算を拡大するため，社会保障法の改正が

重ねられた。この予算化の中には，親元で安全に暮らすことができない子どものための里親養育に充てられる予算も含まれていた。

1958年の連邦議会での社会保障法のタイトルVの改正では，連邦予算の里親養育に関する拠出の適正化を図るために，各州に対してマッチングファンド[訳注a]の実施を求めることとなった。社会保障法のタイトルVは，1967年に社会保障法のタイトルIV-Bに再編され，「児童福祉事業」と表記されることとなった。1961年の連邦議会では，タイトルV-Aの要扶養児童家庭扶助（AFDC：the Aid to Families with Dependent Children）が拡大され，そこに里親養育への予算が含められることとなった。1969年には，全ての州がこのプログラムに参加することが義務付けられ，1973年までに10万人を超える子どもが，タイトルIV-Aに基づいた予算によって，里親のもとで養育されることとなった[3]。

近代の児童福祉対策

児童保護分野における歴史的な変革が訪れたのは1961年のことであり，この年に C. Henry Kempe 医師が，「被殴打児症候群（The Battered Child Syndrome）」と題した子ども虐待に関するシンポジウムを，米国小児科学会の学術集会中に開催したのである。このシンポジウムの中で，「偶発的」とされていた子どもの損傷の多くが，実際には「殴打」（虐待）によるものであるという現実について語られ，国内外から大きな注目を集めた。この学会やその後に出版された同タイトルの論文を契機に[4]，子どもの虐待・ネグレクトの問題をもっとオープンに扱うべきであるという，要望が生まれることとなった。

児童保護の歴史が次の段階に入ったのは，連邦政府により「児童虐待およびネグレクト

[訳注a] 市民・企業・行政等が資源を持ち合い，より規模の大きい活動を実現させるために共同になって寄付や補助金といった資金を提供しあう制度。

の防止と治療法」（CAPTA：Child Abuse and Neglect Prevention and Treatment Act）が立法化された1974年のことであり，この法律に基づいて，米国子ども虐待ネグレクト対応センター（NCCAN：the National Center on Child Abuse and Neglect）が設立された。CAPTAとNCCANの役割は，養子縁組援助と児童福祉に関する法律（AACWA：Adoption Assistance and Child Welfare Act）という連邦保護法が1980年に可決されたことによって，さらに補強された。この法律はとりわけ里親養育下のなかで子どもに苦しい生活をさせないこと，ならびに（実親の家庭か里親の家庭かに関わらず）あらゆる子どもが安住の場所で生活することが出来なければならない，ということを求めるものであった[5]。

その後，里子達は里親養育の元で依然として苦しい生活を強いられており，十分に守られた状態とは言えない状況を見据え，1994年の連邦議会において「養子縁組と家族の安全に関する法律（ASFA：Adoption and Safe Families Act）」が施行された。この法律は，児童福祉制度を受けている全ての子どもについて，安全・養育の永続性・well-being（健康で幸福であること）を確保するように，全州に求めるものであった。連邦議会はこの他にも，この法律に定める条項を州が確実に遵守するように，保健社会福祉省（DHHS），児童相談所，児童家庭局（ACF：Administration of Children and Families）に対し，各州の児童福祉機関における，法律の履行状況を審査するように求めた。法律を遵守していない州があれば，ACFがその州に対し，「プログラム改善計画（PIP：Program Improvement Plan）」を導入し，安全・養育の永続性・well-beingを以降確実に遵守するように命令がなされることとなった。2000年3月25日に最終規則が承認され，各州の児童福祉機関の審査を，DHHSが具体的にどのように進めるかが明らかになった。DHHSの一部門である児童局（The Children's Bureau）が，児童家庭サービス審査

（CFSR：Child and Family Service Review）をすることとなったのである。CFSRの目標は，州がその児童福祉プログラムを改善するのを援助することである。児童福祉プログラムの質は下記のアウトカム指標によって評価される[6]。

安全性：（1）まずなによりも，子どもが虐待・ネグレクトの被害から守られていること。（2）いつでも可能な限り，家の中が子どもにとって安全な状態に維持されていること。

永続性：（1）子どもにとって，生活状況が安定した状態で維持されていること。（2）家族の関係性やつながりが維持されていること。

Well-being：（1）子どものニーズを満たすだけの能力を家族が有していること。（2）子どもが必要な教育を適宜受けることができていること。（3）子どもが心身の健康に必要なサービスを十分に受けていること。

これらの体系的な7項目の要素は「実質的に遵守されている」か「改善を要する領域が存在している」のいずれかで評価される。児童局はこれらの基準をもって，2002年春に現地評価を開始し，それ以降，全50州のほかコロンビア特別区およびプエルトリコで審査を実施したが，7項目とも完全に遵守されていると判断されたところはひとつもなかった。その結果，各州およびコロンビア特別区とプエルトリコは，PIPを作成し，それぞれ改善が必要であるとされた分野について取り組むように命令が下された[6]。

2007年春には，2度目の評価が開始された。今のところ，この2度目の審査で「全項目遵守」となった州はやはりひとつもなく，再び各州はPIP作成が求められることになると思われる[7]。上記の評価を通じて，有望な児童福祉実務は数多く存在していたものの，モデルとなる児童保護プログラムが考案されていなかったり，効果的な児童保護システムに必要な要素が特定され

ていなかったりすることが明らかとなった，と
報告されている[7]。

効果的な児童福祉対策の組織化

　児童福祉分野の組織が，効果的に機能する21
世紀型の組織であるためには，現場の職員と管
理者がともに，これまで解決できていない積年
の諸問題に，確実に取り組む必要がある。また
児童福祉分野の組織が，より効果的に機能でき
ると期待できる「発展途上にある実践的取り組
み」も積極的に採用していく必要がある。目の
前に立ちはだかる問題や取り組まなければなら
ない問題は多数あるが，とりわけリーダーシッ
プ・職員の離職・燃え尽き・二次的トラウマ・
ケースロード（担当する子どもの件数）・報酬の
問題については，特に重点的に取り組む必要が
ある。

リーダーシップ

　児童福祉分野におけるリーダーシップは，ま
ず州知事が発揮する必要がある。州知事は，児
童福祉機関である児童相談所の果たすべき役割
やそのために行うべきミッションに責任を持ち，
確実に履行するように努めなくてはならない。
そのためには児童相談所に対して十分な予算を
つけ，州議会と協力して子どもに対する政策を
州政府の最優先事項としていかなければならな
い。州知事の取り組みを支援することが可能な
組織や支持者は多いとはいえ，この取り組みは
必ず州知事のリーダーシップのもと実施される
必要がある。子どもには選挙権はなく，児童福
祉制度を利用している子どもの親の多くは投票
をしないことを，政治家はよく知っている。州
知事は，児童福祉の果たすべき役割やそのため
に行うべきミッションの達成を委ねることが出
来る，当該分野での幅広い経験と真のリーダー
シップ能力があり，その地位に申し分ない資質
を備えた児童福祉分野の長を選出しなければな

らない。しかしながら，児童福祉局の局長や理
事は，その資質ではなく，政治的な理由で選出
されることが常態化している。政治的な理由の
みで選ばれた資質に欠くリーダーから利益がも
たらされる分野などどこにもないにもかかわら
ず，とりわけ適切なリーダーシップに子どもの
安全とwell-beingが委ねられている児童福祉の
領域において，特にこの様なことが横行してい
るのである。選出されたリーダーはみな，児童
福祉というのは政治的思惑よりもはるかに優先
されるべきである，ということを正しく認識し
なければならない。

　リーダーシップを発揮すべき問題として，も
う一つ取り組まなければならない大きな課題が
ある。それは，児童相談所における「非難の文
化」の改革である。進行中のケースで痛ましい
出来事が起きた際，メディア・政治指導者・地
域社会は直ちに反応し，非難する誰かを探す，
ということがとても多い。この「非難の文化」
により，児童福祉分野の管理者，現場の実務
者，スーパーバイザー，その他ケースの意思決
定に関与していた職員は，最終的に解雇される
こととなる。この様な文化の中で事案の管理進
行を行うことによって，児童保護に関わる職員
は，「いつこの様な非難に曝されるか分からな
い」という恐怖心の中で意思決定をすることが
多くなってしまう。不正行為や職務怠慢などに
対し責任を追及することは絶対的に正しい。し
かし，たとえ結果が最悪なものであったとして
も，入手しえた情報の中で最善の意思決定を試
みてきた実務者のキャリアを破壊してしまうこ
とは，必ずしも正しいとは言えない。人間の行
動はきわめて予測不能であり，時に人は通常で
は想像できないような恐ろしいことをすること
もある。児童相談所が関わっていた子どもが死
亡した場合には，通常は専門家委員会が選出さ
れ，当該事案の検証が実施されることとなる。
この委員会は，十分な時間をかけて事案を検証
し，意思決定が正しかったのか否かについて熟

慮を重ね，同様の事例の新たな死亡の予防につながる，有益な検証結果を十分盛り込んだ報告書を完成させる。ただし，このような専門家による死亡事例検証の過程というのは，時間も情報も限られた中で極めて重要な意思決定をしなければならない児童福祉実務の現実とは，かけ離れているものであるということを理解しておく必要がある。スタッフがそのような実務の中で，正当かつ妥当な決定を下していたと判断される場合には，たとえ悲劇的な結末を迎えたとしても，リーダーは現場の職員をしっかり支え，サポートする必要があり，それが，「リーダーがリーダーたる所以」である。

職員の離職

　児童福祉分野の公的なソーシャルワークは，ソーシャルワーク実務のなかでも最も難しいものの一つである。児童福祉分野のソーシャルワーカーは，他の分野のソーシャルワーカーと同じく，クライアントの苦しみを軽減することを援助する専門職であるが，他のソーシャルワーク実務とは異なり，児童福祉分野の実務は対立的，敵対的，権威主義的であることが多い。そのため児童福祉職員の離職率は，この分野の専門職の中では最も高く，その割合は他の分野の専門職をはるかにしのいでいる。児童福祉分野における離職率は，年間30％〜40％であると推定されている。この割合は，児童福祉分野の職員全体が3年以内にほとんど入れ替わっていることを意味する。実際ほとんどの州や郡は，有能な職員の補充に苦慮しているとの報告を行っている。児童福祉における離職理由は，取扱い件数が多い・仕事量が多い・給料が少ない・自身の安全が脅かされるリスクがある・研修が不足している・管理者としての負担が大きい・二次的トラウマ・燃え尽き，など数多い。

　児童相談所の福祉司や管理者に対するさらなる圧力として，米国会計検査院（GAO：U.S. General Accounting Office）がある管轄区を対象として行った調査によると，児童福祉司の90％が言葉による脅しを受け，30％が身体的な暴力を受け，13％が武器で脅された経験を有していた，と報告されている[8]。GAOはこの他にも，児童相談所の福祉職員の給料は，教師，スクールソーシャルワーカー，看護師，保健師などの，安全性が高く，保障が手厚い雇用環境の職員の給料を大幅に下回っていたことを明らかにしている。その上，資格を有する職員の補充は常に困難であり，児童福祉分野の管理者が直面する主要な問題のひとつとなっている。これらの結果，児童相談所は子どもの安全性・永続性・well-beingを保障するための体制を整備することができず，児童家庭サービス審査（CFSR）の要件を満たすことが困難な状況下にあるのである[8]。

燃え尽き

　燃え尽きとは，「仕事に関連する強いストレスに対処するために必要な心理的防御機構の破綻」と定義されており[9]，職員が感情的に消耗，疲労したと感じたり，クライアントに心から向き合うことが出来なくなったり，自身の功績や業績を過小評価するようになったりする「症候群」である[9]。燃え尽きは，「職員の離職」のセクションで言及した理由の一部，もしくは全部によって生じる。燃え尽きが生じた職員の多くは，ストレスや感情の消耗の少ない職を求め，この分野から離職していく。燃え尽きても離職しない場合には，その職員が提供する子どもや家族に対するケアの質は著しく低下し，その職員にとっても所属機関にとっても悪影響が広がることとなる。いずれにせよ燃え尽きによって，職員にも所属機関にもクライアントにも甚大な被害が生じることとなる。

　燃え尽きは，児童福祉職員にみられるもう一つの現象である「共感疲労」とも関連している。共感疲労に陥った職員は，自身が担当している子どもや家族に対して，もはや共感することができなくなってしまう[9]。

二次的トラウマ

二次的トラウマとは、「大切な人が経験した、心的外傷を引き起こした出来事を知ることによって起こる、自然な行動的変化や感情の変化であり、その人物を援助したり、援助したいと思ったりすることによって生じる」と定義されている[10]。二次的トラウマは、児童福祉分野の仕事として、常に人が最悪の状況におかれている話を聞き続けることよって引き起こされてしまう。頻度の点でも、クライアントとの心的な距離という点においても、児童福祉職員ほど人間の残虐さ、悪行に心的に近い距離で向き合う専門職は他にはほとんどない。二次的トラウマは、児童福祉職員が日常的に直面しているあらゆる経験を引き金に、いつでも起こりうるものである。引き金になり得る経験としては、乳幼児に対する性虐待事例、激しい身体的虐待事例、児童ポルノ被害事例、親子分離事例、親権停止事例、死亡事例（特に自身が担当となっている子どもの死）などが挙げられる。二次的トラウマと燃え尽きは、共通する点も多いもののまったく同じではない。燃え尽きが組織の問題が大きいことと対照的に、二次的トラウマはより個人的で、重症で、心身を衰弱させるものである。

ケースロード（担当する子どもの件数）

児童福祉分野において、一人の職員が担当する件数が多すぎることについては、ほとんどの州や郡において、ほぼ満場一致で同意が得られる問題である。このことは児童福祉機関に関する米国会計検査院（GAO）の報告書[8]に明確に書かれており、安全性・永続性・well-beingに関する、連邦政府の基準を満たすことが困難な状況に繋がっている。GAOだけではなく米国児童福祉連盟も、職員一人当たりのケースロードを12〜15家族に制限すべきであるという基準を打ち立てている一方で、現場の取扱い件数は時にこの基準の2倍、3倍、場合によっては4倍にもなっているのが実情である[11]。

報酬

児童福祉分野の給与には大きな幅があり、米国児童福祉連盟が2005年に実施した給与調査によれば、児童相談所職員の初任時の年収は、学位取得者で$24,410〜$42,468と報告されている[12]。全米犯罪非行協議会（NCCD：National Council on Crime and Delinquency）も児童福祉機関の報酬について、詳細な調査を行っている[13]。NCCDは、一部の児童福祉機関を対象として包括的な機能評価を行い、高機能・中機能・低機能の3つのグループに分類している。高機能な組織は離職率が最も低く、公的な実務基準を最もよく遵守しており、報酬も最も高く、関わる事例の再虐待率は最も低かった。一方で低機能の組織は、離職率が最も高く、公的な実務基準の遵守度が最も低く、報酬は最も低く、関わる事例の再虐待率は最も高かった。高機能な組織の児童福祉職員の最低賃金は年間$56,571で、監督者の賃金は年間$70,057であった。低機能な組織の児童福祉職員の最低賃金は年間$32,245で、監督者の賃金は年間$38,576であった。

結局のところ、児童福祉分野のリーダーは、職員の離職において重要な役割を担っている以下に示す現実的な問題に取り組まなくてはならない。まず、ほとんどの管轄区域で、公務員規則、組合契約など、年功が重視される構造ゆえに、最終的に知識や経験ともに最も少ない職員に、子どもの保護の最大の責任がのしかかるという結果になってしまっている。児童保護や児童福祉の分野は非常に困難な仕事であるため、知識・経験ともに最も少ない職員を最前線に残して、多くの職員はよりストレスの少ない職場に異動してしまう。児童福祉のリーダーは、この現象を防ぐための過程や手続きの改善を実施しなくてはならない。この「現実」を良しとすることは、子ども達をリスクにさらす上に、若い職員に対しての極めて不当な扱いを是認する

こととなる。さらにリーダーは，現場の児童福祉職員には，新人職員に通常与えられている以上の休みが必要であるということを認識しておく必要がある。児童福祉職員は，他の公務員と異なった扱いを受けるべきであり，非常にストレスの大きいこの仕事の疲れを取り除くために，より多くの休養を与えられてしかるべきである。また交代制の勤務を導入することで，最前線からしばらく離れる事を可能にする必要もある。その際に，児童福祉分野における自らの職を諦めざるをえなくなったり，キャリアの中で年功制の継続性が失われたりするような事態が発生しないような枠組みを整備する必要がある。

児童福祉分野の将来有望な実践

効果的な組織というものは，新しい情報を得て，その業務を見直していく必要がある。児童福祉制度の運用方法を見直すことにつながるさまざまな実践について，まとまった情報というものが得られつつあり，以下のセクションではそれらにつき言及する。有能な児童福祉専門家であれば，この分野は動きが激しく流動的であるため，いつでもシステムを再編する必要があり，さらに適正かつ機能的な組織を創出することができるように備えておく必要があるということを認識している。

児童保護サービスにおける区分対応システム（ディファレンシャル・レスポンス）

米国では1970年代後半から1980年代にかけて，子ども虐待の通告相談件数が増大した。世間の耳目を集めた事例の報道を通じて，児童相談所の対応が増加する通告相談件数に追いついていない実態が広く知られることとなった。それに応える形で，児童保護システムは再編され，子ども虐待の通告事例の調査で得られた情報を文書にまとめ保管することに，これまで以上に注力がなされるようになった。多くの州で膨大な

資金や人材を事例の調査に充ててはいたが，それと平行して調査対象となる家族に必要なサービスの提供はなされていない状況にあった。また事例の調査も危機的状況にある家族にしかなされていないことも，しばしばであった。

1990年代になり，虐待やネグレクトが起きたかどうか（起きたとすれば誰に責任があるか）だけに焦点を当てた調査は，子ども虐待通告事例への対応方法として最善ではないことが明らかになった。いくつかの州は，区分対応システム（DR：differential response）に移行した。これは，子ども虐待報告に対して幅のあるさまざまな対応をとることを可能にするシステムである。このような実践は，「二重トラック対応」「多重トラック対応」「選択的対応」とも呼ばれている[14]。

用語の定義は機関ごとに異なるものの，一般的にDRとは虐待・ネグレクトの通告に対して，調査を主体とした関わり（介入）と，評価を主体とした関わり（支援）の，2つの対応を行うものである。

調査（介入）：調整を中心とした介入的関わりは，虐待・ネグレクトの通告事例を調査し，実際に虐待・ネグレクトが生じていたのか否か，ならびに生じていたとするならば，加害者と被害児がそれぞれ誰であるのかを明確にすることを目的とする。通告が確からしいと証明された場合，「虐待の可能性が高い（indicated）」または「虐待である（substantiated）」と分類される。一方，確からしいとの証明がなされなかった場合，「虐待ではない可能性が高い（unfounded）」または「虐待ではない（unsubstantiated）」と分類される。連邦政府は，子ども虐待・ネグレクト事例における加害者と被害者に関する情報の集積を求めており，虐待の可能性が高いと判断された事例の情報（州によっては，虐待ではない可能性が高い事例の情報）は，州の中央登録局に登録される。登録された加害者と被害者の名前は，州法や連邦政府の政策に基づいて，長

期にわたり保存され，場合によっては永久に保存される。

　評価（支援）：評価を中心とする支援的関わりは一般に，リスクが低い事例（グレーケース）や中程度の事例（イエローケース）に用いられ，「誰が誰に何をしたか」よりも，家族の強み（strength）やニーズを勘案したうえで，どのようなサービスを提供するかを包括的に評価することを目的とする。評価の際には通常，虐待・ネグレクトの有無について明確にすることはこだわらず，加害者や被害者の同定にもこだわらない。その代わりに，児童保護サービスに通告がなされる契機となった家族の問題を解決するためのサービスを中心にして，支援を行っていく。

　調査（介入）を中心とした関わりであれ，評価（支援）を中心とした関わりであれ，最優先事項は子どもの安全とwell-beingである。「評価（支援）」を中心として対応を行っていた事例が，予想以上に重度であることが分かったり，子どもに対するリスクが予想以上に大きいことが明らかになったりした場合には，「評価（支援）」から「調査（介入）」の対応に切り替える体制が取られている。

　評価（支援）は調査（介入）と比較して，当事者と対立関係になることが少なく，その家庭の強み（strength）を重視し，「法的介入」よりも「サービスの提供」を基軸として，家庭の持つ自助機能を活用し，国家のサービスよりも地域のサービスの利用が中心となる[15]。効果的な児童保護制度は，子どもに対するリスクの程度，親の協力度，地域のサービスを受けることで親が利益を得ることが出来る能力の有無に応じて，「評価（支援）」と「調査（介入）」の2種類の対応を適宜選択し，実践することができる。

　多くの州でこのDRシステムの有用性につき，評価を実施している。ある全米規模の調査では，DRシステムを用いた対応では，子どもの安全に関する予後が有意に改善するとともに，家族の絆が深まり，家族の地域への参加が増加し，関わったソーシャルワーカーの満足度も高くなった，と報告されている[15]。

ファミリー・グループ・カンファレンス

　「ファミリー・グループ・カンファレンス」もしくは「ファミリー・グループ・デシジョンメイキング（意思決定）」は，支援の必要な家族に対して，親戚も含めた広義の家族（拡大家族），ならびに地域社会がその支援に関わるシステムである。このような支援は，文明の始まりほど古く，かつ21世紀に入り発展した新しい考え方である。1989年にニュージーランドで，「小児・若年者およびその家族法（Children, Young Persons and Their Families Act）」が可決された[16]。この法律は，子どもを家庭から分離保護しなくてはならない状況に至らないようにするために，特に家族の周辺のリソース（特に親族の協力）を活用しながら，包括的なサービスを提供することを意図したものである。本法律の成立には，原住民であるマオリ族の独自性と文化を尊重しつつ，児童福祉制度が子どもを保護せざるを得ない状況に陥っている家族に，親族や部族のコミュニティーを活かしながら支援を提供したいという意図が，背景に強く存在していた。家族と地域のコミュニティーとが，家族のメンバーを援助することに関わるこのファミリー・グループ・カンファレンスというシステムは，家族には強み（strength）があり，お互いに助け合うリソースを有していること，そしてそのようなリソースというのを児童福祉システムは往々にして把握できていない，ということを認めるものである。このシステムは，子どもの安全性・永続性・well-beingを確保しながら，家族に対して「自分たちの問題を自分たちのやり方で解決する」という権限を与えることを認めたものである。

　このニュージーランドモデルは，家族の団結

力を維持する上でかなりの成功を修めた。このことから，多くの児童福祉制度においてファミリー・グループ・カンファレンスは，児童保護における必須の手法として採用されている[訳注b]。児童福祉制度が関わることとなった家族が，お互いを尊重しながら関わりあうことができ，かつその拡大家族（親族）や地域のコミュニティーがその家族の持つ強み（strength）を強化するように関わりを向ける事ができれば，最終的に子どもは家族から分離されずに済むことが多くなり，家族にとっても，地域のコミュニティーにとっても，政府にとっても利点が大きいものとなる。

ケア・システム

理想的な児童福祉サービスとは，適切なサービスを，適切なタイミングで，適切な量で，適切な場所に，適切な期間提供するものである。このようなシステムは現実的に存在しているとは言い難いが，あらゆるサービス提供システムは，これを目標に掲げる必要がある。その目標に到達するために政府機関は，児童福祉に関わる子どもと家族のための包括的な「ケア・システム」を採用してきた。ケア・システムとは，児童福祉機関と家族との協力関係を形成することにより，あらゆる子どもや家族に，安全性・永続性・well-beingを担保するためのサービスを提供する方法として，サービスを包括化したものである。このシステムにより，子どものニーズを安全かつ確実に満たすための家族の力を強化することが可能となった[17]。

このような考え方は，児童福祉における従来のサービス提供方法とは大きく異なっている。従来の行政サービスは通常，ソーシャルワーカーが家族のニーズを一方的に評価し，それに対応

[訳注b] 本邦ではコモンセンス・ペアレンティングや，サインズオブセーフティーアプローチという手法を採用している児童相談所が多い［https://www.niph.go.jp/entrance/jidousoudan.pdf］。

するサービスを提供したり手配したりはするものの，家族から十分な情報収集を行うこともなければ，家族特有の強み（strength）を考慮することもない。サービスは通常，親が「よくなる」ことが期待される一定期間に限って提供され，それぞれの家族のもつ個別のニーズや家族の持つ強み（strength）に対し，個別化されているわけでも計画されているわけでもない。このような画一的なサービスの提供では，家族の方がサービスに合わせなければならず，家族に合わせたサービスとは到底言えない。

効果的なケア・システムモデルでは，サービスは極めて個別化されており，家族と協力して計画が作成される。サービスは家族の強み（strength）の上に成り立つのであって，弱み（deficit）の上に成り立つものではない。効果的なケア・システムはサービスを包括的に提供するとともに，地域のコミュニティーの持つ力を，発展性のある価値あるサービスを提供するために活用する。このようなサービスは，政府の提供する一般的なケアサービスとはかなり異なっている様に見えるであろう。このようなケア・システムの実施に際し，厳しい出資条件や資格要件を設けたりして，資金を出し渋るべきではない。むしろ，部門，部署，機関の垣根を越えたサービス提供システムを構築するために，さまざまなところから資金を調達できるようにする必要がある。

最後に

本章は，子どもが虐待やネグレクトを受けていると通告を受けた際に対応を行う，児童福祉システムに焦点を当てて論じてきた。しかし現実的には，虐待・ネグレクトを受けてから介入するのでは，遅すぎる。もし地域でしかるべき予防プログラムを利用することが可能で，そのプログラムがサービスを要するあらゆる家庭が利用できる規模で展開されているならば，児童

福祉は今ほど頻繁に介入を行う必要性はなくなるのではないかと考えられる。その方が家族にとっても，地域にとっても，重すぎる負担がのしかかっている児童福祉制度にとっても，有益となるはずである。児童福祉制度にかかるコストは，直接費用として年間330億ドルを超えていると試算されており，それだけの血税が支払われているのである[18]。我々は子どものマルトリートメントの問題に対し，いつまでも予防や早期介入のサービスを提供する余裕がない，と言っていて良いのであろうか？

文献

1. American Humane Society: Mary Ellen Wilson: how one girl's plight started the child protection movement. Available at https://www.americanhumane.org/about-us/history/. Accessed on March 28, 2008.
2. Stevens P, Eide M: The first chapter of children's rights. *American Heritage Magazine* 1990;41(5). Available at http://www.americanheritage.com/content/first-chapter-children's-rights. Accessed on March 30, 2008.
3. Child Welfare League of America: Brief history of federal child welfare legislation. Available at http://www.cwla.org/statement-of-the-child-welfare-league-of-america-submitted-to-the-senate-finance-committee-on-the-progress-achieved-and-challenges-ahead-for-americas-child-welfare-system/. Accessed on April 12, 2008.
4. Kempe CH, Silverman FN, Steele BF, et al: The battered-child syndrome. *JAMA* 1962;181:17-24.
5. Administration for Children and Families, Children's Bureau: *Child and Family Services Reviews: Procedure Manual Working Draft*. U.S. Department of Health and Human Services, Washington, DC, 2006.
6. Pagano C: Recent legislation: adoption and foster care. *Harv J on Legis* 1999;36:242-249.
7. Administration for Children and Families, Children's Bureau: Child and Family Services Reviews. Fact Sheet. Available at https://www.acf.hhs.gov/cb/resource/cfsr-fact-sheet. Accessed on November 30, 2008.

8. U.S. General Accounting Office: Child welfare. HHS could play a greater role in helping child welfare agencies recruit and retain staff. Report GAO-03-357, 2003. Available at http://www.gao.gov/new.items/d03357.pdf. Accessed on July 20, 2008.
9. Brohl K: Understanding and preventing worker burnout. *Children's Voice* 2006;15. Available at http://www.cwla.org/voice/0609management.htm. Accessed on November 30, 2008.
10. Figley CR: *Compassion Fatigue: Secondary Traumatic Stress Disorders in Those Who Treat the Traumatized.* Routledge, New York, 1995. p 7.
11. Child Welfare League of America: Guidelines for computing caseload standards. Available at http://www.cwla.org/programs/standards/caseloadstandards.htm. Accessed on November 30, 2008.
12. Drais-Parrillo A: *2005 Salary Study.* Child Welfare League of America Press, Mt Morris, IL, 2006.
13. The Human Services Workforce Initiative: Relationship Between Staff Turnover, Child Welfare Systems functioning and recurring child abuse. National Council on Crime and Delinquency, Houston, 2006. Available at http://www.cpshr.us/workforceplanning/documents/06.02_Relation_Staff.pdf. Accessed on November 30, 2008.
14. Child Welfare Information Gateway: Differential Response to Reports of Child Abuse and Neglect. Administration on Children, Youth and Families, Children's Bureau, Washington, DC, 2008. Available at https://www.childwelfare.gov/pubPDFs/differential_response.pdf. Accessed on November 30, 2008.
15. McDonald WR: National Study of Child Protective Service Systems and Reform Efforts. U.S. Department of Health and Human Services, Washington, DC, 2003. Available at https://aspe.hhs.gov/national-study-child-protective-services-systems-and-reform-efforts. Accessed on November 30, 2008.
16. Children, Young Persons, and Their Families Act, 1989. *Annu Rev Popul Law* 1989;16:513-515.
17. National Child Welfare Resource Center for Organizational Improvement: Systems of Care Curriculum: Stakeholder Involvement and Interagency Collaboration, 2007. Available at http://muskie.usm.maine.edu/helpkids/rcpdfs/stakeholderfacts.pdf. Accessed on November 30, 2008.
18. Wang C-T, Holton J: Total Estimated Cost of Child Abuse in the United States. Prevent Child Abuse America, Chicago, 2007. Available at http://citeseerx.ist.psu.edu/viewdoc/download?doi=10.1.1.192.2911&rep=rep1&type=pdf. Accessed on November 30, 2008.

69

子どものマルトリートメントに関連するコスト

Kristine A. Campbell, MD, MSc

　子ども虐待という社会問題を解決するために発生する，直接的・間接的な支出を見ないふりをしたところで，コスト削減になるわけでも，より効果的な解決につながるわけでもない。コストが政策決定における唯一の要因であるという者はいないが，一方で政策決定において影響をもつべきでない，という者もいないであろう。

——デボラ・ダロ，1988年 [1]

はじめに

　子どものマルトリートメントに関連するコストは，どのように算出すればよいのであろうか？マルトリートメントによる影響というものを，金銭単位に置き換えるということに違和感を覚える方もいるかもしれない。また，マルトリートメントが子どもの一生に与える影響を計算するというのは，途方もない作業であると感じる方もいるであろう。しかし，経済的優先順位を考えなければならない今の社会において，マルトリートメントによって発生するコスト，そしてマルトリートメントの予防や被害を受けた子どもの対応にかかるコストにつき明らかにしていくことは，効果的な健康施策や福祉政策を実現する上での，重要なステップとなる。

　このことは，親密パートナー間暴力（IPV，いわゆるDV）に関する研究の結果からも支持さ

れている。保健維持機構（HMO：health maintenance organizations，米国の健康保険組合）のデータを検証した種々の研究では，一貫して医療費は増加しており，特にIPVを受けた女性のための医療費が増加していることが示されている [2-4]。1995年のIPVに関連したコストの総額は58億ドルと推測されており，これは被害者1人当たり，1,300ドル以上という計算になる [2]。このようなデータは，IPVの防止と被害者の治療プログラムのための医療・社会的投資を行う必要性を支持するものとなるであろう。

　しかしIPVに比べ，子どものマルトリートメントによって発生するコストを算出する際には，独特な問題点がある。マルトリートメントに関しては社会的対応として，子どもの保護，調査，法的介入が義務付けられており，そのコストも発生することとなるが，成人のIPVのコスト分析では，この点が考慮されていないことが多い。また子どものマルトリートメントは，学習障害・少年非行・成人期以降の健康問題との関連があることは明白であるが，かかるコストをどのように線引きするべきかを決定するのは容易ではなく，問題を複雑にしている。また小児科学分野におけるコスト分析では一般的に，診断とケアに関わる介助者への負担もコスト算出のための参照項目とされるが，マルトリートメントの場合にはその介助者が加害者である可能性があり，倫理的に困難な問題も生じることとなって

いる。

　子どものマルトリートメントに対しての経済的分析を行う際の様々な哲学的・方法論的問題に対しての解決策を提案することは本書の範囲を超えている。本章では，経済的分析を行うための手法につき概説し，またマルトリートメントのコストに関する質の高い研究報告を提示することで，この分野における今後の研究の方向性を考えていただくことを目的としている[5]。

経済的分析の概説

　経済的分析にはいくつかの方法がある。どの方法を採用するかは，何を明らかにする必要があるのか，どのようなデータが手元にあるのかによって変わってくる（図69-1）。最も簡便な手法としては，「一定のある条件のもとでかかるコストを，分析により明らかにする」という方法が挙げられる。例えば，疾病費用分析（COI：Cost of Illness）という方法を用いる事で，ある健康状態に対してかかる医療的・社会的なコストについて，重要な情報を提示することが可能となる。しかし，COIは医療現場で意思決定した事項にかかるコストだけを他と区別して算出することはできず，また特定の治療により予後が改善されたことでコストが削減できたか，などに関してはまったく考慮されていない。そのため，COI単独では，合理的な医療政策の決定に繋がるわけではない。

　費用－効果分析（CEA：Cost-Effective Analysis）と費用－効用分析（CUA：Cost-Utility Analysis）という方法は，異なる治療にかかる費用を比較し，費用と治療から得られる医療的利益のバランスを測ることが可能である。これらの分析手法では，分析対象とした治療法を，（1）予後を改善し，コストも削減できる，（2）予後を改善するが，コストは増大する，（3）予後は改善しないが，コストを削減できる，（4）予後を変えず，コストも増大する，という4つのカテゴリーに分けることができる。1つ目のカテゴリーに分類される治療は実行されるべきであり，4つ目のカテゴリーに分類される治療は見送られるべきであることは明らかである。質の高いCEAから得られた情報は，2つ目や3つ目のカテゴリーに分類される治療に関しても，財政状況や社会的優先順位を考慮したうえで，施策決定についての指針を提供することが可能である。費用－便益分析（CBA：Cost-Benefit Analysis）は，治療によりかかったコストと，それにより得られた健康状態を金銭価値に換算して，治療の便益性を評価する経済的分析法である。CBAは医療的介入や社会的介入の効果を，厳密に経済的観点に置き換えて評価することが可能である。ただCBAは施策決定の調整には有用な方法であるが，健康予後を金銭価値に置き換えること自体が，懐疑的にとらえられ，避けられる傾向にあるため，医療保険分野の文献では通例用いられることはない[6-8]。本章では，子どものマルトリートメントにかかるコストの理解を深めるために，COI，CEA，CUAに焦点をあて，概説を行っている。

疾病費用分析
(Cost-of-Illness Analysis)

　虐待による頭部外傷（AHT）の治療には，どのぐらいのコストがかかるのか？　慢性的な性虐待被害を受けていた事例が，被害から回復していくために行う心理療法には，どのくらいのコストがかかるのか？　このような疑問に回答する上で最も有用となるのが，COI（Cost-of-Illness Analysis）である。あらゆる研究がそうであるように，COIの結果というのは，研究デザインの中に組み込まれている「前提」により左右される。以下に，前提として考慮するべき項目につき列記する。

　サンプルの選択：分析に使用したサンプルをどのように選択したかによって，結果として算出されるコストは大きく異なってくる。AHT事

1044　第Ⅷ部　特別な論題

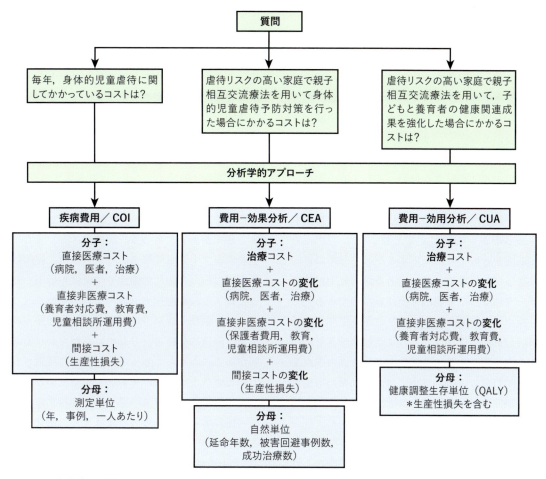

図69-1 疾病費用，費用－効果分析，費用－効用分析の比較。

例のCOI分析を行う場合で，考えてみていただきたい。AHTの被害児の多くは重症であると仮定することには，医学的な妥当性があるということが出来る[9-11]。こうした子どもたちのほとんどがICUでの治療を受けると仮定し，分析対象を「硬膜下出血を認め，AHTの診断でPICUに入室した事例」とすることは，ある程度，理に適っているということはできる。しかし，このように対象事例を決定することは，極めて重要な被害児グループの存在を無視している。すなわち，AHTの子どもの10分の1までもが，PICUに入る前に命を落としているのである（H.T. Keenan, University of Utah School of Medicine, personal communication, March 3, 2010）。分析対象者をPICU入室時に限定してしまうことは，自宅で死亡した事例や，搬送中に死亡した事例や，救急救命室で死亡した事例に関するコストは考慮されなくなる。一方で，画像診断技術の進歩や一般医師への啓発教育の成果として，より軽症の事例がAHTと診断され，一般病棟や脳外科病棟に入院してケアを受ける機会は増加している。早期に死亡したためであれ，より軽症であったためであれ，ICUに入室しなかった子どもを分析から外した場合には，AHTの医療コストを正確に算出することはできないであろう。

対象期間：経済的分析を行う際には，研究者

は研究対象期間を必ず明示しなければならない。AHTの医療コストの算出の場合には，入院中の費用のみを対象にするのか，重篤な神経学的後遺症を負った事例では生涯にわたるリハビリ治療や医療機器にかかる費用を含めるのか，再入院をした場合のコストを含めるのかを明確にする必要がある[12,13]。また性虐待の医療コストの算出は，急性期に行われた医療診断や心理療法の費用のみに制限するのか，それとも小児期に負ったトラウマが原因で発生するとされる種々の精神障害やその他の合併症にかかった費用も含めるのかを明確にする必要がある[14-18]。対象期間をどのように決定するかは，分析の目的によっても異なるものではあるが，入手可能なデータによっても制限を受けるものである。

視点（perspective）：どのような視点から経済的分析を行うかは，どのようなデータを利用するかに直結する。医療費を支払う側の視点では，AHTにかかるコストとは，急性期の治療費と，慢性期以降の長期的な医療ケアにかかる治療費のことを想起するであろう。しかし，社会的な視点からすると，児童相談所が事例対応する際に発生する費用や，法的な捜査にかかる費用，一時保護や社会的養護にかかる費用，加害者の収監にかかる費用，そしてAHTがなければ将来見越せたであろう収入，などもAHTにかかるコストということができる。コスト分析する際の視点が異なれば，行われた研究の結果が大きく異なることは十分にありうる。

含まれるべきコスト：子どものマルトリートメントにより生じるコストを算出する際には，どこまでコスト算出に含めるのかを，改めて明確にしておく必要がある。直接医療コスト（Direct Medical Cost）は，マルトリートメントにより生じるコストとして最も理解しやすい。これは必要とされる治療に必要となる，「物品・サービス」にかかる費用のことである。急性期の入院のみをコストに反映させる場合もあれば，急性期以降の複数の入院もすべてコストとして算出する場合もあるであろう。直接非医療コスト（Direct Nonmedical Cost）は，医療機関以外で発生した事例介入に際して発生したコストを指す。これまでのコスト分析では，こうした非医療経費を，患者・家族・ボランティアが費やした時間をもとに算出をしてきた。しかし，子どものマルトリートメントの場合には，児童相談所の運用費，警察の捜査費，法的介入にかかる費用，里親に委託することにより発生する費用，特別支援教育にかかる費用，非行行為等によって発生した費用なども，非医療経費として算出する必要があるであろう。間接コスト，または生産性コストとも呼称されるコストは，健康状態を損なったために労働性や生産性が低下したことによる長期的損失も含めて算出を行う。

コスト調整：コストに関するデータは多くの場合，経済的分析を行うために調整をかける必要がある。おそらくもっとも一般的に認識されているコスト調整は，インフレ調整であり，これは年時を超えてコストデータを比較することを可能にする。これらの計算は普通，消費者物価指数（CPI：Consumer Price Index）の一般要素，もしくは医療要素を参考にして行われる[19]。ヘルスケア研究で必要となる二つ目の調整として，収益調整（Profit Adjustment）が挙げられる。単一支払者制度[訳注a]を除くすべての医療制度で，医療費には真の医療コストをはるかに上回る利益分が含まれている。このような収益分を調整する方法にはいくつかの方法がある。

例えば，前方視的にデータを収集することで，研究者は提供された医療サービスや医療器具にかかる本当のコストを知ることができるであろう。ただ多くの場合，研究者は研究の最終段階で出てきたデータに頼らなければならず，結局それは実際に請求された額のデータでしかない。このような状況でも，実際のコストと請求額の

[訳注a] 病院等の施設が医療費を単一の機関に請求し，その機関が支払うような医療保険制度。日本の国民皆保険もこれに該当する。

1046 第Ⅷ部　特別な論題

比率を用いることで，真の医療コストをより正確に見積もることが可能である。こうした比率は，国，地域，病院，また診療科レベルで，たいていの場合入手することができる。

費用−効果分析（CEA）と費用−効用分析（CUA）

費用−効果分析（CEA：Cost-Effective Analysis）を行うことにより，治療にかかったコストと，治療によって救われた命・治療によって回避された有害事象・治療による延命年数とのバランスを確認することができる。費用−効用分析（CUA：Cost-Utility Analysis）は，CEAのうち特に質調整生存年（QALF：Quality Adjusted Life Years）など，生活の質（QOL：Quality of Life）を基準にした結果を計量するものである。CUAは，医療費用対効果委員会（Panel on Cost-Effectiveness in Health and Medicine）などにおける経済分析の際に，指標として用いられてきた[6]。結果を考慮せずにコストを算出するCOIに比べ，CEAは治療の効果を経済単位に置き換えて示すことが可能である。

正確に算出されたCEAは，更なる投資によって可能になる健康促進に関しての理解を深めることとなり，ヘルスケア分野の政策決定のための貴重な指針となる。ただ残念なことに，CEAの算出を実際に行う事や，行った結果について解釈することは実際には容易ではない。研究デザインやデータが不充分で，研究者にバイアスがある場合など，不適切に行われたCEAは実際とは大きく異なる結果を算出してしまうことになる。誤解釈を受けたCEAは，法の遵守・慈善心・正義というマルトリートメントの施策決定における極めて重要な倫理原則を無視した，単なる功利主義になりかねない。以下に記した概論は決してCEA分析に関しての包括的なまとめといえるものではないが，CEAに関する文献を読み解く上で極めて重要となる各種要素につき理解する一助となるであろう。

コスト：CEA分析で考慮されるコストは，多少の重要な追加要素はあるものの，COI分析の際とほぼ同じである。CEAとは基本的には，複数の治療にかかる「コスト−効果比」の比較である。比較の対象となる治療は，「標準的治療」から「何もしない」という両極の間に位置づけられるものであるが，分析を行う際にはそれぞれの治療を行った場合にかかる間接的・直接的コストの変化について考慮する必要がある。無作為対照比較研究（RCT：Randomized control trial）の場合には，研究者は対象事例とコントロール事例のそれぞれに関してのコストデータを，すべて入手できるかもしれないが，コントロールを置かない観察研究（One-Armed observational trial）の場合には，その治療の費用対効果を考える上で，研究対象となった事例でかかった費用と，文献から試算される治療費用データとを比較する必要がある。CEA分析では，比較対象の治療に関するデータが十分にある場合には，たとえそれが文献からのものであっても，それを用いて無作為対照比較を再現することが可能である。ただしその場合には，入手可能なコストデータの確からしさにつき，十分に検討する必要がある。

結果：COI分析ではかかったあらゆるコストが分子として合算され，結果が導き出される。しかしCEA分析では，分子としての「コスト」が合算されてもすぐに結果が導かれるわけではなく，分母としての「効果」によって影響を受けることになる。CEAでは，患者が仕事を失って損失した賃金などの間接コストは分子に，そして短くなったり長くなったりした余命は分母に計算される。CUA分析では，全ての間接コストは健康関連成果測定基準（health-related outcome metric）に反映され，分母に含まれることになる。

CEA分析において，どのようなアウトカム（結果）を選択するのかはきわめて重要であり，また議論の余地のある問題でもある。最も基本的な基準となるものは，治療によって得られた

表69-1	QALY（質調整生存年）の計算例			
状態		年数	効用	QALY（時間×効用）
12カ月間，健康な状態		1	1	1
10カ月間，健康な状態		0.8	1	0.8
12カ月間，不健康な状態		1	0.8	0.8
6カ月間，不健康な状態		0.5	0.8	0.4

命や，救われた命である。しかし，そうした基準はQOLを無視したものであるという認識が広まっている。成人医療においては，慢性的で致死的な疾病に対しての，QOLの低い状態でわずかに延命するだけの延命治療は，健康支出の増大につながるが，小児医療においてもそれは同様である。CUAは，ただ単なる延命ではなく，QOLも考慮にいれた「効用（Utilities）」という概念を含めている。

生命の長さと質のバランスを測るためにもっとも一般的に使われている基準として，質調整生存年（QALY：Quality Adjusted Life Years）基準というものがある（表69-1）。この基準は概念的にはとても魅力的に思えるが，一方で，実際にQOLを測り，それを分析し結果を出すとなると，特に小児医療においては，重大な倫理的な問題が持ち上がる[20-22]。小さな子どもたちのQOLをどのように測ることがよいのかは，いまだ明らかにはなっていない。妥当性が証明されている7歳未満児用のQOL測定法はいくつか存在してはいるものの，対象となる子どもにとって発達的に不適切なツールが用いられてしまうというリスクは残ってしまう。年齢が低かったり障害を持っているために，QOL研究に参加できない子どもについては，一般に養育者による代理回答という形式が用いられている[23, 24]。このことは，特にマルトリートメントの領域においては重要な考慮事項である。例えば，里親に引き取られた生後15カ月の子どものQOLを測る場

合，どのように行えばよいであろうか？　養育者の虐待への関与が疑われる場合，どのように養育者からの代理回答を利用すればよいであろうか。こうした問題があるからと言って，必ずしもQOLという要因をCUA分析の対象から排除する必要はなく，研究の限界点（limitation）として明示し，分析の際にそういった不明確性につき考察することこそが大切である。

過小評価（Discounting）：多くのプライマリー・ケアにおける介入とは，当座の健康上の利益というより，むしろ将来の健康のために行われる。特に幼少期の健康というものは生涯にわたり影響を及ぼすものであり，小児医療ではまさしくそれが当てはまる。しかし，一般的には，当座の健康というものは，未来の健康よりもより価値があるとされがちである。そのために，ほとんどの経済的分析を行う際には，コストと利益の両者について，1年ごとに3-10％ずつ低減させて計算を行っている。ただし，こうした実態は，予防医療や小児医療の過小評価につながりかねず，疑義をはさむ余地がある[25]。

感度分析：CEA分析の特徴として，不明確性を反映させた分析であるという点が挙げられる。医学文献においては，これまでp値や信頼区間によって，結果の不明確性を表していた。しかしCEA分析においては，非現実的なほどに狭い信頼区間を出すようなサンプルサイズを設定できてしまうことがあるため，こうした指標はあまり有用とはならない。そのためCEA分析にお

いては，不明確性を反映させる方法として感度分析という指標を用いる。感度分析は，論理的に妥当な区間のなかで，変動しうるコストと可能性ある結果に関しての分析を繰り返すものである。例えば，ある家庭訪問プログラムに関するCEA分析では，予測される訪問回数や，訪問を行う人物の年間給与などが分析対象に含まれるが，このような要素はプログラムデザインや地理条件に加え，その他の偶然性を含む様々な要因による影響を受ける。そのために研究者は，可能性として最も少ない訪問数と最も多い訪問数，そして最も低い訪問者給与と最も高い訪問者給与を用いて，モデル試算を行う必要がある。このような感度分析を行う事で，その状況の中で起こりうる様々な不明確性を考慮した上での，予測結果を求めることが可能となる。子どものマルトリートメントに関する研究は，ほぼすべて不明確性を有するものであり，その介入におけるCEA分析を行う際には，このような不明確性を，感度分析を行うことで，分析に反映させる必要がある。

子どものマルトリートメントにおける経済分析[26]

マルトリートメントのコスト（疾病費用分析：COI）

米国における，子どものマルトリートメントにより生じるあらゆるコストの試算を試みた研究は数多く存在している（表69-2）。これらの研究はすべて，身体的損傷に対する入院費や医療費に加えて，虐待を受けたことにより生じた心身の後遺障害の因果関係を研究者がどのようにみなしているのかに，影響を受けている。1988年にDaroにより，子どものマルトリートメントに関するコストの試算が初めて報告されたが，その研究では虐待に関連して発生するコストとして，虐待による損傷に対する入院治療費，後遺障害への継続的医療費やリハビリ費用，被害

児への教育費，小児期の虐待の結果失われたと推察される生涯賃金の損失を挙げ，試算が行われていた[1]。1996年には，米国司法省が子どものマルトリートメントに関するコストの調査を行っている[27]が，報告の中で「実質的に，子ども虐待による医療的コストを正確に予測することは不可能である」「この研究予測は非常に大まかなもので，さらなる研究がなされることが望まれる」と，虐待におけるコスト研究の限界点（limitation）につき，言及がなされている。この研究では，他の研究とは異なり，虐待によりQOLが損なわれたことによる経済的損失を金銭に置き換えて計算しており，心理的虐待による損失を30,276ドル，身体的虐待による損失を82,506ドル，性虐待による損失を128,853ドルと試算している。このような無形のコスト損失は，暴力によるコスト損失の中でも最も多くを占めるものである。また近年，米国子ども虐待防止基金（Prevent Child Abuse America Foundation）も米国全体での子どものマルトリートメントにより発生するコスト予測の試算を行っているが，やはりこの研究も何をコストに含めるのかという要因に影響を受けている[28]。これら3つの研究から算出された予測コストの相違は，選択した対象群や対象期間の違いに加え，研究者が何を虐待とみなしたのか，どのようなコストを含めたのかの違いにより，生じていると推察される。

このような研究における限界点（limitation）についても，しっかりと認識しておく必要がある。またこうした研究の結果を解釈する上では，疫学的な研究において関係性のみが確認された場合と同様の注意が必要である。例えば，子どものマルトリートメントの発生とその後の特別教育的ニーズとは明らかに関係しているが，マルトリートメント自体が原因となってこの教育的ニーズが生じることとなったのかどうかは，必ずしも明確ではないのである。同様に，マルトリートメントを防ぐことが必ず特別教育のコストを削減することにつながるのかは，明確で

第69章　子どものマルトリートメントに関連するコスト　**1049**

| 表69-2 | 米国における子どものマルトリートメントに関して発生するコスト予測研究の結果一覧（まとめ）（コストはすべて2007年米ドルで算出） | | | | |

研　究	事例数	研究対象コスト	直接医療コスト	直接非医療コスト	間接生産性損失
Daro, 1988* （生涯）	739,000（23,648）	1事例当たりの費用 合計費用	$56（$1,761） $4100万	$3,177 $23億	$1854-3662 $14-27億
Miller, 1996† （年間）	926,000（全てのマルトリートメント）	1事例当たりの費用 合計費用	$3,774 $35億	$2,639 $24億	$3,157 $29億
	185,000 （性虐待）	1事例当たりの費用 合計費用	$9,025 $17億	$1,659 $3億700万	$3,013 $5億5700万
	355,000 （身体的虐待）	1事例当たりの費用 合計費用	$5,008 $18億	$3,079 $11億	$4,879 $17億
	337,000 （心理的虐待）	1事例当たりの費用 合計費用	$3,874 $13億	$3,042 $10億	$1,291 $4億3500万
Wang, 2007 （年間）	1,553,800	1事例当たりの費用 合計費用	$5,004 $78億	$40,520 $630億	$21,251 $330億

*Daroの研究では，医療コストは対象とした739,000名のうち，身体的虐待によって入院を要した23,648名の急性期の入院コストのみで算出しているため，実際のコストより明らかに過小評価された費用となっている。直接医療コストの（　）内は重症の身体的虐待で要したコストを表している。Daroの研究では，その後の後遺障害に要したコストなど多くの医療コストは省かれている。
†Millerの研究では，ネグレクトによるコスト分析は実施されていない

はない[28]。確かに，幼少期にマルトリートメントを受けて育った成人において，様々な疾病の発症リスクが高いのは事実である[17]。しかし研究では，成人期における疾病リスクの上昇とマルトリートメントとの間には直接的な関係性というよりは，むしろ累積的に影響を及ぼしている（小児期における様々な逆境的体験が多ければ多いほど，疾病リスクが上昇する）ということが示されている。よって，単に児童虐待を防ぐことが直接的に将来的な医療コスト削減になると考えるのは，適切ではない可能性もある。

児童虐待による医療コストを算出する試みはこれまで主に，虐待と診断された小児の入院治療請求額を用いて行われてきた。こうした研究手法は医療コストではなく，利益が上乗せされた医療資源の利用に対する医療費請求額をもとに行っているという限界点（limitation）がある。しかしそのような限界点があるとはいえ，虐待による入院の場合の医療費請求額と，そうでない場合の入院医療費請求額とを比較すると，前

者においてより高いことが示唆されている（表69-3）。これはおそらく，損傷の重症度が高いこと，患者の年齢が低いこと，入院が長引くことが多いこと，などによるものと推察される。

小児期の虐待は，思春期や成人期における高い健康リスクに繋がっているということは種々の研究から明らかにされてきている。健康保険に加入する成人女性を対象とした2つの研究では，自己申告による小児期の虐待の経験と，健康リスクの増大との間には関係性があると報告されている[14, 18]。両者の研究ともに，小児期の被虐待歴のある女性において，ヘルスケアコストが高くなることが確認されており，小児期の虐待被害がその後の健康や医療サービスの利用に，継続して影響を与えていることが示唆される。

1050　第Ⅷ部　特別な論題

表69-3	児童虐待に関わる入院医療費用（2007年の米ドル換算）			
研　究	対象サンプル	虐待事例にかかる コストの平均額	非虐待事例にかか るコストの平均額	虐待児／非虐待児 のコスト比
Ettaroら， 2004 [29]	頭部外傷で入院した3歳未満児 1995-1999	$49,884 (n=89)	$19,503 (n=288)	2.6
Irazuztaら， 1997 [30]	外傷でPICUに入院した児 1991-1994	$42,929 (n=13)	$41,097 (n=34)	1
Libbyら， 2003 † [31]	頭部外傷で入院した3歳未満児 1993-2000	$33,672 (n=283)	$14,278 (n=814)	2.3
Roviら， 2004 [32]	HCUP*のデータベースにあった新生 児期以降の小児科入院児，1999 ‡	$23,977 (n=966)	$11,839 (n=1,371,835)	2

† コスト調整は，研究中間期である1996年のCPIデータに基づく。
‡ 健康ケア費用と効果に関するプロジェクト（HCUP：Healthcare Costs and Utilization Project）

子どものマルトリートメントの予防プログラムや介入プログラムの費用−効果分析（CEA）

　多くの研究者が子ども虐待の予防プログラムや治療プログラムの効果を分析するための，よりよい経済分析法開発の必要性があると提唱してはいるものの，そのような分析法はまだほとんど存在していないのが実情である[7, 33-36]。一般集団を対象とした虐待予防プログラムは，必要とされる予算が大規模になりがちである。英国の家庭訪問プログラムの費用効果分析に関するある研究では，研究期間中に訪問を行う事によって抑えることができたヘルスケア利用費やカウンセリング費用を考慮したとしても，18カ月間の訪問プログラムにおいて，子ども一人あたり3,246ポンド（2003-2004年英国ポンド）かかっていたと算出している[37]。これは，2007年の米ドルに換算すると6,245ドルになる。こうしたプログラムは初期に大変な費用が掛かることから，長期的なCEA分析を行う際には，後の効果よりも初期にかかる費用に重みづけが置かれてしまいうる。

　このような費用効果分析の結果からは，養育者教育プログラム（ペアレント・トレーニング）

はコストの削減に繋がることが示されている。Oldsらはニューヨーク州エルマイラ市の「保健師と家族のパートナーシップ（Nurse-Family Partnership）プログラム」を評価し，家庭訪問によって48カ月間の研究期間中，1家族につき4,459ドルのコスト削減につながった，との報告を行っている[38]。介入群の家族において，福祉サービスの利用が減ったことによりこのような結果がもたらされたと推察されている。The Rand社はこのプログラムでのコスト削減は，高リスク家族においては15年間で24,594ドルに上るとの試算を行っている。この分析ではコストに含まれる要素として，母親への継続的な福祉サービス費の減少，母親や子どものための法的対応・刑事訴訟費用の減少，母親の就労が可能となることから発生する税金の増加，などを含めている[39]。「家族支援センター（Family Support Center）プログラム」は，家庭−学校−コミュニティー全体を通して，高リスク家族を包括的に支援するプログラムであるが，このプログラムを実施することによって，6年間で一家族につき9,564ドルのコスト削減になったと報告されている[40]。この研究は，一年間を超える長期間のプログラム実施により，コスト分析を行った

ものではあるが，同時に複数の文献のレビューを行っており，長期的なコスト削減についての幅広い示唆を提供している。

このような研究手法では，コスト削減率を包括的に考えることで，救命しえた場合の費用，回避できた有害事象の費用やQOLに関わる費用などの，難しい計算を避けることができる。プログラムによって予算を節約できた場合，そしてその状況において明らかな結果が出されている場合，さらに複雑な分析をする必要はないのである。分析を行う際の前提が十分納得のいくものであるならば，そのプログラムを実践するメリットは明らかであるということが出来る。なお，これらの研究は暴力の防止そのものにコスト削減を見出しているわけではなく，養育者の養育能力の改善，社会経済的状況の改善，地域社会との関係性の改善にコスト削減を見出している。暴力防止だけに頼って，プログラムの費用対効果を示そうとしても，おそらく難しいものとなるであろう [41, 42]。

児童虐待による社会的コスト損失は相当なものであるにも関わらず，治療の費用対効果につき検討した研究は極めて少ない。性虐待の加害者の治療に関する費用対効果を検証したある研究では，それまでの再犯を防ぐために行われていた刑務所出所後の5年間の保護観察処分に比べて，治療プログラムを実施することで124,093ドルほどのコスト削減になった，と報告されている [43]。この研究には再犯予測の困難性という限界点（limitation）はあるものの，感度分析を実施した結果，治療を受けていない者の再犯率が3％以上の場合には，コスト削減効果が表れるとも報告されている（なお，治療プログラムを実施した群の再犯率は25％である）[43]。オーストラリアで実施されたより最近の研究では，CBA分析を用いて性虐待の加害者に対する治療プログラムの評価を行っている [44]。特に詳細なデータは提示されていないが，予測される削減コストの幅は収監者一人当たり，6850豪

ドルから39,870豪ドルまで幅広かったと報告されている。なお2007年の米ドル換算では，これは5,525ドルから32,160ドルの節約に該当する。この予測値は，治療プログラムによる再犯の低下と，再犯がなされた場合にかかる有形・無形のコストとの関係に基づき算出されたものであるが，後者は数値に幅があるために，予測値にも幅がでたものと推察される [44]。

子ども虐待に関する特定の医療上の方針決定に関しての費用対効果を調べた研究が一編だけ存在している [45]。脳損傷を疑わせる徴候や症状のない子どもに対して，頭部CTを行うべきか否かというジレンマは，医療者において一般的なものである。この研究では，そのような子ども達に頭部CT撮影を行う妥当性について，文献に基づく変数値を使用して，短期的な費用対効果を分析した結果，医療費用的観点からみると，AHT（虐待による頭部外傷）の可能性が16％を超えるとコスト削減につながる，との試算が提示されている。この研究では，1年間という短期の枠組みでみると，虐待の医学的診断には社会的観点からはかなりのコストを要する，とも報告されている。虐待が早期に発見されたことによる子どもの長期予後の変化については，データが存在していないために，この研究では分析は試みられていない。

現時点での
文献研究の証拠としての確からしさ

あらゆる形態の暴力はすべて，個人・社会の両方のレベルにおいて，莫大なコスト損失を伴うものであることは，広く認識されている。暴力により損失する全コストのうち，35％以上を子どもが占めている可能性が指摘されている [27]。にもかかわらず，子どもへの暴力によりもたらされる経済的損失の明確な証明はなされておらず，暴力問題対応プログラムの費用対効果に関しても十分な研究がなされていない。子どもの

マルトリートメントによるコストに関して予測した研究のほとんどは，マルトリートメントに関連する様々な社会的交絡因子を前提に置いておらず，またマルトリートメントの長期的予後に関しても考慮していない。マルトリートメントの予防防止プログラムは費用対効果に優れているという一貫した分析結果は極めて勇気づけられるものではあるが，我々のマルトリートメントの真のコストについての理解はまだまだ不十分であるといわざるを得ない。

今後の研究の展望

　子どものマルトリートメントに関する研究は急速に進みつつある。2007年に米国衛生研究所（NIH：National Institute of Health）は，マルトリートメントの疫学的理解にとどまらず，「より大きなスケールで，コミュニティーベースの効果的なマルトリートメントの予防や対策を進めるための研究を推進していく必要がある」との提言を行っている[46]。観察科学や行動科学の結果を，実際の政策や現場に活かしていくには，コスト研究も含めた研究が推進されていく必要がある。様々な介入の結果生じるコスト削減効果というものは，マルトリートメントの直接的減少によるものというよりは，福祉的ニーズの減少や，特別教育のニーズの減少といった二次的効果によるところが大きいということを，研究者はよく認識しておく必要がある。虐待対応プログラムにかかるコストだけでなく，虐待によって子どもや社会にのしかかるコストというものを明確にしてくことは，マルトリートメントにより生ずるコストに対する理解を深め，子どもを守るための政策の遂行に貢献するであろう。

文献

1. Daro D: The costs of prevention and intervention. *In:* Daro D (ed): *Confronting Child Abuse: Research for Effective Program Design.* The Free Press, New York, 1988.
2. National Center for Injury Prevention and Control: *Costs of Intimate Partner Violence Against Women in the United States.* Centers for Disease Control and Prevention, Atlanta, 2003.
3. Rivara FP, Anderson ML, Fishman P, et al: Healthcare utilization and costs for women with a history of intimate partner violence. *Am J Prev Med* 2007; 32:89-96.
4. Wisner CL, Gilmer TP, Saltzman LE, et al: Intimate partner violence against women: do victims cost health plans more? *J Fam Pract* 1999;48:439-443.
5. Readers are referred to *Cost-Effectiveness in Health and Medicine* (Gold, 1996) and *Valuing Health for Regulatory Cost-Effectiveness Analysis* (Miller, 2006) for more detailed discussion on economic analysis and healthcare decision-making.
6. Gold MR, Siegel JE, Russell LB, et al *(eds): Cost-Effectiveness in Health and Medicine.* Oxford University Press, New York, 1996.
7. Corso PS, Lutzker JR: The need for economic analysis in research on child maltreatment. *Child Abuse Negl* 2006;30:727-738.
8. Miller W, Robinson LA, Lawrence RS (eds): *Valuing Health for Regulatory Cost-Effectiveness Analysis.* National Academy Press, Washington, 2006.
9. Hymel KP, Makoroff KL, Laskey AL, et al: Mechanisms, clinical presentations, injuries, and outcomes from inflicted versus noninflicted head trauma during infancy: results of a prospective, multi-centered, comparative study. *Pediatrics* 2007;119: 922-929.
10. Jayawant S, Rawlinson A, Gibbon F, et al: Subdural haemorrhages in infants: population based study. *Br Med J* 1998;317:1558-1561.
11. King WJ, MacKay M, Sirnick A, et al: Shaken baby syndrome in Canada: clinical characteristics and outcomes of hospital cases. *Can Med Assoc J* 2003; 168:155-159.
12. Ewing-Cobbs L, Kramer L, Prasad M, et al: Neuroimaging, physical, and developmental findings after inflicted and noninflicted traumatic brain injury in young children. *Pediatrics* 1998;102:300-307.
13. Keenan HT, Runyan DK, Nocera M: Child outcomes and family characteristics 1 year after severe inflicted or noninflicted traumatic brain injury. *Pediatrics* 2006;117:317-324.
14. Bonomi AE, Anderson ML, Rivara FP, et al: Health care utilization and costs associated with childhood abuse. *J Gen Intern Med* 2008;23:294-299.
15. Chartier MJ, Walker JR, Naimark B: Childhood abuse, adult health, and health care utilization: results from a representative community sample. *Am J Epidemiol* 2007;165:1031-1038.
16. Edwards VJ, Holden GW, Felitti VJ, et al: Relationship between multiple forms of childhood maltreatment and adult mental health in community respondents: results from the adverse childhood experiences study. *Am J Psychiatry* 2003;160:1453-1460.

17. Felitti VJ, Anda RF, Nordenberg D, et al: Relationship of childhood abuse and household dysfunction to many of the leading causes of death in adults: the Adverse Childhood Experiences (ACE) study. *Am J Prev Med* 1998;14:245-258.

18. Walker EA, Unutzer J, Rutter C, et al: Costs of health care use by women HMO members with a history of childhood abuse and neglect. *Arch Gen Psychiatry* 1999;56:609-613.

19. Consumer Price Index. U.S. Department of Labor Statistics, Washington, DC, 2008. Available at https://www.bls.gov/cpi/. Accessed on October 1, 2008.

20. Keren R, Pati S, Feudtner C: The generation gap: differences between children and adults pertinent to economic evaluations of health interventions. *Pharmacoeconomics* 2004;22:71-81.

21. Griebsch I, Coast J, Brown J: Quality-adjusted life-years lack quality in pediatric care: a critical review of published cost-utility studies in child health. *Pediatrics* 2005;115:e600-614.

22. Prosser LA, Corso PS: Measuring health-related quality of life for child maltreatment: a systematic literature review. *Health Qual Life Outcomes* 2007; 5:42.

23. Bennett JE, Sumner W, Downs SM, et al: Parents' utilities for outcomes of occult bacteremia. *Arch Pediatr Adolesc Med* 2000;154:43-48.

24. Saigal S, Stoskopf BL, Burrows E, et al: Stability of maternal preferences for pediatric health states in the perinatal period and 1 year later. *Arch Pediatr Adolesc Med* 2003;157:261-269.

25. Brouwer WB, Niessen LW, Postma MJ, et al: Need for differential discounting of costs and health effects in cost effectiveness analyses. *Br Med J* 2005;331:446-448.

26. Except where noted, all costs have been adjusted to reflect 2007 U.S. dollars.

27. Miller TR, Cohen M, Wiersema B: Victim Costs and Consequences: A New Look. National Institute of Justice Research Report, US Department of Justice, Washington, DC, 1996. Available at http://www.ncjrs.gov/pdffiles/victcost.pdf. Accessed on November 30, 2008.

28. Wang C, Holton J: Total Estimated Costs of Child Abuse and Neglect in the United States. Prevent Child Abuse America, Chicago, 2007. Available at http://citeseerx.ist.psu.edu/viewdoc/download?doi=10.1.1.192.2911&rep=rep1&type=pdf. Accessed on November 30, 2008.

29. Ettaro L, Berger RP, Songer T: Abusive head trauma in young children: characteristics and medical charges in a hospitalized population. *Child Abuse Negl* 2004;28:1099-1111.

30. Irazuzta JE, McJunkin JE, Danadian K, et al: Outcome and cost of child abuse. *Child Abuse Negl* 1997;21:751-757.

31. Libby AM, Sills MR, Thursston NK, et al: Costs of childhood physical abuse: comparing inflicted and unintentional traumatic brain injuries. *Pediatrics* 2003;112:58-65.

32. Rovi S, Chen PH, Johnson MS: The economic burden of hospitalizations associated with child abuse and neglect. *Am J Public Health* 2004;94:586-590.

33. Dubowitz H: Costs and effectiveness of interventions in child maltreatment. *Child Abuse Negl* 1990; 14:177-186.

34. Plotnick RD, Deppman L: Using benefit-cost analysis to assess child abuse prevention and intervention programs. *Child Welfare* 1999;78:381-407.

35. Courtney ME: National call to action: working toward the elimination of child maltreatment. The economics. *Child Abuse Negl* 1999;23:975-986.

36. Weil TP: Children at risk: outcome and cost measures needed. *J Health Hum Serv Adm* 1999;21:92-108.

37. Barlow J, Davis H, McIntosh E, et al: Role of home visiting in improving parenting and health in families at risk of abuse and neglect: results of a multicentre randomised controlled trial and economic evaluation. *Arch Dis Child* 2007;92:229-233.

38. Olds DL, Henderson CR, Phelps C, et al: Effect of prenatal and infancy nurse home visitation on government spending. *Med Care* 1993;31:155-174.

39. Karoly LA, Greenwood PN, Everingham SS, et al: *Investing in our Children: What We Know and Don't Know About the Costs and Benefits of Early Childhood Interventions.* The RAND Corporation, Santa Monica, 1998, pp 73-103.

40. Armstrong KA: Economic analysis of a child abuse and neglect treatment program. *Child Welfare* 1983;62:3-13.

41. Dretzke J, Frew E, Davenport C, et al: The effectiveness and cost-effectiveness of parent training/education programmes for the treatment of conduct disorder, including oppositional defiant disorder, in children. *Health Technol Assess* 2005;9:iii,ix-x,1-233.

42. Foster EM, Jones D, Conduct Problems Prevention Research Group: Can a costly intervention be cost effective? An analysis of violence prevention. *Arch Gen Psychiatry* 2006;63:1284-1291.

43. Prentky R, Burgess AW: Rehabilitation of child molesters: a cost-benefit analysis. *Am J Orthopsychiatry* 1990;60:108-117.

44. Shanahan M, Donato R: Counting the cost: estimating the economic benefit of pedophile treatment programs. *Child Abuse Negl* 2001;25:541-555.

45. Campbell KA, Bogen DL, Berger RP: The other children: a survey of child abuse physicians on the medical evaluation of children living with a physically abused child. *Arch Pediatr Adolesc Med* 2006; 160:1241-1246.

46. Available at https://grants.nih.gov/grants/guide/pa-files/PA-07-437.html. Accessed on September 29, 2008.

70

支援者に対するケアについて

Jan Bays, MD

はじめに

　児童虐待の被害児にかかわる仕事に就いて10年が過ぎたころ，私は深刻なうつ状態になっていた。食事に興味がわかず，ガーデニングが楽しいと思えなくなり，出勤するのがとても嫌で，家族や友人に苛立ちを覚えた。大好きだったはずのこの仕事を辞めることも考えた。私は子ども虐待対応チームの中でも，最も精神的に強く，いつも陽気で好奇心があり，何かにわくわくしていると思われていた人物であった。「私に生じた状況につき，何が問題であったのか，そしてどのようにそれに対峙すべきなのかを明らかにしないまま離職すれば，その問題を親友や同僚にそのまま押しつけてしまうことになる。しかもその場合，私が支えになってあげることもできず，何の救いもないことになってしまう」。そう思い至った私は，医者として，私に生じた『疾患』に名前や原因，治療法があるのなら知る必要があった。私は調べにとりかかった。

　子どものマルトリートメントに携わる専門家は，世の中のほとんどの人が一度も経験せず，そういうことがあるとすら思いたくないような「人間の苦しみ」というものに直面する。日々，新しい事例が通告され，中には身の毛もよだつような方法で虐待された事例もあり，精神的にも，身体的にも大きな打撃を受け，自身の根幹にそのショックが及ぶこともある。どのような

仕事にも，職業上の危険というものは存在する。児童虐待を扱う仕事も例外ではない。人の苦しみというものに深くかかわる仕事に従事する者が罹患しやすいとされる症候群が，4つあることが指摘されており，そのような症候群の発症率や病因，徴候，症状および治療につき，詳記した文献や研究が近年盛んに行われている。その4種類とは，「燃え尽き」，「心的外傷後ストレス障害（PTSD）」，「二次的受傷」，そして「共感疲労」である。

子ども保護の仕事に携わる際の職業上の危険について

燃え尽き

　私がこの仕事に就いたころ，州内で虐待を受けた子どもたちを評価できる医師は，ごくわずかであった。電話はひっきりなしに鳴り，自ら受話器をとって予約を受け付け，家族と面会し，子どもたちを診察して話を聞き，報告書の作成から請求書の発行まで私一人で対応した。両親もケースワーカーも，どの事例も急を要すると懇願した。「先生しかいないんです」と。

　燃え尽きとは，「……仕事がもたらすストレスから，それまで打ち込んでいた専門的な仕事から離職に至る過程」[1] である。その症状には，心身の疲弊や感情の消耗，離人症，仕事に

1055

対するモチベーションや実効力の低下に伴う熱意や使命感の喪失，などが挙げられる。燃え尽きのサインには，疲労感，焦燥感，些細なことに対する怒り，無関心，仕事の効率や実績の低下，頑固なこだわりや，偏執，抑うつが挙げられる[2, 3]。燃え尽き症候群はよくあるものであるが，治療せずにいた場合，その代償は大きなものとなる。カナダの病院内の，虐待対応チーム（CPT）に所属する専門職を対象としたある調査では，標準的な診断基準に基づき，燃え尽きであるか否かを判定したところ，3分の1以上の職員が燃え尽き状態を呈しており，3分の2の職員が職場を変えることを真剣に考えていたと報告されている[4]。

　燃え尽きは，非現実的なほどに大きな期待に応えようとする人が，仕事のストレスを長期にわたって溜め込んでいくことに起因するものである[1]。これらの期待の発端は自身の内部からのこともあれば，外部からの期待のこともある[2]。燃え尽きは，目標設定が高すぎるために周囲がフィードバックをしようとしても変更がきかないときに生じる。聖人から殉教者への変容がはじまるのである。

　無意識の思い込みというものが元になって，専門家自ら非現実的な期待というものを抱いてしまう可能性について，Azar は以下の例を挙げて，指摘している[2]。

- 家族の問題に関して，我々は必ず解決することができ，そのための有効な手段を我々は持っている。
- 親や子どもは，私に手を貸してほしいと思っており，尽力に感謝するものである。
- 私の役割は人を助けること。だから私は大丈夫（クライアントに罵られても，物騒な隣人を訪問することにも，平気でないといけない）。
- 私は人を傷つけることはない。
- 私は先入観を廃してクライアントと接し，仕事に先入観を持ち込まない方法を知っている。
- 私は，助けを求められた場合，いつでも対応できる。
- 私は担当の子ども，その家族はもちろん，加害者に対しても，いつでも誰にでも親身になれる。
- 私は真実と正義に基づいて行動しており，それゆえ裁判所は常に私の見解が正しいと判断してくれる。
- クライアント，弁護士，裁判官，多職種の専門チームのすべてのメンバー，さらにはニュースメディアからも，私は公正に扱われる。

　Azar は，児童虐待に携わる者の燃え尽きを予防するための方策につき説明するなかで，この隠れた思い込み・信念・期待というものを，つまびらかにしていくことが重要である，と指摘している。またこれらいずれもが，専門職の心に深く根付いているものであり，それを変えるためには，改宗させるのと同じくらいの技術や忍耐が必要である，と警告している。

　虐待に介入することの本質的な難しさについて，表面的な知識しかない一般の人々・メディア・政府官僚といった外部から，非現実的な期待というものが寄せられることも多い。虐待から子どもを守れなかった，と州議会議員が州の児童保護機関を腹立たしげに非難することもある。そして，それだけではなくその議員が，新しく児童相談所職員や警察官を雇用したり育成したりするための予算を削減する案に賛成票を投じる，といったこともありうるのである。

心的外傷後ストレス障害（PTSD）

　強姦されむごたらしく殺害された子どもの剖検に立ち会ったあと，私は喜怒哀楽もなく，何を思うでもなく，ただ座って窓の外を眺めている。これは，その子の最期を想像した場合に，心に恐怖

感が込み上げてこないように対抗するための，できる限りの防御策である。ただ，この「あえて意識しない」という方法をとることは，わが子が膝を擦りむいて痛がっていても反応できず，また，厄介なケースを抱えているとこぼす同僚に無関心になってしまうことにもなる。そして，そのような状態に陥っていることに気付いた途端，その防御効果は消えてしまう。

衝撃的な出来事が展開されていた場面を目撃した場合に，その目撃者にPTSDが生じることがある。緊急対応を行う職員が，職務上最もストレスを感じうる事象として，子どもの死，損傷を負った子どもの目撃，自己の生命が脅かされると感じるような経験，通常の生活の中ではまず経験することがないような異様な光景の目撃や異常な音の聴取，などが挙げられる。子ども虐待の被害児の評価・治療にあたる専門職であれば，誰でもこの種の事象に遭遇することがありえ，PTSDに罹患しやすいといえる。剖検時の写真資料や児童ポルノビデオなどの画像資料を確認するだけで，PTSDの症状は誘発されうる。

州法には通報義務者を法的に保護する基準はあるが，その法律が通報義務者を職務上のストレスから守ってくれるわけではない。Flahertyらは，児童虐待を専門とする医師56名を対象に調査を実施し，その77%が少なくとも一度は職務上，望ましくない結末を迎えた事例を経験していた，と報告している[5]。また約半数の医師が，脅迫や暴行を受けた経験があり，その回数は平均2.7回であった。武器をちらつかせての脅しも，5%の医師が経験していた。また約半数の医師に，被害児の両親や家族から，所属機関宛てに正式な形での抗議を申し入れられた経験を有していた。また4分の1の医師が，その仕事に就いたために，地方メディアや全国メディアで批判的に取り上げられた経験を有していた。6人に1人の医師は，医療過誤で告訴されたこと

があり，多い者では3回，訴えを起こされていた。また8人に1人が，医師免許の剥奪の訴えを起こされていた[5]。

Johnsonは，小児科医や救急医を対象に調査を実施し，医師は児童虐待に関する職務のなかで，裁判所に出頭することが最もストレスを感じるものであると考えていた，との報告を行っている[6]。司法と医療とは対応の原則も前提も，全く異なったものである。司法は本質的に対立関係にあるものであり，医療は本質的に協力関係にあるものである。客観的な事実を提示する際に，弁護側と検察側の双方から板挟みになっていると感じたり，人間の関係性や生物学のような複雑な事象を，「はい」か「いいえ」で簡潔に応えるように強いられたり，人道的な対応と考えて行った事柄に対して非難を浴びたり，ちょっとした言葉の選び方で危険な犯罪者が釈放される可能性があると感じることは，実に不快なものである。

二次的受傷

二次的受傷（二次的被害，代償性心的外傷，二次的外傷症候群とも呼ばれる）とは，死亡したり，または生命を脅かされたり，重傷を負ったり，または身体の安全が脅かされたりした被害者と密接にかかわったり，被害者から衝撃的な話を聞くことによって現れる，一連の症状や徴候である[2,3]。面接者たちは面接の際に，患者が話をした通りに出来事を視覚化してとらえ，「患者の見たものを通して出来事を目撃している」という感覚を持つことは少なくない。

燃え尽きは長い過程を経て生じると考えられているが，二次的受傷は，大規模災害や爆弾テロの被害者に対応する時などに，一回でも被害者と接したり話を聞いたりしただけで起きうる。燃え尽きはどの職業でも起こりうるが，二次的受傷は，暴力や外傷を受けた被害者にかかわる職業に特異的なものである。様々な文献が，児童虐待を扱う仕事における二次的受傷の徴候に

ついて解説している[2,3,7-9]が，その多くはPTSD
の症状と一致している。列挙すると長くなるが，
最も目立った特徴は，患者が語った心的外傷体
験を知らず知らずのうちに想像したり，夢で見
たり，映像として想像したり，感情が麻痺した
り，しつこく頭をよぎったりすることによって
追体験するという点であり，それにより集中力
が低下したり，警戒心が過剰となったりする。

　PearlmanとSaakvitneは，代償性の心的外傷
を実際に受けるか，受けているように感じるこ
とで影響をきたしうる，6つの基本的な心理的欲
求につき，以下のような考察を行っている[10]。

　　安全感：被害者と向き合うと，己の弱さ，生
　　命の脆さを強く感じるようになってしまう。
　　安全のことばかり考え，例えば誰にもわが
　　子の子守りを任せられない等のように，過
　　剰に警戒するなどの症状がみられる。
　　信頼感：他人の信用を欺いたり，裏切ったり，
　　侵害したりする数多くの残酷な行為に曝さ
　　れることによって，過剰に疑い深くなって
　　しまう。症状としては，皮肉癖，孤立，同
　　僚に対する不信，自分自身の生来の傾向に
　　対する不信などがあげられる。
　　尊重心：尊敬とは，相手が慈悲深く，敬意を
　　表するに値すると感じることである。人間
　　の残虐性に接しすぎると，自己の世界観が
　　めちゃめちゃに壊されることがある。個人
　　または一般の人々の運命に対して，悲観的
　　になるか，怒りが噴出するなどの症状がみ
　　られる。
　　親密感：自身の内面で恐怖心を抱くような心
　　象が生じても，話の内容的に深刻であり，
　　職務上も秘匿しておく必要があるために，
　　それを他者に伝えられないときに，疎外感
　　というものが生じうる。その内容が配偶者
　　が聞くに堪え耐えられないものであろうと
　　感じるものの場合には，特に苦痛が大きく
　　なる。症状としては，感情麻痺のほか，社

会生活上の付き合いや，個人的な付き合い
から遠ざかる，といったものが挙げられる。
　　パワーやコントロールの問題：生命の儚さや
　　クライアントの無力さというものに感じ入
　　り，護身術を習いに行ったり傲慢になった
　　りして，世の中での権力感を強めようとす
　　ることがある。安全に対する不安から，個
　　人的な自由が制限されていると感じたり，
　　自然や人の世というものが統制不可能なも
　　のであることに絶望を抱いたりするなどの
　　症状がみられる。
　　「関連性の枠付け」という問題：加害者の動機
　　や被害者の落ち度というものを，枠組みで
　　理解しようとする。どのようにして起こっ
　　たのかということにつき，答えを出そうと
　　する。認められる症状としては，不安の深
　　まり，信仰心の喪失などが挙げられる。

共感疲労

　この分野の仕事は，自身の精神の深い部分を良
い状態に保つことが，極めて難しいと感じること
が少なからずあると，つくづく思う。虐待をする
家族から子どもを引き離したのに，その子が里親
家庭でさらに酷い虐待を受けているとしたら，私
たちがしてきたことは何だったのかと思う。私た
ちがよく知る人々，たとえば聖職者，警察官，児
童福祉司，そして小児科医でさえもが児童虐待に
手を染めうるのである。いったい誰を信じればい
いのか？　世の中に対する信頼感さえ打ち砕かれ
ることもある。やりがいを持ち，高い目標を掲げ
ていればいるほど，それを維持することは困難と
なる。

　共感疲労は最も新しい用語である。共感疲労
と二次的心的外傷症候群とは同じであると考え
ている研究者もいれば，そのいずれもが燃え尽き
の中の一側面であると考えている研究者もいる。
仕事で共感疲労を起こした人が，それでも率直
で思いやりのある人間であり続けようとした場
合，これまでは自然と心の中からわき上がって

いた共感する心や親切心というものが，枯渇してしまったと感じることとなる。皮肉屋になり（「あの判事に何が期待できるんだ！」），疑い深くなり（「両親の言うことなど，これ以上決して信じない」），絶望し（「システムがひどすぎて，何をやっても直しようがない」），落ち込む（「もう何年もやってきたのに，よい方向に転じたことはひとつもない」）こととなる[11]。共感疲労は総称でもあり，たとえば，災害報道を見過ぎた人や被害者が，皮肉的になり慈善事業に寄付するのを止めてしまう理由の説明や，兵士が人の死に慣れてしまう理由を説明する際にも用いられている。

予防と治療

　燃え尽き，心的外傷後ストレス，二次受傷および共感疲労の予防には，能動的な手順を取ることが有効である。まず，これらは，誰の身にも起こりえるものであることをきちんと理解する。これは，この分野で何年働こうと同じである。人間の受容できる困難性というものは，いっぱいに溜まったら溢れ出してしまうものなのである。家族の病気や死に直面したり，親や子どもに関しての心配事が生じたり，お金や夫婦の問題が生じた場合などの私生活でストレスとなる出来事と，患者の苦痛に向き合う仕事の重圧とが重なったときに，このようなことは起こりやすい。

　このようなことを克服するため，いくつかヒントを挙げる。

1. 前向きな考え方を維持する。二次的心的外傷は異常なことではなく，むしろ他者を気遣い，感情移入して話を傾聴すれば自然にそうなるものであり，虐待を受けた子どもに向き合う専門家として腕が立つ，優れた素養を持つことを示すものである。
2. 自分自身のリスク要因を知る。種々の研究

で，自身に虐待やネグレクトの既往がある人ほど，苦痛に満ちた感情や記憶がよみがえってくる可能性があるため，二次的心的外傷をきたすリスクが高くなることが示されている[3, 9]。ただし，逆に自身の幼少期の虐待経験によって，仕事に深い意義を見いだせ，達成感が得られるという利点もあることを申し添えておく[7]。
3. Conradが「共感満足」[1]と名付けたもの，すなわち，意義ある仕事によるプラスの利益，苦しむ人を手助けすることによって得る充足感，同僚との協力関係の3点について活発に議論し，これを育むようにする。職務に対する満足度が高ければ，燃え尽きが起こりにくいようである[4]。自分たちの仕事を称賛し，場合によっては，クライアントに対する成果を称える方法を作り出すことは十分可能である。
4. 現実主義でありつつ楽観主義であることが鍵となる[7]。真の変化はなかなかそう簡単には起きないという認識を，しっかりともつ必要がある。歴史的な視点が，若手にとっては特に重要である。損傷が虐待によるものであることを確認した論文が初めて医学誌に掲載されたのは50年近く前のことであり，当時は信じない医師が多かった[12, 13]。これまでの道のりも長かったが，これから先の道のりもまだまだ長いのである。
5. 人の苦しみと向きあう仕事を続けていると「副作用」が現れる可能性があるということを素直に受け入れ，新人を雇い入れてトレーニングを行うときも，初めからこのことについて教え，その後の研修のなかでも継続的に取り上げる。非現実的なほど大きな期待を生み出すような「思い込み」が潜んでいないか，積極的に自分や同僚を観察すべきであり，否定的な対処法（「あの事例の裁判で負けるはずはなかった」）をとっていれば，それをお互いに打ち明ける。仕

事のことで相談をしやすくし，勤務時間外にも集まって気楽に打ち解けた話をする上で，上司や同僚の支えというものはきわめて重要である。組織全体で支えることが不可欠であり，組織として提供しうることとして，例えば弁護士相談を行う機会を設け，広報担当者をおくことで，メディアの攻撃や訴訟に対する恐れがもたらすストレスから，最前線で働く人間を保護することができる。

6. 肯定的な対処法を用い，否定的な対処法を避ける，ということを学ぶ [9]。過去の失敗を思い返したり，不安に苛まれたり，将来起こるかもしれないことを恐れたりするのは，自分で自分の苦痛を増殖させていることにほかならない。肯定的な対処法は，今この瞬間が重要であると考えることであり，それにより希望をもち，愛情を注ぎ，信仰を深め，笑い，創造する能力を取り戻すことができる。具体的な対処法としては，運動する，子どもやペットと過ごす時間をつくる，趣味を持つ，芸術活動をする，旅行する，などがある。冷静に物事を見る目を回復させるには，精神面を一新させる活動が特に重要である。教会や寺院に行ったり，ヨガや瞑想をしたり，ただ自然のなかで過ごすことなどが挙げられる。否定的な対処法というのは，不満を言う，孤立する，非難する，といったもののほか，薬物，アルコール，食べ物，買い物，ポルノ，ギャンブルに依存する，などの対処方法である。

日頃から維持と修復に努めるとよいものを，以下に掲げる。

環境：臨床の負担と，指導や研究とのバランスを取る。被害者と接する仕事とそうでない仕事とのバランスを取ることによって，その影響をあまり受けないようにする。週末や夜間の仕事を減らすなど，区切りをつける。休日は「本当に」休む。社会を変えるためには，働き方を見つめてみる必要もある。

対人関係：ひとりで対処しない。専門家である同僚らにサポートを求める。スーパービジョンを受けたり，コンサルテーションにのってもらう体制も整えるとよい。仕事とは別に感情について話し合える支援グループを作ることも望ましい。

個人：過去の気持ちを引きずらず，今この瞬間を生きる健全な方法をみつけ，先の問題や不測の事態のことばかり考えない。二次的受傷は正常な反応であることを理解する。そしてそれを成長の糧とする。特定の問題があるのであれば，それに対処するために，個人的にカウンセリングを受けるとよい。私生活と仕事とのバランスをとり，虐待問題とは関係ない活動，楽観感や期待感を取り戻す活動の時間を作る。運動，休養，ガーデニング，音楽，ダンス，芸術活動，ペットや子どもとの時間，旅行，自然に浸ること，それと何もしないこと，がよくある方法である。

スピリチュアル：のめりこみには注意する。現実に根ざしつつ，個を超越した偉大なものと繋がっている感覚を育み，精神的な回復に努める。

心的外傷を負っている被害者と向き合う仕事がもたらす，二次的影響に関する研究は，比較的新しく，数も少ない。今後研究が重ねられ，相対的に二次的受傷をきたしにくい人物像が理解されるようになり，また，それが個人差によるものなのか職業の特性によるものなのかが理解できるようになれば，と切に願う。たとえば，ソーシャルワーカーよりも医師の方が燃え尽きにくいように思われる [4]。これは医師が厳しい選択によって選ばれたからなのか，あるいはト

レーニング期間が長く厳しかったり，給与も評価も地位も高かったりするためであろうか？　それとも問題のある家族には短期的に介入するだけで，長期間接していることが少ないからであろうか？　このようなことを明らかにしていく必要がある。また個々人の要因だけではなく，その職種全体の要因として，職務上二次的な心的外傷を負う可能性を減らすため，どのような指標が有用となるのかを明らかにする必要がある。

児童虐待の専門家が，自身の健康と仕事の効率の両者を維持しようとするのであれば，被害者と向きあう仕事の「副作用」を認識し予防したり，何らかの徴候が最初に現れた時点でしかるべき対処を行い得るためには，この仕事にこのような副作用がつきものであるということを常に認識しておく必要がある。医師が自分自身を「治療」しなければならない機会というのは，そうそうあるものではない。腕のよい医師であれば，「疾患」の程度に応じて薬剤の量を調節することができる。仕事のストレスが大きければ大きいほど，その解消には時間がかかるということを忘れてはならない。自分自身のことをよく気にかけることが出来れば，担当する子どもに対しても，より心を配ることができるであろう。

私が燃え尽きて壊れそうになってから10年以上が過ぎた。非常勤ではあるが未だ私は児童虐待の分野で働き，以前よりも健康なほどである。技術と経験をいまだに活かせるというのは幸せなことだと思う。この仕事は時に困難なこともあるが，人に恵まれて上手くこなせている。児童虐待に携わる世界中の専門家の方々が，共に働いてきた精鋭たちであると実感することで，常に喜ばしい気持ちを持ち続けることが出来ている。

文献

1. Conrad D: Compassion fatigue, burnout, and compassion satisfaction among Colorado child protection workers. *Child Abuse Negl* 2006;30:1071-1080.
2. Azar ST: Preventing burnout in professionals and paraprofessionals who work with child abuse and neglect cases: a cognitive behavioral approach to supervision. *J Clin Psychol* 2000;56:643-663.
3. Nelson-Gardell D, Harris D: Childhood abuse history, secondary traumatic stress, and child welfare workers. *Child Welfare* 2003;82:5-26.
4. Bennett S, Plint A, Clifford TJ: Burnout, psychological morbidity, job satisfaction, and stress: a survey of Canadian hospital based child protection professionals. *Arch Dis Child* 2005;90:1112-1116.
5. Flaherty EG, Fortes DM, Sege RD: Are the protectors protected? Poster presentation at the Pediatric Academic Society Annual Meeting, Toronto, May 5, 2007.
6. Johnson CF: Child abuse as a stressor of pediatricians. *Ped Emerg Care* 1999;15:84-89.
7. Shapiro JP, Dorman RK, Burkey WM, et al: Predictors of job satisfaction and burnout in child abuse professionals: coping, cognition, and victimization history. *J Child Sex Abus* 1999;7:23-42.
8. Perron BE, Hiltz BS: Burnout and secondary trauma among forensic interviewers of abused children. *Child Adolesc Social Work J* 2006;23: 216-234.
9. VanDeusen KM, Way I: Vicarious trauma: an exploratory study of the impact of providing sexual abuse treatment on clinicians' trust and intimacy. *J Child Sex Abus* 2006;15:69-85.
10. Pearlman LA, Saakvitne KW: *Traumatic Stress: Countertransference and Vicarious Victimization in Psychotherapy with Incest Survivors.* WW Norton and Co, New York, 1995.
11. Pfifferling JH, Gilley K: Overcoming compassion fatigue. *Fam Pract Manag* 1999;6:36-42.
12. Kempe CH, Silverman FN, Steele BF, et al: The battered-child syndrome. *JAMA* 1962;181:17-24.
13. Jenny C: Medicine discovers child abuse. *JAMA* 2008;300:2796-2797.

あとがき

白石裕子

「日本子ども虐待医学研究会（現，一般社団法人 日本子ども虐待医学会）青年部の皆様，Dr. Carole Jenny 監修の Child Abuse and Neglect：Diagnosis, Treatment, and Evidence という教科書の日本語版を出版しましょう！」と，山田不二子先生から呼びかけがあったのは，2011年2月のことでした。今から7年近く前の話です。その呼びかけのもとに有志が集まり，下訳の担当が振り当てられ，Child Abuse and Neglect：Diagnosis, Treatment, and Evidence の日本語版出版プロジェクトが動き始めたのです。私もその時集まった10名ほどの有志の1人として，この教科書の翻訳作業にかかわることになりました。

当初は2年以内の出版を目指していましたが，日本語版出版プロジェクトにはさまざまな困難が生じ，計画通りに進まないまま日々が過ぎていきました。プロジェクトそのものが迷路に迷い込んだような時期もありました。「日本語版が日の目を見ることはないかもしれない」，誰しもこのような絶望的な思いを抱いたことと思います。

そのような中，平成26年，日本子ども虐待医学研究会が日本子ども虐待医学会に名称を変えた初年度の事業計画に，「Child Abuse and Neglect：Diagnosis, Treatment, and Evidence の監訳を終えて刊行する」という内容が改めて盛り込まれ，小穴慎二先生が図書刊行委員長に，井上登生先生と私が担当理事に任命されることになりました。プロジェクトの仕切り直しで，

細々とですが日本語版刊行の希望の糸が繋がったのです。

小穴委員長のもと，web会議を重ねたり，新しい有志の先生方が監訳・編集作業に加わってくださったりしました。けれど，それでもゴールはなかなか見えてきませんでした。それまでとは違う立場でプロジェクトにかかわることになった私でしたが，何をどうしていけばよいのか小穴先生と具体的なご相談をしなければと思いつつ，無力な自分を感じ，声をかけられずにいたこともありました。出版に向けた最後の希望の糸が繋がったきっかけは，今年の3月に金剛出版で行われた会議でした。会議の参加者は井上先生，山田先生，小穴先生，金剛出版の中村さん，私の5人でした。この会議を通し，Child Abuse and Neglect：Diagnosis, Treatment, and Evidence の日本語版を出版する意味や意義，そして本の完成に向けたそれぞれの熱意が再確認できたと思います。崖っぷちで開かれた会議でしたが，会議後，さまざまなことが動き始め，ついに日本語版の完成に至ったのです。

改めてプロジェクトを振り返り，多くの人たちのお力で成し遂げた仕事であることを実感しています。このプロジェクトの経験は，人の力を信じ，あきらめずに何かに挑むことの大切さを教えてくれました。驚異的なパワーと集中力で監訳の作業をしてくださった溝口先生，地味で細かい作業を黙々と長期にわたり引き受けて

くださった小穴先生，最初に声をかけてくださりこのプロジェクトが途切れることのないようかかわってくださった山田先生，お忙しい診療業務の中，編集作業に参加してくださった先生方，温かく見守り適切なご助言や励ましをくだ

さった市川先生，井上先生，奥山先生，そして本の完成まで辛抱強くお付き合いくださった金剛出版の中村さん，石倉さん，心から感謝しています。

あとがき

小穴慎二

「小穴君，ケセラセラ
（市川先生からいただいたお言葉）」

　この翻訳プロジェクトには，いろいろなことがあったのだろうと推察されますが，私はそれらの経緯を全く知りません。ある日突然日本子ども虐待医学会の総会で図書委員長に任命され，その委員会の最初の仕事が，この翻訳プロジェクトでした。以前から，私は翻訳に興味があり，Nature誌やNew England Journal of Medicine誌の翻訳者になりたいと思い「翻訳ジャーナル」を読み，添削指導を受講していたこともあり，翻訳プロジェクトに参加できることは，実はとても嬉しかったです。

　ジェニー先生とは，神奈川で行われたセミナーに参加した際に初めてお会いしました。その時，ジェニー先生は，「子ども虐待医学では，やることがたくさんあります。私たちは，外傷だけではなく，感染症・インタービュー・精神医学・心理学・福祉……勉強しなければいけない範囲はとても広いです」とおっしゃっておられました。この本を読ませて頂いて，本当に多岐にわたる分野の勉強をしなければならないと痛感しました。その後，成育で講演された時など二度ほどお食事を一緒にさせていただき，お話をお伺いしました。笑顔が素敵で，子どもたちのために働いていらっしゃる優しいジェニー先生の本を翻訳したいと，誰よりも思っていました。

　しかし，現実は厳しく，私が右往左往しているうちに，月日はどんどん流れてしまい，プロジェクトに参加していただいた皆さんにはご心配おかけしました。金剛出版さんにも多大なご迷惑をおかけしてしまい，「このプロジェクトは，このままなかったことにしたい」と思っていました。学会でも，なるべく話題にしないようにして，皆さんの視線を避けるようにしていました。

　そうこうしていると，業を煮やした白石先生が，それではいけないと，みんなに声をかけてくださいました。「絶対に，完成させましょうよ」って。みんな忙しいのにすぐに集まってくれました。特に溝口先生は，夜を徹しての監訳作業を何カ月も続けてくれました。「みんなでうまい酒飲みましょう」って。内山先生・勝連先生は，本当に最後の最後まで並走してくれました。とてもこころ強かったです。

　市川先生，井上先生，山田先生，いつも暖かく，励ましていただき本当にありがとうございました。ようやく，完成しました。金剛出版の中村さん，石倉さん，ご迷惑おかけしてばかりでしたが，本当に，本当に完成しましたね。本当にありがとうございました。

索引

ギリシア文字

- α アミラーゼ 186
- β －アミロイド先駆体タンパク質（β -APP：β -amyloid precursor protein） 625, 628, 663, 664, 666

数字

- 1,25- ジヒドロキシビタミンD 419-421, 424, 429
- 25- ヒドロキシビタミンD 419, 421-424

アルファベット

- ABFO No.2 スケール 948
- ABO 血液型抗原 186
- AHT
  - ──による死亡率 62
  - ──の年間発生率 551
  - ──の見逃し 554, 681
  - ──の有病率 62
- AIDS
  - ──指標疾患（ADI：AIDS-defining illness） 303
  - ──情報ページ 311
- ALARA（as low as reasonably achievable：できうる限り低線量を用いる） 493
- ALTE（乳幼児突発性危急事態） 93, 450, 541, 561, 682, 927
- AMH（抗ミュラーホルモン） 117

- Asphyxia（窒息） 529, 531, 533-535, **536**, 537-544, 599, 617, 620, 634, 668, 670, 925, 957, 965, 966, 970, 1020
- A 型肝炎（HAV：Hepatitis A virus） 294, 976
- A 群 β 溶連菌（GAS） 158, 159, 278, 279, 365, 412
- betrayal（裏切られ感） 213, 729
- Big Black Brain 671
- Bluemaxx500 179
- Bruck 症候群 434
- B 型肝炎（HBV：Hepatitis B virus） 209, 225, 289, **294**, 332, 976
- Caffey, John **60**, 61, **426**, 483, 551, 576, 671, 711, 990
- Caffey 病 426
- chain of custody（証拠能力を維持するための，一連の検体の取り扱い方法） **173**, 174, 356, 916, 949
- clothesline mechanism 622
- COCAN（Committee on Child Abuse and Neglect） ... 1011-1013
- Cole-Carpenter 症候群 434
- CPK-BB 679, 680
- *C. trachomatis* ... **285**, 286, 288-290
- CyberTipline 234
- C 型肝炎（HCV：Hepatitis C virus） 223, 225, 295
- Darier 徴候 406
- delta-9-tetrahydrocannabinol（THC） 846, 911
- DiGeorge 症候群 419
- DNA マイクロアレイ 191
- Duchenne 型筋ジストロフィー 428, 437

- Durét 出血 667
- Ehlers-Danlos 症候群（EDS） 401, 427, 555
- EMDR：Eye Movement Desensitization and Reprocessing（眼球運動による脱感作および再処理法） 748
- exposure（暴露） 107, 307, 308
- Fanconi 症候群 421
- FGM
  - ──の分類 220
  - ──廃絶 219, 227, 228
- fondling（挿入を伴わない性的接触） 107
- Frankel の白線 705
- Freud, Sigmund（フロイト，ジークムント） 725, 726
- FRT（Family resolution therapy） 747
- GEDS（Genital Examination Distress Scale） 740
- GOS スコア 688, **712**, 715, 718, 719
- Growing fracture（骨折線離開の進行する骨折） 468
- Guthkelch, Norman 60, 552, 576
- HBV ワクチン 295
- HB 免疫グロブリン（HBIG） 296
- Head Start 999
- HIV ... 6, 32, 85, 146, 174, 208-210, 212, 223, 225, 281, 285, 286, 288, 289, 292, 297, 298, **303-311**, 315, 321, 331, 332, 734, 737, 851, 859, 882, 1006, 1007
  - ── PEP に関する CDC ガイドライン 311

──リスク評価 305
HPVワクチン 294, 328

Jacquet型びらん性おむつ皮膚炎
　.. 155

Kempe, Henry **60**, 711, 726, 796, 845, 943, 990, 993, 994, 1034

LC/NAシステム 829, 830

Maquas 372
Marfan症候群（MFS）....... 427, 634
masque ecchymotique（仮面様溢血斑）...................................... 544
Mayer-Rokitansky-Küster-Hauser症候群 121
Menkes病 425, 437, 705, 706
MRA（MR angiography）.......... 562, 582, 595
MRS（MR spectroscopy）......... 159, 279, **595**, 600, 613, 835, 836

NATSAL（National Survey of Sexual Attitudes and Lifestyle）........ 734
necklace calcification 531
NICHDプロトコル 73
NIS-3 .... 17, 19, **30**, 51, 753, 754
nonsecretors（非分泌者）.......... 186

PANDA（Prevent Abuse and Neglect through Dental Awareness；歯科の気付きによる虐待やネグレクトの防止）プログラム 944
Parents Anonymous 796, 996
Pelkan骨棘 705
penetration（口腔・外性器・肛門部への挿入を伴う性的接触）........ 107
PMI（Postmortem Imaging）...... 495
Purtscher（プルチェル）網膜症
　.. 640

QT延長症候群 536

raccoon eyes 409

S100B **679**, 680, 682-688, 691, 718, 719
S-100タンパク質 584
Salter–Harris型骨端線損傷 494
SCIWORA（spinal cord injury without radiologic abnormality）
　.......................... 21, 625, 627, 630
slap mark 400, 401, 526, 527
SNAPプログラム（栄養補助支援プログラム：Supplemental Nutritional Assistance Program）... 899

SNP（single nucleotide polymorphisms）遺伝子座 ... 184, 185, 191
STIR法による全身MRI（WB-STIR）... **496**, 595, 603, 610, 612, 626
STI管理ガイドライン 287
STR（short tandem repeats）遺伝子座 184, 185, 190, 191
SUPPORTプロジェクト 818

Tardieu's spot 531
Terson症候群 640, 641
the Safe and Stable Families Act（家族の安全と安定に関する法律）
　.. 1016
triplane fracture 494
Turner症候群 429
Tzank試験 297, 327

Valsalva網膜症 640
virgin cure 305
VNTR（variable number tandem repeats）遺伝子座 184
Von Willebrand病 697, 700, 701

whiplash–shaken infant症候群（乳幼児鞭打ち揺さぶられ症候群）
　.. 60
WICプログラム（Special Supplemental Nutrition Program for Women, Infants, and Children）
　.. 899
Wilson, Mary Ellen 389, 1033
Wimberger線 705
Worm骨（wormian bone，過剰縫合骨）......................... 432, 434, 436

Y染色体 185, 191

あ

愛情剥奪症候群（maternal deprivation syndrome）..... **877**, 880, 883, 884, 887
愛着（アタッチメント）........ 32, 36, 44, 45, 52, 54, 373, 431, 742, 768-770, 783, 784, 804, 806, **807**, 808, 810, 817, 851, 852, 855, 856, 859, 867, 881, 1002
　アタッチメント理論 807, 808, 811
仰向け寝（Back to Sleep）キャンペーン 534
圧迫
　──性損傷 371, 372
　──窒息 538
アデノシン 583, 584

アベル性的嗜好評価テスト（AASI：Abel Assessment for Sexual Interest）................................... 270
アポトーシス ... 303, 582, 583, 584, 831
アラティーン（Alateen）........... 857
アラノン（Al-Anon）................. 857
アラバマ・ペアレンティング質問表（APQ：Alabama Parenting Questionnaire：APQ）................... 761
アリゾナ州健康家族プログラム（Healthy Families Arizona）... 997
アルコール ... 32, 35, 36, 45, 52, 53, 85, 86, 93, 97, 103, 193-195, **196**, **197**, 198-201, 203, 204, 209, 211, 212, 214, 253, 254, 257, 261, 267, 344, 345, 371, 410, 411, 561, 683, 733, 734, 736, 737, 747, 756, 772, 794, 837, 838, 845-851, 853-859, 864, 866, 873, 901, 909, 913, 914, 954, 986, 991, 995, 1060
　──性健忘症 850
　──性持続性健忘症（Wernicke-Korsakoff症候群）.............. 850
　──の半減期 196
安全
　──な実践（Practicing Safety）
　　.. 772
　──の環（The Ring of Safety）
　　.. 995
　──の輪プログラム（Circle of Security）............................. 999
　──養育プロジェクト（Project Safe Care）....................... 768
アンフェタミン 195, **199**, 200, 848, 909-911, 913
アンモニア性オムツ潰瘍 368

イエダニ（Dermatophagoides spp）
　.. 282
家出 85, 88, **208**, 304, 734, 755, 816
遺棄 49, **51**, 670, 780, 967, 1024
医原性骨粗鬆症 429
一次
　──性頭部損傷 556
　──的予防活動 985, 992
一過性骨脆弱症（TBBD：Temporary Brittle Bone Disease）............. 435
縊頸 620, 621
一酸化炭素中毒 538, 644
伊藤母斑 406
異物挿入 159, 527, 619
異方性（Anisotropy）......... 505, 508
今どきのひとり親家庭を支えるためのプログラム（Today's Single Parent）................................... 998

索引　**1067**

医療診療録 16, 83, 114, 115, 339, **340**, 346, 948
医療的虐待（MCA：Medical Child Abuse）... 103, 528, 634, 828, 882, 886, 908, 916, **953-961**
医療保険の相互運用性と説明責任に関する法律（HIPAA：Health Insurance Portability and Accountability Act）...................... 88, 101
陰核切除術 157
陰茎
　――プレチスモグラフ 270
　――リンパ管腫 160
印象採得 949
陰唇
　――牽引法 111, 112
　――癒合 145, 156, 157
　――離開法 111, 112
陰性適中率（NPV：negative predictive value）................................... 6
インターネット 200, 216, **230-237**, 248, 249, 251, 252, 254, 257, 258, 262, 266, 267, 377, 774, 895, 989, 997, 999, 1028
院内虐待対応チーム（CPT：Child Protection Team）... 9, 346, 739, 740, 924, **959**
陰嚢
　――潰瘍 159
　――水腫 133

● ウィスコンシンカード分類課題（WCST：Wisconsin Card Sorting Test）................................. 836
ウェクスラー式知能検査 837
ウェスタンブロット法 332
ウェットマウント
　――検査 299, 319, 320, **329**, 330
　――スライド 177, 298
ウォラー変性 596, 679
ウォルフ管（中腎管）........ 117, 118, 134
ウッド灯 ... 113, 174, 177, **179**, 184
うつ病 19, 32, 34, 41, 45, 52, 53, 74, 200, 214, 379, 561, 734, **736**, 748, 781, 782, 787, 837, 851, 852, 854, 859, 877, 878, 883, 885, 954, 1007

● 英国エイボン州親子縦断的研究（ALSPAC：Avon Longitudinal Study of Parents and Children）... 919
栄養必要量 897, 898
エーラス・ダンロス症候群（EDS：Ehlers-Danlos syndrome）...... 408

会陰溝（perineal groove）......... 129, 130, 145
液体熱湯（scalds burn）............. 361
エクスタシー（MDMA）.... 195, 200
エクソシステム（exosystems）... 804
エチルアルコール 196
エビデンス **48**
　――に基づいた医療（EBM：evidence based medicine）... 690
　――に基づく治療法（EBT；Evidence based treatment）... 753, 768
エホバの証人 ... **975**, 976, 977, 979-982
エルブ麻痺 491
炎症性腸疾患 158, 286, 428
エンドセリン 583

● 黄色ブドウ球菌 158, 279
黄斑 ... 635, 636, **637**, 638-640, 642, 643, 699
　――周囲網膜ひだ：perimacular fold 638
横紋筋融解症 200, 401
応力（Stress）........................... 506
大田母斑 406
オープンエンド形式の質問 758
オステオン 416, 503
オッズ比（OR：odds ratio）... **7**, 35, 65, 138, 534, 1004
おとり捜査 **233**, 235, 236, 248, 957
オピオイド 201, 202, 845, 851, 852, 912, 913, **914**, 915, 916
おむつ皮膚炎 155, 156, 695
親子
　――関係性トレーニング（PCIT：Parent-Child Interaction Training）.......................... 767
　――合同セッション 744, 745, 766, 767
　――心理療法（CPP：Child-Parent Psychotherapy）.......... 768, 817
　――対立対応尺度（CTSPC；The Parent-Child Conflict Tactics Scales）................................. 761
　――統合認知行動療法 767
　――分離面接 94
親サークル（Circle of Parents）... 996
親育てプログラム（Nurturing Parents Program）................... 998
親による子どもの発達段階評価尺度（PEDS：Parent's Evaluation of Developmental Status）.......... 796
親の収監 856, 859

か

● 外陰
　――膣炎 154, 155, 158, **277-283**
　――膣カンジダ症（VVC）..... 328
　――部潰瘍 ... 154, **164**, 165, 166, 170, 297, 321
　――部皮膚炎 154
壊血病 **425**, 426, 641, 695, 705, 706
外在化
　――障害 ... 44, 732, 755-757, 789, 809, 811-817, 818, 820
　――症状 738, 838
介在的影響モデル（mediated model）... 787
外傷性脳損傷（TBI：Traumatic brain injury）... 9, **568**, 570, 572, 582, 583, 591, 596, 662, 667, 675, 698, 718
疥癬 282, 299, 300
改訂版WPPSI 837
海馬 ... 667, 828, 830, 831, **834**, 835
回避 41, 108, 129, 182, 278, 340, 350, 355, 424, 644, 735, 736, 745, **757**, 759, 760, 766, 767, 817, 832, 863, 887, 982, 1047, 1052
解離
　――症状の治療のための統合開発モデル 742
　――性人格障害（DID：dissociative identity disorder）......... 727
下咽頭損傷 617-619
蛙足姿位（frog-leg position）..... 111
カオヨー（cao gio）................... 372
加害者の自白 78, 586, 626, 969
過覚醒 735, **757**, 786, 807, 829, 832, 1002
角骨折（corner fracture）.......... 452, 477, **482**, 484, 485, 926
拡散
　――強調画像 562, 582, **593**, 594, 596-598, 601, 607, 676, 940
　――テンソル画像（DTI）..... 613, 676
核酸増幅検査（NAAT；Nucleic acid amplification technologies）... 297
隠しビデオによる調査（CVS：Covert video surveillance）................. 957
学習クラブ 818
仮骨形成 430, 433, 469, 475, **480-483**, 485, 498
荷重条件 **504**, 506, 508, 512-515
画像の保存 353
仮想剖検（virtual autopsy）........ 495

家族
　——介入プログラム 788, 789
　——環境尺度（FES-A：The Family Environment Scale）
　　................................. 761
　——関係尺度 888
　——間暴力 32, 33, 39, 85, 94, 345, 782, 852, 935, 1001, 1002, 1015, 1025, 1026
　——間暴力防止基金（FVPF：the Family Violence Prevention Fund）.............................. 1016
　——支援センタープログラム（Family Support Center）... 767
　——投資モデル（Family Investment Model）...................... 787
　——と保育施設を支えるプログラム（FACET：Families and Centers Empowered Together）999
　——の絆プログラム（Family Connections）.................... 999
　——歴 87, 88, 97, 99, 158, 345, 405, 406, 426, 433-435, 536, 558, 560, 609, 634, 699, 892, 935, 940, 1002
学校
　——給食補助プログラム 899
　——トラウマに対する認知行動療法（CBITS：cognitive behavioral intervention for trauma in schools）................................. 769
カッピング（吸い玉療法）........ 410, 412
家庭
　——ストレスモデル（Family Stress Model）............. 787, 788
　——訪問プログラム 770, 774, 788, 791, 900, 997, 1026, 1027, 1049, 1051
　——薬物治療裁判所（FTDC：family treatment drug court）
　　................................. 858
　父子—— 19
　母子—— 19, 719, 1025
カナダ発生率調査（CIS：Canadian Incidence Study）...................... 30
可能性（possible）........................ 442
過敏性血管炎 407
カメオ（印象的場面）現象 194, 196
硝子体
　——液採取 647
　——牽引説 640, 642
カリフォルニア人格テスト（CPI：the California Personality Inventory）
　　................................. 269
カリフラワー耳 528

カルシウムの恒常性維持機構 ... 419
カルニチン代謝異常症 536
簡易式虐待可能性評価票（B-CAPI：The Brief Child Abuse Potential Inventory）.............................. 760
感覚鈍麻 757
眼窩
　——骨折 635, 642
　——周囲の斑状出血（black eye）
　　................................. 633
環境理論 1024, 1026
管腔臓器損傷 21, 518, 519, 522, 926, 938
関係－素因モデル（relationship diathesis model）.................... 807
看護師と家族とのパートナーシップ
　　................................. 997
カンジダ感染症 155
感情の表出 744
慣性外力 ... 556, 568, 569-571, 596, 597
間接コスト 1046, 1047
感度 5
ガンマヒドロキシ酪酸（GHB）
　　......................... 194, 200, 907
顔面
　——外傷 20, 21, 526
　——骨折 494, 527
　——神経麻痺事例 528
　——損傷 20, 61, 526
緩和的影響（moderated effect）
　　................................. 787

●
危害基準（harm standard）.... 17, 30
飢餓骨症候群（hungry bone syndrome）.............................. 424
危険
　——基準 753, 754
　——状況基準（endangerment standard）.................. 17, 30
記述的研究 711, 714, 716
キスマーク 946
偽性副甲状腺機能低下症 420
キッズクラブ 818
機能性MRI（fMRI）... 786, 834, 835
キノリン酸 583, 584
偽ベーチェット病 166
気難しい赤ちゃん対応プログラム（Fussy Baby Program）.......... 998
虐待
　——加害未成年 992
　——小児科学 1013, 1014
　——性イベント週次報告用紙（WRAI：The Weekly Report of Abuse Indicator）............... 759
　——潜在尺度（CAP：Child Abuse Potential Inventory）.......... 790

　——専門小児科医 957, 959, 1013
　——対応チーム 9, 22, 346, 374, 739, 740, 868, 924, 959, 1056
　——に特化した心理療法（Abuse Specific Therapy）............... 742
　——の世代間連鎖 746, 995
　——の発生場所 989
　非致死的—— 1020
逆行性健忘 193, 194
灸 368, 372, 412
吸引痕 137, 946
吸角法（cupping）...................... 371
弓状核 535
キュード・リコール 341
共感
　——疲労 1037, 1055, 1058, 1059
　——満足 1059
胸腔内の点状出血 535
凝血塊溶解試験 701
凝固異常 ... 146, 400, 401, 408, 409, 541, 612, 634, 641, 697-700, 940
胸骨骨折 ... 436, 442, 457, 458, 926
膝胸位 111, 112, 114, 147, 161
蟯虫 155
胸部外傷 ... 454, 456, 457, 516-524, 922, 926
虚偽の申し立て 78
極限強度（Ultimate Strength）
　　...... 505, 508, 509, 511, 512, 515
虚血性病変 582, 668
鋸状縁 636, 638, 640, 644, 670, 925
寄与リスク（AR：attributable risk）
　　................................. 7
近位肢節短縮（rhizomelia）....... 434
緊急
　——診察 108
　——避妊方法 212
　——避妊薬 212, 288
近親姦（incest）... 27, 210, 726, 956
緊縛痕（ligature mark）..... 109, 137, 371, 400, 401

●
クールな技術利用プログラム（Technicool）............................ 999
区分対応システム（DR：Differential Response）............................ 1039
くも膜下出血（SAH：Subarachnoid Hemorrhage）........ 468, 554-556, 585, 592, 593, 596, 598, 602, 603, 604, 625, 627, 640, 641, 655, 658, 660, 667, 671, 696, 703, 717, 925
クラインフェルター症候群 241

グラスゴー
── 昏睡尺度（GCS：Glasgow Coma Scale） 201, **675**, 676, 712, 935
── 予後尺度（GOS：Glasgow Outcome Scale） 685, 686, 712
クラック 368, 847, 912
──（コカイン）ベビー（crack baby） 852
クラミジア 146, 285, 286, 289, 298, 305, 316, 317, **321-326**, 332, 333
── ・トラコマチス（CT：*Chlamydia trachomatis*） **305**, 315, 321, 325
暗闇に光を（From Darkness to Light） 994
グランツマン血小板無力症（GT：Glanzmann Thrombasthenia） 699
クリスチャンサイエンス 974, 976, 977
クルー細胞 319, 329
グループ・セラピー（集団療法） 268, 725, 745, 790
グルーミング（grooming） 250, 260-262, 993
グルタミン酸 ... 203, **582**, 583, 584, 587, 595
グルタル酸
──血症2型 536
──尿症1型（GAI：glutaric aciduria type I） 612, 644, 705, 940
くる病
──の診断 423
──の治療 424
クローン病 146, 151, **158**, 165, 297
クロナゼパム（Klonopin） 195, 198
●
経済的効果 793
形態覚遮断弱視 635
頸椎損傷 21, 626, 627, 936
ケーシー・ファミリー・プログラム（the Casey Family Programs） 1006, 1007
ケースロード 1006, 1036, 1038
ケジラミ（*Phthirus pubis*） 282, 299, 320, **331**, 411
血液
──凝固障害 639, 641, 644, **695**, **696**, 698-700
──脳関門（BBB：blood-brain barrier） 677, 683

血管
──腫 ... 145, 160, **405**, 538, 639, 695
──性紫斑病（HSP：Henoch-Schönlein Purpura） 407
──内皮増殖因子（VEGF） ... 583
──浮腫 407
血小板
──機能分析器 701
──凝集能検査 701
結節性紅斑 407
血中アルコール濃度検査 86
血友病 **408**, 555, 641, 697, 700, 976
──A（第Ⅷ因子欠損症） 408, 612, 697, 698
解毒剤 201
原因帰属 755
肩甲骨骨折 436, 442, **456**, 457, 490, 926
言語障害 359, 836
検査
──後確率 6
──前確率 6, 399
健全な性的発達の促進プログラム（NHSD：Nurturing Healthy Sexual Development） 994
現場検証 ... 290, **376**, 377, 379, 533, 535, 537, 540, 541, 543, 544, 620, 924
原発性おむつ皮膚炎 155
現病歴聴取 341, 934
●
故意性 50
コイニング 410
効果的育児のための系統的トレーニング（STEP：Systematic Training for Effective Parenting） 766
強姦（rape） ... 27-29, 31-33, 35, 139, 173, 180, 196, **207-216**, 255, 262, 263, 306, 726, 735, 736, 794, 1056
交感神経系（SNS：sympathetic nervous system） 829, 848
後極部 **637**, 638, 643, 645, 699
絞頸 ... 109, 137, 388, 531, 539, 540, 542, 544, 599, 618, **620-622**, 634, 925
攻撃者との同一化 730
口腔
──衛生 872, 873, 875, 944
──外傷 21, 526, 529, 873
──顔面損傷 944
──内損傷 **21**, 555, 619, 620, 873
膠細胞繊維性酸性タンパク質（GFAP：glial fibrillary acidic protein） 678, 680
格子細胞（gitter cell） 661

咬傷（bite mark） 85, 93, 109, 137, 150, **178**, 186, 354, 385, 400, 530, 585, 622, 653, 939, 943-951
甲状腺機能亢進症 423, 424, **429**, 623, 882
香水皮膚炎 410
公正充当法（Justice Appropriations Act） 233
光線皮膚炎 410
抗てんかん薬（AED：antiepileptic drug） 429
後天性免疫不全症候群（AIDS：acquired immunodeficiency syndrome） 303
抗パーキンソン病薬 911
降伏強度（Yield Strength） 505, 507, 508, 515
酵母菌性膣炎 328, 329
肛門
──拡張 131, 132, 150, 160
──櫛状線 130
──周囲の静脈うっ滞 ... 132, 161
──皮膚垂（anal skin tag） ... 114, 131, 150
──部損傷 ... 108, 138, 148, **150**, **151**, 166, 168, 169, 194, 622, 938
──縫合離開（diastasis ani） 114, 130, 145
効用（Utilities） 1048
コカイン ... 195, 197, **199**, 200, 201, 368, 845, 847, 848, 850-852, 855, 856-859, 909, 910, 912, 913, 965
──中毒 965
国際緊急放射線診断有用性調査（NEXUS：National Emergency X-radiography Utilization Study） 627
国際子ども虐待防止学会（ISPCAN：the International Society for Prevention of Child Abuse and Neglect） 1014, 1028
国立CDRリソースセンター（national CDR Resource Center for Policy and Practice） 964, 967, 970-972
国立薬物乱用研究所（NIDA：the National Institute on Drug Abuse） 846, 850
コスト調整 1046, 1051
子育てパートナーシップ（Parenting Partnership） 997
骨芽細胞（造骨細胞） 416, 429
骨幹端の角骨折（corner fracture） 482
骨形成不全症（OI：osteogenesis imperfecta） 22, 427, **432**, 433, 434, 436, 555, 560, 644, 940

骨減少症（osteopenia）..... 427, 428, 431, 435

骨鉱質含有量（BMC：bone mineral content）.................................. 418

骨小柱 416, 503

骨シンチグラフィー 454, 474, 475, 476, 485, 490, 491, 494, 496, 497, 563, 940

骨髄炎 430, 437, 491

骨折形態（fracture morphology）.................................. 441, 443, 454

骨粗鬆症 22, 269, 425, 427, 428, 429, 432, 434-437, 560

骨粗鬆症－偽性神経膠腫症候群 434

骨損傷 6, 20, 21, 22, 23, 25, 376, 429, 434, 435, 441-443, 450, 451, 453, 456, 459, 463, 470, 474-478, 480-482, 484, 487, 488, 490-492, 494, 495, 496, 497, 499, 513, 516, 540, 572, 591, 592, 620-622, 698, 923

骨盤骨折 23, 457, 458, 679

骨盤内炎症性疾患（PID：pelvic inflammatory disease）... 280, 286, 326

骨膜下骨襟（SPBC：subperiosteal bone collar）..................... 454, 492

骨膜下骨新生（SPNBF：Subperiosteal new bone formation）.................................. 425, 442, 450

骨梁 416, 417, 418, 422, 429, 452-454, 503

固定観念 11, 14, 886

コデイン 195, 202, 850, 909, 914, 915

古典的な窒息徴候 540

言葉の暴力（暴言虐待：verbal abuse）........................... 801, 868

子ども

──虐待小児科学 103, 862, 1016

──虐待専門医 97, 117, 143, 148, 162, 170, 356, 375, 435, 565, 1013, 1027

──虐待専門小児科医 103, 151, 945, 959

──虐待対応チーム（CPT：Child Protection Teams）..... 945, 948, 951, 1055

──の気質 45, 782, 784, 796, 804, 828, 857, 883, 884, 894, 935

──の言語発達 80, 81, 359

──の権利条約 1001

──の権利擁護センター（CAC：Children's Advocacy Center）（外来型虐待評価センター）....... 72, 98, 108, 740, 772, 774, 1016

──の行動チェックリスト（CBCL：the Child Behavioral Checklist）...................... 1006

──の性的行動の理解と，それに対する適切な対応を行うためのプログラム（URSBC：Understanding and Responding to the Sexual Behavior of Children）.. 993

──の性的行動リスト（CSBI：Child Sexual Behavior Inventory）...................... 731, 734

──のヘルスケア対応を法的義務とする会（Children's Healthcare is a Legal Duty）............... 1017

──の養育力強化プログラム（Care for Kids）............. 994

──用トラウマ症状チェックリスト（TSCC：Trauma Symptom Checklist for Children）..... 107, 760

鼓膜破裂 528

コモンセンス・ペアレンティング 1041

コルポスコープ 109, 113, 117, 139, 140, 162, 167, 169, 175, 179, 214, 293, 349, 350-353, 740

コロンビア障害尺度（CIS：Columbia Inpairment Scale）.................... 761

混合性吸収値 592, 605, 611, 704

痕跡証拠 183, 356

コンタミネーション 175, 176, 177, 299, 326, 330, 333, 915

こんにちはお父さんプログラム（Hui Makuakane）.......................... 998

コンピュータ断層撮影法（CT：Computed Tomography）...... 490, 492, 591

さ

サーベイランス 8, 16, 17-19, 24, 25, 63, 66, 304, 702, 970, 971, 1021, 1022, 1028
　受動的── 24
　積極的── 24

サイエントロジー教 975

細菌性膣炎（BV：bacterial vaginosis）... 158, 319, 328, 329, 330, 332

再体験 757, 760, 832, 835

サイバーセックス 236

再発防止療法（RP：relapse prevention）.. 268

細胞変性効果（CPE：cytopathic effect）.................................... 327

サインズオブセーフティーアプローチ 1041

索状痕 544, 621

サクラメント緊急保育所（Sacramento Crisis Nursery）........... 998

鎖骨骨折 23, 442, 447, 457, 469, 470, 482, 483, 702, 703, 920, 926, 934

挫傷 6, 20, 21, 23, 49, 81, 93, 99, 109, 113, 136-140, 146, 149, 150, 161, 163, 167, 168, 343, 345, 355, 385-402, 405-412, 427, 432, 436, 437, 450, 451, 456, 458, 460, 463, 469, 470, 516, 518-523, 526-530, 543, 544, 556, 561-563, 571, 576, 585, 596-598, 618, 620, 622, 623, 625, 627, 634, 635, 653, 659-661, 665, 666, 669, 671, 689, 698, 699, 705, 717, 891, 892, 893, 920, 921, 922, 925, 927, 934, 936, 937, 938, 939, 940, 944, 945, 950, 954

滑走性脳──（大脳白質裂傷）.. 659, 661

──スコア 398, 399

──の受傷時期推定 388, 389, 391

擦過傷（abration）... 20, 21, 23, 113, 137, 139, 149, 150, 167, 168, 354, 385, 389, 390, 391, 396, 397, 399, 400, 526, 527, 540, 543, 556, 618-620, 622, 848, 927, 945, 949, 950

里親養育 97, 373, 684, 853, 858, 1001-1008, 1034, 1035

──プログラム 1004, 1006

産後うつ 782, 885, 891, 895, 935, 986, 990, 1016

三次的予防活動 985

サンディエゴSIDS/SUDC研究プロジェクト（SDSSRP：the San Diego SIDS/SUDC research project）.................................. 542

シートベルト関連外傷 517

ジオメトリー（幾何学的特性）........................ 417, 508-511, 515

シオン出産（Zion Births）.......... 975

紫外線 113, 179, 184, 187, 299, 355, 393, 421-423, 948

歯牙骨折 530

磁化率強調画像（SWI：susceptibility-weighted MR imaging）.. 598, 613

索引　**1071**

磁気共鳴画像法（MRI：magnetic resonance imaging）...... 120, 487, 490, 491, 493, 494, **495-499**, 562, 582, 591-613, 618, 621, 625-628, 630, 636, 647, 676, 689, 690, 697, 703, 704, 717-720, 786, 831-836, 940
色素
　——欠乏症（アルビノ）......... 699
　——失調症 406
　——性蕁麻疹 406
識別証拠（identification evidence）
　.................................... 183
子宮
　——膣留水症（hydrometrocolpos）
　.................................... 128
　——内胎児発育遅滞（IUGR：intrauterine growth retardation）
　.................................... 881
軸索損傷 468, 554, 556, 568, 570-573, 576, 577, 579, 580, 583, 586, 587, 593, 596-600, 610, 618, 625, 628, 629, 661, 662, **663-665**, 666, 667, 669, 671, 676, 679, 680, 686, 687, 717, 721
刺激物質誤飲 619
止血障害 695
次元解析（dimensional analysis）
　.................................... 569
死後
　——CT（PMCT）........... 495, 499
　——眼底診察 647
自己決定権 978-980, 982
施策提言 964, **966-969**, 971
四肢骨骨折 22, 922, 934
思春期
　——開始年齢 245
　——ステージ分類 110
視床下部－下垂体－副腎系（HPA-axis）........................ 828, 829
耳小骨断絶 528
支持療法（Supportive Therapy）
　............................... 201, 743
視神経
　——萎縮 406, 634, 635
　——鞘出血 641, 643, 669
　——乳頭 636, 637, 639, 670
膝胸位 111, 112, 114, 147, 161
実質臓器損傷 517, 518, 522, 524, 926, 938
湿疹 ... 145, 296, 298, 368, 401, **411**, 412, 886
質調整生存年（QALY：Quality Adjusted Life Years）... 1047, 1048
疾病費用分析（COI：Cost of Illness）...................... 1044, 1049

児童家庭サービス審査（CFSR：Child and Family Service Review）.................... 1035, 1037
児童虐待
　——およびネグレクトの防止と治療法（CAPTA：Child Abuse and Neglect Prevention and Treatment Act）........................ 1034
　——に関する健全な研究, 教育およびサービス（Health CARES：the Health Child Abuse Research Education and Services）ネットワーク ... 1011
　——・ネグレクト対応部門（SOCAN：Section on Child Abuse and Neglect）......... 1011
　——の防止と治療に関する法律（CAPTA）................... 211
　——の予防と治療に関する連邦法（CAPTA：U. S. Government's Child Abuse Prevention and Treatment Act）.............. 863
　——防止対策法（CAPTA：the Child Abuse Prevention and Treatment）................... 1016
　——防止法（CAPTA：Child Abuse Prevention Act）....... 17, 227, 780
児童性犯罪者（チャイルド・マレスター）......................... 236
児童福祉事業 1034
児童へのインターネット犯罪防止（ICAC：the Internet Crimes Against Children）タスクフォース 233, 234
児童ポルノ 28, 232, **233-236**, 239, 241, 244, 250-252, 255, 266, 267, 1038, 1057
　——防止法（CPPA：the Child Pornography Prevention Act）
　.................................... 235
　——撲滅金融連合（Financial Coalition to Combat Child Pornography）..................... 234
シナプスの選択的刈り込み 786
耳部外傷 528
脂肪
　——酸代謝異常症 536
　——織炎 407
　——抑制SPGR（spoiled gradient echo）画像 496
司法面接（被害事実確認面接）.... 71, **72, 73**, 77, 79, 83, 98, 248, 315, 728, 740, 741, 968
司法面接士 72, 740
社会
　——学習理論 814

　——資本（social capital）........ 20, 55, 56, 1026
　——的孤立 **54**, 55, 864, 887, 888, 997
　——的淘汰 787
　——的毒性（socially toxic）... 805
　——歴 97, 294, **344, 345**, 450, 558, 561, 935
尺骨骨折 23, 465
若年性特発性骨粗鬆症（IJO：idiopathic juvenile osteoporosis）
　.................................... 427
斜骨折 436, 441, 447, 461-464, 478, **479**, 486, 926
写真の構図 348, 352
収益調整（Profit Adjustment）
　................................... 1046
臭気検査 329
集中的
　——家族保護サービス（IFPS：Intensive family preservation services）..................... 747
　——治療介入（FTI：Focused treatment interventions）.... 747
出血時間（BT：bleeding time）
　........................ 700, 701, 940
手部骨折 459, 460
循環血液量減少性ショック 922
状況的小児性犯罪者 ... 250-252, 260
情緒的ストループ課題（ESE：Emotional Stroop Effect）...... 836
小児
　——科的病歴聴取 91
　——眼科医 644
　——・思春期児サービス歴評価（SACA：the Service Assessment for Children and Adolescents）...................... 761
　——死亡登録検証制度 963
　——性愛者（pedophilia）..... 251-254, 255-258, 261, 262, 267, 269, 270, 271
　——性犯罪者への治療 268
　——入院患者データベース（Kids' Inpatient Database）.... 63, 451, 452
　——認定看護師（PNP：pediatric nurse practitioner）......... 945
　——用予後分類（POPC：Pediatric Outcome Performance Category）.................................. 712
小児期
　——外傷性脳損傷の動物モデル
　.................................... 570
　——逆境体験（ACE：Adverse Childhood Experiences）..... 44, 725, 734, **737**, 738, 821

──頭部外傷のコンピュータ・モデル 573
──の迫害体験 885
少年司法犯罪防止局 (OJJDP : the Office of Juvenile Justice and Delinquency Prevention) 233
小脳輝化徴候 (bright cerebellum sign) 600
消費者製品安全委員会 (CPSC : Consumer Product Safety Commission) 369, 585, 622, 702
上部消化管造影 (UGI) 523
上腕骨骨折 23, 429, 457, 463-465, 486, 926
職員の離職 1036-1038
植物性光線接触皮膚炎 410
食物アレルギー 343, 886
食料
──配給券 (Food Stamp) 796
──不足 781
処女性 77, 85, 88, 214, 215, 216, 222
処女膜
──横径 126, 127
──外側隆線 (external ridge) 124, 125, 144
──血腫 140
──構造 118
──周囲帯 124
──堤 (hymenal mound) 124, 125
──ノッチ (notch) (V字切込) 125, 126
──の点状出血 140
──の変化 122, 244
──の裂隙 (cleft) 125
──皮膚垂 (hymenal tag) ... 125, 144, 145
──膨隆 (hymenal bump) ... 125, 144
──離断 125, 126, 138, 141-144, 146, 147, 166, 168, 169, 215
──裂傷 136, 140, 141, 146, 167, 169
女性
──割礼 219
──性器切除／切断 (FGM/C : female genital mutilation/cutting) 219
──に対する暴力の全米調査 (NVAWS : National Violence Against Women Survey) ... 802
──の小児性犯罪者 263-265
シラミ 282, 283, 292, 299, 300, 320, 331, 411, 1005
真菌感染症 280

神経学的診察 562, 627, 935
神経筋疾患 131, 145, 427, 428
神経性
──嘔吐症 881
──過食症 885, 886
──食欲不振症 428, 429, 885, 886
人口寄与危険度 (PAR : population attributable risk) 7, 36
進行性骨折 (growing fracture) 466, 469, 604
診察手技の標準化 136
人種 11, 14, 19, 33, 36, 39, 65, 77, 94, 110, 131, 145, 223, 240, 256, 341, 359, 387, 401, 402, 421, 423, 437, 516, 541, 551, 805, 812, 816, 889, 912, 947
真珠状陰茎小丘疹 (pearly papule) 132
尋常性疣贅 159
人身
──売買 266, 304, 305
──保護法 1034
新生児
──出血性疾患 409, 611, 612, 925
──の処女膜所見 121
──薬物離断症候群 912, 914
新生被膜 657, 658, 704, 705
迅速検査 (POCT : point of care test) 298, 310, 315, 320, 329, 691, 907
人体図 947, 948
人智学 976
心的外傷後ストレス障害 (PTSD : posttraumatic stress disorder) 212, 216, 224, 265, 379, 725, 733, 734, 735, 736, 743, 748, 756-760, 763-765, 767-769, 772, 786, 794, 801, 806, 809, 811-813, 815-820, 822, 827, 829-836, 838, 839, 859, 959, 1002, 1055-1058
心肺蘇生 22, 432, 454, 455, 533, 542-544, 621, 640, 926, 936
──法 431
親密パートナー間暴力 (IPV) 39-45, 78, 87, 210, 214, 735, 900, 1043
信用できる証言を行うためのガイドライン 931
心理教育 (Psycho-Education) 744, 747, 769, 774, 818, 819, 857
診療録の記載 339, 340, 375, 739
●
髄液漏 528
膵偽嚢胞 518

水疱性遠位指端炎 (blistering distal dactylitis) 365, 366
頭蓋
──骨骨折 23, 392, 425, 465-469, 476, 477, 485-487, 555, 556, 568, 585, 591, 592, 596, 597, 602-604, 610, 653, 659, 671, 675, 676, 702, 919-921, 925, 936, 937, 940
──内出血 (ICH : intracranial hemorrhage) 9, 409, 425, 468, 555, 568, 576, 578, 591, 612, 636, 640, 641, 654-659, 676, 679, 695-699, 701, 703-706, 711
スクリーニング用質問紙 759
スティーブンスジョンソン症候群 365
スティグマ 76, 729, 745
──感 149, 210, 729
ストレス
──フルなライフイベント 781, 782, 784, 796
──マネジメント 766, 769, 771
スピルオーバー仮説 (波及仮説) 805
スピロヘータ (Treponema pallidum) 318, 331
スプーニング 410
スリーパー効果 (sleeper effect) 732
擦り傷 (scrape) 391, 560
スワブ検体 176-178, 181, 182, 316, 320, 324, 329, 331
●
精液 74, 108, 113, 173, 177, 178, 179-182, 183-185, 186, 188-191, 196, 287, 294, 298, 303, 318, 393
生化学マーカー 524, 677
性化行動を認める小児向け心理力動的認知行動療法 (PSB-CBT : Children with Problematic Sexual Behavior–Cognitive Behavioral Therapy) 748
性感染症 (STI) 31, 74, 75, 79, 85, 87-89, 96, 100, 108, 114, 154, 159, 166, 174, 175, 210, 212, 275-331, 527, 530, 734, 737, 858, 882, 927, 944, 976, 978, 1002, 1005
性虐待
──者 ... 251, 260, 261, 263, 990
──順応症候群 (Child Sexual Abuse Accommodation Syndrome) 726, 727, 728
──に関するガイドライン ... 286
──の再発 35
──の動機づけ 255

──のない環境のためのティーン
　向けプログラム（セーフTプロ
　グラム）（Safe T：The Sexual
　Abuse Free Environment for
　Teens Program）.......... 993, 994
──の発生モデル 990
──被害者マトリクス 259
性教育 33, 83, **742**, 743, 988
精索静脈瘤 133
生産性コスト 1046
精子 74, 146, 173, 176, 178, 180,
　181, 183, 184, 189, 190
成熟した未成年者に対する原則
　（Mature minor doctrine）....... 979
星状細胞（astrocyte）......... 569, 661
青色強膜 432, 433, 435
精神疾患 ... **19**, 36, 44, 97, 102, 109,
　160, 208, 251-255, 265, 267, 304,
　345, 449, 560, 725, 730-732, 734,
　737, 743, 747, 748, 794, 800, 827,
　828, 847, 850, 858, 859, 865, 867,
　885, 890, 892, 969, 978, 1001,
　1002
生態学的
　──環境−交流理論 803
　──錯誤 10, 11
　──モデル（ecological model）
　　........................... 344, 805, 815
声帯麻痺 527, 531, 618, 621
生体力学 ... 386, 416, 417, 443, 445,
　447, 454, 461, 466-468, 470, 488,
　503-515, 552, 556, 568-570, 573,
　577-579, 586-588, 596, 604, 609,
　623, 624, 629, 630, 657, 659, 672,
　922-924, 927-931
　──的再現実験 928
　──的適合性 924, 927, 928
　──的評価 924, 928, 929
正中縫線（median raphe）........ 128,
　130
成長
　──曲線 99, 374, 561, 796,
　878, 879, 882, 885, **888**, **889**
　──ホルモン分泌不全症 429
性的
　──虐待 77, 209
　──搾取（sexual exploitation）
　........ **27**, **28**, 86, 107, 208, 209,
　230, 233-237, 239, 248, 252,
　254, 266, 735, 911, 1025
　──成熟度（SMR：sexual matu-
　rity rating）......................... 123
　──倒錯者（paraphilia）........ 252

──暴行（性暴力被害）...... 6, 29,
　33, 85, 115, 136, 137, 139-142,
　148-150, 173-175, 177, 180,
　181, 183, 185, 187-191, 193-
　196, 198, 199, 201, 202, 204,
　207-216, 285, 287, 289, 296,
　299, 303-311, 315, 322, 324,
　326, 327, 330-333, 622, 743,
　759, 817, 908, 916, 950, 1012,
　1015
性転換者 45
性犯罪
　──再犯リスク簡易評価尺度
　（RRASOR；Rapid Risk Assess-
　ment for Sex Offense
　Recidivism）........................ 270
　──者リスク評価ガイド
　（SORAG：Sex Offender Risk
　Appraisal Guide）................ 270
性風俗産業従事者（CSW：commer-
　cial sex worker）............. 304, 311
生物
　──学的ストレス理論 785
　──心理社会モデル 881, 883,
　887-891, 897
性別 ... 19, 31, 40, 65, 72, 76, 85, 87,
　197, 321, 341, 344, 686, 730, 732,
　738, 760, 809, 810, 812, 819, 831-
　834, 856, 878, 994, 1020, 1025
性暴力対応看護師（SANE：sexual
　assault nurse examiner）........ 945
セーフケア・プロジェクト（Project
　SafeCare）................................ 791
世界保健機関（WHO）........ 39, 219,
　220, 223, 224, 227, 332, 341, 889,
　1018, 1019, 1020
赤外線 187, 355, 392, 948
青色斑（Maculae ceruleae）....... 411
青斑核 660, 664, 828, 829
　──−ノルアドレナリン神経伝達
　系 830
脊髄
　──性ショック 665
　──損傷 21, 458, 494, 499,
　617-630, 652, 653, 665, 667,
　935
赤痢菌（*Shigella*）...................... 279
セクスティング（sexting）......... 236
世帯人数 19
積極的告白神学論 974
舌小帯断裂 529
摂食障害 32, 214, 379, 733, 734,
　736, 885
接触性
　──外力 485, 556, 620
　──皮膚炎 154, 155, 407, 412
セメノゲリン 184
セロコンバージョン 327

セロトニン 199, 268, 535, 748,
　785, 786, 837, 850, 911
　──トランスポーター（5-HTT）遺
　伝子 837
尖圭コンジローマ 87, 132, 142,
　145, 146, 156, 162, **292**, 293, 328,
　332
全身
　──MRI 496, 499, **595**, 603,
　610, 612, 626
　──骨撮影 6, 22, 376, 454,
　459, **474**, **475**, 476, 483, 486,
　490, 494, 497, 498, 520, 523,
　531, 540, 563, 592, 593, 595,
　922, 937, 939
選択
　──的小児性犯罪者 251,
　258-260
　──バイアス 10, 12, 885, 902
蟯虫 282
前庭
　──正中線（linea vestibularis）
　.................................... 128, 145
　──帯（vestibular band）...... 123,
　124, 144, 145
先天性
　──会陰部正中癒合不全 129,
　130
　──処女膜欠損 121
　──梅毒 286, 429, 430, 437
センナ 156, 369, 411, 412
先入観（バイアス）...... 8-14, 19, 31,
　61, 62, 79, **94**, **95**, 339, 554, 711,
　712, 728, 760, 885, 902, 1023,
　1047, 1056
全米
　──家庭内暴力調査（National
　Family Violence Survey）... 802
　──虐待・ネグレクト発生率調査
　（NIS：National Incidence
　Study）..... 8, 14, 16, **17**, 30, 51,
　753, 754
　──健康栄養調査（NHANES III：
　National Health and Nutrition
　Examination Survey III）... 110,
　889
　──子ども虐待・ネグレクトデータ
　システム（NCANDS：National
　Child Abuse and Neglect Data
　System）....... 8, 16, **17**, 29, 753,
　780
　──子ども病院／関連施設協会
　（NACHRI：the National Asso-
　ciation of Children's Hospital
　and Related Institutions）
　... 1011

──小児外傷登録制度（NPTR：National Pediatric Trauma Registry） 627
──小児思春期児福祉概要（NCSAW：National Survey of Child and Adolescent） 754
──暴力虐待問題諮問委員会（NACVA：the National Advisory Council on Violence and Abuse） 1014
──保健栄養調査（NHANES：the National Health and Nutrition Examination Survey） 240
──母子健康調査（the National Maternal and Infant Health Survey） 211
──麻薬撲滅対策室（ONDCP：the Office of National Drug Control Policy） 845
専門家証言 262, 930, 931, 1013
前立腺
──酸性フォスファターゼ（PAP：prostatic acid phosphatase）
.... 184
──特異抗原（PSA：prostate specific antigen） 184

●
臓器別系統レビュー（ROS：Review of Systems） 343, 892
相互
──影響モデル（transactional model） 788
──関係性モデル 863
相対リスク（RR：relative risk） 7
掻爬傷（scratch mark） 391, 396
側上方圧開法 111, 112
足部骨折 459, 460
鼡径リンパ肉芽腫症 286
塑性弯曲骨折 479
卒後医学教育認定委員会（ACGME：Accreditation Council for Graduate Medical Education）
.... 1013
卒前教育 1027, 1028
粗な縮れた毛髪（kinky hair）症候群
.... 706
損傷基準 753, 754

た

ターナー症候群 241, 889
第2次性徴 122, 242, 252, 258
第XIII因子欠損症 696, 697, 700, 701
体格指数（BMI：body mass index）
.... 879

体験
──依存型学習（experience-dependent learning） 786
──予期型学習（experience-expectant learning） 786
胎児アルコール
──症候群（FAS：fetal alcohol syndrome） 851, 913,986
──スペクトラム疾患 ... 851, 913
胎児型横紋筋肉腫 160
退縮球 596, 663, 664, 669
代替光源（ALS：alternate light source） 113, 175, 177, **179**, **180**, 182, 184-187, 392, 393, 402, 948
大腿骨骨折 ... 22, 23, 442, **460-463**, 477, 478, 480, 481, 483, 922
大動脈損傷 520
体罰 9, 10, **20**, 56, 57, 72, 78, 88, 400, 737, 754, 755, 757-759, 761, 766, 767, 770, 771, 774, 775, 855, 954, 991, 1018, 1019, 1021, 1025, 1026
胎便 **909,** 910-913, 915
大麻（Cannabis sativa） 194, 195, 199, 200, 846, 910-913
タイムアウト 766, 958
対立行動質問票（CBQ：Conflict Behavior Questionnaire） 761
代理によるミュンヒハウゼン症候群
...... **103**, 528, 541, 634, 828, 882, 886, 908, 916, 953, 955
唾液 86, 108, 109, 173, 177, 178, **180**, 186, 187, 188, 191, 294, 332, 529, 537, 619, 829, 912, 939, 949, 951
──の採取 177, 948
多形性紅斑（EM：Erythema multi-forme） 297, 406, 407
多系統体系的療法（MST：multisystemic therapy） 768
妥当性（plausible） 442
多発骨折 429, 435, 442, **451**, **452**, 466, 468, 469, 551, 627
多列検出器型CT（MDCT：multidetector CT） **492**, 591, 593, 597, 604
短時間タウ反転回復（STIR：short-tau inversion recovery）法による全身MR画像検査 595
単純ヘルペスウイルス（Herpes Simplex Virus）（HSV-1，HSV-2）
...... 146, 164, 165, 281, **296, 297**, 300, 318, 326, 327
単純疱疹ウイルス（HSV：Herpes simplex virus） 281, 315

弾性（Elasticity） 118, 142, 385-387, 418, 466, 505, **507**, 508, 509, 511, 512, 515, 569, 570, 578, 581, 623
タンポン 87, 119, 147, **148**, 175, 176, 226

●
地域社会 11, 41, 45, 54, 55, 78, 114, 223, 224, 227, 769, 786, 788, 805, 812, 816, 819-821, 865, 872, 989, 1015, 1016, 1019, 1024, 1025, **1026**, 1036, 1040, 1052
力（Force） 504
力と支配の車輪 39, 40
致死的虐待（Fatal Abuse） 7, 21, 22, 52, 62, 370, 452, 517, 853, 925, 927, **1020**, 1025
膣
──鏡診 113
──洗浄 159, 177, 178
──トリコモナス（TV：Trichomonas Vaginalis） 146, **298, 299**, 300, 315, 320, 328-331, 333
──内異物 155, 159, 278, 279
──内隆起（intravaginal ridge）
.... 123-125, 144
──閉鎖症 120, 121
──壁裂傷 137
──留水症（hydrocolpos） 128
窒息の病理学的所見 540
チャイルドシート 48, 369, **413**, 444, 466, 467, 796, 965, 966
チャイルド・デス・レビュー（CDR：Child death Review） 923, **963-972**
着衣 82, **176**, 214, 244, 373
チャットルーム 231, 236, 237
注意欠陥多動性障害（ADHD：attention deficit hyperactivity disorder）
.... 748, 827, 911
中隔処女膜 119, 120
中間型衝撃損傷（intermediate coup） 659, 660
中鎖アシルCoA脱水素酵素（MCAD）欠損症 536
中枢神経刺
──激剤 199, 847, 850
──制剤 849, 850
中毒性表皮壊死症（TEN：toxic epidermal necrolysis） 365
超音波検査 133, 163, 432, 490-**491**, **492**, 496, 499, 523, 603, 609, 647
超音波骨密度測定法（QUS：quantitative ultrasound） 418
腸管壁内血腫 518, 521
調整因子（moderator） 774, 800

索引　**1075**

張力（Strain）..... 386-388, 391, 505, **506**, 507-512, 519, 596, 624
直撃損傷（coup）........................ 659
直接医療コスト（Direct Medical Cost）........................... 1046, 1050
直接蛍光抗体検査（DFA：direct fluorescent antibody test）...... 324
直接非医療コスト（Direct nonmedical cost）............................... 1046
直腸脱 161
治療効果の評価 687, 688, 690
治療的小児発達プログラム（TCD：Therapeutic Child Development Program）............................... 748

●
椎骨骨折 23, **458**, 490, 620, 654, 926
椎体軟骨結合部骨折 494
通告 **3-15**, 17-19, 27-31, 35, 43, 48, 50, 51, 53, 55, 64, 82, 89, 100, 101, 115, 145, 148, 156, 157, 211, 213, 214, 225, 249, 250, 264, 294, 297, 299, 300, 332, 333, 342, 346, 359, 372-374, 414, 450, 554, 561, 726, 728, 738-740, 746, 754, 755, 757, 758, 760, 762, 763, 770, 771, 773, 775, 780, 782, 791-793, 796, 853, 872, 873, 875, 901, 902, 923, 947, 965, 966, 968, 977, 981, 982, 992, 994, 1012, 1021, 1022, 1024, 1026, 1039-1041, 1055
爪 109, **179**, 188, 189, 331, 391, 396, 434, 620, 912, 913

●
低血圧性脳幹壊死 668, 669
低酸素
　　——性病変 667, 668
　　——説 629, 641
低出生体重 53, 298, 425, **431**, 432, 437, 456, 534, 852, 911, 912, 914, 965
低所転落 466-468, 478, 520, 555, 584, 585, 602, 635, 702, **919-940**
低ホスファターゼ血症 426
低マグネシウム血症 420
定量的コンピューター断層撮影法（QTC：quantitative computed tomography）........................... 418
低リン血症性くる病 420, 421
デート DV 41, 46, 816
デートレイプ 88, 194, 210, 913
デートレイプ・ドラッグ 193, 916
　　——検出キット 204
溺死 49, 52, 539, 966
デグロービング損傷（degloving injury）...................................... 149
デジタル一眼レフ（SLR）カメラ 350, 351, 948

デジタルカメラ 349, 350, 352, 354, 355, 948
デジタルビデオ 262, 349-351, 353
撤回 79, 215, 641, 657, 672, 727, **728**, 978
鉄欠乏症 781, 782
デルタ9テトラヒドロカンナビノール（THC：delta-9-tetrahydrocannabinol）............................... 911
転移証拠（transfer evidence）.... 183
典型的骨幹端損傷（CML：Classic Metaphyseal Lesions）... 430, 435, 436, 441, 442, 447, **452**, **453**, 482, 484, 488, 490, 492, 497, 585, 591, 706, 926
点状出血 ... 140, 141, 143, 149, 150, 388, 396, 400, 407, 408-410, 530, 531, 535, **540**, **541**, 542, 544, 596, 597, 618, 620, 622, 634, 637, 662, 663, 676, 699, 705, 925, 945
伝染性軟属腫 159, 281, 292, 297
伝聞証拠排斥の法理 75, 340

●
銅欠乏症 425
統合DNAインデックス・システム（CODIS：the United States' Combined DNA Index System）...................................... 184, 190
橈骨骨折 465
当事者による出来事モニタリング（PEM：participant event monitoring）.................................... 771
糖質コルチコイド 423, 429, 829, 830
透照診（transillumination）........ 950
同性愛者 32, 45, 76
統制口頭単語連想検査（COWAT：Controlled Oral Word Association Test）.. 836
凍瘡 407
頭部障害基準（HIC：head injury criterion）............................... 569
倒立振り子モデル 928
特異度 5
特発性（免疫性）血小板減少性紫斑病（ITP：Idiopathic thrombocytopenic purpura）........... 408, 555, 699, 925
トドラー期骨折 463, 477
トパピローマ（乳頭腫）ウイルス（HPV：Human Papillomavirus）...................................... 292, 327
トラウマ 71, 72, 76, 85, 87, 107, 212, 214-216, 266, 271, 309, 340, 344, 349, 381, 671, 726, 728, 729, 732, 734, 735, 737, 741-749, 753, 756-760, 764, 765, 768, 769, 772,

775, 805-808, 817-820, 822, 827, 828, 830, 832-835, 838, 854, 859, 975, 1001, 1002, 1006, 1023, 1036-1038, 1046
　　——焦点化認知行動療法（TF-CBT：Trauma-focused cognitive behavioral therapy）.................... 216, 742, 748, 769
　　——焦点化プレイセラピー（Trauma-focused play therapy）.. 741
　　——性イベントスクリーニング表（TESI：the Traumatic Events Screening Inventory）......... 759
　　—— ・ナラティブ ... 742-744, **745**, 769
　　——に起因する性発達の歪化（traumatic sexualization）... 729
　　—— ・リマインダー 744, 757
　　——理論 807, 808, 810, 817
トリコモナス ... 289, 292, **298**, **299**, 320, 328-330, 332
　　——膣炎 329, 330
トリプルリスクモデル 535
トルイジン染料 179
トルイジンブルー染料 137
トレポネーマ粒子 318, 331

な

●
内在化
　　——障害 44, 732, 755-757, 789, 809, 811-813, 815-818, 820
　　——症状 738, 829
内臓損傷 21, 139
内側前頭前皮質（mPFC：medial prefrontal cortex）.......... 828, 829, 835, 836
泣き（乳幼児の啼泣）................... 65
ナラティブ **341**, 742-744, **745**, 769
●
二次性おむつ皮膚炎 155
二次的
　　——受傷 1055, 1057, 1060
　　——トラウマ 1036-1038
　　——予防活動 985, 992
二重エネルギーX線吸収測定法（DXA：dual-energy x-ray absorptiometry）................................. 418
乳児
　　——期良性くも膜下腔開大（BESSI：benign enlargement of the subarachnoid space in infansy）............................... 608
　　——肛門錐状突出（infantile pyramidal protrusion）............... 129

──突発性危急事態（ALTE：Acute life-threatening event）事例 541, 925
──皮質骨増殖症 426
──フェイス・スケール（IFS：infant face scale） 676
──良性くも膜下腔拡大（BESSI：benign enlargement of the subarachnoid spaces in infancy） 704
──良性実質外液体貯留（BECI：benign extra-axial collections of infancy） 608, 704
──良性脳実質外液体貯留（Benign extraaxial fluid collection of infancy：BEAF） 704
ニュージャージー子ども虐待予防協会（NJCAP：New Jersey Child Assault Prevention） 996
乳幼児
　──の発達環境やライフスタイルに関する研究（IDEAL：the Infant Development Environment and Lifestyle Study） 852
　──訪問事業（well-child visit） 44
　──むち打ち揺さぶられ症候群（whiplash-shaken infant syndrome） 552
　──揺さぶられ衝撃損傷（shaking-impact injury） 552
　──揺さぶられ症候群（SBS：Shaken baby syndrome） 60, 65, 552, 576-588, 628, 633, 634, 636, 653, 925, 990, 996, 997
　──揺さぶられ症候群ナショナルセンター（NCSBS：The National Center on Shaken Baby Syndrome） 995, 1017
　──揺さぶり衝撃症候群（SIS：shaken impact syndrome） 576
ニューヨーク児童虐待防止協会（NYSPCC：the New York Society for the Prevention of Cruelty to Children） 1034
ニューロン特異的エノラーゼ（NSE：neuron-specific enolase） 584, 678-680, 685, 718
尿管瘤 163
尿細管性アシドーシス（RTA：renal tubular acidosis） 421, 434, 896
尿道下裂 132, 133
尿道脱 160, 161, 162, 163, 170
妊娠期の女性のライフスタイル調査（MLS：the Maternal Lifestyle Study） 852

認知
　──機能 712, 716, 718-720, 758, 800, 817, 830-832, 834, 836, 837, 838, 846, 850, 875, 894, 902
　──行動療法（CBT：Cognitive-Behavioral Therapy） 216, 268, 725, 735, 742, 743, 745, 747, 748, 764-769, 790, 817
　──処理療法（CPT：Cognitive processing therapy） 743, 748
　──の三角形 744
　──の処理 745
　──の対処 744
ニンニク療法 372

●
ヌジェント基準（Nugent criteria） 319, 330

●
ネグレクト
　医療──（medical neglect） ... 29, 30, 48, 51-53, 98, 100, 780, 866, 953, 960, 979, 1017
　監督── 49, 51, 52, 102, 370, 372, 619, 866, 908, 913
　教育── ... 49, 52, 780, 788, 866
　歯科── 866, 872, 873, 875
　消極的──（陰性──） 872
　情緒的── 49, 55, 866, 868
　社会的── 51, 52, 56
　身体的── 49, 51, 56, 100, 780, 782, 784, 866, 868, 953
　心理的── 52, 780-782, 784, 859, 868, 953
　積極的──（陽性──） 872
　セルフ── 872, 874
　無秩序型── 55
　モラル・── 866
熱傷 17, 20, 22, 24, 25, 93, 99, 149, 156, 169, 343, 349, 354, 359-381, 385, 400, 410-414, 527, 529, 530, 620, 622, 627, 653, 670, 753, 853, 911, 939, 944, 953, 954, 965, 987, 1021
　アイロン── 367, 380
　液体── 24, 359, 361-365, 371, 374, 377, 379, 380, 413, 653
　火炎──（flame burn） 361, 365, 369
　化学── 361, 368, 369, 372, 411, 413
　浸湯──（immersion burn） ... 93, 359, 361-365, 369, 377, 380
　スタンガン── 370
　接触──（Contact Burn） 361
　接触性── 413
　タバコ── 365, 368, 370, 412

　電気──（電撃傷） 361, 369-371, 380
　電子レンジ── 371
　熱源接触──（contact burn） 361
　熱源── 361, 365
　──の受傷日時推定 376
　──の心理学的合併症 ... 379, 381
　──の分類 360
　──の予防 379, 380
　飛散──（splash burn） 361-365, 368, 374
　流湯──（flowing burn） 361
ネットいじめ 230
粘弾性 386, 505, 511, 578

●
膿痂疹 159, 278, 279, 368, 412, 695
脳
　──虚血 582, 587, 592, 594
　──挫傷 468, 556, 572, 578, 585, 593, 595-597, 602, 610, 635, 659-665, 667, 671, 676, 717
　──実質喪失に伴った脳室拡大（ex-vacuo ventriculomegaly） 719, 720
　──実質内出血 608, 609, 659, 703-705, 704, 705
　──性麻痺（CP：cerebral palsy） 54, 61, 428, 437, 538, 560
　──の自己融解 662, 667
　──発達 786, 804, 822, 827-839
　──辺縁系 834
　──由来神経栄養因子（BDNF：brain-derived neurotrophic factor） 831, 838
　──裂傷 556, 659-665, 667, 671, 717
脳幹損傷 659, 665, 668
脳室内出血 602, 604, 659,
膿瘍 412
嚢胞性線維症（CF：cystic fibrosis） 161, 409, 428, 696, 700, 882, 896
ノッチ（V字切痕） ... 112, 122, 123, 125, 126, 133, 141-145, 147, 148
ノルアドレナリン（NA） ... 828-830, 837

は

●
パープル・クライング 995
バーモント州子ども虐待予防協会（PCA-V：Prevent Child Abuse-Vermont） 993, 994, 999

バイオマーカー 565, **675-691**, 717, 718, 913, 923

媒介因子 (mediator) 800, 804, 813

売春 86, 107, 108, **208**, 235, 260, 305, 1025

排泄腔異常 121

背側処女膜縁の幅長 127

梅毒 ... 146, 285, 286, 288, 289, 315, 318, 321, **331**, 332, 429, 430, 437

肺胞内
——出血 542
——の鉄貪食細胞（シデロファージ） 542

培養検体採取 321

バインランド適応行動尺度 (VABS) 686

白癬 412, 925

剥離傷 (avulsion) 299, 391

暴露後予防内服 (PEP：postexposure prophylaxis) 307

バケツ柄状骨折 (bucket-handle fracture) 452, 483, 484

破骨細胞（骨吸収細胞）..... 416, 454

ハシシ 911

播種性血管内凝固症候群 (DIC： disseminated intravascular coagulation) 200, 698

播種性淋菌感染症 286

パターン損傷 ... 399, 400, 408, 585, 938, 944, **945-950**

発育不全 (FTT：failure to thrive) 93, 100, 120, 121, 354, 360, 426, 561, 706, 863, **877-904**, 907, 1011

白血病 165, 410, 428, 437, 555, 612, 634, 637, 644, 654, 925, 979, 981

発生率 **4**, 7-9, 11, 12, 14, 16-20, 27, 28, 30, 31, 33-36, 40, 44, 45, 48, 51-53, 61-66, 128, 138, 156, 193, 208, 223, 224, 288, 298, 359, 387, 428, 431-433, 456, 459, 460, 464-466, 469, 478, 516, 517, 524, 534, 551, 579, 582, 585, 633, 636, 641, 642, 644, 670, 712, 753, 754, 770, 773, 774, 781, 791, 795, 800, 803, 805, 862, 874, 954, 990, 995, 997, 1022, 1024

発達
——システム理論 (DST：developmental systems theories) ... 786, 788, 795
——－生態学理論 780, 784
——トラウマ学 827, 828, 838
——評価 244, 563, 795, **894**, 902, 1005, 1006
——歴 97, 339, **343, 344**, 935

ハバース系（オステオン）........ 416, 417, 454, 503

母親
——の栄養不足 781
——の自尊感情 812
——の抑うつ **782**, 788, 796, 811, 815

パパママ同士の励ましあい (Parents Encouraging Parents) 997

バルサルバ現象 634

パレンス・パトリエ（国親思想） 983

繁栄の神学 974

ハングマン骨折 (Hangman fracture) **458**, 459, 618, 624, 625, 628

反社会的人格障害 801, 991

反射紫外光（紫外線）写真 355

反衝損傷 (contre coup) 596, 659

反芻症 881

反転徴候 (reversal sign) 600

ハンドル貫入損傷 517

●
被殴打児症候群 (The Battered Child Syndrome) 451, 845, 1034

被害開示の撤回 79

被害開示率 75

被害児童発見計画 (CVIP：the Child Victim Identification Program) 234

非器質性のFTT (NOFTT：non-organic FTT) 877

被虐待児症候群 (battered child syndrome) 60, 450, 1010

鼻腔
——異物 529
——外傷 529

皮質盲（皮質性視覚障害）........ 633, 635, 716, 717

ビスホスホネート治療 434

ヒゼンダニ (Sarcoptes scabiei) 282, 299, 300

ビタミンA中毒 426

ビタミンC欠乏症（壊血病）... **425**, **426**, 641, 695, 705, 706

ビタミンD
——欠乏症 422-425, 428, 898
——代謝 417, 419, 421, 422
——抵抗性くる病 421, 424

ビタミンK 203, **408, 409**, 561, 696, 698, 699, 700, 925, 977
——依存性凝固因子前駆体 (PIVKA-II) 700
——欠乏症 **408, 409**, 696, 700, 703, 925
——欠乏性出血 (VKDB：Vitamin K deficiency bleeding) 696

秘匿権 978

ヒトジラミ 299, 320, 331

ヒトパピローマ（乳頭腫）ウイルス （HPV：Human papilloma virus） 132, 292, 327, 976

ヒト免疫不全ウイルス (HIV：human immunodeficiency virus) 209, 303, 315

ひとり親世帯 19, 24

非トレポネーマ検査 331, 332

鼻部外傷 529

皮膚
——線状 408
——損傷 ... 21, 23, 109, 110, 371, **385-402**, 521, 554, 562, 622, 911, 939
——弾性 385, 386
——張力 386
——の解剖 385, 386
——メラノーシス 405, 406

肥満 45, 127, 133, 278, **406**, 408, 737, 878-880, 886, 911
——度 878

肥満細胞増多症 406

びまん性軸索損傷 468, **568**, 570, 572, 576, 577, 579, 593, 596, 598, 599, 610, 628, 663, 717, 721

秘密の保持 213

費用－効果分析 (CEA：Cost-Effective Analysis) 1044, 1045, 1047, 1051

費用－効用分析 (CUA：Cost-Utility Analysis) 1044, 1045, 1047

表皮水疱症 (EB：Epidermolysis bullosa) 368, 411

病歴聴取 71, **73-75**, 79, 85, 86, 91, 92, 94, 95, 97, 98, 101, 114, 159, 169, 339-341, 343, 346, 368, 371, 391, 392, 405, 467, 470, 520, 544, 557, 558, 563, 619, 620, 699, 700, 889, 892, 896, 903, 907, 934

平手打ち痕 (slap mark) 86, 399, 401, 944

貧困 11, 12, 19, 24, 33, 34, 36, 51, 52, 55, 56, 64, 77, 98, 345, 561, 711, 719, 770, **781**, 782, 784, 787, 791, 792, 796, 800, 803, 805, 806, 821, 846, 853, 859, 864, 865, 882, 887, 888, 974, 1001, 1020, 1026

●
ファーストステップ (First Steps) 996

ファミリー
——・グループ・カンファレンス 1040, 1041
——・グループ・デシジョンメイキング（意思決定）.............. 1040
——・コネクション 791-794

フェラチオ（口腔性交）...... 87, 149, 214, 286, 321, 530
フェンタニル 850, 915
フォアダイズ 132
フォスターユース 1007
フォンウィルブランド病 408
吹き抜け損傷（blow out injury）
.... 635
副甲状腺機能低下症 419, 420
副甲状腺（上皮小体）ホルモン（PTH：parathyroid hormone）
.... 419
複合性頭蓋骨骨折 486
副腎損傷 518
副腎皮質刺激ホルモン（ACTH：adrenocorticotropic hormone）
.... 828
腹部外傷 201, 516-524, 689, 922, 938
腹壁挫傷 516, 521, 522, 938
不顕性肋骨骨折 492, 494
腐食性物質誤飲 619
婦人児童向け栄養強化計画（WIC：Women, Infants and Children）
.... 796
物的証拠 ... 187-190, 191, 254, 262, 543
ブドウ球菌性熱傷様皮膚症候群（SSSS：staphylococcal scalded skin syndrome）...................... 365
ブドウ状肉腫 160
プラグイン・プログラム（Plugged In）................................. 999
ブラゼルトン新生児行動評価（NBAS：Neonatal Behavioral Assessment Scale）................ 855
ブラックライト 355
フリーラジカル 582, 583
ブリキ耳症候群（tin ear syndrome）
.... 528, 925
フルニトラゼパム 194, 195, 197, 198
プレイセラピー（遊戯療法）.... 725, 741, 742, 764, 765, 788, 789, 817
プログラム改善計画（PIP：Program Improvement Plan）............. 1035
プロパティー（物質特性）......... 417
分割タウタンパク質（c-tau：cleaved tau protein）.................... 680, 684
文化的背景 ... 50, 51, 208, 219, 392, 808, 996
文化的要因 ... 42, 77, 102, 805, 808, 1024
分娩関連の頭部外傷 703
●
ヘアターニケット（hair tourniquet）
.... 168
ヘアドライヤー 367, 368

ペアレント・トレーニング（PT）
.... 764-769, 771, 789, 1051
──プログラム 771
米国
──医師会（AMA：the American Medical Association）........ 356, 978, 1011, 1014, 1015
──衛生研究所（NIH：National Institute of Health）.......... 1053
──規制物質法 911, 912
──虐待ネグレクトナショナルセンター（NCCAN：National Center on Child Abuse and Neglect）
.... 17
──虐待防止協会（Prevent Child Abuse America）................. 996
──子ども虐待ネグレクト対応センター（NCCAN：the National Center on Child Abuse and Neglect）.................... 1035
──疾病予防管理センター（CDC：Centers for Disease Control and Prevention）..... 39, 45, 702, 889, 1012
──児童虐待専門家協会（APSAC：the American Professional Society on the Abuse of Children）.................. 353, 1014
──児童虐待防止協会（Prevent Child Abuse America）...... 978, 1012, 1017
──児童青年精神医学会（AACAP：the American Academy of Child and Adolescent Psychiatry）............... 1011
──児童福祉連盟（CWLA：the Child Welfare League of America）................. 1005, 1038
──司法省（U.S. Department of Justice）............ 353, 848, 1049
──司法省少年司法および非行予防局（OJJDP：Office of Juvenile Justice Delinquency Prevention）........................ 999
──小児医学委員会（ABP：the American Board of Pediatrics）
.... 1013
──小児科学会（AAP：the American Academy of Pediatrics）
..... 44, 163, 237, 278, 286, 308, 321, 490, 552, 576, 726, 740, 796, 944, 977, 978, 1001, 1005, 1007, 1010-1013, 1016, 1034
──小児心的外傷性ストレスネットワーク（NCTSN：the National Child Traumatic Stress Network）........................... 764

──小児トラウマティックストレス・ネットワーク（NCTSN：National Child Traumatic Stress Network）........................... 749
──動物虐待防止協会（ASPCA：the American Society for the Prevention of Cruelty to Animals）......................... 1010
──犯罪被害者支援局（OVC：the U.S. Office for Victims of Crime）............................. 848
──標準技術研究所（NIST：the National Institute of Standards and Technology）................ 175
──貧困児童対策センター（National Center for Children in Poverty）............................ 56
──法歯科学委員会（ABFO；American Board of Forensic Odontology）..... 351, 354, 943, 945, 948, 951
──放射線科医学会（ACR：the American College of Radiology）
.... 490
──保健社会福祉省（DHHS：Department of Health and Human Services）....... 754, 872
──薬物乱用精神衛生管理庁（SAMHSA：the Substance Abuse and Mental Health Services Administration）
.... 749, 764
──立犯罪被害者研究治療センター（NCVRT：National Crime Victims Research and Treatment Center）..................... 748
ベーチェット病 164-166
壁内血腫 518, 520, 521, 523
ヘッドスタートセンター 789
ヘノッホ-シェーンライン紫斑病
.... 160
ヘルスケアニーズ 1008
ヘルペスウイルス 146, 164, 165, 292, 296, 300, 326
ヘルマンスキー・パドラック症候群（HPS：Hermansky-Pudlak syndrome）...................... 699
ヘロイン 199, 202, 849, 851, 909, 912, 914, 915
便失禁 108, 155, 156, 160, 168, 169
ペンシルバニアAHT（虐待による頭部外傷）予防プログラム 995
ベンゾジアゼピン 194, 195, 197-199, 201-204, 850, 855, 916
扁桃体 828, 829, 831, 834, 835
扁平コンジローム 286

索引 **1079**

法医学的
　——証拠採取 85, 109, 148,
　　173-182, 183
　——証拠収集プロトコル 174
　——証拠を回収しうる頻度 ... 180
防衛的医療 895, 960
傍黄斑ひだ (paramacular fold)
　... 638
包括的全身診察 109, 529
防御因子 32, **36**, 57, 345, 535,
　732, 782, 785, 787, 792, 793, 814,
　819, 1026
縫合離開 466, 653, 654
法歯科学 (歯科法医学) 180, 354,
　943-951
法歯科学マニュアル (Manual of
　Forensic Odontology) 944
放射線学的異常のない脊髄損傷
　(SCIWORA：spinal cord injury
　without radiographic abnormality)
　.. 21
法定強姦 (statutory rape) 207,
　211
傍尿道囊胞 (paraurethral cyst)
　.. 128, 129
暴力虐待学会 (AVA：Academy on
　Violence and Abuse) 1015
暴力の再被害 736
北米少年愛協会 (NAMBLA：North
　American Man-Boy Love Associa-
　tion) 256, 266
保健維持機構 (HMO：health main-
　tenance organizations) 737,
　1043
保健師
　——家庭訪問プログラム (Nurse
　　Home Visitation Program)
　　.. 791
　——と家族のパートナーシップ
　　(Nurse-Family Partnership) プ
　　ログラム 1051
補償因子 863, 864
ホモシスチン尿症 427
ポリグラフ 270

ま

マーカスガン瞳孔 645
マイクロシステム 803, 804
跨ぎ損傷 (straddle injury) 139,
　167, 168, 169, 927
マリファナ 195, 197, 198, **199**,
　845-848, 856, 857, 909, 911, 912,
　966
マルチシステミックセラピー (MST：
　multisystemic therapy) 789

マルトリートメント分類システム
　(MCS：Maltreatment Classifica-
　tion System) 760

ミエリン塩基性タンパク質 (MBP：
　myelin-basic protein) 584, 678,
　679, 685, 718
未熟児 53, 65, 93, 343, 417, 422,
　430-432, 646, 654, 664, 704, 881,
　882, 914, 976, 1001, 1002
未成年者が治療を拒否する権利
　.. 980
未成年の小児性犯罪者 262, 263,
　269
ミトコンドリアDNA (mtDNA)
　................................. 184, 185, 188
ミネソタ性犯罪者スクリーニング
　ツール改訂版 (MnSOST-R：
　Minnesota Sex Offender Screening
　Tool-Revised) 270
ミネソタ多面人格テスト (MMPI-2：
　the Minnesota Multiphasic Person-
　ality Inventory) 269
ミューレン早期学習尺度 (Mullen
　Scales of Early Learning) 716
ミュラー管 (中腎傍管) 117, 118,
　120, 121
ミロン多軸人格テスト (MCMI-III：
　the Milon Multiaxial Personality
　Inventory) 269
民間療法 368, 371, 372, 392,
　410, 412, 413

無菌性骨壊死 428
無孔処女膜 120, 121, 128, 129
むち打ち揺さぶられ症候群 (whip-
　lash shaken infant syndrome)
　.. 552, 576
無茶うちー潰れ (binge-crash)
　.. 849
無理心中 (familial murdersuicide)
　.. 538
無力感 (powerlessness) 727,
　729, 730

メスラブ (meth lab) 848, 853
メソシステム (mesosystems) ... 803
メタンフェタミン ... 195, **199, 200**,
　368, 620, 847-855, 907-912
メディケイド 1003, 1005, 1007,
　1016
眼の超音波検査 647
メラニン 385, 421
メラノサイト 361, 385
面接の構成要素 84

蒙古斑 392, 405, 406, 695
毛細血管腫 (コーツ病) 639

毛髪 85, 173, 177, **178, 179**, 187,
　188, 190, 191, 299, 386, 400, 425,
　437, 622, 705, 706, 910, 912, 913,
　925
網膜
　——色素上皮 (RPE：retinal
　　pigmented epithelium) 636,
　　638
　——出血 10, 400, 528, 554,
　　555, 572, 576, 577, 585, 586,
　　596, 612, 627, 633, 635, **636-**
　　644, 645-649, 669, 670, 671,
　　672, 695, 696-699, 702-706,
　　718, 925, 936, 954
　——中心静脈閉塞症 639
　——分離 (retinoschisis) 585,
　　596, **637**, 638-640, 642, 646,
　　647, 696, 698, 706
燃え尽き ... 1036, **1037**, 1038, 1055-
　1061
モーメント (Moment) **504-506**,
　510, 511
モノアミン酸化酵素A (MAOA：
　monoamine oxidase A) 遺伝子
　.. 837
モルヒネ ... 195, 202, 849, 850, 909,
　910, 914, 915

や

扼頸 618, 620-622
薬物
　——依存症の妊婦治療 858
　——検査 86, 199, 846, **907-**
　　917
　——使用と健康に関する全国調査
　　(NSDUH：the National Survey
　　on Drug Use and Health)
　　... 846, 847, 849, 852, 854, 855,
　　856, 912
　——スクリーニング 193, 198-
　　202, 204, 846, **907**, 908-910,
　　913-915, 916, 917
　——の危険にさらされた子ども
　　(DEC：the Drug Endangered
　　Children) 845
　——乱用 ... 19, 31, 41, 44, 53, 78,
　　85, 93, 102, 108, 208, 212, 214,
　　267, 345, 368, 561, 730, 732,
　　734, 736, 737, 739, 749, 764,
　　770, 827, **845-859**, 865, 892,
　　907, 908, 910, 914, 935, 965,
　　969, 992, 997, 1001-1003, 1006,
　　1007, 1026
　——乱用スクリーニング 856,
　　857, 911

——を悪用した性的暴行（DFSA：drug-facilitated sexual assault） **193-204**, 908, 916
夜警棒骨折（nightstick fracture） 465, 478
ヤスデ 414

●
有限要素モデル 573, 609, 643
誘導的質問 72, 83
有病率 **4**
行方不明児童と性的搾取を受けている子どものためのセンター（NCMEC：the National Center for Missing and Exploited Children） 234, 239
湯沸かし器スタック 377

●
養育者教育プログラム（ペアレントトレーニング） 1051
養育スキル 744, **745**, 791, 852, 858
養子縁組
　——援助と児童福祉に関する法律（AACWA：Adoption Assistance and Child Welfare Act） 1005, 1035
　——と家族の安全に関する法律（ASFA：Adoption and Safe Families Act） 1005, 1035
幼児期う蝕（ECC；Early Childhood Caries） 873, 874
陽性適中率（PPV：positive predictive value） 6
陽性予測値 6, 333, 691
溶血性尿毒症症候群（HUS：Hemolytic uremic syndrome） 409
要扶養児童家庭扶助（AFDC：the Aid to Families with Dependent Children） 1004, 1034
用量反応曲線 909
予防
　——研究学会（SPR：Society of Prevention Research） 795
　——的抗菌薬 288, 309

——のパラドクス（prevention paradox） 7
より良い親になるためのプログラム（Nurturing Parents Programs） 996

ら

●
らせん骨折 436, 441, 443, 447, **460-465**, 477-480, 483, 490, 513, 514, 926
ラポール 73, 74, 92, **95-97**, 98, 100, 102, 107, 215, 341, 356
——形成 107, 213, 764
ランパントカリエス（多発性う蝕） 872-874
ランブル鞭毛虫 282

●
リーダーシップ 996, 1015, 1036
リウマチ性疾患 428
リスク要因 **19, 20**
リストセチン補因子 697, 700
リフィーディング症候群（re-feeding syndrome） 896, 898
リフレクティブ・リスニング 84
リモデリング **416**, 430, 454, 480, 481, 484
両性愛者 32, 45
良性脳実質外液体貯留（BEAF：Benign Extraaxial Fluid of Infancy） 608, 610, 704
リラクゼーション・テクニック 744
臨界期・感受性期仮説 786
淋菌（GC：*Neisseria gonorrhoeae*） 146, 279, 285-289, 298, 315-317, **321-326**, 333
リン酸塩の恒常性 420
リンパ濾胞（lymphoid follicle） 128
淋病（*N. gonorrhea*） 285, **286**, 287, 289, 298, 332

●
ルイス血液型抗原 186

ルーフィー財団（The Roofie Foundation） 193
ループコード痕 23, 93
ルーマニアの乳児院 784
ルミノール 185

●
レイプ
　——キット ... **173-182**, 188, 204, 949
　——クライシスセンター（性暴力被害者支援センター） 209
　——トラウマ症候群 212
レイ・ヘルファー協会（The Ray Helfer Society） 1013
レジリエンス（困難に打ち勝つ力） 36, 734, 787, **794**, 827, 828, 838, 839, 864, 994
レジリエント能力に優れた同級生とのプレイセラピー 748, 765, 789
レスピレーター脳 664
レスポンスコスト 766

●
ロードアイランド脆弱乳幼児プログラム（VIP-RI：Rhode Island Vulnerable Infants Program） 858
ロカールの交換原理 187
肋骨骨折 6, 21, 22, 23, 61, 424, 425, 431, 432, 435, 442, 445, **454-456**, 457, 458, 477, 484, 485, 492, 494, 498, 499, 516, 518, 520-523, 538, 563, 585, 640, 695, 922, 926, 936, 937, 939, 940

わ

●
若木骨折 462, 474, 478
若者性愛者（hebephilia） 252
若者向け関係性構築支援プロジェクト（Youth Relationships Project） 819
腕神経叢損傷 470

［監訳者略歴］

溝口史剛……みぞぐち ふみたけ

群馬県前橋赤十字病院小児科副部長　群馬大学大学院小児科学教室非常勤講師

1999年　群馬大学医学部卒
2008年　群馬大学大学院卒　医学博士
群馬大学附属病院ならびに群馬大学小児科関連病院をローテート勤務し2015年より現職。2012年より群馬県虐待防止医療アドバイザー。
その他にもさまざまな自治体と，虐待医療に関するアドバイザー契約を結んでいる。

日本小児科学会認定小児科専門医，日本内分泌学会認定内分泌代謝科（小児科）専門医，日本小児科医会認定子どもの心相談医
日本小児科学会小児死亡登録検証委員会委員長，日本子ども虐待防止学会代議員，日本子ども虐待医学会評議員，日本SIDS・乳幼児突然死予防学会評議員，一般社団法人ヤングアシスト　理事長
NCPTC（米国子ども保護トレーニングセンター）認定　ChildFirstプロトコル－司法面接研修講師，RIFCRTM通告義務者向け虐待被害児面接研修講師

クリストファー・ホッブス，ジェーン・ウィニー（著），溝口史剛（訳）子ども虐待の身体所見　カラーアトラス（第2版），明石書店，2013
ロバート・リース，シンディー・クリスチャン（編），溝口史剛（訳），日本子ども虐待医学研究会（監訳），子ども虐待医学：診断と連携対応のために，明石書店，2013
ロバート・バイアード，溝口史剛（監訳），小児および若年成人における突然死：病気・事故・虐待の適切な鑑別のために，明石書店，2015
ポール・クラインマン，小熊栄二・溝口史剛（監訳），子ども虐待の画像診断，明石書店，2016

白石裕子……しらいし ゆうこ

東京工科大学医療保健学部看護学科　小児看護学　准教授

1984年　東京女子医科大学看護短期大学卒業
2003年　京都教育大学大学院修了
2012年　山梨大学大学院医学工学総合教育部3年博士課程修了，医学博士1985年より東京女子医科大病院にて看護師として16年間勤務（主に小児循環器外科のICUで従事）。2005（平成17）年より日本看護協会看護研修学校の小児救急看護認定看護師教育課程において9年間主任教員を務める。2014年より現職。

日本子ども虐待医学会理事，日本小児救急医学会理事，日本小児保健協会『小児救急の社会的サポートに関する検討委員会』委員，日本子ども虐待防止学会「学術集会支援委員会」委員その他

小穴慎二……おおな しんじ

国立病院機構　西埼玉中央病院　小児科部長

1985年　千葉大学医学部卒業
1985年　千葉大学医学部小児科
1993年より東京女子医科大学日本心臓血圧研究所循環器小児科研究員，1995年より米国アリゾナ大学アリゾナ健康科学センター大学心臓センター研究員，1997年より千葉大学医学部小児科助手，2002年より船橋市立医療センター小児科副部長，2007年より国立成育医療センター総合診療部医長，2014年より現職。

日本小児科学会，日本子ども虐待医学会，日本子ども虐待防止学会，International Society for the Prevention of Child Abuse and Neglect所属

［訳者代表］（五十音順）

石倉亜矢子……函館中央病院　小児科・医長

内山健太郎……社会福祉法人賛育会　賛育会病院　小児科医長

勝連　啓介……社会福祉法人五和会　名護療育医療センター・診療部長・地域支援部長

小橋　孝介……松戸市立病院小児医療センター小児科・医長

毎原　敏郎……兵庫県立尼崎総合医療センター　小児・総合周産期医療センター・センター長　小児救命救急センター・
　　　　　　　　センター長　小児科・部長　小児神経内科・部長

［訳者］（五十音順）

阿部惠一郎……あべクリニック　院長［第20章 担当］

井田久仁子……群馬県立小児医療センター　総合内科・医師［第9・25章 担当］

岩原　香織……日本歯科大学生命歯学部　歯科法医学講座・准教授［第56・60章 担当］

植田紀美子……大阪府立病院機構大阪母子医療センター　臨床研究支援室長／遺伝診療科副部長［第69章 担当］

大橋　洋綱……宮城厚生協会　坂総合病院　総合診療科・医長［第22〜24・29・30・51・52・54章 担当］

佐藤　拓代……大阪府立病院機構大阪母子医療センター　母子保健調査室・室長［第64・64補章 担当］

田口めぐみ……横浜市南部児童相談所　医務担当係長・小児科医師［第65章 担当］

田崎みどり……横浜市中央児童相談所　医務担当課長・精神科医師［第7・8・49章 担当］

友田　明美……福井大学子どものこころの発達研究センター　教授・副センター長［第53章 担当］

富和　由有……東大寺学園中・高等学校・教諭［第69章 担当］

中村冨美江……日本私立学校振興・共済事業団　東京臨海病院　看護部・小児救急看護認定看護師［第70章 担当］

中山　百合……砧ゆり眼科医院　院長［第44章 担当］

南部さおり……日本体育大学　スポーツ文化学部　武道教育学科　スポーツ危機管理学研究室・准教授
　　　　　　　　［第40・55・58・59章 担当］

西田　志穂……共立女子大学看護学部・准教授［第17・66・67章 担当］

舟橋　敬一……埼玉県立小児医療センター　精神科・科長兼副部長［第18・19・45・48章 担当］

美作宗太郎……秋田大学大学院医学系研究科　法医科学講座・教授［第27章 担当］

八ッ賀千穂……独立行政法人国立病院機構　肥前精神医療センター　臨床研究部・研究員［第53章 担当］

渡邉　智子……医療法人裕生会　丸山産婦人科医院・副院長［第9・10章 担当］

子どもの虐待とネグレクト

診断・治療とそのエビデンス

印刷
2017年12月20日

発行
2017年12月30日

●

編者
Carole Jenny
（キャロル・ジェニー）

●

監訳者
一般社団法人 日本子ども虐待医学会：
溝口史剛
白石裕子
小穴慎二

●

発行者
立石正信

●

発行所
株式会社 金剛出版
〒112-0005 東京都文京区水道1-5-16
電話 03-3815-6661
振替 00120-6-34848

●

装丁
臼井新太郎

印刷所
三報社印刷

●

ISBN978-4-7724-1598-9 C3011
©2017 Printed in Japan